名誉总主编　钟世镇

总　主　编　丁自海　王增涛

钟世镇现代临床解剖学全集（第2版）

脊柱外科临床解剖学

（第2版）

Clinical Anatomy of Spine Surgery

(2nd Edition)

主　编　杜心如　张西峰　崔新刚

山东科学技术出版社

图书在版编目（CIP）数据

脊柱外科临床解剖学 / 杜心如，张西峰，崔新刚主编 . —2 版 . —济南：山东科学技术出版社，2020.1
ISBN 978-7-5331-9992-0

Ⅰ . ①脊… Ⅱ . ①杜… ②张… ③崔… Ⅲ . ①脊柱 - 外科学 - 人体解剖学 Ⅳ . ① R681.5

中国版本图书馆 CIP 数据核字 (2019) 第 289300 号

脊柱外科临床解剖学（第 2 版）

JIZHU WAIKE LINCHUANG JIEPOUXUE（DI 2 BAN）

责任编辑：冯　悦
装帧设计：魏　然

主管单位：山东出版传媒股份有限公司
出 版 者：山东科学技术出版社
地址：济南市市中区英雄山路 189 号
邮编：250002　电话：（0531）82098088
网址：www.lkj.com.cn
电子邮件：sdkj@sdcbcm.com
发 行 者：山东科学技术出版社
地址：济南市市中区英雄山路 189 号
邮编：250002　电话：（0531）82098071
印 刷 者：山东临沂新华印刷物流集团有限责任公司
地址：山东省临沂市高新技术产业开发区新华路东段
邮编：276017　电话：（0539）2925659

规格：16 开（210mm × 285mm）
印张：48.75　字数：1269 千　印数：1 ~ 3000
版次：2020 年 1 月第 2 版　2020 年 1 月第 1 次印刷
定价：480.00 元

《钟世镇现代临床解剖学全集》（第2版）

总主编简介

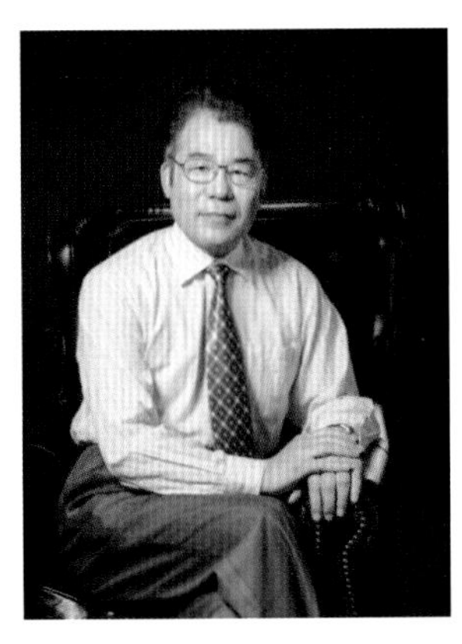

丁自海，1952年生，河南南阳人。南方医科大学教授、博士生导师，微创外科解剖学研究所所长、临床解剖学家。在临床解剖学研究领域中，特别在皮瓣外科解剖学、脊柱微创外科解剖学、腔镜外科解剖学、颅底锁孔入路解剖学及实验形态学等领域取得了一系列成果。在引进、消化和吸收国外先进临床解剖学方面做出贡献。发表论文150余篇，其中SCI论文30余篇。培养硕士、博士研究生及博士后和访问学者60余名。享受国务院政府特殊津贴。现任中国解剖学会理事、中国解剖学会护理解剖学分会主任委员、国家自然科学基金项目评审专家。任《解剖学杂志》《中国临床解剖学杂志》《中华显微外科杂志》《解剖学研究》等杂志编委。曾获军队科技先进个人称号，军队、省部级科技进步奖6项。主持国家自然科学基金和军队、省部级重大科技计划项目6项。总主编《钟世镇现代临床解剖学全集》《临床解剖学丛书》，主编《手外科解剖与临床》《显微外科临床解剖学》等专著10部，主编国家规划教材3部，主译专著8部。

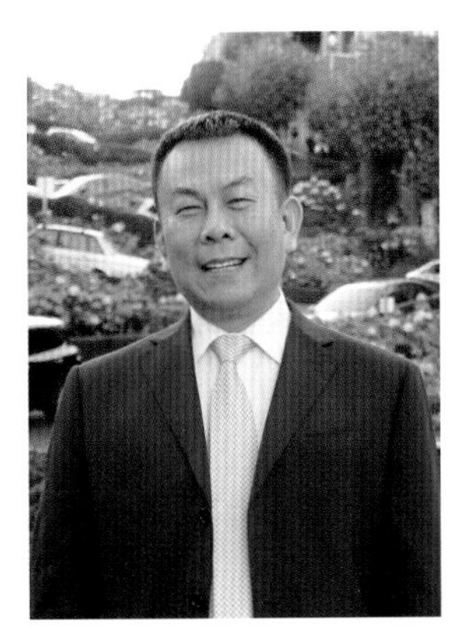

王增涛，山东省立医院手足外科主任，山东大学教授。2002年成功完成深低温保存断指再植手术；2007年起提出“手指全形再造”的理念，并陆续报道了手指全形再造系列新技术；在手外科与显微外科领域有多项创新与发现。2002年起在南方医科大学丁自海教授的帮助与指导下于山东省立医院建立临床解剖学研究室，并在钟世镇院士的进一步指导下，做了大量的显微外科、手外科与足踝外科的临床解剖工作，累积拍摄超过200万张解剖照片和2 000多小时的解剖学视频。自2006年开始，根据国内外同行的需求，连续14年举办“显微外科解剖与临床高级研修班”，培训了大量显微外科医师。

主编简介

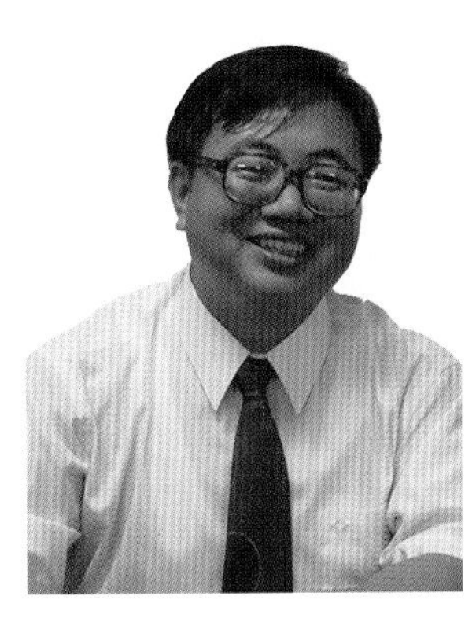

杜心如，男，1965年生。现任首都医科大学附属北京朝阳医院骨科教授、主任医师、研究生导师。1988年毕业于中国医科大学，获医学硕士学位。1999年于北京协和医院师从叶启彬教授，获博士学位。2002年师从卢世璧院士完成博士后研究工作。在骨科临床工作30年，发表文章140篇，先后承担省市级科研课题8项，获省市科技进步奖5项。主编专著5部，参编10部。指导研究生30名。现任国际骨髓瘤基金会中国多发性骨髓瘤工作组外科治疗委员会主任委员，中国康复医学会脊柱肿瘤学组委员，中国脊柱脊髓损伤委员会脊柱结核学组委员，中国解剖学会临床解剖学专业委员会常委，中国超声医学工程学会肌骨超声专业委员会常委，中国生物医学工程学会常委，中国中西医结合学会骨伤科分会骨与软组织肿瘤工作委员会委员，北京医学会骨科学分会骨病骨感染骨肿瘤基础研究组委员，《中国临床解剖学杂志》常务编委，《中国脊柱脊髓杂志》编委，《中国全科医学杂志》特邀编委。

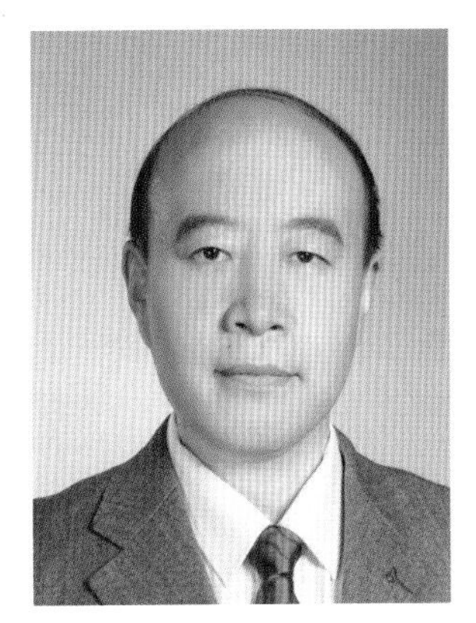

张西峰，中国人民解放军总医院骨科医院脊柱外科主任医师、教授、硕士研究生导师。先后赴加拿大米基尔大学脊柱外科、美国TSRH医院、美国脊柱疾病沙漠学院、美国加州大学洛杉矶分校微创中心、美国克利夫兰脊柱外科、德国慕尼黑大学脊柱外科、韩国我立德医院、美国双城脊柱中心、美国波士顿大学医学中心、德国圣安娜医院学习和交流。多次参加国际和国内微创脊柱外科培训班并担任教员，培养微创脊柱外科医生。

现任白求恩公益基金会微创脊柱专业委员会主任委员，世界微创医学会WMIMA-CHINA脊柱内镜椎间融合联盟主席，中国医促会骨科疾病防治专业委员会脊柱内镜学组副主任委员，中国康复医学会脊柱脊髓损伤专业委员会脊柱结核学组委员，中华医学会骨科学分会微创脊柱外科学组委员，中国康复医学会脊柱脊髓损伤专业委员会微创脊柱外科学组委员，中国康复医学会脊柱脊髓损伤专业委员会脊柱结核学组委员，中国医师协会内镜医师分会脊柱内镜专业委员会副主任委员，中国医师协会内镜医师分会常务委员，中国医师协会疼痛科医师分会脊柱疼痛微创工作组副组长，中国医师协会疼痛科医师分会脊柱疼痛专业委员会委员，中国人民解放军医学科学技术委员会骨科专业委员会微创学组副组长，国际矫形与创伤外科学会（SICOT）中国部骨科专业委员会微创脊柱外科分会副主任委员，中国中西医结合学会骨科微创专业委员会脊柱内镜学组副主任委员，北京医学会微创学组副组长，全军骨科委员会脊柱外科分会委员。在国内外知名期刊发表论文50余篇。创新开展了多项微创脊柱外科术式，是我国微创脊柱外科的开拓者之一。

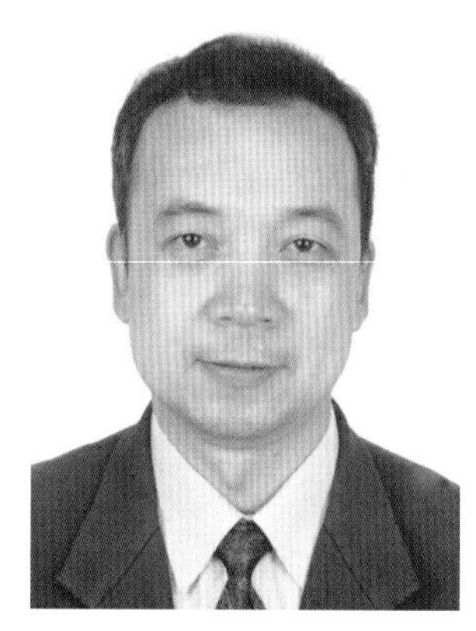

崔新刚，男，医学博士。山东省立医院脊柱外科副主任、主任医师、博士生导师。从事脊柱外科临床工作26年，多次国外访学，擅长脊柱微创外科，在脊柱侧弯、后凸畸形及脊柱感染等方面有深入研究及丰富经验。有1000余例脊柱侧后凸畸形手术经验，超过1万例颈胸腰椎手术经验，3000余例PELD手术经验。发表论文40余篇，其中SCI收录论文7篇。承担省部级课题5项，获省科技进步三等奖2项。现任山东医师协会脊柱微创委员会主任委员，山东脊柱脊髓委员会副主任委员，中国肢残康复专业委员会脊柱微创学组常务委员，山东省医学会骨科学分会委员，山东省康复医学会委员，中国疼痛学会委员，中华中医药学会微创专业委员会常务委员，《中国临床解剖学杂志》《中华解剖与临床杂志》编委。

PREFACE

《钟世镇现代临床解剖学全集》（第2版）

序

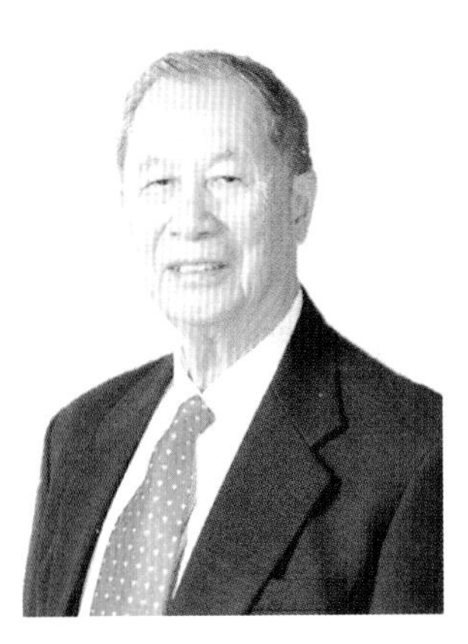

2008年，首版《钟世镇现代临床解剖学全集》出版时，我曾写过一个总序，着重在践行“认识新时代，把握新特点，明确新任务，落实新要求”中，对时任主编和编者们，寄予期望，希望他们能够发现本身存在的不足，努力寻找改进的措施。“光阴似箭，白驹过隙”，经过十年艰苦奋斗的创新，今天迎来了收获丰硕的《钟世镇现代临床解剖学全集》（第2版）。

“近水楼台先得月”，我欣喜地收到新版书稿的定稿，经过对新版书稿“跑马观花”式地浏览后，我最突出的感受是：新版本继往开来，标新立异，革故鼎新，独树一帜，别具匠心。例如：在临床前沿的微创外科解剖学领域，增添了腹膜后间隙形态结构有关规律性内容；在骨科临床方面增加了脊柱椎间孔镜应用解剖学；在临床五官科部分增加了耳、鼻、咽、喉腔镜解剖学相结合的资料；特别是在精密仪器密集、诊疗康复精准度高超的临床影像学领域，增补了许多贴近临床的应用解剖学资料。

“涓涓细流，归为江海。纤纤白云，终成蓝图。”老一辈专家不务虚名、讲求质量的清风高节，淋漓尽致地体现在人才辈出、后生可敬的新版本编者身上。吴阶平院士“结合手术要求探讨解剖学重点，通过解剖学进展提高手术水平”的嘱托，已由新版本的编著者们，通过“天道酬勤”的努力，实现了“万点落花舟一叶，载将春色到江南”。

在新版本即将付梓，嘱我写序之际，谨录三个诗句为贺：“活水源流随处满，东风花柳逐时新”“不是一番寒彻骨，怎得梅花扑鼻香”“江山代有才人出，各领风骚数百年”。

中国工程院资深院士 钟世镇

2019年夏于广州

FOREWORD

《钟世镇现代临床解剖学全集》（第2版）

前 言

首版《钟世镇现代临床解剖学全集》（以下简称“全集”）出版已经10年，由于“全集”各卷紧跟学科的发展趋势，针对性和实用性强，深受广大读者的欢迎。在这10年中，“全集”各相关学科的临床解剖学又有了新进展。在整形外科（包括创伤外科、显微外科、手外科等），对皮瓣小型化的要求越来越高，因此，皮支链皮瓣的解剖学研究特别是采用改进的血管铸型技术和造影技术后，又涌现出一批新成果。涉及胃肠外科、肝胆外科、泌尿外科、妇科的腹膜后筋膜和筋膜间隙的解剖操作更加规范，总结出更加实用的经验。运用骨科数字医学、智能骨科的理念，从临床解剖学研究入手，产生了一大批临床解剖学成果。南方医科大学微创外科解剖学研究所对椎管镜、椎间孔镜相关的解剖学研究，发表了一批高质量的论文。胸心外科中腔镜解剖学和手术解剖学也取得新的进展。颅脑外科新改良的颅底手术入路解剖学又有更清晰的描述。耳鼻咽喉头颈外科融入内镜检查和显微外科信息技术，对鼻颅底外科入路解剖学的研究推动了内镜鼻颅底外科的发展，对内镜入路解剖学的描述更加具体、细腻和实用。血管外科在我国起步较晚，但涉及重要血管手术操作的解剖学要点的描述有了长足进步。眼科近几年出现了眼内镜检查睫状体结构等最新成果。上述各学科的最新进展被纳入新版中，影像技术的进步也为“全集”第2版增加了许多新的影像解剖学资料，更换和增加了一大批新图，使新版的质量进一步提高。

钟世镇院士是我国现代临床解剖学的奠基人和开拓者，创立的以解决临床学科发展需要为目的的现代临床解剖学研究体系及所取得的辉煌成就已载入史册。如今，已步入耄耋之年的他，仍十分关心临床解剖学的发展，对第2版修订提出了新的希望，我们一定会认真落实。

首版分卷的几位主编退休或其他原因，不再担任第2版的主编。他们的宝贵知识已通过著书立说传诸后世，总主编向他们致以崇高的敬意。

在第2版撰稿中，我们仍然坚持站在临床医师的角度，用临床思维方法审视解剖学内容；坚持以应用解剖学为主线，以临床为依托，阐明器官的位置、形态、结构和毗邻；提供手术操作的解剖学要点，正常与异常结构的辨认及重要结构的保护和挽救，对手术中的难点从解剖学角度给予解释和提供对策；为开展新技术、新术式提供解剖学依据和量化标准。

希望《钟世镇现代临床解剖学全集》（第2版）能为我国临床相关学科的发展有所促进，为青年医师专业能力的提升和新业务的开展有所帮助。

总主编　丁自海　王增涛

2019年夏

PREFACE

《脊柱外科临床解剖学》（第2版）

前　言

《钟世镇现代临床解剖学全集》第一版的《骨科临床解剖学》分册由郭世绂教授主编。郭世绂教授是我国著名的临床解剖学家和骨科专家，他主编的《骨科临床解剖学》内容丰富、实用，受到广大读者的赞誉，为我国骨科医师的培养做出了重要贡献。

2008 年在钟世镇院士和郭世绂教授的认同和支持下，我们决定将脊柱外科临床解剖学的内容从《骨科临床解剖学》分出并单独成书，由丁自海教授和杜心如教授做主编负责全书编写工作。

溯流求源，2008年版的《脊柱外科临床解剖学》继承了郭世绂教授主编的《骨科临床解剖学》的风格，其主要读者对象是初、中级脊柱外科医师。因此，内容撰写中主要针对脊柱外科手术的需要，阐明与之相关结构的形态、位置、毗邻，收集了常见的解剖学变异。

时间又过去了8年，脊柱外科迅猛发展，数字骨科、3D打印技术、计算机导航技术、机器人导航辅助技术已经开始应用于脊柱外科，这些均促进了解剖学的发展。为了迎头赶上，适应并促进脊柱外科发展，我们决定启动《脊柱外科临床解剖学》的再版工作，并由杜心如教授、张西峰教授、崔新刚教授担任主编。

传统的解剖学资料主要来自尸体解剖，随着影像技术的飞速发展，收集活体脊柱影像解剖学资料已成为可能，这次再版尽可能将之充实到本卷中。微创技术在脊柱外科广泛应用，本版也试图丰富相关的形态学资料，以促进微创学科发展。

本书共24章，从脊柱的发生、生物力学、正反面标志到椎骨和骨连结，都进行了详细阐述。对颈、胸、腰、骶部，均按骨性结构、软组织和手术方法顺序描述，既有已成熟的脊柱解剖学知识，也有近10年来国内外该领域的最新进展，这样可使读者对脊柱及相关结构产生全面的认识。同时在内容上力求体现钟世镇院士倡导的“临床解剖学要着重实用性和针对性”精神。

新版本除采用部分原版图外，其他大部分图根据需要选用了标本图、影像图和新绘线条图，使全书图文并茂，更具可读性。

在本书撰写过程中，我们得到了南方医科大学、首都医科大学附属北京朝阳医院和山东科学技术出版社领导和同仁的大力支持。书中选用了隋鸿锦教授惠赠的精美塑化标本照片和刘树伟教授提供的宝贵脊柱断层标本照片。

本书的大部分作者来自临床，各位作者在繁忙的医疗、教学、科研工作中挤出时间完成各自的写作任务，付出了辛勤劳动。但水平所限，书中一定会有一些不尽人意之处，衷心希望读者提出宝贵意见和建议，以便再版时修改，使之日臻完善。

杜心如　张西峰　崔新刚

2016年初春

CONTRIBUTORS

《脊柱外科临床解剖学》（第2版）

作　者

主编　杜心如　张西峰　崔新刚

编委　（以姓氏笔画为序）

丁自海　南方医科大学微创外科临床解剖学研究所
丁焕文　中国人民解放军南部战区总医院
王志杰　青岛大学附属医院
韦　兴　中国人民解放军总医院第一附属医院
尹　东　南方医科大学珠江医院
孔祥玉　承德医学院解剖教研室
史本超　南方医科大学珠江医院
西永明　青岛大学附属医院
朱何涛　武汉市中心医院
刘　端　北京协和医院
刘尚礼　中山大学附属第二医院
刘金伟　山东大学齐鲁医院（青岛）
杜心如　首都医科大学附属北京朝阳医院
杨　敬　北京煤炭总医院
杨立辉　首都医科大学附属北京朝阳医院西院
李志军　内蒙古医科大学基础医学院
李景欣　南方医科大学南方医院
李筱贺　内蒙古医科大学解剖教研室
张西峰　中国人民解放军总医院
张宇鹏　中国人民解放军总医院第一附属医院
陆　声　云南省第一人民医院
陈　仲　南方医科大学珠江医院
陈　辉　长治医学院附属和平医院
陈燕涛　中山大学附属第二医院
昌耘冰　广东省人民医院

季　伟　南方医科大学南方医院
赵卫东　南方医科大学临床解剖学研究所
赵庆豪　南方医科大学第三附属医院
赵玲秀　首都医科大学附属北京天坛医院
侯黎升　中国人民解放军总医院第六医学中心
姜良海　中日友好医院
唐元章　首都医科大学宣武医院
黄哲元　厦门大学附属成功医院
崔新刚　山东省立医院
董为人　南方医科大学组织胚胎学教研室
靳安民　南方医科大学珠江医院
廖　华　南方医科大学临床解剖学研究所
谭明生　中日友好医院
缪国专　解放军总医院第三医学中心
瞿东滨　南方医科大学南方医院

学术秘书　赵玲秀

CONTENTS

目　录

1 概　论

近年来脊柱外科发展迅速，相应地，脊柱外科临床解剖学也要跟上发展趋势并为脊柱外科提供形态学依据，以促进学科持续发展。

脊柱外科简史

脊柱外科的沿革

脊柱外科在我国古代就有了，《医宗金鉴》中就有攀索叠砖、兜颈坐罂和悬吊牵引等法治疗脊柱骨折的图画及文字记载。在国外，自公元前希波克拉底时代至20世纪早期，涌现出一批著名脊柱外科医生，如Paul、Smith、Pott等，他们卓越的工作成就推动了脊柱外科的发展。

脊柱外科真正快速发展在近几十年。自Mixter和Barr首次认识并报道腰椎间盘突出以来，脊柱外科恰逢X线的发现，后来CT及MRI的发明将脊柱外科推上了发展的快车道，与之相关的治疗手段也得以迅速发展。

我国脊柱外科真正的发展时期是近40年，从20世纪80年代开始，我国老一辈骨科泰斗吴之康、卢世璧、叶启彬等积极引进国外先进技术和理念，治疗脊柱外科疾病，在各地举办专业学习班，推动了脊柱外科的迅速发展。近年来微创脊柱外科在国内有了迅猛发展。

现代脊柱外科技术的发展

脊柱内固定

脊柱后路固定从开始的棘突钢丝、钢板到Harrington技术、Luque技术，都曾经引领了20世纪中期的脊柱外科时代。近几十年椎弓根内固定技术的发展和推广使其退出了技术前沿，椎弓根技术及内固定器械在脊柱外科的发展中起到了不可替代的作用。

脊柱生物力学的发展对三维固定有了更深刻的认识，从长节段固定发展到短节段固定，CD诞生并由此衍生了一系列内固定技术，如Isola、TSRH等。前路内固定技术虽然较后路晚了一些，但由于其独特的优点，在临床上快速推广和应用，并取得了良好效果，其代表有Kanada、Z.plate、Armstrong、Dwyer、Zielke等。

当单纯前路或后路固定不能达到稳定目的时，前后路联合固定被临床采用，为治疗复杂脊柱骨折及脊柱结核、肿瘤提供了可行的办法。Cage的发明和应用也使脊柱融合疗效得到了提高。

非刚性固定

脊柱是一个既稳定又灵活的活动单元，当坚强固定后，该节段的运动丧失，所继发的上、下节段退变及不稳引起了临床的重视，于是非刚性固定就产生了。这种技术既保证了病变切除后该节段的运动功能，又维持了该节段的稳定，较为符合脊柱的生理状态，是目前发展方向之一，其代表性的技术，如人工椎间盘置换、Coflex等，已经在临床广泛开展和应用。

影像学

传统的X线检查技术至今仍在骨关节疾病的诊断中占据重要位置，在脊柱外科中其位置仍不可替代，只不过随着计算机及数字图像处理技术的进步，计算机X线摄影（CR）、数字X线摄影（DR）技术使得图像更加清晰，获得的信息更加丰富。我国三级医院及二级医院引进了CR或DR技术，使脊柱外科影像有了很大进步。

计算机体层扫描摄影（CT）由最初的断面成像至现代的三维立体成像，由单纯断面扫描至256排扫描，不但缩短了扫描时间，减少了各种伪影的影响，而且在信息处理上也有更大的灵活性，可以进行横断面、冠状面、矢状面及各种位置断面的成像，其三维重建的功能使脊柱外科的诊断更加直观和有效，CT血管造影（CTA）等则使影像技术更上一层楼。

自1973年核磁共振成像（MRI）技术应用于临床医学领域后，由于其成像清晰，无放射损害等优点而深受欢迎。MRI技术已在我国县级以上医院广泛应用，在脊柱及脊髓病变诊断方面具有独特优势。磁共振血管造影（MRA）在诊断椎动脉疾病方面使得椎动脉狭窄得以确诊。可以这样说，MRI技术将脊柱外科推上了更高的台阶，促成了脊柱外科的飞跃发展。

核医学最新的发展是单光子发射计算体层摄影（SPECT）和正电子发射体层摄影（PET）。由于这种技术能够反映脏器组织或病变的血流、功能、代谢等信息，是一种功能显像，这些技术用于显示脊柱肿瘤、炎症及隐性骨折等病变有独特优点，是医学领域最先进的技术之一。

3D打印技术、计算机导航及机器人导航技术

3D打印技术可以将脊柱病变以实物形态形式展现出来，能够在术前制订治疗计划。计算机导航及机器人导航技术可以更加准确定位，实现精准外科目的，同时还可以节约人力成本，是现在脊柱外科正在研究和发展的技术之一。

总之，影像技术给脊柱外科的发展带来了活力，也给解剖学提出了新的问题和挑战。目前，针对影像学的断层解剖学取得了令人瞩目的成就。本次再版就是要增加影像解剖和微创解剖学的内容，以适应时代需要。作为脊柱外科医生，了解各种成像技术的原理和优缺点，结合解剖学去认识和学习这些影像知识，反过来又通过学习影像而寻找解剖学新课题，这种学习研究、研究学习的动态方式可以达到事半功倍的效果，可以有效提高脊柱外科治疗水平。

我国脊柱外科解剖学的研究进展

对脊柱较为确切的解剖学描述，始于被誉为“现代解剖学之父”的维萨利（Vesalius）。1543年，维萨利在《人体的结构》巨著中，翔实地叙述了椎骨和椎间盘的形态。达·芬奇（Da Vinci）不但是一位杰出的艺术大师，也是杰出的解剖学家，他从艺术角度正确地描绘了人体脊柱的形态，至今还让人有叹为观止的感觉。

近30年来，按照脊柱外科的要求进行解剖学

研究，发展产生了独立的脊柱外科临床解剖学。CT、MRI等影像技术相继在临床应用，形成了较为完善的影像解剖学。医学生物力学、计算机图像处理技术、有限元分析及3D打印技术的发展也为脊柱外科临床解剖学的发展创造了有利条件，使脊柱临床解剖学研究更加贴近生理状态，更加贴近临床实际。

■ 脊柱解剖学体质调查

在20世纪80年代之前，我国脊柱解剖学的研究主要集中在体质调查方面，对国民不同椎骨的形态、结构、血供和神经支配等进行观察，基本完成了相关结构形态描述和数据调查，脊柱的一般形态、结构和基本功能已较清楚。这些工作为后来的脊柱外科临床解剖学研究打下了坚实的基础。之后，以钟世镇院士为代表的现代临床解剖学家，紧密联系临床需要，开创了我国的现代临床解剖学，也为脊柱临床解剖学的发展注入了新的活力和内涵，这些工作已在《钟世镇现代临床解剖学全集》第一版的《骨科临床解剖学》《显微外科临床解剖学》以及《脊柱外科临床解剖学》的第一版、第二版中作了总结。近年该领域又有新的进展，同时，新型手术器械、高新技术、生物技术、计算机成像技术为脊柱外科，特别是微创脊柱外科新技术的产生与发展创造了条件，也为脊柱外科解剖学研究提供了取之不尽的选题源泉。

■ 脊柱外科临床解剖学研究

近10年来，我国自己培养的一批博士和一批优秀的临床青年学者，在脊柱外科临床解剖学，特别是与椎弓根固定相关的解剖学、脊柱生物力学、有限元分析、影像解剖学和椎间盘解剖学研究等方面取得了显著进展。脊柱外伤后进行内固定是保证其稳定性、防止脊髓继发损伤的首要关键性措施，与其相应的临床解剖学研究一直是热点，尤其是对不同椎骨椎弓根的形态观测，螺钉进钉点、角度和深度，螺钉的形态和生物力学的研究，极大地促进了脊柱外科的发展。值得提出的是，脊柱外科医师与临床解剖学专家合作完成的课题提供了最具针对性和实用性的解剖学资料，这是今后脊柱外科临床解剖学研究可借鉴的宝贵经验。

各种椎弓根螺钉内固定术成败的关键是从后路正确地找到椎弓根标志，确定进钉点、方向和深度，否则有可能出现诸如椎弓根皮质破裂或穿透、脊髓或神经损伤。通过探讨腰椎横突平分线与椎弓根侧方平分线的关系以及腰椎上关节突外缘与椎弓根中心的解剖学关系，证明横突平分线多不通过椎弓根中心，所以横突平分线作为腰椎椎弓根的横向定位标志欠准确；上关节突外缘多位于椎弓根中心的外侧，以它作为椎弓根螺钉进钉的定位标志过于偏外。双侧入钉点间距也为术中螺钉定位判断复位程度及脊柱内固定器研制提供参考依据。

叶启彬、杜心如对腰椎椎弓根进钉方法进行研究，结果表明：腰椎的人字嵴结构恒定存在，变异小，且不受退变影响；人字嵴顶点位于或接近椎弓根中心，不需要过多地显露横突和关节突关节，是一个简单实用的进钉标志。该进钉方法在国内已经广泛应用，得到了学界一致认可。胸椎椎弓根螺钉直径与椎弓根横径比为55%~70%。利用术前CT测定的椎弓根进钉点间距确定最佳植入角度，是一种简单可靠的方法。

陆声在对经皮椎板关节突螺钉固定的应用解剖及影像学研究后指出，椎板的上缘薄而下缘厚，从第1腰椎至第5腰椎椎板的厚度、内倾角逐渐增加，而下倾角逐渐减小。因此认为，上缘的厚度太薄，不适合螺钉的放置。对第1~5腰椎使用4.5 mm的皮质螺钉是安全的，但应该在椎板的下缘置入，注意下倾角和内倾角的变化。李严兵等对腰椎椎弓根通道不同外偏角方向变化规律进行了数字解剖学研究，表明第1~5腰椎左右椎弓根通道在0°头尾偏角和不同外偏角方向正投影区内边界的内切圆半径随外偏角增大而后又逐渐减小，其中最大半径值对应的角度方向为最佳角度方向，外切圆半径没有明显变化；第1~5腰椎左右椎弓根通道投影区内边界内切圆通道长度随外偏角的增大呈逐渐增大趋势。认为腰椎弓根通道大小随外偏角方向改变呈连续的动态改变，应用数字技术可以获得其通道大小连续的动态变化规律，临床应用时，选择合适直径、长度大小的螺钉及确定最佳进钉方向需要遵循这一规律。陆声完成的椎弓根螺钉置入定位数字化导航模板研究，对椎弓根螺钉置入的安全性和可靠性做出了新的贡献。

近几年，我们对上颈椎经口咽入路的应用解剖学，钢板固定的测量，寰椎侧块与椎弓根的测量及进钉技术，枢椎椎弓根的测量和进钉点的选择，椎动脉、颈神经根与寰椎侧块螺钉及枢椎椎弓根螺钉的毗邻关系等进行了深入研究，了解了对寰椎平面椎管与椎管内容间的关系并模拟齿突骨折伴寰椎向前脱位，认为在齿突骨折、寰枢椎脱位时，后方入路单纯切除寰椎后弓减压，只能解除后方的压迫；若采用前方入路切除寰椎前弓及折断的齿突，然后复位，可解决来自前后方的压迫。这些研究成果，经临床应用取得了较好的效果，其中经口咽入路钢板固定术、前路经寰椎侧块螺钉固定术等新术式有了新的进展。

神经根受压的解剖学因素相当复杂，促使人们对腰神经根管进行了较多的研究，将上位腰神经根管分为椎管内段和椎间孔段，皆为骨性结构。上位腰神经根的全部行程都位于骨性椎管的范围内，几乎不与椎间盘相邻。下位腰神经根管构成复杂，包括内侧份的侧隐窝和外侧份的椎间孔。在侧隐窝的上份，神经根前邻椎间盘，后邻黄韧带及椎间关节，周围间隙小。这些结构的病变均可压迫神经根。椎间孔外腰神经根的角度和直径以及上方小关节面到神经根外侧界线的距离从头侧到尾侧依次升高。横突间区的高度和宽度的最大尺寸在第3、4腰椎水平，最小的在第5腰椎和第1骶椎水平。了解这些解剖特点有助于降低从后外侧椎间盘入路中腰神经根的损伤概率。对鞘内神经根的组成、鞘外神经根袖的角度、感觉神经束的定位、神经根鞘的显微解剖等也进行了深入的研究。

在对第3~7颈椎的结构特征及颈椎与椎动脉关系的研究中发现，椎体和上、下关节面上骨赘的存在对椎动脉的影响是显而易见的。来自钩突的骨赘可从前方压迫椎动脉，来自小关节的骨赘从后方压迫椎动脉，尤其是横突孔内的骨赘最容易引起椎动脉的损伤，这种解剖关系具有十分重要的临床意义。横突孔直径从第3颈椎~第6颈椎依次增大，而第7颈椎的横突孔却是最小的。在各个颈椎的左侧横突孔直径均大于右侧。在第5、6颈椎椎体钩突发现的骨赘超过六成，以第3、4颈椎椎体关节突关节的骨赘最为常见。覆盖于横突孔的上关节突骨赘及横突骨赘大约占半数，下关节突的就比较少见。覆盖于横突孔的骨赘对椎动脉施加压力，使其管道弯曲、狭窄并造成椎动脉潜在的损伤。

关节突关节的退变一般发生在椎间盘结构异常之后，即椎间盘结构异常之后总是伴有关节突关节的退行性改变，椎间盘高度降低后，关节突关节内压力也随之升高，应力集中更为明显。如果椎间盘结构正常或仅有轻微退变，关节突关节也无异常变化。由于关节突关节参与组成侧隐窝后壁，关节突增生肥大会造成神经根通道的狭窄，使神经根受压。

应用浇铸法测量椎间孔形态和大小，用以判断椎间盘病变是如何引起椎间孔形态改变的。正常椎间孔圆形多于耳形，而椎间盘异常时则相反。椎间孔的面积为40~160 mm^2，在同一平面椎间孔也有很大差异。

脊柱的生物力学研究

许多脊柱损伤不仅涉及椎间盘、关节突关节和椎体，而且与脊柱韧带的异常有十分密切的关系。我国学者们对韧带的结构、附着和毗邻、应力对韧带及韧带损伤修复的影响、韧带对脊柱各段稳定性的影响、黄韧带肥厚与椎管狭窄的关系、脊柱韧带骨化症的解剖学因素进行了深入研究。

有限元分析在脊柱生物力学、脊柱内固定器械性能评价的研究中成效显著。其优势在于：可用数学形式对试件的各种性能、条件进行概括和反复实验，节约实验成本；可以逼真地建立具有生物力学材料特性的三维结构模型；得到的结果不受实验条件的影响，为临床提供生物力学基础的理论依据。在脊柱生物力学方面，通过在标本上模拟脊柱手术，并测试术后脊柱的稳定性，认为脊柱融合内固定后，相邻节段位移增加、运动模式改变，易继发不稳和退变，为临床进一步了解术式与脊柱稳定性的关系提供帮助。有限元分析认为，脊柱的生物力学功能主要是承受压缩、牵拉、剪切、扭转等不同类型的载荷。

椎间盘的功能解剖学

胡有谷、陈晓亮、贾长青等对椎间盘的功能解剖和细胞学，特别是椎间盘基质的胶原、蛋白多糖、弹性蛋白等的结构进行了深入研究，为椎间盘疾病病因的探讨、治疗提供了坚实的基础。椎间盘在解剖结构上可分为纤维环、髓核和软骨终板，三种组织的细胞结构不同，并随年龄而有所变化。椎间盘的细胞决定了椎间盘基质的形成，而由此影响椎间盘的功能。椎间盘细胞分为脊索细胞、软骨细胞和纤维样细胞，脊索细胞与椎间盘突出有关。正常椎间盘及退变椎间盘各型胶原定量结果证实，正常或退变纤维环外层胶原含量高于纤维环内层和髓核，纤维环外后方胶原含量明显低于其他区域。除解剖学和生物力学因素外，胶原和弹性蛋白的变化亦是构成椎间盘退变的重要因素。用椎间盘移植方法来重建脊柱局部解剖结构与生理功能是脊柱外科领域正在探索的方法之一。近几年开展的经皮穿刺椎间孔镜椎间盘切除术是治疗椎间盘突出症的新方法。国内学者相继开展了相关应用解剖学研究，详细观测了腰段脊柱不同椎间盘的毗邻关系，以及进针部位、方向、角度和深度，为微创手术的安全开展提供了解剖学依据。

脊柱的微创外科解剖学已经起步

内镜技术引入脊柱外科，为临床解剖学研究提供了新课题，经后入路、侧后入路进行不同节段的椎间盘手术、椎管狭窄、椎体前侧方病变及椎间盘手术可在微创条件下完成。目前开展的经皮椎间盘切除术、椎间孔镜下椎间盘切除术、微创前路腰椎融合术、经椎间孔腰椎融合术、经皮椎弓根螺钉内固定术等都需要提供更为详尽的形态学资料，以提高手术质量。当然，脊柱微创外科解剖学研究要走的路还很长，需要脊柱外科医师和解剖学者共同努力。

如何学习脊柱外科解剖学

建立解剖学与临床相结合的新思维模式

临床思维模式的训练对于培养医生至关重要，其中解剖学与临床相结合的思维模式又是重中之重。回顾解剖学与临床的发展历程以及许多名医的成长过程时发现，只有重视解剖学，临床诊疗水平才有飞速提高，而许多医学大师均将解剖学作为终生揣思的大学问钻研不懈，并记录了自己的心得体会。所以对一个脊柱外科医生来说，如果手头有一本实用的应用解剖学参考书，不仅能够启发临床思维，而且可以用如虎添翼来表达其作用。我们正是以此作为出发点和目标，力争使这本《脊柱外科临床解剖学》参考书能起到这种作用。

■ 带着问题学习临床解剖学

人体有各种不同特点，这不但表现在身高、体质量、面容等表面特征上，而其内在的形态结构也各有特征，所以在学习解剖学时既要注意掌握一般的普遍规律及常规内容，也要注意待解决的临床问题的特殊性，尤其是患者的临床特点，只有将这种特殊规律与普遍规律相结合才能学习好、吃得透相关的解剖学知识，更好地将学到的知识应用于临床。

■ 带着否定的心态学习临床解剖学

解剖学与临床相结合，就要求两个不同专业、不同学术专长人员不断地进行学术交流、争论，才可能产生新的思想火花，才能够促进创新，提高各自的水平。作为读者或作者如果多问几个为什么，就可能达到这样的效果。在我国，学术权威不少，但听话而不思考的学生、听众更多，这种中国传统思维和推崇权威的文化抑制了我们创新思维的潜能，许多重大发现与我们擦肩而过。比如中国在20世纪70年代就有人用痢特灵治疗胃炎、胃溃疡，但在当时被权威否定，这项即将问世的重大发现被埋没而造成遗憾。如果那时权威不轻易否定，或者被否定了不轻易盲从，如果换一种思维方法，也许会有另一种结局。所以就学习脊柱外科解剖学来讲，专业人员带着否定的心态去学习，善于结合临床问题研究解剖学，可以起到互助互利的作用，促进两个学科的共同发展。

脊柱微创外科的现状和发展趋势

■ 脊柱微创外科的现状

脊柱微创外科技术是指经非传统手术途径并借助医学影像、显微内窥镜等特殊手术器械和仪器对脊柱疾患进行诊断和治疗的微创技术和方法，其目的在于将医源性创伤减小到最低程度，同时获得最佳疗效。脊柱微创外科技术主要包括两大类：经皮穿刺脊柱微创手术和借助内窥镜进行的脊柱微创手术。

1934年Ball经脊柱后外侧入路行椎体穿刺活检术，开创了脊柱微创外科诊断技术的新纪元。1964年Smith首先报道了在X线透视下经皮穿刺进入病变的椎间盘，注入木瓜凝乳蛋白酶，溶解髓核以治疗椎间盘突出症，这是经皮穿刺微创技术用于脊柱外科疾患治疗的开端。其基本原理是利用蛋白酶的水解作用，使髓核组织溶解，降低椎间盘内压力从而解决神经根压迫。

Hijikata于1975年报道了经皮穿刺髓核摘除术。1985年Onik设计了经皮髓核切吸术并于1997年报道了125 000个手术病例，成功率为66%~80%。Choy于1987年报道了经皮穿刺椎间盘激光汽化术（percutaneous laser disc decompression，PLDD）。PLDD方法的穿刺针非常细，损伤非常小，并发症也很低，至今手术已超过30 000例，成功率75%，并发症发生率0.14%~1%。近年来，椎间盘内电热疗法（intradiscal electro-thermal therapy，IDET）和射频髓核成形术用于椎间盘源性下腰痛的治疗，疗效较好，但适应证相对狭窄。

经皮穿刺椎体成形术（percutaneous vertebroplasty，PVP）由Deramond于1984年首先应用。他以经皮椎体内注射骨水泥（聚甲基丙烯酸甲酯，PMMA）的方法对1例第2颈椎椎体血管瘤患者进行了治疗，有效缓解了疼痛，并将该方法称为经皮椎体成形术。1987年Galibert报道了经皮椎体成形术，它在骨折的椎体内注入PMMA，从而增强椎体的稳定性，减轻了疼痛。

1994年，PVP在美国通过食品药品监督管理局（FDA）批准得以在美国应用，其应用范围越来越广，可用于治疗骨质疏松性椎体压缩性骨折、椎体血管瘤、多发性骨髓瘤及椎体转移性溶骨性肿瘤，该疗法最常见的并发症为骨水泥渗漏入椎管内或周围组织内。国外也有人将其用于新鲜的椎体骨折。但该术式不能纠正骨折所致后凸畸形。

椎体后凸成形术（percutaneous kyphoplasty，PKP）正是基于椎体成形术，在注射骨水泥之前先在待治疗椎体内引入一球囊，扩张球囊恢复椎体高度，再注入骨水泥，目的在于恢复椎体高度，消除后凸畸形。椎体成形术和球囊扩张椎体后凸成形术均对影像增强系统依赖性较高，需X线透视系统监视以保证手术的安全性。X线投照方向须与椎体终板平行，终板成一线影，正位片两椎弓根形状对称且与棘突的距离相等。手术途径有3种：①单侧经椎弓根和经椎弓根外途径；②双侧经椎弓根和经椎弓根外途径；③单侧椎体侧方。一般第10胸椎至第5腰椎可以取经椎弓根途径，第4~9胸椎则多取经椎弓根外途径，第10~12胸椎可取经椎弓根途径也可取经椎弓根外途径。术中每一步需X线透视监视。通常注射的骨水泥体积比球囊扩出的腔隙大1~2 mm，以使得骨水泥与周围骨松质紧密结合。

现在为了防止骨水泥渗漏，在原来PKP基础上又发展了囊袋技术，将原来的球囊用一个囊袋代替，骨水泥注入该囊袋内，一定程度上减少了渗漏，远期效果有待进一步观察。

经皮椎间融合技术为近年来发展起来的另一椎体微创技术。影像学的发展与成熟，使得经皮椎间融合的应用与推广得以实现。经皮椎间融合术与传统手术相比切口明显减小，不必广泛分离肌肉。

经皮椎弓根螺钉技术则为椎弓根技术开辟了新的发展领域。开放手术应用椎弓根螺钉技术需要广泛的组织切开置入螺钉和安装棒，创伤大。1982年Magerl最早使用腰椎经皮穿刺外固定器固定术，连接装置置于体外或浅层皮下。无论术中辅助应用传统的X线透视法还是导航技术，术前应仔细分析患者脊柱X线的正侧位片及CT、MRI资料，以充分了解患椎的个性特点。

应用于脊柱的内窥镜技术有胸腔镜和腹腔镜技术。内窥镜下脊柱手术包括内窥镜辅助下胸椎椎间盘切除术、侧后路和后路腰椎椎间盘切除术、后路颈椎椎间盘切除术、前路颈椎椎间盘切除融合术、后路脊柱融合术等手术。

胸椎椎间盘摘除的传统手术入路有后外侧入路及侧方入路。传统术式及经胸的前路椎间盘摘除术虽然在直视下进行，但具有创伤大、手术时间长、出血量多，以及可导致医源性脊柱不稳、广泛肌肉剥离引起术后疼痛等缺点。传统的胸椎手术在高位胸椎需破坏肩胛骨，在低位胸椎需分离切断膈肌，才可充分显露患椎。胸腔镜下的手术时间较开放手术则明显缩短，出血量减少。胸腔镜技术应用于胸椎手术始于1993年，Mack等首次报道应用胸腔镜技术进行脊柱外科手术。开始仅是在人体进行诊断性活检和椎旁脓肿引流术，随后进行胸椎椎间盘摘除手术获得成功。目前，前路胸腔镜手术可用于交感神经切断术、脊柱畸形前路松解术、椎体病变活检术、神经根和脊髓减压术、肿瘤和感染病灶切除术、神经鞘瘤切除术、胸椎椎间盘切除术、脊柱骨折减压和稳定术、椎体切除术、椎体重建术、脊柱内固定术等。与传统开放手术相比，胸腔镜手术可以保护胸腔内所有正常组织，减少对胸廓的损伤，减轻疼痛，促进恢复，减少肺功能损害，使患者术后外观良好；可以全景、直观、无障碍地暴露脊髓前面，使得在充分直视下进行充分分离、减压、重建等操作；可以沿脊柱的负重轴线（承受>80%负荷）重建脊柱。胸腔镜技术应用于脊柱侧凸矫正已较为普遍和成熟，对有胸椎单弯的脊柱侧凸行侧凸矫正及融合早期效果较好。

电视内窥镜辅助胸腔镜手术（video assisted thoracoscopic surgery，VATS）由成熟的内镜技术和影像技术结合而来，应用范围更为广泛。结合专为内镜技术设计的MACSTL钢板系统，VATS已成功应用于胸椎骨折和胸腰段骨折的治疗。但通过胸腔镜技术行前路胸椎螺钉内固定术仍被认为有较大的风险，不正确的固定可导致固定不牢甚至血管神经损伤，有文献报道过应用VATS引起的交感干损伤。螺钉的定位非常重要，置钉位置不佳很容易引起周围组织损伤或手术失败。置钉位置与手术者的经验和所需固定的椎体有关。可把肋骨头作为判断螺钉进入点的标志，在上位胸椎，螺钉进入时应紧贴肋骨头前方；在下位胸椎则应位于肋骨头稍前一些。定位点选择正确后，要保证螺钉进入的方向，方向不正确会导致螺钉进入椎管、椎体崩裂或螺钉拔出。正确的方向：在上位胸椎，螺钉应在椎体的冠状面上垂直穿过而无需向前成角；在下位胸椎，螺钉需向前轻微成角以避免螺钉进入椎管。经胸腔镜行胸椎螺钉内固定应用于临床尚需必要的研究。开窗腰椎椎间盘摘除术为治疗腰椎椎间盘突出症的经典术式。其适应证较广，疗效确切，损伤小。

显微内窥镜腰椎椎间盘切除设备行后路腰椎椎间盘摘除术结合了开窗腰椎椎间盘摘除术的优点，使得手术成为微创手术。1996年推出了第一代显微内窥镜腰椎椎间盘切除设备（Micro endoscopy discectomy，MED），1999年推出了第二代MED设备。MED内窥镜的放大作用可帮助清晰分辨术野内组织。MED技术手术适应证较广，合并有侧隐窝狭窄、局限性椎管狭窄的腰椎椎间盘突出症均适用MED技术。熟悉脊柱解剖结构，是MED手术成功的先决和必要条件。

腹腔镜应用于脊柱手术的报道最早见于1991年，Obenchain首先报道前路腹腔镜下腰椎椎间盘切除术。术中患者仰卧于透X线的手术台上，取Trendelenburg体位，双上肢固定于两侧。腹壁常需作4 个小切口置放Trocar（套管）。目前认为：有症状的椎间盘退行性病变、内部破裂和假关节形成等为当前腹腔镜下脊柱融合术的适应证。后有作者又将腹腔镜技术成功应用于前路椎间融合，此后腹腔镜下椎间融合术广泛地开展起来。腹腔镜下椎间融合作为腰椎前路微创手术，被认为很有前景，同样具有住院时间短、并发症少、恢复快、花费低等优点，且具有术中避免损伤椎旁肌肉，避免硬膜撕裂、瘢痕形成以及神经根牵拉等后路所不具有的几个潜在优势。腹腔镜下椎间融合术可以采用经腹腔或经腹膜后两种入路。但腹腔镜下前路脊柱手术也有一些尚显不足的地方，相较于传统前路手术，时间明显延长，同时导致男性的性功能障碍概率明显高于传统前路手术。因此，有文献认为行前路腰椎融合术时仍以开放手术为好。为了避免较长的手术时间和发生率较高的男性逆行射精等性功能障碍，有作者行微小切口经腹腔前路椎间融合术，并将该术与腹腔镜下前路椎间融合术相比较，发现微小切口经腹腔前路椎间融合术同样具有微创特点，其术中并发症如血管、神经、脏器损伤与腹腔镜下手术没有差别，前者一个显著的优点是一旦出现此种并发症可以立刻发现从而得以及时处理。但其术后即刻并发症如肠梗阻、腹膜后血肿看起来要多一些。

脊柱微创外科的发展趋势

临床应用的脊柱微创外科技术内容十分丰

富，大致包括：①脊柱显微外科技术，如经口入路显微镜下齿状突切除术、颈前路显微外科技术、颈后路显微外科技术、小切口经胸显微外科技术、胸腰连接部显微外科技术、腰椎间盘显微外科摘除技术、前路腰椎显微外科椎间融合技术等；②经皮脊柱内固定技术，如经皮颈后路侧块内固定技术、经皮颈前路侧块内固定技术、经皮齿状突螺钉内固定技术、经皮胸腰椎骨折内固定技术；③内窥镜外科技术，如胸腹腔镜下椎间盘切除技术、胸腰椎骨折减压内固定技术、肿瘤切除重建技术、椎体结核病灶清除减压重建技术、脊柱侧凸矫形固定技术、颈前路内窥镜下椎间盘切除植骨内固定技术、腰骶部内窥镜下减压复位内固定技术等；④介导微创技术，如经皮穿刺椎间盘切吸技术、经皮穿刺椎间盘激光汽化射频消融技术、经皮穿刺椎体成形技术、经皮穿刺椎体后凸成形技术、经椎间孔镜椎间盘切除术等。

脊柱微创手术治疗脊柱疾患是脊柱外科的发展趋势，但是微创手术不能也不可能脱离传统手术而存在，二者只能相互补充。尽管脊柱微创手术技术已经应用于临床治疗，但这仅仅是开始，人们有理由提出各种质疑，甚至反对，但是我们相信这一方面的研究与探索的方向是有价值的，是值得的。脊柱微创技术的创新不仅需要严密的理论依据、严谨的实验方法，还需要充分的临床验证、客观的评价分析，经过循证医学和伦理学的检验，只有反复实践、前瞻性研究和长期随访，才能得出正确结论。脊柱外科操作的微创化、无创化和数字化的理想已经逐步推广至临床。今后更多的脊柱手术可以通过微创途径获得解决。

■ 脊柱微创外科对解剖学的要求

脊柱微创外科目前开展的大多是经皮内窥镜下手术，它要求术者具有开放手术的技能，要经过较长时间的内窥镜下操作的训练，熟悉掌握局部解剖知识，这样才能胜任目前微创脊柱外科的治疗。脊柱微创外科的发展依赖于微创外科解剖学、脊柱影像解剖学及数字解剖学的发展，因此，应在这几方面为脊柱微创外科提供更多的支持。

微创解剖学

随着脊柱微创手术的开展，需要更精确、更详尽的微创解剖学研究成果，从解剖学角度，为不同脊柱手术提供最佳的手术入路或改良已有的手术入路，提供手术入路中各结构的毗邻关系、如何避免血管神经损伤和损伤后的挽救措施，提供脊柱重建的解剖学基础。

影像解剖学

影像解剖学技术有传统解剖学方法不可比拟的优点，对于手术适应证的选择、病变结构的定位、术式设计、手术入路的选择、某些解剖结构参数的测量及提高手术精确度都有意义。今后应从影像学角度（X线、CT、MRI）研究各段椎骨、脊髓以及血管、椎间关节、不同部位椎间盘、各韧带、椎管内各间隙的解剖学参数，这些活体数据更为实用。

术前决策时可通过计算机辅助导航系统模拟植入物的大小、方向和位置。对椎弓根螺钉而言，可以对其进钉点和进钉方向进行三维设计，以获得最安全和最佳生物力学的钉道。在导航系统引导下利用穿刺针到病变椎体内，通过导管向被破坏的椎体内注入骨水泥，加固椎体，可以消除或减轻患者疼痛。计算机辅助导航系统用于椎管内肿瘤的治疗，通过基于CT的导航系统能对高度不规则肿瘤制订精确的三维立体显像，提供肿瘤实际形状，严格区分肿瘤与周围的正常组织，以保证肿瘤的准确切除或在放疗时得到最佳照射角度，使放射野避开重要组织器官，并使放射计划的剂量分布更为精确合理，从而有效提高某些肿瘤的控制率和患者生存率。有人报道了三维超声扫描导航系统对脊髓肿瘤的治疗，使用5 MHz、10 MHz并装有光学跟踪系统的超声波探针来获取图像数据，形象地显示肿瘤成像，使手术定位更加准确。

数字解剖学

现有的解剖学知识和数据是经过将人体剖切开以后进行观察和测量得来的，最大的缺陷在于缺乏某个器官或结构在人体空间中的准确定位、三维测量数据和立体图像，而这恰恰是以计算机技术为支撑的现代临床诊断和治疗手段中最需要的，它是计算机辅助医学（computer-assisted medicine，CAM）的基础，是数字医学研究的首要工作。因此，构建人体脊柱数字解剖学是数字化时代到来的迫切要求，也是脊柱微创外科的需要，它将为古老的人体解剖学科带来一次划时代的革命。

近10年来，数字化虚拟人的研究引起人们的广泛关注。现代医学影像学的仪器装备已有很大发展，利用CT、螺旋CT、MRI 和数字减影血管造影术（digital subtraction angiography，DSA），由许多二维的人体断面图像，通过计算机技术进行三维重建，可以转化为数字化资料。利用信息技术实现人体从微观到宏观的结构和机能的数字化、可视化，最终达到人体的整体精确模拟，将对医学生物学及人体相关学科的发展起到难以估量的作用。

中国可视人（CVH）计划于2002年10月完成首例可视化人体数据集。到目前为止，我国上海、重庆和广州等地已完成了5个成年人的可视化数据集，为后续的多学科研究提供了有中国人特色的数据集，现在已经成立了数字解剖学会并进行相关研究。人体数字模型可用作模拟难以学习的多种临床操作程序。要完成虚拟解剖或手术操作，需要在人体解剖学结构基础上建立起组织、器官的三维动态几何模型。运用软组织变形技术和虚拟切割技术，利用专业的虚拟解剖手术器械，并且能够依据计算机图像进行精确定位，同时用专业的力反馈器械和系统来模拟解剖手术器械的各种动作，给模拟解剖操作中的力回馈，可使操作模拟解剖人员有身临其境的感觉。

数字解剖学可以针对临床专科发展的需求，把结构复杂、功能意义重大、诊治要求精确的局部，建立数字化模型。局部建模的方案，优点是投资小，技术易，出成果周期短，效益高。如通过对病变区域脊柱数字化重建，可以直观和准确观察病变范围和程度，对于选择手术入路、制订手术计划和术前模拟训练提供直接指导；可进行介入的微创手术模拟、开展基于图像导航的外科手术，以提高手术的安全性和成功率；可为各种手术预期结果做出虚拟模型，可在附加有患者影像资料相融合的虚拟人体上，反复探究各种不同手术入路所遇到的问题；还可根据数字脊柱资料，观察椎体的形状，进行手术计划、固定器械定制和病变区域的重建设计；判断椎弓根螺钉固定的可行性，从而制订脊柱内固定方案，避免出现内固定失败和神经、血管、内脏损伤等并发症，提高术前准备工作的质量。

目前，数字解剖学仍处于起步阶段，但是随着数字人研究的深入与数字解剖学的发展，它必将为脊柱微创外科奠定坚实的解剖学基础，并将极大地充实和更新脊柱微创外科理念，从而为微创脊柱外科提供广阔的发展前景。任重道远，前途光明。

（杜心如　丁自海　刘尚礼　张西峰）

参考文献

1. 杜心如, 叶启彬, 赵玲秀, 等. 腰椎人字嵴顶点椎弓根螺钉进钉方法的解剖学研究. 中国临床解剖学杂志, 2002, 20(2): 86-88.
2. 杜心如. 在腰椎斜位片上判断椎弓根螺钉进钉深度的放射解剖学研究. 中国临床解剖学杂志, 2006, 23(1): 22-25.
3. 李严兵, 王爱平, 彭田红, 等. 腰椎弓根通道不同外偏角方向变化规律的数字解剖学研究. 中国临床解剖学杂志, 2007, 25(2): 113–117.

4. 马向阳, 尹庆水, 刘景发, 等. C2/3经关节螺钉固定的临床解剖学研究. 中国矫形外科杂志, 2005, 13(8): 595–597.

5. 王志杰, 丁自海, 钟世镇. 有限元分析在骨应力分析及骨科内外固定系统研究中的应用. 中国临床解剖学杂志, 2006, 24(1): 107–110.

6. 陆声,张元智,徐永清,等.脊柱椎弓根定位数字化导航模板的试验研究. 中华创伤骨科杂志,2008, 10(5):400–403.

7. 陆声, 张元智, 徐永清, 等. 计算机辅助导航模板在下颈椎椎弓根定位中的临床应用.中华骨科杂志, 2008, 28(5): 450–454.

8. 陆声, 徐永清, 师继红, 等. 数字化导航模板在上颈椎椎弓根定位的初步临床应用.中华创伤骨科杂志,2008, 10(4):350–353.

9. 杜心如, 丁自海, 主编. 骨科临床解剖学. 北京:人民卫生出版社, 2016:397–410.

10.《中国组织工程研究与临床康复》杂志社学术部. 计算机辅助导航系统与脊柱外科: 数字化技术更安全.中国组织工程研究与临床康复, 2010, 14(26):4856–4857.

11. 陈晓明, 肖增明, 宗少晖, 陈前芬. 计算机导航引导下脊柱后路椎弓根螺钉置入内固定: 准确性及安全性. 中国组织工程研究, 2015, 19(13):2119–2124.

2

脊柱的发生与发育

人类的脊柱发生和发育经历了极其复杂的过程。从胚胎第10天至出生后的20余年间，经过不同的发育阶段逐渐完成脊柱发生和发育。

脊柱的发生

脊柱主要由椎骨、椎间盘和周围韧带等组成，由来源于中胚层的生骨节（即体节的内侧部分）发育而成，间充质和脊索亦参与其中。了解中胚层、体节、脊索等是如何形成、分化，最终形成脊柱的，对理解脊柱的形态结构、运动功能和相关疾病的发生、发展规律，疾病特征及诊治原则的制定有重要指导意义。

受精卵通过卵裂（cleavage）方式，依次形成桑椹胚和胚泡。在第2周，胚泡的内细胞群形成上下两个胚层、羊膜腔和卵黄囊。约第3周，由上胚层形成原条、三胚层和脊索。原条和脊索的形成决定了胚的头尾方向和胚体轴，三胚层形成及体轴建立的过程是人体基本形态发育的开始。

三个胚层继而分化为不同的组织和器官：外胚层将发育为表皮、中枢神经系统、周围神经系统和视网膜等结构；内胚层发育为呼吸道和消化管腔面上皮，还可分化为消化腺中的腺细胞；中胚层发育为组织和器官中的平滑肌、结缔组织和血管，并形成心血管系统、淋巴系统的主要部分，同时也是血细胞、骨髓、骨骼、横纹肌以及泌尿、生殖器官的来源。

■ 原条与三胚层的形成

原条（primitive streak）是胚盘出现的首个特征性结构（图2-1A）。约第3周始，上胚层背侧尾部正中逐渐增厚，出现一不透明线样区带，即原条，由上胚层细胞增殖并向胚盘正中迁移形成。随着细胞不断地向尾端迁移，原条逐渐增长，并在原条的头端形成原结，同时原条和原结正中的细胞内陷分别形成原沟和原凹。原条的形成使胚体出现头—尾轴、头—尾端、腹—背侧和左—右侧。原沟和原凹则由上胚层形成（图2-1B）。

原条出现后不久，原沟深面的细胞迁出，在上胚层和下胚层之间逐渐形成一层新细胞，称为胚内中胚层，即中胚层。间充质（mesenchyme）是由中胚层细胞形成的一种疏松的组织（图2-1C）。间充质为胚体提供结构支持，可分化为机体大部分的结缔组织和各种腺体的结缔组织框架。

上胚层来源的细胞经原条迁移并替代下胚层，从而在卵黄囊顶部形成内胚层。形成内胚层和中胚层之后的上胚层改称为外胚层。原条约于胚第4周末逐渐退化、消失。

脊索的形成

脊索（notochord）是一切脊椎动物的原始体轴支柱，位于内、外胚层之间，在中胚层的中轴线上，是由脊索突演化而来的细胞索。胚第16天左右，外胚层细胞向原凹迁移，之后向头端延伸，形成一条从原结至口咽膜的细胞索，称脊索突，即头突。原凹的腔隙延伸进入脊索突，使脊索突逐渐变成一条中空的细管，即为脊索管。胚第18天左右，脊索管的底壁与其下方的内胚层融合并出现若干裂孔，使得脊索管向下与卵黄囊顶，即未来的原肠相通，上方则经原凹与羊膜腔底，即未来的神经管相通，又称神经—肠管。此管的底壁很快溶解消失。内胚层细胞继续增生，使得裂口融合，管的顶壁和侧壁保留，形成“Λ”字形结构，称脊索板（图2-2）。

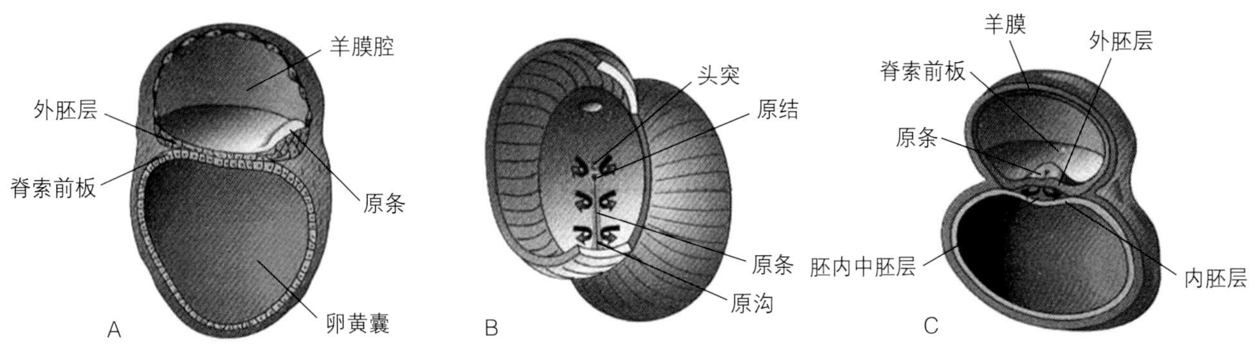

图2-1　第15天的三胚层胚盘

A.原条出现；B.原沟出现；C.胚内中胚层出现

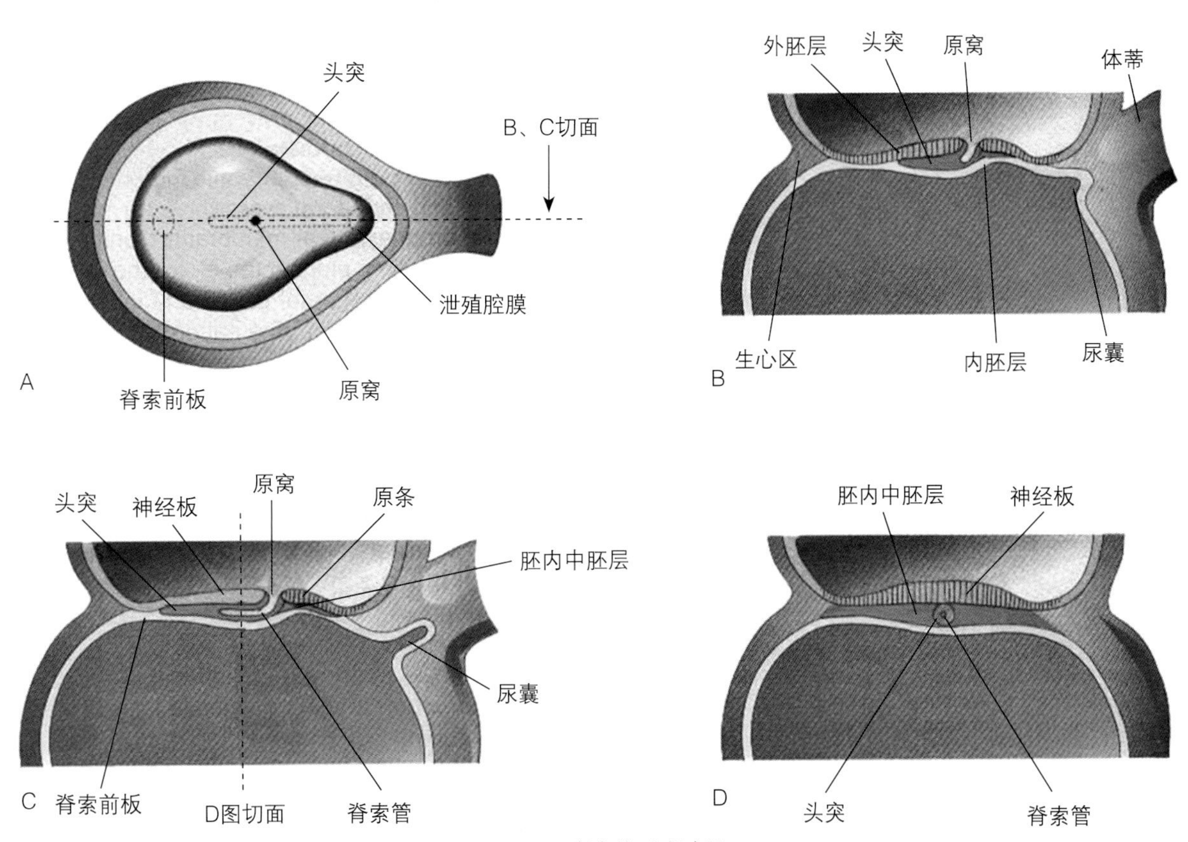

图2-2　脊索的形成过程

A.胚盘背面观（16天胚）；B.A图矢状面观（16天胚）；C.A图矢状面观（18天胚）；D.C图横切面观（18天胚）

随着胚体的发育，脊索逐渐增长，并向尾端延伸，纵贯胚体中轴。脊索纵贯口咽膜和原结，其周围组织分化形成脊柱。椎体形成时脊索退化、消失，其残存部分发育为椎间盘中央的髓核。

脊索是早期胚胎发育的主要诱导者，它的出现，标志着胚体原始体轴的建立并赋予胚胎一定的刚性，为中轴骨骼（颅骨和脊柱）的发育奠定了基础，并决定了未来椎骨发生的部位和形态。

■体节的形成

中胚层的细胞起初在脊索两侧形成一薄层疏松组织，约在胚第16天，靠近脊索侧的细胞增生，形成一增厚板样组织，称轴旁中胚层。其外侧部分依次形成间介中胚层和侧板中胚层。随着侧板中胚层细胞间腔隙的出现和融合，该层被一分为二，与羊膜囊表面的胚外中胚层相延续的称为体壁中胚层，而与卵黄囊表面的胚外中胚层相延续的称为脏壁中胚层，两层之间围成一腔隙，即胚内体腔，并在胚体两边与胚外体腔连通。

在胚第3周初，脊索两旁的轴旁中胚层细胞继续局部增殖，并围绕中心放射状排列成涡轮状，出现对称性的分节，即体小节。第1对体小节出现于胚体头端，之后由头侧向尾端相继出现多对体小节。体小节在胚体表面形成明显的隆起，其横切面略呈三角形（图2-3）。头端体小节的形成与神经板分节形成神经小节有关。

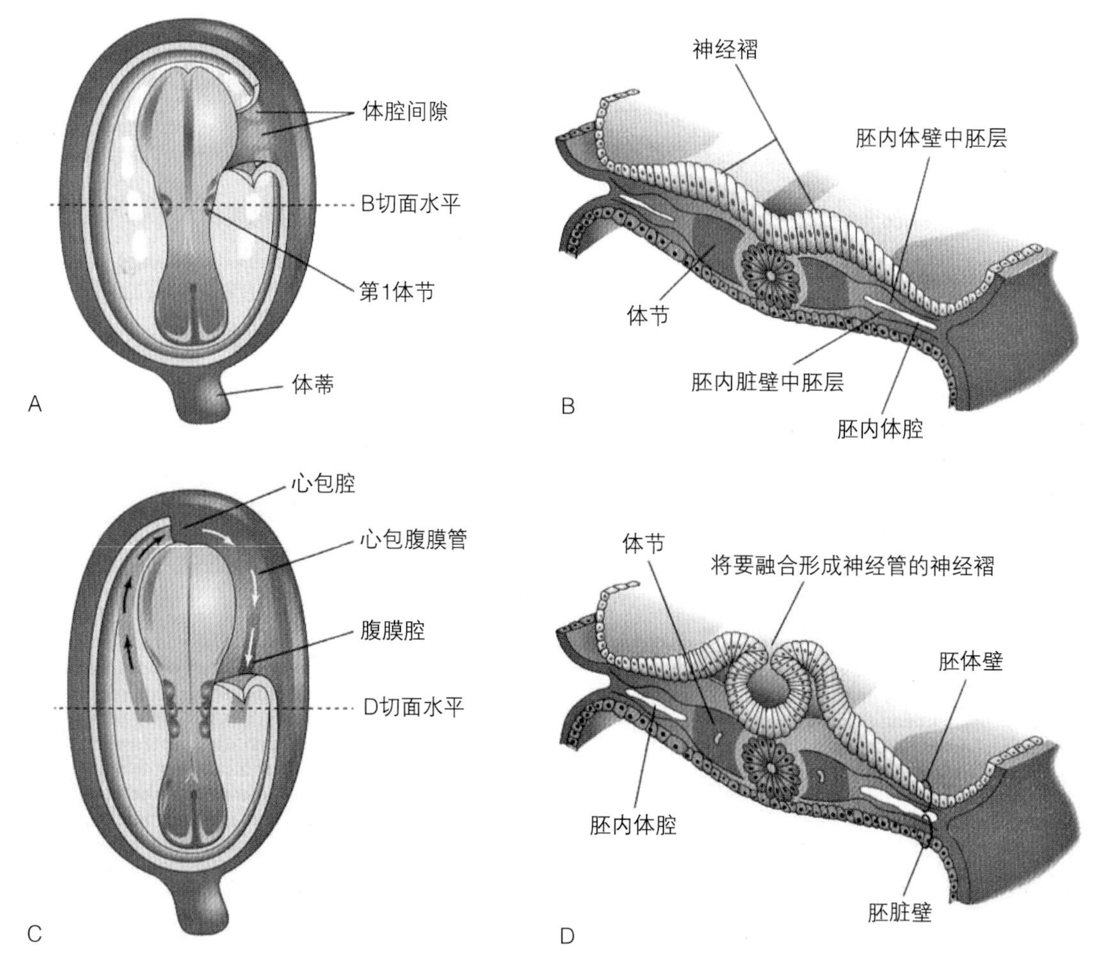

图2-3 体节和胚内体腔的发育。A，C为移除羊膜后的胚体背面观；B，D分别为胚盘在图A，C中所示水平横切面
A. 20天的胚体出现第1对体节，右侧胚体壁被移除以显示侧中胚层中的体腔间隙；C. 21天的胚体有3对体节，右侧为部分移除胚体壁后的马蹄形胚内体腔

从枕部向尾端，体小节进一步形成体节（somite）。第1对体节约于胚第20天出现于颈区，之后向尾端方向以每天3对体节的速度增加。至第5周末，共出现42~44对体节，包括4对枕节、8对颈节、12对胸节、5对腰节、5对骶节及8~10对尾节。第1对枕节和最后5~7对尾节很快消失，其余体节形成中轴的骨骼（颅骨、脊柱、肋骨和胸骨等）、肌组织和真皮。

脊椎的发育

椎骨的发育始于生骨节的形成，以脊索为纵轴并围绕这一中轴线发育。历经软骨前期、软骨期和骨化期三个发育阶段。

椎骨发育的间充质期

在胚发育第4周初，体节腹侧和中部的细胞之间连接松散，形态多样，迁移并包绕脊索和神经管。这些被称为生骨节的细胞形成疏松的网织状组织，即间充质。在4周龄胚额状切面，生骨节为成对出现于脊索周围的密集间充质区域。生骨节分为头、尾两半，头端细胞稀疏，尾端细胞广泛增殖浓集而排列致密。尾端细胞迁移并跨越相邻生骨节间组织，连接相邻生骨节的头端，形成软骨前椎体或间充质椎体，即椎体的原基。原始体节头、尾端之间的间充质细胞并不增殖，充填于两个相邻的间充质椎体之间，形成椎间盘（图2-4）。

胚第5周，生骨节细胞可向三个方向迁移：向腹内侧迁移，包绕生骨节，形成椎体；向背侧迁移覆盖神经管，形成椎弓（神经弓）；在生骨节之间向腹外侧迁移形成肋突，即肋骨的原基。除尾椎外，所有的椎体都有肋突，并有可能转变成肋。在颈椎，肋突形成横突孔的前面部分；在胸椎，肋突结构分化成肋；而在腰椎则分化为横突。生骨节细胞向背侧迁移，包绕神经管，形成椎骨的左右椎弓，随后发生了棘突和横突。生骨节细胞的位置变化源于其周围组织的生长（速率）差异，而非这些细胞的主动迁移。

此时，位于生骨节头端非致密区形成局限的膜状结构，即背间膜与腹间膜。膜状结构与腹侧的神经突或肋突相连，生骨节致密区的尾端及下一生骨节致密区的头端呈中空状态，间充质进入其中。间隔的间充质随着生骨节的非致密区一起形成真正意义上的椎体原基，即膜性脊椎。节间隙为此原基的分隔线。节间动脉位于两个椎体原基的中央部分。

从胚第5周开始，在膜性椎体内，间充质细胞开始变圆并密集增殖，其基质中出现胶原纤维及弹性纤维，形成软骨组织。至第5周末，进入椎骨发育的软骨期，即软骨内成骨。

椎骨发育的软骨期

从胚第6周开始椎骨的软骨化过程，自颈胸段开始向头、尾端延伸。间充质椎骨中出现两个软骨化中心，分别位于尚未完全成形的椎弓的左右两部分（图2-5）。每一椎体中的两个软骨化中心于胚期末融合，形成软骨性椎体，同时椎弓中的软骨化中心相互融合，并继而与椎体融合。两侧椎弓中的软骨化中心向腹外侧和背侧延伸，形成软骨性的肋突、棘突和横突。软骨化进程终于软骨性脊柱的形成。

椎体发育两个软骨化中心中，如一个软骨化中心未能正常发育，就会形成半椎体（hemivertebra）畸形。椎体的发育缺陷是先天性脊柱侧凸（即脊柱的侧向弯曲）的病因之一。

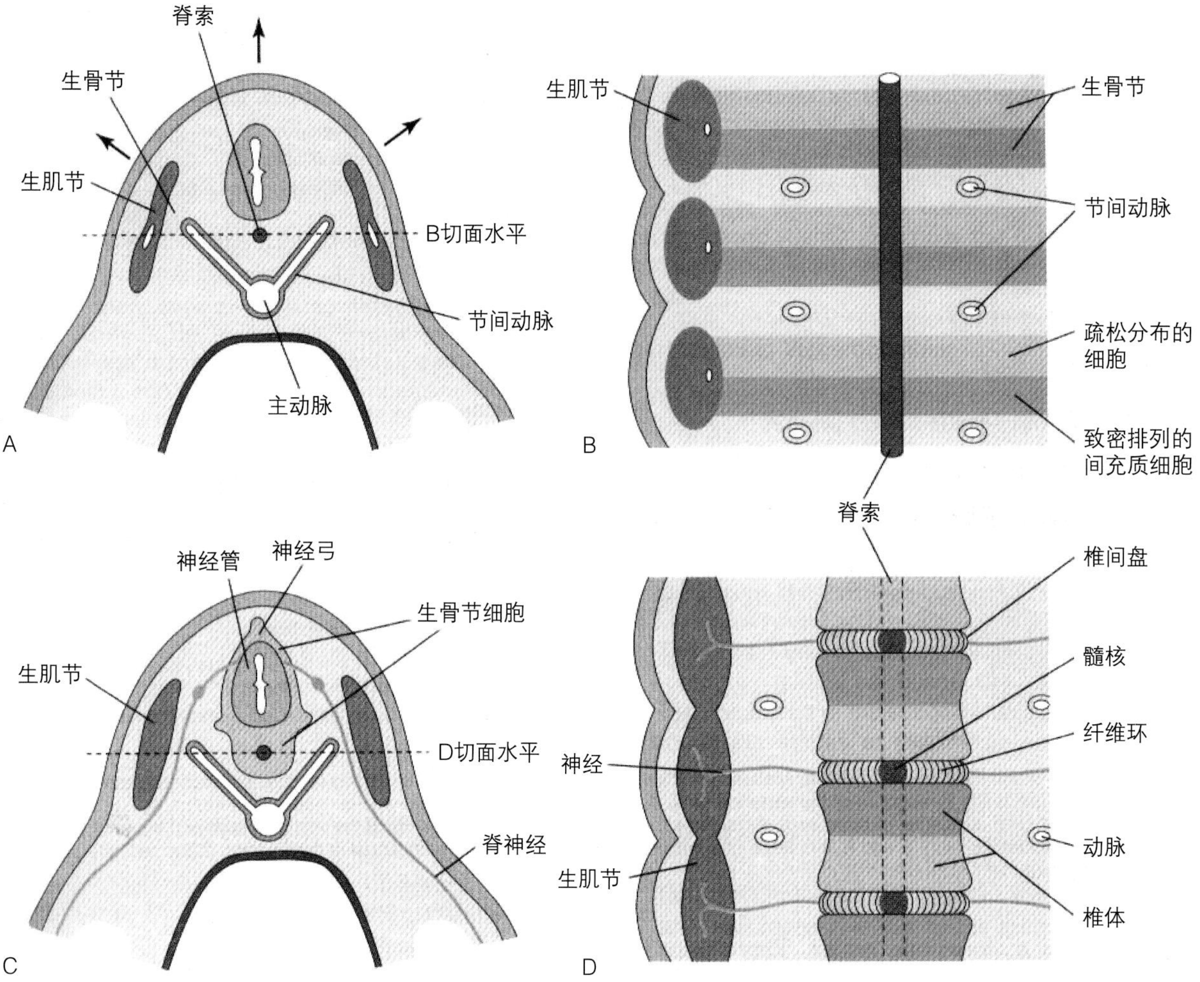

图2-4　椎体的形成

A. 4周龄胚体横切面；B. 4周龄胚体冠状切面；C. 5周龄胚体横切面；D. 5周龄胚体冠状切面

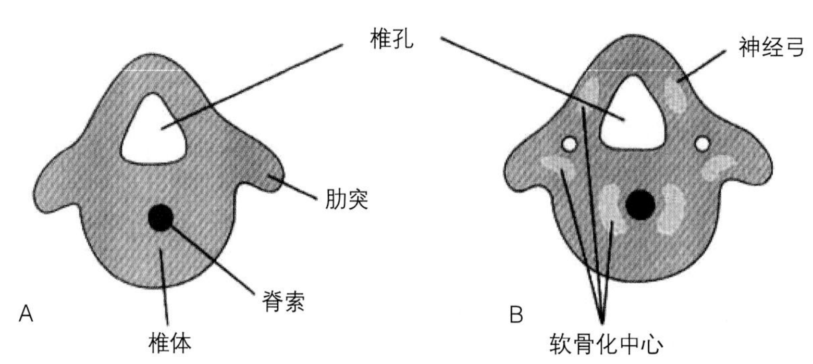

图2-5　椎体发育过程中软骨化中心的形成

A.椎体的软骨雏形；B.软骨化中心出现

■ 椎骨发育的骨化期

典型的椎骨骨化过程始于胚期，至出生后约25周岁时结束。椎体腹侧和背侧的两个初级骨化中心很快融合为一个中心，至胚期末可见3个初级骨化中心（图2-6），分别位于椎体和左、右椎弓内。

第9周，软骨性椎体由于骨膜血管进入而产生前、后切迹。血管进入软骨后并在腹侧和背侧形成血池（湖），与椎体的前部和后部形成骨化中心，为软骨间隔所分开，后者很快消失。最早的骨化中心出现在下胸椎与上腰椎，并很快向头侧延伸，而向尾侧伸展则较慢。位于中央的椎体核发出星状的毛细血管将周围软骨吸收。

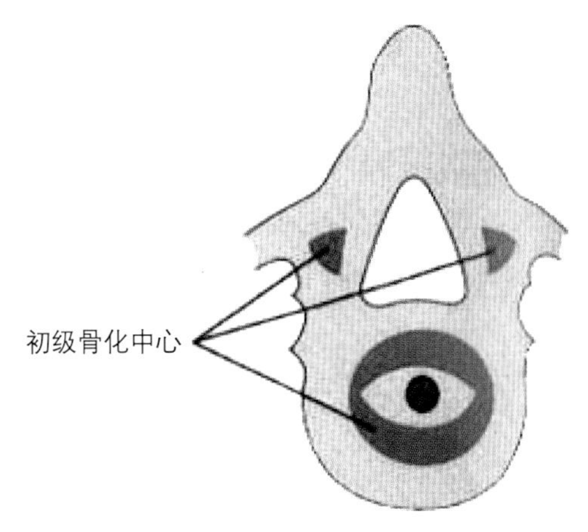

图2-6 软骨性椎体的初级骨化中心（第7周）

在第5~6个月时，骨化中心将软骨体分为两个较厚的软骨板，邻近椎间盘的一侧进行软骨内骨化。沿椎体前方及后缘出现马蹄状软骨板，即骨突环，为成人期骨性骨突环的原基。骨突环的异常内化可引起椎体骨骺炎（Schauermann病）。此软骨环是纤维环的前面及侧方部分纤维的基础，这些纤维以后在骨化时即合并为穿通纤维（Sharpey纤维）。

出生时，每个椎骨由3个骨性部分组成，并以软骨相连（图2-7）。左右椎弓的骨性部分通常于出生后3~5年内融合。其中，在腰椎段最先融合，随后融合向上逐渐扩展。椎弓与椎体构成软骨性神经弓椎体联合（又称髓椎体关节），后者可使椎弓随脊髓的扩张而不断生长。出生后3~6岁，两侧椎弓与前方椎体融合，髓椎体关节消失。青春期开始后不久，每个椎体可出现5个次级骨化中心，分别位于棘突和横突的尖端及椎体上、下缘的骺环处。25周岁左右，所有的次级骨化中心与椎骨的其余部分融合，完成了骨化。寰椎、枢椎、腰椎、骶椎骨和尾椎骨的骨化过程与上述的典型过程不完全相同。

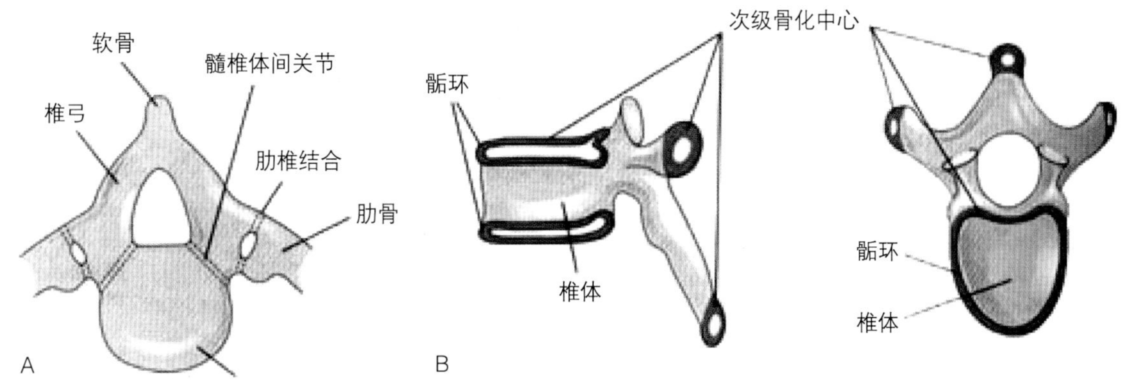

图2-7 胸椎的发育

A.出生时胸椎的3个骨性部分；B.继发性骨化中心的位置（侧面观和上面观）

在椎体和椎弓的骨化过程中，椎体内形成水平和垂直的骨小梁，椎体中央形成放射状的骨小梁，椎弓内（主要在下部）出现放射状排列的骨小梁。椎弓的松质骨与椎体松质骨融合，且放射状骨小梁部分延伸到椎体内，构成最大负荷状态的生物力学线。

胚第7周，寰椎（第1颈椎）内出现3个骨化中心。出生时，约有20%的正常新生儿在颈部侧位X线片上可以看出前弓骨化中心，此即第3个骨化中心，位于与两个侧块相连接的软骨弓内。其余80%的前弓骨化约在出生后1年内完成。后弓的连接亦同时发生。

枢椎（第2颈椎）椎体由一单独的骨化中心于第4~5个月形成，椎弓两侧骨化中心约在胚第2个月形成。先后有5个原发骨化中心及2个继发骨化中心形成。齿状突（即成人的齿突）起源于第1颈椎体，表现为由第2颈椎体向上直立的软骨性突起。约在胎第6个月出现2个位于两侧的骨化中心，出生时即连接成一圆柱形结构，其顶端仍留一裂隙，此处约在出生后2岁时出现另一骨化中心。枢椎椎体与齿状突的基底部有一类似于椎间盘的软骨板分开，并逐渐骨化，此时，齿状突的顶端骨化中心亦已连接。骨化仅在齿状突的周围进行，故年龄较大时其中央仍可有软骨存在（图2-8）。

胚第7~8周，胸椎内出现3个初级骨化中心：1个在椎体，2个在横突根部。这些骨化中心分别发育为椎体及附件各部。椎体两侧后外侧部原先存在神经弓—椎体软骨联合，之后由椎弓骨化延展而愈合。儿童期，椎体前缘常呈阶梯状，其中部有营养孔，即血管沟。6~9岁，椎体上下缘周围出现环形骨骺，骨化区逐渐向后扩大。青春期，棘突及横突末端仍为软骨，之后分别出现次级骨化中心，约至25周岁融合。若椎体初级骨化中心发育障碍，可出现椎体骨软骨病；若椎体上、下骺次级骨化中心发育障碍，则可出现椎体骺板骨软骨病，表现为椎体压缩呈楔形，其前缘不规则，患者出现圆背畸形。

腰椎可出现2个附加的骨化中心，相当于乳状突处，即在上关节突后外侧的小突起。第1腰椎横突有时可由单独骨化中心发生，若它们最后未与椎体融合，即形成腰肋。

骶椎系由一原发性骨化中心及上、下两骺板骨化而成。骶椎的每一椎弓由2个骨化中心骨化而成。在上面的3个骶椎，每一骶前孔的外侧均有2个附加的骨化中心。上2个骶椎椎体中部的骨化约在胎第9周时出现，第4、5骶椎则在胚胎第6~8个月中出现，大约与此同时可看到椎弓的骨化。在婴儿期，每一骶椎均为椎间纤维软骨（即胎儿、婴幼儿骶椎间盘）所分隔，最下面的2个骶椎于17~18岁开始渐进性融合，直至各个骶椎椎骨坚固融合为止。X线前—后位投照时，常在第1、2骶节之间看到水平的梭形透明区域，有时并有细小的钙质沉着。较小的椎间纤维软骨偶见于第2、3骶节之间。下部骶椎椎弓约在2岁时与椎体融合，上部骶椎则在6岁时融合。椎体之上、下骨骺板约在16岁时出现，而骶椎两侧的骨骺则在18~20岁时出现。

所有尾椎均各自在一单独的骨化中心内分别进行骨化。第1尾椎在1~4岁出现，第2尾椎在5~10岁出现，第3尾椎在10~15岁出现，第4尾椎则在14~20岁时出现，之后渐近融合为尾骨。

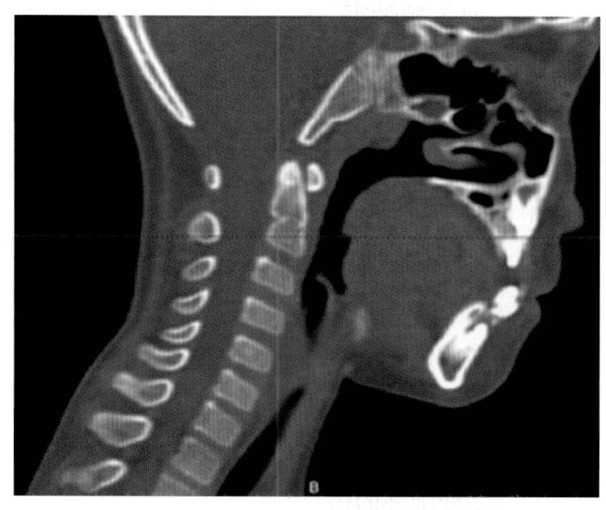
图2-8　小儿齿状突CT（正中矢状面）

椎间盘的发生和发育

成人椎间盘由上下两层软骨终板、外周部紧密排列的纤维环及中央部富有弹性的髓核共同组成，具有承受压力和缓和外力震动等作用，能承受较大的弯曲和剪切负荷，既能保护脊柱正常状态下的稳定又能保证脊柱在一定范围内运动。纤维环包括数层纤维软骨，坚韧的环状纤维包绕髓核，可将压力均匀分散于整个椎间盘。髓核则可在一定程度上吸收躯体活动产生的冲击力并始终保持相邻椎体的相对独立状态。

■ 椎间盘的发生

胚胎第10周，在生骨节距离节间动脉血供最远的部分仍保持着未分化状态。生骨节致密部分向头端发展，形成软骨盘和纤维环的原基。椎间盘的中心区域则由脊索细胞组成。约在胎第6个月，随着椎体内脊索的闭合，此部分脊索细胞完全退化消失，但椎体间的部分脊索细胞却保留并逐渐增多，形成髓核。后来在其周围出现环状纤维，二者共同形成椎间盘。原始椎间盘为膜性结构，称椎间盘膜（intervertebral disc membrance），围绕椎体原基。在后期这些膜性结构形成脊柱的前、后纵韧带等。前、后纵韧带发育后，前纵韧带牢固地固定于软骨椎和椎间盘纤维环前缘上，而后纵韧带不附于椎体的后面，固定于椎间盘纤维环后缘。由于髓核向外扩张，故纤维环向四周稍膨出。

第18周，髓核继续增大，生长速度较纤维环快。由于脊索细胞的增殖，纤维环分化明显，并初步显示出分层结构。

纤维环的内层向中心生长，构成髓核的纤维性部分。出生后，这些纤维成分是髓核生长的主要来源。由此可见，髓核有两个起源：一是脊索组织，二是纤维环的内层。前者是出生前髓核增加的主要来源，后者是出生后髓核生长的主要来源。这种髓核的双重来源，说明为何成人的髓核和纤维环之间缺乏清晰的界限。纤维环最外层与椎体或纵行韧带相连，出生时已完成椎间盘形态的发生。

■ 椎间盘的发育

髓核在胎儿后期及婴儿期生长较快，在髓核内有大量黏液间质，内有成簇、成束的脊索细胞。髓核的形态和在椎间盘中的位置因年龄和脊柱4个弯曲逐渐形成而有不同。在新生儿时第4、5腰椎髓核呈楔形，尖端向前，底端向后；2岁时髓核位于椎间盘中央偏前；4~8岁时髓核又移位于中心，呈扁球形或椭圆形（图2-9），此时脊索细胞消失，髓核逐渐呈软而细胞较少的胶冻状。

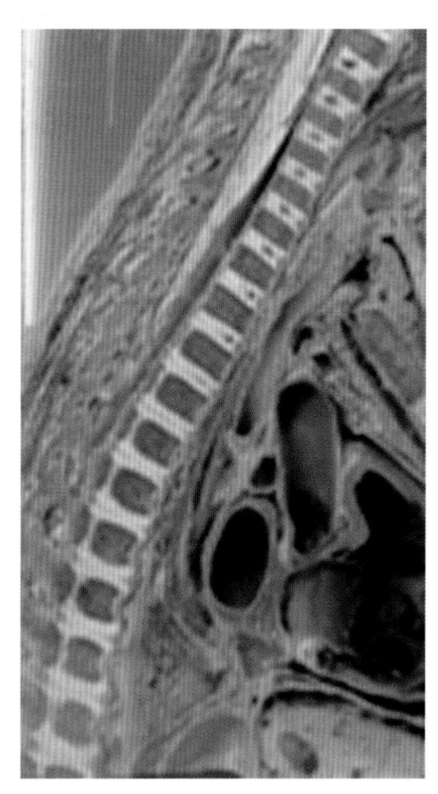

图2-9　儿童椎间盘

儿童期，髓核被局限于椎间盘内而不易变形。髓核发育过程中，当脊索细胞消失后，髓核的生长主要靠纤维成分的增殖。在4岁时髓核的纤维成分明显并有软骨发育。纤维环在前方及两侧最强，而后方则较软弱。

在胎儿发育的早期，血管即伸入椎间盘，血管行径与脊索平行。其他来自骨膜的血管也进入软骨，但不进入椎体骨化中央带。这些血管沿着椎体缘进入椎间盘，每隔一定距离朝向髓核方向发出细支。但出生后不久这些血管即开始减少和变细，至18~25岁时，大部分髓核内血管均已消失，这也预示着椎间盘退变的开始。在血管穿入处的软骨性终板上可留下一些空隙。当血管完全退化时，这些软骨空隙可被软组织代替，有的发生钙化，其结果对逐渐胀大的髓核形成抵抗力薄弱区。经由这些抵抗力减小之处即可发生髓核脱出，形成Schmorl结节。婴幼儿时仍可见纤维环内的血管，但一般成人椎间盘已无血管直接供应，其营养主要经椎体软骨终板弥散而来。终板软骨为一薄层透明软骨，覆盖于椎体的上下缘，不仅与椎体纵向生长紧密相连，也是向椎间盘供应营养的主要途径。胎儿期有血管经由终板软骨连接椎体与椎间盘，但在出生3~6年后，血管逐渐闭锁，终板软骨发生退变，厚度也逐渐变薄。研究表明，椎间盘中部高出现随年龄增加而数值递增的现象，推测可能是终板软骨发生退变钙化后，整体厚度变薄的同时，终板软骨密度也在逐渐增加，与椎体间差异变小，依靠影像学无法完全区分所致。由于椎间盘的血管逐渐退化，至20~30岁时，髓核亦逐渐被纤维组织所代替，失去其原有的胶状性质。

软骨完全形成要到胎第3个月。脊椎软骨形成时，椎体延长，最后融合或接近融合，在胚胎第8周形成较坚强的软骨性脊柱。正常情况该软骨之间的融合只是暂时的，以后如椎间盘不发生或发生软骨化，则与椎体融合。因此可认为先天性脊椎融合发生在胚胎第8周（图2-10）。

椎间盘的年龄变化：至幼儿期同一椎间盘内前高、后高差异明显，如颈椎椎间盘前厚后薄的形态已逐渐形成。椎间盘中部矢状径与椎体中部矢状径之比、椎间盘中部高与椎体中部高之比随年龄变化而变化的规律，提示椎间盘与椎体在矢状径长度与高度两方面的生长节奏并不完全同步，推测椎间盘与椎体的生长高峰期并不一致。

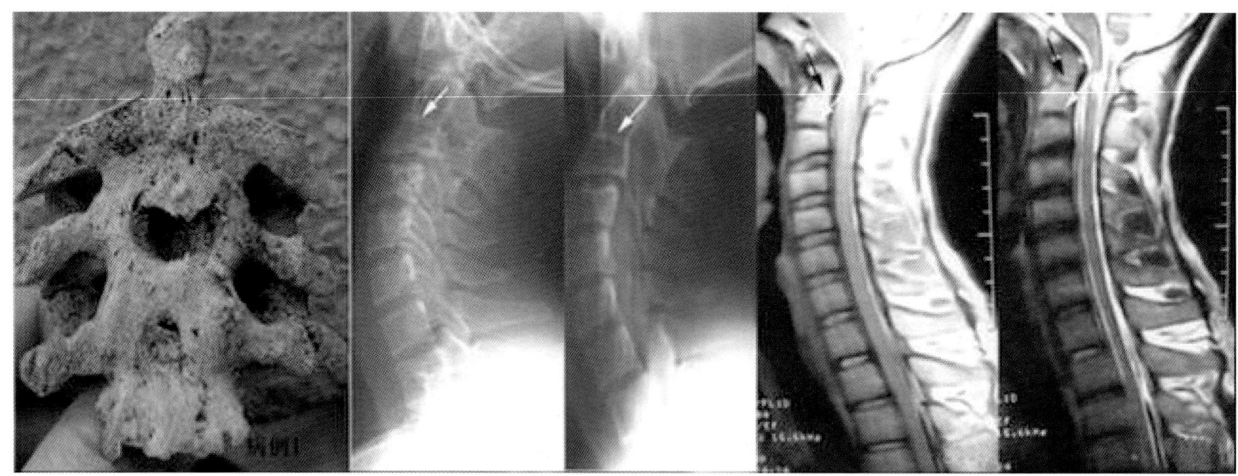

图2-10　椎间盘发生不完全导致先天性椎体融合（箭头示）

脊柱发生和发育的临床研究

脊柱的发育在出生前分胚胎期（最初8周）和胎儿期（卵受精第8周起至出生）。脊柱先天性畸形一般发生在胚胎期。于妊娠20天左右出现体节和脊索。脊柱的发育与体节和脊索密切相关。小儿脊柱侧凸的诊断、治疗与脊柱的生长发育规律密切相关。其中，如何根据脊柱的生长发育规律，准确地把握各种防治方法的最佳时机，从而科学合理地解决脊柱融合和脊柱生长之间的矛盾，一直是科研和临床工作者所面临的重大课题。如胚胎期椎弓发育不对称可能是幼年型特发性脊柱侧凸的原因之一。胚胎期发育中的脊柱生长并不均匀，前6个月发育较快，6个月后逐渐减慢，正常的胎动也能够促进脊柱的发育。

出生后脊柱的生长发育高峰主要集中在婴幼儿期和青春期来临以前这两个时期。将脊柱的发育成熟程度与其生长速度结合起来观察，5岁时坐高增加了27 cm，椎管孔径也已完成其最终大小的95%以上，提示0~5岁是脊柱出生后发育的最重要阶段之一。因此，儿童脊柱后路融合术，只有在5岁后才可避免椎管狭窄，而任何年龄的单个椎间关节植骨融合术对其坐高影响不大。

就特发性脊柱侧凸（IS）而言，电刺激、支具等保守治疗方法对婴儿型和少年型仍是有效的治疗措施，电刺激对婴儿型效果更好，而支具较适用于少年型。但对此年龄段严重的IS（侧凸Cobb's角>60°）或进展迅速者（>10°/年或肋椎角>20°）则必须配合手术矫正治疗。目前针对低龄IS手术方法主要有顶椎原位融合术、凸侧骺阻滞术、后路皮下杠撑开术等。

单侧骨桥合并对侧半椎体型脊柱侧凸进展最快，单侧骨桥、半椎体、楔形椎、融合椎顺次减低；畸形在胸腰段者进展最快。对于进展迅速者须尽早采取手术干预措施，目前经典手术有凸侧骺阻滞术、原位融合术和半椎体切除术等。必须根据患儿所处的生长发育阶段，结合患儿脊柱畸形特点来选择恰当的治疗手段。

（李志军　董为人）

参考文献

1. 肖振芹, 李政军, 刘海龙, 等. 64层螺旋CT在先天性脊柱侧弯矫形术前的应用价值. 河北医药, 2014, 36(1):89-90.
2. 侯志彬, 李欣, 杨楠. MSCT 3D后处理技术在儿童肋骨及肋软骨发育异常诊断中的价值. 放射学实践, 2013, 28(9):928-931.
3. 李现令, 张钦明, 李现今, 等. 成人颈椎椎弓根螺钉在儿童腰椎应用的可行性. 中国组织工程研究与临床康复, 2011(26):4798-4803.
4. 王小平, 梁真娇, 杨芳梅, 等. 齿突下软骨基质融合部对枢椎骨折类型影响的有限元分析. 脊柱外科杂志, 2013, 11(5):295-302.
5. 朱锋, 邱勇, 王斌, 等. 低龄儿童脊柱侧凸矫正术中椎弓根螺钉置入的精确性和安全性评估. 中国脊柱脊髓杂志, 2011, 21(9):714-718.
6. 李殊明, 甘清, 李晓明, 等. 儿童脊柱脊髓发育畸形的MRI诊断. 临床医学工程, 2015, 22(1):3-4.
7. 路涛, 陈加源, 吴筱芸, 等. 儿童脊柱脊髓发育畸形的MRI诊断. 中华实用儿科临床杂志, 2013, 28(11):843-845.
8. 文海, 马泓, 吕国华. 儿童脊柱结核继发后凸畸形的危险因素及治疗进展. 中国脊柱脊髓杂志, 2015, 25(3):274-278.
9. 王星, 史君, 张少杰, 等. 儿童腰椎管及椎弓根形态特征的数字化与解剖学特征. 中国组织工程研究, 2014, 18(13):2083-2088.
10. 尹庆水, 王建华. 寰枢椎脱位的治疗进展. 中华骨科杂志, 2015, 35(5):586-594.
11. 赵志新, 王玮, 米立国. 寰椎应用解剖的研究进展. 河北医科大学学报, 2016, 37(2):233-235.
12. 杜心如, 丁自海. 骨科临床解剖学. 北京:人民卫生出版社, 2016, 430-441.
13. 徐昕, 王娅宁. 螺旋CT三维图像显示技术在小儿脊柱发育异常诊断中的应用价值. 中外健康文摘, 2011,

8(27):182-184.
14. 王威, 王星, 李志军, 等. 青少年腰骶椎椎弓根进钉角增龄变化及临床意义. 局解手术学杂志, 2014, 23(6):589-591.
15. 张志峰, 史君, 魏晶, 等. 青少年中上胸椎的影像解剖学特点. 中国组织工程研究, 2014, 18(9):1386-1391.
16. 王威, 王星, 李志军, 等. 少年脊柱腰骶段椎弓根的增龄变化及临床意义. 局解手术学杂志, 2014, 23(5):506-508.
17. 张少杰, 王星, 史君, 等. 数字化导航模板辅助儿童胸椎椎弓根螺钉置钉的准确性. 中国组织工程研究, 2014, 18(35):5660-5665.
18. 刘国萍, 曹奇. 数字化三维重建与快速成型技术在脊柱畸形中的应用进展. 实用医学杂志, 2014, 30(2):174-176.
19. 王建华, 尹庆水. 重视儿童和青少年颅颈交界畸形研究, 提高综合诊治水平. 中国骨科临床与基础研究杂志, 2014, 6(1):5-7.
20. 尹稳, 李超. 先天性分节不全型脊柱畸形的诊断和治疗进展. 中国脊柱脊髓杂志, 2012, 22(3):283-286.
21. 杜心如, 徐永清. 临床解剖学丛书-脊柱与四肢分册. 北京: 人民卫生出版社, 2014:3-6.
22. 崔冠宇, 田伟, 刘波, 等. 胸椎安全置入椎弓根螺钉的解剖特点: 正常发育与特发性脊柱侧凸青少年比较. 中国组织工程研究, 2015, 19(26):4158-4163.
23. 中华医学会神经外科学分会, 中国医师协会神经外科医师分会. 中国颅颈交界区畸形诊疗专家共识. 中华神经外科杂志, 2016, 32(7):659-665.
24. 郭昭庆, 陈仲强, 齐强, 等. 重度发育不良性腰椎滑脱的手术治疗. 中华外科杂志, 2014, 52(11):845-850.
25. Dagenais S, Caro J, Haldeman S. A systematic review of low back pain cost of illness studies in the United States and internationally. Spine J, 2008, 8(1):8-20.
26. 吕尧, 舒均. 软骨终板与椎间盘退变的相关性研究进展. 解剖学杂志, 2009, 32(5):697-700.
27. 张子言, 佟珅, 颜华东, 等. 人类髓核细胞分离培养方法的优化选择. 中国组织工程研究, 2013(28):5151-5156.
28. 谭炳毅, 张佐伦, 袁泽农, 等. 颈椎间盘纤维环及髓核生化成分的分析. 中国矫形外科杂志, 2000, 7(7):642-644.
29. 陈伟, 徐宏光. 椎间盘与软骨终板退变机制及生物学治疗的研究进展. 河南医学研究, 2011, 20(1):119-122.
30. 王琨, 王锋, 吴小涛, 等. 基质细胞衍生因子-1在人正常和退变椎间盘中的表达、分布及意义. 中国脊柱脊髓杂志, 2013, 23(10):916-923.
31. 张少杰, 王星, 李志军, 等. 应用数字化技术对儿童寰枢椎椎弓根形态及其置钉方式的初步探讨. 中华小儿外科杂志, 2015, 36(5):373-377.
32. 俎金燕, 贾宁阳, 王晨光, 等. 椎间盘退变及其血管化的磁共振研究. 中国医学计算机成像杂志, 2012, 18:161-165.
33. Guillaume T, Dimitri R, Jean PH, et al. L4 to S1 motor neuron degeneration due to T11-T12 disc herniation with normal spinal angiography. Clinical Neurology and Neurosurgery, 2013, 115(7):1167-1169.
34. Jillian EM, James CI, Danny C, et al. Genetic polymorphisms associated with intervertebral disc degeneration. The Spine Journal, 2013, 13(3):299-317.
35. Rajasekaran S, Rishi MK, Natesan S,et al. Phenotype variations affect genetic association studies of degenerative disc disease: conclusions of analysis of genetic association of 58 single nucleotide polymorphisms with highly specific phenotypes for disc degeneration in 332 subjects. The Spine Journal, 2013, 13(10):1309-1320.

3

脊柱生物力学

骨科生物力学是应用物理学和工程力学法则和概念来描述人体不同节段的活动，分析其不同部位在活动中的受力情况，解析骨骼系统疾病及损伤与力的相互关系，以达到更科学、更有效的预防和治疗骨科疾病的目的。具备一定的生物力学知识，可以更好地指导临床实践。

脊柱（vertebral column）是由椎骨通过椎间盘、关节及韧带连接而成，构成人体的中轴，具有传递载荷，保护脊髓，提供三维生理活动等功能。身体任何部位受到的冲击力或压力，均可传导至脊柱。脊柱生物力学从强度、疲劳和稳定性等三个方面研究脊柱的功能。对椎间盘、脊柱韧带和椎骨的生物力学的了解，可加深对脊柱功能和损伤机制的认识。脊柱某一结构的破坏导致脊柱强度的减少，但并不一定导致脊柱稳定性的丧失。故从脊柱稳定性，即脊柱维持其正常运动功能的角度，研究脊柱部分结构损伤及其重建对脊柱稳定性的影响，可以为临床上脊柱外科的改进和创新提供生物力学依据。

脊柱各组成部分的力学性能

椎体生物力学

椎体主要由多孔的骨松质构成，表面为薄层皮质骨。呈短圆柱状，中部略细，两端膨大。上、下面粗糙，可分为两个区域：中心部凹陷多孔，由软骨板（终板）填充至边缘的高度；边缘部突起且为密质骨，与椎间盘牢固附着。椎体是由软骨板、骨松质及皮质骨组成的复合结构。这些不同的成分具有各自独特的生物力学性能。椎骨依赖其先天的构造来抵抗各种应力的作用。从本质上讲，椎骨几乎全部由骨松质构成（呈网状结构的骨松质），只是其外部包裹着一层坚硬的骨外壳。扫描电镜显示椎骨骨小梁（trabecular bone）的形态呈片杆状结构，也有人称之为束样结构。椎骨的骨小梁依据力线的作用方向呈三个方向的排列（图3-1）。由于椎骨的轴向应力最大，因此在垂直方向上的骨小梁最为坚硬。骨小

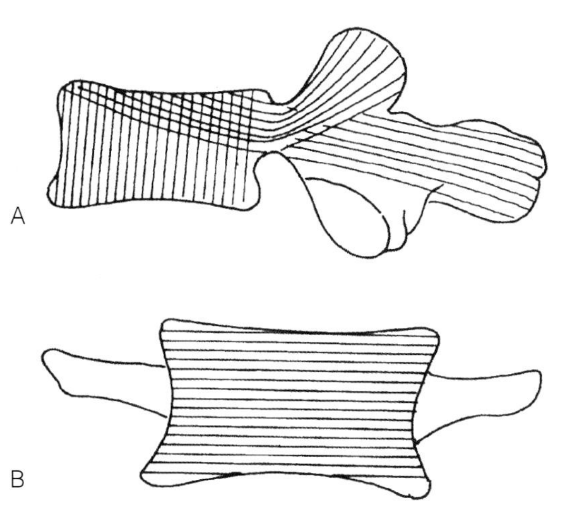

图3-1　椎骨的骨小梁力线方向
A.侧面观；B.前面观

梁依正常应力的轨迹方向（轴心力）而排列，以发挥其最大的生物学功能。80%的椎骨表面载荷是通过其骨小梁传递的。呈水平走行的骨小梁起着侧方支架的作用，以防呈垂直状的骨小梁弯曲变形。垂直的骨小梁也并非笔直，这种形态是与功能相适应的。因为笔直的垂直骨小梁在任何轴向载荷都可使脊椎的弯矩增加。这种弯矩可大大地增加外力作用于骨骼上所产生的各种应力。椎骨网状结构的功能是抵抗轴向应力（R）（载荷）和弯矩（M）。宏观上，作用力通过骨小梁传递；而在微观上，作用力是通过骨小梁中原子的聚集而传递的。骨骼对所加载弯矩的抵抗能力，取决于这种物质的弹性模量。弯矩使得骨内产生应力或应变梯度。载荷应力使得骨骼发生变形，正是这种变形和应力分布的破坏使得骨骼内出现极化。

椎体主要是承受压缩载荷（compressive force）。随着椎体负重由上而下增加，椎体也自上而下变大，腰椎椎体比胸椎和颈椎厚且宽，承受较大的负荷。椎体的力学性能与解剖形状、骨量相关。Yoganandan测量了颈椎椎体解剖学参数及力学性能（表3-1，2）。

第3~6颈椎椎体平均截面积和骨矿含量（bone mineral content，BMC）逐渐增大，第3颈椎截面积为334 mm^2，BMC为2.18 g。最大压缩载荷也从第3颈椎的1 060 N提高到第6颈椎的1 787 N。

椎体在承受压缩负荷方面起重要作用。不同椎体承受负荷所占体重的百分比均有所不同，总的趋势是自上而下逐渐增大，第1~5腰椎分别为50%、53%、56%、58%、60%。成人椎体的强度随年龄增长而减弱，尤其是40岁以后表现更为明显。当椎体骨量减少25%时，其抗压强度可降低50%，而这一变化对于患者的椎体松质来说，由于骨量的减少，容易出现微骨折，是出现疼痛的原因之一。

椎体骨皮质和骨松质承受压缩负荷的比例与年龄有关：40岁以前分别为45%和55%，40岁以后则达到65%和35%。骨松质被破坏前可压缩9.5%，而骨密质仅有2%，这说明骨皮质在压缩负荷作用下更容易发生骨折。因此，在压缩载荷下，骨皮质首先骨折。如载荷继续增大，才出现骨松质破坏。骨髓的存在有助于增加骨松质的抗压强度和吸收能量的能力，在较高的动力性载荷下这种作用更有意义。骨松质能量吸收的机制是骨小梁间隙减小。因此，椎体内骨松质的功能似乎不仅是与骨皮质外壳一起分担载荷，而且，至少在高速加载时，是抵抗动力性峰载的主要因素。国民腰椎的动态和静态强度研究表明，上腰椎的静、动态强度分别为6.7 kN和10.8 kN，下腰椎的静、动态强度分别为9.2 kN和12.8 kN，说明上、下腰椎椎体的强度有显著差异，椎体的动态强度高于静态强度。

表3-1 颈椎椎体结构参数和力学性能

指标	均数	标准差
高度/mm	15.08	2.34
截面积/mm^2	426.14	90.18
BMC/g	1.94	0.44
最大压缩截荷/N	1 273.14	490.84
位移/mm	4.78	0.95
应力/mPa	0.31	0.99
刚度/N・mm^{-1}	393.61	150.64
能量/J	2.88	1.18

表3-2 不同颈椎椎体的解剖测量和力学性能

颈椎	高度/mm	截面积/mm^2	最大压缩载荷/N
第3颈椎	16.18	333.8	1 060
第4颈椎	17.19	389.7	1 023
第7颈椎	16.55	476.0	1 328

■ 终板生物力学

在压缩载荷下，首先破坏的结构是终板。在

腰椎，椎体在40岁以前可承受大约8 000 N的压缩负荷，40~60岁时降低至55%，60岁以后则进一步降低到45%，当椎体因压缩而破坏时，终板总是首当其冲。其骨折形式可分为三种类型：中心型骨折、边缘型骨折及全终板骨折。正常时椎间盘变化最易造成中心型骨折，压缩载荷使髓核产生液压力，该压力使纤维环的外层纤维拉伸并使终板中心承受压缩载荷，因应力与弯矩成正比，终板中心的弯矩最大，所以最可能首先骨折。当椎间盘退变时，髓核不能产生足够的液压，压缩载荷大部分传递到下一椎体的周围，以致终板四周骨折，而中心变形很小。载荷极高时导致整个终板骨折。终板及其附近骨松质的骨折可影响其本身的通透性，从而破坏椎间盘髓核的营养供给，即使骨折愈合后通透性仍然受到妨碍，从而导致椎间盘的退变。而这一薄弱区域也可能被髓核穿过向椎体内凸入，形成所谓Schmorl结节。

椎体由中央的松质骨和外周的皮质骨组成，终板是位于其上、下面的皮质外层结构。终板对脊柱的机械功能的发挥有着重要的作用。加载负荷不仅可以影响椎间盘的大体形态，还对椎体终板有特定的影响。轴向加压可以引起软骨终板和其下骨小梁的形变。国内刘耀升等的研究表明在负载条件下，终板的凹陷角增加导致终板—椎间盘界面应变减小，椎间盘刚度及髓核内压增加，进一步影响椎间盘的营养传递，引发椎间盘退变。近期研究表明，一个早期的正常的软骨终板在承受中等大小的负荷后可以恢复最初的形态，但是当这个负荷重复加载后便会导致不可逆的损伤。实际上终板和软骨下骨的完整程度是由反复的压缩应力造成的损害决定的。Chung 等运用有限元模型分析在不同条件下引发椎间盘退变的可能性，表明椎体运动节段的力学破坏总是始于终板和其下骨质的分离。Rajasekaran 等得出了同样的结论，他们推测终板首先和椎体分离，接下来伴随锚定其上的纤维环纤维一起突出。在 Kasch 研究中表明终板的生长区和纤维环插入椎体的部位是易受损骨折的部位，这也是下腰痛可能的诱因之一。

终板在保持椎间盘正常功能的同时还在脊柱修复重建中起到非常重要的作用。如今在脊柱椎间融合技术的研究中，一致认为维持移植骨或置入物—椎间植骨床的力学稳定性是最重要的。终板作为椎间植骨床的重要组成部分，在椎间融合中起到承载应力维持稳定的作用。Edwards 等对腰骶椎终板进行形态学和生物力学研究，选取71个健康椎体终板，应用传统的单轴压迫仪对每个腰椎的上下终板及第1骶椎上终板进行压迫实验，用一直径为 3 mm 的半圆形压迫器，以0. 2 mm/s 的速度压入骨内3 mm，并用 35 Hz频率记录负荷及移位情况。结果表明，同一腰椎椎体的上终板无论是强度还是刚度均明显弱于下终板，尤其在终板后侧这种差异更明显，而前方差异不大。Hou 等选取 20 例新鲜人腰椎标本做形态学、影像学以及生物力学研究，得出腰椎终板的外周要明显厚于中央区域，中央区是多孔的，渗透性强，骨密度（bone mineral density，BMD）与腰椎终板的破坏载荷呈正相关; 腰椎终板承受载荷最强的部位在后外侧，接近于椎弓根的能力，且破坏载荷从终板前侧向后侧呈增强的趋势；不同腰椎节段的破坏载荷存在差异，第1~5腰椎椎体破坏载荷明显增加。因此他们认为，术前 BMD检测，并将 Cage 放置于椎体的后外侧能将置入物塌陷发生的危险性减小到最低。

Lowe等认为前柱的完整对于脊柱功能重建非常重要。置入物的沉陷不仅和椎体终板的生物力学特性相关，还和置入物的形态、构造以及术中是否保留终板有关。终板的后外侧区最能抵抗置入物的沉陷，而中央区则是沉陷最易发生的部位。大直径的实心置入物不易发生沉陷，而中空结构置入物较易发生沉陷，可能与中空结构更易传导压力有关。同时指出部分保留终板更有优势，因为这样既可以提供足够的生物力学强度，又有利于血管的长入以使融合终板作为椎间植骨床的重要组成部分，在椎间融合中既起到承载应力的作用又起到血液供应的作用。

关于胸腰段和腰骶段终板的生物力学特性，Perry用直径1 cm，平底的压头对第12胸椎~第5腰椎的终板进行了压缩实验，认为终板最大破坏力随着年龄的增大逐渐下降，并且终板的中央区、两侧及前区之间的最大破坏力并没有统计学差异。李鉴轶在颈椎终板结构生物力学特性的实验研究中得出以下结论：

1. 颈椎上终板后部、下终板后外侧区是椎体力学强度最大的区域。颈椎节段由上而下最大压缩力及刚度均逐渐变小，同时下颈椎下终板平面的最大压缩力及刚度比相邻的上终板大，由此推测在进行颈椎椎间植入物植入时下颈椎较易发生“沉陷”并发症，而且“沉陷”可能多发生于颈椎上终板平面。

2. 颈椎终板对颈椎的生物力学性能影响很大，去除终板会明显减低椎体对植入物的支撑作用。但去除终板对终板平面生物力学的分布影响不大。进行颈椎前路融合术或改进椎间植入物设计时应考虑到颈椎终板的作用。

3. 椎体BMD对颈椎终板结构生物力学特性有显著影响，随着椎体BMD的降低，颈椎的主要承力部位并没有发生变化，但颈椎的承力强度明显减少，因而术前应测量BMD以减少植入物沉陷的发生。

4. 颈椎椎间盘退变对终板结构生物力学特性有显著影响，随着退变程度的增加，颈椎终板承力能力迅速降低。但对终板平面力学分布而言，颈椎椎间盘退变对上终板的力学分布没有影响，而对下终板平面的分布有影响。椎间盘退变可能是造成“植入物沉陷”的重要因素。

■椎间盘生物力学

椎间盘位于相邻椎体之间，将相邻椎体牢固连接从而维持椎管的排列，厚度约占骶骨以上脊柱全长的1/4。椎间盘是一种黏弹性固体材料，具有蠕变、松弛和滞后等特性，可以吸收震荡能量。在较小的负载作用下，卸载后变形消失，若负载过大，则出现不可逆变形。椎间盘由髓核、纤维环和软骨终板三部分组成，髓核是一种液态团块，位于椎间盘中央，在下腰椎则较偏向后方，是胚胎时期脊索组织的遗留物，内含大量亲水性氨基葡聚糖，呈凝胶样组织。其含水量随年龄及载荷不同变化较大，出生时含水量达90%，18岁时约为80%，但随着人的衰老，水分含量逐渐降低。70岁时可下降至70%。当水分含量变化时，椎间盘的黏弹性就会改变。在压缩载荷作用下，髓核中的水分通过终板外渗，髓核体积减小，压缩载荷减小后，水分再进入，髓核体积又增大。在负荷情况下，髓核呈流体静力状态，在相邻椎体间形成一个垫，贮存能量并分散载荷。纤维环由纤维软骨组成，纤维软骨内有多层相互交叉的胶原纤维束，纤维与椎间盘平面呈30°角，相邻的两层纤维束的走向相互交叉，呈120°角（图3-2）。纤维环纤维的独特排列方向使椎间盘具有一定程度的抗扭转能力。纤维环的后部与后纵韧带相编织。纤维环内层纤维附于软骨终板，而外层纤维则直接止于椎体的骨性部分，这些纤维称为Sharpey纤维，在后部与后纵韧带编织。在椎体与椎间盘之间为软骨终板，由透明软骨构成。

椎间盘可承受并分散负荷，同时能制约过多的活动，这是其重要的生物力学功能。压缩载荷通过终板作用于髓核和纤维环，髓核内部产生的液压使纤维环有向外膨胀的趋势，外层纤维环层承受了最大张应力，内层纤维环承受的张应力较外层小，但承受了一部分压应力（图3-3）。

椎间盘承受压缩载荷时，髓核内的压力为外压力的1.5倍，纤维环承受的压力为0.5倍，而后部纤维环的张应力是外压力的4~5倍。胸椎纤维环内的张应力要比腰椎的小，原因是胸椎与腰椎的椎间盘直径与高度之比不同。

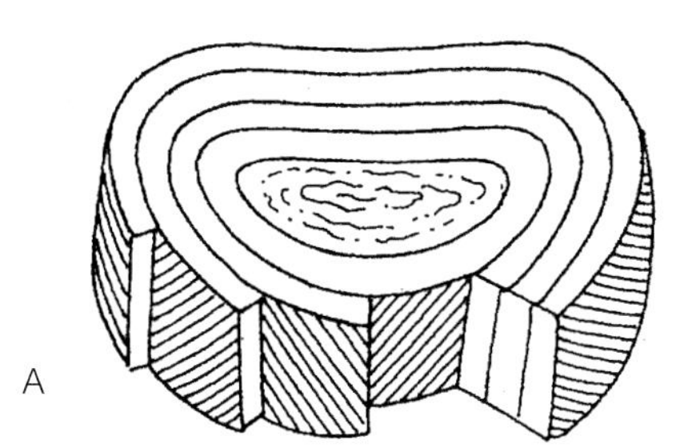

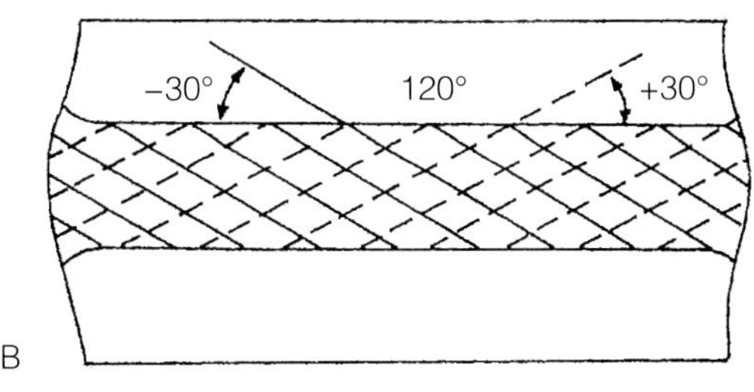

图3-2 椎间盘纤维环纤维的排列方向
A.各板层纤维平行，相邻两层相互交叉；B.相邻两层纤维与椎体夹角

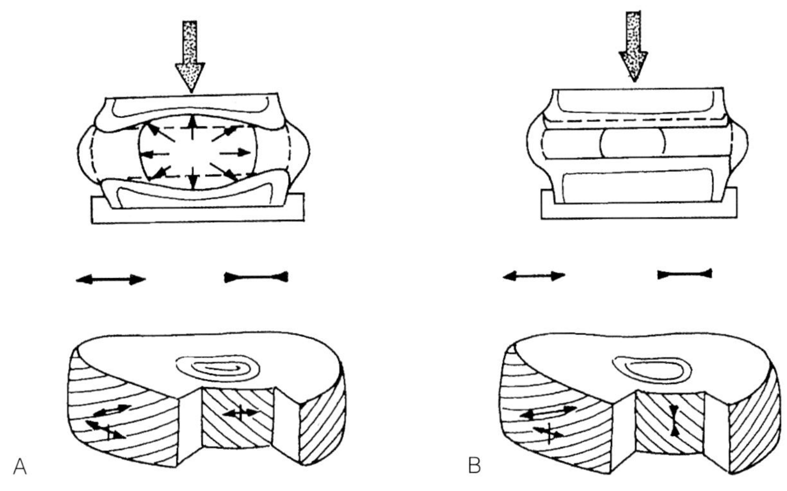

图3-3 椎间盘承受压力时的应力分布
A.正常椎间盘；B.退变椎间盘

椎间盘在压缩载荷作用下的载荷—变形曲线呈“S”形，表明椎间盘在低载荷时主要提供脊柱的柔韧性，并随负荷的增加而加大刚度，在高负荷时则提供脊柱的稳定性。研究表明即使过大的压缩载荷只会造成椎间盘的永久变形，也不会造成髓核突出，甚至在椎间盘后外侧有纵向切口时椎间盘突出也不会发生。当加大压缩负荷直至超过限度，最先发生破坏的始终是椎体，而与椎间盘正常与否无关。这说明临床上常见的椎间盘后外侧突出是由某些特定的载荷类型造成的，而非纯压缩载荷所致。

节段运动（segmental movement）可以使椎间盘的部分承受拉伸载荷。例如当脊柱弯曲时，脊柱的一侧承受拉伸，另一侧承受压缩。因此，弯曲载荷在椎间盘产生拉伸和压缩应力，各作用于椎间盘的一半。研究表明椎间盘的拉伸刚度小于压缩刚度、弯曲载荷和扭转载荷，而不是纯压缩载荷，可以造成椎间盘损伤。

扭转（torsion）是引起椎间盘损伤诸负荷中的最主要类型，扭转载荷在椎间盘的水平面和垂直面上产生剪切应力（shear force），其应力大小与到旋转轴的距离成正比（图3-4）。在椎骨—椎间盘—椎骨的轴向扭转试验中，记录扭转载荷与扭转角度，绘制载荷—角度曲线，可以将曲线划分为三个节段：初始节段的扭曲范围为0°~3°，所需载荷很小；往后的3°~12° 扭角范围

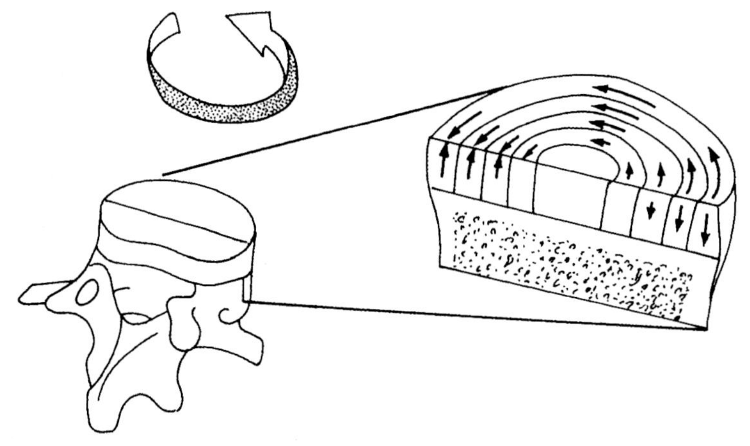

图3-4 椎间盘承受扭转载荷时的应力分布

内，载荷与扭角呈线性关系；大约在20° 时，扭矩达到最大，椎骨—椎间盘—椎骨结构破坏。纤维环对抗扭转负荷的能力较弱，这是由其各向异性特点所决定的：纤维环层间纤维相互交叉，当其被扭转时仅有一半纤维承负；同样，外层纤维所受扭力要大于内层纤维，因而也就容易发生断裂。有研究表明：正常腰椎节段最大扭矩为80 Nm，髓核摘除后节段的最大扭矩为49.9 Nm，而单纯腰椎间盘的最大扭矩为45.1 Nm，破坏形式为椎间盘破裂、椎体和关节突骨折。退变椎间盘的破坏扭矩比正常椎间盘的小25%。

当力沿水平方向作用于脊柱功能单位时，脊柱节段承受剪力，椎间盘内剪切应力也为水平方向。研究表明，腰椎间盘的剪切刚度为242 N/mm，这表示在正常节段上产生不正常的水平移位需要很大的力，进一步证实临床上纤维环的破坏不是纯剪切力造成的，而可能是弯曲、扭转和拉伸复合作用的结果。

椎间盘还具有黏弹特性，主要表现为蠕变和松弛。所谓蠕变（creep）系指一段时间内在负荷持续作用下所导致的持续变形，也就是变形程度因时间而变化。而应力松弛（stress relaxation）或负荷松弛（load relaxation）则指材料承受负荷后变形达到一定程度时应力或负荷随时间而减低。

椎间盘的黏弹性使其自身能够有效地缓冲和传递负荷。负荷量越大，所产生的变形就越大，蠕变率也就越高。已有研究发现，腰椎的前屈范围在正常情况下傍晚要比早晨大5° 左右，而向尸体腰椎活动节段施加前屈蠕变负荷以模拟一天的活动时发现其抵抗前屈的能力明显减弱。这说明傍晚前屈负荷比早晨所产生的应力更大，腰椎也因此更容易受到损伤。

椎间盘的退行性改变对其自身的黏弹性亦有明显的影响。当椎间盘发生退变后，蠕变率与初始松弛率均增加，达到平衡时的负荷也将减低。这说明椎间盘发生退行性改变后缓冲和传递负荷的功能相应减弱。

椎间盘的黏弹性还表现为滞后（hysteresis）特性。滞后指黏弹性材料在加载与卸载过程中的能量丢失现象：卸载后负荷—变形曲线如低于加载时，则表示有滞后现象出现。通过滞后这一过程，椎间盘可有效地吸收能量，而且载荷越大，滞后作用也越大，从而具有防止损伤的功能。椎间盘的滞后程度还与年龄、负荷量及节段有关。椎间盘变性后，水分减少，以致弹性降低，逐步丧失储存能量和分布应力的能力，抗载能力也因此减弱。当椎间盘第二次承载时其滞后作用减小，这可能是椎间盘抵抗重复载荷能力很低的原因之一。

■椎弓根和关节突生物力学

一些力学实验表明，椎弓的破坏多发生于椎弓根和椎弓峡部，采用三维有限元方法分析亦证实这两个部位均为应力集中区域。但椎弓根部的损伤临床上非常少见，多数椎弓峡部裂患者亦无明显外伤，故目前多数意见认为腰椎椎弓峡部裂是由局部应力异常增高所导致的疲劳骨折（fatigue fracture）。

脊柱节段的活动类型取决于椎间小关节面的方向，而小关节面方向在整个脊柱上有一定的变化。下颈椎的小关节面与冠状面平行，与水平面呈45°，允许颈椎发生前屈、后伸、侧弯、旋转和一定程度的屈伸。腰椎小关节面与水平面垂直，与冠状面呈45°，允许前屈、后伸和侧弯，但限制旋转运动。

关节突除引导节段运动外，还承受压缩、拉伸（tensile force）、剪切、扭转等不同类型的负荷，其承受负荷的多少因脊柱的不同运动而变化。后伸时关节突的负荷最大，占总负荷的30%（另外70%由椎间盘负荷）。前屈并旋转时关节突的负载也较大。以往腰椎关节突关节承受压缩负荷的作用常被忽视，但据椎间盘内压测定结果，关节突关节所承受的压缩负荷占腰椎总负荷的18%。

关节突关节承受拉伸负荷主要发生在腰椎前屈时，当腰椎前屈至最大限度时所产生的拉伸负荷有39%由关节突关节来承受。此时上、下关节突可相对滑动5~7 mm，关节囊所受拉力为600 N左右，而正常青年人关节囊的极限拉伸负荷一般在1 000 N以上，大约相当于人体重量的2倍。

当腰椎承受剪切负荷时，关节突关节大约承受了总负荷的1/3，其余2/3则由椎间盘承受。但由于椎间盘的黏弹性受负荷后发生蠕变和松弛，这样几乎所有的剪切负荷均由关节突关节承受，而附着于椎弓后方的肌肉收缩使上、下关节突相互靠拢，又在关节面上产生了较大的作用力，而在承受向前的剪切负荷时不起主要作用。腰椎关节突关节的轴向旋转范围很小，在1°左右。实验表明，当轴向旋转范围超过1°~3°时即可造成关节突关节的破坏。因此限制腰椎的轴向旋转活动是腰椎关节突关节的主要功能。

■韧带生物力学

韧带的主要成分为胶原纤维和弹力纤维，胶原纤维使韧带具有一定的强度和刚度，弹力纤维则赋予韧带在负荷作用下延伸的能力。韧带大多数纤维排列近乎平行，故其功能多较为专一，往往只承受一个方向的负荷。脊柱韧带的功能主要是为相邻脊柱提供恰当的生理活动，同时也可产生所谓“预应力”以维持脊柱的稳定。脊柱离体标本在牵拉负荷作用下仍保持一定的椎间盘内压，这种预应力在相当程度上来源于韧带的张力，以黄韧带最为突出。所有韧带均具有抗牵张力的作用，但在压缩力作用下很快疲劳。韧带强度与韧带的截面积密切相关。实验研究发现，韧带的疲劳曲线呈典型的三相改变。在初始时，施加轴向载荷就很容易牵拉韧带，此相是韧带的中性区，阻力很小就可以出现较大形变；随着载荷增大，韧带出现形变的阻力也增大，此相为弹性区。最后，在第三相，随着载荷增大，韧带迅速出现形变，此相发生在邻近破坏之前。在脊柱韧带中，腰椎韧带的破坏强度最高。另一点必须考虑韧带与骨界面。界面部的破坏由这两种结构的相对强度决定。在严重骨质疏松患者，骨质破坏比韧带破坏更容易出现。

脊柱的韧带承担脊柱的大部分牵张载荷，它们的作用方式如橡胶筋，当载荷方向与纤维方向一致时，韧带承载能力最强。当脊柱运动节段承受不同的力和力矩时，相应的韧带被拉伸，并对运动节段起稳定作用。脊柱韧带有多种功能。首先，韧带的存在既允许两椎体间有充分的生理活动，又能保持一定姿势，并使维持姿势的能量消耗至最低程度。其次，通过将脊柱运动限制在恰当的生理范围内以及吸收能量，对脊柱提供保护。第三，在高载荷、高速度加载外力下，通过限制位移、吸收能量来保护脊髓免受损伤。上述功能特别是能量吸收能力，随年龄的增长而减退（表3-3）。

一般认为，前纵韧带最坚韧，与后纵韧带一起能够阻止脊柱过度屈、伸，但限制轴向旋转、侧屈的作用不明显。小关节囊韧带在抵抗扭转和侧屈时起作用。棘间韧带对控制节段运动的作用不明显，而棘上韧带具有制约屈曲活动的功能。研究发现棘上韧带具有很高的破坏强度，结合它们与旋转瞬间轴的距离，此韧带在脊柱稳定性方面发挥重大的作用。横突间韧带在侧屈时承受最大应力，该韧带与侧屈活动的瞬时旋转中心IAR（the instantaneous axis of rotation）相距较远，杠杆臂较长，故有良好的机械效益。在所有脊柱韧带中，黄韧带在静息时的张力最大，单纯切除不会引起脊柱不稳定，但动态条件下尤其是屈曲和后伸时其确切的作用尚不清楚。有一点可以明确，脊柱不稳定会促进黄韧带的退变及骨化。

对脊柱的前纵韧带、后纵韧带、关节囊韧带、黄韧带和棘间韧带进行的破坏试验显示，前纵韧带和小关节囊的破坏载荷最强，棘间韧带和后纵韧带最弱。破坏载荷的范围为30~500 N，腰段脊柱的韧带数值最大。刚度最大的结构是后纵韧带，棘上韧带有最大的破坏前变形量，而前纵韧带和后纵韧带的破坏变形量最小。

■肌肉生物力学

一些实验忽视了椎旁肌对脊柱稳定性的影响。但是，椎旁肌在维持脊柱直立姿势中的作用不能低估。在休息和活动时，如果没有完整的椎旁肌作用，脊柱动态的稳定性就无法保持。肌力为保持姿势的必需条件。神经和肌肉的协同作用产生脊柱的活动。主动肌引发活动，而拮抗肌控制和调节活动。

与脊柱活动有关的肌肉可根据其所处的位置分为前、后两组。位于腰椎后方的肌肉又可进一步分为深层、中间层和浅层三组。深层肌包括起止于相邻棘突的棘间肌、起止于相邻横突的横突间肌以及起止于横突和棘突的回旋肌等；中间层肌主要指起于横突、止于上一椎体棘突的多裂肌，也可将其归为深层肌肉；浅层肌即竖脊肌，自外向内又可分为髂肋肌、最长肌和棘肌三组。前方的肌包括腹外斜肌、腹内斜肌、腹横肌和腹直肌等。

放松站立时，椎体后部肌肉的活动性很低，特别是颈、腰段，这时腹肌有轻度的活动，但不

表3-3　静态载荷下颈椎韧带的力学性能

颈椎节段	前纵韧带		后纵韧带		黄韧带		关节囊		棘间韧带	
	F/N	D/mm	F/N	D/mm	F/N	D/mm	F/N	D/mm	F/N	D/mm
第2、3颈椎	207 ± 98	8.7 ± 3.8	84 ± 81	9.6 ± 9.3	86 ± 61	5.8 ± 0.8	211 ± 130	8.9 ± 4.6	37 ± 2	7.0 ± 1.6
第3、4颈椎	47 ± 14	4.2 ± 1.8	82 ± 66	7.4 ± 7.1	75 ± 15	3.7 ± 1.5	224 ± 60	8.7 ± 2.2	33 ± 2	6.6 ± 6.1
第4、5颈椎	47 ± 13	4.8 ± 2.9	47 ± 11	3.4 ± 1.4	56 ± 17	12.8 ± 7.3	170 ± 20	9.1 ± 6.0	26 ± 24	6.9 ± 2.9
第5、6颈椎	89 ± 67	5.0 ± 1.7	85 ± 50	4.8 ± 20	89 ± 48	8.0 ± 4.4	144 ± 36	8.7 ± 7.9	33 ± 15	5.5 ± 3.1
第6、7颈椎	176 ± 25	13.7±5.7	102 ± 29	5.0 ± 1.6	160 ± 38	7.7 ± 0.4	277 ± 147	10.0 ± 3.9	31 ± 12	9.2 ± 6.6
第7颈椎、第1胸椎	97 ± 28	7.6 ± 3.8	95 ± 23	6.4 ± 1.6	221± 67	9.9 ± 6.0	264 ± 88	6.8 ± 2.8	45 ± 32	8.7 ± 5.9

与背肌活动同时进行，腰大肌也有某些活动。支持躯体重量的脊柱在中立位具有内在的不稳性，躯体重心在水平面的移动，要求对侧具有有效的肌肉活动以维持平衡。因此，躯体重心在前、后、侧方的移位分别需要有背肌、腹肌和腰大肌的活动来保持平衡。

前屈包括脊柱和骨盆两部分运动，开始60°运动由腰椎运动节段完成，此后25°屈曲由髋关节提供。躯干由屈曲位伸展时，其顺序与上述相反，先是骨盆后倾，然后伸直脊柱。

腹肌和腰肌可使脊柱的屈曲开始启动，然后躯干上部的重量使屈曲进一步增加，随着屈曲力矩的增加，竖脊肌的活动逐渐增强，以控制这种屈曲活动，而髋部肌肉可有效地控制骨盆前倾。脊柱完全屈曲时，竖脊肌不再发挥作用，被伸长而绷紧的脊柱后部韧带使向前的弯矩获得被动性平衡。

在后伸开始和结束时，背肌显示有较强活动；而在中间阶段，背肌的活动很弱，腹肌的活动随着后伸运动逐渐增加，以控制和调节后伸动作。但做极度或强制性后伸动作时，需要伸肌的参与。

脊柱侧屈时竖脊肌及腹肌都产生动力，并由对侧肌肉加以调节。在腰椎完成轴向旋转活动时两侧的背肌和腹肌均产生活动，同侧和对侧肌肉产生协同作用。

离体标本实验中，由于肌肉已失去产生力的功能，所以通常是被完全剔除的，使得这类实验难以确切反映和说明临床实际问题。

脊柱功能单位

人体脊柱是一个复杂的结构，其基本生物力学功能有三个方面：①运动功能，提供在三维空间范围内的生物运动；②承载功能，自头颈和躯干将载荷传递至骨盆；③保护功能，保护椎管内容纳的脊髓及神经。椎体、椎间盘及前、后纵韧带主要提供脊柱的支持功能以及吸收对脊柱的冲击能量，而运动功能主要依靠椎间关节复合体来完成。躯干肌及韧带也提供脊柱的稳定性以及维持身体姿势。正常脊柱的功能必须依靠脊柱的结构完整性、稳定性与柔韧性之间的相互作用以及肌肉的强度和耐力。这些相互之间协调关系的破坏就会出现临床上脊柱的疾患。

从本质上讲，脊柱是由可以单独考察的相互类似的运动节段组成。这些运动节段即脊柱功能单位（functional spinal unit，FSU）。FSU是指两个相邻椎体及其结构，包括椎间盘、韧带、关节突及关节囊的复合体，是代表脊柱运动的基本单位。脊柱节段运动的叠加构成了脊柱在空间的三维运动。从生物力学的观点，了解了FSU的力学行为，就可以描述某段脊柱甚至是整体脊柱的力学特性，所以目前大多数的脊柱生物力学研究是以FSU作为研究对象，以简化研究对象，便于数学计算以及数学模型的建立。此研究模型的主要缺陷是无法考察对脊柱稳定性影响很大的椎旁肌的作用，以及无法了解运动节段对另一节段的影响。

FSU从结构上大致可以分为前、后两部。前部结构包括两个相邻椎骨的椎体、椎间盘和前、后纵韧带；后部结构包括椎弓、关节突、棘突、横突和后部韧带。

脊柱作为一个柔性负载结构，其运动形式是多样的。整个脊柱在空间中的运动范围很大，但组成脊柱的各个节段的运动幅度却相对较小。节段间的运动与椎骨间的连接结构（椎间盘、韧带和小关节）的变形相关。节段间的运动是三维的，表现为两椎骨间的角度改变和移位，如节段间的前屈后伸、左右侧弯和左右轴向旋转运动的角度改变以及节段的上下、左右和前后方向的移位。一个节段承受力偶矩便会产生节段间的角度改变，承受力则会出现角度的移位。

脊柱节段运动的复杂性还表现在脊柱各种运动之间的耦合。所谓耦合（coupling），系指沿一个方向的平移或旋转同时伴有另一个方向的平移或旋转运动。脊柱的活动不仅仅是单方向的，而是多方向活动的耦合。不同方向移位运动之间，不同方向角度运动之间，以及移位运动与角度运动之间均可出现耦合。在脊柱生物力学中，通常将与外载荷方向相同的脊柱运动称为主运动，把其他方向的运动称为耦合运动。如当脊柱承受轴向旋转力时，脊柱的轴向旋转运动称为主运动，而伴随的前屈或后伸及侧弯的运动称为耦合运动。耦合作用的意义相当重要，意味着一个FSU出现异常运动，可能其他邻近的运动单位也会出现异常运动。

必须了解的另外一个重要概念是瞬时旋转轴。刚体在平面运动的一瞬间，其体内总有一不动线，该线称为瞬时旋转轴或旋转中心（IAR）。平面运动可以用IAR的位置和旋转量来完整描述。每一种脊柱运动都有不同的IAR。而每一种运动又是由平移和旋转组成的。这些运动产生不同的IAR，且互相关联。在脊柱运动分析中，一般将椎骨视为不变形体，也称为刚体；将椎间盘、韧带看成是可以伸缩的变形体。脊柱节段运动就是上、下两椎骨间的相对运动，属三维运动，有6个自由运动度，需要用6个独立变量来描述（图3–5），其中X轴为冠状轴，沿此轴出现前屈、后伸和左右侧向平移；Y轴为纵轴，沿此轴出现轴向压缩，轴向牵张和顺、逆时针旋转；Z轴为矢状轴，沿此轴出现左、右侧屈及前后平移。此三轴相互垂直。这种基于三维坐标系的描述非常便于实验中对测试体进行测量，以及图像重建分析。

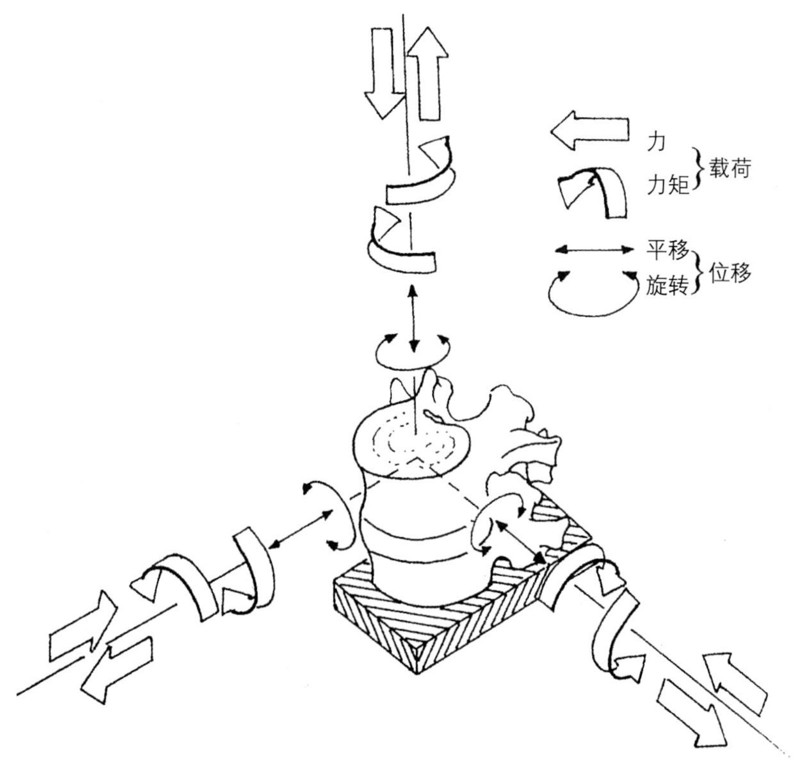

图3–5　脊柱节段运动的描述

脊柱节段运动通常可以用3个角度位移和3个线位移来表示。3个角度位移量分别是前屈后伸、左右侧弯和左右轴向旋转，3个线位移量分别是上下、左右和前后的位移。脊柱在6个自由度中的平移和转动范围称为活动幅度。脊柱节段运动的幅度称为脊柱运动范围（range of motion，ROM）。在脊柱生物力学中将ROM划分为中性区（neutral zone，NZ）和弹性区（elastic zone，EZ）。NZ代表前屈与后伸、左侧弯与右侧弯或左轴向旋转与右轴向旋转运动的零载荷之间的运动范围的一半，即零载荷与中立位之间的运动范围；EZ表示从零载荷至最大载荷的脊柱运动范围（图3-6）。

生物力学研究中，脊柱运动范围的测量常采用的脊柱三维运动测量系统有：①普通双摄像头采集测量，精度低、后期处理较复杂；②红外线摄像头采集测量，精度较高、后期处理较简单；③角位移传感器测量，精度较高、无需后期处理；④三维扫描测量，精度极高、后期处理非常复杂（图3-7）。

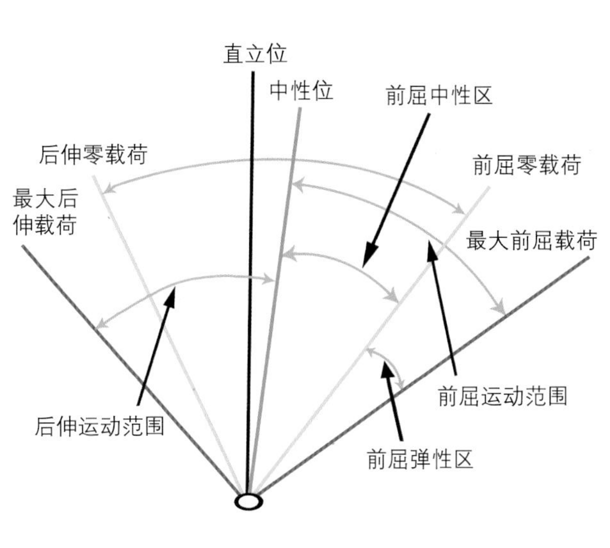

图3-6 脊柱运动范围

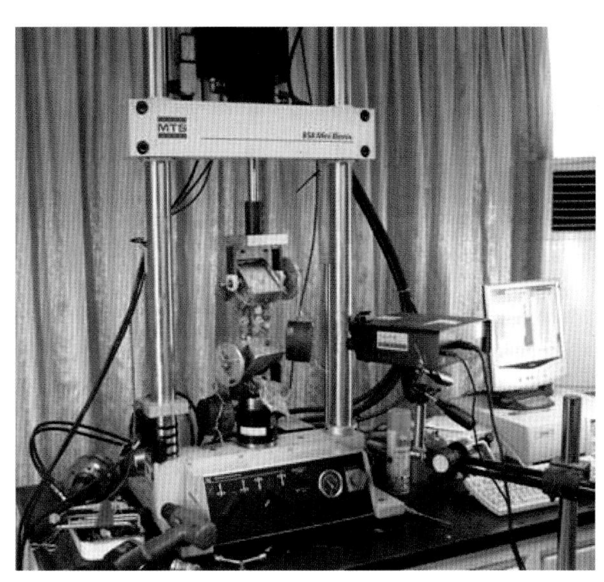

图3-7 激光三维扫描测量

脊柱运动学

■ 颈椎运动学

根据解剖和功能的差异，颈椎可以分为上颈椎和下颈椎。

上颈椎

上颈椎亦称为枕寰枢复合体，包括枕骨、寰椎和寰、枢椎两个节段，其运动最为独特，与脊柱其他节段运动相比，上颈椎的运动幅度较大，尤其是寰、枢椎的轴向旋转运动（表3-4）。从解剖结构看，上颈椎椎管相对较大，轴向旋转运动的轴线靠近脊髓。从而保证在较大的上颈椎运动中不损伤脊髓。

表3–4　颈椎活动幅度的代表值和范围（°）

颈椎节段	屈曲/后伸	单向侧屈	单向轴向旋转
枕骨~寰椎	25（10~45）	5（2~13）	5（0~11）
寰椎~枢椎	20（3~41）	5（1~17）	40（27~49）
第2~3颈椎	10（5~16）	10（11~20）	3（1~10）
第3~4颈椎	15（5~16）	11（9~15）	7（3~10）
第4~5颈椎	20（13~29）	11（0~16）	7（1~12）
第5~6颈椎	20（13~29）	8（0~16）	7（1~12）
第6~7颈椎	7（6~26）	7（0~17）	6（2~10）
第7颈椎~第1胸椎	6（4~17）	4（0~17）	2（0~7）

枕骨、寰椎和寰、枢椎节段的屈伸运动和侧弯运动幅度基本相同，但侧屈活动均较屈伸活动幅度小。寰、枢椎节段的轴向旋转运动幅度明显大于枕骨、寰椎。实际上整个颈椎50%左右的轴向旋转运动发生在寰、枢椎节段。枕骨髁关节面凸起，与寰椎上关节突的凹面密切对合，限制了枕骨、寰椎间的轴向旋转。而寰、枢椎侧块的关节面在矢状面上均为凸面，允许有大幅度的运动。而且寰、枢椎后部结构为疏松、活动性大的寰枕后膜，缺乏具有预张力的黄韧带，也促使其运动幅度增加。

上颈椎的平移活动很小。枕骨、寰椎间平移极不显著，上颈椎的平移运动主要发生在寰、枢椎间。寰、枢椎前后平移受到寰椎前弓、齿突及横韧带的限制，正常为2~3 mm。Jackson发现在完全屈曲和后伸活动时，成人此值较恒定，最大为2.5 mm，而在儿童可以见到向前半脱位现象，最大为4.5 mm。临床上一般认为大于3 mm者需考虑横韧带断裂。至于寰、枢椎的侧向平移尚有疑义，多数人认为正常节段在轴性旋转时齿突和寰椎侧块间会发生小于4 mm的侧向位移，因此大于4 mm者可视为异常。

上颈椎在各个运动方向上存在非常明显的耦合运动。寰椎的轴向旋转运动伴有明显的上下方向的移位，寰、枢椎节段产生4° 的侧弯运动常伴有14.2° 的耦合轴向旋转运动。寰枢椎侧块关节面的双凸形状和齿突的方向是这种耦合运动的形态学基础。

在屈伸运动时，寰、枢椎节段的瞬时转动轴通过齿突中心，而轴向旋转的IAR位于枢椎中部。在侧弯运动时，枕骨、寰椎节段的瞬时转动中心位于齿突尖上方2~3 cm。

下颈椎运动

下颈椎（第3~7颈椎）在解剖上与枕寰枢复合体有明显的不同，其运动学也有特殊性，其各节段运动范围见表3–4。

上颈椎的大多数屈曲/后伸活动出现在中位颈椎，尤其是第5~6颈椎节段。侧屈和轴向旋转活动则是从上往下逐渐变小。

屈伸活动时，下颈椎最大的前后平移为2.7 mm，代表值为2.0 mm。Panjabi测量平均前移为1.9 mm，后移为1.6 mm。因此White和Panjabi建议以3.5 mm作为下颈椎正常前后平移的上限。对下颈椎其他方向上的平移活动未见文献报道。

在下颈椎，其运动类型与颈椎小关节面的方向密切相关。节段的各向运动之间存在耦合，如侧弯运动与轴向旋转运动之间的耦合。由于下颈椎小关节面在矢状面上与水平面呈45°，侧弯运动时伴有轴向旋转运动，当左侧弯时，上位颈椎的左下关节突沿下位颈椎的左上关节突下移，使上位颈椎的左侧向后移动，同时，右下关节突沿下位颈椎的右上关节突上移，使上位颈椎的右侧向前移动。其综合效果是产生左轴向旋转，棘突移向右侧。在第2~3颈椎节段，第3颈椎的侧弯运动伴有枢椎的轴向旋转运动，而在第7颈椎每7.5°侧屈伴有1°的轴向旋转。从第2~7颈椎，侧弯的耦合轴向旋转运动逐渐减小，这与颈椎小关节面在矢状面上的成角从上至下逐渐减小相符合。

下颈椎的屈伸运动和轴向旋转运动的IAR位于下位颈椎椎体的前部，而侧弯运动的IAR位于下位颈椎椎体的中间。

■ 胸椎运动学

胸椎参与胸廓的构成，其运动幅度比颈椎和腰椎的要小（表3-5）。上、下位胸椎分别与颈椎和腰椎的结构相近。上位胸椎相对较小，小关节面的方向与颈椎相似，但在矢状面上角度要大一些。胸椎小关节面从上至下逐渐由冠状面转向矢状面，因而上位胸椎的轴向旋转运动比下位胸椎的要大。

上位胸椎（第1~5胸椎）的平均屈伸运动范围为4°，中位胸椎（第6~10胸椎）为6°，下位胸椎（第11、12胸椎和第12胸椎、第1腰椎）为12°。上、中位胸椎的侧弯运动范围相似，为6°，下位胸椎则提高到8°~9°；而上位胸椎轴向旋转运动范围为8°~9°，愈往下愈小，在下部胸椎只有2°，这由胸椎小关节面逐渐转向矢状面相关。

胸椎的耦合运动类型与颈椎相似。胸椎侧弯运动与轴向旋转运动相互耦合。在上位胸椎，这种耦合作用非常显著，侧屈时棘突同时转向凸侧。但在中、下位胸椎的耦合运动则不明显，而且耦合作用的方向亦不一致，例如左向侧屈时，棘突可以向右侧旋转，也可以向左侧旋转。

在胸椎，小关节突关节在前屈/后伸和轴向旋转功能稳定性上起到了重要作用，但单侧小关节突关节及半椎板切除后对稳定性的影响并不显著，后部韧带复合体在前屈/后伸时的稳定性中起到了控制作用，肋椎关节是胸椎脊柱功能单位机械性能中最为重要的后部稳定因素之一。

表3-5 胸椎运动幅度代表值和范围（°）

胸椎节段	屈曲/后伸	单向侧屈	单向轴向旋转
第1~2胸椎	4（3~5）	5（5）	9（14）
第2~3胸椎	4（3~5）	6（5~7）	8（4~12）
第3~4胸椎	4（2~5）	5（3~7）	8（5~11）
第4~5胸椎	4（2~5）	6（5~6）	8（5~11）
第5~6胸椎	4（3~5）	6（5~6）	8（5~11）
第6~7胸椎	5（2~7）	6（6）	7（4~11）
第7~8胸椎	6（3~8）	6（3~8）	7（4~11）
第8~9胸椎	6（3~8）	6（4~7）	6（6~7）
第9~10胸椎	6（3~8）	6（4~7）	4（3~5）
第10~11胸椎	9（4~14）	7（3~10）	2（2~3）
第11~12胸椎	12（6~20）	9（4~14）	2（2~3）
第12胸椎~第1腰椎	12（6~20）	8（5~10）	2（2~3）

脊柱三柱理论是由Denis提出的，然而这个理论并不适用于胸椎，因为在胸椎，肋骨通过胸肋关节与胸骨连接，向后通过肋椎关节与胸椎连接并参与了胸椎脊柱稳定性构成，所以可以作为胸椎的第四柱。通常认为，后部结构切除术在某种意义上意味着会导致脊柱稳定性在一定程度上的丧失，有时为了得到更好的显露或进行不同目的手术操作时，往往需要更大的显露范围，而显露范围越大导致的结果将是单侧小关节突关节及单侧半椎板切除后，脊柱活动范围并没有显著增加。这一结果提示当行胸椎后路手术时对单侧小关节突关节及单侧半椎板进行切除后对胸椎稳定性的影响并不显著。

小关节突关节在胸椎前屈 /后伸和轴向旋转功能稳定性上起到了重要的作用。当后部韧带复合体及全椎板切除后，在前屈/后伸时测试节段的ROM相对于完整标本显著增加了127.54%，这提示后部韧带复合体受到破坏后胸椎运动节段前屈/后伸的稳定性将显著下降。当对后部韧带复合体进行破坏后，胸椎前屈与后伸的区别并不明显，分析为后部韧带复合体作为后方的张力结构防止胸椎过度前屈，而后部呈叠瓦状的椎板能够防止胸椎过度后伸。所以可以认为后部韧带复合体和椎板在对胸椎进行前屈/后伸时的稳定性起到了控制作用。如果后部结构被切除，后部的重建将必须进行以防止术后的畸形和不稳定。肋椎关节连同其关节周围的韧带在胸椎构成了1个三角形。三角形的底边为肋骨头关节与上下相邻的椎体侧方的上下肋凹及其韧带，顶点为肋横突关节及其周围韧带。肋椎关节通过这个三角形的结构参与了胸椎稳定性的构成。肋椎关节在胸椎的各个加载方向上均起到了极其重要的作用，对单侧肋椎关节切除后脊柱在6个活动方向上的 ROM 就获得增加，当切除双侧肋椎关节后胸椎即显著失稳，尤其是在左右侧弯和轴向旋转活动时体现更加明显，可以认为肋椎关节是胸椎脊柱功能单位机械性能中最为重要的后部结构。

■ 腰椎运动学

与颈椎、胸椎不同，腰椎承受的载荷很大。腰椎和骨盆的运动构成了躯干的活动。由于小关节面的方向，腰椎的轴向旋转运动是很小的，但有较大的屈伸活动（表3–6）。

腰椎的屈伸运动范围从上至下是逐渐增加的，其中第5腰椎~第1骶椎节段屈伸运动最大。除第5腰椎~第1骶椎节段的侧弯运动和轴向旋转运动较小以外，腰椎节段的侧弯运动和轴向旋转运动是相近的。第4~5腰椎和第5腰椎~第1骶椎节段承受的载荷最大，运动的幅度也最大，其独特的生物力学机制与临床上这两个节段疾患较多的现象有密切的联系。

屈曲/后伸活动时出现前后方向上的平移是腰椎运动的一种重要组成，常用于确定腰椎不稳。Pearcy根据立体影像学的研究，认为腰椎正

表3–6 腰椎活动幅度的代表值和范围（°）

节段	前屈/后伸	单向侧屈	单向轴向旋转
第1~2腰椎	12（5~16）	6（3~8）	2（1~3）
第2~3腰椎	14（8~18）	6（3~10）	2（1~3）
第3~4腰椎	15（6~17）	8（4~12）	2（1~3）
第4~5腰椎	16（9~21）	6（3~9）	2（1~3）
第5腰椎~第1骶椎	17（10~24）	3（2~6）	2（1~3）

常的前向平移为2 mm。Posner根据体外研究，建议2.8 mm作为正常前向平移的上限。在所有节段，后伸时平均后向平移为1 mm。Pearcy观察到屈伸运动时耦合2° 的轴向旋转运动和3° 的侧弯运动，尤其是侧弯运动与屈伸运动的耦合更为显著。另外，侧弯运动伴有轴向旋转运动，且棘突移向同侧，这与颈椎、上位胸椎的棘突移向是相反的。

脊柱不稳定的生物力学

■ 脊柱稳定性系统

稳定和不稳定是反映结构状态的一个力学概念。近年来在脊柱外科临床和脊柱生物力学领域中都广泛地应用脊柱不稳定的概念和方法，指导临床实践，分析术式和器械对脊柱稳定的影响等。在临床上，从放射诊断、症状来划分脊柱不稳定，但脊柱不稳定的定义很难统一。脊柱生物力学从视脊柱为材料研究脊柱的强度，转向视脊柱为结构研究脊柱的稳定性，把脊柱刚度作为反映脊柱稳定的程度。直接以生物体的脊柱为研究对象，进行在体的测量分析是未来脊柱研究的生物力学发展方向。生理载荷和生理运动范围测试在临床中起了越来越重要的作用。

Panjabi认为脊柱的稳定系统由三个部分构成：①椎骨、椎间盘、韧带构成了被动子系统（passive subsystem），或称为内源性稳定系统；②由脊柱周围的肌肉、肌腱、内压组成主动子系统（active subsystem），亦称外源性稳定系统；③神经子系统（neural subsystem），控制上述两个子系统，使它们协调起来，实现脊柱稳定。

上述三个子系统中任何一部分的破坏均会产生以下结果：立即从其他系统中得到补偿，恢复脊柱的正常功能；导致一个或多个子系统的长期适应性反应，虽然恢复了脊柱的正常功能，但改变了脊柱稳定系统的状态；产生一个或多个子系统的损伤，造成脊柱功能丧失。

目前多数生物力学研究均在离体状态下进行，仅仅涉及骨源性稳定系统，而对外源性稳定系统以及神经协调功能的研究尚有一些技术难题。

■ 脊柱不稳定的定义

从工程学角度，不稳定是结构的一种特殊状态，当额外施加很小的载荷，就导致非预期性的显著位移。同样，脊柱不稳定意味着脊柱受到很小载荷时，椎体就出现不良的显著位移。在临床上常以病因、体征、损伤史来描述脊柱不稳定，其定义也是多种多样的，如损伤后即刻出现的早期不稳定，损伤后逐渐发展的后期不稳定，脊柱负载能力降低的力学不稳定。目前对脊柱不稳定尚无一个广泛接受的清晰定义。

Pope和Panjiabi（1985年）以平衡力学定义来说明脊柱不稳定。不稳定的平衡类似于以尖端平衡的圆锥体，只需采用很小的力，就导致圆锥体的显著位移。换句话说，脊柱不稳定是“结构刚度的减小”。

Frymoyer（1985年）将节段不稳定叙述为运动节段刚度的减小。提高负荷将引起不稳定节段异常的位移。与先前Pope等提出的定义不同，他从腰椎疾患的临床观察出发引出此定义。其根据病因学及影像学表现将腰椎不稳分为五种类型，包括轴向、旋转、移位以及后滑脱、医源性不稳。并就每一种不稳定类型提出相应的外科治疗方案。

Farfan（1984年）认为，脊柱不稳定是在无新损伤的情况下，生理性负荷引起椎体间关节异常显著变形的状态。具体说，扭转损伤会引起后期的不稳定。轴向压缩疲劳则与轴向扭转疲劳不同，不会引起不稳定的状态。纤维环被认为在抗轴向扭转中具有关键作用。这种定义强调了受损的运动节段不稳与由不稳造成脊髓压迫等结果之间的区别。

Kirkaldy和Willis（1983年）提出脊柱不稳定自然过程的重要概念。他们认为脊柱不稳定是功能障碍一系列过程中的一个环节，包括脊柱功能失调、脊柱不稳定以及最后运动节段的重新稳定。从该理论引申一些重要的假说性结论。首先，所有脊柱不稳定最后都会达到稳定。其次，脊柱功能、生物力学或神经功能随着稳定性的丧失而退化。第三，任何脊柱不稳定的治疗必须根据脊柱功能的保留来判断。第四，后期治疗的干预是不必要的，因为稳定性已经重新建立。最后，脊柱不稳定可以通过在“脊柱功能失调”节段的积极干预而得到避免。

从以上可见，在脊柱不稳定的生物力学定义方面有很大的差异。但是，有三个共同点：其一，脊柱不稳定发生于脊柱失去在生理载荷下控制异常活动的能力；其二，脊柱不稳定意味着这些异常的活动将会导致进一步的损伤；其三，尤为重要的是，脊柱不稳定意味着脊柱无法实现其保护神经结构的基本功能。

脊柱不稳定的诊断

脊柱不稳定的生物力学评价

在实验研究中，绝大多数研究都是针对脊柱内源性稳定系统，不考虑肌肉、神经等对脊柱稳定的影响。脊柱不稳定的生物力学定义应该不依赖于具体的损伤机制和特定的病史，Pope提出脊柱的刚度减小或柔度增加定义为脊柱不稳定。这个定义在实验研究有较好的可操作性，一般是通过施加标准的外部载荷或运动，观测脊柱内部的运动或移位。这种研究脊柱不稳定的方法在脊柱生物力学和临床上都得到了广泛的应用。

脊柱节段有6个自由度，在运动上表现为前屈后伸、左右侧弯和左右旋转的角度运动以及上下、左右和前后的线运动。上述6个方向的刚度减小均是节段不稳定的表现。为此，Panjabi提供了脊柱多向不稳定的概念，即脊柱不稳定要与具体的运动方向联系起来。例如脊柱前屈运动不稳定，但在其他方向上却是稳定的。

脊柱不稳定的生物力学评价一般都是通过对脊柱施加标准载荷观测脊柱节段运动，分析脊柱抵抗变形的能力，即脊柱稳定程度。施加的载荷有力和力偶矩。施加纯轴向压缩力和前后、左右的剪切力可以观测节段的线位移，施加前屈后伸、左右侧弯和做轴向旋转的力偶矩可以反映节段的角位移。

Panjabi提出以中性区、弹性区和运动范围作为脊柱的运动参数，运动范围的增大表示脊柱节段的刚度变小。中性区表示脊柱节段在不受外部载荷作用时可自由运动的范围。中性区越大，脊柱节段越不稳定。有研究证实中性区比运动范围更能敏感地反映脊柱不稳定。受各种因素的影响，严格定义下的中性区的精确测量是非常困难的。

脊柱运动的在体测量技术

体外生物力学研究可以描述不同载荷下脊柱运动的位移形式（包括耦合运动）。但是，尚不足以建立脊柱正常的运动，因为在体由肌肉产生的载荷无法在体外研究中模拟。因此产生了一些方法来定量研究体内脊柱的运动。

屈曲/后伸动力位X线片已广泛用于判断脊柱的异常运动。X线片上提示节段不稳定的征象包括椎间隙变窄、骨赘形成、脊椎滑移等，但是这些仅能提供二维的图像。由于真实脊柱运动是三维的，且不稳定包括耦合运动的显著改变，故X线片提供的脊柱运动准确性就很差。其他导致误差的因素还有平片上解剖标志的定位、中央投照时图像变形、胶片质量以及测量技术等。有报告表明，腰椎矢状面上平移测量的误差为1~4 mm，或为3%~15%椎体矢状径。但是此方法比较简单，故临床上经常应用。

也有采用双平面X线摄片技术建立三维测量体系，采用骨性标志作为参照点进行测量。临床上一些重要的测量系采用此技术进行。但是采用解剖标志定位容易出现误差，因为受不同投照角度的影响，而且中央投照也会产生图像的变形。1974年，Aronson为避免采用骨性标志造成的误差，在受试者骨骼内植入具有生物相容性的金属标志，进行X线立体成像检查，测量准确度可达0.1~0.2 mm。尽管文献报告采用X线立体成像及不透X线标志物是最佳的脊柱运动测量方法，但是此方法系侵入性，无法作为临床常规检查。

1987年，Penning和Wilmink报告采用CT测量正常人体颈椎内轴向旋转运动。此方法可以测量轴向旋转、枢椎侧屈的角度以及寰椎侧方位移。采用CT断层扫描可以确定旋转轴，亦可以研究运动的类型。但是，此方法因骨性标志定位问题，也有固有的误差，且无法完整描述颈椎三维运动。为避免采用X线技术的局限，出现了一些直接测量脊柱运动的方法。将传感器或标志物粘贴在皮肤上或置入棘突，以测量椎骨的运动。Panjabi和Pope在棘突上置入细钢针，并在钢针上安置加速度计，测量腰椎对振动和撞击的效应。但是在皮肤上粘贴传感器可因皮肤移动产生假象，故准确度难以提高，而棘突上安置标志物系侵入性检查。Alund和Larsson报告了一种采用电测角仪技术分析颈部运动的临床方法。此方法可以提供颈部三维运动参数的良好描述，以及提供一些常见颈部疾患的客观功能评价，为X线检查提供辅助依据。但是此方法获得数据只能表示脊柱的整体，无法提供各个运动节段的具体运动信息。

现有脊柱运动的在体测量技术缺乏足够的敏感性，或者缺乏特异性，或者为侵入性检查。一种理想的脊柱运动在体分析系统必须在非侵入性检查基础上提供每一个椎体足够准确的三维运动数据。此项研究在临床上有重要的意义，尚待进一步探索。

脊柱内固定的生物力学

■ 脊柱内固定的生物力学评价方法

脊柱手术的目的是矫正畸形、缓解疼痛、稳定脊柱和保护神经，坚强的内固定对脊柱进行可靠的固定，是达到上述目的、保证手术成功的关键。近年来，随着材料科学的发展和对脊柱生物力学的进一步理解，传统的脊柱内固定方法得到不断的改进和发展，一些新型的内固定器械不断涌现并应用于临床。因此全面了解脊柱的病理力学改变以及各种内固定器械的生物力学，对于正确选择手术方法、合理使用内固定器械，取得最佳矫形和固定效果、降低手术失败率和减少并发症的发生具有重要意义。

脊柱内固定器械可以通过强度（strength）、疲劳（fatigue）以及稳定性（stability）等三种不同测试方法进行生物力学评价。强度及疲劳试验是破坏性的，通常用于评价内固定装置的强度和整体结构的刚度。非破坏性的稳定性试验用于评估生理载荷下内固定系统的稳定性能。每一种测试方法及目的不同，在解释生物力学测试结果时必须予以注意，例如一种内固定装置具有较长的疲劳寿命，并不意味着其必然提高较大的稳定效果。

强度和疲劳实验

强度实验通过材料试验机进行载荷的加载，

直至试件出现破坏。强度实验可提供破坏载荷、能量及刚度等。如强度实验中测量螺丝的“拔出力”（Pullout）可以评价螺钉与骨界面的固定强度。强度实验也用于评价特定内固定装置的整体强度。在这些实验中，切除韧带等组织，模拟临床上相关的损伤，然后进行内固定。对这些固定节段施加不同的载荷，如屈曲、后伸、侧屈及扭转载荷，直至破坏，可以获得载荷以及位移等数据，并与正常结构的数据进行比较，以判断内固定装置有效恢复强度及固定刚度的情况。强度实验可以为内固定植入物的设计和临床应用提供有价值的资料。但是，此实验仅能评价结构的即时强度。疲劳实验就是以一定频率进行试件的循环性加载，直至试件破坏，以循环加载次数代表内固定装置的疲劳寿命。内固定植入物必须进行疲劳强度的评价，因为在坚固的脊柱融合出现之前，植入物必须保持足够的强度而不出现疲劳。这种疲劳强度实验必须在假体上进行，因为实体标本无法承受高强度的疲劳实验。同时可以通过软件系统，建立三维有限元分析模型，为螺钉钢板等设计提供参考（图3-8）。但是疲劳实验是破坏性的，只能选择性地进行一些载荷方式研究，而且疲劳实验无法提供损伤及固定节段在不同载荷方式中运动学的特点。因此需要进行稳定性实验来补充。

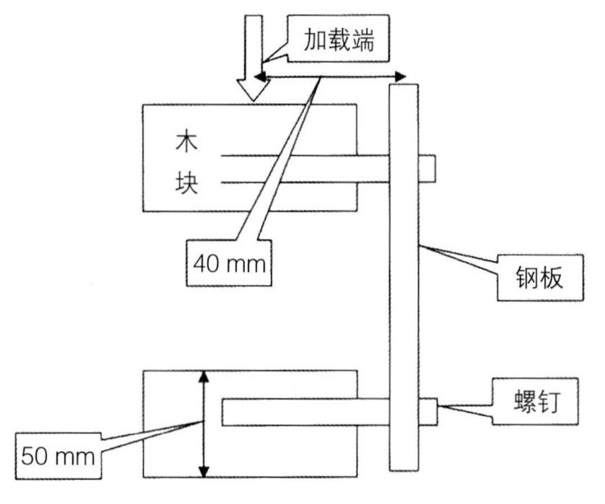

图3-8　强度疲劳实验中疲劳加载示意图

稳定性实验

脊柱内固定的主要目的是在脊柱坚固的融合之前提供足够的脊柱稳定性。其稳定性效果则通过稳定性实验加以评价。目前稳定性实验一般采用两种方法，刚度法和柔顺度（flexibility）法。刚度法通常将脊柱试件的一端固定于测试平台上，而另一端则固定于材料试验机如Intron或MTS的加载头上，可以施加单一或复合的载荷，如屈曲、旋转等，测量其刚度。柔顺度法指在脊柱试件最上部椎体随意施加各方向的载荷，试件出现位移就是多向性。每一个椎体出现的位移可以采用三维运动分析系统进行测量。此两种方法测量结果是获得载荷—位移曲线，可以确定正常或固定后结构的刚度（载荷/位移）或柔顺度（位移/载荷）。柔顺度法允许脊柱出现多向性的活动，而刚度法只允许加载方向上的运动。因此脊柱三种三维运动分析在脊柱植入物的稳定性评价中具有重要的作用。

■ 伤椎固定的生物力学

伤椎置入的螺钉应该采用长钉还是短钉？伤椎椎弓根螺钉的置入应该平行于终板还是倾斜？现从生物力学的角度对上述两个问题加以说明。

前屈、后伸时，伤椎斜向置钉的固定节段活动范围明显小于置入短直螺钉或长直螺钉的固定节段。左、右侧弯及左、右旋转时，伤椎斜向置钉的固定节段稳定性较其他方式也有明显的优势。研究者们认为应用伤椎置钉技术，可增加固定节段的稳定性，降低术后伤椎高度再丢失、断钉等并发症的发生。

正常脊柱的载荷主要是通过前中柱传递的。有研究表明，在有良好前柱的完整脊柱结构中，80%的力通过前柱，20%的力通过后柱。前中柱是脊柱前方、侧方剪切载荷、轴向压缩和屈曲载荷的主要承载结构。生物力学研究表明，椎体皮质骨的应力主要集中于椎弓根周围，椎体松质骨的应力主要集中于邻近终板处的中央部分。椎体处的剪应力明显高于椎板，椎体上缘的张力高于椎体下缘。

胸腰椎骨折术后最主要的远期并发症是伤椎高度再次丢失，主要表现为伤椎上位椎间盘及伤椎前缘高度降低。经实验发现前屈、后伸运动时，伤椎斜长钉固定节段内伤椎上位椎体前壁的应变值明显小于其他固定方式。伤椎固定牢固，固定节段内部受力变化不大，伤椎上位椎体的应变值小，可减少对伤椎上位椎间盘及伤椎上缘的受力变化，降低术后远期高度再次丢失发生率。生物力学实验证明，在3种固定方法中，选择斜长钉方法对伤椎置入椎弓根螺钉的稳定性最好，把持力最强。

胸腰椎爆裂骨折系前、中柱在压缩载荷作用下发生的损伤，其主要特征为椎体前方的楔形压缩（前柱损伤）和后方皮质的连续性中断（中柱损伤），因此它需要恢复更多的前中柱支持及稳定，否则容易并发后路内固定螺钉断钉或脱钉。

传统的跨伤椎4钉法虽然是治疗胸腰椎爆裂性骨折最常用的短节段固定方法，但该方法术后容易出现内固定应力集中而导致内置物松动、断裂，甚至伤椎椎体高度丢失而导致后凸畸形加重。为减少上述并发症，国内外不少学者开始研究在伤椎上拧入1~2枚螺钉，形成5、6钉固定法应用于胸腰椎爆裂性骨折。

伤椎置钉理论上可以提供更多的前中柱稳定的支持。Mahar等在尸体上进行生物力学测试，证实伤椎置钉较传统短节段4钉固定能明显增加脊柱的生物力学稳定性。Dick 等在牛腰椎模型上行6钉固定和4钉固定，比较其生物力学差异，发现6钉固定在轴向压缩、屈曲、扭转各方面的稳定性均明显优于4钉固定。国内王洪伟等发现伤椎置钉技术可以明显增加传统 4 钉法固定各运动方向的即时稳定性，尤其是屈曲、后伸及轴向旋转稳定性。

伤椎置钉的生物力学优势：伤椎置钉时向前提供了一个推力，产生前凸力量以矫正后凸畸形，恢复脊柱矢状面平衡，提供了良好的伤椎两侧或一侧三点固定，避免传统跨节段4钉固定的“平行四边形效应”及“悬挂效应”，从而增加脊柱的稳定性，有利于伤椎骨折复位及矫正后凸畸形。同时伤椎置入螺钉可有效分散钉棒间的应力分布，并缩短钉棒系统的力臂，从而减少内固定装置的松动或断裂。临床应用也证实伤椎置钉可以进行伤椎复位，恢复脊柱序列，增加固定椎的牢固性，也避免了术后椎体高度丢失、内固定器械松动、断裂等并发症。实验研究结果显示：固定状态下，伤椎置钉的5、6 钉组在 50~500 N载荷下均表现出比 4 钉组更高的轴向压缩刚度；5、6 钉组的屈伸、旋转及侧弯三维运动范围均明显<4 钉组。说明伤椎置钉比传统的4钉法能提供更高的脊柱稳定性及刚度。

关于伤椎置钉长度的问题，以往学者多采用与上下椎体一致的长螺钉固定，但长螺钉往往存在阻挡伤椎骨折块复位的弊端。笔者在伤椎单侧置钉时参照上下椎螺钉的长度，采用短螺钉固定，螺钉的长度为 35 mm，以刚通过椎弓根到达椎体后部为佳。置钉时注意避免钉尖端与椎体骨折线形成切割错位，尤其对于椎体粉碎程度较高者，伤椎螺钉长度仅固定椎弓根全长或稍深入椎体后缘即可，以避免阻挡伤椎骨折块复位。Weinstein 发现螺钉固定强度 60% 在椎弓根内，达椎体松质骨后增加15%~20%。

脊柱椎弓根螺钉生物力学研究进展

椎弓根螺钉内固定术是目前临床上治疗脊柱骨折的常用手术方式。生物力学特别是脊柱生物力学方面的研究是其内固定器设计和研制的基础，也是评价其固定的稳定性及实用价值的具体标准。因此，运用生物力学的理论知识来全面分析脊柱的力学改变及内固定器的作用机制，对于合理使用内固定器械以取得最满意矫形和固定效果具有重要意义。但现有实验条件及实验方法依然存在缺陷。所有现有的实验均为体外实验，仅能反映即刻实验结果，不能反映椎弓根螺钉在体内的长期力学特性。

椎弓根螺钉特性

螺钉直径是螺钉的重要参数，不同直径椎弓根螺钉其生物力学特性有显著差异。 椎弓根螺钉最大外径作为螺钉的重要参数对螺钉的拔出强度起着至关重要的作用。Skinner认为，椎弓根螺钉的拔出强度与其外径密切相关，其拔出强度随螺钉外径增加而增加。Krag也证实椎弓根螺钉外径的大小影响其生物力学特性。剪切力、旋转扭力、弯曲力等复杂载荷在体内也同时作用于椎弓根螺钉并通过螺钉相互传递。研究表明，螺钉的抗疲劳强度与螺钉内径3次方成正比，在其他条件恒定情况下，若螺钉内径增加27%，则抗疲劳强度增加104%。因此，螺钉内径可作为螺钉抗疲劳强度的最敏感指标。单纯从螺钉的生物力学角度考虑，大直径螺钉可明显增加其拔出力。但受到椎弓根直径的限制，椎弓根螺钉外径必须在有限范围内才能避免椎弓根破裂导致的神经根损伤及椎弓根断裂等风险。与下腰椎椎弓根最大横径8.0 mm 相比，胸椎椎弓根横径则小得多，为5.5~6.5 mm。Weinstein等通过实验证明，椎弓根螺钉60%的拔出强度及80%横向强度来自椎弓根内。因此不同椎弓根的大小、骨量、骨密度等特性之间对螺钉的稳定性具有显著差异。骨质疏松的患者椎弓根皮质薄，骨密度低，单纯靠增加螺钉直径并不能显著提高椎体纵向稳定性。相反，可能导致皮质骨切割甚至断裂，故对骨质疏松患者应早期预判并采取其他行之有效的固定方法来解决上述问题。Cho W等在术中发现部分患者椎弓根先天性畸形，尽管采取了牢固的椎弓根螺钉固定，但术后早期即出现螺钉把持力不足，螺钉松动。

扭矩作为生物力学研究中的常用指标，早期就用在了医学生物力学领域研究中。近年来国内外医师更倾向于使用具有较高扭矩的椎弓根螺钉，高扭矩螺钉可较好地反映螺钉—骨把持力。通过力学实验可以看出具有相同设计的螺钉，扭矩与物体密度直接相关，而待测物体的密度与拔出力直接相关，由此扭矩与拔出力有密切的相关性。Inceoglu认为，扭矩与拔出力没有相关性，而对螺钉设计高度敏感。Zdeblick TA认为植入扭矩与螺钉旋出次数密切相关。

目前临床上应用的椎弓根螺钉分为锥形和圆柱形两种。对于哪种螺钉具有更好的生物力学性能，国内外研究者得出不同的结论。李超验证了直径相同的锥形椎弓根螺钉较柱形螺钉具有更大的扭矩，而最大拔出力则未见明显差异。而在脊柱不同节段上两种螺钉的最大扭矩也存在差异性，随着胸段到腰段椎体节段的增加，两种螺钉的最大拔出力均增加，这可能与腰椎椎弓根直径增加有关。Kwok 与 Lill对锥形螺钉争论的焦点集中在螺钉旋出过程中，拔出力是否降低。Kwok认为，即使将锥形螺钉向外旋出360° 也不会降低螺钉的拔出强度。Lill认为在旋出过程中，螺纹间骨组织发生微骨折，组织结构稳定性受到影响。当旋出90° 时螺钉的拔出力就有明显的变化。而在比较上述两个实验设计最明显的差别后发现，前者使用猪作为实验标本，而后者则选择人尸体标本。由于后者在选择标本上更符合实际情况，所得数据更具真实性，故近些年随着骨质疏松患者的数量以及术后内固定物松动的病例不断增加，椎弓根螺钉的设计也出现多样化。强化螺钉可有效提升螺钉载荷力，双螺纹设计在提升植入速度方面有较大优势，双轴螺钉在颈部设计上采用增大内径尺寸，可有效提高抗疲劳强度，所有上述螺钉的设计使得椎弓根螺钉植入技术在生物力学方面得到了提升。

攻丝植入技术

临床外科医生惯用丝攻来准备椎弓根螺钉钉道，国外研究者普遍认为，使用丝攻将会改变椎弓根螺钉生物力学参数。Defino HL认为使用低于螺钉直径1 mm的丝攻是安全的，它与未使用丝攻而直接植入螺钉所产生的拔出力及稳定性是相同的，并指出在操作过程中必须谨慎，因为丝攻旋入—旋出的过程将会导致钉道周围骨组织发生微骨折而降低螺钉扭矩及拔出强度。

植入角度技术

对于椎弓根螺钉植入角度与脊柱稳定性间的关系，Barber做了深入分析：其将椎弓根螺钉以30°会聚角度植入后，螺钉可获得最大的轴向拔出力，并在松动阈值范围内维持较高的载荷能力，而以非会聚角度植入的螺钉在纵轴方向获得稳定连接。Santoni 则改变传统植入的钉道，沿侧方皮质骨直接植入，这种新的植入技术和传统椎弓根入路植入技术有相似的稳定性，因此，对于骨质疏松患者采取这种新植入方式可有效防止螺钉松动。Sterba 选择非会聚角度使椎弓根螺钉平行于矢状位中线，而不是沿着椎弓根轴植入，避免了可预见损害值分散并提高了纵向稳定性。

螺钉在椎体内固定强度主要来自椎弓根内，椎弓根螺钉植入长度占据骨—螺钉通道长度的比例对于螺钉—骨把持力有较大影响，而相应增加螺钉植入深度可增加拔出力。Weinstein将螺钉植入椎体前方皮质骨，拔出强度增加41%。Roy-Camille认为 50%~60%的植入深度可获得最佳的拔出强度。而Krag通过对螺钉植入深度的50%、80%、100%进行对比分析发现，80%的深度较50%的深度拔出强度增加 32.5%（$P<0.05$），而100%的深度较80%的深度拔出强度虽有所增加但差异无明显统计学意义。考虑植入100%深度有增加椎体前方血管等重要脏器损伤的风险，故 80%的植入深度为最佳。

椎弓根螺钉的强化

临床上由于各种原因需要对椎弓根螺钉进行反复旋出—旋入，在此过程中椎体内骨小梁发生微小断裂，局部骨质塌陷，受此影响，螺钉的稳定性及把持力均明显降低，造成螺钉较早松动与拔出。目前预防和解决上述问题的方法主要是对椎弓根螺钉进行强化，包括各型骨水泥强化螺钉、椎板钩捆绑钢丝、羟基磷石灰涂层椎弓根螺钉等。椎弓根螺钉强化材料的性质及强化方法不同，使得强化椎弓根螺钉的生物力学效果产生差异，当聚甲基丙烯酸甲酯处于低凝状态时植入螺钉，轴向拔出力为452 N，与正常植入螺钉的232 N 相比有明显统计学差异，椎弓根螺钉拔出强度明显提高。聚甲基丙烯酸甲酯强化螺钉虽然可提供脊柱的即刻稳定性及抗疲劳能力，但其聚合放热反应及远期组织相容性差等问题制约了其临床广泛应用。

椎弓根螺钉相关结构

增加脊柱稳定性除应用椎弓根螺钉系统固定外，结构性植骨、椎板钩、横向连接杆等也较常应用。但对椎弓根螺钉结构与其他结构稳定性的对比分析不常见。Kallemeier认为，对于胸腰椎骨折脱位患者，前方钢板固定、结构性植骨、后方椎弓根螺钉固定可使失稳的脊柱得到确切稳定地固定。而单纯采用后方椎弓根螺钉固定，前方不固定，对于损伤节段失稳不能完全纠正。Wang对12具新鲜猪的脊柱标本进行生物力学测试后认为，脊柱稳定性与椎体损伤程度有直接关系，单纯椎弓根内固定并不能提高严重损伤的脊柱稳定性。Yücesoy比较了6种不同固定方式的脊柱活动范围，并指出单侧短节段固定最不稳定，如将固定节段向上下延伸并跨越2个节段患椎后，脊柱活动范围降低56%，因此不建议进行单侧短节段的椎弓根螺钉固定。Youssef对沿矢状位一定角度植入的椎弓根螺钉的抗弯曲度做了详细研究，认为在置钉过程中应避免偏头侧置钉，以此来降低螺钉早期的疲劳断裂。与单轴椎弓根螺钉合并前方结构性植骨的稳定性相比，多轴椎弓根螺钉系统在压缩及弯曲强度方面可产生更好的融合率和更坚强的固定。当前，包括椎弓根螺钉系统在内的脊柱内固定创新结构较少，聚醚酮钉棒系统、椎板固定架等新设计的固定系统虽然具有良好的生物力学特性，但其临床效果尚未得到充分肯定，这使得其在临床上横向连接杆的应用对不稳定脊柱的旋转刚度有较大提高。增加横向连接杆后，可明显增强脊柱轴向旋转稳定性，而两个横向连接杆的应用可最大程度保证脊柱稳定性。Lim研究了横向连接杆放置的理想位置，认为双横杆应放置在纵向杆的中段和近端1/8处。与横向连接相比，对角线方向放置连接杆可在脊柱屈伸运动时产生更为稳定的固定，并使椎弓根螺钉承载更大的应力，但侧方运动及轴向旋转时这种固定方式使脊柱稳定性大大降低。而完整的脊柱活动度与全椎间盘切除后应用横向连接杆固定后的活动度有明显区别，横向连接杆应用后弥补了前柱的不稳定。Kuklo等对胸椎的横向连接杆做了应力分析，横向连接杆可明显降低轴向旋转。单独的横向连接杆即可产生明显效果，2个则更稳定。Chutkan将小关节切除后脊柱轴向旋转度明显增加，而横向连接杆可弥补小关节的切除，但这种弥补是微小的，并不能替代关节突的作用，因此横向连接杆仅适用于前柱不稳定的损伤，纠正旋转畸形，包括各种骨折、前路椎间盘切除或前路椎体次全切除。

■ 椎间盘退变与脊柱生物力学的关系

在正常的衰老过程中椎间盘会发生退变，椎间盘发生退行性改变是由椎间盘细胞生物学变化、机械压力等多因素共同影响的过程。Gruber等认为椎间盘发生退变时，椎间盘的血液供应少，细胞的代谢由有氧代谢逐渐发展为无氧代谢，椎间盘细胞的凋亡增加，细胞数量减少，代谢产物在椎间盘内堆积，引起一系列的生物化学改变，进而导致椎间盘的生物学性能改变，最终发生退行性变。

椎间盘细胞的活性及细胞外基质的构成对椎间盘发挥其功能缺一不可。椎间盘退变导致椎间盘细胞外基质的丢失，髓核内软骨样细胞减少，整体结构减少，亲水性及对抗机械应力的能力下降。胡明等指出，退变的椎间盘髓核内Ⅱ型胶原、蛋白多糖含量减少，Ⅰ型胶原含量增加。椎间盘退变是引起脊柱退行性变的根本原因。

异常的应力能够直接造成椎间盘结构的损伤和破坏。Lotz 等通过对小鼠模型的研究发现，高静态压力能够导致椎间盘退变。Kuga 等在脊柱功能单位疲劳应力实验中发现，纤维环易于发生破裂，有时可伴软骨终板破裂，并且认为椎间盘突出是由纤维环破裂引起的，而与髓核无关。此外，力学因素还可以通过影响椎间盘组织的生物学特性，继发椎间盘生物力学性能改变及其细胞代谢紊乱，最终导致椎间盘退变。

生物力学对椎间盘的营养有重要影响: 每一个椎体的上下面均有一薄层软骨构成的软骨终板，Ogata 等研究发现软骨终板为椎间盘营养的主要途径。Nerlich 等研究证实营养减少是椎间盘退变的关键因素。Cinotti 等研究发现猪腰椎间盘软骨终板损伤后椎间盘组织内细胞、蛋白多糖、水分均减少，并认为终板损伤可导致猪椎间盘的退行性变，其退变程度与损伤程度相关。

软骨终板正常的结构和成分是发挥软骨终板的营养生理和生物力学性能的基础。Cassinelli等发现葡萄糖和氧等营养物质经过被动扩散的方式渗透通过软骨终板进入椎间盘。应航等研究发现，在异常的应力作用下，兔颈椎软骨终板结构明显破坏，软骨终板与椎体部分脱离，生长软骨出现明显裂隙，关节透明软骨消失。异常的应力可导致终板结构的改变，造成终板增厚、钙化，进而影响软骨终板的通透性。软骨终板基质成分构成的变化可以影响其正常的弥散功能。因此，若软骨终板组织形态结构或成分发生改变，将会影响营养物质和代谢废物的渗入和渗出，进而影响椎间盘细胞代谢，促进椎间盘组织退变。

生物力学变化影响椎间盘代谢：Sauerland 等认为椎间盘的代谢更多地依赖于间断性的压力负荷，且与压力负荷的频率和强度相关。有学者研究认为静水压可以影响椎间盘细胞外基质的合成及蛋白水解酶的产生。Lots等研究发现过多的压力负荷会导致蛋白多糖的合成减少。蛋白多糖是椎间盘的主要基质成分之一，可以通过与水结合而产生黏性和弹性，以对抗压力、分散和吸收负荷。过高或过低的压力将减少蛋白多糖的合成，这种变化直接影响椎间盘的整体代谢。不适当的压力作用将加速椎间盘退变，影响椎间盘细胞的代谢，破坏维持椎间盘结构的基础。因此，长期过高和过低的压力负荷均可认为是引起椎间盘退变的原因之一。因此，长期过重负荷和过度肥胖者的椎间盘由于承受着过大的压力负荷，其椎间盘更容易发生生物力学异常并促进椎间盘细胞凋亡。Lotz等的研究证明，异常应力作用可引起椎间盘细胞凋亡。Hutton 等认为异常应力作用下，累计负荷的时间增加也可加快椎间盘细胞的凋亡，使4-硫酸软骨素和蛋白多糖合成减少，致蛋白多糖聚合体解聚，含量减少，从而导致椎间盘的成分构成发生变化，最终导致椎间盘退变。Rannou等在以鼠为模型的实验中，通过施加过度载荷诱导纤维环细胞凋亡，导致了鼠椎间盘退变。大量研究表明，细胞凋亡是退变椎间盘中细胞数量减少的主要原因。因此，如果延缓或抑制椎间盘细胞的凋亡或者使椎间盘细胞的数量增加，则可以延缓椎间盘退变的进程。

生物力学对基质金属蛋白酶（matrixmetall-oproteinases，MMPs）及一氧化氮（NO）的影响：Liu 等研究发现处于异常应力环境下的椎间盘细胞产生MMPs和NO等，NO还能抑制蛋白多糖的合成，加速纤维软骨和蛋白多糖的分解，导致髓核失水，因此，NO有加速椎间盘退变的作用。但是，腰椎板开窗手术同样在一定程度上破坏了腰椎的后部结构，并导致术后腰椎生物力学性质的改变，从而影响相应节段的椎间盘正常的生物力学环境，进而对椎间盘的退变过程产生影响。

脊柱转移瘤生物力学的改变

Denis 认为在损伤涉及两柱或更多结构时可以认为椎体不稳定。前柱损伤容易发生压缩性骨折，中柱损伤可发生爆裂性骨折，根据病灶的位置和损伤程度，许多外科医生应用 Denis三柱理论来判断稳定性，但是这套系统主要用于判断脊柱骨折的稳定性，对于转移瘤引起的脊柱破坏性病变并不适用。脊柱转移瘤常常伴有脊椎完整性的破坏，椎体是最常受累的部位（60%~70%）；其次是椎板和椎弓根，脊椎完整性遭受破坏势必会影响脊柱稳定性。脊柱转移瘤椎体破坏，骨密度下降，椎体轴向刚度减弱，在负重甚至生理状态下都可能出现压缩性骨折。早期在尸体标本实验中通过孔隙来模拟病灶，发现椎体破坏面积在30%和40%时，承载负荷分别下降79%和90%，当椎体破坏面积达到40%时，很有可能在较大的负荷下发生椎体压缩性骨折（相同负荷下正常脊椎不会出现压缩骨折），这在临床上具有指导意义。但此为尸体标本实验，不能很好地反映活体内脊柱生理条件，但可以反映溶骨和成骨病灶对椎体的影响，Hipp 等早期研究显示溶骨性骨破坏椎体强度低于正常椎体，成骨性骨破坏椎体强度近乎正常，但二者弹性模量都低于正常椎体。

影响脊柱转移瘤椎体稳定性的因素

与创伤和退行性变相比，脊柱转移瘤椎体不稳的机制相对复杂，除了对内源性稳定结构的破坏外，异常的骨代谢活动还改变了骨骼的材料特性。所以早期的尸体实验利用多孔弹性模型模拟椎体转移瘤病灶不能很好地反映实际情况。许多研究表明，转移瘤的大小、部位、受累椎体节段、横截面骨缺损、脊柱载荷、骨密度、椎体后凸角度等因素可影响椎体稳定性，大多数研究者认为，在这些因素中转移瘤病灶的大小产生的影响更大一些，病灶越大对脊柱结构的破坏也越严重。此外，转移瘤累及不同的节段，椎体稳定性也不同。腰椎转移瘤稳定性最差，骶骨转移瘤稳定性最好。Taneichi 等指出肋椎关节破坏是导致胸段脊柱不稳的重要因素，转移灶限于椎体，累及50%~60%，或椎体破坏25%~30%合并肋椎关节破坏时，易发生椎体塌陷，肿瘤累及椎体的程度和椎弓根破坏是胸腰段及腰段椎体不稳的重要因素，35%~40% 椎体受累，或 20%~25% 椎体受累合并后方结构破坏时，易发不稳定。

脊柱转移瘤骨微环境中成骨细胞和破骨细胞的异常活动造成的骨沉积和骨吸收，导致骨密度的改变，也影响着脊柱稳定性。溶骨性骨破坏比成骨性和混合性骨破坏更不稳定。Izzo等研究表明，骨密度的降低与椎体抗压能力减弱存在相关性。大量的研究证明，骨密度与单位体积骨的力学强度存在明显的正相关性，可以作为衡量其机械强度或负荷能力的良好指标。与骨质疏松不同的是，脊柱转移瘤多在椎体局部形成溶骨性的缺损区，而骨质疏松椎体内骨密度降低是均匀的，缺损区的大小、形状以及位置都明显影响病变椎体的机械强度。因此对于脊柱转移瘤，单纯的骨密度值并不能很好地反映病变椎体的稳定性，必须同时考虑到以下两方面的因素：转移瘤椎体骨密度的下降程度和椎体横截面破坏范围。研究发现，在综合考虑了骨密度和病变体积的情况下，利用QCT计算得出的椎体轴向刚度与合并有转移瘤病变的椎体负荷能力有良好的一致性。由于转移瘤病灶特殊的材料学属性，尸体研究中通过孔隙模拟病灶存在明显不足。

脊柱转移瘤脊柱不稳评价系统

将各种危险因素的影响进行量化，可以很好地指导医生进行决策。脊柱不稳定常引发严重的疼痛，但是有些评分系统并没有把疼痛归入其中。神经功能障碍是脊柱不稳的另一个特点。脊柱不稳定时通常不能完全保护其中的脊髓和神经，异常的运动常常刺激脊柱中的神经结构，并发畸形时则更进一步加重这种损伤。X线片可以显示脊柱的大体结构，如侧弯、后凸畸形和移位等，但X线片仅能发现直径1 cm以上的病灶和超过50%的骨盐丢失。CT可以完整地观察到骨关节结构，MRI 还可以探查脊柱后纵韧带等后方软组织结构。这些信息在脊柱不稳定的评估中应给予考虑。

White和Panjabi评分系统在临床广泛使用多年，应用区域特异性系统评估处理脊柱不稳，每个节段的脊柱都使用几个参数来评估，包括解剖学、生物力学和临床体征。虽然临床上采用这套系统判定脊柱不稳定时间较长，但是该评分系统仍然有十分严重的缺陷。比如，关于脊柱后侧附件的“损伤或功能受限”的概念不明确；关于“临界负荷”也没有统一的标准。2010 年脊柱肿瘤研究协会根据肿瘤的位置、疼痛情况、骨破坏类型、脊柱力线、椎体塌陷程度及脊柱后外侧累及程度六个方面，建立了脊柱肿瘤不稳定评分（the spinal instability neoplastic score，SINS）系统。

该系统认为病灶的位置是最为重要的评价因素，病灶累及椎体联合区（如颈胸椎交界区）稳定性比移动椎（颈椎、腰椎）稳定性差；持续性疼痛提示不稳；溶骨性破坏较成骨性和混合性更加不稳；最后椎体后侧受累也提示不稳。六项评估得分总和在 0~6 分表示稳定，7~12分表示潜在性不稳定，13~18分表示不稳定。Fourney 等研究表明，SINS 对脊柱潜在不稳定的预测敏感性和特异性分别达到95.7%和79.5% 。虽然 SINS 量表的敏感性和特异度得到了认可，但是目前仍缺乏大规模的前瞻性研究。

（赵卫东　杜心如）

参考文献

1. 李鉴轶, 赵卫东, 朱青安, 等. 骨密度与颈椎终板结构生物力学性质的关系. 中国临床解剖学杂志, 2003, 21(3): 269–272.
2. 郭亮, 权正学. 寰枢椎不稳和脱位内固定的生物力学研究进展. 颈腰痛杂志, 2007, 28(4): 331–334.
3. 宋元进, 朱晓东, 李明. 胸椎椎弓根的应用解剖及椎弓根钉的生物力学研究进展.脊柱外科杂志, 2006, 4(4): 243–246.
4. 李志刚, 郑连杰, 李光灿, 等. 腰骶椎终板生物力学特性的实验研究. 中国脊柱脊髓杂志, 2007, 17(3): 210–213.
5 于滨生, 刘少喻, 李佛保. 脊柱稳定重建的解剖及生物力学特点. 脊柱外科杂志, 2005, 3(1): 40–42.
6. Pope MH. Panjabi MM. Biomechanical definitions of spinal instability. Spine, 1985: 70(3): 255–256.
7. Farfan HF, Gracovetsky S. The nature of instability. Spine, 1984, 9(7): 714–719.
8. Alund M, Larsson SE. Three–dimensional analysis of neck motion. A clinical method. Spine, 1990, 15(2): 87–91.
9. Henriques T, Cunningham BW, OleerudC, et al. Biomechanical comparison of five different atlantoaxial posterior fixation techniques. Spine, 2000, 25(22): 2877–2883.
10. Dickman CA, Crawfold NR, Paramore CC. Biomechanical characterstics of C1–C2 cable fixation. Neurosurg, 1996, 85(6): 316–322.
11. Jackson RP, McManus AC. Radiographic analysis of sagittal plane alignments and balance in standing volunteers and patients with low back pain matched for age, sex, and size: a prospective controlled clinical study. Spine, 1994, 19: 1611.
12. Panjabi MM. A technique for measurement and description of three–dimensional six degree of freedom motion of a body joint with and application to the human spine. Biomech, 1981, 14: 477–460.
13. 何斌, 胡侦明, 郝杰, 等. 后部不同结构切除对胸椎稳定性的影响.第三军医大学学报, 2103, 34(20): 2101–2104.
14. 赵俊强, 陈琼, 黄志坚, 等.脊柱坚强内固定与动态内固定对邻近节段影响比较的生物力学研究.中国骨与关节损伤杂志, 2013, 28(5): 437–439.
15. 马颜, 徐孝岩, 杨成林. 脊柱椎弓根螺钉生物力学研究进展.现代生物医学进展, 2016, 16(3): 589–592.
16. 潘兵, 张志敬, 宋舟锋, 等.胸腰椎骨折伤椎短椎弓根钉固定的生物力学研究.中国矫形外科杂志, 2013, 21(4): 368–372.
17. 王海明, 蒋晖, 赵卫东, 等. 脊柱三维运动和畸形描述方法的比较研究. 中国临床解剖学杂志, 2013. 31(3): 337–341.
18. Bowers B. Recognising metastatic spinal cord compression. Br J Community Nurs, 2015, 20(4): 162–165.
19. Park MS, Moon SH, Yang JH, et al. Neurologic recovery according to the spinal fracture patterns by Denis classification. Yonsei Med J, 2013, 54(3) : 715–719.
20. Whyne CM. Biomechanics of metastatic disease in the vertebral column. Neurol Res, 2014, 36(6): 493–501.
21. 滕红林, 吴春雷, 徐华梓, 等. 颈胸段脊柱在模拟肿瘤破坏状态下稳定性预测的生物力学研究. 中国骨与关节损伤杂志, 2005, 20(11) : 730–732.
22. Filis AK, Aghayev KV, Doulgeris JJ, et al. Spinal neoplastic instability: biomechanics and current management options. Cancer Control, 2014, 21(2): 144–150.
23. Weber MH, Burch S, Buckley J, et al. Instability and impending instability of the thoracolumbar spine in patients with spinal metastases: a systematicreview. Int J Oncol, 2011, 38(1): 5–12.
24. Huisman M, van der Velden JM, van Vulpen M, et al. Spinal instability as defined by the spinal instability neoplastic score is associatedwith radiotherapy failure in metastatic spinal disease. Spine J, 2014, 14(12): 2835–2840.
25. Teixeira WG, Coutinho PR, Marchese LD, et al. Interobserver agreement for the spine instability neoplastic score varies according to theexperience of the evaluator. Clinics (Sao Paulo) , 2013, 68(2): 213–218.
26. Rajpal S, Hwang R, Mroz T, et al. Comparing vertebral body reconstruction implants for the treatment of thoracic and lumbar metastaticspinal tumors: a consecutive case series of 37 patients. J Spinal Disord Tech, 2012, 25(2): 85–91.
27. Ivanishvili Z, Fourney DR. Incorporating the spine instability neoplatic score into a treatment strategy for

spinal metastasis: LMNOP. Global Spine J, 2014, 4(2): 129−136.

28. Fisher CG, DiPaola CP, Ryken TC, et al. A novel classification systemfor spinal instability in neoplastic disease: an evidence−based approach and expert consensus from the Spine Oncology Study Group. Spine (Phila Pa 1976), 2010, 35(22): 1221−1229.

29. Taneichi H, Kaneda K, Takeda N, et al. Risk factors and probability of vertebral body collapse in metastases of the thoracic and lumbarspine. Spine (Phila Pa 1976) , 1997, 22(3): 239−245.

30. Fourney DR, Frangou EM, Ryken TC, et al. Spinal instability neoplastic score: an analysis of reliability and validity from the spine oncology study group. J Clin Oncol, 2011, 29(22): 3072−3077.

31. Izzo R, Guarnieri G, Guglielmi G, et al. Biomechanics of the spine. Part II: spinal instability. Eur J Radiol, 2013, 82(1): 127−138.

32. Hardisty MR, Akens MK, Hojjat SP, et al. Quantification of the effect of osteolytic metastases on bone strain within whole vertebrae usingimage registration. J Orthop Res, 2012, 30(7): 1032−1039.

33. Liang H, Ma SY, Mohammad K, et al. The reaction of bone to tumor growth from human breast cancer cells in a rat spine singlemetastasismodel. Spine (Phila Pa 1976) , 2011, 36(7): 497−504.

34. 王博韬, 夏群, 苗军, 等 . 腰椎节段性失稳影像学诊断方法的进展.中国骨与关节外科, 2014, 7(4):176−180.

35. Fourney DR, Frangou EM, Ryken TC, et al. Spinal instability neoplastic score: an analysis of reliability and validity from the spine oncology study group. J Clin Oncol, 2011, 29(22): 3072−3077.

36. Campos M, Urrutia J, Zamora T, et al. The spine instability neoplasticscore: an independent reliability and reproducibility analysis. Spine J, 2014, 14(8): 1466−1469.

37. Fisher CG, Versteeg AL, Schouten R, et al. Reliability of the spinal instability neoplastic scale among radiologists: an assessment of instability secondary to spinal metastases. Am J Roentgenol, 2014, 203(4): 869−874.

38. 蒋伟刚, 刘耀升, 刘蜀彬. 脊柱转移瘤外科治疗进展. 中国矫形外科杂志, 2016, 24(9): 822−825

4

脊柱体表标志及投影定位

脊柱体表标志临床意义重大。对于不同体型的人来讲，脊柱体表标志也有所不同，瘦体型者标志明显，胖而矮小者则有的不明显。男性和女性也有所不同，应根据病情及体型特点进行辨认。

脊柱体表标志

■ 整体体表标志

沿脊柱后正中线由上向下，可以通过触摸辨认各椎骨的棘突，从而大概确定椎骨的序数。具体方法如下：嘱咐患者立正姿势，将上衣脱掉，使双上肢自然下垂，双肩处于自然位置，此时可以见到双侧肩峰及正常的肩部圆隆的轮廓。正常情况下，双侧等高对称，双侧斜方肌外缘所形成的颈后侧轮廓对称，双侧斜方肌外形一致（图4-1）。嘱咐患者将头后仰，可以清楚地触摸到枕骨后正中的枕外隆凸（external occipital protuberance）。

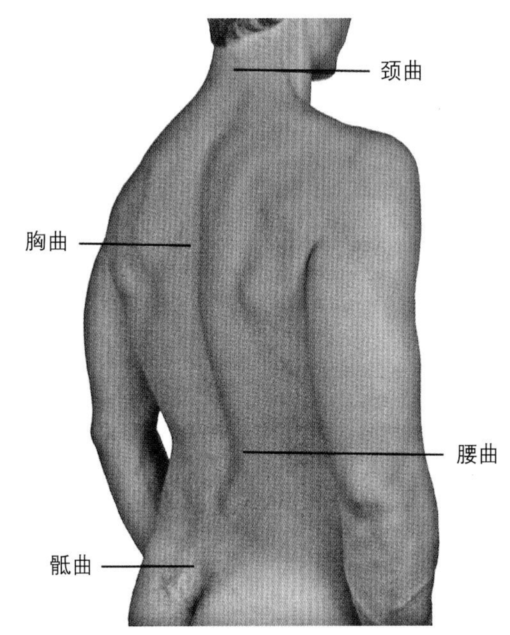

图4-1　正常人脊柱外形

临床应用注意事项

当脊柱侧弯时，这些对称特点消失，表现为双肩不等高，双侧肩胛骨（scapula）位置也发生相应的改变。先天性高肩胛症患者其颈部不对称。斜方肌瘫痪或斜颈时这种对称特点也消失。有的枕外隆凸特别明显，呈骨性隆起，此时应注意与骨瘤相鉴别。一般情况下，枕骨骨瘤多不在后正中位置，借此可鉴别。沿枕外隆凸向两侧触摸，可摸到另外一个隆起，此处为上项线的外侧端，是斜方肌在枕骨的附着处，此处也是枕动脉（occipital artery）和枕大神经（great occipital nerve）浅出筋膜的部位。枕大神经卡压症患者，此处可有压痛，Tinel's征阳性，高血压患者此处有时也有明显压痛，按摩此处疼痛可缓解。

沿枕外隆凸向下触摸，可以摸到一个明显的凹陷，此处为第1~4颈椎棘突所在的位置。由于颈椎生理前凸的存在，使这些结构难以触摸清楚。

在正中凹陷两侧的肌性隆起为双侧颈后肌群。正常情况下，双侧颈后肌弹性一致，当项部肌肉劳损、损伤或高血压时，该部分肌肉紧张、压痛。自凹陷向下可以触及下颈椎的棘突，其中以第7颈椎棘突最为明显，该棘突在头部前屈时更为显著，可作为定位的标志，但有的第6颈椎棘突和第1胸椎棘突较大，触摸时也特别明显，所以临床上要注意这种变异，以免发生定位错误。

在后正中部，有的第1胸椎棘突与第7颈椎棘突等长，难以区别，但可以作为上胸段的标志，向两侧可触及肩胛骨内侧缘，在上肢自然下垂状态时，双侧肩胛内侧缘纵行，几乎与后正中线平行，表面光滑，可触及附着在其上的大、小菱形肌，菱形肌劳损的患者此处可有压痛点。向深层可将手指伸入肩胛骨深面并掀起，如果配合肩关节的运动可以感知肩胛骨在胸壁上活动。正常情况下，肩胛骨在胸壁上滑动平稳，无抖动及弹响，也无不适感，但在肩胛骨畸形、肩胛下肿物如肿瘤或滑囊存在时，可出现弹响及摩擦感，甚至可见肿物自肩胛骨下方突出至皮下。肩胛骨内侧缘上方可触及肩胛骨上角（superior angle of scapula），此处是肩胛提肌附着部位，也是肩胛背神经自其深面进入肩胛提肌及菱形肌的部位，故颈部肌筋膜炎、颈肌劳损或肩胛提肌劳损的患者常在此处有压痛，用利多卡因在此处封闭可收到良好的止痛效果，在肩胛骨内侧缘的下端可触及肩胛骨下角（inferior angle of scapula），此处是肩胛三角的部位，也是前锯肌附着在肩胛骨的部分。

临床应用注意事项

当前锯肌瘫痪时，肩胛下角及肩胛内侧缘常向后翘起，如果嘱咐患者双手推墙，则翘起更明显。前锯肌肿瘤常表现为肩胛下肿块，肩胛外展时明显，多见于弹力纤维瘤（图4-2）。

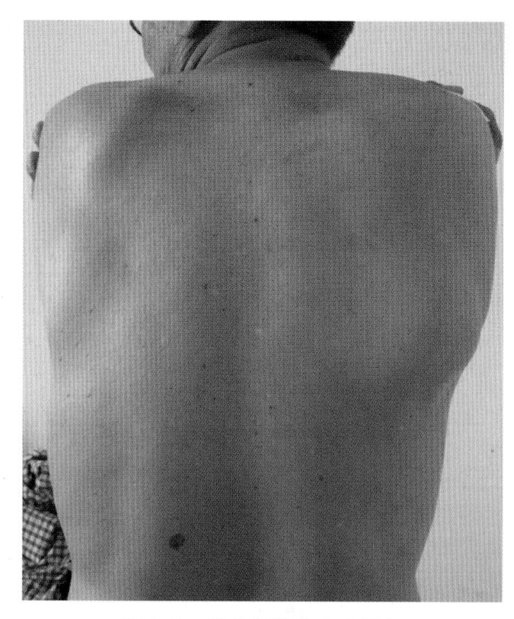

图4-2　弹力纤维瘤（右侧）

在肩胛骨表面上部可触摸冈上肌、肩胛冈及冈下肌、大圆肌，体形消瘦患者其表面标志明显，一目了然，体胖患者多不明显，当仔细触摸时才能感知。冈上肌、冈下肌表面硬韧。在冈上肌中点的外侧深面有肩胛上神经自前向后穿经肩胛上切迹，肩胛上神经卡压症的患者，此处有深压痛，并伴有冈上肌、冈下肌萎缩，此时肩胛冈则更加突出而明显，双侧对比有助于发现此病变。一般情况下，双侧肩胛上角连线平第2胸椎棘突水平，双侧肩胛下角连线平第7胸椎棘突水平，双侧肩胛骨对称。在脊柱侧弯患者，双侧肩胛骨不等高，不对称，双肩胛下角不在同一平面，同时亦伴有双肩不平衡的改变。

胸椎棘突排列整齐，后面观呈一纵行隆起，而双侧竖脊肌亦对称分布在其两侧，用手指自上而下逐个触摸棘突，可感知棘突及附着于其上的棘上韧带。棘上韧带损伤或炎症时，可在某一棘突部位有压痛和叩击痛。但由于棘上韧带位置表浅，故常常触及韧带的剥脱感或弹响、滑动，压痛程度大于叩击痛。脊柱侧弯患者各棘突排列偏离中线，向右侧或左侧偏离，单个棘突偏离多可能是棘突发育偏斜，无明显临床意义。多个棘突的偏离，则可能是脊柱侧弯。一般情况下，向右侧凸多于左侧，常见于特发性脊柱侧弯。正常情况下，双侧胸廓对称，而脊柱侧弯患者则可能一侧胸廓向后隆起，另一侧向前方旋转，这在弯腰时显得特别明显，像古时剃刀形状，被称为剃刀畸形（图4-3）。这是侧弯时胸椎相连的肋骨向后旋转形成的。

对于体瘦的患者，可以清楚地触及肋骨，双侧肋骨对称，最下方可触及第12肋及第11肋末端，这可以作为计数肋骨的定位标志，但有的第12肋发育短小或阙如而不能摸到，此时可能将第11肋误认为第12肋而发生定位错误，故需结合胸椎X线片所显示的肋骨形态的影像特点进行定位，以免误判。

在腰部，中线两侧可触及粗壮的竖脊肌，呈纵行肌性隆起。后正中线多凹陷成一纵沟，这是由于向前生理弯曲和双侧肌隆起共同形成的，腰椎棘突及棘间韧带在此沟内排列，体瘦时明显，肥胖时此沟消失，呈一平面，俗称“水牛背”，多见于皮质醇增多症的患者。在竖脊肌中部的外侧可触及深面的第2、3腰椎横突末端，第3腰椎横突综合征患者此处有深压痛。棘间韧带损伤患者可以在后正中线有压痛、叩击痛。

在腰骶部可见到菱形的凹陷（Micheal region），其外侧为髂后上棘，上部为第4、5腰椎棘突，下部为第2骶椎棘突，腰骶后凸畸形时此凹陷消失，髂嵴与竖脊肌交界处为竖脊肌的外侧缘，腰肌劳损时此处常有压痛，第4、5腰椎棘突可以触及，腰椎间盘突出症的患者常在第4、5腰椎棘突旁有压痛和叩击痛。

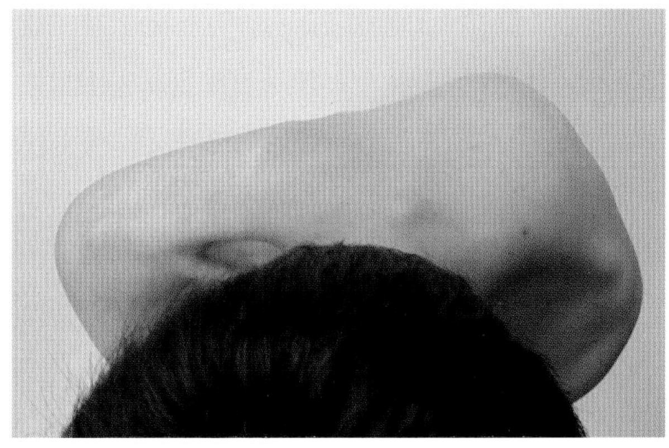

图4-3　剃刀畸形

■ 脊柱侧弯

正常脊柱在冠状面上呈一直线，从后面看是直线，即枕外隆凸、胸腰棘突至骶骨棘突连成一直线。脊柱侧弯（scoliosis）时，此直线变成了曲线，脊柱的一段或几个棘突偏离中线，向侧方弯曲。另外在矢状面上往往伴有胸后凸生理弯曲减少或消失、腰椎的旋转等病理改变，所以脊柱侧弯是一种三维畸形（图4-4）。

脊柱的这种改变涉及许多结构，归纳为以下几方面。

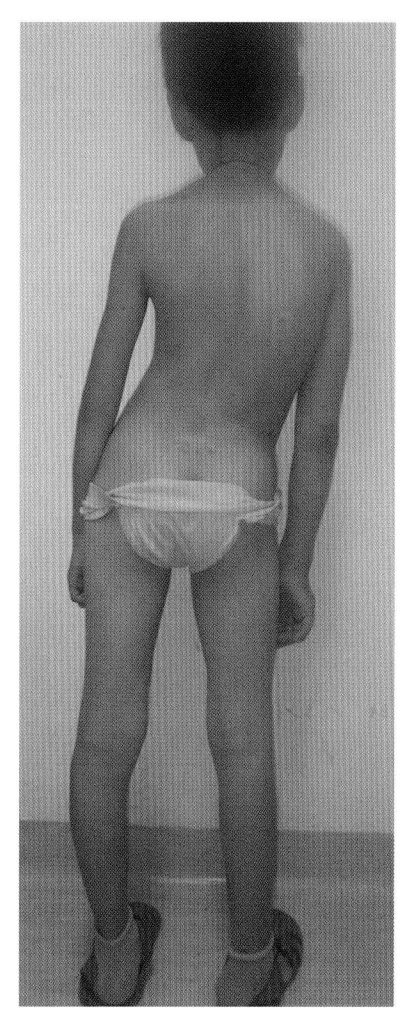

图4-4　脊柱侧弯站立位

1. 椎体呈楔形改变　既有左右侧方楔形改变，又有前后方的楔形改变，有时多个椎体均有此种变化。左右楔形改变造成侧弯，前后楔形改变造成后凸畸形。一般情况下，椎体在凸侧增大，向凹侧旋转，凸侧椎弓根也随之增长，同侧横突及椎板也随之隆凸，使胸腔在凸侧变窄，棘突偏向凹侧，凹侧椎弓根变短，椎管横断面也变成了凸侧边缘长而凹侧边缘短的不规则三角形。

2. 椎间盘变化　椎间盘在凸侧增厚、凹侧变薄，因此椎间盘的形态也是楔形变，纤维环也是凸侧厚于凹侧，髓核有向凸侧移位的现象。

3. 肋骨变化　随着凸侧椎体向后方旋转，也之相连的肋骨也随之隆起，并呈放射状分开，肋间隙较正常大，这种变化在弯腰时特别明显，称为隆凸或剃刀背。凹侧肋骨向前方移位，肋间隙变窄，由于双侧肋骨的不对称，所以呼吸幅度双侧均减少，造成限制性通气障碍。

脊柱侧弯有许多类型，但病理改变相同，所以拍摄脊柱全长的X线正侧位片及左右侧弯X线片可以对脊柱侧弯做一全面了解（图4-5）。

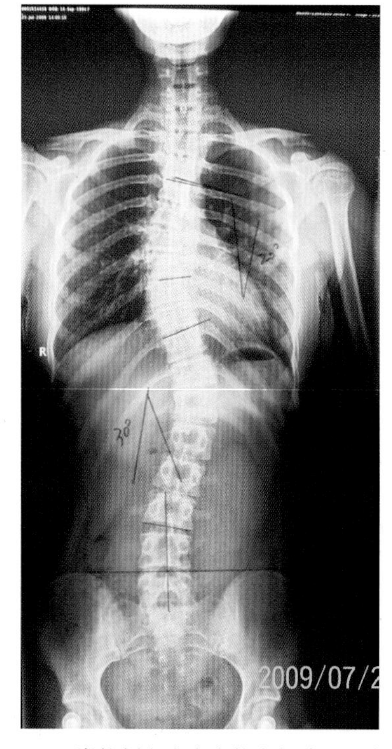

图4-5　脊柱侧弯患者脊柱全长站立正位片

脊柱各部的体表标志

颈　部

颈部体表标志个体差异较大，性别、年龄均有差别。一般情况下，青年人，尤其是女性、体瘦者，其颈部轮廓明显；老年人、肥胖人则较为模糊；颈部细长者较短粗者体表标志明显。在颈部两侧，可看到明显的肌性隆起，即为胸锁乳突肌（sternocleidomastoid muscle），当头部后仰及旋转头部时，其前缘更为明显。正常情况下，两侧胸锁乳突肌对称，触摸弹性较好，但肌营养不良患者中，此肌常有一侧肌肉萎缩，先天性肌性斜颈的患者，由于该肌挛缩，其弹性消失，代之以硬结或条索样物，触之硬韧，这在成人或年龄较大的儿童斜颈中较为明显，而在非肌性斜颈则不明显，此体征可作为鉴别肌性斜颈和骨性斜颈的特点之一。在胸锁乳突肌的前方有一深沟，在此沟的深面可触及搏动，为颈部大血管颈总动脉和颈内静脉走行的部位。胸锁乳突肌的后缘中部是颈丛皮神经穿出深筋膜的部位，也是颈丛阻滞麻醉的进针点。沿胸锁乳突肌向上可触及乳突。自乳突向下5~6 cm处，即相当于该肌后缘中、上1/3交界处为副神经自胸锁乳突肌深面向后下走行的部位。在胸锁乳突肌下部可触及其分开的两头，即胸骨头和锁骨头，两头之间有一凹陷，称为锁骨上小窝，此处的深面为胸锁关节。

在颈前正中部位，可触到喉结，为甲状软骨（thyroid cartilage）最突出的部位，男性尤其明显，是性别特征之一。甲状软骨上方可触及舌骨（hyoid bone）。在舌骨两侧可触及舌骨大角，舌骨与甲状软骨之间的凹陷是甲状舌骨膜，舌骨大角大概位于乳突和甲状软骨的中部，做吞咽动作时舌骨及甲状软骨一并上下移动。正常情况下，甲状软骨质硬，可以两侧移动而无明显不适感，但在甲状软骨受损伤时，此处有压痛，并可能伴有呼吸困难。老年人甲状软骨钙化，可能发生骨折。

在甲状软骨下方可触及环状软骨，二者之间的间隙为环甲膜，环甲膜正中部位是急救时紧急切开气管或插入针头以缓解喉部梗阻所致呼吸窘迫的部位。在环状软骨的下方，可触及数个气管软骨环，两侧为甲状腺（thyroid gland）的部位。正常情况下，甲状腺质软，不易触及，但在甲状腺肿大时可明显触及，甲状腺随吞咽而上下移动（图4-6）。

在颈前部，舌骨对应第3颈椎平面，甲状软骨上缘对应第4颈椎，环状软骨正对第6颈椎横突平面，第6颈椎横突前结节较为粗大明显，可以触及，此处也恰为颈总动脉走行的部位，故又称颈动脉结节（carotid tubercle）。

锁骨下动脉在颈根部走行，其内侧端对应胸锁关节，外侧端对应锁骨中点，其顶端位于锁骨上1~1.5 cm处。

自颈侧方向后触摸，可以探之斜方肌前缘，胸锁乳突肌与斜方肌之间的部位为颈侧区。在颈侧区，自上而下可以触及前斜角肌的止点。颈肌劳损或急性肌筋膜炎的患者常在此处有压痛；颈神经椎间孔外卡压症的患者也常在前斜角肌的止点部位有压痛。在此处用利多卡因试验性注射可收到明显止痛效果。

颈侧区的下段是臂丛神经（brachial plexus）的部位，是臂丛阻滞常用的进针穿刺部位。

胸 部

胸前部正中最上端可见到胸骨上端的颈静脉切迹（jugular notch）及双侧胸锁关节，用手触摸更加明显。一般情况下，颈静脉切迹水平相当于第2胸椎水平，两侧胸锁关节深面有胸廓内大血管通过。胸骨柄最突起处为柄体交界处的胸骨角

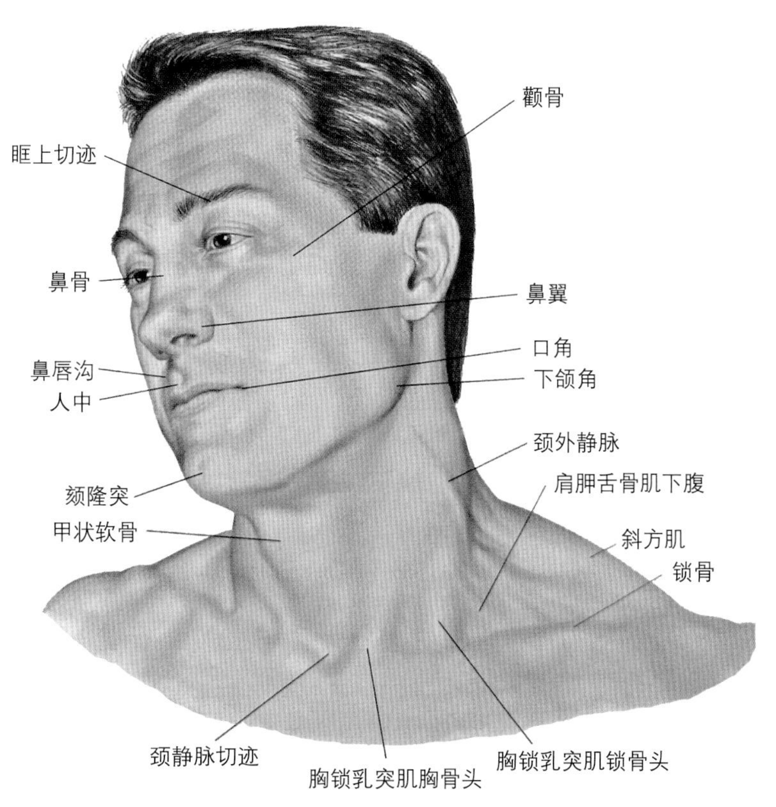

图4-6 颈部的体表标志

（sternal angle），此处相当于第4胸椎水平。胸骨角处的两侧为第2肋软骨，可作为计数肋骨的标志。在胸骨的两侧可以依次触到肋骨及肋间隙，其前方为肋软骨成分，后方为肋骨。肥胖及胸肌发达的人可能不明显，而体瘦的人则清晰可见。在男性胸大肌发达，乳头一般位于锁骨中线第4肋间隙处，女性由于乳房发育状况不同，其乳头位置多变（图4-7）。

正常情况呼吸时胸廓均匀扩张，肋骨上下移动，深呼吸时更加明显；强直性脊柱炎时，由于肋椎关节受累而影响肋骨的运动，所以呼吸时肋骨活动幅度减小，可以用通过乳头水平的胸廓周径大小变化来测定呼吸动度，称呼吸差，即吸气与呼气时胸廓周径差值。呼吸差的正常值范围为6~8 cm，如果小于4 cm，表明肋椎关节受累，对强直性脊柱炎有诊断意义，严重病例，呼吸差仅为1~2 cm。脊柱侧弯的患者由于胸廓变形，所以双侧乳头也不对称而发生相应的改变。

在胸骨下端可触及剑突（xiphoid process），深压剑突则有不适感。胸骨下陷的患者此处常呈一明显凹陷，剑突畸形患者可见巨大而外突的隆起。

在两侧可触及肋弓（costal arch）。正常情况下双侧肋弓对称，此处相当于胸腹壁交界处，肋弓外翻的患者可见肋弓隆起，肋骨内陷的患者则是凹陷。胸骨体与剑突相结合处相当于第9胸椎水平，其两侧与第7肋软骨相连。

腹 部

腹部与腰椎相对应，可以理解为腰椎的前部分。腹壁平软，体表皮肤光滑细腻。体瘦及腹肌发达者可见明显腹直肌（retus abdominis）、腹正中线，甚至腱划（tendinous intersection）。而体

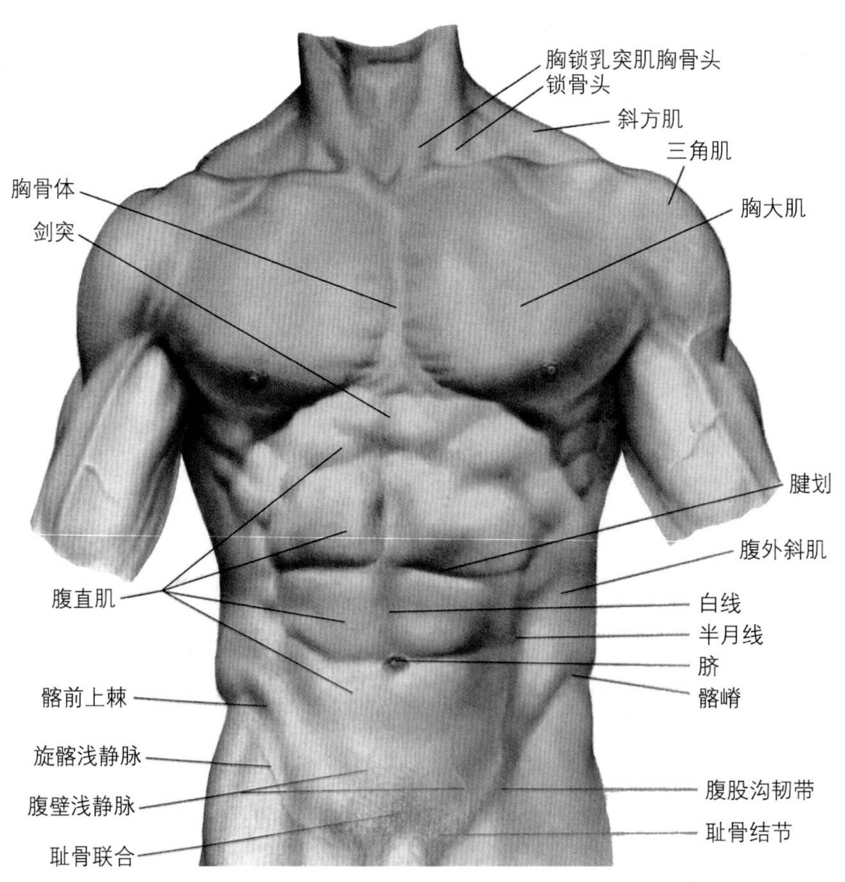

图4-7　胸部的体表标志

态肥胖者则只见到膨隆的腹部。在我国由于近年肥胖人群的攀升，腹部脂肪堆积，使腹部的触摸较为困难。体胖者多为上腹膨隆明显，下部脂肪下垂，甚至遮盖会阴部，这在老年人明显。

脐（umbilicus）的位置较为固定，一般位于第3、4腰椎水平。在下腹部可触及髂嵴及髂前上棘，腹壁在髂嵴处附着较为紧密。髂嵴为常用取骨部位。髂前上棘下方1 cm处为股外侧皮神经主干走行部位，股外侧皮神经卡压征的患者此处常有深压痛及神经叩击征（Tinel's征）阳性。在下腹正中可触及耻骨结节，耻骨结节与髂前上棘连线为腹股沟韧带（inguinal ligament），该韧带中点处可触及明显搏动，即为股动脉。此搏动的外侧为股神经走行部位，内侧为股静脉走行部位。

正常情况下，双侧髂窝空虚，无压痛。腰椎结核合并腰大肌脓肿的患者，髂窝饱满；附件炎患者可有下腹部的深压痛。

在腹壁外侧，沿髂嵴向后可触及髂后上棘。两侧髂嵴最高点连线通过第4腰椎棘突及第4腰椎椎体中下部，此水平线下1~2 cm处为第5腰椎水平。

由于髂嵴形态不同，双侧髂嵴最高点连线水平也有所变化。如果该水平与第4腰椎椎体下缘相当，说明第5腰椎所处位置较深。如果该水平与第5腰椎中下部相对，说明第5腰椎所处位置较高。在第5腰椎位置较深的病例，其第4~5腰椎椎间盘突出症发生率较高，而第5腰椎~第1骶椎椎间盘突出的发生率相对较低；第5腰椎位置较高的患者，其第5腰椎~第1骶椎椎间盘突出症的发生率较高。因此，可以结合腰椎正位片及骨盆片来确定腰椎定位，这对腰椎手术定位及判断腰椎间盘突出症的部位及高危因素有临床意义（图4-8）。

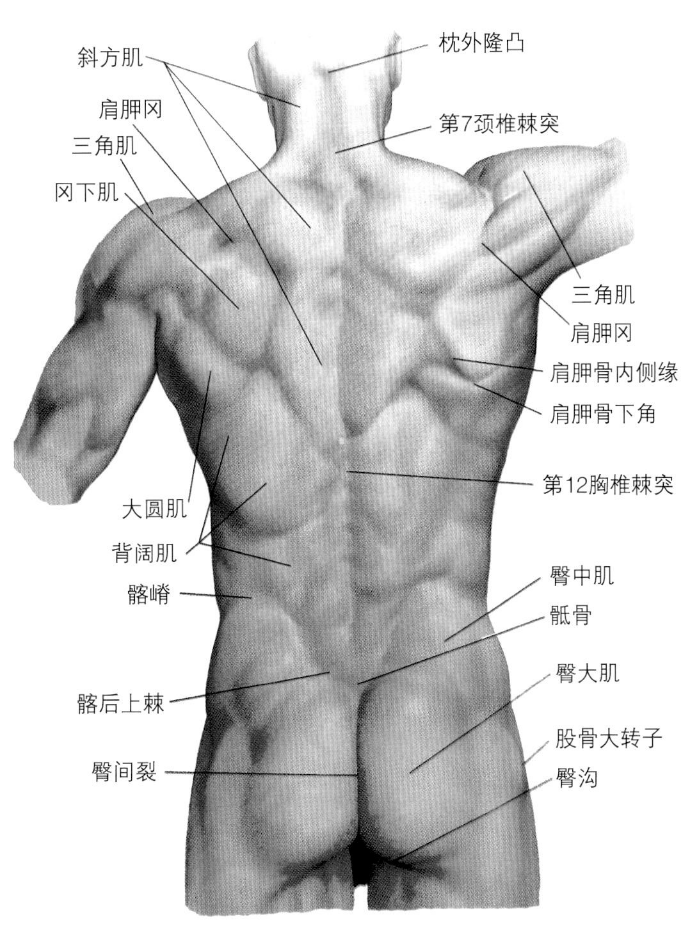

图4-8　背部体表标志

骶尾部

骶尾部有一明显的凹陷，呈菱形，两侧外下缘由臀肌组成，正中为臀缝。菱形凹陷的外侧为髂后上棘，上角相当于第5腰椎棘突。两侧髂后上棘连线约相当于第2骶椎水平。腰前凸增大或腰骶椎滑脱的患者，此凹陷加深；腰后凸的患者，此凹陷消失。

在尾部可触到明显的骨性物，即为尾骨末端。向上可触及骶骨外侧角，双侧骶骨外侧角连线相当于骶管裂孔（sacral hiatus）的部位，此孔是骶管麻醉及骶管注射的部位。同侧骶骨外侧角与髂后上棘连线即为骶髂关节的后面，在此处可触及硬韧的骶髂后部韧带。骶髂关节炎及骶髂部韧带损伤时，在此处有压痛。骶骨骨折及骶骨肿瘤患者，骶尾部有明显的压痛和叩击痛。尾骨骨折患者，尾骨有明显触痛和叩击痛。骶尾骨交界处即相当于骶尾关节，骶尾韧带损伤的患者骶尾关节两侧有压痛。正常情况下，尾骨尖端不会低于双侧坐骨结节水平，巨大尾骨者可触到明显的骨性物，有时尾骨向侧方倾斜，多无明显症状，属于正常变异。

骨　盆

对于体瘦的人，髂嵴可全部看到；而体胖者，髂嵴全长也可全部摸到。其前端为髂前上棘，后端为髂后上棘，髂嵴约前1/3外侧可触及髂结节，此处是髂嵴最宽厚的部位，是取髂骨常用部位，沿髂嵴的弧形切口常用于取髂骨手术。

耻骨结节（pubic tubercle）位于腹股沟内侧端，瘦人较易摸到，左右耻骨结节连线中点的下方为耻骨联合的部位。正常情况下，耻骨联合没有明显的间隙，也无压痛，骨盆骨折耻骨联合分离时，此处常可触及间隙并有压痛。在部分孕妇，此处也可触及间隙并有轻压痛，这是因为耻骨联合轻度分离所致。

坐骨结节在直立位时位置较深在，但在屈曲髋关节时，在臀部可触摸到，其相对应的皮肤由于坐位时摩擦常出现皮肤色素沉着，着色较深，皮肤也较厚。坐骨结节呈骨性隆起，无压痛，双侧对称。坐骨结节滑囊炎的患者，在坐骨结节处触及不移动的囊性肿物，无压痛，局部皮肤多无粘连。坐骨结节撕脱骨折者，局部有压痛，可见瘀血斑。

重要结构的体表投影

■ 梨状肌体表投影

髂后上棘、大转子及坐骨结节三者构成三角形状，其三角的中心即为梨状肌的体表投影，腰椎间盘突出症及梨状肌综合征的患者此处常有深压痛，并放射至小腿外侧及足背。局部封闭注射常以此点作为进针部位，用于治疗或鉴别梨状肌综合征。

■ 骶髂关节投影

髂后上棘与骶骨外侧角连线即是骶髂关节的走行方向及其在臀后部的体表投影，此连线的中上2/3为关节部分，下1/3为骶髂关节下部韧带连结部分。当骶髂关节炎、外伤时，此处常有深压痛；扭转骨盆时，该处常有疼痛。

脊柱的功能

脊柱作为中轴支架，主要为支持、保护、减轻震荡及运动等功能。在颈部，颈椎前凸，支撑头颅保持中立位，并可灵活运动。头颅重心通过齿突，向下沿各椎间盘传递。在胸部，肋骨、胸骨及胸椎组成胸廓，对心、肺及大血管等结构构成支持保护框架。脊柱与上肢借肩胛骨及锁骨相连。腰椎相对灵活而又稳定，借骨盆与下肢相连。当人体活动及负重时，脊柱作为支架将四肢及其他部分作为一个整体进行平衡调节。坐位时，骶尾骨则主要参与承担应力作用，各部椎间盘将椎体串联起来，犹如一个弹簧串，能够缓冲各种震荡，同时借助肌肉及韧带保护姿势的稳定，在剧烈活动时，椎间盘吸收震荡，可保护颅脑等重要器官免受损伤。椎间盘突出症的患者，其椎间盘这种功能减弱，患者则怕震动，走路小心翼翼。强直性脊柱炎的患者，由于脊柱失去弹性及运动，所以走路也较小心笨拙。

临床应用注意事项

体表标志个体差异较大，正常和疾病时的差异更大，所以这些标志成为查体及操作的重要参考标志，骨性标志显影清楚，影像技术的提高使得这些标志越来越重要，所以熟练掌握和运用这些知识是骨科医生的基本功之一。

（杜心如）

参考文献

1. 肖振芹, 李政军, 刘海龙, 等. 64层螺旋CT在先天性脊柱侧弯矫形术前的应用价值. 河北医药, 2014, 36(1):89-90.
2. 侯志彬, 李欣, 杨楠. MSCT 3D后处理技术在儿童肋骨及肋软骨发育异常诊断中的价值. 放射学实践, 2013, 28(9):928-931.
3. 杜心如, 徐永清. 临床解剖学丛书-脊柱与四肢分册. 北京: 人民卫生出版社, 2014:384-388.
4. 杜心如, 丁自海. 骨科临床解剖学. 北京: 人民卫生出版社, 2016: 141-142.
5. 郝永强, 晏焕青. 应用体表测量法预测骨质疏松症及并发椎体骨折的研究.中国骨质疏松杂志, 2007, 13(12):829-832.
6. 贺石生, 张海龙, 顾昕, 等. 腰椎微创手术术前定位器的设计及临床应用. 中华骨科杂志, 2011, 31(10):1170-1171.

5

椎骨及其连结

脊柱由椎骨（vertebra）（包括24块独立的椎骨、1块骶骨和1块尾骨）和一系列连结结构组成。独立的椎骨包括7块颈椎、12块胸椎和5块腰椎。脊柱强壮而又柔韧，支持头和躯干，保持其直立，并能使上身弯曲和旋转。椎间盘位于相邻椎体之间，能吸收在承重、跳跃和扭转时产生的冲击和震荡。在剧烈运动时，每立方厘米的椎间盘能承受数百千克的重量。脊柱周围有强壮的韧带和肌肉，能稳定椎骨并控制脊柱的运动。

脊柱由脊索等发展而来。脊柱主要包括椎骨（vertebra）和椎间盘（intervertebral disc）。一个典型的椎骨由椎体（centrum，指发育中的椎体）和神经弓（neural arch）组成。随着胚胎的发育，神经弓的前外侧部与椎体（centrum）融合构成椎体（vertebral body，指发育完成的椎体），后部和两侧分别与棘突和横突连接。

椎骨的一般形态和结构

■ 椎骨的一般形态

椎骨的分部

椎骨分为前面的椎体和后面的椎弓（vertebral arch），二者围成椎孔（vertebral foramen），所有椎孔相连成椎管（vertebral canal），其中有脊髓、脊膜及其血管。椎弓伸出7个突起（图5-1）。相邻椎体的上下相对面之间，通过椎间盘相连。相邻椎弓根之间，在接近椎体连接处形成椎间孔（intervertebral foramina），其中有脊神经、血管和淋巴管通过。

椎体的形态

椎体呈圆柱状，其大小、形状和比例，在不同部位甚至不同人种之间各异。椎体的上、下面从近似平面（但不平行）到鞍状，周围有高起的平滑区，它来源于环状骺板，其中央为粗糙面。这些结构的不同是由于椎间盘早期结构的差异。多数椎体的水平面形态是前凸，而后面形成椎孔处凹陷。矢状切面的形态多是前面凹而后面平。椎体的前面和两侧可见许多小血管孔，后面是一些小动脉孔和一不规则的大孔（有的有2个），是椎体静脉的出口。在CT中的静脉通道应与椎体骨折相区别（图5-2）。

临床应用注意事项

椎体内血管与骨折的鉴别要点：椎体内血管的CT影像为放射状双平行线样的管道特征，椎体形态正常无变化。椎体骨折时骨折线锐利而且不规则，椎体形态发生变化。

椎弓的形态

椎弓的前面较窄细，称椎弓根（pedicle），

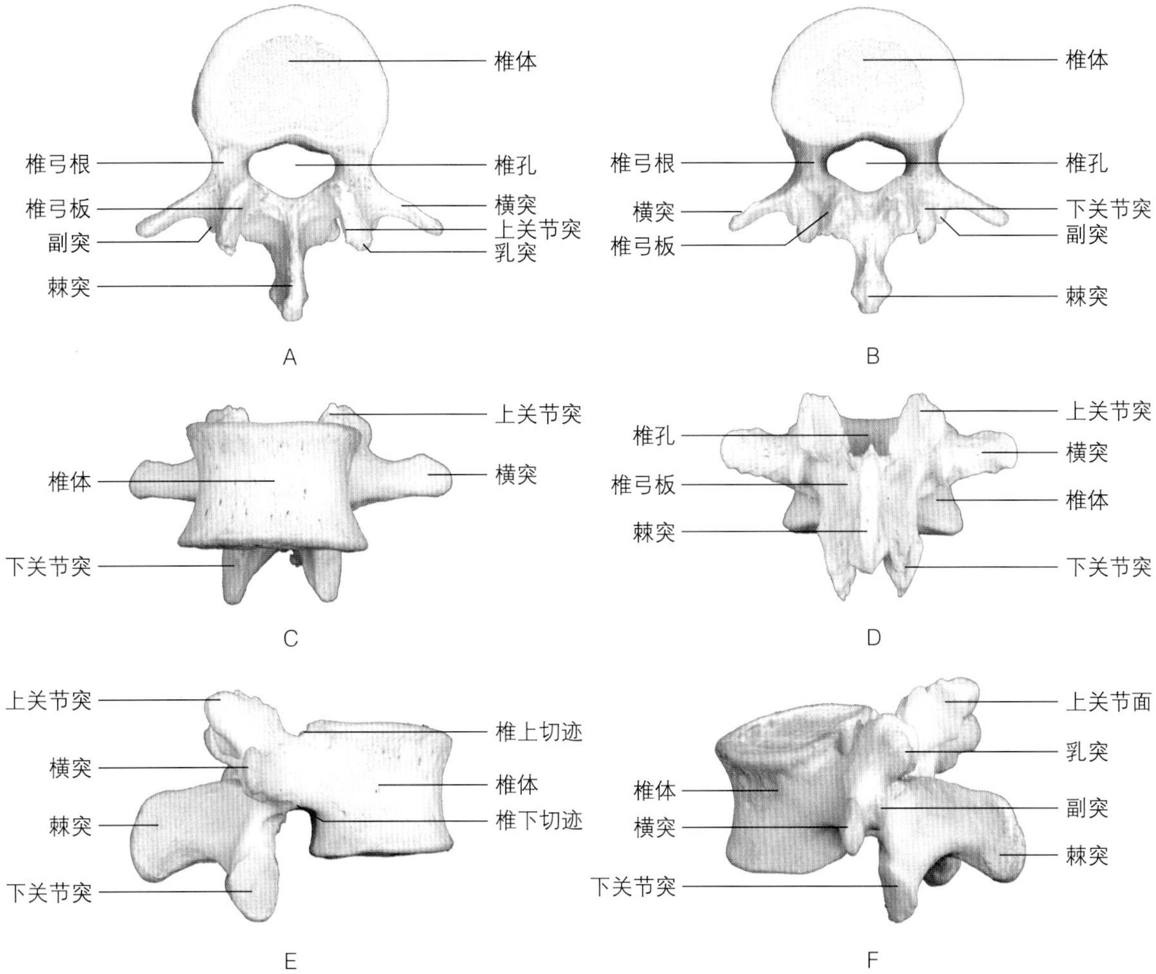

椎体
椎弓根
椎孔
椎弓板
横突
副突
上关节突
乳突
棘突

A

椎体
椎弓根
椎孔
横突
下关节突
椎弓板
副突
棘突

B

上关节突
椎体
横突
下关节突

C

上关节突
椎孔
横突
椎弓板
椎体
棘突
下关节突

D

上关节突
椎上切迹
横突
椎体
棘突
椎下切迹
下关节突

E

上关节面
乳突
椎体
副突
横突
棘突
下关节突

F

图5-1 椎骨的形态（腰椎）

A.上面观；B.下面观；C.前面观；D.后面观；E.侧面观；F.侧后面观

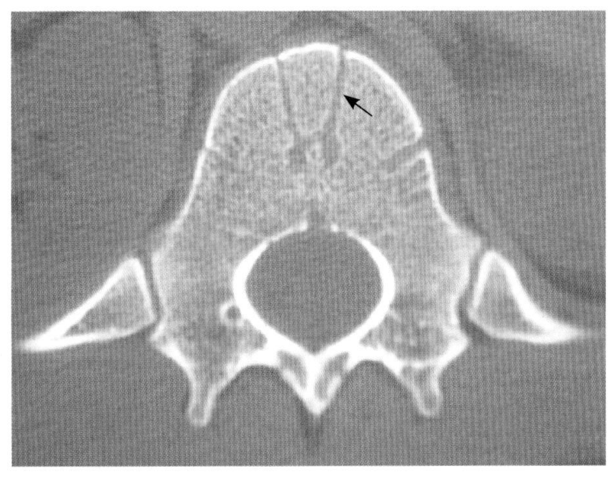

图5-2 椎体内血管CT影像

后面较宽，称椎弓板（lamina），从其连接处发出成对的横突、上关节突和下关节突。椎弓板后面正中发出一个棘突。

椎弓根上下缘弧形的凹陷形成椎上切迹（superior vertebral notch）和椎下切迹（inferior vertebral notch），椎上切迹较椎下切迹浅。当椎骨由椎间盘和关节突关节连接时，相邻的椎切迹（vertebral notches）形成椎间孔（intervertebral foramina）。因此，椎间孔完整的周边是由两个切迹、相邻椎体的后外侧部、椎间盘和滑膜性关节突关节的关节囊组成。

棘突（spinous process）从两个椎弓板连接处向后下突出，不同椎骨棘突的大小、形状和方向各异。它们作为肌肉的杠杆，能控制脊柱的姿势和主动运动（屈、伸、侧屈和旋转）。

上、下关节突（articular processes）成对，起自椎弓根和椎弓板连接处。上关节突（superior articular processes）向上突出，不同关节突的关节面可向内侧或外侧倾斜；下关节突（inferior articular processes）向下突出，其关节面向前，也可向内侧或外侧倾斜。相邻椎骨的关节突形成小的滑膜性关节突关节，并构成椎间孔的后壁。这些小关节使椎骨间有一定程度的活动，不同水平的椎骨活动度明显不同。

横突（transverse processes）自椎弓根和椎弓板交接处向外侧伸出，作为肌肉和韧带的杠杆，尤其与脊柱的旋转和侧屈有关。胸椎横突与肋骨相关节。肋成分（costal elements）在胚胎中发展成为神经弓的基本部分，只有在胸部才形成独立的胸肋，其他部位的发育较差并与解剖学描述中的“横突”融合。

临床应用注意事项

由于脊椎这些结构在颈、胸、腰、骶形态各异，可以用于鉴别和定位，计数脊椎节段。虽然在X线片上这些结构的影像重叠，但依然能够辨识。当存在病变时这些结构的影像会发生改变，不同疾病其改变也不相同，如肿瘤破坏椎弓根时椎弓根影像消失。CT三维重建可以很真实地显示脊柱椎体及附件的形态。所以掌握椎骨的形态特点是诊断疾病的基本功之一。全脊柱成像也使得计数脊椎节段更为准确，同时也发现一些变异，如全脊柱只有22节或23节活动脊椎（不包括骶尾椎）。

椎骨的结构

椎骨内部为海绵状的骨小梁（trabecular bone），外壳是一层骨密质（compact bone）（骨皮质），有许多血管孔穿过。椎体内的骨小梁丰富，其中腰椎椎体中间部的骨小梁比较粗大，主要是垂直的骨板或管，椎弓及其突起处则较少（图5-3）。骨密质的椎间盘面薄，其他各面较厚，而椎弓及其突起处厚。骨小梁间含有红骨髓和1~2个大的、前后方向的椎体静脉管。由于椎体以骨松质为主，故沿脊柱长轴的过大压力可造成椎体前部塌陷，而椎体后缘多无变化，此类骨折即椎体压缩性骨折（图5-4）。

临床应用注意事项

椎体内骨小梁排列有序，椎体肿瘤时骨小梁被破坏，出现中断、消失（图5-5）。骨质疏松时骨小梁变得细小、稀疏，影像表现为骨小梁减少，骨密度降低（图5-6）。椎体骨硬化时骨小梁变得密集，骨密度升高，可见于成骨性肿瘤、氟骨病、畸形骨炎等（图5-7）。与正常对比这些病变容易被发现。掌握正常骨小梁形态特点对于病变的发现很重要。

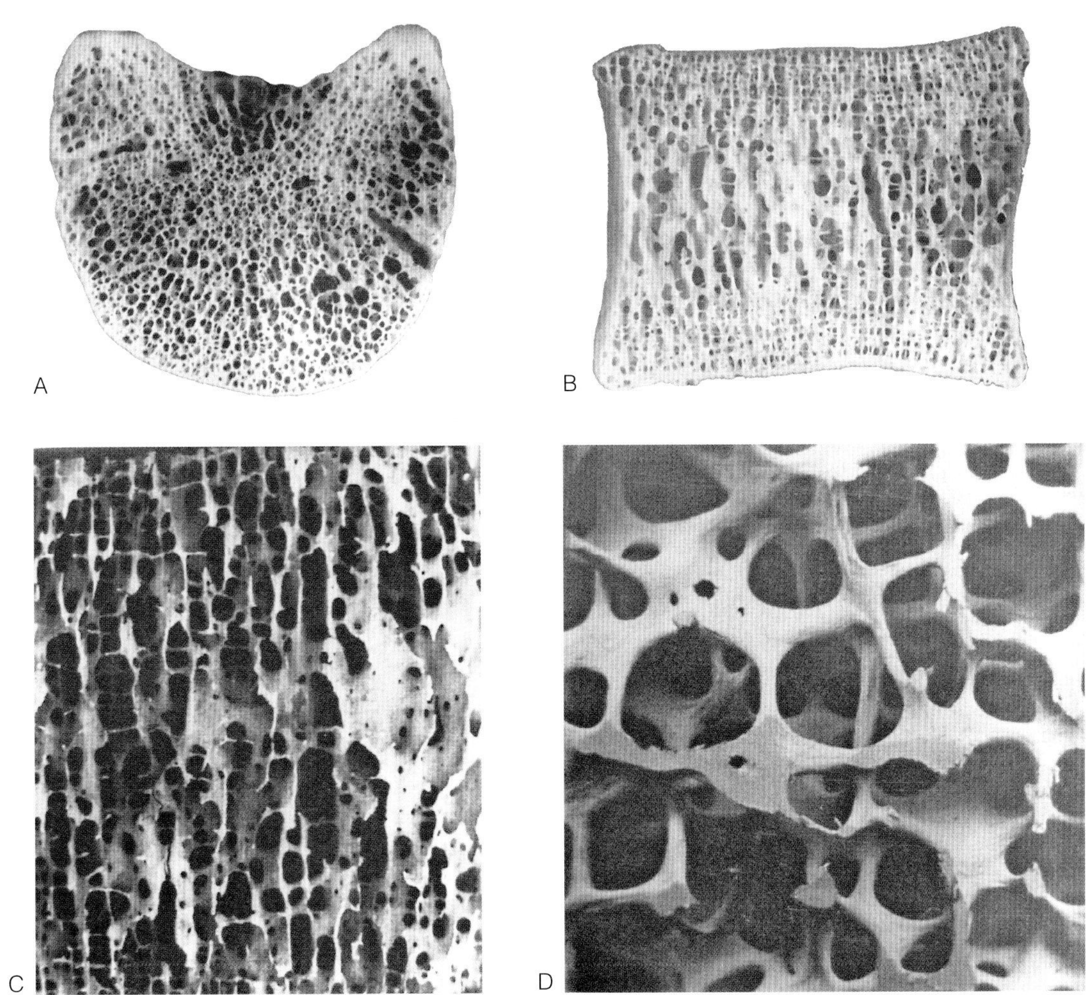

图5-3　椎骨的结构

A.水平切面；B.矢状切面；C.第4腰椎透射电子成像；D.扫描电镜

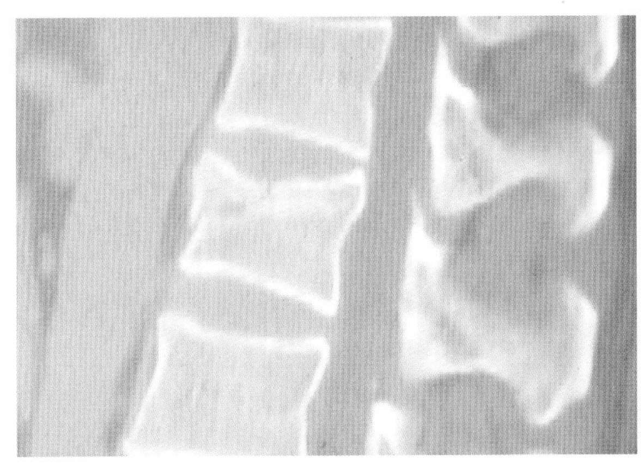

图5-4　压缩性骨折

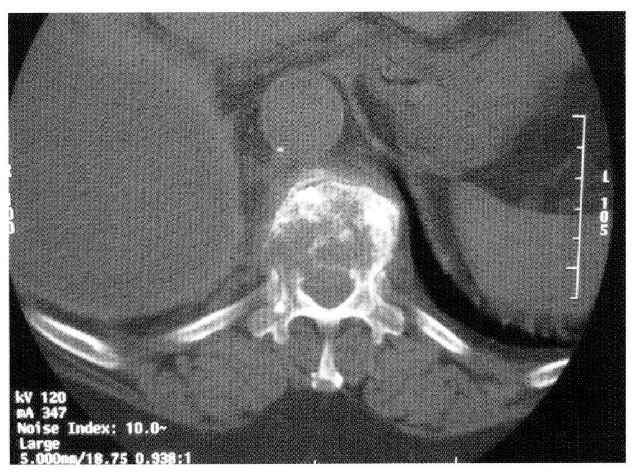

图5-5　肺癌胸椎转移（T10，CT）

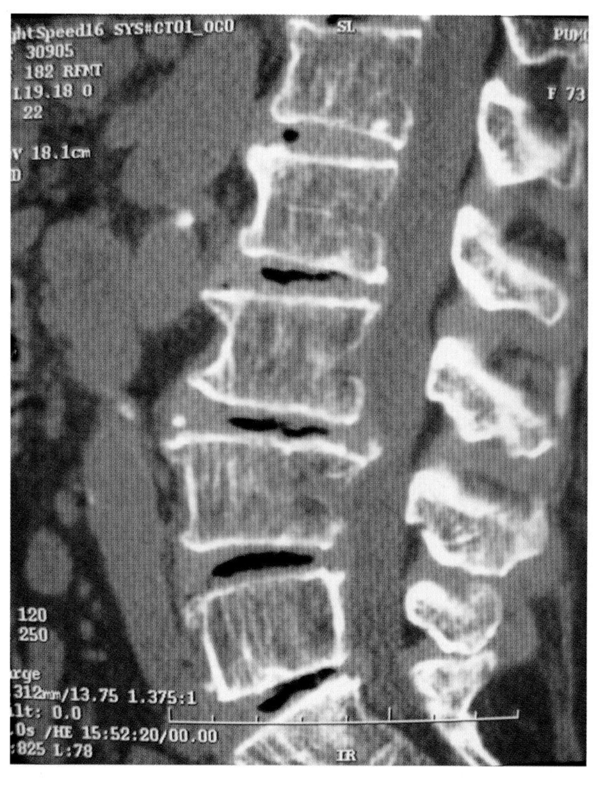

图5-6　骨质疏松（腰椎，CT矢状面重建）

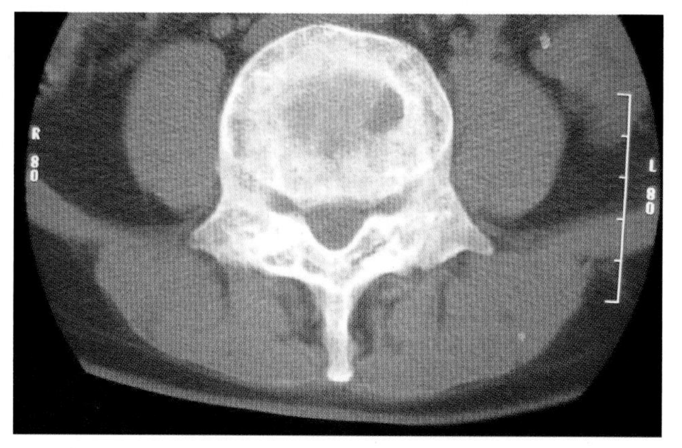

图5-7　畸形骨炎（L4，CT）

椎骨的连结

椎骨的连结可分为椎体间连结、椎弓间韧带连结和关节突关节，椎体间连结又分为椎间盘连结和韧带连结。

椎体间连结

椎体间连结结构包括椎间盘和韧带。椎间盘位于相邻两椎体之间，韧带纵行附着在椎体和椎间盘的前、后面，将二者连在一起。

椎间盘

1. 椎间盘的解剖结构　因第1、2颈椎间和骶椎、尾椎间无椎间盘组织，故椎间盘仅有23个。椎间盘位于相邻两个椎体之间，即上一个椎体的下面和下一椎体的上面之间。椎间盘通过薄层的透明软骨与椎体相连。椎间盘是由软骨终板、纤维环和髓核三部分构成，其厚度约占脊柱全长的1/4（图5-8）。

（1）软骨终板（end plate）：软骨终板主要由圆形软骨细胞构成，在椎体上、下各一个，其厚度为1 mm，在中心区更薄，呈半透明状，位于椎体骺环之内。骺环在成人为椎体周围的骨皮质骨环。在青少年时为软骨源性生长带。在成人时为纤维环的纤维附着固定环（图5-9）。

软骨终板有许多微孔，是髓核的水分和代谢产物的通路。在婴幼儿软骨终板的上、下面有微细血管穿过。在出生后8个月血管开始关闭，到20~30岁完全闭塞，故一般认为成人时属于无血

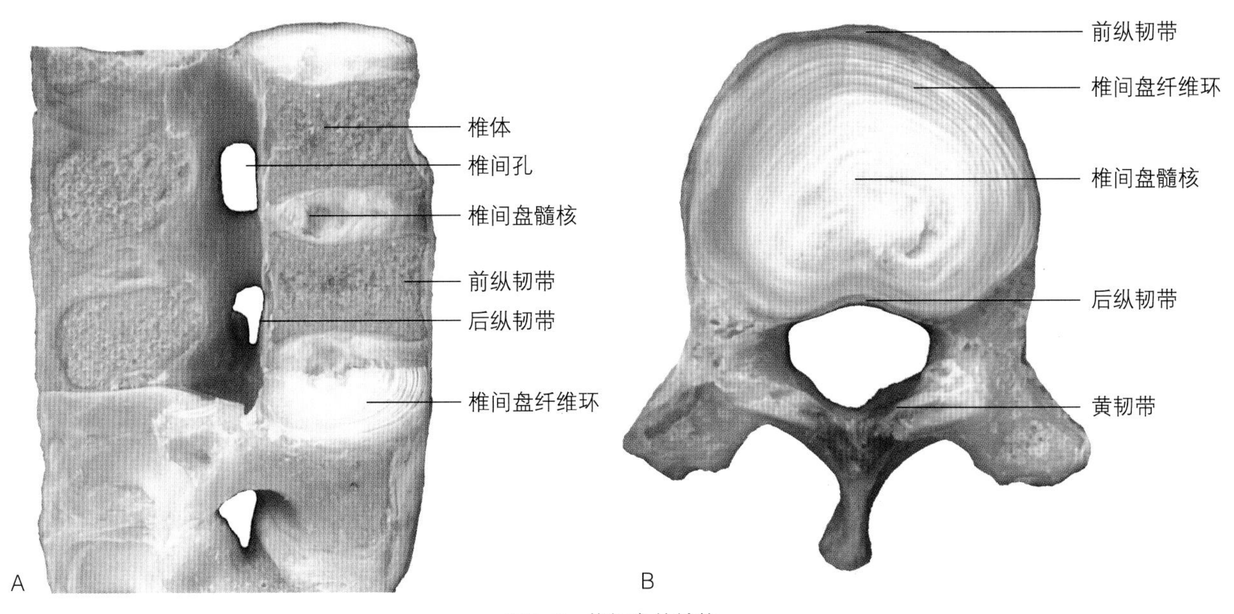

图5-8　椎间盘的结构
A.水平切面；B.矢状切面

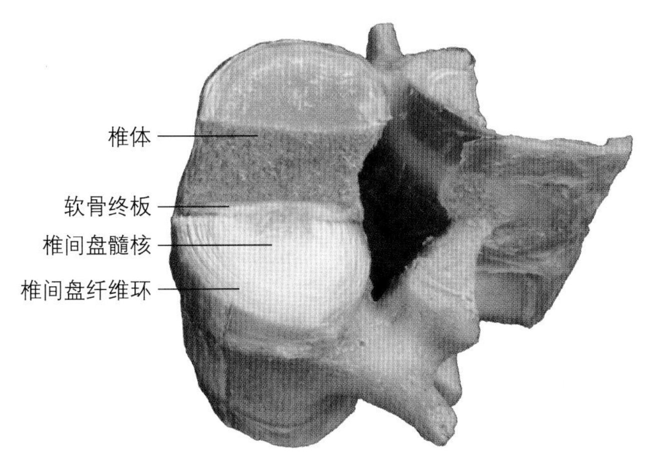

图5-9　软骨终板

管组织。同一椎体的上、下软骨终板面积是不同的。Hardy和Rabey做腰椎间盘的分析解剖，发现从第1~4腰椎，每一个椎体的下软骨终板前后径和面积要比上软骨终板的大。而第5腰椎体的软骨终板相反。每一软骨终板面积从第1~5腰椎逐渐增加。软骨终板的形状在第1、2腰椎呈肾形，第3~5腰椎为椭圆形。软骨终板内无神经组织，因此当软骨终板损伤后，既不产生疼痛症状，亦不能自行修复。椎体上下无血管的软骨终板如同膝、髋关节的关节软骨一样，可以承受压力，防止椎骨遭受超负荷压力以保护椎体，只要软骨终板保持完整，椎体不会因压力而发生吸收现象。软骨终板还可视为半渗透膜，在渗透压下水分可以扩散至无血管的椎间盘。

椎体在生长发育过程中，椎体上下面的骺板骨化停止后形成骨板，呈轻度凹陷，即为骨性终板。椎体终板的中央仍为一薄层透明软骨覆盖，即为软骨终板，椎体终板的大体形态为中央区域较薄，四周边缘增厚隆起，形成一环状骨突。

终板的厚度在不同节段以及同一椎体的不同部位存在着差异。Silva 等采用直接测量和CT测量法测得颈椎、胸椎、腰椎的椎体终板厚度分别为0.51 mm、0.12 mm、0.35~1.00 mm。Edwards等对20例人尸体脊柱标本的胸腰椎体终板厚度进行了测量，最小平均值为0.4 mm，最大平均值为0.86 mm，整体平均值为（0.64 ± 0.41）mm，下腰椎椎体终板最厚。在同一椎体的不同部位，终板的厚度也不尽相同。Robert 等发现终板的厚度区域性不同，终板由椎体中心向外周逐渐增厚，在同一椎间隙，上面的终板（上位椎体的下终板）厚于下面的终板（下位椎体的上终板）。Panjabi比较了成人颈椎终板的厚度变化，发现上位终板前薄（0.44~0.56 mm）后厚（0.74~0.89 mm），下位终板前厚（0.61~0.81 mm）后薄（0.49~0.62 mm），在中央区域上位终板（0.44~0.56 mm）比下位终板（0.53~0.64 mm）薄。终板的厚度与相邻椎间盘的黏蛋白含量成正比，而黏蛋白含量与椎间盘的静水压密切相关。终板的改变影响了椎间盘的营养供应，可以导致椎间盘的变性，最终导致椎间盘退行性疾病。

椎体终板并非真正的皮质骨，而是融合骨小梁组成的层状多孔结构。终板内有大小不等的孔状结构，中央区较多，周边较少。椎体终板的这种结构是椎间盘营养供应的解剖学基础。Papadakis 等对椎间盘营养供应的研究发现，椎体血窦与软骨终板间直接接触，该结构占整个终板面积的 7%~10%，其直接接触的实际就是骨性终板的孔状结构。

除上述直接接触外，有20%~30%的血窦与软骨终板之间有厚度小于25 μm的一薄层骨质相隔，这一结构也具有很大的通透性，营养物质通过终板的方式主要是弥散和对流。弥散是小分子物质，如O_2、葡萄糖、Na^+ 、K^+ 等通过的主要方式，而对流是激素、酶、椎间盘降解产物等通过的主要方式。终板中的孔状结构、软骨终板中的肉芽结构是对流的解剖结构，而椎间盘内外的压力差是营养通过的动力学基础。

椎体软骨终板作为椎间盘的主要营养途径，对椎间盘的营养供应以及力学性能的维持都具有十分重要的作用。研究表明，终板途径的营养障碍会直接导致椎间盘退变的发生，椎间盘退变前终板软骨即可见明显的退变，终板软骨退变是椎间盘退变的始动因素，故研究终板软骨退变可为椎间盘退变的早期防治提供新的理论依据。

研究发现终板软骨下血管形成受阻导致或加速终板软骨的退变，其中退变的终板软骨血管内皮细胞生长因子及其受体表达明显减少，作者针对这个现象进行了更为深入的研究，将pcDNA3.1−VEGF165质粒注射入退变的椎间盘内，处理后经过组织学染色发现，椎间盘组织的退变得到了较为明显的缓解，并且电镜下可以观察到治疗组的椎间盘髓核以及纤维环结构和功能也基本恢复正常，此方法延缓了终板软骨的钙化和椎间盘的退变，为椎间盘退变防治提供了新的思路。

临床应用注意事项

腰椎后路椎间融合、椎弓根钉固定已经成为治疗腰椎疾病的一种常用的术式，其融合率高，脊柱可以达到即刻稳定，可以很好地纠正矢状面和冠状面的力线，通过提升椎间高度来达到椎间孔的减压效果，并且金属椎间融合器被认为可以预防移植骨块的塌陷并能很好地保持椎间高度。然而，近年来，关于融合后椎间融合器引起的塌陷及椎间高度丢失的报道越来越多，终板在融合中的作用存在着很多争议。

在融合过程中是否应该切除终板，切除终板的多少，融合器放置的位置等问题还没有得到很好的解决。在脊柱融合手术中，椎体终板的处理方法多种多样，目前尚无统一的标准。Truumees 等将 21 例人尸体颈椎标本制作成试验模型，发现保留完整的椎体终板承受载荷能力强于锉磨过的椎体终板。但是，也有作者认为置入物强度和椎体终板准备技术均不影响椎体终板的极限耐压强度，而年龄、矿物质才是显著的影响因素。对置入物的支持，周围骨能够提供与全椎体面一样的轴向应力，附加支撑物并不具有力学意义，反而减少置入物的接触面积。因此，他们建议手术时可以去除椎体终板中央的皮质骨壳，不仅不影响承受的压应力，并且有利于置入物的融合。Emery 等在两组病例随访中比较了保留椎体终板和不保留椎体终板的临床效果，结果发现保留椎体终板组可见轻度植骨块吸收，未保留椎体终板组植骨块有不同程度的塌陷，少数患者融合后的椎间隙明显狭窄，但两组病例均获得骨性愈合。融合不良主要与以下几点有关：①老年患者骨质疏松，骨愈合能力差；②融合节段的稳定性不能充分保证；③椎间植骨床—终板的处理问题：过分强调骨性终板的支撑作用，忽略了植骨床的有效血运问题，尤其终板出现退变硬化的患者。对于任何脊柱融合手术，如何尽早最大限度地实现骨性愈合是重要问题，只有确实的融合才能有效地提供稳定性并提高术后疗效。以往针对终板的研究中过多地强调了终板的抗压应力作用，忽略了终板发生严重退变后的血供问题。

在脊柱疾病的诊断与鉴别诊断中，终板是否受累是一个重要的影像特征。终板具有屏障功能，椎体肿瘤不能突破终板，所以椎间盘不受累。椎间隙不变窄是脊柱肿瘤的特点；脊柱结核可以累及终板及椎间盘，所以多出现椎间隙变窄消失、椎间盘破坏；脊柱感染多累及终板，呈硬化性改变；脊柱真菌感染病灶可突破终板，所以椎间隙多出现相应的变化。

MRI上终板信号的改变所对应的病理改变也称椎体终板骨软骨炎，简称为终板炎，是引起腰痛的重要原因。1987年De Roos首先注意到椎体终板及软骨下骨在MRI上的信号强度改变。1988年Modic等通过对474例椎间盘退变性慢性腰痛患者的研究，首次将这种信号定义改称为 Modic 改变，也叫 Modic 征象。将MRI上这种椎体终板及其周围骨质信号的改变，按T_1和T_2加权像的不同表现将终板退变分为3型，并通过病理证实。

Ⅰ型：T_1加权像低信号、T_2加权像高信号，提示终板软骨裂隙与软骨下骨髓血管化，病理可见骨髓含有多发增生小血管和排列疏松的纤维组织，并有巨噬细胞浸润。

Ⅱ型：T_1加权像信号增强、T_2加权像中等信号或轻度增强信号，病理可见终板区破裂及其继发性炎性反应，骨髓缺乏造血成分，被黄骨髓替代，脂肪组织增多。

Ⅲ型：T_1和T_2加权像均呈低信号，提示终板软骨下骨的增生硬化，而骨髓成分相对缺乏。

（2）纤维环（annulus fibrosus）：纤维环分为外、中、内三层。外层由胶原纤维带组成，内层由纤维软骨带组成。细胞排列与分层的纤维环方向一致。各层之间有黏合样物质，使彼此之间牢固地结合在一起，而不呈互相交叉穿插。外层纤维环的细胞呈梭形，它的细胞核呈雪茄形；而内层纤维环细胞呈圆形，类似软骨样细胞，同时不定形的基质亦增加。纤维环的前部和两侧部最厚，近乎等于后部的2倍。后部最薄，但一般亦有12层纤维。外层纤维在两个椎体骺环之间，内层纤维在两个椎体软骨终板之间。外、中层纤维环通过Sharpey纤维连于骺环。纤维环后部多为内层纤维，附着于软骨终板上。最内层纤维进入髓核内并与细胞间质相连。因此，在最内层纤维与髓核之间无明显界限。

纤维环前部由前纵韧带加强，纤维环后部较薄，各层之间黏合样物质亦少，不如前、外侧部坚实，但也得到后纵韧带的加强。在纤维环的前侧部分，外、中、内层纤维各自平行而斜向两椎体之间，纤维相互交叉重叠为30°~60°，呈“×”形。纤维环的后部纤维则以更复杂的分层方式排列。整个纤维环可以认为是同心环状多层结构。其外周纤维比较垂直，而越接近中心纤维越倾斜。当接近软骨终板时几乎呈平行纤维。纤维环相邻纤维层的交叉排列，可能与髓核对其所施内部压力有关。短纤维较长纤维更易遭受巨大应力，不利于两椎骨间的运动，可引起放射状撕裂。纤维连接相邻椎体，使脊柱在运动时作为一个整体，纤维环甚为坚固，紧密附着于软骨终板上，保持脊柱的稳定性。脊柱外伤时，必须有巨大力量，使纤维环广泛撕裂，才能引起椎体间脱位。纤维环的特殊排列方向，使相邻椎体可以有轻微活动，但运动到一定限度时，纤维环紧张，又起节制的作用，限制旋转运动。

临床应用注意事项

椎间盘突出的主要病理变化之一就是纤维环破裂，手术切除椎间盘时需要将纤维环切开从而取出髓核，达到减压的目的。不管微创还是开放手术，术后均遗留纤维环的缺损，所以只有在纤维环愈合后才能恢复椎间盘承重功能，如果术后过早下地，剩余的髓核组织会从纤维环的缺损处再次突出，这就是为什么椎间盘复发突出多在原部位的原因之一，足够长的卧床时间是减少椎间盘复发的重要措施。具体多长时间下地合适，目前多推荐术后2~3周。有资料显示，纤维环愈合后仍是胶原瘢痕组织，不具备真正纤维环的功能，从这个角度讲，椎间盘切除同时进行内固定可以有效地防止椎间盘复发。

（3）髓核（nucleus pulposus）：出生时的髓核比较大而软，位于椎间盘的中央，不接触椎体。髓核细胞形态各异，细胞核呈椭圆形。细胞可单独存在，亦可6个以上为一组。在生长发育过程中，髓核位置有变化。椎体后面的发育较前面为快，因此至成年时，髓核位于椎间盘偏后。髓核占椎间盘横断面的50%~60%。在幼儿时，椎间盘内层纤维环包绕在脊索细胞的周围。10岁后脊索细胞消失，仅有软而呈胶冻样的髓核。12岁时髓核几乎完全由疏松的纤维软骨和胶原物质构成。随着年龄增长，胶原物质则被纤维软骨逐渐取代。儿童的髓核结构与纤维环分界明显，但老年人的髓核水分减少，胶原增粗，纤维环与髓核二者分界不明显。成年人髓核由软骨细胞样细胞分散在细胞间质内。在此处有比较致密的，分化不好的胶原纤维网状结构。每层胶原纤维覆以糖氨多糖和硫酸软骨素，使髓核具有与水结合的能力。依据年龄不同，髓核内水的含量可占总量的75%~90%。细胞间质各种成分结合在一起，形成立体网状胶样结构。在承受压力时，髓核使脊柱均匀地负荷，其高度在一日之间有变化，这与髓核内水分的改变有关，晚间较晨起时矮1.5~2.4 cm。在老年人变化较少，活体椎间盘每日的高度变化，男性约为17.1 mm，女性约为14.2 mm，平均每个椎间盘高度变化为0.68 mm。进入青少年期，来自纤维环的细胞和上、下椎体相邻软骨盘的纤维软骨，逐渐替代髓核中胶冻样物质。这种结构改变，使髓核形态亦不时变化。依据尸体椎间盘造影，将髓核的形态分为球形、后外侧翼形及不规则形。髓核具有可塑性，虽然不能被压缩，但在压力下变为扁平，加于其上的力可以均匀向纤维环及椎体软骨终板各个方向传导。在相邻椎骨间的运动中，髓核具有支点作用，如同滚珠，随脊柱屈伸向后或向前移动。此外，髓核在椎体与软骨终板之间，起液体交换作用，其内含物中的液体可借渗透压扩散至椎体。髓核的营养依靠软骨终板渗透，后者与松质骨密切相连。椎体的松质骨有丰富的血供，与软骨终板之间无密质骨相隔。压力的改变可使椎体内的液体进行交换。直立时压力加大，平卧时由于上面施加的压力消除，肌张力减少，液体经软骨终板渗透至髓核。

临床应用注意事项

椎间盘突出时髓核脱出是重要病理特征，但髓核不会钙化。还有一种少见的儿童椎间盘钙化症，其主要病理变化为髓核钙化（图5–10），可以出现症状，也可以没有症状，一般认为这是一种自限性良性疾病。代谢性疾病可引起软组织的钙质沉积，维生素D 过多症可引起纤维环的钙化，但并不引起髓核的钙化，一般认为其不是儿童颈椎间盘钙化的病因。常染色体隐性遗传性疾病褐黄病可因软骨内尿黑酸的聚集而发生椎间盘钙化，但为全间隙的钙化并伴有椎间隙的狭窄，尚未见儿童的病例报道。痛风尿酸盐或假性痛风焦磷酸盐钙的沉积，X线表现为类似椎间盘钙化，椎体终板常有破坏，但未见儿童椎间盘钙化患者血尿酸变化方面的报道。儿童的椎间盘钙化可无临床症状，X线片检查对椎间盘钙化的诊断

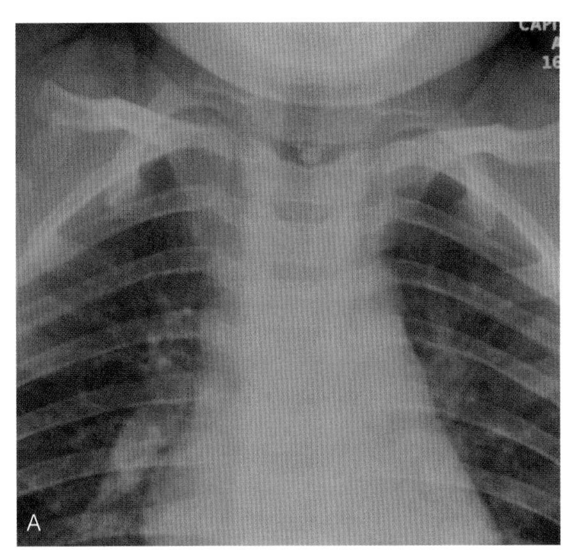

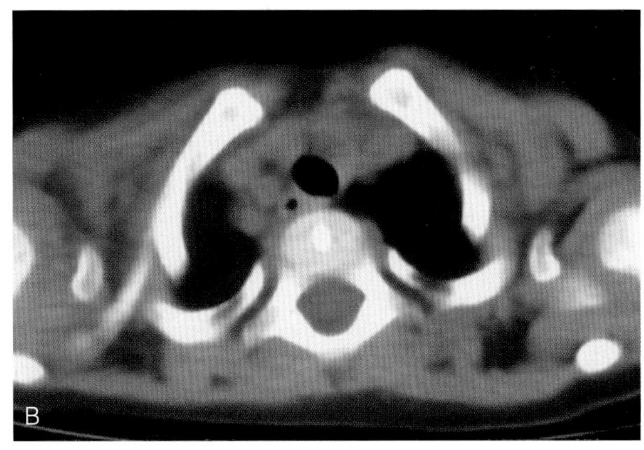

图5-10　儿童椎间盘钙化（T1~T2，男，3岁）
A.胸椎正位；B. CT所见

有确诊意义，常表现为颈椎间盘中央的钙化，多呈圆形、卵圆形、碎屑状和线状，其形态和部位与髓核相吻合，椎间隙正常，部分病例可出现椎体变扁、尖角或假骨赘，椎体弧凹或骨质吸收。总之椎间隙钙化、椎间隙不狭窄是儿童椎间盘钙化的特点。

椎间盘的软骨终板、纤维环以及髓核的细胞和基质各有其特点。在透明软骨盘与髓核间可以清楚地看到界限，而在软骨终板与纤维环之间缺乏明确的界限。椎间盘的细胞密度较大多数组织细胞密度低，细胞的分布亦不均匀。椎间盘的细胞密度，在软骨终板由浅至深，纤维环由外至内，细胞数逐渐减少。在距离纤维环外层向内2~3 mm处的细胞密度最低，髓核细胞密度亦低。

（4）椎间盘的高度：椎间盘的形状影响脊柱的继发弧度构成。不同部位的椎间盘高度不一，即使在同一椎间盘，其高度亦不一。2岁儿童腰椎间盘高度为4~6 mm，10岁时为8~11 mm，成人为9 mm。

由于颈椎和腰椎的椎间盘前厚后薄，因而构成颈椎和腰椎的生理前凸。胸椎椎间盘前后部近乎同一厚度，由于胸椎椎体本身的形状，使胸椎呈生理后凸。腰骶角受第5腰椎椎体及第1骶椎椎间盘影响，并因个体和男女性别而异。腰骶角增大超过60° 以上，称水平骶椎。

腰椎间盘所占的脊椎长度，远较胸椎间盘为大，这使得脊柱的颈、腰段更易弯曲和扭转。脊柱腰段的长度占骶椎以上脊柱长度的1/3，而其中腰椎间盘又占脊柱腰段长度的30%~36%，而颈椎间盘占脊柱颈段的20%~24%，胸椎间盘占脊柱胸段的18%~24%。这种椎间盘的形态不仅关系到脊柱的继发弧度，也直接影响到人体坐、立位的姿态和功能运动。

临床应用注意事项

了解各部位椎间盘的形态特点对于椎间盘疾病诊断很重要，尤其是腰椎间盘疾病，椎间盘退变或突出时其高度降低，X线片表现为椎间隙变窄，老年人常有多个椎间盘退变，椎间盘突出多累及单个椎间盘。

2. 椎间盘的微细结构　椎间盘的纤维环、髓核和软骨终板细胞结构不同，并且随年龄而有所变化。椎间盘的细胞决定了椎间盘生化基质的形成，主要为胶原、蛋白多糖和水，并由此影响椎间盘的功能。椎间盘的细胞密度较大多数组织细胞密度低，细胞的分布亦不均匀。

（1）腰椎间盘细胞的光镜观察：人胚胎4个月髓核内的团块型脊索细胞具有上皮样特征。卵圆型细胞核大多位于细胞质中央，胞膜边界清晰。胞质中可见大空泡。7个月胎儿髓核团块型脊索细胞胞质较致密，细胞核变扁，大多位于周边。足月胎儿髓核细胞失去上皮样特征，团块型细胞少见，多为游离脊索细胞。正常成人腰椎间盘髓核的软骨细胞有不规则细胞周围陷窝，细胞呈卵圆型，胞膜完整，胞质均匀，胞质内空泡少见，陷窝中软骨细胞外观看来有活性。细胞周围胶原纤维排列杂乱（图5-11）。腰椎间盘突出患者髓核中少数细胞位于丰富的基质中，整个细胞显示退行性变，胞膜不清楚，可见胞质内圆形胞核及胞质内空泡。基质中可见小片钙化区，活细胞稀少（图5-12）。

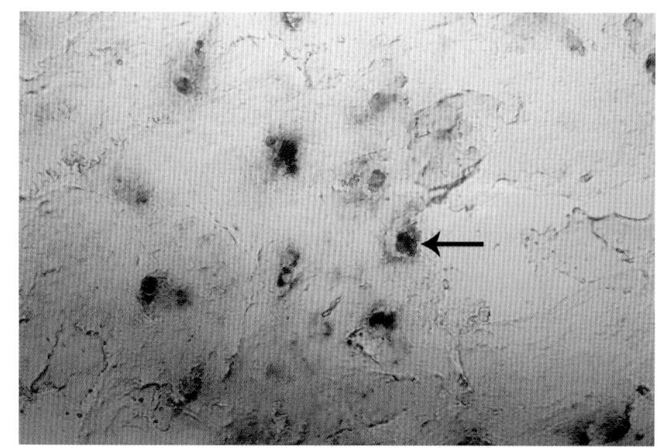
图5-11　成人髓核组织切片HE染色（箭头示髓核细胞×200）

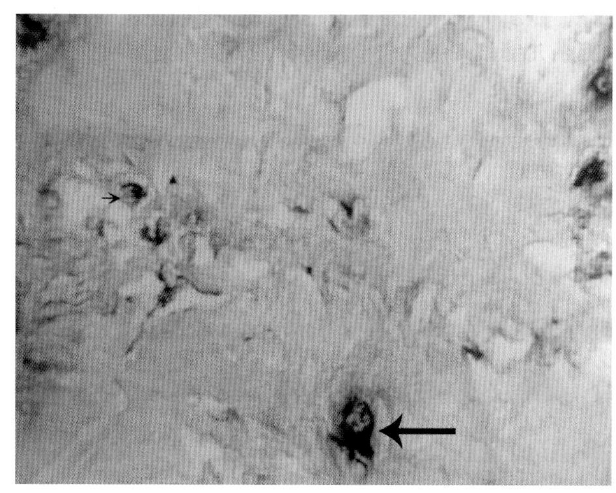
图5-12　病理椎间盘髓核组织切片HE染色（箭头示退变髓核细胞×400）

（2）胶原和蛋白多糖扫描电镜观察：髓核的胶原纤丝排列呈不规则的网状结构，胶原纤维间有较大的空隙。大部分胶原纤丝直径在0.1~0.2 μm。纤维环呈层状排列整齐紧密的胶原纤维结构，外层较内层厚。胶原纤维层间有少许胶原纤丝相连，胶原纤丝直径与髓核的相同。髓核的外周部分由疏松的网状微纤维结构形成分层的膜，并由此膜性的网状结构逐渐转化成纤维环的分层结构。

当在软骨终板内面完全切除髓核后，软骨终板中央区微纤维排列方向平行于椎体的上、下面。从扫描电镜观察椎间盘组织的三维结构，显示其共同构成了对抗重力和张力的闭合缓冲系统，Hashizume（1978年）将此系统称之为束缚系统（closed pack system），该系统在胚胎第7个月发育，在第10个月发育完全。胶原排列在髓核与纤维环移行区，其形态似木耳状（图5-13）。

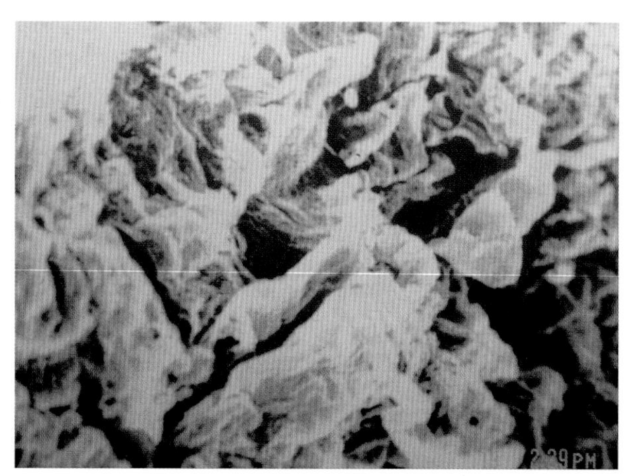
图5-13　髓核和纤维环移行区（SEM×1 000）

软骨终板与软骨下骨的骨小梁没有胶原纤丝相连，因此无法使软骨终板与软骨下骨形成坚强的固定。退变的椎间盘，首先是一部分软骨终板从相邻的椎体分离，这显然与软骨终板的胶原纤丝分布有关。软骨终板骨折所致的椎间盘完整结构破裂，使髓核物质突入椎体构成Schmorl结节。髓核的胶原纤丝呈疏松排列，其上附有颗粒。

目前已证明此微颗粒多为黏多糖蛋白复合体，具有吸水特性，在髓核内发挥流体动力学和吸收震荡的作用。此种基质中的颗粒明显受酶的影响，而酶与椎间盘组织降解有关。在椎间盘组织标本制备中，此种纤丝外的黏多糖蛋白复合颗粒易被糜蛋白酶消化，此亦是当今腰椎间盘突出症髓核溶解疗法中注射木瓜凝乳蛋白酶的理论基础。纤维环的胶原结构与髓核不同，胶原纤维外2/3层呈分层排列，并由内向外逐渐增厚，固定于椎骨的骺环和软骨终板。纤维环的胶原纤丝较髓核的粗，排列整齐、紧密。这表明两种不同组织形态结构和功能的一致性。髓核主要维持椎间盘组织的容积，纤维环主要保持椎间盘的强度，二者共同维持承受压力的平衡。从正常椎间盘及腰椎间盘突出症的髓核和纤维环扫描电镜观察，未见形态上的差异（图5-14）。

3. 椎间盘的神经　以往认为椎间盘不含有神经终末纤维。1940年Roofe证实在纤维环的后部有无髓鞘神经纤维，在后纵韧带亦有少量相似的神经纤维。这些神经纤维称为窦椎神经，起源于背根神经的神经节远端，通过椎间孔出椎管后，又重新进入椎间孔，并下行到硬膜外组织，分布于此神经起始部下两节段的后纵韧带和椎间盘后面。椎间盘后外侧部由灰质交通支的分支支配。椎间盘后部由灰质交通支的分支和腹侧支分支支配。这种特殊类型的神经功能尚欠清楚，可能有接受感觉伤害功能。

窦椎神经在重新进入椎管后，弧形向上到椎弓根周围，然后向中线发出两支。上行支到上一椎间盘，下行支跨过下一椎间盘。其终末纤维到后纵韧带、骨膜血管和硬膜。成人尸体的上、下终末纤维不交通，而在胎儿标本，这些终末支纤维上下相连。这些纤维可达纤维环的边缘，但未能证实进入纤维环之内。

研究发现，椎间盘组织内有有髓和无髓神经末梢。Jackson等证明，在胎儿、婴儿有无髓鞘神经终末纤维（Vater-Pacini小体），围绕于椎间关节囊的周围和纤维环的腹侧面。许多游离神经纤维和神经网在前、后纵韧带和外层纤维环内。但在深层纤维环和髓核内未见神经。在胎儿和婴儿的发育组织内，椎体的软骨终板有神经通过血管窦进入。无髓神经纤维分布于腰椎骨膜和后椎间关节囊的滑膜内。而在成人，此处的神经纤维为有髓鞘纤维。用胆碱酯酶方法染色，在严重退变的腰椎间盘中并未发现有神经增加，仅在纤维环周围的疏松结缔组织内发现神经纤维。一般认为有髓鞘感受器具有本体感觉功能，而无髓鞘神经末梢为疼痛感受器。

正常椎间盘在生理情况下不会刺激外部纤维环上的伤害感受神经末梢。一个完整的椎间盘承受的负荷被纤维环终板均匀分散和承担，如果发生纤维环或终板损伤，承重能力及稳定性下降，且相同的负荷由剩余没有破裂的纤维环承担，容易达到伤害感受的机械阈值从而引起疼痛。如果神经末梢被化学致敏，则更易达到机械阈值，引发腰痛。

临床应用注意事项

椎间盘源性腰痛其主要症状为腰痛，伴或不伴下肢放射痛，若存在放射痛，则在腹股沟区和（或）大腿前侧上1/3部位，一般不过膝。查体时疼痛放射区与神经根定位往往不符合，无明显下肢感觉、肌力改变；病变椎间盘水平棘突压痛，椎旁无压痛；直腿抬高试验多为阴性。

其发病机制主要为“力学机制”与“化学机制”。前者主要由于椎间盘退变导致其稳定性受损，椎间盘内分布的神经末梢受到“异常活动”导致椎间盘应力负荷的改变，所产生的机械性刺激会引起疼痛。后者为炎症介质刺激神经末梢产生疼痛。

椎间盘组织通常被认为不含有神经结构，但是研究发现正常椎间盘的纤维环外层内分布有神经纤维，不过其很少延伸至纤维环内层和髓核内。随着腰椎间盘退变的发生，椎间盘内的神经纤维增多，并可逐渐扩展到纤维环内层，甚至髓核，这与腰痛的产生密切相关。椎间盘外层纤维环内的神经主要来自背根神经节，此外，交感神经节后的灰色交通支也有分支进入椎间盘内，椎间盘内的神经纤维主要来源于背根神经节内的小型神经元。根据神经化学性质的不同，小型神经元分为神经生长因子（NGF）依赖性肽能神经元和胶质细胞源性神经营养因子（GDNF）依赖性非肽能神经元，分别表达高亲和力NGF和脑源性神经营养因子（BDNF）受体TrkA、TrkB或GDNF受体。在背根神经节内，两种小型神经元的含量与生理功能均有所区别。其中，NGF依赖性的肽能神经元约占40%，可分泌与疼痛相关的神经多肽物质P物质和降钙素基因相关肽（CGRP），对炎性反应过程中的痛觉过敏有重要作用；GDNF依赖性的非肽能神经元约占30%，可产生神经源性疼痛。两种小型神经元均长入椎间盘内，主要以NGF依赖性的肽能神经元为主。在疼痛的退变椎间盘内，背根神经节有更多的神经纤维进入椎间盘内，同时分布范围会扩大至正常椎间盘内无神经结构的内层纤维环和髓核组织内，随着退变过程进展，NGF依赖性的肽能神经元要分泌更多的NGF、P物质、CGRP、TrkA受体等，降低椎间盘对损伤刺激的反应阈值，促进慢性疼痛的发展。此外，在纤维环外层和前、后纵韧带处分布有中间型神经元。下腰痛定位不清楚，很少有触痛。疼痛的性质类似于内脏痛。椎间盘源性下腰痛已有许多文献证实其传入通路为窦椎神经，主

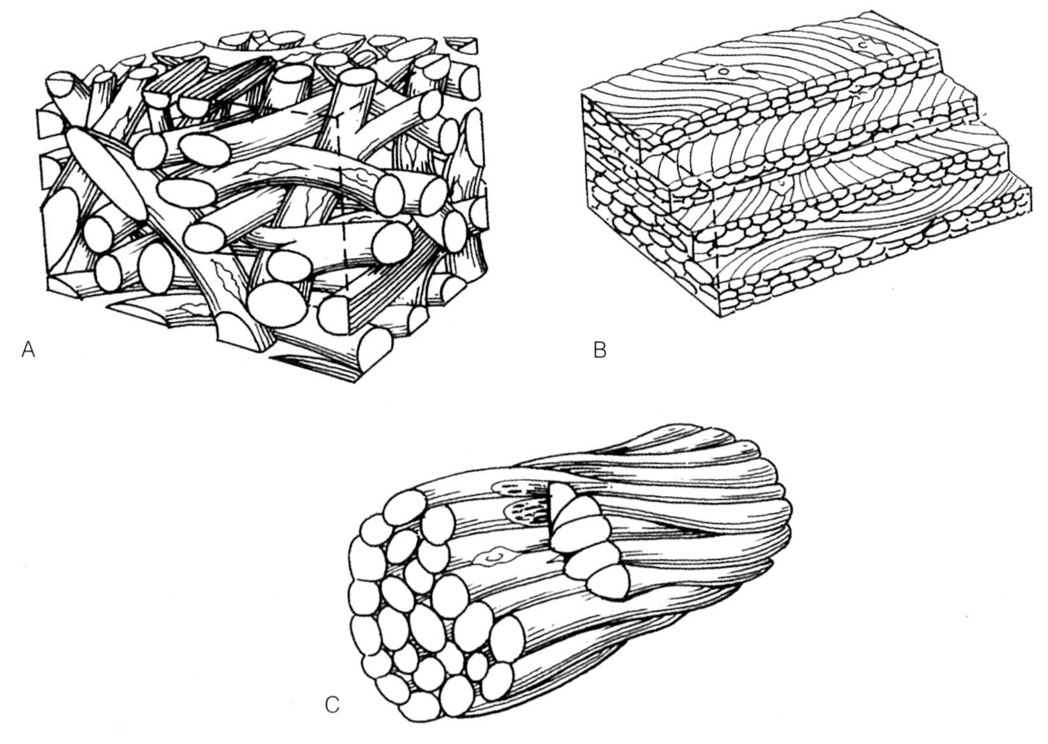

图5-14　椎间盘胶原排列形式

A.髓核胶原排列；B.纤维环胶原排列；C.胶原纤丝组成胶原纤维

要起源于脊神经的腹侧支，许多椎间盘突出的患者有坐骨神经痛症状，但没有腰痛的症状。这提示脊神经根压迫在窦椎神经的近端，证明椎间盘源性疼痛的传入纤维没有通过脊神经。腰交感传入神经在下腰痛起重要作用。目前下腰痛的痛觉传导通路是通过窦椎神经到交感神经节，通过交感神经链向上传入，通过交通支到背侧神经节传入痛觉中枢。

4. 椎间盘的血供　成人椎间盘是人体最大的无血管组织，其本身的营养及代谢产物的处理，是通过椎间盘以外的血管来进行的。纤维环、软骨终板和髓核的营养供应有所不同：①纤维环外、中层依靠椎体周围起自腰动脉的小血管；②软骨终板依靠与椎体终板松质骨骨髓的直接接触获得营养；③髓核通过软骨终板的渗透获取营养。

（1）营养供应的途径和方式：椎间盘中髓核的营养供应较为复杂。在出生后8个月以前，纤维环周围血管距髓核组织较远，而椎体骨髓的血管距椎间盘髓核甚近，仅隔50 μm厚的骨—软骨终板。并且骨—软骨界面常有微血管穿过，直接与软骨终板接触，提供了髓核的营养。但在生后8个月，这些血管则逐渐闭合，不参与营养供应，使椎间盘成为无直接血供的组织，营养供应主要依靠渗透作用。此时髓核营养摄取的途径是通过纤维环和软骨终板。软骨终板本身具有半渗透膜性质。髓核与椎体间在不同渗透压的情况下，主要依靠渗透作用进行营养代谢。

早在1930年，Pusechel就测定了椎间盘不同组织的水分含量。他发现髓核水含量，出生时为88%，至18岁时为80%，以后到死亡前逐渐下降，到77岁时为69%。Charnley注意到髓核吸水及保持水分的能力可以对抗脊柱承受的机械压力。Hendry提出髓核具有凝胶的特性。凝胶有两种成分，即固体或“分散相”（Disperse Phase）及“分散媒”（Dispersion Medium），使凝胶具有水化作用和吸水作用，产生所谓的浸透压力（Inbibition Pressure）。浸透压力的大小与饱和程度相反。当凝胶水化不好，饱和程度则高；当水化完全，饱和程度下降到零。1%的凝胶，饱和程度可达到5 000大气压的浸透压力。浸透压力可通过重量的变化和饱和程度来测定。这种浸透特性可使髓核内进行水分的交换。髓核的水分代谢，实质上是髓核内蛋白多糖的生物化学物质，在软骨终板的半渗透膜的生物特性基础上，在流体力学及不同的渗透压情况影响下，髓核与椎体之间进行着水分交换。

营养通过椎间盘周围血管和软骨终板中央部分进入椎间盘，对小的不带电荷的溶质，此两种途径均重要。阳离子仅由软骨终板通过，阴离子经周围血管比经软骨终板多。软骨终板的渗透性降低，受年龄增长软骨终板钙化的影响，其结果加速细胞坏死和椎间盘退变。成人腰椎间盘中心的细胞距离最近的血管为6~8 mm。为了维持细胞的生存和功能，细胞需要足够的营养和有效的代谢产物，如乳酸的排出。若营养不能保障将影响基质的变化，甚至细胞的死亡，此亦可能是椎间盘退变的原因之一。

（2）影响软骨终板渗透的因素：主要受不同软骨终板部位和纤维环的影响。离体的成人椎间盘组织变性研究证实，溶质能部分透过软骨终板。软骨终板中央部分渗透性较周围部分渗透性高。渗透性与椎体骨髓腔隙和软骨终板的透明软骨间的营养血管接触点有关。椎间盘与椎体骨髓腔隙的接触点仅占骨—软骨终板界面的10%。椎间盘的平均细胞密度为6 400/mm^2。此值明显低于关节软骨的细胞密度（14 000~15 000）/mm^3。依据软骨对葡萄糖的渗透率，仅依靠弥散作用是不足以营养整个椎间盘的，而营养的减少将影响椎间盘的退变。动物实验结果表明，溶质进入椎间盘内是一种被动渗透。经软骨终板渗透通路为最主要的营养方式。

渗透率受以下因素影响：①软骨与椎体松质骨界面的血管接触点；②软骨终板的外周部分较中央部分渗透率低；③不同溶质的渗透率不一，

阳离子的渗透率高，阴离子的渗透率甚低。

（3）椎间盘的氧耗量：椎间盘氧耗量较低。纤维环外层氧耗量大约是0.01 mL·mg^{-1}（湿重组织），而髓核约为0.004 mL·mg^{-1}，乳酸产生0.01~0.02 μg·mg^{-1}（湿重组织），在活体髓核的中央部分，氧张力用氧微电极测定（oxygen microelectrode）约为10 mmHg（1 mmHg=0.133 kPa）。Holm研究显示即使在高氧状态，椎间盘主要为无氧代谢，仅1.5%氧转化为二氧化碳，氧浓度在不同椎间盘区域不同，在纤维环外层和近软骨终板处最高，在髓核中央和纤维环内层最低。乳酸产生依据氧张力水平，当氧张力由70 mmHg降到7 mmHg，乳酸增加40%，乳酸浓度在髓核处高于血中或软骨终板区的5~8倍。虽然椎间盘内的细胞和关节软骨细胞一样具有在无氧代谢情况下工作的能力，但是在非常低的氧张力下，可产生某些不良反应。

（4）影响椎间盘营养的因素

1）运动的影响：许多运动可能影响椎间盘血液流变学系统，并影响椎间盘细胞营养物质的转运和代谢。实验的结果表明，在一些情况下，运动可以改善椎间盘的营养，甚至呼吸对脊柱功能运动单位的正常营养供养亦起重要作用。在另一些情况下，运动则有损害作用。目前，很难预测运动的效果。中等强度的运动可能是有益的。首先，持续运动以及持续外部承载下，椎间盘髓核内液体丢失、变形。当椎间盘体积发生变化，可以影响椎间盘中央的营养物质的浓度。此外，运动可能以某种方式影响椎间盘周边的循环，改变代谢物质到达椎间盘的速率；再者椎间盘的自身运动改变其血液溶质的浓度，如乳酸升高和葡萄糖降低影响椎间盘内pH值。在正常椎间盘中，这些变化直接且可逆，而在退变的椎间盘中，传递功能受到干扰，并在一定程度上没有满意的可逆性的传递功能。

2）椎间盘节段的融合：与脊柱融合相邻的椎间盘节段，改变了机械应力及相邻椎间盘的基质成分。椎间盘中多种溶质的浓度梯度以及分子合成和代谢，在短期制动内即受到很大程度的影响，这表明在融合后椎间盘代谢活性下降，可能有部分细胞死亡。融合节段的椎间盘出现显著的乳酸浓度增加和高氧浓度。其机制是从椎间盘中转运乳酸的速率降低，部分关闭了溶质运动逸出软骨终板的一个重要通路，使代谢产物积累。

3）震动：对脊柱和椎间盘系统过度承载或震动，将对椎间盘的结构、细胞和大分子基质成分合成产生不利影响。随着震动时间的延长，椎间盘内硫酸软骨素的摄取下降和水含量减少，在髓核表现更为明显，水分的丢失率超过了弥散转运的能力。椎间盘高度的显著降低，说明震动时另外增加了溶质的流动通路和（或）弥散效率。

5. 腰椎动脉血供与椎间盘营养代谢　椎间盘是人体最大的无血管组织，仅在纤维环周围存在一些血管丛。虽然缺少血管，但椎间盘仍需要获得足够的营养供应以维持其正常的生物学功能。终板途径是椎间盘营养的主要来源，而纤维环途径仅使椎间盘外层获得营养物质，同时代谢产物通过相同的通路沿相反的方向转运出椎间盘。椎间盘血供来自腰椎供养动脉分支形成的毛细血管，且灌流入软骨下静脉系统或椎体髓腔间隙的静脉。毛细血管贯穿软骨下板，并在骨软骨结合面形成终末血管襻，这些血管襻与间充质组织结合构成终板区血管芽。毛细血管密度在靠近椎间盘中央区域处最多，越向纤维环外层则密度越低。椎间盘必需的营养物质如氧气、葡萄糖，基质合成必需的底物如氨基酸、硫酸盐等，主要通过血流带到椎间盘区域，并通过终板途径弥散进入椎间盘。椎间盘内的细胞以无氧酵解为主，因此其主要产生的代谢产物为乳酸。当营养供应下降时，代谢产物排除也受阻，椎间盘内部处于酸性环境中，细胞会持续产生基质金属蛋白酶，该酶会降解椎间盘内基质中的大分子物质，从而导致椎间盘结构破坏。

6. 椎间盘退变与椎间盘血管化的关系　退变过程中椎间盘出现血管化已经定论，但还不清楚椎间盘内新生血管的出现能否改善椎间盘营养状态、延缓椎间盘退变或作为诱导因素加速椎间盘退变。Antoniou等认为椎间盘内小血管的出现加速了椎间盘退变。也有人认为椎间盘退变过程中出现的新生毛细血管是机体对椎间盘组织损伤的修复性反应。

在脊柱发育、成熟、退变过程中，椎间盘经历了血管化、失血管化、再次血管化过程。软骨终板就像半透明膜，结构脆弱，婴儿时期即可出现裂隙，即使在非病理状态下，终板的营养弥散能力也是有限的，髓核处于相对缺氧的生理环境。Fujita等研究表明，虽然髓核为无血管结构，但椎间盘髓核细胞高度表达血管内皮细胞生长因子A（VEGF-A）及其细胞膜受体（mb-VEGFR-A），并且前者以自分泌或旁分泌的方式维持髓核细胞的存活。在病理性缺氧环境中，缺氧因子被激活，VEGF活性增强并大量表达。VEGF特异地促进内皮细胞迁移、黏附和化学趋附，促进新生血管出芽。

椎间盘退变过程中，纤维环及软骨终板的断裂均伴随着微血管网的长入。当纤维环撕裂或损伤后，机体出现损伤修复代偿反应，血管组织从纤维环外层向内层逐渐长入，椎间盘出现再次血管化。

椎间盘局部血管增生引发炎症血管反应，导致大量细胞（如肥大细胞、内皮细胞、巨噬细胞、成纤维细胞等）及炎性生长因子的级联反应，终板也有新生血管的出现。在VEGF等的诱导下，血管内皮细胞可经软骨终板裂隙进入髓核内，导致髓核内新生血管出现。新生血管网为炎性因子及各种酶类（如基质金属蛋白分解酶）进入创造了条件，从而促进椎间盘基质降解、加剧椎间盘退变。组金燕研究发现，完整型终板及中断型终板均可见不同程度、不同形态的强化。终板中断型强化率与终板完整型强化率之间差异显著，证实终板区血管化与终板断裂密切相关，终板断裂多伴随终板血管化的发生。终板完整型椎间盘强化以椎间盘边缘强化为主。认为椎间盘血管化，是机体对损伤的反应性修复，但是新生血管缺乏正常血管结构，并不能改善椎间盘营养状况，相反，血管反应会导致一系列生长因子级联反应，导致椎间盘退变加速。椎间盘退变过程中出现的血管化加速了椎间盘的退变，证实椎间盘血管化与椎间盘退变相关联。Gd-DTPA增强检查对退变椎间盘血管化诊断具有重要价值。

7. 椎间盘突出与血管浸润　众所周知，椎间盘组织至成年成为机体最大的无血液供应的组织。而退变的椎间盘内可见血管浸润，在椎间盘突出时更多见。近年有人研究了手术取得的突出椎间盘髓核标本，Yasuma等报道破裂型椎间盘突出的血管出现率为56%，突出型为38%，膨出型为11%。姜为民等报道破裂型突出的血管浸润率为72%，突出型为18%。谢文龙报道椎间盘突出的血管出现率近90%，其中游离型为96%，突出型为73%，膨出型为 58%。血管的出现在破裂型最高，膨出型最低，这可能因为更广泛的椎间盘组织的损伤增加了新生血管的长入。这些新生血管可能表现为企图修复损伤组织，也可能有利于有害的独立组织碎片的吸收。血管的长入也可能增加炎性细胞的浸润，巨噬细胞更明显。在炎性细胞集中的周围观察到血管，这也可能是椎间盘突出后更多的血管出现在椎间盘变性的更严重时期。对于这些血管的形成，Yasuma 等认为有两种可能，一是椎间盘内原有的浸润血管，在椎间盘突出时伴随组织一同突出；二是突出椎间盘周围的血管浸润到突出物表面。前者侵犯椎间盘的血管很可能来源于椎间盘相邻的上下椎体，软骨终板在异常情况下（如机械外力）可出现微骨折，椎体的骨髓组织常透过软骨终板浸润髓核。椎间盘退变的实质是基质的降解，能导致基质降解的是一组中性蛋白酶，其中最主要的是胶原酶，该酶在生理状态下无活性，而血管的侵入或许可激活胶原酶等基质降解酶，从而导致基质的快速降解，椎间盘迅速退变，丧失生物力学性能直至破裂疝出。这也可以支持破裂型椎间盘中发现血管浸润的事实。脱出型椎间盘新生血管形成的发生时间不清楚，但有学者已注意到椎间盘突出术前症状持续超过1年，不存在血管浸润，这表明血管浸润并不在椎间盘突出的全过程中持续存在。VEGF抑或参与了突出椎间盘的血管形成。

8. 椎间盘的功能　脊柱承受身体躯干部以上的重量，又作为四肢肌肉、骨骼稳定联系的支柱中心，使整个身体各持正常的生理姿势和保证躯干各种运动，并保护脊髓和脊神经。在脊柱重要的功能中，椎间盘组织发挥着特殊的功能。

（1）椎间盘的总体功能

1）保持脊柱的高度：随椎体的发育椎间盘亦增长，其增长增加了脊柱的长度。发育终止后，脊柱的高度随体位有改变，在直立位时椎间盘的高度较卧位时低。老年时椎间盘的高度变小，故老年人较青壮年时矮。同样，椎间盘病变也影响到脊柱高度。

2）连结上下两椎体：连结椎间盘上下两椎体，并使椎体间有一定的活动度。

3）使椎体承受相同的应力：即使不同椎体间仍有一定的倾斜度，但通过髓核使整个椎间盘承受相同的应力。

4）缓冲作用：由于椎间盘为弹性结构，由高处坠落或肩背部突然负荷时，使脊柱受力起到缓冲作用。

5）维持脊柱后方关节突关节一定的距离和高度。

6）保持椎间孔的大小：正常情况下，椎间孔的大小是神经根直径的3~10倍。

7）维持脊柱的生理曲度：不同部位的椎间盘厚度不一，在同一椎间盘前后的厚度亦不同，在腰椎间盘最为明显。颈、腰椎间盘前厚后薄，使颈、腰椎出现生理前凸。

8）承受应力：椎间盘系承受应力的结构，正常髓核是不能压缩的，在受压情况下，将应力分布在整个椎间盘。当椎间盘处于持续负荷状态时，髓核变形，纤维环向四周膨出。此负重除来自体重外，亦来自肌肉收缩和韧带的张力。纵向压力首先通过椎骨传导至软骨终板和髓核，然后至纤维环。椎间盘在承重22.7 kg时难以维持原高度不变。

（2）软骨终板的功能

1）在椎体上、下面覆有软骨终板，在青少年椎体边缘部分有软骨成分的骺环，这种无血管组织的功能之一，就是保护椎骨在承受压力下免于发生压迫性骨萎缩。

2）通过软骨终板渗透功能进行椎体与椎间盘之间的液体和营养物质的交换。

（3）髓核的功能

1）髓核在承受突然外力情况下起吸收应力的作用。在压力作用下髓核不能压缩，但能形变，将力传送到纤维环各部分，使纤维环的胶原略延长或改变各层胶原纤维的方向而分散压力。

2）在脊柱运动时，髓核作为运动的支柱，使脊柱作前屈、后伸和旋转运动，起着类似轴承的作用。

3）在承受应力时，髓核向各方向均匀地传递力量，这样避免了椎间盘接受应力不均而造成纤维环的破裂、软骨终板的骨折，甚至骨性椎体的压力性骨吸收。髓核的黏弹特性主要依靠富有蛋白多糖的细胞外基质，通过吸收水分，使组织内呈高渗透压。在负载时使椎间盘内液体外流，称为蠕变效应（creep effect）。此蠕变效应受年龄、椎间盘退变、震动等因素影响。

（4）纤维环的功能

1）纤维环的强度及纤维环在骺环和软骨盘的附着点的坚实性，使上、下两椎体相连，保持脊柱的稳定性。

2）由于纤维环的弹性和纤维环纤维的特殊分层排列方向，使脊柱的每一个椎骨都有一定的运动度。

3）纤维环在脊柱的前纵韧带和后纵韧带加强下，限制了脊柱的前屈、后伸、侧屈和旋转运动。

4）维持髓核组织的位置和形状。

5）髓核在受压力的情况下，发生形变，并将所受的压力均匀地分布于纤维环各部分，使纤维环纤维轻度延长，通过减少纤维环不同层面的角度，改变形状，降低高度，承受张力。当整个脊柱的纤维环均发生此改变时，脊柱所受应力即被纤维环和髓核一并吸收。

9. 椎间盘、椎间孔与神经根的关系　脊神经经椎间孔出椎管（图5-15）。腰神经后根神经节大部分在椎间孔外，但骶神经后根神经节位于骶管内。腰神经在椎间孔外分为后支和前支。后支分为后内侧支及后外侧支，后内侧支向后至背部的肌肉，后外侧支分布于皮肤。第1~3腰神经后外侧支皮神经构成臀上皮神经，第4、5腰神经则无皮神经发出。前支参与腰骶丛。骶神经的前支和后支在骶管内，前者经骶骨的骶前孔进入盆腔，后者经骶后孔出骶管。

腰骶神经的前支有一根或几根分支与交感神经干相连。前支亦发出返支，经椎间孔进入椎管内分布于脊膜上，构成纤细的脊膜分支。

神经根在椎间孔处最易受压。椎间孔的纵径（上下径）较横径（前后径）为大。第1腰神经和第5腰神经的直径为7 mm；第4腰椎椎间孔纵径为19 mm，横径7 mm；第5腰椎椎间孔纵径为12 mm，横径7 mm。当小关节突滑膜肿胀、骨性增生、椎间盘突出时，均可使椎间孔狭窄，小于神经根的直径，从而压迫腰骶神经根引起受压症状。

腰椎椎管较长，腰神经根自马尾神经发出，经椎间孔出椎管前在椎管内行走一定的距离。神经根在硬膜的前壁两侧穿出。不同的腰神经发出的部位不同。周秉文等检查20例第3腰神经根至第1骶神经根自马尾神经发出部位。其结果第3腰神经发出水平均平第3腰椎椎弓根水平，不经椎间盘出L3~L4椎间孔；第4腰神经根发出水平自第4腰椎椎体上缘至椎弓根下缘，不经椎间盘旁出L4~L5椎间孔；第5腰神经根发出水平自第4腰椎椎体下缘至第5腰椎椎弓根中上2/3交界处，跨L4~L5椎间盘出L5~S1椎间孔；第1骶神经根发出水平自第5腰椎椎弓根下缘至第5腰椎椎体下缘，跨L5~S1椎间盘，出第1骶椎骶孔。夏玉军等（1986年）观察第5腰椎~第1骶神经根从硬膜囊发出的水平，其结果第1~3腰神经根多为同序数椎骨后面的中1/3水平；第5腰神经根多为L4~L5椎间盘水平。第1骶神经根多为第5腰椎椎体背面下1/3水平。值得注意的是，第4腰神经根，有12例（占44%）在硬膜囊跨越L3~L4椎间盘的水平发出，其

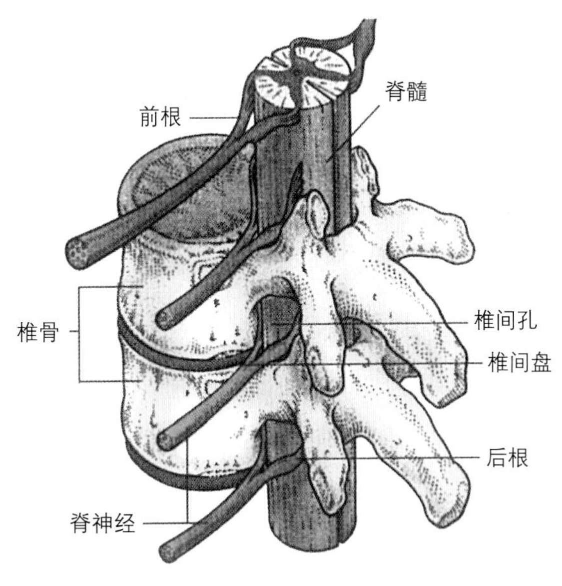

图5-15　椎间盘、椎间孔与神经根的关系

余则在第4腰椎椎体背面上1/3水平发出。即从上向下，腰神经根起始水平在相应序数椎骨后面逐渐上移，从第1腰神经根开始，起于上位椎间盘或上位椎体水平。莲江光男（1976年）观察了第4、5腰神经根和第1骶神经根发出的部位，确定了不同部位的椎间盘突出压迫相应的神经根的关系（表5-1）。

一般情况下，L3~L4椎间盘突出压迫第4腰神经根，L4~L5椎间盘突出压迫第5腰神经根，L5~S1椎间盘突出压迫第1骶神经根。若腰椎间盘突出较大并且偏于椎管中央部，则不表现为单根腰或骶神经根受压症状，而可能是大部马尾神经受压。

10. 腰椎间盘与邻近重要结构的关系　了解腰椎间盘与邻近重要结构的关系，其意义在于手术时不要误伤这些结构，以免引起严重后果。椎体和椎间盘的前面附着前纵韧带，该韧带由上而下逐渐增宽。膈脚右侧起自第1~3腰椎椎体及椎间盘侧方，左侧起自第1、2腰椎椎体及椎间盘侧方。椎间盘前侧最重要的结构是中线附近的大动、静脉。腹主动脉与第1~3腰椎椎间盘相接触。腹主动脉在第4腰椎椎体下缘分叉为髂总动脉。左侧髂总动脉在中线偏左与第4~5腰椎椎间盘接触。髂总静脉汇合成下腔静脉，位于腹主动脉的右侧，也与第1~4腰椎椎间盘接触。第5腰椎~第1骶椎椎间盘不与上述大动、静脉贴近，但前面有骶中动、静脉和骶前血管丛，两侧有左、右髂总动静脉（图5-16）。

椎间盘侧方与起于腰椎横突的腰大肌相邻，在腰大肌内侧缘有输尿管，紧贴腰椎侧方有交感神经干。因此，从前路或侧前方入路作腰椎间盘手术，应注意这些结构。

表5-1　第4、5腰神经根和第1骶神经根发出的部位（%）

	神经根袖下缘部位	右	左
第4腰神经根	第4腰椎体上部	24.6	25.0
	第4腰椎体中部	61.4	62.5
	第4腰椎体下部	14.0	12.5
第5腰神经根	第4、5腰椎椎间盘处	14.8	16.4
	第5腰椎椎体上部	51.9	50.9
	第5腰椎椎体中部	33.3	30.9
	第4腰椎椎体下部	0	1.8
第1骶神经根	第5腰椎椎体下部	5.9	9.1
	第5腰椎、第1骶椎椎间盘处	66.7	60.0
	第1骶椎椎体上部	27.5	30.9

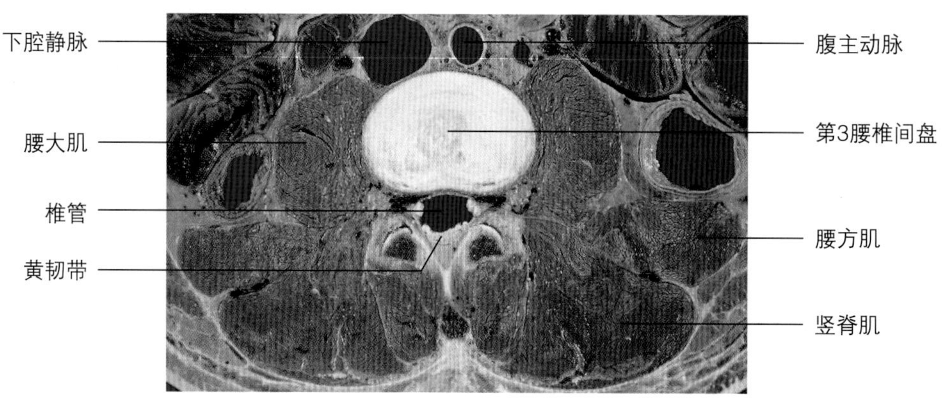

图5-16　经第3腰椎间盘的断层解剖

腰椎间盘的后方结构与椎体一并构成椎管的前壁。椎间盘纤维环后面中央部与后纵韧带相连，两侧则无后纵韧带加强，故椎间盘突出多发生在一侧。椎间盘后面与椎管结构关系密切，尤其当腰椎间盘突出时，可以影响到脊髓动、静脉的循环和神经的传导。

临床应用注意事项

椎间盘及其周围结构的影像学特点：CT最常用，辨认各结构是基本功，MRI也是如此。

（1）椎间盘及其周围结构的CT表现：CT对显示脊柱骨性成分的细节最为清晰，能从影像学上精确地测量椎管的大小、椎骨的病变和神经根的形态。

1）椎骨：CT可显示椎骨各部。椎体由周围薄骨皮质和内部蜂窝状的骨松质组成。在轴位椎体呈卵圆形或肾形，其后缘略平直或凹陷。在椎弓根层面，椎管呈环状骨性结构，而在椎板层面，椎骨呈不完整的环状结构。

2）椎间盘：通常椎间盘的周缘CT值比中央高。L1/2~L4/5椎间盘的厚度为8~13 mm，L5~S1椎间盘厚度小于10 mm。CT检查时，应先作CT腰椎和椎间盘定位片，层厚为3 mm以下，方可清晰显示椎间盘形态。L1/2~L4/5椎间盘形态大致相似，呈肾形，CT值在50~110 HU。年轻人椎间盘后缘略凹，凹陷部分与后纵韧带的走行一致。随年龄的增长，后缘可变平直，与椎间盘的退变有关。L5~S1椎间盘在CT图像上与其他椎间盘表现不同，呈后缘较平直或轻度膨出。

3）关节突关节及韧带：CT可显示出2~4 mm的关节突间隙。当退变时可见关节突关节增生内聚，成为椎管狭窄的因素。关节囊钙化亦可造成神经根管狭窄。

在CT影像上一般很难将前纵韧带、后纵韧带与椎体及椎间盘相区分，只有发生钙化时，可清楚显示高密度影像。黄韧带为一弹性韧带，位于椎板间隙的前部，在CT影像上的密度介于硬膜囊和椎间盘之间，与肌肉的CT值相似。腰椎黄韧带的厚度在3~5 mm，较颈段、胸段黄韧带厚。棘间韧带由于其邻近脂肪组织的衬托，在适当的层面可显示较高的组织密度。

4）腰椎椎管的CT影像：不同节段椎管的形态不一。第1、2腰椎椎管多呈卵圆形，第3、4腰椎椎管约为三角形，第5腰椎椎管多呈三叶形。腰椎椎管前后径为17 mm，横径为24 mm。第4~5腰椎、第5腰椎和第1骶椎侧椎管为侧隐窝，CT影像清楚显示。在CT平扫时椎管内静脉丛不易与周围组织相区别，但增强扫描时，可使硬膜外间隙明显增强。在硬膜囊的前方和前外侧可见到较明显的脂肪，尤其在侧隐窝处其硬膜外脂肪可达3~4 mm厚。由于在神经根附近有较多的脂肪组织，在低密度的脂肪组织的衬托下，常使神经根及其根鞘在这些部位得以显示。

（2）椎间盘及其周围结构的MRI像

1）骨性脊柱：脊柱在MRI图像上可作横断面、矢状面及冠状面成像。椎体大部分为松质骨组成，其内有活动的骨髓物质，骨髓中有水和脂肪质子及部分缓慢流动的血液，故MRI信号强度与骨髓内脂肪含量的多少有关。椎体边缘及附件的骨皮质在T_1和T_2加权像上呈低信号，中央松质骨与正常椎间盘及脑脊液的信号相比，在T_1加权图像上为较高信号，在T_2加权图像上呈中等或略低信号。在脂肪抑制技术上呈低信号。在增强MRI中信号强度无变化。

在矢状面图像上，椎体的前缘及后缘可见条状前纵韧带及后纵韧带，在T_1加权、T_2加权和部分自旋梯度回波图像上呈低信号。

椎间孔的界限是：①上、下方为椎弓根；②前外侧为椎体的后外方；③前内侧为椎间盘；④后外侧为上关节突。在SE序列横轴及矢状方位T_1加权像上，神经根表现为贴近椎弓根的硬膜外脂肪围绕的低信号。

2）椎间盘：在SE序列T_1加权像上，椎间盘中心部比周围部分信号强度略低，外周部分纤维环与前、后纵韧带汇合处的信号更低。在T_2加权像上信号强度恰好相反。纤维环和后纵韧带的信号相近，往往难以区分。髓核呈高信号。髓核的水分含量随年龄增长而减少，在T_2加权像上信号强度逐渐减弱。在30岁以上，90%在T_2加权像上椎间盘中央见一水平走行低信号呈夹心饼干样征象，属正常生理性老化退变。

3）椎管内结构

硬膜外间隙（epidural interspace） 硬膜外脂肪在T_1及T_2加权像上呈高信号强度。硬脊膜为致密纤维组织，在MRI上，硬脊膜难与蛛网膜区分开。

蛛网膜下腔（subarachnoid space） 在MRI图像上见到的硬膜囊内的脑脊液，实际是位于蛛网膜下腔的，脑脊液在T_1加权像上为低信号，在T_2加权像上信号高于脊髓。蛛网膜下腔在第2腰椎以下比较宽，由脑脊液填充，在T_1加权像呈低信号强度，在T_2加权像呈高信号强度，明显高于脊髓，因而脊髓结构可清晰显示。

脊髓马尾（cauda equina） 脊髓位于蛛网膜下腔的中央，其末端为圆锥，圆锥的末端可在矢状面图像上清楚显示，止于第1、2腰椎平面。在T_1加权像呈中等信号强度，T_2加权像信号强度比椎间盘和脑脊液低，因此二者易区分。脊髓灰质与白质的MRI信号亦有不同，在横断面T_2加权像上，中央灰质呈“H”形高信号，而周围白质信号较低。脊髓圆锥向下移行为纤维性终丝。终丝的信号强度类似或低于脊髓信号。约5%的正常人终丝内含有不同量的脂肪，信号明显高。马尾神经由上至下逐渐变少，旁正中矢状位显示神经根呈扇形从后上向前下方延伸。正常腰椎椎间盘及其周围结构和MRI像（图5-17）。

11. 椎间盘退行性病变（disc degeneration）

（1）纤维环断裂：纤维环断裂可引起腰背痛，同时还是纤维环膨出和椎间盘突出的原因之一。Yu等人提出将纤维环断裂进行如下分类：①同中心断裂（concentric tears）：相邻板

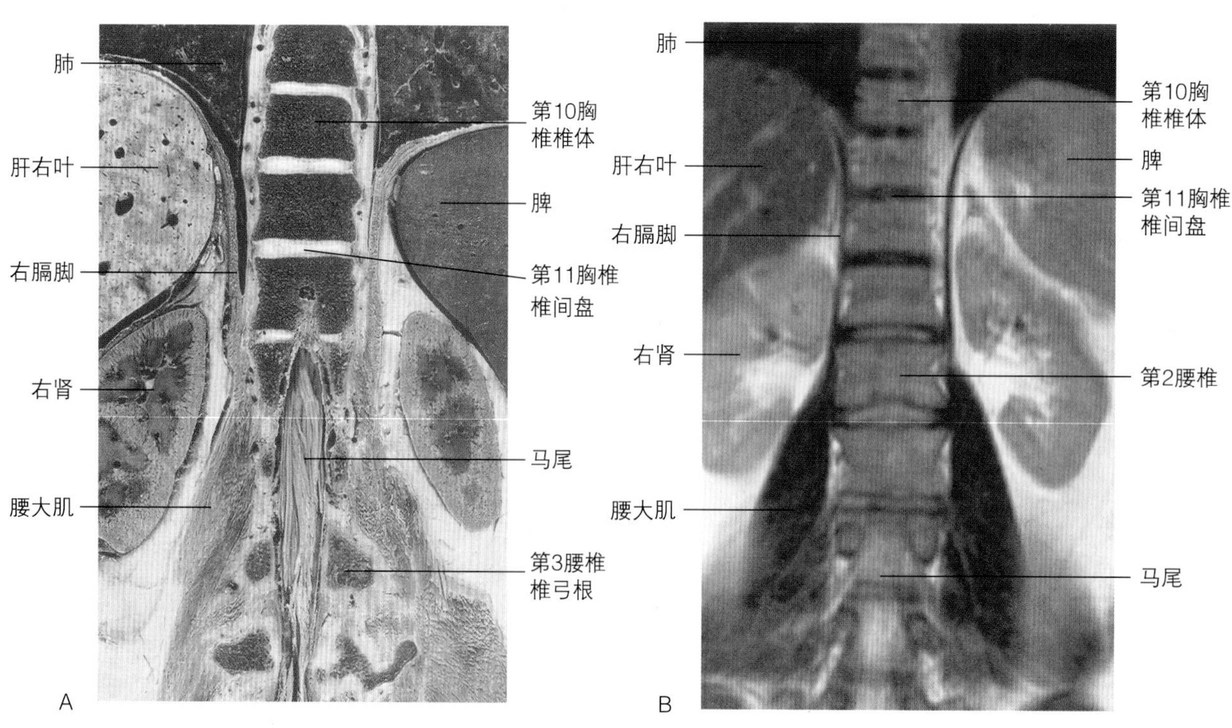

图5-17 腰椎和椎间盘

A.冠状面断层标本；B. MRI T_2加权像

层间有月牙状或卵圆形液体潴留；②放射状断裂（radial tears）：从纤维环表层至髓核全层断裂；③横断裂（transverse tears）：由于环状骨突近旁的Sharpey纤维断裂，Sharpey纤维内有不规则的液体潴留。MRI可显示放射状断裂和横断裂2种，断裂部分在T_2加权像上呈高信号，称高信号区。放射状断裂局限在纤维环后部是因为扫描的断层太厚引起部分容积效应，导致无法观察到髓核和纤维环表层间的断裂。腰椎间盘后方局限性高信号区（HIZ）多见于腰痛患者，与腰背痛有很高的相关性。在纤维环的T_2加权像上，纤维环内的高信号区不仅位于后部正中，还见于纤维环后外侧和外侧部（图5-18）。不仅有放射状断裂，还包括横断裂。

（2）椎间盘纤维环膨出：纤维环全部膨出多见于年轻人。髓核不移向纤维环断裂处，不形成椎间盘突出。椎间盘从相邻椎体的整个外缘轻微膨出，通常是非局限呈整体或左右对称性膨出，椎间盘从椎体外缘膨出不超过2.5 mm，超过该值多伴有纤维环断裂。

（3）软骨终板的退变：软骨终板在成人约为1 mm厚。其与骺环连接的边缘部约为10 mm宽。软骨终板随着年龄的增长而变薄、钙化和不完整。中年以后，软骨终板可发现裂隙。在大部分病例，这些裂隙开始于软骨终板中央和软骨终板与椎体之间，或软骨终板与髓核间。软骨终板薄弱处并存纤维环后部的小裂隙，成为髓核突出的通道。由于软骨下出血、纤维环退变，椎体边缘骨赘增生而形成椎骨的继发改变。

（4）髓核的退变：20岁以下的正常人椎间盘内髓核的含水量为85%~90%，在生理退变过程中，椎间盘的细胞排列有规律地减少，髓核大小发生变化。在细胞减少中，功能性细胞数量减少更为明显，基质合成减少，含水量减少，致椎间盘变性、干瘪，高度下降。MRI T_2加权像正常的高信号区缩小，矢状位可表现高信号区内条带样低信号呈“夹心蛋糕”，随着退变的进展，髓核内T_2和T_1加权像均表现为低信号——“真空现象”或钙化。

12. 椎间盘突出症（prolapse of intervertebral disc）

（1）椎间盘突出分类：通常按椎间盘突出的病理类型分类。为制定治疗方针，一般按是否破出纤维环外层和后纵韧带以及是否与髓核相连进行分类（图5-19~21）。椎间盘突出除按突出程度进行分类外，从诊断和治疗的角度还要根据横断位像上突出的方向进行分类。根据横断位像上行椎间盘突出方向分为后正中型、外侧型、椎间孔内外侧型和椎间孔外外侧型。

（2）椎间盘突出症的分型和症状之间的关系：颈椎和胸椎的后正中型椎间盘突出引起脊髓病变，后外侧型椎间盘突出引起神经根病变。腰椎的后正中型椎间盘突出引起多个神经根和马尾受损，后外侧型引起单个神经根受损。临床上接近90%的腰椎间盘突出部位在椎间盘的后外方。其主要的病理变化是压迫和刺激了位于其后方椎管或侧隐窝内的神经根，产生相应的神经根性疼

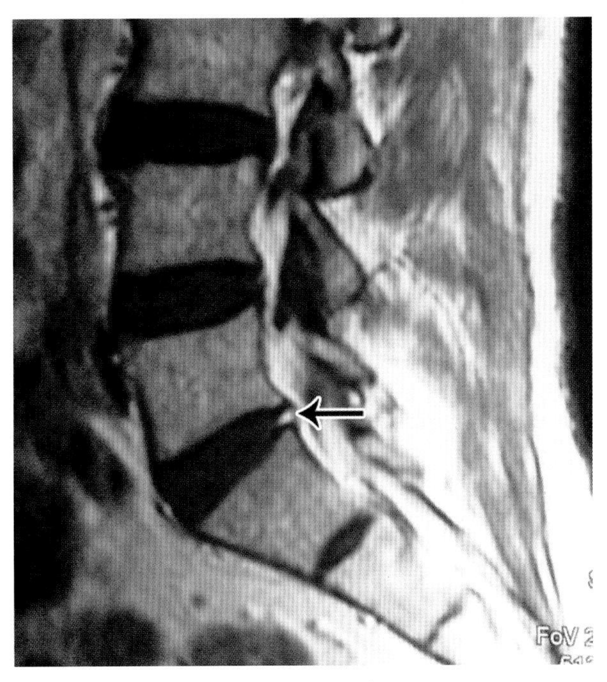

图5-18　纤维环断裂

痛及功能障碍。

1）腰神经根发出水平与椎间盘及突出椎间盘的关系：腰神经根自硬膜囊发出后斜向外下绕椎弓根下出各自的椎间孔。骶1神经根发出点位于第5腰椎椎弓根下缘与L5~S1椎间盘上缘之间，其外侧有第5腰神经根走行，发出后斜向外下，越L5~S1椎间盘及第1骶椎椎体后上缘入第1骶椎椎间孔。第5腰神经根发自L4~L5椎间盘及其上下缘水平，斜向外下方出L5~S1椎间孔。第1腰神经根及以上各神经根则皆发自相应椎间盘之下、椎弓根内侧，并沿椎弓根的内下方出椎间孔。因此各腰神经根中，只有第1骶神经根及第5腰神经根在椎管内与椎间盘的后外部相邻。

2）突出椎间盘压迫神经根的部位及方式：基于上述神经根与椎间盘的毗邻关系，突出的椎间盘可压迫神经根的起始段，或自硬膜囊发出，或将离开硬膜囊进入单独神经根鞘的马尾神经。当L4~L5椎间盘突出时，多累及第5腰神经根的发出。当L5~S1椎间盘突出时，则可压迫第1骶神经根的起始段，或第1骶神经根的硬膜内部分。L3~L4椎间盘及高位腰椎间盘突出时，则只能压迫下一条神经根的硬膜内部分. 突出椎间盘向上潜行压迫出同一椎间孔神经根的机会是极少的，因而L1~L2，L2~L3或L3~L4椎间盘突出常影响出下一个椎间孔的神经根，甚至更下一个节段硬膜囊内的马尾神经，而不是出同一椎间孔的神经。

3）突出椎间盘与神经根的相对位置：当侧隐窝较小而突出部分较大，占满侧隐窝时，较为难以区分突出物与神经根的相对位置。髓核突出常为半球形隆起，区别其顶点与神经根的相对位置还是很有意义的。青岛医学院附属医院100例单个后外侧腰椎间盘突出症，突出物最高点居神经根外前方或外上方者有46例，居神经根前方不易分清内外者43例，居神经根内下方，即神经根与

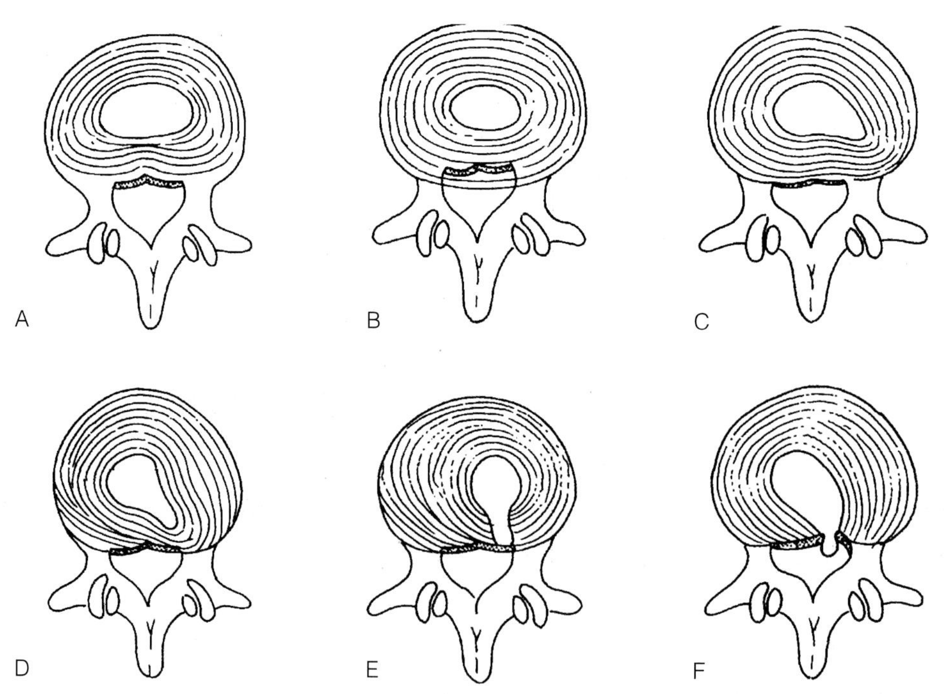

图5-19　椎间盘突出症病理分型

A.正常椎间盘；B.椎间盘膨出（整个椎间盘均匀向外突出）；C.椎间盘局限性突出；D.纤维环大部分断裂；E.纤维环全部断裂，髓核被后纵韧带约束；F.髓核游离于椎管内

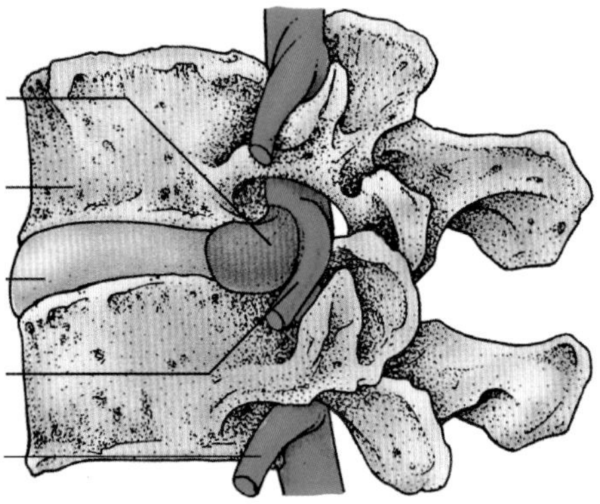

突出的髓核
椎骨
椎间盘
受压的神经根
神经根

图5-20 椎间盘突出示意图

硬膜间者仅11例。国外报告髓核突出位于神经根内下方者，多见于L5~S1椎间盘突出，且常影响两条神经根（第1、2骶神经根），此因第1骶神经根发出点高于椎间盘平面（图5-22）。搞清上述相对关系，不仅对解释临床体征有用，对术中辨认突出物及保护神经根也有实用意义。当然突出物与神经根的相对位置与髓核突出的病理类型相关。

基于神经根的发出点和行径与椎间盘的毗邻关系，L3~L4及以上的腰椎间盘突出，都是通过硬膜压迫将要发出的下一条神经根及马尾神经的，L4~L5椎间盘突出的后外侧型压迫第5腰神经根，L5~S1椎间盘突出则累及第1骶神经根。相反，在外侧型突出时，如病变椎间盘是L4~L5椎间盘，则压迫第4腰神经根，L5~S1椎间盘则压迫第5腰神经根（图5-23）。即腰椎外侧型椎间盘突出与后正中和后外侧不同，损伤病变部位一个以上节段的神经根。如为偏中央或中央型，则可影响再下一条或更多的马尾神经，因而常见多根神经功能障碍。

13. 椎体后缘骨骺离断　椎体后缘骨骺离断为椎体终板软骨源性和骨性骺环撕脱骨折多发生于青年和中年人，其可分为4种类型。

Ⅰ型：为软骨终板后缘亦即是椎体软骨源性骺环后侧部分分离，此多发生于少年时期，至18~25岁骺环即完全钙化。分离之骺环在轴状位时呈现弧形撕脱（图5-24a）。

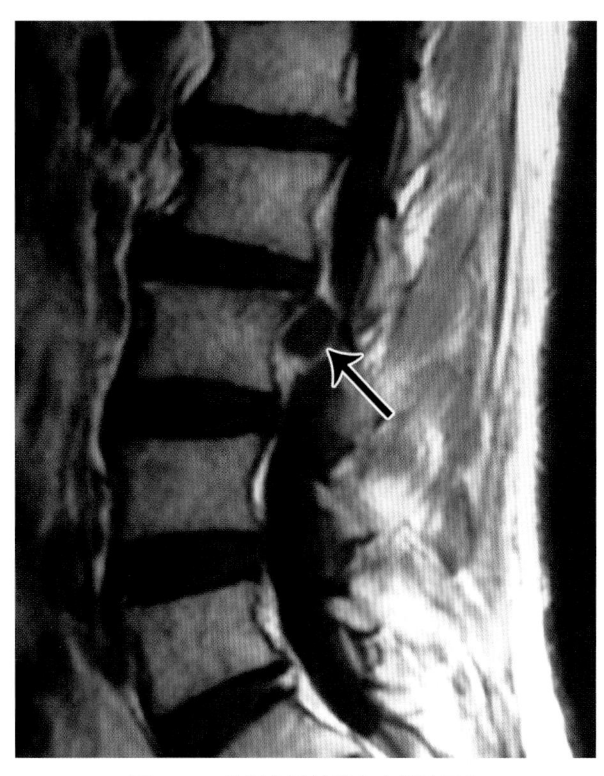

图5-21 椎间盘髓核游离（箭头示）

Ⅱ型：椎体后缘骨折包括骺环上所附着的纤维环破裂，Ⅱ型骨块较Ⅰ型厚并不呈弧形，多发生于少年和青年（图5-24b）。

Ⅲ型：椎体后界小块骨折，多发于20~40岁，依据年龄不同，骨块可为软骨源性和骨软骨源性（图5-24c）。

Ⅳ型：椎体后缘骨折并椎体后方骨折，发生于成年人（图5-24d）。

上述椎体后缘骨骺离断常发生于第4、5腰椎或第1骶椎，并常并有腰椎间盘突出，特别发生于少年时期。Ⅰ型和Ⅱ型椎体后缘离断，即使有纤维环相连，骨块亦累及椎管。Ⅲ型在突出组织内有不同大小的软骨和骨组织。Ⅳ型为累及椎管的不同大小骨块。这些向后突入椎管的骨块在早期由纤维组织相连，以后骨化后形成骨性突起。

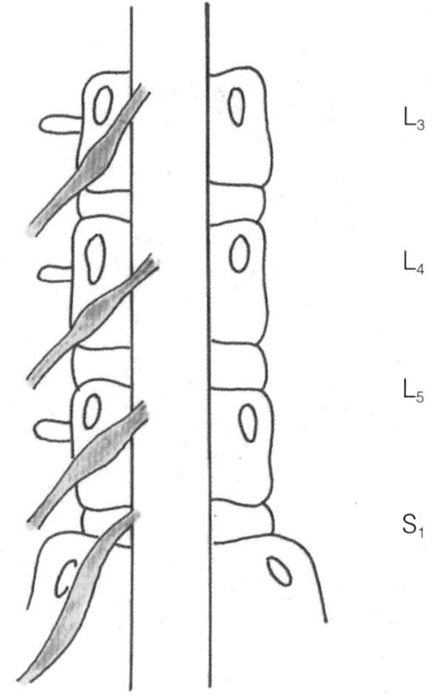

图5-22　神经根离开硬膜囊的水平

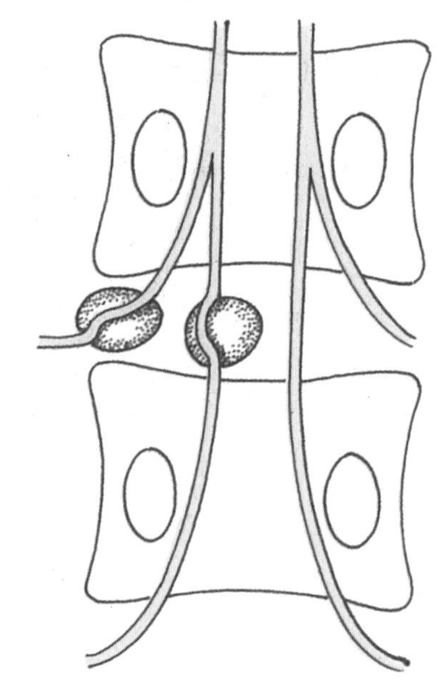
图5-23　外侧型椎间盘突出与神经根的关系

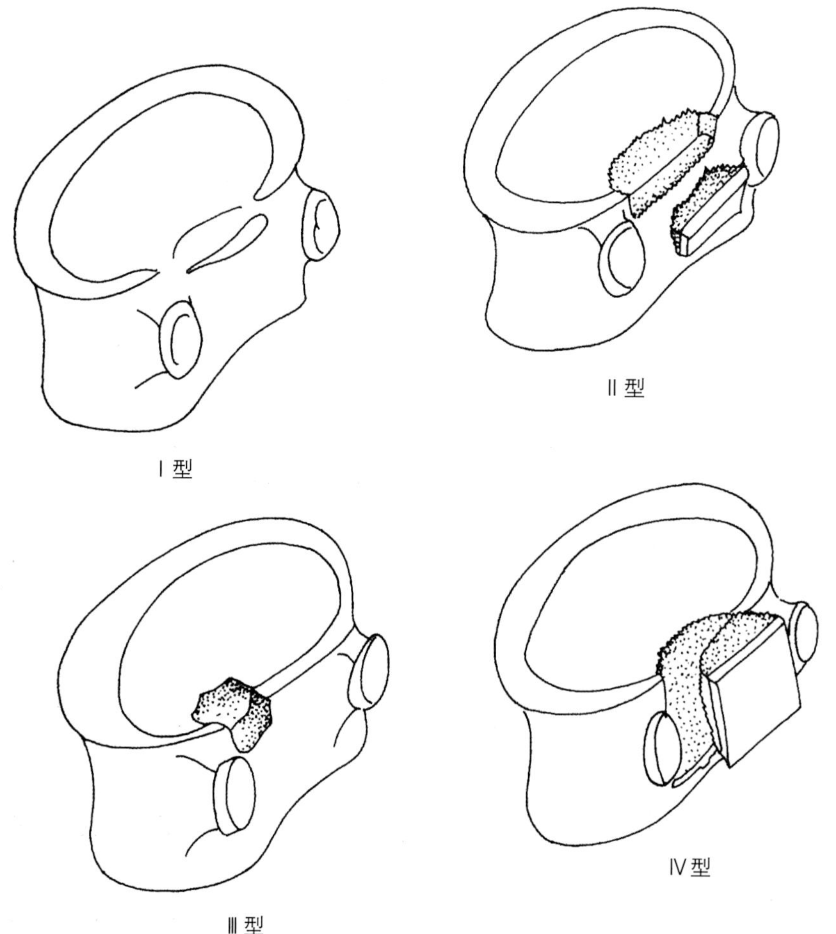

图5-24　椎体后缘骨骺离断4种类型

这4种类型椎体后缘骨骺离断，多发生在青少年，有明显的外伤史，可表现为腰痛、下肢痛，尤以腰痛症状为主。CT或MRI检查可见椎间盘上层面或下层面有软骨源性兼（或）骨性突起。Ⅲ型和Ⅳ型患者不一定有明显的外伤史，临床症状受骨块的大小、部位和椎管容积的影响，病史的时间长短不一。部分患者腰腿痛的症状持续时间较长，可有急性发作史和症状减轻缓解期。有时在CT和MRI上发现椎体后缘有很大骨性突起，但症状甚轻（图5-25）。

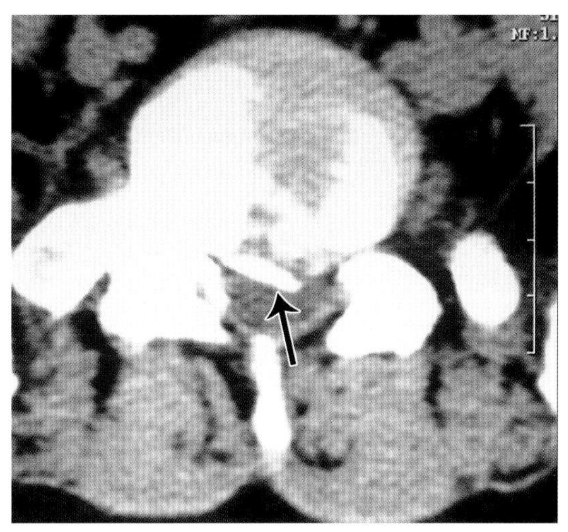

图5-25　椎体后缘骨骺离断（箭头示）

14. Schmorl结节　髓核经软骨终板突入相邻椎体内称Schmorl结节，多数无症状。Schmorl结节在X线片和CT上表现为与椎间盘相连的边界清楚的结节性病灶，该结节的边界有硬化缘。在MRI上，此硬化缘显示为结节状病灶边缘的低信号影（图5-26）。

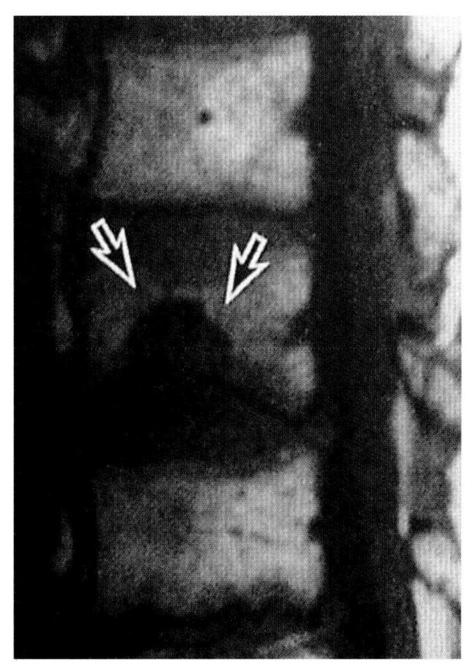

图5-26　Schmorl结节（箭头示）

15. 椎间盘钙化　髓核长期突出时，突出物可发生钙化，突出物的密度增高（图5-27），一般不引起症状，但压迫脊髓或神经根引起压迫症状。

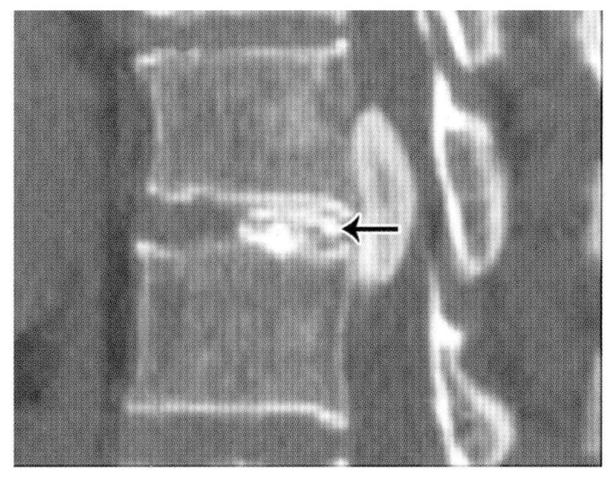

图5-27　椎间盘钙化（箭头示）

椎体间韧带连结

1. 前纵韧带（anterior longitudinal ligament）前纵韧带是覆盖在脊柱前面的坚固纤维带，上端起自枕骨的咽结节和寰椎前结节，向下延伸到第1、2骶椎前面，是人体最长的韧带。前纵韧带的宽度和厚度在不同部位有明显差异，在上颈椎区最窄，呈索状，随着向下延伸逐渐变宽，在下腰椎区前纵韧带向两侧延伸几乎覆盖椎体和椎间盘的前外侧面。在颈、腰段较厚，胸段较薄。前纵韧带由3层纵行纤维构成，深层纤维仅跨越相邻2个椎体，中层纤维跨越2~3个椎体，浅层跨越4~5个椎体。前纵韧带不同部位与深部结构附着紧密程度不同，韧带中部与椎体结合疏松，而边缘附着坚固。在椎间盘前部中央处，前纵韧带与纤维环连接疏松，容易剥离。前纵韧带具有较强的张应力，能限制脊柱过伸，临床上对胸腰椎压缩骨折施行伸展复位或患者进行腰背肌锻炼时，此韧带可防止脊柱过度伸展（图5-28）。

2. 后纵韧带（posterior longitudinal ligament）　后纵韧带位于椎管前壁内面（图5-29），从枢椎延伸到骶骨，上部与覆膜相续，下端移行为骶尾后深韧带。锯齿样外形是后纵韧带最大的特点，即在椎体处窄而在椎间盘处宽，形似锯齿。在椎弓根之间，特别是在下胸段和腰段，后纵韧带形成不依附于椎体后面的增厚结缔组织带，它呈弓弦状跨越椎体后方凹面，允许小血管在其深面进出椎体静脉窦。在椎间盘后方及其邻近部位，后纵韧带分成两层。浅层跨越数个椎体，深层连接两个相邻椎体，并向两侧沿着椎间盘后面向外延伸出椎间孔。向外侧延伸的深层部分与椎间盘的关系非常密切，延伸部分的边缘附着非常牢固，在中央形成一个疏松附着的菱形区域，甚至在一些标本实际上形成一个宽度与椎间盘后缘相当的筋膜裂隙，因此在椎间盘水平后纵韧带非常容易剥离，髓核向后方或侧后方突出与该结构特点相关。由于韧带中央部较厚，才使胶体样的髓核突出并向两侧蔓延。颈段后纵韧带骨化出现率较高，如骨化厚度超过椎管矢径的30%，即可出现脊髓压迫症状。

■ 椎弓间连结

椎弓间连结包括成对的黄韧带、横突间韧带、棘间韧带和不成对的棘上韧带。

1. 黄韧带（ligament flava）　黄韧带呈膜状，位于相邻两个椎骨的椎弓板之间（图5-30）。黄韧带上部附着于上一椎板前面下2/3，下方附于下位椎板的上唇和背部，在中线有一间隙，成为小血管通道。黄韧带前面凹陷、光滑，后中央部与棘间韧带相连，向外至关节突关节内侧缘，其侧缘构成椎间孔的软组织性后壁。颈部的黄韧带较薄（2~3 mm），胸部的较厚，腰部的

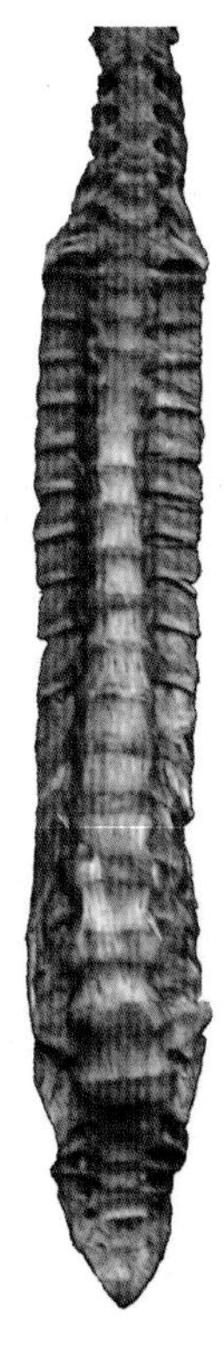

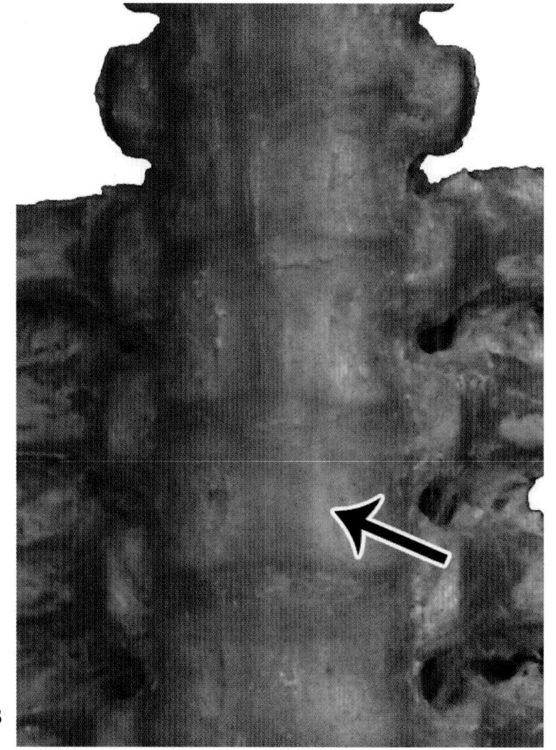

图5-28　前纵韧带（箭头示）
A.整体观；B.局部观

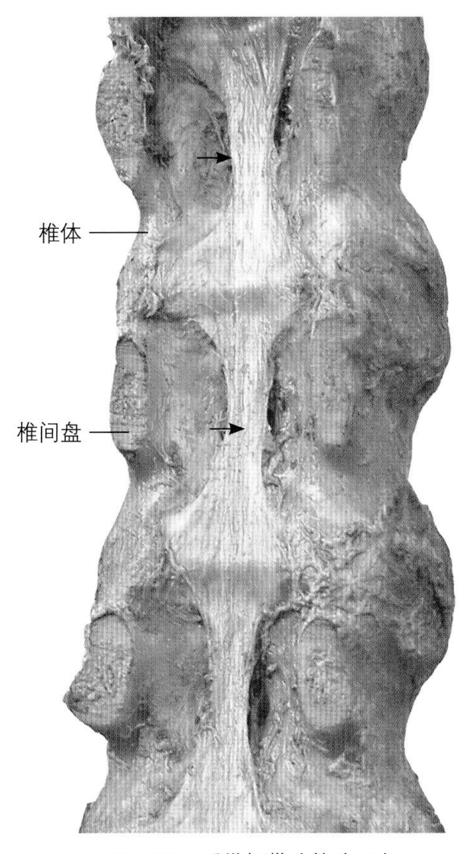

图5-29　后纵韧带（箭头示）

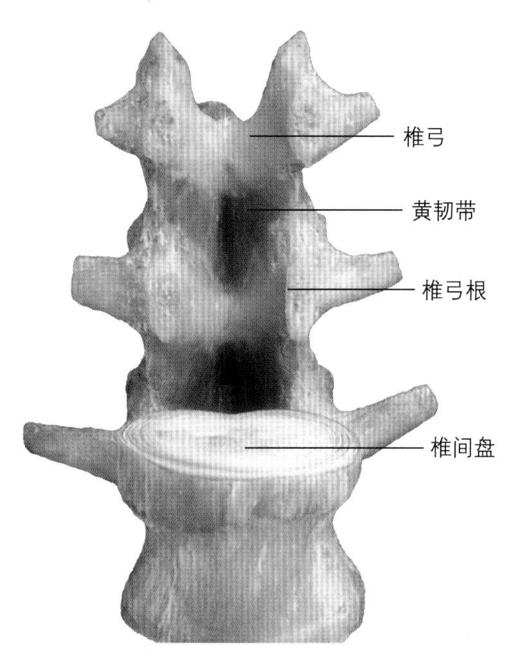

图5-30　黄韧带

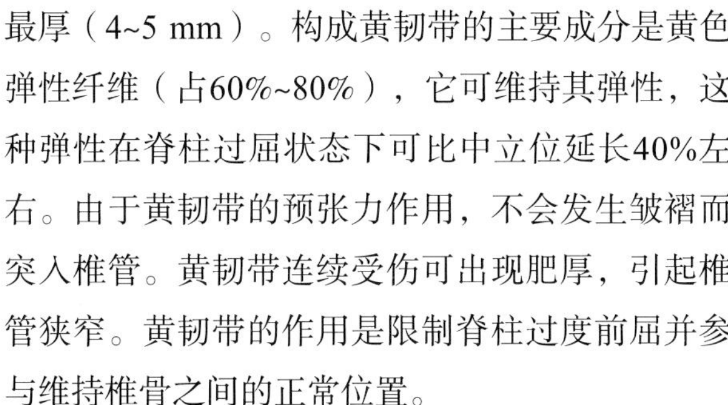

最厚（4~5 mm）。构成黄韧带的主要成分是黄色弹性纤维（占60%~80%），它可维持其弹性，这种弹性在脊柱过屈状态下可比中立位延长40%左右。由于黄韧带的预张力作用，不会发生皱褶而突入椎管。黄韧带连续受伤可出现肥厚，引起椎管狭窄。黄韧带的作用是限制脊柱过度前屈并参与维持椎骨之间的正常位置。

2. 横突间韧带（intertransverse ligaments）是横突之间的纤维连接，其主要作用是限制脊柱过屈，在侧屈时承受最大应力。通常难以将横突间韧带与节段肌肉的腱性止点扩展部相区分，其实在有些区域，该韧带就是肌肉止点的扩展。不同部位的横突间韧带形态不同，在颈椎横突间韧带是一些坚韧的薄纤维，在胸椎间与肋间韧带相混合，在腰椎间最清晰，与周围组织分界明确，甚至是孤立的膜状条带。在第4、5腰椎水平，横突间韧带参与构成髂腰韧带。

3. 棘间韧带（interspinal ligaments）　是连接毗邻棘突的膜性纤维结构，位于成对的棘突间肌的深面，前方与黄韧带连接，后方与棘上韧带和项韧带相连。棘间韧带的纤维向后下倾斜排列，连于上一棘突的基底部与下一棘突的尖端之间（图5-31）。在颈、胸段薄弱，腰段较发达。中老年人的棘间韧带常存在裂隙或松弛现象，可能与创伤或退变有关。棘间韧带可限制脊柱过度前屈。

4. 棘上韧带（supraspinal ligament）　是附于棘突尖的坚固纤维束，其上端起自第7颈椎棘突尖，向下延伸到骶正中嵴，两侧与背部筋膜相延续，前方与棘间韧带会合，难以分开（图5-31）。棘上韧带浅层纤维可跨越多个棘突，中层纤维跨越2~3个棘突，深层纤维仅连接相邻的2个棘突。棘上韧带具有一定的弹性，故脊柱前屈时棘上韧带被拉直，后伸时可复原，但是由于棘上韧带没有弹力纤维，因此过屈牵拉可致其损伤。在不同节段，棘上韧带的宽度和厚度不同。多数人在第4腰椎~第1骶椎区域的棘上韧带较薄弱，甚至阙如，由竖脊肌纤维左右交叉附着替代，这可以适应该处大的活动度，但是力学负荷转移到其他结构上，因此该区域的棘间韧带损伤较常见。棘上韧带有很强的张应力，其作用与棘间韧带相同。

颈段棘上韧带又称为项韧带。项韧带是一个双层弹性纤维板，可含纤维软骨。它起自枕外隆凸，呈弓弦样向下跨越至第7颈椎棘突。其前缘形成矢状纤维层，连接所有颈椎棘突并分隔两侧肌肉，作为斜方肌的附着点。长期慢性损伤、出血或炎症可能造成项韧带钙化。项韧带的主要作用是维持头颈部的直立位（图5–32）。

临床应用注意事项

脊柱的这些韧带对维持稳定非常重要，脊柱慢性劳损常造成这些韧带损伤，出现其附着点慢性炎症，表现为局部疼痛，特点为定位明确，较为浅表，痛有定处。而影像学检查常无阳性所见。椎体肿瘤时这些韧带具有明显的屏障作用，往往在韧带下蔓延（图5–33）。

关节突关节

关节突关节（zygapophysial joints）属滑膜关节，能够完成有限的滑动。关节突关节面有透明软骨覆盖，其大小、形态和方位随脊柱的不同水平而异（图5–34）。关节囊薄而松弛，附着于相对上、下关节突关节面周缘，其中颈椎关节突关节的关节囊最为松弛，向下逐渐变短并紧张。关节囊韧带可增加对关节囊的保护，该韧带可因关节的退变和变形而更加松弛。在腰椎关节突关节囊内可存在脂肪垫、类半月板或/和结缔组织缘（关节囊的皱褶），这些结构在腰段脊柱运动时可能会起缓冲作用。

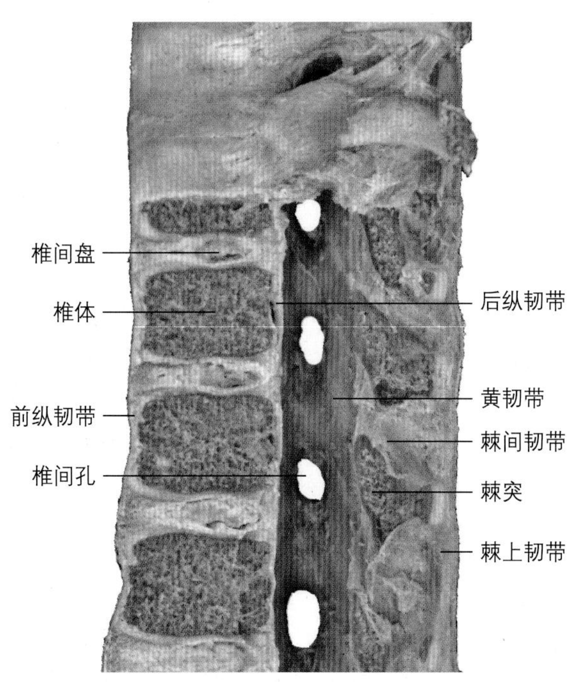

图5–31　脊柱的韧带

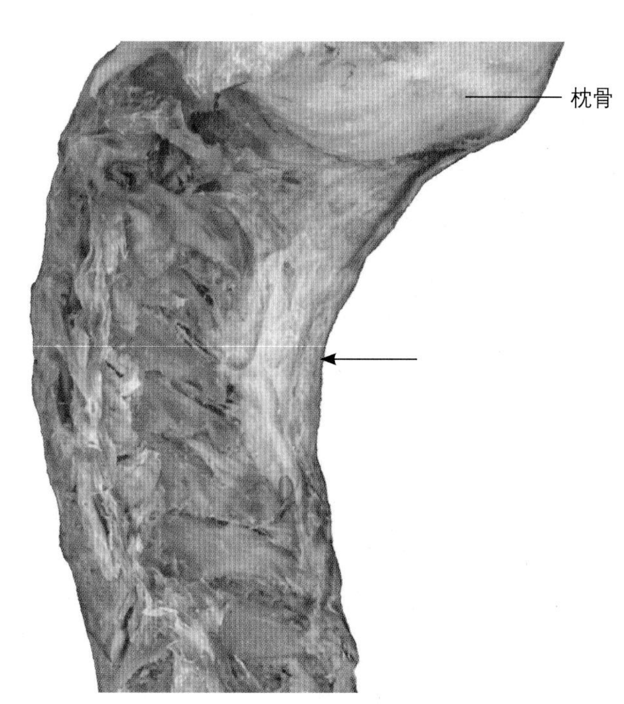

图5–32　项韧带（箭头示）

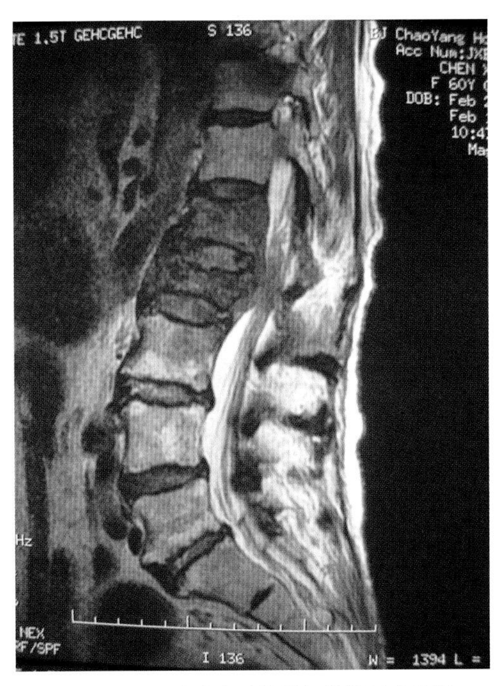

图5-33　椎体肿瘤时前纵韧带的屏障作用

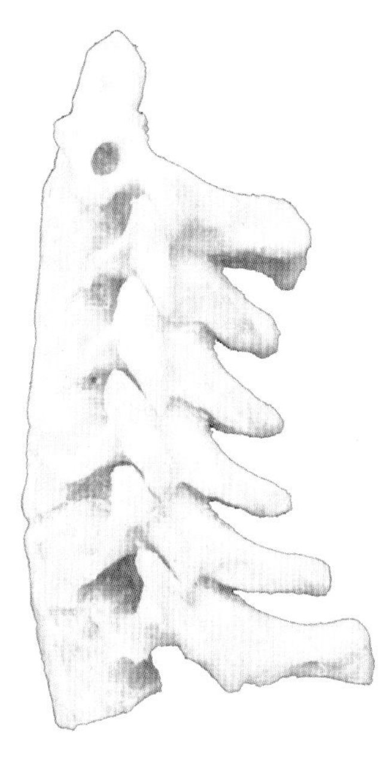

图5-34　关节突关节

关节突关节的关节面方向决定了不同区域脊椎的运动特点。在颈椎，关节面呈卵圆形，上关节突关节面朝向后上，下关节突关节面向前下，与水平面角度大约为45°，在下颈椎几乎水平，因此颈椎的运动范围大，特别是旋转运动，但稳定性差，易受外力作用而产生脱位，一旦发生脱位可牵引复位。在胸椎，关节突的关节面几乎呈冠状位，比较稳定，加之胸廓的稳定作用，不容易发生脱位。但是，由于活动度较小，受外力作用容易发生关节突骨折，一旦发生关节脱位出现交锁，复位非常困难，常需手术处理。在腰椎，关节突关节面几乎呈矢状位，上关节突关节面朝向后内，下关节突关节面朝向前外，该位置允许自如伸屈活动，同时允许一定程度的侧屈，其他活动则明显受限制（腰椎每一运动节段的旋转只有1°左右）。腰椎的关节突关节非常稳定，受外力作用后极少发生脱位，而容易导致关节突或峡部骨折。

脊柱的曲度

脊柱曲度的形成

脊柱的曲度从前后看，呈一直线；从侧面看，则有4个曲度，由于发育和生理上的需求而形成。曲度虽大小不同，但重力垂线应通过各段曲度交界处。在胚胎晚期和新生儿，整个脊柱只有1个向后的曲度，头与膝接近，呈虾米状，当婴儿开始坐位时，头逐渐抬起，颈段脊柱就形成1个向前凸出的曲度，至9~10个月，婴儿练习行走时，髋关节开始伸直，由于髂腰肌将腰段脊柱向前牵拉，就形成了腰段脊柱向前凸出的曲度（图5-35）。可见颈段脊柱和腰段脊柱前曲是次发的，身体为保持平衡，在这两个曲度之间，不得不维持两个相反的曲度，即胸段脊柱和骶尾段脊柱后曲，或者说维持原有的曲度。这种次发曲度的出现使躯干的重力在站立时更容易向下传导，并且减少了肌肉的负担（图5-36）。

人在日间因负重引起疲乏，到晚间脊柱的曲度可以增加，站立时椎间盘内的髓核受到挤压，同时足弓减低，因此人的高度在晚间比清晨稍低。脊柱生理弯曲正常者，其头和躯干的重心线，侧面看从颞骨乳突向下经过第2骶椎、髋关节的中心、膝和踝的前面，而落到负重的足部。

维持脊柱正常曲度的因素

维持脊柱正常曲度的因素甚为复杂，这取决于不同躯干肌的作用因素。作用于脊柱的肌可分为脊柱肌和脊柱外肌，前者的浅层斜行肌群主要作用为后伸，较少为侧屈；而深层斜行及横行肌群主要作用为旋转，其次是侧屈；后者（腹肌、斜方肌及背阔肌等）均与维持姿势有关，如脊柱肌软弱或瘫痪，则脊柱外肌将对姿势维持起重要作用。腹肌和背肌及髋关节的屈、伸肌平衡地将骨盆前倾角维持在30°。竖脊肌和腹直肌是两组重要的抗重力肌肉，屈髋则重心前移，竖脊肌发生反射性收缩；伸髋则重心后移，腹直肌收缩；四肢运动时，这两组肌肉反射性收缩，维持骨盆正常前倾角，使躯干稳定。

临床应用注意事项

脊柱可比喻为一个旗杆，其周围众多的肌肉如同具有弹性的放射状排列的绳索，牵引使其伸直，如其中一部分绳索被切断，则脊柱必将倾斜。在成人，即使广泛肌肉瘫痪，肌肉不平衡并不一定引起严重畸形。如果脊柱肌肉瘫痪平面高（T8以上水平），患者很难维持坐姿，颈髓损伤的患者不能坐就是这个道理。但在儿童，因骨骼较软，具可塑性，韧带具弹性，椎间盘也不坚固，因此，患者年龄越小，肌肉瘫痪后越容易引起畸形，如坍塌脊柱。而在畸形发生后，生长的继发紊乱可使脊柱畸形更加严重。

脊柱曲度的生理意义

脊柱曲度的存在使脊柱如同一个大弹簧，增加了脊柱缓冲震荡的能力，生理曲度还扩大了躯干重心基底的面积，加强直立姿势的稳定性，脊柱腰段曲度前凸，对负重和维持腰部稳定甚为重要。

骨盆前倾角对于脊柱曲度的稳定同样重要，如前倾角大于30°，就发生腰椎前凸或形成病理性凹背（sway back）。

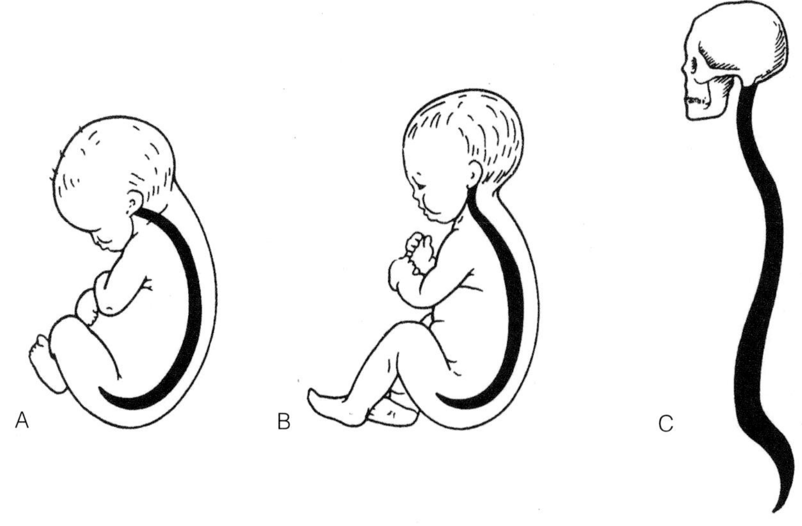

图5-35　脊柱生理弯曲的形成

A.新生儿脊柱（只有1个弯曲）；B. 4个月婴儿脊柱（颈曲出现）；C.成人脊柱（4个生理弯曲形成）

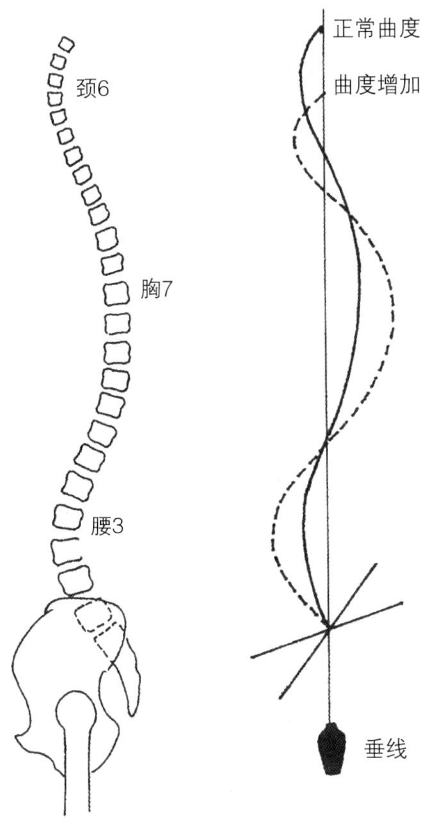

图5-36　脊柱的曲度

有曲度的脊柱比没有曲度的脊柱稳定，脊柱胸段和骶尾骨向后弯曲，可增加胸、盆腔的容积，其内部脏器可有活动余地，这些都是生理上所必需的。脊柱的曲度是不固定的，事实上，许多人的脊柱胸腰段都有轻微的侧凸，这与使用左右手的习惯有关。脊柱曲度随年龄而有所改变。老年人有普遍性骨关节退行性变，椎间隙变窄，胸椎后凸明显增加，其脊柱曲度有趋向简单化或胚胎化的表现。长期卧床者亦可引起脊柱曲度的改变。有些人的习惯性姿势亦能引起曲度改变。在病理状态下，脊柱可出现明显的侧凸，影响功能（图5-37）。

■ 脊柱的运动

脊柱在空间运动时，有6个自由度的变化，包括旋转、前屈/后伸、侧屈及3个平移运动。每个运动节段的运动范围在不同的椎骨有不同程度的变化。其中在前屈/后伸的过程中，其上胸椎约为4°，在下胸椎位置却可达12°的变化。其原因是胸椎的关节突关节在矢状面上呈60°的夹角，因此在前后屈伸时，便会产生关节突关节的接触。但腰椎关节突关节在矢状面上却是90°平行的排列，因此前屈可产生较大的运动范围，且随着腰椎位置越往下，所产生的运动范围越大，在腰骶椎位置最大可产生到20°的运动范围。在侧向弯曲的负荷下，由于脊柱的关节突关节皆有其限制作用，因此下胸椎位置可达8°～9°，而在上胸椎及腰椎位置约为6°，故脊柱在侧屈时整体差异不大。反而是在扭转负荷下，腰椎平行排列的关节突关节造成在旋转时产生极大的拮抗负荷，因此在腰段的运动范围仅有2°；寰、枢椎关节突关节面在旋转时没有产生接触，无法抵抗旋转，因此产生非常大的运动范围，故头部的转动非常灵活。突然的车祸常致颈部先朝前然后再向后摔，使颈部韧带扭伤或颈部关节不完全脱位，这种创伤称挥鞭样损伤（whiplash injury）（图5-38）。

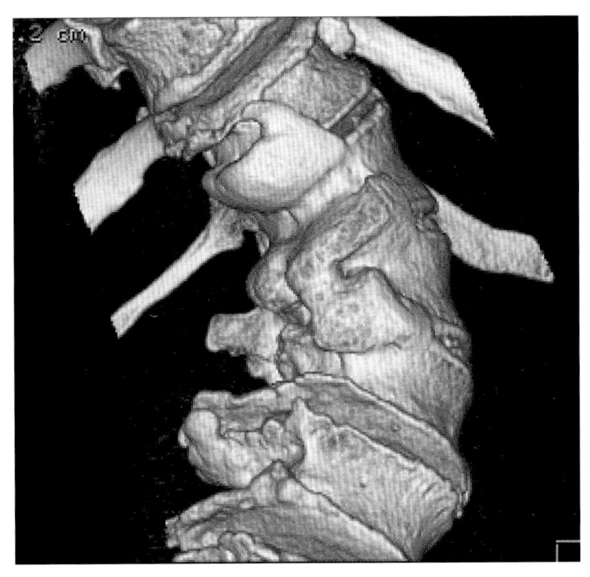
图5-37　脊柱侧凸

脊柱的每个运动节段皆有不同程度的运动轨迹，但不论如何变化，皆会绕着某个瞬时旋转中心的区域进行转动的动作。脊柱在发生退变后，其瞬时旋转中心的路径会发生变化。除此之外，脊柱的运动范围明显与年龄有关，从青年到老年，其运动范围约减少30%，且当进行扭转运动时，联合运动包括侧弯及前屈明显有增加的趋势。而丧失的胸腰椎运动范围将由颈椎及髋关节进行代偿，以完成日常生活中的各项活动。

前屈运动主要由腹肌及腰大肌来完成，并借竖脊肌来控制前屈的动作变化；而当脊柱前屈在前50°~60°范围时，皆是由脊柱独立完成，但在进一步前屈时，则通过肌群带动骨盆，进行髋关节的弯曲动作。脊柱进行侧弯时，运动的控制主要发生在胸椎及腰椎，在胸椎的运动范围上，关节突关节的角度允许胸椎进行侧弯，但受限于肋骨的形态，其运动范围较小，也就是刚性值较高。

脊柱对于外力的承受主要来自肌肉的收缩及脊柱本身的刚性，但主要的稳定来源还是脊柱附近的肌群。若是没有肌群来协助脊柱承受外力，而单纯仅有胸椎及腰椎，则只能承受20~40 N，否则过大的外力会造成脊柱的折屈。即使人体的肌群及脊柱可抵抗外力，却会因不同的姿势或是不同负荷状态下而导致脊柱受力的改变。

在人体直立站立时，其重心线经过第4腰椎的前缘。竖脊肌收缩及脊柱韧带群协助稳定脊柱，腹直肌也会有少许的收缩支撑脊柱。脊柱周围的腰大肌的收缩会改变骨盆的角度，进而影响姿势的变化，最后造成脊柱受力的改变。当脊柱直立时，骨盆与骶椎的夹角约30°，当人体放松站立时，该夹角小于30°，人体腰椎前凸曲线变得比较平坦，此时经由改变重心线使人体的能量消耗尽量达到最小，以减少肌群的收缩。相反，当人体腰椎增加前凸及胸椎增加后凸时，该夹角超过30°，从而影响脊柱的受力变化。

这样的变化主要源于人体姿势的改变而影响重心的变化，而人体为了达到静态的平衡，势必通过肌群的收缩变化来抵抗外力。因此，姿势的调整与脊柱受力分布有相依的关系。在腰椎前凸曲线较平的状态下，给一个较大的垂直压力负荷，所产生的椎间盘纤维应变较小，且不会产生较大的椎间盘压力及韧带张力。但若是给予腰椎一个较大的屈曲角度，却会造成椎间盘髓核压力增加、纤维环应变增加、关节突关节接触力及韧带张力增加。因此，过度的屈曲会导致脊柱各结构的变化。但即使如此，腰椎曲线仍不能太直，否则也会导致腰背平直的腰背痛症状。正常人的腰椎角度在矢状面上是从第1腰椎的33°到第5腰椎的−12.1°之间。在不同的年龄组，腰椎的曲线变化有明显的不同。

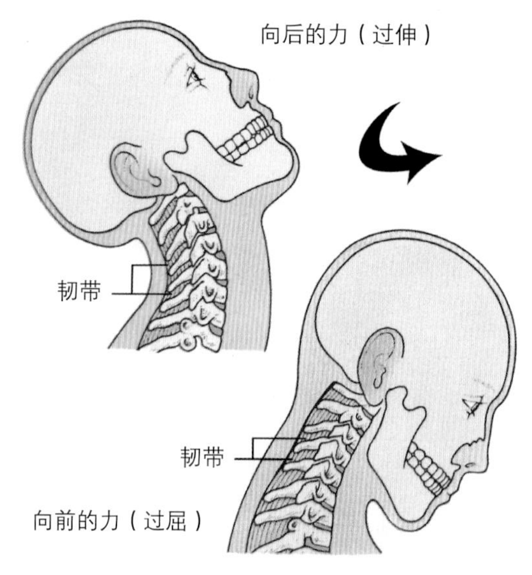

图5-38　挥鞭样损伤

脊柱的缺陷也会造成脊柱曲线的改变，进而改变脊柱受力的分布。如腰椎椎弓崩裂并脊柱滑脱，使椎体产生向前的位移，而导致人体重心往前位移，但为了代偿重心的改变，在脊柱滑脱处上方的躯干往后移动，却无形中增加了腰椎前凸曲线，导致此部椎间盘承受更多的应力。

椎间盘髓核内压力随着人体动作或外在环

境的影响而发生改变。一个轻松无负荷的坐姿，其髓核内压力低于站立的姿势；人体在直立站立时，脊柱受力约800 N，但改变到直立坐姿时，则脊柱受力增加到996 N。在人体屈曲时，也会造成重心前移，导致作用力臂的增加，致使髓核内压力改变。以人体站立的椎间盘髓核内压为100%，在弯腰及提重物时皆造成髓核内压力增加，最高达到直立位数倍以上；而在卧位时，髓核内压则明显下降。髓核内压除了反映出脊柱受力的变化外，也会造成脊柱在前屈动作下，使椎间盘纤维环在前方呈凸出状态，而后方呈张力状态，因此造成内部的髓核往后方挤压。所以一旦椎间盘纤维环破裂或髓核内压力太大，都会导致椎间盘后侧方突出。若在此状态下，再加入扭转动作，则会使椎间盘后侧方突出更加明显。

腹内压对脊柱的稳定有直接的帮助，因为呼吸在腹部产生压差，形成一股作用压力，使腹部形成一个圆柱状的刚性空气柱，以协助支撑上半身，即腹内压会对人体产生一个腰椎前凸力矩，并且进一步减少椎间盘的垂直受力。

临床应用注意事项

正常生理曲度　正常人站立位，在正位片上，脊柱呈一直线。侧位片上，颈椎生理前凸，Cobb角为17°±14°；胸椎后凸，Cobb角为45°±10°；腰椎前凸，Cobb角为44°±11°。可以这样记忆：颈椎20°，胸椎50°，腰椎50°。这些数值对于判定脊柱曲度有一定参考意义。

脊柱的血液供应

■ 脊柱的动脉

脊柱的节段动脉

脊柱的动脉供应具有明显的节段性，相邻节段间存在纵行吻合链。每个椎骨都接受来自节段动脉多组营养血管的供应，这些营养血管包括椎体前中央、后中央、两侧和椎板前及椎板后5组分支，其中前中央及椎板后两个分支来自脊柱外血管。这些分支之间存在横行的动脉吻合,从而形成椎体腹侧、背侧网和椎弓腹侧、背侧网。按其分布的部位又可分为椎骨内动脉和椎骨外动脉。

上述典型的动脉血液供应模式存在于第2胸椎到第5腰椎之间的区域。节段动脉成对，包括肋间动脉、腰动脉，直接发自主动脉。每支节段动脉起自主动脉的后面，绕过椎体的中部向背外侧走行。节段动脉在椎体的前外侧面首先发出两支或更多的前中央支，直接穿过椎体的皮质骨进入内部的松质骨。节段动脉也发出纵行动脉供应前纵韧带。当接近横突时，它分成背侧支和外侧支（肋间动脉或腰动脉）（图5-39）。

背侧支向外侧走行到达椎间孔，在此发出脊支，成为椎骨以及椎管内容的主要血供来源。脊支可以以单支的形式进入椎间孔，也可以是来自节段血管背侧支的一小分支，它最终形成3个终支，分别是后中央支、板前支及居中的神经支：①后中央支在椎间盘的后外侧表面分成头支和尾支，供应两个相邻的椎体，这些分支在进入椎体背侧正中的滋养孔以前还为在同一水平上的后纵韧带和相关的硬膜提供血供。很明显，每个椎体的背侧由来自两个椎间隙的4支动脉供应。在这些动脉进入椎体后面以前，与对侧的相应动脉连接，同时还与来自其他椎间隙水平的动脉分支连接，形成了一系列的菱形吻合环。②椎板前支沿着椎弓的内面走行，发出细小分支供应椎板、黄韧带以及局部的硬膜外组织。③进入椎间孔的神经支又称根动脉或脊膜支，与上面提到的血管一起供应软脊膜、脊髓和神经根。在颈椎和上胸椎可以辨别出一些较大的根动脉，其中最大的根动脉是在上腰椎或下胸椎的非对称性的节段动脉。它伴随脊神经前根斜行向上，在脊髓圆锥区域加入脊髓前动脉。

背侧支发出进入椎间孔的分支以后，在横突之间还发出细小分支到关节突的关节囊。此后，背侧支分成外侧支和内侧支，外侧支在竖脊肌的较大部分网状分布，而内侧支沿椎板和棘突的外部轮廓走行，即椎板后动脉，供应紧密覆盖椎板的肌肉，同时也发出细小的分支到骨质，其中最大的一个分支通过紧紧位于关节囊背内侧的一个滋养孔进入椎板。

临床应用注意事项

起自主动脉的节段动脉以最小的直径环绕各自的椎体走行，处于与相邻两个椎间盘等距的位置，所以当手术器械在椎间盘水平进入椎间盘时，节段动脉及其分支是安全的。如果结扎节段动脉，则需要先从椎间盘部位向椎体中部剥离，然后钳夹、切断，这样可以避免大出血。

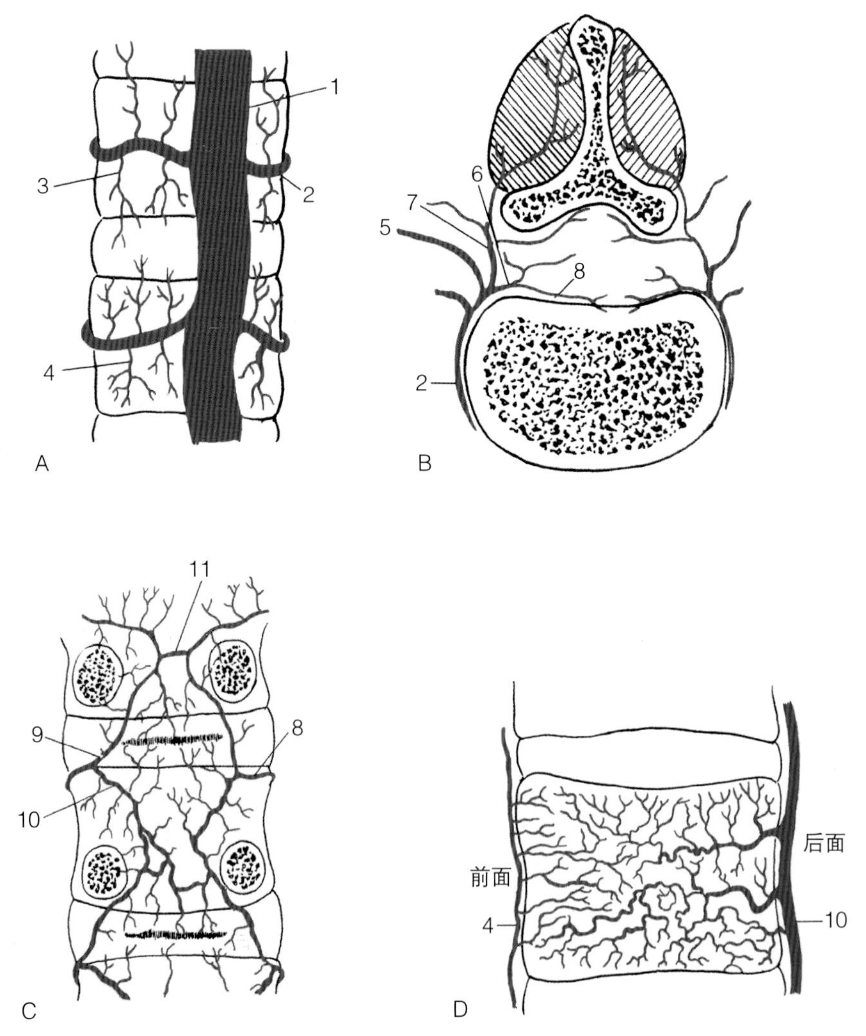

1.腹主动脉；2.节段动脉；3.长降支；4.短降支；5.节段动脉前支；6.节段动脉脊髓支；7.节段动脉后支；8.脊髓支前分支；9.脊髓支升支；10.脊髓支降支；11.吻合支。

图5-39　腰椎的节段性动脉分布

A.前面观；B.水平断面观；C.后面观；D.矢状断面观

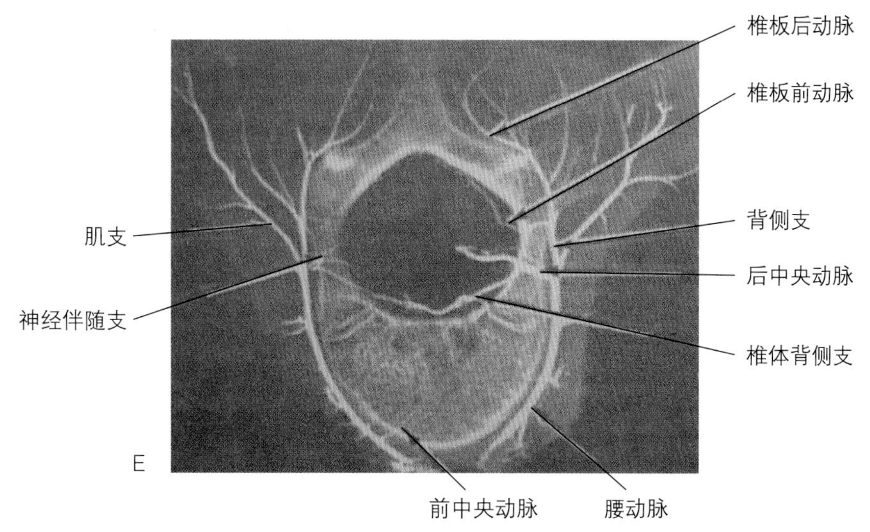

图5-39（续） E.腰椎动脉造影

脊柱动脉各部的血供特点

观察脊柱的血液供应时可以清楚地发现，只有那些与主动脉关系密切的脊椎有直接的节段动脉供应，从第2胸椎~第3腰椎是典型的节段动脉供应模式。而在颈椎、上胸椎以及骶椎则来自不同的血供系统。颈椎的大部分血供来自椎动脉和颈深动脉，下2个颈椎和上2个胸椎血供来自锁骨下动脉的肋颈干，骶椎的血供来自髂内动脉的骶外侧支和骶正中动脉的分支。

1. 颈段动脉　节段动脉来自椎动脉，发出的前中央动脉和后中央动脉位于颈段腹侧，形成椎前动脉丛。在下颈椎，有甲状颈干和肋颈干的分支加入。

寰枢关节的血供是脊柱中最不典型的。椎动脉没有在相应的平面发出固定的节段分支供应齿突，血供不是来自枢椎内部松质骨的骨内血管。胎儿时期在齿突和枢椎椎体之间出现软骨板，类似于早期的椎间盘，该软骨板在5~10岁骨化，阻碍了在齿突和枢椎椎体之间血液交通的形成，偶尔该软骨板终生残留，尽管这时两部分之间已经处于稳定状态，但在X线检查时可出现骨折未愈合的假象。目前公认的是，早期齿突的血液供应是通过软骨基质供应骨化中心的形式完成的。Schiff和Parke发现，齿突主要通过成对的前、后中央支得到血供。前、后中央支在第3颈神经根的椎间孔处起自椎动脉，沿枢椎表面上行，发出穿支经齿突基底部进入齿突，如齿突骨折出现在穿支进入齿突之上，齿突的血供将严重不足，可导致延迟愈合或不愈合。咽升动脉也分支至齿突（图5-40）。

后中央支较粗大，起自椎动脉的后内侧，在第2、3颈椎之间的椎间孔进入椎管，在枢椎椎体的后面分为3个分支：①后正中穿支，向内侧到达覆膜的深面进入枢椎椎体的松质骨；②后降支，向下与下一节段的血管吻合；③后升支，经过横韧带的后面，在齿突颈部外侧1.5 mm的地方上行到达翼状韧带，向前发出分支经过韧带的上缘与前方血管相吻合，主干向内行走与对侧的后中央支后升支在齿突的上方吻合形成顶拱样结构。

前中央支较细，起自椎动脉的前内侧，走行在枢椎椎体的前面。它发出的内侧支进入椎体前部的骨质，然后与下部颈椎的前中央支形成吻合。前中央支向上延续部分进入寰椎前弓的后

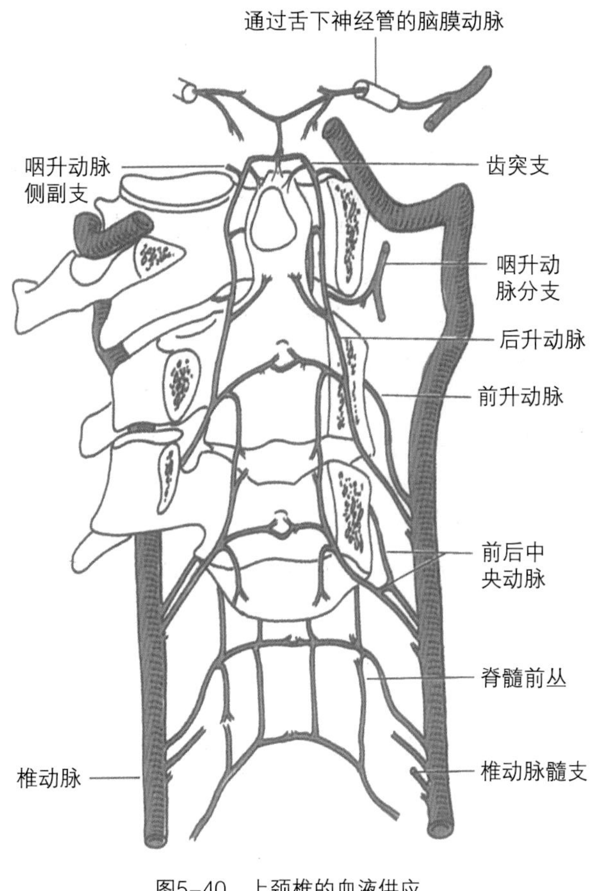

图5-40　上颈椎的血液供应

面，在这里每一分支又各发出多个细小的分支进入齿突颈部的前外侧面，末端呈树枝样供应中央寰枢关节的滑膜囊。

2. 腰动脉　脊柱腰段的血供主要来自4对腰动脉。其中腰椎椎弓根血供有两处，其外面的分支来自腰动脉背侧支，多从乳突基底部进入，内面的来自椎管前支，从椎弓下缘进入。

第4腰动脉的脊支与其他节段动脉一样，都是由一些管径不同的血管组成，可以分成3组：①前方的骨膜支及骨支，供应后纵韧带、骨膜及椎体的松质骨；②根支，供应神经根；③背支，供应椎间小关节的深部、椎板深面的骨膜以及与之相关的韧带。前2个分支通常共同起源于节段动脉，然后在各自椎弓根和背侧神经节的前侧进入椎间孔，而背支多在神经的后方进入椎间孔。所有的脊支均可提供细小分支到硬膜。

第4腰动脉的一个主要特点是常在椎间孔水平发出一较大的、向下方走行的节段间降支，与髂腰动脉的腰支吻合，因此，当髂腰动脉的腰支阙如时，较粗大的节段间降支就足以提供下方2个节段的血供要求。

3. 骶髂腰动脉系统　腹主动脉在第4腰椎椎体前方分叉，位于分叉点以下椎骨的血供依赖于以髂内动脉为主的骶髂腰动脉系统。该系统的构成包括第4腰动脉、髂腰动脉以及骶正中动脉和骶外侧动脉，提供脊柱下腰骶部分结构、腰骶神经根（马尾）的下半部分以及第4腰椎水平以下背部肌肉的血供，另外也是腰骶丛的主要营养血管（图5-41，42）。可以通过血管造影观察远端根动脉来明确腰骶神经根血管的位置。第4腰椎水平以下的马尾神经主要由来自骶髂腰动脉系统的脊支营养，所以在前列腺根治术中结扎两侧髂内动脉有可能引起马尾神经缺血。

（1）第4腰动脉：供应范围较大，故其管径大约是上3对腰动脉的2倍。第4腰动脉发出的外侧肌支比其他腰动脉发出的外侧肌支都要粗大，它向前到达腰方肌，随后到达髂嵴支配腹壁后外侧的下部。外侧肌支的管径与髂腰动脉的髂支相当，但比后者位置更加靠上，因此也更加容易在经皮手术入路中碰到。

（2）髂腰动脉（iliolumbar artery）：通常情况下，髂腰动脉是髂内动脉所有后侧分支中的第1支，发出后直接靠近第1骶椎的腹外侧面向后上方走行，然后在闭孔神经的背侧和腰骶干的腹侧之间继续向上走行。在第5腰椎~第1骶椎椎间盘下缘的外侧，髂腰动脉分成外侧的髂支和向上走行的腰支。髂支经过骶髂关节到达髂嵴下方肌肉的深面发出肌支到髂肌，发出关节支到髋臼，终支与股深动脉吻合。腰支在第5腰椎~第1骶椎椎间盘的后外侧上行，在闭孔神经和腰骶干之间，分出脊支进入第5腰椎~第1骶椎椎间孔。在大多数情况下腰支的1个分支继续向上方行走，与第4腰动脉的降支吻合。腰支主要分出区域性分支供应腰大肌

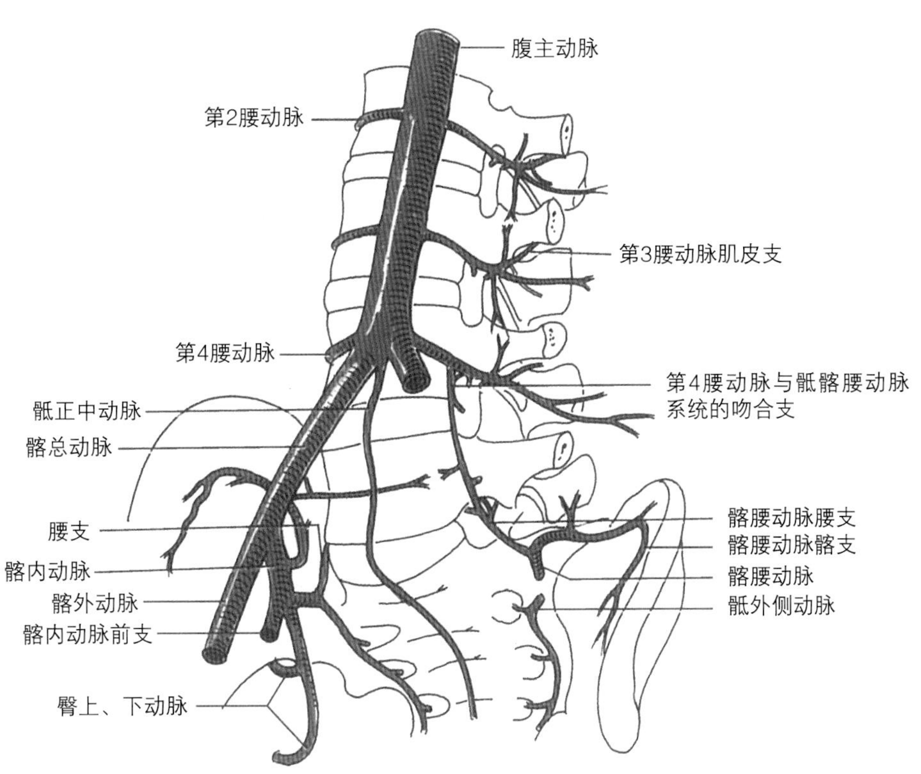

图5-41　骶髂腰动脉系统及其分布示意图

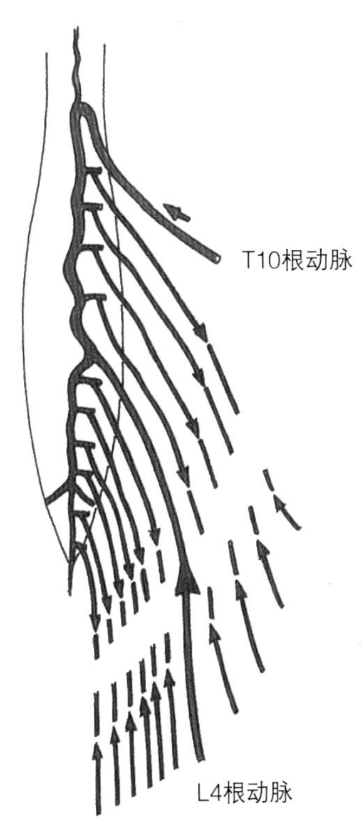

图5-42　马尾的正常血供

和腰方肌，常通过与第4腰动脉的降支或/和骶正中动脉的第1个外侧分支相吻合来增加该区域血供。

（3）骶正中动脉（median sacral artery）：位于骶正中位置，是主动脉的最后分支，通常起自主动脉的分叉隆起水平以上的后正中面，它沿前纵韧带的腹侧下降，经过第4、5腰椎椎体到达骶骨腹侧，以血管球的形式在骶尾骨交界处终结（骶尾小体，sacrococcygeal body）。骶正中动脉常出现变异，会完全阙如或被一侧骶外侧动脉的分支所替代。

骶正中动脉第1个外侧分支在第5腰椎椎体的腹侧水平发出，常替代来自髂腰动脉或第4腰动脉的节段动脉，发出相关的骨支、肌支及脊支。当骶正中动脉阙如时，骶前区由骶外侧动脉发出的内侧支提供血供。

■ 脊柱的静脉

脊柱的静脉数量多，广泛吻合成丛，按其所在部位可分为椎管内、外静脉丛，其共同特点是无瓣膜，血液可双向流动；管壁薄；同一段血管管径不同，局部可膨大成窦状；不与动脉密切伴行。

椎管外静脉丛

椎管外静脉丛（extravertebral venous plexus）以横突为界分为前丛和后丛。较小的前丛与前中央支的分布区域相同，接受椎体前方和侧方穿出的静脉，而范围较大的后丛接受节段动脉后侧分支供应区域（肌肉和椎板后）的血液回流。椎管外后静脉丛构成一套成对的静脉系统，分别位于两侧椎骨肋骨沟内，两侧的椎管外后静脉丛之间有横行的吻合支通过棘突间相交通，接受通过椎间孔出来的椎内静脉丛的节段性属支，最终汇入腔静脉系和奇静脉系的腰静脉和肋间静脉。椎外后静脉丛在颈后区域最为丰富，接受通过椎静脉来的各脊间属支的回流血液，汇入颈深静脉和颈内静脉。

椎管内静脉丛

椎管内静脉丛（intravertebral venous plexus）也称硬膜外静脉丛，在功能上更为重要，在解剖上也较为特殊，从尾椎一直分布到枕骨大孔，所经之处均被硬膜外脂肪包裹，由胶原纤维网支持。但是椎管内静脉丛的壁非常薄以至于难以通过大体解剖来观察它们的分布范围和排列模式。

椎管内静脉丛并不是完全随意地缠绕着硬膜，而是以相互交叉连接的方式形成前后梯形的空间结构沿椎管扩展。该丛主要的前部由两个连续的通道组成，分别位于前外侧，在椎弓根的内缘沿着椎体后面走行，越过椎体后中央部向内侧延伸与对侧形成交叉吻合，在椎间盘的表面壁最薄，行造影时，这些通道显示为节段性菱形的链状结构。前部在吻合处接受位于椎体后正中凹处松质骨内的椎体内静脉窦的血液，这些椎体内静脉窦非常大且不成对，观察椎体及其血管的横断面，可见有大的血管通道直接将椎体内松质骨、椎体内静脉窦以及前外侧丛相连接。可以通过向椎体的骨松质或棘突的松质骨内注射造影剂来对硬膜外静脉丛进行血管造影，从而观察局部的硬膜外静脉丛的结构。硬膜外静脉丛的后部也是由两个通道组成，分别位于椎弓和黄韧带前面、中线两侧，有穿过黄韧带的交通支相吻合（图5-43）。

在枕下和上颈椎区域的椎体静脉窦最大，在这里它们接收大量来自窦椎神经的神经末梢，同时与球状的动静脉吻合相连接，可能具有压力感受器的功能。

椎管内静脉汇集成椎间静脉，出椎间孔后与椎管外静脉汇合，最终开口于椎静脉、肋间后静脉、腰静脉和骶外侧静脉。硬膜外静脉丛与盆腔器官、大脑之间的血管交通，为盆腔肿瘤的转移提供了通路。

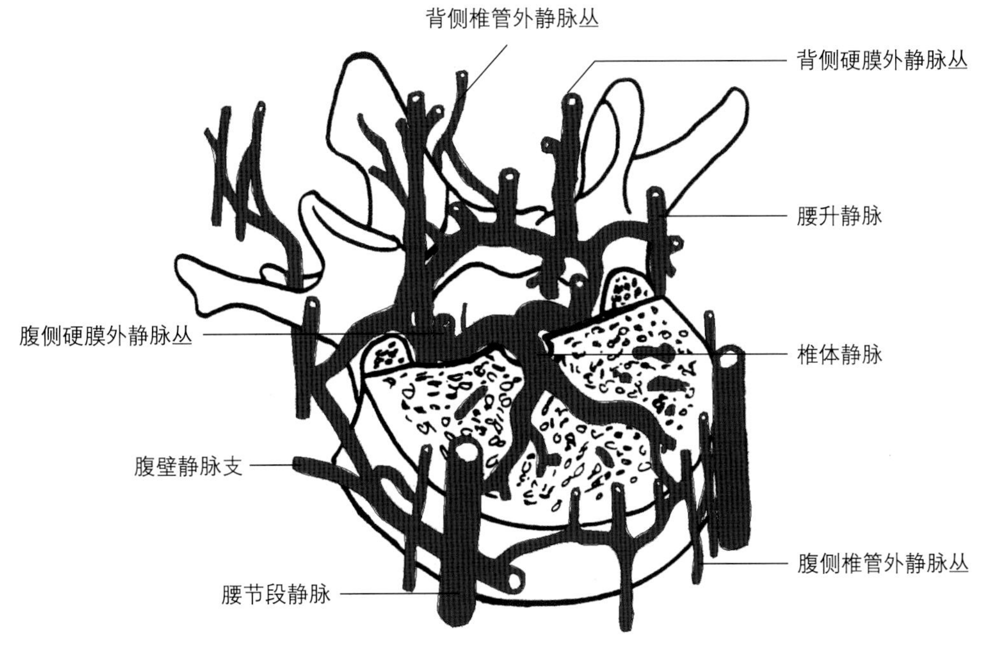

图5-43　腰椎的静脉

另外一个通过脊椎内、外静脉连接的通道是咽与脊柱间的静脉连接。该通道引流咽喉部后外侧上方区域，向后穿过寰枕前膜进入围绕正中和外侧寰枢关节的静脉复合体。因此，咽后部感染可以引起以寰枕半脱位为特征的Grisel's综合征，原因就是炎症通过上述的咽椎静脉通路到达寰枢关节，引起寰枢韧带的充血性松弛。该通路也可解释上咽部肿瘤转移到上颈椎硬膜外静脉的原因。

临床应用注意事项

硬膜外丛向外连接主要是经过椎间孔的静脉，最终注入该节段的腰静脉或肋间静脉。但是由于这些静脉窦没有瓣膜，因此不能正确地判断这些血管内血流的方向，这也正是该系统最主要的功能重要性所在，它们可以根据不断变化的腹腔和胸腔内压力向任何方向传输血流，该硬膜外静脉丛可能是无瓣膜的腔静脉和奇静脉系统的附属系统。Queckenstedt实验是通过压迫颈静脉或腹腔内血管来观察蛛网膜下腔的通畅，由于硬膜压力的增加引起脑脊液压力的增高，而硬膜压力增加正是由于充盈的硬膜外静脉丛扩张引起的。硬膜外静脉丛已经被证明可以运输大量的血液而不引起血管曲张，这要归功于支持它的胶原纤维。

脊柱的神经

分布于脊柱的神经主要有脊神经后支和窦椎神经。

■ 脊神经后支

脊神经后支的内侧支分布于椎骨外侧骨膜、关节以及神经弓的韧带连接；内侧支在进入乳突副突骨性纤维管之前发出1~2支关节支分布于关节突关节的上部，出骨性纤维管后发返支钩绕纤维管的内侧，向上分布于关节突关节的下部，主干继续向下发出关节支到下位关节的上内侧。

■ 窦椎神经

窦椎神经（sinuovertebral nerve）主要分布到椎管内结构。在过去的50年里，人们进行了一系列研究，试图明确窦椎神经的起源、分支及神经末梢类型，但一直存在争议。Groen通过高度特异性乙酰胆碱酯酶染色方法对胎儿脊柱神经进行研究，他们发现，窦椎神经几乎都是起源于邻近脊神经的交感干交通支，起点在胸腰交感干的全长，但在颈部可起自椎动脉的血管周围丛。

同一个椎间孔可有多达5支窦椎神经进入，其中1支较粗，其他是细支。在上颈椎和骶椎常没有粗大支。大部分窦椎神经在椎间孔内位于脊神经节腹侧，并在该处发出许多细小分支。进入椎管后，发出许多与节段动脉的后中央支分布区域几乎一致的分支，每支神经通过直接的上、下分支支配两个椎间盘，向下的分支在椎间盘的背面发自窦椎神经进入椎管处，较长的上分支沿着后纵韧带边缘上行到达上一水平椎间盘，从这些分支中再分出1~3支支配硬脊膜的前面（图5-44）。

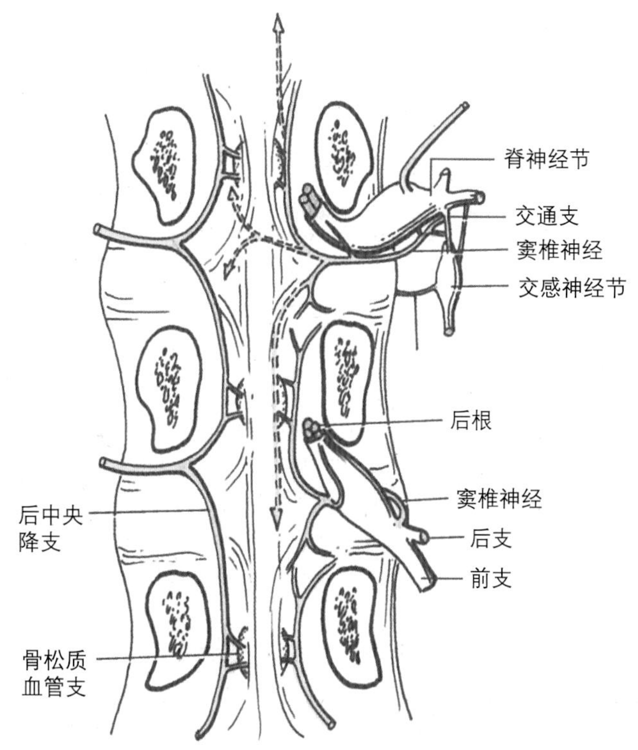

图5-44　窦椎神经的来源和分布

Groen详细描述了其他方法不能显示的后纵韧带神经丛，发现后纵韧带是由不规则丛状分布的神经支配，其中在椎间盘背侧的后纵韧带扩展区，神经纤维分布密度比较高，除了在不活动骶椎处后纵韧带神经丛密度较低外，其他部位分布没有明显的区域性变化。该方法还可以精确显示细小神经纤维，所以利用它可以观察到单个节段窦椎神经分支的主要走行方向、长度以及终点所在，并对其去向作了细致的描述：①上升1个节段；②下降1个节段；③分成2个分支，分别支配上、下各1个节段；④上升2个或更多个节段；⑤下降2个或更多节段。尽管最后两型比较少见，却可以证明窦椎神经可以支配两个以上的相邻节段。因此，发生在病变椎间盘局部的轻度疼痛的病理解剖基础可能就是窦椎神经在此处的分布。

窦椎神经起始部位有很多细小鞘神经纤维，其中一些神经鞘直径达10 μm，这些细小神经纤维是来自自主神经节的节后纤维，通过控制平滑肌来调控椎管内的血管，另外一些大神经纤维参与本体感觉功能，调控体位反射。椎间盘纤维环最浅层的后部有神经末梢，可能与支配后纵韧带的神经来源相同。

硬膜前部有窦椎神经分支分布，但是硬膜后部正中位置无神经分布，因此是理想的无痛性穿刺部位。Cyriax认为，髓核在突出过程中对硬膜腹侧的刺激是产生椎间盘性疼痛的原因，但是由于硬膜的活动性使得分布在其腹侧的神经纤维发生足够的变形，突出髓核对这些神经纤维的刺激不可能发生。在一些病例中，特别是在第4、5腰椎节段，硬膜被固定在椎管的腹侧面，其牢固程度足以让突出的髓核撕裂硬膜腹侧或抬起硬膜，产生椎间盘性疼痛。

（王志杰　杜心如）

参考文献

1. 徐达传. 骨科临床解剖学图谱. 济南: 山东科技出版社,

2005: 38−116.

2. 夏玉军. 腰神经根管的解剖及临床意义. 中国临床解剖学杂志, 1988, 6(3): 152−155.
3. 陈佳, 李超英, 马信龙. 椎体终板在椎间融合中的作用和意义. 中国矫形外科杂志, 2013, 21(21):2166−2168.
4. 刘耀升, 陈其昕, 李方财, 等 . 终板凹陷角变化对腰椎运动节段生物力学影响的有限元分析.中国临床解剖学杂志, 2007, 2: 207−211.
5. 杨豪, 王建儒, 郑召民. 椎间盘源性腰痛发病机制的研究进展. 中华医学杂志, 2013, 93(19):1514−1516.
6. 夏群, 梁威. 椎间盘源性腰痛的诊治进展.天津医药, 2015, 43(10):1244−1248.
7. 刘雨辰, 彭宝淦. 椎间盘源性腰痛神经传导通路的研究进展. 中华外科杂志, 2014, 52(8):627−629.
8. 曹春风, 王群波, 卢曼鹏, 等. 椎间盘源性腰痛的诊断和治疗进展. 颈腰痛杂志, 2016, 37(2):143−146.
9. 庞晓东, 杨洪, 李端明, 等. 椎间盘源性腰痛研究进展.脊柱外科杂志, 2012, 10(6):381−384.
10. 徐宏光, 王以朋, 丑克, 等. 儿童颈椎间盘钙化的诊断和治疗. 中华外科杂志, 2002, 40(2):124−126.
11. 俎金燕, 贾宁阳, 王晨光, 等. 椎间盘退变及其血管化的磁共振研究. 中国医学计算机成像杂志, 2012, 18:161−165.
12. David G, Ciurea AV, Iencean SM,et al.Angiogenesis in the degeneration of the lumbar intervertebral. disc.J Med Life, 2010, 3:154−161.
13. 谢文龙, 周国顺, 管国华, 等. 腰椎间盘突出新生血管的免疫细胞化学研究. 中医正骨, 2004, 16(5):10−11.

6

颈椎及其连结

颈椎（cervical vertebrae）有7块，第1、2、7颈椎形态较为特殊，第3~6颈椎形态大致相似，称典型颈椎（图6-1）。枕骨与第1、2颈椎关系密切，在功能上成为一不可分割的复合体。第1、2颈椎又分别称寰椎和枢椎。

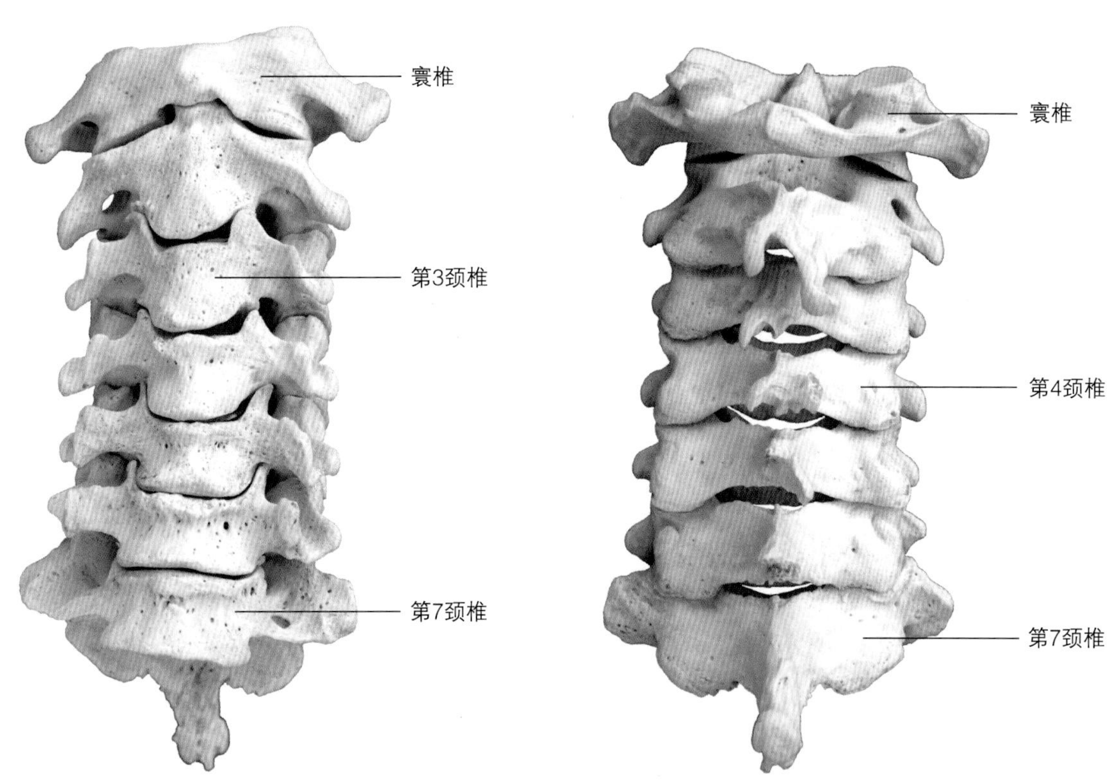

图6-1　颈椎整体观
A.前面观；B.后面观

枕骨和颈椎

■ 枕骨

枕骨（occipital bone）由位于枕骨大孔后上的枕鳞、枕骨大孔侧方的侧部和前上方的基底部构成。枕骨大孔呈椭圆形，后半部分比前半部分稍宽，有延髓通过，前半部分由齿状突占据。

枕鳞内部为弧形，其上部通过人字缝与顶骨相连，下方与颞骨乳突的枕乳缝相连，枕鳞外面最大的突起为枕外隆凸，位于中部，向下延伸至枕骨大孔后缘形成枕外嵴。两侧分别有平行的上、下项线，是肌肉的附着点。枕鳞的内面有枕内嵴，位于中线，小脑镰附着于此。枕内嵴将内面分成不等的四部分，上面两部分与枕叶的形状相适应，下面两部分与两侧小脑半球相适应。

侧部下面有枕髁，枕髁位于枕骨大孔两侧，与寰椎相关节。枕髁为卵圆形，稍微凸起，其内侧有一结节，为齿突的翼状韧带附着部。枕骨髁的前上为舌下神经管，有舌下神经和脑膜后动脉的分支通过。在舌下神经管的上方，侧部的内面，有卵圆光滑的隆起，称为颈静脉结节；其后方常见一斜行浅沟，有舌咽神经、迷走神经和副神经通过。髁窝位于枕髁后方，常形成一髁管，有髁静脉通过（图6-2）。

基底部的上面和蝶骨体鞍背构成斜坡。斜坡是一块四方形骨质，向前上方延伸，与枕骨大孔形成约45° 的夹角。斜坡的上表面大致呈凹形，两边通过岩枕裂与颞骨岩部相连。在斜坡的下部，枕骨大孔前方，有一个小隆起，为咽结节，咽的纤维缝附着于此（图6-3）。

■ 寰椎和枢椎

寰、枢椎的发生与发育

寰、枢椎属于特殊颈椎，其发生与其他椎骨不同。

1. 寰、枢椎的发生　胚胎时，头端4个枕生骨节相互融合成为枕骨基底部，第4枕生骨节尾部与第1颈生骨节头部融合形成寰椎前体（proatlas），头部还形成齿突尖及寰枕关节韧带。

寰椎的本体（centrum，指除了椎弓外的其余部分，或称中央部）来自第1、2颈生骨节，其最后形成寰椎的前弓和齿突两部分，故齿突实际上属于寰椎的椎体。在种系发生上，齿突只在两栖动物及更高级的动物才发生。寰枢关节的发生使得头部可沿纵轴旋转，并防止头部在颈椎上面前移位。寰椎本体分化为前弓和齿突失败是导致齿突阙如和发育不全的原因之一。

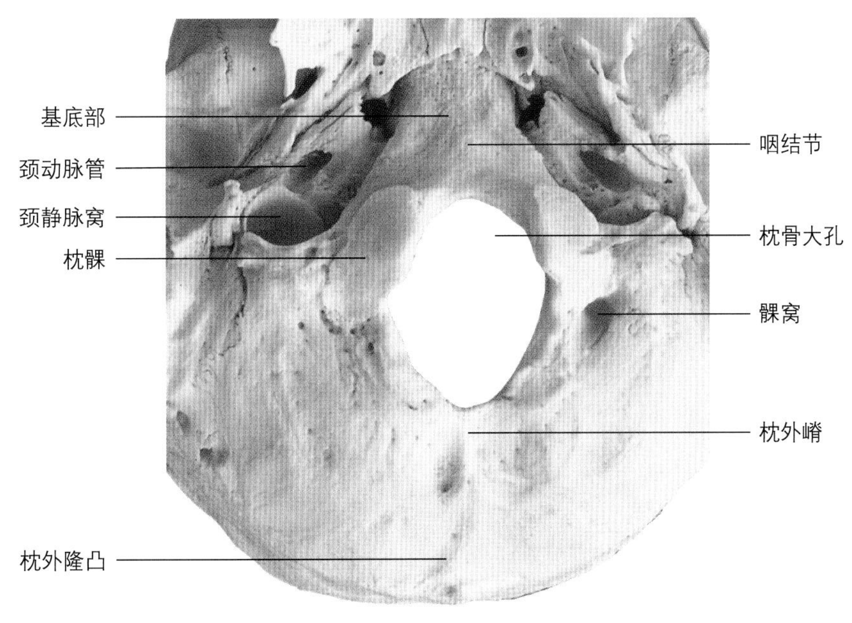

图6-2　枕髁区

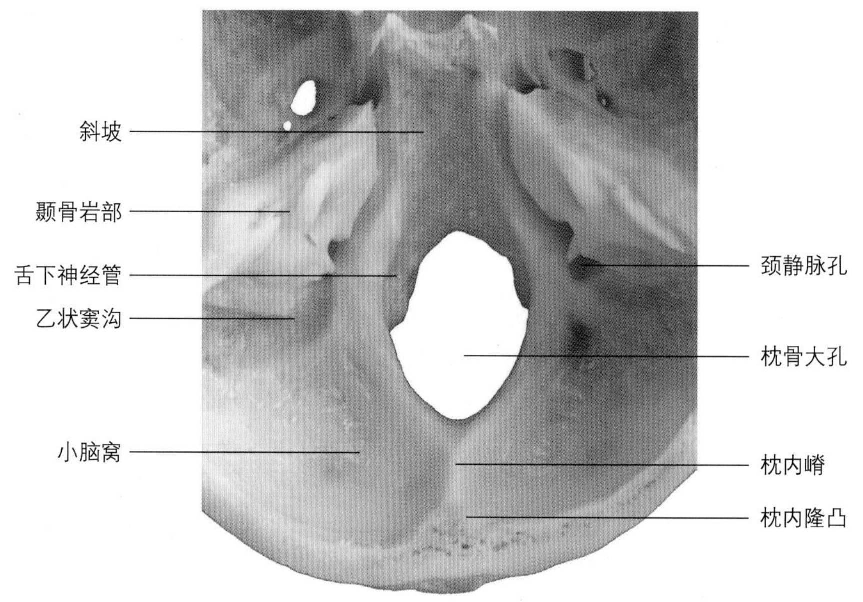

图6-3　斜坡区

2. 寰、枢椎的软骨化　胚胎第8周前，枢椎本体与齿突仍处于软骨化阶段，形成一个软骨块。与其他颈椎不同的是，齿突与枢椎本体之间的椎间盘不发生或者发生软骨化，使得齿突与枢椎本体之间发生融合（图6-4），最后经骨化形成一个统一的整体。

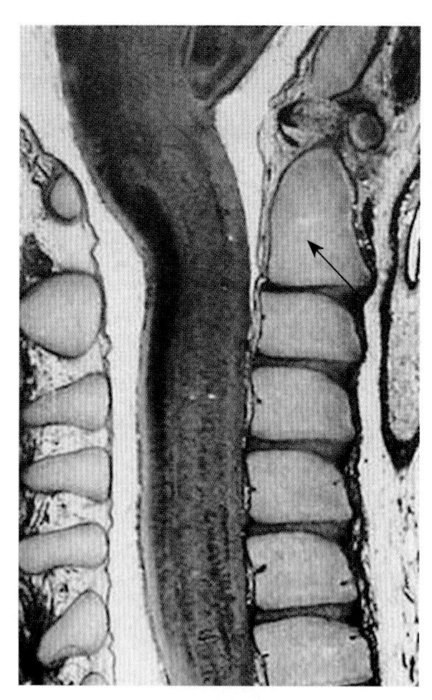

图6-4　齿突与枢椎本体之间的椎间盘发生软骨化

3. 寰、枢椎的骨化　寰椎两侧侧块各有一个初级骨化中心，于胚胎第10周左右出现，由后向前外侧扩展形成侧块和前弓。胚胎第35~36周，寰椎前弓出现另一个骨化中心。寰椎的初级骨化中心最迟在1年内出现。1岁时后弓已经完全骨化，3个骨化中心在6岁左右相融合。枢椎椎弓两侧初级骨化中心于胚胎第10周左右出现，枢椎本体的一对骨化中心于胚胎第18~19周出现。胚胎5个月时于齿突出现另一对骨化中心（图6-5）。

3~4岁时，在齿状突和枢椎本体之间，在本体和两侧的椎弓之间通过软骨连接（取代未正常发生的第1、2颈椎椎间盘）（图6-6）。

齿突与两侧椎弓的上关节突之间的软骨连接在3~4岁完成骨化。6~7岁时，齿突与枢椎本体完全骨化，本体同侧的椎弓完成融合，但齿突与中央部的软骨连接残留清晰可见（图6-7）。

约1/3成人齿突与中央部的软骨连接仍未完全融合，遗留一软骨岛。在健康人群中行CT和MRI检查，这一比例发现的更高，在缪国专的研究中，CT和MRI检查的阳性率分别为85%和90%（图6-8）。

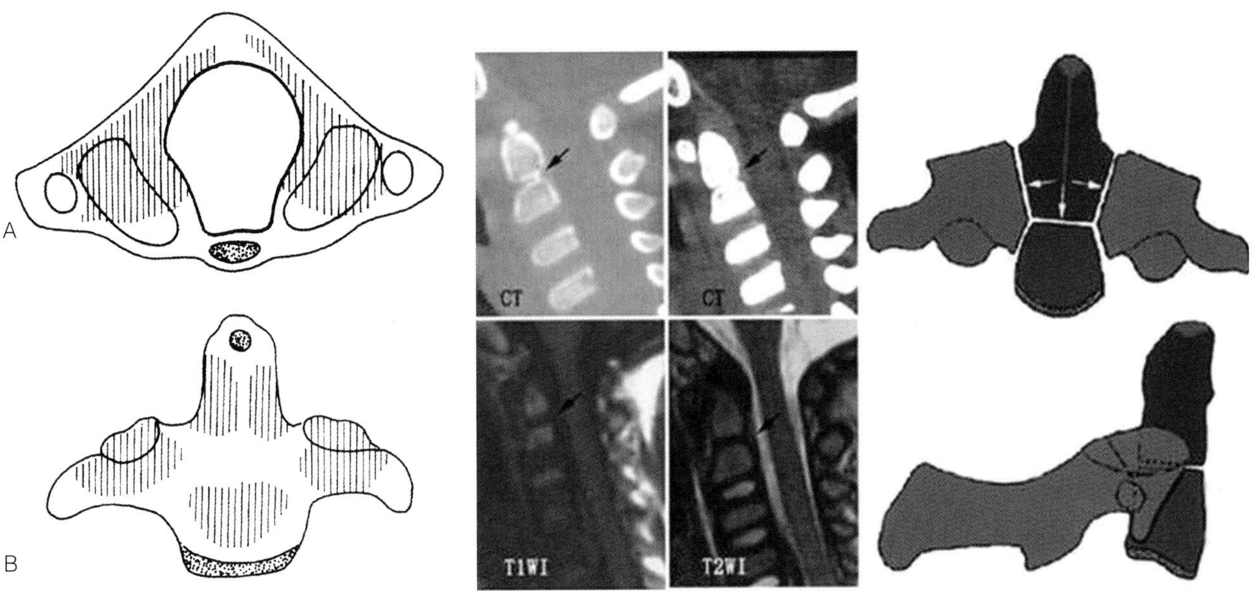

图6-5　寰、枢椎骨化中心
A.寰椎；B. 枢椎

图6-6　4岁儿童齿突与枢椎本体通过软骨连接

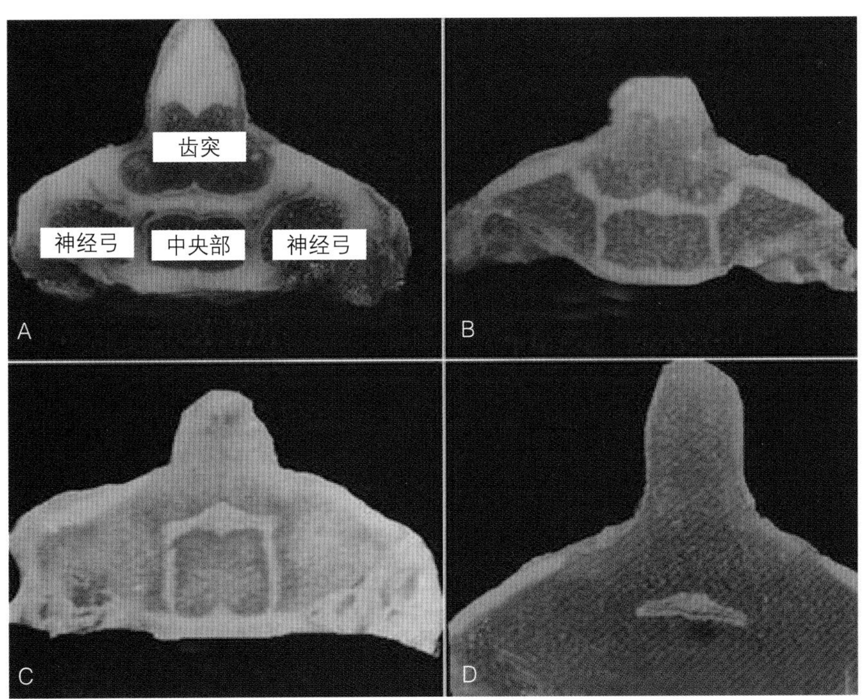

图6-7　新生儿及儿童枢椎组织切片
A.新生儿；B.1岁儿童；C.3岁儿童；D.11岁儿童

有学者认为齿突与枢椎本体之间的连接带为生长软骨板（growth cartilage），但是Ewald描述了一个2个月大的婴儿的此连接带的组织学所见，没有发现骺板（epiphyseal plate）存在的任何依据，只是一软骨区域，此带的上下方为软骨内骨化的进展区域。因此，称其为尚未骨化的软骨带更为合适。

大约在2岁时，枢椎齿突顶端又出现一继发骨化中心，至12岁后与齿突的主要部分融合。也有学者认为继发骨化中心在7岁左右开始出现。

寰　椎

寰椎（atlas）即第1颈椎，无椎体，代之以前弓，枢椎的齿突实际上是其椎体，可以认为寰椎是绕“自身的椎体”旋转。寰椎由前、后弓及两侧块构成，后弓又分为两部分（图6-9）。

1. 前弓（anterior arch）　为连于两侧块前方的弓形板，略微前凸，与其下位的椎体平行。前弓正中的后面有一凹形关节面，与枢椎的齿突相关节，构成寰齿关节；前弓正中的前面有一向前隆凸的小结节，称前结节，有前纵韧带和左、右颈长肌的上斜部附着。弓的上、下缘分别有寰枕前膜和前纵韧带外侧部附着。

2. 后弓（posterior arch）　与侧块后方相连接，比前弓长而曲度较大。其上方两侧与侧块连

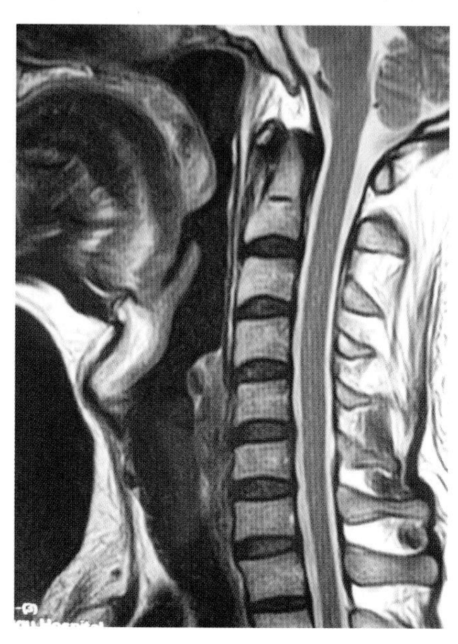

图6－8　矢状面T2WI可见枢椎本体与齿突之间的软骨岛残余

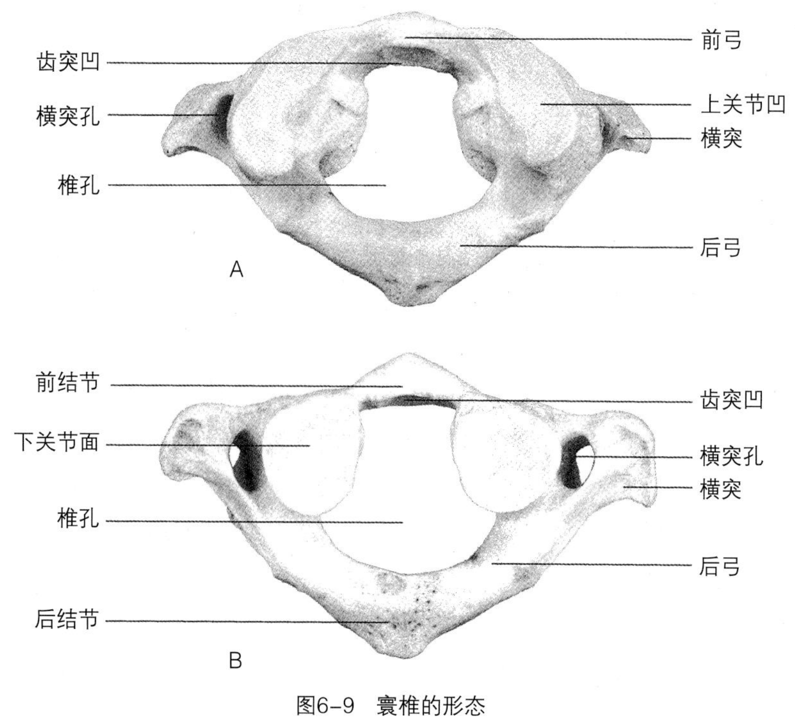

图6-9　寰椎的形态
A.上面观；B.下面观

接处有一宽而深的沟，称椎动脉沟，有椎动脉和枕下神经通过。后弓下方靠近侧块处有一较浅的切迹，与枢椎椎弓根上缘的浅沟共同构成椎间孔，其内有第2颈脊神经通过。在后弓正中后面有一小结节，称后结节，是棘突的遗迹，其粗糙面有项韧带和左、右头后小直肌附着。弓的上缘由寰枕后膜附着，下缘较平，为最高的一对黄韧带附着。

寰椎椎动脉沟宽（5.71 ± 0.48）mm，其内侧缘至寰椎后结节中点（即半距），右侧为（20.10 ± 1.47）mm（15.10~26.62 mm），左侧为（19.00 ± 1.82）mm（12.44~23.84 mm），两侧寰椎椎动脉沟内侧缘之间即全距为（38.83 ± 1.92）mm（30.12~46.05 mm）。

临床应用注意事项

施行寰椎后弓切除减压时，切除范围应掌握半距在15 mm（10~16 mm）而全距在25 mm以内，左侧要少切，而右侧可稍多些，这样不致损伤走行于椎动脉沟上的椎动脉。

椎动脉沟有时可形成骨环，一种观点认为是由横过寰椎椎动脉沟或横突孔、架在椎动脉沟上的寰枕斜韧带（即寰枕后膜的下缘）骨化形成，其出现率为（10.70 ± 2.61）%；如骨化不完全，则形成一不完全的骨环。根据形态与位置，架于侧块后上缘与后弓之间的骨环称为寰椎后动脉环，而架于侧块外侧缘与横突之间的骨环称寰椎侧动脉环。完整的寰椎后、侧椎动脉环的出现率较不完整者略高，两者侧别无明显差异。寰椎椎动脉环如果出现，将是椎动脉入颅前的最后一个通道，其大小可以反映通过的椎动脉口径（图6-10）。另一些学者则认为是由此沟前、后缘常发生的骨刺，形成架于沟上方的“小桥”，将沟转化成骨环或骨孔，出现率约为14%。骨环或骨孔的形成，容易压迫椎动脉，出现椎动脉受阻症状。

寰椎沟环在猿寰椎上普遍存在，对椎动脉第三段起固定、制动作用。当爬行的猿进化为直立行走的人时，此沟环出现废用性退变。

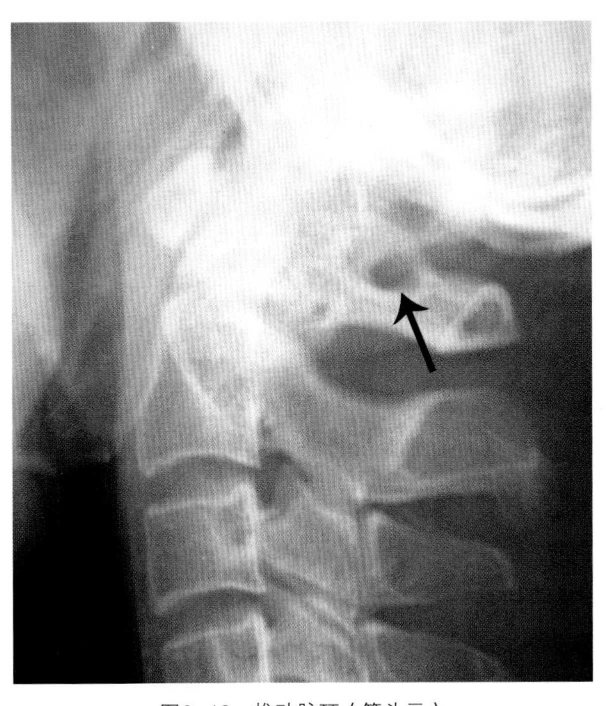

图6-10　椎动脉环（箭头示）

根据沟环的形态分为全环型和半环型。全环型为骨性结构呈环状覆盖于椎动脉沟上方，椎动脉从中穿过。半环型为骨性结构未能完全覆盖椎动脉沟。其中，以前半环型多见，后半环型及侧环型少见，前、后半环同时存在者更为少见。可为双侧或单侧，左侧多于右侧。在沟环存在下，椎动脉易因折曲、痉挛和压迫而出现远端供血不足症状；并且由于椎动脉周围丰富的交感神经节后纤维，使症状更加复杂化。主要表现为头晕、猝倒、上颈痛、眼部症状（如视力模糊、疲劳感）、耳部症状（如耳鸣、听力下降）等。

寰椎前弓长（19.71 ± 2.98）mm，后弓长（51.32 ± 4.24）mm，前、后弓之比为1∶2.6。前、后弓与侧块连接处较细，是力学上的薄弱处。前、后弓均呈扁平状，但前弓前后方向略扁，横切面长轴呈垂直位；后弓上下方向略扁，横切面长轴呈水平位。因此，前弓受水平方向的力易骨折，后弓受垂直方向的力易骨折。

3. 侧块　是寰椎两侧骨质增厚的部分，呈楔形，内薄外厚，作用其上的力呈离心分布。其上方有一肾形凹陷的关节面，称上关节凹，与枕髁形成寰枕关节（atlantooccipital joint），是头部运动的主要结构。下方为几乎圆形、平或略凹的下关节面，朝向后内侧，与枢椎上关节面形成寰枢外侧关节。侧块内侧有一粗糙的结节，为寰椎横韧带附着处，成年人两侧结节间距小于寰椎横韧带本身，为16.34 mm（12.0~19.0 mm）。寰椎横韧带将寰椎椎管分为前、后两部分，前方容纳齿突，后方有脊髓及其被膜。侧块的前方有头前直肌附着。

在寰椎侧块的外侧面，恰在寰椎后弓的后面，可出现横突后沟或管，为连接寰枕静脉窦和寰枢静脉窦的吻合静脉通过处。寰椎后沟或管的出现率为64.68%，其中出现横突后沟者占32.84%，出现横突后管者占19.40%。一侧出现横突后沟、另一侧出现横突后管者占12.44%。横突后沟或管的出现与吻合静脉的粗细有关。

4. 横突　寰椎的横突在颈椎中其长度仅次于第7颈椎，这使寰椎的宽度范围在男性为74~95 mm，在女性为65~76 mm，对鉴别人骨骼性别有一定意义。寰椎横突大而扁平，尖端不分叉，有肌肉附着，为寰椎旋转运动的支点。横突尖可在乳突和下颌支之间摸到，其与典型颈椎的后结节同源；横突的其余部分由肋板组成。肋板有的缺损，使横突孔前面开放。横突基底部偏外侧有一较大斜向前外的圆孔，称横突孔，有椎动、静脉通过，左侧横突孔矢状径为（7.07 ± 1.02）mm，横径为（5.88 ± 0.92）mm；右侧横突孔矢状径为（7.05 ± 0.99）mm，横径为（5.88 ± 0.90）mm。男性大于女性，左侧大于右侧，平均宽度较相应椎动脉直径大1.9~2.0 mm。寰椎横突孔的长度和宽度（最小径）的均值较枢椎横突孔分别大0.7 mm和0.6 mm。横突上方有头侧直肌、头上斜肌附着，横突尖上有头下斜肌，其下有肩胛提肌、颈夹肌和中斜角肌附着。

临床应用注意事项

寰椎环矢状径为3 cm，脊髓及齿突直径约1 cm，各占1/3，因此还有1 cm的缓冲空间，寰椎径线越大，脊髓受压的危险性就越小。

先天性寰椎矢状径小，可以形成寰椎狭窄，是造成脊髓受压的解剖学因素之一。

枢　椎

第2颈椎是头颈部运动的枢纽，故称枢椎（axis）。其有一自椎体向上的圆柱形突出，寰椎围绕其旋转，称齿突（图6-11，12）。除齿突外，枢椎与一般典型颈椎相似。

枢椎两侧上关节面长轴的延长线应与齿突中轴线相交。如以此点与枢椎两上关节面的外下缘相连，可构成等腰三角形。齿突与寰椎侧块的间距约半数两侧完全相等，另一半平均差值0.9 mm，95%的人差值为0~3 mm，个别甚至达7 mm。

1. 齿突（dens）　成人齿突的高度为14.0 mm（11.6~16.8 mm），约占枢椎总高度的38%；基底部冠状径为（8.9 ± 1.0）mm（7.1~12.3 mm），矢状径为（10.8 ± 0.8）mm（8.5~12.9 mm），皮质厚度为1.5 mm（1.0~2.0 mm）。它可稍向后倾斜至14°，有的略微向前，也可向外侧倾斜至10°。齿突的前方有一卵圆形的关节面，与寰椎前弓正中后面的凹形关节面相关节；齿突的后方有一宽沟（寰椎横韧带沟）与寰椎横韧带相邻；末端较尖，由齿突尖韧带起始；寰椎横韧带沟上方的后外侧面，有翼状韧带附着。

齿突基底部较细，骨皮质较薄。齿突骨折占颈椎骨折的10%~15%，其中通过齿突基底骨折（Anderson Ⅱ型）约占2/3，常引起寰枢椎不稳，伴神经受压症状，以往采用后路寰枢椎融合术，不仅降低寰枢关节旋转活动度，而且骨折不愈合率很高。可由颈前路直接经枢椎体下方唇状缘自下向上打入导针及螺钉，穿过基底部骨折线进入齿突。鉴于国民齿突基底冠状径较窄，宜采用一枚直径为3.5 mm的中空拉力螺丝，螺纹部长度宜在12 mm以内，以产生加压作用。

2. 椎体　实际上是由寰椎椎体和枢椎的融

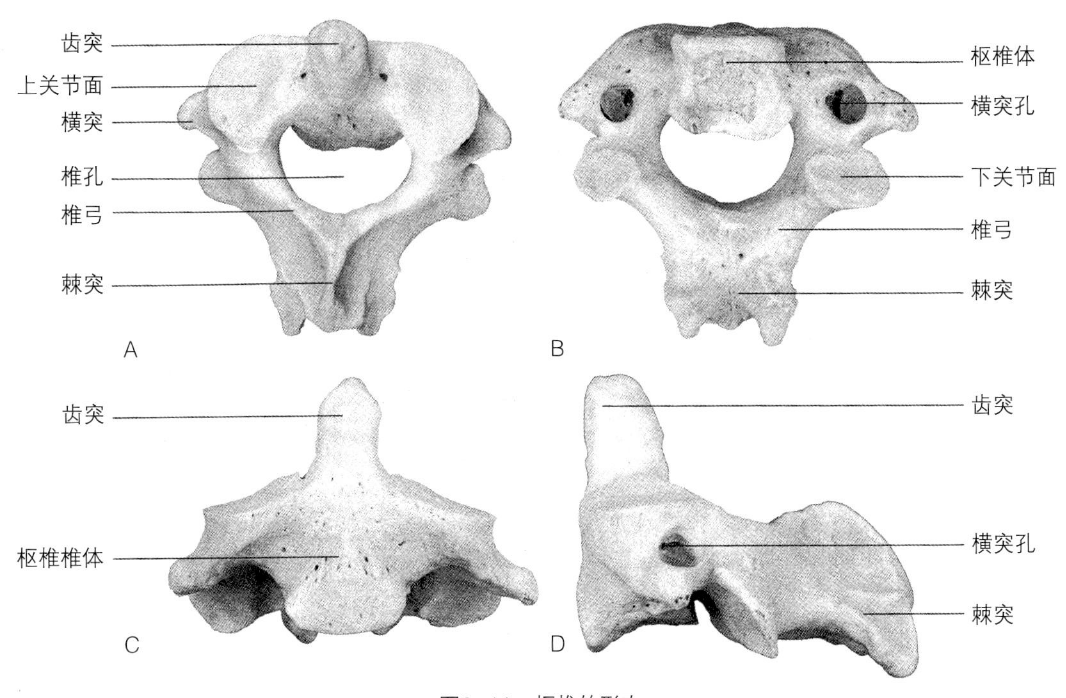

图6-11　枢椎的形态

A.上面观；B.下面观；C.前面观；D.侧面观

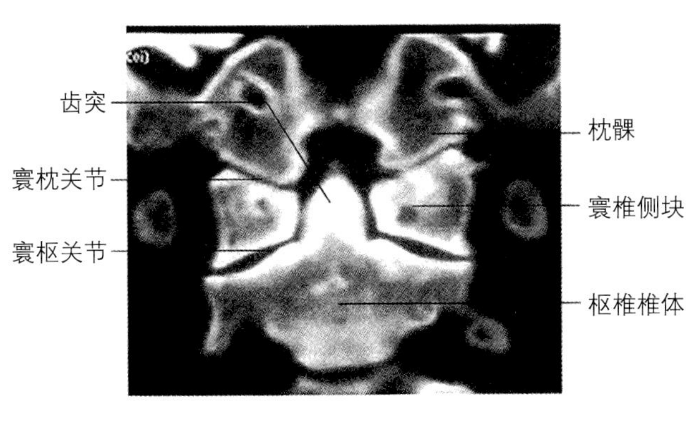

图6-12　枢椎椎体和齿突的形态

合部及其间的原始椎间盘组合而成，后者常终生保留在枢椎椎体内部。齿突两侧椎体与椎弓交界处各有一朝上的卵圆形上关节面，平面略凹，与寰椎侧块下关节面形成寰枢外侧关节。该关节面由于负重较大，故其面积较大。边缘向外伸出，常常遮蔽横突孔前内侧，使走行其中的椎动脉发生扭曲，尤其当头部向一侧过度旋转或枢椎移位时，常加重椎动脉的压迫。椎体前面两侧微凹，有颈长肌垂直部附着；向下凸的三角形前缘有前纵韧带附着；后下缘有后纵韧带和覆膜附着。

3. 椎弓根　短而粗，上关节面的部分位于其上，并向外下突出至横突。椎弓根的上方有一浅沟，与寰椎下面的浅沟形成椎间孔；其下方有朝向前下的下关节突，与第3颈椎的上关节突构成关节；关节的前方有深而光滑的椎下切迹，与第3颈椎椎上切迹形成椎间孔，内有第3颈神经穿过。椎弓根在重力传递及脊柱前、后柱间载荷的动态平衡中起杠杆作用。枢椎“体根角”为（69.0 ± 0.3）°，在颈椎中最小，后柱载荷相对较大。枢椎“椎弓根间夹角”为（67.0 ± 14.0）°，也是颈椎中最小者，稳定性差，当枢椎受到后伸压缩性外力时，后柱载荷增加，椎弓根处的力学杠杆作用增大，易引起椎弓根骨折（图6-13）。

4. 横突和棘突　枢椎横突短小，向下外侧突出，前结节阙如，呈三角形。横突孔大多开口于后外方，横径约5 mm。横突尖有肩胛提肌附着，

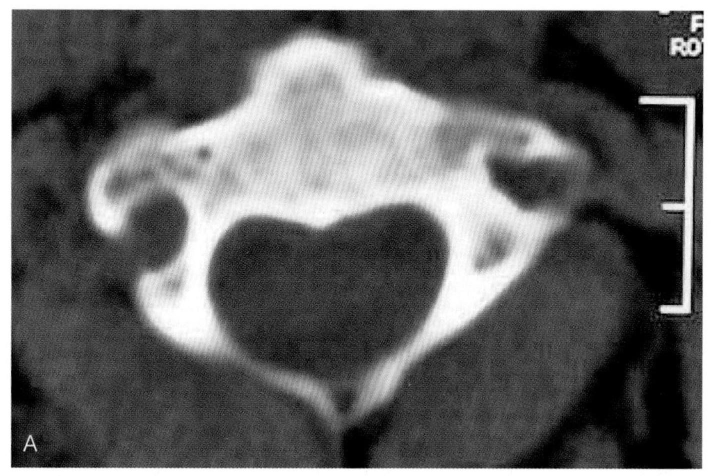

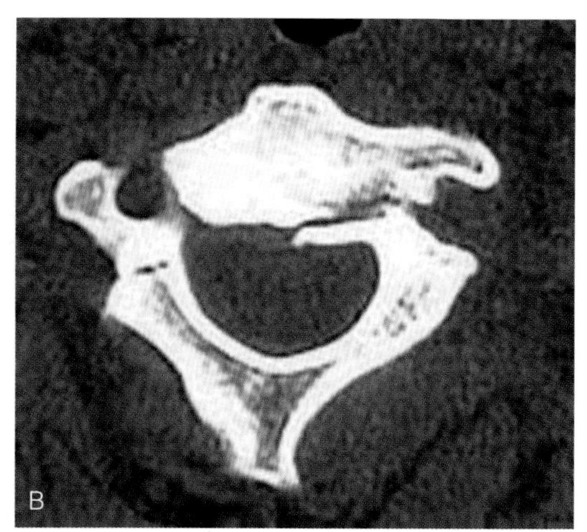

图6-13　枢椎椎弓根及椎弓根骨折
A.正常CT像；B.骨折CT像

其上、下面有横突间肌附着。

在X线片上，上颈部最大的一个棘突即枢椎棘突。寰椎环的矢状径为3 cm，脊髓及齿突的直径均约为1 cm，各占环直径的l/3。因此，空余的间隙尚可允许寰椎稍许移位，如寰椎向前移位超过1 cm，便有脊髓损伤的危险。寰椎环越大，这种危险性就越小。

■ 第3~6颈椎

第3~6颈椎由椎体、椎弓、横突、关节突、棘突组成，椎弓又分为椎弓根和椎弓板（图6-14~17）。

椎　体

典型颈椎椎体的横径较矢状径大，上、下面呈马鞍状。颈椎椎体由上向下逐渐增大，呈扁椭圆形，横径较大，前下缘稍凸出。第3~7颈椎上面矢状径为14.4~16.3 mm，下面矢状径为15.7~16.9 mm。除第7颈椎外，同一椎体下面矢状径较上面矢状径略长1 mm。颈椎椎体后缘较前缘高0.5~l.0 mm。颈椎椎体的前上缘呈斜坡状，前下缘呈嵴状突起，覆盖于相邻下位椎体的斜坡上。故椎体上面的矢状径较下面矢状径小，而其横径又稍大于下面的横径，上下椎体重叠。

椎体上面侧方有嵴样隆起，称为钩突，与上位椎体下面侧方斜坡的相应钝面形成钩椎关节（图6-18）。因最早为德国解剖学家Luschka（1858年）所发现，故又称Luschka关节。

钩突呈矢状位，位于椎体后外侧，前方为颈长肌，外侧为横突孔，其内通过椎动、静脉及包绕的交感神经丛，后外侧参与构成椎间孔前壁，有颈神经根及根动脉通过，内侧为椎间盘（图6-19）。钩突与椎体上面形成100° 左右的夹角。第3~7颈椎钩突高5.9~6.2 mm，其中第5、6颈椎较高，故颈椎病亦好发于此处，两者之间可能存在一定关系；第3、7颈椎较小。钩突长10.8~12.1 mm，第5、6颈椎较大，第7颈椎最小；钩突厚5.9~6.8 mm，第3颈椎最厚，第5颈椎较薄；钩突斜度为55.8°~67.2°，能限制椎体侧方移动，保持颈段稳定。颈椎钩突的测量结果见表6-1。

钩突于3~6岁在椎体和椎弓的融合处开始发育，14岁左右基本发育完全，18岁后即停止生长。在正常生理性颈曲时，头颅的重力线相当于齿突前0.5 cm到颈椎体中心的连线，颈椎负荷时，重力线逐渐后移。在这种力学条件下，第3~7颈椎钩突的位置也逐渐向后发育，钩突长轴与椎体正中矢状面的夹角也逐渐增大。钩突的有效应

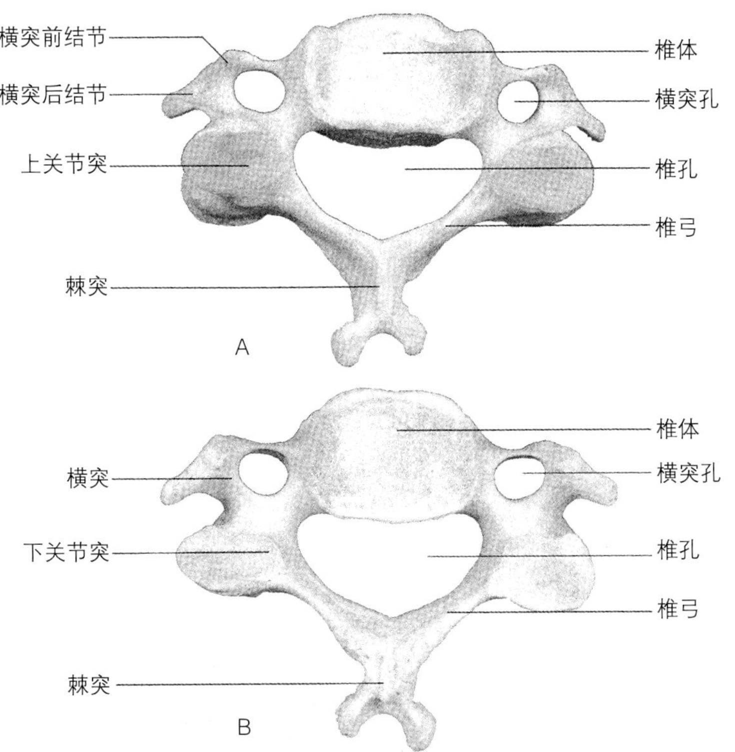

图6-14　第3颈椎的形态
A.上面观；B.下面观

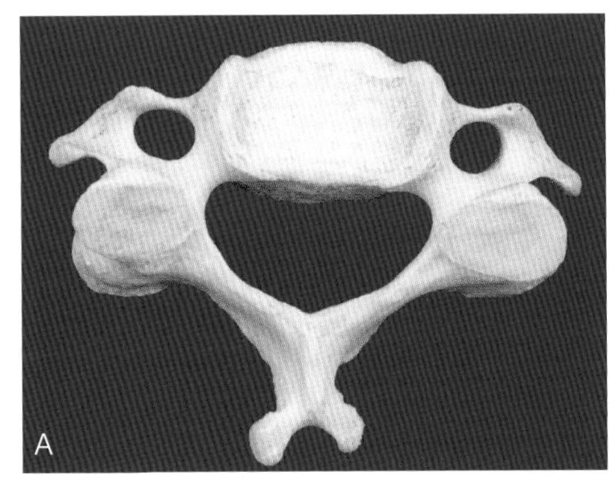

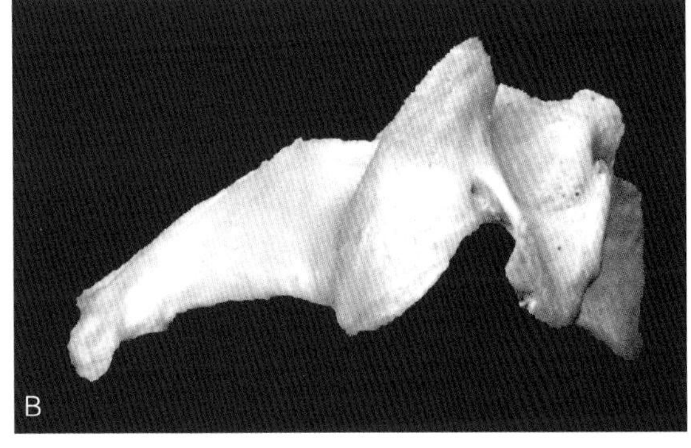

图6-15　第4颈椎
A.上面观；B.右侧面观

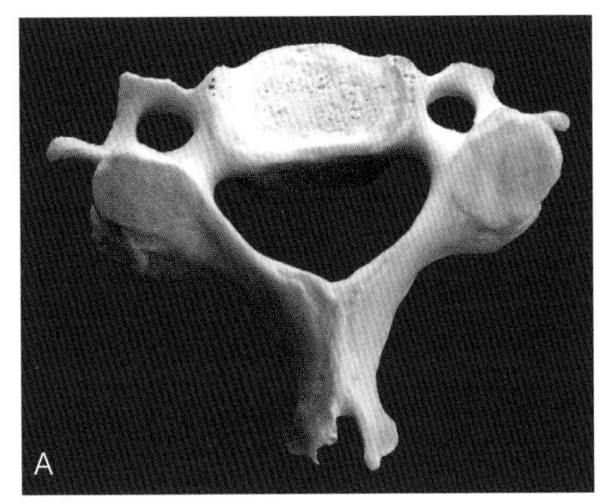

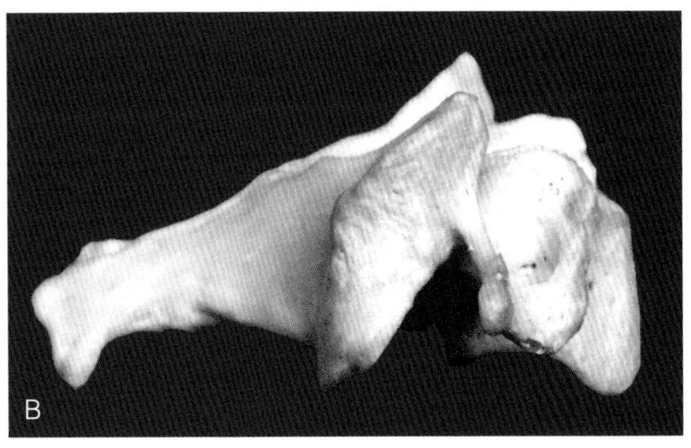

图6-16　第5颈椎
A.上面观；B.右侧面观

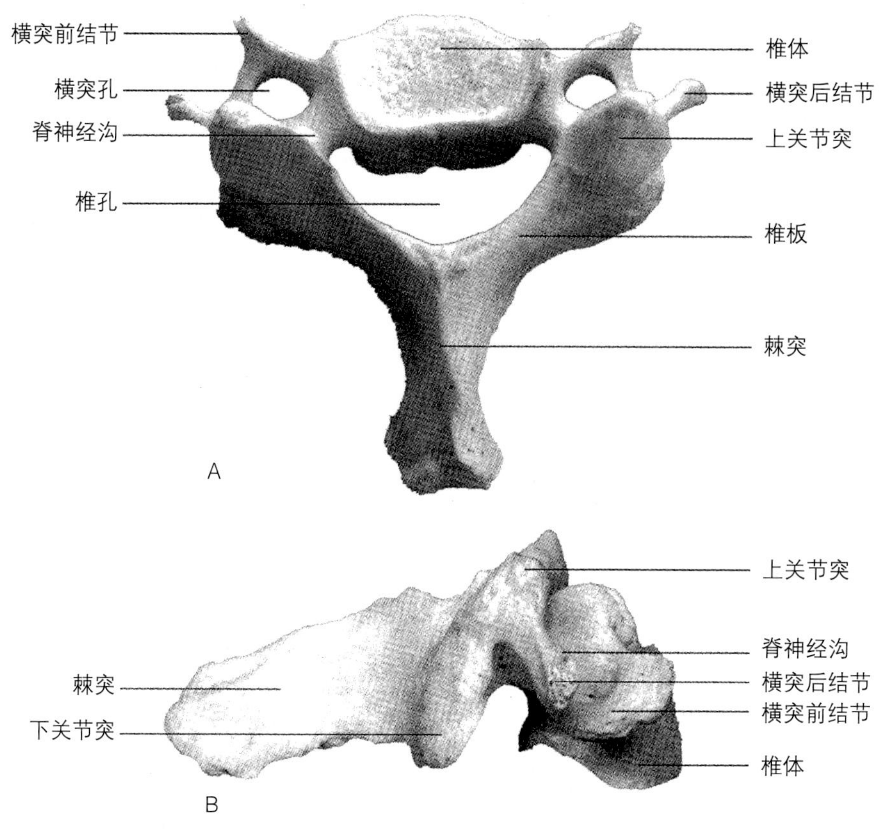

图6-17 第6颈椎
A.上面观；B.右侧面观

表6-1 颈椎钩突测量结果（N=50，$\bar{x} \pm s$，mm）

椎序	钩突高	钩突宽	钩突前后径	钩突间距	椎体上矢径	椎体下横径
第3颈椎	6.0±1.0	4.8±1.0	11.2±1.9	19.1±2.0	19.3±2.4	14.4±1.4
第4颈椎	5.9±1.4	4.6±1.0	11.6±1.7	20.0±1.5	20.0±1.7	15.1±1.6
第5颈椎	5.8±1.2	4.7±1.2	11.5±1.4	22.2±1.8	21.4±1.9	15.2±1.8
第6颈椎	5.5±1.5	4.8±0.8	11.1±1.6	24.1±1.8	24.0±1.8	15.8±1.7
第7颈椎	4.9±1.3	5.1±0.9	9.6±1.7	25.6±1.9	26.9±2.2	16.1±1.9

力较椎体其他部位为大。椎间盘退变后，钩突与上位椎体接触更为紧密，变为应力集中区。

颈椎椎间盘因为钩突的阻挡不易向外突出。如钩突斜度过大，可向外使横突孔狭小，影响椎动脉的通过；如同时伴有上关节突过分前倾、颈椎假性滑脱，后纵韧带骨化、黄韧带增厚发生皱褶，易引起血管与神经损害。

退变钩突可呈尖刺状（32.6%）、蜂状（30%）、角块状（13.9%）或其他形状，严重者可导致椎间孔径、椎管管径及横突孔径狭窄，斜位X线能较好显示。

颈椎椎间盘退变后，椎体边缘常产生骨赘，其发生的部位，后、前部为1∶2.8，上、下部为1∶1.7。第4~6颈椎位于颈椎曲度顶点，活动多，承受应力大，是骨赘最易发生的部位（图6-20）。郭世绂等（1988年）对300例颈椎病X

线片分析，发现椎体后缘骨刺以第6颈椎最多，占35.3%；第5颈椎次之，为24.5%；第4颈椎为18.8%。骨质增生属防御性机制，也是一种修复过程，一般不会产生症状，仅当其突入椎管或神经根通道后，才引起椎管狭窄，对脊髓或神经根产生压迫（图6-21）。

椎体及椎间盘前缘有前纵韧带附着，前外侧的凹陷处有颈长肌垂直部附着；后面有后纵韧带附着，中央区有数个血管孔，其中较大者称椎体静脉孔，有椎体静脉通过。

椎 弓

颈椎椎弓根较细，与椎体后外缘呈45° 相连接，上、下缘各有一较狭窄的凹陷，为椎上切迹和椎下切迹。因椎弓根止于椎体上、下面之间的中部，故两切迹几乎等深。相邻两椎骨上下切

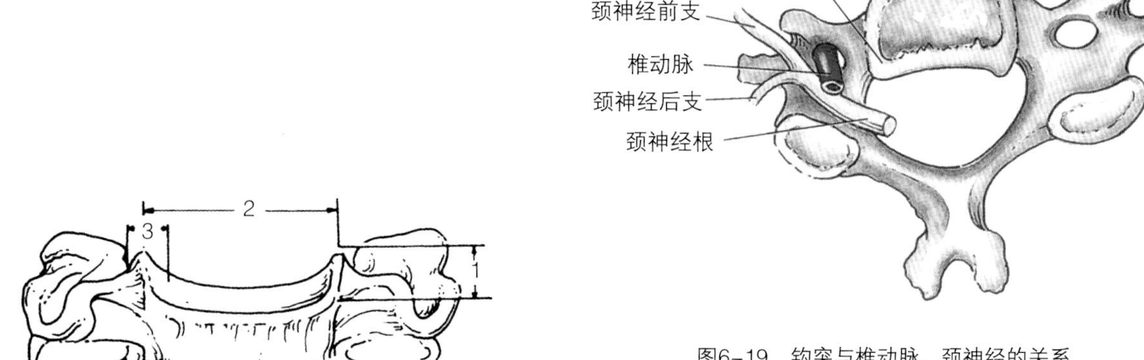

图6-19 钩突与椎动脉、颈神经的关系

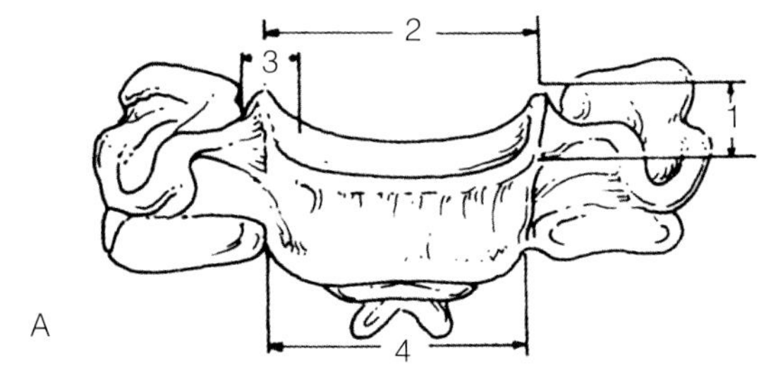

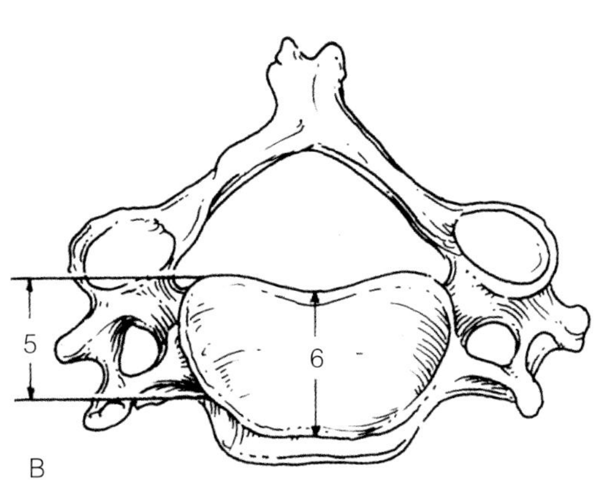

1.钩突高；2.钩突间距；3.钩突宽；4.椎体下横径；5.钩突前后径；6.椎体上矢径。

图6-18 颈椎钩突测量
A.前面观；B.上面观

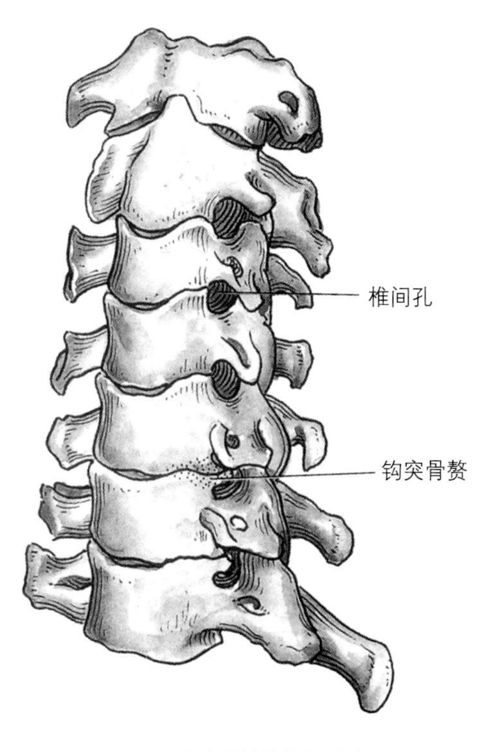

图6-20 钩突骨赘使椎间孔变窄

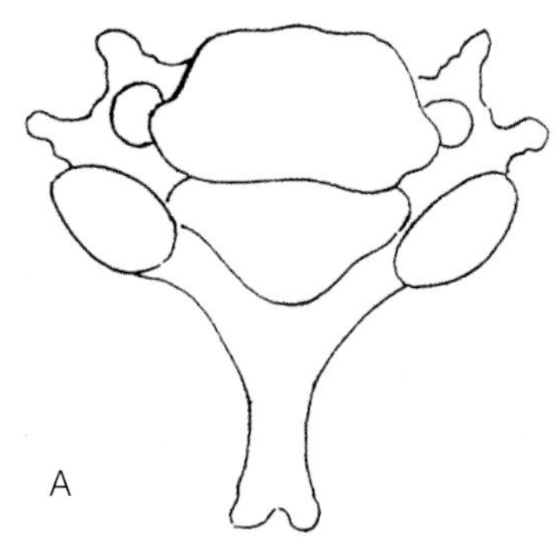

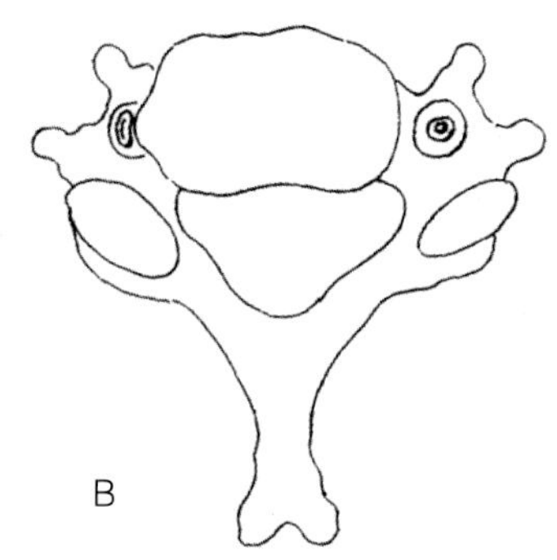

图6-21 钩突增生与横突孔及椎动脉的关系
A.钩突增生影响横突孔的大小；B.一侧钩突增生压迫椎动脉

迹形成椎间孔，有脊神经和伴行血管通过。颈椎椎弓根的宽度可以接受3.0~4.5 mm的螺钉，进钉深度为25 mm，进钉方向宜与上终板平行，与矢状线夹角在第3~6颈椎为40°~45°，第7颈椎为30°~40°，如此可以避免螺钉穿破上终板进入椎间盘。第6、7颈椎进钉方向向下倾斜0°~10°较为安全。关于进钉点，第3~6颈椎在颈椎侧块背面中、上1/4水平平行线与中、外l/4垂直线的交点，第7颈椎在侧块中垂线与中、上1/4水平线交点偏上处（图6-22）。

椎弓板是椎弓根向后延伸的部分，呈板状，薄而略弯曲，两侧椎板在椎体后内侧围成略呈三角形的椎孔。第3~6颈椎椎弓板厚2.9~3.7 mm，高11.0~13.3 mm。椎弓板上缘薄，下缘稍厚。黄韧带在椎孔内，自下位椎弓板的上缘延伸到上一椎骨椎弓板的下缘。如椎弓板增厚或椎体后缘骨质增生，可使椎管变窄，压迫脊髓，尤其颈椎后伸时更为明显。下缘稍向后翘起，有覆盖下位椎板的趋势，行颈椎椎板切除时，为便于操作，应自椎弓板下缘开始。

在椎弓板上缘与上关节面后下缘交界处有一骨性压迹，称为椎弓板阻止沟，系脊柱完全后伸时上位椎骨的下关节突压迫所致。此沟在第3颈椎更为明显，深约1.0 mm以上。第3颈椎椎弓板阻止沟随侧突变薄而逐渐加深。第3颈椎横突的侧突是交锁机制的关键，属于一种制动装置。侧突的强弱直接反映承受传导的能力。当侧突不能承受传导力时，乃形成椎弓板阻止沟，是对侧突受力的一种代偿。

横 突

颈椎的横突短而宽，较小，发自椎体和椎弓根的侧方，向外并稍向前下。其基底由椎弓根和上关节突组成。横突有两根，末端分成前、后结节，两结节间为肋板（或结节间板）。前结节、肋板为进化颈肋的小头、结节和颈，又称椎骨侧突。前根为横突孔前侧部分，自椎体侧面发出。横突的前根和前结节是肋骨退化的遗迹，也称肋

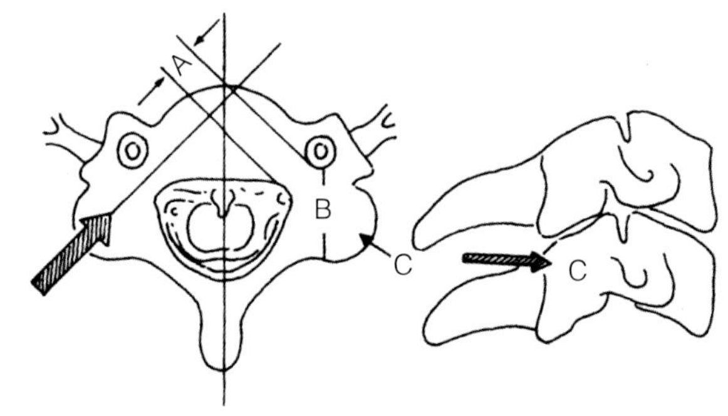

图6-22 下颈椎椎弓根测量和进针方向
A.椎弓根宽度；B.椎动脉距离；C.进针点和角度

突，在第7颈椎可肥大而成为颈肋。第6颈椎的横突前结节亦称颈动脉结节，其前方有颈总动脉越过。行颈前路手术时，此结节有时可作为定位的骨性标志。横突后根位于关节突的前部，为真正的横突。横突后结节呈圆形，较前结节的位置更向外侧，一般后结节位置较低，而第6颈椎的前、后结节等高。横突前、后结节之间的深沟，为脊神经前支沟，有颈脊神经的前支通过，行颈椎侧前方手术时，不应超过前结节，以免误伤颈脊神经根和伴行的血管。

横突孔由椎弓根、横突前后根及肋板围成，多呈卵圆形或葫芦状。标本测量矢状径男性左侧为（5.4 ± 1.2）mm，右侧为（5.3 ± 1.1）mm；女性左侧为（5.3 ± 1.1）mm，右侧为（5.1 ± 1.1）mm。男女均左侧大于右侧。横径男性左侧为（6.0 ± 1.0）mm，右侧为（5.9 ± 1.1）mm；女性左侧为（5.9 ± 1.0）mm，右侧为（5.8 ± 1.1）mm。横突孔径指数（矢状径/横径 × 100），第1、2颈椎为101~121，第3~7颈椎为75~85，与孔的形状一致。横突孔周围结构的改变如钩突增生，孔内骨刺、上关节突增生等均可影响横突孔的大小。椎动脉一般由第6横突孔进入，向上经各颈椎横突孔，再经寰椎后弓的椎动脉沟入颅。此外，横突孔内尚有椎静脉及交感神经通过。而第7颈椎的横突孔只有椎静脉通过。椎动脉在孔内多位于内侧。在第3~6颈椎水平，椎动脉外径为（4.0 ± 0.7）mm。横突孔的横径与椎动脉外径明显相关，当椎动脉需要减压时，应以扩大横突孔横径为主。

横突孔内缘到椎体中点的距离，寰椎为24.5~24.7 mm，第2颈椎为19.0~20.0 mm，第3~5颈椎为12.5~13.5 mm，第6颈椎为14.0~14.5 mm，第7颈椎为16.0~16.5 mm。

郭世绂等（1987年）对104副颈椎骨骼标本观察，发现颈椎横突孔有多种变异：一孔者占83.5%；二孔者占16.1%，各颈椎均存在，但较集中于第5~7颈椎，以第6颈椎最多，多前大后小；三孔者占0.1%；无孔者占0.3%。

在第2~7颈椎的各个节段，可以看到下位椎骨的上关节突，插入上位椎骨由横突和下关节突相交而形成的横突关节角内。当颈椎后伸，特别是向同侧侧屈和旋转时，上关节突的尖部与横突的侧突相接，关节突关节的移位受到侧突限制，此即交锁机制。有两种情况可出现交锁机制缺陷：①横突的侧突病损；②先天性横突阙如或畸形。在此情况下，该水平同侧的上关节突可出现骨赘，使相邻横突孔变窄，而致椎动脉和颈神经根受压。

关节突

颈椎关节突呈短柱状，左右各一对，分为上、下关节突，分别起于椎弓根和椎弓板的连接处，位于横突之后。从侧面观，除寰、枢椎的关节突位置略靠前外，其余颈椎的关节突形成一个骨柱，并呈45° 被自下而上斜行“切断”，分隔成若干小节，切面即为关节面，所形成的关节为关节突关节。上、下关节突之间的部分称为峡部。关节面平滑，呈卵圆形，覆有关节软骨，下关节面朝向前下，上关节面朝向后上。下关节面可在下位颈椎的上关节面上向前上方滑动。

颈椎关节突的方向有利于屈、伸、侧屈和旋转运动，但比较不稳定。在屈曲性外力作用下，可致关节突关节发生半脱位、脱位，甚至关节突跳跃，即上一颈椎的下关节突滑至下一颈椎上关节突的前方，发生交锁，可以起脊髓损伤。

第3颈椎上关节突的前面形成脊神经根沟的后斜面，与颈神经后根及脊神经节相邻；外侧面与颈神经后支相邻；后上面为上关节面；尖与上位椎骨的椎弓根和横突相邻，高于相应椎间盘；基底与椎弓相连。第3颈椎关节面围绕脊柱轴稍旋向后内，这种弧形倾斜伴以较深凹面，使第2、3颈椎可做较大幅度的旋转运动，但同时又受到该节段交锁机制的限制。

马迅（1996年）认为上、下关节突背面中点即其中垂线与中水平线的交点为螺钉的进钉部位。关节突滋养血管在其内侧1~3 mm，进钉时由后内侧向前外侧倾斜10°~15°，水平或向前上倾10°~30°，或下倾30°较为安全。颈椎关节突的负荷较小，由此处进钉其抗旋转稳定性明显优于棘突钢丝固定。但此处解剖关系复杂，内侧有脊髓，前方有椎动脉，操作时必须严格遵循解剖定位（图6-23）。

颈椎横突及其后的关节突有肌肉附着，自前向后有颈长肌、头长肌、前斜角肌、中斜角肌、后斜角肌、肩胛提肌、颈夹肌、颈髂肋肌、颈最长肌、头最长肌、头半棘肌、颈半棘肌及多裂肌（图6-24）。

棘　突

典型颈椎的棘突呈矢状位，斜向后下方，大多数末端分叉；不分叉者，第6颈椎占50%，第5颈椎占14%，第4颈椎占13%，第3颈椎占23%。颈椎棘突末端分支发育常不对称，偏斜者占23.8%。颈椎棘突有项韧带和颈半棘肌、胸半棘肌、多裂肌、棘肌和棘突间肌附着。

第7颈椎

第7颈椎的棘突长而粗大，几乎与第1胸椎的棘突相等，故而又称隆椎。由此向下，棘突不再分叉。在颈部向下摸到突出的棘突即为第7颈椎，为常用的计数椎骨序数的标志（图6-25）。棘突末端有项韧带及斜方肌、头棘肌、胸半棘肌、多裂肌和棘突间肌附着。第7颈椎横突厚长而明显，位于横突孔后外侧，如过长，且尖端向下，也可像颈肋一样产生压迫症状，如该侧上肢尺侧放射性疼痛。横突前缘有最小斜角肌、胸膜和第1对肋提肌附着。横突孔常很小，椎动脉通常不穿过，仅通过椎静脉，且常常被一骨刺分开。第7颈椎上、下关节突的关节面较其他颈椎更倾斜，具有典型胸椎的结构特征。

颈椎变异

颅椎连接部畸形

颅椎连接部（cranio-vertebral junction）又称枕颈部，是指枕骨大孔区域及寰、枢椎。由于此部畸形常伴发寰枢椎脱位或出现高位脊髓受压症状，故成为脊柱外科中不可忽视的问题之一。

1. 先天性寰枕融合　又称寰枕分节不全或寰椎枕骨化，是指两骨在发育过程中未能如期分离，枕骨胚节远端与寰椎节近侧半形成一体（图6-26）。在寰枢椎先天性畸形中较为常见，约占40%。

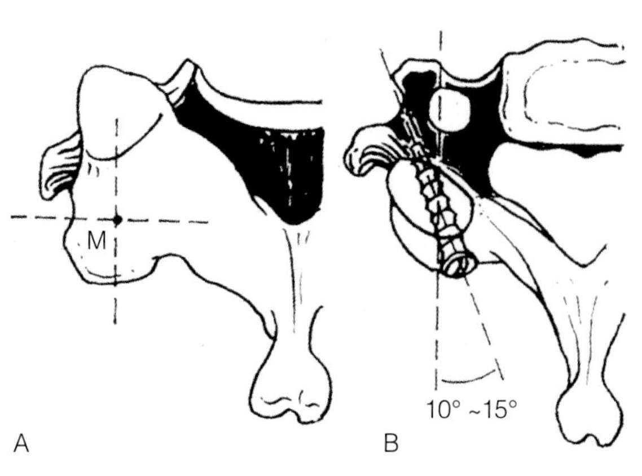

图6-23　颈椎关节突进针点
A.上面观；B.侧面观

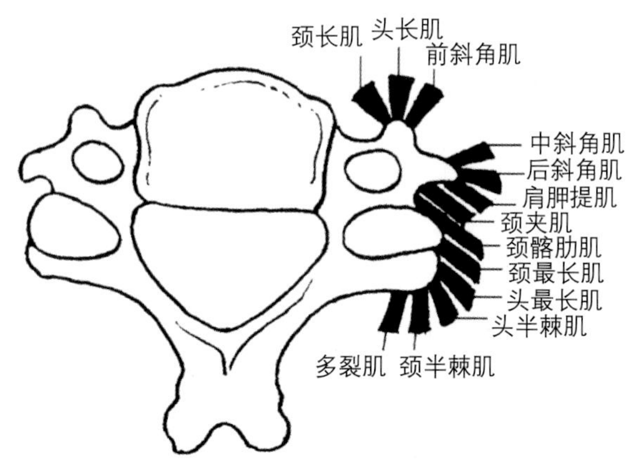

图6-24　颈椎横突及关节突的肌肉附着

此种畸形可表现为两种：①完全性：即寰椎前、后弓与枕骨大孔边缘完全相连；②部分性：常见，大多数为颅底与前弓融合，也有与后弓、横突及侧块融合的，或一侧枕髁与寰椎上关节面融合而另一侧分开。寰枕融合可合并扁平颅底或颅底凹陷。寰椎与枕骨大孔融合后呈外翻形，也可能因寰椎后弓陷入枕骨大孔而呈内翻形。融合不仅包括寰枕关节，也可以包括枢椎齿突，并且有时寰枕前膜与寰枕后膜也可发生骨化，成为融合的一部分。前膜骨化可能从外侧部起始，逐渐向正中线扩展。后膜骨化可能从后弓上面椎动脉沟的后方或从寰枕后膜的中部起始，以后向前、后方伸延。由于骨化延展的程度不同，两骨间可出现大小不等的孔或裂隙。

寰枕融合虽可能保留某一关节，但已丧失正常的运动功能。当寰椎后弓与枕骨大孔发生融合，后弓可内陷而压迫其前方的延髓和脊髓，椎动脉可以经椎管、寰椎横突后方之沟、舌下神经管或枕骨外侧入颅。当寰椎后弓边缘向椎管内翻，可使椎管狭窄加重；向外后翻时，对脊髓压迫相对较轻。寰枕膜因长期遭受压迫，形成半环状坚韧的纤维束带。枕骨偏移伴有旋转，可使寰枕融合高度不等而致斜颈。此外，此畸形还会导致寰椎横突孔的变异，可为二孔或半孔，还可为一个半孔一沟、二孔一沟（沟是指横突孔未闭锁）、二孔一道及三孔一道（道是指横突孔已闭锁）等异常。

齿突到寰椎后弓或枕骨大孔后缘的距离为延髓通过的有效通道的前后径，此距离如果小于19 mm则可能出现神经症状。寰枕部畸形的主要临床表现为枕骨大孔区综合征，即①后组脑神经受累，如声音嘶哑、吞咽发噎、言语不清、胸锁乳突肌无力或萎缩；②颅内压增高；③小脑体征（如眼球震颤、共济失调）；④颈神经及颈髓受压症状。

2. 齿突畸形　齿突畸形在寰枢椎先天性畸形中最为常见，占一半以上，包括齿突阙如、齿突发育不良、齿突终末小骨和齿突骨。Greenberg将齿突畸形分为五型。Ⅰ型：游离齿突骨，齿突与枢椎不融合；Ⅱ型：齿突腰部阙如，齿突尖端游离小骨，与基底部分离；Ⅲ型：齿突基底部不发育，仅残存齿突尖部；Ⅳ型：齿突尖部阙如；Ⅴ型：整个齿突阙如。贾连顺在近年研究中发现另一种类型的发育障碍，齿突短而粗，形如一个完整的齿突，较正常则明显短小，基底较宽，称之为“短齿型畸形”（图6-27）。

以下继续沿用郭世绂的分类方法：

（1）齿突阙如（aplasia of odontoid）：极罕

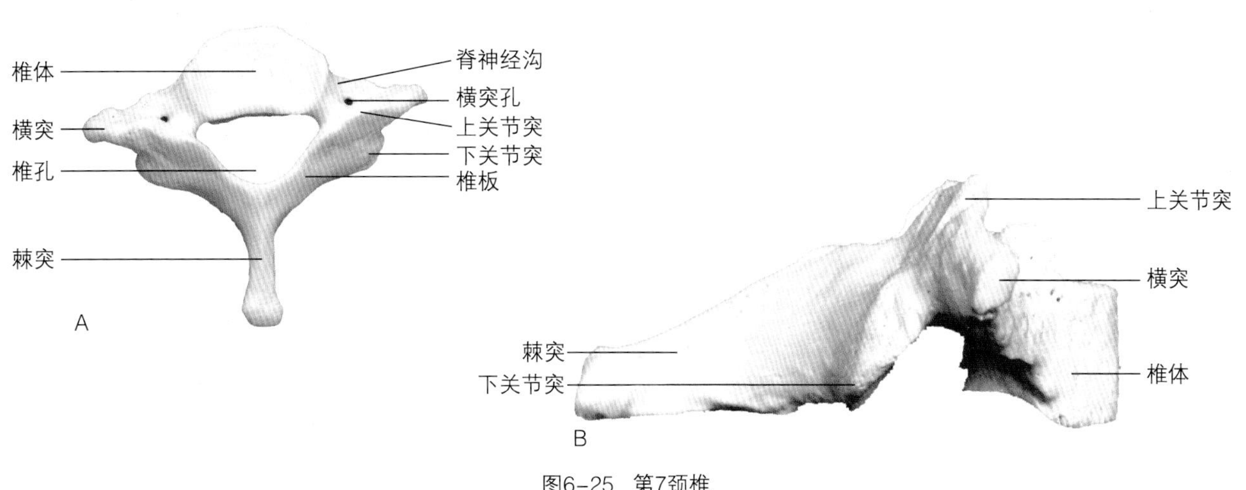

图6-25　第7颈椎

A.上面观；B.右侧面观

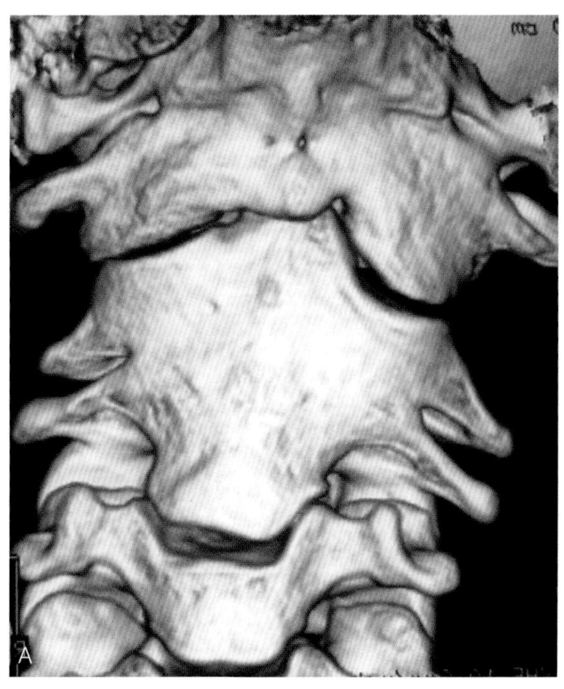

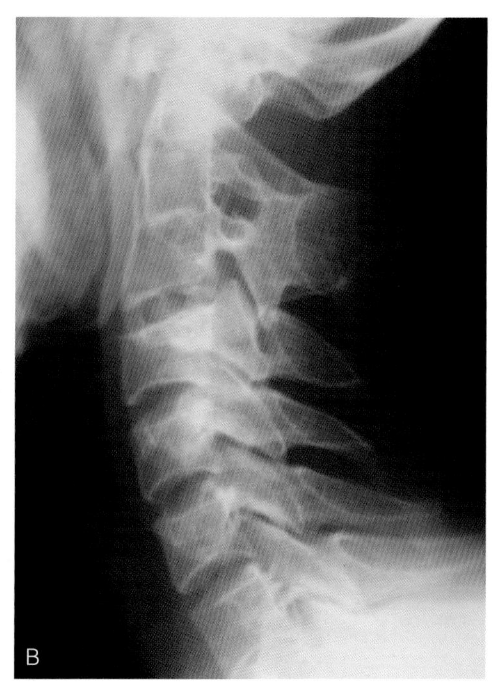

图6-26 先天性寰枕融合
A. CT三维重建，寰椎完全与枕骨融合；B.X线侧位片，寰椎后弓部分融合

见，一般不出现症状，常因轻微外伤引起颈部不适，头被动活动及寰枢椎活动时可加剧，摄X线片时可偶然发现（图6-28）。齿突阙如可为先天性，有遗传史。齿突阙如因寰枢椎之间仅有韧带联系，可出现不稳而致脱位。先天性齿突阙如应与后天性者相鉴别，后者可因骨折后齿突吸收或与感染有关。

（2）齿突发育不良（dysplasia of odontoid）：齿突高度有不同程度的减低，顶端钝圆，其后方的寰椎横韧带相对松弛，不能维持寰齿关节的稳定（图6-29），故易引起自发性寰椎脱位。

（3）齿突终末小骨（ossiculum terminale）：齿突存在，但其尖端有一游离小骨，是因颈椎发育中，近端的骨化中心未融合所致（图6-30）。

（4）齿突骨（os odontoideum）：也称游离齿突，是枢椎发育畸形。齿突骨较小，呈卵圆形，与齿突基底之间有一明显的裂隙。其形成可能是其间的间叶组织持续存在而不发生软骨化，当其余的软骨骨化时，此残留的间叶组织不能承受头部运动施加的应力，结果齿突近侧部分与基底分离（图6-31）。

在新生儿，齿突与枢椎椎体之间隔以骺板，一般在5岁时愈合。如存在齿突骨，裂隙增大，边缘光滑，多位于枢椎上关节突关节面之上，很少在枢椎上。有人认为，此畸形是先天性发育缺陷，但在幼儿极少见，文献上报告的病例多在10岁以后，且很少伴发其他先天性畸形，故认为齿突骨可能是后天齿突骨折影响尖端血供而发育不良所致。损伤出现年龄越小，齿突骨越小。齿突两侧骨化中心不融合及与枢椎本体之间不融合，出现双齿突骨（图6-33）。

齿突骨的出现，使作为寰椎横韧带、翼状韧带及齿突尖韧带的附着点的齿突强度减弱，导致寰枢关节变弱。此种畸形可能不伴有症状，仅有颈部不适，但可能发展为部分或完全性四肢瘫痪，甚至突然死亡。

3. 扁平颅底　颅底角大于148° 时称为扁平颅底，其不同于颅底凹陷，本身不会引起症状，常

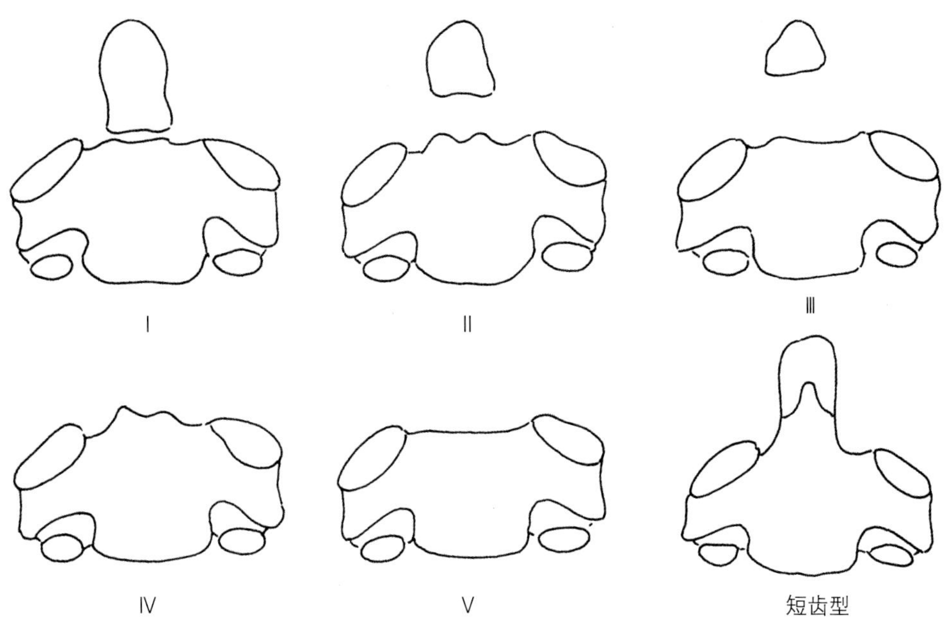

图6-27　齿突畸形类型

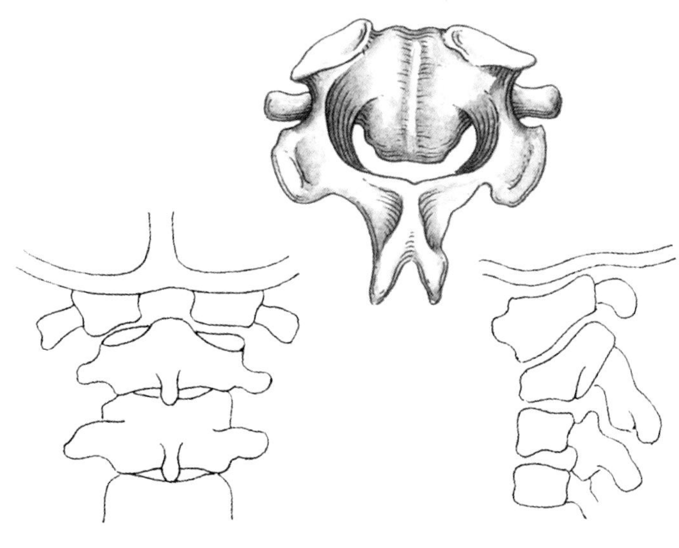

图6-28　齿突阙如

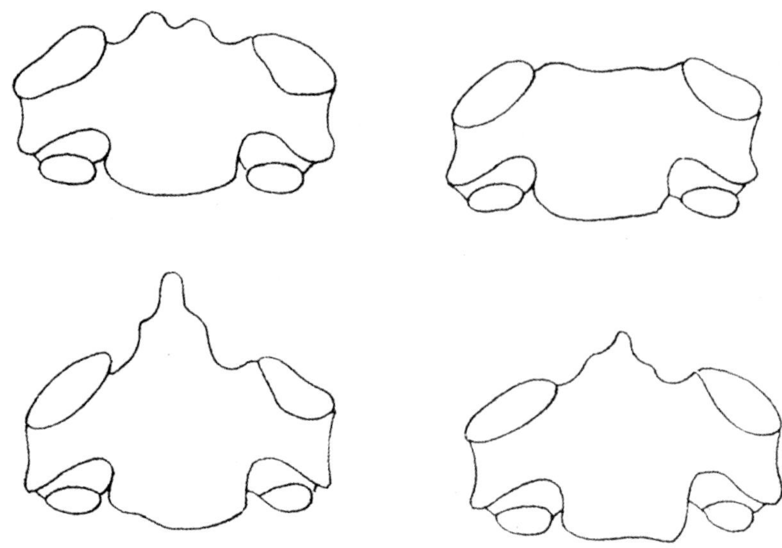

图6-29　齿突发育不良

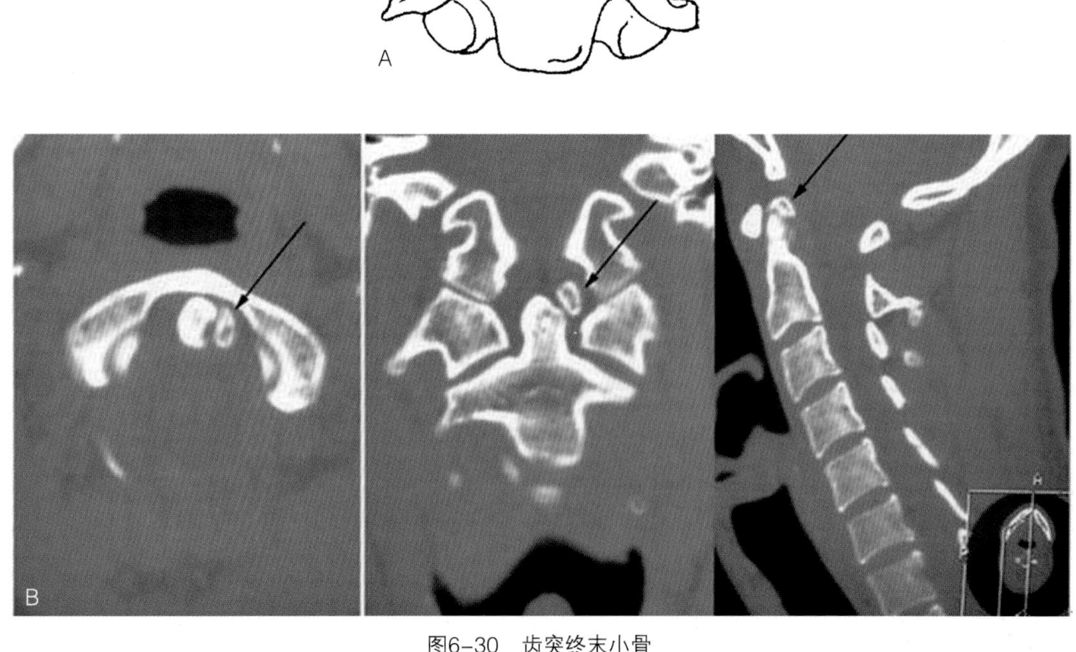

图6-30　齿突终末小骨

A.齿突终末小骨示意图；B.CT横断面、冠状面、矢状面所见

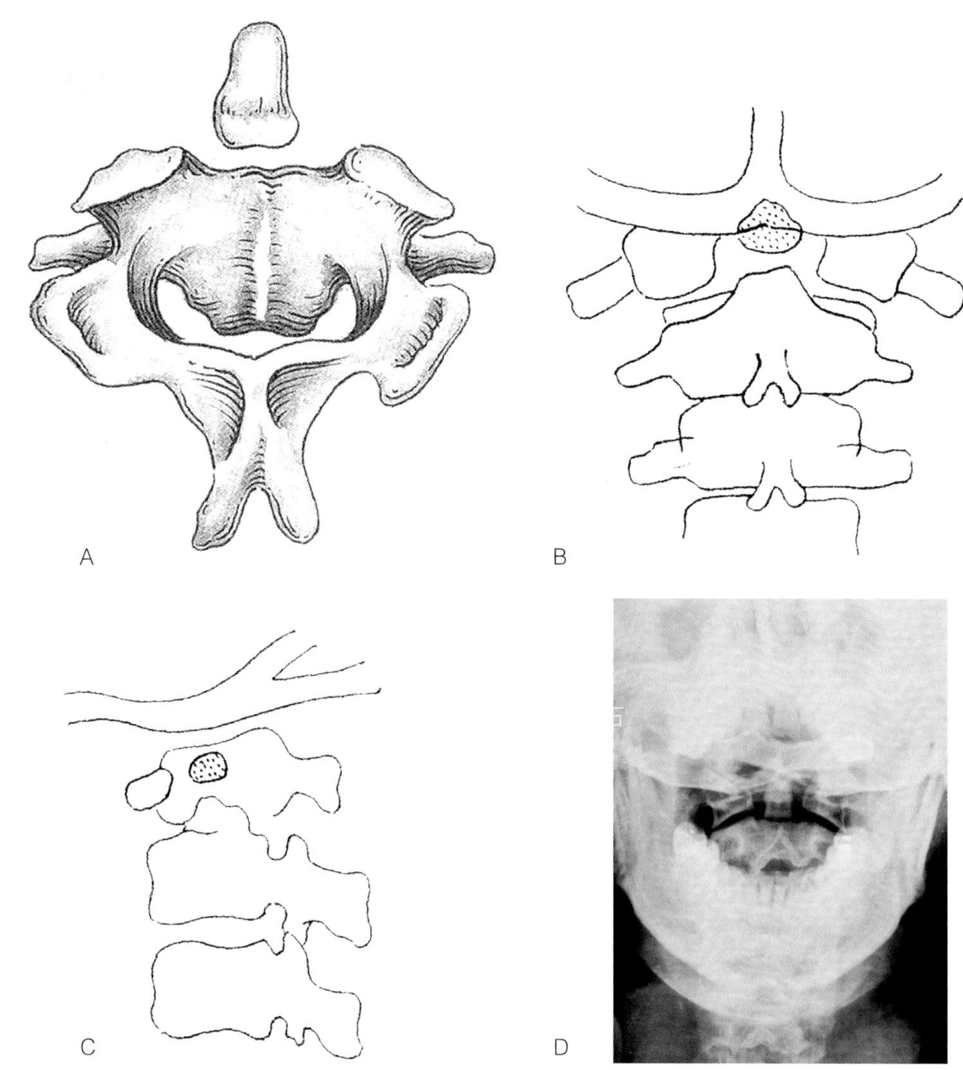

图6-31　齿突骨

A.后上面观；B.后面观；C.侧面观；D.X线开口位

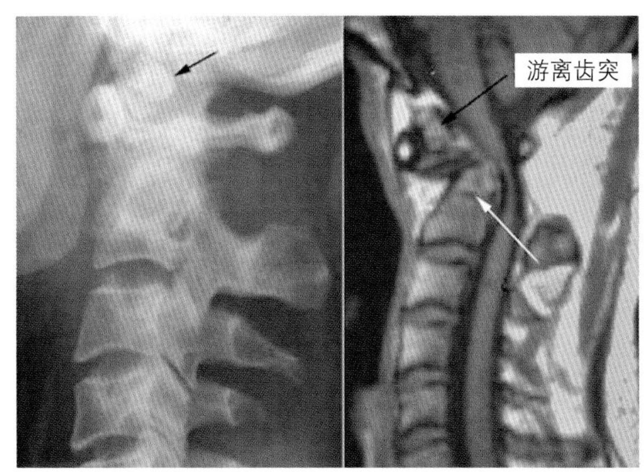

图6-32　齿突骨在寰、枢椎残留椎间盘结构的上方

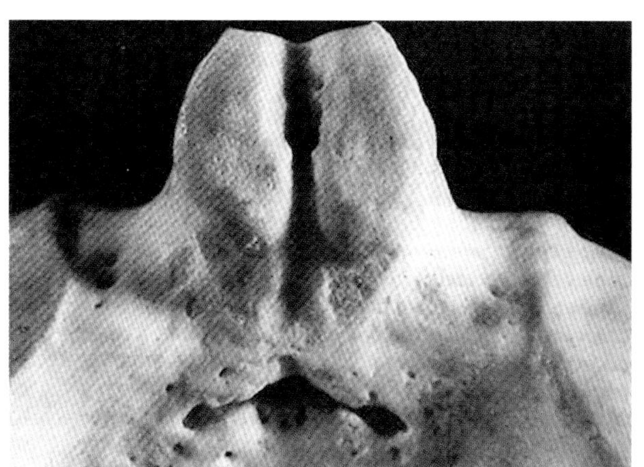

图6－33　齿突两侧骨化中心不融合形成双齿突

合并颅底凹陷。颅底角测量方法：从蝶鞍中心向鼻额缝和枕骨大孔前缘各做一连线，其夹角正常为118°~147°（Boogard法）（图6-34~36）。

4. 颅底凹陷　是由于枕骨基底部向上凸入颅腔，致齿突凸起甚至突入枕骨大孔，使后者前后径缩短，颅后窝容量减低，引起小脑、延髓受压，后组脑神经被牵拉，或伴发其他骨骼畸形引起寰枢椎脱位而出现症状（图6-37）。

颅底凹陷有原发性和继发性两种。原发性为一种先天性发育畸形，较多见。其出生时虽已有发育缺陷存在，但畸形却是在直立行走后，头颅压迫颅底发生塌陷时出现。继发性少见，可见于佝偻病、骨质软化症、成骨不全及畸形性骨炎（Paget病）等。

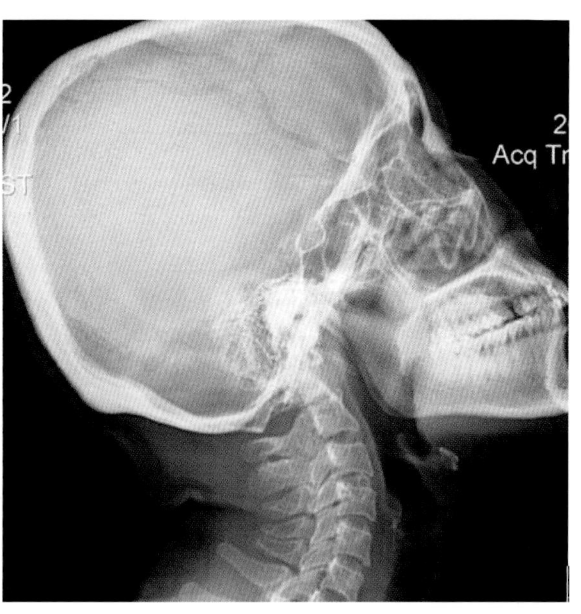

图6-34　扁平颅底

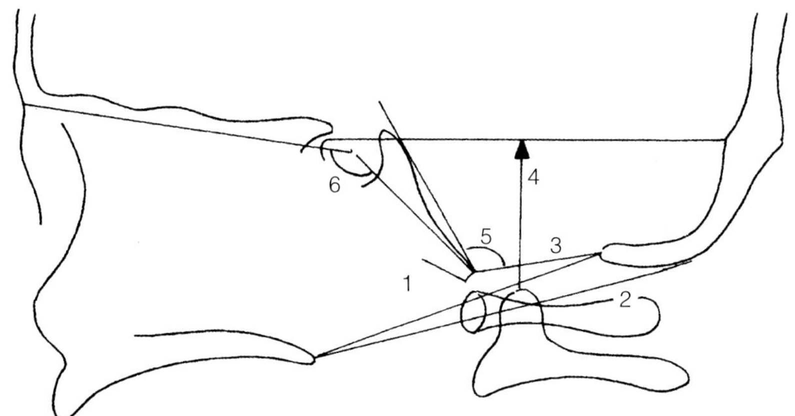

1.Chamberlain线；2.Mcgregor线；3.McRae线；4.Klaus高度指数；5.基底角；6.Boogard角。

图6-35　颅底X线测量

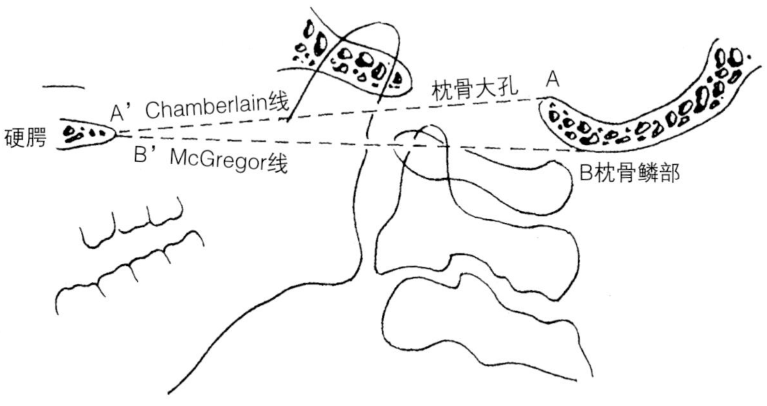

图6-36　颅底X线像

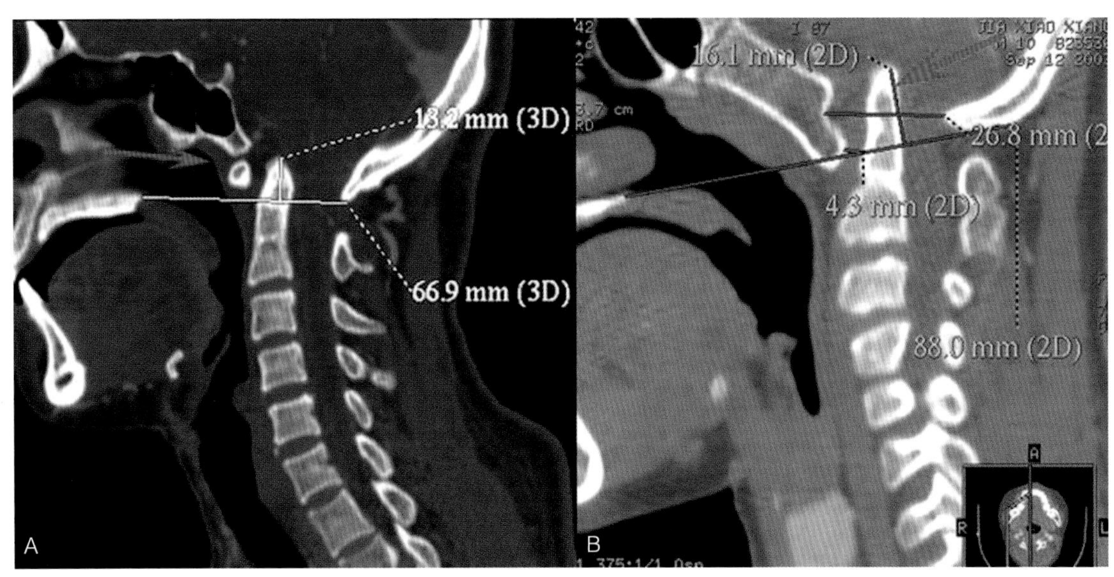

图6-37　颅底凹陷

A.齿突高出McGregor线13.2 mm；B.齿突高出McGregor线26.8 mm。两患者同时伴有寰枕融合

大多数病例在成年后开始出现临床症状，病情发展缓慢。其外观特征为颈项短而粗，后发际降低。常出现后组脑神经、小脑、延髓受压或椎动脉供血不足、颅内压增高症状。

颅底凹陷可与寰枕融合、枢椎发育不良、枢椎后弓裂及Klippel-Feil综合征同时存在，常在Morquio综合征、软骨发育不良、脊柱骨骺发育不良或成骨不全等疾患时发现。

5. 枕椎　为第4枕节未与其前的枕生骨节融合而形成。可从其关节面的倾斜方向与寰椎不同而区别，第1颈神经从其后弓之下穿出，其横突上也没有椎动脉孔。常不引起神经症状。

颈椎先天融合畸形

又称短颈畸形，是指2个或2个以上颈椎椎体互相融合，可为完全性，或仅限于椎体、椎弓的一部分（图6-38）。由Klippel和Feil于1912年报道，故又称Klippel-Feil综合征。Morton（1943年）在139颅脊柱畸形中发现19例，Shands（1956年）在700例脊柱X线片发现3例。其病因尚不清楚，部分病例有家族史，可能与胚胎第3~7周时中胚层分节缺陷有关。

据统计，Klippel-Feil综合征中有3/4病例融合开始于寰枕、寰枢或第2、3颈椎，而以第2、3颈椎及第6、7颈椎最常见。超过40%的融合同时发生在前、后及侧部，18.2%单独发生在前部，9.2%单独发生在后部，31%单独发生在侧部。

影像显示可伴有寰枕融合或颈椎体、颈胸椎融合，并可出现棘突融合、假关节或其他发育畸形。还可能伴有半椎体、扁平脊柱、椎体横行节裂、椎体和椎弓纵行裂、齿突基底断裂等。

半椎体

半椎体畸形在颈椎较少见，其可分为前半阙如、一侧阙如或不规则阙如，或相邻几个半椎体发生融合（图6-39）。椎体前半阙如，可形成楔形，颈椎局部后凸。一侧阙如尤其是出现两个半椎体时，可出现严重脊柱侧凸。椎体后方阙如时，则出现后凸成角畸形。除外观畸形和活动受限外，其临床表现可因畸形程度及部位不同，出现包括锥体束征、肢体麻木、大小便障碍等脊髓神经症状。临床确诊时，应做高质量X线正、侧

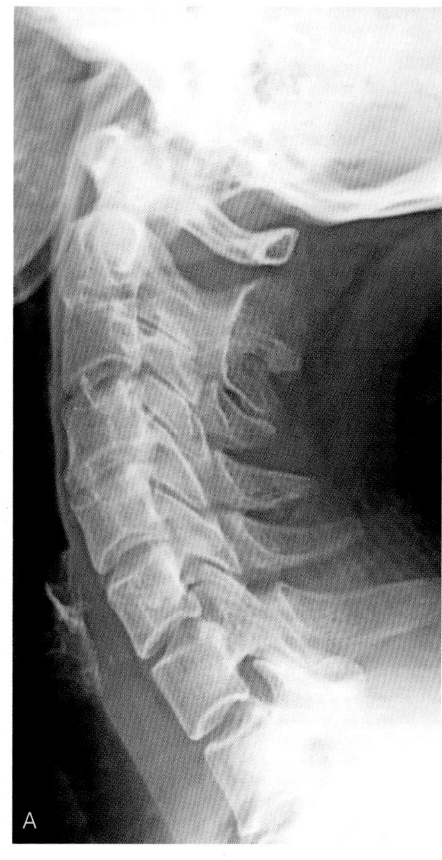

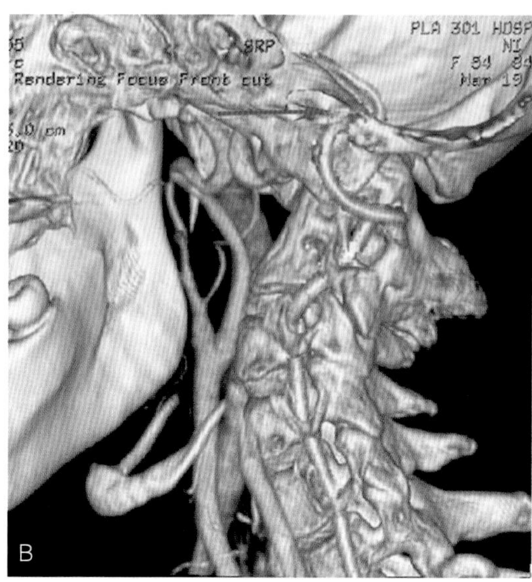

图6-38　颈椎先天融合畸形

A.X线侧位；B. CT三维重建

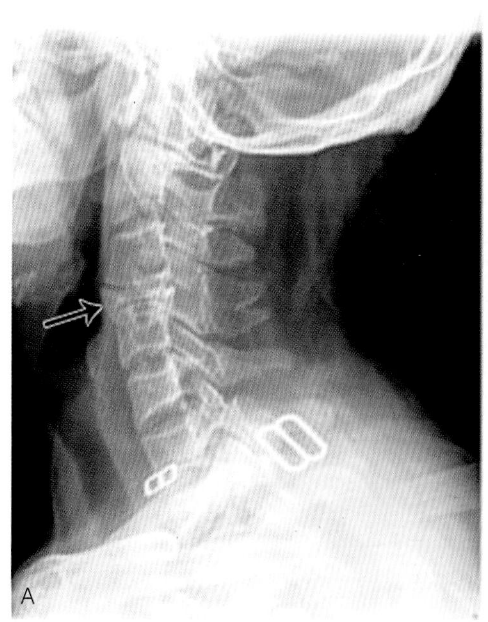

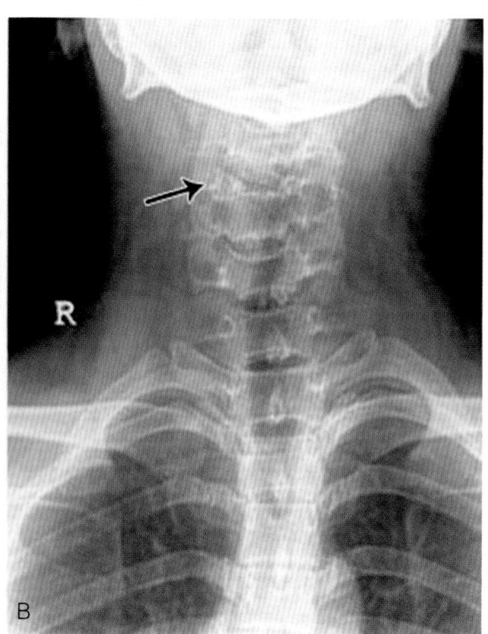

图6-39　颈椎半椎体（箭头示）

A.侧面观；B.前面观

位片，并酌情行CT或MRI检查，以明确脊髓有无受压等（图6-40）。临床应早发现、早治疗，防止严重畸形及神经症状的出现。

根据Nasca关于60例半椎体病例报告，将半椎体畸形分为6型：①单纯多余半椎体：可与相邻1个或2个椎体融合；②单纯楔形半椎体；③多个半椎体；④多个半椎体伴有一侧椎体融合；⑤平衡半椎体：两侧均有数量相等的半椎体，一般不引起脊柱侧凸；⑥后侧半椎体：易引起后凸畸形。

蝴蝶椎（butterfly vertebra）

椎体内残存的胚胎期脊索，可造成椎体较大范围的缺损。如果此遗物位于中央且延及椎体全长，则造成椎体矢状裂隙。在正位像上，椎体中央部很细，或者为两个不相连的楔形骨块，其形状很像蝴蝶的两翼，而称为蝴蝶椎。在形态上，可以看作是半椎体畸形的一种特殊类型（图6-41）。胸椎及腰椎为好发部位，而颈椎则少见。按椎体缺损情况不同，可把蝴蝶椎分为两类。

第一类（双“D”型）只有恒存的矢状裂隙，较常见。正位像上，椎体被分为两半，每一半的形状都很像“D”字。两半之间也可有不同程度的骨性联合。邻近椎体呈代偿性生长，向蝴蝶椎的中央凹陷部凸出，其间隙可正常或狭窄。蝴蝶椎的侧位像与正常椎体相似，仍为方形，不同处为两半椎体间骨性联合处密度增高。

第二类（双楔形）由部分后部半椎体及恒存的矢状裂隙及冠状裂隙所形成，而椎体前半阙如或发育不良，常常合并脊椎后凸及侧弯畸形。邻近椎体间隙可正常或狭窄。在正位像上，椎体由两个楔形组成，其尖端皆向内，可相互联合或不联合。在侧位像上，椎体后半宽而前半窄或阙如，而呈楔形。

颈肋（cervical rib）

正常情况下，颈椎上的肋骨在进化中早已退化，但仍有0.07%~0.56%的人在颈椎上仍残存颈肋，多见于第7颈椎（图6-42），偶见于第5或第6颈椎，罕见于第3颈椎。此畸形出生后早期并不发病，一般在20~30岁发病。女性较男性多1倍。两侧同时有颈肋者约占50%；如系单侧，右侧多于左侧，约为3∶1，主要是由于右利手的人较多，劳动强度较大，右侧臂丛距肋骨距离较近以及右侧锁骨下动脉略高的缘故。

临床应用注意事项

宋知非等根据颈肋的形态，将其分为4型：Ⅰ型：第7颈椎横突游离端增长和增粗。Ⅱ型：不完整颈肋，其游离端有纤维索带与第1肋相连者为Ⅱa型，其游离端无纤维索带与第1肋相连者为Ⅱb型。Ⅲ型：完整的颈肋，其前端以关节面和第1肋相连者为Ⅲa型，其前端以软骨或骨与第1肋相连者为Ⅲb型。Ⅳ型：除上述外的其他特殊形态。

颈肋综合征是指由于颈肋存在使臂丛神经、锁骨下动脉受压而引起上肢运动、感觉功能障碍或血液循环障碍的一组症状与体征。在临床根据其表现分为以下几种类型：①臂丛下干受压型，表现为尺神经、正中神经内侧头、前臂内侧皮神经支配区的运动和感觉障碍；②臂丛中、下干受压型，除有上述临床表现外，尚有正中神经外侧头支配区的感觉障碍；③全臂丛受压型，表现为臂丛上干、中干、下干支配区的运动和感觉障碍；④非典型型，可表现为慢性心绞痛型、椎动脉受压型、交感神经刺激型和锁骨下动静脉受压型等。

颈肋的临床体征包括：①锁骨上窝饱满感：正常情况下，双侧锁骨上窝多呈对称性凹陷，如有颈肋，会出现患侧锁骨上窝消失，或略向上隆起，呈饱满状；②锁骨上窝加压试验阳性：即压迫患侧锁骨上窝时，由于臂丛神经干的挤压，引起疼痛及手臂麻木感，尤以深吸气时明显；③肌肉萎缩：主要为尺神经支配区即小鱼际肌、骨间肌和前臂尺侧肌群，其次为正中神经支配的鱼际肌，偶尔发生在肱二头肌及肱三头肌等；④手部

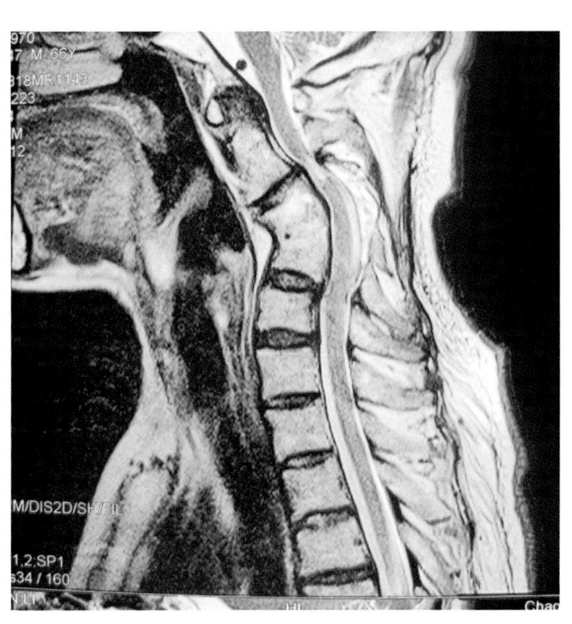

图6-40　颈椎融合后凸合并脊髓压迫症（MRI）

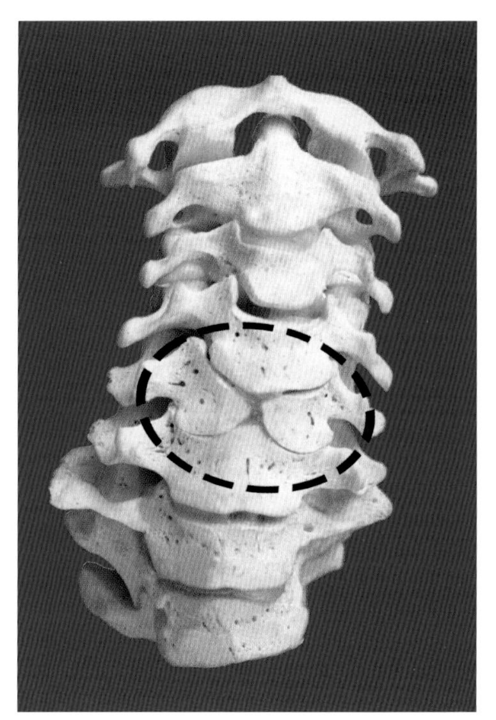

图6-41　蝴蝶椎

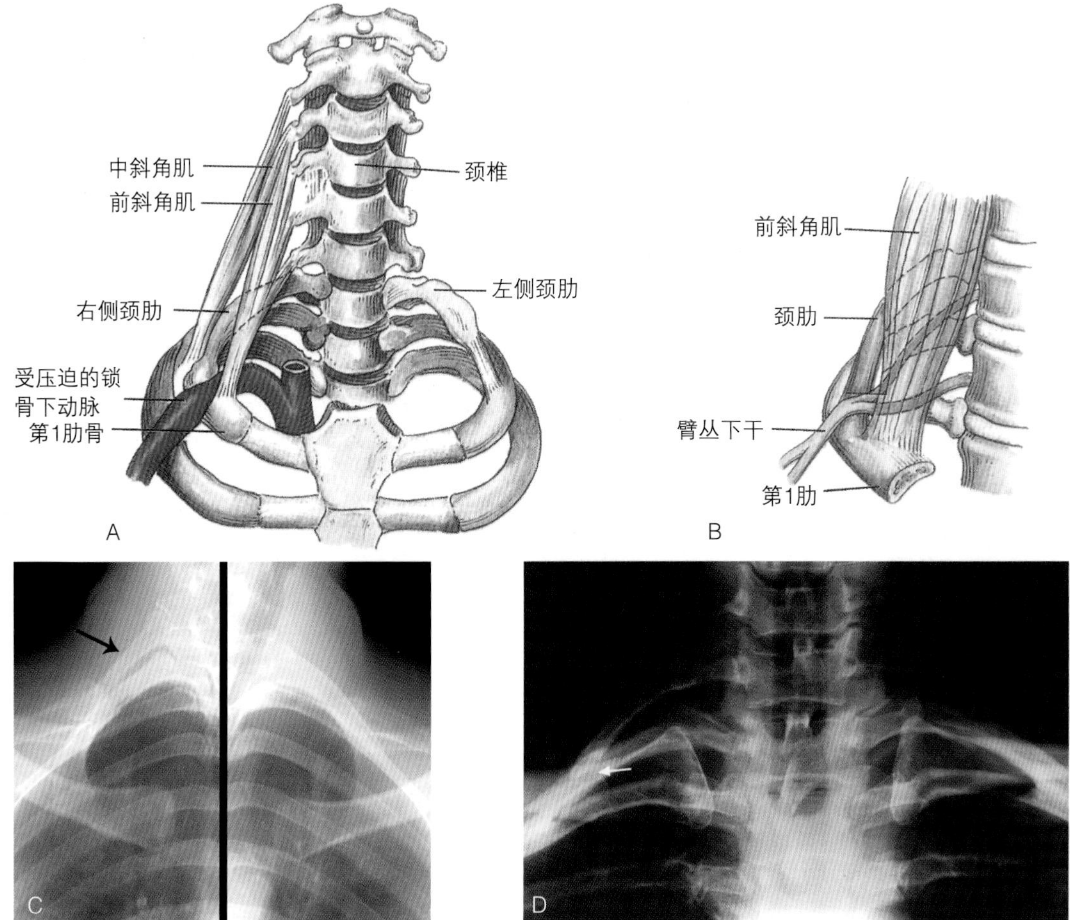

图6-42　颈肋

A.颈肋压迫锁骨下动脉；B.颈肋压迫臂丛；C.X线片示颈肋；D.右侧颈肋与第1肋骨构成关节

缺血症状：如颈肋压迫锁骨下动脉，可出现手部肿胀、发凉、苍白等；严重时手指发绀，甚至尖部坏疽样改变；⑤艾迪森（Adison）征：即让患者端坐，头略向后仰，深吸气后屏住呼吸，将头转向患侧。检查者一手抵住患者下颌，略给阻力，另一手摸着患侧桡动脉，如脉搏减弱或消失，则为阳性。

X线片应包括整个颈椎或整个胸椎。颈肋常常表现为长短不一的颈肋畸形或第7颈椎横突过长，有的可与横突相互融合，其边缘不整齐，但颈肋也可形如正常的第1肋；如为两侧劲肋，两侧的长短、粗细常不对称，有的可见颈肋与第1肋形成假关节。

颈脊椎裂（颈椎椎弓裂）

正常情况下，脊椎两侧椎弓在生长发育过程中逐渐靠拢，于后部中央处融合，并后伸成棘突。如胚胎发育期软骨化中心或骨化中心缺乏或两侧椎弓在后部不相愈合，即形成脊椎裂，好发于第1、2骶椎或第5腰椎。脊椎裂可以为一窄缝，亦可广泛敞开，椎板变形，棘突阙如或短小漂浮，形成游离棘突，或随分离的椎弓偏向一侧。如脊椎裂只累及骨结构，没有椎管内的组织从裂隙中向后膨出，称为隐性脊椎裂。

颈脊椎裂占脊椎裂的5.9%~9.5%。第1~7颈椎均可发生脊椎裂，多位于后正中部两侧椎弓相接处，可为缺陷（图6-43）。也可发生在椎体，呈冠状裂隙，而将椎体分为前后两半（图6-44）。颈脊髓裂一般无临床症状，在拍摄颈椎X线片时偶尔发现。若裂口涉及2个以上颈椎，则可能发生蛛网膜粘连或硬膜囊膨出，并出现相应临床症状。本症以青年男性较多见，男女比例为2：1~3：1。病变节段可累及第2~7颈椎，以第6颈椎多见，约占70%。

颈椎椎弓裂无滑脱者，可出现颈椎不稳的临床症状，主要表现为颈枕部和肩部疼痛。部分病例可无任何临床症状，仅在X线检查时发现颈椎椎弓裂合并颈椎滑脱。体检时可发现患者颈椎活动受限，颈椎活动可诱发或加重临床表现。双侧椎弓裂多于单侧椎弓裂。

X线片见椎弓根缺失后弓游离，椎间孔扩大，可伴有关节突和横突发育畸形（图6-45）。一般情况下，临床表现和X线检查足以明确本病

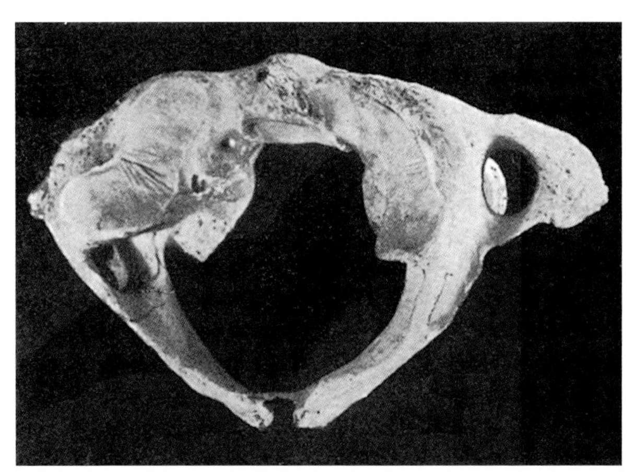

图6-43 寰椎椎弓后正中裂

（图片来源：参考文献Sabuncuoglu H, et al）

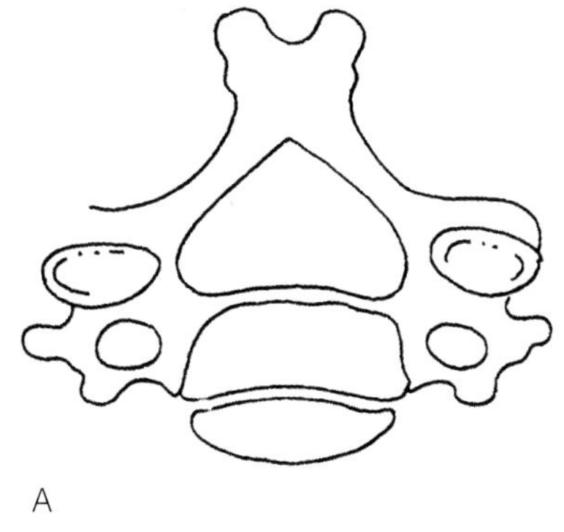

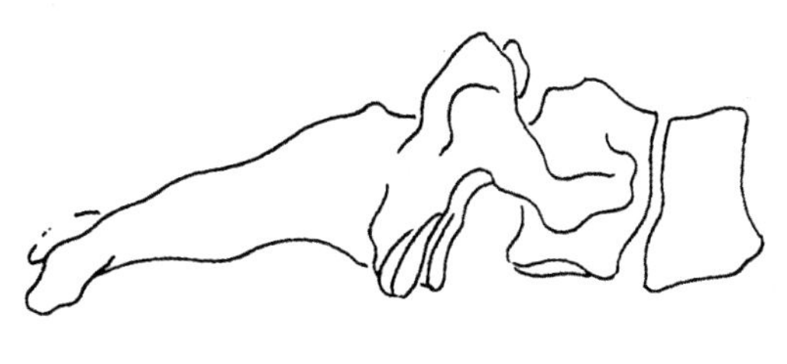

A B

图6-44 颈椎椎体冠状裂

A.上面观；B.侧面观

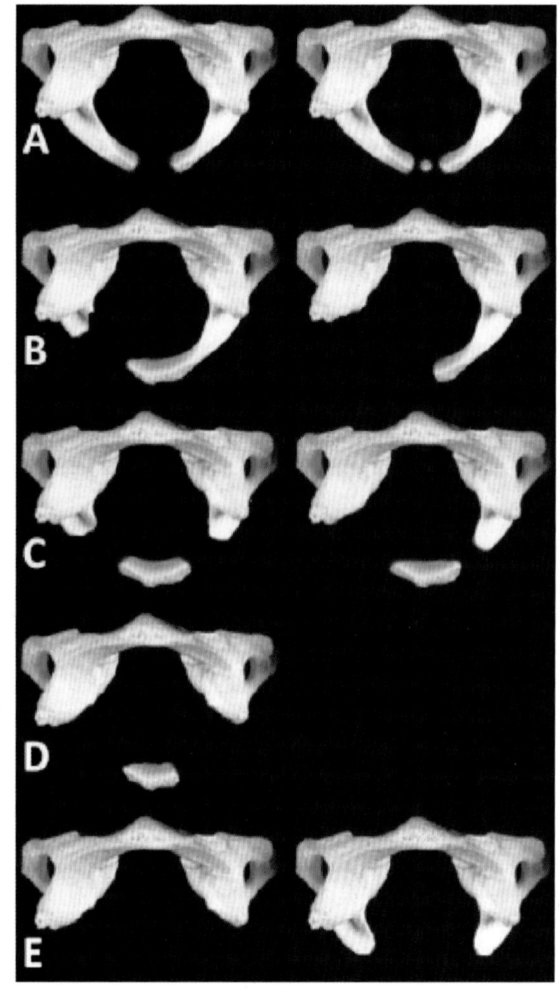

图6-45　寰椎后弓阙如或游离畸形
（图片来源：参考文献Currarino G, et al）

的诊断。X线检查包括颈椎正侧位片及斜位片。必要时可行断层摄片、屈伸动力性摄片、脊髓造影、CT和MRI检查。

横突间假关节

在颈椎的形成过程中，发育完全的颈椎两侧横突末端前方各有一前结节。正常情况下仅第6颈椎横突前结节发育较大，称其为颈动脉结节。由于颈椎横突间距小，当椎体相邻横突前结节过度发育时，即会相互贴近形成假关节。

过度发育的横突前结节在生长过程中均会受到上下位脊椎的阻挡，使其在毗邻侧生长受限。同时横突前结节解剖部位特殊，在生长过程中向内、向后分别受到椎体及横突的限制，二者只能平行地向前、外侧延伸。故此其形成之假关节“关节”面较平直，间隙宽窄较均等，常常突出于脊椎前方。

寰枢椎脱位

寰枢椎脱位分外伤性和自发性2类，外伤性寰枢椎脱位严重者当时就可造成呼吸心跳停止。自发性寰枢椎脱位因病因及发病机制不同又分为先天性和炎症性2型。国外文献报道的大多属于炎症性脱位，发生于类风湿性关节炎或强直性脊柱炎患者。国内文献报道多数系先天性骨性畸形患者。最常见的是寰枕融合和（或）第2、3颈椎融合。寰枢关节（atlantoaxial joint）是脊柱中活动度最大的关节，因而也是最不稳定的关节。寰枕融合和第2、3 颈椎融合的存在意味着寰枕关节和第2、3 颈椎间关节活动丧失，头颈部活动时，寰枢关节将承受更大的应力，从而增加寰椎横韧带和翼韧带的紧张度，日积月累，韧带被逐渐拉长松弛，寰枢关节不稳，并进而造成半脱位或脱位（图6-46）。

小脑扁桃体疝畸形

为小脑扁桃体疝进入椎管内、延髓和第四脑室延长并部分地向椎管内移位（图6-47）。可分为3型，Ⅰ型：小脑扁桃体不同程度地下疝到颈部椎管内，延髓未下移或有轻度下移；Ⅱ型：小脑扁桃体和部分下蚓部下疝到颈部椎管内，脑桥、延髓和第四脑室延长并下移，延髓和第四脑室下部亦下疝到颈部椎管内；Ⅲ型：同时伴有颈部脊柱裂和脊膜膨出。

先天性寰椎发育不良

寰椎发育不良多与寰枕融合、颅底凹陷、Klippel-Feil综合征等畸形同时存在而一并讨论。现在讲述的先天性寰椎发育不良（congenital hypoplasia of the posterior arch of the atlas）是指不合并其他颈椎畸形的单纯寰椎发育不良。

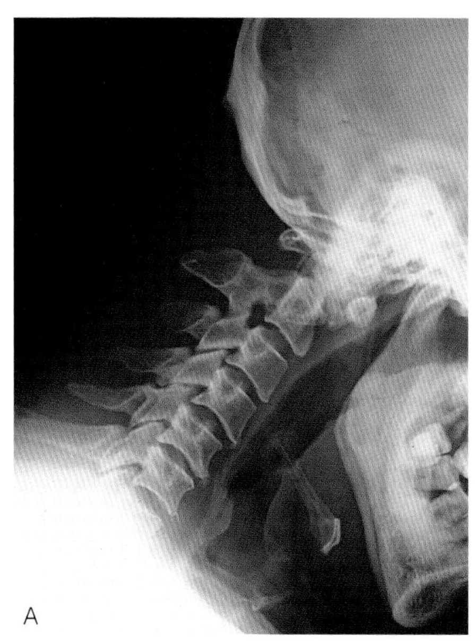

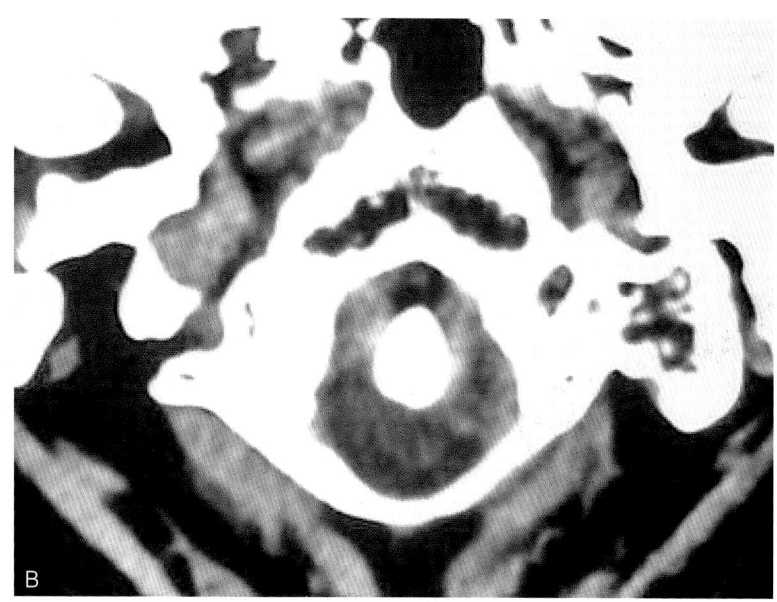

图6-46　寰枢关节脱位
A.侧位片；B.CT横断面

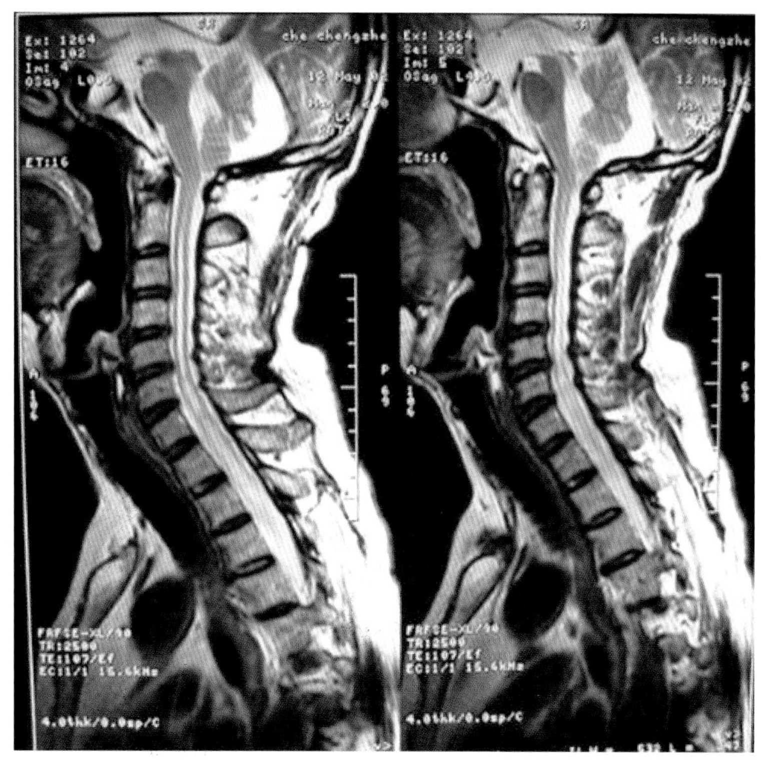

图6-47　小脑扁桃体疝畸形（Arnold-Chiari畸形患者，伴有脊髓空洞和颈椎间盘突出）

1. 定义和分型

（1）定义：目前尚无先天性寰椎发育不良的统一定义。寰椎发育不良常见有2种解剖形态：①寰椎前弓和（或）后弓的部分或全部缺失；②寰椎前、后弓完整但（前）后弓形态异常。

（2）分型：文献报道最多的为寰椎后弓的缺失，从部分缺失至后弓完全阙如。Currarino G把寰椎后弓缺失按解剖形态归纳为5型：A型，双侧半后弓中线未融合而留有裂隙，有（无）后结节；B型，一侧后弓缺失，从部分缺失到1/2后弓完全阙如；C型，双侧后弓阙如，但最背侧部分后弓保留；D型，除永存独立后结节的整个后弓阙如；E型，包括后结节在内的完整后弓阙如。另有散在文献报道，后弓完整但形态异常的特发性寰椎后弓发育不良。

寰椎发生于第一生骨节的头侧，大约在胚胎第6~7周，出现3个骨化中心，前侧骨化中心形成前结节和前弓，位于两侧方的骨化中心形成侧块，并向背侧中线形成后弓和后结节。前弓与侧块于6~8岁融合，胚胎第4个月时，双侧后弓在中线形成软骨连结，通常在出生时双侧后弓在中线即已融合。约2%的人存在第4骨化中心，形成后结节。因此，寰椎发育不良与胚胎期发育受阻有关。A型后弓缺失最为常见，占后弓缺失的95%~97%，在整个人群中发病率约为4%。其他后弓缺失类型（B-E型）在人群中的发病率约为0.69%。特发性寰椎后弓发育不良散见于病例报告，发病率不详。目前文献报道的寰椎后弓发育不良病例大多数为亚洲人，提示发病率有种族差异。

寰椎发育不良的临床表现各异，首发症状或是轻微头、颈外伤后的颈痛，一过性的四肢麻木无力；抑或是无外伤而缓慢出现的痉挛步态、双手精细活动障碍等脊髓病的症状、体征。

2. 寰椎后弓缺失

（1）寰椎后弓缺失部分由致密纤维结缔组织连接而非软骨，以保持寰枢关节的稳定。C型和D型后弓缺失范围较大，保留后结节游离骨块，轻度颈椎外伤尤其是过伸伤时，游离后结节、增生或松弛的韧带等软组织可压迫、损伤脊髓，即可出现间断性或一过性颈痛、四肢麻木和无力等症状。颈椎X线和进一步的CT、MR检查可诊断寰椎后弓的发育不良及类型。后弓缺失病例通常在轻微外伤后出现症状，文献报道多数在儿童或青少年时期即可被确诊。

（2）寰椎后弓完整但后弓发育不良即特发性寰椎后弓发育不良，可表现为后弓变短扁平、后弓增生肥厚、后弓弯曲向椎管内突出等，致齿突后寰椎矢状径变小，脊髓缓冲空间减小，造成脊髓压迫或损伤的阈值降低。轻度过伸伤或合并颈椎退变时可出现后弓压迫脊髓产生四肢麻木无力、双手精细活动障碍等脊髓病的症状、体征。特发性寰椎后弓发育不良可独立存在，也可同时合并下颈椎退行性病变。文献报道多数病例在成年期出现症状，接受颈部影像学检查而被确诊（图6-48~50）。

寰椎后弓发育不良及其导致的寰椎椎管狭窄是脊髓受压或损伤的解剖因素，亦可为独立病因。有脊髓病症状而下颈椎影像学检查阴性时要考虑到此因素，且单纯X线检查容易误诊（如A型后弓缺失可误诊为寰椎骨折）。应行CT和MRI检查详细评估。

3. 寰椎发育不良和寰椎管狭窄

上颈椎椎管正常形态为“漏斗形”，缓冲空间大，先天性或发育性颈椎椎管狭窄多发生于下颈椎，由于寰椎后弓发育不良导致的寰椎椎管狭窄是颈脊髓病的少见原因。寰椎齿突后矢状径即寰椎椎管的矢状径正常范围为16~20 mm，矢状径小于14 mm影像学可发现脊髓受压，矢状径小于10 mm可出现临床症状。特发性寰椎后弓发育不良，后弓完整但形态异常，导致寰椎椎管矢状径变小。如合并寰椎横韧带增生肥厚、横韧带假瘤、下颈椎退变致上颈椎代偿活动增多等情况时可出现寰椎水平脊髓受压或损伤。

先天性或获得性寰椎椎管狭窄，脊髓缓冲空间减小，为颈脊髓压迫及损伤的解剖因素。目前，尚无寰椎椎管狭窄的定义及诊断标准，笔者参照下颈椎发育性椎管狭窄Pavlov比值法，通过对1 364例成人寰椎椎管测量得出，寰椎椎管率的常数为0.60。

4. 治疗

Currarino将伴有寰椎后弓缺失的患者分为：①偶然发现的无症状者；②头或颈部创伤后颈部

疼痛、僵硬者；③有颈部相关慢性症状者；④有各种慢性神经系统症状者；⑤轻微颈部外伤后出现急性神经功能障碍者。

对于发现后弓发育不良的无症状患者，尤其是年轻人，应行影像学检查仔细评估，以免漏诊或误诊为骨折、寰枢椎半脱位或骨溶解等，可暂行保守治疗并密切随访；对于存在有症状的C型和D型后弓缺失，建议早期手术治疗，手术方式可行单纯后弓及周围增生组织的切除；存在寰枢椎不稳时行后路减压+枕颈融合术，脊髓可获得直接减压，术后症状可缓解。

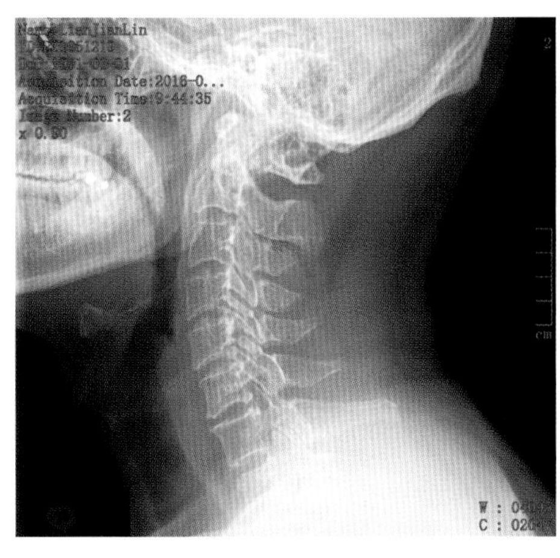

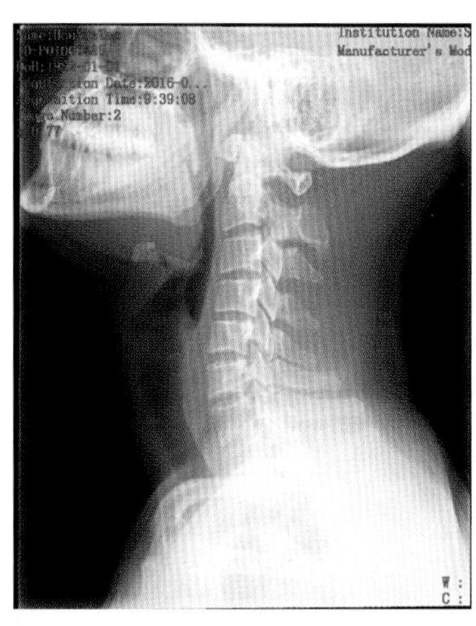

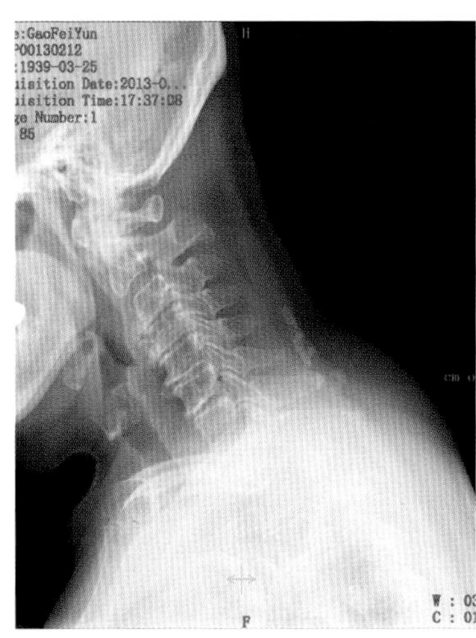

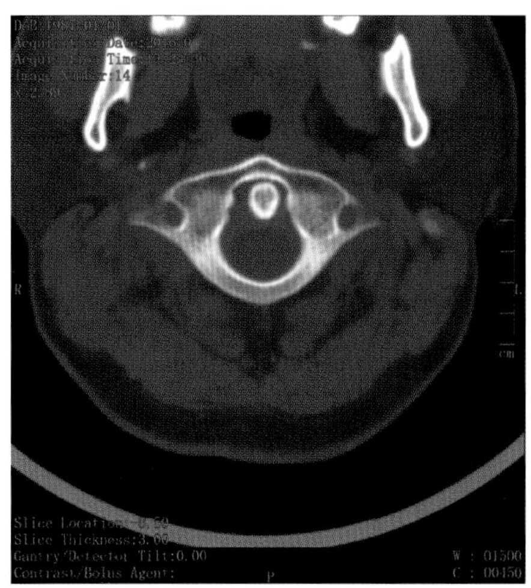

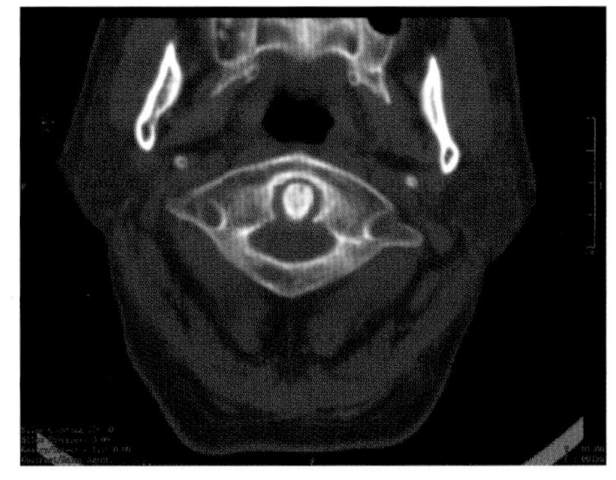

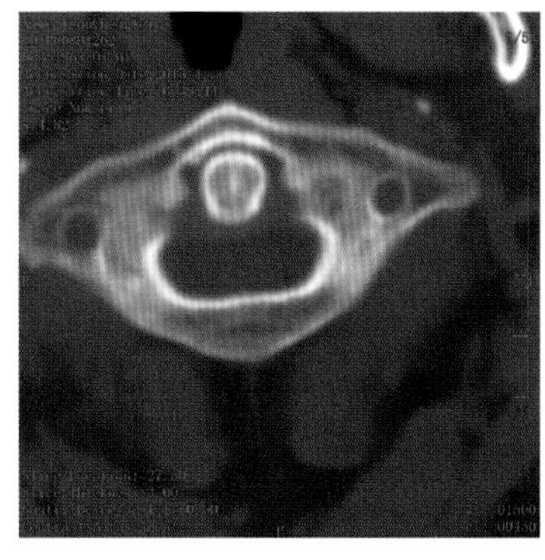

图6-48　正常和后弓变短扁平
（图片来源：山西大医院骨科）

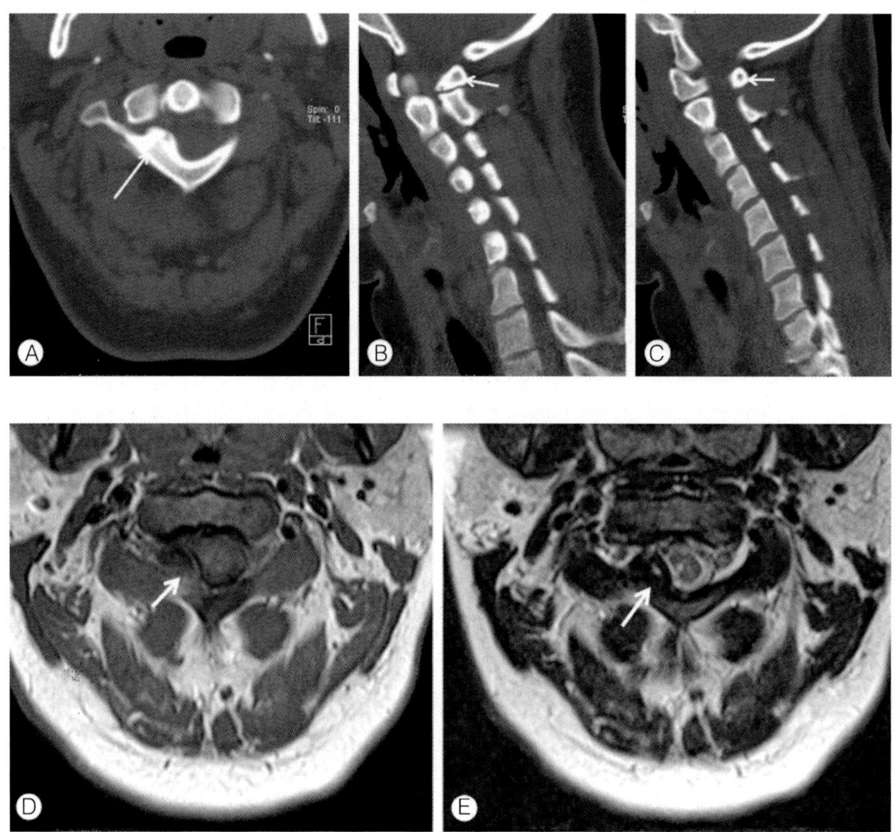

图6-49　后弓增生肥厚
（图片来源：参考文献Kasliwal MK）

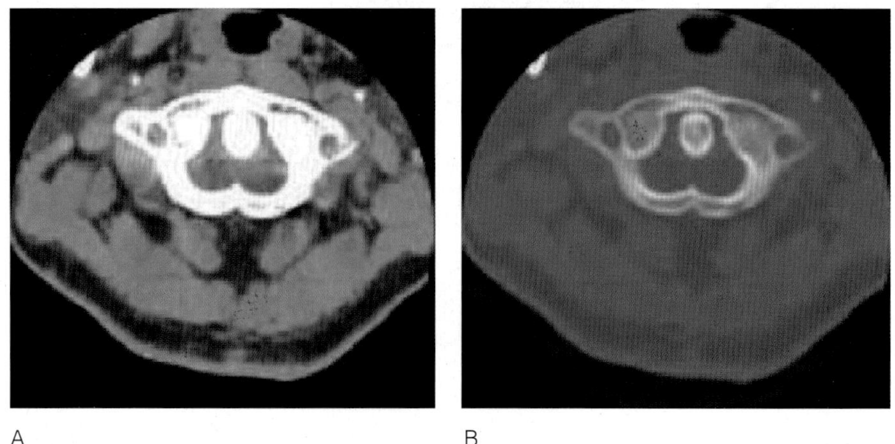

A　B

图6-50　后弓弯曲内突
（图片来源：参考文献Hsu YH）

颈椎的连结

■ 寰枕关节

寰枕关节的特点是关节之间缺少椎间盘和黄韧带，并有齿突。寰枕关节和寰枢关节可以说是全身骨连结活动形式最多最复杂的关节，并且二者联合在一起发挥作用。枕寰枢复合体的运动取决于骨的形状、韧带的伸展性，这种复合体适应于颅颈部高度活动性，并且有共同的组织学起源。寰枢椎之间没有椎间盘结构，相对应地为尖韧带、翼状韧带和齿突。

寰枕关节由两对相互对应弯曲的关节面构成，即枕髁和寰椎侧块上面的关节面，为双轴关节。此关节有两个互相垂直的运动轴。在横轴上，可以做头的屈伸运动，约45°；在矢状轴上，尚可以使头做侧屈运动，但范围很小，约为3°，也能做旋转运动，旋转角度为5.7°。

寰枕关节借寰枕前、后膜加强稳定，此二膜将寰椎和枕骨间的裂隙封闭。寰枕前膜宽而致密，张于寰椎前弓上缘和枕骨大孔前缘之间；外侧与囊韧带融合；内侧被正中线上一自枕骨基底部至寰椎前结节的圆形韧带所加强，此韧带为前纵韧带的上端。寰枕后膜宽但较薄，张于寰枕后弓上缘和枕骨大孔后缘之间，外侧与关节囊融合，其在椎动、静脉和第1颈神经通行处形成一弓状结构，有的此弓状结构可以钙化，形成骨弓。稳定寰枢关节周围的韧带，也张于枢椎和枕骨间，甚为坚强，可以防止寰椎和枢椎移位。

完成寰枕关节的前屈为头长肌和头前直肌；后伸为头后大、小直肌，头上斜肌，头半棘肌，头夹肌和斜方肌的颈部；侧屈为头外直肌、头半棘肌、头夹肌、胸锁乳突肌和斜方肌颈部；旋转为头上斜肌、头后小直肌、头夹肌和胸锁乳突肌。

■ 寰枢关节

寰枢椎之间包括4个滑膜关节，即2个车轴关节，2个滑膜关节。车轴关节为寰椎前弓后方齿突凹与齿突之间的关节，寰椎横韧带前面与齿突之间的关节；滑膜关节即两侧寰椎侧块的下关节面与枢椎上关节面构成的关节突关节（zygapophysial joints），其关节囊的后部及内侧均有韧带加强。加强寰枢关节稳定的结构主要有：

1. 齿突尖韧带　又称齿突悬韧带，细小，呈束状，位于寰椎横韧带的深面，连接齿突尖与枕骨大孔前正中边缘，与寰枕前膜和寰椎十字韧带间有脂肪组织垫相隔。头后伸时紧张，前屈时松弛。有人认为该韧带是脊索及其鞘向上的延续。

2. 寰椎十字韧带　寰椎十字韧带分横部和直部两部分。横部又称寰椎横韧带，甚为坚强，位于齿突后方，使齿突与寰椎前弓后面齿突凹相接触。直部为自寰椎横韧带中部上、下缘各发出的一束纵性纤维，称上、下纵束。

（1）寰椎横韧带（transverse ligament of atlas）：寰椎横韧带是寰枢椎稳定的主要韧带，也是枕颈部最强有力的韧带。张于寰椎两侧块内的小结节之间，犹如一个悬带，将寰椎椎孔分为大小不等的两部分，前方与齿突后面构成不大的关节腔，容纳齿突并使其局限于寰椎前弓后面的齿突凹内；后方为椎孔的中后部分，内有脊髓及其被膜，可防止齿突向后移动，挤压脊髓；也可防止寰椎过度前移。枢椎齿突骨折后，如寰椎横韧带完整，可以防止脱位，故不引起严重症状。

寰椎横韧带断裂、延伸或减弱，可使头及寰椎在枢椎上向前脱位，结果齿突后移，椎管狭窄，能引起脊髓压迫症状，甚至造成死亡。寰椎横韧带虽然坚硬，但弹性较差。在生理范围内，寰椎可向前方移位3 mm。当移位达3~5 mm时，横韧带可被撕裂；如超过5 mm，则可发生断裂。Fielding（1974）对尸体颈椎标本观察，当头在屈曲位，拉力达到84 kg时，可致寰椎横韧带断裂，多发生在与齿突相接触的中部，韧带断裂前齿突未发生骨折。在垂直暴力下，寰椎横韧带如延伸达4.8~7.6 mm，可发生断裂，从而引起寰枢前脱位，导致寰枢失稳。

不管因何种机制引起的寰椎横韧带断裂，其他韧带均不足以维持寰枢关节稳定，引起寰椎逐渐发生前脱位，寰枢间距加大，椎管矢状径及脊髓有效空间减少。

临床上如寰齿间距大于6 mm，或两侧块外移距离之和大于6.9 mm，寰椎横韧带即可断裂。后者多因在Jefferson骨折时，寰椎两侧块受到上部枕髁和下部枢椎上关节面严重挤压分离之力，而使颈前、后弓发生多处骨折。

（2）纵束（longitudinal bands）：上纵束较坚固，附着于枕骨大孔前缘，位于齿突尖韧带与覆膜之间；下纵束较弱，附着于枢椎椎体后面的中部。纵束可以加强寰椎横韧带的坚固性，有协助防止齿突前脱位的作用。

（3）寰枢副韧带：由寰椎侧块内面发出一束纤维，斜向内下，止于枢椎椎体后面的外方，称为寰枢副韧带，有限制寰椎在枢椎上过度旋转的作用。

3. 翼状韧带（alar ligaments） 是两个坚强的韧带，起于齿突尖后外侧的卵圆平滑区，斜向外上，止于两侧枕髁内侧面。此韧带长约11 mm，断面呈圆形，直径约8 mm。大多数人还有一长约3 mm的前下束在横韧带前方止于寰椎侧块。

翼状韧带是重要的节制韧带，有限制头及寰椎在枢椎上过度旋转及参与防止寰枢关节侧方半脱位的作用。当向右旋转时，左侧绷紧；反之向左旋转时，右侧绷紧。在旋转过程中，枢椎略向上运动，有助于翼状韧带的松弛，使其运动范围进一步增大。一侧翼状韧带被切除后，向两侧的轴向旋转都显著增加，说明只有双侧翼状韧带保持完整，才能限制轴向旋转，否则仍可发生寰枢关节潜在性旋转不稳。另有报告称，头屈和旋转的联合运动可使一侧或两侧的翼状韧带撕脱，而一侧韧带撕脱时，对侧的旋转可增加30%。

4. 覆膜（tectorial membrane） 为位于椎管内一层宽而坚韧的纤维束，可视为后纵韧带向上的延续，略呈扇形附着于枢椎椎体后面，上行于寰椎横韧带和枢椎齿突之后，止于枕骨的斜坡。此膜覆盖齿突其他韧带，内侧与寰椎十字韧带借一薄层疏松结缔组织相隔，外侧与寰枢外侧韧带关节囊相融合，可进一步加强寰枢关节稳定性。

寰枢关节的三个关节同时运动，并且几乎是唯一的轴性旋转。枢椎旋转时，略微上升，并受寰枢外侧关节关节囊紧张的限制。此外，旋转还受翼状韧带、寰枢副韧带的限制。

寰枕关节的运动主要是屈伸，寰枢关节则主要是旋转。寰枢椎融合后，头颈部将丧失大部分旋转功能，但可保留大部分屈伸功能；枕颈融合时，头颈部的屈伸和旋转功能均丧失。寰枢关节在进行屈伸和侧屈运动时，伴耦合的轴向旋转功能，说明寰枢关节正常时相当稳定，同时也存在潜在旋转不稳的趋势。寰椎骨折后，寰枢椎间的屈伸和侧屈运动分别增加90%和44%，但旋转运动无明显影响。

旋转枢椎关节的肌肉包括：头下斜肌、头后大直肌以及对侧的胸锁乳突肌。

■ 颈椎关节突关节

第2、3颈椎~第6、7颈椎间关节突关节为滑膜关节，由上位颈椎的下关节突与下位颈椎的上关节突构成。关节面较平坦，表面覆盖一层透明软骨，向上约呈45° 倾斜（图6-51）。关节囊附着于关节软骨的边缘，内衬滑膜，薄而松弛，活动范围较大，外伤时容易引起脱位或半脱位。关节突关节构成椎间孔的后壁，其前方与椎动脉相邻。下部颈椎的关节突关节所承受的压力较上部的大，引起增生的机会也较多。

钩椎关节

钩椎关节（uncovertebral joint）由颈椎侧方的钩突与相邻上一椎体下面侧方的斜坡构成，具有限制椎体侧方移位的作用（图6-52）。钩突与下位颈椎上关节突形成长1 cm颈椎间孔的前后壁，其底部为椎弓根，颈神经前后根（包括脊神经节以及根动脉）由此通过，另外还有丰富的疏松结缔组织。有研究者认为钩椎关节相当于胸椎的肋椎关节。

多年来，对于钩椎关节是否算一个真正的滑膜关节还存在不同看法。早在1858年，Luschka曾指出，在第2~7颈椎，椎体后外侧存在一个类似滑膜关节的结构，称之为椎体间外侧半关节。Jackson（1978年）称其为椎体间侧关节，认为其是真正的滑膜关节。Frykholm则认为所谓钩椎关节只是椎间盘组织退化引起的缝隙，他认为椎间盘组织一直伸展到椎体的边缘。Hadley（1957年）认为，每个椎体上面外侧缘向外突出的唇形突起与上一椎体的间隙小于椎间盘正常厚度的1/3。随着椎间盘的退化及其厚度的降低，钩突向上，骨赘形成。Orofino（1960年）观察胎儿、足月新生儿及成人颈椎的切面后认为，钩椎关节并不存在滑膜，钩突的骨赘生成是随着年龄增长、椎间盘萎陷及重复的轻微应力引起的一种反应性新生骨现象。

尽管有以上不同看法，但对钩椎关节形态特征、钩突功能及年龄变化看法基本一致。一般认为，钩椎关节并非恒定的典型滑膜关节，在钩突发育以前并不存在，只是随着钩突形成，颈椎运动及载荷的不断加大，在椎间盘后外的软骨基质中才出现裂隙（图6-53）。可以认为，钩椎关节是形态适应功能需要，由直接连结向关节变化发展的结果。有些事实可以说明钩椎关节基本具备一个滑膜关节的条件：①椎体侧方相应面覆以软骨；②相邻关节面之间确有间隙；③有关节囊韧带；④在关节面边缘可看到一般滑膜关节出现的骨质增生；⑤关节软骨也可发生软骨软化；⑥有助于增大颈椎活动范围。

钩椎关节在限制颈椎过度侧屈、防止上位椎体向后外方脱位及阻挡椎间盘髓核脱出方面作用明显。颈椎由过伸到过屈运动时，钩椎关节载荷最大压应力位于第4~6颈椎之间。钩椎关节的应力—应变曲线，在颈椎前屈位较后伸位时增加50%。这说明经常采取坐位低头工作者以及颈椎前屈位损伤的患者，颈椎病发病率明显增高。中老年人的钩突约1/3有一定程度退变，特别是第

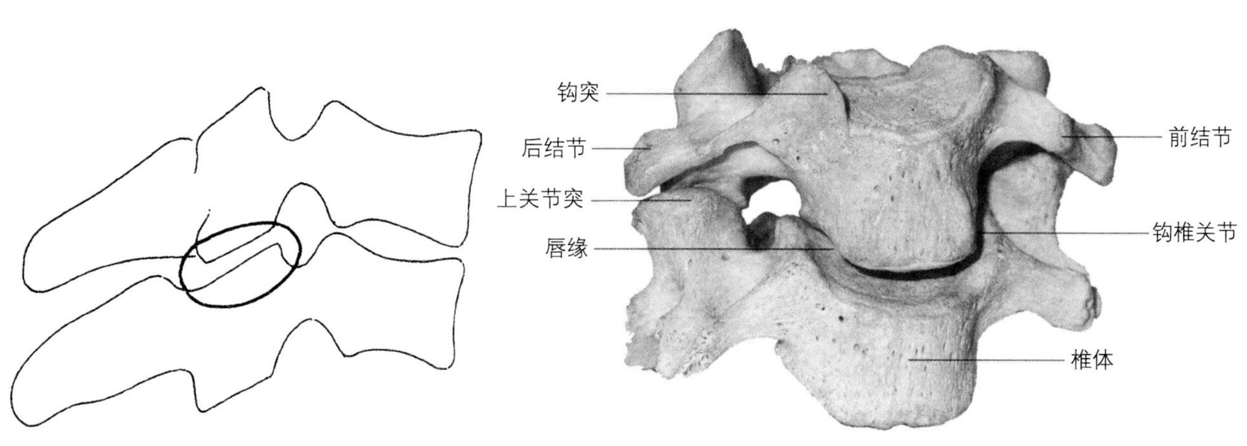

图6-51　颈椎关节突关节

图6-52　钩椎关节的骨性结构

4~6颈椎水平，表现为骨赘生成，与持续载荷下活动度密切相关，钩椎骨赘可压迫椎动脉或颈神经根（图6–54）。

颈部韧带

主要包括连接颅底与颈椎，以及各颈椎之间的一些韧带（图6–55）。

前纵韧带

前纵韧带位于椎体前面，起自枕骨基底部，向下延伸至寰椎前结节，途经各椎体的前面，止于第1或第2骶椎的前面。前纵韧带的宽度和厚度在各部位差异较大，在颈部和腰部及其椎间盘处较宽，但略薄；在胸部及其椎间盘处则较窄且厚。而且，其在不同部位与椎体及椎间盘的紧密程度也存在差异，通常在椎间盘和椎体边缘处结合紧密；而椎体水平附着较疏松。

前纵韧带由浅层、中层和深层并列的纵行纤维交织而成，浅层纤维较长，通常跨越3~4个椎骨；中层略薄，可跨越2~3个椎骨；深层最短，仅连接相邻2个椎骨。

后纵韧带

后纵韧带位于椎管内椎体后面，起自寰椎椎体的后面，向上移行为覆膜，向下沿各椎体后缘直抵骶椎，并移行为骶尾后深韧带。后纵韧带的宽度和厚度在各脊柱部位也存在差异，颈部和上胸部及其椎间盘处较宽且一致，在下胸部和整个腰部则相对较窄且呈锯齿状，即椎体处窄而椎间盘处宽。后纵韧带在椎间盘水平与纤维环紧贴；而在椎体水平结合则较疏松，且其间有椎体静脉通过，注入椎内前静脉丛。

后纵韧带的纤维组织通常分为两层，浅层为覆膜的延续，纤维较长，跨越3~4个椎骨，深层纤维呈齿状，坚固附着于椎体及椎间盘，在相邻椎骨间附着成为椎周韧带，可以防止其内容物向后突出。钩椎关节的关节囊韧带即起自后纵韧带深层及椎体，斜向外下附着于钩突。

临床应用注意事项

后纵韧带骨化（ossification of posterior longitudinal ligament，OPLL）临床常见（图6–56，57）。可分为4型：①节段型，占39.0%；②连续型，占27.3%；③混合型，占29.2%；④局限型，占4.5%。男性与女性之比为2∶1，多见于50~60岁，第5颈椎最多，其次为第4、6颈椎，受累椎体为3.1个（2~5个）。Yamamoto用CT检查，发现后纵韧带骨化的厚度达椎管矢状径的17%~80%，宽度达椎管横径的28%~67%。临床表现有手麻、臂痛及痉挛性步态，严重者可引起不完全性四肢痉挛性瘫痪、脊髓半横切征或脊髓中央综合征。也可无症状，常为无意发现。

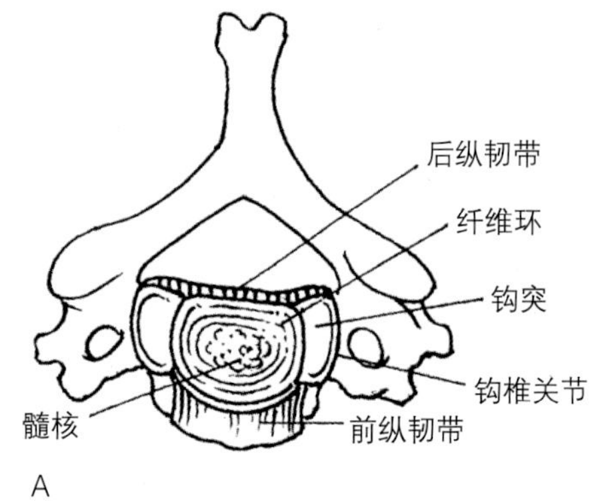

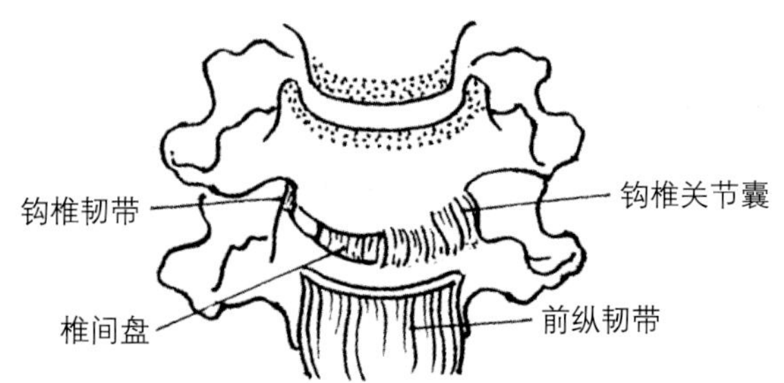

图6–53　钩椎关节的关节囊
A.上面观；B.后面观

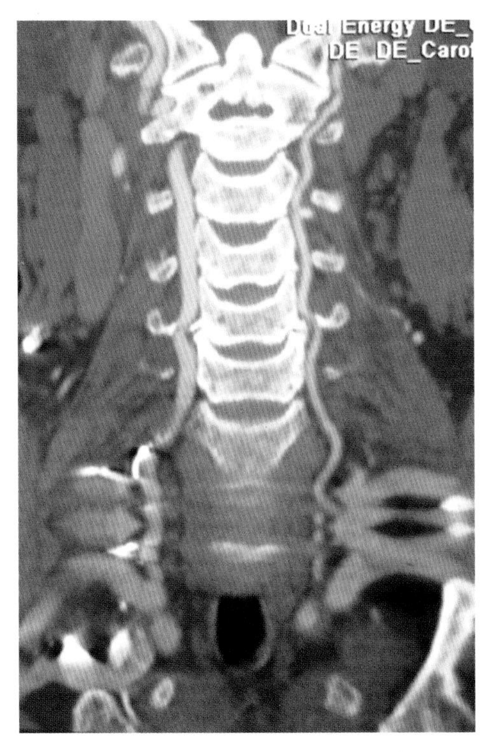

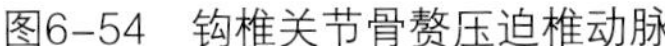

图6-54 钩椎关节骨赘压迫椎动脉

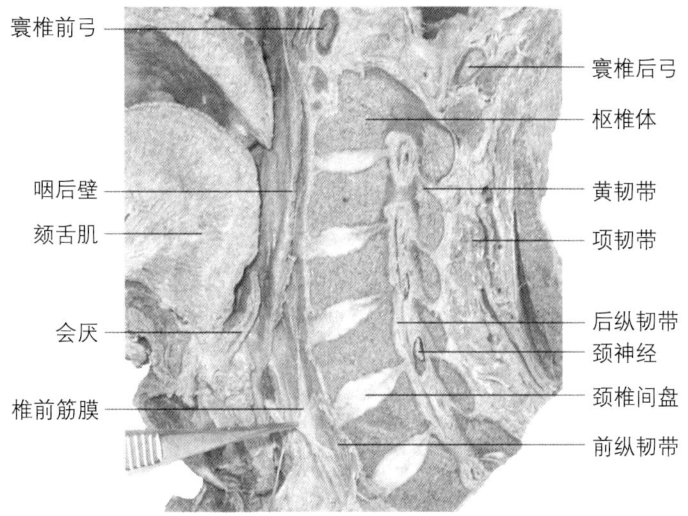

图6-55 颈椎韧带

根据后纵韧带骨化厚度（O）、椎管矢状径（A）及椎管横径（S），Hallai（1978年）测定颈椎椎管狭窄率（stenosis ratio），在矢状面为O/A×100%，在横切面为O/S×100%。有严重脊髓症状者，其横切面狭窄率多小于30%。下部颈椎椎管较窄，又是脊髓颈段膨大区，如该部后纵韧带骨化厚度超过椎管矢状径40%时，多出现脊髓症状。

黄韧带

黄韧带由黄色弹性纤维组成，其主要部分位于椎板间，又称椎板间韧带或弓间韧带。向上起于上位椎板下缘的前面，向下附着于下位椎板的上缘和背部，薄而较宽。在中线，两侧黄韧带之间留一缝隙，其间有少量脂肪组织，并有静脉通过，连通椎骨后静脉丛与椎管内静脉丛。黄韧带后中央部与棘间韧带相连，向外延展至关节突关节内侧缘，但并不与其融合。黄韧带占据椎管背侧3/4面积，厚度为2~3 mm。退变的黄韧带因失去弹性可明显增厚。

黄韧带有一定弹性，可在一定范围内伸展、短缩。颈椎屈曲时，可使相邻椎板稍分开，过伸时可稍缩短，而不致发生皱褶突入椎管内，其弹性张力可协助项部肌肉维持头颈挺直。

临床应用注意事项

颈椎黄韧带钙化后明显肥厚，多见于第5、6颈椎，其次为第4、5颈椎以及第6、7颈椎，多同时累及2个以上节段，并常呈对称性。X线侧位片在椎板之间或椎板后方有柱状钙化阴影；光镜下见弹力纤维断裂变性，排列紊乱；电镜观察显示黄韧带钙化首先是钙盐在基质小泡与小体内沉积，然后沿弹力纤维与胶原纤维聚集排列，最后融合为钙化结节。

黄韧带钙化症与黄韧带骨化症是两种独立的疾患，前者仅见于下颈段的椎板间，女性多见。X线片常呈圆形或椭圆形钙化灶，与椎板及硬脊

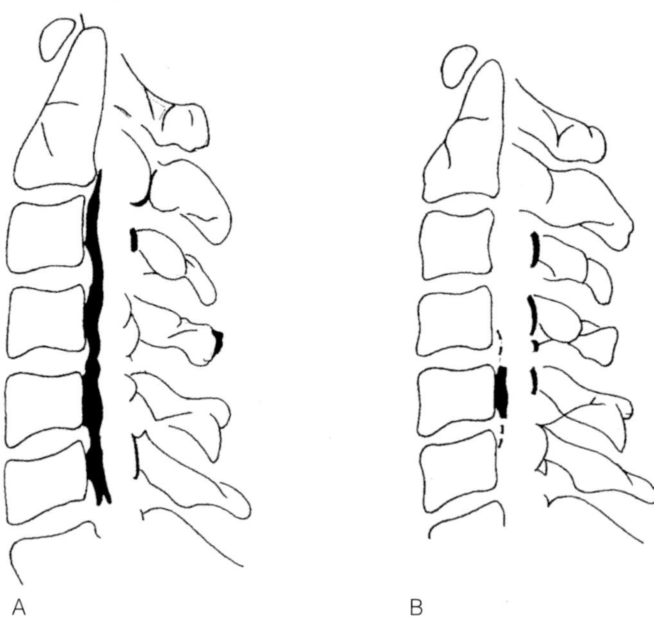

图6-56　颈椎后纵韧带骨化
A.连续性；B.局限性

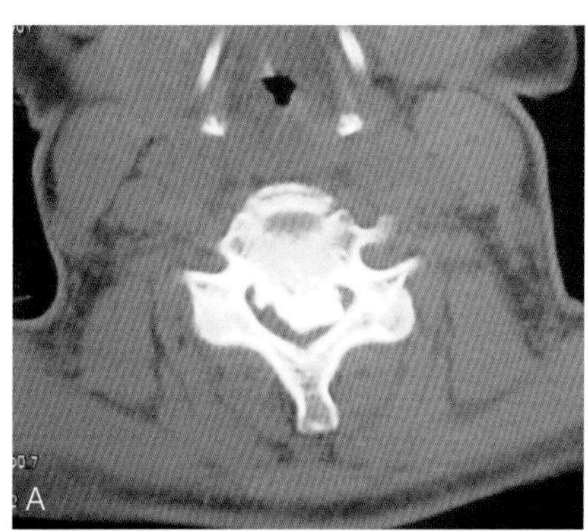

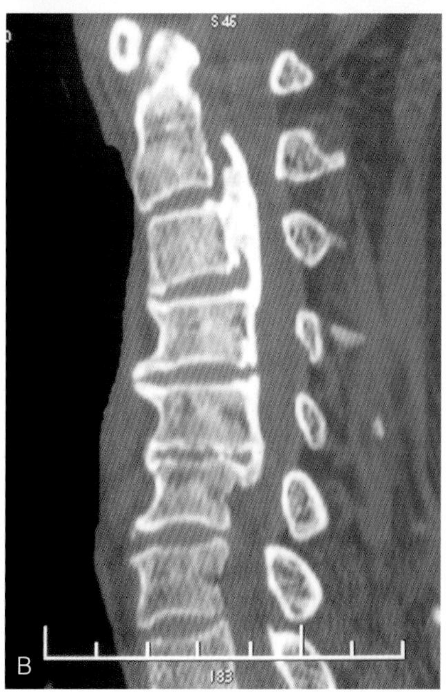

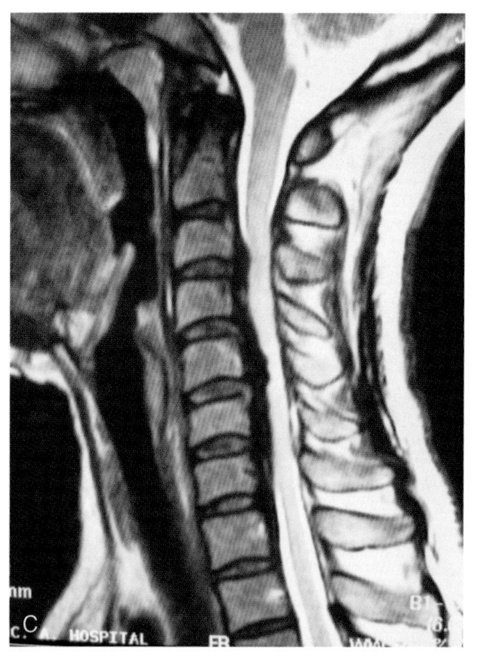

图6-57　颈椎后纵韧带骨化
A.CT横断面；B.CT矢状面；C.MRI矢状面

膜均不相连，很少合并脊柱其他韧带骨化，但常合并全身其他部位钙化，特别是膝关节半月板。后者多见于下胸椎，但其他胸椎及颈、腰椎也可出现，一般位于椎板附着部，男性多见。X线片呈棘状、板状或结节状，与椎板连续且不随姿势移动，与硬膜常粘连或融合，并常伴有脊柱其他韧带骨化（图6-58）。

棘上韧带

起于第7颈椎棘突，附于沿途各椎骨的棘突尖，止于第5腰椎棘突或骶骨的骶中嵴。两侧于背部筋膜相延续，其前方与棘间韧带相融合。不同节段上，棘上韧带的厚度和宽度不尽一致。在第7颈椎与枕外隆凸之间，棘上韧带移行为强而有力的项韧带。项韧带为三角形的弹性纤维膜，基底部朝上，尖部朝下。其后缘游离且肥厚，有斜方肌附着。其作用为维持头颈部的直立体位。

棘上韧带的纤维分3层。浅层的纤维弹性最强，跨越3~4个椎骨，中层跨越2~3个椎骨，深层连接相邻的棘突，并与棘间韧带相延续。

棘间韧带

棘间韧带连于相邻椎骨的棘突之间，附于各棘突的根部到棘突尖。颈部棘间韧带发育较差，松弛而薄弱，其纤维走行大致为向后下倾斜。其前方与黄韧带的中央裂隙部相连，向后与棘上韧带相融合。

关节囊韧带

关节囊韧带为关节突关节囊外面的韧带，其作用为增强关节突关节囊的韧性。随着年龄的增长，关节突关节发生退变与变形，容易引起关节囊松弛，从而导致关节移位。

横突间韧带

横突间韧带位于相邻椎骨的横突之间，成扁平膜状束带编织。在颈部有少量不规则纤维和大部分横突间肌组成，较薄弱，对脊柱的连接和稳定无重要作用。

■ 颈椎椎间盘

在脊柱颈段只有6个椎间盘，第1、2颈椎之间阙如。颈椎椎间盘前缘高度为后缘的2~3倍，这样可使椎间盘适应上、下位椎体的形状，并维持颈椎的生理前凸。成年人的椎间盘除纤维环的周缘部外，无血管和神经，其营养主要靠椎体内血管经软骨板弥散而来。椎间盘发生退行性变时，其高度变小，并使相应关节及钩椎关节结构发生紊乱而致骨质增生，相邻椎体后缘亦可发生骨赘，引起神经根或脊髓受压。

每个椎间盘由外周呈板层状的纤维环和中央部的髓核构成。髓核多在椎间盘中部稍前，颈段脊柱运动轴线由此通过。从矢状面来看，纤维环在后部较前部为厚。纤维环由环状板层呈同心圆排列，外周为较窄的胶原纤维区，内部为较宽阔的纤维软骨区。每一板层的纤维斜行且相邻两层走行互相交叉，并且其纤维互相交错，以限制两

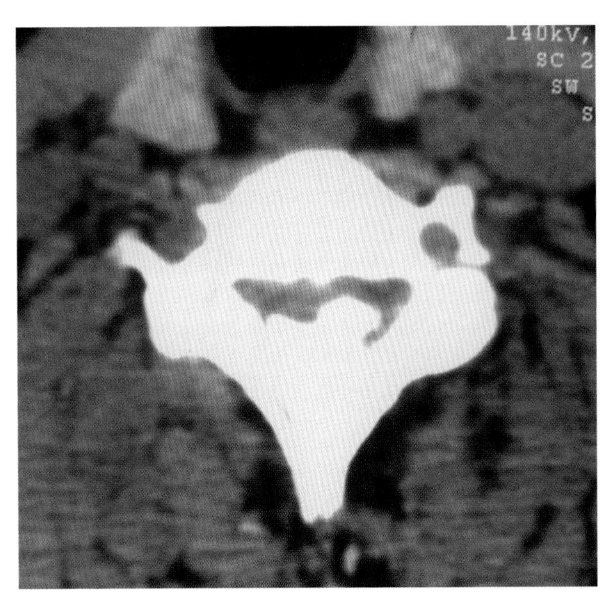

图6-58　颈椎黄韧带钙化症（CT）

个方向的旋转。髓核由柔软而富有弹性的胶性物质组成，其内含有少数胚胎时残留的多核脊索细胞、邻近纤维环的细胞和纤维以及椎体软骨板的纤维软骨，脊索细胞多在10岁以前消失。

椎间盘的弹性及张力取决于椎体软骨板的通透性和髓核的渗透能力。椎间盘的吸液性能如发生改变，不仅影响到椎体间的稳定性，而且与椎间盘的变性有关。由于椎间盘突出、变性或髓核内容物丢失，椎间盘可以出现裂缝，并与钩椎关节相连。

颈椎椎间孔

颈椎椎间孔是由相邻颈椎上、下切迹构成的骨性管道，其矢状切面呈椭圆形或卵圆形，颈脊神经由此通过。椎间孔的前内壁为钩突的后面、椎间盘和椎体的下部；后外壁为关节突关节的内侧部和关节突的一部分。椎间孔内，脊神经的后根位于上方，前根位于下方，其余空间被血管、淋巴管和脂肪组织所占据。颈神经根与相应椎间孔的前后径之比值，女性明显高于男性；上下径之比值除第4、7颈椎外，女性显著高于男性。下颈椎比值大于上颈椎比值。

成人颈椎间孔长12~14 mm，矢状径为（6.68 ± 0.50）mm，纵径为（7.85 ± 0.54）mm；其最小数值，男女矢状径分别为5.7 mm和5.8 mm，纵径分别为7.5 mm和6.0 mm，如小于此数值，可能会产生椎间孔狭窄，刺激神经根，产生神经根水肿及变性等改变。颈椎病患者由于椎间盘退行性变，椎间关节及钩椎关节骨质增生，颈椎间孔可狭窄变形。

颈椎的关节突相对较短，在椎体后外方，钩突（uncinate process，U）位于前内方，横突（transverse process，T）位于上关节突（articular process，A）前方，彼此相毗邻，Veleann 将三者形成的特殊结构命名为钩突-横突-关节突复合体（UTAC），是颈椎“椎单位”的重要组成部分。正常情况下，UTAC是一个供颈脊神经根离开椎管的保护性通道。但当椎间盘发生退变后，向上突起的钩突和上关节突与上位椎体的斜坡和横突下凹几乎相接触。由于神经根由上一椎骨下切迹穿出后，在椎动脉后方斜行交叉通过，上述改变亦会使椎动脉及脊髓受到一定影响。切除突出的钩椎关节，扩大椎间孔，可使被压迫的脊神经根得到恢复。

椎间孔内有脊神经前、后根和脊神经，为向外延续的硬脊膜所包裹。椎间孔分为3段：①根管段（内侧段）。此段四壁均为骨性组织，前壁为椎体后面及椎间盘，后壁为上、下关节突，上下壁为椎弓根。脊神经根位于下位椎骨的钩突及上关节突之间，周围结构使椎间孔变狭窄时无缓冲余地，钩突骨赘或椎间盘突出时，极易受到压迫。②椎动脉段（中间段）。前、后壁为横突的肋突及上关节突。神经根位于椎动脉与上关节突之间，不易受到钩突骨赘或椎间盘突出的影响。③前支管段（外侧段）。横断面为三角形，其前后方为肌肉，外口通向颈肌间隙。脊神经前支位于由下位肋横突板所形成的三角形底边。

颈椎椎间孔的大小随颈椎屈伸活动而有变化，前屈时扩大，后伸时缩小（图6-59）。

颈椎椎管

颈椎椎管由各颈椎的椎孔借连结结构组成纵行管道，其前壁为椎体后面、椎间盘及后纵韧带，后壁为椎板及黄韧带，两侧壁为椎弓根和椎间孔，横断面为三角形。椎管内有脊髓及其被膜、神经根、血管等（图6-60）。

颈椎椎管测量

1. 颈椎正常椎管测量　寰椎矢状径自齿突尖部后面（寰椎横韧带沟上方）至寰椎后弓连接处内面；横径自椎弓内面中点（上、下侧块交界处）至对侧椎弓内面中点。枢椎矢状径自椎体后侧中点（齿突根部与椎体交界处）至椎弓连接处前缘中点；横径为两侧椎弓内侧中点连线，即侧块与下关节突交界处。第3~7颈椎矢状径自椎体后面中点至椎弓连接内侧中点；横径为两侧椎弓内侧中点（上、下关节突交界内侧面）连线（图6-61）。

寰椎椎管最大，第3颈椎最小，以后向下逐渐扩大，以第4~6颈椎椎管较大，相当于颈膨大所在部位，第7颈椎椎管横径较第6颈椎小。颈椎椎管横径大于矢状径，呈卵圆形。各颈椎椎管的横径均比矢状径大。一般认为，如颈椎椎管矢状径小于12 mm；寰枢椎椎管横径小于16 mm，第3~7颈椎椎管横径小于17 mm，即可认为有颈椎椎管狭窄。

2. 颈椎病变椎管测量　颈椎病变，如滑脱、半脱位、椎间盘突出、后纵韧带骨化、黄韧带肥厚等均能在前后方向或左右方向使椎管内径减小（图6-62）。椎管内肿瘤可以压迫椎管管壁，使骨质萎缩并使椎管增宽，后者根据两侧椎弓根间距离即可测得，但在颈椎特别是上部颈椎，椎弓根间距离不易测量，此时测量椎管的矢状径就更有特殊意义。

而对于第4~7颈椎椎管的变化，则有其自己的特色。Nigata比较正常成人与颈椎病患者的颈椎椎管矢状径，发现正常人寰椎椎管为20 mm（18~23 mm），第4颈椎椎管为17 mm（12~22 mm），第7颈椎椎管为16 mm（11~18 mm），显示由上向下矢状径逐渐减小，最窄处为第5、6颈椎椎管，为15 mm。对颈椎骨质增生但无神经压迫症状者的测量，第4~7颈椎椎管原来直径为17 mm（15~18 mm），缩小后的直径为15 mm（14~17 mm），说明原来矢状径较大者，发生骨质增生后，其缩小矢状径仍与正常者相似。而该作者对另一组骨质增生且出现神经压迫症状者的测量则发现，原来矢状径较正常小2~2.5 mm者，缩小后的矢状径最窄，仅为11~12 mm。

在颈椎脱位的X线侧位片上，在脱位的上一椎骨棘突根部上、下缘作连线，再自脱位椎体后上缘向前作垂线，即为颈椎骨折脱位后的椎管内径。一般比正常小，复位后测得的数值较大（图

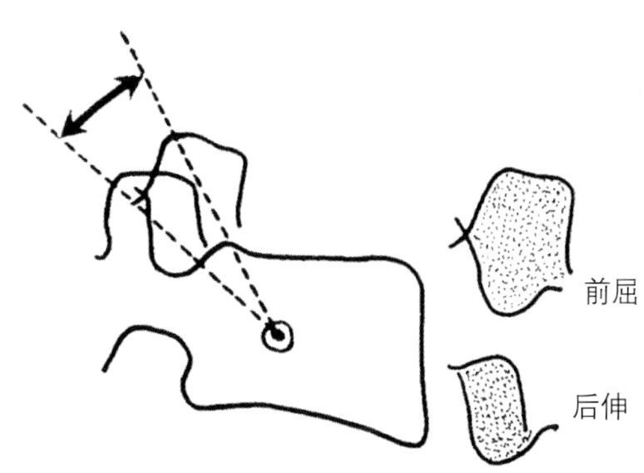

图6-59　颈椎屈伸时椎间孔的变化

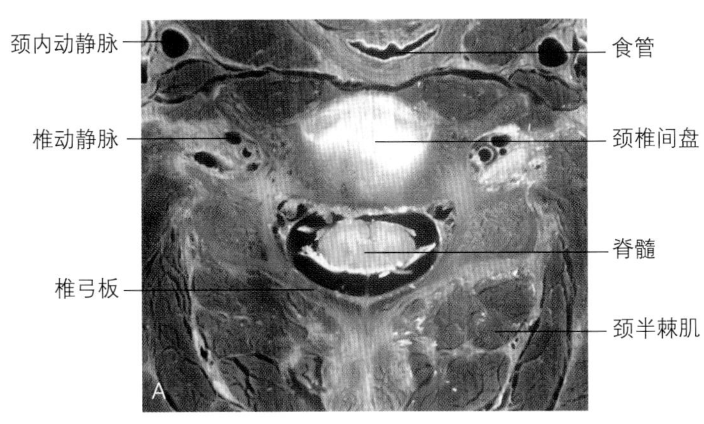

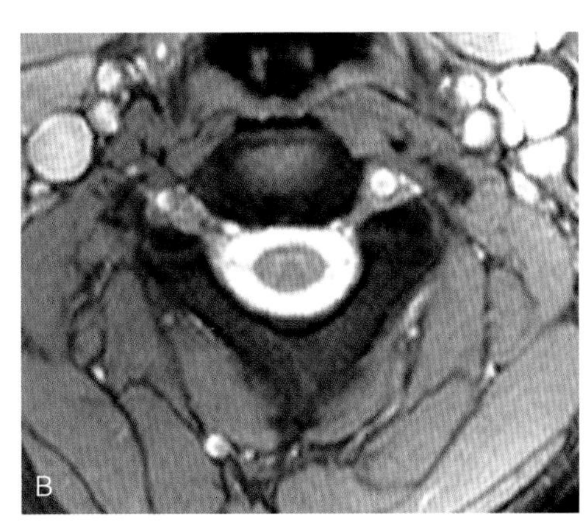

图6-60　颈椎椎管
A.标本水平切面；B.MRI像

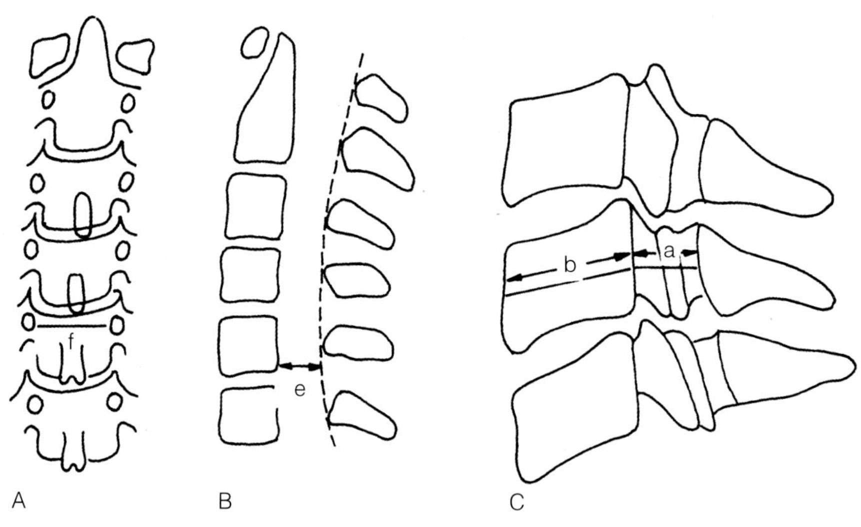

图6-61　颈椎椎管径以及椎管率的测量

A.颈椎椎管横径f；B.颈椎椎管矢状径e；C.颈椎椎管率＝a/b（a:椎管矢状面直径；b:椎体矢状面直径）

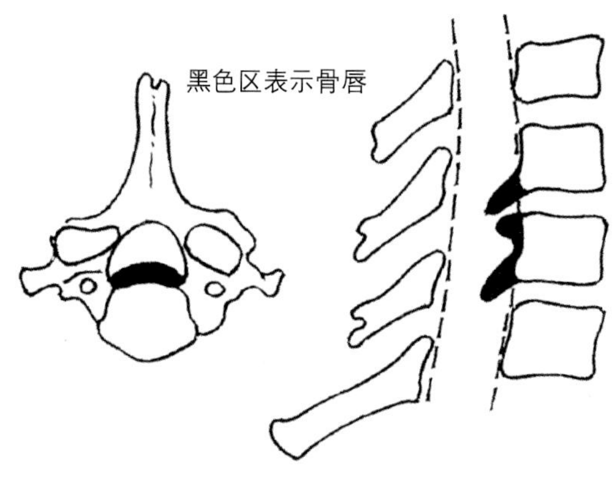

图6-62　颈椎病变椎管测量

6-63）。复位数值-脱位数值=脱复差值。差值越大，说明脱位程度越大，压迫脊髓越重，预后越差。

颈椎椎管有其独特的形态学特点，在寰椎部椎管宽大，其前1/3部分为齿突及寰椎横韧带，后2/3才是真正的椎管。颈髓的起始部位于此处的中央。正常情况下，脊髓占据中央，脊髓的前后及侧方有硬膜及蛛网膜下腔，内有脑脊液，可以理解为脊髓悬吊在此椎管中部，与四周骨壁有足够的缓冲空间。在寰椎水平，齿突及横韧带、脊髓和缓冲空间各占1/3。由此可见，正常情况下，在此部位脊髓是不会受到卡压的。

当寰椎椎弓骨折时，骨折块多向周围移位，故很少挤压脊髓，很少出现四肢瘫痪，所以症状轻，极易被漏诊。齿突骨折时，由于寰椎横韧带的阻挡很少直接压迫脊髓，但如果合并横韧带断裂或当横韧带断裂时，寰枢不稳定，齿突移位才有可能压迫脊髓前方。小脑扁桃体疝时，小脑扁桃体自后方压迫脊髓。

在枢椎水平，椎管矢状径为16.2 mm，横径为21.6 mm，较寰椎水平稍小，但仍很宽大，此部的椎管前壁为椎体及后纵韧带起始部，两侧为枢椎椎弓根及峡部，后壁为寰枢间黄韧带及枢椎椎板。由于枢椎椎板厚实宽大，是颅颈交界部的力学枢纽，所以只有峡部是力学薄弱区，是易发生骨折的部位。峡部骨折往往是在头部过伸时，头颅连同枢椎椎体过伸，而椎板则卡在颅枕部与第3颈椎椎板之间，这种剪力作用导致骨折，故常见于车祸追尾车辆急速刹车时，头部撞至车窗，或头向下坠地的过伸损伤。绞刑是将绳索结系于颈前方颏下施行，其结果就是通过头过伸造成峡部骨折，进而脱位压迫脊髓致死，此类骨折又称Hangman’s 骨折（图6–64）。

在临床工作中见到的Hangman’s骨折，椎弓根分离致椎管宽大，不会造成脊髓压迫，所以出现神经损害的概率相对较低。但有的学者认为未造成脊髓损伤的原因并非椎管扩大，而是因为骨折后脊髓也随之前移，从而避免了寰椎椎弓的压迫。

在第3~7颈椎，椎管矢状径为15~17 mm，横径为21~24 mm，横径大于矢状径，椎管前壁由宽阔的后纵韧带覆盖于各椎体及椎间盘的后面，椎间盘与韧带连结紧密，这种结构特点使颈椎椎间盘不易向椎管内突出。一旦突出，其髓核及椎间盘组织常突破后纵韧带进入其后方直接压迫硬膜囊及脊髓（图6–65），故前路行颈椎椎间盘切除术应切除后纵韧带直至硬膜前方，并探查有无突入其深面的髓核组织，以免遗留残余组织导致减压不彻底而影响术后疗效。椎体后面与后纵韧带间有疏松结缔组织和静脉丛填充，是颈椎前路手术出血的主要原因。由于静脉丛压力低，明胶海绵压迫即可止血。

颈段脊柱屈伸时，颈椎椎管的长度发生改变。完全屈曲时，椎管的前缘可增长1.5 cm，后缘增长5 cm，椎管内的脊髓被牵拉而紧张；后伸时，椎管长度减小，脊髓变得松弛，易于受到挤压。Taylor曾在尸体上发现，当颈椎过伸位时，在黄韧带水平，矢状径可减小30%。

脊髓在椎管内位置

正常情况下，在矢状面上由于颈椎生理前凸存在，脊髓及硬膜囊在椎管内也随之呈轻度前凸的弧形，脊髓占据椎管内中央位置（图6–66）。脊髓与椎管前壁的距离稍大于脊髓与后壁的距离。当生理前凸明显增大时，脊髓位置靠后，贴近椎管后壁，以生理弯曲最顶点处最为明显，此时如果黄韧带肥厚则更易压迫脊髓后方（图6–67）。当生理弯曲消失或变小时，脊髓则更靠近椎管前壁，此时如果椎间盘突出则更易压迫脊髓前方。在颈椎后凸时，脊髓则贴近椎管前壁（图6–68），在许多颈椎后凸的病例，最凸处的椎体及椎间盘直接压迫脊髓前方，所以颈椎手术时，应将如何维持和重建颈椎的生理弯曲放在重要的位置。对于颈椎后凸及生理前凸消失的脊髓型颈椎病，宜采用前路手术而不选用后路手术；只有生理前凸存在的脊髓颈椎病才适用后路手术。

临床应用注意事项

颈椎侧凸多是由于颈椎先天畸形所致，此时脊髓在椎管内的位置也发生相应的改变。在冠状

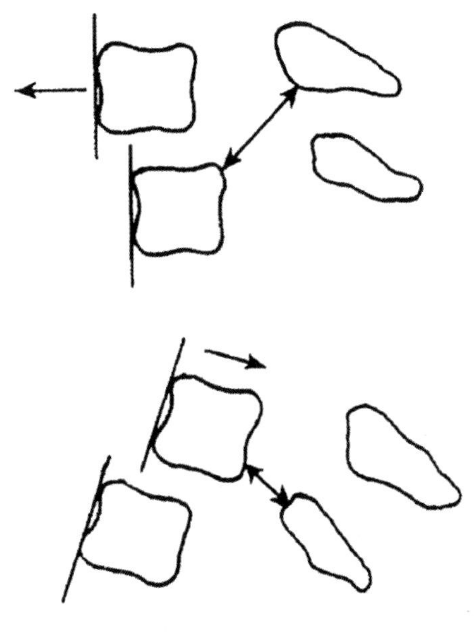

图6–63　颈椎脱位椎管矢状径测量

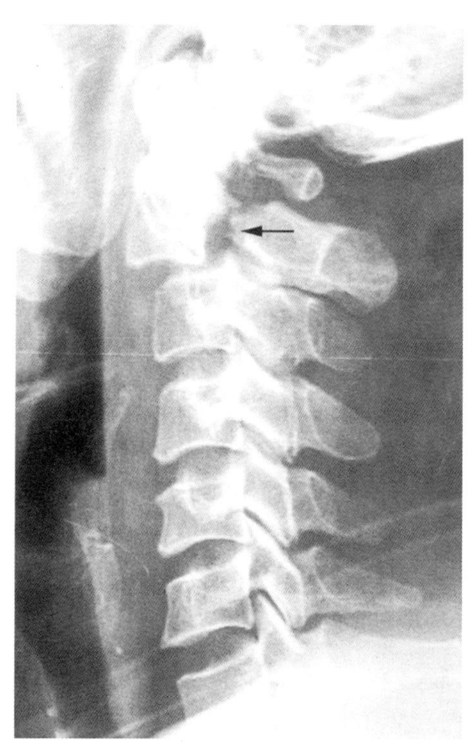

图6-64　Hangman's 骨折（箭头示）

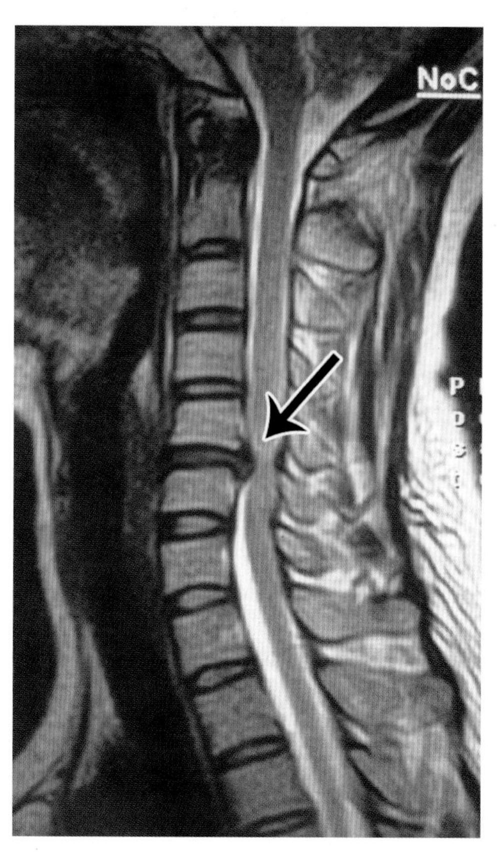

图6-65　髓核突破后纵韧带直接压迫硬膜囊及脊髓（箭头示）

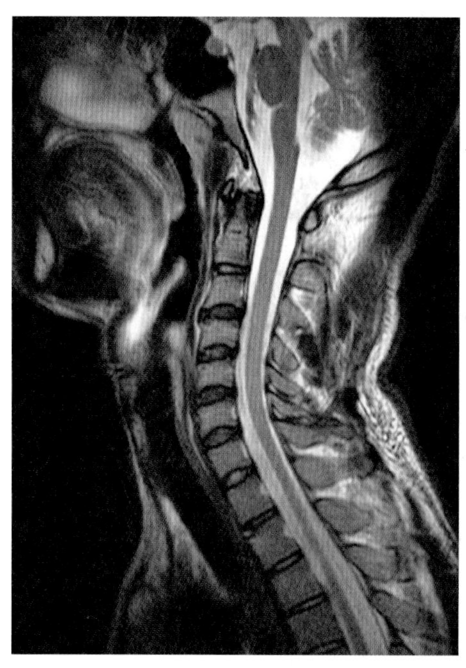

图6-66　颈椎正常生理弯曲时脊髓在椎管内的位置

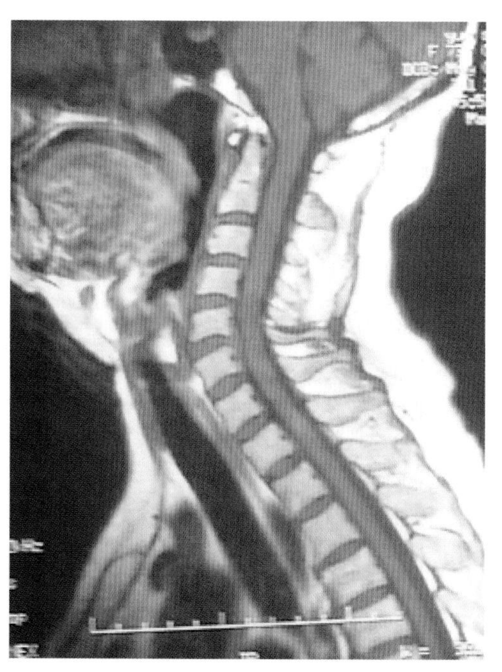

图6-67　颈椎生理弯曲增大时脊髓在椎管内的位置

面上，脊髓在椎管中央，两侧与椎弓根及椎间孔的距离相等。当一侧存在压迫时，脊髓位置才有可能发生变化，此时应仔细评估脊髓在椎管内的位置，并选择合适的手术体位及手术侧别，以利于切除肿物，保护脊髓。

在横断面上，上颈脊髓节段与相对应的颈椎椎骨序数一致，如第1颈椎椎体及齿突对应C1脊髓节段，第2颈椎椎体对应C2脊髓节段，依次类推。下颈椎则相差1个节段，第7颈椎对应C8脊髓节段。颈椎骨折脱位时，常伴有相应部位脊髓损伤而出现相应的症状、体征。如上颈椎损伤（第1~4颈椎），则可能影响至膈肌的运动而发生窒息及呼吸困难，C1、C2脊髓节段损伤多因呼吸肌及膈肌麻痹而立即死亡。第5颈椎部位以下损伤则可能保留了肱二头肌及三角肌功能，出现屈肘位瘫痪；第7颈椎以下损伤，则表现为伸肘位手及腕功能丧失，临床上可根据这些特征推测脊髓损伤的部位。

颈神经根

颈神经根共8对，第1颈神经根自脊髓最上端发出，在枕骨与寰椎后弓间出椎管，其主干走行于椎动脉与寰椎后弓之间，形成枕下神经，进入枕下三角，支配枕肌。第2颈神经根自第1、2颈椎椎间孔走行，其后支粗大，形成枕大神经，支配颈枕部皮肤。依次类推，第3颈神经根在第2、3颈椎椎间孔走行，第8颈神经根在第7颈椎与第1胸椎椎间孔走行。颈神经根自硬膜囊发出后，向外进入相应的椎间孔，上位（第1~4）神经根走行于椎间孔中、上份，下位（第5~8）神经根位于椎间孔的中、下份。然后向外侧走行于横突前后结节组成的神经沟内，在近侧端与垂直上行的椎动脉交叉，椎动脉位于神经根前方。

临床应用注意事项

颈椎椎间盘侧方突出时压迫相对应的神经根，而出现相应症状、体征。如第3、4颈椎椎间盘侧方突出压迫第4颈神经根，第4、5颈椎椎间盘突出压迫第5颈神经根，第5、6颈椎椎间盘突出压迫第6颈神经根，第6、7颈椎椎间盘突出压迫第7颈神经根。

颈神经根减压

1. 前路颈神经根减压　颈椎间盘突出及钩椎关节增生是造成神经根卡压的重要原因，有时巨大椎间盘突出还可能同时在中央部压迫脊髓，造成混合型颈椎病，治疗时应选择前路进行减压。在切除至椎间盘后部分时，由于后纵韧带的阻挡，对脊髓及神经根损伤的可能性较小，可先在中央部切除后纵韧带、上终板及椎体后缘，因为此处椎管后壁最为宽阔，较易操作，但应注意深面即是硬膜囊及脊髓。在切开后纵韧带后，再向外侧至钩椎关节处减压，此处即是神经根的近侧段。一般情况下，突出的椎间盘在神经根的前方压迫，退变增生的钩椎关节在神经根的前内侧压

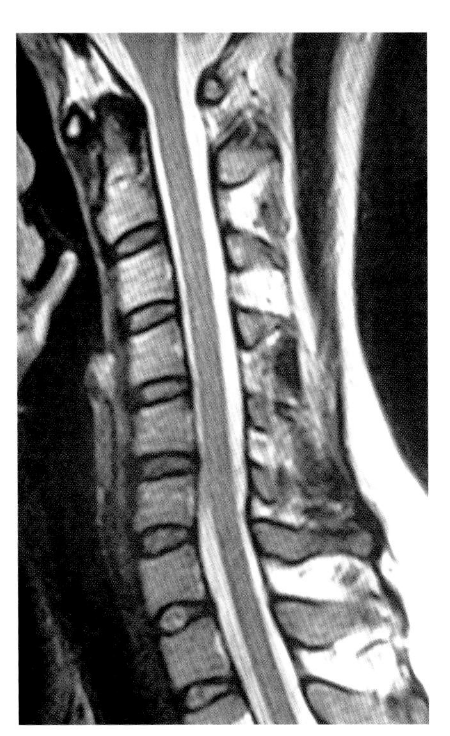

图6-68　颈椎后凸时脊髓在椎管内的位置

迫，切除椎间盘及钩椎关节后即可使神经根充分减压。

2. 后路颈神经根减压　对于来自后方神经根的压迫，从后方解除是最好的途径。由于神经根走行在关节突关节的前方，即上关节突前方的神经沟内，从后方减压需切除部分关节突关节，这样有可能影响颈椎的稳定性，所以单纯以关节突关节切除进行神经根减压的手术已基本不做，往往进行保留关节突关节的局限性减压术，或同时进行内固定植骨术。还有一种后路减压术是先切除相应间隙的黄韧带及上下椎板边缘，然后向外侧切除部分关节突关节的内侧部分，使神经根管后壁敞开，进而牵开神经根，咬除或摘除前方的椎间盘。由于开窗的形状似钥匙孔，又称钥匙孔（keyhole）减压术。对于单神经根受压病例，突出物偏外侧者，keyhole减压术可顺利地进行神经根减压及切除压迫物，不会损伤脊髓，但术中应注意定位。剥离肌肉应向外侧至关节突关节外侧缘，完全显露减压节段的椎板间隙及关节突关节，由于黄韧带较薄且自下位椎板的上缘向上止于上位椎板下缘的内面，所以在切除黄韧带时宜先咬除上位椎板的下缘部分骨质，这样既可以更多地显露黄韧带止点处，以利于更彻底地切除或刮除，又可更好地保护位于其深面的脊髓及硬膜囊。硬膜囊侧边缘的位置基本上位于关节突关节内缘与椎板交界处，此处为椎管的侧缘，可在此处用神经剥离子确定神经根及硬膜囊边缘，以利于下一步确定切除关节突内侧部分的范围。如果是单纯的椎间盘侧方突出，只需切除少许的关节突即可将神经根牵开，切除椎间盘组织，对稳定多无明显影响，无需内固定及植骨。对于后路椎管扩大成形术的病例，有时为了防止向后漂移的脊髓、硬膜囊及神经根卡压在开门侧的椎板及关节突上，也需在开门后切除部分关节突关节，修剪椎板边缘及残余黄韧带，尤其对于最有可能受关节突卡压的第5颈神经根应注意探查和减压。

随着微创技术的开展，后路经椎板间的keyhole减压术已经可以在内窥镜下完成，对解剖知识的全面掌握是完成手术最基本的保证。

脊柱颈段的血供和神经

■ 脊柱颈段的血供

第3~7颈椎的血供

颈椎的血供主要来自椎动脉的脊支。脊支一般由神经根的前面进入椎管，在椎间孔内常分为3支：①脊膜支：沿神经根向内侧延续，最终与脊髓前、后动脉相吻合；②椎管后支：在椎管后壁前面发出数条小支，分布于邻近椎弓板及其周围软组织；③椎管前支：在椎体后面分为2支，供给椎体前方及内部。

至椎体的动脉支又分为2支，1支走在椎弓根和侧块的下方，靠近或在钩椎关节外侧关节囊上，到达椎体前方，分出2个侧支，在侧块下进入椎体内。另1支在后纵韧带的深面跨过椎体，同对侧支吻合后，发出升、降支沿中线两侧上下行走，在后纵韧带的深面形成背侧动脉丛。在中线附近，该动脉丛发出1支较大的营养动脉，从椎体后面中央部穿入椎体，到达一半的深度时，向上、下呈放射状发出数支朝向椎间盘的细小分支。

横突前区的动脉主要来自椎动脉、甲状腺下动脉和颈升动脉的细小分支，这些小分支在颈长肌的内侧缘吻合成一纵行动脉链上行，沿途发出横支在前纵韧带深面与对侧相吻合，达寰椎前结节水平。横突后方的动脉大多来自颈深动脉。椎弓外面的动脉多从下部的旁中央沟内进入骨内，椎弓内面的动脉则多从椎弓根与椎弓板连线的中点附近进入骨内。

齿突的血供

齿突的血供较为复杂，可能与其对颈枕部活动的影响较大有关（图6-69）。供给齿突及其周围韧带的动脉主要有3支。

1. 前升动脉（anterior ascending artery） 成对，起自椎动脉的前内面，自第2、3颈椎椎间孔穿出后，在颈长肌深面内侧上行，于枢椎椎体中心越过中线后，两侧动脉互相吻合，并发出穿支至枢椎前面，在枢椎关节面水平发分支穿入前内面，供应关节囊及前内侧的滑膜。前升动脉于寰椎前弓下面及后面发出细支，穿入齿突基底前外面，在此平面接收裂穿动脉后，继续在齿突外面向上后方行走。在翼状韧带水平分支供应此韧带、关节囊和软骨下骨。此后，前升动脉绕过翼状韧带表面后，在齿突尖端与后升动脉形成尖拱，并发数支供应齿突尖端、齿突尖韧带、翼状韧带及周围软组织。

2. 后升动脉（posterior ascending artery） 成对，较前升动脉为大。起自椎动脉的后内侧，在枢椎椎体与椎弓根交界处的沟内上行，发出穿支至枢椎后面及后纵韧带，并发小支至覆膜。在上行过程中，距齿突外缘1~2 mm，越过寰椎横韧带后面，弯向内侧，越过相应翼状韧带的后面，沿齿突外缘上升，在齿突尖端与前升动脉形成尖拱。

3. 裂穿动脉（cleft perforators） 为从颈内动脉颅外段最上部发出的小分支，经咽后裂上升，在齿突基部与前升动脉吻合。

供给齿突内部的滋养动脉分为2组。基部组常为1~2支，从基部前外侧和背侧中央进入；尖部组多为2支。两者在齿突内吻合成网。基部较致密，一旦发生骨折，近段血供贫乏，愈合困难。如损伤累及基部滋养动脉或其升支，也可影响基部骨折愈合。

Ⅱ型齿突骨折，因血供网中断，骨折上段血供不足，故愈合困难；Ⅲ型齿突骨折，血管网相对完整，愈合较好。经齿突尖韧带及翼状韧带进入的动脉，对维持齿突上部的血供甚为重要。对这些韧带的过度牵引或断裂，可引起齿突的缺血性坏死，多发生在上1/3~1/4。

钩突的血供

颈椎钩突与椎体并非同一骨化中心形成，其血供与椎体中间部也是相互独立的。钩椎关节由椎动脉发出的根动脉分支供给。该分支由钩椎关节平面上位椎体下缘进入，管径0.1~0.3 mm，很容易被钩椎的骨赘压迫，从而引起钩椎关节缺血而致关节退变。

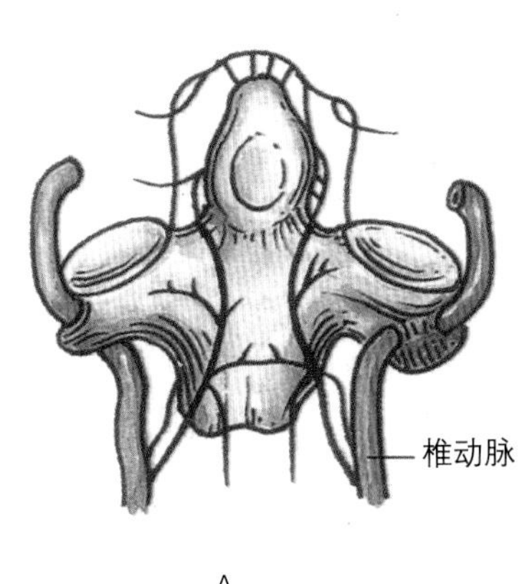

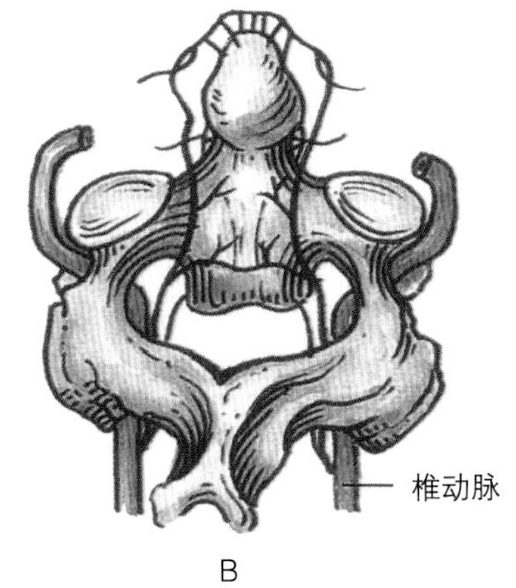

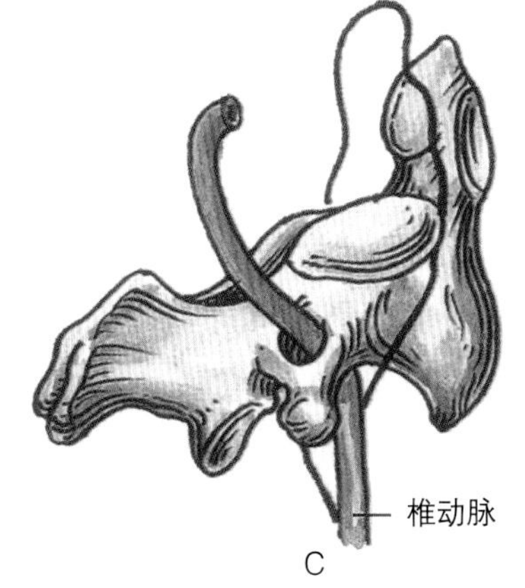

图6-69 枢椎齿突的血供

A.前上面观；B.后上面观；C.侧面观

■ 脊柱颈段的神经支配

脊柱颈段的神经主要由脊神经发出的脊膜支支配。脊膜支为脊神经分为前、后支之前分出的细小分支，其反向走行，再经椎间孔进入椎管，故又称返神经或窦椎神经。脊膜支在椎管内分为较粗大的升支和较细小的降支，上、下神经互相吻合成脊膜前丛和脊膜后丛，分布于脊膜、椎骨、韧带、关节囊及脊髓的血管等部位。脊膜支内含有内脏神经感觉纤维，并有小支与交感干神经节或灰质交通支连接。

寰枢关节和颈部其他关节突关节受颈神经后支的内侧支发出的关节支支配。钩椎关节由窦椎神经和椎动脉周围的交感支支配，含丰富的有髓及无髓纤维；钩突部骨质增生，以及钩椎关节部软组织撕裂出血、机化，可以刺激周围神经组织而产生颈椎病的一些症状。椎间盘纤维环的神经来自支配后纵韧带的窦椎神经。

脊柱颈段的运动

颈椎的运动可分为前屈、后伸、左右侧屈和旋转运动。颈椎关节突的关节面方向接近水平，故脊柱颈段可作较大幅度旋转运动。正常中立位时，颈椎上关节突朝向后上方，下关节突朝向前下方。屈曲时，前纵韧带松弛，椎间盘前部压缩、后部拉宽且纤维紧张，椎间盘向前滑动，椎弓间隙增宽，下关节突在相邻上关节突上朝前滑动，同时椎间孔扩大。伸展是与屈曲相反的动作，由于颈椎上方寰椎上关节面后缘常固定于枕骨髁窝内，下方第7颈椎下关节突滑入到第1胸椎上关节突下后的沟内，使得后伸大于屈曲。颈椎的侧屈与旋转总是耦合发生的，此时椎间盘一侧压缩，对侧紧张并加厚，凹面的下关节突向后滑动，凸面的上关节突向前滑动，侧屈时上关节面向上内侧倾斜及伴有旋转（图6-70，71）。

上颈椎的运动主要由寰枕关节和寰枢关节完成，且主要完成屈伸和旋转动作。颈椎屈曲运动主要发生在寰枕关节上，约45°，此外，尚可做侧屈运动和旋转运动，范围约为3° 和5.7°；寰枢关节的三个关节同时运动，并几乎是唯一的轴性旋转，其旋转范围达47°，占整个颈椎旋转运动的50%左右。齿突尖和枕骨大孔前缘的骨性接触、覆膜、枕颈间韧带和翼状韧带分别限制寰枕关节的屈曲、伸展、旋转及侧屈运动；枢椎旋转时，略微上升，并受寰枢外侧关节关节囊紧张的限制；此外，旋转还受翼状韧带、寰枢副韧带的限制。

上颈椎的位移运动较小，枕颈部无显著位移。正常情况下，寰椎前弓后缘与齿突前缘间距成人小于3 mm，儿童小于4 mm，故而寰枢椎间有

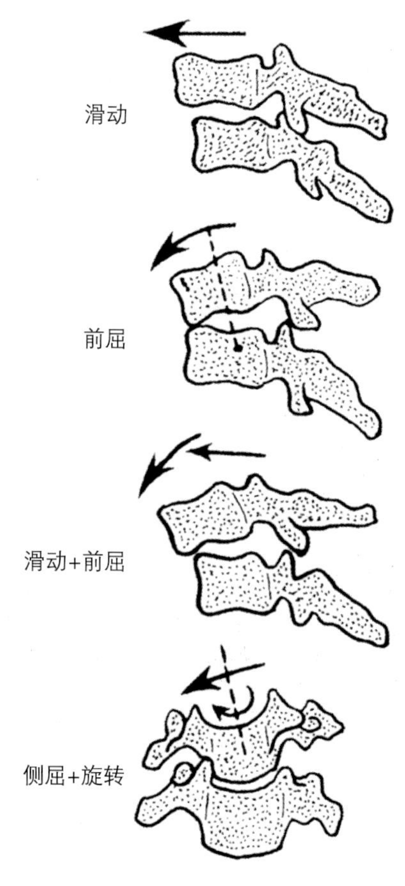

图6-70　颈椎的运动方式

少量的矢状面位移。虽然，寰枢椎间旋转时，齿突和侧块的位移可达4 mm，但其是否存在侧向位移则存在争议。此外，颈椎旋转运动时，寰椎尚有轴向位移。

下颈椎的屈伸运动主要发生于中段，以第5、6颈椎最大，约17°。下颈椎屈伸运动时，前移1.9 mm，后移1.6 mm，最大位移可达3.5 mm。下颈椎的侧屈和旋转运动则很小，而且相对于上颈椎，下颈椎具有明显的耦合特征，即侧屈时伴有明显的旋转运动。Lysell认为，第2~7颈椎侧屈运动导致的轴向旋转运动幅度逐渐减小，枢椎每侧弯3°伴有2°轴向旋转运动，而第7颈椎每侧屈运动7.5°伴有1°轴向旋转运动。椎间盘纤维环的强度和方向及其与椎体及软骨终板的坚韧附着、黄韧带的弹性、项韧带的纤维束带、小关节的关节囊以及钩突的发育成熟等都影响了下颈椎的屈伸运动及水平方向的位移；椎间盘的几何结构和刚度、钩突的发育程度则影响了旋转运动与侧弯运动（图6-72，73）。

颈部后伸为颈半棘肌和多裂肌的作用，颈部伸长是因颈半棘肌、多裂肌和头长肌共同收缩及头半棘肌松弛的结果；相反，“缩脑袋”则是颈半棘肌、多裂肌、头长肌松弛及头半棘肌收缩引起。颈部前屈和左右侧屈则主要是斜角肌的作用，如两侧一同收缩可发生前屈；如果仅一侧收缩，则发生侧屈，斜方肌协助此运动完成。一侧夹肌、头斜肌和对侧胸锁乳突肌协同收缩是寰枢关节产生旋转运动；斜角肌与胸锁乳突肌共同作用可使下颈椎产生旋转运动。此外，点头动作多在寰枕关节，深鞠躬时颈椎、胸椎和腰椎关节都加入运动。

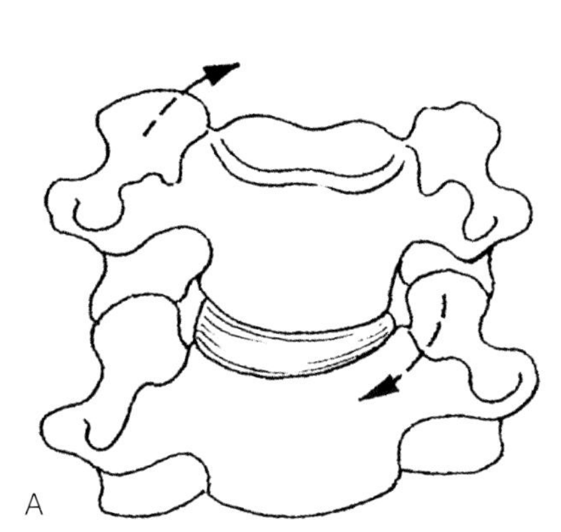

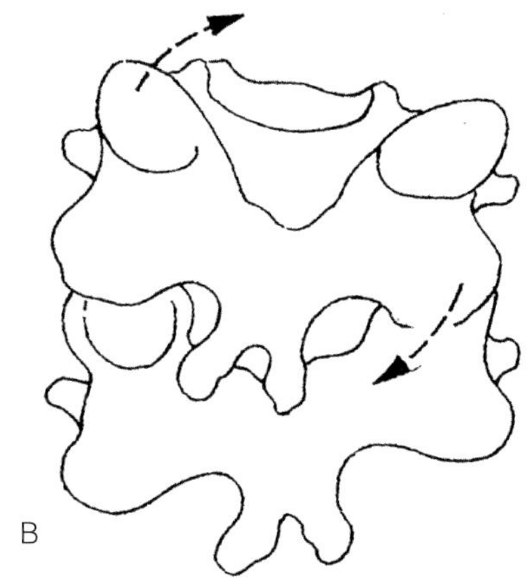

图6-71　颈椎的侧屈及旋转运动

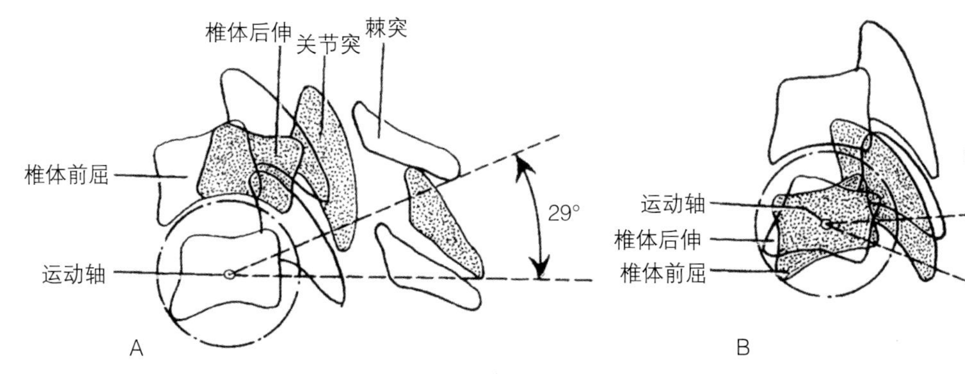

图6-72　下颈椎屈伸活动

A.下一椎骨固定；B.下一椎骨活动

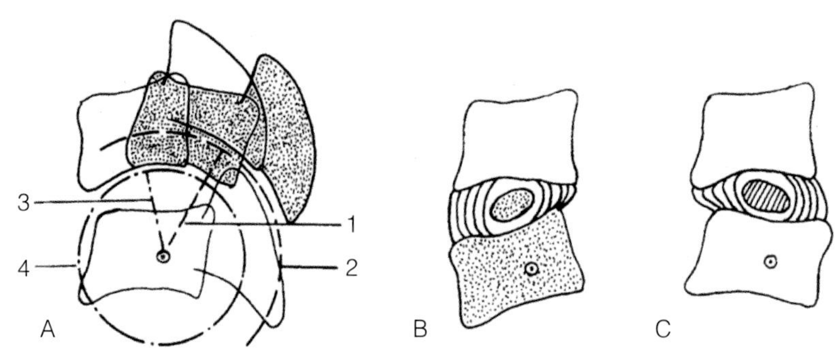

1、2.沿椎间关节；3、4.沿椎间盘上缘。

图6-73　下颈椎屈伸活动及椎间盘的变化

A.围绕运动轴心有两个圆弧；B.后伸时；C.前屈时

颈椎的X线像

X线片是脊柱检查中最基本、最常用的检查方法之一，是其他影像学检查的基础，其简便、易行、价格低廉，除孕妇和婴幼儿慎用外，无明显禁忌证，是应用最广泛的骨科检查方法。

颈椎X线片的检查方法主要有如下几种：①正侧位片：按常规摄片，正位和侧位互相垂直，基本能显示整个脊柱形态的影像改变。②斜位摄片：从左右两侧拍摄，通常左右斜45°为宜，借以显示椎间孔、关节突关节的形态和位置变化。在颈椎常用于寰椎的后弓显示。③寰、枢椎开口位摄片：直接通过口腔投照摄片，避开下颌骨的重叠，以更好地显示寰、枢椎的解剖形态及其相互关系的变化。当遇到损伤或病变时，往往显示不清，需多次拍片。④颅颈伸屈动态侧位片：屈曲位时，要求患者在不施加外界压力情况下，做最大限度地头颈屈曲进行拍片；伸展位则要求在不施加外力情况下，做无任何疼痛的基础动态下动作进行拍片。此法对诊断颅颈损伤和畸形以及骨性标志的测量极为有用。⑤第7颈椎摄片：第7颈椎在自然体位摄片时，常因肩部阴影的重叠而显示不清，可造成临床诊断错误。因此患者摄片时，通常采用坐位或站立位，手提重物使肩部下垂；如患者不能坐或站立，则宜请家属握住手腕向远侧用力牵拉，以使肩部下垂。有时可采用轻度旋转10°左右，以避开肩部影像重叠。

正常颈椎X线片，除寰、枢椎外均可显示椎体、椎弓根、椎板、横突、上下关节突、关节突峡部和棘突。正位片上，颈椎自上而下基本等大，棘突位于中央，横突位于椎体两侧，棘突和横突之间可以显示椎板和椎弓前后面，于椎弓断面上下可见到关节突。椎体两侧为钩椎关节。侧位片上，可显示出4条弧线：椎体前缘、椎体后缘、关节突和棘突基底部。颈椎损伤或病变时，弧线即发生改变。

正常人上颈椎开口位X线片显示，齿突与寰椎两侧块间隙完全相等者约占半数，其余差值范围为0~7 mm，平均0.9 mm。正常枢椎两侧上关节面应对称，其延长线相交于齿突中轴线上，以此点连接两上关节面的外下缘构成等腰三角形，少数可不等长或不对称。少数人寰枢关节面还可以不平行，间隙不对称或外侧缘不连续。

寰枢椎正位X线显示，头向一侧旋转时，对侧侧块靠近齿突，间隙变小；对侧侧块影缘变大清晰，而同侧则变小模糊；与此同时，对侧寰枢关节间隙变宽，同侧变窄。上述变化随旋转度加大更趋明显。当旋转呈65°时，齿突与对侧侧块间隙完全接近，间隙几乎消失。正常枢椎上关节面形态在旋转时不会发生改变，但当有发育异常时，才会出现两侧上关节突不对称。

在颈椎侧位片上，在枕骨大孔前后缘作连线，为McRae线，正常McRae线与沿颅底斜坡画线交角不超过145°，如大于此值，则为扁平颅底。自硬腭后缘至枕鳞皮质内缘作连线为Chamberlain线，自硬腭后缘至枕鳞皮质外缘最低点作连线为McGregor线。Chamberlain线与寰椎平面成角应小于13°，否则说明有颅底陷入。一般认为，齿突不得高于Chamberlain线2.5 mm，也不应超越McRae线。

寰椎前弓后缘与齿突前缘间距成人小于3 mm，儿童小于4 mm，否则提示寰椎前脱位。脊髓有效空间常减小，此时斜坡椎管线（Wackenwheim线）可切入齿突中，该线与椎管成角屈位时如小于150°，颅脊交界区（包括T1/3斜坡、枕骨大孔和寰、枢椎）前部存在压迫。任何突入椎管内的结构或颅颈交界区关节过度移位，均提示颅颈不稳。

小儿颈椎X线有其独特的征象。小儿颈椎处于发育中，其椎体形态略扁并有血管沟可见。其椎体与椎弓之间为软骨结合，显示在X线片上则呈分离状，此时枢椎的齿突呈双峰状，且顶部有一骨化中心。到4~7岁方显示骨性融合。小儿正位片上主要观察脊柱的整体形态及生理序列、椎间隙、椎体、部分颈椎小关节及附件的骨结构。侧位片则除从另一个角度显示上述结构外，还能很好地显示椎间隙及椎管的前后径等。

颈椎MRI影像的临床解剖学特点

颈部MRI检查是脊柱外科常用的检查方法，对于脊髓型颈椎病、颈椎间盘突出症、颈椎肿瘤、椎管内病变的诊断及鉴别诊断有非常重要的意义，也是颈部陈旧性外伤和新鲜外伤的鉴别手段之一。

■ 矢状面

通常颈椎MRI所用检查序列为T_1、T_2及STIR三个序列，对于软组织的病变有高度的敏感性。由于寰椎的前后弓、四周为骨皮质，中间为骨松质，所以在矢状面影像上，前后弓的显影为圆形或椭圆形，其纵径多大于横径；在正中矢状面，前弓的影像要比后弓小，这是因为在此平面前结节比后结节断面要小得多。另外，由于后结节处松质骨较多，所以前弓四周低信号较明显，而中心部的高信号则不明显；相反，后弓处中央部高信号明显，而四周的骨皮质信号较薄，不如前弓明显（图6-74）。

在T_1加权影像上，骨松质呈中等偏高信号，脂肪呈高信号。齿突与枢椎相连呈一体，齿突内的松质骨及脂肪、黄骨髓含量均较枢椎椎体内小，故在T_1、T_2影像上齿突和枢椎椎体均呈中等偏高的信号特点。但齿突信号要低于枢椎椎体信号，齿突与枢椎椎体相连结处在青少年时期为软骨板结构，在成人则为骺板，故在T_1矢状面影像上，在齿突与枢椎椎体之间有一条状低信号带，不要误认为此低信号带是齿突与枢椎椎体分离的象征。在齿突的上方往往有一团脂肪，由于其表现为高信号，所以在齿突上方有一高信号的影像称为脂肪托影像。在齿突与寰椎前弓之间常显示低信号间隙，此处为寰齿间隙。第3~7颈椎椎体的形态及骨松质、骨皮质结构相对较均匀一致，故可以清晰地分辨出第3~7椎体及椎间盘。正常情况下，椎体呈中等或高信号，四周的骨皮质则呈低信号。椎间盘则呈上下低信号，中间呈中等或高信号，犹如巧克力，这是因为椎间盘中间为髓核，而上下为终板结构所形成的影像特点。退变

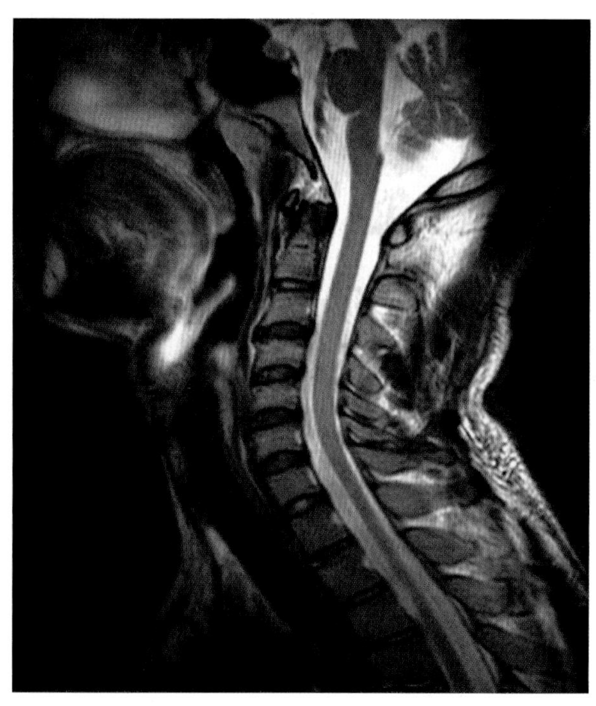

图6-74　颈部矢状面MRI T_2WI影像

的椎间盘MRI表现为中间高信号消失，代之以低信号，这是因为髓核脱水变性所致。在第2~7颈椎椎体前、后缘均可见一条连续的低信号带，此为前、后纵韧带影像。正常颈椎的前、后纵韧带曲线光滑，各椎体和椎间盘影像均在前、后纵韧带这两条线内，在颈椎椎间盘突出和退变时，可见到椎间盘向后突出，顶起后纵韧带，甚至可突破后纵韧带而至硬膜前方。在第2~4颈椎椎体前方，可见到中等信号带，此为咽后壁的上部分；在第4~7颈椎椎体前方，咽后壁部分呈增厚的中等信号影像，此处为喉咽部分。在正常情况下，咽后壁与前纵韧带信号相对比，二者光滑、相邻，呈并行的两条信号不同的线状影像。在急性颈椎外伤时，往往咽后壁受损引起咽后壁肿胀，咽后壁血肿形成，所以咽后壁常出现异常高信号及菱形肿胀，这在STIR像上更为明显，而陈旧性损伤则由于咽后壁肿胀消失或血肿吸收，信号常无异常所见，这是鉴别陈旧性和急性损伤的影像特征之一。

在正中矢状面上，由于第2~7颈椎棘突及椎板后部断面呈斜向下后方的三角形或斜方形，其四周骨皮质呈低信号，其内的松质骨呈高信号或中等信号，对比明显，一目了然。在各棘突之间有更高信号的影像，为棘间韧带和脂肪的影像。在棘突后方，可见等低信号的肌肉及其间夹杂的高信号，为脂肪及疏松结缔组织影像。在上颈椎及颅枕骨后方有片状高信号，是枕部脂肪团的影像。皮下脂肪呈高信号，其间有低信号影像，在下颈部及上胸部，皮下脂肪增厚。正常颈后部软组织影像差别明显，在外伤时，颈部肌肉及皮下组织水肿出血，此时这种层次分明的特点消失，代之以大片的T_2高信号，在STIR像上更为突出。

正常情况下，椎体内为黄骨髓和松质骨，故在T_1、T_2加权像上呈中等或高信号，在STIR像上由于脂肪信号被抑制，故椎体呈低信号。当颈椎外伤时，即使椎体未发生骨折，但多出现骨髓水肿，故在STIR像上可见到椎体高信号，此为骨髓水肿的特点，是急性损伤的影像特征之一。陈旧性损伤不存在骨髓水肿，即使有椎体楔形压缩，但椎体骨的松质骨和黄骨髓与上下椎体内一致，故其T_1、T_2的影像特点与上下椎体一致，STIR像上也无骨髓水肿表现，这一影像特点可用来区别陈旧性骨折和新鲜性骨折。

在颈椎椎管内可见到位于其中部的脊髓及脊髓四周的脑脊液，由于生理弯曲的存在，颈段脊髓在T_1、T_2加权像上呈等低信号，脑脊液在T_1加权像上为低信号，T_2加权像上为高信号。在颈椎椎管上部，延髓及上段颈髓与四周的脑脊液形成了明显对比，还可见到小脑扁桃体下部，此处的脑脊液影像宽大，即是小脑延髓池。

在脊髓型颈椎病时，由于多个退变椎间盘及退变黄韧带分别从脊髓前方和后方压迫脊髓，故可见到连续压迫的影像，脊髓可呈“蜂腰”状。另外，由于脊髓长期受压后可发生变性、萎缩，故可在脊髓内见到高信号及其前后径减小。

在生理前凸存在时，脊髓在颈椎椎管内位置较偏向后方，脊髓前后方蛛网膜下腔的宽度、大小基本相等。当生理弯曲消失时脊髓位置偏前方，更加贴近椎体及椎间盘后部，而在颈椎后凸的病例，脊髓的位置则更靠前，几乎紧贴在椎体及椎间盘后方，脊髓前方的脑脊液信号消失。这种影像特点可以说明脊髓在椎管内走行最短的径线和位置。

除正中矢状面以外，经椎间孔处的矢状面影像临床上也很常用。因为颈部MRI矢状面成像一般自右至中线再至左侧，连续7~8个层面。由于颈椎椎间孔内有颈神经根通过，神经根四周有脂肪等疏松结缔组织包围，故在椎间孔内可见四周为高信号的脂肪及位于中心位置的等低信号神经根。神经根呈圆点状，数个椎间孔排列成一行，神经根也排列成行。在椎间孔后方可见到关节突关节，关节突关节面呈斜向45°，故可见到数个平行四边形的关节突断面。关节面呈等低信号，而关节突内部由于含有松质骨而呈等信号。在椎管侧方的所见与正中矢状面所见相近，只是脊髓断面为脊髓侧方，但对于偏侧方的颈椎椎间盘突出可以在此层面观察到。

■ 冠状面

由于颈部生理弯曲的存在，故在各冠状断面上可见不同椎体及椎管内结构。在上颈椎，寰椎侧块呈方形，其下及内侧骨皮质呈明显的低信号。由于侧块内含有较多的松质骨，故呈等或等低信号，正常时双侧侧块对称、等大，有时还可见到与寰椎侧块相关节的枕骨髁。枢椎椎体和齿突在冠状面显示清晰，由于齿突含皮质骨成分较多，故枢椎椎体呈等高信号，而齿突则呈等低信号。双侧寰枢关节突关节对称，关节面呈低信号，关节间隙多呈等信号，这是关节软骨特点，第3~7颈椎椎体与椎间盘明显可见。一般情况下，椎体下终板呈水平位，而上终板则呈外侧高，中间低的凹面状，相邻椎体侧方为钩椎关节。在每个椎体外侧中间部位，可见向外侧延伸的横突部位，横突前结节板呈冠状位，故其冠状断面呈上下低信号的边缘及中间的高信号区。在每个横突上方，可见等低信号混杂影像，此为神经根及结缔组织的影像。在偏后的冠状面上可见到椎管侧壁及椎管内脊髓断面。在T_1加权像上，脊髓两侧脑脊液呈低信号，T_2加权像上呈高信号，脊髓平直呈等信号，双侧脑脊液信号宽度相等。在颈椎侧弯时脊髓则靠近凹侧，脊髓亦呈弯曲状。在椎管外可见到中等信号和低信号相互交替组成的关节突关节影像。在颈侧方，双侧斜角肌及臂丛混杂在一起，呈等低信号，二者难以分辨。正常时，双侧斜角肌自内上向外下走行，双侧基本对称，斜角肌的外侧为高信号团块影像，为颈侧部皮下脂肪组织。当颈神经根肿瘤或颈部软组织肿物时，双侧软组织影像不对称，可以见到肿物突入颈部肌肉内或皮下（图6-75）。

■ 横断面

颈部各横断面显示的解剖影像略不同。一般情况下，在T_1加权像上，颈椎椎间盘呈等信号，而椎间盘的侧部信号较低，此处为钩突的影像。颈椎椎间盘的纤维环和髓核不易区分，脑脊液呈低信号，而脊髓呈等信号，相对于脑脊液则略高。在T_2加权像上，椎间盘由于髓核含较多水分，信号较高，而四周的纤维环则信号较低，脑脊液则呈高信号，而使脊髓与脑脊液对比明显。在脊髓侧方可见向两侧走行至椎间孔的等低信号为神经根的影像。在椎体侧方及椎间盘外侧可见到圆形高信号，为椎动脉影像，椎板及棘突黄韧带清晰可见。在椎板外面可见颈部肌肉的断面，肌肉呈等低信号，其间夹杂一些高信号，为肌肉内肌间的血管丛及脂肪组织的影像。在颈侧部可见双侧圆形或椭圆形的高信号，为颈动脉和静脉的影像，在颈前部可见气管及胸锁乳突肌断面。

在齿突水平的横断面，可见中间高信号、四周为低信号的圆形齿突断面；在齿突两侧为寰椎侧块，齿突的正后方为脊髓及其周围的蛛网膜下腔。在T_1加权像上，低信号的脑脊液衬托出等信号的脊髓。T_2加权像上，高信号的脑脊液及等信号的脊髓清晰可见。在齿突和硬膜前方之间可见到横行的带状等低信号，为寰椎横韧带的影像。正常情况下，齿突占据前方1/4~1/3的区域，硬膜、蛛网膜下腔及脊髓占据后方2/3~3/4的区域，脑脊液在四周，脊髓居中。当颈椎管发育性狭窄时，椎管的矢状径明显减小，此时可见到脊髓受压，其前后方的脑脊液信号消失。当颈椎椎间盘突出时，突出的椎间盘向后压迫脊髓前方或前侧方，使蛛网膜下腔消失。

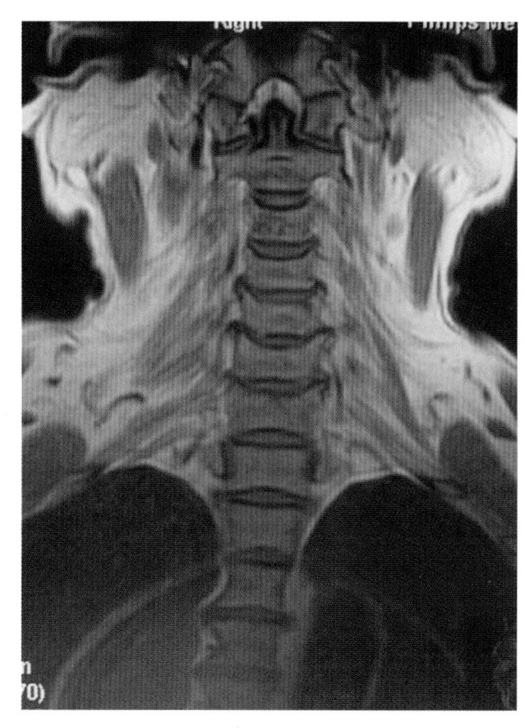

图6-75　颈椎冠状面MRI影像

颈椎椎弓根进钉方法的临床解剖学

枢椎椎弓根进钉方法

枢椎的解剖学特点

枢椎后部与一般颈椎相似，前部具有特殊的形状，有如下特点（图6-76）：①上方为齿突；②外观仅可见下终板；③上关节突位于齿突两侧，其外侧缘超出下终板外侧缘；④枢椎前下方呈三角形的膨隆，其前下缘向前下方突出，使第2、3颈椎间盘前部的高度低于后部的高度；⑤三角形膨隆与上关节突之间为一凹陷性的连接结构，此凹陷区域被颈长肌等软组织附着和填充。

枢椎侧方结构特点：①上关节突位于前上方，下关节突位于后下方，上、下关节突之间的连接部分明显，成为峡部；②在冠状断面上峡部后份呈椭圆形，较为粗大；前份上宽下窄，中部外壁向内凹陷，有椎动脉穿过；③横突前结节发自上关节突外侧；④横突孔前份上部宽大，椎动脉向外后上方走行出横突孔。

枢椎后方结构特点为：侧方仅有下关节突存在，和典型颈椎的下关节突相似。

枢椎侧弓的内部结构特点：枢椎侧弓的峡部区域比较粗大，冠状面呈椭圆形，四壁的皮质骨较厚且比较均匀一致，且峡部的内、上、下壁的外表面在手术中可直接见到或者可以通过手术器械直接探测到。因此螺钉在峡部区域发生置钉错误的机会极少。外壁向内凹陷，无法直视到中下份的外壁，外壁皮质菲薄，容易破裂。峡部内壁及椎板内壁皮质则明显较厚。

枢椎的力学传导特性来自寰椎的纵向应力经

寰枕关节传递到寰椎侧块，再经寰枢关节传递到枢椎的上关节面。寰椎后弓、齿状突几乎不承担纵向应力。此纵向应力在枢椎上关节突处分解为前后两个分力，前方的分力通过枢椎上关节突、枢椎前下方三角形膨隆部分后，至第2、3颈椎椎间盘，再沿颈椎前方结构向下传递；后方的分力由峡部传递到枢椎下关节突再沿脊柱后方结构向下传递（图6-77A）。从冠状面看，枢椎上关节突外缘位于下终板的外侧。双侧枢椎上关节突的应力向内下集中，通过前结构之间的凹陷区域，传递到枢椎三角形膨隆的本体部分再经枢椎前结构传递到枢椎下终板，凹陷区域起着将两侧的分力向中间集中的作用（图6-77B）。枢椎的峡部是骨折好发部位，如Hangman骨折就好发在这一区域。

通常所说的“枢椎椎弓根螺钉”实际上是指穿过枢椎侧弓后方的峡部和前方的横突孔内界进入枢椎椎体的螺钉。

枢椎的椎弓根螺钉进钉方法的临床解剖

1. 骨性结构测量　枢椎孔（椎管）上、下缘的矢状径分别为19.3 mm和15.3 mm，横径为22.2 mm。枢椎横突孔矢状径为6 mm，横径为6.25 mm。

Gupta等发现大多数椎动脉孔在上关节突的下面形成了一个很深的沟，其中的15%椎动脉孔占据了整个的下表面。建议椎弓根螺钉的内倾角应该为40°，上倾角应该为20°，螺钉进针点应该选择在侧块前份后表面的上内1/3处为妥。

高雨仁等得出枢椎下关节突厚度为（9.63 ± 1.23）mm，椎弓根螺钉进钉点与横突孔外壁夹角为（10.57 ± 9.19）°，下关节突倾斜角为（42.34 ± 7.66）°，横突孔内界宽度（6.88 ± 1.94）mm，高度（8.47 ± 1.00）mm，长度（14.98 ± 1.80）mm，进针点距离椎前缘距离（28.58 ± 2.09）mm。瞿东滨等发现枢椎前弓上部宽度明显大于中、下部，中部宽度双侧为（6.0 ± 1.6）mm，约80%的枢椎前弓中部宽度大于4.5mm。认为以上部宽度判定枢椎前弓的宽度不准确，以中部宽度判定较适用于椎弓根螺钉内固定。

横突孔上口的管径在不同枢椎之间，及同一枢椎的左右侧之间可以相差很大（图6-78）。

2. 枢椎椎弓根螺钉安全钉道的寻找判定　由于枢椎侧弓横突孔区域的上部宽度明显大于中部宽度，且个体间差异很大，左右侧亦不相同，而

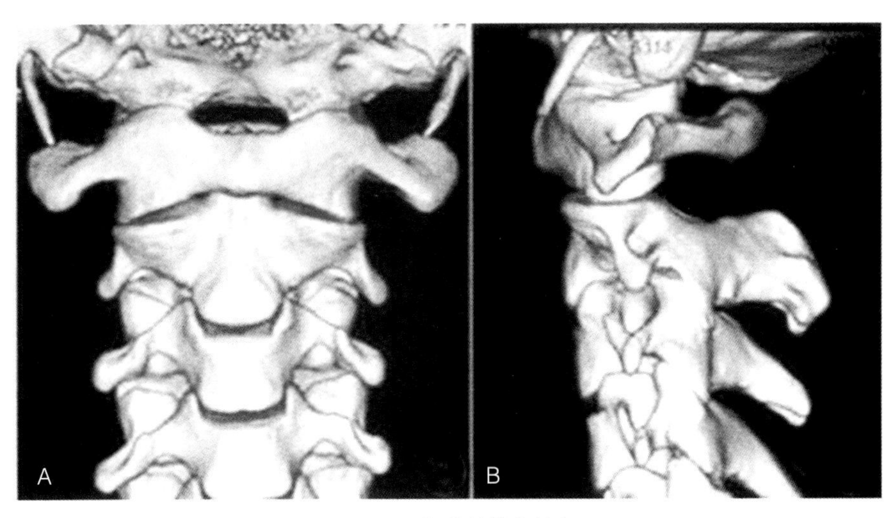

图6-76　枢椎的结构特点
A.前面观；B.侧面观

钉道的安全主要取决于中部及下部宽度。这使得选择正确的钉道方向、螺钉长度和粗细成为一个难题。CT扫描及三维重建，可通过钉道模拟选择出安全的钉道方向和合适的螺钉长度及粗细，为临床手术操作提供一个较为客观的量化参考。

（1）CT扫描获取原始图像资料：采用16层螺旋CT机进行薄层扫描。标本取仰卧位，受检区下置效正体模，调整扫描床，使扫描区域位于扫描中心，自上而下进行扫描，范围包括整个枢椎范围。扫描条件：80 kV，250 mAs，层厚0.6 mm，层距0.6 mm。每个枢椎全部扫描需要60~89层，平均75.5层。将扫描图像输入光盘进行保存。

CT机按一个固定的坐标轴扫描，各层图像间的间距可以事先设定，扫描区域的X轴及Y轴长度可由CT机自带软件系统精确测出。原始横断面图像可输入Advantage Workstation（AW）工作站，完成任意角度的多平面重建或三维重建。将其原始横断面图像输入ImageViewer软件中，可以完成同原始横断面垂直的任意角度和任意部位的冠、矢状面重建，但无法完成同原始横断面图像不垂直的任意角度的重建，也无法完成三维重建工作。AW工作站中重建的CT三维图像无法将外加的组件叠加进去，无法满足模拟进钉的要求。为此，将CT图像转换UG可以识别的图片格式，在UG环境中完成枢椎的三维虚拟实体重建，来进行模拟进钉。在AW工作站中将原始横断面图像转换为*.JPG格式，然后再利用图像处理软件ACDSee（4.0以上版本）或者Adobe Photoshop将其转换为UG可以识别的*.TIFF图片格式保存。扫描区域的尺寸大小也可采用Adobe－Photoshop软件菜单栏的图像（Image）菜单下拉栏中的画布大小方式（canvas size）显示出来。

尚可采用将原始横断面图像数据以Dicom格式保存，在ImageViewer软件中打开，采用“文件”—“图像导出”—“导出整幅图像”格式，而将Dicom图像转换为不带刻度的原始*.JPG图像，再在Adobe－Photoshop软件中采用上述方式进行转换。

（2）枢椎标本计算机实体建模：打开UG，新建一个*.prt文件，进入建模模块。将转换好的TIFF格式图像依原始扫描次序输入新建文件的指定图层中。选择图片文件后将图片的高度、宽度

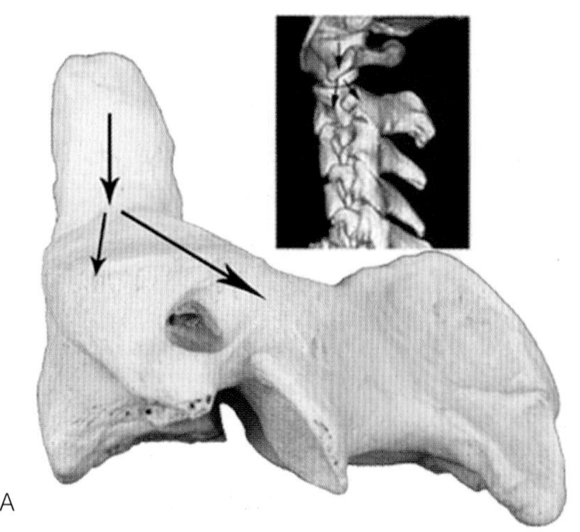

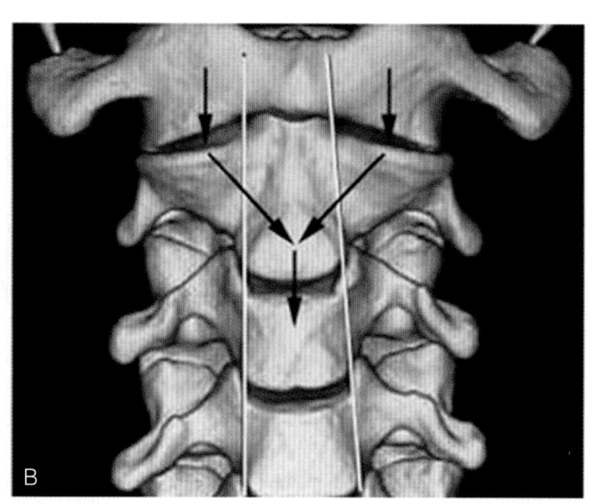

图6–77　上方的纵向力在枢椎发生分解

A.矢状面分解为前后两个分力；B.冠状面向中央集中为一个纵力

分别设定为图像本身的长度与宽度，再载入，图像在UG中的空间位置便和实际的空间位置一致。

通过“由点生成样条曲线的方法（spline by points）”描出枢椎每一层的轮廓曲线，对曲线依据CT图像进行编辑使得样条曲线与图像几何近似。在此前提下，尽量减少控制点的数量，以使模型尽量简化，避免建模文件过大，以加快运行速度。在Z轴方向上移动坐标0.6 mm，依次类推描出每一层枢椎的轮廓（图6–79）。将拟合好的样条曲线通过自由形式建模的方法结合布尔运算建成计算机的模拟实体。

（3）枢椎椎弓根螺钉的计算机建模：另新建一个*prt文件，进入建模模块。采用“变量化技术”的建模方法，建一个直径为3.5 mm的虚拟侧弓皮质骨螺钉。

（4）侧方椎弓螺钉钉道的选择：打开枢椎建模实体，通过在B曲面顶点建立点集的方法，在可能的进钉点区域建立一点集并按需要进行删减或增加。同法在枢椎前结构区域建立一终点点集。

分别在进钉点的点集中和终点的点集中各选择一点，建立一个虚拟钉道。使用装配模块中的“加入已存组件”方法，将制作好的螺钉组件加入。通过采用“匹配组件”方法使得加入的螺钉组件的轴心方向同钉道方向重合，钉尖同钉道终点重合，来验证钉道方向是否合适。如钉道不满意，可以通过调整进钉点和终点的位置来获得一个满意的钉道方向和进钉点。钉道方向确定后，通过测量钉道的长度来确定实际螺钉固定需要的长度。调整螺钉的粗细，可以找出侧方椎弓所能接受的螺钉直径，以使固定效果达到最好。

建模后，测量特征点间的距离，进针点和钉道方向选择好后，通过选择“角度分析”，选择进针钉道和正中矢状面，可以得出内倾角度，选择进针钉道和水平面，可以得出上倾角度；选择“距离分析”，选择钉道线，可以得出钉道长度（即应该选择的螺钉长度）。

通过模拟进钉发现，就内倾角而言，正确钉道的进钉方向与侧弓前份及侧弓后份的自然走行方向并不一致，但更多的由前弓中下部分的内倾角及外界所限定。从横断面观，钉道方向经过前弓中宽后份的内中1/3交界与前弓中宽前份的外中

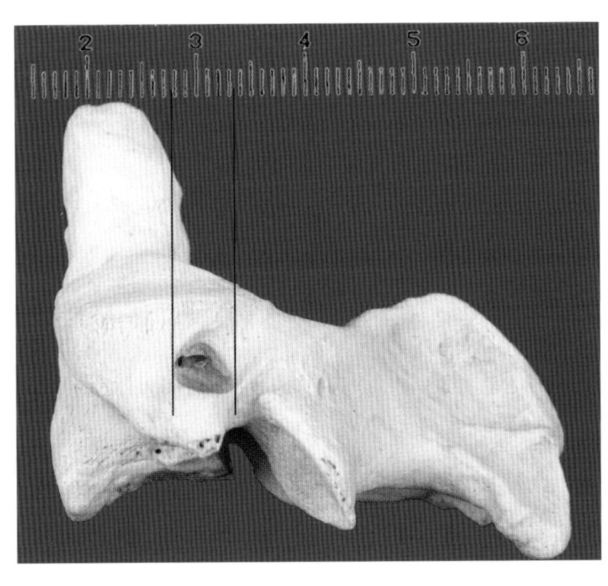

图6–78　不同枢椎之间的横突孔上口管径差别明显

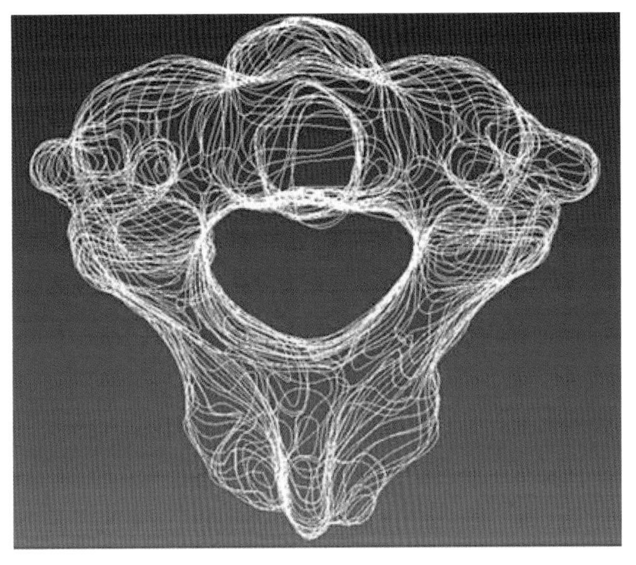

图6–79　全部样条曲线绘完后反映出的枢椎完整轮廓

1/3交点最为理想。从矢状面观，钉道方向经过前弓中宽后方中部及中宽前方与关节突下界交界处走行最为理想（图6–80）。

（5）枢椎侧弓螺钉安全钉道的测量按照计算机模拟出的安全钉道方向判定安全钉道内倾角与上倾角进行测量，在AutoCAD环境中进行。

左右侧的安全钉道内倾角和上倾角均有显著差别。其中90%的标本左侧内倾角为4.2°～20.0°，上倾角为7.2°～16.4°，右侧内倾角为5.4°～19.8°，上倾角为8.3°～21.2°。

枢椎椎弓根螺钉固定

对枢椎椎弓根螺钉固定的操作，除了要考虑到枢椎椎弓根的特殊形态外，尚需考虑到其四壁皮质厚度的特点，既要避免螺钉误入横突孔内，也要避免螺钉进入椎管内。

1. 术前影像学准备　由于枢椎侧弓个体间差异很大，左右侧之间的宽度亦有差别，部分枢椎侧弓的PIC区域过细，并不适于侧弓螺钉固定，因此术前进行影像学检查尤其是X线片检查是必须的（图6–81）。

（1）X线片提供的信息：由于X线片是多个骨性结构的投影叠加最后形成的综合，加之上颈部有下颌骨的遮挡，所以颈椎X线片提供的信息有限。

（2）CT所提供的骨性结构信息：对枢椎进行CT扫描+多平面重建，了解PIC区域上宽和中宽的宽度和高度对于明确可否行椎弓根螺钉固定亦具有明确的帮助意义。

（3）CT所提供的血管结构信息：进行枢椎侧弓螺钉固定时，整个螺钉完全包绕在侧弓四壁的皮质骨内为最佳。螺钉穿破外侧皮质最为常见。临床实践中螺钉偏差小于2 mm，属于非严重穿破。这是由于椎动脉并非紧贴外壁，外壁和椎动脉之间还有疏松结缔组织作为缓冲空间，椎动脉并非完全占据整个横突孔。偏差的螺钉如果不对椎动脉造成直接压迫，椎动脉可以不受到损伤。即使椎动脉受到直接挤压，如果椎动脉外侧残存有空间，椎动脉可以通过向外侧躲避来逃避压迫，椎动脉的供血同样不受影响（图6–82，83）。

2. 患者体位的选择　仰卧位鼻或经口全麻，以保持张口位，以便正位观察螺钉位置是否恰当。将手术床置于头高脚低位，这样可以减少头颈部的静脉充血。

3. 螺钉　由于枢椎椎弓根的特殊形态，其内侧为脊髓，外侧有椎动脉通过，一般选择2.8~3.5 mm直径的螺钉，螺钉长度25~35 mm。

4. 手术步骤

（1）后部骨性结构的暴露：取后正中切口，显露寰椎后弓至第3颈椎椎板上缘，枢椎及第3颈椎两侧显露至关节突的外缘。沿枢椎椎板的上缘用神经剥离子向外侧剥离软组织，可以发现枢椎峡部的起始部，沿峡部的上缘及内侧缘向前分离至峡部部位，如此部骨折患者可以触及骨折断端。

（2）进针点和进针角度的判定：进钉点大致位于枢椎侧块的中点稍偏外，根据峡部的内侧缘角度大致判定出内倾角度，根据上倾角度及上关节面所在的部位来大致判定出上倾角度，一般为斜向头端10°～15°，对于Hangman骨折，螺钉向内与中线呈10°～12°，进针点需进一步下移，以保证骨折后方足够的皮质固定，侧块下方有一明显凸向后方的骨嵴，此即为进针高度的判定点；对于非Hangman骨折，进针点可进一步外移、前移和上移，内倾角度可进一步加大。

根据探明的枢椎峡部内界，判定出大致的进钉内倾角度，用1枚克氏针放置于枢椎椎弓根上壁作为指引，反推出螺钉在侧块后壁内外方向上的进钉点；根据上关节面的高度和拟定的上倾角度可反推出进钉点的高度；二者的交叉点即为螺钉在侧块上的进钉点（图6–84）。

（3）枢椎侧弓钻孔：咬除进钉点处侧块后皮质。用直径2.5 mm钻头以前述的克氏针作为

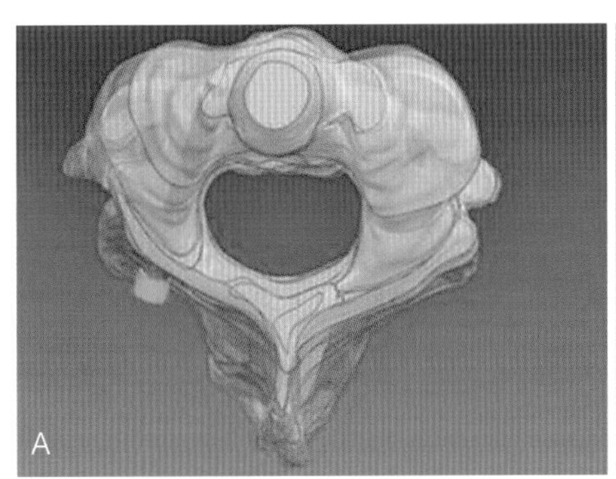

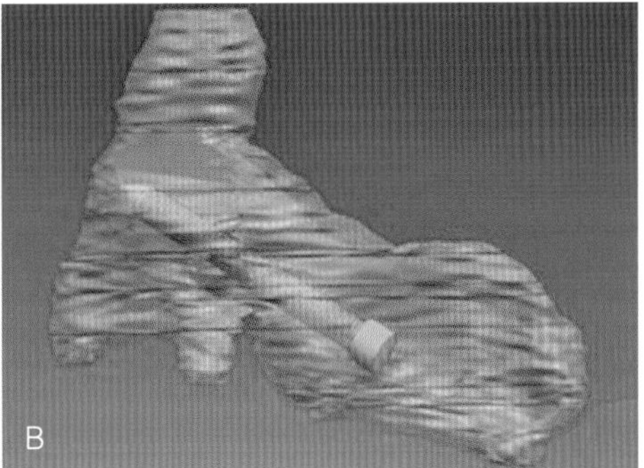

图6-80　模拟枢椎及螺钉

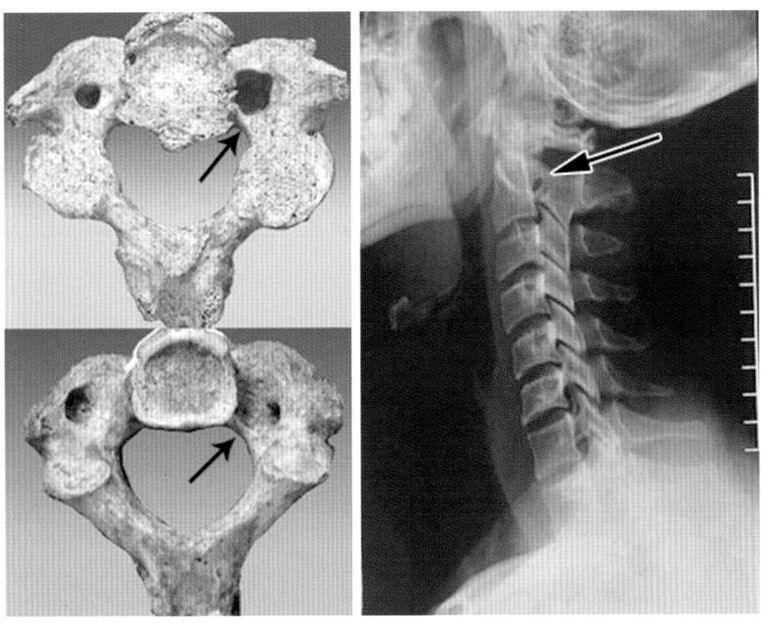

图6－81　枢椎PIC区域过细（箭头示），不适于侧弓螺钉固定

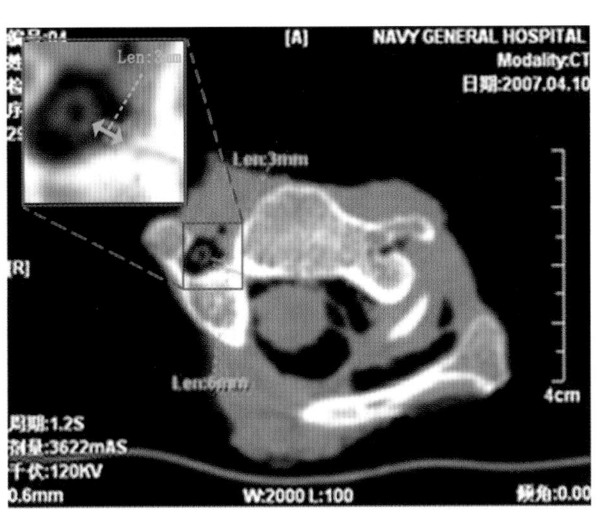

图6-82　枢椎横断面提供的血管信息

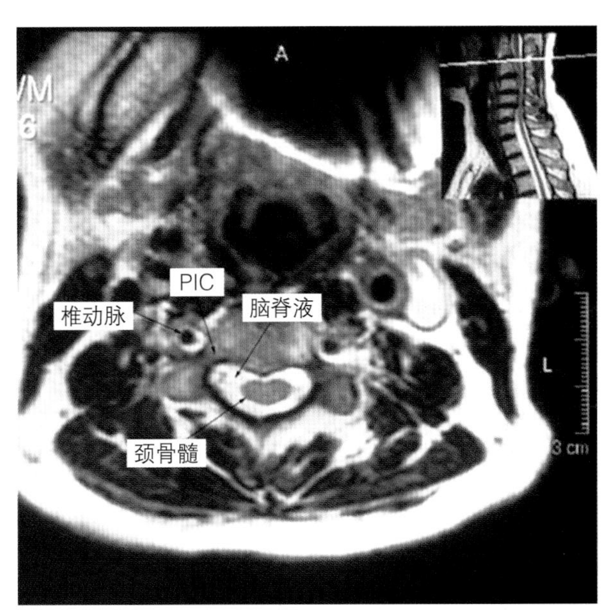

图6－83　MRI示脊髓外界距PIC内界的距离及椎动脉内界距离PIC外界的距离

指引，沿髓腔内向侧弓前上方缓慢进钉。钻头在侧弓髓腔内前进时，可感受到钻头尖端穿过松质骨时的特有摩擦感。如有疑问，及时进行透视核实，侧位透视可指示大致的进针深度和进针上倾角度，正位透视可提示进钉位置是否偏内或偏外，钉尖位置偏上或偏下。

插入直径2.0 mm椎弓根探子，探测枢椎侧弓全长内壁、下壁是否完整，PIC区域外壁菲薄，有时有滋养血管孔存在，导致外壁先天性不完整，故不做探查。前端探测是否为盲端，以防钻头头端打穿枢椎前结构前壁，侧弓区域上壁全长可以看到，无需探查，但位于上关节突区域部分要探测上端是否打穿上关节面。探测完毕，透视核实。

（4）螺钉拧入：测深后用直径3.5 mm的丝攻攻丝，而后拧入相应长度的螺钉（图6-85）。

如为Hangman骨折，可在一侧测深完毕后暂不拔出以作临时固定，同法打入对侧导针，透视下确定导针的位置及深度，再攻丝后分别拧入螺钉，一般长度约30 mm。

5. 峡部入口暴露法

峡部内壁均明显厚于外侧壁，因此可采用峡部入口暴露法行枢椎椎弓根螺钉内固定。

沿枢椎椎板的上缘用神经剥离子向外侧剥离软组织，可以发现枢椎峡部的起始部，亦即椎板前壁与椎弓内壁的交界点。依据判定的螺钉的上倾角，判定出螺钉进钉点的进钉高度，将此高度后方侧块后皮质咬除，刮勺刮除椎板后壁下的松质骨，暴露出椎板前壁的后表面。紧贴此表面向外刮除椎板前壁后表面上的松质骨，以椎弓上壁外表面为参照，即可探测到峡部入口。依此为参照，即可保证入口处位置正确。根据拟定的进钉

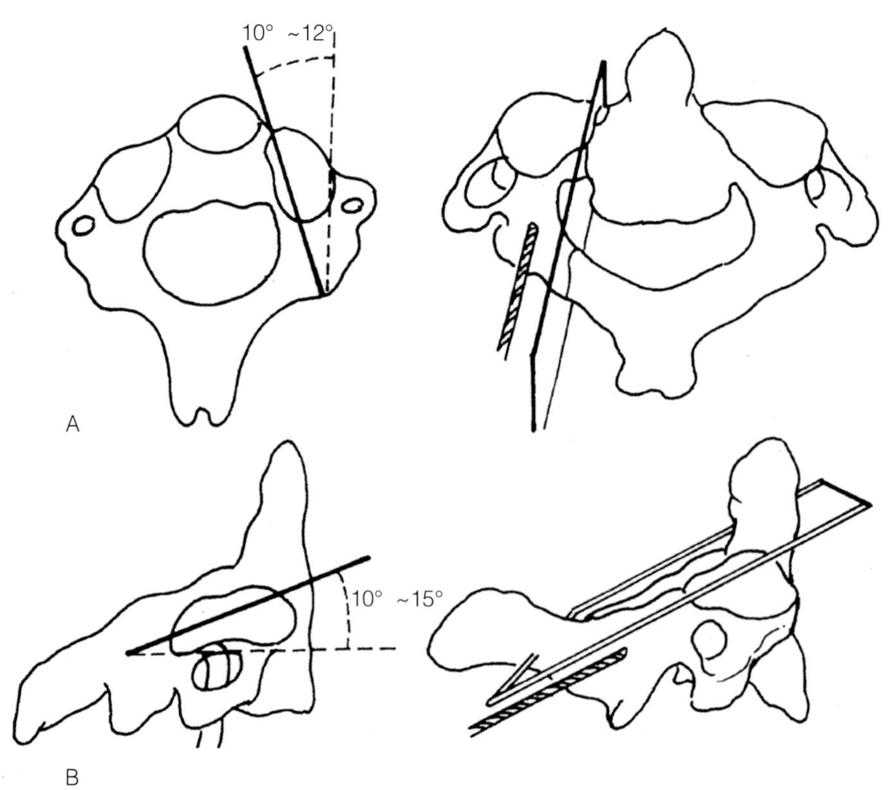

图6－84 枢椎椎弓根螺钉固定进钉角度

角度依次钻孔，测深，探查上、内、下壁是否完整，并透视核实无误后，攻丝，植入相应长度的螺钉。注意在进钉时内倾角较峡部的内倾角度要大，但不超过PIC区域髓腔的自然内倾角。

6. 枢椎椎弓根螺钉固定的有关问题

（1）并非所有的枢椎都适于进行枢椎侧弓螺钉固定，有的病例仅能单侧满足侧弓螺钉固定的条件，有的双侧均不能满足侧弓螺钉固定的最低要求。

（2）枢椎侧弓的横突孔区域上宽、下窄，螺钉的安全宽度界限主要由枢椎侧弓的中下宽来决定，但手术中肉眼直视下看到的却只是宽度较大的上宽。以上宽为判定标准，来决定进针的内倾角，螺钉的方向就有可能偏外，一旦螺钉方向偏外，打入横突孔内损伤椎动脉，就可能导致严重后果。如螺钉偏内，打入椎管内，则有可能损伤脊髓，也会造成严重后果。但由于术中可在直视下见到侧弓的上界和内界，相对于下颈椎椎弓根钉固定，螺钉偏内的情况很少。

（3）枢椎侧弓螺钉固定时，对上倾角的要求也非常高，如果进钉方向偏上，则螺钉前端就有可能打入寰、枢椎关节突间隙，形成关节突螺钉，影响寰、枢椎间的旋转活动或者残留颈部疼痛。如果进钉方向偏下，螺钉同样有可能打入横突孔内，损伤椎动脉（图6-86）。

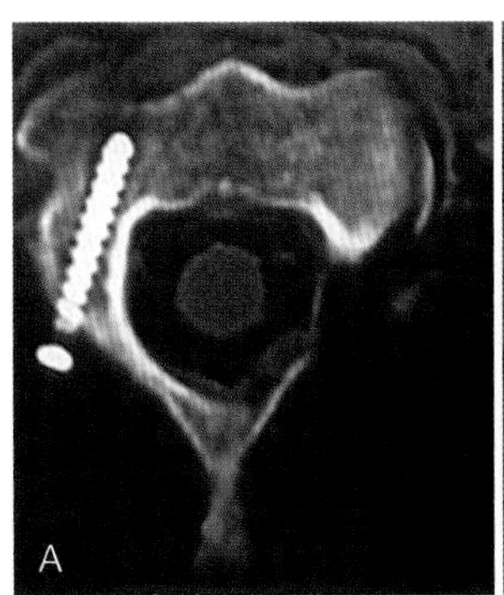

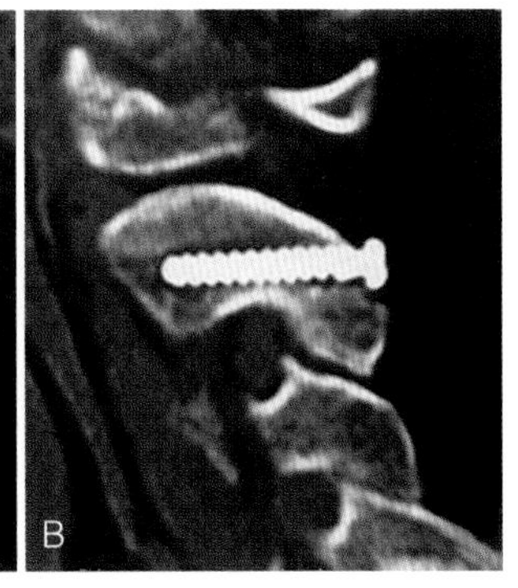

图6-85　枢椎侧弓螺钉固定术后CT像
A.横断面；B.矢状面

（4）外壁穿破与椎动脉损伤：当钉道穿破椎弓外壁小于2 mm时被认为不会造成椎动脉损伤或压迫，是非致命性外壁穿破；当超过2 mm时就认为是致命性穿破，椎动脉的损伤和压迫可能性明显加大（图6-87）。

寰椎后路椎弓根和侧块螺钉固定的解剖学及生物力学

寰椎“椎弓根”和“侧块”的界定

由于寰椎解剖上的特殊性，缺乏椎体和椎板结构，因此不存在严格意义上的椎弓根。有学者将寰椎侧块视为椎体，后弓作为椎弓，所谓寰椎侧块螺钉和寰椎椎弓根螺钉的主要区别在于进钉点位置不同和螺钉固定长度的不同。在矢状面上，寰椎侧块螺钉的进钉点在寰椎椎弓根螺钉进钉点的稍内侧。寰椎侧块螺钉是指螺钉经寰椎后弓下缘与寰椎侧块后缘的移行处直接沿寰椎侧块纵轴置入。寰椎椎弓根螺钉则是指螺钉经寰椎后弓和后弓峡部（即椎弓根部）至寰椎侧块内的固定技术。寰椎后弓与侧块的连接部分在结构上和力学上类似于其他椎体的椎弓根，故称之为“椎弓根”在临床上便于理解和接受，后弓侧块螺钉经寰椎“椎弓根”进行固定，Resnick等称之为寰椎的“椎弓根”螺钉。

寰椎椎弓根螺钉进钉点及长度

寰椎椎管的最大横径为34.10 mm，最小为26.10 mm，平均为（27.55±1.92）mm，置钉时可作参考。寰椎的上关节突后上缘的突尖为定位标志，进钉点在突尖的中垂线与后弓缘的交点。进钉长度一般为28 mm。

寰椎“椎弓根螺钉”和“侧块螺钉”固定对比性分析

对于上颈椎的疾患常采用寰椎椎弓根螺钉固定或寰椎侧块螺钉固定2种术式，但在临床置钉过

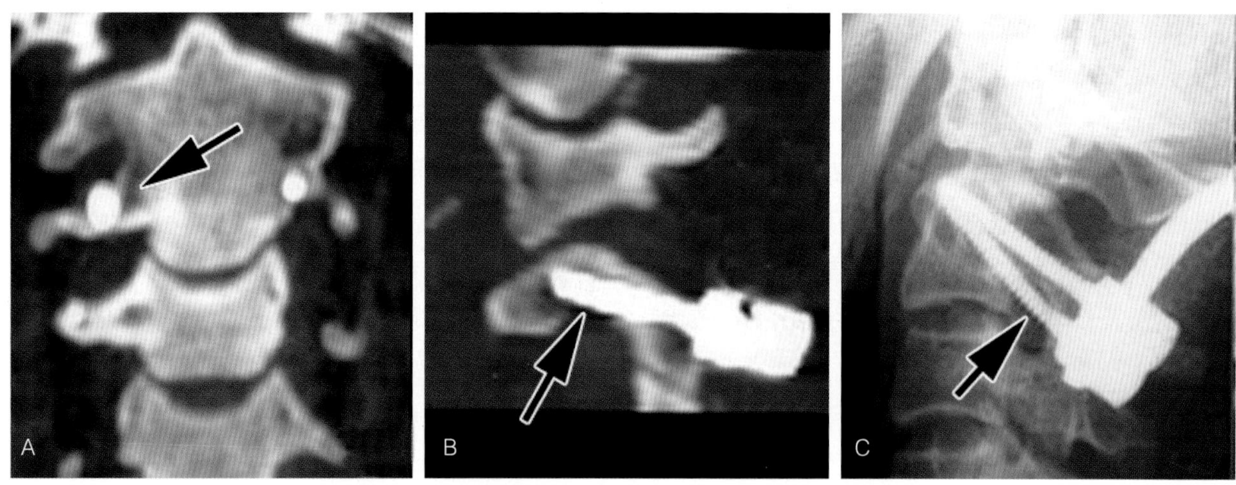

图6-86 枢椎侧弓螺钉偏下，有可能打入横突孔内，损伤椎动脉

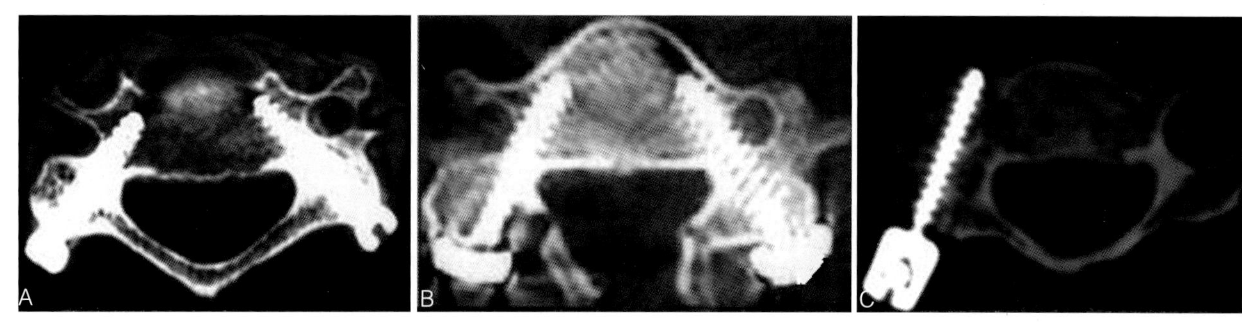

图6－87 非严重侧壁穿破和严重侧壁穿破
A.正确钉道；B.非严重侧壁穿破；C.严重侧壁穿破

程中，由于术者很难把握这两种螺钉固定术式的长度及个体的解剖差异所带来的手术风险，就产生了单皮质侧块螺钉、单皮质椎弓根螺钉、双皮质侧块螺钉和双皮质椎弓根螺钉固定。在寰椎的4种固定方式中，单皮质侧块螺钉的强度最小，其次为单皮质椎弓根螺钉和双皮质侧块螺钉，双皮质椎弓根螺钉的强度最大，这是因为寰椎椎弓根固定的起始钉道四周均为皮质骨，侧块内松质骨较少，对螺钉的锚固力量较大；另外，进钉点的位置不同，使得寰椎椎弓根螺钉的长度（29.81 mm）较寰椎侧块螺钉长10.53 mm，因此寰椎“椎弓根”螺钉的固定强度至少应等同于寰椎侧块螺钉。寰椎侧块螺钉的长度（25.01 mm）大于寰椎椎弓根螺钉在寰椎侧块内部分的长度（19.58 mm），是因为寰椎侧块螺钉的上斜角度和外倾角度均较大。比较发现，寰椎的单皮质椎弓根螺钉和寰椎的双皮质侧块螺钉拔出强度间差异无明显统计学意义。说明寰椎椎弓根螺钉进行单皮质固定即可达到双皮质寰椎侧块螺钉固定的效果。因此，对于寰椎的后路螺钉固定强度来说，进行寰椎侧块螺钉固定时，以双皮质固定为佳；而进行寰椎椎弓根螺钉固定时，则仅需单皮质固定，其强度已足够，无需冒双皮质螺钉可能穿破咽后壁和损伤舌下神经的风险。据文献报道双皮质椎弓根螺钉损伤率为0.6%~1.6%。寰椎侧块螺钉必须显露寰椎后弓下方与侧块的移行部，并牵开其下方向外下走行的第2颈神经根和该部的丰富静脉丛，此操作易导致静脉丛出血，而且止

血困难，术中操作难度较大。Goel等曾报道2例患者在拟施行寰椎侧块螺钉固定时，因显露进钉点时静脉丛出血过多，术野模糊而难以完成螺钉固定，术中不得不改换其他术式；另有9例因同样原因仅在一侧施行了寰椎侧块螺钉固定。Harms等也指出在显露寰枢侧块关节时，容易出现难以控制的静脉丛出血。胡勇认为，第2颈神经根位于寰枢椎侧块关节平面，而侧块螺钉进针点距寰椎侧块下关节面平均约6.80 mm，游离牵开也无损伤第2颈神经根之虑。对于寰椎椎弓根螺钉，由于进钉点位于后弓后缘表面，加之可采用枢椎侧块作为定位标志，因而无需显露寰椎后弓下方、枢椎峡部上方及寰枢侧块关节后方的静脉丛，小范围显露就能暴露进钉点，从而使寰枢椎侧块关节后方的神经与血管丛得以保留，避免了对第2颈神经根和静脉丛的分离和损伤。由于后弓上方的椎动脉沟内有椎动脉横过，寰椎椎弓根螺钉上斜角度过大有可能造成椎动脉损伤，提示在进行钉道准备时，起始的10 mm，即手锥在寰椎后弓内走行时应特别小心，以免损伤椎动脉。血管损伤是枕颈区手术术中较常见的并发症，其中以椎动脉损伤最常见。单纯从骨结构的角度来看，几乎所有的患者都适于寰椎侧块螺钉固定，而寰椎椎弓根螺钉的应用则受寰椎后弓高度的限制。Richter等和Melcher等分别对寰椎侧块螺钉联合枢椎椎弓根螺钉的短节段钉棒固定与其他后路寰枢椎固定术式进行了三维稳定性比较，结果发现寰椎侧块螺钉+枢椎椎弓根螺钉的稳定性与Magerl螺钉相同。马向阳等采用寰椎椎弓根螺钉联合枢椎椎弓根螺钉的钉板固定，结果也发现其稳定性与Magerl螺钉相当。说明无论是寰椎侧块螺钉还是寰椎椎弓根螺钉，在联合枢椎椎弓根钉进行寰枢后路短节段固定时，都具有优异的三维稳定性。

影响寰椎“椎弓根螺钉”和“侧块螺钉”拔出力因素分析

Hackenberg等认为显著增加螺钉轴向拔出力的因素有增大螺钉的外径，加深进钉深度，改变螺钉螺纹锯齿的切迹以及减小螺纹间距等，尤以前两者更为重要。其他重要的因素还有骨密度（BMD）、螺钉外形等。BMD越大，螺钉的拔出力越大。由于椎弓根螺钉钉道起始部四周的骨质多为皮质骨，也即BMD较大，因而其拔出力也较相应的侧块螺钉要大；所以，对侧块螺钉需要双皮质固定才能达到的固定强度，椎弓根螺钉则只需单皮质固定即可。另外，双皮质螺钉的拔出强度大于相应的单皮质螺钉，也是由于皮质处的BMD较大；当然，双皮质固定同时也加大了螺钉的长度，这说明，钉道长度即进钉深度也是影响拔出力的重要因素。研究结果中拔出力的标准差较大，主要是因为个体的BMD不同，也说明了BMD是影响螺钉拔出力的主要因素。然而，对于寰椎后路固定来讲，采用的螺钉直径一般都是3.5 mm，解剖上不允许采用直径更大的螺钉。因此，在直径不变的情况下，在保证安全的前提下，应尽可能地加大进钉深度。另外，由于寰枢椎脱位多为前脱位，寰椎具有向前方滑移的趋势，这就要求固定于寰椎的螺钉具有更大的抗拔出力量。故此，在进行寰椎椎弓根螺钉固定时，螺钉头端以达到侧块前方皮质的后缘为好，即刚好不突破侧块前缘皮质为佳。这样，既可确保安全，又可获得较大的螺钉长度。

总之，寰椎椎弓根螺钉和寰椎侧块螺钉固定各有其优点和不足，临床应根据具体情况选用合适的固定方式。

寰椎后路椎弓根和侧块螺钉固定临床应用

寰椎后路内固定的主要适应证为先天畸形、创伤、肿瘤、类风湿疾病等造成的寰枢椎脱位或寰枢椎不稳。1910年，Mixter等首次采用后路丝线捆绑治疗寰枢椎脱位；1939年，Gallie等进一步报道利用后路钢丝捆绑固定寰枢椎的技术，但是丝线、钢丝不能提供有效的生物力学稳定性，造成较高的植骨不融合率和死亡率。1987年，Magerl等引入经关节螺钉固定技术治疗寰枢椎脱位，这种技术能够有效地固定寰枢椎，获得较高的融合率。寰枢椎经关节螺钉固定的缺点是不能完成术中提拉复位，而且适应证较窄，20%的患者因椎动脉异常不能施行此技术。另外，肥胖或伴有胸椎后凸畸形的患者也不能接受寰枢经关节螺钉固定。

1994年，Goel和Laheri首次应用寰椎侧块螺钉技术治疗寰枢椎脱位，此种技术能够完成术中复位，而且生物力学性能优于寰枢椎经关节螺钉固定。此后，寰椎侧块螺钉技术应用逐渐增多。但是该技术也存在一些缺陷，包括对C1/C2静脉丛的损伤导致难以控制的出血，以及对C2神经根损伤导致术后枕部麻木等。

2002年，谭明生等首次提出经寰椎后弓侧块置螺钉固定技术治疗寰枢椎脱位。同时，谭明生等针对寰椎形态有别于其他椎体的特点，提出“寰椎侧块 = 椎体，寰椎后弓 = 椎弓根”的概念，把寰椎后弓比作其他椎体的椎弓根，因此寰椎后弓侧块螺钉固定技术也称为寰椎椎弓根螺钉技术。此种技术具有良好的生物力学性能，适用于短节段固定，并且置钉操作简便安全，减少了静脉丛和神经根的损伤，目前得到了广泛的应用。

1. 寰椎椎弓根螺钉的进钉点和进钉角度

谭明生等报道的寰椎椎弓根螺钉的进钉点为寰椎后弓上旁开中点18~22 mm处，钉道内倾角约为10°，头倾角约为5°。Resnick等报道的进钉点为枢椎峡部中心线与后弓上下缘交线的中点，钉道内倾10°。Gebauer等报道的进钉点在男性为旁开后弓结节23.6 mm处，螺钉内倾7.3°，头倾3.1°；在女性进钉点为旁开后弓结节21.6 mm处，螺钉内倾7.9°，头倾2.4°。

2. 寰椎后弓高度小于4 mm时椎弓根置钉

寰椎后弓椎动脉沟底部是后弓高度最小的地方，以往认为如果此处后弓高度小于4 mm，则无法置入椎弓根螺钉。因为寰椎椎弓根螺钉的直径为3.5 mm，当后弓高度小于4 mm时，椎弓根螺钉有损伤椎动脉的风险。2006年，Lee等提出寰椎椎弓根钉“notching”技术，即进钉点改在寰椎后弓下缘与侧块衔接处，螺钉突破部分后弓下缘骨皮质进入侧块（图6–88）。

2011年，谭明生等提出寰椎“椎弓根显露法”置钉，即当寰椎后弓高度小于4mm时，术中使用磨钻或咬骨钳去除部分皮质骨，显露椎弓根入口，即可直视下钻孔置钉（图6–89）。

■ 中、上颈椎侧块与寰椎椎弓根位置关系

寰椎椎弓根与第2~4颈椎侧块的位置关系

第2~4颈椎侧块内缘所在的矢状面分别在寰椎椎弓根内缘外侧约0.37 mm、0.27 mm、0.24 mm处，均在寰椎椎弓根的稍外侧，提示术中显露寰椎椎弓根内缘时，应避免在第2~4颈椎侧块内缘以内操作，可防止损伤寰椎椎弓根内侧的颈髓。第2~4颈椎侧块外缘所在的矢状面位于寰椎椎弓根外缘（即寰椎横突孔的内壁）的外侧约1.96 mm、2.54 mm、3.24 mm处，而寰椎椎弓根外侧为寰椎横突孔，则第2~4颈椎侧块外缘的正上方应是寰椎横突孔及椎动脉，提示术中寰椎椎弓根向外侧的显露范围应在第2~4颈椎侧块外缘2.0~3.0 mm以内，这样可以防止造成寰椎横突孔内的椎动脉损伤。

寰椎椎弓根螺钉的进钉点位于寰椎后弓后缘的表面（图6–90），在术野中其在上下方向的位置容易确定，而在水平方向的位置难以判定。理想的进钉点应在寰椎椎弓根横径中点的稍外侧，而枢椎侧块的中线恰好经过寰椎椎弓根螺钉进钉点，位于寰椎椎弓根中点外侧约1.60 mm处，因而可用枢椎侧块的中点方便地确定寰椎椎弓根螺钉进钉点的水平位置（图6–91），而且临床应用证明这一方法简单可行。在马向阳研究中，枢椎侧

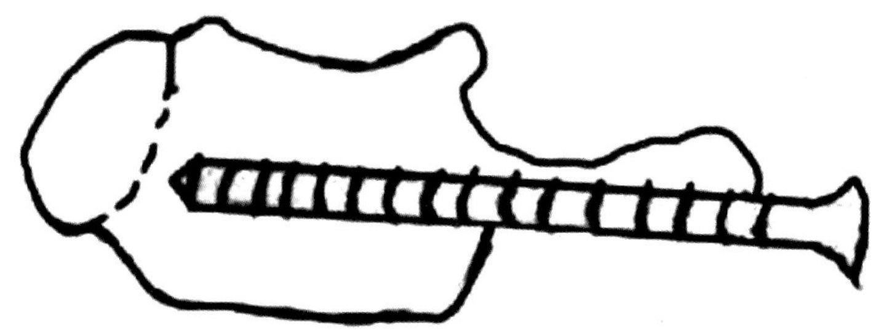

图6-88 寰椎“notching”技术椎弓根置钉

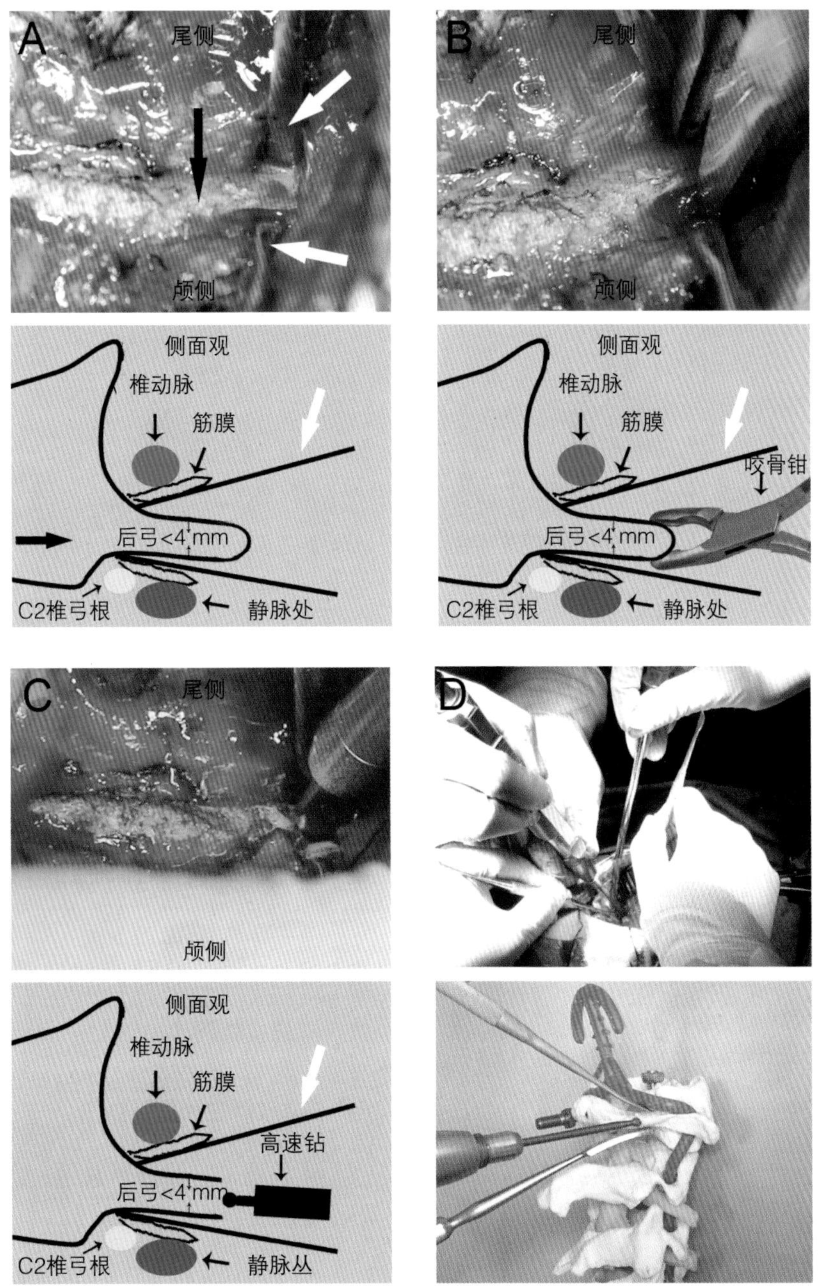

图6-89 寰椎“椎弓根显露法”技术椎弓根置钉

A.显露进钉点；B.咬骨钳去除部分皮质骨，显露椎弓根入口；C.钻探钉道；D.手术过程

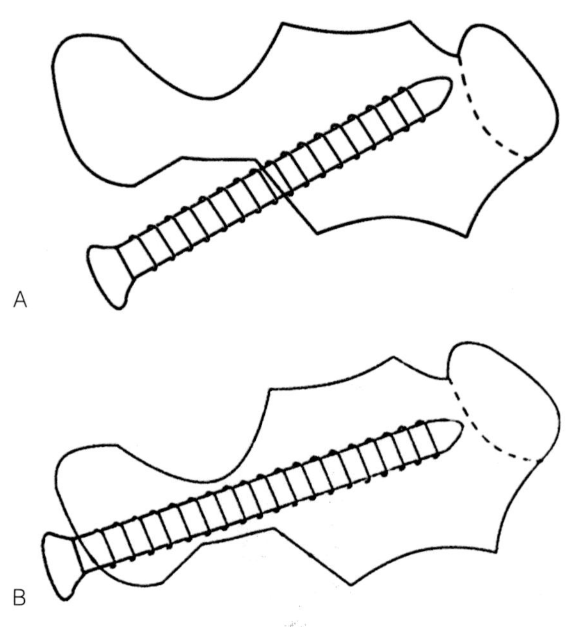

图6-90　寰椎椎弓根螺钉和侧块螺钉进钉位置的区别示意图
A.寰椎侧块螺钉；B.寰椎椎弓根螺钉

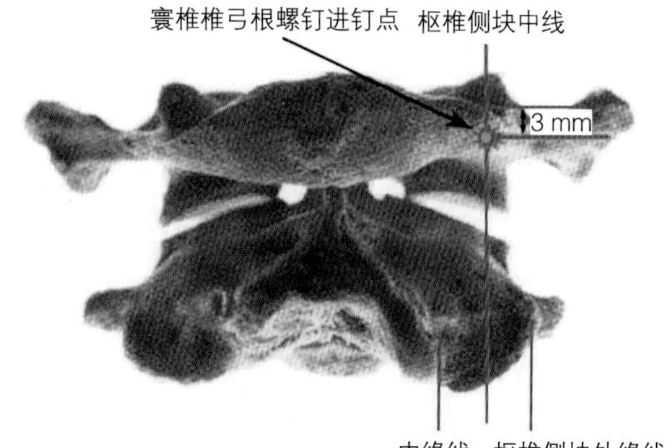

图6-91　寰椎椎弓根螺钉的进钉位置和枢椎侧块定位技术

块的中点在寰椎椎弓根中点的外侧1.18 mm处，也位于寰椎椎弓根横径中点的稍外侧，而且与干燥骨的测量值1.60 mm十分接近，进一步证明了枢椎侧块定位寰椎椎弓根螺钉锚点的方法是可行的。

临床应用注意事项

有的枢椎侧块发育过小，因此，如果单纯以枢椎侧块的中点为解剖标志来定位寰椎椎弓根螺钉进钉点，万一遇到枢椎侧块发育异常的情况，势必带来严重后果。术前应分析影像资料，结合临床使用。

测定第2~4颈椎侧块的意义

第3、4颈椎侧块中点分别在寰椎椎弓根中点外侧1.41 mm、1.74 mm处，与枢椎的测量值1.18mm接近，表明第3或第4颈椎的侧块同枢椎侧块一样，也与寰椎椎弓根间存在恒定的解剖位置关系。因此，不仅枢椎侧块中点可以作为判断寰椎椎弓根螺钉进钉点的解剖标志，第3或第4颈椎侧块中点同样也可以作为术中的解剖定位标志。

另外，对于寰椎侧块螺钉固定技术，由于进钉位置不同，导致其螺钉固定长度短于寰椎椎弓根螺钉，其进钉点位于寰椎后弓下缘与寰椎侧块的连接部。在水平位置上位于寰椎侧块的横向中点，与寰椎椎弓根的中点几乎在同一矢状面上。因而在矢状面上，寰椎侧块螺钉的进钉点在寰椎椎弓根螺钉进钉点的稍内侧，即颈椎（第2~4颈椎）侧块中点的稍内侧，所以中、上颈椎侧块还可以用来判断寰椎侧块螺钉的进钉点，从而避免术中对寰、枢静脉丛的分离显露。

对于寰椎椎弓根螺钉，第3、4颈椎侧块中点同样可以作为进钉点定位标志的意义在于，当枢椎侧块大小发育异常、肿瘤、骨折等造成枢椎侧块结构难以辨认的情况下，利用枢椎侧块定位可能误判，而此时利用第3或第4颈椎侧块来确定寰椎椎弓根螺钉的进钉点，可以提高螺钉进钉点定位的准确性，也丰富和扩大了枢椎侧块定位技术的适应范围。因此，术前和术中应首先观测、判断枢椎侧块的大小是否发育正常和左右是否对称。简易的方法是：术中观测第3、4颈椎侧块的中点连线与枢椎侧块的中点是否基本在一条直线上，如果是，则用枢椎侧块来确定螺钉进钉点；如果不是，则改用第3或第4颈椎的侧块来确定寰椎椎弓根螺钉的进钉点。总之，枢椎侧块可作为判断寰椎椎弓根螺钉进钉点的解剖标志，但同时参考第3、4颈椎侧块进行定位可弥补枢椎侧块定位技术的不足。

临床应用注意事项

在临床应用中，除注意判断枢椎侧块的发育情况外，利用上述定位方法还必须注意下列情况：对于枕颈部先天畸形，术前应根据X线、CT等评价第3、4颈椎侧块的大小是否发育正常，以及是否存在不可纠正的寰枢椎旋转脱位。对于寰、枢椎脱位，术前常规进行颅骨牵引，能够复位者方可进行后路寰椎椎弓根螺钉联合枢椎椎弓根螺钉钢板固定，术中只要不存在旋转脱位，寰椎的下沉不影响该寰椎椎弓根螺钉定位方法的应用，这是因为寰椎椎弓根与中上颈椎侧块在内外方向上的对应位置关系并无改变。

■ 3D打印导板辅助颈椎椎弓根置钉

寰、枢椎解剖结构复杂，外侧有椎动脉，内侧有高位颈髓及延髓。寰椎后弓上方有椎动脉沟容纳椎动脉，下方有C2神经根及丰富的静脉丛。寰、枢椎椎弓根置钉手术风险高，易损伤椎动脉或误入椎管损伤颈髓。下颈椎椎弓根细小，椎体外侧有椎动脉，内侧有颈髓，置钉难度同样较大。马军等对32例患者置入147枚椎弓根螺钉（上颈椎40枚，中下颈椎107枚），以螺钉穿破椎弓根大于25%为螺钉误置的标准，结果上颈椎的螺钉误置率为7.5%，中下颈椎为22.4%。如何降低螺钉置钉并发症非常重要。3D打印导板提供了一种方法。

“通道型”导板

3D打印导板辅助寰、枢椎及下颈椎椎弓根置钉可取得较高的置钉准确率。Lu等结合逆向工程技术设计的带有双侧导向孔的“通道型”导板，术中将导板与剥离充分的颈椎椎板、棘突及侧块紧密贴附，术者只需顺着导向通道钻探就能获得理想的置钉通道（图6-92）。按照Kawaguchi等推荐的置钉评价方法，0级：螺钉完全在椎弓根内；1级：螺钉穿出椎弓根壁不超过2 mm，未出现并发症；2级：螺钉穿出椎弓根壁超过2 mm，未出现并发症；3级：出现临床并发症，如椎动脉、神经根损伤。Lu等对6例人体颈椎标本使用“通道型”导板辅助置入C1~C7 84枚椎弓根螺钉，结果0级82枚（97.6%），1级（2.4%），无2、3级螺钉；Kawaguchi等对11例患者使用“通道型”导板辅助置入C2~C7 44枚椎弓根螺钉，术后CT显示0级42枚（95.4%），1级2枚（4.6%），无2、3级螺钉。

“标杆型”导板

有学者发现使用“通道型”导板辅助颈椎椎弓根置钉时，一旦出现导板与椎体后表面贴合不紧密造成钻探钉道出现偏差，则术者难以在导板引导的基础上调整钉道钻探方向。“标杆型”导板在一定程度上解决了这种问题。“标杆型”导板构造上含有两个定位孔和导向标杆，定位孔为预设的最近进钉点的位置，导向标杆为平行于预设最佳钉道的方向（图6-93）。使用“标杆型”导板时，如果术者透视发现钻探钉道出现偏差，术者可在标杆指引的基础上调整钻探方向，纠正偏差（图6-94，95）。

组合导板

为了从多个步骤提高置钉准确度，有学者提出了多步骤的组合导板。Kaneyama等设计了一套组合导板辅助枢椎椎弓根钉、侧块钉、椎板钉及寰枢椎Magerl钉的置入。这套组合导板包含定位导板、钻探导板、进钉导板，分别在确定进钉点、钻探钉道、拧入螺钉时使用（图6-96，97）。Kaneyama等认为使用这种组合导板，能在手术的多个步骤引导置钉，因此置钉精确度较高。

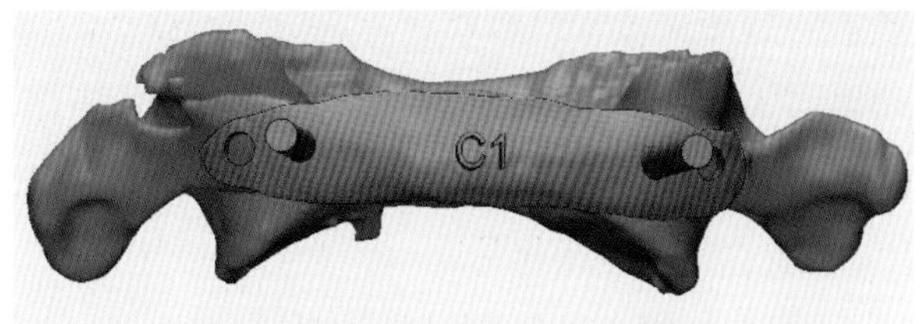

图6-92　辅助寰椎椎弓根置钉的“通道型”导板

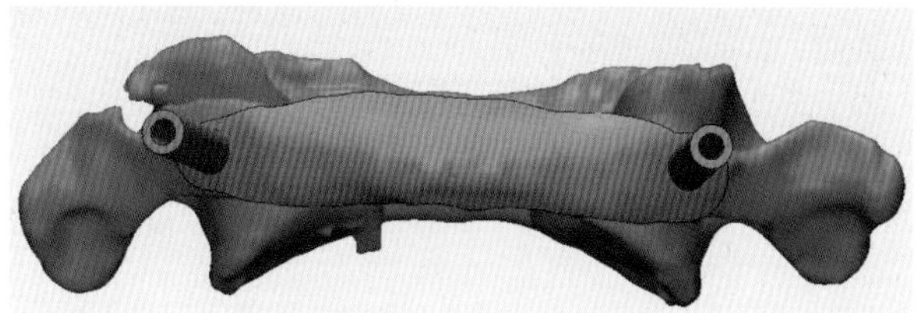

图6-93　辅助寰椎椎弓根置钉的“标杆型”导板

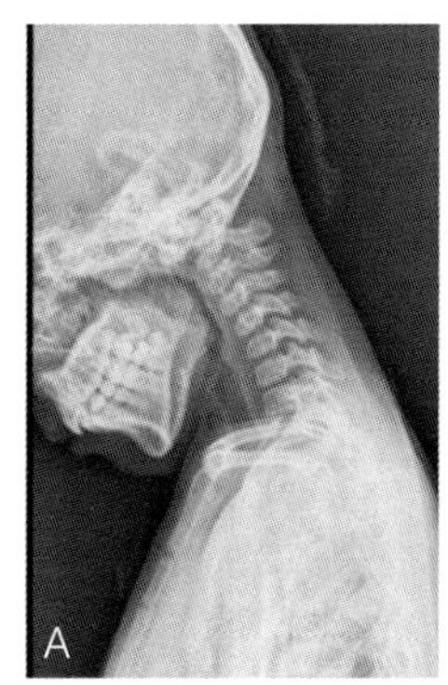

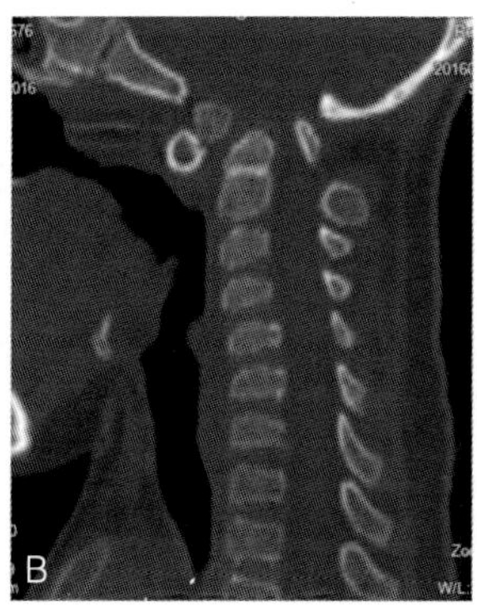

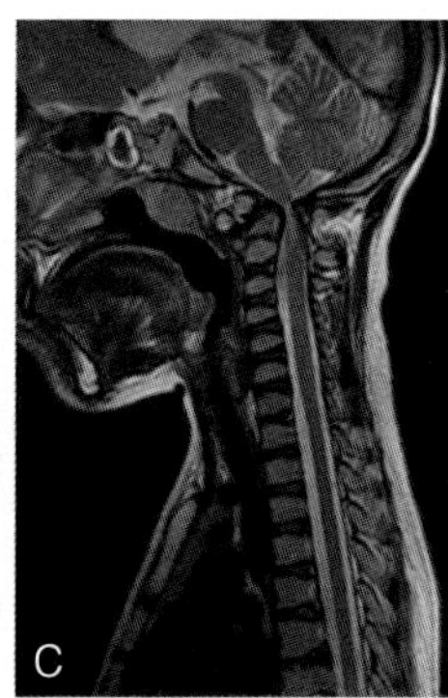

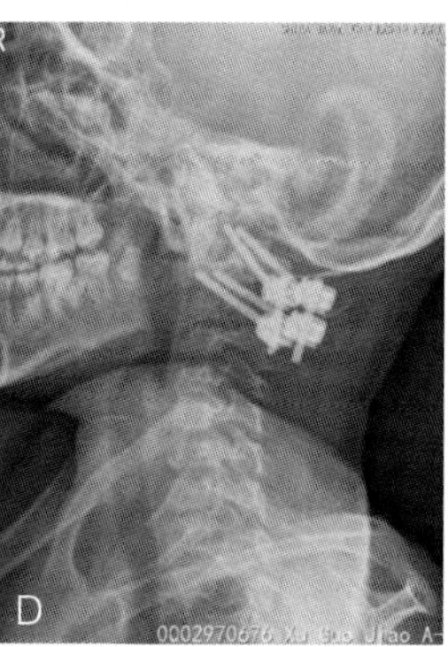

图6-94　“标杆型”导板辅助寰枢椎脱位手术显示寰枢椎椎弓根螺钉位置较好

A.术前颈椎过屈位X线片；B.术前颈椎CT；C.术前颈椎MRI；D.术后颈椎侧位X线片

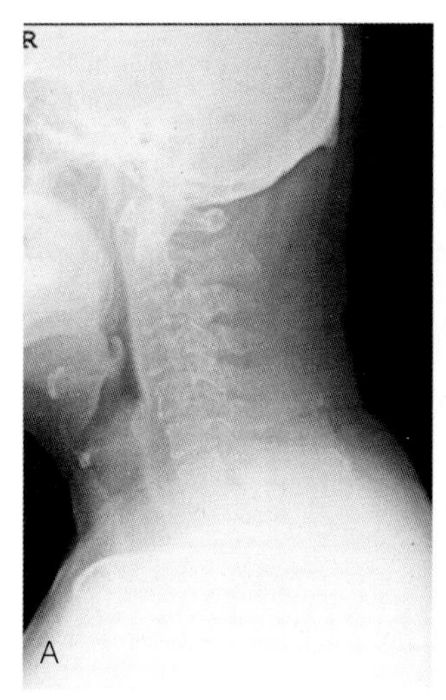

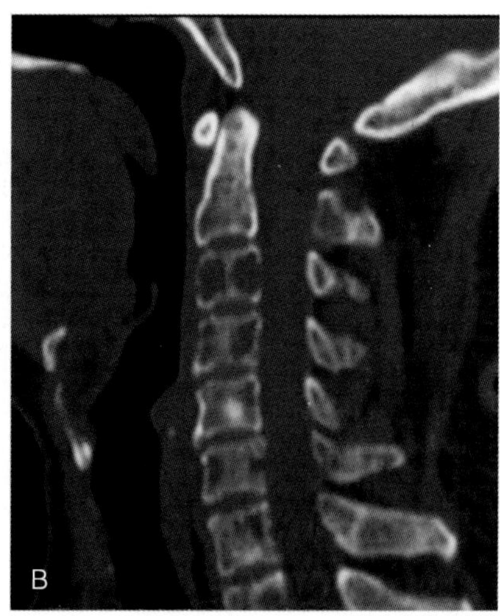

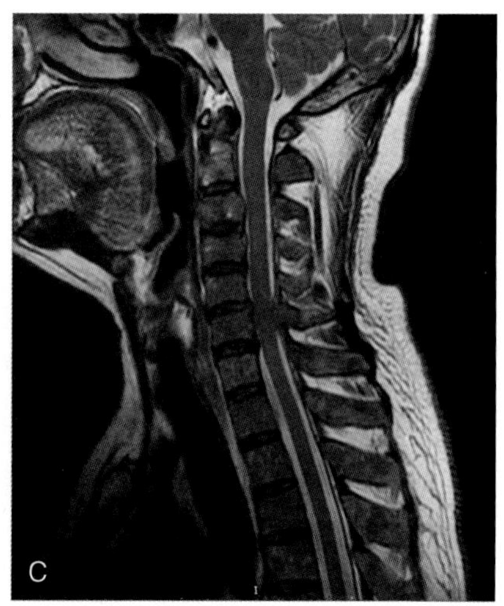

图6-95　“标杆型”导板颈椎转移瘤手术位置较好

A.术前颈椎侧位X线片；B.术前颈椎CT；C.术前颈椎MRI

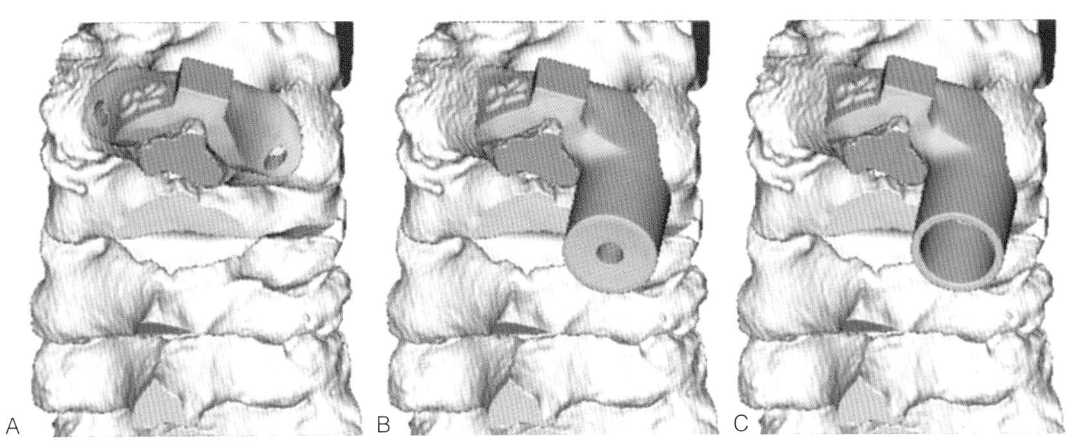

图6-96 Kaneyama等设计的组合导板
A.定位导板；B.钻探导板；C.进钉导板

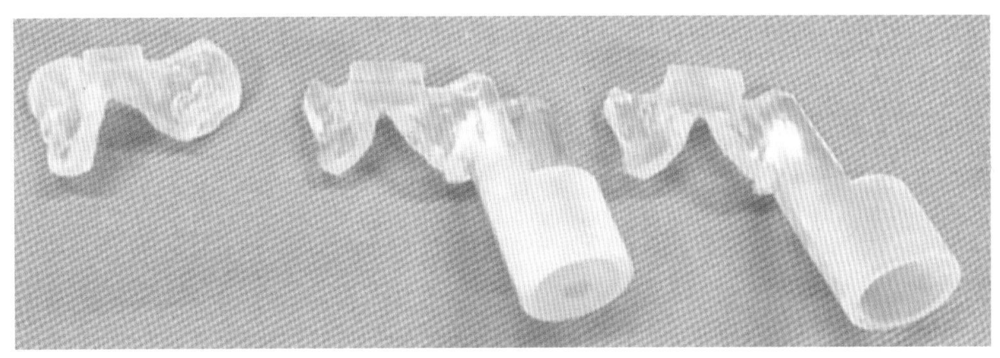

图6-97 Kaneyama等设计的3D打印组合导板
A.定位导板；B.钻探导板；C.进钉导板

3D打印导板辅助颈椎置钉注意事项

无论是何种3D打印导板，使用时均需充分剥离椎体后表面的软组织，以使导板的表面与椎体骨性表面紧密贴合，这样导板指引的进钉点和进钉方向才是准确的。安放导板之后，钻探钉道过程中，需要维持导板与椎体后表面的紧密贴合，贴合不紧密会导致实际钉道与预设最佳钉道的偏差。此外，3D打印导板辅助置钉不适合因严重骨质增生形成骨赘或肿瘤破坏等原因造成椎体后表面失去原有表面形态的节段，此时难以做出与其表面形态一致的导板。

颈椎侧块钢板内固定临床解剖学

1964年，Roy-Camille首次进行了颈椎侧块钢板内固定，引起广泛关注。Roy-Camille发现在屈曲负荷下，侧块钢板可使颈椎的稳定性提高92%，而钢丝只能增加33%。由于棘突和椎板的完整性并不影响侧块钢板的使用，因此侧块钢板治疗颈椎骨折脱位是一种理想选择。

1980年，颈椎侧块钢板内固定的临床应用在美国有大量报道。1990年，侧块钢板在欧洲得到重大发展。目前，大多数作者认为颈椎侧块钢板可以提供即刻稳定性，并能良好地维持颈椎序列，使患者早日康复并减少外固定的使用。

■ 颈椎侧块定义及相邻结构

颈椎侧块位于椎体的后外侧，椎弓根和椎弓的结合部，由分别向头侧突出的上关节突和向尾侧突出的下关节突组成，左右各一。临床上所说的侧块为“狭义”侧块，即可视侧块，仅包括峡部和下关节突，因为上关节突位于上位颈椎下关节突的前方，术中无法看到。相邻节段的上下关节突构成关节突关节，该关节将侧块连接形成一个骨性柱状体。双侧的关节突关节、侧块同前方的椎体及椎间盘一起构成颈椎的椎间关节并形成三个相互平行的骨性圆柱，这种结构形成了颈椎稳定的基本框架。

颈椎相邻侧块关节面之间的距离（即相邻侧块中心之间的距离），第3~7颈椎为9~16 mm，平均13 mm。各节段之间的距离大小无显著性差异。侧块的内外径为12~13 mm，第6、7颈椎侧块的前后径比其他节段要小。

颈椎侧块毗邻椎动脉、脊髓和神经根，避免这些重要结构的损伤是侧块螺钉技术的关键。椎动脉起自锁骨下动脉，经第7颈椎椎体前部穿第6~第2颈椎的横突孔向上直行。将可视侧块平均分成4等份，椎动脉投影位于内上和内下两个区域，因此由中点向外偏斜15°就可避开椎动脉。颈神经根从侧块前方通过，位于椎间孔的下部。按侧块4分法，颈神经根行于内上、内下及外下3个区域内，外上区为唯一的安全区，螺钉尖端在此区穿透腹侧皮质时最安全。

■ 侧块螺钉植入技术

颈椎侧块有多种螺钉植入技术被临床应用，每种技术都有唯一的入点和钉道。Roy-Camille技术，进针点为侧块中点，矢状面垂直进针，水平面针尖外偏10°。Louis技术，进针点为下关节面外侧缘内侧5 mm，下关节面下缘下3 mm，矢状面和水平面均垂直进针，不能穿透腹侧皮质。Magerl技术，进针点为侧块中点稍内上方，矢状面与小关节面平行，水平面针尖外偏20°~30°。Anderson技术的进针点为侧块中点内侧1 mm，矢状面针尖向头侧偏30°~40°，水平面针尖外偏10°。An技术，进针点为侧块中点内侧1 mm，矢状面针尖向头侧偏15°，水平面针尖外偏30°。第7颈椎的解剖特点对侧块螺钉的植入提出了挑战，使用的螺钉过长会加大神经根损伤的可能，使用的螺钉过短，会导致固定失败。第7颈椎的侧块螺钉入点应尽可能靠近下关节面，钉道方向尽可能指向上关节面的前、外、上方，以避免损伤关节面，并期望能使用较长的螺钉获得较大的把持力，所以第7颈椎使用侧块螺钉应非常谨慎。在第2颈椎时应向内侧倾斜15°，向头侧倾斜35°。

在以上方法中，最有代表性的是Roy-Camille技术和Magerl技术，前者较容易损伤关节面，后者较容易损伤神经根。就侧块钢板内固定本身而言，不同进钉方向或螺钉在侧块中不同的走行距离所提供的稳定作用也有差异。

Heller等报道Roy-Camille法的正确操作率为92%，Magerl法为42%。但大多数学者认为，充分了解颈椎侧块三维解剖，熟练掌握操作方法后，两者的正确操作率并无显著差别。对于初次操作者Magerl技术正确操作率较低，可能与Magerl技术受到颈椎的生理前曲影响，其钉道方向在矢状面上较难控制有关。

Roy-Camille和Magerl两种方法，钉尖所在位置是否合适，还可用侧块的三区分级系统评估，即将侧块分为上、中、下三区，上区从上关节突上缘至横突上缘根部，中区在横突根部上下缘之间，下区从横突根部下缘到下关节突下缘。侧块的上区代表Magerl技术螺钉尖端所在的位置，下区是Roy-Camille技术钉尖所在的正确位置。

■ 生物力学特性

尽管侧块螺钉邻近椎动脉、脊髓、神经根、关节面，仍然是相对安全的。但可能存在生物力学的局限性，因为颈椎侧块较小，能提供螺钉把持力的骨质较少，所以侧块螺钉最常出现的问题是把持力不足，螺钉松动、断裂等，特别是靠上或者靠下的颈椎侧块对螺钉的把持力相对较低。颈椎侧块对螺钉的最大把持力在第4颈椎，为460 N，最小在第6或第7颈椎，分别为276 N和295 N，但这并不能说明把持力与螺钉长度、侧块的大小、骨密度直接相关。

如果腹侧皮质不被穿透，并发症会明显减少。生物力学研究表明，下颈椎侧块螺钉比中段螺钉容易拔出，腹侧皮质能增加20%的抗拔出力。John等研究表明椎体松质骨密度与拉出阻力无关，不同颈椎节段骨密度无显著差异，而在不同节段螺钉拉出阻力却有显著性差别，拉出阻力最大的是第4颈椎，向头、尾侧顺延则逐渐变小。所以不仅要考虑螺钉的类型和大小，也要考虑螺钉应钻透单侧或双侧骨皮质，穿透双侧皮质会对局部解剖构成更大威胁，但是由于首尾侧颈椎侧块与螺钉咬合力更弱，在这些部位可以考虑钻透双侧骨皮质。

颈椎关节突关节对保持颈椎稳定有重要作用。两侧的侧块及关节对颈椎后方的稳定起了支柱作用，关节突关节的破坏即意味着颈椎整体稳定性的破坏。Zdeblick等对大体颈椎标本在轴向负荷下的伸屈和旋转运动做了观察，发现小关节被切除50%后其抗压力明显降低。在伸屈运动中，有关颈部的应力变形，在完整标本、椎板切除标本和25%小关节切除的标本间无显著差异。在颈椎屈曲时，后方的棘上、棘间等韧带提供张力带作用，限制其过屈。后伸时，小关节接触是限制过伸的最重要机制，小关节接触面积减少是造成后伸失稳的重要原因。颈椎侧块钢板位于后方关节柱上，既能提供后方张力带作用，又能起到对小关节间的加压作用，所以能明显增强颈椎的稳定性。

■ 侧块钢板内固定的临床应用

1964年Roy-Camille首次进行了颈椎侧块钢板内固定，当时主要用于外伤性颈椎不稳，如小关节交锁脱位伴棘突或椎板骨折，以后主要用于后路减压造成的颈椎不稳，如颈椎病（多节段狭窄）、后纵韧带骨化（OPLL）、黄韧带骨化症（OYL）等，还可与椎体肿瘤切除、前路减压术等联合应用。

所有颈椎病都有个共性的病变基础，就是退变和不稳，在颈椎病的病程中椎间盘退变和反复外伤将导致颈椎不稳的不断进展。因此，颈椎稳定与否对于颈椎病手术尤其是合并有颈椎不稳的手术的长期疗效至关重要。通常认为，颈椎后路椎板减压或椎管扩大成形对颈椎的稳定性不会有较大影响，但在颈椎后方减压的基础上同时行内固定，可有效减少颈椎的不稳定因素，从而取得更好的近、远期疗效。张毅等临床研究认为，如动力性侧位片提示颈椎不稳或有后凸畸形均可在单开门椎管扩大成形的同时辅以后方双侧侧块钢板内固定，效果良好。

■ 侧块钢板内固定特点

颈椎侧块钢板内固定在提供锚点的同时，摆脱了对外固定的依赖，并且短节段固定、功能恢复迅速，很好地维持了颈椎的生理前曲，保证了植骨融合，预防了“再关门”和后凸畸形、颈痛等并发症。

Lindesy认为，颈椎侧块钢板内固定的手术指征有相对指征和绝对指征。绝对指征指由于外伤、椎管减压和骨病导致棘突、关节突和椎板的阙如或损坏，其中还包括同侧椎弓根、椎板骨折伴侧块分离，以及颈椎前后柱的联合损伤伴有明显的旋转不稳定。相对指征取决于医生的技能和相对其他治疗方法的不同选择。

侧块螺钉的并发症包括解剖和生物力学两种，前者包括椎动脉、神经根、关节面和脊髓的损伤；后者包括螺钉松动、拔出、折断、术后畸形、术后相邻节段退变等。

颈椎椎弓根螺钉内固定的解剖学

■ 关节突间侧凹的大体观察

除寰椎外，上下关节突间侧凹的存在率在第2~7颈椎为100%。背面观其形态学特征：上下关节突关节面之间两侧外缘，上关节突呈“羊角”形，下关节突呈“八”字形，左右近似对称，形态如翻转的括弧，第2颈椎呈“〕〔”形，第3~6颈椎为“）（”形，第7颈椎为“> <”形。由于侧凹显著，凹底又位于上下关节突之间，故称其为“关节突间侧凹”。不同节段侧凹的深度不同，为0.52~4.16 mm。第7颈椎的侧凹在关节突后外缘，下关节突的最外缘与横突连接部也形成一个切迹，该切迹的水平线为椎弓根下缘，垂直下1 mm为下关节突关节面的上缘。术中可显露该切迹辅助定位。

■ 颈椎椎弓根切迹间的高度、宽度

由于椎动脉切迹的缘故，寰椎的椎弓根宽度大于高度，高度最大为6.40 mm，最小仅有2.8 mm。而第2~7颈椎的椎弓根宽度均小于高度，颈椎椎弓根可以接受直径3.5~4.5 mm的螺钉。但由于椎弓根轴线不完全与终板平行，为便于调整，选择直径3.5 mm的螺钉较为适宜。

■ 颈椎椎弓根轴线的长度及角度

依据椎弓根轴线的骨性全长，设计螺钉长度为28 mm比较适宜，能接近椎体的前缘。颈椎椎弓根相对较短，邹云龙提出，C1置钉时螺钉横向角为6°~16°，纵向角为3°~5°；C3~C5横向角分别为95°±4°、86°±3°、84°±5°；纵向角分别为71°±4°、69°±5°、76°±5°；在C6~C7，根据椎体峡部后侧面与峡部后外侧面有时会出现成角分为两类：当二者为同一平面时取横向角为59°±1°，纵向角为76°±1°；当二者有成角时横向角90°±1°，纵向角为76°±1°。

■ 椎体上平面垂直坐标与后部解剖结构的关系

椎弓根上切迹水平高度自上而下逐渐接近至略高于椎体上平面，第4~6颈椎在椎体上平面上下。上关节面下缘的水平高度极不恒定，误差较大。椎弓后上缘高度均低于椎体上平面，自上而下逐渐接近椎体上平面水平，有定位参考价值。关节突后平面角度与椎弓根轴线的指向密切相关，其角度为负值表示指向上终板，正值则指向下终板，可为定向提供参考。

■ 颈椎椎弓根进钉点的定位标志及进钉方向

枢椎的进钉点在椎弓根外缘矢状线与下关节突上缘水平线的交点。上下关节突间侧凹、关节突后平面为下颈椎定位标志。垂直于关节突后平面的椎弓后上缘高度水平线与上下关节突间侧凹外缘的矢状线的交点为进钉点。下颈椎进钉方向采用直角定位定向方法：以椎弓后上缘为参考，通过该线与关节突后平面垂直交点来确定进钉点高度的方法为直角定位；以关节突后平面为参考，进钉方向与关节突后平面垂直为顺椎弓根指向，消除关节突后平面角度平行于椎弓后上缘平面的进钉方向则与终板平行，此为直角定向。

■ 颈椎椎弓根进钉点直角定位定向法的定位标志及临床意义

目前有关进钉点、进钉方向相关数据的测量，大多以椎体后缘、侧块平面、下关节面的最低点、侧块最外缘、上位颈椎下关节面的最低点及侧块中点作为标志来进行定位。但定位后怎样保持与终板平行或顺椎弓根轴线进钉，并无相关的解剖学研究。在实际应用时仍然依赖“C”形臂X线机来确定。这表明现有的颈椎椎弓根进钉点的定位方法还不够完善，尤其是以上关节面下缘的标志来定位的方法。根据阎德强观测的结果发现，上关节面下缘的水平高度与椎弓根上切迹的水平高度差距太大，有的在椎弓根下1/3水平，有的则超出椎上切迹4 mm，这就很难保证进钉点的准确。解剖观测证明，上下关节突间侧凹是颈椎外侧的一个特征，矢状面的最凹点对应椎弓根轴线，是进钉点的后外缘有效区间。椎弓后上缘的水平高度均在椎弓根的上下切迹中上2/3水平，能通过椎弓根与终板保持平行。关节突后平面与椎弓后上缘水平形成后夹角和关节突后平面与椎体上平面形成前夹角，前后两个夹角为180° 互补。前、后夹角的角度大小与椎弓根轴线的指向密切相关：前夹角小于90° 时，与关节突后平面的垂直平面指向上终板，反之则指向下终板，但不完全与轴线平行；只有前、后夹角同时为90° 时，才与终板平行。这一直角特征为术中如何定位、如何与终板保持平行提供了可靠的理论根据。为此，对颈椎椎弓根螺钉置入设计直角定位定向方法，符合解剖学原理，具有可行性和实用性。

临床应用注意事项

1. 颈椎椎弓根螺钉准确定位是手术的关键。颈椎直角定位的进钉点水平线是以椎弓后上缘高度与关节突后平面垂直来确定的，因此在被固定椎体行椎板减压之前应预先进行定位，确定进钉点，然后在进钉点的基础上再进行定向。如拟定进钉方向与终板保持平行，就要矫正关节突后平面角度为0°，即前后夹角同为90°；若要顺椎弓根轴线置钉，则进钉的方向就与关节突后平面垂直。唯有第3颈椎的椎弓根指向上终板，顺椎弓根轴线置钉容易造成螺钉穿入椎间盘，因此应尽可能与终板保持平行置钉。

2. 枢椎的椎弓根并非椭圆。椎动脉孔由下向外上的贯通使椎弓根形成上下两个宽度、两个椎弓根轴线。上方的椎弓根轴线指向上关节突，下方则指向椎体。由于上方的椎弓根宽度不能代表椎弓根的全貌，掩盖椎动脉的外侧部分骨壁较薄，因此进钉要靠近内侧，即沿椎管外缘切线角度进行，进钉的角度不小于25°。术中最好将上方的椎弓根内外侧部分显露，在直视下固定螺钉，这样会更安全、可靠。

3. 下颈椎的椎弓根不仅相对较短，还具有一定的形态特殊性。椎弓根的横断面外周缘似椭圆形，皮质骨的厚度上下方厚于椎管侧，横突孔侧的皮质骨菲薄，外观似“C”。“C”形的开口位于外下方，皮质骨上有一些滋养孔与其内的松质骨沟通，是椎弓根管壁最为薄弱的部位。标本模拟钻孔实验结果表明，横突孔侧的皮质骨即使用钝性钻都很容易被钻破。因此，强调加大2° ~3° 的矢状角度来尽量靠近内侧进行钻孔及置钉，这样不仅可避免椎动脉损伤，螺纹切入内侧皮质骨还会增加抗拔出力。

（谭明生　陈辉　姜良海　侯黎升　缪国专　杜心如）

参考文献

1. 朱海波, 贾连顺, 寇庚, 等. 枢椎解剖学测量及临床意义. 解剖学杂志, 1997, 20(4):305−309.
2. 侯黎升, 贾连顺, 谭军, 等. 枢椎前结构的临床解剖学测量. 第四军医大学学报, 2004, 25(21):1921−1924.
3. 瞿东滨, 钟世镇, 徐达传. 枢椎椎弓根及其内固定的临床应用解剖. 中国临床解剖学杂志, 1999, 17(2):153−154.
4. 马向阳, 尹庆水, 吴增晖, 等. 中上颈椎侧块与寰椎椎弓根位置关系的解剖研究. 中华外科杂志, 2005, 43(12):774−776.
5. 侯黎升, 贾连顺, 谭军, 等. 枢椎侧方椎弓的临床解剖学测量. 中国临床解剖学杂志, 2004, 22(6):578−582.
6. 沙勇, 张绍祥, 刘正津, 等. 后路经寰枢关节螺钉内固定的枢椎解剖学测量.中国临床解剖学杂志, 2002, 20(3):172−175.
7. 侯黎升, 贾连顺, 谭军, 等. 枢椎各结构的解剖学部位研究. 中国临床解剖学杂志, 2005, 23(1):44−48.

8. 刘观燚, 徐荣明, 马维虎, 等. 下颈椎关节突关节的解剖学测量与经关节螺钉固定的关系.中国脊柱脊髓杂志, 2007, 17(2):140-144.

9. 谭军, 贾连顺, 侯黎升, 等. C2椎弓根拉力螺钉选择性治疗Hangman骨折. 中华骨科杂志, 2002, 22(11):653-656.

10. 梁裕, 龚耀成, 郑涛, 等. 第2,3颈椎后路钢板螺钉内固定治疗Hangman骨折. 中国脊柱脊髓杂志, 2004, 14(1):35-37.

11. 侯铁胜, 石志才, 傅强, 等. 颈前路植骨融合内固定术治疗不稳定性Hangman骨折. 中华创伤骨科杂志, 2004, 6(1):82-84.

12. 侯黎升, 贾连顺, 谭军, 等. 计算机模拟辅助定位器进行枢椎侧方椎弓螺钉定位. 海军总医院学报, 2004, 17(4):198-203.

13. 胡勇, 谢辉, 杨述华, 等. 寰椎后路两种螺钉固定的解剖学测量和生物力学测试的对比研究. 医用生物力学, 2007, 22(1):88-93.

14. 项良碧, 祖启明. 下颈椎内固定技术与生物力学和解剖学的相关性. 中国临床康复, 2004, 8(17):3338-3339.

15. 刘观燚, 徐荣明, 马维虎, 等. 下颈椎经关节螺钉和Magerl侧块螺钉与脊神经关系的解剖学比较.中华创伤骨科杂志, 2006, 8(10): 965-969.

16. 邹云龙, 刘宇龙, 李野, 等. 颈椎椎弓根置钉精确度的临床研究, 中华骨科杂志, 2017,37(4): 226-235.

17. 张丙磊, 张强, 余枫, 等. 枢椎椎板螺钉固定的解剖学研究. 中国脊柱脊髓杂志, 2006, 16(1):45-47.

18. 王炳强, 李东, 杨雍, 等. 颈椎侧块钢板内固定研究进展. 颈腰痛杂志, 2007, 28(4):328-330.

19. 闫德强, 谢志军, 于有德, 等. 颈椎弓根螺钉内固定的解剖学研究. 中华骨科杂志, 2002, 22(11).657-661.

20. 胡鑫华, 徐荣明, 马维虎. 枕颈后路融合术的解剖与生物力学进展. 脊柱外科杂志, 2005, 3(6):358-361.

21. 吴海钰, 王树锋. CTM显示椎管内臂丛神经前后根的应用解剖学研究. 中国矫形外科杂志, 2005, 19(10):753-756.

22. 关良, 刘保国, 王芙昱. 前外侧入路治疗颈椎病的应用解剖学研究. 中国微侵袭神经外科杂志, 2003, (9):410-412.

23. Matsumoto M, Toyama Y, Chiba K, et al. Traumatic subluxation of the axis after hyperflexion injury of the cervical spine in children. J Spinal Disord, 2001, 14(2): 172-179.

24. Vaccaro AR, Madigan L, Bauerle WB, et al. Early halo immobilization of displaced traumatic spondylolisthesis of the axis. Spine, 2002, 27(20):2229-2233.

25. Taller S, Suchomel P, Lukas R, et al. CT-guided internal fixation of a hangman's fracture. Eur Spine J, 2000, 9(5): 393-397.

26. Takahashi T, Tominaga T, Ezura M, et al. Intraoperative angiography to prevent vertebral artery injury during reduction of a dislocated hangman fracture. Case report. Neurosurg, 2002, 97(3 Suppl): 355-358.

27. Mandel IM, Kambach BJ, Petersilge CA, et al. Morphologic considerations of C2 isthmus dimensions for the placement of transarticular screws. Spine, 2000, 25(12): 1542-1547.

28. Boullosa JL, Colli BO, Carlotti CG Jr, et al.Surgical management of axis' traumatic spondylolisthesis (Hangman's fracture) . Arq Neuropsiquiatr, 2004, 62(3B): 821-826.

29. Watanabe M, Nomura T, Toh E, et al. Residual neck pain after traumatic spondylolisthesis of the axis. Spinal Disord Tech, 2005, 18(2): 148-151.

30. Buchowski JM, Riley LH 3rd. Epidural hematoma after immobilization of a "hangman's" fracture: case report and review of the literature. Spine J, 2005, 5(3): 332-335.

31. Panjabi MM, Duranceau J, Goel V, et al. Cervical human certebtrae: Quantitative three dimentional anatomy of the middle and lower region. Spine, 1991, 16: 861-869.

32. Huxley M. Unigraphics NX 2-hard to beat: EDS delivers flexible and scalable tools inits flagship CAD application. Cadalyst, 2003, 20(8): 36-39.

33. Wang G, Ye Y, Yu H. Approximate and exact cone-beam reconstruction with standard and non-standard spiral scanning. Phys Med Biol, 2007, 52(6): 1-13.

34. Sabuncuoglu H, Ozdogan S, Karadag D, etal.Congenital hypoplasia of the posterior arch of the atlas: case report and extensive review of the literature.Turk Neurosurg, 2011, 21(1):97-103.

35. Urasaki E, Yasukouchi H, Yokota A. Atlas hypoplasia manifesting as myelopathy in a child-case report.Neurol Med Chir (Tokyo), 2001, 41(3):160-162.

36. Pasku D, Katonis P, Karantanas A,etal.Congenital posterior atlas defect associated with anterior rachischisis and early cervical degenerative disc disease : A case study

and review of the literature. Acta Orthop Belg, 2007, 73(2):282–285.

37. Klimo P Jr, Blumenthal DT, Couldwell WT. Congenital Partial Aplasia of the Posterior Arch of the Atlas Causing Myelopathy: Case Report and Review of the Literature. Spine (Phila Pa 1976), 2003, 28(12):E224–E228.

38. Thavarajah D, McKenna P.Congenital absence of the anterior arch of the atlas:a normal variant.Ann R Coll Surg Engl, 2012, 94(7):e208–e209.

39. Park Y, Kim SM, Lee YT,et al.Congenital Anomaly of the Atlas Misdiagnosed as Posterior Arch Fracture of the Atlas and Atlantoaxial Subluxation.Clin Orthop Surg, 2014, 6(1):96–100.

40. Musha Y, Mizutani K.Cervical Myelopathy Accompanied With Hypoplasia of the Posterior Arch of the Atlas. J Spinal Disord Tech, 2009, 22(3):228–232.

41.Tang JG, Hou SX, Shang WL,etal.Cervical myelopathy caused by anomalies at the level of atlas.Spine (Phila Pa 1976), 2010, 35(3):E77–E79.

42. Ma Z, Ma X, YangH,et al.Complex cervical spondylotic myelopathy: a report of two cases and literature review. Eur Spine J, 2016, 25(Suppl 1): 27–32.

43. Kelly MP, Oshima Y, Yeom JS,et al. Defining hyoplasia of the atlas: a cadaveric study.Spine (Phila Pa 1976), 2014, 39(21):E1243–E1247.

44.Desai SK1, Vadivelu S, Patel AJ, et al. Isolated cervical spinal canal stenosis at C–1 in the pediatric population and in Williams syndrome.J Neurosurg Spine, 2013, 18(6):558–563.

45. Kasliwal MK, Traynelis VC.Hypertrophic posterior arch of atlas causing cervical myelopathy.Asian Spine J, 2012, 6(4):284–286.

46. Hsu YH, Huang WC, Liou KD,et al.Cervical spinal stenosis and myelopathy due to atlas hypoplasia. J Chin Med Assoc, 2007, 70(8):339–344.

47. Upadhyaya S, Ganapathy S, Nair R,etal.Anomalous Posterior Arch of Atlas: A Rare Cause for Craniovertebral Junction Compression.Pediatr Neurosurg, 2016, 51(1):20–24.

48. 马军, 朱裕成, 李涛, 等. 颈椎椎弓根螺钉误置的临床特征分析. 中国脊柱脊髓杂志, 2015, 25(10):887–893.

49. Lu S, Xu YQ, Chen GP, et al. Efficacy and accuracy of a novel rapid prototyping drill template for cervical pedicle screw placement. Comput Aided Surg, 2011,16(5):240–248.

50. Kawaguchi Y, Nakano M, Yasuda T, et al. Development of a new technique for pedicle screw and Magerl screw insertion using a 3–dimensional image guide. Spine (Phila Pa 1976),2012,37(23):1983–1988.

51. 姜良海, 谭明生, 杨峰, 等. 标杆型3D打印导板辅助颈椎椎弓根置钉的临床应用.中华骨科杂志, 2016, 36(5):257–264.

52. Kaneyama S, Sugawara T, Sumi M,et al. Novel screw guiding method with a screw guide template system for posterior C–2 fixation: clinical article. Journal of neurosurgery Spine, 2014, 21 (2):231–238.

53. Resnick DK, Benzel EC. C1~C2 pedicle screw fixation with rigid cantilever beam construct: case report and technical note. Neurosurgery, 2002, 50:426–428.

54. Tan M, Wang H, Wang Y, et al. Morphometric evaluation of screw fixation in atlas via posterior arch and lateral mass. Spine, 2003, 28:888–895.

55. Tan M, Dong L, Wang W, et al. Clinical application of the pedicle exposure technique for atlantoaxial instability patients with a narrow C1 posterior arch. Journal of spinal disorders & techniques, 2015, 28:25–30.

56. Lee MJ, Cassinelli E, Riew KD. The feasibility of inserting atlas lateral mass screws via the posterior arch. Spine, 2006, 31:2798–2801.

57. Gebauer M, Barvencik F, Briem D, et al. Evaluation of anatomic landmarks and safe zones for screw placement in the atlas via the posterior arch. European Spine Journal, 2010, 19:85–90.

58. 谭明生, 张光铂, 李子荣, 等. 寰椎测量及其经后弓侧块螺钉固定通道的研究.中国脊柱脊髓杂志, 2002(1):5–8.

7

颈部软组织

颈部软组织可分为颈前外侧区和颈后部软组织，由于血管神经众多，毗邻关系复杂，手术危险性较大，颈部手术需要掌握解剖及相关变异。

颈部的分区

颈部有不同的分区法。一种分区法将颈部分为前部、侧部和后部。前部包括两侧胸锁乳突肌之间的结构，再以舌骨为界分为舌骨上、下两部。舌骨上部又分为颏下及下颌下三角；舌骨下部又分为舌骨下浅区、喉气管、甲状腺、食管颈段和椎前等区。侧部再分为胸锁乳突肌部和锁骨上三角。后部即项部，包括该部诸肌肉和软组织。颈胸交界处称颈根部。

另一种分区以斜方肌前缘为界，分为颈前外侧部和颈后部，颈前外侧部再以胸锁乳突肌为标志划分为颈前区、胸锁乳突肌区和颈外侧区（图7-1）。

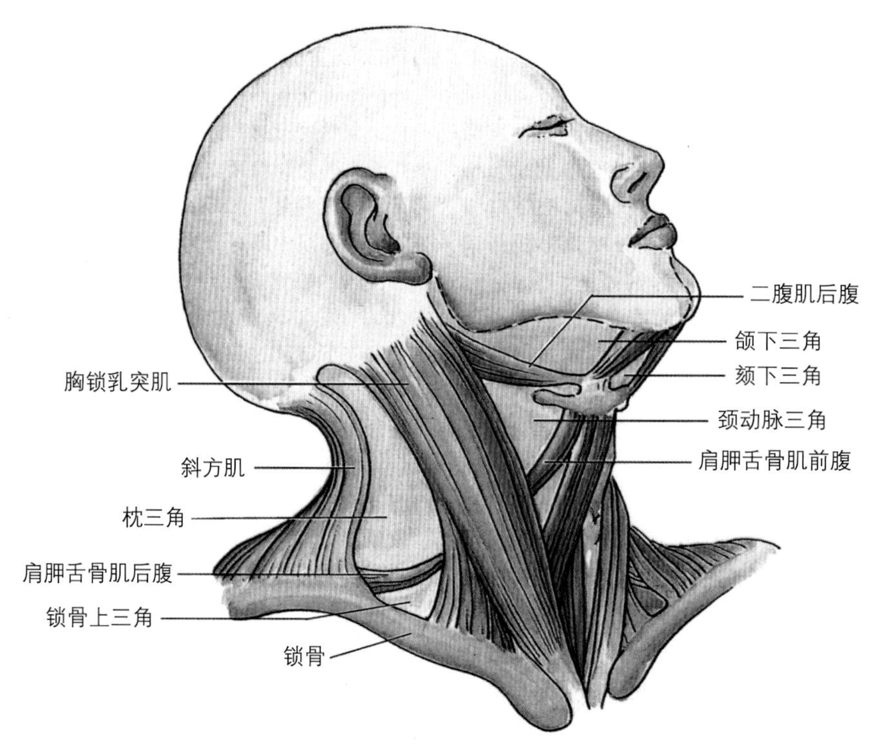

图7-1　颈部分区

颈前区（anterior region of neck）的边界是胸锁乳突肌前缘、前正中线和下颌骨下缘，呈尖向下、底朝上的三角形，故又名颈前三角（anterior triangle of neck）。颈前区再分为下列4个小（三角）区，即由二腹肌前、后腹和下颌骨下缘围成的下颌下三角（submandibular triangle），容纳下颌下腺等；由左、右二腹肌前腹和舌骨体围成的颏下三角（submental triangle）；由胸锁乳突肌前缘、颈前正中线和肩胛舌骨肌上腹围成的肩胛舌骨肌气管三角（即肌三角muscular triangle），内有甲状腺和气管等；由胸锁乳突肌前缘、肩胛舌骨肌上腹和二腹肌后腹围成的颈动脉三角（carotid triangle），内有颈总动脉、颈内动脉、颈外动脉及其分支等。

颈外侧区（lateral region of neck）的边界是胸锁乳突肌后缘、斜方肌前缘和锁骨，是底朝下、尖向上的三角形，又名颈外侧三角。三角之顶为颈深筋膜。颈外侧区可分为2个小（三角）区，即以斜行的肩胛舌骨肌下腹划分为上方的枕三角（occipital triangle）和下方的肩胛舌骨肌锁骨三角（锁骨上大窝，fossa supraclavicularis major）。枕三角内有副神经向外下方斜过。肩胛舌骨肌锁骨三角的深部有锁骨下动脉越过，并有肺尖和胸膜顶自胸腔突入。有时斜方肌锁骨止点前移，与胸锁乳突肌的锁骨头止点相接，几乎完全占据颈外侧区，使胸锁乳突肌不易识别。

临床应用注意事项

此分区为人为划分，目的是便于掌握和理解，同时也是病变定位的重要参考标志，对诊断的定性定位有重要意义。

颈前外侧部软组织

颈部各结构之间，有疏松结缔组织填充，形成筋膜鞘和诸多的筋膜间隙。颈部的肌肉分为颈浅肌群，舌骨上、下肌群和颈深肌群，可使头颈灵活运动，并参与呼吸、吞咽和发音等。颈部淋巴结丰富，多沿血管和神经排列，肿瘤转移时易受累。

■ 颈前外侧部皮肤和浅筋膜

颈前外侧部皮肤较薄，有较大的延展性和活动性，有横行皮纹，因此，颈部手术多选横切口。颈部浅筋膜为含有脂肪的疏松结缔组织，内含浅部血管神经。颈阔肌（platysma）位于颈前外侧部浅筋膜内，为阔而薄的肌片，起于胸大肌上部及三角肌表面的筋膜，上行的前部肌纤维附于下颌骨下缘，后外侧纤维则越过下颌骨下缘延至面部，与口角的肌纤维交织。颈阔肌前部纤维在颏下方与对侧颈阔肌纤维交织，向下两侧颈阔肌间的距离逐渐加大（图7-2）。浅筋膜内的皮神经、浅静脉和淋巴结均走行于颈阔肌深面。颈阔肌变异较大，可一侧或双侧阙如。该肌收缩时，可致颈部皮肤出现横行皱纹。其前部纤维可协助降下颌，后份纤维牵下唇和口角向下。颈阔肌受面神经颈支及颈丛皮支支配。

临床应用注意事项

颈部手术切口也可以采取纵切口，颈部手术完成时须将颈阔肌缝合后再缝合皮肤，以免形成明显瘢痕。横切口和皮纹一致，切口愈合后痕迹较纵切口更为隐蔽，但有时难以充分暴露上下结构。应根据情况选择切口或联合切口。一般在切开颈阔肌后才能见到皮神经及颈部浅静脉，应注意识别。

颈前外侧部皮神经

颈前外侧部的皮神经主要为颈丛分支和面神经的颈支。颈丛分支由胸锁乳突肌后缘中点浅出深筋膜。重要的皮支有枕小神经、耳大神经、颈横神经和锁骨上神经。枕小神经（lesser occipital nerve）在胸锁乳突肌后缘上、中1/3交点处浅出并钩绕副神经，沿胸锁乳突肌后缘上升，分布至枕部及耳郭背面上部皮肤。耳大神经（great auricular nerve）为最大的颈丛皮支，于枕小神经起端附近，越过胸锁乳突肌浅面垂直上行，分布于耳郭及腮腺区皮肤，其走行几乎和颈外静脉平行。颈横神经（transverse nerve of neck）向前横越胸锁乳突肌中部并分为两支，呈扇形分布于颈前外侧皮肤。锁骨上神经（supraclavicular nerves）分内、中、外支，内侧支向下越过胸锁乳突肌下部，中间支下行越过锁骨，外侧支向下外行走，越过斜方肌至肩部（图7-3）。偶见锁骨上神经分支穿过锁骨中部的孔道而引起神经症状。

面神经颈支（ramus colli nervi facialis）自腮腺下缘浅出后行向前下，走行于颈阔肌深面，支配该肌。

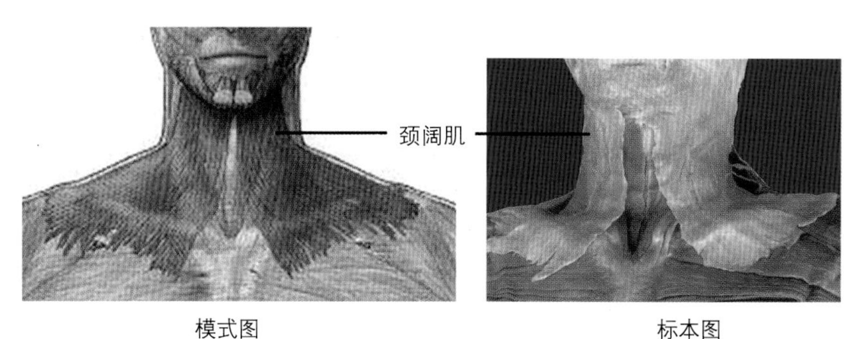

图7-2　颈阔肌

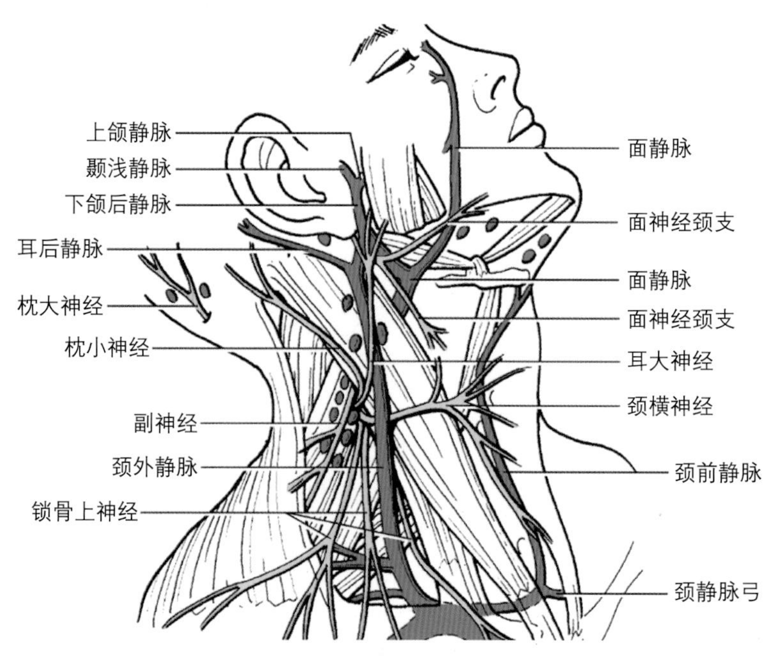

图7-3　颈部皮神经和浅静脉

临床应用注意事项

颈丛皮支由胸锁乳突肌后缘中点浅出，位置表浅且相对集中，常为颈部阻滞麻醉的穿刺点。根据皮神经分布，手术操作时在剥离胸锁乳突肌后缘时，特别在其上、中1/3交界处，应注意这些神经穿出的路径，以免损伤皮神经导致颈部皮肤感觉丧失。

锁骨手术常采取沿着锁骨横切口，容易切断锁骨上神经的分支，应注意寻找并尽可能保护。如果需要切断也应锐性切断，不要使用电刀。切断后可造成局部感觉障碍或麻木，但不会出现运动障碍。闭合切口时注意不要结扎或将皮神经分支缝合，以免造成局部顽固性疼痛或麻木（图7-4）。

颈部浅静脉

1. 颈外静脉（external jugular vein）　为颈部最大的浅静脉，于下颌角下后方，胸锁乳突肌外侧面，由下颌后静脉后支和耳后静脉合成，沿胸锁乳突肌外面向后下斜行，于锁骨上方约2.5 cm，胸锁乳突肌后缘（相当于锁骨内、中1/3交点处）穿深筋膜注入锁骨下静脉或静脉角，少数也可注入颈内静脉。颈横静脉和肩胛上静脉自其后方注入，颈前静脉经胸锁乳突肌深面注入颈外静脉前部。颈外静脉常借吻合支与头静脉交通，头静脉也可直接汇入颈外静脉。

颈外静脉的口径由上向下逐渐增大，上、中、下1/3段平均为4.11 mm、5.25 mm和6.29 mm。其行程可呈岛状，中、下段有时呈结节状膨大。由于颈外静脉口径变化较大，其注入部位亦常有变异，因此，该静脉并非静脉穿刺置管术的首选静脉。

颈外静脉穿入部位的深筋膜与静脉壁愈着，静脉损伤时，管腔不易闭合，易发生气栓。颈外静脉末端通常只有一对瓣膜，但不能完全阻止血液逆流，故当上腔静脉回流受阻，静脉压升高时，可出现颈外静脉怒张。

2. 颈前静脉（anterior jugular vein）　为颈外静脉的属支，起自颏下部，沿正中线两侧下降，进入胸骨上间隙内，呈直角转向外侧，经胸锁乳突肌深面注入颈外静脉，偶有注入锁骨下静脉或无名静脉者。在胸骨上间隙内，两侧颈前静脉间常有横吻合支相连，称颈静脉弓（jugular venous arch）。颈前静脉无瓣膜，离心脏距离较近，受胸腔负压影响较大，故于颈部手术时，需注意防止空气进入静脉。部分人的颈前静脉仅1支，居颈前部中线，称颈前正中静脉（图7-5）。

临床应用注意事项

由于颈部浅静脉位于颈阔肌深面，手术在切开颈阔肌后才能遇到这些浅静脉，由于静脉周围仅为疏松结缔组织，容易分离，所以可以先游离牵开，如果需要则先钳夹结扎再切断，既可减少出血，也可避免出现气栓的风险。

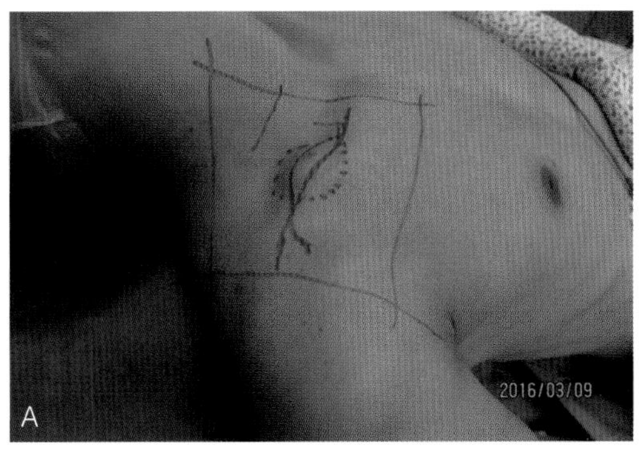

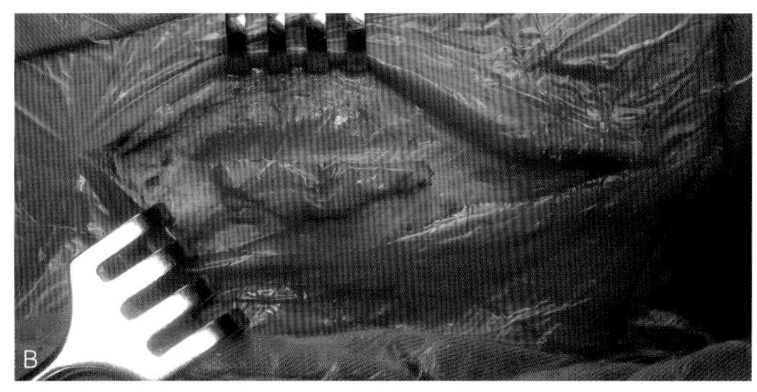

图7-4　锁骨手术切口

A.位置；B.皮神经

颈浅淋巴结群

沿颈外静脉排列的淋巴结称颈外侧浅淋巴结，收纳外耳部、腮腺区下部和下颌角等区域的浅淋巴管，其输出管注入颈深淋巴结（图7-6）。

临床应用注意事项

颈部淋巴结是胸腹部肿瘤转移常见部位，也是淋巴瘤、炎症、结核常累及的器官，临床上淋巴结触诊非常重要。颈部淋巴结位置表浅，是活检常选择的部位，掌握淋巴结解剖及毗邻结构对上述疾病诊断治疗很重要。

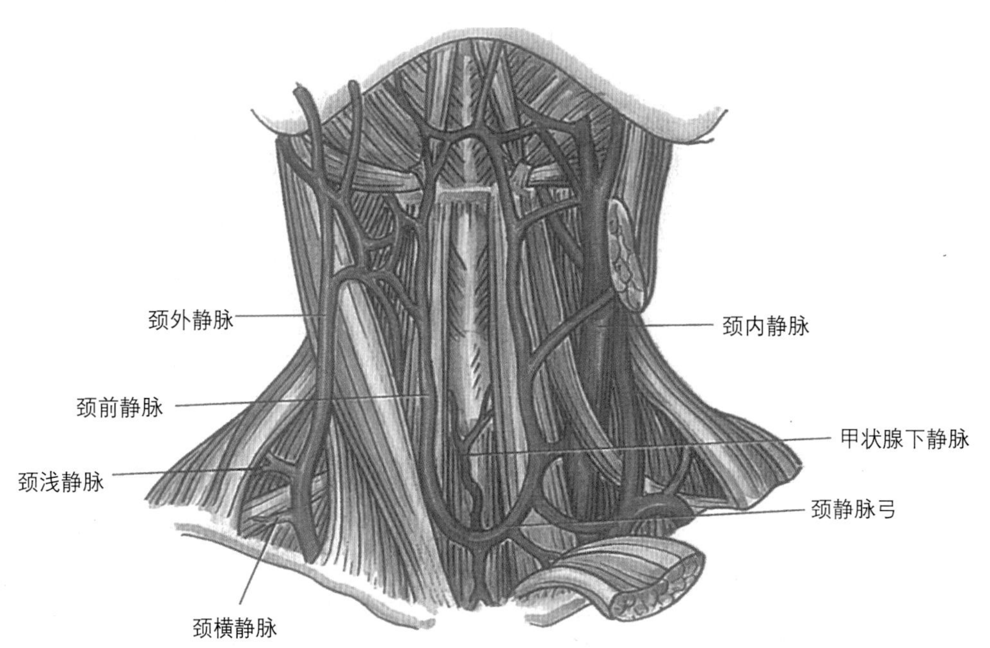

图7-5　颈前部浅静脉

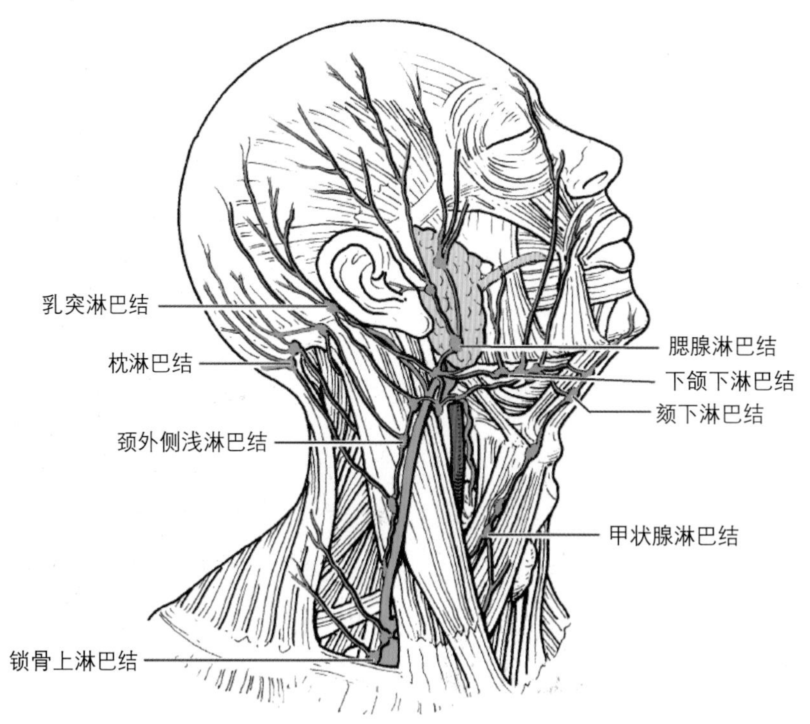

图7-6　颈浅淋巴结

■ 颈深筋膜和筋膜间隙

颈深筋膜组成及结构

颈深筋膜包裹并支持颈部肌肉、咽、气管、食管、淋巴结、大血管和神经，可分为浅、中、深3层（图7-7）。

1. 浅层　即封套层（investing layer），包裹包括颈部浅层的神经血管和颈阔肌在内的所有颈部软组织。上附于下颌骨下缘，并于下颌角后上行，包裹腮腺，附于颧弓、乳突、上项线和枕外隆凸，后方可达颈椎诸棘突。封套层向前分为两层，包裹胸锁乳突肌和斜方肌，于胸锁乳突肌前、后分别作为颈前、后三角的顶，并于两个三角上部会合。其下部分离，附于胸骨上切迹的前、后缘。在下颌角和舌骨大角之间，因封套层和二腹肌前、后腹的筋膜相融合，下颌下三角与颏下三角不相交通，也与其他颈区相隔离。

2. 中层　为气管前层（pretracheal layer），又称气管前筋膜（lamina praetrachealis）或内脏筋膜（internal fascia），位于气管和舌骨下肌群之前，并与其筋膜相愈着。此层筋膜包绕颈部脏器，在甲状腺区分成两层，包绕甲状腺形成甲状腺鞘（外层被囊）。气管前筋膜的前层包围肩胛舌骨肌和胸骨舌骨肌，后层包裹胸骨甲状肌。筋膜的上缘固定于环状软骨和甲状软骨，下缘续于心包。此筋膜在颈根部发许多纤维覆于大血管壁，使血管保持开放状态。此处血管一旦破裂，甚难闭合，可致空气进入引起气栓。

3. 深层　为椎前层（prevertebral layer），又称椎前筋膜（prevertebral fascia）。在咽和食管的后方，覆盖椎前肌和前纵韧带。此筋膜向外覆被斜角肌，向下与胸内筋膜相续，其深面有颈交感干、膈神经、臂丛和锁骨下动脉等，并向下外侧包绕腋血管和臂丛，形成腋鞘。椎前筋膜位于颈部大血管后方，筋膜较厚，颈椎结核形成椎前脓肿时不易穿破，脓液向下外至胸锁乳突肌后方，流入锁骨下三角，也可流入后纵隔。

颈动脉鞘（carotid sheath）是颈筋膜包绕颈部的大血管和迷走神经所形成的血管神经鞘，包裹颈总动脉、颈内动脉、颈内静脉和迷走神经。此鞘的后壁有交感干，前壁有舌下神经降支。此

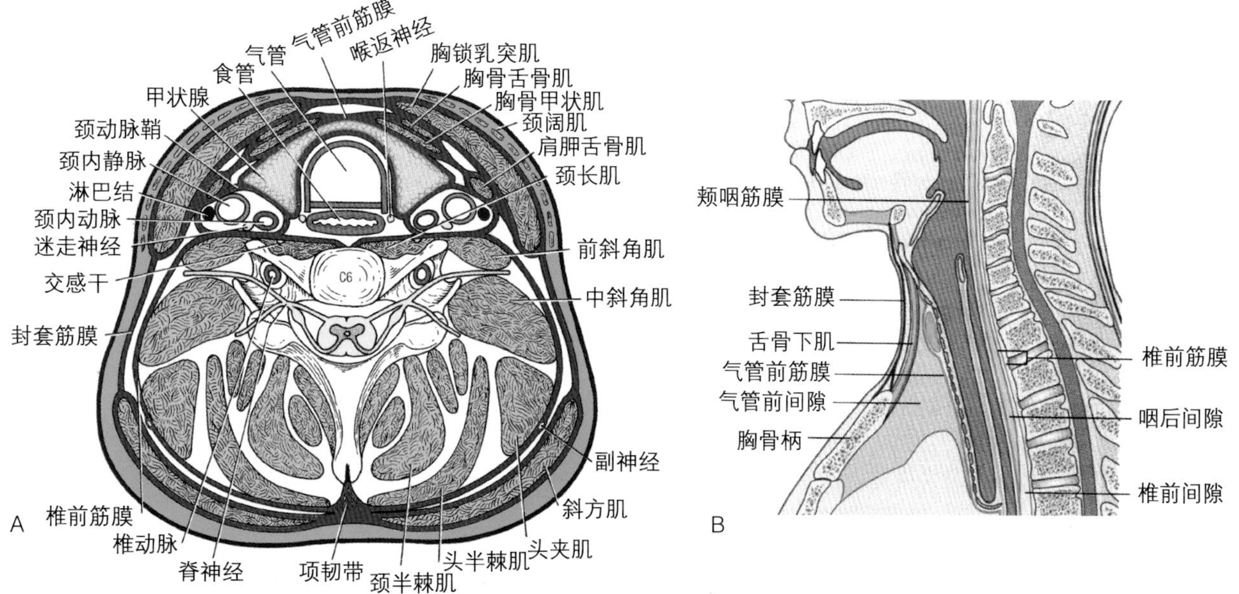

图7-7　颈深筋膜及筋膜间隙

A.横断面；B.矢状面

鞘覆盖颈总动脉的部分较厚，而覆盖颈内静脉的部分稍薄。

临床应用注意事项

Robinson等在对颈筋膜及其间隔深刻理解的基础上发展了从颈动脉鞘和内脏鞘之间到达颈椎前方的颈椎前路手术入路，由此可见了解颈筋膜知识对颈椎前路手术入路的重要性。颈椎前路手术中颈总动脉损伤虽然罕见，但却是手术过程中必须时刻警惕的。手术中牵拉颈总动脉使其闭合过久可导致脑缺血和中风。近年来，颈椎前路手术发生颈内动脉血栓的潜在危险已开始引起注意，尤其伴有动脉粥样硬化的老年患者更容易发生。Chozick等报道1例颈椎病患者实施前路手术后，出现颈总动脉血栓造成脑梗死并导致患者死亡，分析原因可能是在患者原有颈总动脉粥样硬化基础上，手术中过度牵拉颈动脉鞘所致。

国内多数学者认为颈动脉鞘是气管前筋膜（颈筋膜中层）向外延续包绕颈总动脉、颈内静脉、迷走神经而成。有的学者则把颈动脉鞘作为一独立的筋膜结构；而在颈部解剖图解中，颈动脉鞘几乎均被描述为一孤立筒状结构。在颈椎前路手术入路中，为了充分显露椎体前方，需要向内侧牵拉气管食管鞘及向外牵拉颈动脉鞘。如果颈动脉鞘是一独立筒状结构，或者颈动脉鞘是气管前筋膜向外延续而成，在颈椎前方入路中切开气管前筋膜后，颈动脉鞘就会变为一内侧独立的筒状结构，其活动度应较大，允许一定程度的牵拉，拉钩的返折部可到达颈动脉鞘后方。但是，单建林研究显示椎前筋膜（颈筋膜深层）由浅、深两层构成，颈动脉鞘前壁、内壁及外侧壁由椎前筋膜浅层向外直接移行延续而来，所以颈动脉鞘并非由颈筋膜中层的气管前筋膜形成，因此颈动脉鞘并非独立筒状结构。即使颈椎前路手术中切开气管前筋膜后颈动脉鞘仍不会游离，加之椎前筋膜浅层较为致密坚韧，颈动脉鞘受牵拉，向内外侧的活动度均受到限制。

根据以上所述颈动脉鞘的特点，在颈椎前路手术时，为防止颈总动脉损伤和血栓形成，需注意以下几点：①由于颈动脉鞘并非孤立筒状结构，无法用拉钩将其游离牵开，拉钩的返折端如甲状腺拉钩有损伤位于颈动脉鞘内侧的颈内动脉的可能；②由于椎前筋膜浅层及其构成颈动脉鞘前壁的向外延续部分比较致密坚韧，颈动脉鞘向外侧的活动度有限，勉强地向外牵拉势必会压迫颈总动脉甚至阻断其血流，有造成颈总动脉血栓形成的可能，如果颈总动脉原有病变如动脉粥样硬化则更易发生；③由于颈椎位于脏器鞘而非颈动脉鞘的后方，显露过程中，向内牵拉内脏鞘，而颈动脉鞘只需挡开以免进入术野即可，无需用力牵拉，这样可减轻对颈动脉鞘的压力。当手术进行到颈椎前方后，部分剥离颈长肌内缘后安放专用拉钩可以最大限度地减少颈动脉鞘承受的压力。

颈部筋膜间隙

依颈深筋膜可将颈部分为3个间隙：①脏器间隙：位于椎前筋膜和气管前筋膜之间，内含喉、气管、咽下部、食管颈段、甲状腺和大血管，其周围有疏松的结缔组织；②舌骨上间隙：位于颈深筋膜封套层和覆盖下颌舌骨肌的筋膜之间；③椎前间隙：位于椎体和椎前筋膜之间。筋膜间隙和炎症的扩散有关。炎症一般被局限于一定的筋膜间隙中，筋膜损坏时，则有蔓延至他处的可能。颈深筋膜构成的筋膜间隙总结如下：

1. 胸骨上间隙（suprasternal space） 是颈筋膜浅层在距胸骨柄上缘3~4cm处分为两层，分别附着于胸骨柄的前、后缘所形成的筋膜间隙。内有胸锁乳突肌胸骨头、颈前静脉下段、颈静脉弓、淋巴结及脂肪组织等。

2. 锁骨上间隙（supraclavicular space） 是颈筋膜浅层在锁骨上方分为两层所形成的筋膜间隙，经胸锁乳突肌后方与胸骨上间隙相通。内有颈前静脉、颈外静脉末段及疏松结缔组织等。

3. 气管前间隙（pretracheal space） 位于气

管前筋膜与气管颈部之间，内有气管前淋巴结、甲状腺下静脉、甲状腺奇静脉丛、甲状腺最下动脉、头臂干及左头臂静脉，以及小儿胸腺上部。此间隙感染、出血或气肿时可蔓延至上纵隔。

4. 咽后间隙（retropharyngeal space） 位于椎前筋膜与颊咽筋膜之间，其外侧为颈动脉鞘；位于咽壁侧方的部分，称为咽旁间隙，内有淋巴结及疏松结缔组织。

5. 椎前间隙（prevertebral space） 位于脊柱颈部与椎前筋膜之间。颈椎结核脓肿多积于此间隙，向两侧可至颈外侧区，并经腋鞘扩散至腋窝；脓肿溃破后，可经咽后间隙向下至后纵隔。

颈椎结核时脓液多聚于椎体前方，在第 5 颈椎椎体以上形成咽后脓肿，以下则形成食管后脓肿（图7-8），有时脓液沿斜角肌向两侧锁骨上窝流注。椎前脓肿较大者，甚至妨碍呼吸或吞咽；脓肿自咽部破溃时，患者可出现口吐脓液。颈椎椎体骨髓炎时，脓液首先潴留于椎体前方，以后可向上蔓延至颅底，向下蔓延可穿破椎前筋膜流入颈部脏器后的疏松结缔组织内，形成咽后脓肿，并由此处向下流入后纵隔。颈椎椎弓、横突及棘突骨髓炎的脓液常位于头后及颈后深部肌群内，也可经椎间孔或黄韧带破入椎管内，引起脊髓压迫症状，甚至穿破硬脊膜，形成化脓性脑膜炎或脊髓炎。颈椎横突骨髓炎的脓液尚可流入颈血管鞘或椎动脉鞘内，亦可向下蔓延至颈部前侧，形成筋膜下颈前蜂窝组织炎，或向下蔓延至前纵隔疏松结缔组织内，引起继发性前纵隔炎。沿椎动脉蔓延的脓液向下积聚于锁骨上部，形成锁骨上脓肿。此外，脓液尚可向下沿头臂干和锁骨下动脉流入前纵隔，沿锁骨下血管及臂丛流入腋窝。

颈部肌肉

胸锁乳突肌

胸锁乳突肌（sternocleidomastoideus muscle）为颈部的重要标志，是颈前、后三角的分界，颈后三角许多重要结构从其后缘穿出（图7-9）。

胸锁乳突肌的前缘自乳突尖至胸骨头起点内侧长约15.8 cm，后缘自乳突尖至锁骨头起点外侧长13.4 cm。胸锁乳突肌的浅层为颈筋膜和颈阔肌覆盖。

1. 胸锁乳突肌的种系及个体发生 胸锁乳突肌与由鳃弓衍化的肌群性质相同，为鳃源性。其神经支配来源于副神经脊髓根及颈神经前支。低等动物的胸锁乳突肌与斜方肌原为同一肌块，起于背部浅筋膜，不牵拉肩带产生运动。哺乳类动物的胸锁乳突肌与斜方肌分离，起自胸骨、锁

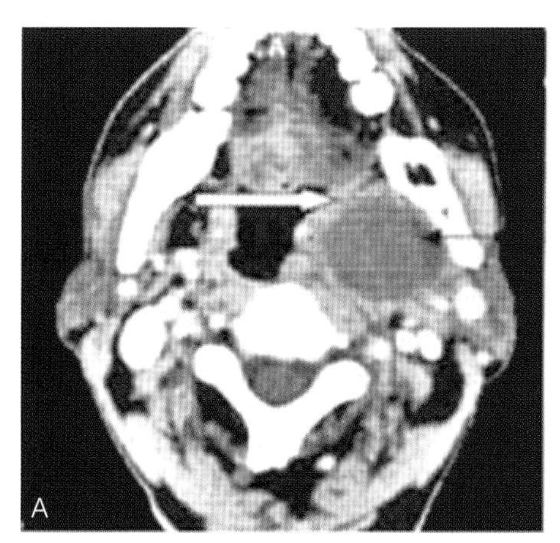

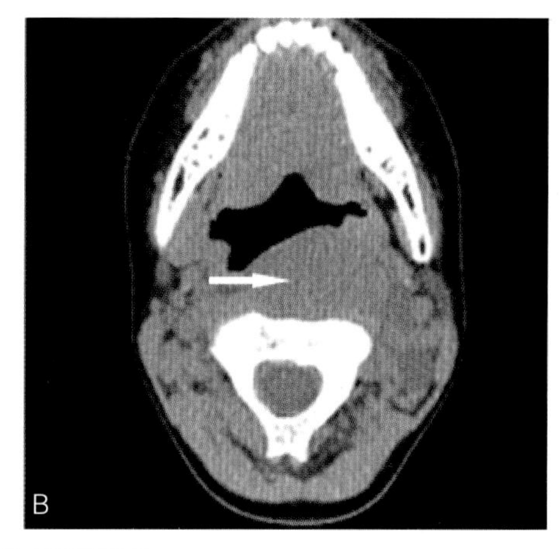

图7-8 CT显示咽后壁脓肿

A.咽旁脓肿；B.咽后脓肿

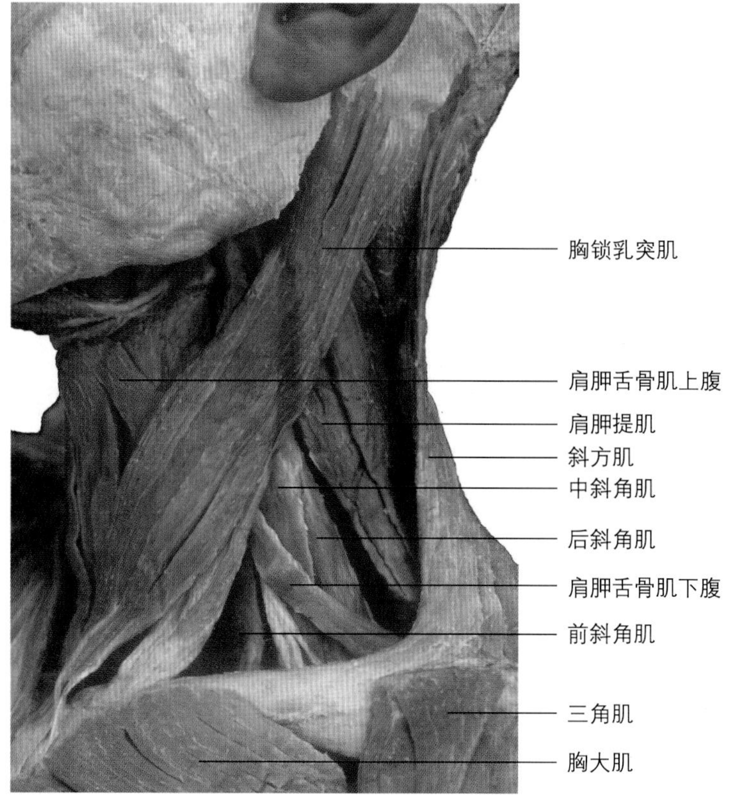

图7-9　胸锁乳突肌（标本）

骨，止于乳突及枕骨，这些分散肌束分别被称为胸乳突部、胸枕部、锁乳突部、锁枕部。胸锁乳突肌及斜方肌均由中胚层发生，于枕区外侧部起源于同一肌块，以后转移至肩带。胚胎发育早期，副神经即伸展至此肌块，当肌块向尾侧伸展时，神经亦随同下降。

2. 胸锁乳突肌的起止　该肌有两个头：胸骨头呈腱性，较窄，起自胸骨上缘的前面；锁骨头呈肌性，较宽，起自锁骨内侧部，肌纤维斜向外上，止于乳突和上项线。锁骨头的纤维发出后，逐渐走向胸骨头的深面，为胸骨头所覆盖，但两头的肌纤维在下2/3为结缔组织间隔分开，上1/3部相互愈着，两头可分离的长度约为7.6 cm。

除止于乳突外，胸锁乳突肌尚伸延至上项线外侧。Chandler将胸锁乳突肌分为五部分，即：①浅胸乳突肌；②浅胸枕肌；③浅锁枕肌；④深胸乳突肌；⑤深锁乳突肌。胸锁乳突肌的内侧部（胸骨头）位于锁切迹下，而外侧部（锁骨头）起自锁骨内1/3上缘，在此两部之间覆以颈外筋膜。肌肉附于①乳突的前缘及外面；②枕骨上项线的外侧半。偶见一侧胸锁乳突肌起于对侧锁骨。

3. 胸锁乳突肌的血供　胸锁乳突肌血供丰富，为多源性供血，主要来自甲状腺动脉、枕动脉及颈横动脉的分支，彼此形成丰富的吻合。其主要血供来源可分为上、中、下三部分（图7-10）。上部主要为枕动脉的分支，有分支伴副神经进入第一肌门。中部主要为甲状腺上动脉的分支和颈外动脉直接发出的小分支。下部主要为甲状颈干和颈横动脉的小分支。从骨骼肌内动脉铸型标本或X线血管造影中，均可见肌内动脉吻合成网，互相交通。因此，无论利用胸锁乳突肌上端或以下端为蒂，均可制备带血管的胸锁乳突肌肌皮瓣。郑和平等（1996年）建议切取胸锁乳突肌锁骨头带蒂及半片锁骨瓣转位进行颈椎融合术。

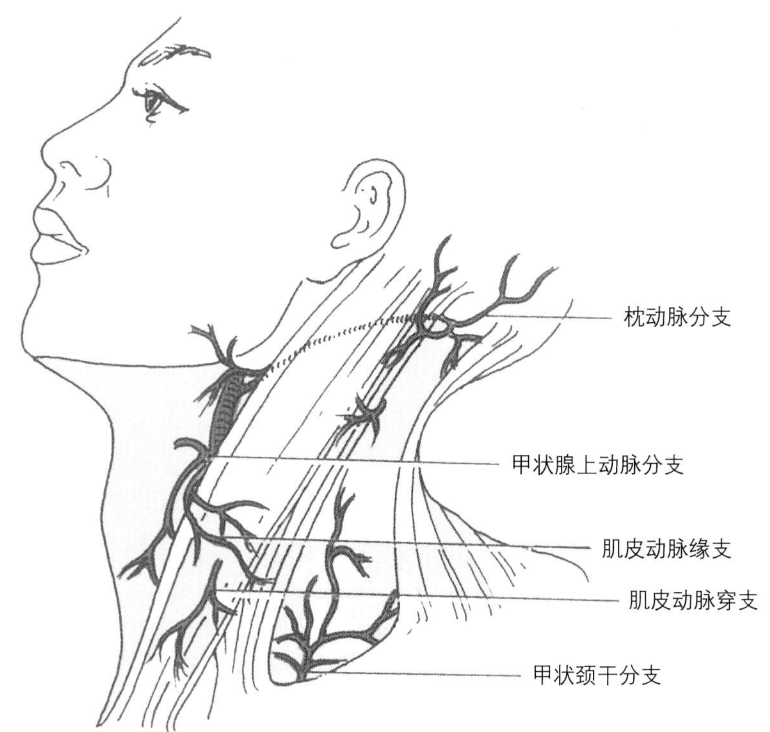

图7-10　胸锁乳突肌的血供

4. 胸锁乳突肌的神经支配　胸锁乳突肌受副神经及第2~4颈神经前支支配。副神经有两个根，即延髓根和脊髓根，前者与迷走神经的运动核共同起源于延髓的疑核；后者的神经核位于脊髓灰质前角侧部，众多脊髓根位于齿状韧带及颈神经后根之间，脊神经根可下延至C5、C6节段水平，亦可高至C3节段。在延髓侧面，于小脑下后动脉外侧，与延髓根共同经颈静脉孔出颅。延髓根的纤维出颈静脉孔后，即加入迷走神经，副神经的颅外部分几乎完全由脊髓根组成，虽然也接受一些颈神经的固有纤维，但脊髓根完全为运动性，仅支配胸锁乳突肌及斜方肌，故实际支配胸锁乳突肌运动者为副神经的脊髓根。

副神经的胸锁乳突肌支穿入胸锁乳突肌的部位在乳突下方约41.4 mm，距前缘18.9 mm，伴随枕动脉的肌支进入肌门，以后斜向外下，约在胸锁乳突肌后缘中、上1/3交界处，由筋膜深面穿出，斜越二腹肌后腹及颈内静脉，经颈后三角分布于斜方肌。某些痉挛性斜颈的治疗应考虑在颅内延髓根加入平面以下切断副神经及颈神经的运动根。

5. 胸锁乳突肌的功能　双侧胸锁乳突肌同时收缩时：①可屈颈并牵拉头向前，使下颏靠近胸壁；②在抬头视物时，胸锁乳突肌可控制颈过度后伸。汽车追尾时，车内未采取保护措施的乘员易受挥鞭样损伤，而胸锁乳突肌是阻止乘员头颈部后伸的主要结构；③在谈话和咀嚼时，下颌骨发生运动，双侧胸锁乳突肌与斜方肌一道，起着稳定和固定头部空间位置的作用；④在头颈部直立或过伸时，胸锁乳突肌通过强力上拉前上部的肋骨，成为重要的吸气辅助肌；⑤胸锁乳突肌参与吞咽动作；⑥胸锁乳突肌尚有空间定位、感受重量和运动协调等作用。

单侧胸锁乳突肌收缩时：①可使面部转向旋转的对侧，并使面部斜向上；②协同斜方肌作用，使颈椎侧屈，使耳部向下靠近同侧肩部；

③协同同侧的斜角肌和斜方肌，代偿由于肩带轴倾斜所致的头部歪斜。

向同侧主动侧屈或控制向对侧弯曲时，一侧胸锁乳突肌协助同侧上斜方肌完成上述动作。在控制头颈后伸时，双侧胸锁乳突肌作为协同肌完成动作。胸部剧烈呼吸运动（主要是吸气）时，胸锁乳突肌协同斜角肌完成提肋动作。单侧胸锁乳突肌的胸骨头是使头向对侧旋转的拮抗肌。

临床应用注意事项

先天性肌性斜颈（congenital torticollis） 一侧胸锁乳突肌挛缩可引起斜颈，其发病率为0.3%~0.5%。关于先天性肌性斜颈之病因，多年来一直存在各种学说，其中尤以宫内发育障碍、产伤及血供受阻等学说较受重视，但只有第一种情况可认为系真正的先天性。

宫内发育障碍可因胎儿在宫内位置不正，头呈后伸位或前屈位，胎头受压或因羊水过少引起一侧粘连，也可能因胎儿本身发育障碍引起。在一些报告中，有肌性斜颈的患者50%~70%具有臀产、难产或使用产钳的病史，但斜颈是否由产伤引起，颇有疑问。支持这种学说的认为，由于产伤致胸锁乳突肌撕裂，同时发生血肿引起斜颈，但临床上胸锁乳突肌的肿块多在生后第10~14天发生，如系出生当时受伤，至少应呈现皮下淤血、肿块较软等现象，但实际情况并非如此，肿块早期即坚硬，其内未发现出血或含铁血红素。病理观察证实，肌纤维完全为致密纤维组织所代替。临床上也常见其他肌肉撕裂出血，但以后并未发生挛缩现象。所谓血供阻断学说，无论系动脉或静脉引起，论据都不足，一些作者认为三组血供间不存在吻合，固然可解释某一组动脉（一般指支配胸骨头的甲状腺上动脉之胸锁乳突肌支）因颈部极度扭转受压，引起肌肉下部特别是胸骨头缺血现象，但即使存在吻合，亦可能因代偿不足，发生胸锁乳突肌变性，与Volkmann挛缩所引起的病理变化并不一致，后者从未有肿块发生。以上三种学说虽有一定根据，但均难以全面解释其病因，近年来倾向于宫内外混合学说：可能肌性斜颈由众多因素共同促成，遗传因素亦应考虑。

尚有另一种痉挛性斜颈，被累及的肌肉分为3组，即：①位于寰、枢椎及颅骨间的短小肌肉；②颈部大肌肉，包括胸锁乳突肌、斜方肌及斜角肌；③舌骨肌。此种病变可能由于神经细胞的功能性障碍或基底神经节病变引起。

一侧胸锁乳突肌发生挛缩时，无论其深部肌肉如斜角肌是否受累，肌肉均难以维持正常位置。如一侧胸锁乳突肌发生慢性挛缩，头颈即倾向患侧，同时头部仰起和旋转，患侧耳郭贴近同侧肩部。胸锁乳突肌挛缩可为暂时性的，也可为永久性的。检查时可发现患侧胸锁乳突肌异常坚硬，触之犹如绳索，其胸骨头隆凸尤为显著。在胸锁乳突肌附着部之间有一明显间隙，面部渐不对称，健侧颜面丰满，但患侧显窄平，患侧眼平面稍降低，头部倾向患侧，但下颌突向健侧。成年期的患者畸形严重，短缩侧颅骨额突变平，枕部突出，乳突过度发达，颅底产生旋转畸形，颜面骨的长度减小，而宽度增大。此外，颈椎在已发生原发侧凸的基础上继续出现颈胸段脊柱向对侧凸出的代偿弧。由于长期畸形，颈椎亦可稍呈楔形改变，患侧可有唇形增生，伴有椎体和颅骨旋转畸形，头部运动严重受限（图7-11）。

治疗斜颈时，仅切断胸锁乳突肌的下部效果欠佳，必须同时切断上部（图7-12）。病情严重时，需将覆盖胸锁乳突肌的筋膜切除，或将肌肉一部分切除，但应注意勿伤及深部组织如副神经、颈总动脉及颈内静脉。包裹胸锁乳突肌的筋膜上厚下薄，上部较坚韧，筋膜鞘形如密闭小房，因肌肉破裂所致出血可聚积于此鞘内。

斜角肌

1. 斜角肌的起止点及功能 前、中、后斜角肌（scalenus）均位于胸锁乳突肌深面（图7-13）。

前斜角肌（anterior scalenus muscle）由4条肌

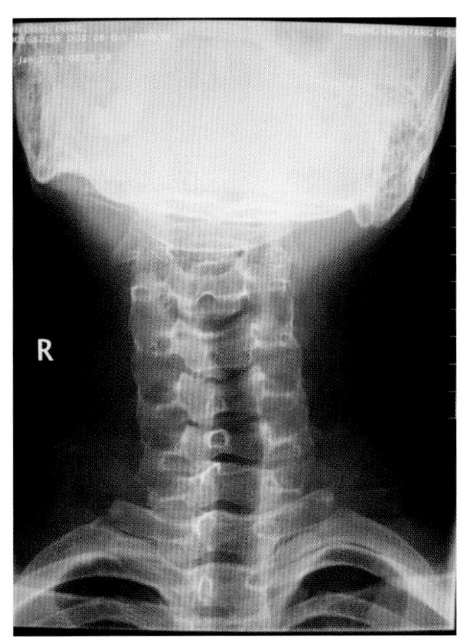

图7-11 斜颈患者颈椎正位片

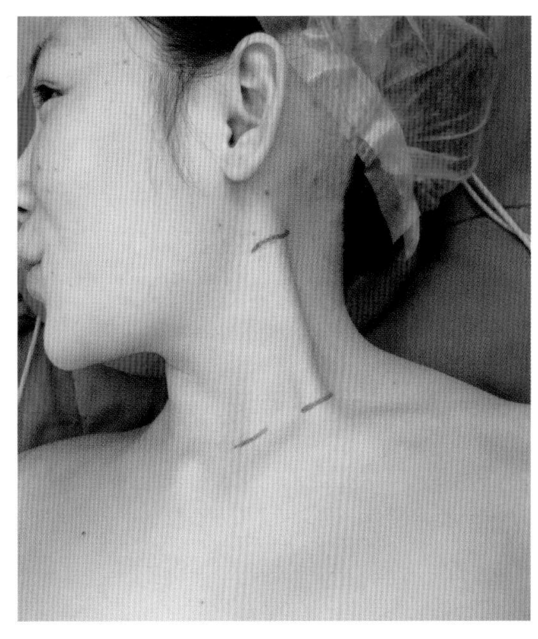
图7-12 胸锁乳突肌切断术切口

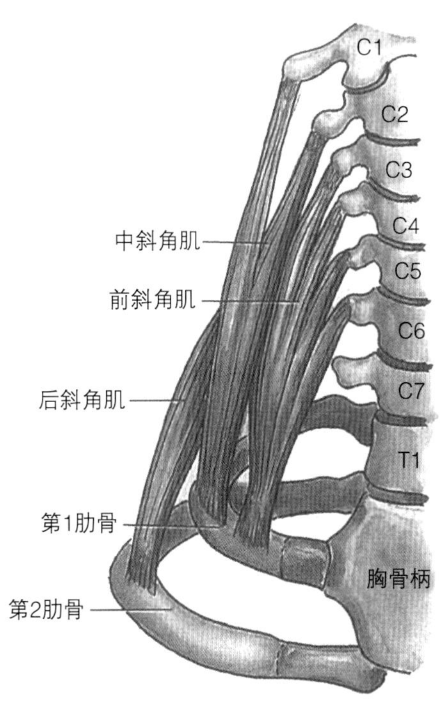

图7-13 前、中、后斜角肌

束组成，起于第3~6颈椎横突前结节，其纤维斜向下外，止于第1肋内侧缘和斜角肌结节。前斜角肌在锁骨下动脉前面宽约12 mm，厚约7 mm；在动脉上缘宽约14 mm，厚为8 mm。前斜角肌下部渐成腱性，虽较薄，但甚为坚韧。偶见前斜角肌与锁骨下动脉相邻处的肌纤维出现纤维化而使动脉受压。

中斜角肌（medial scalenus muscle）起于第1或第2~6颈椎横突后结节，约10%的人部分腱性束起自第2~4颈椎横突前结节，止于第1肋上面锁骨下动脉沟之后。中斜角肌起始部约75%为腱性结构，主要位于前内侧缘。在前、中斜角肌近端形成的“剪刀状”夹角中，肩胛背神经和胸长神经上支位于第5颈神经前支后外侧，易受卡压。肩胛背神经和胸长神经上、中支可穿经中斜角肌腱性部或肌部。二者在夹角处以及穿越中斜角肌时，可能遭遇先后两次卡压而引起肩背部疼痛。

后斜角肌（posterior scalenus musculus）位于中斜角肌的深面，起于第4~6颈椎横突后结节，止于第2肋外侧面的肋骨粗隆。两侧后斜角肌犹如吊桥的斜拉钢索，与其他结构共同作用，防止胸廓下坠。

前、中斜角肌的止点常有变异，或呈镰状（图7-14），或互相重叠，呈V形，均可挤压锁骨下动脉及臂丛。有时还可出现小斜角肌，起自第7颈椎横突，止于第1肋（图7-15）。

前斜角肌后缘、中斜角肌前缘和锁骨构成斜角肌三角。三角前缘长约58.8 mm，距胸锁关节约54.8 mm，距胸锁乳突肌后缘14.9 mm，距第6颈椎横突52.9 mm，三角底上2 cm处皮肤距臂丛深度约为25.5 mm。三角后缘长60.2 mm。三角的底宽19.4 mm。

前、中斜角肌由椎前筋膜包裹，分为2层，在斜角肌外缘融合，形成密闭的斜角肌间隙。此间隙自颈椎横突至腋窝远侧数厘米，包含臂丛及锁骨下动脉。臂丛经过斜角肌三角的外上方，位于三角底上2 cm处，前后跨度为15.30 mm。锁骨下动脉斜过三角前下方，在三角底上20 mm处，前后跨度为8.8 mm。动脉在三角内高度为16.9 mm，跨越锁骨处距胸锁关节61.8 mm。胸膜顶高于锁骨上30.1 mm，其外缘距胸锁关节19.9 mm，颈横动脉多跨经臂丛前面，也可经过其后面或自臂丛中间穿过（图7-16）。

前、中、后斜角肌皆由第4、5或第6颈神经支配，能上提第1、2肋，止端固定时，则能屈头至颈同侧。三斜角肌中，以前斜角肌最为重要，它是颈部的重要标志，其浅面有膈神经自外上斜向内下。由斜角肌外侧缘穿出的结构，上有臂丛，下有锁骨下动脉第3段，其下部浅面则横过锁骨下静脉，左侧尚可见胸导管经其下部的浅面。

颈、胸、腋区有三个连续的狭窄通道，即斜角肌间隙、胸廓上口和肋锁间隙。在构成这些通道的骨性支架结构中，肩胛骨是活动骨。第1肋参与组成每个通道，其改变必然影响三个通道的穿行结构。

Ross（1979年）发现尚有异常的纤维肌肉索带与臂丛和锁骨下血管相贴，形成类似骨架的剪力作用（图7-17）。这些束带可分为9型：①从颈肋尖端到第1肋骨中1/3，止于前斜角肌结节；②从第7颈椎横突斜过胸廓上口，止于斜角肌结节正后方；③起自第1肋颈，经Sibson筋膜，止于臂丛的第1胸神经根部和锁骨下动脉之间；④起自中斜角肌前缘、臂丛和动脉后方，止于第1肋；⑤在前、中斜角肌之间，有最小斜角肌横过；⑥与最小斜角肌相似，止于第1肋内缘的Sibson筋膜；⑦起于前斜角肌，经锁骨下静脉下方，止于第1肋软骨或胸骨后；⑧起于中斜角肌前，止点同⑦；⑨在第1肋后内面，有筋膜网，前缘较锐。

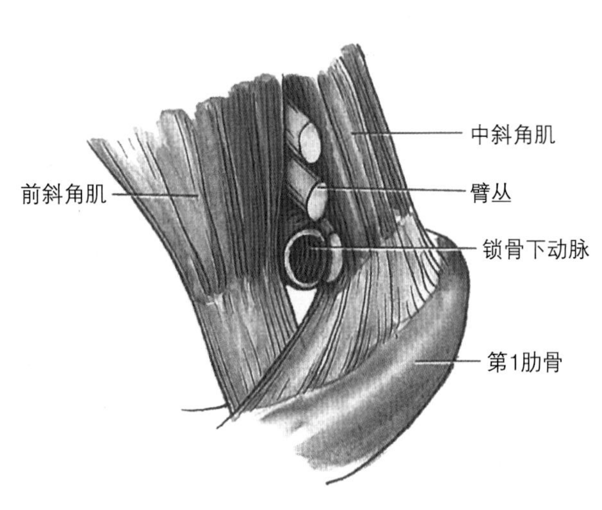

图7-14　前、中斜角肌止点变异

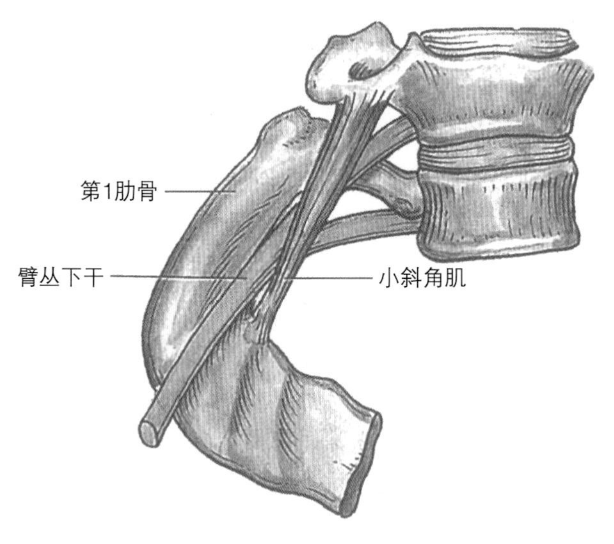

图7-15　小斜角肌

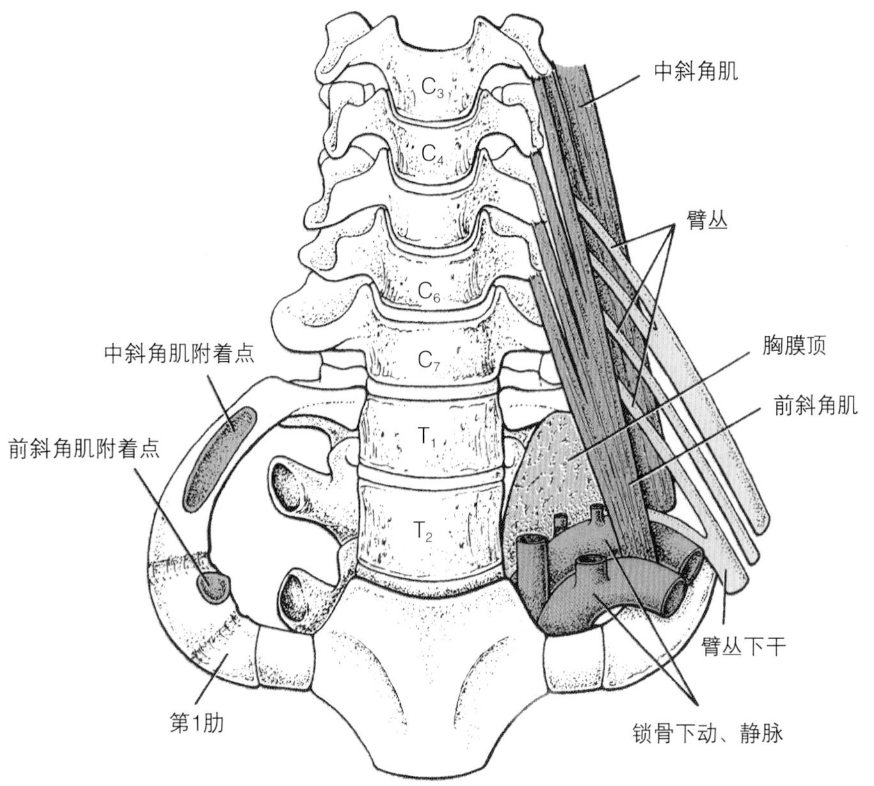

图7-16　前、中斜角肌与臂丛的关系

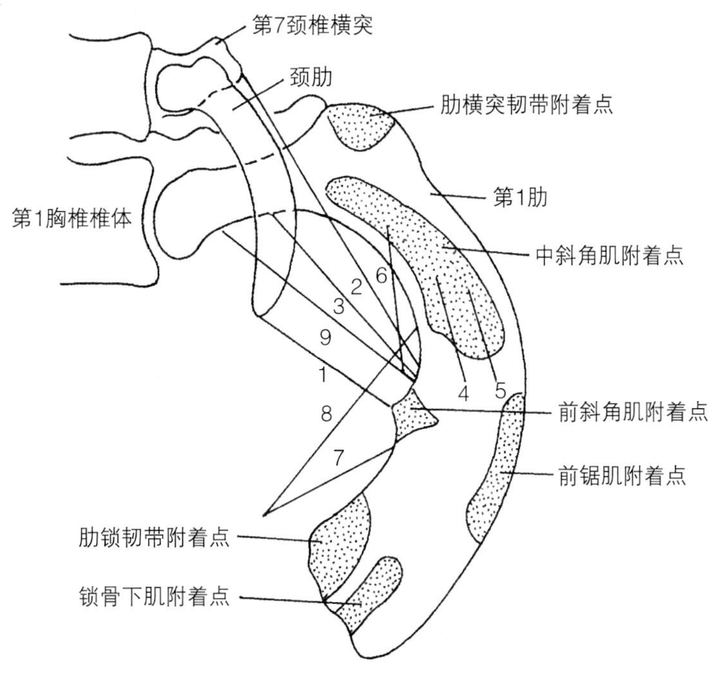

图7-17　颈肋及第1肋骨上异常肌纤维起止点（数字表示类型）

2. 胸廓出口综合征（Thoracic outlet syndrome） 系指胸腔上口处血管、神经受压而产生不同症状的总称。

胸廓出口（或上口）的界限，外为第1肋，前为第1肋软骨及胸骨柄，后为第1肋头及第1胸椎椎体，此出口主要为肺尖所占据，肺上沟为锁骨下动脉越过胸膜顶时形成的压迹。肺上沟瘤（Pancoast瘤）即位于此处。

胸廓出口的其他结构从前向后为：锁骨下静脉、颈内静脉、膈神经、迷走神经、锁骨下动脉、颈总动脉、喉返神经、第8颈神经和第1胸神经、交感干及颈胸神经节（图7-18）。胸廓出口向前下倾斜，其前方为锁骨，因胸膜顶向上突入颈根部，其上仅为一层筋膜覆盖，胸膜顶最上缘在锁骨上约3 cm，其外缘距胸锁关节约5 cm。在此骨性间隙中，前斜角肌向前下外走行，止于第1肋上面偏内后缘，两者相交约成30° 角。若前、中斜角肌附着点接近、肌腹肥大或痉挛，或前斜角肌与第1肋夹角变小，或锁骨骨折畸形愈合，均可致臂丛下干与锁骨下动脉卡压，引起胸廓出口综合征。

胸廓出口处还存在肋锁间隙（costoclavicular space），此处较宽敞，一般不会引起臂丛及锁骨下动脉卡压，除非有锁骨或第1肋陈旧性骨折畸形愈合或骨痂过多造成间隙狭窄。锁骨下静脉在前斜角肌前方横越第1肋，上述情况有可能造成锁骨下静脉回流障碍，致患肢淤血肿胀。

胸廓出口综合征主要病因为骨性畸形（如颈肋、第7颈椎横突过长，第1肋或锁骨畸形）或软组织因素（如斜角肌先天性束带、斜角肌挛缩、锁骨下肌或颈部迷走神经压迫、肋锁间隙或斜角肌间隙狭窄等）（图7-19）。陈旧性锁骨骨折畸形愈合或骨痂过多，也可引起胸廓出口综合征（图7-20）。胸廓出口处肿瘤可引起广泛疼痛，刺激支配胸膜壁层的上部肋间神经可引起冈上部及锁骨上部疼痛。如累及膈神经，可引起第3~4皮

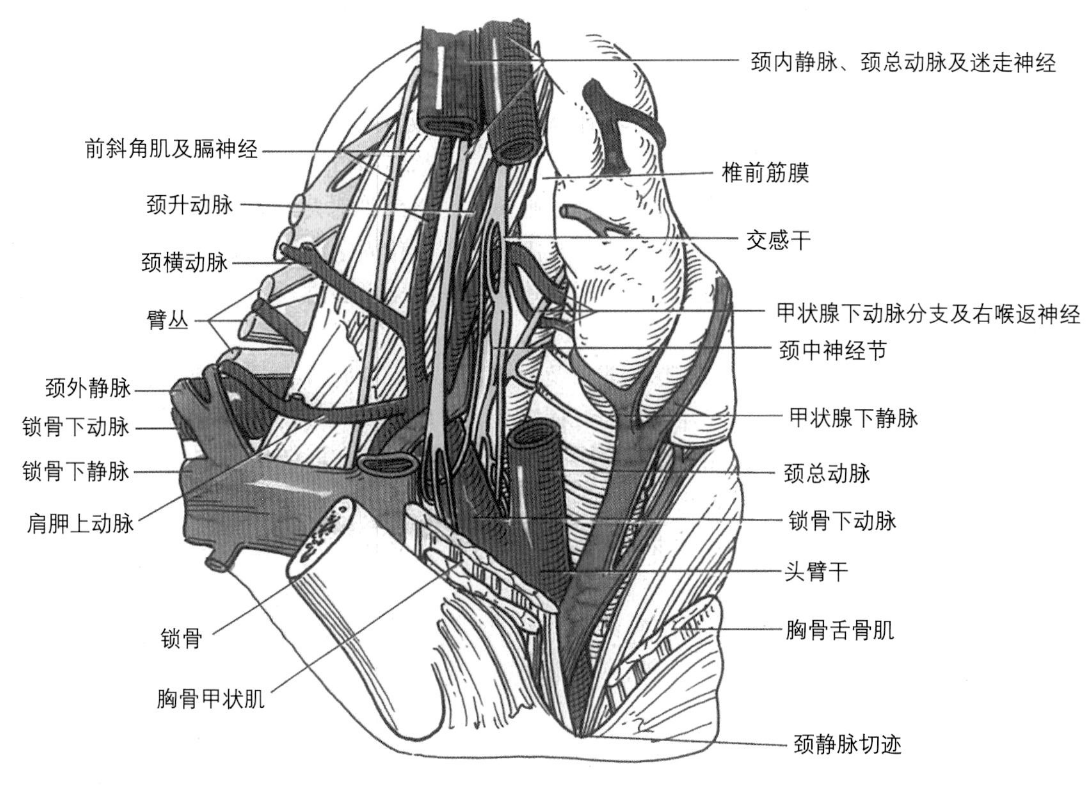

图7-18 胸廓出口处的主要结构

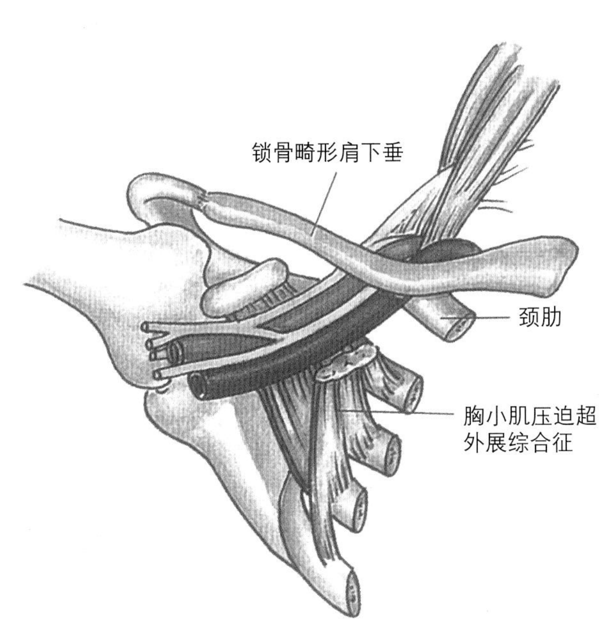

图7-19　胸廓出口综合征的病因

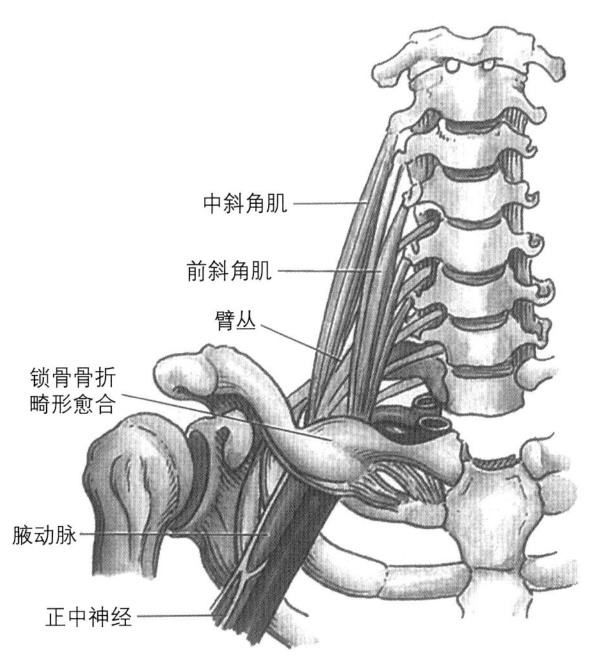

图7-20　陈旧性锁骨骨折引起胸廓出口综合征

节疼痛及膈肌功能障碍。交感干及颈胸神经节受累时，可引起Horner综合征。

胸廓出口综合征可单独表现神经或血管症状，亦可同时出现两种症状。通过斜角肌间隙的神经为臂丛干部，卡压症状常表现为正中神经与尺神经混合损害。伴颈肋者，出现上肢及手的尺侧疼痛或显著的感觉异常。由于臂丛下干位于锁骨下动脉沟后方，延续为尺神经及正中神经内侧束，当肋锁间隙变窄，颈肋或其纤维束带向前挤压，均可使下干受压。如臂丛上、中干受压，则患肢屈肘、屈腕、旋前无力，这种情况不仅要考虑前斜角肌压迫因素，更要考虑中斜角肌的可能致压因素。

患肢如有桡动脉搏动减弱或消失，前臂及手部发绀肿胀，应考虑锁骨下动脉受压。Adson征阳性有助于诊断：先触摸患肢桡动脉搏动，让患者深吸气，头后伸，并使下颌转向患侧，此时可使前斜角肌紧张，自前内向后外压迫血管神经束，桡动脉搏动减弱或消失，此为Adson征阳性。如试验为阴性，可于深吸气、头后伸同时，将下颌转向对侧。由于中、后斜角肌紧张，可向前内压迫血管神经束，提高阳性率。试验时深吸气，可使斜角肌紧张，第1肋及肺尖升高，使斜角肌间隙及肋锁间隙减小。两侧仔细对比，更有助于对卡压因素的定位。

胸廓出口综合征的手术治疗多采用斜角肌切断和（或）颈肋切除术，或经腋路切除第1肋，从而使肋锁间隙完全敞开，疗效多满意。疗效欠佳者常因减压不彻底，或斜角肌肌束及纤维束带切除不充分，损害臂丛上、中干等。在切开前斜角肌时应注意勿损伤胸膜顶。目前，内镜手术在胸廓出口综合征的治疗中被广泛采用，用以切断痉挛部分的斜角肌腱性起点，松解斜角肌。该手术切口小，创伤少，疤痕增生不明显。

3. 前斜角肌综合征（anterior scalene syndrome）　即前斜角肌挤压锁骨下动脉和臂丛至第1肋，也可能挤压至颈肋的纤维带延长部。前斜角肌肥大或肩胛带下垂均可引起此症。胸肋骨高位固定、臂丛低位起始以及前斜角肌痉挛而牵引第1肋时，可引起同样症状。颈肋所产生的症状与前斜角肌综合征极为相似。

颈肋（cervical rib）如不占据斜角肌间隙或胸廓出口，不压迫锁骨下动脉和臂丛，并不引起任何症状。颈肋的长短不一，短小颈肋其前端常有一纤维带与第1肋相连。如纤维带较短，常不出现症状；纤维带较长时，则可造成神经挤压。颈肋亦可长而大，宛如一完整的肋骨，可引起或不引起锁骨下动脉及臂丛受压（图7-21）。

前斜角肌综合征有可能是颈肋导致的症状，最常见的是疼痛，旋转患者的头部或用力下拉肩部可使疼痛加剧，上肢可有感觉过敏、异常或消失，手指坏死或血管舒缩障碍，臂丛特别是由第8颈神经及第1胸神经合成的下干最易受累，尺神经支配的肌肉可发生萎缩。

血管的症状可因血流障碍引起，如锁骨下动脉被压于前斜角肌与颈肋和臂丛之间，亦可因锁骨下动脉或其分支发生器质性变化或交感神经障碍引起。如颈肋的长度超过5 cm，将锁骨下动脉和臂丛推向上方，胸部因此而变长，锁骨下动脉弓的位置较高且曲度变锐，易引起症状。

颈肋之所以会引起症状，有下述原因：①颈部解剖异常：如颈段脊柱较长、锁骨下动脉位置较高、颈后三角基底的宽度减小，以及前斜角肌和中、后斜角肌间距离变短，导致锁骨下动脉和臂丛通过的间隙减小。这种情况下，如有颈肋存在，臂丛必然向前移位，而锁骨下动脉被夹于臂丛和前斜角肌之间，无退让余地；②肩胛带下倾：可增加对臂丛的牵引，诱发或加重症状；③前斜角肌肥厚：可能压迫锁骨下动脉产生症状。

颈肋常与第1肋相关节或相融合，少数颈肋可抵达胸骨。如果颈肋不太发达，则其长度不足以影响锁骨下动脉。颈肋对臂丛特别是下干的压

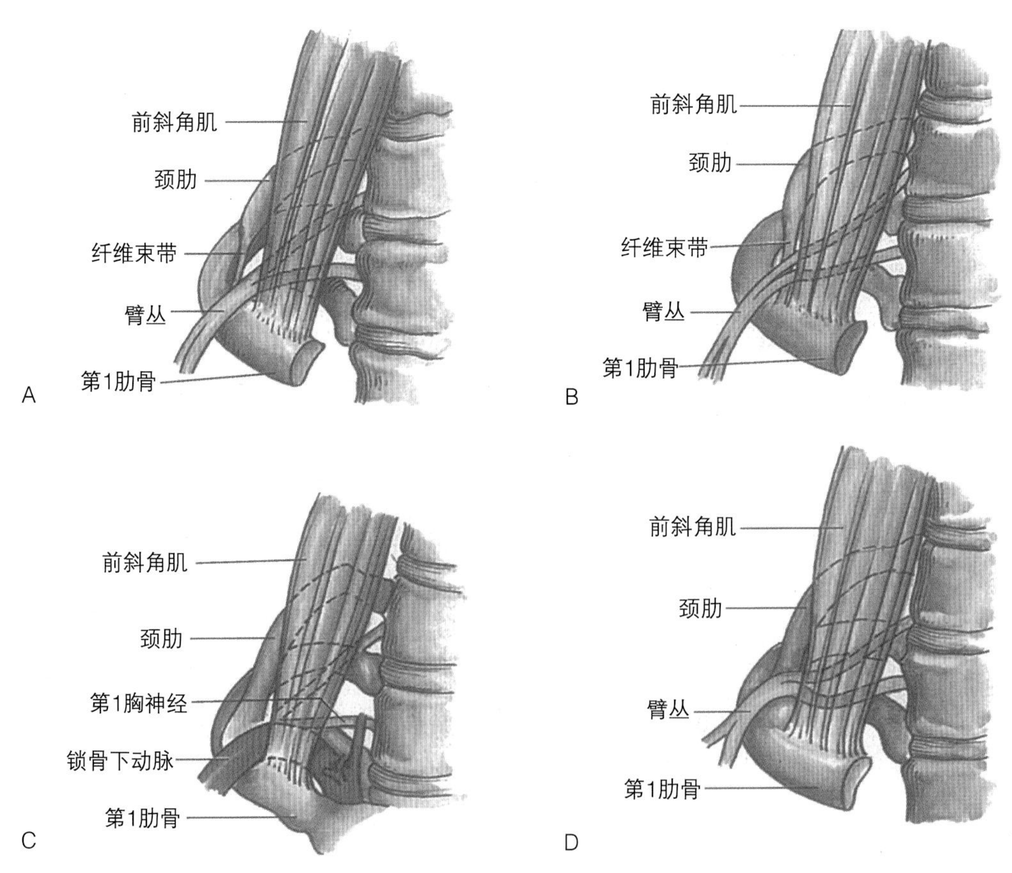

图7-21 颈肋与锁骨下动脉和臂丛的关系

A.虽有颈肋及纤维束带，未压迫臂丛；B.有颈肋及纤维束带，压迫臂丛；C.完整颈肋，未压迫臂丛及锁骨下动脉；D.完整颈肋，压迫臂丛

迫，可以引起上臂和前臂尺侧疼痛，疼痛发生于受侵诸神经根所分布的部位。此外，手内在肌可能发生萎缩甚至瘫痪。如果锁骨下动脉受到压迫，则桡动脉搏动无法触及，严重者可引起指端坏死。对这种有明显症状的病例，可在锁骨上做横切口，切除部分前斜角肌及颈肋（图7-22）；或经腋窝入路，切除第1肋，扩大胸廓出口间隙，以解除对锁骨下动脉及臂丛的压迫（图7-23）；也可以经锁骨上入路将前斜角肌切断行锁骨下动脉臂丛神经松解术（图7-24）。

舌骨上、下肌群

舌骨虽小，但其上附着诸多肌肉，对于吞咽动作、下颌骨的运动以及喉的支持意义重大。根据肌肉的分布位置，可分为舌骨上、下肌群。

1. 舌骨下肌群　为位于中线两侧的扁条肌，浅层为并列的胸骨舌骨肌（sternohyoid muscle）和肩胛舌骨肌（omohyoid muscle）；深层为上、下相续的胸骨甲状肌（sternothyroid muscle）和甲状舌骨肌（thyrohyoid muscle）（图7-25）。四肌均位于舌骨之下。除甲状舌骨肌外，其他三肌的下部均为胸锁乳突肌覆被。喉下部，在胸锁乳突肌和舌骨下各肌之间，有舌下神经襻越过，贴于颈动脉鞘上。

舌骨下肌群除甲状舌骨肌直接由舌下神经支配外，其余三肌均由舌下神经襻分支支配（图7-26）。各肌的主要作用为降舌骨，此为吞咽动作所必须，胸骨甲状肌尚参与降喉作用。当舌骨为舌骨上肌群固定时，甲状舌骨肌参与喉的上提。

2. 舌骨上肌群　位于舌骨、下颌骨、颞骨茎突和乳突之间，主要为封闭口底的肌肉，由浅面的二腹肌（digastric muscle）和茎突舌骨肌（stylohyoid muscle）、深面的下颌舌骨肌（mylohyoid muscle）和颏舌骨肌（geniohyoid muscle）组成（图7-27）。

二腹肌有前、后二腹和中间腱，为颈上部重要的肌性标志。后腹起于颞骨乳突部的乳突切

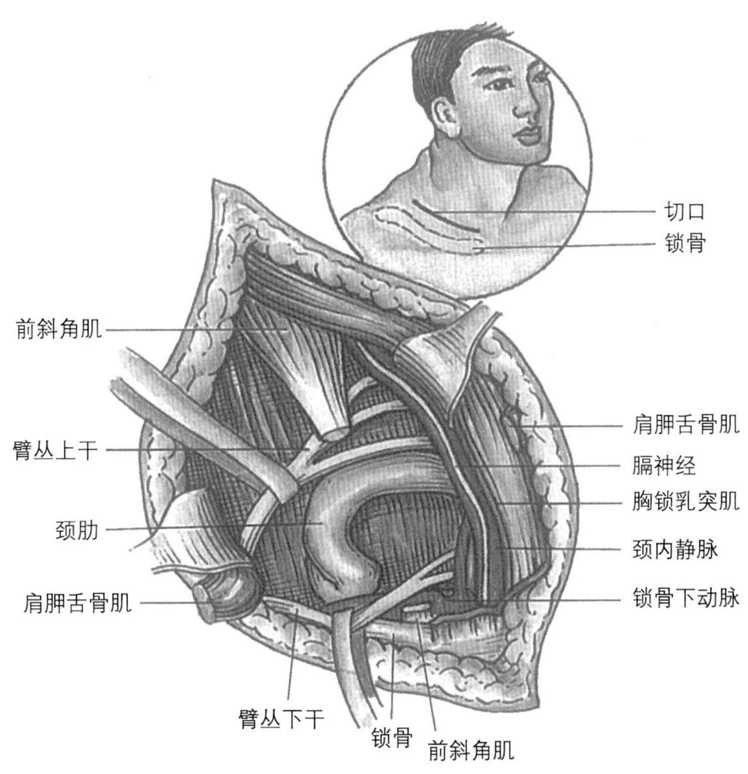

图7-22　颈肋和部分前斜角肌切除

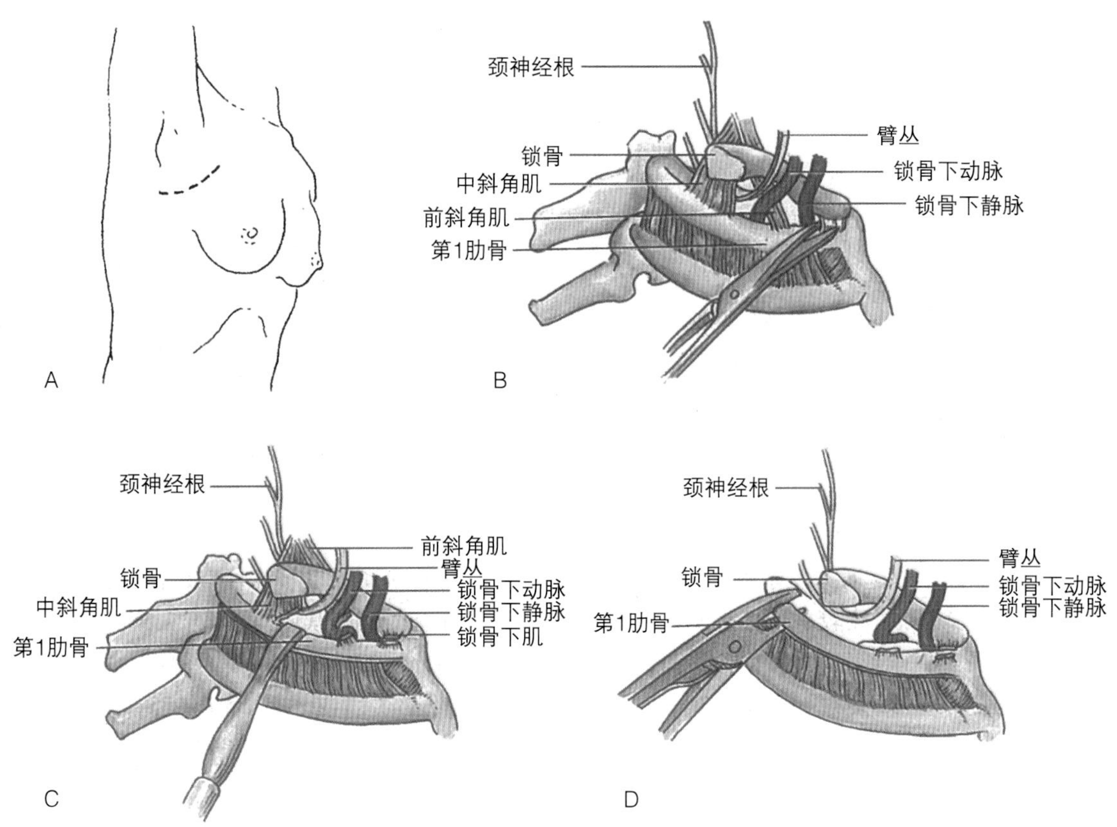

图7-23　经腋窝入路切除第1肋骨

A.切口；B.显露第1肋骨；C.切断前、中斜角肌，剥离第1肋骨骨膜；D.切除第1肋骨

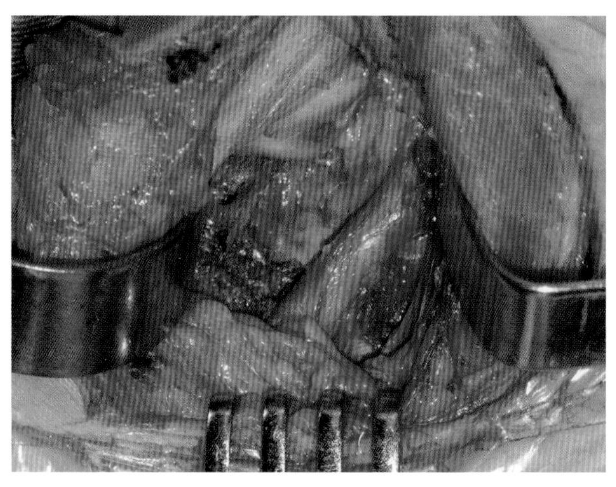

图7-24　锁骨上入路前斜角肌切断锁骨下动脉臂丛神经松解术

迹，位于胸锁乳突肌深面，向前下内行经颈内静脉、副神经、迷走神经、舌下神经、枕动脉、上颌动脉及颌外动脉的浅面，终于中间腱，此腱被深筋膜发出的悬带系于舌骨大角上，由中间腱发出的纤维即为前腹，向上内于正中线止于下颌骨下缘的二腹肌窝内。前腹位于下颌舌骨肌浅面，部分为颌下腺所覆被。

茎突舌骨肌和二腹肌后腹伴行，起于茎突，止于舌骨大角和舌骨体交界处，止端常分叉，越过二腹肌中间腱。

颞骨茎突长0.5~4.0 cm。如超过3.5 cm，可视为过长，说明茎突尖端已进入扁桃体窝相应的咽旁间隙。茎突过度向内或向外均为异位。茎突过长或部位异常可引起茎突综合征，表现为咽部异物感、咽痛及头颈痛等症状。

下颌舌骨肌起于下颌骨内侧的下颌舌骨肌线，肌纤维向前内行，前部纤维止于颏联合至舌骨之正中缝，后部纤维止于舌骨体。双侧肌会于正中线，组成口腔底。

颏舌骨肌在下颌舌骨肌的覆被下，起于颏棘下部，止于舌骨体，二肌的内侧缘互相靠近，其

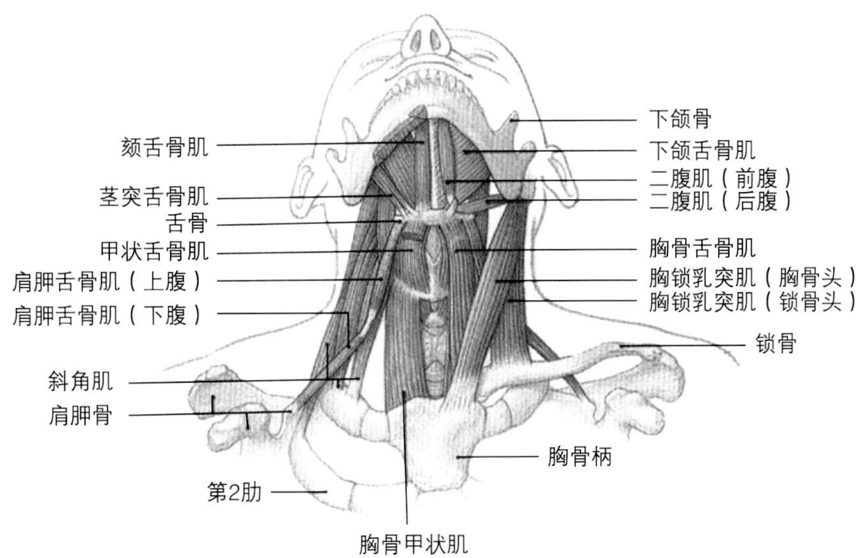

图7-25　舌骨上、下肌群

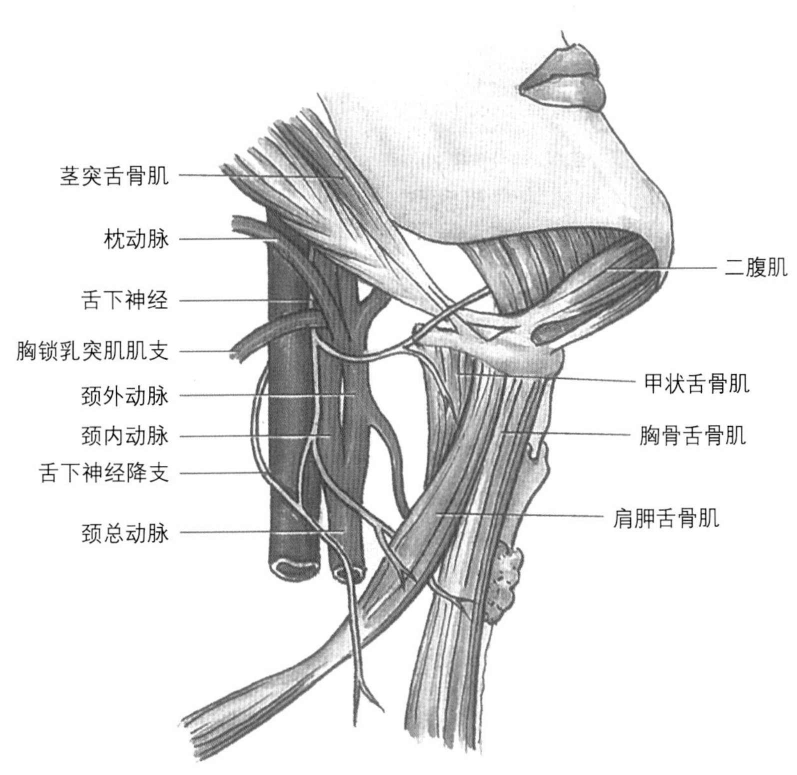

图7-26　舌骨下肌群的神经支配

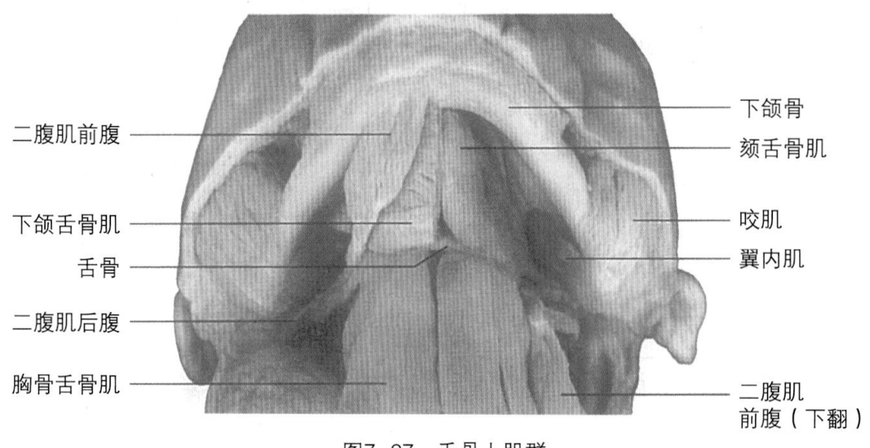

图7-27　舌骨上肌群

深面为颏舌肌。

二腹肌后腹和茎突舌骨肌的支配神经均来自面神经分支，二腹肌前腹和下颌舌骨肌则由下牙槽神经（三叉神经的下颌神经分支）发出的下颌舌骨肌神经支配，颏舌骨肌由舌下神经支配，其纤维来自第1颈神经。

舌骨上肌群的主要作用为上提舌骨，当舌骨为舌骨下肌群固定时，则能降下颌骨，与吞咽作用关系密切。

下颌骨骨折位于咬肌前方时，颏舌骨肌、颏舌肌、下颌舌骨肌前部、二腹肌和颈阔肌将远侧骨折断端拉向后下方。

舌骨下肌群皮瓣常用于口腔肿瘤切除术后舌及口底组织的缺损修复。皮瓣的主要血供来自甲状腺上动脉及其伴行静脉，神经则来自颈神经襻。

颈深肌群

颈深肌位于脊椎颈段的前方，数量少，体积较小，包括颈长肌、头长肌、头前直肌和头侧直肌（图7-28）。

颈长肌（collilongus）位于颈椎和上3个胸椎体前面。可分下内侧和上外侧两部。下内侧部起于上3个胸椎椎体和下3个颈椎椎体，止于第2~4颈椎椎体和第5~7颈椎横突前结节。上外侧部起自第3~6颈椎横突前结节，止于寰椎前结节。此肌双侧收缩，使颈前屈，单侧收缩使颈侧屈。由第3~8颈神经前支支配。

头长肌（longus capitis）位于颈长肌上方，起自第3~6颈椎横突前结节，肌纤维斜向上内，止于枕骨基底部下面。两侧收缩使头前屈，单侧收缩使头屈向同侧，该肌受第1~6颈神经分支支配。

头前直肌（rectus capitis anterior）和头侧直肌（lateral rectus capitis muscle）为位于寰椎与枕骨间的小肌，前者位于内侧，后者位于外侧。

颈椎失稳是颈椎病出现和发展的重要原因。颈椎动静力平衡理论证实，颈深肌对颈椎稳定性的维护起着重要作用。此外，颈深肌有助于维持颈椎运动和生理姿势。退变性颈椎失稳的病因之一即为颈深肌纤维化改变。

临床应用注意事项

两侧颈长肌对称，两肌中间即为颈椎椎体及椎间盘的前面，被椎前筋膜所覆盖，颈椎前路手术时切开椎前筋膜即可显露至椎体椎间盘前面，两侧颈长肌内缘作为操作标识用于安放钢板，使之位于正中位置。如果需要，可以适当切开部分颈长肌内缘，但应注意其深面有椎动脉走行，不能损伤（图7-29）。

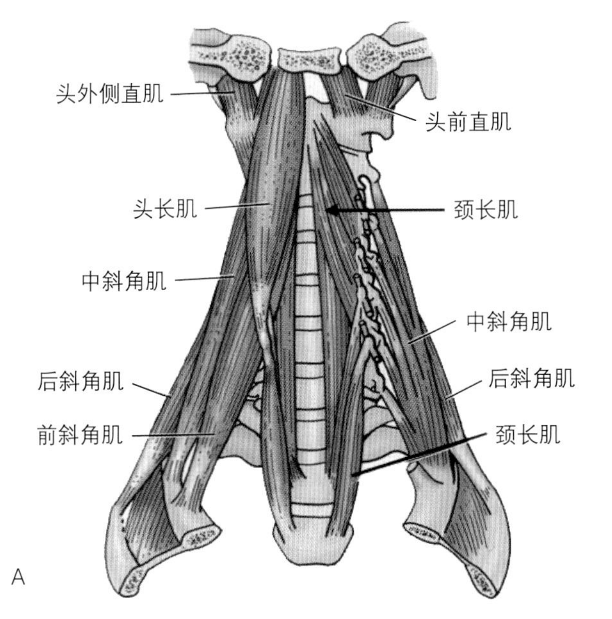

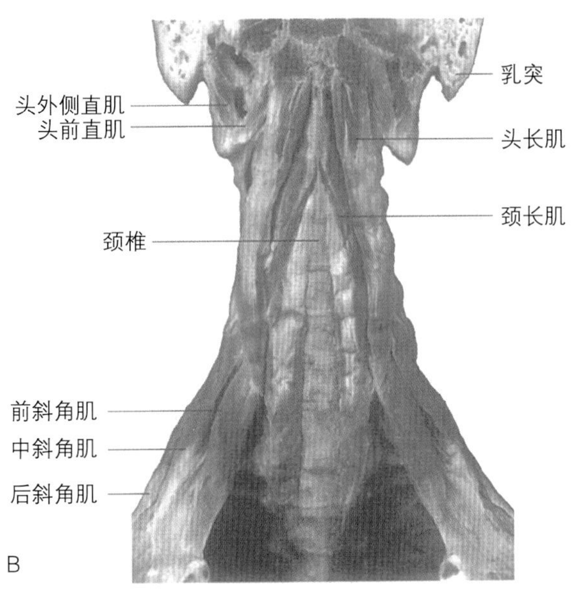

图7-28 颈深肌群
A.模式图；B.标本图

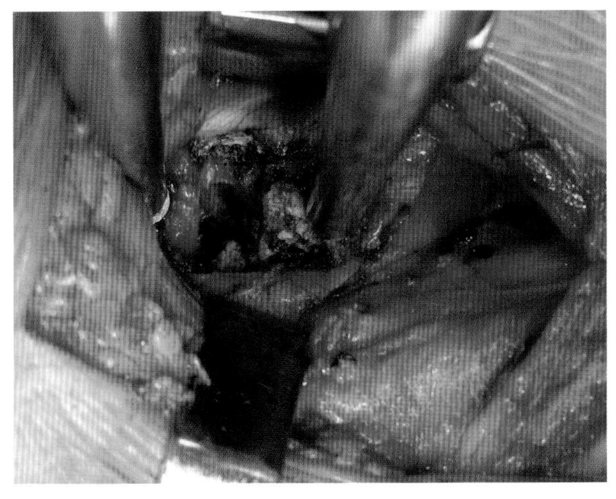

图7-29 颈前路手术颈长肌

颈部动脉

颈部的动脉主干即颈总动脉和锁骨下动脉，右侧发自头臂干，左侧直接发自主动脉弓（图7-30）。颈部动脉在胚胎发育时均来源于第3对弓动脉。

颈总动脉及其分支

左右颈总动脉的起点和长度均可不同。右颈总动脉（right common carotid artery）发自头臂干（brachiocephalic trunk），左颈总动脉发自主动脉弓上缘，位于头臂干左侧，上行经胸廓上口至颈部。左颈总动脉因起点低，并上升至胸锁关节水平，故较右颈总动脉长。其前方有左头臂静脉和胸腺，后邻气管。一般自胸锁关节以上左、右颈总动脉的长度基本相同。右颈总动脉的起始部变异较多，左颈总动脉也可起始于头臂干或左锁骨下动脉。个别情况下，左、右颈总动脉起始于同一条总干或颈内、外动脉分别直接发自头臂干和主动脉弓。右颈总动脉可阙如，右颈内、外动脉直接自头臂干发出。

颈总动脉全长与颈内静脉和迷走神经共同位于颈动脉鞘内。颈动脉鞘前壁上段贴近舌下神经降支和舌下神经襻，后壁和颈交感干、椎前筋膜、椎前肌和颈椎横突前面相贴邻。颈总动脉上2/3段前方和颈部疏松结缔组织相邻，下1/3段前方则与气管前筋膜相邻。颈总动脉在肩胛舌骨肌

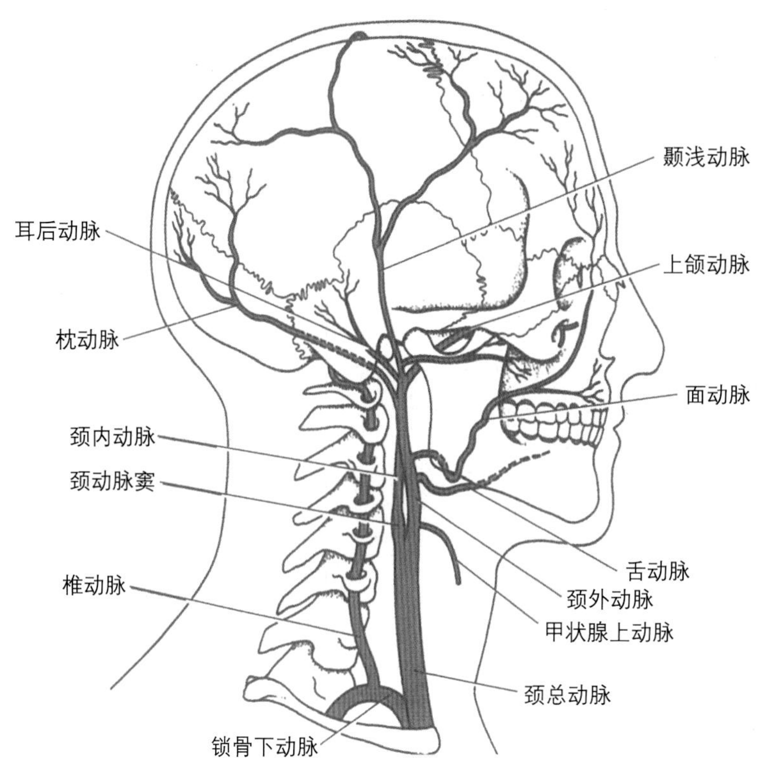

图7-30　头颈部动脉

以下部分与颈根部大静脉干相邻，外科操作需格外留意，以免损伤。颈总动脉行程中若发生动脉瘤，多见于起始部或分叉处。内侧动脉瘤可压迫气管、喉、咽和食管，使其移位或梗阻。迷走神经、膈神经、交感神经、喉返神经和颈内静脉都可能和肿瘤粘连，引起神经压迫症状。

颈总动脉上行至甲状软骨上缘时分为颈内、外动脉（图7-31）。分叉处的局部膨大，称颈动脉窦。此处动脉壁较薄，接受由舌咽神经、迷走神经和交感神经发出的细小纤维，可反射性调节动脉血压。

临床应用注意事项

颈动脉窦为窦弓减压反射的关键部位，颈椎前路手术牵拉颈动脉鞘如果刺激到或压迫到颈动脉窦，会引起患者血压下降、心率变慢。松开后血压会恢复至牵拉前水平，心率也会上升。所以在术中应注意血压变化是否与牵拉相关，注意轻柔操作是关键。

老年人常合并颈总动脉及颈内动脉硬化及斑块形成，手术牵拉可以减少其内血流，影响到脑的血液供应，或者斑块脱落继发脑梗死，需要注意这些并发症，必要时请血管外科会诊。

血管外科发展迅速，许多颈动脉疾病可以通过血管造影确诊。了解正常的血管解剖是诊治的基础。（图7-32）。

颈总动脉分为颈内动脉与颈外动脉，位置常有变异。根据McAfee对140例颈部解剖的结果，分叉位置一般距下颌体下缘2~3 cm。马兆龙等解剖了成年尸体颈部大血管，证实颈总动脉在甲状软骨上缘分叉者占53%，正对甲状软骨上缘者占45.0%，在甲状软骨上缘以下者占2.0%。

1. 颈外动脉（external carotid artery）　起始部被胸锁乳突肌覆被，于下颌角处为二腹肌后腹

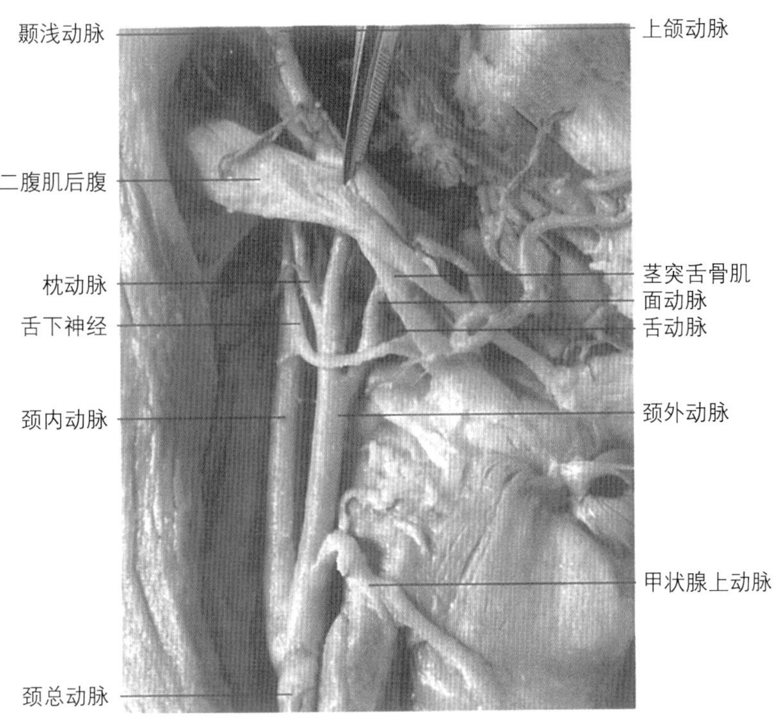

图7-31 颈内动脉和颈外动脉

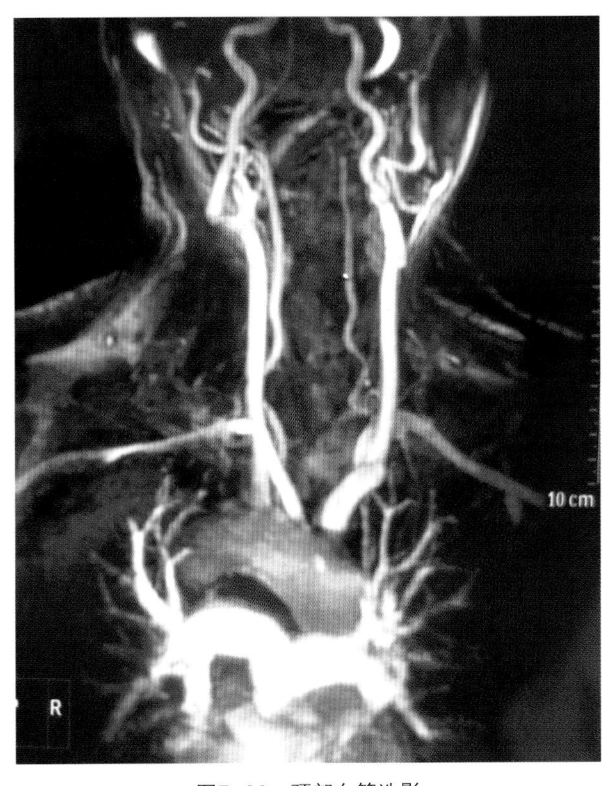

图7-32 颈部血管造影

和茎突舌骨肌跨越，向上穿腮腺后内侧面，在下颌颈处分为颞浅与上颌动脉。颈外动脉的内侧有咽中、咽下缩肌和喉内、外神经，其后外侧为颈内动脉。颈外动脉的分支供应颈上部和头面部软组织。

自下而上，颈外动脉向前发出甲状腺上动脉、舌动脉和面动脉；向后发出枕动脉和耳后动脉；内侧发出咽升动脉（图7-33）。颈外动脉分支常有变异，如甲状腺上动脉可起自颈总动脉，舌、面动脉共干，耳后动脉起自枕动脉，咽升动脉高位发出等（图7-34）。

（1）甲状腺上动脉（superior thyroid artery）：由颈外动脉起始部附近发出，在胸锁乳突肌前缘深面行向前下。该动脉的发出部位常有变异：起于颈外动脉者占38.8%，起于颈总动脉分叉处者占25.4%，起于颈总动脉者占35.8%。甲状腺上动脉

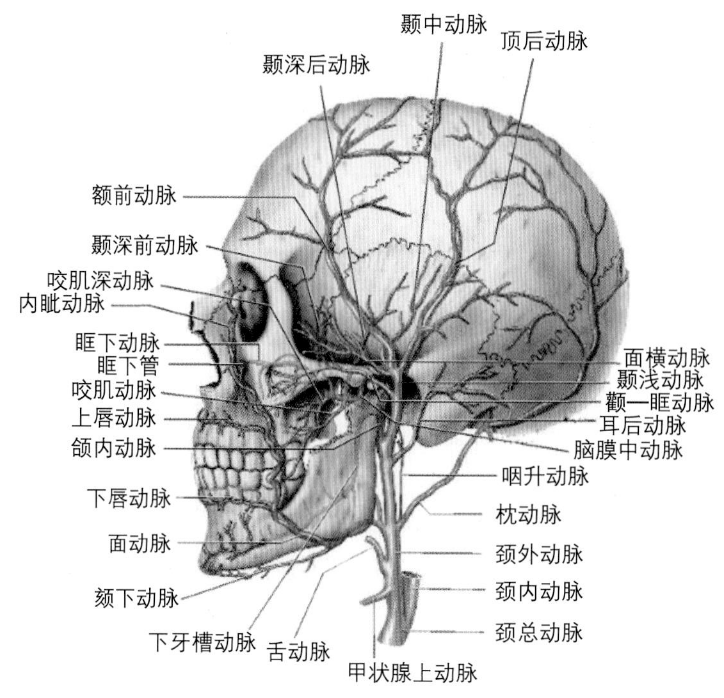

图7-33　颈外动脉的分支

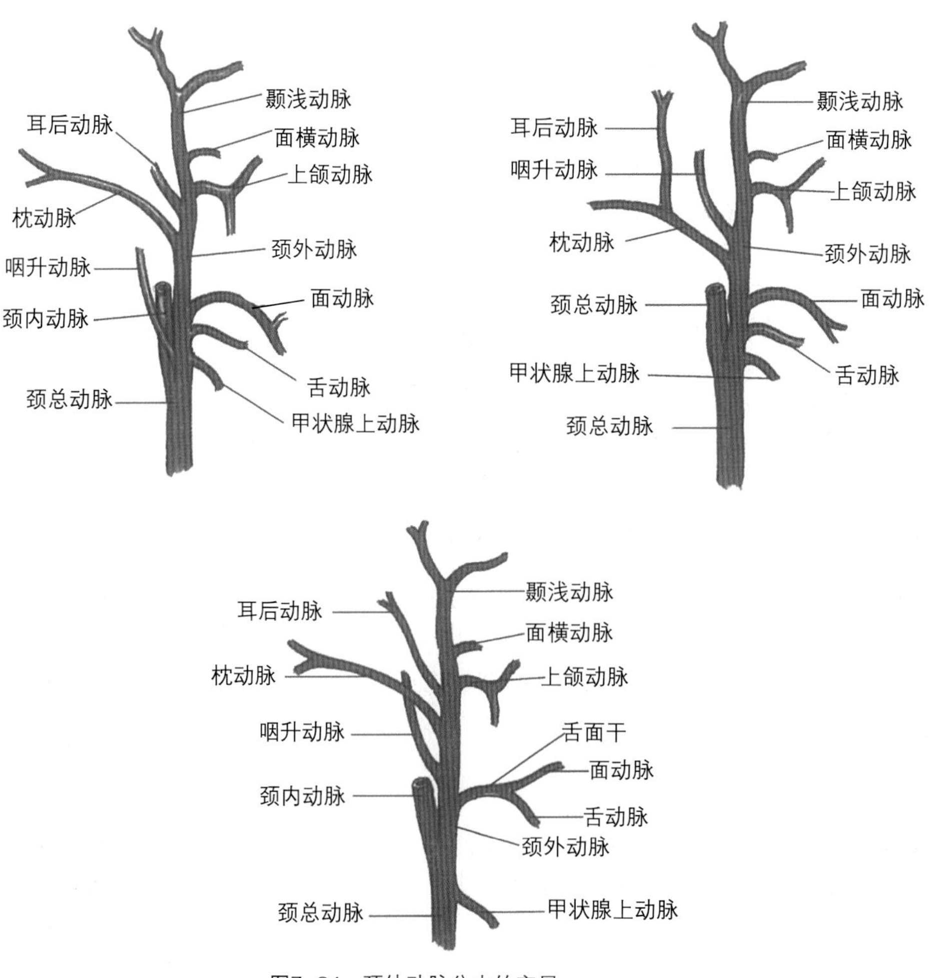

图7-34　颈外动脉分支的变异

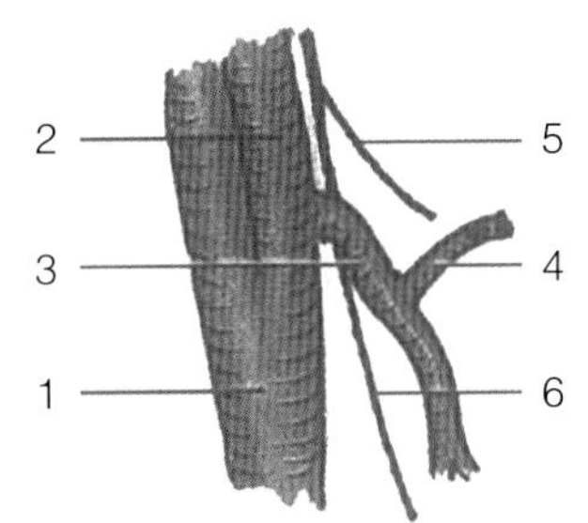

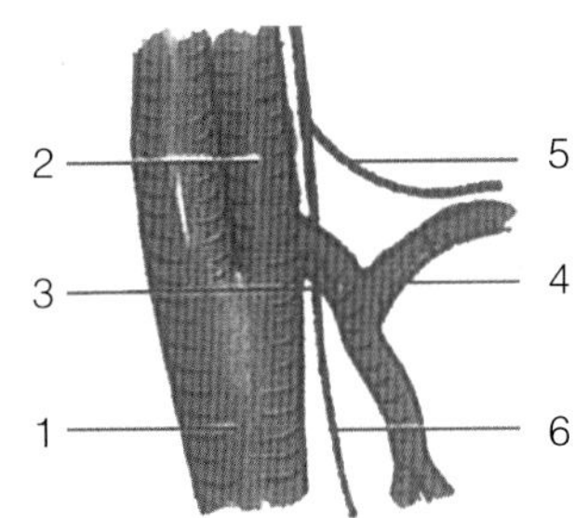

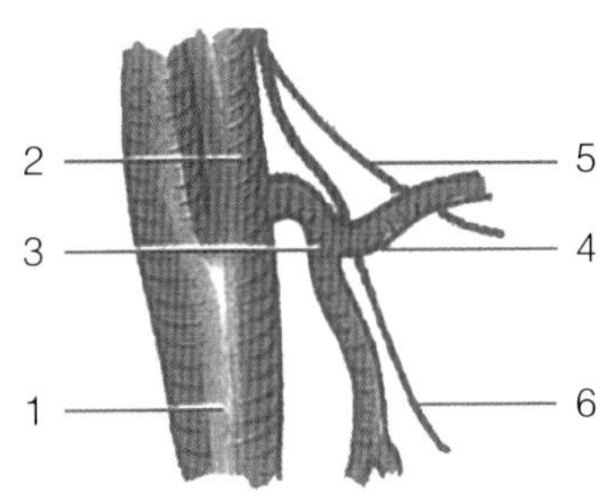

1.颈总动脉；2.颈外动脉；3.甲状腺上动脉；4.喉上动脉；5.喉上神经内支；6.喉上神经外支。

图7-35　甲状腺上动脉与喉上神经的关系

发出部位与喉上神经外支贴近，其分支喉上动脉与喉上神经伴行（图7-35）。甲状腺上动脉的末支分布于甲状腺叶上1/3和甲状腺峡部上缘。

临床应用注意事项

甲状腺上动脉和喉上神经在接近甲状腺上极时分开，喉上神经向下方进入喉，支配喉内肌、喉外肌。行甲状腺切除时，如结扎此动脉，须注意保护喉上神经，以免引起声带肌麻痹。结扎甲状腺上动脉时越贴近甲状腺上极越安全，可以避免损伤喉上神经（图7-36）。

（2）舌动脉（lingual artery）：于甲状腺上动脉稍上方，平舌骨大角处发自颈外动脉。为供应舌与口底区的动脉主干。舌动脉亦常与颌外动脉共干发出，称为舌—颌外动脉干。舌动脉起始后行向上内，继而弯向前下。于舌骨舌肌后缘转入该肌深面，向上经颏舌肌与舌下纵肌间，迂回达舌尖部。舌骨舌肌浅面有舌下神经经过，后者走行于舌动脉上方，或与其并行，或越过其前面至其下方（图7-37）。

（3）面动脉（facial artery）：在舌动脉平面以上发自颈外动脉，经二腹肌后腹深面上行，与颌下腺贴连，到达面部前发颏下动脉，沿下颌舌骨肌的外侧前行至颏部。主干迂曲向上行至口角外侧约1 cm处，上升至鼻翼基底部，沿鼻外侧到达内眦，延为内眦动脉。面动脉位于笑肌、颧大肌、颧小肌、提上唇肌、提上唇鼻翼肌外侧束的深面，下颌骨、颊肌、提口角肌浅面。面动脉单独由颈外动脉发出者占85%；与舌动脉共干起自颈外动脉者占15%；其起始部平下颌角处最为多见，占48.75%；位于下颌角上方0.5~1 cm处次之，占22.5%；平舌骨大角与下颌角之间者占13.75%。

（4）枕动脉（occipital artery）：一般于二腹肌后腹下缘起于颈外动脉后壁，沿二腹肌后腹下方行向后上，经二腹肌后腹深面，行于寰椎横突前上方至乳突内侧及后方的枕动脉沟内，再经胸锁乳突肌、头夹肌和头长肌深面至头上斜肌外缘，在斜方肌、头半棘肌、头后大直肌外缘，穿出斜方肌和胸锁乳突肌之间的项部深筋膜至枕部皮下，与枕大神经伴行，分布于头后部。枕动脉

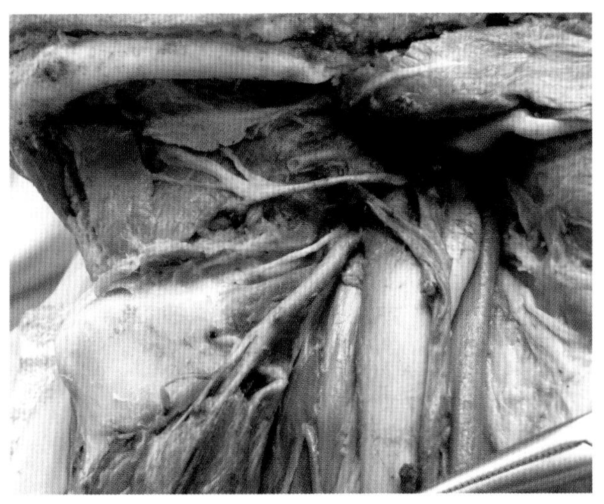

图7-36　甲状腺上动脉与喉上神经（标本）

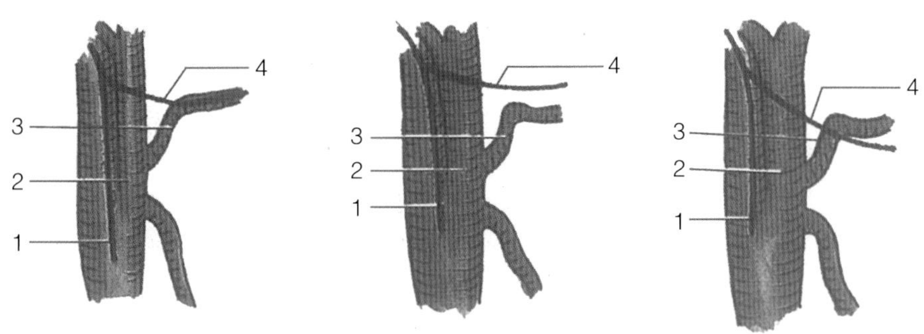

1.舌下神经降支；2.颈外动脉；3.舌动脉；4.舌下神经。

图7-37　舌动脉与舌下神经的关系

单独起自颈外动脉者占85.75%，与咽升动脉共干起于颈外动脉者占1.25%。枕动脉的主要分支包括胸锁乳突肌支、茎乳动脉、枕动脉降支等。

（5）耳后动脉（posterior auricular artery）：于二腹肌后腹上方自颈外动脉后壁发出，传经腮腺，沿茎突舌骨肌上缘行向后上，自下方跨过面神经总干浅面至乳突与外耳道软骨间沟，发乳突支和耳支。耳后动脉的直接延续则沿茎突前缘上行入茎乳孔，称茎乳动脉。耳后动脉主要分布于耳后和头顶后部皮肤。

（6）咽升动脉（ascending pharyngeal artery）：常起自颈外动脉起始部后壁，有时发自枕动脉，极少发自颈内动脉甚至颈升动脉。动脉沿咽侧壁上升至颅底，主要分支为前部的咽支、后部的脑膜支、鼓室下动脉和棘肌动脉。

临床应用注意事项

高血压的患者常合并枕大神经痛及项肌痉挛，枕动脉和枕大神经穿出深筋膜处有压痛，按摩此处可以缓解症状，原因尚不明确。由于枕动脉与枕大神经伴行，可能与高血压时枕动脉搏动刺激枕大神经有关。控制血压可使症状缓解。

2. 颈内动脉（internal carotid artery）　系颈总动脉的续行段，位于颈外动脉外后方，逐渐转至颈外动脉内侧，贴咽侧壁向上至颅底，穿颞骨岩部的颈动脉管入颅 。

颈内动脉全程均与颈内静脉伴行，在颈部无大分支。按其位置行程，颈内动脉可分为颈段、岩段、海绵窦段及前床突上段。颈段位于颈外动脉后外方者多见，占91.0%。

由于动脉硬化、创伤、细菌感染、梅毒或先天性动脉囊性中层坏死所引起的动脉壁损害变薄，在血流压力作用下逐渐膨大扩张，易形成动脉瘤。颈动脉瘤可发生在颈总动脉、颈内动脉、颈外动脉及其分支。由颈动脉硬化所致者，多发生在双侧颈动脉分叉处，创伤所致者多位于颈内动脉，颈外动脉较少见。主要症状为颈部肿块，有明显的搏动及杂音，少数肿块因瘤腔内被分层的血栓堵塞，搏动减弱或消失。DSA检查对确诊

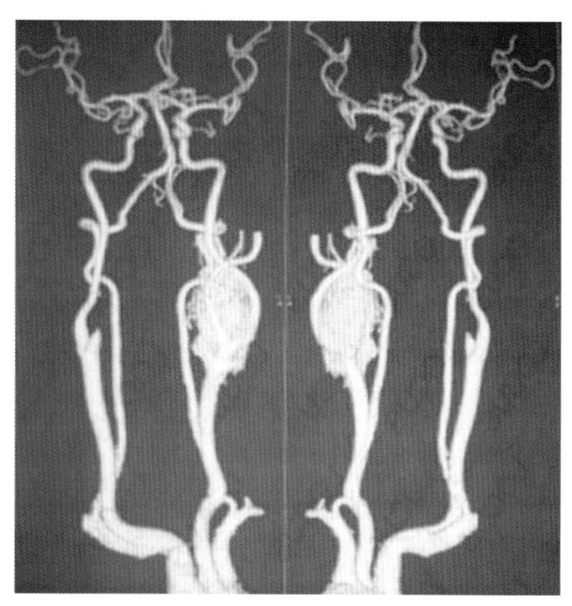

图7-38　MRA显示左侧颈内动脉瘤

具有重要意义，由于磁共振血管成像（MRA）的无创性，近年也广泛用于诊断颈动脉瘤（图7-38）。

颈动脉的侧支循环非常丰富，颈内动脉的眼动脉分支与颈外动脉的面动脉分支有广泛的吻合；颈外动脉可通过甲状腺上动脉和锁骨下动脉甲状颈干的分支与甲状腺下动脉相交通，亦可经大脑动脉环的后交通动脉与基底动脉的大脑后动脉交通，或经前交通动脉与基底动脉交通；舌、面、枕、耳后和咽升动脉也广泛交通，形成丰富的动脉吻合，联系两侧颈外动脉。因此，结扎颈外动脉分支，不致引起血液循环障碍。颈动脉周围交感纤维丰富，对头颈部晚期恶性肿瘤施行颈动脉结扎术，不仅阻断颈动脉血流，同时阻断肿瘤和中枢神经系统间的营养性反射，停止不良刺激传导，消除血管周围交感神经的压迫，可获得止痛效果。但也需注意，颈总动脉结扎术后有发生对侧瘫痪及失语的可能。对于颈总动脉瘤或动静脉瘘患者，尤其病史较长、动脉瘤较大或已有明显局部压迫症状的患者，脑部常已形成丰富的侧支循环，结扎颈总动脉引起偏瘫的危险相对较小。

锁骨下动脉

左、右锁骨下动脉起始不同，左锁骨下动脉直接起自主动脉弓，右锁骨下动脉于右胸锁关节上缘后方起自头臂干。因此，左侧长于右侧锁骨下动脉。左锁骨下动脉起始较恒定，99.8%直接起于主动脉弓，仅极少数与左颈总动脉合成左头臂干起于主动脉弓。右锁骨下动脉多起于头臂干（98%），少数直接起于主动脉弓（2%）。锁骨下动脉凸向上，其内侧端位于胸锁关节后方，外侧端居锁骨中点后方，弓的最高点平均在锁骨上方2.2 cm。锁骨下动脉分支两侧对称者仅为31.1%，不对称者占68.9%。

1. 锁骨下动脉的分支　根据锁骨下动脉与前斜角肌的位置关系，可将其分为3段（图7-39）。

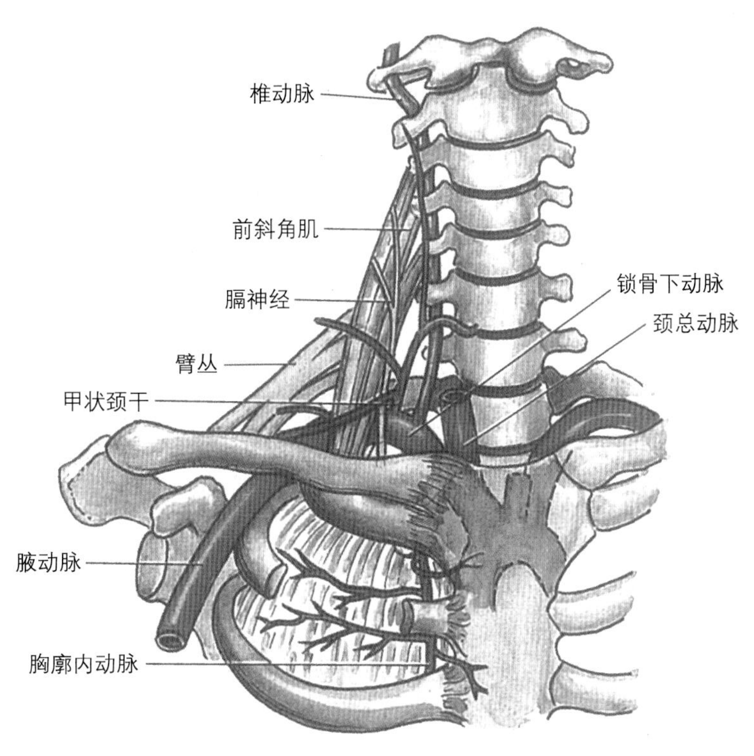

图7-39　锁骨下动脉及其分支

（1）第1段的走行和分支：第1段自起始处至前斜角肌内侧缘。右锁骨下动脉第1段除被胸锁乳突肌和胸骨甲状肌起始部遮盖外，尚有右颈内静脉、椎动脉、右迷走神经、膈神经等位于动脉前方；右喉返神经和交感神经的锁骨下襻从动脉下方转至后方，胸膜顶及肺尖位于动脉下后方，其间隔有薄层纤维板称为胸膜上膜。左锁骨下动脉上行至颈部后与右锁骨下动脉毗邻相似。但其前方有胸导管末端经过，左喉返神经行于左锁骨下动脉内侧。第1段的分支有椎动脉、甲状颈干和胸廓内动脉。

1）椎动脉（vertebral artery）起于锁骨下动脉后上部，正对前斜角肌和颈长肌外缘间，上行进入第6颈椎横突孔，少数也可经第5、第4、第3或第7颈椎横突孔进入。中国人椎动脉进入颈椎横突孔的位置，以进入第6颈椎横突孔者最多，占93.5%；进入第5颈椎横突孔者占3.5%，第4颈椎横突孔者占2.0%，第7颈椎横突孔者占1.0%。

至第2颈椎水平椎动脉位于颈神经前面、横突间肌内侧，至寰椎横突孔呈锐角向后，绕寰椎上关节面的后外侧向内，经寰椎侧块后方的椎动脉沟进入椎管（图7-40）。椎动脉随后经枕骨大孔入颅，穿蛛网膜，在脑桥下缘左右椎动脉汇合形成基底动脉，和颈内动脉形成大脑动脉环，供应脑后部及脊髓。在颈椎管各个节段，两侧椎动脉均发脊支，经椎间孔入椎管，1支在颈椎体后面，与对侧同名支吻合，发小支至椎体及骨膜，并与上、下同名动脉吻合；另1支沿脊神经根内走行，营养脊髓及其被膜。

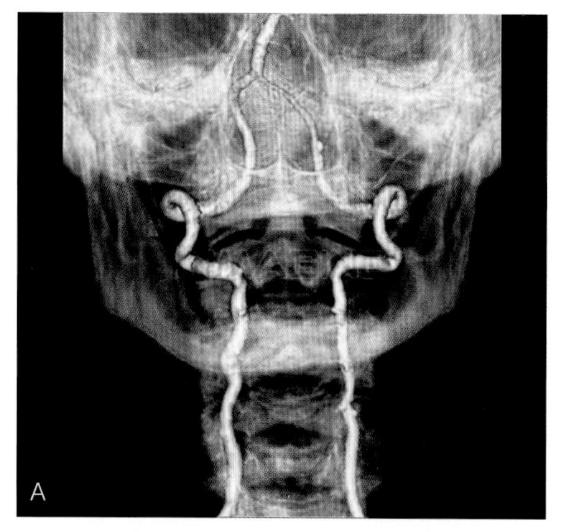

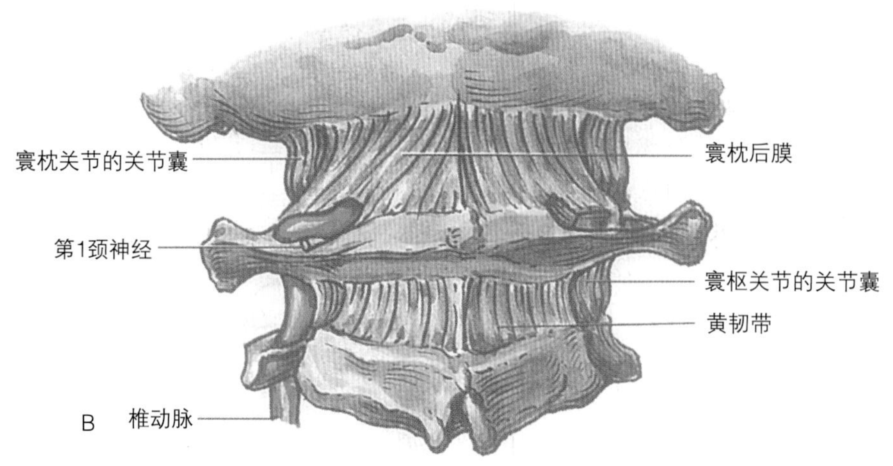

图7-40　椎动脉

A.CT彩色3D图像；B.经寰椎侧块后方进入椎管

临床应用注意事项

椎动脉起点少有变化，绝大多数起自锁骨下动脉（96.5%）。左椎动脉可直接起自主动脉弓（3.5%）。行颈椎前路手术时，电刀、电凝以及拉钩牵拉操作均需注意这些起始和走行变异，特别是在显露钩突需提拉、结扎颈长肌时，需防止误扎、误断变异椎动脉。同样，在颈椎后路手术时，特别是行颈椎椎弓根及侧块螺钉固定时，也应充分考虑可能存在的变异。椎动脉穿经横突孔的部位越高，其在前斜角肌、颈长肌和头长肌之间的穿行距离越长，术中损伤的可能性越大，需特别关注。

椎动脉与锁骨下动脉相交向外成角，角度大小与椎动脉起始的位置有一定关系。右侧大于左侧者占83%，小于左侧者占13%，两侧相等者占4%。椎动脉直径一般不超过5 mm，两侧粗细常不一致，左侧多较右侧粗。左椎动脉较粗者占51%，右侧较粗者约41%，仅8%两侧粗细相等。45%的椎动脉呈弓状或弯曲形，易导致其局部位置和血管分布区的改变。

按其位置行程，椎动脉可分为4段：自发出点至进入第6颈椎横突孔以前的部分为第1段（椎前部，或颈部），外径为4.4 mm，管壁厚度为0.4 mm；上行穿各颈椎横突孔的部分为第2段（椎骨部或横突部）。椎骨部的外径为3.5 mm，管壁厚度为0.3 mm；第3段（寰椎部，或枕部）位于枕下三角，外径为3.2 mm，管壁厚度为0. 3 mm。第4段即颅内部（图7−41）。

椎动脉在上颈区存在3个弯曲，分别位于第2、第3颈椎横突之间，寰枢外侧关节和寰椎侧块之后。寰枢部椎动脉的弯曲大部分呈向外的“C”形，少数呈“S”形，此部椎动脉的口径，左侧为4.1 mm，右侧为3.8 mm。在寰椎后弓部，10%的椎动脉口径略大1~2 mm，这与寰椎横突孔

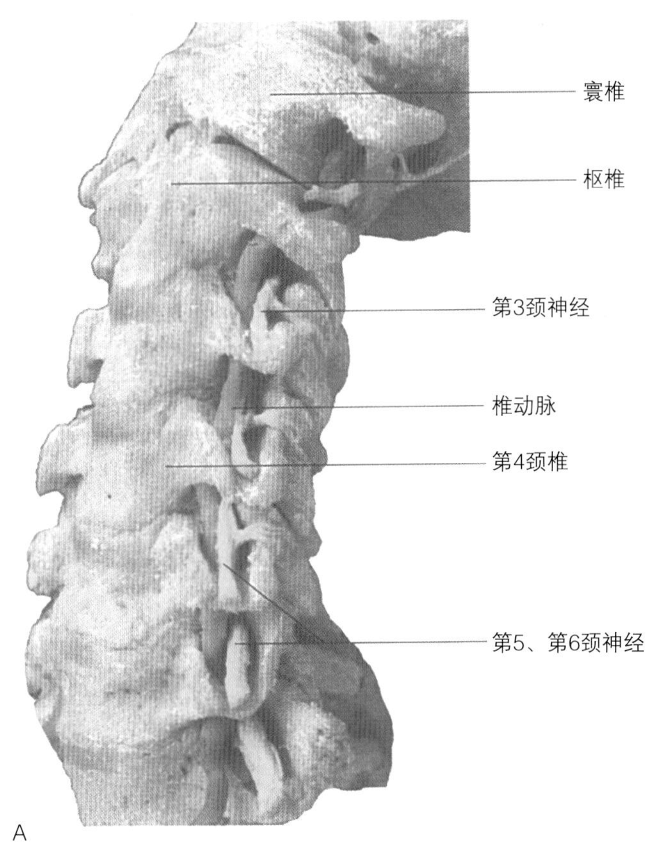

图7−41　椎动脉的位置和走行

A.椎动脉与颈神经的关系

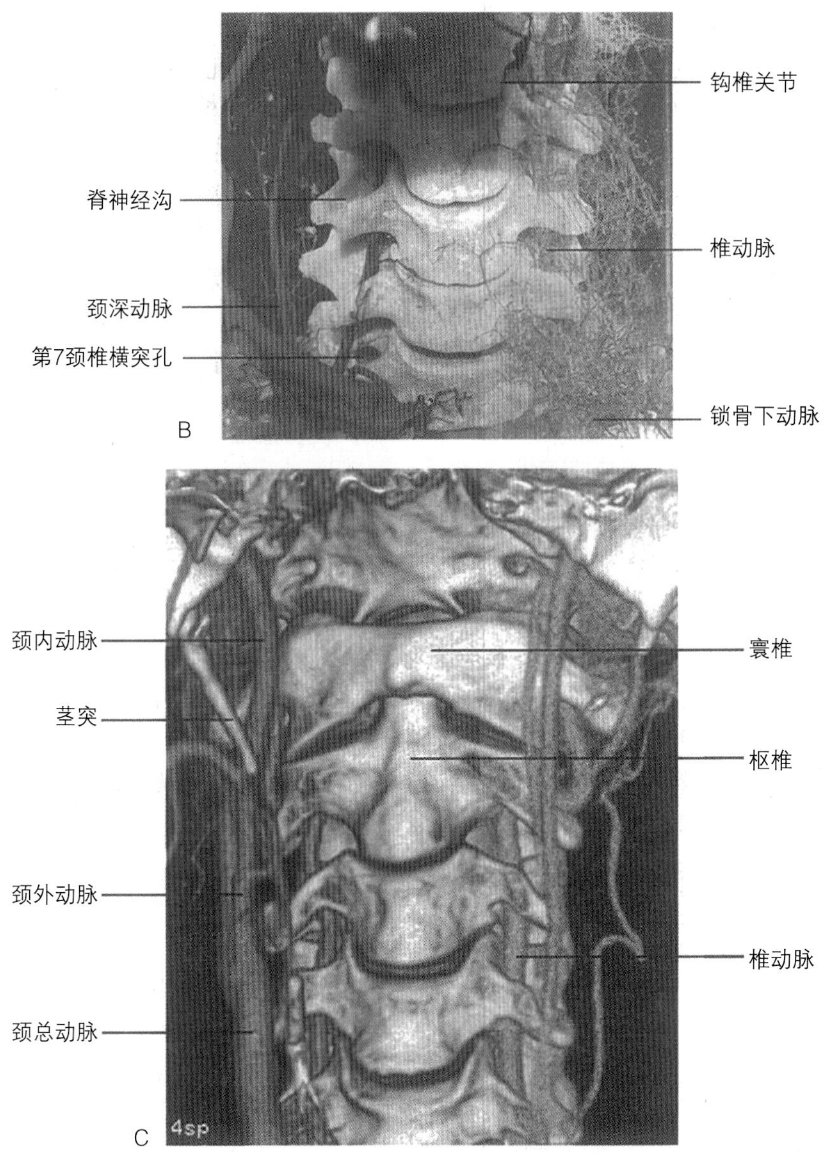

图7-41（续） B.椎动脉位置（铸型）；C.椎动脉的位置（CT三维重建）

孔径大于枢椎横突管外侧口一致。上颈部椎动脉的3个弯曲可能是适应寰、枢椎复杂的旋转运动功能的需要，对颈部动脉血流起一定的代偿作用。然而，异常或过度弯曲会导致椎动脉长度改变。如椎间盘退变后，颈段脊柱缩短，颈曲变直；或老年人动脉硬化，血管壁弹性降低，均可使椎动脉相对增长（图7-41）。

椎动脉与枕动脉之间多存在直接吻合。两侧椎动脉汇为基底动脉的部位常有变异，汇合处多平脑桥下缘，占53.9%，在此平面以上汇合的占34.6%，此平面以下汇合占11.5%。

基底动脉的管径于上、中、下三段并不相等，一般下段较大，中段次之，上段较小。这可能与血管由下向上逐渐分支，血管内血量逐渐减少有关。基底动脉中点的管径在儿童约为3.4 mm，成人为4.5 mm。左、右椎动脉直径相当时，基底动脉多为直行，如左椎动脉较粗，基底动脉多凸向右侧；相反，右椎动脉较粗时则凸向左侧。这说明基底动脉的弯曲受椎动脉血流强弱的影响，一般凸向血流较弱的一侧。

延髓部分血供来自椎-基底动脉系，其背外侧部由椎-基底动脉发出的小脑下动脉和短周边动脉供应；其背下部由椎-基底动脉的旁正中动脉供应。椎动脉、基底动脉及小脑下动脉的分支组成根动脉，沿脑神经根分布于脑实质中的各个脑神经核。脊髓前动脉的分支供应副神经核及舌下神经核。椎动脉与基底动脉移行处的分支供应蜗神经核、舌咽神经核及迷走神经核。

椎动脉下部有交感神经节后纤维围绕，形成椎动脉丛，其前部为椎静脉和交感干。在第4~7颈椎平面，椎动脉后面小神经节的节前纤维来自脊髓颈段。椎动脉由8对颈神经、第1胸神经及迷走神经的感觉支支配，也接受颈交感神经节的纤维，每个邻近的上、下交感节和脊神经分支彼此交错，参与组成椎动脉血管周围丛。颈椎发生骨质增生或存在半脱位时，椎动脉壁的交感纤维受刺激，引起血管痉挛，使椎-基底动脉系血流减少。椎动脉在寰椎部位走行迂曲，寰枢关节移位可使椎动脉血流发生障碍而引起脑缺血症状，这可能是椎动脉型颈椎病的原因之一。

椎动脉供脑血量约占心输出量的1/6，相当于体质量的2%，占脑血流总量的11.5%，每分钟通过椎动脉的血流量为45 mL。椎动脉的血流与其弯曲度、口径、走行密切相关。椎动脉主要供应枕叶（视觉皮层），头向一侧旋转时，同侧椎动脉血供减少，由对侧代偿。颈椎的正常解剖位置发生改变或有骨质增生时，特别是第5颈椎的横突孔距椎体较近，应力、扭转力及剪力最大，移位时椎动脉更易直接受压迫或刺激，发生血管痉挛，致使椎-基底动脉血流量减低。当大脑皮质视觉中枢血流量低于视区脑组织正常代谢需要时，可造成中枢性视力障碍。椎-基底动脉缺血，除因直接受压外，也与伴随颈内动脉支配大脑及眼部血管、眼睑平滑肌，以及伴随椎动脉进入颅内支配小脑、脑干的交感神经节后纤维受累有关。

临床应用注意事项

椎动脉为脊髓颈段血供的主要来源。颈椎病患者的椎动脉走行异常者占78%，后纵韧带骨化症患者则占84%，临床上出现颈髓损伤体征，但椎体移位不明显时，椎动脉走行多正常。椎动脉脊柱段位于颈椎体钩椎关节前外方，如该关节发生退行性变，有骨赘增生时，可使椎动脉发生迂曲或受压，使其管腔变小。椎动脉周围的交感神经丛来自颈胸神经节、颈中节及椎神经，沿椎动脉进入颅内，形成基底动脉周围丛，再沿其分支至内耳动脉，一旦受到刺激而致反应性血管痉挛，可产生椎动脉供血不足，引起眩晕。

颈源性眩晕常源于椎动脉狭窄所致的供血不足，与头颈活动有一定关系。动脉造影显示椎动脉内径为3.7 mm，其中左侧3.9 mm，右侧3.6 mm，多数左侧>右侧，甚至右侧仅为左侧的一半，这将削弱对侧椎动脉病变时的代偿能力，有可能成为椎动脉型颈椎病的潜在诱因。

头颈向一侧旋转时，椎动脉造影显示，在第1、第2颈椎水平，对侧椎动脉可发生狭窄或梗阻。一般认为，只有当另一侧椎动脉同时有病损时，才会导致椎-基底动脉供血不全。此外，颈中、下段椎动脉病变，特别是第4、第5颈椎和第5、第6颈椎段因钩椎关节增生压迫亦可发生供血不足，头颈向同侧旋转时可使症状加重。但也有相反的观点：一侧椎动脉受骨刺压迫后，由于颈椎失稳，可使其不断遭受骨刺甚至肥大的上关节突撞击，刺激椎动脉周围交感神经，引起对侧椎动脉干及分支痉挛。因此，单侧椎动脉压迫性病变亦可引起椎-基底动脉供血不全（图7-42）。

由于颈部外伤引起椎-基底动脉系供血不足，可产生颈髓及延髓症状。椎-基底动脉供血不全可引起后组脑神经（Ⅸ~Ⅻ）、延髓的锥体交叉及脊髓颈段的病损。迷走神经损害可引起喉部感觉障碍，声带和软腭麻痹。副神经损害引起斜方肌和胸锁乳突肌瘫痪，舌下神经损害引起舌肌瘫痪。脑干缺血还可引起眩晕，颈神经的病损则可引起颈肩部及上肢不同程度的肌肉萎缩。

如锁骨下动脉近端至椎动脉起始部部分或全部栓塞，在椎-基底动脉和锁骨下动脉之间存在逆向压力梯度，会导致椎动脉血液逆流，注入锁

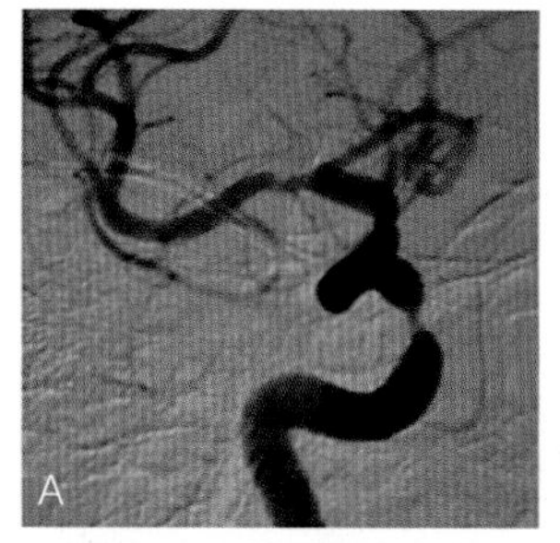

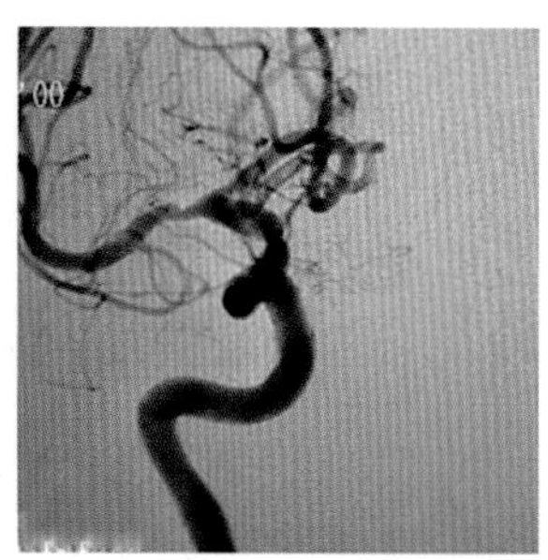

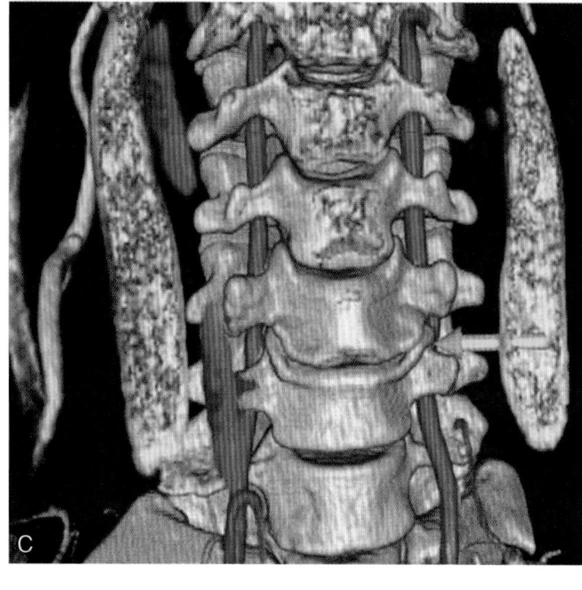

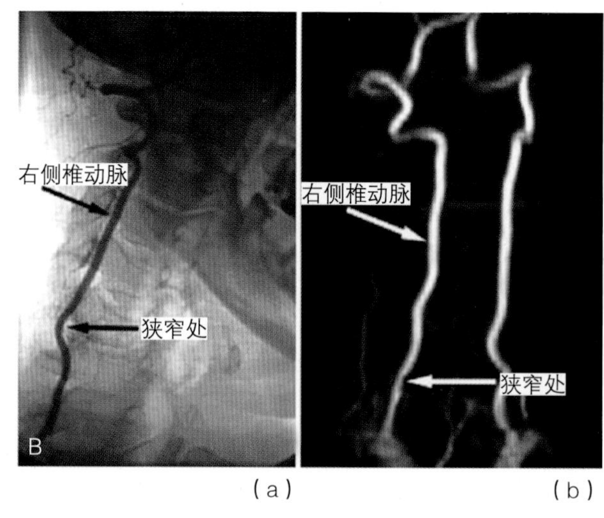

图7-42　椎动脉狭窄的影像观察
A.DSA显示椎动脉狭窄（左侧狭窄度80%，右侧20%）；B.（a）DSA显示椎间盘退变及钩椎关节增生导致右椎动脉受压，（b）MRA显示局部管腔狭窄；C. CT 3D图像显示椎动脉狭窄（侧方压迫）

骨下动脉远端，引起脑及臂部缺血，即所谓锁骨下动脉窃血综合征（subclavian steal syndrome）。患者可出现眩晕、恶心、偏盲及肢体麻木等症状。

随着影像技术和介入医学的迅速发展，经皮椎动脉血管腔内支架植入成形术治疗椎动脉狭窄，取得了明显的临床效果（图7-43）。该手术对患者的损伤小、并发症少、手术成功率高。但操作时，应注意对支架的选择：支架直径应与狭窄远端直径一致，支架长度应能覆盖病变部位及病变两端至少各2 mm。对于高度狭窄的病变，支架植入前先行小球囊轻度扩张狭窄段血管，利于输送器通过狭窄部位，降低术中斑块脱落栓塞远端血管的危险。

2）胸廓内动脉（internal thoracic artery）起于第1段下缘，经胸膜前面下降，紧贴胸前壁内侧，起点向甲状颈干靠近，二者共干者占11.7%；起点显著外移且起于锁骨下动脉第3段者占42%。胸廓内动脉起点处有时发出长短、粗细不一的肋外侧支（占23.2%），在胸膜壁层覆被下，沿胸壁

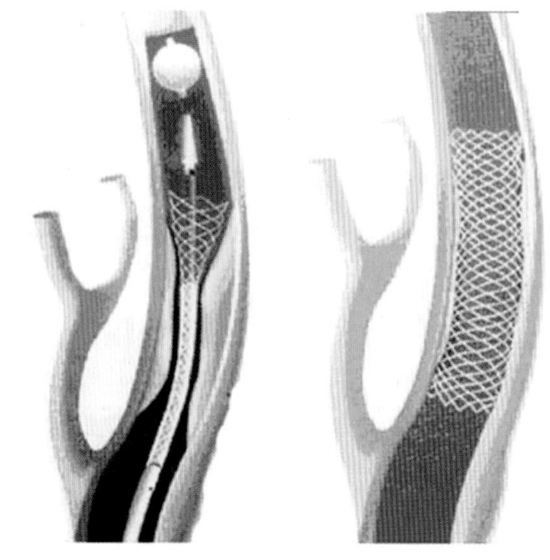

图7-43　动脉管腔内支架植入示意图

内面下行（第1~6肋间隙）。肋外侧支与相应的肋间动脉相吻合，其伴行静脉注入锁骨下静脉。

临床应用注意事项

胸廓内动脉管径大，直接起源于锁骨下动脉，为心脏血管搭桥的供体，避开胸骨后在胸骨旁找到该动脉并游离，将其分支逐一结扎，只保留主干作为吻接血管与心冠状动脉吻合。

3）甲状颈干（thyrocervical trunk）为一短干，起于锁骨下动脉第1段上缘，主要分支为甲状腺下动脉、颈升动脉、颈浅动脉、肩胛上动脉及颈横动脉。甲状颈干发出后，立即分为肩胛上动脉（suprascapular artery）、颈横动脉（transverse cervical artery）和甲状腺下动脉（inferior thyroid artery）。甲状腺下动脉独立发出者占5.0%。颈浅动脉起自甲状颈干者占51.6%，由甲状颈干的颈横动脉发出者占46.7%。颈升动脉为1支者占96.7%，其中直接起自甲状颈干者占18.3%，起自甲状腺下动脉者占37.5%，起自颈横及颈浅动脉者占40.9%。

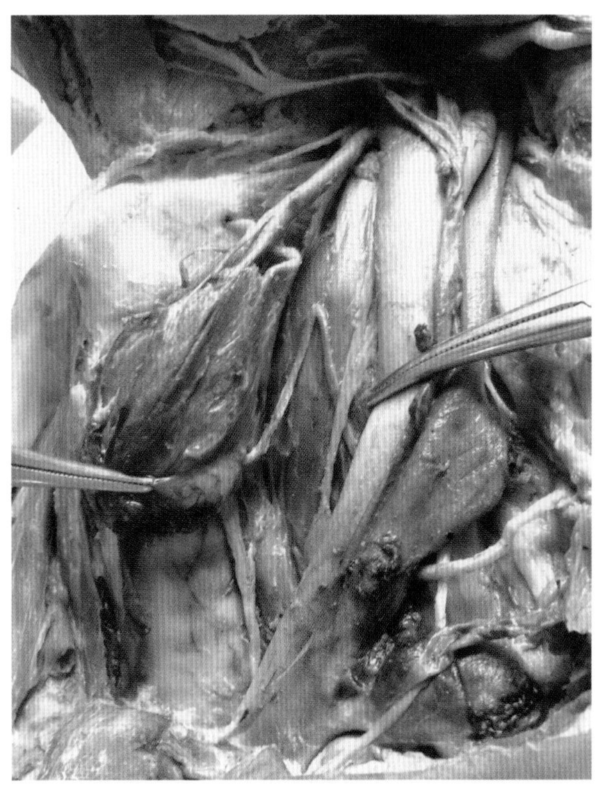

图7-44 甲状腺下动脉与喉返神经关系

甲状腺下动脉在颈内静脉之后，沿前斜角肌内侧缘上行，至第6颈椎横突平面经过颈血管鞘之后达甲状腺叶，在此与喉返神经相勾绕（图7-44）。甲状腺切除时，结扎甲状腺下动脉应避免损伤喉返神经。该动脉行经颈总动脉之后时，发出颈升动脉，分支供给咽、喉、气管和食管周围肌肉。甲状腺下动脉偶见直接起于锁骨下动脉或椎动脉，有时阙如。

临床应用注意事项

甲状腺下动脉与喉返神经在贴近甲状腺下极处相交叉，所以如果需要结扎甲状腺下动脉应远离甲状腺，这样可以避免损伤喉返神经。

肩胛上动脉横行向外，越过锁骨下动脉第3段和臂丛前面，至肩胛上切迹，经肩胛上横韧带的上方至肩胛骨后面，参与组成肩胛动脉网。

颈横动脉可自锁骨下动脉任何一段发出，但以自第1段发出者多见，其中颈横动脉直接起自锁骨下动脉者占55.0%，起自甲状颈干者占44.2%，与肋颈干共干者占0.8%。颈横动脉的起点在前斜角肌内侧者占46.7%，在其后方者占35.0%，在外侧者占18.3%。颈横动脉绕过中斜角肌外侧者占90.0%，穿中斜角肌者占10.0%。颈横动脉越过臂丛者占46.7%，其中经其下方者占5.0%，从其中穿过者占48.3%；穿过上、中干之间者占61.0%，穿过中、下干之间者占37.4%，经过第8颈神经根及第1胸神经根之间者占1.7%。颈横动脉浅支行向上外，越过前斜角肌、膈神经和臂丛上干，进入枕三角后，又分为升、降支。深支也称肩胛背动脉，下行经肩胛提肌和菱形肌的深面，参与组成肩胛血管网。

（2）第2段的走行和分支：锁骨下动脉第2段位于前斜角肌后方，隔前斜角肌与锁骨下静脉邻近。在斜角肌间隙内，第2段位于胸膜顶及肺尖之前，其下为第1肋，上方和后侧有臂丛经过。主要分支为肋颈干。

肋颈干（costocervical trunk）可起自锁骨下

动脉任何一段，但左侧多发自第2段，右侧多发自第1段。肋颈干出现率为91.7%，经胸膜顶上后方，于第1肋颈处分支为颈深动脉和最上肋间动脉，前者上升于颈后，在头半棘肌的深面和枕动脉分支吻合；后者经第1肋颈前下降，分支分布于第1、2肋间隙（图7-45）。

副颈升动脉起于锁骨下动脉第2段，亦可自颈横动脉或肋颈干发出，分支营养臂丛第6、7颈神经根和斜角肌，并伴随第6、7颈神经根到达脊髓。副颈升动脉出现较恒定，罕见双副颈升动脉。

（3）第3段的走行和分支：第3段于前斜角肌外侧行向下外，经锁骨后方至第1肋外缘，易名为腋动脉（axillary artery），此段并无分支。第3段前方有锁骨、锁骨下肌、锁骨下静脉、肩胛上动脉及其伴行静脉等，后方与臂丛下干和中斜角肌为邻，上外侧部邻接臂丛的中、上干。

锁骨下动脉第2段常较第3段缩窄，成年人尤为明显，其后方小斜角肌的出现率，左右侧都超过43%，左锁骨下动脉有2/3以上较右侧粗大。

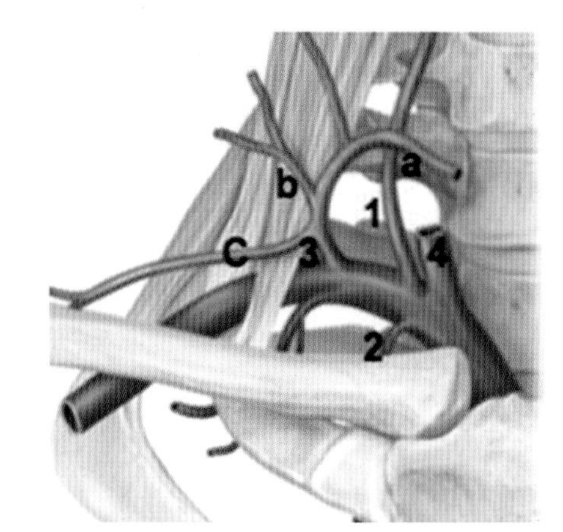

1.椎动脉；2.胸廓内动脉；3.甲状颈干；4.颈总动脉；
a.甲状腺下动脉；b.颈横动脉；c.肩胛上动脉。

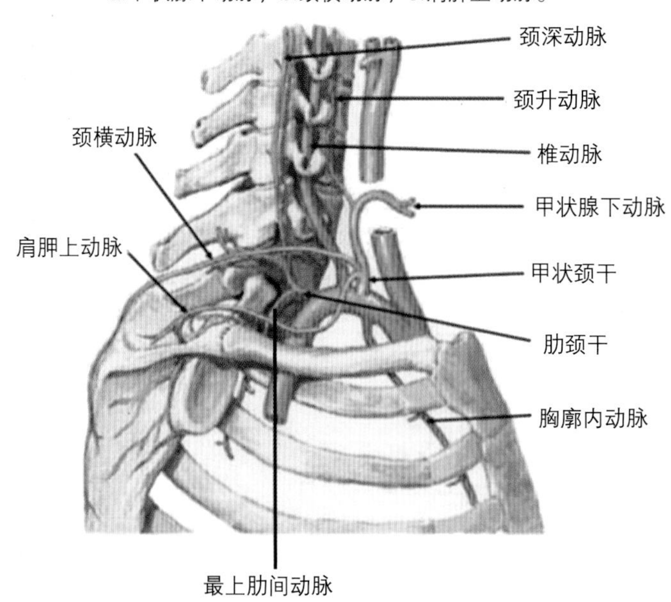

图7-45　甲状颈干及其分支

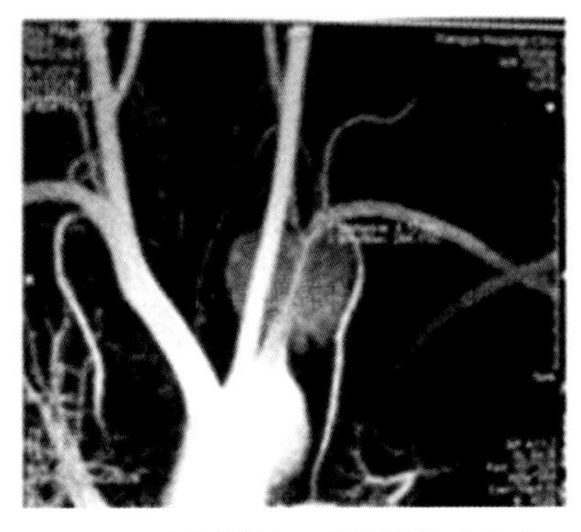

MRA显示左侧锁骨下动脉假性动脉瘤

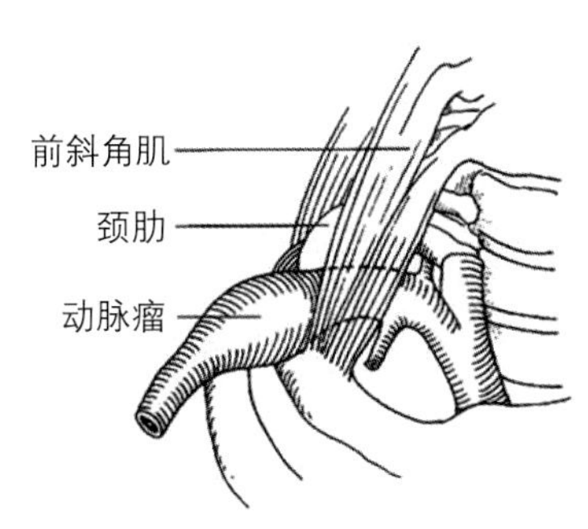

颈肋造成锁骨下—腋动脉瘤

图7-46 锁骨下动脉瘤

锁骨下动脉第3段发生动脉瘤时，可充满锁骨上窝，引起臂丛压迫，发生运动和感觉障碍（图7-46）。动脉瘤压迫锁骨下静脉时，会妨碍静脉回流，引起上肢水肿或杵状指。

2. 锁骨下动脉的分支类型　锁骨下动脉的分支存在个体差异，以4支型最多见，即发出椎动脉、甲状颈干、胸廓内动脉和肋颈干4个独立分支。

3. 锁骨下动脉畸形　左锁骨下动脉恒定起自主动脉弓，右锁骨下动脉多起自头臂干，但可存在变异。胚胎发生时，右锁骨下动脉由右侧第4弓动脉上端，或右侧第4弓动脉与右背主动脉汇合处合成。如正常发育时应消失的右背主动脉尾端仍被保留，应继续存在的右第4弓动脉和右背主动脉头侧部消失，会导致右锁骨下动脉直接起自主动脉弓。

右锁骨下动脉的起始异常出现率为0.2%~0.6%。由于该动脉可能的起始异常，右喉返神经起始部位置常有变化。这种异常起始的锁骨下动脉多行于食管与脊柱间，并可能斜向右侧，引起吞咽和呼吸困难。

主动脉弓主要分支的数目变化较大，最多者可达6支，最少者仅1支。以4支型最多，其次为3支型。4支型从近侧向远侧依次为右颈总动脉、左颈总动脉、左锁骨下动脉及右锁骨下动脉，其中以右锁骨下动脉起始和行径异常者最多。雷琦（1964年）报告3例右锁骨下动脉起始异常，其中2例属于4支型，1例为5支型，即右颈总动脉、左颈总动脉、左椎动脉、左锁骨下动脉及右锁骨下动脉等5个分支，从近侧向远侧依次发自主动脉弓。这种右锁骨下动脉起始异常罕见，其走行途径不同：经食管后方者约为70%，经食管与气管之间者约为20%，居气管前方者约为10%。常见症状为吞咽及呼吸困难，颈根部手术操作时需留意这种畸形（图7-47）。

临床应用注意事项

由于锁骨下动脉各段分支之间吻合丰富，锁骨下动脉狭窄时可以形成侧副循环通路以代偿肢体远端供血，所以很少出现上肢缺血症状。尤其是病史较长者更是如此。对于无症状锁骨下动脉狭窄，一般无需处理，临床观察即可 。只有出现缺血症状的锁骨下动脉狭窄才需要进行手术治疗，目前可以通过血管造影确诊（图7-48）。锁骨下动脉狭窄处如果在椎动脉发出的近端，则会引起椎动脉供血不足（图7-49）。

由于左右锁骨下动脉起始部位不同，左右上肢的血压也有所差异，一般情况下二者差值小于10 mmHg。所以测量血压时应双侧上肢均进行测量，以同一上肢数值进行对比，较为准确。如果

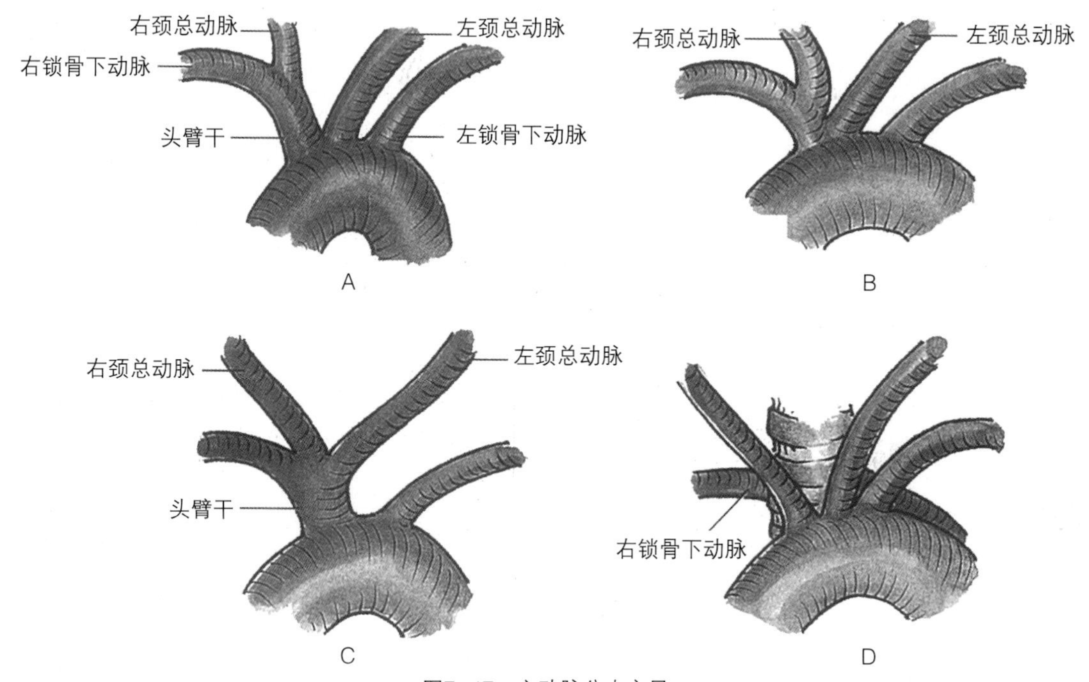

图7-47 主动脉分支变异

A.正常；B.左颈总动脉起自头臂干；C.左右颈总动脉均发自头臂干；D.右锁骨下动脉发自左侧，经气管后至右侧

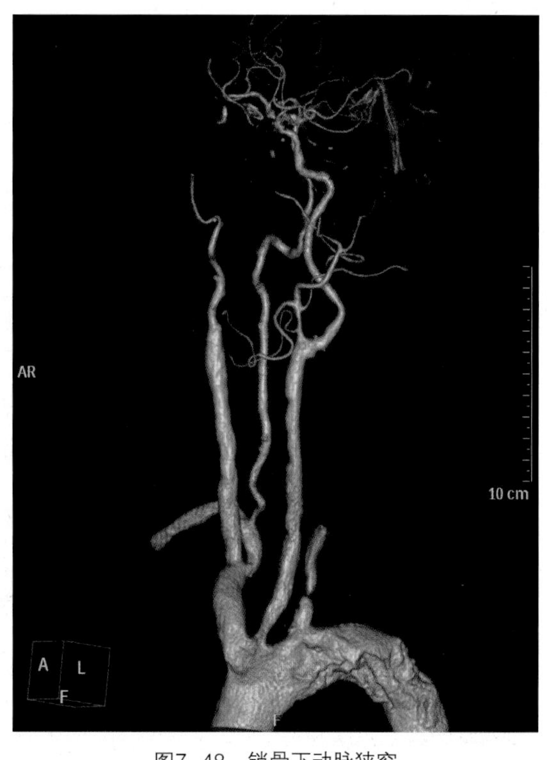

图7-48 锁骨下动脉狭窄

双侧上肢血压差值过大，说明低的一侧可能存在锁骨下动脉狭窄，应进一步检查。

颈部静脉

颈部浅静脉位于浅筋膜内，颈阔肌深面，包括颈前静脉和颈外静脉。深静脉则与动脉伴行，主要有颈内静脉及锁骨下静脉，均注入头臂静脉，经上腔静脉返回心脏。

颈内静脉

颈内静脉（internal jugular vein）为颅内乙状窦直接向下的延续，自颅底的颈静脉孔（jugular foramen）穿出，和颅内横窦相续，下行而略向前，全程皆在胸锁乳突肌覆被下，上段接近颈前三角，下段接近颈后三角（图7-50）。颈内静脉在颈动脉鞘内居外侧部，下行至胸锁关节深面，与锁骨下静脉汇合成头臂静脉，该汇合处称为静脉角（venous angle）。颈内静脉下段接受各属支的血液，管

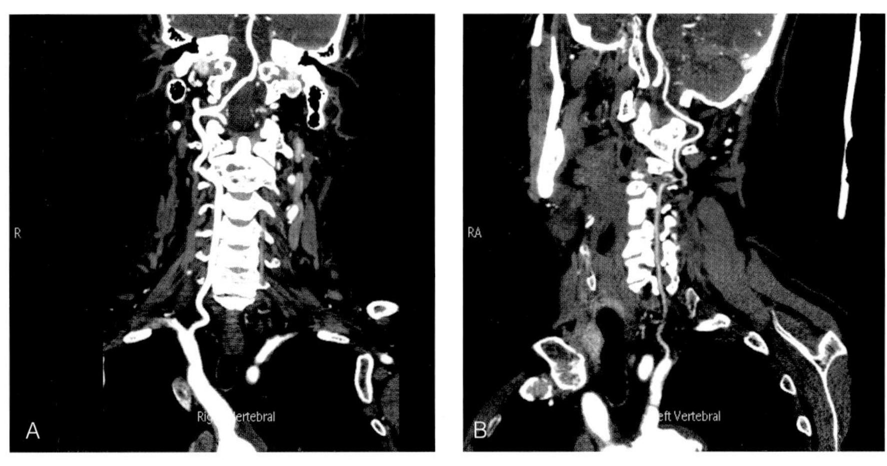

图7-49　左侧椎动脉较右侧细小（左锁骨下动脉狭窄）

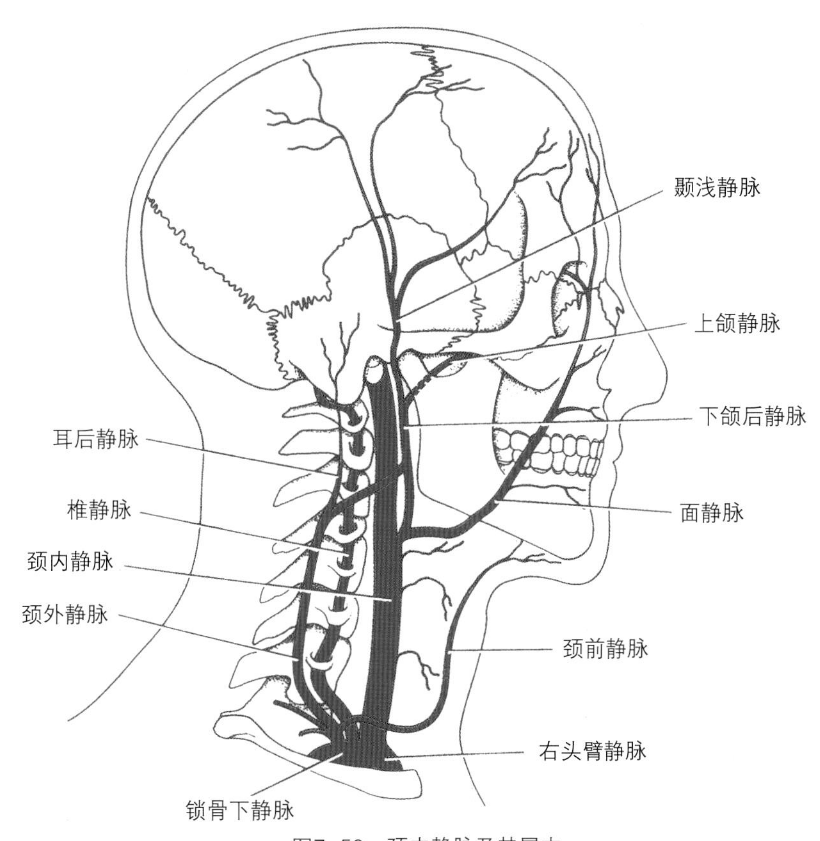

图7-50　颈内静脉及其属支

径逐渐增大。颈内静脉口径约为1.3 cm，右侧大于左侧。颈内静脉终末部与胸锁乳突肌相邻，位于胸锁乳突肌锁骨头深面者占58.75%，在锁骨头与胸骨头的间隙内者占41.25%。

呼吸对颈内静脉影响极大，吸气时静脉内血液排空，管壁塌陷，呼气时相反，直径可达1.5 cm。颈内静脉损伤后，吸气时空气可经静脉壁裂口进入，形成肺静脉气栓而造成严重的呼吸困难，过多空气进入心脏会导致死亡。颈内静脉的属支自上而下有岩下窦，面静脉，舌静脉和甲状腺上、中静脉。岩下窦在颈内静脉出颈静脉孔之前注入。面静脉于下颌下腺外面合成，向后下走行，穿颈血管鞘，在舌骨大角部位注入颈内静脉，接受来自甲状腺静脉和舌静脉的血液。在下颌后淋巴结清扫术中，应注意勿伤此静脉。咽静脉和舌静脉或汇入颈内静脉，或汇入面静脉。甲状腺上静脉和甲状腺上动脉伴行，亦可汇入面静脉，甲状腺中静脉在环状软骨处汇入颈内静脉，有时阙如。

颅内静脉窦如横窦血栓形成，颈内静脉可发生继发感染。为防止感染蔓延，偶需结扎颈内静脉，可在胸锁乳突肌下切开深筋膜寻找颈内静脉。此静脉的下部易于剥离，上部因属支较多，结扎一侧的颈内静脉不致引起颅内压增高。但在颈部根治术结扎双侧颈内静脉时，术后颅内压常增高，视力模糊，眼底检查显示视乳头水肿，有时伴有展神经麻痹现象。颈内静脉结扎术已很少使用。

颅内血液回流一般经4个主要途径：①颈内静脉；②椎静脉；③咽静脉；④导静脉（颅内静脉穿过颅骨与头皮静脉吻合）。一侧颈内静脉切除或结扎后，如患者合并有上述侧支先天异常或阙如时，会引起颅内压增高。如之后侧支循环未能建立，颅内压增高将持续存在。

锁骨下静脉

锁骨下静脉（subclavical vein）是腋静脉（axillary vein）的直接延续，起于第1肋的外侧缘，至胸锁关节后方与颈内静脉汇合为头臂静脉（brachiocephalic vein）。锁骨下静脉始末两端都有瓣膜。静脉与周围结构连接紧密，其管壁与颈部筋膜融合，因而位置固定。锁骨下静脉前方为锁骨，后方为第1肋及前斜角肌，借前斜角肌与锁骨下动脉相隔。与锁骨下动脉第1段各支伴行的静脉属支大多直接汇入头臂静脉。

锁骨下静脉的口径约1.2 cm，长约3.8 cm。静脉全长近2/3位于锁–肋–前斜角肌之间隙内。锁骨下静脉的外侧部分与前方的锁骨下肌毗邻，静脉前壁贴连于该肌筋膜上，吸气、举臂时管腔扩大，手术时应避免这样的动作。

锁骨下静脉的深度（由皮肤至锁骨下静脉前壁的距离）约为2.18 cm，锁骨下静脉与锁骨下面交点的角度约为37.99°，交点指数（锁骨下静脉与锁骨下面相交点到胸锁关节的距离／锁骨长度×100）为33.38。进行锁骨下静脉穿刺置管术时，宜自右侧进入，于锁骨下方内、中1/3交点处进针，深度勿超过3 cm。插管入静脉内的深度左侧约为15 cm，右侧为12 cm。

临床应用注意事项

除被前斜角肌分隔外，锁骨下静脉与同名动脉伴行，损伤可同时累及动、静脉而形成动静脉瘘。由于锁骨下静脉位于锁骨和第1肋所形成的夹角内，骨肿瘤可使锁骨下静脉受压。锁骨骨折时因锁骨下动、静脉及臂丛被横过的锁骨下肌与骨折断片隔开，血管、神经损伤常能幸免。

甲状腺中静脉在颈椎前入路时可以见到，如果影响显露，则先结扎后切断，不要用力牵拉，否则会造成颈内静脉撕裂，应引起重视。

颈深淋巴结和淋巴导管

颈部的淋巴结可分为颈前和颈外侧2组。

1. 颈前淋巴结　分浅、深2群，位于舌骨下方及喉、甲状腺、气管等器官前方，收纳上述器官的淋巴管，其输出管注入颈外侧深淋巴结。

2. 颈外侧淋巴结　包括沿浅静脉排列的颈外侧浅淋巴结及沿深静脉排列的颈外侧深淋巴结。

（1）颈外侧浅淋巴结：位于胸锁乳突肌表面及其后缘处，沿颈外静脉排列，收纳颈部浅层的淋巴管，并汇集乳突淋巴结、枕淋巴结及部分下颌下淋巴结的输出管，其输出管注入颈外侧深淋巴结。

（2）颈外侧深淋巴结：数目多达10~15个，沿颈内静脉周围排列，上始于颅底，下至颈根部，可分为3群：上群近颅底部，中群在甲状软骨平面，下群即锁骨上淋巴结群（图7-51）。少数淋巴结位于副神经周围。颈根部淋巴结常沿锁骨下动脉及臂丛排列。颈外侧深淋巴结直接或通过头颈部浅淋巴结收纳头颈部、胸壁上部、乳房上部和舌、咽、腭扁桃体、喉、气管、甲状腺等器官的淋巴管，其输出管汇合成颈干（jugular lymphatic trunk）。左颈干注入胸导管，右颈干注入右淋巴导管，在汇入部位常缺少瓣膜。

颈外侧深淋巴结群位于颈深筋膜和椎前筋膜浅面，口腔、咽喉、甲状腺、颌下腺及腮腺的恶性肿瘤以颈淋巴结为转移的第一站，一般先累及颈深淋巴结，逐渐扩展到颈浅淋巴结。颈部是全身淋巴的汇总区，全身各种肿瘤的转移，都可在颈部出现。较重要的颈深淋巴结有：①咽后淋巴结，位于鼻咽部后方，收纳鼻、鼻旁窦、鼻咽部等处的淋巴，鼻咽癌时首先转移至此群；②颈内静脉二腹肌淋巴结，又称角淋巴结，位于二腹肌后腹与颈内静脉交角处，收纳舌后及腭扁桃体的淋巴管；③颈内静脉肩胛舌骨肌淋巴结，位于肩胛舌骨肌中间腱与颈内静脉交叉处附近，收纳颏下和舌尖部的淋巴管，舌癌时，首先转移至此群；④锁骨上淋巴结，位于锁骨下动脉和臂丛附近，食管癌和胃癌后期，癌细胞可沿胸导管或颈干逆流转移至左锁骨上淋巴结。

胸导管（thoracic duct）颈部位于左锁骨下窝，居第1肋、前斜角肌、食管和颈长肌之间的Waldeyer三角内，其前内方为颈总动脉、颈内静脉、颈淋巴干和迷走神经，后外方为椎动脉和膈神经，下方为锁骨下动脉。颈胸导管凸向上方，形成胸导管弓（arch of thoracic duct），其顶点高出锁骨上方1.0~1.8 cm，相当于第5颈椎或第6颈椎

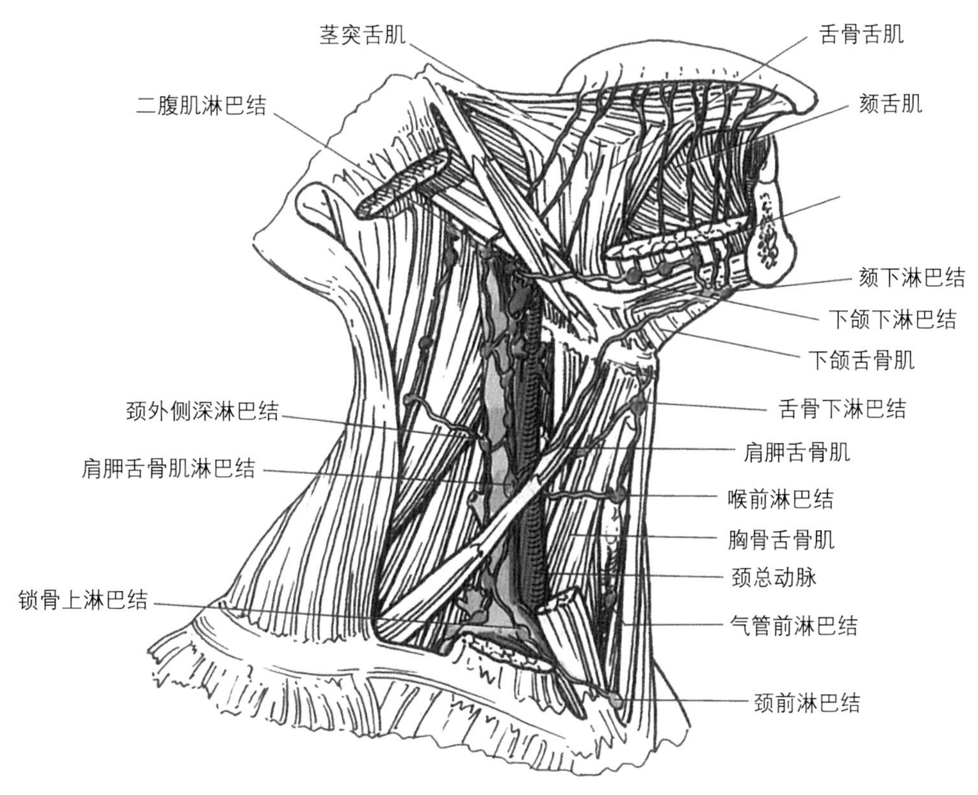

图7-51　颈深淋巴结

平面。胸导管弓形成壶腹状膨大的淋巴窦，然后缩小注入左颈静脉角，也有少数注入左锁骨下静脉或颈外静脉。

胸导管颈部多为单干型，其次为双干型，三干以上者少见。胸导管直径为0.5~12 mm，其末端注入颈静脉处较窄，仅3.9 mm。胸导管周围有增厚的括约肌和较恒定的瓣膜，多为双瓣，占81.25%；其次为单瓣，占17.5%；无瓣者占1.25%。瓣膜的作用在于保证乳糜从胸导管流入静脉，防止血液逆流至胸导管内。

胸导管末端可分为6型（图7-52）。Ⅰ型：双干胸导管，于左颈内静脉外上方5~7 mm处，合为一干，注入左颈内静脉，占33%；Ⅱ型：单干胸导管，于左颈内静脉外侧壁注入颈内静脉，占22%；Ⅲ型：单干胸导管，于左颈内静脉后方注入颈内静脉，占15%；Ⅳ型：单干胸导管，于左颈内静脉内后方注入颈内静脉，占14%；Ⅴ型：单干胸导管，于左颈外静脉内后方注入颈外静

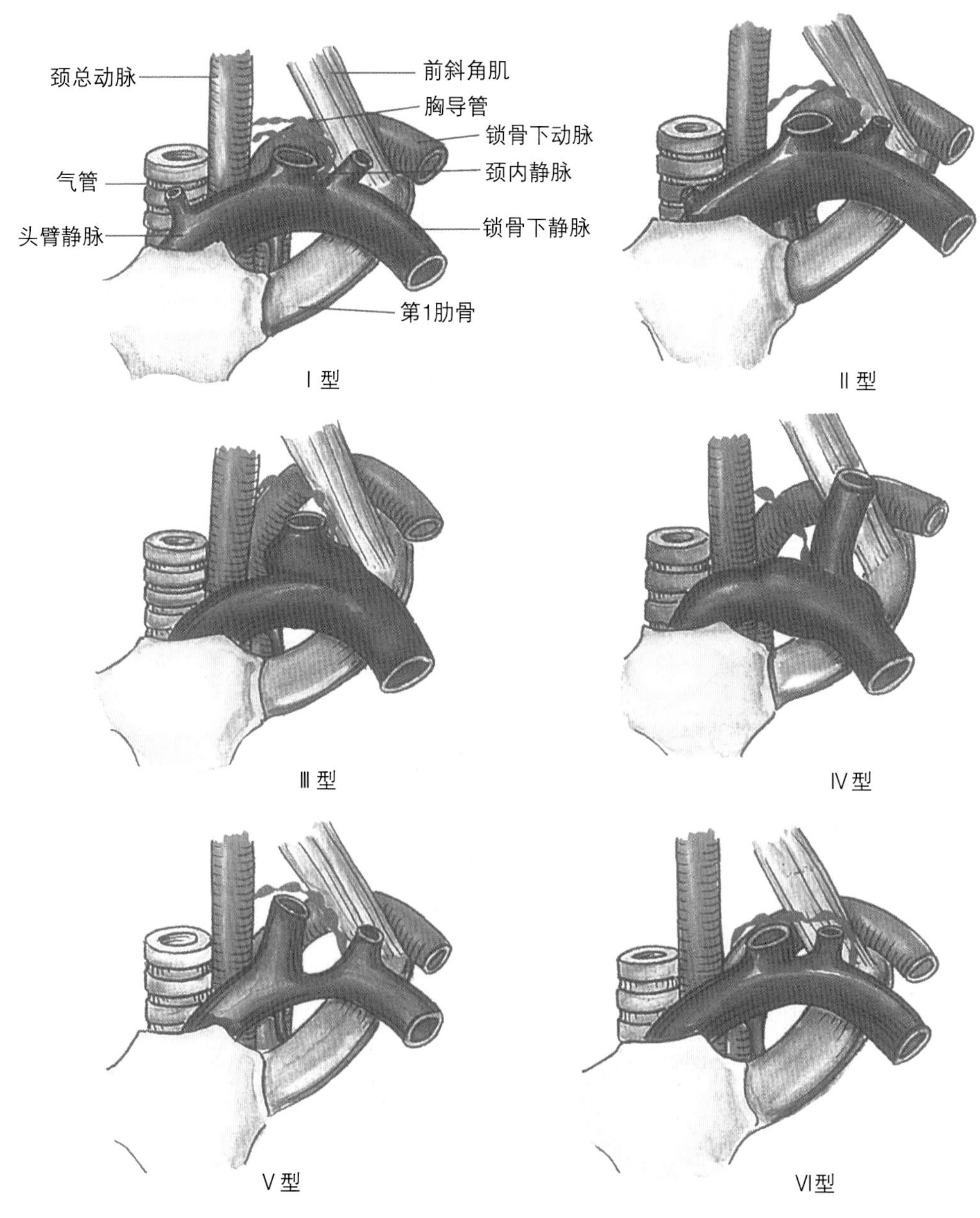

图7-52　胸导管末端分型

脉，占10%；Ⅵ型：单干胸导管，于左颈外静脉外侧注入颈外静脉，占6%。

右淋巴导管（right lymphatic duct）为一短干，长1.0~1.5 cm，管径约2 mm，由右颈干、右锁骨下干和右支气管纵隔干汇合而成，注入右静脉角。有时上述3条淋巴干并不汇合，而分别注入颈内静脉或锁骨下静脉（图7-53）。

右淋巴导管主要收纳头颈右半、右上肢、右肺、右半心、胸壁右半部的淋巴，即全身约1/4部位的淋巴。

临床应用注意事项

颈部淋巴结有时可以触及，为无痛性柔软结节，可以移动。在炎症、肿瘤时常可增大变硬，甚至出现肿大淋巴结融合成包块。胸腹部恶性肿瘤常出现左侧颈部淋巴结转移。头面部肿瘤、炎症常伴发颈部淋巴结肿大，所以颈部淋巴结活检对确诊有重要意义。

颈部神经

颈部神经丰富，脊神经和脑神经均有分支分布。脊神经形成颈丛和臂丛。走行于颈部的脑神经包括Ⅸ、Ⅹ、Ⅺ、Ⅻ 4对脑神经，其中以舌咽神经位置最深，舌下神经和副神经最浅，由三叉神经的下颌神经分出的舌神经亦有纤维到达颈部（图7-54）。

舌咽神经

舌咽神经（glossopharyngeal nerve）的根丝自延髓橄榄后沟前部出脑，与迷走神经和副神经同出颈静脉孔。在孔内神经干上有膨大的上神经节，出孔时又形成一稍大的下神经节。舌咽神经出颅后先在颈内动、静脉间下降，然后呈弓形向前，经舌骨舌肌内侧达舌根。其主要分支包括：鼓室神经、颈动脉窦支、舌支、咽支、扁桃体支和茎突咽肌支等。

舌咽神经为混合性神经，含5种纤维成分：①特殊内脏运动纤维，起于疑核，支配茎突咽肌；②副交感纤维，在耳神经节交换神经元后分布于腮腺，司腺体分泌；③一般内脏感觉纤维的胞体位于颈静脉孔处的下神经节，中枢突终于脑干孤束核，周围突分布于舌后1/3的味蕾；④特殊内脏感觉纤维的胞体也位于下神经节，中枢突终于孤束核；周围突分布于咽、舌后1/3，咽鼓管，鼓室等处的黏膜以及颈动脉窦和颈动脉小球；⑤躯体感觉纤维，胞体位于上神经节内，分布于耳后皮肤。

临床应用注意事项

随着颅底微创外科学的发展，侧颅底外科手术广泛开展。由于舌咽神经深藏于颞下窝，位于颈部最深面，术中对该神经的辨认比较困难，导致术中误伤的可能性增加，并因此导致术后吞咽

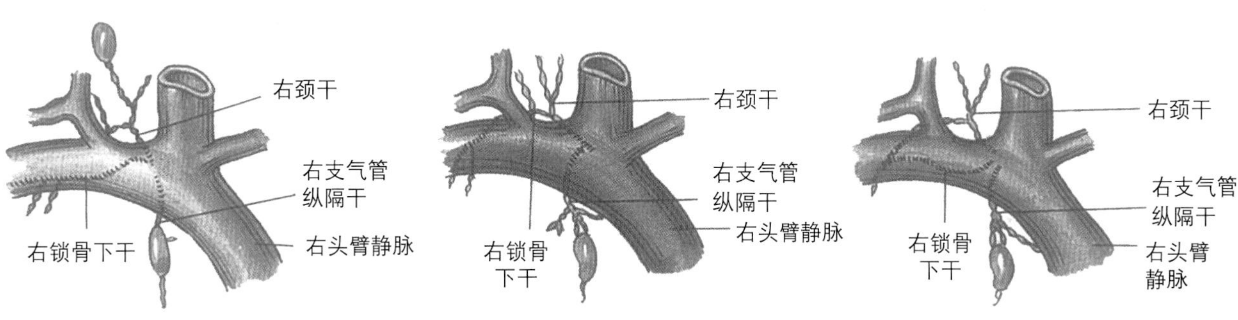

图7-53　右淋巴导管末端变异

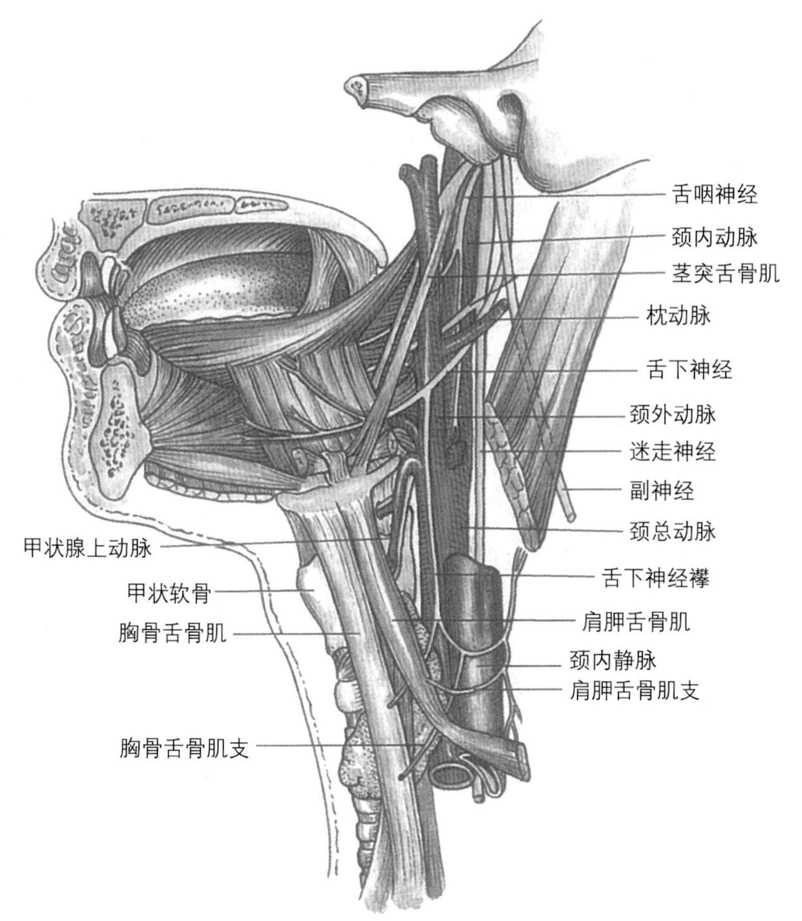

图7-54　颈上部的神经、血管

困难。侧颅底区的骨性解剖标志可作为术中的定位参照，有利于术中掌握解剖定位及安全范围。

迷走神经

迷走神经（vagus nerve）为混合性神经，是行程最长、分布范围最广的脑神经，含有4种纤维成分：①副交感纤维，起于迷走神经背核，主要分布到颈、胸和腹部的多种脏器，控制平滑肌、心肌和腺体的活动；②一般内脏感觉纤维，其胞体位于下神经节（结状神经节）内，中枢突终于孤束核，周围突分布于颈、胸和腹部的脏器；③一般躯体感觉纤维，其胞体位于上神经节内，中枢突止于三叉神经脊束核，周围突主要分布于耳郭、外耳道的皮肤和硬脑膜；④特殊内脏运动纤维，起于疑核，支配咽喉肌。

迷走神经根丝自橄榄后沟后部出脑，经颈静脉孔出颅，在此处有膨大的上、下神经节。迷走神经干在颈部位于颈动脉鞘内，于颈内静脉与颈内动脉或颈总动脉之间的后方下行达颈根部。

迷走神经在颈部的分支，自上而下有耳支、咽支、喉上神经（superior laryngeal nerve）、喉返神经（recurrent laryngeal nerve）和心支（图7-55）。耳支起于下神经节，由外耳门后的鼓乳裂穿出，分布于外耳道深部和乳突基部之皮肤。

临床应用注意事项

迷走神经损伤时，造成软腭和咽喉肌麻痹，可产生吞咽困难、声音嘶哑、说话不清等症状，还可有心动过速的表现。

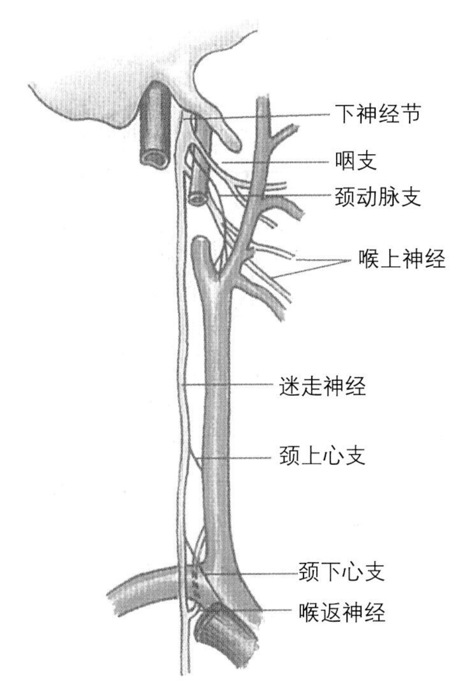

图7-55 迷走神经颈段

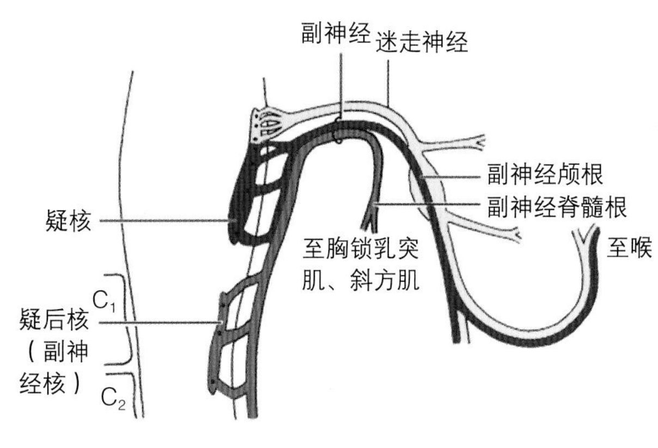

图7-56 副神经的组成

副神经

副神经（accessory nerve）由延髓根和脊髓根组成，其纤维成分属特殊内脏运动纤维。延髓根起自疑核，自迷走神经根下方出脑后与脊髓根同行，经颈静脉孔出颅，加入迷走神经，支配咽喉肌。脊髓根起自脊髓颈部的副神经疑后核，由脊神经前、后根之间出脊髓，在椎管内上行，经枕骨大孔入颅腔，与延髓根汇合后同出颅腔。又与延髓根分开，绕颈内静脉行向外下，经胸锁乳突肌深面继续向外下斜行进入斜方肌深面，分支支配此二肌（图7-56）。副神经延髓根可为1条，或由2~4条根丝合并为1条。脊髓根的数目多为6、7根。上部根丝纤维大部分支配胸锁乳突肌，下部根丝纤维大部分支配斜方肌。副神经与颈内静脉关系密切，静脉可在其外面（70%）或内面（26.8%）越过，甚至从其中间穿过（3.2%）。

副神经移位可用于臂丛根性撕脱伤的治疗。手术操作时，在胸锁乳突肌后缘中点略上显露副神经，顺行向远侧游离，直达斜方肌；亦可在锁骨外端斜方肌附着处上方2 cm显露副神经，再逆行向上游离，直达胸锁乳突肌。采用两种游离方法，神经长度均可达10~12 cm。术中电刺激出现耸肩活动，即说明该神经定位准确无误。受区神经可为肌皮神经、正中神经、桡神经及腋神经等。由于斜方肌尚受第1~4颈神经前支所组成的颈丛运动支支配，副神经移位后一般不会发生该肌明显的瘫痪及活动障碍。但仍应尽量保留第1肌支，以保证斜方肌上部纤维的收缩功能。

对副神经和第3、4颈神经对斜方肌的支配还存在不同看法。一般认为副神经为纯运动纤维，但副神经和颈神经之间存在广泛吻合，第2颈神经主要支配胸锁乳突肌，第3、4颈神经则支配斜方肌。

副神经根起始部的下界位于第6颈椎平面，通常副神经位于寰椎横突的前面或外侧面。当副神经处于前内侧位时，与面神经和舌下神经的距离几乎相同；副神经处于后外侧位时，与面神经的距离短于距舌下神经的距离。

副神经由胸锁乳突肌后缘上、中1/3交点浅出后，即行向后下，在斜方肌前缘中、下1/3交点，亦即在锁骨上2.5 cm处进入该肌深面。副神经的上端常和枕小神经相勾绕，副神经深面有第3、4颈神经分支至斜方肌。

临床应用注意事项

颈外侧区的手术应注意保护副神经。一般情况下，副神经呈圆索状，在胸锁乳突肌后缘与枕小神经勾绕，可以作为辨认标志。副神经自胸锁乳突肌后缘中、上1/3处向下外至斜方肌中、下1/3处画一直线即为副神经体表投影，沿副神经常有淋巴结伴行。副神经受损伤时，不能旋转头颈和耸肩。

颅底颈静脉孔区域骨折时，常同时累及Ⅸ、Ⅹ、Ⅺ脑神经，除有斜颈表现外，常伴有吞咽困难、失音及同侧舌后部味觉丧失。

舌下神经

舌下神经（hypoglossal nerve）主要由躯体运动纤维组成，由舌下神经核发出，自延髓的前外侧沟出脑，经舌下神经管出颅，与舌咽神经、迷走神经、副神经相邻，下行于颈内动、静脉之间，弓形向前达舌骨舌肌的浅面，在舌神经和下颌下腺管的下方穿颏舌肌入舌，支配全部舌内肌和舌外肌（图7-57）。

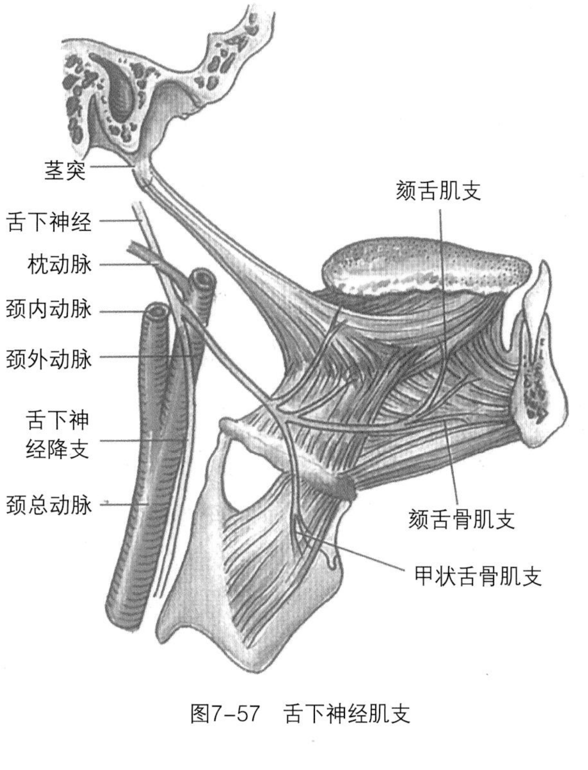

图7-57　舌下神经肌支

舌下神经在绕过枕动脉处发出舌下神经降支，在颈总动脉的表面或颈血管鞘内下降，与第2~3颈神经组成的降支汇合，形成舌下神经襻，支配舌骨下肌群（图7-58）。

舌下神经损伤时，出现舌肌瘫痪和萎缩，伸舌时，舌尖偏向患侧。

颈丛及其分支

颈丛（cervical plexus）由第1~4颈神经前支构成，位于胸锁乳突肌上部深方，中斜角肌和肩胛提肌起端前方（图7-59，60）。

在椎管外方，颈神经前、后根分别自硬脊膜穿出，离开椎管后包裹于一共同的硬脊膜鞘内，前根与钩椎关节边缘紧密相贴，后根则与下位椎骨的上关节突接近。由于寰枕及寰枢关节缺少关节突关节，神经根在穿过该部位时，与其前后壁贴近，后者的任何机械性刺激及炎症均可引起神经根的刺激及压迫症状。

第1颈神经以直角方式离开硬脊膜囊，立即经寰椎后弓的外侧部，恰在椎动脉围绕寰椎侧块基底部进入硬脊膜段的下方，继续走行于椎动脉之后，分布于枕骨下肌群。寰椎上关节面的后方有椎动脉及第1颈神经根通过，容易引起神经根刺激症状。

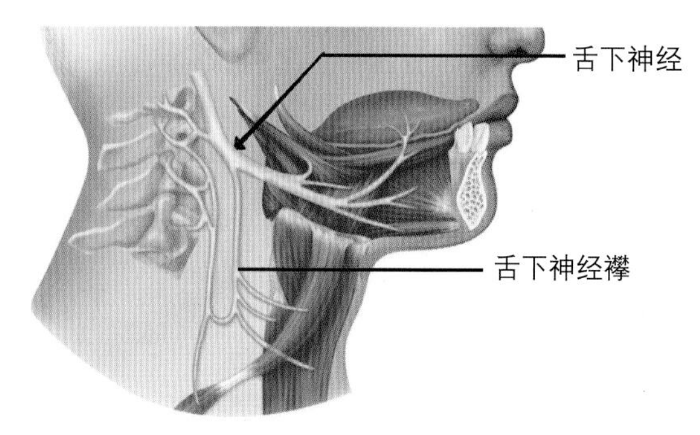

图7-58　舌下神经襻

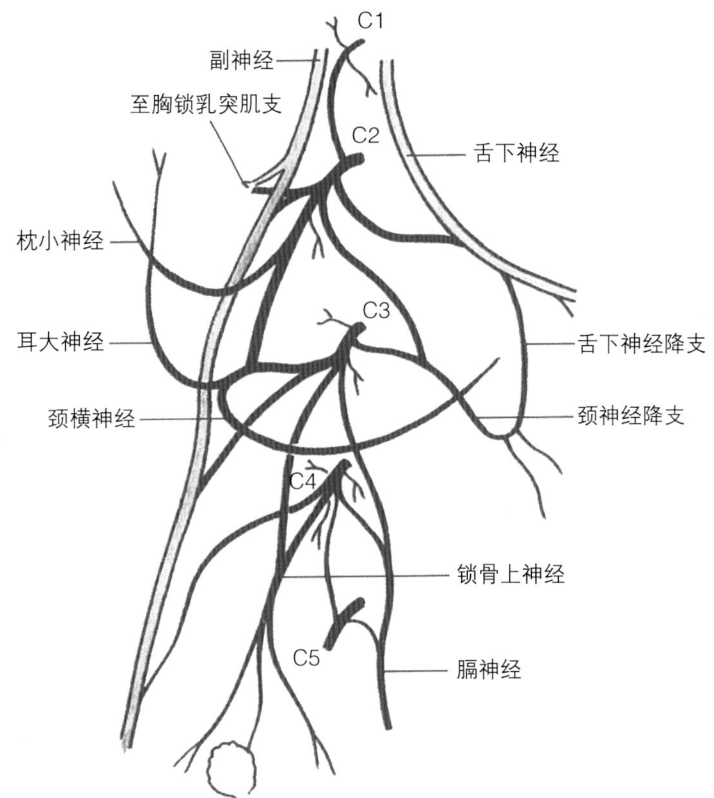

图7-59 颈丛的组成

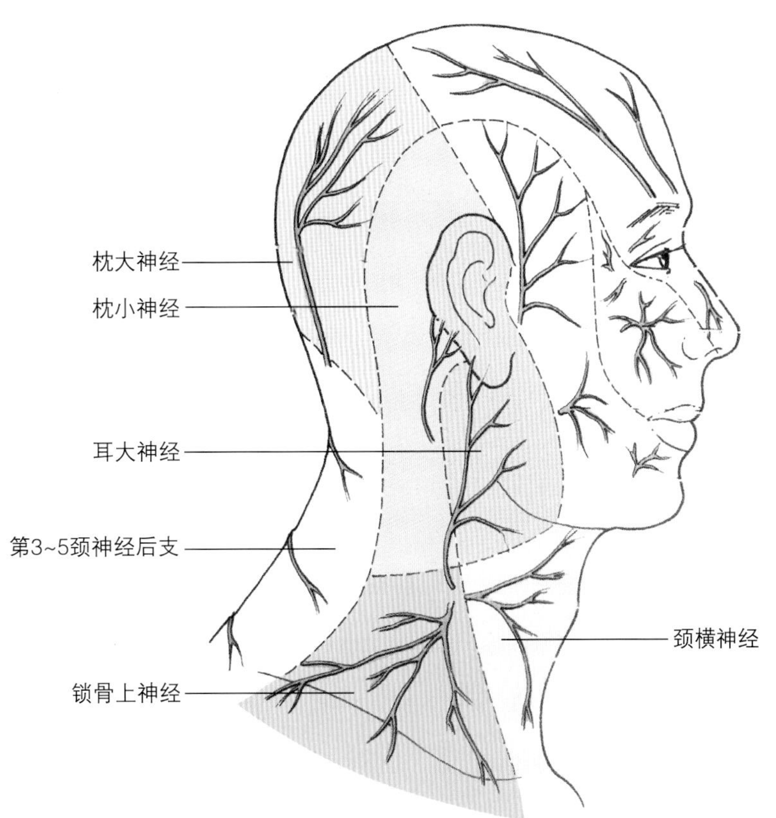

图7-60 颈丛皮支的分布

临床应用注意事项

第1颈神经组成枕下神经，与椎动脉毗邻，枕骨下肌群肌痉挛时可刺激椎动脉及枕下神经，造成眩晕，局部按摩或封闭可以缓解症状。

第2颈神经离开硬脊膜囊后，向外位于寰枢关节内缘的中部，沿关节边缘向外下，在寰椎后弓之下，直行向后进入上项部肌肉内。每一颈神经又接受来自颈上交感神经节的灰交通支，形成一系列不规则的纤维丛，位于胸锁乳突肌深面、头长肌深面、中斜角肌表面。其前面覆以椎前筋膜，终支则穿过椎前筋膜，分布于附近肌肉，并和其他神经相吻合。

颈丛的分支有浅支和深支。浅支由胸锁乳突肌后缘中点附近穿出，位置表浅，散开行向各方，其穿出部位，是颈部皮肤浸润麻醉的一个阻滞点。主要的浅支有枕小神经（lesser occipital nerve）、耳大神经（great auricular nerve）、颈横神经（transverse nerve of neck）和锁骨上神经（supraclavicular nerves）。

颈丛深支主要有膈神经。膈神经（phrenic nerve）是颈丛最重要的分支，先在前斜角肌上端外侧，继沿该肌前面下降至其内侧，在锁骨下动、静脉之间经胸廓上口进入胸腔，经肺根前方，在纵隔胸膜与心包之间下行达膈肌（图7-61）。膈神经的运动纤维支配膈肌，感觉纤维分布于胸腹心包。膈神经还发分支至膈下面的部分腹膜。一般认为，右膈神经的感觉纤维尚分布到肝、胆囊和肝外胆道等。膈神经损伤的主要表现是同侧膈肌瘫痪，腹式呼吸减弱或消失，严重者可有窒息感。膈神经受刺激时可发生呃逆。进行膈神经捻压术时，可在锁骨中点上2 cm左右切口，将胸锁乳突肌向前牵开，于前斜角肌浅面寻找膈神经。

有的膈神经邻近可见副膈神经（accessory phrenic nerve），出现率为22.5%。副膈神经一般发自C5、C6或C4节段，或发自锁骨下肌神经（58.9%）、肩胛上神经，极少数发自舌下神经襻（2.6%）（图7-62）。副膈神经下行一段后，多在锁骨下静脉附近加入膈神经（图7-63）。

自胸锁乳突肌后缘中点进行颈丛阻滞时，一般进针至第5颈椎横突，药液容易渗入椎前间隙和咽后间隙。膈神经和颈交感干位于椎前间隙内，

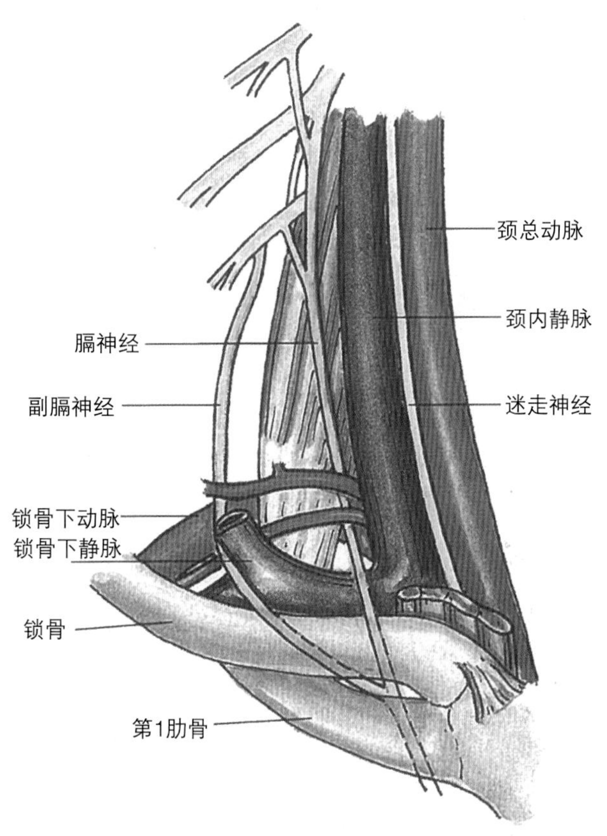

图7-61　膈神经的走行

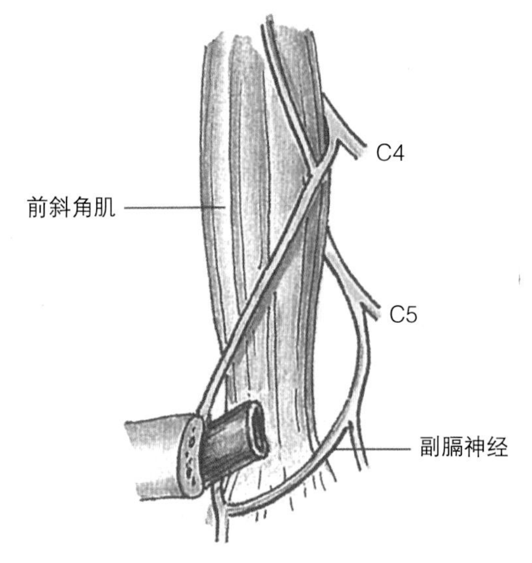

图7-62　副膈神经异常发出点

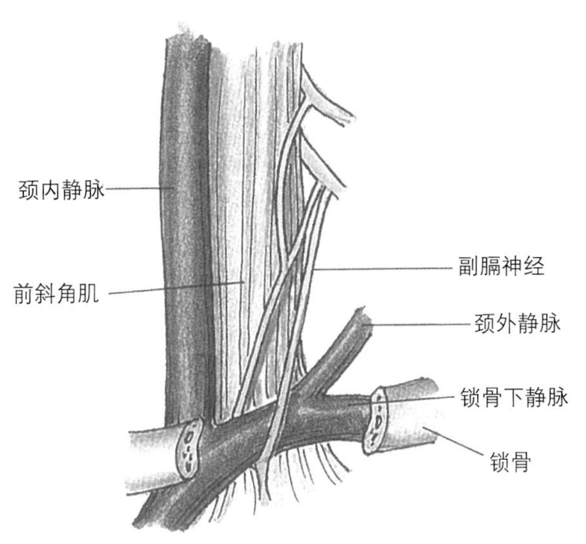

图7-63 副膈神经异常走行

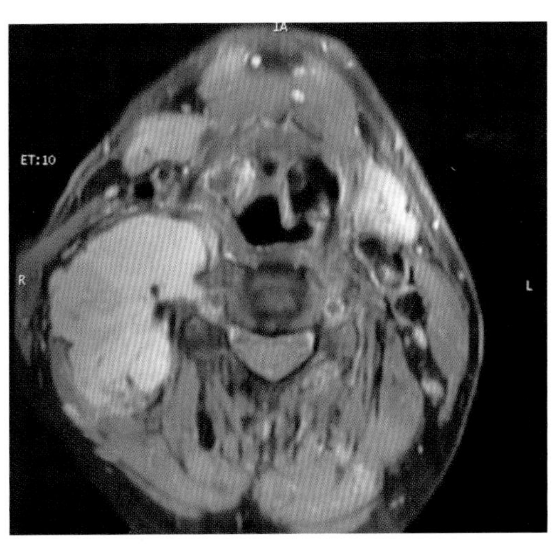

图7-64 颈丛肿瘤

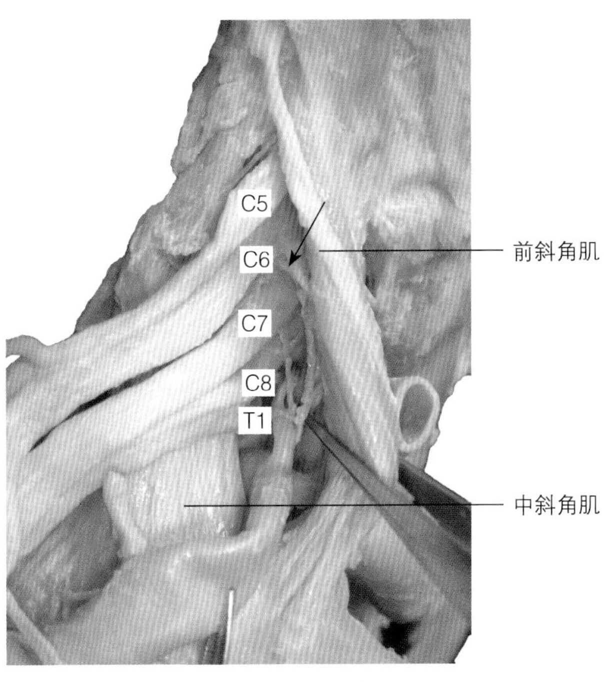

图7-65 臂丛神经根经斜角肌间隙穿出

而咽后间隙与迷走神经仅隔一筋膜鞘。上述结构及颈动脉窦距第4颈椎横突均不超过15 mm，很容易被阻滞而引起并发症。有学者提倡自胸锁乳突肌前缘进行阻滞，深度10~15 mm，因阻滞点距上述结构较远（均在20 mm以上），不仅效果满意，而且安全可靠，可避免并发症的发生。

临床应用注意事项

由于颈丛位置表浅，发生于颈丛神经的肿瘤可以通过触摸发现，MRI或CT可以确诊（图7-64），手术切除多不会引起运动障碍，但应注意膈神经的保护，尤其是C4神经根的保护。

臂丛及其分支

1. 臂丛的组成、分支及分布　臂丛（brachial plexus）是由第5~8颈神经前支和第1胸神经前支的大部分组成，偶可见第4颈神经和第2胸神经分支参加。这些神经根从椎间孔穿出后，经由颈椎横突前后结节形成的沟槽，自斜角肌间隙穿出，出现于颈外侧三角的下部（图7-65）。各前支在中斜角肌前汇合形成神经干，其中第5~6颈神经的前支合成上干，第7颈神经的前支单独形成中干，第8颈神经和第1胸神经的前支形成下干，每干又分为前后两股，在锁骨后向下外走行的过程中，集合成致密的神经束。上中两干的前股构成外侧束，下干的前股形成内侧束，三干的后股共同形成后束，三束包绕腋动脉（图7-66，67）。臂丛经斜角肌间隙走出，行于锁骨下动脉后上方，经锁骨后方进入腋窝。臂丛的分支分布于胸上肢肌、上肢带肌、背浅部肌（斜方肌除外）以及臂、前臂、手的肌肉、关节、骨和皮肤。

臂丛的分支可依据其发出的局部位置分为锁

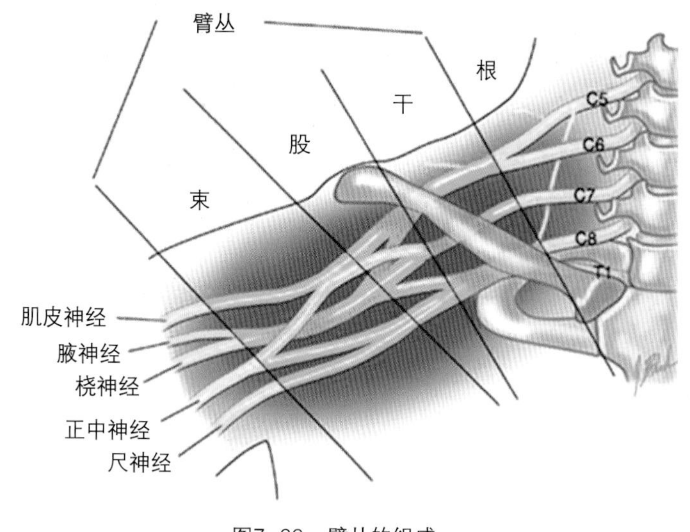

图7-66　臂丛的组成

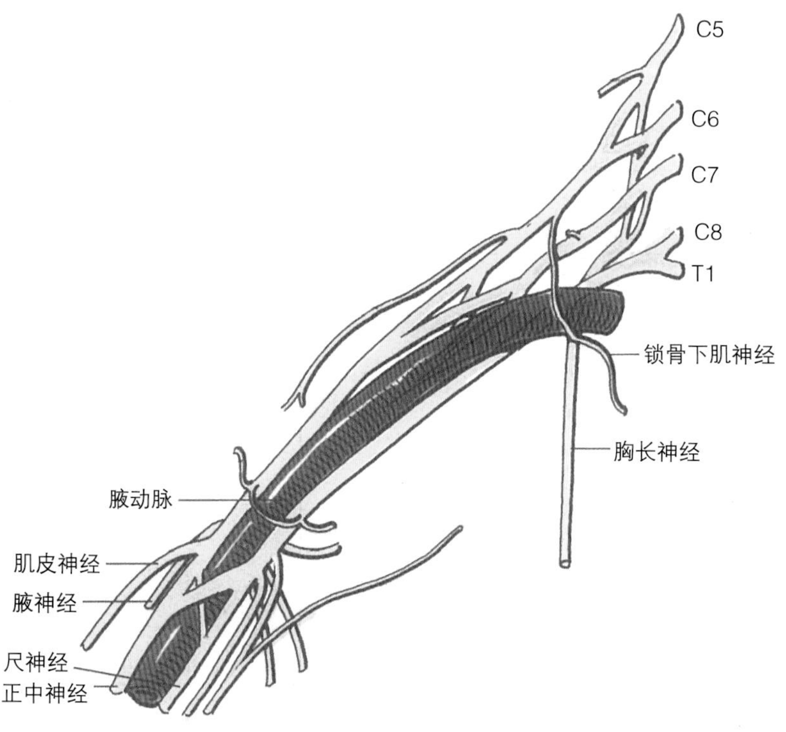

图7-67　臂丛与腋动脉的关系

骨上，下两部。

锁骨上部分支是一些短的肌支，发自臂丛的根和干，分布于颈深肌、背浅肌（斜方肌除外）、部分胸上肢肌及上肢带肌等。臂丛神经根的分支在前、中斜角肌之间穿出，包括颈长肌和斜角肌支、肩胛背神经和胸长神经。臂丛各神经根均发支至颈长肌和斜角肌。

锁骨下部分支发自臂丛的3个束，多为长支，分肌支和皮支，主要有肩胛下神经（subscapular nerve），胸内、外侧神经（medial and lateral pectoral nerve），胸背神经（thoracodorsal nerve），腋神经（axillary nerve），肌皮神经

表7-1 臂丛神经根的支配范围

神经根	支配皮肤部位	支配肌肉	腱反射
C5	上臂外侧	三角肌，肱二头肌，冈上肌，冈下肌，菱形肌	肱二头肌肌腱反射
C6	前臂桡侧，第1~2指	肱二头肌，肱桡肌，腕伸肌	肱桡肌肌腱反射
C7	前臂背侧，第2~3指	肱三头肌，腕屈肌，指伸肌	肱三头肌肌腱反射
C8	前臂尺侧，第4~5指	指屈肌	
T1	上臂内侧	骨间肌	

（musculocutaneous nerve），正中神经（median nerve），尺神经（ulnar nerve），桡神经（radial nerve），臂内侧皮神经（medial brachial cutaneous nerve）和前臂内侧皮神经（medial antebrachial cutaneous nerve）。臂丛神经根的支配范围如表7-1。

臂丛变异甚多，正常型由C5~T1前支组成，占88.4%；前置型有C4前支参加，占57.9%；后置型有T2部分前支参加，占25%（图7-68）。臂丛的干、股、束任何一部分在编排及数目上均可有变异，占11.6%。这些变异的产生可能在胚胎时期，与血管的形成、消失、颈肋和第1肋存在与否以及肌肉的转移融合有一定关系（图7-69）。

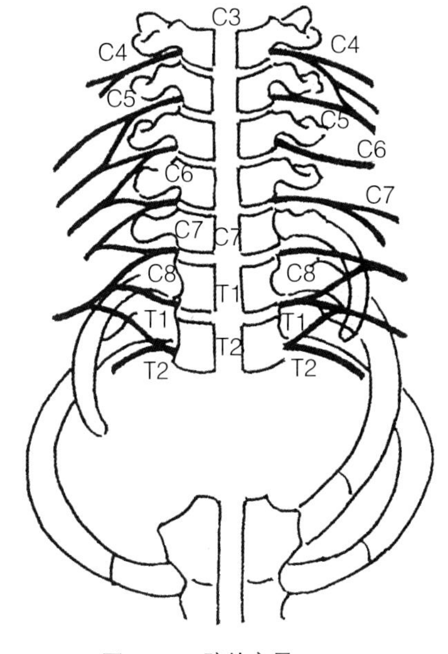

图7-68 臂丛变异

2. 臂丛损伤 臂丛横过锁骨上窝和腋窝，这些部位的任何损伤、肿瘤、异物、骨痂、纤维性瘢痕和单纯血肿均可引起臂丛病变。上肢过度向上或向下牵引以及肩部被下拉时，不论有无脱位均可累及臂丛。

臂丛的根、干、束受损伤后，根据损伤部位不同，临床表现也各不相同。臂丛根性损伤多为撕脱伤，根据损伤位于脊神经节的近侧或远侧分为节前或节后损伤。节前损伤是臂丛损伤最为严重的类型，患者多有昏迷史，骨折处有重度疼痛，往往造成终生残疾。若出现肩胛提肌及斜方肌麻痹，多为上干根性损伤。如出现Horner综合征，则为下干根性损伤。中干根性损伤无特殊表现。

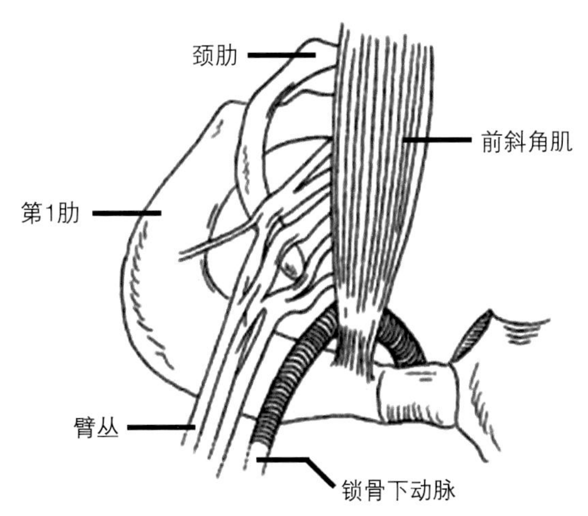

图7-69 颈肋与臂丛的关系

遇有神经根撕脱伤，可进行下列特殊检查以

帮助诊断：①体感诱发电位（SEP）及感觉神经动作电位（SNAP）；②颈髓造影：根性撕脱处显示脊膜膨出，可判断节前、节后损伤，准确率较高；③神经轴突反射：正常手指浸于5℃水中迅速变冷，5~10 min后，局部血管扩张，温度升高，节前损伤应为阳性反应；④组胺反应：正常皮肤注入1%磷酸组胺，局部可出现血管扩张、水肿斑及皮肤潮红三联反应，节前损伤表现为阳性。

节前损伤无法进行原位神经修复，只能选择邻位神经进行移位。其中以膈神经移位疗效最佳，也可根据不同损伤部位采用多组神经移位。如第5、6颈神经根性损伤，可将膈神经移位于肌皮神经，副神经移位于肩胛上神经，颈丛运动支移位于腋神经。如上述各神经已无法利用，还可考虑用健侧第7颈神经根移位。第7颈神经功能特殊，切断后可被第6、第8颈神经代偿，对健肢影响较小。用患侧带尺侧上副血管的尺神经移位桥接健侧第7颈神经，能更有效地引导神经再生。

臂丛节前损伤有2种情况：一种是在硬脊膜内或其远侧周围段的根丝断裂；另一种更严重的类型是从脊髓撕裂，伴有部分半横切综合征。由节前损伤引起的剧烈的烧灼痛可能来自胶状质内的神经元，其后角损伤部位的异位电活动可被一些解痉药缓解。将健侧肋间神经移位至外侧束、内侧束或其上干，有一定效果，可能是由于损伤肢体肌肉或皮肤的传入感觉部分得以恢复。如损伤仅限于第5颈神经前支，不引起皮肤的感觉改变，但如同时损伤第6颈神经，将引起上臂及前臂外侧感觉消失。

离开椎间孔时，第5颈神经发支至菱形肌，第5~7颈神经在同一位置发支至前锯肌。因此，臂丛损伤时，如此二肌良好或早期恢复，则表示第5、6颈神经的损伤位于硬膜外。臂丛损伤时，如同时出现Horner综合征，多预后不佳，可能是由于至颈胸神经节的白交通支受损。颈交感功能紊乱表明第1胸神经或同时有臂丛其他分支的严重损伤。

臂丛上干的损伤系因肩部严重向下牵拉所致，病变发生于第5、6颈神经。如损伤位于肩胛背神经和胸长神经的远侧和肩胛上神经的近侧，由肩胛上神经支配的冈上、冈下肌以及由腋神经支配的三角肌、小圆肌均瘫痪，上臂外展外旋动作消失。相反，背阔肌（由第8颈神经和第1胸神经支配）和胸大肌胸骨头（由第8颈神经、第1胸神经支配）的作用可以使上臂内收、内旋。由于肱二头肌及肱桡肌瘫痪，受第6颈神经支配的旋前圆肌纤维虽瘫痪，但受第7、8颈神经及第1胸神经支配的部分肌纤维仍可使前臂旋前。在此位置时，指伸肌及尺侧腕伸肌（由第6~8颈神经支配）可使肘关节轻度伸直。

如果肩部过度向上牵引，可引起Klumpke麻痹或前臂麻痹，多见于分娩时胎儿臀先露。通常损伤部位在第1胸神经，也可见下干（第8颈神经及第1胸神经）损伤，由尺神经支配的手内肌如骨间肌及第3、4蚓状肌发生瘫痪，引起爪形手。如下干全部受损，则各指的屈伸肌均发生麻痹，臂部、前臂和手尺侧面的感觉灵敏度降低。

臂丛内侧束受损，麻痹肌肉包括由尺神经和正中神经内侧头支配的手内在肌、尺侧腕屈肌以及由尺神经支配的指屈深肌尺侧部。此外，由尺神经和正中神经支配的皮肤感觉区发生麻木。

臂丛外侧束受损，由肌皮神经支配的肱二头肌、喙肱肌和肱肌，正中神经外侧头支配的前臂浅、深肌发生瘫痪，由前臂外侧皮神经和正中神经皮支所支配的皮肤亦出现麻木。

锁骨上部的外伤可能损伤、压迫或撕裂臂丛的不同部分，但位于远端并贴近锁骨的锁骨下动、静脉常幸免。斜角肌部的损伤几乎均牵连臂丛各根，在锁骨上窝范围以外的损伤可累及诸神经干，锁骨后方和腋窝上部的损伤则牵连诸神经束，各干、束均可因锁骨骨折而损伤，亦可能受到肿瘤和动脉瘤的压迫。

上肢5大神经（正中神经、桡神经、尺神经、腋神经、肌皮神经）中，任何2支出现联合非切割性损伤，应考虑为臂丛损伤。前臂内侧皮神经主要由第1胸神经组成，越过第1肋表面，位于臂丛下干深面。如其支配区出现感觉障碍，说明于第1肋处受压。上肢5大神经中任何1支合并前臂内侧皮神经损伤者，亦应考虑有臂丛损伤的存在。

手术切口位置选择，应先确定臂丛损伤在锁骨上还是在锁骨下部。3块肌肉可作为判断指标：胸大肌锁骨部由第5、6颈神经支配，胸大肌胸肋部由第8颈神经、第1胸神经支配，背阔肌则受第7颈神经支配。如上述3块肌均出现瘫痪，臂丛损伤位于锁骨上部即根、干部；如3块肌仍能收缩，说明损伤位于锁骨下部即束、支部。

全臂丛根性撕脱伤患者同侧可供移位的神经（膈、颈丛、副、肋间神经）同时发生损伤时，采用健侧第7颈神经移位术式，为严重的臂丛根性撕脱伤治疗提供了新途径，采用肋间神经与受区神经直接吻合，结果优于在两者间做神经移植。应用上位肋间神经移位，对呼吸功能影响较小。应用肋间神经和肌皮神经吻合术，多可恢复屈肘和伸腕功能。

臂丛阻滞麻醉可在锁骨中点上方施行。当针尖触及第1肋时，上抬并沿不同方向注射；亦可选择环状软骨下缘水平（相当于第6颈椎横突前结节处），自胸锁乳突肌后缘刺入斜角肌间隙（后者位于锁骨下动脉及肺部之上）进行注射。

随着微创外科技术的发展，通过腔镜获取移位神经（如胸腔镜取膈神经）不仅可减轻患者痛苦，还能明显缩短疗程、提高疗效，是一种安全、有效的臂丛神经损伤的重建方法。

颈部交感神经

颈交感干（sympathetic trunk）位于头长肌和颈长肌的浅面，在颈动脉鞘和椎前筋膜的深面，颈椎横突的前方（图7-70）。其位置较迷走神经干稍偏内侧。颈段交感干内的节前纤维来自交感干的上胸部，因而缺乏白交通支。其节前神经元一般位于脊髓第1~2胸节灰质中间带外侧核。节后纤维组成灰交通支，分别与所有颈神经相连。此外，尚有吻合支与下位脑神经相连。

节后纤维分布至头颈的汗腺、唾液腺、泪腺、垂体、瞳孔开大肌、上睑Müller平滑肌及头颈血管壁（包括颈动脉窦）。甲状腺的交感纤维多来自颈中神经节（或颈上、中、下神经节的分支）。

位于C4~C8节段前角基底部灰质的外侧中间柱也存在交感神经元，其节前纤维随C5~T1节段

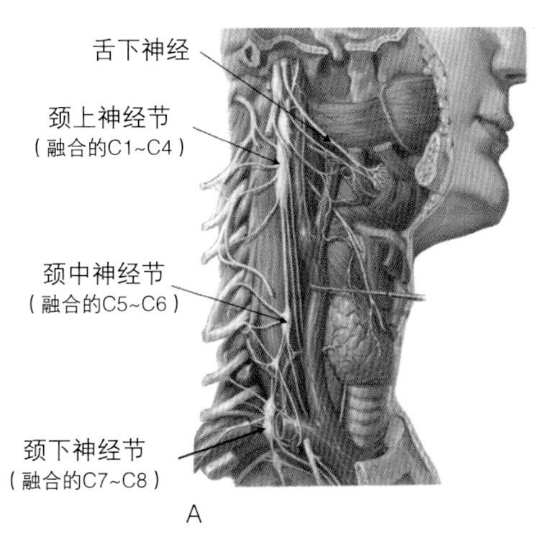

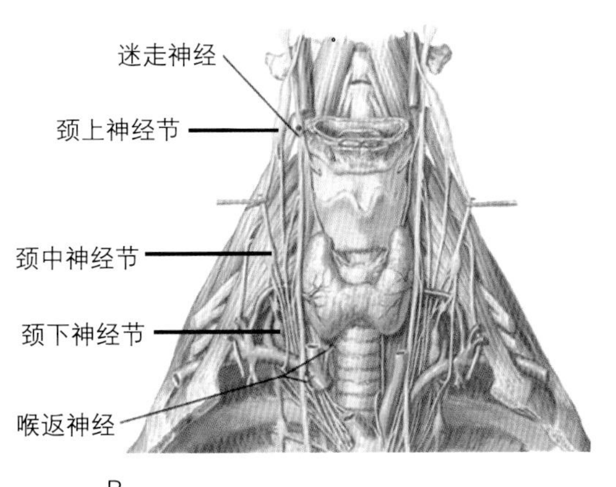

图7-70　颈交感神经

A.侧面观；B.前面观

躯体运动纤维传出，一部分与深部交感干的小神经节中的节后神经元形成突触，另一部分穿过交感干加入脊神经，沿椎动脉后侧上升，是胸腰交感神经干在颈部的延续。

颈交感干神经节有2~6个，以4个者为多（占56%）。神经节除位于交感干外，在心支或灰交通支上也发现小的神经节，称为副节。副节可出现于颈中节或颈下节附近。

颈上神经节（superior cervical ganglion）最大，呈梭形膨大，位于第1~3颈椎横突前方，颈动脉鞘后方。颈上节最为恒定，有6.5%可下延超越第3颈椎平面，最低者甚至达第6颈椎横突平面。

颈中神经节（middle cervical ganglion）不恒定，通常位于第6颈椎横突水平，为颈交感神经节中最小者。位于颈长肌前，多居甲状腺下动脉上方或前面。其发出的灰交通支至第5~6颈神经前支，有时也达第4或第7颈神经前支。颈中神经节可阙如，或为数个小节所代替，或全部或部分与颈下神经节合并。

颈中间神经节（intermediate ganglia）亦称椎（动脉）神经节，位于第7颈椎之前，椎动脉根部前方或前内方、甲状腺下动脉下方，比颈中节更恒定，一般不长于颈中或颈下神经节，并为颈内静脉所掩盖。有的可单独出现，或与颈中神经节同时出现。由其发出的锁骨下襻较自颈中神经节发出者为多，后者亦可自颈下神经节、副颈中节或交感干的节间支发出。

颈下神经节（inferior cervical ganglion）常与第1胸神经节融合而成星状神经节（stellate ganglion），位于椎动脉三角中，在第7颈椎水平和第1肋头前方。该节的前外方为锁骨下动脉和由该动脉发出的椎动脉，前下方与胸膜顶毗邻，后方与锁骨下动脉的肋颈干毗邻，在左侧，胸导管位于该节前内方。颈胸神经节的特点是有一条椎神经由该节发出，位于椎动脉后方，并与椎动脉同穿入横突孔。

从颈上神经节发出的灰交通支（grey communicating branch）主要至上3对颈神经；颈中神经节（包括椎节）发出纤维主要至第4、5颈神经；颈下神经节发出纤维多至下3对颈神经。各节发出的灰交通支中，至第1、2、7、8颈神经者较为恒定，至第4、5颈神经的灰交通支变化很大，甚至与交感神经节无联系，而直接由交感干发出。

颈交感神经的心支以交通支相互吻合，也与迷走神经的心支相吻合，形成浅部和深部心主动脉丛。应将此神经丛视为完整的心包外神经丛，自颈部起始，下行达心底部。

第5颈神经根内的交感神经纤维加入颈动脉丛，随后沿其分支分布于头颈部动脉。第6颈神经根内的交感神经纤维至锁骨下动脉及臂丛，第7颈神经根内的交感纤维至心主动脉丛、锁骨下动脉、腋动脉及膈神经。

围绕颈内动脉的交感神经纤维发支至眼眶背侧、眼肌、瞳孔开大肌及上睑平滑肌，而沿椎-基底动脉走行的交感纤维在颅内可达耳的前庭部。刺激颈部交感神经可引起头晕、视力模糊、耳鸣、暂时性耳聋、咽喉异样感及肩、臂、手的症状。从头颈及上肢血管传导疼痛的脊神经传入纤维也经过交感干及交通支。任何机械性紊乱对颈神经根的刺激也可累及颈交感神经。第5~8颈神经根含有节前纤维，对神经根的刺激可沿节段性的神经分布引发疼痛，导致肌痉挛及缺血表现。

韧带及关节囊的炎症可引起疼痛，导致颈交感神经节后纤维反射性兴奋，如疼痛未解除，可以形成持续的疼痛刺激，Evans称其为反射性交感神经营养不良。节后纤维反射性刺激或下4对颈神经根内的节前纤维直接刺激可引起一系列症状，如视物模糊、瞳孔散大、耳鸣、头痛、手指肿胀及强直，上述症状在颈神经根受刺激时不会发生，Barre称其为后颈部交感神经综合征，是由于椎动脉周围的交感丛及椎神经受刺激所致。

分布于关节囊和项韧带的交感神经末梢因椎

管内脊膜返支的病理性刺激，可引起一系列反射症状，其反射途径为：①脊髓反射，传入纤维将信息传递到T1、T2脊髓侧角细胞后，反射信号经由侧角细胞的节前纤维至颈下、颈中和颈上神经节，在此交换神经元后，发出多组节后纤维，或通过颈外动脉支配面部的血管及汗腺，或通过颈内动脉支配大脑、眼部血管及瞳孔、眼睑平滑肌、眉弓附近的汗腺，或通过椎动脉进入颅内，支配脑干、小脑、大脑颞叶和枕叶底部、内耳的血管，还可通过颈部3个交感神经节共同发出心神经控制心律；②脑—脊髓反射，交感纤维和躯体神经的感觉纤维到达大脑皮层，由皮层细胞发出信号经丘脑中、下部，中脑被盖、红核以及下方的网状结构到达T1、T2节段前角细胞，由此发出节前纤维至颈交感神经节交换后，发出节后纤维到达效应器。

临床应用注意事项

交感型颈椎病是否存在一直有争议，因为其症状体、征过于繁杂且无特异性，影像学上也找不到支持证据，但颈椎病引起的头晕现在已经引起了临床重视。颈椎病与血压的关系也引起了关注，可能与颈部交感神经受刺激有关。

颈后部软组织

颈后部的浅层结构

颈后部又称项部（nuchal region），属于脊柱区上部。其上界为枕外隆凸和上项线，下界为第7颈椎棘突至两侧肩峰的连线。

项部由浅入深有皮肤、浅筋膜、深筋膜、肌层、血管神经等软组织和脊柱、椎管及其内容物等结构。项部的浅筋膜特别致密而坚韧。项部深筋膜可分为浅深2层，包裹斜方肌，属封套筋膜。浅层覆盖于斜方肌表面，深层位于该肌深面，称项筋膜，包裹夹肌和半棘肌，内侧附于项韧带，上方附于上项线，向下移行为胸腰筋膜后层（图7–71）。

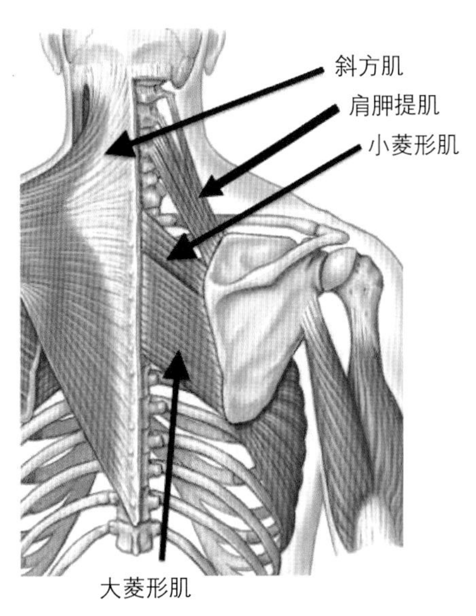

图7–71 颈后肌（斜方肌与肩胛提肌）

颈后肌群

1. 斜方肌（trapezius muscle） 是位于项部和胸背部上区的扁肌，宽大且血供丰富，由副神经支配。血供主要来自颈浅动脉和肩胛背动脉，也有来自枕动脉和肋间后动脉的分支。此肌可供肌瓣或肌皮瓣移植。在斜方肌外下方，肩胛骨下角内侧有一肌间隙，临床称听诊三角或肩胛旁三角。其内上界为斜方肌的外下缘，外侧界为肩胛骨脊柱缘，下界为背阔肌上缘。三角的底为薄层脂肪组织，深筋膜和第6肋间隙，表面附以皮肤和浅筋膜，是背部听诊呼吸音最清楚的部位。当肩胛骨向前外移位时，该三角的范围会扩大。

2. 肩胛提肌（levator muscle of scapula） 起于第1~4颈椎横突，向外下方走行，止于肩胛骨内侧角及脊柱缘头侧部。其作用为上提肩胛骨；止点固定时，一侧肌肉收缩可使颈侧屈，头部向同侧旋转。

3. 夹肌（splenius）和半棘肌（semispinal muscle）　位于斜方肌深面。半棘肌在颈椎棘突两侧。夹肌位于半棘肌后外方，起自项韧带下部和上位胸椎棘突，肌纤维斜向外上，分为两部：头夹肌在胸锁乳突肌上端的深面，止于乳突下部和上项线外侧部；颈夹肌在头夹肌的外侧和下方，止于上位3个颈椎横突（图7-72）。一侧夹肌收缩使头转向同侧，双侧收缩使头颈后仰。二肌均由第2~5颈神经后支的外侧支支配（图7-73）。

4. 枕下小肌群　枕下小肌群位于枕下部。枕下部的界限，上为枕骨下项线，下为枢椎，内为枢椎棘突和寰椎后结节，外为乳突和寰椎横突。

虽有些肌肉如颈半棘肌、多裂肌、回旋肌和棘突间肌向上止于枢椎，也有些肌肉如头半棘肌、头夹肌和头最长肌向上止于颅骨，但没有肌肉止于寰椎，它没有棘突，比较游离。

枕下小肌群包括头后大、小直肌和头上、下斜肌（图7-74）。头后大直肌（larger posterior straight muscle of head）起自枢椎棘突，向上止于枕骨下项线下骨面的外侧份。头后小直肌（lesser posterior straight muscle of head）起自寰椎后结节，向上止于枕骨下项线下骨面的内侧份，它的外侧部为头后大直肌所覆盖。头上斜肌（obliquus capitis superior）起自寰椎横突，止于枕骨上、下项线间骨面的外侧。头下斜肌（obliquus capitis inferior）起自枢椎棘突，止于寰椎横突。

由头后大直肌、头上斜肌和头下斜肌三者所形成的三角形区域为枕下三角（suboccipital triangle），三角的底为寰枕后膜和寰椎后弓，浅面借致密结缔组织与夹肌和半棘肌相贴，枕大神经行于其间。三角内有枕下神经（suboccipital nerve），和椎动脉通过。

■ 颈神经后支

颈神经后支自椎间孔处由颈神经分出，绕上关节突外侧向后行，至相邻横突间分为内侧支和

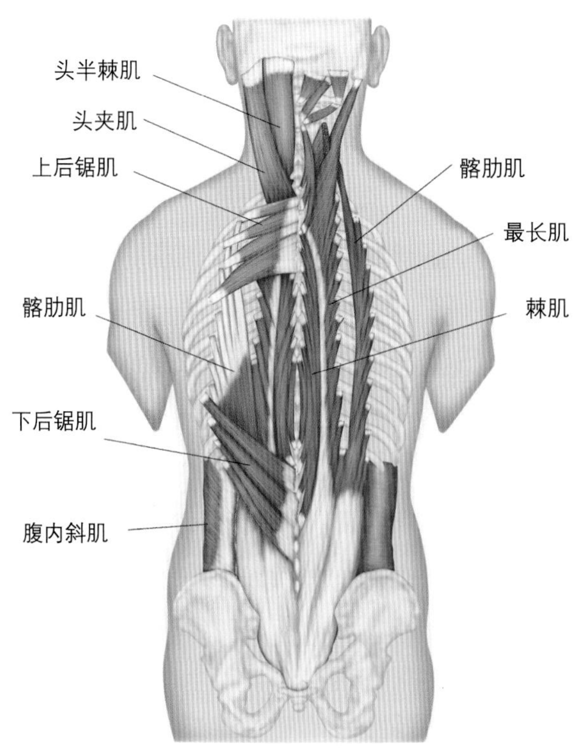

图7-72　颈后肌（夹肌和半棘肌）

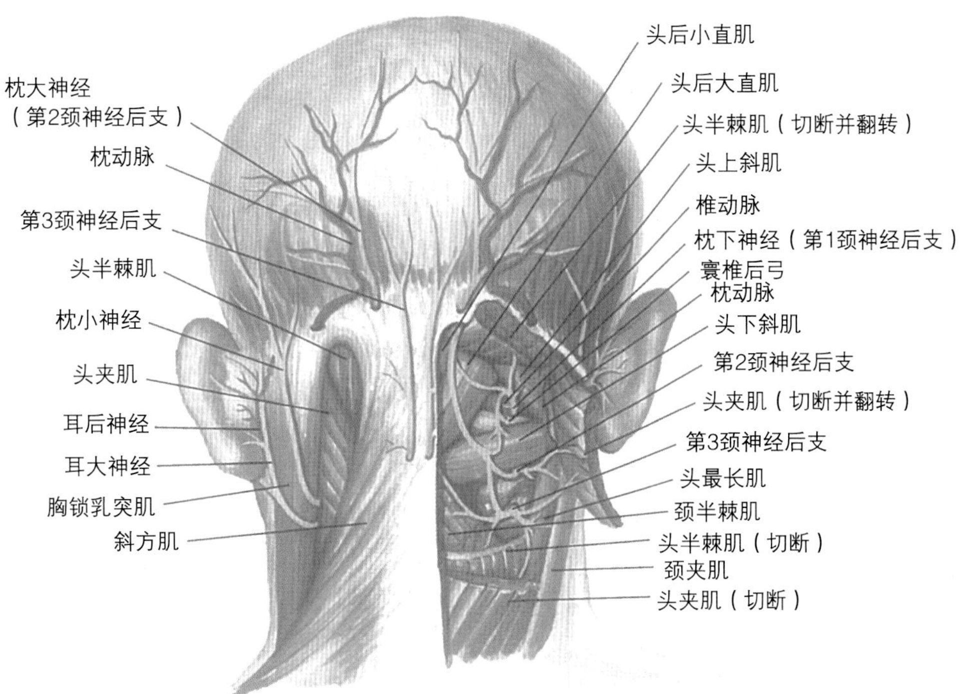

图7-73 颈后部血管神经

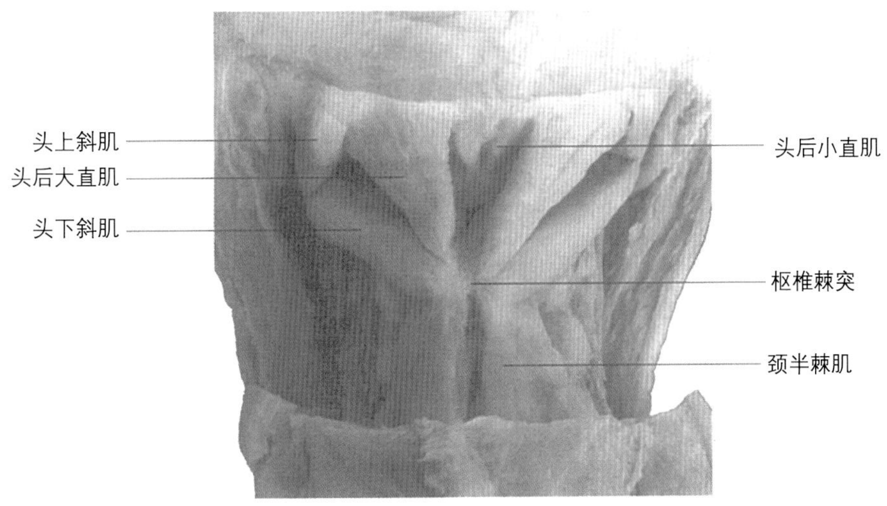

图7-74 枕下小肌群

外侧支（第1颈神经除外），外侧支为感觉支或皮支，内侧支支配肌肉及邻近关节。

第1颈神经的后支甚小或阙如，无皮支，其内侧支或肌支支配头半棘肌，头后大、小直肌、头上、下斜肌及邻近关节，并发出交通支，下行与第2颈神经吻合。第2颈神经后支较前支为大，其外侧支即枕大神经，与枕动脉伴行，为头皮后部的主要感觉支，此支也与枕小神经、耳大神经、耳后神经及第3颈神经相交通。第2颈神经的内侧支或肌支支配头、颈半棘肌，头下斜肌、多裂肌及邻近关节。第3颈神经后支较小，与第2、4颈神经相交通，外侧支即第3枕神经，为皮支，内侧支支配深部椎间肌及关节。第4~6颈神经的后支极小，内侧支支配项部靠中线的皮肤，外侧支支配邻近肌肉及关节，第7、8颈神经的后支无皮支，终于上背部的深层肌肉。

枕大神经（greater occipital nerve）是第2颈神经后支的分支，在斜方肌的起点上项线下方浅出，伴枕动脉的分支上行，分布至枕部皮肤。第3枕神经（third occipital nerve）是第3颈神经后支的分支，穿斜方肌浅出，分布至项区上部的皮肤（图7−75）。枕大神经自第1、2颈椎间黄韧带裂隙中穿出。

临床应用注意事项

枕大神经痛临床常见，多为单侧发病，其特点为枕大神经穿出枕筋膜处压痛，疼痛向枕部及颅顶部放射，枕大神经支配区域可以有麻木或感觉异常，在压痛处按摩或注射利多卡因可以缓解疼痛。

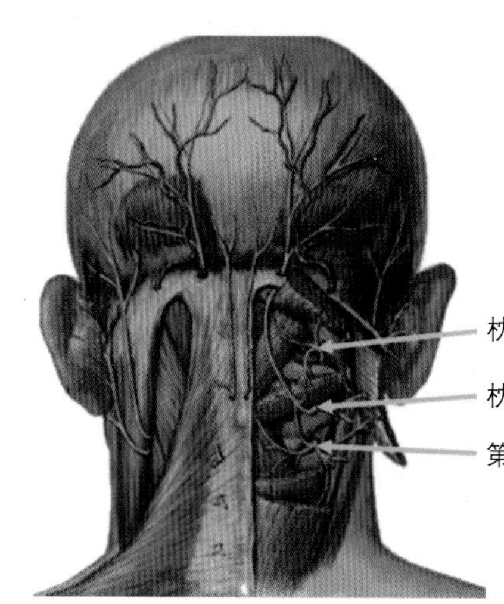

图7−75　颈神经后支

脊柱颈胸移行部临床解剖学

■ 颈胸移行部的特点

脊柱颈胸移行部的范围没有文献报道，为了便于临床应用，作者理解为第7颈椎~第2胸椎的脊柱节段为颈胸移行部，此处有以下几个特点。

1. 为颈椎生理前凸与胸椎后凸交界处。

2. 第7颈椎椎体较为宽大，其上关节突与第6颈椎下关节突形成关节突关节，第7颈椎下关节突与第1胸椎上关节突形成关节突关节。这两个关节突关节间隙方向不平行，第6、7颈椎关节突关节与横断面交角比第7颈椎、第1胸椎的交角要小。第7颈椎与第1胸椎关节突的关节面更接近冠状面，但与其他胸椎的关节突关节面相比其倾斜的角度更大。

3. 第1胸椎的上关节突关节面在冠状面向前倾斜，与水平面成一定角度而非直角，而其下关节突的关节面几乎呈冠状位，与水平面成90°。

4. 第7颈椎的横突较其他颈椎横突更加粗大，可以出现颈肋，与胸椎相似。第1胸椎的横突粗壮，有第1肋与之形成关节，所以，颈胸移行部发育多变性给临床带来一定问题。

5. 第7颈椎棘突与第1胸椎棘突几乎等长，且均无分叉，形态相似。

6. 第7颈椎与第1胸椎椎弓根均较粗大，椎管的矢状径和横径也较宽大，此处宽阔的椎管空间为颈髓膨大下端所在的位置。

7. 颈胸移行部前方有出入胸廓上口的大血管走行，从前方显露颈胸段较为困难，危险大。

■ 颈胸移行部前部的结构和毗邻

从前面观，此处为胸廓上口，前界为胸骨柄及胸骨切迹，两侧为第1肋骨，后为第1~4胸椎椎体的前部。在胸廓上口的上方为颈根部，此处为颈前外侧的最低部位，结构复杂，左右侧亦有所不同，有胸膜顶及肺尖经胸廓上口凸入颈部。前斜角肌是颈根部的重要标志，其后方有锁骨下动脉和臂丛的根干部，其前方有锁骨下静脉及其属支通过（图7-76，77）。

前斜角肌呈扁平三角形，以细腱条起自第3~6颈椎横突前结节，纤维由内上向外下斜行，止于第1肋骨前斜角肌结节，在前斜角肌后方有中斜角肌，该肌起始于第3~7颈椎横突后结节，止于第1肋骨的后方。另外，还有后斜角肌起始于第5~6颈椎横突后结节，止于第2肋骨。前斜角肌与中斜角肌之间形成斜角肌间隙。在前斜角肌的前面为椎前筋膜，该筋膜的深面为第2~4颈神经前支所组成的膈神经。膈神经由外上斜向内下或垂直下降于颈升动脉的外侧、胸膜顶前内侧，在锁骨下动脉、锁骨下静脉之间下降。另外，在前斜角肌表面有时会有副膈神经。一般情况下，副膈神经与膈神经主干伴行，多数位于其外侧。

临床应用注意事项

颈根部手术往往需要显露或切断前斜角肌，此时应注意寻找并保护好膈神经，以免引起损伤，造成同侧膈肌麻痹。

在膈神经的内侧，迷走神经自上而下走行，在锁骨下动脉与锁骨下静脉之间下降进入胸腔，右侧迷走神经沿气管右侧下降，经右头臂静脉及

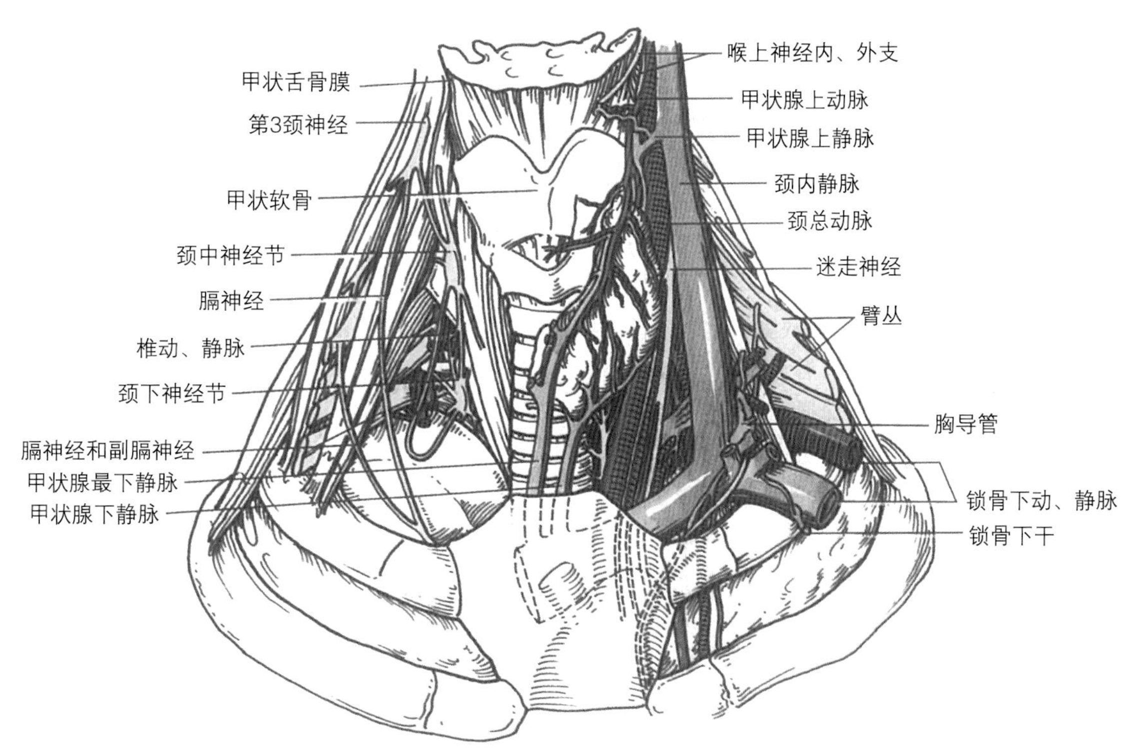

图7-76　颈根部结构

上腔静脉后内侧、右喉返神经在右锁骨下动脉的前侧自迷走神经发出后勾绕锁骨下动脉的下侧到其后面，继而向内上方经颈总动脉的后面斜行向内上至气管食管沟内上升。左侧迷走神经在颈根部于左颈总动脉与左锁骨下动脉间下降，经过胸导管的前面、左头臂静脉后侧进入胸腔。在主动脉弓上缘处，左膈神经在迷走神经前面交叉越过，继而走行在主动脉弓前面，左喉返神经自此处发出，经动脉韧带的外侧绕过主动脉弓的凹侧上升，斜过左颈总动脉后侧达到气管食管沟内走行。

临床应用注意事项

左侧喉返神经的起始部较右侧低，当迷走神经进入胸腔后才发出。所以颈根部前入路（如C7、T1肿瘤切除）时，左侧喉返神经损伤的可能性较右侧低，较为安全。在选择入路时予以考虑。

■ 交感干与交感神经节

交感干由胸部上升，在最上肋间静脉内侧越过第1肋颈，沿椎动脉内侧上行，在颈动脉鞘的后方向上止于颈上神经节。在颈根部，颈下神经节、星状神经节最为重要（图7-78）。

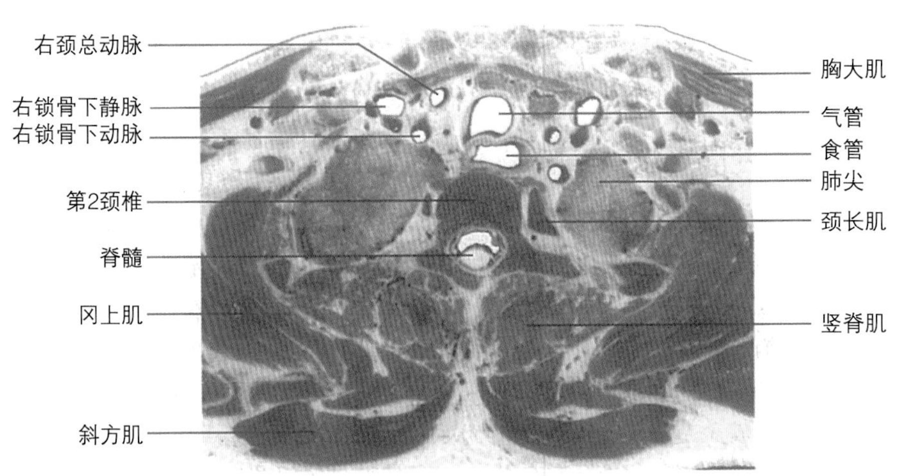

图7-77　颈根部结构（第2胸椎平面）

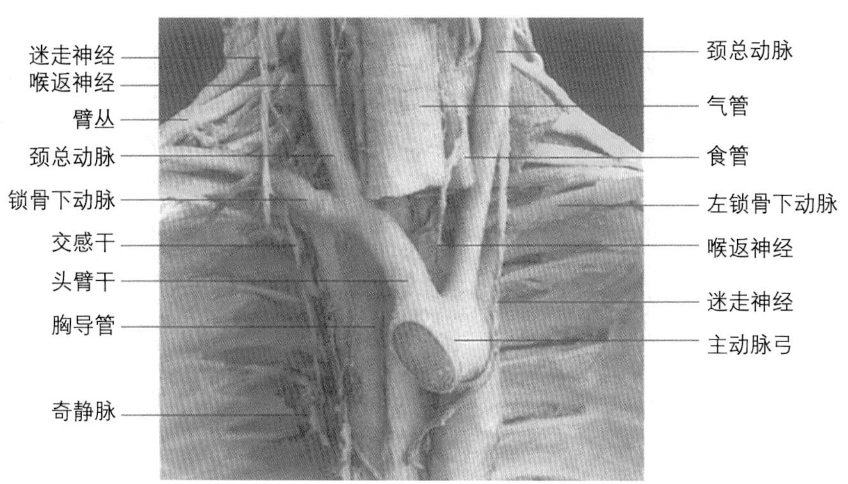

图7-78　颈胸移行部神经血管

星状神经节在颈长肌的外侧缘上，锁骨下动脉的第1段及椎动脉的起始部在星状神经节的前方，但锁骨下动脉并不与星状神经节直接接触，而椎动脉则紧靠在神经节的上端。肺尖在神经节的前侧，被胸膜顶及胸膜上韧带分隔。有时有一片薄弱的腱膜自斜角肌附着于椎骨处向下伸展，附着于胸膜上韧带，几乎全部覆盖了星状神经节。此外，肋颈干、胸廓内动脉、甲状腺下动脉、颈总动脉、颈内静脉、头臂静脉、迷走神经、膈神经、右淋巴导管、胸导管也都位于星状神经节的前方附近。

临床应用注意事项

星状神经节发出的灰交通支至第8颈神经和第1胸神经，有的也至第7颈神经和第2胸神经，这些灰交通支内含有至臂丛的交感纤维，它们随着臂丛分布于血管、汗腺、竖毛肌、骨、关节等结构，所以当交感神经功能失调时，可以导致上肢血管舒缩功能发生改变，从而引起上肢怕冷、出汗等症状。外科手术切除星状神经节或阻滞该神经节可以使上肢收缩血管的交感神经发生溃变，达到阻断收缩血管的作用，从而缓解症状。

星状神经节接受来自第1胸神经的白交通支，少数可能有第2胸神经的白交通支参加，它主要含有交感干至颈上神经节的节前纤维，这些纤维自颈上神经节换元后发出节后纤维，支配头面部的血管、汗腺、涎腺，使血管扩张，汗腺分泌，唾液腺分泌。当星状神经节受损后或白交通支受损后，可以出现同侧面部泌汗障碍，即面部无汗。另外，星状神经节发出的交感神经还支配瞳孔开大肌、眼部Müller肌。在正常情况下，瞳孔开大肌可使瞳孔扩大，眼球后部的Müller肌保持眼球在眶内正常位置，上睑内的平滑肌起自上睑提肌深层纤维，止于睑上缘，收缩时使睑裂开大。当星状神经节受损时，这些肌肉的功能障碍，出现瞳孔缩小，眼球后陷，上睑下垂，这些症状连同面部无汗称为Horner综合征。

锁骨下静脉延续于腋静脉，开始于第1肋骨的外侧缘，在锁骨后方和前斜角肌止点的前方越过第1肋骨上面，在胸膜顶的前面行向内侧，锁骨下动脉的第1段位于其后方，在胸锁关节后面与颈内静脉汇合形成头臂静脉，汇合处称为静脉角。右侧头臂静脉几乎垂直下降，左侧头臂静脉则向内下方斜行越过胸膜顶，在胸腔内与右头臂静脉汇合为上腔静脉。由于左侧头臂静脉几乎在胸骨后横行跨越，所以它是颈胸前侧入路时易损伤的结构之一。由于该静脉粗大壁薄，损伤后可导致大出血。

临床应用注意事项

由于个体差异、胸骨柄与颈椎平面对应关系对颈胸部前路手术入路显露的选择非常重要。一般情况下，胸骨柄上缘与第2胸椎椎体高度一致，所以第7颈椎椎体手术（如肿瘤、结核）多不用处理胸骨柄显露的视野即可满足操作。但第1胸椎椎体的手术则需将胸骨柄部分切除才行。如果颈部过短、肥胖等可使胸骨过高，即使是第6、7颈椎的显露也很困难（图7-79）；但如果是颈部很长，胸廓上口很低的患者，即使是第3胸椎也可以直接显露，不用切除胸骨柄（图7-80）。所以术前应该分析颈椎X线侧位片及MRI所提供的相关信息。

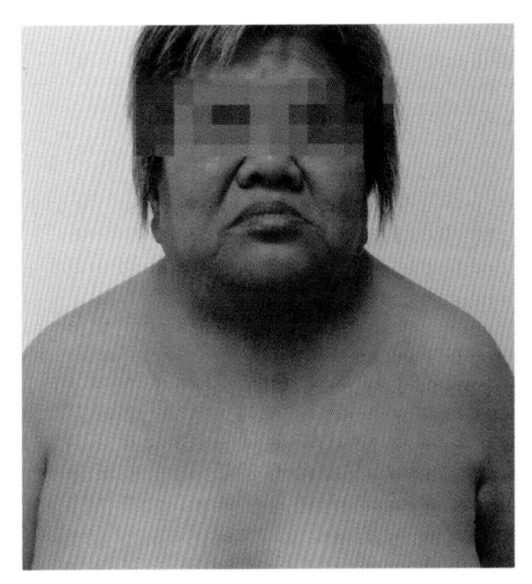

图7-79　胸骨过高

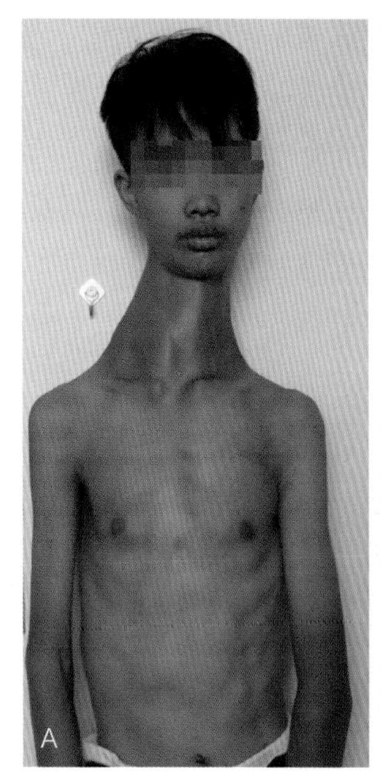

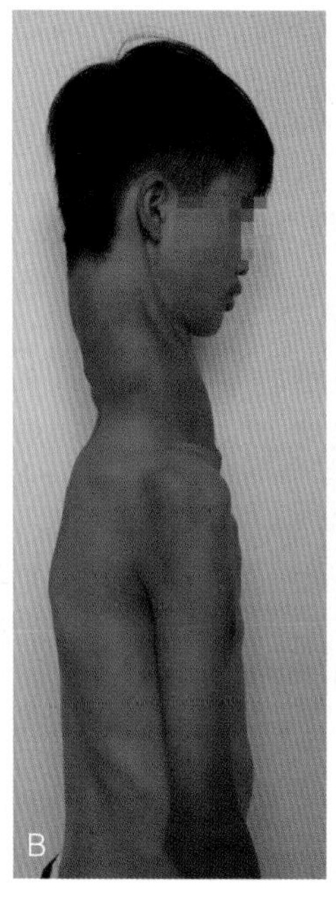

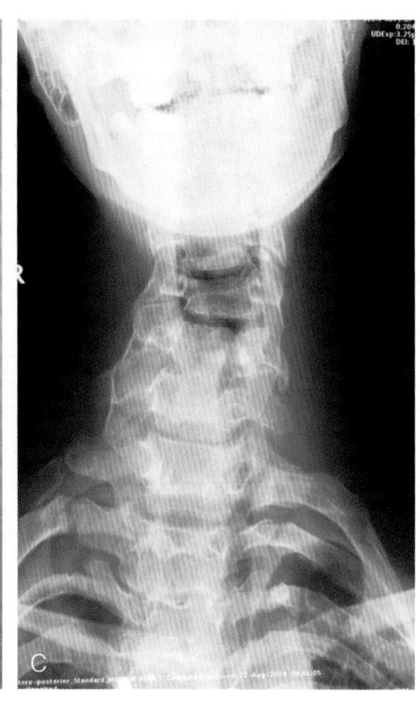

图7-80　胸廓上口过低

A.前面观；B.侧面观；C.颈椎X线正位片

胸导管与右淋巴导管

胸导管与右淋巴导管的走行和毗邻见第二节。

胸膜顶和肺尖

胸膜顶（cupula of pleura）向上达第1肋颈平面，肺尖位于其内面，是肺突入颈根部的部分。自前方观，胸膜顶平面为锁骨内1/3上缘上方3 cm处。在第7颈椎椎体和横突及第1胸椎椎体延伸到第1肋内侧缘，有增厚的筋膜覆盖胸膜顶和肺尖，称为胸膜顶韧带。

在颈根部有许多结构与胸膜顶和肺尖相毗邻，在其前面依次有锁骨下动脉及其分支、前斜角肌、膈神经及迷走神经，左侧有胸导管跨越。在其后面有交感干、星状神经节、第1胸神经及最上肋间动脉。在其外侧有第1肋骨及中斜角肌。在其内侧、右侧为头臂干动脉、头臂静脉和气管。左侧为锁骨下动脉及左头臂静脉。

临床应用注意事项

第1、2胸椎椎体肿瘤也可以压迫第1、2胸神经根出现症状，肺尖部（肺上沟瘤）肿瘤也可以造成臂丛神经压迫引起症状，但由于压迫的是第1、2胸神经根，所以常出现前臂尺侧或上臂内侧麻木疼痛，相当于前臂内侧皮神经或肋间臂神经区域，与通常所见的臂丛神经区域有所不同，注意鉴别并进行相应的影像学检查（图7-81）。

锁骨下动脉和臂丛

锁骨下动脉和臂丛的走行与分支见第三节。

上纵隔结构

在颈胸移行部，上纵隔结构复杂、位置深在，是骨科手术的困难区域。

一般情况下，上纵隔指第1~4胸椎椎体前方部分，其上界为胸廓上口，下界为胸骨角，前面为胸骨柄，两侧为纵隔胸膜将其中的大血管包被在一

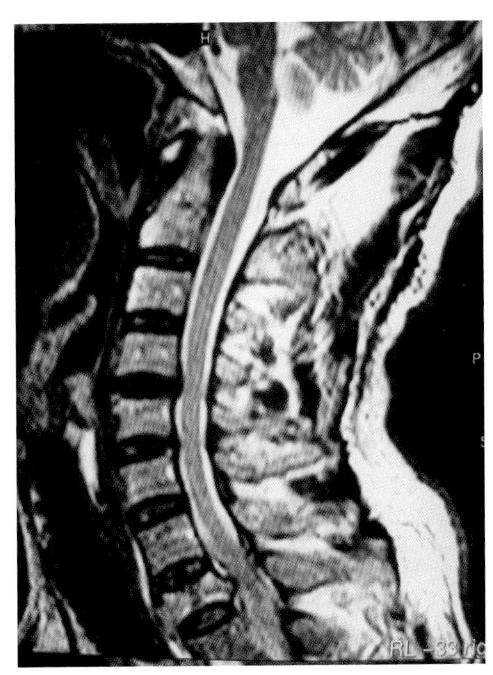

图7-81 T1椎体肿瘤（多发性骨髓瘤）

起。为方便描述，我们将其中的结构分为3层。

1. 第1层结构　胸骨柄后方的胸腺和三大静脉。胸腺位于胸骨后，成人的胸腺萎缩被脂肪组织取代，儿童胸腺发达。胸腺肿大时可以向后压迫深面的左、右头臂静脉和主动脉弓等结构。在胸骨柄上半和胸腺后方为左头臂静脉，该静脉斜向右下越过由胸主动脉弓发出的三大血管前方，在右侧第1肋软骨与胸骨连接处下缘与右头臂静脉汇合，形成上腔静脉。在上腔静脉上部位于升主动脉和主动脉弓的右侧沿胸骨右缘垂直下行，上腔静脉与升主动脉和主动脉弓之间存在着潜行间隙，可以通过此间隙向深面显露第1~4胸椎椎体前方。在左、右头臂静脉后方，左、右迷走神经及膈神经垂直走行（图7-82）。

2. 第2层结构　为位居中层的主动脉弓及其三大分支。主动脉弓从右侧第2胸肋关节的后方起于升主动脉，从右前方弯向左后方，经气管及食管的左前方绕经左支气管的上方弯向下，到第4胸椎椎体下缘的左侧移行于胸主动脉。主动脉弓也可以用从右头臂干至左锁骨下动脉起始部之间的一段来描述。因为此处正是颈胸移行部前方最重要结构。主动脉弓的上缘正对胸骨柄中心或稍上方，或向左移相当于左侧第1胸肋关节高度，下缘则平胸骨角。在儿童，主动脉弓位置较高，其上缘可达胸骨柄上缘。主动脉弓的上方有左头臂静脉和胸腺；其下方有肺动脉分叉、左支气管、动脉韧带、左侧喉返神经及心神经浅丛；其左前方有肺、胸膜、左膈神经、心包膈血管、左迷走神经和交感神经；其左后方有气管、食管、左喉返神经、胸导管；其右侧为上腔静脉起始部（图7-83）。

主动脉弓起始部前方被右胸膜囊所覆盖，在其移行于胸主动脉处则被左侧胸膜囊所覆盖，在主动脉弓中部没有胸膜覆盖，仅被胸腺和脂肪及淋巴结所覆盖。

主动脉弓上缘由右向左依次为右头臂干、左颈总动脉及左锁骨下动脉，此种类型中国人占83%，其次为右头臂干与左颈总动脉共起一干、左锁骨下动脉起始者占9.1%。

头臂干位于左头臂静脉的末端深处，右侧与右头臂静脉相毗邻，头臂干先行于气管的前方，然后位于气管右侧，至右胸锁关节后方处分为右颈总动脉和右锁骨下动脉。

左颈总动脉位于左头臂静脉的深处，头臂干的左侧，先位于气管、食管的前方，然后走行于它们的左侧，在左胸锁关节后部进入颈部。左锁骨下动脉在左颈总动脉的左后方，垂直上升至左胸锁关节高度进入颈部。

在上纵隔前部，胸骨柄后方，大血管前面还有淋巴结群，沿上腔静脉和右头臂静脉排列者称为静脉前淋巴结；沿主动脉弓及左颈总动脉排列者称为动脉前淋巴结。这些淋巴结收纳胸腺、心包及心脏的淋巴管，并在胸骨柄后合成支气管纵隔干，左侧注入胸导管，右侧注入右支气管纵隔干。对于颈胸段手术，此部淋巴结不必特意显露，可连同脂肪一并牵开，亦可以将之切除。

3. 第3层结构　位居深层脊柱前方的气管、食管和胸导管。气管胸段在脊柱正中，相当于从第1胸椎上缘至第5胸椎上缘全长。气管叉则相当于胸骨角平面处，在主动脉弓下方。但气管叉的位置有年龄的变化，1岁以内相当于第1肋水平，成人则相当于第3肋水平。

在气管前方，从前向后依次为胸骨柄、舌骨下肌群的起始部、胸腺、左头臂静脉、右头臂静脉、主动脉弓、头臂干及左颈总动脉。气管的右侧为右头臂静脉、上腔静脉、右胸膜囊、右迷走神经及分支、头臂干及奇静脉等。

食管胸段在上纵隔位于气管和脊柱之间，并稍偏左，下行至第4胸椎水平处位于主动脉弓的右侧，食管与脊柱之间有食管后间隙，此间隙向上与咽后间隙相通。在食管的左侧，纵隔胸膜并不覆盖，而食管右侧也不与右纵隔胸膜相贴。

胸导管在经胸廓上口进入颈部以前，为上纵隔内的一段，位于食管和喉返神经的外侧、左锁骨下动脉的内侧、脊柱的前方、左迷走神经和左颈总动脉的后方。在此段内，左侧纵隔胸膜往往紧贴胸导管。当胸导管在此部受损伤时，其内的淋巴液可直接进入胸膜腔，这是引起乳糜胸的原因之一。

临床应用注意事项

上纵隔影响了颈胸部椎体前路手术的显露，当切除部分胸骨柄后，牵拉时直接压迫或

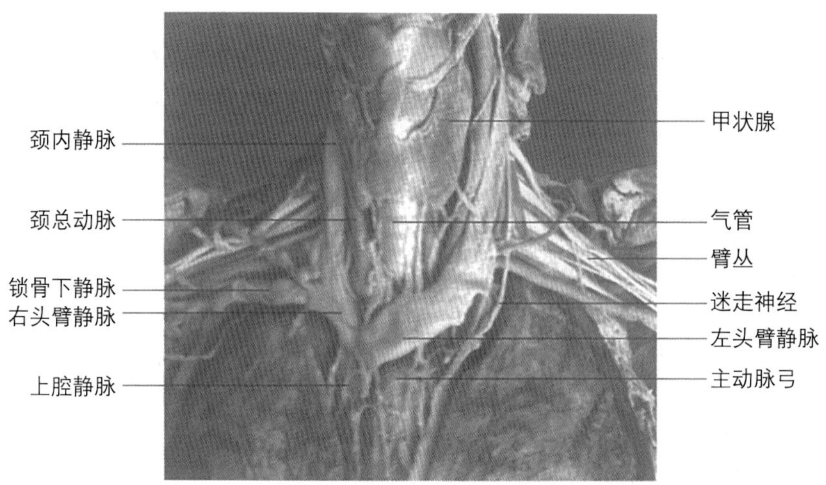

图7-82　上纵隔第1层结构

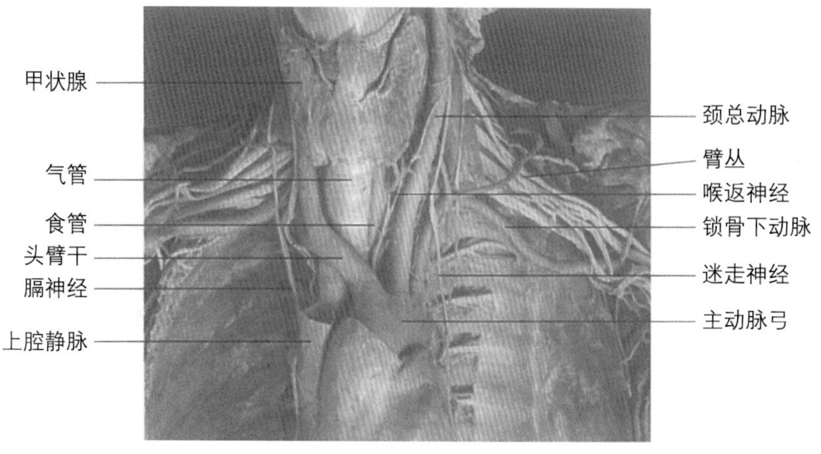

图7-83　上纵隔第2层结构

刺激这些结构，对循环有一定影响，所以术中要注意血压、血气各项指标的变化，同时与麻醉师密切沟通。

椎体前方的肌肉及韧带

颈长肌在颈胸移行部前面的两侧，起始于上3个胸椎的前面，向上止于上位颈椎（第2~4颈椎）椎体及下位颈椎（第5~7颈椎）横突的前结节。实际上，此部分肌肉的颈长肌的下内侧部，在上胸椎该肌多以腱性起始于椎体前外侧面，双侧颈长肌之间为前纵韧带，它们覆盖于椎体及椎间盘的前面。颈胸移行部手术需将前纵韧带切开及向两侧剥离颈长肌（图7-84）。

颈胸移行部后部软组织

颈胸移行部后部为颈部活动区与胸部静态区相移行部，两侧为肩胛骨，中间部第7颈椎及第1胸椎棘突长且向后突出，有重要的肌肉附着，是负重及抬扛重物的负重区，所以，此处皮肤厚韧，是全身最厚的皮肤区域，皮下脂肪较厚且有大量纤维间隔，将皮肤与深筋膜连结起来，所以皮肤移动性较差，这种特性有利于定位及确定皮肤切口。附着于此处的肌肉由浅至深分别是以下6块。

1. 斜方肌　斜方肌是最浅表的肌肉，在颈胸部斜方肌以腱膜起始于上胸椎及颈椎棘突，半侧腱膜呈三角形，双侧合成菱形的腱膜，腱纤维呈横行方向，此部斜方肌的纤维也呈横行，止于肩峰及肩胛冈。

2. 菱形肌　菱形肌位于斜方肌的深侧，为一对菱形肌，该肌呈扁片状，纤维方向自内上向外下，起自下位2个颈椎棘突和上4个胸椎棘突，止于肩胛骨脊柱缘。有的作者将此肌分为上方的小菱形肌（起于第6~7颈椎）和下方的大菱形肌

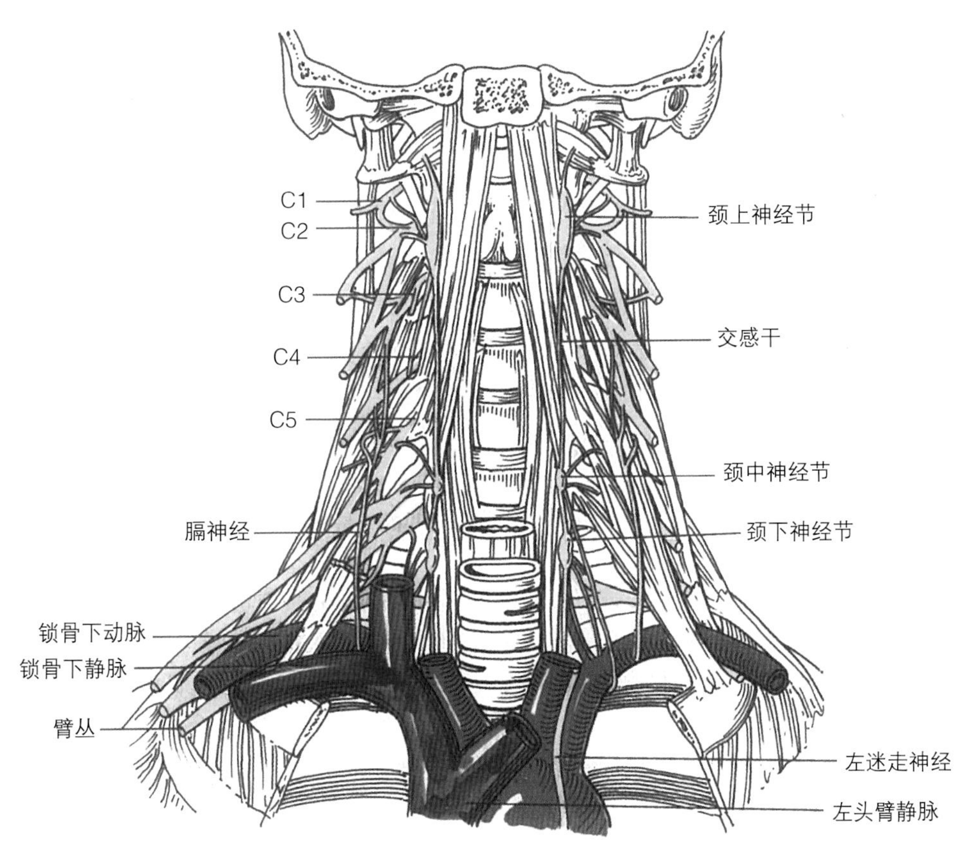

图7-84　颈胸移行部椎体前方结构

（起于第1~4胸椎），二者之间有薄层结缔组织相隔，但对于脊柱手术来讲，此种分法没有太大的临床意义。

3. 上后锯肌（serratus posterior superior）　上后锯肌位于菱形肌的深面，为很薄的菱形扁肌，以腱膜起始于第6~7颈椎棘突以及第1~2胸椎棘突，肌纤维斜向外下方，止于第2~5肋骨角的外侧面。

4. 夹肌（splenius）　该肌被斜方肌、菱形肌、上后锯肌和胸锁乳突肌覆盖，其形状为不规则的三角扁肌，其大部分为头夹肌，起始于第3颈椎以下项韧带至第3胸椎棘突，肌纤维斜向外上方，止于上项线的外侧。颈夹肌为头夹肌下方的少数肌束，起始于第3~6胸椎棘突，肌纤维斜向外上方，在肩胛提肌深侧，止于第2~3颈椎横突后结节。

5. 竖脊肌（erector spinae）　竖脊肌为最深面的肌肉，填充于棘突与肋角之间的深沟内，其外侧为项髂肋肌，起始于上6个肋骨角的内侧，止于第4~6颈椎横突后结节。头最长肌和颈最长肌除起于总腱外，还起自全部胸椎和第5~7颈椎横突，止于全部胸椎横突，在最内侧为棘肌，此部为背棘肌，起始于胸椎棘突，止于胸椎棘突。

6. 横突棘肌（transversospinales）群　包括半棘肌（semispinalis）、多裂肌（multifidus）和回旋肌（rotatores）。在颈部以半棘肌最为明显，它位于头夹肌和颈夹肌的深面，体瘦人项部两侧各有一纵行的隆凸，即是头半棘肌的体表投影。多裂肌起始于棘突，止于横突。此部肌肉紧贴椎板后面及黄韧带，故手术中常可见到。

后面观第6颈椎棘突多为分叉，并较第7颈椎棘突明显短小。第7颈椎棘突没有分叉、较长。第1胸椎棘突与第7颈椎形态一致，并无明显差别，所以用没有分叉棘突作为定位标志往往错误，应引起临床重视。但第7颈椎没有肋骨，横突也较小，而第1胸椎的横突较为粗大，自椎板外上部向后上方翘起，横突外侧可触及第1肋骨的后部，此横突可作为定位标志。

在临床工作中，观察颈胸移行部正侧位片非常重要，它可以提供颈椎各棘突的形态特点、有无颈肋、第1肋骨的形态特点等，并可根据这些影像特点结合术中所见进行定位，这种定位方法多无错误。由于肩部的阻挡，颈胸移行部往往显示不清，故术中拍侧位片定位法并不实用。

脊髓在颈胸移行部椎管内走行有其特点。一般情况下，颈椎生理前凸，胸椎生理后凸，转折处在第7颈椎，或第6、7颈椎处，而颈椎生理前凸的顶点在第4、5颈椎或第5、6颈椎处。胸椎后凸顶点在第7、8胸椎或第8、9胸椎处，所以脊髓在第5、6颈椎水平贴近椎管后壁。在第7颈椎水平，脊髓仍距椎管后壁较近，但已经向前方移位，脊髓距椎管前壁仍较远。向下脊髓则自后向前逐渐移位，在第1~4胸椎距椎管前壁逐渐接近，而远离椎管后壁，在第4胸椎水平，脊髓几乎已经贴近椎管前壁。

脊柱颈胸部骨折脱位临床较少见，这是因为颈胸段的活动度较颈椎小，且固定。但由于肩部阻挡或拍片技术等原因，侧位片常常得不到清晰显示，故易漏诊。颈胸移行部骨折脱位时，70%~80%合并脊髓受损，并出现相应的症状、体征。

颈椎椎间孔外韧带的临床解剖学

颈椎椎间孔韧带研究较为罕见，史本超等对中国人颈椎椎间孔外韧带结构进行了深入细致的研究，对其生理、病理及相关临床意义进行了深入地探讨，在充分揭示其性状，为临床诊断和治疗相关疾病提供了翔实的形态依据。

自C1~C2到C7~T1椎间孔都存在椎间孔外韧

带，将颈神经根连于周围的结构。根据其形态特征分为2种韧带类型：辐射状韧带和横孔韧带。在我们的研究中，辐射状韧带更为常见。

■ 辐射状韧带

辐射状韧带的分类及其起止位点

颈椎神经根上可见清晰的韧带向四周辐射状分出，根据附着位点不同，颈椎椎间孔外辐射状韧带大致可分为4部分：①上方韧带，起自上位横突前下缘（图7–85），由内上向外下走行，将神经根连于上位横突前下缘。相比较而言，这些韧带发育的较好。②下方韧带，起自下位横突前后结节以及神经根沟槽，将神经根牢固地固定于神经沟槽内（图7–86），其走行方向大致与神经根平行，还有一些上方韧带和下方韧带起自椎弓根或横突孔（图7–87），下方韧带的数量相对较多。③前方韧带，起自颈椎椎体钩椎关节关节囊（图7–88）。④后方韧带，起自椎体关节突关节囊（图7–89）。在一些颈椎节段，尤其是C6~C7，一些辐射状韧带甚至通过横突小孔将上下两条神经根连接在一起（图7–90）。如果说脊神经根是一根电线杆，周围的辐射状韧带就如同固定电线杆的绳索，将神经根紧紧锚定在周围的结构。辐射状韧带中各种韧带所占比例：上方韧带（24.7%），下方韧带（61.5%），前方韧带（7.5%）和后方韧带（6.3%）。几乎所有的辐射状韧带都终止于脊神经节的外侧。

辐射状韧带在各个节段椎间孔的分布特点

辐射状韧带在颈椎椎间孔各节段（C1~T1）均有出现，且较为恒定。但是在各节段椎间孔的出现数量却相差很大，在C1~C2椎间孔，每个椎间孔一般只有1到2条辐射状韧带，但是在C4~T1椎间孔，每个椎间孔辐射状韧带的数量一般为4到6条，最多的可达11条。

辐射状韧带的走行方向、形态特征及测量值

颈椎椎间孔外辐射状韧带一般由内上向外下走行，与神经根呈一定角度，下方韧带走行几乎与神经根轴向方向平行。大多数辐射状韧带将神经根牵向脊髓以对抗外界对神经根的牵拉。辐射状韧带的形态可分为4种类型：条带型（41.1%），条索型（33.3%），薄片型（9.5%），网格型（16.1%）。对颈椎左右两侧各节段椎间孔外辐射状韧带长度、宽度或直径、厚度或直径、数量进行独立样本t检验（为了方便比较，我们将条索型韧带的宽度与厚度均计为直径，颈椎左右两侧椎间孔无明显内在联系，因此我们选择对两侧行独立样本t检验），结果显示辐射状韧带各测量值及数量左右侧差异均无统计学意义（$P>0.05$），颈椎各节段椎间孔各测量值及数量行析因设计方差分析，所有测量值及数目两因素交互效应均不显著（$P>0.05$）。对各节段椎间孔辐射状韧带数量左右两侧合计值两两对比行LSD–t检验结果见（表1–4）。分析结果我们可以得出，各节段椎间孔韧带数量由多到少依次为：C5~C6>C4~C5，C6~C7> C7~T1，C2~C3，C3~C4>C1~C2。研究中我们发现韧带的厚度或者直径最能粗略评估韧带的强度，故对各节段韧带厚度或直径左右两侧合计值两两对比行LSD–t检验（表1–3），其中，C4~C5与C6~C7测量值差异有统计学意义（$P<0.05$）。因此，结合各节段椎间孔韧带的数量和测量值，我们初步认为C5~C6椎间孔辐射状韧带发育相对较好，其次是C6~C7椎间孔，再次是C4~C5椎间孔，其他节段C7~T1、C1~C4椎间孔外韧带相对薄弱，但有待后续实验的验证。

辐射状韧带与椎间孔周围血管之间的关系

在我们的研究中发现，辐射状韧带常与小的动静脉伴行，有的韧带内部包含动静脉（图

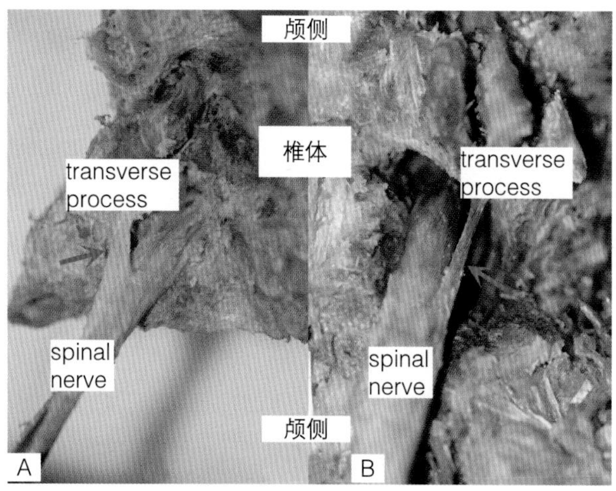

图7-85　上方辐射状韧带

A. C8神经右侧腹侧面观；B. C6神经左侧腹侧面观。transverse process，横突；spinal nerve，脊神经。可以清晰地看到上方辐射状韧带（红色箭头）

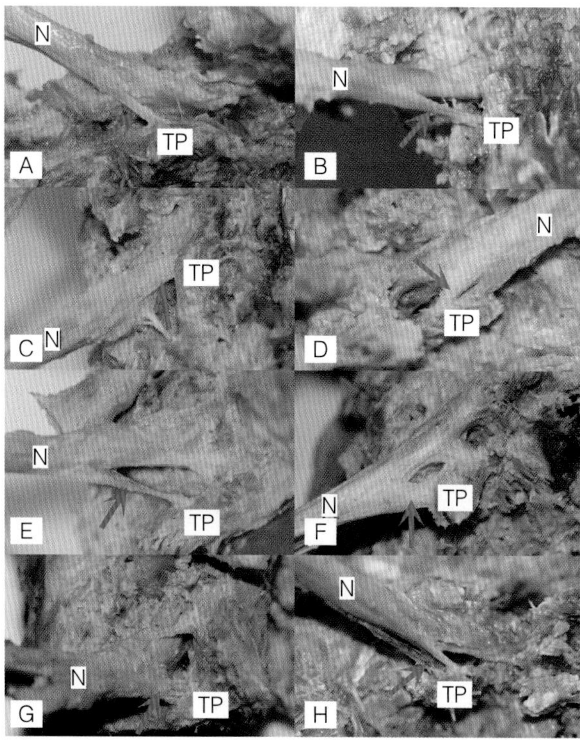

TP.横突；N.神经根。从右侧腹侧面观看，可见1条条带型（A）、1条薄片型（C）、2条条索型（F）和1条网格型（H）辐射状韧带将神经根连于神经沟槽的前部。1条条带型（B）和1条条索型（E，G）辐射状韧带将神经根连于脊神经沟槽的中部。从左侧腹侧面观看，2条条索型辐射状韧带将神经根牵向脊神经沟槽的后部（D）。

图7-86　下方辐射状韧带（红色箭头）

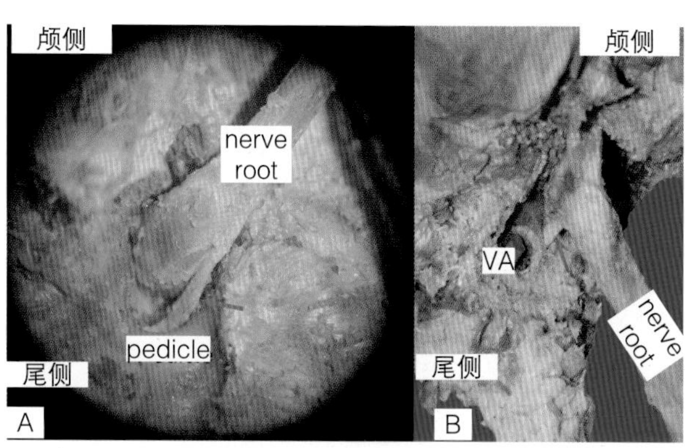

图7-87　下方辐射状韧带

A.（显微照片，×6）一条下方辐射状韧带（红色箭头）起自下位椎体椎弓根处；B.一条下方辐射状韧带（红色箭头）起自横突孔处。nerve root，神经根；pedicle，椎弓根；VA，椎动脉

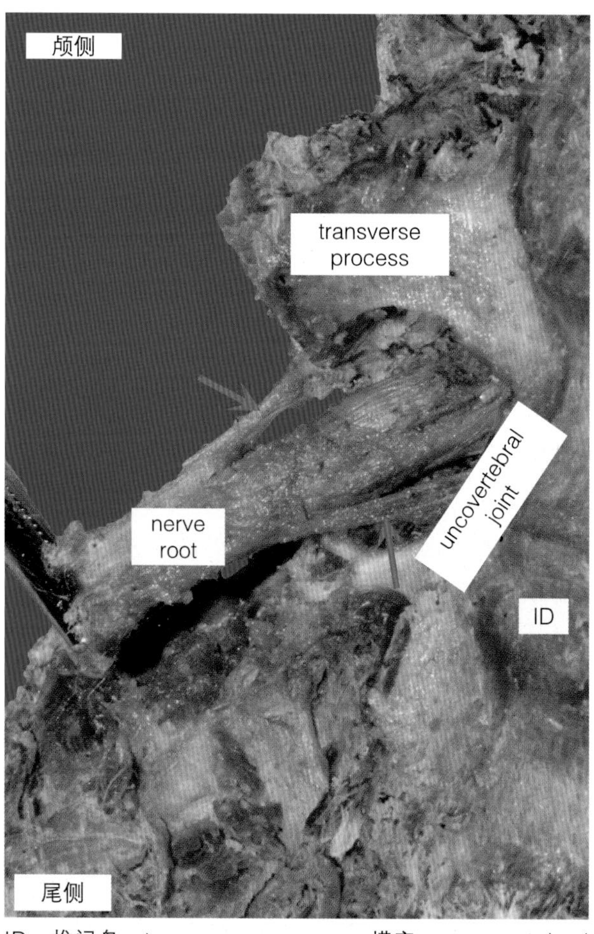

ID，椎间盘；transverse process，横突；uncovertebral joint，钩椎关节；nerve root，神经根。在一个C4~C5椎间孔处，有2条辐射状韧带（红色箭头），一条位于上方，一条位于前方。

图 7-88　前方辐射状韧带

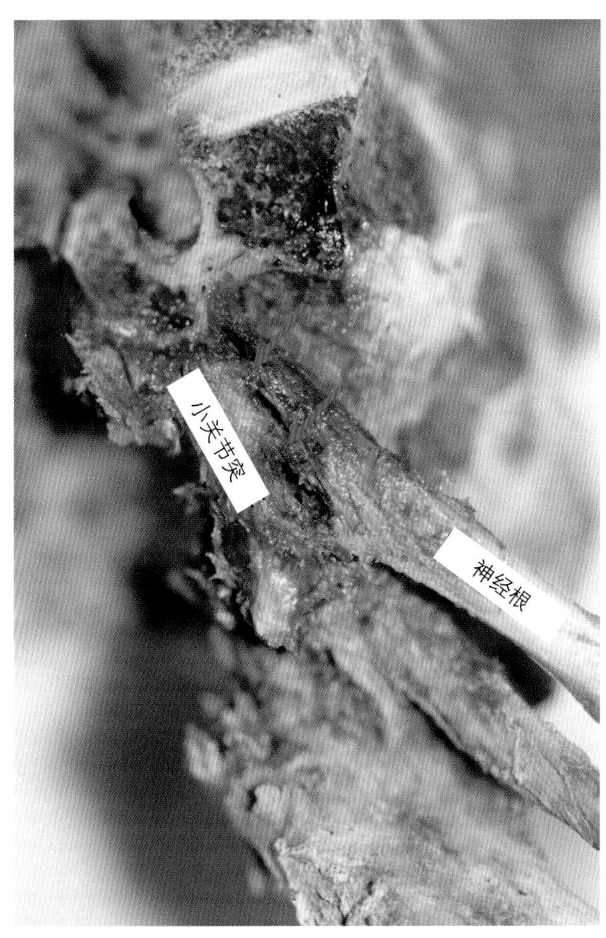

图7-89　后方辐射状韧带，C5~C6椎间孔右侧面观。起自椎体小关节突关节囊

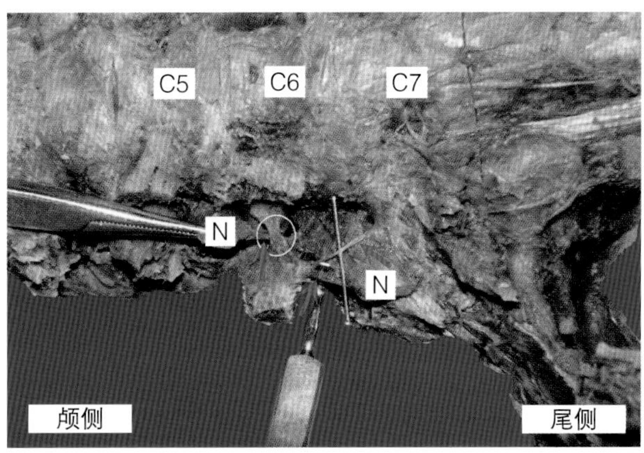

图7-90　辐射状韧带通过横突小孔将C6和C7神经根连接在一起（黄色圈内）。在C6~C7椎间孔内可见一条上方辐射状韧带和细的条索状横孔韧带。IVF，椎间孔；TFL，横孔韧带

7-91）。还有一些韧带起自椎间孔内动静脉壁。有的时候可见小的血管组织从韧带间隙中通过，对血管形成挤压（图7-92）。

■ 横孔韧带

通常，在颈椎椎间孔外，尤其是在C5~C6和C6~C7椎间孔外的腹侧存在一层纤维膜状结构，起自周围横突及钩椎关节关节囊，从前方封闭椎间孔出口区，椎动、静脉及神经根包绕其中，横孔韧带似乎就是膜状结构的增厚部分，可以清楚地与周围纤维组织区分（图7-93）。颈椎横孔韧带一般起自上位横突前下缘止于下位横突前结节上缘靠近椎体侧，它们一般位于颈神经节前上方，与神经根垂直相交，韧带背侧与神经根之间存在纤维连接。大多数情况下，颈椎横孔韧带限制了脊神经的活动范围。

横孔韧带的出现率并不恒定，个体差异较大。有些标本可以出现7条横孔韧带，而有些标本则一条都没有。据我们的观察，一个椎间孔一般只包含1条横孔韧带。6具标本中，横孔韧带在各节段椎间孔的出现数量如下: C1~C2 1 条; C2~ C3 1 条； C3~C4 3条；C4~C5 6条；C5~C6 6条；C6~C7 4 条；C7~T1 5条。

横孔韧带形态从纤细的条带到完全的膜片都有。横孔韧带的形态同样可分为4种类型：条带型（61.5%），条索型（15.4%），薄片型（15.4%），网格型（7.7%）。为了粗略地估计横孔韧带的强度，我们用一个钩子用力拉扯韧带，几乎所有的韧带都极其坚韧，可以经受很大的拉力而不断裂（图7-94）。

为了更直观地显示颈椎椎间孔外韧带，我们几乎将所有颈椎椎间孔外韧带都描绘在一个示意图中（图7-95）。

■ 组织学研究

在光镜下，HE染色见椎间孔外韧带由纤维

结缔组织构成。Masson三色染色法可将胶原纤维染成蓝色，弹性纤维染成红色，可见椎间孔外韧带主要由大量胶原纤维及少量弹性纤维构成，辐射状韧带与横孔韧带组织学构成无明显差别（图7-96）。

颈椎椎间孔外韧带的临床意义

颈椎椎间孔外辐射状韧带

目前为止，关于颈椎椎间孔外韧带与颈神经根痛之间的关系尚不明确。辐射状韧带似乎是对抗神经根刺激的保护性因素。但是，当椎间孔周围组织或韧带本身发生病理性变化时，将不可避免地改变辐射状韧带与神经根之间的解剖关系，从而对颈神经及神经根功能形成影响。少数情况下，当椎间孔外辐射状韧带分布异常（如两条韧带靠得太近，之间有小的血管神经通过）、韧带发育不健全（如韧带分叉、多纤维条索形成等）以及神经根发育变异等，也可使椎间孔内血管和神经受压迫的危险性显著增加。

颈椎椎间孔外横孔韧带

颈神经根在椎间孔内受压是临床颈神经放射痛的最重要的原因。对于影响神经根放射痛确切的解剖结构描述，不同的人有不同的见解。由于颈椎横孔韧带斜跨过相应的颈神经前支的前上方，将椎间孔出口区分为上下两个间隔，神经根从下方间隔中穿出，由于下方间隔比椎间孔高度低，说明横孔韧带明显减少了神经根在椎间孔出口区矢状面上通道的空间，很有可能造成相应颈神经前支的卡压而产生相应的临床症状。颈神经走行于横孔韧带与下位横突神经沟槽构成的通道中。通常情况下，该通道容纳并限制神经根的活动，并提供保护作用。但是，当横孔韧带发生增生、肥厚、钙化甚至骨化等病理改变时，可使通道内压力增高，引起该处的颈神经根挤压及血液循环障碍，造成不同程度的感觉及运动功能障碍。

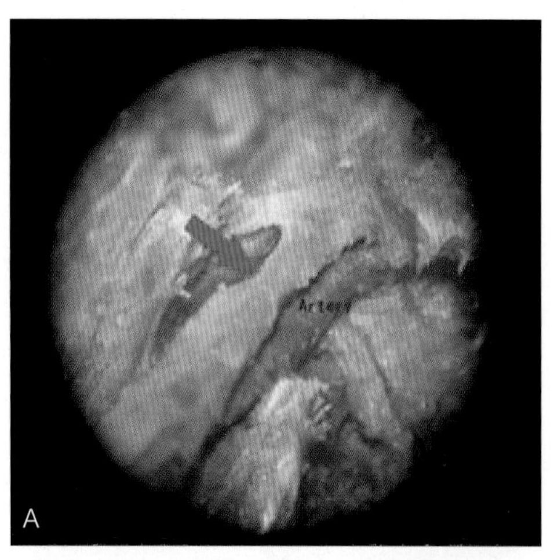

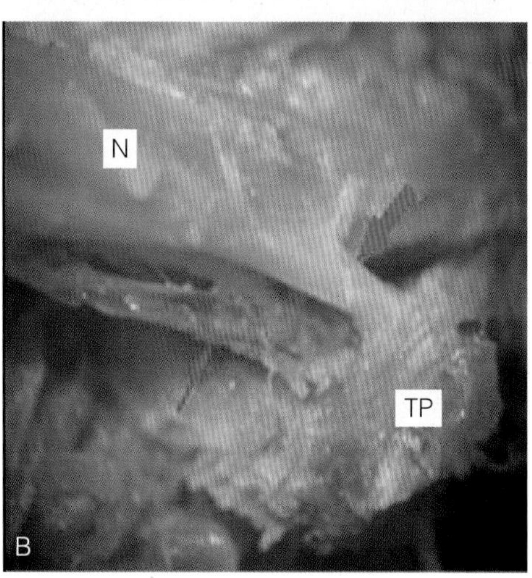

图 7-91　A.（显微照相，×6）辐射状韧带（红色箭头）与一动脉分支伴行；B.（显微照相，×10）辐射状韧带（红色箭头）包含小的动脉组织。TP.横突

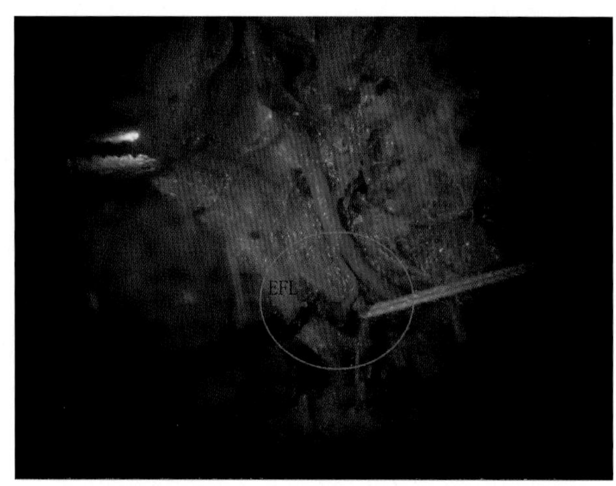

图7-92　（显微照片，×6）红色圈区域可见一条细小动脉穿经韧带间隙。EFL.椎间孔外韧带

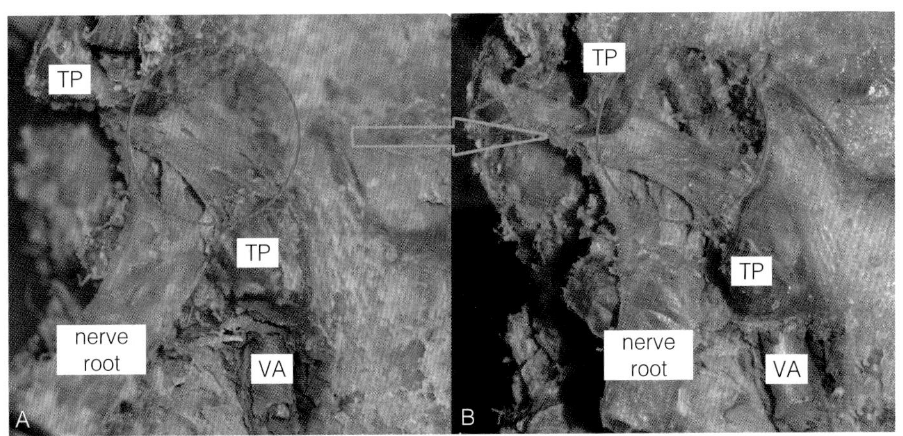

nerve rooot.神经根；VA.椎动脉；TP.横突。

图7-93　同一标本C5~C6椎间孔的图片

A.一纤维膜状物覆盖在椎间孔外腹侧区，从前方封闭椎间孔出口区，椎动、静脉及神经根包绕其中。横孔韧带看上去似乎是这种膜状物的部分增厚，并且可以很容易地与周围纤维区分开来；B.去除纤维膜状物其他部分后可以很清楚地看到局部增厚的横孔韧带。从这个图中我们可以看到，颈椎横孔韧带一般起自上位横突前下缘，止于下位横突前结节上缘靠近椎体侧。横孔韧带位于神经根前上方，与神经根垂直相交，韧带的背侧与神经根外膜相连

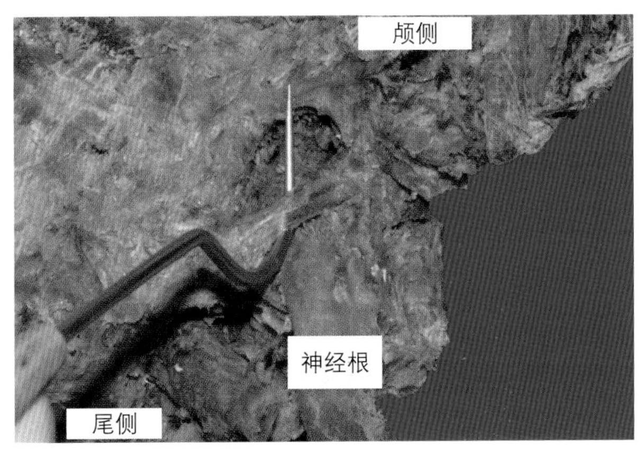

图7-94　C6~C7椎间孔左侧腹侧面观。铁钩用力牵拉横孔韧带（红色箭头）以粗略估计一下它们的强度。因为这些韧带都非常坚韧，拉断它们比较困难

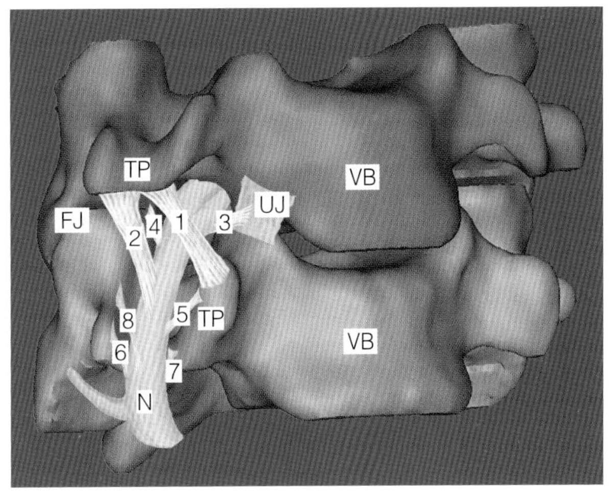

FJ.关节突关节；UJ.钩椎关节；VB.椎体；TP.横突；N.神经根；1.横孔韧带；2.上方辐射状韧带；3.下方辐射状韧带；4.后方辐射状韧带；5，6，7和8. 下方辐射状韧带。

图7-95　颈椎椎间孔外模式图（右侧腹侧面观）

在创伤、退行性变等病理状态下，存在横孔韧带的椎间孔可能比没有此韧带的椎间孔更容易发生神经根卡压。颈椎椎间孔及其内颈神经根横截面积比值大小与颈神经根受嵌压相关，C5~C7神经根与其对应的椎间孔横截面积比值较大，容易发生神经根卡压。在我们的研究中，横孔韧带在C5~C7神经根处发育相对较好，这似乎又可以解释为什么这些神经根比其他神经根更容易发生卡压。另外，颈神经节处形成膨大，使此处相对狭窄，而颈椎横孔韧带又恰好位于神经节处，使

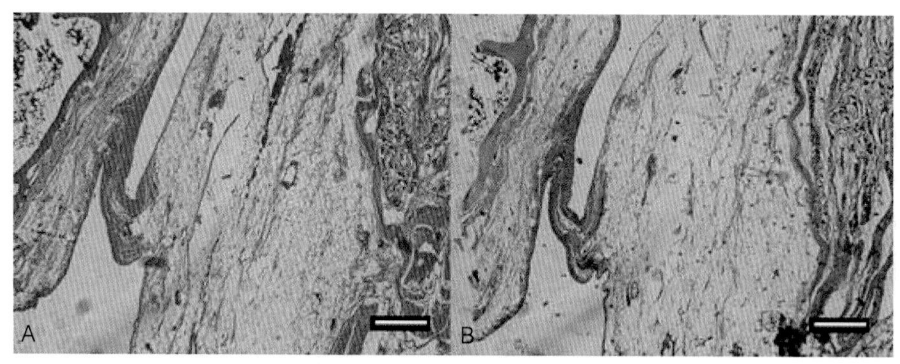

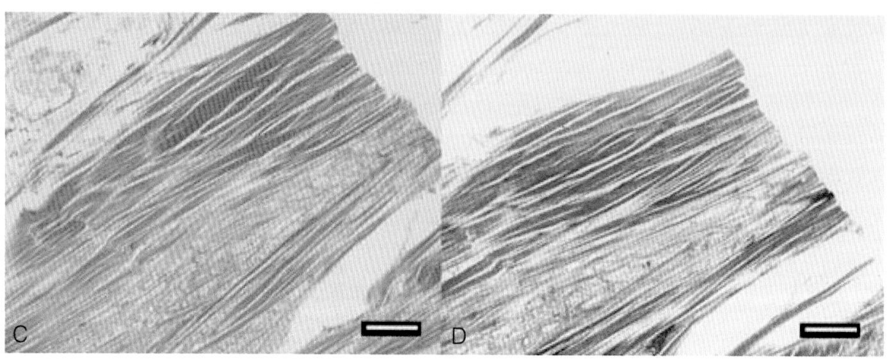

图7-96　A、B为一上方辐射状韧带组织学观察；C、D为一横孔韧带组织学观察。A、C. HE染色图片；B、D.马森三色染色图片HE染色提示颈椎椎间孔外韧带是由纤维结缔组织构成，内含一些小的血管组织。马森三色染色图中，胶原纤维被染成蓝色，弹性纤维被染成红色，图B、D显示颈椎椎间孔外韧带由大量的胶原纤维和少量的弹性纤维构成。辐射状韧带与横孔韧带组织学表现无明显差异（bar:100μm）

得该处受卡压的概率进一步提高。

颈椎横孔韧带可以减少椎间孔的有效面积，在这种情况下，任何与椎间盘突出或者退行性改变相关的因素，包括韧带本身的因素，都会使椎间孔内神经根遭受压迫的可能性增大。另外，脊柱弯曲时，椎间孔的面积减小，直接导致神经根压迫或是使神经根在脊柱活动时被拉紧。横孔韧带会对颈神经的前部形成“切割”样作用，所以，当椎间盘突出或是发生其他退行性变时，可以在有横孔韧带的椎间孔区导致神经症状。

因此，颈椎横孔韧带可能在一些特殊的病例中是造成神经痛的病因，诸如颈肩痛和神经放射痛。我们认为，外科医生在寻找一些特殊病例的神经痛病因时，应该留意横孔韧带的存在。特殊病例就是那些减压失败，症状和影像学检查不符的患者。但是，这需要对韧带与神经痛的病因开展更深入的神经影像学研究。

颈椎病的临床解剖学

颈椎病是中老年人常见病，但近年来随着计算机的普及和办公自动化，白领阶层中的青年患者有明显上升趋势。其发病因素虽然多种多样，但退变和劳损是其主要诱因。在中老年患者，多因颈椎椎间盘退变及其继发不稳定等各种改变刺激或压迫邻近的神经根、脊髓及椎动脉等结构，从而引起一系列的症状、体征。在青年患者，多由于颈椎长期处于某一位置而导致颈肌劳损，神经根受刺激、肌肉痉挛等一系列继发病变，从而引发相应的症状、体征。由此可见，颈椎病既是老年病，又是现代病。

根据颈椎病时受累的组织不同，临床上一般分为颈椎病局部型、神经根型、脊髓型、食管型、交感型和混合型，以前三型较为常见。

1. 局部型　当颈部长期处于某一体位时，颈部肌肉痉挛、水肿，使处于发生退变早期的髓核及纤维环受损，继而引起肌筋膜变性及颈椎不稳定加重。此时，就会刺激分布于后纵韧带及椎间盘周围的窦椎神经。由于这种病变没有明显累及某一神经根，窦椎神经重叠支配又无明确的定位，所以，此型症状、体征多难以定位，以颈部酸胀不适为主，可伴有颈部活动受限及僵硬，多见于青壮年，近年来多见于长期伏案工作、长时间打麻将等类型的患者。

2. 神经根型　主要是由于髓核或关节突关节增生，钩椎关节退变等压迫刺激了某一神经根，从而出现与脊神经根分布相一致的感觉运动障碍。

病变部位不同，受累的神经根不同，其临床表现也不同，但第1~3颈神经根受累少见，常受累为第4~7颈神经根。

由于第4颈神经根参与颈丛的组成，其后支从半棘肌外缘走行后分为内、外侧支，内侧支支配枕外隆凸附近的颈部皮肤，外侧支分布至背部肌肉，所以其相应的临床表现为枕下及颈部侧方疼痛，但肌萎缩少见。

第5颈神经根自第4、5颈椎椎间孔发出，故当第4、5颈椎节段出现病变多易使该神经根受累。由于第5颈神经根的感觉支配区为肩部外侧（腋神经支配区），运动支支配三角肌、肱二头肌、冈上肌、冈下肌及肱桡肌等，所以其主要表现为肩外侧部麻木或痛觉迟钝、三角肌无力、肩外展受限，少数出现肱二头肌反射改变，有时需与腋神经麻痹相鉴别。

第6颈神经根自第5、6颈椎椎间孔发出，当第5、6颈椎节段病变时会使之受累。该神经根参与臂丛的形成，其感觉支支配区为前臂外侧及手的桡侧部分；运动支支配桡侧腕伸肌、肱二头肌及旋前肌、旋后肌等。所以，第6颈神经根受累可以出现前臂外侧麻木，拇指、食指麻木，有时为指尖麻木疼痛明显，肱二头肌反射减弱及伸腕无力等表现。

第7颈神经根的感觉支支配区为中指部分；运动支支配腕伸、指伸肌群及肱三头肌、桡侧腕屈肌等，故其临床表现为中指麻木疼痛，腕伸肌无力，可出现肱三头肌反射减弱。

第8颈神经根自第7颈椎、第1胸椎椎间孔发出，其主要支配环指、小指的感觉及前臂尺侧部皮肤，肌支支配屈指肌、腕屈肌和部分手内肌，其受累时可出现环指、小指麻木，有针刺感及屈腕屈指无力，部分患者可出现手指精细动作障碍，但多无反射改变。

临床上可根据不同的感觉障碍部位及肌无力的特点，结合影像学表现，推断受累神经根及病变部位，从而制订治疗方案。

3. 脊髓型　脊髓型颈椎病的主要病理变化为向后突出的椎间盘及退变增生的骨赘压迫脊髓及其血管，从而引起感觉运动障碍，反射改变及大、小便障碍。由于压迫部位不同，受累的脊髓部位也有所不同，从而引起的症状、体征也有特点。

脊髓型颈椎病多为中、下段颈椎退变为主，脊髓受累范围多为相对应的中、下段颈椎部分，所以上颈髓部分（C1~C4）多无受累，故多没有呼吸困难，膈肌活动正常，感觉障碍多在C4水平以下。由于锁骨上神经多支配至胸骨柄及乳头水平，所以感觉平面多在乳头水平，此时需检查上肢感觉变化来帮助确定损伤脊髓节段，而不应以胸部感觉障碍平面推测脊髓节段。

由于受累的脊髓节段多为直接受压，所以既

有锥体束及感觉传导束病变，又有相应部位脊髓前角的改变，故在上肢表现为锥体束征阳性，如肱二头肌、肱三头肌反射亢进，桡骨反射亢进，霍夫曼征阳性。同时可伴有手肌萎缩及无力，如手内肌萎缩、手指屈伸无力、精细动作丧失等。但下肢多为膝、跟腱反射亢进，巴氏征阳性，肌张力高，而无下肢肌萎缩。

在颈部，锥体束在脊髓内的排列由内至外为颈、胸、腰、骶，所以可出现大、小便功能障碍，有的还有性功能障碍，如勃起无力或异常勃起等。

颈部脊髓受压后，有的还有自主神经改变，如血管舒缩失常、胃肠功能失调等，这是因为交感、副交感神经传导束也受累所致。

（史本超　丁自海　杜心如）

参考文献

1. 杨先文, 高彦平, 李义凯. 胸锁乳突肌乳突部形态学特征及其临床意义. 颈腰痛杂志, 2006, 27(4): 258–261.
2. 杨川, 王炜, 张群. 改进的胸锁乳突肌移位法修复晚期面瘫. 中华整形外科杂志, 2005, 21(2): 104–106.
3. 蒋文臣, 郑宝森. 星状神经节阻滞. 实用疼痛学杂志, 2007, 3(2): 106–114.
4. 刘观燚, 徐荣明, 马维虎, 等. 下颈椎关节突关节的解剖学测量与经关节螺钉固定的关系. 中国脊柱脊髓杂志, 2007, 17(2): 140–144.
5. 刘观燚, 徐荣明, 马维虎, 等. 下颈椎经关节螺钉和Magerl侧块螺钉与脊神经关系的解剖学比较. 中华创伤骨科杂志, 2006, (10): 965–969.
6. 张丙磊, 张强, 余枫, 等. 枢椎椎板螺钉固定的解剖学研究. 中国脊柱脊髓杂志, 2006, 16(1): 45–47.
7. 单建林, 姜恒, 李放, 等. 颈动脉鞘和椎前筋膜的解剖关系及在颈椎前路手术中的意义. 中国脊柱脊髓杂志, 2005, 15(8): 493–495.
8. 马向阳, 尹庆水, 吴增晖, 等. 中上颈椎侧块与寰椎椎弓根位置关系的解剖研究. 中华外科杂志, 2005, 43(12): 774–776.
9. Bielski RJ, GesellMW, Tang AL, et a1. Orthopaedic implications of multiple gestation pregnancy with triplets. J Pediatr Orthop, 2006, 26(1): 129–131.
10. Tatli B, Aydinli N, Caliskan M, et al. Congenitalmuscu lar torticollis: evaluation and classification. Pediatr Neurol, 2006, 34(1): 41–44.
11. Parikh SN, Crawford AH, Choudhury S. Magnetic resonance imaging in the evaluation of infantile torticollis. Orthopedics, 2004, 27(5): 509–515.
12. Yu CC, Wong FH, Lo LJ, et al. Craniofacial deformity in patients with uncorrected congenital muscular torticollis: an assessment from three dimensional computed tomography imaging. Hast Reeonstr Surg, 2004, 113(1): 24–33.
13. 李现令, 张钦明, 李现今, 等. 成人颈椎椎弓根螺钉在儿童腰椎应用的可行性. 中国组织工程研究与临床康复, 2011(26): 4798–4803.
14. 王小平, 梁真娇, 杨芳梅, 等. 齿突下软骨基质融合部对枢椎骨折类型影响的有限元分析. 脊柱外科杂志, 2013, 11(5): 295–302.
15. 王星, 史君, 张少杰, 等. 儿童腰椎管及椎弓根形态特征的数字化与解剖学特征. 中国组织工程研究, 2014, 18(13): 2083–2088.
16. 尹庆水, 王建华. 寰枢椎脱位的治疗进展. 中华骨科杂志, 2015, 35(5): 586–594.
17. 赵志新, 王玮, 米立国. 寰椎应用解剖的研究进展. 河北医科大学学报, 2016, 37(2): 233–235.
18. 王建华, 尹庆水. 重视儿童和青少年颅颈交界畸形研究, 提高综合诊治水平. 中国骨科临床与基础研究杂志, 2014, 6(1): 5–7.
19. Resnick DK, Benzel EC. C1~C2 pedicle screw fixation with rigid cantilever beam construct: case report and technical note. Neurosurgery, 2002, 50: 426–428.
20. Tan M, Wang H, Wang Y, et al. Morphometric evaluation of screw fixation in atlas via posterior arch and lateral mass. Spine, 2003, 28: 888–895.
21. Tan M, Dong L, Wang W, et al. Clinical application of the “pedicle exposure technique” for atlantoaxial instability patients with a narrow c1 posterior arch. Journal of spinal disorders & techniques, 2015, 28: 25–30.
22. Lee MJ, Cassinelli E, Riew KD. The feasibility of inserting atlas lateral mass screws via the posterior arch. Spine, 2006, 31: 2798–2801.
23. Gebauer M, Barvencik F, Briem D, et al. Evaluation of

anatomic landmarks and safe zones for screw placement in the atlas via the posterior arch. European spine journal: official publication of the European Spine Society, the European Spinal Deformity Society, and the European Section of the Cervical Spine Research Society, 2010, 19: 85–90.
24. 谭明生, 张光铂, 李子荣, 等. 寰椎测量及其经后弓侧块螺钉固定通道的研究. 中国脊柱脊髓杂志, 2002, 12(1): 5–8.
25. 马军, 朱裕成, 李涛, 等. 颈椎椎弓根螺钉误置的临床特征分析. 中国脊柱脊髓杂志, 2015, 25(10): 887–893.
26. Lu S, Xu YQ, Chen GP, et al. Efficacy and accuracy of a novel rapid prototyping drill template for cervical pedicle screw placement. Comput Aided Surg, 2011, 16(5): 240–248.
27. Kawaguchi Y, Nakano M, Yasuda T, et al. Development of a new technique for pedicle screw and Magerl screw insertion using a 3–dimensional image guide. Spine (Phila Pa 1976), 2012, 37(23): 1983–1988.
28. 姜良海, 谭明生, 杨峰, 等. 标杆型3D打印导板辅助颈椎椎弓根置钉的临床应用.中华骨科杂志, 2016, 36(5): 257–264.
29. Kaneyama S, Sugawara T, Sumi M, et al. A novel screw guiding method with a screw guide template system for posterior C–2 fixation: clinical article. Journal of neurosurgery Spine,2014, 21(2): 231–238.
30. 顾少光, 杜心如, 崔志超, 等. 双侧臂丛血管神经卡压症1例. 解剖与临床, 2011, 16(6): 524–524.
31. 马泉, 孔祥玉, 杜心如. 上颈椎侧方入路的应用解剖学研究. 中国临床解剖学杂志, 2004, 22(4): 363–366.
32. 杜心如. 容易误认病变的脊柱解剖变异及鉴别要点. 中国全科医学,2013, 16(2): 62–67.
33. 杜心如. 颈椎手术入路解剖与临床. 解剖与临床, 2013, 18(1): 73–76.
34. 杜心如. 脊柱常见变异对手术入路的影响及处理. 解剖与临床, 2013, 18(5): 463–465.
35. 杜心如, 骆辉, 刘端. 同时具有喉不返神经和喉返神经1例. 中国临床解剖杂志, 2010, 28(6): 481.
36. 丁自海, 杜心如. 脊柱外科临床解剖学. 济南: 山东科学技术出版社, 2008: 200–234.
37. 顾少光, 杜心如, 崔志超, 等. 前斜角肌止点处肌肉变性硬化所致臂丛神经卡压症1例. 解剖与临床, 2011, 16(4): 352.
38. 顾少光, 杜心如, 王爱辉, 等. 经后路寰椎侧块螺钉、枢椎椎弓根螺钉内固定的临床应用. 解剖与临床, 2008,13(6): 408–411.
39. Hong X, Dong Y, Yunbing C, et al. Posterior screw placement on the lateral mass of atlas: An anatomic study. Spine, 2004, 29(5): 500–503.
40. Barrey C, Mertens P, Jund J,et al. Quantitative anatomic evaluation of cervical lateral mass fixation with a comparison of the Roy–Camille and the Magerl screw techniques. Spine, 2005,30(6): E140–E147.
41. Kayalioglu G, Erturk M, Varol T, et al. Morphometry of the Cervical Vertebral Pedicles as a Guide for Transpedicular Screw Fixation. Neurol Med Chir (Tokyo),2007,47(3): 102–107.
42. 缪国专, 杜长生, 周定标, 等. 极外侧经枕骨髁—侧块入路治疗自发性寰枢椎脱位的临床解剖学. 中国临床解剖学杂志, 2008,26(5): 485–487.

8

颈椎手术入路解剖学

颈部解剖结构复杂，因而对手术入路结构的辨认提出了更高的要求。根据病变部位和手术目的，颈椎手术入路可分为前方入路、后方入路和侧方入路。

颈椎前方入路

■ 经口咽入路

单纯的经口咽入路不需要切开皮肤，仅需要在经鼻腔插管后牵开软腭即可触及寰椎前结节。如果存在扁平颅底，或手术需要显露斜坡的下1/3，则需要沿中线切开软腭。如果颅底中央和旁中央部分需要广泛的显露时，必须通过面部的切口行双侧的上颌骨截骨，才能获得最佳的显露效果。为了获取带血管的肌瓣用于重建，可切开头皮使用颞肌作为供区肌瓣。

1. 适应证　经口咽的减压手术主要适用于脑干及上部颈髓腹侧受压的疾患和难复性寰、枢椎脱位；寰、枢椎前路固定融合；病灶局限于第1~3颈椎椎体，距中线不超过2 cm。

2. 体位　患者取仰卧位，头部固定于Mayfield头架。颈部可后伸10°~15°，但不能过度后伸，防止脊髓长时间受压。注意保持患者躯体位置的正直，以帮助对术野中线的定位。

用Codman手术器械的牙垫向上方扣住门齿，舌和经口的气管插管用可调的、略宽的压舌板向下牵开（经鼻插管时，气管插管向外侧牵开），软腭及悬雍垂用2块略窄的牵开器叶片向上牵开并将叶片固定于框架上以显露口咽部的后上方，两侧咽部的软组织瓣（腭咽弓和腭舌弓）用牵开器向两侧牵开固定。牵开器系统固定后，应检查舌的位置，确保其不被牙齿挤压，以免术后发生严重的舌肿胀或坏死。在安装牵开器之前，需要用洗必泰、生理盐水彻底清洗口腔及咽后壁，待消毒棉球的颜色由黄变白，再清洗数次后，用碘伏浸泡消毒。安装牵开器显露术野后，再次用碘伏溶液消毒口咽部及牵开器，以确保手术野的清洁。

3. 切口　切开前，应先行手术区域颈椎的透视，以确定牵开器牵开范围是否足够显露术野。 同时，可以轻轻触摸寰椎前结节，识别中线的位置。如果术前资料确定存在寰、枢椎的旋转脱位，则不能单凭寰椎前结节来判断中线，此时可根据悬雍垂确定中线的位置。沿中线直切口，上方起自枕骨大孔下缘，向下锐性切开咽后黏膜层、咽后肌层及前纵韧带，切口长4~6 cm（图8-1）。

4. 显露　单极电凝止血，用单极电刀和骨膜剥离器将寰椎前弓、枢椎椎体表面的骨膜连同头长肌和颈长肌等软组织向两侧剥离，用咽后壁剪式撑开器向两侧撑开咽后壁全层，即可充分显露寰、枢椎前部的结构，包括枕骨大孔前下缘、寰椎前弓、寰椎侧块、枢椎和寰枢外侧关节（图8-2）。需要注意的是，寰、枢椎两侧的剥离范围不能太大，均不能超过寰枢外侧关节的外侧缘，术中明显的标志为寰枢外侧关节前表面的外缘向后方转折处，因为寰椎和枢椎的椎动脉孔恰位于上述外缘的后外侧，剥离范围过大有损伤椎动脉的危险。在枢椎体，由于椎动脉略绕向前内侧，故外侧剥离范围不能超过椎体外缘。寰椎和寰枢外侧关节处显露极限为距中线（25.2 ± 2.3）mm，枢椎体处显露极限为距中线（18.4 ± 2.6）mm。

用高速磨钻（或气钻）切除寰椎前弓（图8-3），切除宽度一般为12~18 mm。寰椎侧块内缘并无主要神经和血管，因而将寰椎前弓完全切除是安全的。也有作者认为，在可以完成枢椎齿突切除减压的前提下，应尽量保留足够多的寰椎前弓，以保持寰椎环状结构完整性。正常状态下，齿突的尖部一般位于枕骨大孔下缘和寰椎前弓之间，寰椎前弓切除后，即可确定齿突的两侧边界。先用尖端有齿的齿突夹钳持住齿突中部向前下方牵拉，用高速磨钻一点一点地逐渐磨除齿突（图8-4），然后切断齿突尖两侧的翼状韧带和顶端的齿突尖韧带，从而完整切除齿突（图8-5）。但是在齿突大部切除后，有时齿突尖部切除会有一定困难，这时则需要小心仔细地操作，才能将齿突尖完全切除。齿突切除也可以采用另外一种方式，即用切割钻将其前部大部切断，其后方的皮质部分用尖端厚度1 mm的Kerrison咬骨钳咬断或用高速磨钻磨断，此时齿突即变为游离。钳持齿突中部并向前下轻柔牵拉，再用远端弯曲的刮匙刮除部分骨质并锐性切断齿突周围附着的韧带等软组织结构（图8-6），即可完整地切除齿突，达到颅颈交界处腹侧减压的目的。

为了获得后方硬膜的充分减压，软组织的病变也必须切除，只有切除了横韧带及覆膜后，才能看到硬膜囊的正常搏动。但是，需要注意到硬膜经常会变薄并和周围的韧带粘连，这时往往要使用精细的显微外科技术操作以免损伤硬膜发生脑脊液漏。

减压完成后，彻底止血，用2-0的无损伤缝线采用间断缝合法分两层（咽后肌层和黏膜层）

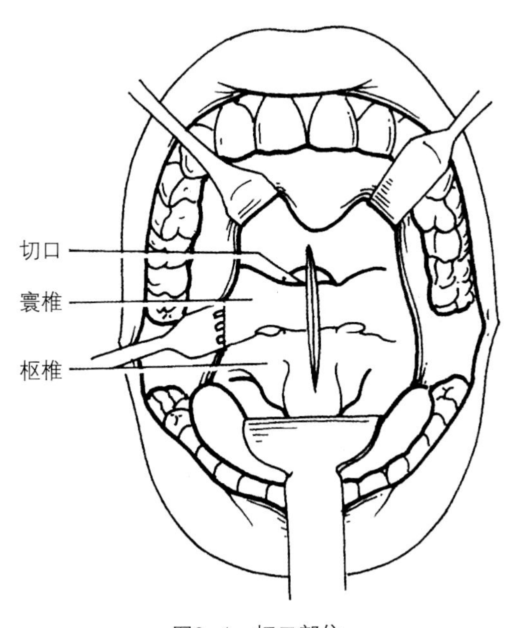

图8-1　切口部位

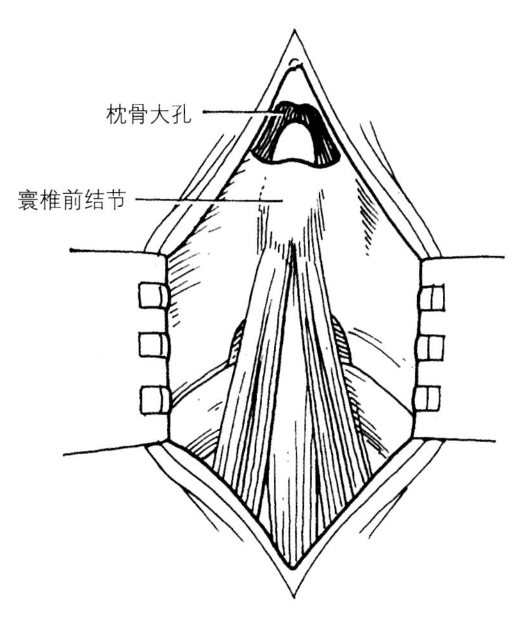

图8-2　显露寰枢椎前部结构

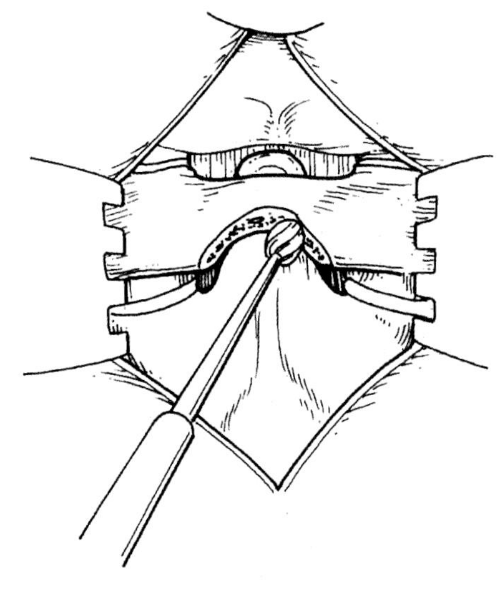

图8-3　高速磨钻切除寰椎前弓

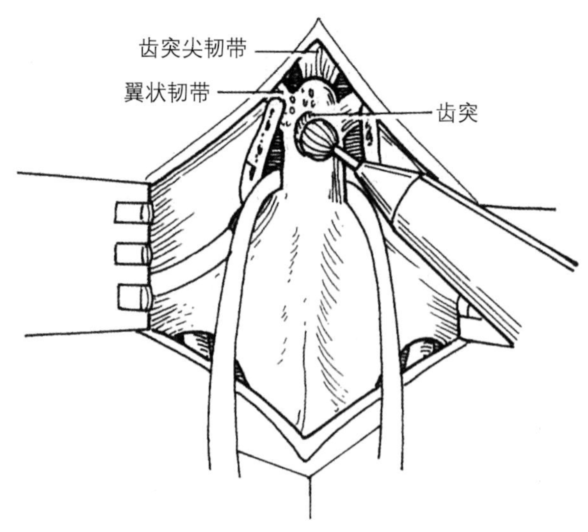

图8-4　高速磨钻切除枢椎齿突

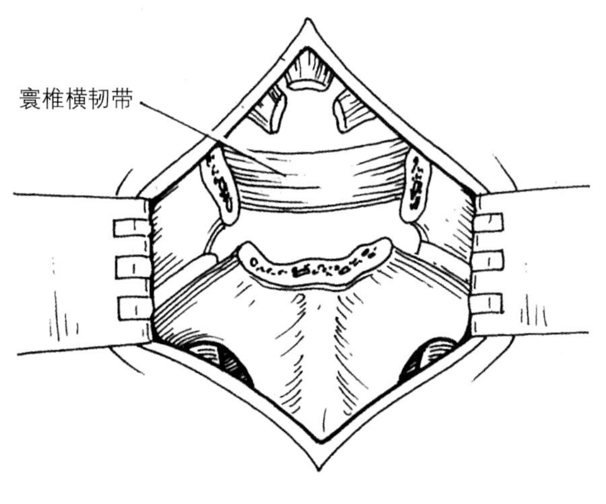

图8-5　切断齿突尖韧带和翼状韧带，完整切除齿突

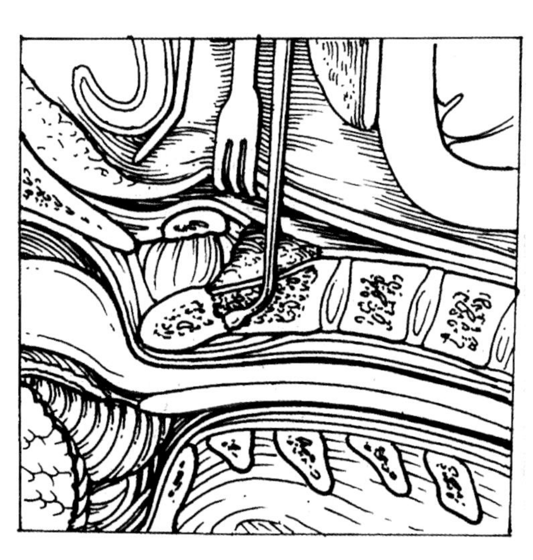

图8-6　刮匙刮除部分齿突

缝合咽后壁，术后留置胃管。如果术中切开或损伤了硬膜，则需要将硬膜严密缝合，缝合困难时，可取筋膜片置于硬膜破损处，表面覆盖纤维蛋白胶，然后严密缝合咽后壁，完成手术后立即行腰椎穿刺，留置引流管并应用抗生素至少1周。

临床应用注意事项

本入路的解剖学要点为：①寰、枢椎前结节是最重要的解剖标志，切口及显露均应依此标志进行；②在骨膜下向两侧暴露不应超过寰椎侧块，以免损伤椎动脉；③在处理病灶时应注意勿损伤后方的脊髓。

■ 经口咽扩大上颌骨切开入路

1. 适应证　适合进行经口咽扩大上颌骨切开入路手术的疾病分为两大类。第一类为病灶位于前方颅底中线并向下延伸横跨枕颈联合处者，如硬膜外肿瘤；第二类为严重的颅底凹陷症。这类患者的斜坡相对水平，寰枢椎相对位置升高，即使是上颈椎的病变，常规的经口入路也难以达到。在第一类的病变中，因为病灶（绝大部分是肿瘤）位于前中线，这就决定了必须采用前方入路，要么经口、要么经鼻，这是最直接的入路法。当这两种入路单独使用均无法满足较大病灶的显露时，劈开上颌骨可以将这两种入路上下"沟通"，从而得到整个斜坡范围的完整显露。经口咽扩大上颌骨切开入路的显露范围上方可达蝶窦，下方可到枢椎椎体下缘，两侧可达颈内动脉和枕髁（图8-7）。第二类重度颅底凹陷和继发于成骨不全症的扁平颅骨的患者，由于颅底畸形，上颈椎可上升至硬腭上方。此时，经口咽扩大上颌骨切开入路不但可显露水平的斜坡，也可显露高位的上颈椎。

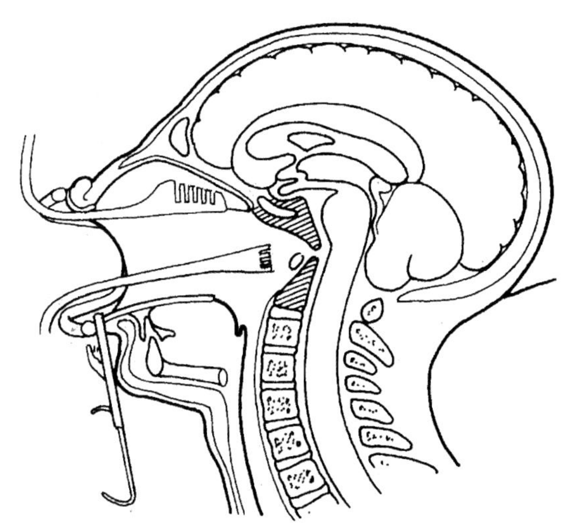

图8-7　颅底骨结构正常者采用经口咽扩大上颌骨入路

2. 体位　同经口咽入路。

3. 手术切口和深层显露技术　为了方便切开，可用1%利多卡因和1：100 000单位的肾上腺素浸润鼻中隔和上颌骨。患者鼻中隔和牙齿的位置决定了行上颌骨切开的位置。上颌骨横行截骨线在鼻中隔基底处，纵行截骨线在靠近中线的旁正中处，避开鼻中隔，经过靠近中线最近的两颗牙齿，一般为经过一侧中切牙与侧切牙之间，如果两颗切牙靠得太紧，必要时可以拔除一侧的侧切牙。

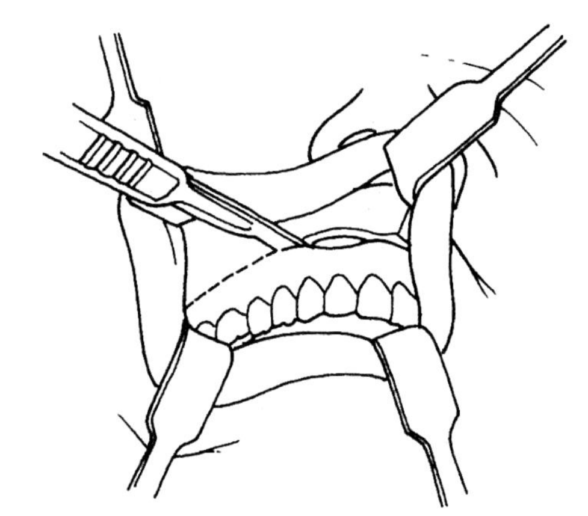

图8-8　唇下切口

首先在上颌骨黏膜上作一水平切口直达骨膜，切口从一侧的上颌结节延伸至对侧（图8-8）。然后向上，骨膜下分离黏膜直至显露鼻骨基底部和鼻中隔，此方法与唇下跨蝶骨入路相似，只是向两侧延伸的范围要广。术中应尽量小心，不要剥离太多的上颌骨黏膜，因为它对维持上颌骨血供很重要。将鼻中隔软骨从上颌骨和犁骨上分离并牵向一侧，然后准备行上颌骨的横行和纵行截骨。截骨前在上颌骨上预钻孔并预弯好钢板，以便手术完成后修复上颌骨。截骨前定位可以保证上颌骨的精确复位，避免术后出现咬合不正（图 8-9）。同样在口腔顶部作一纵向切口，从覆盖硬腭的黏膜向后延伸到软腭，最后到达悬雍垂的基底部。如果硬腭较为厚实，切开前也需要预钻钢板固定的孔。切开黏膜后，彻底止血，准备截骨。

上颌骨截骨采用Le Fort Ⅰ型截骨术。为避免伤及牙根，横形截骨一般采用摆锯从前往后进行，纵行截骨采用线锯或高速摆锯在旁开中线的两个切牙之间进行，最后，用一弧形骨刀在上颌骨结节上方将其与上颌体凿断，完成截骨（图8-10）。此时，用一小的骨刀将游离的两半上颌骨撬开并向下侧方牵拉，注意勿损伤后方的软组织结构，因两半上颌骨的血液供应是由软腭与喉咽之间的血管分支提供的。最后切除犁骨并显示后方的蝶窦。小心牵开上颌骨的两半，插入改良的Codman撑开器，确保上颌骨的两半离开手术操作区。至此可以完全显露从蝶窦到枢椎前方的鼻咽部结构。

在切开咽后壁之前，可通过触摸中央的寰椎前结节和侧方的咽隐窝来确定术野的中线与两侧边界。在咽后壁黏膜作正中切口之前，可以喷入少量肾上腺素。充分的显露需要切口向上下方向有足够的延伸，一般要超过需要显露的骨性结构，因为这里的黏膜和肌层缺乏良好的厚度和弹性，硬性的牵扯带来的损伤和术后水肿更为严重。黏膜下层和肌层的分离一般采用电刀和弯头骨膜剥离子，仔细从骨膜下将咽部的肌肉及黏膜

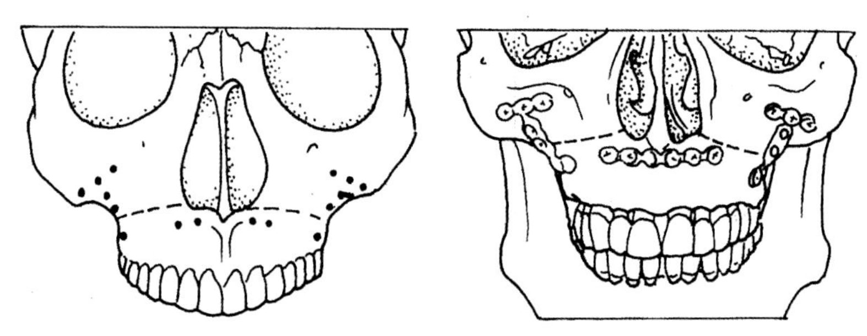

图 8-9　上颌骨截骨，截骨前预钻孔并预弯好钢板

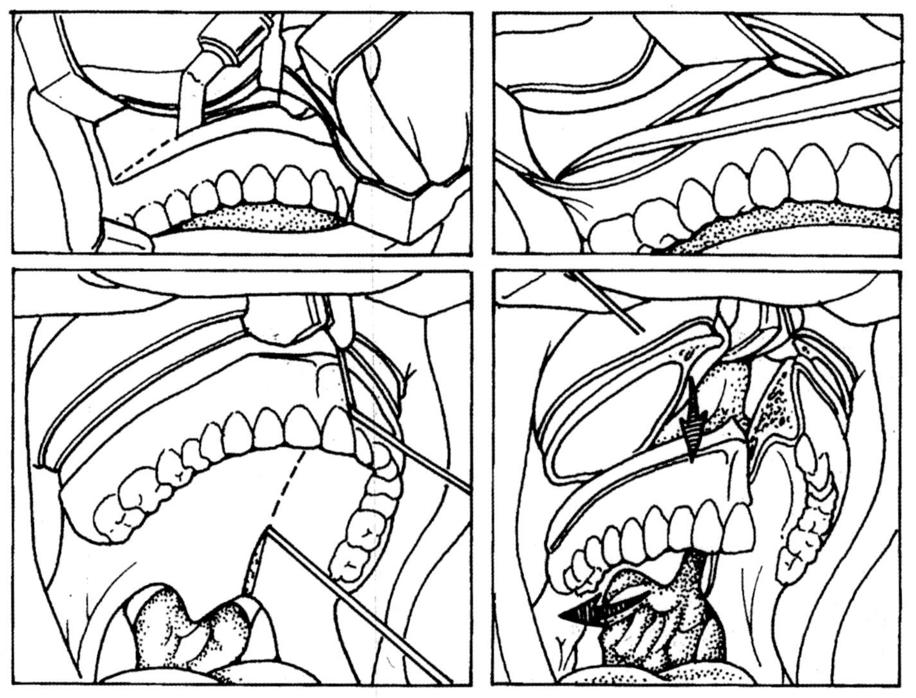

图8-10　Le Fort Ⅰ型截骨术

翻向外侧。插入咽后壁撑开器，将软组织固定于术野侧方，同时也能起到良好的止血作用。此时，蝶骨、斜坡、寰椎前弓和枢椎椎体的前方可得到充分的显露。侧方显露范围以蝶窦侧壁、破裂孔、枕髁和寰枢椎侧块的内缘为限，切勿试图越过这些边界。手术中将这些侧方的标志和枕骨大孔边缘中点、寰椎前弓、齿突基底部等其他标志明确地显露出来，可以避免损伤一些重要的结构而造成灾难性的后果。

接下来的步骤是咬除斜坡或寰枢椎的骨质，显露脑干、延髓和高位脊髓的硬膜。对于这一部分工作，我们强烈建议术者应当具备神经外科医生的基本技能，即熟练使用高速磨钻和在手术显微镜下进行操作，而且最好能使用专供显微手术的细小长柄磨钻，防止在显微镜下阻挡有限的视野。在打磨斜坡和枢椎椎体之前应把寰椎前弓彻底切除。应逐层深入打磨骨质，直到斜坡和齿突后方的皮质，最后用薄咬骨钳和磨砂钻头去除最后一层皮质骨。整个显露过程应尽可能保护好硬膜和周围其他软组织。术中应保持警惕，避免不必要的硬膜损伤。斜坡下部的骨质厚度一般为18~22 mm，打磨时容易造成静脉出血。使用骨蜡或止血纱布压迫可控制骨质内和硬膜外静脉丛的一般出血。斜坡中、上部的骨质厚度为20~24 mm。斜坡骨质的厚度因人而异，每个患者的个体差异较大，尤其对存在先天畸形的患者，术前能根据薄层CT进行测量则更为精确。向侧方的显露可以使用1~2 mm薄嘴的椎板咬骨钳仔细地咬除后方皮质。

对颅底压迫症患者的减压，骨质的切除是手术成功的关键。减压应尽可能向上下和侧方扩展，因为典型的颅底凹陷症的压迫涉及整个枕骨大孔周围的骨质。即使这样，还是很难达到完全减压的目的，手术的结果往往只是将那些严重压迫脑组织的骨质咬除。对于该区域的硬膜外肿瘤，如脊索瘤等，咬除骨质的范围应包括整个肿瘤边界，作边缘性的切除是肿瘤切除的基本要求。需要提醒的是，在整个手术过程中，术者应该将一些枕骨大孔周围的重要结构如舌下神经、椎动脉等时时印在脑海中。

经过这一入路进行的切开硬膜的手术相对很少。如有必要，应在正中矢状位切开硬膜。此处硬膜下有许多微小静脉丛，可以用双极电凝进行仔细止血。硬膜可用缝线向两侧牵开切开。在计划切开硬膜之前，应行腰椎蛛网膜下腔穿刺分流术，并在术后5 d内以（5~10） mL/h放出脑脊液，以维持术后较低的脑脊液压力促进伤口愈合。

4. 伤口闭合技术　临床经验告诉我们，如果在术中开放了硬膜，那么在这个区域单纯行硬膜的缝合是不够的。通常我们会在硬膜缝合处移植真皮下脂肪垫并（或）涂抹生物蛋白胶。也可将术中从鼻中隔处切下的黏膜缝合到硬膜缺损处，以提供活性组织作为密闭缝合材料。

如果切开时咽部黏膜肌肉的层次明确，并且手术过程中保护得当的话，咽后壁完全可以分两层闭合。在缝合肌层和黏膜之前，将头长肌和颈长肌的两个断端用2−0的vicryl线行内翻或间断缝合。黏膜下肌层可行间断或连续缝合。黏膜层没有必要采用可吸收线，可用一般的丝线间断缝合，术后数天黏膜愈合后即自行脱落。深部缝合需要一定的技巧和耐心，粗暴地操作可导致黏膜的撕裂，影响术后伤口愈合，甚至导致术后伤口裂开。

游离的两部分上颌骨应按原位回复，并固定截骨前预弯好的钢板。中间的钢板应横跨纵行截骨线，而两侧的钢板应固定于上颌骨根部。一般情况下闭合硬腭时不用内固定，除非硬腭非常肥厚。覆盖硬腭的黏膜不需要缝合。应分三层关闭软腭以减少软腭瘘管形成的可能。深层结构或鼻黏膜首选vicryl线行无损伤缝合，接着缝合肌层，最后缝合最表层的口腔黏膜。

用犁骨和鼻软骨替代重建鼻中隔，可使用内窥镜重新缝合鼻黏膜。在每个鼻孔中塞入大孔径的鼻管以维持鼻中隔和鼻黏膜的位置，直到其愈合为止。最后，唇部的切口可用无损伤的vicryl线缝合。对于口腔内的这些重建工作，我们认为通过专科医师来处理更为恰当。

■ 经唇下颌入路

1. 适应证　位于上颈椎椎体病变，包括上颈椎结核病灶清除、上颈髓受压、寰枢椎前方融合、先天性和创伤后颅颈交界畸形等。

2. 体位　同经口咽入路。

3. 切口选择　经唇下颌入路包括切开软腭、口腔底部的咽后壁和下颌骨。

4. 显露　沿中央切口向下纵向切开下唇，绕过凸出的颚部转向下方，在下颌骨下方沿中线切开颈上部至舌骨前方表面的皮肤、皮下和肌肉组织。在下颌骨体表面向两侧钝性剥离，充分显露下颌骨体。在下颌骨切开前，应该选择合适的微型钢板，预弯使其与下颌骨表面贴附后，在骨表面预先钻孔，这样即可以在手术完成后比较精确地重建正常的牙齿咬合关系。沿中线将线锯穿过下颌骨体深部，锯断下颌骨，然后向两侧牵开。舌体切开前，可用亚甲蓝在舌体中线表面标记，这样切开舌时出血少，而且在术后可以较为精确地对合切开的舌体。沿中线切开舌体，边切开边缝扎止血，向两侧牵开舌体和下颌骨，向下牵开舌骨，即可充分显露咽后壁的结构。

0.5%盐酸利多卡因加1：200 000肾上腺素浸润麻醉软腭及咽后壁中线区域，沿中线切开软腭，绕过腭垂后将软腭完全切开。可以将附着于硬腭的提腭肌自黏膜下游离，这样可以扩大软腭向两侧牵开的宽度，进而增大颅颈交界区的显露范围。切开的软腭可以用4−0缝线固定于Codman牵开器的框架。咽后壁切开的方式和病变的处理方法与常规的经口咽入路相同。用这种方法可显露斜坡下1/3至第4、5颈椎的范围。如只需处理上颈椎的病变时，一般不需要切开软腭，仅需使用Codman牵开器的拉钩将软腭向上牵开即可充分显露术野。

5. 关闭切口　切除颅底至中上颈椎的病变后，需检查硬膜是否完整，如已破损，则需要行硬膜修补。修补材料可采用阔筋膜或颅骨的骨膜，然后用纤维蛋白胶填充修补后的硬膜表面，分层缝合咽后壁切口。下颌骨用预弯的微型钢板沿预先钻好的螺钉孔用拉力螺钉固定，软腭和舌均分两层缝合，最后缝合下唇和皮肤切口。为更加精确地恢复牙齿的咬合关系，可于术前根据患者的牙模预制咬合夹板，术后固定于患者的牙齿。

6. 术后处理　对某些颅底手术的患者，可于手术结束或术后24~48 h拔除经鼻气管插管。鼻饲5~6 d后恢复正常的经口进食，抗生素应用48~72 h。如果留置了腰椎引流管，术后2~4 d内每8 h放出50~75 mL脑脊液。

7. 并发症　颅底中部手术的并发症是非常危险的，主要有出血、感染和伤口愈合问题。术中斜坡部位的静脉出血通常可通过骨蜡或明胶海绵控制。动脉出血通常是由于椎动脉或颈内动脉损伤造成的，此时在临时应用血管夹止血后应尽量修复损伤部位的动脉血管。

感染通常是由于术后存在无血供的组织和（或）遗留死腔。通过转移颞肌瓣的方法，可以重建组织大块缺损的颅底中部手术区域，从而将带血管的组织覆盖到暴露的硬膜和血管表面，可以有效地防止感染的发生。

术后还可能发生脑脊液漏，进而引起脑膜炎。发生脑脊液漏时，应加强腰部脑脊液的引流和/或通过再手术的方法彻底解决。切口愈合不良通常是由于患者以前进行过手术治疗或放疗，术前已存在组织坏死。如果坏死组织范围较大，则需要行清创术和带血管组织的移植覆盖。

■ 第1~3颈椎经咽后入路

由于经口咽路径极高的感染率（早期50%，后期3%），Robinson于1959年首次使用了经咽后路径手术。由于其术野大，便于植骨内固定，尤其是摆脱了口腔细菌污染的问题，因而适应证更广。

1. 适应证　①第1~3颈椎前方病变，如骨折、关节脱位、肿瘤、感染、先天畸形、类风湿性关节炎，导致高位颈椎不稳或造成脊髓压迫者。需同时行关节融合，植骨内固定者；②第1~3颈椎前方病变，并累及下位颈椎（如长段后纵韧带骨化），需同时处理中下段病变者。

2. 体位　气管插管全麻后，取仰卧位，用两齿的Crutchfield牵引弓行颅骨牵引，重量为4 kg。肩下垫枕。头尽量向后伸展，并向对侧旋转30°。头向后伸展时应以不引起神经损伤为度，术前应当测定最大后伸角度，术中不应超出此限度。

3. 切口　在下颌骨下2 cm作一切口，前方稍超过中线后方到胸锁乳突肌前缘。如果需要暴露下位颈椎，外侧切口可折向下，沿着胸锁乳突肌的前缘下行至所需的长度。切口离下颌缘2 cm是为了保护面神经的下颌缘支，该神经在颈阔肌下由下颌角发出沿下颌骨边缘前行（图8-11）。

4. 显露　切开皮肤、皮下组织和颈阔肌。将颈阔肌向两侧牵开，暴露出颈深筋膜的浅层，其内有胸锁乳突肌。打开颈深筋膜的浅层，可见中层深筋膜。结扎面总静脉的下颌缘支。将面动脉向上外的下颌骨方向牵开可见下颌下腺（图8-12）。将下颌下腺也向上前方牵开，并小心保护其导管以防损伤引起唾液瘘。

二腹肌后腹的中间腱借纤维环连于舌骨体和舌骨大角。切断纤维环，游离二腹肌并牵向上方。茎突舌骨肌也切断并牵向上方。这时可小心分离舌下神经并向头端拉开，显露舌骨舌肌和舌骨大角。将舌骨和下咽部向中线牵开。

将胸锁乳突肌和颈动脉鞘向外侧牵开，将下咽、气管和食管向中线牵开；可见深筋膜的深层，该层筋膜中间与内脏鞘融合，向外侧与颈血管鞘融合，钝性分离该筋膜，暴露咽后间隙和椎前筋膜。注意该间隙部分在舌下神经和喉上神经之间，不要损伤或过度牵拉喉上神经，该神经在颈内动脉深面沿咽缩肌走行。分离咽后网状组织到达椎前筋膜，纵行切开椎前筋膜，暴露寰椎前弓和第2、3颈椎椎体。向外可显露颈长肌和椎动脉（图8-13）。

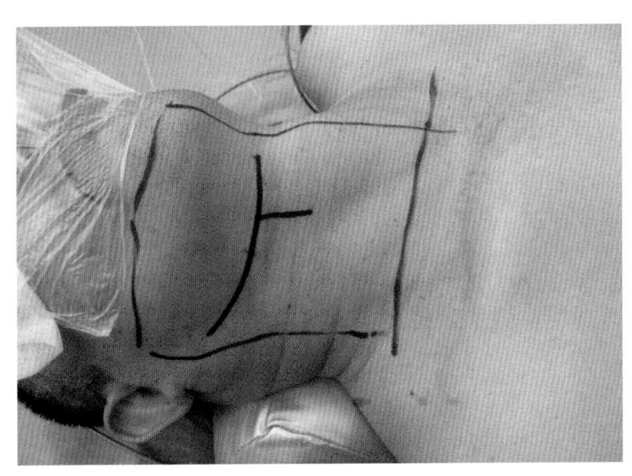

图8-11　咽后入路切口

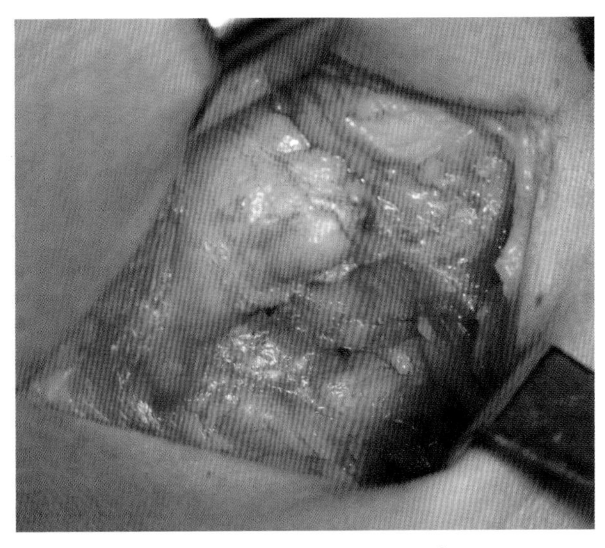

图8-12　显露并牵开下颌下腺

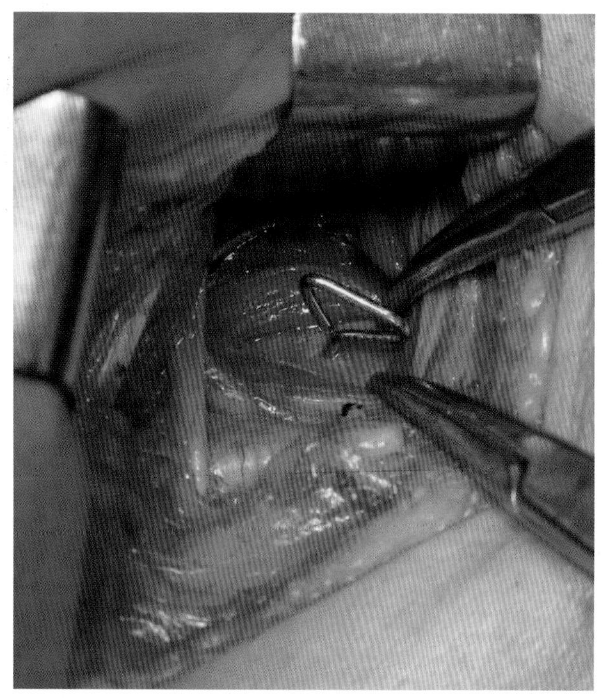

图8-13　显露至第2~3颈椎椎体前面

5. 并发症及预防　常见的并发症有：①声带麻痹：为喉上神经损伤引起，急性期表现为声音低沉、甚至发音不能，吞咽困难、呛咳。②面神经下颌缘支和舌下神经损伤，前者表现为下颌感觉和构音障碍。

以上神经损伤绝大多数为可逆性的牵拉损伤，1~3个月可恢复。如果神经被切断可造成永久性的功能障碍。预防措施为尽量钝性分离，拉钩不要牵拉过度，并定时放松。对横过术野的条状物不要轻易结扎，认清为血管后再结扎。二次手术时，较细的条索状物难以判断是神经、纤维条索还是血管；可通过追踪其来源加以判断，也可用神经刺激器来鉴别。

第3~7颈椎前入路

颈椎前入路是颈椎最常用的手术入路，可以直接显露第3颈椎~第1胸椎之间椎体及椎间盘，它适合于颈椎椎间盘突出症，颈椎结核、肿瘤及骨折的手术。本入路主要是在颈动脉鞘与气管食管之间的间隙进行，直至椎体前方，故术前可以通过患者自行练习向对侧推拉食管气管，这样既可以增加气管食管的移动度，有利于术中牵拉及手术操作，又利于患者对牵拉的耐受性，降低术后喉头水肿及咳嗽的概率。

1. 体位　手术时采取头后伸仰卧位，在肩背部垫枕，一般保持头中立位，这样可以使气管、食管不偏离中线，不易造成损伤，取头高脚底位，即反Trendelenburg位，可以使颈部静脉压降低，从而减少出血。

2. 切口　颈部较细长的患者更易显露，其标志清楚，切口较浅在，肥胖者则相反，术前应根据患者的这些特点准备合适深度的拉钩及手术器械。

（1）左侧或右侧切口：根据病灶位置、手术习惯、有无甲状腺肥大等因素决定右或左侧切口。多数选择右侧切口，操作起来比较顺手。但右侧更容易损伤喉返神经，因为右侧喉返神经绕过右锁骨下动脉后上行进入喉部的位置较高，变异也多。左侧喉返神经绕经主动脉弓反折，然后在气管与食管之间上行支配喉部，较少从术野横过，但是左侧存在损伤胸导管的可能。对于手术入路侧别的选择还应根据病情的需要来决定，如一侧已手术过，则须选择另一侧。如病变在左侧偏重，则需优先考虑选择左侧，反之亦然。

（2）横切口或纵切口：横切口多用于1~2个节段病变的切除。皮肤切口常沿皮肤皱纹从中线到胸锁乳突肌的中部，优点是术后瘢痕较隐蔽。虽然横切口可以获得较长节段的显露，但过度牵拉会增加术后肿胀和呼吸困难。如果需要减压2个以上的节段或减压节段高于第4颈椎水平，宜采用胸锁乳突肌前纵切口（图8-14）。

3. 显露

（1）切开皮肤及颈阔肌：切开皮肤后即可见到颈阔肌，可以横行切开此肌纤维，亦可沿此肌纤维劈开，然后向两侧或上下游离，这样做的目的既可以扩大显露，又可以保护皮瓣的血供。

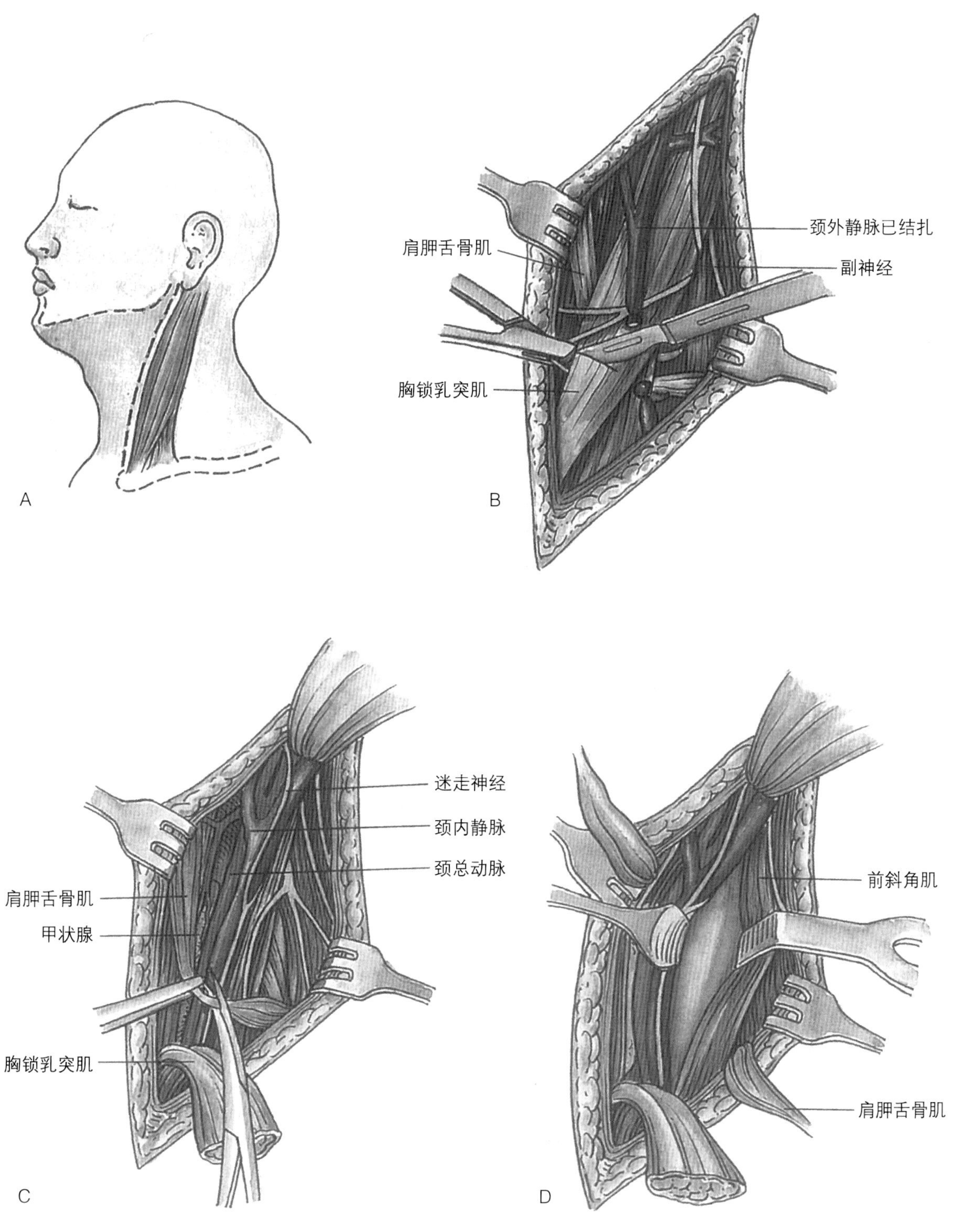

图8-14　第4~7颈椎前入路

A.切口；B.切断、结扎颈外静脉及切断胸锁乳突肌；C.切断肩胛舌骨肌，显露颈动脉鞘；D.将颈动脉鞘向内牵开

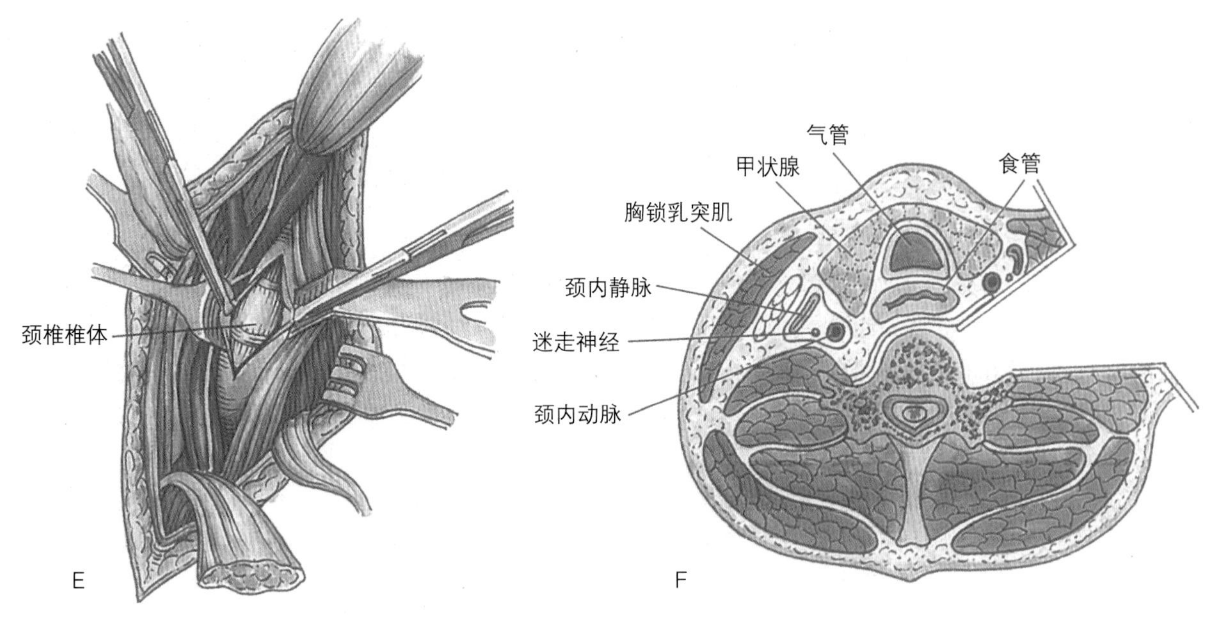

图8-14（续） E.显露颈椎椎体；F.横切面示颈椎椎体显露途径

如果将皮肤与颈阔肌分离可能破坏皮瓣的血供，所以宜将2层一同游离。颈外静脉、颈前静脉、颈横神经及锁骨下神经均位于颈阔肌的深层，故切开和游离颈阔肌后，如遇到这些静脉可牵开或结扎，皮神经最好游离牵开不要切断。用中号弯血管钳顺肌纤维方向钝性分开一个小口，再用手指或刀柄在深筋膜表面扩大裂口，并用示指潜行钝性游离颈阔肌瓣。

（2）显露颈深筋膜：颈深筋膜包裹胸锁乳突肌并覆盖除颈阔肌和颈外静脉之外的所有颈部结构。辨认胸锁乳突肌前缘，沿其前缘切开深筋膜浅层。将胸锁乳突肌内缘向外侧牵开，在内侧找到胸骨舌骨肌及肩胛舌骨肌，在胸锁乳突肌内侧缘部锐形切开筋膜。在此深面即可触到搏动明显的颈动脉。根据需要将肩胛舌骨肌切断，肩胛舌骨肌走行在颈动脉鞘的前面，故切断此肌部位宜在颈动脉鞘内缘处，将此肌向两侧牵开，即可清楚地显示颈动脉鞘和气管、食管之间的间隙，将气管、食管向内侧牵拉，钝性分离该间隙的结缔组织，即可直接到达椎前筋膜。在环状软骨下方，甲状腺侧方与颈动脉鞘之间的间隙内可能有甲状腺中静脉自内侧向外侧走行，故根据需要可将之结扎切断，一般情况下不需要结扎甲状腺下动脉。

当显露到达椎前筋膜后，在椎前进行钝性剥离，显露颈长肌和前纵韧带。在椎体前方，凸起的为椎间盘，凹陷的部位为椎体。当颈椎前方骨赘存在时，这种凹凸则更加明显，此时可以根据骨赘的形态特点协助定位。

（3）显露颈血管鞘：将胸锁乳突肌轻轻牵向外，同时用拉钩将胸骨舌骨肌、胸骨甲状肌、气管和食管牵向内侧。此时可见颈血管鞘（包含颈总动、静脉和迷走神经）。钝性分离脏器鞘（包裹气管和食管）与颈血管鞘之间的深筋膜深层。颈动脉鞘由致密结缔组织组成，其中包含了颈总动脉、颈内静脉和迷走神经，三者的排列关系为颈总动脉居内侧，颈内静脉居外侧，迷走神经在二者的后方，所以手术分离时左手触摸在颈动脉搏动处，在搏动的内侧进行钝性分离，即可不致进入颈动脉鞘。另外，分离时以纵行方向剥离而不要横行剥离，这样可以保护颈动脉不受损伤。如果在颈动脉搏动外侧分离则有可能进入颈动脉鞘内，有造成颈内静脉损伤的危险。为了防止出现这种意外情况，除分离在颈动脉搏动内侧进行以外，还应记住颈动脉鞘致密程度较高，不易分离，这与疏松结缔组织易分离的特性不同。

老年人多存在颈动脉粥样硬化，牵拉有可能造成粥样硬化斑块脱落，而致脑梗死，故术前应对颈动脉病变进行评估，术中牵拉应轻柔并妥善保护，缩短手术时间。

在颈动脉鞘的表面还有颈襻走行，此神经襻发支支配舌骨下肌群，可予以妥善保护。如果手术需要，切断其分支不会引起明显的功能障碍。

（4）显露颈血管鞘　将颈血管鞘连同鞘内结构与胸锁乳突肌一起牵向外。在第3、4颈椎水平以上，甲状腺上动脉与脏器鞘相连，使得该部位敞开的程度受限。需要时结扎该血管以满足显露的需要，注意保护动脉伴行的喉上神经。在下方，会遇到肩胛舌骨肌的前腹将其向下牵开，如果感到妨碍操作，也可将其切断，术后应将其缝合。甲状腺下动脉和静脉可能需要向下牵开或结扎。如果因故将甲状腺下动脉结扎，其可能回缩到颈动脉鞘后方，很难再重新吻合。

（5）食管颈段：主要由横纹肌组成，内衬以黏膜，在环状软骨下缘平面与咽部相连续，在此处即咽与食管相连处咽后壁的斜形肌与环形肌之间有一三角形薄弱区，此处是食管咽憩室易发部位，也是食管易受损伤的部位，故术前如有必要应进行食管检查，以除外憩室的存在。术中在解剖此部位时，应注意有无此种病变，并特别注意保护，以免损伤造成食管瘘。食管颈段的前方与气管紧密相依靠，但食管稍偏左侧，故颈前左侧入路造成食管损伤的危险要高于右侧。食管损伤是颈前入路的严重并发症，虽然不常发生，但其后果严重，易引起纵隔炎而死亡，故应提高警惕。为了避免损伤食管，除了注意到上述的解剖特点之外，亦可以提前置一胃管，术中通过触摸胃管确定食管，这对于再次手术的患者确认食管可能很有帮助。

（6）在中间脏器鞘和外侧血管鞘之间钝性向后内分离，达到椎前筋膜。可以触摸到椎体前缘和突起的椎间盘前缘，以及两侧的颈长肌。

在行椎体及椎间盘手术时需要剥离颈长肌，由于交感神经在颈长肌及头长肌之间或椎前筋膜的深面，所以在骨膜下剥离颈长肌可避免颈交感干的损伤。一般情况下，颈上神经节位于第2、3颈椎横突前方，颈中神经节多不存在，颈下神经多与第1胸神经节融合，形成星状神经节，位于第1肋前方，记住这些结构的部位，有利于对神经实施保护。

颈长肌剥离至椎体侧缘即足够，过分向外侧剥离有可能损伤椎动脉，椎动脉位于横突孔内，在同侧横突孔连线即为椎动脉的走行，椎动脉被颈长肌覆盖，所以一定不要将锐器插入同侧两个横突孔之间，这样极易损伤椎动脉，造成难以控制的大出血。另外，对于老年患者，由于退变、椎动脉硬化等因素，椎动脉在相邻横突孔间的走行并非起直线，有可能向内侧突出迂回，这就更易造成椎动脉损伤。为了避免椎动脉损伤，解剖并明确椎体的前缘及侧缘，操作限定在此区域内很重要。

（7）在术野上方（下方间隙可能被肩部遮挡，不容易透视定位）椎间盘前插入定位针。X线摄片或透视确定定位针所在间隙，从而判断目标间隙并用电刀做标记。用电刀在椎前筋膜的前方正中纵行切开椎前筋膜和前纵韧带，骨膜剥离器剥离该筋膜韧带暴露椎体前缘和椎间盘。

4. 减压

（1）单纯椎间盘的减压可使用刮匙和薄口的椎板咬骨钳扩大减压。如果病变跨越多个节段，可用尖嘴咬骨钳咬除前方骨赘，用电刀将拟切除椎相邻的椎间盘前1.5 cm宽的前纵韧带、纤维环切除。用髓核钳取出髓核，用刮匙进一步清除盘内组织。此时，没必要将椎间盘完全切除，因为在椎体切除后显露将更加充分，可使减压更加安全。椎间盘后缘和钩突关节可作为减压宽度和深度的标志。

（2）行椎体切除时，先用尖嘴咬骨钳或高速磨钻在椎体中央做一骨槽。减压所需宽度可在术前作出估计。椎体中央切除的宽度不应小于1.5 cm（图8-15）。

（3）继续小心地切除椎体直到椎体后缘骨皮质。可用神经剥离子涂抹骨蜡止血。先用刮匙刮出一小口；然后用枪式薄口椎板咬骨钳（Kerrison咬骨钳）扩大突破口，直至头尾段相邻的椎间隙。

（4）必要时应将上方邻椎的下缘和下方邻椎的上缘切除减压。然后用一小的神经探子探查减压情况。如仍有压迫，则继续切除。对于有神经根性症状的患者，则应向椎间隙侧方扩大减压。用细小的椎板咬骨钳或刮匙深入椎间孔，使神经根靠近内侧的1~3 mm得到减压。

（5）完成减压后，邻椎的终板软骨需用刮匙刮除，有研究者主张将终板骨磨除以利于融合，但这样做容易造成植骨塌陷，只要用小的刮匙刮净终板软骨即可。有时为了增加植入骨块的稳定性，在正常邻椎终板上开槽以便植骨块嵌入的方法也是可取的（图8 -16）。

（6）欲植入骨块的大小应在椎间隙撑开的状态下测量，撑开椎间隙可由台下的助手在头端牵拉下颌或术者使用Kaspar撑开器完成。要避免过度撑开，以防术后颈肩痛及植骨块塌陷。

（7）填充减压后的骨缺损有几种方法：最常用的是自体髂骨。髂骨块可填充最多达3节椎体切除的骨缺损。自体骨虽然有更高的融合率和更短的融合时间，但现在钛网加异体骨或Cage已广泛使用取代了自体髂骨，可用减压咬除的碎骨，无需另外取骨。 植入物的尺寸和位置应考虑到不能对脊髓造成压迫，以及防止植入物的前后滑移。

（8）安放前路钛板螺钉：选择合适的钛板安放在上下椎体，椎体螺钉固定，注意螺钉长度的选择在13~15 mm 之间，过长有可能损伤脊髓，拧入螺钉时注意钉尾与钛板锁定，并注意保护其表面的光滑，否则有可能刺激食管后壁，引起咽后部不适。可在钛板表面覆盖一层明胶海绵将其与食管隔开（图8-17）。

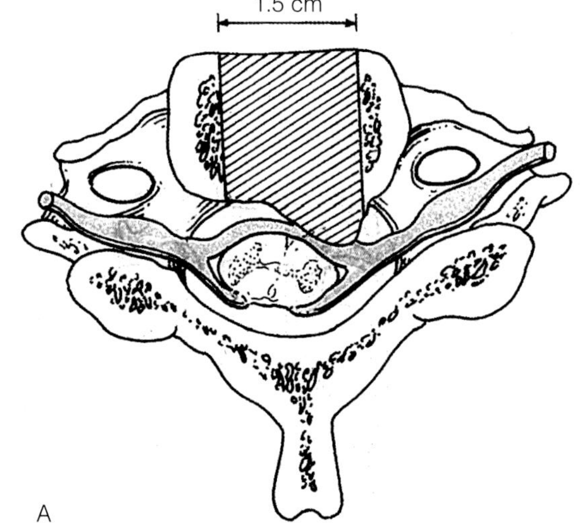

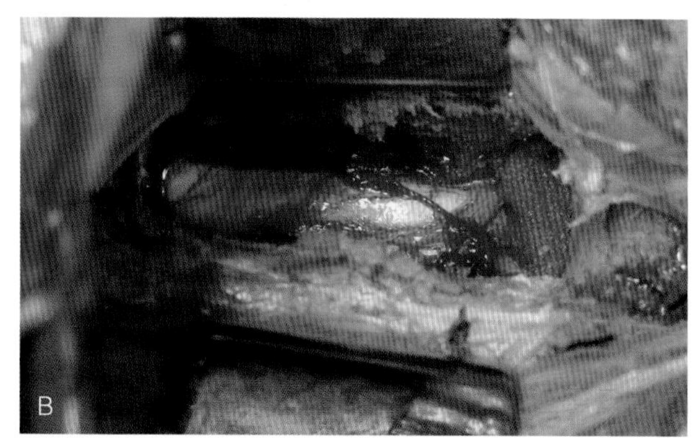

图8-15 颈椎椎体减压范围

A. 示意图；B.术中所示

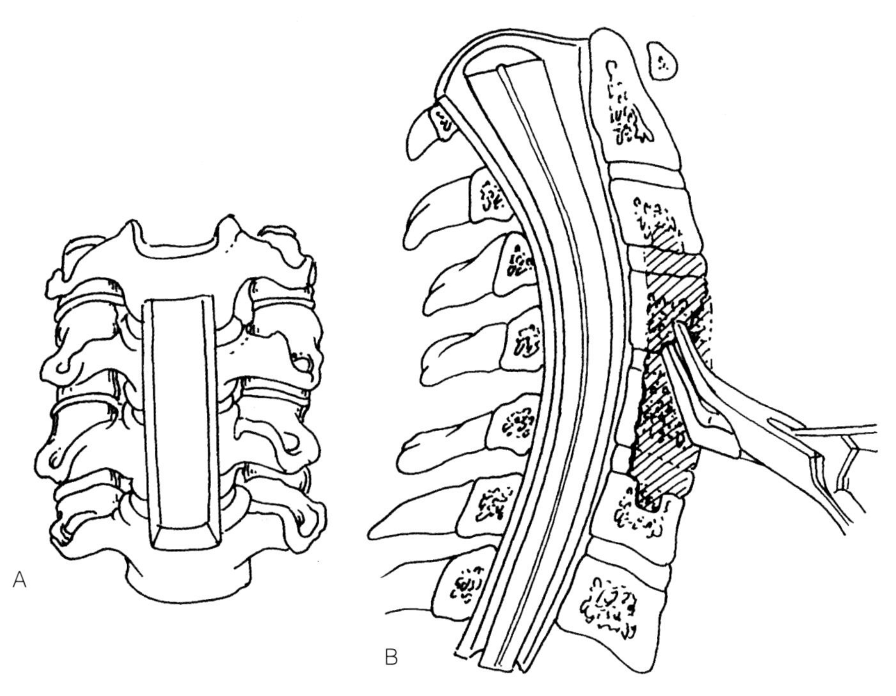

图8-16　颈椎椎体减压
A.减压已完成；B.侧面观，用咬骨钳开槽

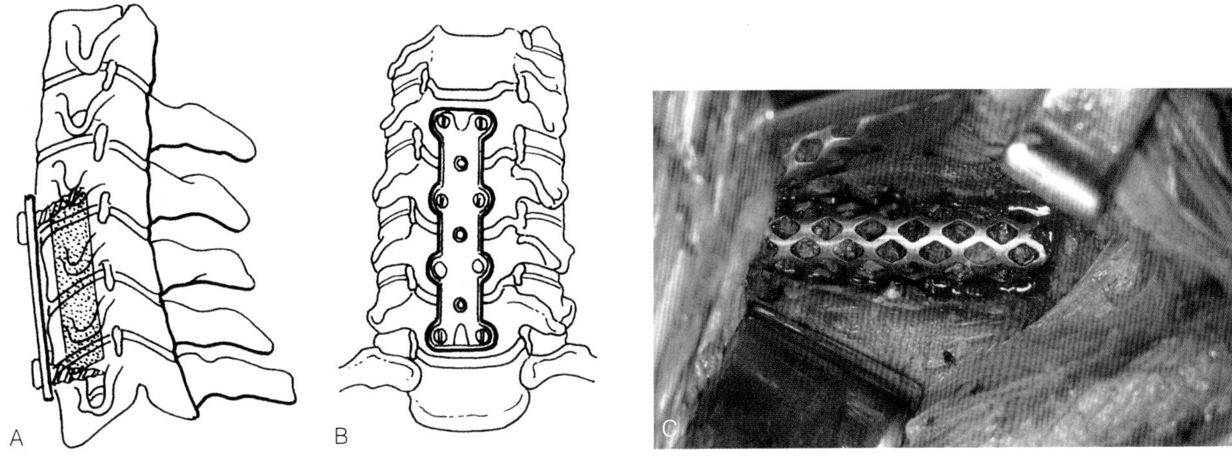

图8-17　第5、6颈椎椎体切除并大块植骨和重建钢板固定术
A.效果示意图；B.钛网植骨；C.安放钛板

临床应用注意事项

前路手术在每次操作前应反复辨认结构，避免其损伤。避免损伤重要的结构如下：颈动静脉、食管、颈交感干、椎动脉。

5. 主要并发症防范要点与解剖基础

（1）颈髓及颈神经根损伤：颈部过度过伸，如全麻插管时头过度后仰，可使本已受到卡压的脊髓再度损伤，出现瘫痪加重；术中或术后植骨块脱落亦可压迫脊髓。术前对体位、植骨块大小以及放置位置的评估十分重要。另外，钢板固定对防止骨块脱落意义重大。

（2）喉返神经损伤：喉返神经损伤右侧入路较左侧更易发生，因为右侧喉返神经进入气管食管间沟位置较高，过度向外牵拉颈动脉鞘，分离间隙甚至结扎甲状腺下动脉均是造成其损伤的原因。由于喉返神经细小，即使牵拉轻柔也不能避免损伤，为了保护该神经而将其显露反而会造成损伤，故不必刻意寻找显露。

喉返神经变异较多，走行异常也是损伤原因之一，对于非返性喉返神经是颈椎前路更应注意的变异。非返性喉返神经直接经颈动脉鞘后方发自迷走神经、向内侧斜行或横行入喉（图8-18）。有资料报道，此种变异易合并锁骨下动脉畸形、右位心脏等，故当患者为右位心及大血管畸形时应注意有无非返性喉返神经。但在临床上多难以术前诊断，故手术分离间隙时应做到充分注意，仔细分离，对于条索样结构的切断和结扎要谨慎，并设法妥善保护，术后注意患者有无声音嘶哑，并可及时应用神经营养药物。甲状腺下动脉可以和喉返神经共同承受牵拉，有保护该神经的作用，所以在颈椎手术时如无特别需要，不必结扎切断甲状腺下动脉。

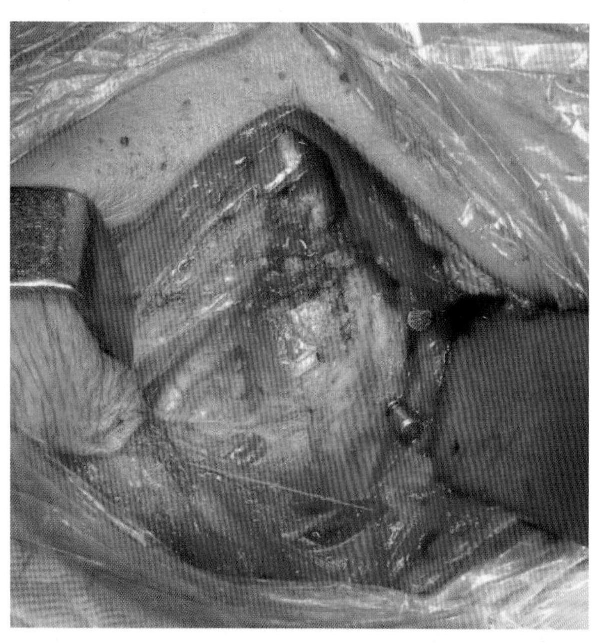

图8-18　非返性喉返神经

（3）硬脊膜损伤及脑脊液漏：当椎间盘后部后纵韧带与硬膜粘连严重时，容易发生硬膜损伤、脑脊液漏。分离或切除后纵韧带时撕裂硬膜囊的原因除了粘连外，硬膜和后纵韧带之间存在着Hoffmann韧带也是重要解剖因素，所以一定沿硬膜边分离边清除后纵韧带。

（4）食管气管损伤：由于食管气管与椎前筋膜之间间隙明显，可以很容易地将拉钩放置在食管气管后方，所以一般不会损伤这些结构，但应注意不要将食管后壁挤压在拉钩与椎体之间，另外拉钩的边缘光滑也是防止损伤的重要因素之一。

（5）喉上神经损伤：显露C3~C4节段时较易发生，主要是将食管气管与颈动脉鞘分别向内外牵开时喉上神经受牵拉引起。分离周围的疏松结缔组织时，注意对条索样物的保护，不要结扎甲状腺上动脉也是重要保护措施之一。

颈椎后方入路

骨性标志可以帮助判断手术节段及选择手术切口。枕颈部后方可触及的骨性突起有枕外隆凸、枢椎和第7颈椎的粗大棘突。

由于颈椎的棘突向下倾斜而且棘突间隙狭小，颈椎后方切口过长会导致出血过多及受累节段不必要的融合。颈椎后方覆盖肌层较厚，采用后正中纵形切口肌肉的损伤及出血较少。颈部筋膜浅层向后包裹斜方肌并与肌间隔和棘突融合。椎前筋膜经肌间隔向后延续并止于棘突上。项韧带是仅含少量弹力纤维的纤维间隔，附着在棘突和椎旁肌上。棘上韧带在后方与项韧带连续，在前方则与棘突间韧带相混合。这些韧带在上颈椎很难区分开来。项韧带是颈椎后方大部分肌肉的起点或附着点。

斜方肌位置最表浅，位于浅筋膜深层。小菱形肌和后锯肌起自第7颈椎棘突并向远端延伸。斜方肌深面的中层肌肉包括头夹肌和颈夹肌。深部肌群包括头半棘肌和颈半棘肌，其中有枕大神经穿过（图8-19）。最深层的肌群是颈髂肋肌和最长肌。在枕颈交界区域还有一组辅助头后伸的小肌群，包括头后大直肌、头后小直肌、头上斜肌和头下斜肌，它们都附着在枢椎的棘突或横突上。

颈椎后入路就是利用后正中线处的无神经区域，该区域把由节段性颈神经左右后支支配的肌肉分隔开。因为神经的这种节段支配方式，在该层面切开不会出现肌肉失神经支配的问题。

颈椎椎板切除减压术、椎管成形术及多种颈椎融合内固定手术均采用后入路手术。本节将分别讨论上颈椎和下颈椎的后入路。

■ 枕骨到枢椎的后入路

1. 适应证　颅骨凹陷症、枕颈不稳、寰枢椎脱位及不稳、寰椎骨折、枢椎椎弓骨折等需要行减压、复位、融合及内固定者。

2. 体位　俯卧位，头部置于Mayfield头架上，头颈部略屈曲。

3. 切口　自枕外隆凸至第4颈椎棘突作后正中直线切口（图8-20）。

4. 显露　切开皮肤、皮下组织及项韧带，切断枕骨、寰椎后结节、枢椎棘突以及第3颈椎棘突上的肌肉附着，用电刀及Cobb剥离子于棘突两侧和双侧椎板行骨膜下分离，操作中注意用电刀止血，并用干纱布填塞压迫止血。取出干纱布后，用后颅窝拉钩将肌肉拉开，显露枕骨后部，寰椎后弓及枢椎椎板等，双侧显露至寰椎侧块及枢椎关节突（图8-21）。

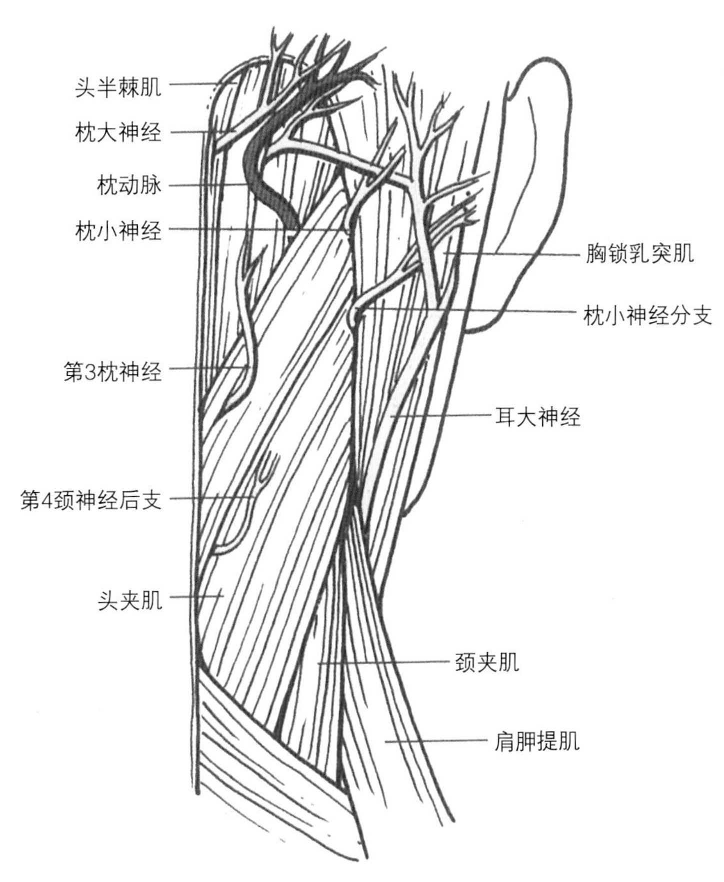

图8-19　颈后部结构

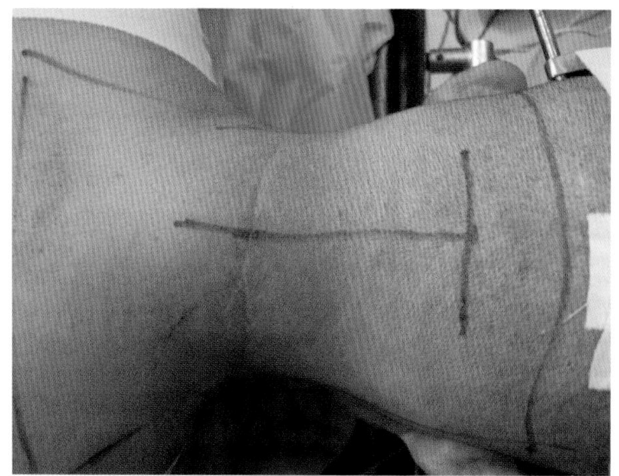

图8-20　后路切口

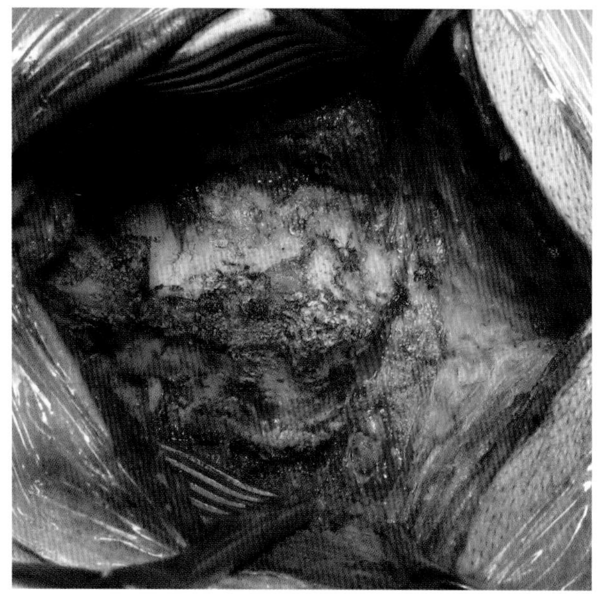

图8-21　双侧显露至寰椎侧块及枢椎关节突

5. 根据需要进行椎板减压，侧块螺钉固定等操作（图8-22）。

临床应用注意事项

（1）术前切口处用生理盐水100 mL加1%肾上腺素0.5 mL行局部注射，可以减少手术中出血。后正中切口，严格正中入路，此处项韧带阙如，两侧肌肉之间只有疏松结缔组织，分别切断在第1~2颈椎棘突上附着的椎枕肌，骨下剥离至椎板后部，第2~3颈椎节段至关节突外缘即能满足要求。

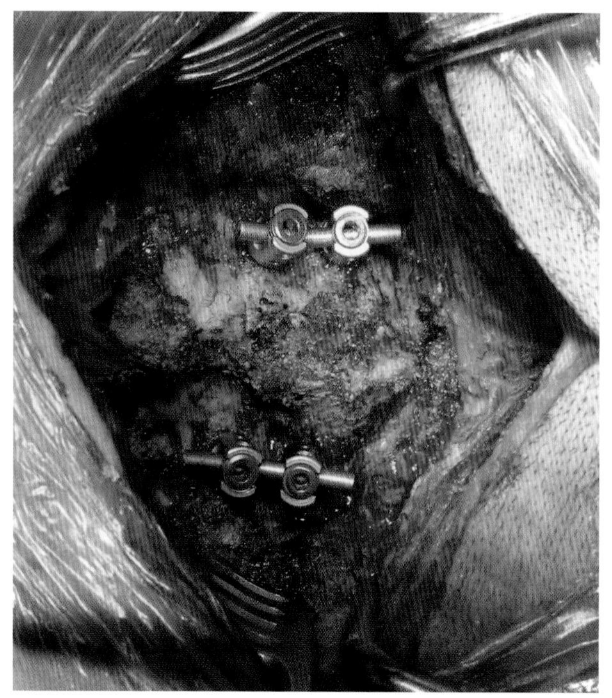

图8-22　侧块螺钉固定

（2）如果对寰、枢椎及枕颈交界区域的解剖特点没有很好地掌握，就贸然施行显露操作，发生并发症和手术致残的风险很大。术前应很好地掌握椎动脉的走行，椎动脉沿寰椎后弓走行。注意避免在寰椎椎板上缘操作，以保护椎动脉不受损伤。寰椎后弓部向侧方分离，以后结节作为标志，沿后弓后缘与下缘交界处作骨膜下分离。寰椎后弓上缘显露时，应格外小心，如果超过后结节中点1.5 cm，就很可能造成椎动脉损伤（图8-23）。在儿童，该距离只有1.0~1.2 cm。

（3）显露时首先显露枢椎棘突和椎板，再显露枕骨和枕骨大孔后缘，最后显露寰椎后弓，可以减少术中出血，提高显露的安全性。

（4）寰椎后弓很小也很脆弱，在解剖黄韧带时动作粗暴可导致骨折。遇到后弓狭小者，如果不当心，骨膜剥离子很可能会滑进枕骨大孔。

（5）上颈椎的很多肌肉都是附着在枢椎棘突上的，如果该节段不融合，这些肌肉都应保留，以免发生第2、3颈椎不稳。

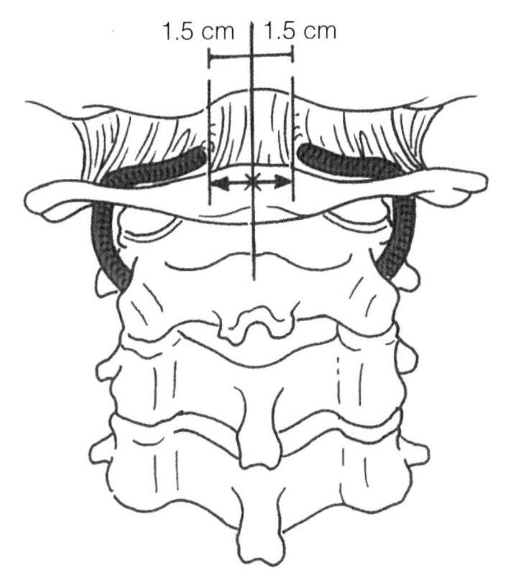

图8-23 寰椎后弓上缘显露范围

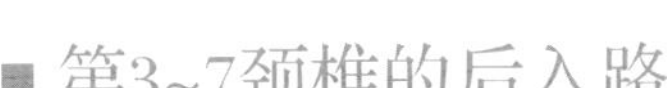

第3~7颈椎的后入路

颈后正中入路是颈后部最常用的入路，可以很清楚地显露后部结构。适用于颈椎骨折脱位（尤其是关节突交锁）、颈椎附件结核或肿瘤、超过3个节段的颈椎间盘突出、神经根鞘瘤、颈椎的椎板棘突或关节突关节病变、颈椎管狭窄症、黄韧带骨化症等。

1. 手术步骤

（1）体位：俯卧位，头部置于Mayfield头架上，头颈部略屈曲。

（2）切口：自枕外隆凸下2 cm至第7颈椎棘突作后正中直线切口。

（3）显露：切开皮肤、皮下组织及项韧带，切断第3~7颈椎棘突两侧椎旁的肌肉附着，用电刀及Cobb剥离子于棘突两侧和双侧椎板行骨膜下分离，操作中注意用电刀止血，并用干纱布填塞压迫止血。取出干纱布后，用后颅窝拉钩将肌肉向两侧拉开，显露下颈椎后部结构，外侧可显露至关节突外缘（图8-24~25）。椎管内显露有3种方式：①全椎板或半椎板切除术；②单开门或双开门椎管成形术；③经椎间孔脊髓前方减压或钥匙孔式入路。

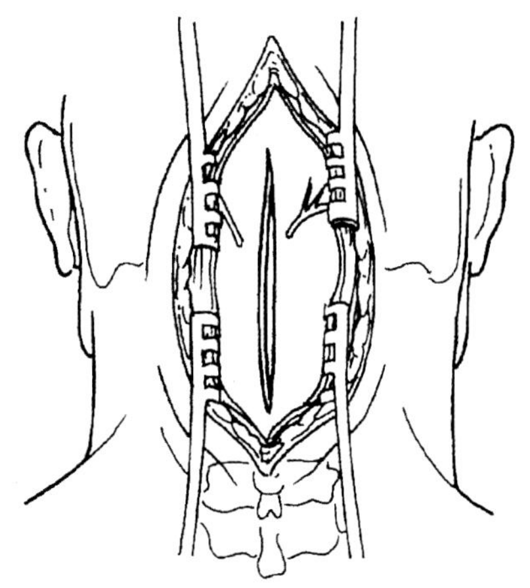

图8-24 切开皮肤项至项韧带

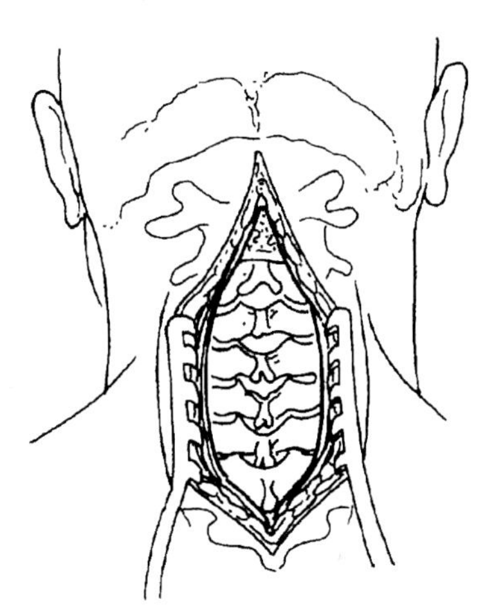

图8-25 显露下颈椎结构

2. 手术要点 ①颈椎后入路手术要小心放置体位，最大限度地减少神经损伤的风险。②此切口比较安全，显露容易，但应注意一定要在中线显露，否则出血较多。③术前切口处用生理盐水100 mL加1%肾上腺素0.5 mL行局部注射，可以减少手术中出血。④充分暴露手术节段，必要时手术节段向上、下适当延伸。皮肤和皮下组织切口适当加长是必要的，因为颈部后方皮肤厚而活动度小，难以牵开。⑤皮肤锐性切开后，要用电刀切开项韧带，严格沿着中线切开，并沿棘突骨膜下剥离。要注意始终在骨膜下剥离，因为末端分叉的棘突可呈球状膨大，不注意可能误入椎旁肌肉组织中。术中可能会遇到浅静脉丛，必要时应用电凝止血或缝合止血。应使用宽而扁的骨膜剥离子，如Cobb剥离子，小心从棘突上剥离椎旁肌，椎旁肌在棘间韧带的止点要用电刀切开。颈椎椎板之间不像胸椎那样重叠，如果在显露椎板时不小心的话，会不经意地穿透椎板间隙，造成脊髓损伤。向外侧进一步切开直到暴露关节突的外缘。如果不准备融合小关节，则要保留关节囊的完整性。第3~7颈椎后入路可完成以下几种手术。

3. 半椎板切除减压术

（1）半椎板切除：切除范围为第3~6或第3~7颈椎，内侧自棘突基底部，外侧达到关节突的内侧，通常自远侧开始逐渐向近侧。用神经剥离子先分离椎板的上下缘及黄韧带的附着点，再用尖嘴咬骨钳或Kerrison椎板咬骨钳将椎板切除。

（2）椎管扩大：受压的脊髓获得减压后可能向减压区膨胀，棘突基底部和关节突关节内侧残存的骨性物可能会卡压硬膜，可以用Kerrison咬骨钳将棘突基底部的骨质切除，使之呈斜坡状；关节突关节靠近椎板、椎间孔处可能存在静脉血管怒张，在切除时要仔细分离。

4. 全椎板切除减压术

（1）全椎板切除：根据确定要减压的范围，用棘突咬骨钳切除拟减压椎节的棘突，再用鹰嘴咬骨钳将残留的棘突切除。自远侧节段的椎板下方分离黄韧带与其附着处，应用薄型Kerrison钳将两侧椎板咬除。

（2）椎管扩大：椎板及黄韧带切除后，硬膜立即膨胀。将两侧关节突关节内侧残存的骨质切除，使减压的边缘光滑平整。

5. 单开门椎管成形术

（1）单侧开门：先在一侧椎板与侧块交界处用气动球形磨钻或尖嘴咬骨钳开一条槽，即仅磨穿颈椎椎板的外板，保留内板；再在另一侧（开门侧）用气动球形磨钻或尖嘴咬骨钳将椎板全层切除。以仅切除外层椎板侧为轴，用Cobb剥离子将椎板掀开，像开门一样，保留椎板缝隙0.5~1.0 cm，一般自第3~7颈椎全长掀起椎板。

（2）椎管扩大：为使此门打开后不再关闭，可用丝线或锚钉悬吊固定，脂肪垫塞，或用支撑钛板固定以维持椎板掀开扩大的椎管。

6. 双开门椎管成形术

（1）双侧开门：椎板显露后，用气动球形磨钻或尖嘴咬骨钳在双侧椎板开槽，仅切除外侧椎板，保留椎板内板。再切除部分棘突，用气动球形磨钻或椎板切开器或线锯于后正中切开椎板，用扩张器将椎板分别向两侧掀开，类似French门（French door）一样向双侧打开。双开门范围一般自第3~7颈椎。

（2）椎管扩大：为使开门后不再关闭，可以在开门的中间植骨加以固定，防止植骨块掉入椎管内压迫脊髓。

临床应用注意事项

对不能耐受俯卧位的患者，侧卧位也是一种选择，只是由于皮肤下垂，在切口时易偏离中线，应注意此点。切开皮肤及浅筋膜后，用皮肤撑开钳向两侧牵开，即可见到浅筋膜，向两侧分开，在C2~C3之间，项韧带较薄甚至部分阙如，此时两侧肌肉牵开后中线部仅有少量疏松结缔组织而没有明显的韧带结构，只需用电刀将疏松结缔组织切开就可向深面显露。由于双侧椎旁肌纤维走行对称，斜方肌自内上向外下，头夹肌的纤维自内下向外上，棘肌的纤维自上而下纵行，所以根据双侧纤维走行确定中线部位，这样可保持不偏离中线。在下颈椎部分，项韧带明显且棘突较大，表浅易于触及，可以较容易地沿正中切开。 在切开项韧带后，可以在深面触摸到棘突。一般情况下，C7棘突不分叉，C3~C6棘突分叉且自上而下逐渐增大，C2棘突分叉高耸，C1后正中结节深凹，位于枕骨与C2棘突之间，可根据这些形态特点并结合术前颈椎侧位片棘突的影像特点进行定位，一般不用术中拍片或透视辅助即可准确定位。

沿正中切至棘突分叉后向两侧触摸分叉棘突，将肌肉自其上完全剥离。由于棘突与椎板之间呈凹陷，故在剥离棘突根部时易进入肌间，从而造成大量出血。预防的办法是，用骨膜剥离子将肌肉向下压，用电刀在棘突深面向中线切开直至椎板骨膜，然后在椎板外将椎旁肌向外侧剥离，这样可以清楚地显示椎板，两侧完成肌肉剥离后牵开，将肌肉剥离至关节突关节外缘处，即完成了椎板外显露。

后路切口的缝合应将双侧深层肌肉完全缝合，将项韧带缝合。由于没有损伤到颈神经后支，肌肉的神经支配未受损伤，故此切口不损伤神经，肌肉功能恢复较好。

7. 保护易损伤结构避免其损伤　颈部项韧带起自第7颈椎棘突向上至枕外隆凸，向深面连结各棘突，由于项韧带柔韧，在俯卧位及侧卧位时此韧带也难以完全绷紧，往往呈弯曲状，在侧卧位时更是如此，所以保持正中切开项韧带并非易事，应根据项韧带走行情况切开，这样才能保持正中切开而不会误入椎旁肌。由于在后正中部没有粗大的静脉，只有少量小静脉交通支，所以后正中切口出血少，易操作。椎管外后静脉丛收纳颈后部肌肉的静脉血，位于椎板后方，在颈部夹肌及竖脊肌各肌层之间，切开时如误入椎旁肌可能损伤或撕破椎管外后静脉丛，出血较多。由于静脉丛壁薄、压迫容易止血，所以当手术误入椎旁肌时可用明胶海绵或纱布压迫止血，亦可重新找到后正中，切开项韧带，将破裂的椎旁肌缝合止血。当操作范围过大，过于偏外，尤其剥离椎旁肌至关节突外缘继续向前剥离时危险大，出血多应注意。如果发生此类损伤，压迫、缝合、电凝止血均可。

在颈椎黄韧带与硬膜之间有韧带样结构，我们称之为硬膜黄韧带韧带，另外还有粘连，这些结构均有可能在手术时牵拉脊髓，尤其是后路椎管扩大成形术时易发生，应在开门时边掀开边切断粘连带和韧带样结构。

后路手术切除或掀起椎板时往往会出血，有时出血量大，此时可用明胶海绵和棉片压迫止血。一旦各个椎板完成开门，出血则停止。为减少出血，术前采取头高脚低位和胸腹部悬空很重要，因为颈部静脉丛和全身静脉相通且无瓣膜，静脉血总是向压力低的方向流动。

后开门是使脊髓向后漂移从而达到解除压迫的目的。但由于神经根的牵拉限制了脊髓向后位移，所以反过来讲神经根也受到脊髓牵拉，其中由于第5颈神经根处于生理前凸的顶点，所以该神经根受牵拉最重，最易出现功能障碍，表现为三角肌麻痹或无力。一旦出现，可应用神经营养药物治疗。

侧块螺钉进钉的选择有几种方法，其中要点在于不要损伤椎动脉和神经根，所以螺钉向外成角更为安全。注意进钉深度不能太大，以刚穿透对侧骨皮质为佳。由于侧块太小或太薄难以容纳较大螺钉者，可以预备更小螺钉，不要反复操作，一旦松脱，必须向上或向下更换固定节段，也可以改用椎弓根螺钉内固定。侧块螺钉向外成角，损伤椎动脉概率变小，但损伤神经根概率变大，所以螺钉不能过长，以12~14 mm为宜。一旦出现神经根刺激症状，应用神经营养药物及止痛药物，多能缓解症状，不用取出螺钉。螺钉向内成角损伤椎动脉的可能性增大，往往发生在进行钉道准备时，表现为血从钉道内涌出，应用骨蜡填塞止血多有效果。

颈椎侧方入路

颈侧方经颈动脉鞘后外侧入路

颈侧方入路可以很清楚地显露颈神经根及横突前后结节，适合颈椎的横突病变或颈神经根病变手术，此切口的优点是不显露气管、食管，麻醉易管理。

1. 体位　患者可以采取仰卧位或侧卧位，仰卧位时将患侧抬高，将头偏向对侧及旋转，侧卧位时患侧在上方。我们推荐首选仰卧位，只有需同时显露后方关节突关节时才选用侧卧位，因为侧卧位时肩部使术野变得深在，影响操作。

2. 切口　选择纵行切口，沿胸锁乳突肌后缘斜行切开，切口水平根据病情需要决定。如果需要可以在切口上下方辅加横切口，使切口呈“Z”形，这样可以扩大显露。

3. 显露　切开皮肤和颈阔肌，在切口下方可见到颈外静脉，如需要可将之结扎切断，亦可以将之游离后牵开，显露胸锁乳突肌后缘，将此肌的筋膜层切开，在胸锁乳突肌后缘中点部有颈丛的分支自其深面浅出，颈横神经勾绕胸锁乳突肌向前走行，耳大神经自此处发出后沿胸锁乳突肌表层向耳垂方向走行，有时可见到枕小神经，但多数情况下并不能遇到，此处的颈丛神经分支可作为定位标志，可逆行追踪剥离显露至颈神经根。在颈丛的上方2~3 cm，胸锁乳突肌后缘处副神经自前上向后下走行并自该肌深面浅出。副神经呈圆形条索状，直径1~2 mm。与颈丛分支的扁平样条索不同，此种形态特点有利于辨别。当找到上述神经后，将之游离并妥善保护。将胸锁乳突肌后缘向前牵开，分离其下的疏松结缔组织，在切口中部可见到肩胛舌骨肌的下腹，切断该肌并向两侧牵开。胸锁乳突肌深面为颈动脉鞘，用左手的手指触摸到颈动脉搏动，切记颈内静脉位于颈内动脉的外侧，迷走神经位于二者的后方。由于颈内静脉壁薄无搏动，不易辨认，易损伤，所以一定要将动脉鞘一并向前方牵开，不要分离该鞘。

牵开颈动脉鞘后，可以触摸到横突的前结节和后结节，并可根据颈丛的分支逆行解剖分离至颈神经根。第2~4颈神经根及前斜肌肌纤维一同包被在前斜角肌筋膜内，神经在浅面，肌肉在深面，在前斜肌表面可见一纵行向下的神经，此为膈神经，有时还可见到副膈神经，应特别注意保护膈神经。前斜角肌起自第3~6颈椎横突前结节，起始部可为肌性或腱性，用电刀将此肌起始部切断剥离，即可显露横突前结节。后结节为中斜角肌起始部，同样处理后结节，这样横突前后结节全部被显露，神经根位于横突的结节间沟内，自椎管向外走行，椎动脉于神经根内侧的前方与之交叉纵行，根据病情及手术需要显露第2~4颈神经根。由于第2~4颈神经根发支支配颈后肌群及颈部感觉，且分布呈重叠支配，所以切断一根并不会引起感觉运动障碍，但最好不要损伤第4颈神经根，因为有可能造成膈神经损伤。

上颈椎经颈动脉鞘内侧入路

上颈椎经颈动脉鞘内侧入路（anterior retropharygeal approach: medial to the carotid sheath）对于上颈椎的显露可以自咽后部进行显露。由于此入路需自颈动脉鞘内侧和喉咽之间的间隙进入，所以也可以称作以颈动脉鞘内侧入路。

1. 体位　患者取仰卧位，肩后部垫枕并后仰，头转向对侧，这样做可以尽可能使手术侧显露更容易些。

2. 切口　切口自耳郭下缘沿胸锁乳突肌前缘向下至胸锁乳突肌中部。也可以自耳下沿下颌骨缘向前至中线，然后在胸锁乳突肌前缘辅加纵切口，呈“T”形。切开皮肤前最好用副肾上腺素盐水进行皮内浸润注射，由于此处皮肤血供丰富，应用副肾上腺素盐水可以明显地减少出血。

3. 显露　皮肤切开后即可见到颈阔肌，此肌纤维自内上向外下呈斜行与切口方向交叉，切断此肌向两侧剥离可以见到颈外静脉，有时可能是颈外静脉的属支耳后静脉和面静脉，分别牵开，也可以结扎切断这些静脉。在此处还可能遇到颈丛的耳大神经和颈横神经，可将其游离后牵开。在下颌下缘处可能遇到面神经的下颌缘支，应给予妥善保护。

处理完成上述步骤后可见到二腹肌后腹，将该肌结扎切断，其下部可见肩胛舌骨肌的上腹，将此肌结扎切断。将胸锁乳突肌前缘向后牵拉，将舌骨及喉向内侧牵拉，进一步显露二者之间间隙。分离该间隙的疏松结缔组织，可见甲状腺上动脉及静脉。甲状腺上动脉发自颈外动脉，在甲状腺上动脉起始部发出喉上动脉，横行向内侧走行，与喉上神经的喉内支一起向内侧进入甲状舌骨膜。喉上神经位于喉上动脉的后方或上方。甲状腺上动脉的主干自外上向内下走行，与之相伴随走行的为喉上神经喉外支。在甲状腺上动脉进入甲状腺上端的上方，喉上神经喉外支先行向内侧走行进入环甲肌。根据这种解剖关系，对于甲状腺上动脉结扎部位应在其起始部，这样才可以更好地使颈动脉鞘向外侧分离，同时又可以避免喉上神经损伤，这与甲状腺手术时甲状腺上动脉结扎部位不同。由于甲状腺上动脉平对第3、4颈椎，故此处显露应特别注意甲状腺上动脉及喉上神经的保护。在部分病例，由于甲状腺上动脉发出及走行较高，也可以不结扎甲状腺上动脉，只是游离并向内侧牵开，这样做的好处在于可以更好地保护位于其上方的喉上神经。因为在牵拉时甲状腺上动脉和喉上神经一起可以承受更高的张力和牵拉作用。如果将甲状腺上动脉结扎切断，仅剩喉上神经承受牵拉，反而更易造成损伤。

分离颈动脉鞘和喉咽之后就可以直接到达椎前间隙，分离椎前间隙的疏松结缔组织，显露头长肌和颈长肌。头长肌位于颈长肌的前外侧，二肌均位于颈椎椎体的前方。颈长肌位于颈椎和上3个胸椎的前面，该肌止于寰椎前结节。头长肌居颈长肌的外上方，遮盖颈长肌的上部，起始于第3~6颈椎横突前结节，肌纤维向内上方，止于枕骨底部。剥离两侧的颈长肌及椎体前方的前纵韧带，由于颈长肌的深面有丰富的血供，所以剥离该肌时应注意止血，同时不宜向外剥离过多，以免损伤椎动脉。

如果手术显露第2、3颈椎椎体及椎间盘，除结扎甲状腺上动脉以外，还需结扎在此间隙内的面动脉和舌动脉，切除下颌下腺，保护牵开舌下神经。舌动脉单独起始于颈外动脉或与面动脉共干发自颈外动脉。舌下神经在舌骨大角水平的上方与舌动脉伴行，所以结扎舌动脉时宜靠近其起始部，这样可以避免损伤舌下神经。面动脉多走行在下颌下腺的深面，所以结扎面动脉适宜在其穿入或进入下颌下腺深面前进行。

将颈动脉鞘向外牵开，将喉及气管向内侧牵开，将上方的下颌下腺及下颌骨牵开，即可充分显露第2~4颈椎椎体前方，切开椎前筋膜，显露头长肌及颈长肌，自中线向两侧剥离该肌肉。

4. 注意事项　该手术入路由于需较长时间牵拉喉部，所以有术后喉头水肿及喉痉挛的可能，也可能造成声音嘶哑、喉肌疲劳及吞咽困难。另外，还可能出现喉上神经的牵拉伤，应注意气管拔管时间不宜过早，延长插管时间，必要时可以行气管切开。颈动脉鞘向外侧牵拉，有时会刺激到颈动脉窦，此窦位置相当于第3、4颈椎水平，牵拉时切勿用力过大，同时提醒麻醉师注意患者血压和心率的变化。如因为颈动脉窦弓减压反射造成心率变慢、血压降低，应减轻牵拉力量或停止牵拉，或改变拉钩的位置。

舌下神经、舌咽神经、迷走神经和颈内静脉共同走行于颈动脉鞘内，过分牵拉，这些结构都有可能损伤，故在牵拉时采用较平滑和柔软的手拉钩，不要用硬质和带刺的尖拉钩，可做间断牵拉，避免对这些结构造成损伤。

■ 上颈椎侧后方入路

由于上颈椎位置深在，自前方入路较为复杂，需结扎切断的血管较多，操作较为困难。自颈动脉鞘后方入路可以避免结扎颈外动脉的各个分支，出血较少，特别适合于寰枢椎侧块及第3颈椎椎体侧方病变的显露。

1. 体位及切口　患者取侧卧位，患侧在上，头转向对侧，使胸锁乳突肌上部突出，沿胸锁乳突肌前缘切口，自中部向上至乳突根部，然后横行切口向后至中线，切口呈倒“L”形。

2. 显露　切开皮肤、浅筋膜。在浅筋膜内可遇到耳后静脉，应切断结扎，耳大神经和枕小神经游离后牵开，尽量不要切断。在胸锁乳突肌前缘分离，在其乳突部横行切断，根据需要可将其起始部完全切断或部分横断，由于其起始部多为肌性，切断后应注意保护其筋膜，以便闭合创口时利于缝合。虽然有的作者提出可将该肌的骨性起始部凿下，然后将胸锁乳突肌翻转，但是这样做有可能造成乳突损伤，进而引起内耳的一些问题。另外，固定乳突也是一个问题，所以建议行肌肉切断而不行乳突凿开。

将胸锁乳突肌切断后向下后牵开，位于其深面的是头夹肌。头夹肌起始于第7颈椎棘突、项韧带和上位胸椎，纤维自中线向外上部走行，止于枕骨的上项线，由第2~5颈神经的后外侧支支配，呈节段性，故可自其起始处切断，而不影响其神经支配。将头夹肌的起始部切断，向后外掀起，可见颈夹肌的附着部，将此颈夹肌的起始部剥离，即可将第1~3颈椎横突后结节及侧块部显露出来。剥离头下斜肌及半棘肌在椎板的附着，将椎板部分显露。

将颈动脉鞘向前方牵开，在此部位副神经自颈动脉鞘后方与颈长肌相邻并由前上向后下斜行进入胸锁乳突肌的中上1/3处，在乳突部二腹肌后腹起始处切断该肌，即可将颈动脉鞘后方完全游离，牵开并保护好副神经，将颈动脉鞘向前牵开，将颈长肌的部分起始剥离至寰枢椎椎体的前方及侧方，这样寰椎侧块，后弓及寰枢关节，第2、3颈椎的关节突关节就完全显露了。

临床应用注意事项

此入路最大的危险是椎动脉损伤，因为椎动脉在第2颈椎横突孔走行后，在二腹肌深面自前内向后外穿入寰椎横突孔，形成一个反折弯曲，在寰椎椎动脉沟内，椎动脉自外侧向内侧走行穿经寰枕后膜，在走行于椎动脉沟部位时可能因为寰枕后膜过于薄弱或剥离寰枕后膜而损伤椎动脉，造成大出血。

为了防止椎动脉损伤，可在枢椎和第3颈椎的横突孔处确定椎动脉，然后将第2、3颈椎横突孔骨质用椎板咬骨钳咬除，将椎动脉游离出来，然后向上分离、游离，并用橡皮条牵开，这样做除了保护了椎动脉以外，枢椎椎体侧方、第3颈椎椎体的前方和寰枢关节的侧方可得到进一步显露。由于椎动脉在横突孔内纵行，神经根在横突结节间沟内横行，二者呈垂直交叉，动脉在神经根前方，所以从侧方显露时，椎动脉位置很深。在使用电刀时，注意刀尖不要插入横突孔之间，不要横行切割。

4. 避免损伤的主要结构

（1）避免损伤颈动脉鞘：颈动脉鞘中包含了颈总动脉、颈内静脉和迷走神经，三者的排列关系为颈总动脉居内侧，颈内静脉居外侧，迷走神经在二者的后方，选择侧方入路分离时距静脉近。由于静脉不搏动，所以要仔细辨认，触摸在颈动脉搏动处仅作为参考，一定不要分离、进入颈动脉鞘。颈内静脉呈蓝色，必要时可以穿刺确定。如果出现静脉损伤，压迫止血，不要钳夹，请血管外科进行修补。

（2）避免损伤副神经：在颈丛的上方2~3 cm，胸锁乳突肌后缘处，副神经自前上向后下走行并自该肌深面浅出，副神经呈圆形条索状，直径为1~2 mm，与颈丛分支的扁平样条索不同，此种形态特点有利于辨别。副神经的体表投影是由胸锁乳突肌后缘中下1/3交点至斜方肌前缘中下1/3交点的连线，术前预先标出其走行，如果切口不涉及则不必显露，否则应将其找到并牵开。

（3）避免损伤臂丛及锁骨下动脉：由于前斜角肌肌腹向下斜行止于第1肋骨前方，中斜角肌止于第1肋骨后方，臂丛及神经根在前后斜角肌之间的间隙穿出，所以有时为了显露神经根的近侧可将前斜角肌的起始部（第5、6颈椎横突部分）切断，显露第5、6颈椎的横突前结节。如果需要同时显露颈椎椎体，可将颈动脉鞘向外侧牵开，在颈动脉鞘与气管、食管之间的间隙进行分离，在颈动脉鞘后方将前方和侧方入路联合应用，其范围自颈椎体前方至臂丛根干股。若胸锁乳突肌遮挡视线影响操作，可将胸锁乳突肌的锁骨头切断，必要时亦可切断其胸骨头的部分起始。由于胸锁乳突肌的锁骨头、胸骨头起始多为腱肌混合性质，故切断后重建止点时并无困难。切断后将胸锁乳突肌向内侧牵开掀起，即可将颈动脉鞘清楚显露。切断其锁骨头、胸骨头时，应注意将其自深面先游离提起，用纱布或拉钩将其与深面组织隔开，以免损伤其深面的静脉。对于第7、8神经根近侧端显露，可将前斜肌在第1肋骨的止点切断，然后将前斜角肌向上或向内侧牵开。切断前斜角肌止点更应注意先将其游离，使其与锁骨下动静脉分离，以免损伤造成难以控制的大出血。

（4）防止损伤膈神经：由于第2~4颈神经根发支支配颈后肌群及颈部感觉，且分布呈重叠支配，所以切断一根并不会引起感觉运动障碍，但最好不要损伤第4颈神经根，因为有可能造成膈神经损伤。

下颈椎侧方显露

对于臂丛及其神经根的显露，自侧方与第4颈椎以上略有不同。由于前斜角肌肌腹向下斜行止于第1肋骨前方，中斜角肌止于第1肋骨后方，臂丛及神经根在前后斜角肌之间的间隙穿出，所以在侧方需将颈动脉鞘向内侧牵开，先找到前斜角肌，斜角肌间隙内的臂丛神经即可见到。位于臂丛神经最上方的为臂丛上干，向内侧逆行解剖即可至第5、6颈神经根。

第3~6颈椎段椎动脉的显露途径

采用颈前外侧切口。将颈动脉鞘向外侧牵开，气管、食管向内侧牵开，颈长肌及椎前筋膜即可显露（同颈前入路）。

自椎动脉的起始部至穿入第6颈椎横突孔的一段，解剖学称为椎动脉颈部。在此段，椎动脉在前斜角肌与颈长肌之间走行，其前方有椎静脉、颈内静脉、颈总动脉、迷走神经、甲状腺下动脉及颈横动脉。另外，胸导管的末端在经左椎动脉的前方注入左颈静脉角，椎动脉的后方为第7颈椎横突及第1胸椎、第8颈神经根及颈下神经节。由此看出，在此段椎动脉周围均是重要的结构，一般不用显露此段，更重要的是在此处如何避免损伤椎动脉。

椎动脉穿经第6~2颈椎横突孔的部分称为椎动脉椎骨部。在横突孔内椎动脉与椎静脉丛及交感神经分支伴行，在同侧横突孔之间椎动脉被颈长肌的肌纤维包被。在此段，椎动脉只有小的脊支及肌支发出，支配斜角肌及其他结构，故对此段椎动脉的显露应先将颈长肌自横突前面剥离并牵向外侧，这样就可将横突前壁显露清楚。用神经剥离子探查横突孔的上下端，游离椎动脉，使之与横突孔前壁分离，此操作有可能损伤椎静脉丛，可用明胶海绵填塞或棉片压迫止血，然后用椎板咬骨钳咬除横突孔前壁，将椎动脉自横突孔内游离出来。根据需要，可以连续咬除2~3个横突孔前壁，并将椎动脉游离并牵开，既可以完成对椎动脉操作，也可在直视下将钩椎关节切除。由于同侧横突孔之间椎动脉走行常可能因退变或动脉硬化出现弯曲、走行异常，在此寻找椎动脉易引起误伤。另外，椎动脉的肌支和脊支也多在此部分发支，故在此处操作出血较多，所以不要在颈长肌下横突孔间显露椎动脉，应先行切除横突孔前壁，这样做安全、出血少。

虽然有的作者提出可先将颈长肌在横突前面剥离并结扎切断，然后向上下剥离牵开，但是这样做并不安全，有损伤椎动脉的危险。一般情况下，椎动脉自锁骨下动脉发出后，自第6颈椎横突孔向上穿行，但也有自第7、5、4或第3颈椎横突孔穿入者，所以提醒术者注意此种变异。为避免椎动脉损伤，编者的经验是：先不要横行结扎切断颈长肌，应先将颈长肌自内侧向外纵行骨膜下剥离，显露横突孔前壁后探查横突孔，按常规操作咬除横突孔前壁后寻找有无椎动脉，只有找到了椎动脉才能结扎切断颈长肌，然后沿椎动脉上下追踪，这样就可以在椎动脉走行变异情况下避免损伤。

另外，双侧椎动脉的直径差异较大，故术前应仔细观察CT片所显示的双侧横突孔大小，椎动脉造影的情况及MRA上所显示的椎动脉形态及走行，充分估计椎动脉的解剖学特点，并于术前制定出相应的预案，才能预防意外情况的发生。

联合切口入路

在特殊情况下可以将两种切口联合应用，常用的有侧后方入路、前侧方入路和双侧入路。

侧后方入路指将后方入路和侧方入路联合应用，切口一般沿上项线自外侧向内侧至后中线，然后沿后正中线向下，呈“T”形或倒“L”形，这种联合切口适用于侧后病灶的显露与切除。

由于颈后部皮肤较厚，血供较丰富，可用副肾上腺素盐水皮内浸润。切开皮肤和浅筋膜后，在横切口外侧部可遇到枕大神经和枕动脉。枕大神经和枕动脉多伴行在上项线的外侧部自深面浅出。一般情况下不要结扎枕动脉，也不要切断枕大神经，将它们牵开保护后，沿上项线将斜方肌、头夹肌、棘肌的起始点锐性切断。在中线将项韧带切开，这样可将肌肉较完整地剥离。由于此处无静脉丛，出血少，沿中线向下至棘突后，锐性切断肌肉止点，在骨膜下剥离，可清楚地显露第1~4颈椎侧后方诸结构。此入路特别适合一侧附件肿瘤的切除。

前侧方入路适用于下颈椎和臂丛同时显露，对于臂丛肿瘤及下部颈神经根肿瘤的切除、颈肋切除、椎动脉松解减压者可采用此切口。纵切口部分沿胸锁乳突肌后缘的中下部分至锁骨，然后转向外侧沿锁骨上1 cm横切口至锁骨中外1/3处。切开皮肤后，将颈阔肌纤维切断，在其深面遇到颈外静脉，将之结扎切断。由于锁骨上神经在锁骨中外1/3处由上向下斜行走行，可将之分离开向外侧牵开，不必结扎。将胸锁乳突肌的锁骨端切断向内侧牵开，深面即可见颈动脉鞘的下端及前斜角肌、中斜角肌、臂丛前面的筋膜，保护好颈动脉鞘，在气管、食管与颈动脉鞘之间显露椎体前方。剥离臂丛浅面的筋膜时颈横动脉常自臂丛前面横过，根据需要可牵开或结扎切断。然后将前斜角肌、臂丛及中斜角肌显露，根据需要可将前斜角肌的肋骨起始部切断，将臂丛游离后掀起，此时可沿臂丛向上逆行至第5~7颈神经根，这样就可完成了手术所需暴露的所有结构。

双侧联合切口很少应用，如果双侧前切口可以同时显露双侧椎动脉，对于肿瘤切除及椎动脉手术可选择应用。

颈胸交界处的手术入路

颈胸前入路对于脊柱外科医生来说是一个难题。目前有多种入路方法，可根据病情进行选择。对于第7颈椎下部位的病变，如果患者颈部较长，可按下颈椎的前入路方法进行，是前内侧入路向下延伸，而对于颈部较短的患者则较为困难。第2~4胸椎部病变，则需要处理胸骨、胸锁关节或锁骨，现将这些切口的解剖学要点归纳如下。

■ 下颈椎前内侧入路

沿胸锁乳突肌内缘斜向切口至胸锁关节处，在切断颈阔肌后结扎颈外静脉及其属支，根据情况先将胸锁乳突肌胸骨止点切断，在其下找到颈动脉鞘后将之向外侧牵开，将气管、食管向内侧牵开，在此间隙内继续分离至脊柱前方。此处的解剖重点是甲状腺下动脉和甲状腺下静脉，此血管束需结扎切断，否则影响显露，右侧应注意保护喉返神经，左侧注意保护胸导管。

■ 锁骨上入路

国外有的作者推荐锁骨上入路，此手术切口适合星状神经节的显露与手术，而对于第1、2胸椎手术而言，与下颈椎前内侧入路相比并无优势，所以临床上并不常用。

该入路取锁骨上横行切口，患者仰卧位，颈部垫高并使头向健侧倾斜，使胸锁乳突肌凸现。切开皮肤后，切口自胸锁乳突肌前缘向后至斜方肌前缘，分离切断颈阔肌，将胸锁乳突肌的锁骨头切断。结扎、分离、切断颈外静脉，保护锁骨上神经，将胸锁乳突肌断端向上向外或向内牵开，将其深面的颈深筋膜切开，寻找并切断肩胛舌骨肌，然后辨认并保护好锁骨下动脉及其重要分支甲状颈干和颈横动脉。显露前斜角肌，注意保护在其表面纵向走行的膈神经，在其前方有横行的锁骨下静脉，其后方有横行的锁骨下动脉，这种毗邻特点应特别注意，勿使之损伤。

臂丛在前斜角肌后缘的间隙中浅出，其下方为锁骨下动脉，将前斜角肌止点自第1肋骨上切断并向上掀起，此时其下方的颈总动脉、锁骨下动脉及其分支椎动脉和甲状颈干起始部即可显露。在颈总动脉和锁骨下动脉之间向后部深面分离，即可进入第1肋颈部，显露星状神经节。在第1肋骨上剥离胸膜、上筋膜（Sibson筋膜），将肺尖向外侧牵拉，将气管、食管向内侧牵开，可以显露第1胸椎椎体前方。注意保护好喉返神经、胸导管及椎动脉的起始部。

此入路同下颈椎前内侧入路一样，由于胸腔的阻挡，所以难以向远端扩大手术范围。肥胖、颈短、肌肉发达及甲状腺肿大时，此入路操作更加困难，故较少选用。

■ 颈胸腔入路

经高位胸腔开胸术亦可以显露上胸椎。Turner报道了经第1~3肋骨显露上胸椎的入路，并以右侧入路为宜。因为左锁骨下动脉较右侧头臂干更加迂曲，所以右侧较为方便。他们的方法是在肩胛骨内下方切开皮肤、浅筋膜，将斜方肌、背阔肌及菱形肌、肩胛提肌切断牵开，向外侧牵拉肩胛骨，显露第2~5肋骨后部，依次将该4节段肋骨后端切断。一般情况下不切断第1肋骨，但如必须亦可切除第1肋骨2~3 cm，将胸膜切开进入胸腔，可以显露上胸椎。此入路将附着于肩胛骨的肌肉损伤太多，所以可能遗留肩胛骨活动障碍。此切口与下位胸椎的后外侧切口相似，只不过要处理肩胛骨。

■ 劈开胸骨入路

劈开胸骨入路向上可以和颈部切口连结起

来，所以显露范围较广，第4颈椎~第4胸椎均可显露，肥胖、短颈者亦可达到显露目的。切口沿左胸锁乳突肌前缘至胸骨中线垂直向下至剑突，分开切断颈阔肌和颈浅筋膜。在颈动脉鞘和气管、食管之间的间隙内行钝性分离。将胸骨后脂肪和胸腺组织与其深面的血管分离开，由于其深面紧贴头臂静脉，所以应小心分离并保护。然后用胸骨锯锯开胸骨（纵行劈开胸骨），将附着在胸骨柄后方的胸骨舌骨肌、胸骨甲状肌和肩胛舌骨肌横断。如果需要，结扎切断甲状腺下动脉，将左侧头臂静脉钝性分离后用橡皮条将其牵开并保护之，一般情况下，不用切断该静脉。肖增明报道，气管食管鞘与头臂静脉之间的间隙有45%可显露至第3胸椎椎体以下，所以必要时也可切断此静脉，并术后修复。结扎、切断该静脉可影响左上肢静脉回流，引发左上肢水肿。在气管食管和头臂干之间达椎体前方。另外还有其他改良的入路，如Sundaresan入路，该切口采用下颈部横行切口和胸骨中线纵行切口，将皮瓣连同其下方的皮下组织向两侧剥离，显露出胸骨柄及锁骨内侧端，分离并牵开胸锁乳突肌的胸骨头和锁骨头、胸骨舌骨肌、胸骨甲状肌，将两侧胸大肌在胸骨及锁骨部的起始部向两侧剥离，使胸骨柄完全显露，将两侧胸大肌向两侧牵拉，去除锁骨的内侧1/3，将胸骨柄上端截除一矩形骨片，并将之掀起。在深面，左颈总动脉和气管食管之间继续分离至椎体前，显露椎间盘和椎体。

上胸椎因其位置深在，邻近解剖结构复杂，所以前路手术入路术野狭小，暴露困难，是骨科难题之一。肖增明对上胸椎前方手术入路的解剖学进行了研究，并比较了各个血管间隙的暴露难易程度。头臂干内侧间隙的内缘是气管食管鞘，外侧为头臂干，下缘为左头臂静脉，该间隙的显露范围为第2胸椎椎体至第3、4胸椎椎间盘，能够显露第3胸椎椎体的只占45%，该间隙的左右侧显露有差别。头臂干外侧间隙的内缘为头臂干，外缘是右头臂静脉，下缘为左头臂静脉根部，将头臂干、右头臂静脉分别向左上、右下牵开，可直达椎体前方。由于该间隙避开了主动脉弓及其分支的限制，可显露第2、3胸椎至第4、5胸椎椎间盘，95%的情况下可显露至第3胸椎椎体以下。上腔静脉与升主动脉之间间隙的上缘为左头臂静脉，左侧缘为升主动脉，右侧缘为上腔静脉。注意要采用钝性分离，将升主动脉及上腔静脉向两侧牵开，可在右支气管分叉上方达到椎体，但该间隙狭小，呈三角形，内有淋巴结，气管在第4、5胸椎椎间盘水平分出左、右主支气管，且该处气管膨大，故只能直视下显露第4胸椎椎体，而且视野狭小，所以不宜选择。右肺与上腔静脉之间的间隙可将上腔静脉牵向左侧，但由于该间隙有出入肺门结构的限制，且与上腔静脉邻近不易分离，分离时易损伤胸膜及外侧的膈神经，从而该间隙不易到达椎体。

根据上述观察可以发现，头臂干内侧间隙即是下颈椎常用间隙的延伸，但由于左头臂静脉位置的影响，此间隙只限于第3胸椎水平以上的椎体显露，且由于左头臂静脉位置差异较大，主动脉弓位置的阻挡，显露第4胸椎相当困难，甚至第3胸椎也很难显露。头臂干外侧间隙可以显露至第3胸椎水平以下，最低可至第4、5胸椎椎间盘水平，该间隙的优点是受主动脉弓及其分支的影响较小，左头臂静脉根部位置较低，所以显露第3、4胸椎椎体比较容易，因此对头臂干内侧间隙显露困难的患者可以选择此间隙入路，且此间隙比内侧间隙多显露一个椎体，但由于迷走神经穿过此间隙并在此处发出心支，所以术中应注意保护迷走神经。上腔静脉与主动脉之间的间隙和右肺与上腔静脉之间间隙由于显露困难，多不选择。

喉返神经在第6、7颈椎前方之间进入甲状腺下极者占55%，左、右喉返神经无差别。右喉返神经在第1、2胸椎水平从迷走神经发出，绕过锁骨下动脉斜行向内上进入气管食管沟，进入该沟的高度在第1胸椎椎体上缘，故右侧入路时应注意不能损伤喉返神经。对于单纯第1胸椎病变，右侧入路更易损伤喉返神经，不宜首选。

胸导管在第7颈椎~第1胸椎椎间盘至第2胸椎椎体间进入左侧静脉角，大约75%在第1胸椎椎体至第1、2胸椎椎间盘水平，最高点可达第7颈椎~第1胸椎水平，然后折返向下穿过椎静脉下方到达锁骨下动脉前侧，一般在第1、2胸椎水平紧贴该动脉、静脉，故锁骨下动脉可以作为寻找胸导管的标志，左侧入路应注意不能损伤胸导管。

■ 经升主动脉和头臂干右侧间隙入路

取平卧位，取右侧胸锁乳突肌内侧斜向内下至胸骨柄中点为切口，然后纵行向下至胸骨角下方2~3 cm，切开皮肤、浅筋膜，切断颈阔肌，分离、结扎、切断颈静脉切迹处的静脉，沿胸锁乳突肌前缘分离并切断肩胛舌骨肌、胸骨舌骨肌，分离胸骨柄前后方软组织，暴露胸骨角。用胸骨电锯沿中线纵行切开胸骨柄到胸骨角下方2~3 cm处，然后向右侧转折，将胸骨部分切断，用胸骨撑开器撑开胸骨，显露其深面的血管、气管等结构。此时可见到左头臂静脉上方被气管食管鞘分为左右两个间隙，左侧外缘是左颈总动脉，右侧外缘是头臂干，这两个间隙是下颈椎前方手术入路中常用的手术间隙。在头臂干右侧可见右头臂静脉，将右头臂静脉向右侧牵开，头臂干向左侧牵开，沿此间隙可至椎体前方，将上腔静脉和主动脉弓分别向右上和左下牵开，连结上方间隙，可以显露第3、4胸椎椎体。此操作应注意保护沿升主动脉右侧走行的迷走神经及其分出的心支。该手术入路的优点是显露较为广泛，尤其适合第3、4胸椎椎体的显露，与其他入路相比路径较短，只是部分劈开胸骨，出血量较少，且不经胸腔，避免了肺部并发症，由于从头臂干右侧显露，所以不会对胸导管造成损伤。该入路应特别注意的问题是：①术中避免过度牵拉，否则易致喉返神经、迷走神经及膈神经牵拉伤。另外，可能刺激迷走神经而导致血压下降、心搏骤停；②胸骨勿过度撑开，否则有可能增加头臂静脉的张力，使左头臂静脉向下牵开时幅度减小，并可能造成其撕裂。

■ 开胸显露第1~4胸椎入路

此入路的优点可以自胸腔进入显露第1~4胸椎椎体。由于不破坏后方的棘突椎板，不剥离背部肌肉、韧带等结构，所以不破坏后方稳定结构，对于治疗椎体结核及肿瘤有一定的优势，但由于位置高，显露较为困难是其缺点。

采取侧卧位，将上肢上举悬吊于支架上或单独包扎，这样做的目的是有利于术中通过移动上肢来显露和牵开肩胛骨，从而显露其下方的第1~4肋骨。切口一般起于第7颈椎棘突尖处，至第4胸椎棘突，然后转向外侧，绕过肩胛下角向前。切开皮肤、浅筋膜，在第7颈椎~第4胸椎棘突处切开斜方肌的起始部，沿切口方向向肩胛骨下角处切断斜方肌。由于大菱形肌起始于第1~4胸椎棘突，止于肩胛骨内侧缘，所以在剥离其起始点以后，可以顺其肌纤维方向在菱形肌下缘至肩胛骨下角将肩胛下角的附着点切断，从而将肩胛骨掀起，显露其深面的肋骨，辨认并切除第3肋骨，进入胸腔，显露第1~4胸椎。如果显露不充分，可切断第2~4肋骨，以便扩大显露。

■ 颈胸段后侧显露途径

后侧显露途径与颈椎后正中路径相似，需要注意的是以第7颈椎棘突作为定位标志进行切口选择，但切记第7颈椎以下棘突形态相似，所以显露椎板应向外侧剥离至横突末端及下颈椎的关节突关节。第1胸椎横突可作为准确定位的标志，并可确定手术节段，多无差错。该入路在颈胸交界处骨折椎弓根固定较为理想（图8-26）。术前需拍摄颈胸段的正、侧位片，观测有无颈肋及棘突形态特点，结合术中所见多能准确定位，无需再拍片定位。

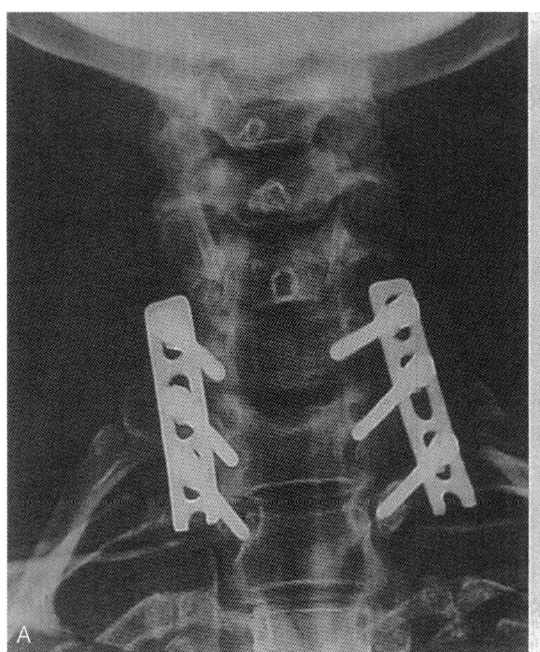

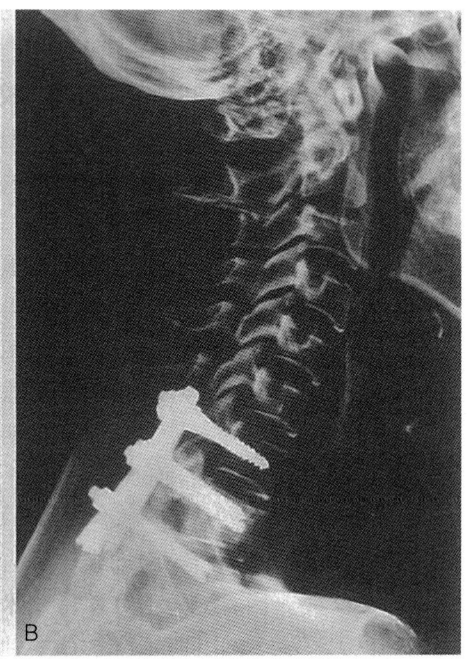

图8-26 颈胸交界处骨折椎弓根固定
A.前后位；B.侧位

（昌耘冰 杜心如 陈燕涛 丁焕文）

参考文献

1. 尹庆水, 刘景发, 夏虹, 等. 寰枢椎脱位的临床分型, 外科治疗和疗效评定.中国脊柱脊髓杂志, 2003, 13(1):38-41.
2. 谭明生, 张光铂, 李子荣, 等. 寰椎测量及其经后弓侧块螺钉固定通道的研究.中国脊柱脊髓杂志, 2002, 12(1):5-8.
3. Hong X, Dong Y, Yunbing C, et al. Posterior screw placement on the lateral mass of atlas: An anatomic study. Spine, 2004, 29(5): 500-503.
4. Tan M, Wang H, Wang Y, et al. Morphometric evaluation of screw fixation in atlas via posterior arch and lateral mass. Spine, 2003, 28(9): 888-895.
5. Barrey C, Mertens P, Jund J, et al. Quantitative anatomic evaluation of cervical lateral mass fixation with a comparison of the Roy-Camille and the Magerl screw techniques. Spine, 2005, 30(6): E140-E147.
6. Naderi S, Arman C, Guvencer M, et al. An anatomical study of the C-2 pedicle. J Neurosurg Spine, 2004, 1(3): 306-310.
7. Kayalioglu G, Erturk M, Varol T, et al. Morphometry of the Cervical Vertebral Pedicles as a Guide for Transpedicular Screw Fixation. Neurol Med Chir (Tokyo), 2007, 47(3): 102-107.
8. Reinhold M, Magerl F, Rieger M, et al. Cervical pedicle screw placement: feasibility and accuracy of two new insertion techniques based on morphometric data. Eur Spine J, 2007, 16(1): 47-56.
9. Bozbuga M, Ozturk A, Ari Z, et al. Morphometric evaluation of subaxial cervical vertebrae for surgical application of transpedicular screw fixation. Spine, 2004, 29(17): 1876-1880.
10. Kothe R, Ruther W, Schneider E,et al. Biomechanical analysis of transpedicular screw fixation in the subaxial cervical spine. Spine, 2004, 29(17): 1869-1875.
11. Behari S, Banerji D, Trivedi P, et al. Anterior retropharyngeal approach to the cervical spine. Neurol India, 2001, 49(4): 342-349.
12. 杜心如, 骆辉, 刘端. 同时具有喉不返神经和喉返神经1例. 中国临床解剖学杂志, 2010, 28(6):481.
13. 丁自海, 杜心如. 脊柱外科临床解剖学. 济南:山东科学技术出版社, 2008, 200-234.
14. 顾少光, 杜心如, 崔志超, 等. 前斜角肌止点处肌肉变性硬化所致臂丛神经卡压症1例. 解剖与临床, 2011, 16(4): 352.

15. 顾少光, 杜心如, 王爱辉, 等. 经后路寰椎侧块螺钉、枢椎椎弓根螺钉内固定的临床应用. 解剖与临床, 2008, 13 (6):408-411.

16. Barrey C, Mertens P, Jund J, et al. Quantitative anatomic evaluation of cervical lateral mass fixation with a comparison of the Roy-Camille and the Magerl screw techniques. Spine, 2005, 30(6): E140-E147.

17. Kayalioglu G, Erturk M, Varol T, et al. Morphometry of the cervical vertebral pedicles as a guide for transpedicular screw fixation. Neurol Med Chir (Tokyo), 2007,47(3):102-107.

18. 张一模, 杜心如, 孔祥玉,等. 腰骶部硬膜黄韧带间连结的形态及其临床意义. 中国临床解剖学杂志, 1999, 17(1):52-53.

19. 史本超,李宏亮,丁自海,等. 腰骶部硬膜背部膜椎韧带的观测及其临床意义. 中国脊柱脊髓杂志, 2011, 21(12):1006-1010.

20. 马长城, 王振宇, 于涛. C1-2哑铃型肿瘤的手术治疗. 北京大学学报（医学版）,2011,43(2):301-303.

21. 袁鹏, 刘宏建, 皮国富, 等. 脊髓型颈椎病颈前路是否离断肩胛舌骨肌两种手术入路的比较. 中国实用医刊, 2012, 39(19):97-98.

22. 姜家永, 柯珍勇. 脊髓型颈椎病手术治疗的研究进展. 中国全科医学, 2010, 13(14):1601-1603.

23. 叶伟, 李春海, 梁安靖, 等. 脊柱结核一期手术治疗的并发症分析及对策. 中国医师进修杂志, 2010, 33(17):18-20.

24. 方弘伟, 袁登荣, 黄晓东, 等. 经肌间隙入路行下颈椎椎弓根螺钉置入的应用解剖与初步临床应用. 中华创伤杂志, 2015,31(8):699-703.

25. 何玥, 尹庆水, 夏虹, 等. 经口咽下颌骨劈开扩大入路的应用解剖及临床应用. 中国临床解剖学杂志, 2013, 31(2):127-131.

26. 方科, 黄象望, 肖晟, 等. 颈后经硬膜囊手术入路的应用解剖学研究. 局解手术学杂志, 2012, 21(5):473-475.

27. 姜恒, 单建林, 李放, 等. 颈筋膜中层的解剖特点及其在颈椎前路手术中的意义. 第三军医大学学报, 2011, 33(15):1598-1601.

28. 王安, 李仁虎, 陈华江. 颈胸段脊柱手术入路的选择策略进展. 热带病与寄生虫学, 2014(1):61-62.

29. 王军. 颈椎前路手术入路相关解剖学研究进展. 中国当代医药, 2012, 19(19):14-15, 17.

30. 杜心如. 颈椎手术入路的解剖与临床. 解剖与临床, 2013, 18(1):73-76.

31. 单建林, 姜恒, 李放. 颈椎椎前筋膜的解剖特点及其与周围结构的关系. 中国临床解剖学杂志, 2011, 29(1):13-16.

32. 李晋芸, 黄文孝, 陈杰, 等. 跨解剖区域颈根部神经源性巨大软组织肿瘤的手术疗效分析. 中华耳鼻咽喉头颈外科杂志, 2014, 49(9):748-753.

33. 陆璐, 卢永田, 林畅. 内镜下经鼻颅颈交界腹侧区手术的应用解剖. 中国医学创新, 2015(24):91-92.

34. 董革辉, 韩建华, 夏本杰, 等. 前方经咽后入路治疗C2, 3骨折脱位. 中华创伤杂志, 2014, 30(7):679-683.

35. 梁雄伟. 上颈椎前外侧手术入路相关解剖学研究进展. 华夏医学, 2013, 26(3):639-642.

36. 姚孟宇, 张余. 上颈椎肿瘤外科治疗进展. 中国骨科临床与基础研究杂志, 2014(5):307-313.

37. 卢长巍. 上胸椎前方手术入路的研究进展. 医学综述, 2013, 19(15):2791-2793.

38. 王鹏, 高梁斌, 付敏, 等. 下颈椎侧方椎间孔镜入路的应用解剖. 中国临床解剖学杂志, 2012, 30(1):4-7.

39. 雷仓武, 杜洪华, 马礼明. 下颈椎创伤骨折脱位手术治疗分析. 浙江创伤外科, 2014(5):769-770.

40. 王建元, 邓强, 盛伟斌, 等. 下颈椎骨折脱位修复方法的选择: 植骨融合及颈椎稳定性分析. 中国组织工程研究, 2015(4):522-530.

41. 叶亚东, 谢林, 康然. 下颈椎微创手术入路相关解剖结构测量研究进展. 山东医药,2015(20):101-103.

42. 林仲可, 池永龙. 枕颈交界区前方手术入路的应用解剖研究进展. 中国脊柱脊髓杂志, 2011, 21(9):784-787.

43. 王舜尧, 程宏伟, 冯春国, 等. 枕下远外侧入路的显微解剖学研究与临床应用. 中国微侵袭神经外科杂志, 2011, 16(5):206-209.

44. 姬烨, 夏景君, 徐公平, 等. 肿瘤切除颈前路钛板辅助脊柱重建术治疗上颈椎肿瘤. 中国脊柱脊髓杂志, 2015, 25(2):186-189.

45. 郭徐华, 高宜录, 金国华. 椎动脉寰椎部的应用解剖. 解剖学杂志, 2012, 35(5):628-631.

9 胸椎及其连结

脊柱胸段位于颈、腰段之间，由胸椎及其连结结构组成，这些结构与颈、腰段同类结构在形态上有较大的不同。

胸　椎

胸椎的形态

胸椎共12个，结构相似，与肋骨及胸骨共同构成胸廓，活动性小。胸椎及其连结构成脊柱胸段。一般将胸椎分为上胸椎（第1~4胸椎）、中胸椎（第5~10胸椎）和胸腰段胸椎（第11、12胸椎）。

胸椎的特点是：①椎体两侧有肋凹，与肋头形成肋椎关节；②椎孔大致呈圆形，较小；③椎弓根短而细；④关节突近似额状位，有利于旋转，不易发生脱位；⑤棘突细长，伸向后下方，彼此重叠，呈叠瓦状；⑥横突呈圆柱状，伸向后外方，前面有一横突肋凹，与肋结节相关节（图9-1）。上部胸椎椎体的形态逐渐由颈椎型变为胸椎型，而下部胸椎的形态逐渐由胸椎型变为腰椎型（图9-2）。

第1胸椎椎体是典型的颈椎型，其横径几乎两倍于前后径；第2胸椎椎体保留颈椎型，但两条径线差别较小；第3胸椎椎体最小，不像第1、2胸椎那样平，而有一个前凸；第4胸椎椎体呈典型的“心形”。这4个胸椎的横切面，由于胸主动脉压迫其左侧，故左右侧不对称。第5~10胸椎椎体前后径逐渐增加，但横径变化不大。棘突最长，最倾斜，相互重叠。椎弓根越向下越厚。第11、12胸椎为胸腰段椎体的移行部，由于椎体活动度逐渐增大，椎间关节面由胸椎的额状面向腰椎的矢状面逐渐过渡，生理弯曲由于胸椎的后凸向腰椎的前凸转变，导致此段椎体成为生理负荷改变的部位，也是脊柱脊髓损伤的好发部位。

椎　体

胸椎椎体呈心形圆柱，矢状径较横径大，后缘较前缘高，全体椎体形成一个向后凸的曲度。椎体两侧上下各有一半圆形的凹陷，分别称为上、下肋凹，相邻椎体的上、下肋凹共同围成肋凹，与肋骨小头相关节。

胸椎椎体前缘与后缘高度的比值自第1、2胸椎的0.95~0.97至第6、7胸椎逐渐下降至0.91，以后又逐渐回升至0.95，第11、12胸椎最低，仅为0.88，男女基本相同。老年人骨质疏松，椎体可压缩成楔形。

临床应用注意事项

诊断胸椎压缩骨折需要观察椎体前缘高度是否降低，上述数值对于诊断有参考意义，如果椎体高度变化及前后缘高度比在正常范围，则需要MRI检查以除外骨髓水肿或其他病变。

范力军等对正常人胸部X线侧位片胸椎后凸角的测量，得出代表胸椎后凸程度的上、下部胸

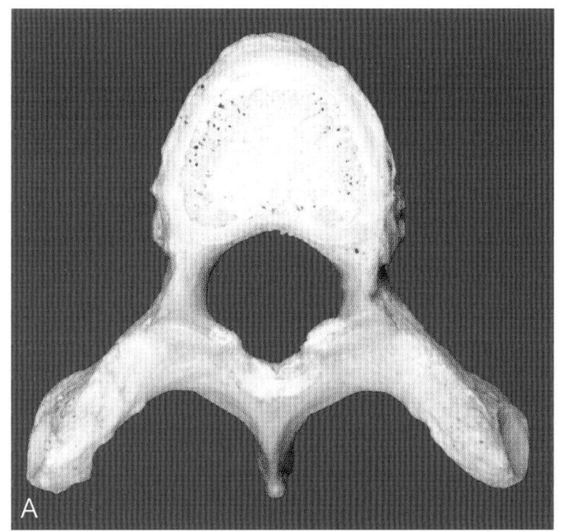

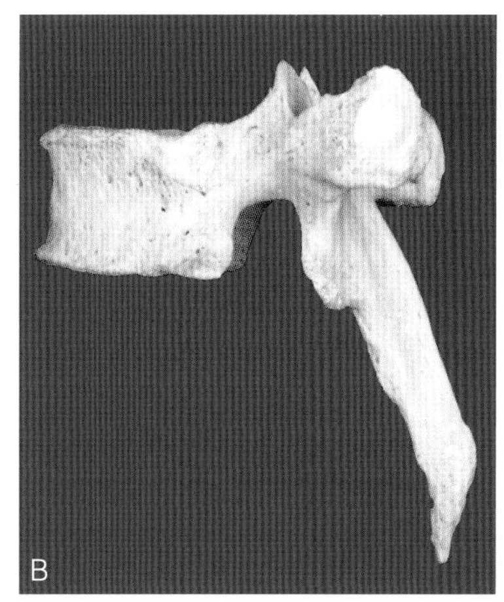

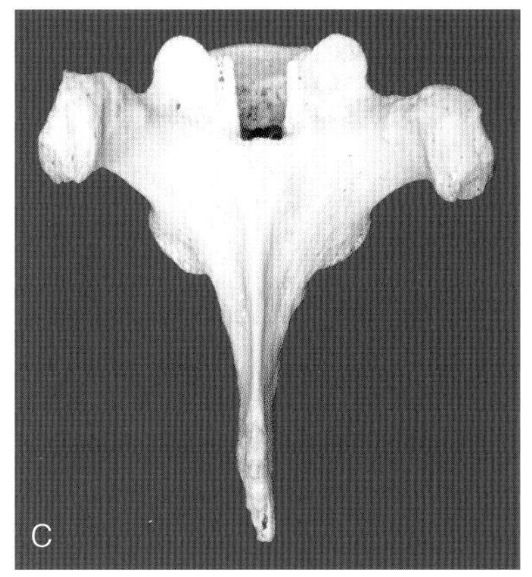

图9-1　胸椎的形态
A.上面观；B.左侧面观；C.后面观

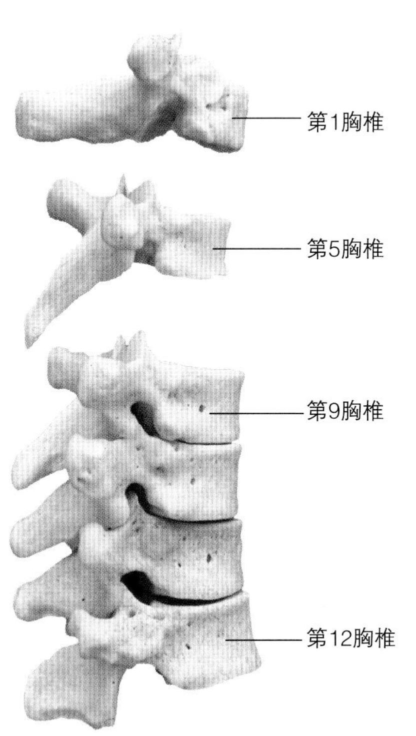

图9-2　第1，5，9~12胸椎

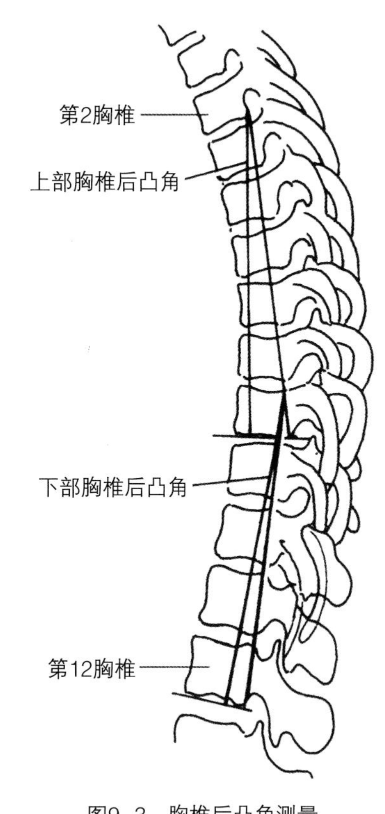

图9-3　胸椎后凸角测量

椎后凸角值（图9–3），各组值分别是：儿童组为（7.96 ± 1.36）°，（4.98 ± 0.67）°；青年组为（10.73 ± 2.28）°，（5.23 ± 1.82）°；中年组为（12.64 ± 1.31）°，（6.49 ± 1.28）°；老年组为（17.88 ± 1.34）°，（9.84 ± 0.98）°；长寿组为（21.57 ± 1.28）°，（13.58 ± 0.96）°，胸椎后凸角值随年龄的增大而增大，符合增龄性生理改变，不是疾病。

临床应用注意事项

胸椎椎体由上而下，因负重增加，逐渐加大，椎体皮质甚薄，椎体内富于松质骨，由纵行及横行骨小梁交织而成，老年性骨质疏松致胸椎骨量丢失明显，易发生楔形骨折。

椎弓根

胸椎椎弓根短而细，在椎弓根最窄处作横断面，形态呈上宽下窄状。常用描述椎弓根形态的测量指标有椎弓根横径、矢状径和内倾角（e角）、下倾角（f角）等，其测量方法如图9–4。

1. 椎弓根径线的测量　椎弓根的横径指椎弓根内外侧皮质外缘之间的最短距离，矢状径指椎弓根上下面皮质外缘之间的最短距离。横径一般小于矢状径，因而椎弓根冠状面呈肾形或泪滴形。

Zindrick（1989年）的一组大样本研究表明，最窄的椎弓根在第4、5胸椎，分别为4.7 mm和4.5 mm。Cinotti的研究发现椎弓根最窄处在第5胸椎，为4.2 mm。Ebraheim研究发现最窄的椎弓根在第4胸椎，为3.8 mm，其次是第5和第6胸椎，为4 mm。乔栓杰等（1996年）测量发现椎弓根横径最宽者是第1胸椎，为12.0 mm；最窄者是第4胸椎，为3.0 mm，胸椎椎弓根的平均横径为5.9 mm。第1、2胸椎和第9~12胸椎的横径均大于第3~8胸椎。第1、2和第9~12胸椎椎弓根横径的平均值为7.2 mm，而第3~8胸椎的平均值为4.7 mm。

杜心如等对椎弓根的内径进行了测量（图9–5），发现胸椎椎弓根内横径（5.4 ± 0.9）mm ＜腰椎内横径（13.0 ± 2.4）mm，胸椎内矢状径（12.3 ± 1.3）mm>腰椎内矢状径（9.4 ± 1.6）mm；2.6%~30%的第11胸椎~第4腰椎椎弓根内横径<4 mm，认为不宜行椎弓根螺钉内固定；同时发现第11胸椎~第3腰椎椎弓根部分呈肾形或泪滴形，其纵径＞横径，且椎弓根骨皮质的厚度为下部>上部>内侧>外侧。由于年龄、性别、种族及个体的差异，椎弓根内径的差异较大，所以用均值的方法选择合适粗细的螺钉不可取，应采取逐个椎弓根测量的方法。螺钉直径应是最小宽度减去两侧的骨皮质厚度。Panjabi等对脊椎进行了三维解剖学研究，也发现椎弓根的断面并非椭圆形而是呈泪滴形或肾形，椎弓根的骨皮质厚薄不

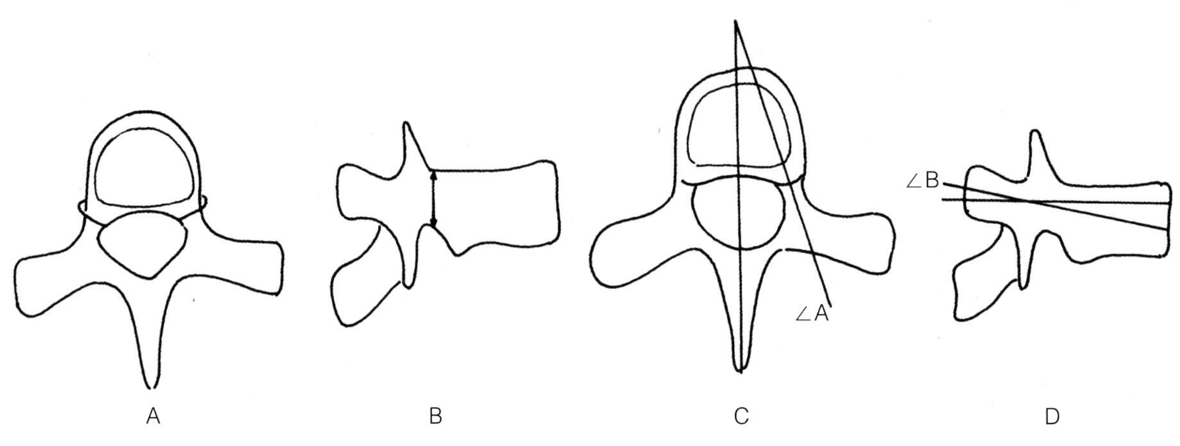

图9–4　椎弓根测量方法
A.横径；B.矢状径；C.∠A e角；D.∠B f角

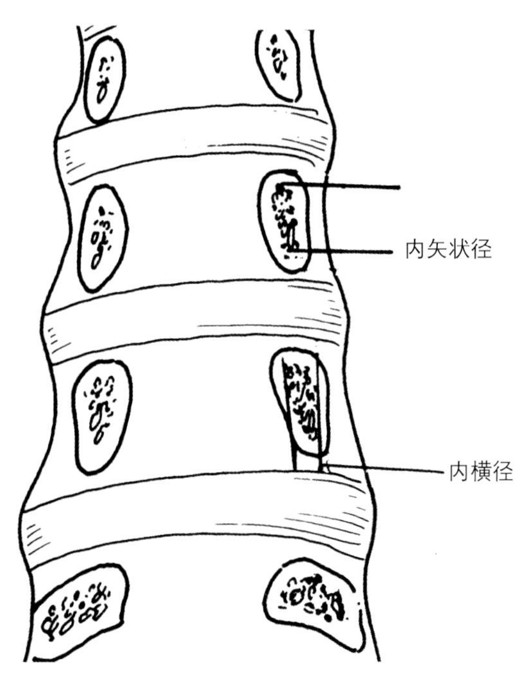

图9-5 椎弓根内横径、内矢状径的测量

均，内侧皮质较厚，外侧皮质较薄。

生物力学研究证明，螺钉直径越粗抗拔出强度越大，但直径过粗可胀破椎弓根皮质反而使螺钉固定强度下降。测量椎弓根横径及矢状径可为选择合适直径的螺钉提供参考。胸椎椎弓根为椭圆形结构，其横径决定了置入螺钉的直径。

由于椎弓根内径小，椎弓根置钉很容易穿破椎弓根皮质，有伤及邻近重要结构的风险。Misenhimer等（1989年）的研究结果表明，椎弓根钉占据椎弓根横径的80%就会发生椎弓根膨胀、变形或骨折。因此，在横径<5 mm的椎弓根上用临床常用的5 mm的螺钉穿钉很容易穿破椎弓根。

3. 椎弓根角度的测量　椎弓根纵轴延长线与椎体正中矢状面之间的夹角称为e角，椎弓根纵轴延长线与椎体水平面之间的夹角称为f角。该两个角度测量对临床正确置入椎弓根螺钉以及准确进行经椎弓根穿刺椎体成形术有重要意义。

梁道臣等通过测量干燥胸椎标本发现，男性第1~7胸椎的e角逐渐减小，第7胸椎最小，第7~12胸椎又渐增大，第12胸椎最大；女性第1~6胸椎的e角逐渐减小，第6~12胸椎又渐增大，第12胸椎最大，第6胸椎最小；f角于男性在20°~25°范围内变化，女性则于19°~26°范围内变化；男性及女性f角左、右侧对比皆无显著性差异；男性及女性相比无显著性差异；男性及女性e角第1~4、第9~12胸椎两组间相比无显著性差异，两组与第5~8胸椎组相比均有显著性差异；f角于男性及女性三组间相比均无显著性差异。李志军等测得的e角在第9~12胸椎逐渐减小，第9~11胸椎均<5°，其中第12胸椎几乎100%为负值（−6.2 ± 2.1）°，第1~5腰椎则又逐渐地增大（6.8 ± 3.2）°~（29.9 ± 4.7）°；e角侧别间及性别间均无显著性差异（P均>0.05）；f角胸椎大于腰椎，第9胸椎~第5腰椎逐渐减小（21.0 ± 2.1）°~（4.4 ± 1.8）°；但f角在第9~12胸椎，性别间有极显著性差异（P<0.01）。殷渠东等测得e角仅在第11胸椎略为负值，第1、2腰椎较小，向两端逐渐增大；f角相对较恒定，胸椎为12°~14°，腰椎为8.5°~11.2°；e、f角各节段差异均有统计学意义（P均<0.01）。各作者得到的数据不同，可能与测量方法有关，但总的趋势是f角胸椎大于腰椎，e角腰椎大于胸椎（第11、12胸椎最小，可能为负角）。

e角和f角决定椎弓根螺钉的进钉方向。不恰当的e角、f角都会使螺钉穿破椎弓根或椎体，损伤脊髓、内脏器官或进入椎间盘，因此进钉方向对置入螺钉非常重要。其中，e角在决定进钉方向时临床意义相对较大，下胸椎固定时螺钉内倾角不宜过大，否则易进入椎管，而下腰椎固定内倾角不宜过小，否则易穿破椎弓根外侧皮质或椎体侧方。

从胸椎椎弓根进钉宜在上关节突下缘，距关节突关节中心偏外3 mm，靠近横突基底部位，螺钉应向矢状线呈7°~10°，并向下倾斜10°~20°（图9-6）。

3. 椎弓根长度的测量　椎弓根的长度指椎弓

根后缘皮质中点沿椎弓根轴线到椎体前缘皮质的距离。史亚民等测量中国人胸椎标本发现，椎弓根的长度从第1~7胸椎逐渐增加，第7~12胸椎基本相同（表9-1）。

生物力学研究表明，椎弓根螺钉越长，固定强度越大，但随着螺钉的增长，穿破椎体损伤血管及脏器的危险性也增大，而过短又使固定不够坚固。因此，选择合适的螺钉深度也很重要。临床实践中，椎弓根螺钉的深度一般以钉尖到达椎前皮质后方的5~8 mm为宜。

乔栓杰等通过测量胸椎椎骨标本，以从椎弓根后缘进入椎体的3/4，发现最长的为第12胸椎，达45.0 mm；最短的为第1胸椎，为23.0 mm；第1~12胸椎椎弓根平均长度为31.4 mm（表9-2）。

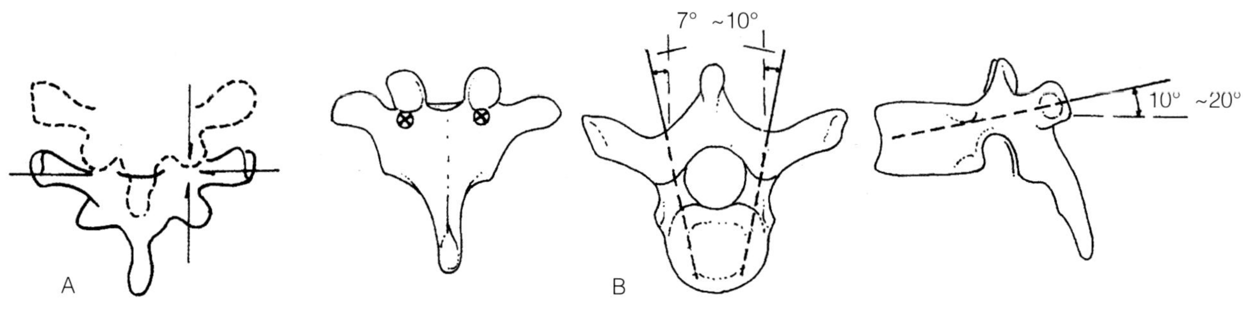

图9-6 胸椎椎弓根进钉位置和打入途径
A.进钉位置；B.打入途径

表9-1 胸椎椎弓根长度测量（$\bar{x} \pm s$）

性别	第1胸椎	第2胸椎	第3胸椎	第4胸椎	第5胸椎	第6胸椎
男（n=20）	34.9±2.2	36.8±2.0	37.9±2.2	39.2±2.2	40.7±2.1	41.8±2.2
女（n=20）	33.5±1.8	35.1±1.8	36.0±1.7	37.4±1.9	38.7±1.7	40.0±1.9
总（n=40）	34.2±2.1	35.9±2.0	37.0±2.2	38.3±2.3	39.7±2.2	40.9±2.3
性别	第7胸椎	第8胸椎	第9胸椎	第10胸椎	第11胸椎	第12胸椎
男（n=20）	43.2±2.2	44.2±2.5	44.6±2.5	44.6±2.7	43.7±3.2	44.7±3.2
女（n=20）	41.0±2.0	42.1±2.1	42.1±2.2	41.4±1.9	41.0±2.3	41.7±2.7
总（n=40）	42.1±2.4	43.1±2.5	43.3±2.5	42.8±2.7	42.2±3.0	43.2±3.3

注：各测量参数男女组间经*t*检验，$P<0.001$

表9-2 胸椎椎弓根螺钉长度的测量（$\bar{x} \pm s$）

性别	第1胸椎	第2胸椎	第3胸椎	第4胸椎	第5胸椎	第6胸椎
男（n=52）	24.7±1.3	24.4±1.4	25.0±1.5	26.4±2.7	29.6±2.5	30.8±2.3
女（n=20）	24.0±1.9	24.0±1.0	25.0±1.0	25.0±1.2	28.0±2.0	29.0±1.9
性别	第7胸椎	第8胸椎	第9胸椎	第10胸椎	第11胸椎	第12胸椎
男（n=52）	32.6±2.7	34.7±2.2	35.8±2.3	37.4±2.6	39.9±1.6	40.1±1.5
女（n=20）	34.7±2.2	32.0±3.2	23.6±3.2	35.7±3.7	38.0±2.9	38.6±2.2

4. 胸椎椎弓根的毗邻结构 胸椎椎弓根的毗邻结构复杂，重要组织器官多，一旦损伤，后果严重。椎弓根的内侧与脊髓相邻，二者借硬脊膜相邻，其间距为0.2~0.3 cm。从神经根到椎弓根上缘距离（DI），第1~12胸椎为1.8~3.8mm，逐渐增加；从神经根到椎弓根下缘距离（DS），第7~9胸椎最大（3.5 mm），第1胸椎最小（1.6 mm）。椎弓根到其上、下的神经根均有一定距离，最小为1.2 mm（表9-3）。神经根上下方向直径及冠状面上神经根轴线与中线所成的夹角见表9-4。神经根直径从第1胸椎的2.8 mm到第11胸椎的4.5 mm，逐渐增大。神经根冠状面上与中线所成的夹角从第1胸椎的119.5° 逐渐减少到第12胸椎的60.2°，越是上位胸椎，神经根越呈水平状行走。

横 突

胸椎横突粗短，呈圆柱状，伸向后外，除了最下2~3个胸椎椎体外，每一横突有一肋凹，与肋结节形成肋横突关节。

目前对于横突的研究多注重于横突与椎弓根的解剖关系，以便为横突作为椎弓根进钉定位标志提供解剖学基础，但专门研究横突的解剖资料极少。崔新刚等对胸椎横突和腰椎横突二者解剖形态作对比研究，认为胸椎横突长度长于第1、2腰椎，厚度大于腰椎（第5腰椎除外），高度高于腰椎（第5腰椎除外），后仰角大。因此，胸椎横突除做定位标志外，还可做内固定之用，由横突至椎体螺钉固定是可行的，这一用途应引起临床重视。

关节突

胸椎的关节突接近冠状位，上关节突朝向后外，下关节突朝向前内，关节面与横截面约呈60° 角（图9-7），与冠状面呈20° 角。这种排列有利于胸椎的侧屈、旋转和少量屈伸运动，但受到肋骨框架的限制。

胸椎上关节突呈薄板状，自椎弓根与椎板

表9-3 神经根到椎弓根的距离

椎弓根	神经根到椎弓根下缘距离（DS）（mm）		神经根到椎弓根上缘距离（DI）（mm）	
	$\bar{x} \pm s$	范围	$\bar{x} \pm s$	范围
第1胸椎	1.6±0.2	1.2~2.5	1.8±0.3	1.6~2.4
第2胸椎	1.9±0.2	1.5~2.0	2.10.3	1.6~2.5
第3胸椎	2.8±0.4	2.0~3.2	2.7±0.5	2.0~3.5
第4胸椎	2.3±0.3	2.0~3.1	2.5±0.6	1.8~3.2
第5胸椎	2.5±0.3	2.0~3.5	2.7±0.6	2.0~3.9
第6胸椎	3.0±0.8	2.2~5.9	2.6±0.4	1.3~4.9
第7胸椎	3.5±0.9	2.3~6.2	3.1±0.5	2.1~4.0
第8胸椎	3.1±0.8	2.0~4.1	2.9±0.8	1.8~6.0
第9胸椎	3.5±1.0	2.1~5.1	3.3±0.7	1.5~5.2
第10胸椎	2.6±0.6	1.9~5.1	2.8±0.7	1.6~6.4
第11胸椎	2.7±0.3	1.9~4.2	3.2±1.7	2.0~5.1
第12胸椎	2.5±0.6	1.7~3.9	3.8±1.8	2.6~7.1

表9-4 神经根解剖参数

椎弓根	上下直径（d/mm）		矢状面上角度（°）	
	$\bar{x} \pm s$	范围	$\bar{x} \pm s$	范围
第1胸椎	2.8±0.3	2.3~3.5	119.5±5.2	110~132
第2胸椎	2.8±0.5	1.9~3.4	116.2±5.6	105~128
第3胸椎	3.1±0.5	2.5~3.9	110.2±6.2	99~116
第4胸椎	3.2±0.3	2.4~3.6	111.2±4.2	100~116
第5胸椎	3.3±0.4	2.0~3.8	105.0±8.2	90~116
第6胸椎	3.4±0.3	2.7~3.9	111.6±7.6	88~119
第7胸椎	3.5±0.5	2.9~4.4	109.5±9.5	84~116
第8胸椎	3.5±0.6	2.6~4.5	109.5±14.3	80~115
第9胸椎	3.8±0.6	2.6~4.8	99.2±8.5	80~109
第10胸椎	3.9±0.4	2.8~4.2	90.2±7.3	78~100
第11胸椎	4.5±0.5	3.9~5.1	81.2±5.6	70~92
第12胸椎	4.2±0.8	3.0~5.6	60.2±6.2	52~92

连接处发出，关节面平坦；下关节突位于椎板的前外侧面，呈卵圆形，略凹陷。胸椎的关节突正位于以椎体前侧为中心所作圆弧上，这种结构特点决定了胸椎的旋转运动（图9-8）。脊柱旋转运动主要发生在胸椎，额状位的关节突关节面有利于旋转，限制了胸椎的屈伸运动，不易发生脱位。伴随运动的有肋骨和胸骨。站立时，这种旋转运动同时伴有骨盆对下肢的旋转运动。坐位时可单独发生。

椎 板

胸椎椎板短、宽、厚，且由上而下重叠。李志军等对脊柱骨标本椎板厚度进行了测量。结果发现胸椎椎板厚度第6胸椎最薄，第12胸椎最厚，第1~12胸椎变化为（6.8 ± 1.0）mm，厚度变化不明显，性别间第1~9胸椎有极显著性差异（P <0.01），第10~12胸椎有显著性差异（P <0.05）。

椎板是构成椎管后部主要结构，发育性、退变性椎板增厚均可致胸椎椎管狭窄，压迫脊髓和神经根。

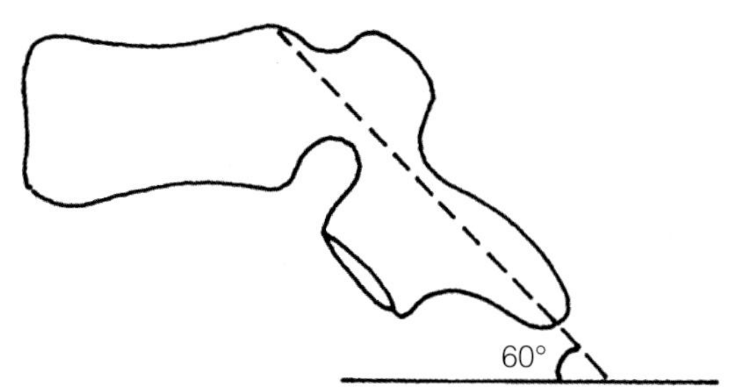

图9-7　胸椎关节突与水平面的夹角

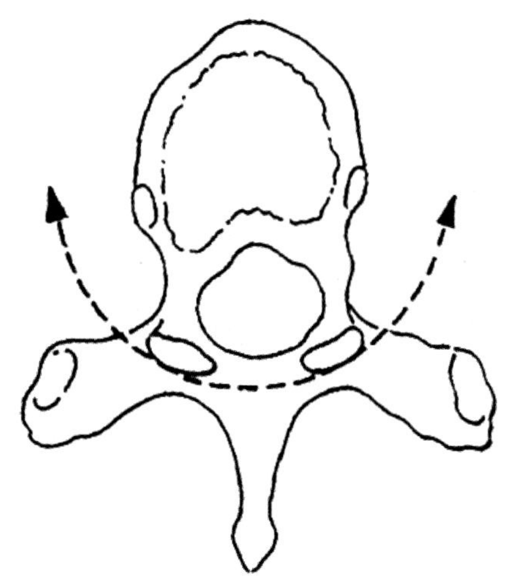

图9-8　胸椎的关节突位于圆弧上

棘 突

胸椎棘突细长，向后下方倾斜，彼此重叠，呈叠瓦状排列。棘突正偏情况并非完全一致。有作者研究认为，可通过胸椎棘突定位协助选择合适椎弓根螺钉置钉点。崔新刚等测量胸腰椎椎骨标本及正常成人胸腰椎X线片与CT片后，以棘突上缘根部水平线与关节突关节中央垂线二者交点为基本定位点。第10~12胸椎进钉点位于此点上方5 mm，第1~4胸椎正在此点，第5胸椎在此点下方5 mm。根据此法实验室与临床共置钉108枚，全部成功。该法以棘突和关节突定位穿钉，不用显露横突，创伤较小，出血少，定位简单。可用于横突骨折或横突变异不能采用横突定位方法的病例，但目前临床应用此法不多。

椎 孔

胸椎椎孔大致呈圆形，较小，骨折时容易引起脊髓损伤。因第1、2胸椎容纳颈膨大，第11、12胸椎容纳腰骶膨大，故此4个椎体椎孔较大，呈三角形。

根据中国解剖学会体质调查委员会报道，胸椎椎孔横径、矢状径及椎孔指数如表9-5。

从以上数据可以看出，各个胸椎椎孔矢状径较近似，除第12胸椎稍大，其余较恒定，大致为14、15 mm，第11、12胸椎上升；其横径（椎弓根间距）除第1~3胸椎及第11、12胸椎稍大外，第4~10胸椎基本与矢状径相同，在整个椎管中也为最小，总体趋势是：第2、3胸椎下降，第4~10胸椎较恒定，第11、12胸椎又上升。

表9-5　胸椎椎孔的各径和指数（$\bar{x} \pm s$）

胸椎	横径（d/mm）		矢状径（d/mm）		椎孔指数	
	男性	女性	男性	女性	男性	女性
T1	19.7±1.6	19.1±1.4	14.1±1.3	13.4±1.3	71.0	70.1
T2	17.2±1.3	16.7±1.4	14.7±1.1	13.9±1.5	86.4	83.2
T3	16.0±1.2	15.7±1.3	14.8±1.1	14.1±1.1	92.5	89.8
T4	15.7±1.2	15.1±1.3	14.8±1.3	14.2±1.2	94.2	94.0
T5	15.5±1.1	15.1±1.4	15.0±1.5	14.4±1.9	96.7	95.3
T6	15.6±1.2	15.5±1.4	15.0±1.4	14.4±1.6	96.1	92.9
T7	15.6±1.3	14.7±1.4	14.9±1.3	13.7±1.1	95.5	93.1
T8	15.7±1.2	15.2±1.6	14.9±1.4	14.1±0.9	94.9	92.7
T9	15.8±1.2	15.2±1.5	14.5±1.2	14.0±1.2	91.7	92.1
T10	16.0±1.7	14.9±1.6	14.7±1.4	13.5±1.1	91.8	90.6
T11	17.4±1.6	16.7±1.4	15.4±1.5	14.8±1.2	88.5	88.6
T12	20.3±2.1	19.7±1.9	16.8±1.4	16.7±1.5	82.7	84.7

临床应用注意事项

在诊断椎管内占位性病变时，不仅要测量各径，也要注意各径线增减规律，如胸椎椎管内病变，其上下椎弓根间距均正常，但是病变处突然增宽，虽其绝对值在正常范围内，仍有诊断价值。

胸椎的血供

胸椎除直接或间接受相邻肋间动脉供应外，上2个胸椎尚接受甲状腺下动脉、锁骨下动脉、肋颈干或椎动脉发出的降支的供应，其中甲状腺下动脉最多。不同节段血管在相应椎体前、后面和椎弓根内、外面分为升、降支，供应相邻椎骨，每侧相邻升、降支相连呈纵吻合，左右同名支相连成横吻合（图9-9，10）。

每个胸椎椎体的滋养动脉共分三群：二群分别由椎体左右前外侧面进入，一群由椎体后面中央进入。在4个月胎儿，椎体每侧有5~6支滋养动脉，1~3岁幼儿减为3支。在上10个胸椎，由椎体后面进入的滋养动脉常为2支；下2个胸椎常为3~4支。三群动脉在椎体内呈放射状排列，并在松质骨内互相吻合。终动脉只在椎体发育中的终板软骨中出现，以后随椎骨骨化，动脉支在松质骨内形成吻合，终动脉也随之消失。

胸椎变异和畸形

胸椎变异较为少见，但其临床意义重大，多合并脊柱侧弯、脊髓畸形及脊髓压迫等临床问题，同时可伴肋骨变异及其他畸形。数目变异可为11个或13个，在第12胸椎可出现胸椎腰化，第1腰椎出现腰椎胸化；第1胸椎一侧或两侧出现双肋凹，第10胸椎的横突肋凹可阙如。胸椎还可出现半椎体、分节不全融合畸形或蝴蝶椎（图9-11）。

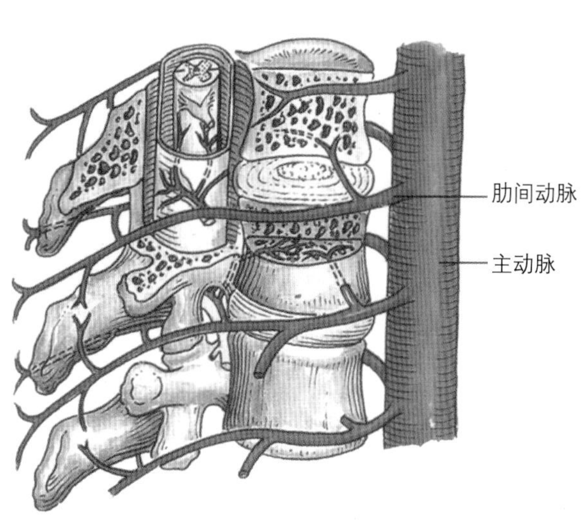

图9-9　胸椎的血供示意图

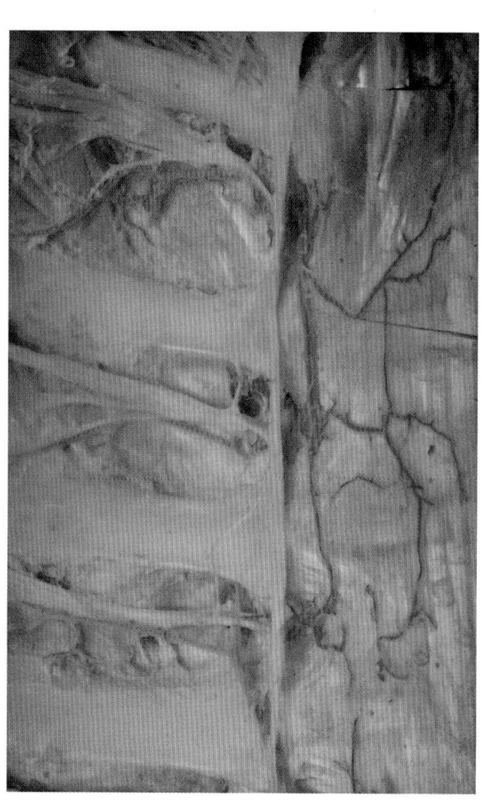

图9-10　胸椎的血供

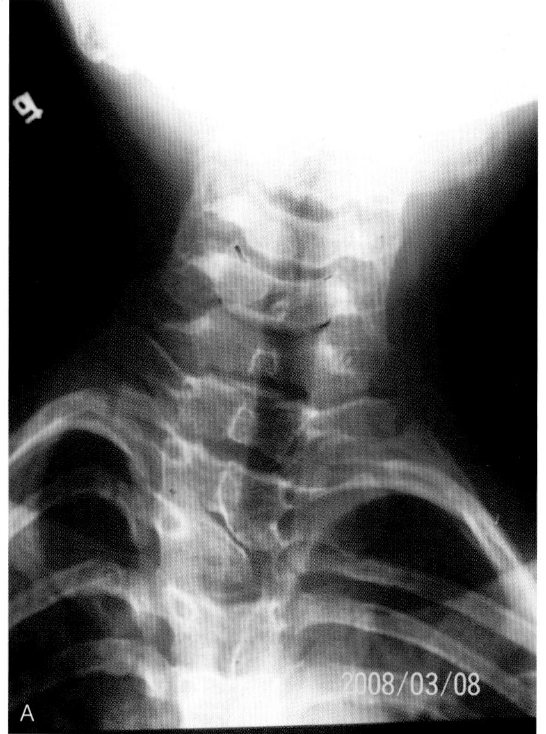

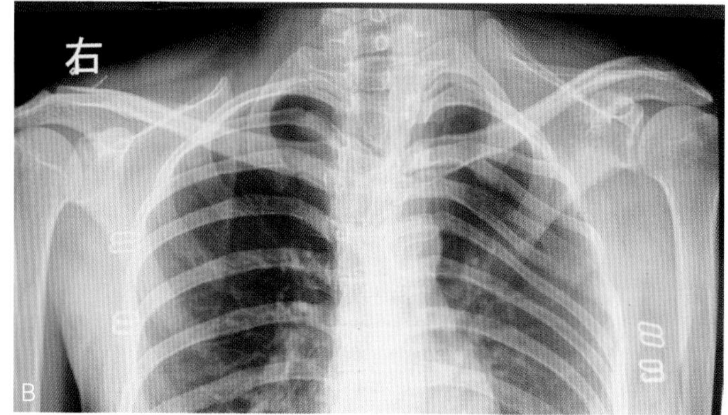

图9-11　胸腰椎融合、半椎体（A）及肋骨分叉（B）

胸椎腰化

胸椎腰化是指第12胸椎形态与腰椎接近，同时双侧肋骨阙如。此时，胸椎的数目变成了11个，而腰椎数目则为6个。胸椎腰化时，胸椎的棘突宽大，与腰椎棘突形态无异，其上关节突外缘的乳突巨大，平直伸向后方，与第1腰椎的乳突相似，其下关节突关节面的方向呈矢状位，与第1腰椎上关节突形成关节突关节，而其上关节突关节面呈冠状位，与第11胸椎的下关节突形成冠状位的关节突关节，这种冠状位与矢状位的变化，使之成为胸腰段移行部的一个特点，此点与正常第12胸椎相同。

腰椎胸化

与胸椎腰化相反，腰椎胸化是指第1腰椎在形态上近似于第12胸椎，在第1腰椎存在肋骨，此时胸椎数目变成了13个，而腰椎则为4个（图9-12）。此时，腰椎的上关节突呈矢状位，与第12胸椎的下关节突形成关节突关节，方向呈矢状位，而其下关节突的方向仍呈矢状位，与第2腰椎的上关节突形成关节突关节。需要指出的是，不管是胸椎腰化还是腰椎胸化，往往与腰椎骶化和骶椎腰化相伴，所以拍胸片确定肋骨数目很重要。同时拍腰椎正、侧位有助于对此种变异的确认，但就临床实践来讲意义并不是很大，此种变异多不伴有脊髓畸形，也无临床症状，往往在拍片时偶然发现，其临床意义在于胸腰段手术时定位及确定病变节段。

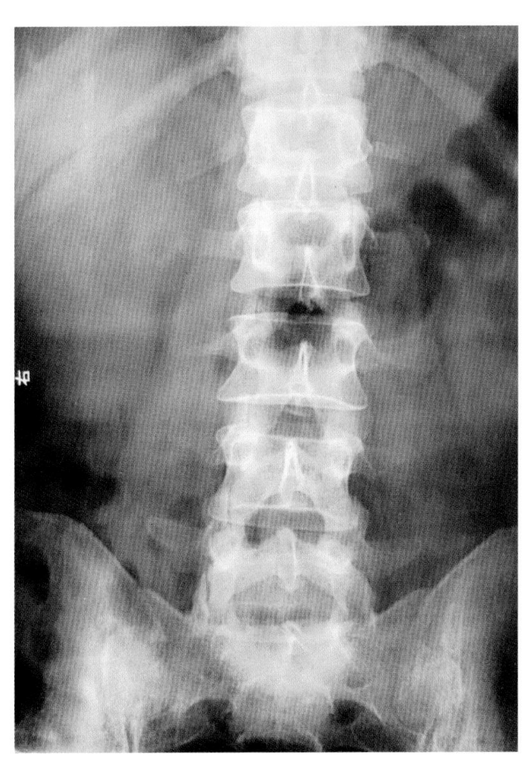

图9-12　腰椎胸化（X线正位片）

半椎体

与腰椎一样，胸椎是椎体畸形常见部位，胸部常见半椎体多为1/4半椎体，常见于后下1/4处。此种畸形呈锥状，在一侧的后部楔入上、下椎间盘之间，其前部的椎体、椎弓根、椎板、横突可能阙如，或发育不良，附着其上的肋骨也可能发育不良或畸形，这种畸形常引起胸椎侧弯和后凸畸形。患者常在青春期即被发现，而且侧后凸畸形迅速发展，如果两侧同一平面同时存在半椎体畸形，则可能由于两侧半椎体同时发育而使胸椎侧弯不明显，但可能出现严重的后凸畸形。由于半椎体畸形引发的脊柱畸形复杂，单纯的胸椎正、侧位片难以判断，需结合CT及MRI等影像手段进行了解明确。

半椎体畸形的影像特点为其上下椎间盘间隙在前方汇合成为一个椎间隙，其上下椎体骨质无破坏，而半椎体骨质也正常，轮廓成三角形的锥状，往往可见椎弓根。胸椎椎体结核造成椎间隙变窄甚至消失，其椎体破坏，椎体骨轮廓明显变形及模糊，这是二者的不同之处。

椎体融合

胸椎椎体融合是由于椎体分节不良所致，其椎间盘部分消失、全部消失或发育不良，多在椎体前方，两椎体形成骨性融合，而侧后方则可能残余部分椎间盘。此种椎体特点为两个椎体融为一体，而其后部的椎弓根、椎板、关节突、横突等结构往往存在，但由于椎间盘的发育不良，所以其椎间孔要比上下椎间孔要小。如果合并椎弓根阙如，则它们之间的椎间孔又比上下正常椎间孔大，其椎体前缘高度比单个椎体前缘高度大，但又比两个椎体前缘高度的和小，而椎体后缘高度往往比两个椎体后缘高度的和要小。椎体融合畸形的关节突关节发育不良或伴发融合，其肋骨也常合并畸形，所以往往产生脊柱侧弯及后凸畸形。这种畸形可能单独存在，也可能同时合并半椎体等畸形，临床上应注意寻找辨认，不要只满足于一种畸形的发现而漏诊其他畸形。

椎体融合的影像特点是，两个椎体前缘融合成一个光滑的弧线，椎间隙消失或残余，但残余椎间隙较正常窄小，常伴有椎间孔变小，关节突关节消失，椎体、椎弓根、关节突及棘突骨质正常无破坏，椎体的骨质也正常（图9–13）。胸椎结核时，椎间隙破坏，椎体骨质破坏，其关节突关节、椎间孔及棘突影像正常，这是二者的鉴别要点。另外，胸椎结核伴有椎旁脓肿，多无肋骨畸形，而椎体融合多伴有肋骨畸形而其椎旁软组织正常，不会伴有椎旁脓肿，这也是鉴别点之一。

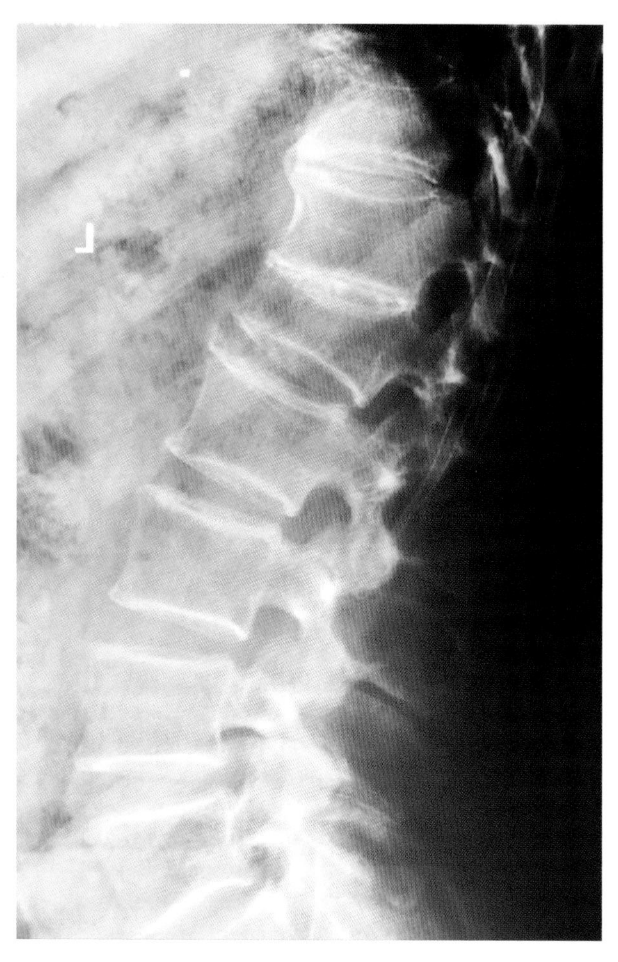

图9–13　胸椎融合（T11~T12融合）

胸　廓

胸廓（thoracic cage）是胸部的支架，由脊柱胸段、12对肋和肋软骨、胸骨构成。肋间隙中有肌、筋膜、血管和神经等软组织填充。胸廓表面有连接上肢、腹壁和背部的肌肉附着，内面衬胸内筋膜和壁胸膜。

胸廓呈前后略扁的锥形，上部狭小，下部宽大。胸廓有三个径，即前后（矢状）径，左右（横）径和上下（垂直）径，成人横径大于矢状径，横断面呈肾形。胸廓有上下两口，胸廓上口由第1胸椎体上缘、第1肋、第1肋软骨和胸骨柄上缘围成，胸廓下口由第12胸椎体下缘，第12、11肋以及第10、9、8、7对肋软骨围成。胸廓功能主要为保护胸腔脏器及参与呼吸运动。

胸壁各骨有病变时，可以使脊柱曲度发生改变，引起胸廓的畸形。如脊柱后凸即驼背时，脊柱上段因把同段的胸骨及肋骨拉下，使横径减小而矢状径增大，同时身长缩短。脊柱侧凸时，肋骨一般随椎板及椎弓根的位置而变化。这种侧凸如发展为结构性的，肋环绕纵轴旋转或扭曲，棘突偏向凸侧，凹侧的肋间隙减小，邻近的肋骨甚至互相接触，而凸出的肋间隙却大为变宽，后部隆起，形成剃刀背，在这种情况下，胸内的脏器也将发生一定变形。

■ 胸廓骨性结构

胸 骨

胸骨（sternal bone）是以松质骨为主的扁骨，血供丰富，上端较厚，向下逐渐变薄，分为柄、体及剑突三部分，形成柄胸及剑胸结合（图9-14）。

胸骨柄（sternal manubrium）是胸骨的上部，相当于2个胸椎体的高度，为胸骨最宽厚的部分，胸骨柄中部厚10 mm。其上缘很厚，中部有一个浅而宽的切迹，称为颈静脉切迹（胸骨上切迹），胸锁乳突肌的胸骨头附着于其稍下骨面，切迹两侧有向外下方的卵圆形关节面，与锁面的胸骨端相关节。胸骨柄外侧缘上部有一肋切迹，与第1肋软骨相接。胸骨柄下缘借软骨性的柄胸结合与胸骨体相连，有10%的成人，柄胸结合为骨性连结。胸骨柄与胸骨体不在同一平面，二者的结合部稍向前突形成胸骨角，胸骨角（sternal angle）是重要的骨性标志，位于颈静脉切迹下方约5 cm处。

胸骨体（sternal body）居胸骨的中部，是胸骨三部分中最长的一部分，胸骨体最宽的部位在第5肋软骨连接处。胸骨体的前面有三条横嵴，是个体发育过程中胸骨4个节段融合的遗迹。胸骨体的中线在前相当于胸大肌附着处，在后相当于胸膜的反折线，胸骨体上端两侧各有半个肋切迹与胸骨柄下端的半个切迹相合与第2肋软骨相接，其下每侧另有4个肋切迹，分别与第3~6肋软骨相接。

胸骨剑突（xiphoid process）在胸骨的下

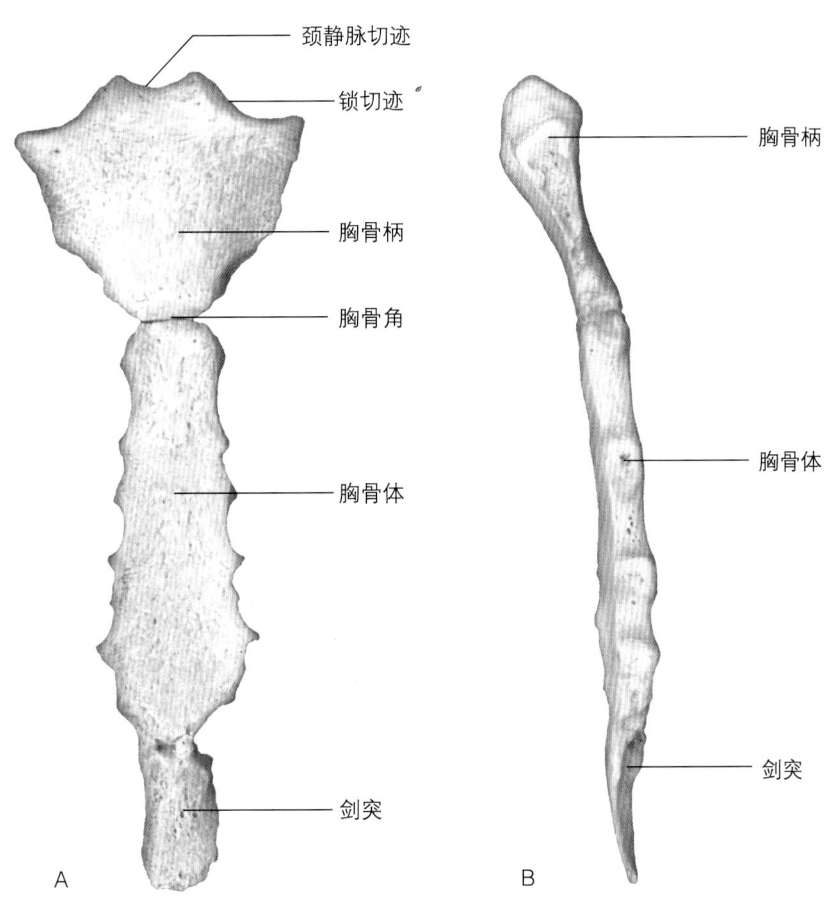

图9-14 胸骨的形态
A.正面观；B.侧面观

端，为软骨性，借胸剑结合与胸骨体相连。剑突细而薄，末端分叉或尖锐，其上缘外侧有半个切迹，与胸骨体下端半个切迹相合，与第7肋软骨相接。剑突的后面与胸骨体平齐，前面稍凹陷，30岁左右开始骨化，40岁前后完合骨化，并与胸骨体融合，有的人胸骨剑突终生不骨化。

胸骨柄与胸骨体交接处骨质较薄，如发生骨折，多在此处，常为粉碎性骨折，但由于周围组织的包绕，保护了骨折片，不易发生开放性复杂骨折。老年以后，胸骨及肋软骨完全骨化，骨折的机会增多。

临床应用注意事项

临床上，常通过体表标志来协助判断胸椎的位置。通常，胸骨的上缘即颈静脉切迹，与第2胸椎椎体的下缘在同一平面。胸骨角在胸骨柄与胸骨体的交界处，微向前凸起，相当于第4胸椎椎体的水平，可摸到亦可视出，由此向外即为第2肋软骨。胸骨剑突埋于腹直肌鞘内，不易触得，一般所摸得的隆起代表胸骨体与剑突的结合部，相当于第9胸椎椎间盘水平。

胸骨表面平滑，一般无压痛，如果出现压痛，应注意是否存在血液病变；局部隆起常是肿瘤的表现，注意鉴别（图9-15）；胸骨骨折时可以出现局部畸形、压痛。心脏搭桥术常是经胸骨正中劈开入路，胸骨骨髓炎常是劈开胸骨后的并发症，局部窦道形成（图9-16）。

肋 骨

肋（ribs）呈弓形，共12对。第1~7对肋软骨直接与胸骨相连，称为真肋（true ribs），第7肋骨有的不与胸骨结合，而与第6肋软骨连结。第8~10对肋前端借肋软骨与上位肋软骨连接，形成肋弓（costal arch），称为假肋（false ribs），有的第8肋可直接连于胸骨成为真肋，第10对肋软骨前端也可能游离。第11、12对肋软骨前端游离，伸入腹侧壁肌层，不与胸骨相连，称为浮肋（floating ribs）。12对肋骨有许多相似的特点，但各对肋骨形态也有自己的特点。

1. 典型肋骨的形态　典型的肋骨长而弯曲呈弓形，截面为扁圆形。分为头、颈、结节和体4部（图9-17）。

肋头（costal head）稍膨大，有上、下两个关节面，分别与本节段和上位胸椎椎体侧面的肋关节面相关节，两个关节面之间有肋头嵴分开。肋颈稍窄，伸向背外侧约2.5 cm。后面粗糙，有许多小孔为肋骨的滋养孔。每肋滋养孔有48个，其中第7肋最多，达63个，孔的直径0.5 mm。肋颈与肋体连接部的后面有肋结节（costal tubercle）。肋结

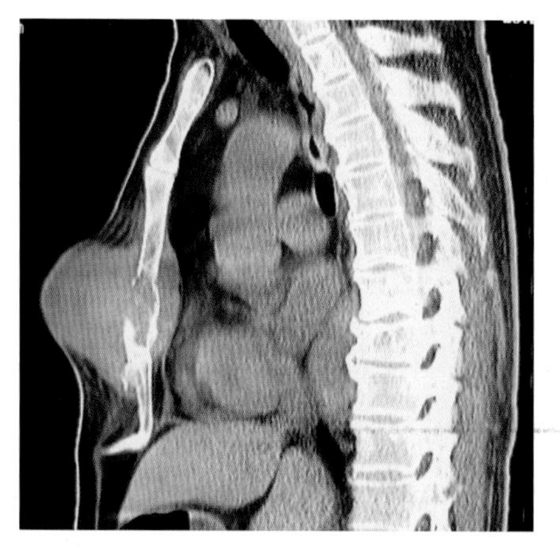
图9-15　胸骨肿瘤（多发性骨髓瘤）

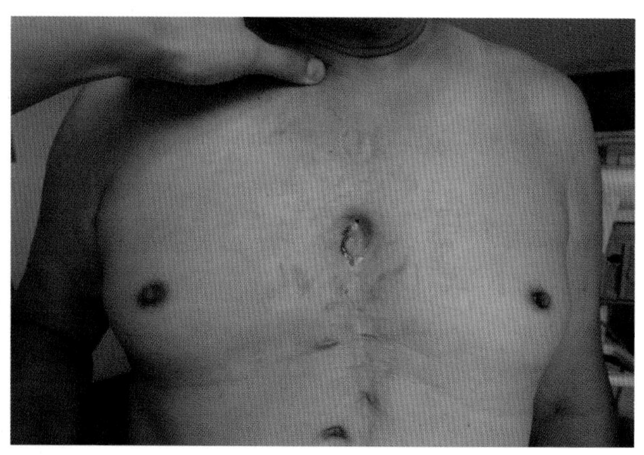
图9-16　胸骨骨髓炎窦道形成

节有一个粗糙的突起和一个平滑的关节面，突起部是肋横突韧带的附着处，关节面则与同一节段胸椎横突关节面相关节。

肋体上外侧缘厚而圆凸，下缘薄锐，下内侧面的下缘，有一个容纳肋间血管和神经的肋沟（costal groove），此沟在每一肋骨后段的内侧面最为清楚。肋体前端为连接肋软骨的小凹。肋体全长有3个扭曲，一个在水平面上弯向前，一个在矢状面上弯向下，一个沿肋骨本身长轴向内扭转。弯曲与扭曲最显著的部位是位于肋结节外侧约5 cm处的肋角（costal angle）。肋角位置表浅，容易摸到。由第1~7肋长度逐渐增加，第8肋往下又逐渐变短，直至第12肋。

肋骨表面有骨膜覆盖，骨膜有丰富的血管，再生力强，切除肋或肋软骨后，保留骨膜，可由骨膜再生肋骨。肋骨膜的外面附着有肋间肌和胸廓表面的肌，手术切除肋骨时，要沿肌肉附着方向剥离骨膜，在肋上缘由后向前，肋下缘由前向后则比较容易剥离骨膜，也不致撕裂肌肉。

肋骨和肋骨膜的动脉供给有两个来源，即起自胸主动脉的肋间后动脉和起自胸廓内动脉的肌膈动脉的肋间前动脉。肋间后动脉是主要的血供来源，此动脉发出众多管径细小的肋骨营养动脉和骨膜动脉，前者经分散的肋骨滋养孔进入肋骨。

2. 不同肋骨的特点　每个肋骨的构造虽然大致相同，但有些肋骨，尤其是最上及最下2对肋骨比较特殊（图9-18）。

（1）第1肋骨：在所有肋骨中最短，坚韧，扁平，在水平面上弯度最大。肋体上下扁平，有上、下两面和内，外两缘。在内侧缘靠近肋体中点处，有一个前斜角肌附着所形成的斜角肌结节，结节的后方为锁骨下动脉和臂丛下干跨过第1肋上面所形成的浅沟，在结节的前方有时可见到锁骨下静脉跨过所形成的浅凹。第1肋头小而圆，仅有一个与第1胸椎椎体相关节的关节面，无肋头嵴，颈向下而非向上，与一般肋骨的方向有所不同。前斜角肌结节的前后均有一沟，结节前之沟有锁骨下静脉通过，结节后之沟有锁骨下动脉及臂丛下干通过。横过胸膜顶部的Sibson筋膜紧贴于斜角肌的深面，也紧附着第1肋上缘。在第1肋头有时一部分与第7颈椎及第1胸椎椎间盘相关节。

（2）第2肋骨：长度约为第1肋的2倍，肋头与第1、2胸椎椎体相关节，肋体也呈扁平形，曲而不扭，外面有1个大的粗糙面，称为肋粗隆（rib tuberosity），为后斜角肌附着处。有一个因前锯肌上肌齿附着所形成的结节。

（3）第10肋骨：形状介于第9~11肋之间，具有一般假肋及浮肋的特点，肋头可有1个整关节面或2个半关节面。结节可能与胸椎横突相关节，也可能不相关节。第10肋软骨可能与第9肋软骨连接，或者只借韧带联系，甚至完全游离。有文献报道，第10肋为附着肋的仅占12%，两侧均游离

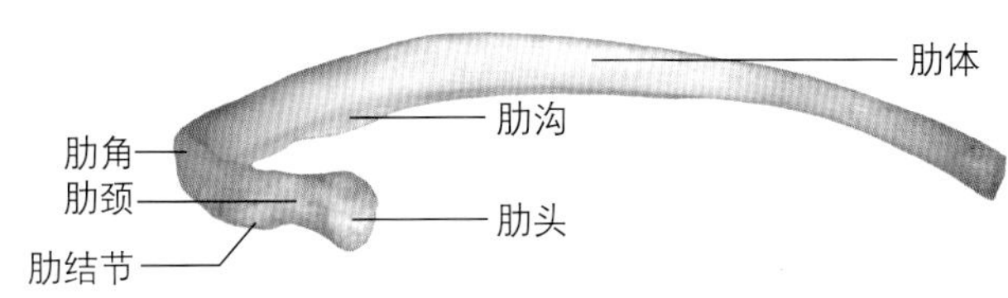

图9-17　典型肋骨的形态

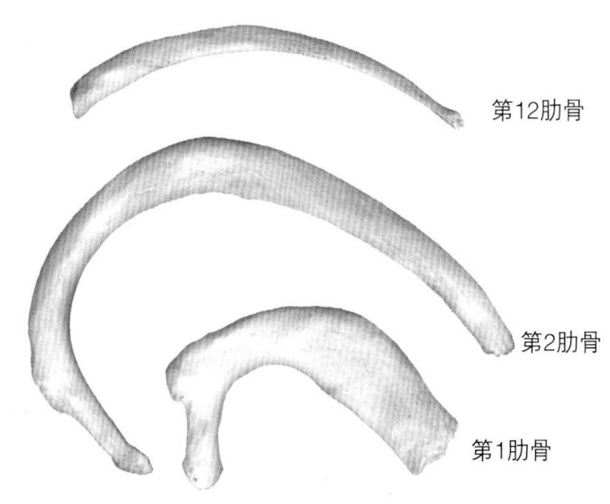

图9-18　第1、2、12肋骨的形态

的占79.5%，一侧游离的占8.5%，认为浮肋型是中国人第10肋的正常型。

（4）第11、12肋骨：相邻的上位肋骨依次渐短，肋头只有一个关节面与本节段胸椎椎体相关节，没有肋颈和肋结节，肋角也不明显。第11肋的肋沟甚浅，第12肋无肋沟。

临床应用注意事项

正常时，壁胸膜后缘在竖脊肌的外侧缘跨过第11肋，如果第12肋甚短，末端未达到竖脊肌的外侧缘，以致体表不易摸到，有可能误将第11肋的下缘确定为切口平面，这个切口有使胸膜腔受损的危险。因此，第12肋的长度对于从腰部入路的手术有重要意义。第12肋末端未抵达竖脊肌外侧缘者，中国人资料统计占27.5%。第12肋末端不超出竖脊肌外侧缘的人，其第10肋基本上都是浮肋。

在脊柱外科中，肋骨可用作脊柱骨缺损的植骨材料。但与自体髂骨相比，肋骨长宽比例不佳，外形呈弧形，截面太小与相邻受区接触面积有限，骨质力学强度较差，且皮质骨多于松质骨，愈合时间较髂骨慢，当受到的载荷过大或植骨跨越的节段超过2个时，肋骨可发生断裂，因此不是理想的植骨材料。但在胸椎结核等疾患时，如果病灶清除后局部稳定性部分破坏或者缺损较小，可以采用肋骨，一般修剪多段捆扎应用，以增加强度及植骨接触面。

肋骨骨折临床常见，由于肋骨周围肌肉包裹，局部血供好，骨折容易愈合，局部固定即可达到治疗目的。同样，肋骨肿瘤可以被局限在软组织形成的屏障内，可以达到肿瘤扩大切除的边界。

胸廓的连结

胸廓及胸壁关节

1. 胸骨的关节

（1）柄胸结合：在构造上与耻骨联合和椎体间的关节相似，均位于躯干的中线上。2个相接骨端覆以一层透明软骨，借纤维软骨相连。纤维软骨也可出现腔隙，类似关节构造。这个连结在呼吸运动时，可使胸骨体向前后运动，增大或缩小胸腔的容积。有10%的人，关节的纤维软骨变为骨性结合，其骨化与年龄的关系尚不肯定。柄胸结合以后成为柄胸联合。

（2）剑胸结合：属于软骨结合，相当于第9胸椎椎体的平面，中年以后始变为骨性结合。在第6~7肋软骨与剑突前后面有肋剑突韧带，可以防止附着其后面的膈肌向后牵引。

2. 肋软骨连结　第8~10肋软骨相邻2个肋软骨的边缘形成软骨间连结，关节囊甚薄，内面衬以一层滑膜，周围并有韧带相连。关节腔也可完全阙如。第6~7及第5~6肋软骨之间也常有软骨间连结，第9~10肋软骨也可借韧带相连。

胸骨与肋骨关节

胸骨的两侧由上而下有切迹与锁骨和第1~7对肋软骨相连接。和锁骨内侧端相接的锁切迹位于胸骨柄上缘的两端。与第2肋软骨相接的第2肋切迹，位于胸骨角平面，上半在胸骨柄侧缘下端，下半在胸骨体侧缘上端。与第7肋软骨相接的第7肋切迹，位于胸骨体侧缘下端和剑突侧缘上端。胸骨柄特长的人，胸骨角与第3肋软骨平齐，此时胸骨柄侧缘的中份有第2肋切迹与第2肋软骨相接。胸肋连结一般认为是微动关节，但实际上形态不一，第1肋软骨与胸骨连接为软骨性直接连接，无关节腔存在，第2至第7肋软骨与胸骨连接通常为滑膜关节，有关节腔，关节腔内还可能有关节内韧带把关节腔分为两部分，关节内韧带多见于上位肋（图9-19，20）。胸肋关节可做轻微的滑动。

胸椎与肋骨关节

肋骨和椎骨间为椎肋连结（肋椎关节），包括肋头与胸椎椎体侧面肋凹所构成的肋头关节和肋结节关节面，以及与胸椎横突肋凹所构成的肋横突关节。

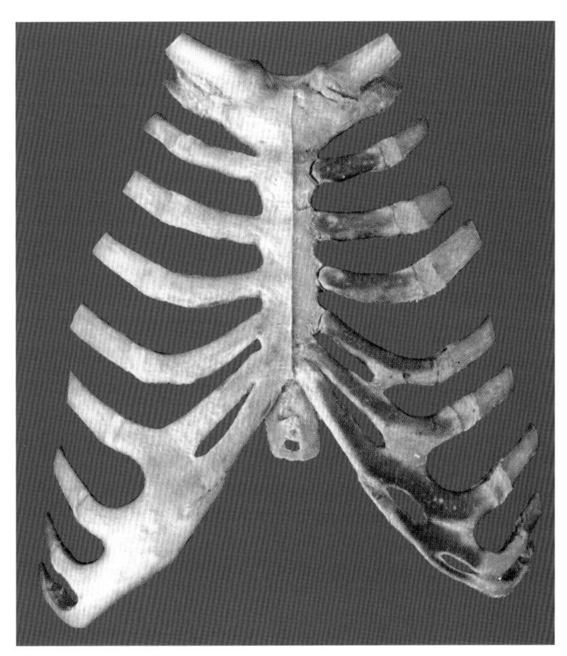

图9-19　肋与胸骨的连结

1. 肋头关节（joint of costal head）　每个肋头原来只与其相对应椎体的肋凹及椎间盘相关节，如第1、11、12肋头仍然保持这种关系，但以后因为肋骨上移，所以第2~9肋骨不但与其对应的椎体相关节，同时还到其上一节的椎体相关节。第10肋头有的也和相邻的两椎体相关节。

第2~9肋头的关节面呈楔形，覆盖一层纤维软骨，下部的关节面较大，2个关节面之间借一嵴隔开。在肋头嵴与椎间盘之间有肋头关节内韧带相连，将关节腔分为上下两部分，关节囊的前方有放射状的肋头幅状韧带（radiate ligament of costal head），第1、11及12肋头关节囊松弛（图9-21）。

第1、11、12肋头的关节面仅与1个椎体相关

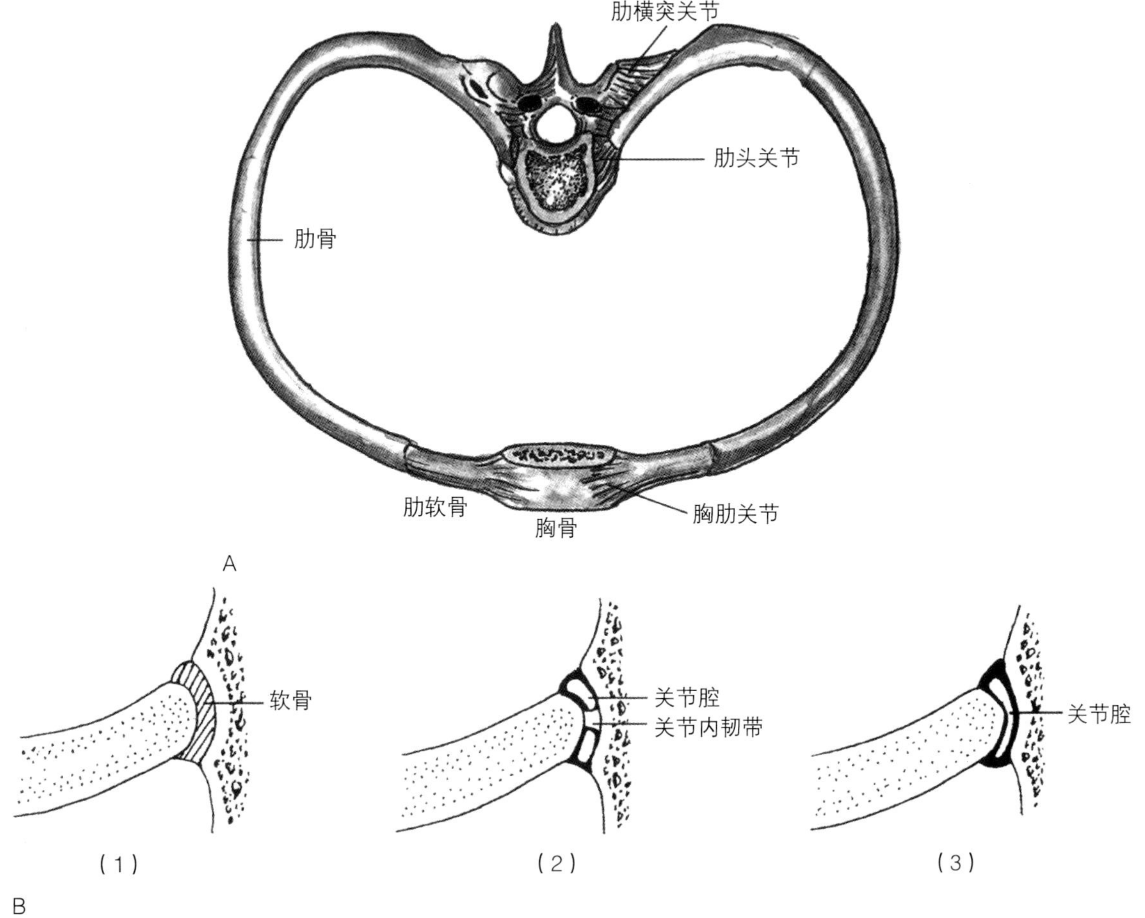

图9-20　胸肋关节的类型

A.整体观；B.不同类型：（1）胸肋软骨结合；（2）关节骨韧带将关节腔分为两部分；（3）一个关节腔

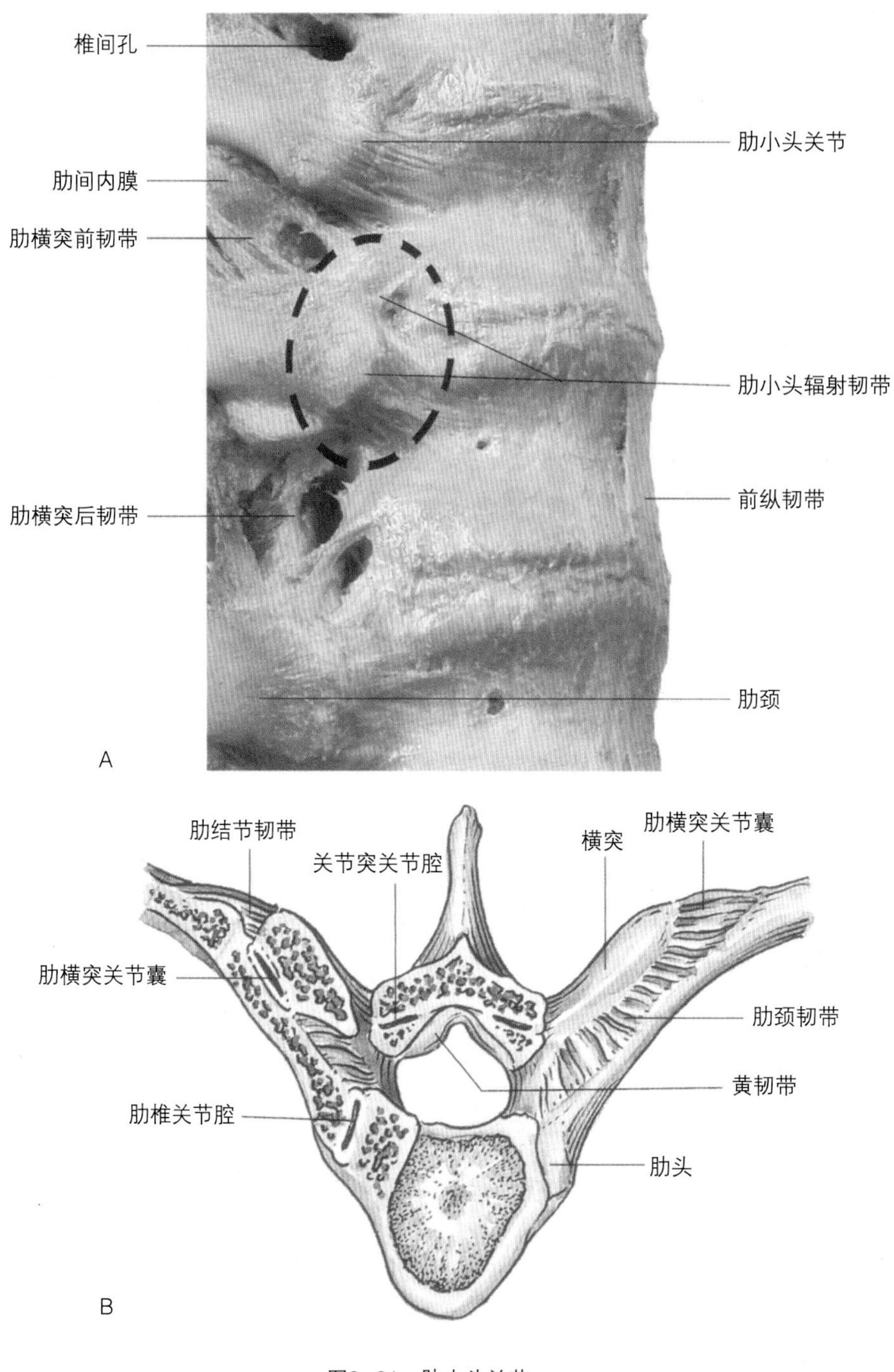

图9-21　肋小头关节

A.侧面观；B.水平切面观

节，呈圆形，无肋头嵴，也没有肋头关节内韧带。

2. 肋横突关节（costotransverse joint）　肋结节可以视为退化的肋头，自上而下，胸椎的横突逐渐向中线靠近，越向下肋结节与中线的距离也越缩短。

上7个肋骨的结节呈橄榄形，与相应的胸椎横突尖前面的肋凹相关节，关节面覆盖一层透明软骨，可以作相应的转动。第8~10肋结节接近肋骨的下缘，扁平，与相应的胸椎横突尖的上缘相关节，可以作相当程度的滑动。

在肋横突关节的内侧有韧带相联系，肋横突韧带介于横突前和肋颈之后，肋横突外侧韧带介于横突尖和肋结节最外部之间，因此结节内侧有一个光滑的关节面部分，而外侧有一个粗糙的部分。在上一椎骨横突下缘和下一肋颈嵴之间尚有肋横突上韧带，向外与肋间内膜相续，在它的内缘与椎体之间围成肋横突孔，有肋间神经后支和肋间后动脉通过。在椎骨横突和下关节突的根部。有肋横突外侧韧带斜向外下方，止于肋结节的后面，呈现腱索状，向外与肋间外肌相接。两侧的肋头与肋横突关节需联合活动。

3. 肋椎关节（costoverebral joint） 为滑膜平面关节，典型肋骨头的两个稍微突起的关节面与相邻椎体及之间椎间盘凹陷的肋骨关节面相吻合。一个肋骨关节面位于上位椎体的下缘，另一个位于下位椎体的上缘，下位椎体数目与肋骨数目相对应。肋椎关节被一松弛的纤维关节囊包裹，关节面有透明软骨覆盖。

关节腔被关节内韧带分为两部分，关节内韧带外侧附着在典型肋骨肋骨头的顶部，向内穿过关节腔内侧附着于椎间盘。辐状韧带于前方加强关节，外侧附着于肋骨头前部，发出三束纤维：上束纤维附着于上位椎体，下束纤维附着于下位椎体，水平束纤维附着于椎间盘。由于第1、10、11和12肋骨仅与其数目相对应的椎体成关节，因此只有一个关节腔，无关节内韧带，辐状韧带发育也较差。

4. 椎弓根—肋骨复合体（pedicle rib unit），被视为“扩大”的椎弓根，包括胸椎横突、椎弓根、肋骨小头、肋骨颈、肋横突关节及肋骨小头关节等结构所围成的解剖区域，是胸椎进行三柱固定的新途径。复合体的横径、长和高分别为13.2~16.1 mm 、38.5~52.7 mm 及 6.3~7.0 mm，均显著高于相应的椎弓根指数。中国成年人该复合体外倾角从 T1~T12 节段逐渐减小，T1最大，平均为 36°，T12最小，平均为15°。在青少年中，椎弓根—肋骨复合体的尺寸也比相应的椎弓根尺寸明显较大，这就提供了一个更为充裕的空间来放置较大直径的螺钉。

肋软骨

肋骨的前端连接肋软骨（costal cartilage），肋软骨富有弹性，使肋骨具有一定的活动度。青年人肋软骨弹性强，可保护肋骨和胸骨不易骨折，老年人肋软骨常有表面钙化，使弹性丧失，变脆，这种钙化可在X线检查时发现。

肋软骨相互连接，可以是滑膜关节连结，也可以是韧带连结，或软骨连结。第6、7肋软骨间为滑膜关节者约占92%，第9、10肋软骨间通常由结缔组织相连。

上、下位肋的肋软骨，连续改变长度和方向，第1、2肋软骨短且稍向下接胸骨，第3、4肋软骨稍增长并呈水平位或接近水平位与胸骨相接，第5、7肋软骨从相应的肋骨尖端伸向内下，再转向内上与胸骨相接，这些肋与肋软骨最长，也最易弯曲，在肋的运动中是活动度最大者。第7~10肋软骨的融合部共同构成肋弓（costal arch）。

肋软骨本身没有血管，其营养依靠软骨膜内毛细血管的供应。供养肋软骨膜的动脉，是胸廓内动脉和肌膈动脉的肋间前支，这些支有的是单独发出，有的是先发出一短干再分为上、下两支，由上内斜向下外行走，分布于肋软骨后面的肋软骨膜。作吻合血管的肋软骨移植时，需保留肋软骨后面有主要供养血管的软骨膜。下位肋软骨的测量数值如表9-6所示。

临床应用注意事项

肋软骨炎是指发生在肋软骨部位的慢性非特异性炎症，又称非化脓性肋软骨炎，病变部位多在胸前第2~5肋软骨处，以第2、3肋软骨最常见，也可侵犯胸骨柄、锁骨内侧和前下诸肋软骨。

表9-6　肋软骨的测量数值（mm，$\bar{x}\pm s$）

肋软骨序数	5	6	7	8	9
长度	53.4±9.5	70.8±11.3	90.3±12.2	80.1±12.4	60.0±12.6
宽度	15.3±2.3	17.5±27	17.5±2.7	14.7±2.6	13.4±2.6
厚度	6.2±1.0	6.9±1.1	6.9±1.1	6.4±1.0	5.0±1.1

胸椎关节

1. 脊柱胸段的组成　脊柱胸段由12个胸椎骨、椎间盘及众多的韧带相连而成（图9-22）。

相邻胸椎椎体之间有椎间盘相连，但较薄，其厚度仅为2~4 mm。椎体的前后有纵长的前、后纵韧带。椎板之间有黄韧带，各附件之间还有棘上韧带，棘间韧带及横突间韧带（图9-23）。

胸椎的关节突呈冠状位，相邻关节突之间组成关节突关节（图9-24）。关节突位于一个圆形轨迹上，轨迹的圆心位置靠近椎体的中心点，故相邻胸椎之间可以产生旋转运动，但由于肋、肋软骨和胸骨与胸椎相连，使其活动范围受限，因而有利于保护胸腔内重要器官。胸椎关节突的关节面朝向前后，其横轴的倾斜度大于45°，较颈椎大，较腰椎小。由于相邻胸椎之间上、下关节突为前后相互重叠，因此前后方向的暴力，一般不致使胸段脊椎脱位。

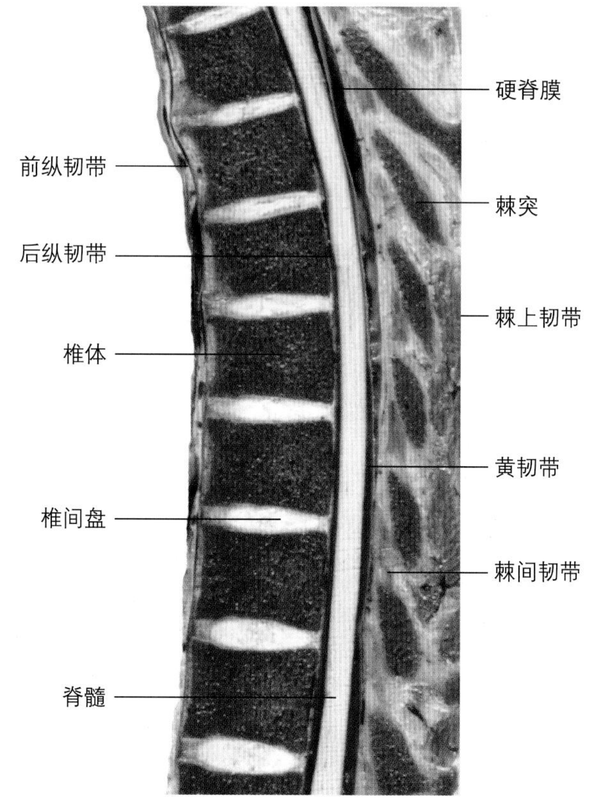

图9-23　胸椎骨间连结

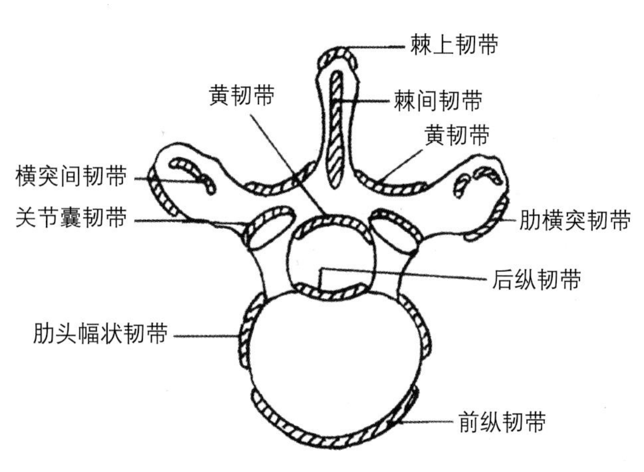

图9-22　胸椎的韧带

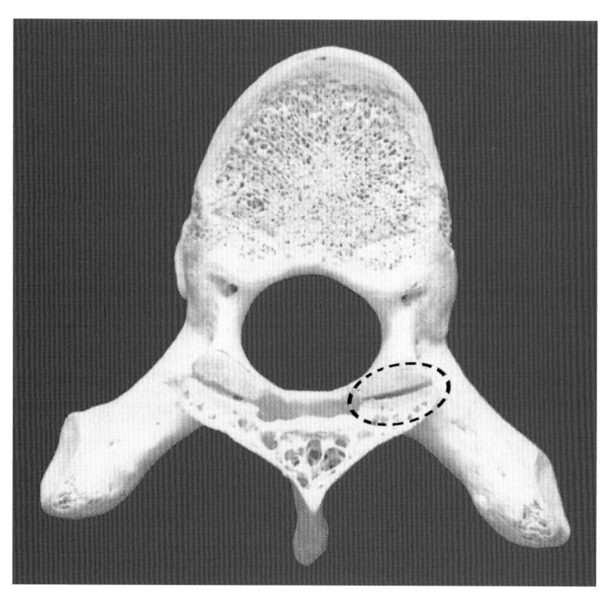
图9-24　关节突关节（水平切面）

2. 胸腰榫穴关节　Davis发现在胸腰椎之间有一个特殊化了的神经弓关节，上一椎骨的下关节突被下一骨上关节突外侧的乳突所形成的榫穴所环抱，插榫最常出现在第12胸椎，形成胸腰榫穴关节。这种榫穴在3岁时开始出现。椎弓根及椎体面积的大小与榫穴的平面关系恒定，连接关节囊的斜行纤维与黄韧带交界处常有骨刺出现。榫穴关节标志胸腰椎的功能移行，这种榫穴机制可能是椎骨受到撞击产生骨折的原因。

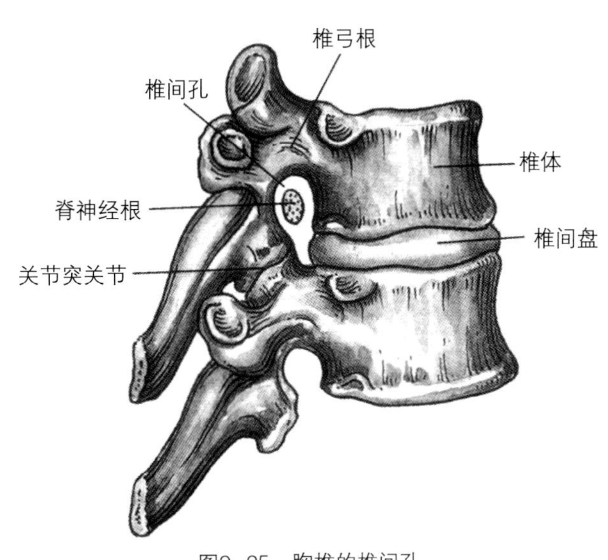

图9-25　胸椎的椎间孔

胸部椎管

胸部椎管的形态特点

胸部椎管由第1~12胸椎椎孔连结而成，是胸腰段脊髓的位置所在，胸部椎管全程呈椭圆形，与脊髓硬膜的形态相适应。各节段除第1~3胸椎和第12胸椎部稍大外，第4~10胸椎椎管一致，也是最狭窄的部位。此段椎管呈圆形，所以胸椎一旦骨折脱位，几乎无一例外地合并脊髓损伤，即使骨折脱位较为轻微，脊髓损伤也很难幸免。胸椎间盘突出症时，脊髓在椎管内退让的余地很小，所以多产生脊髓压迫的症状和体征。胸椎椎管内占位性病变时，即使病变很小，也往往产生脊髓压迫的症状和体征。胸椎结核时，即使进入椎管内的结核肉芽组织、死骨很小，也往往有脊髓受压的临床表现。

胸段椎间孔由胸椎上、下椎弓根切迹围成，因上切迹线接近椎体上缘，而下切迹深且多位于椎体中、上1/3部位，所以椎间孔多位于上位椎体中、下及下位椎间盘部位，椎间孔与椎体和椎间盘的这种对应关系，在手术中确定椎间孔、寻找神经根时有定位意义（图9-25）。在上位胸椎椎弓根位置偏上，椎弓根上缘往往高于同序数椎体上缘，与其上方的椎间盘相平，这种形态特点对术中定位有临床指导作用。在椎间孔内有相应节段的脊神经根穿出，在椎间孔外缘处脊神经节呈圆形膨大，所以在胸部脊神经节多位于椎间孔外。脊神经根在椎间孔的中上部自椎管内穿出，其伴行的根动、静脉多位于神经根下方。在椎间孔外，神经根与伴行动脉、静脉可平行伴行或缠绕走行，故术中显露神经根时最好将缠绕的血管分离，否则出血造成视野模糊，影响对神经根及脊髓的显露，甚至有可能误伤脊髓。在胸段，各节段神经根穿出椎间孔后，主要延续为肋间神经（intercostal nerve），所以手术中可以通过肋间神经作为向导逆行追踪寻找椎间孔，进而显露椎弓根的上、下切迹。椎弓根的外侧缘有肋凹，与肋骨头相关节，所以手术切除肋骨头后可以显露出肋凹。肋凹多位于椎弓根的前外侧部，可以作为术中寻找椎弓根的定位参考标志。椎弓根的内缘是椎管的外侧壁，故可以通过咬除椎弓根来显露硬膜及脊髓的侧方。这种入路对显露脊髓前侧方非常清楚，如果需要可以连续咬除上下椎弓根，显露更长的胸段脊髓及硬膜。在治疗胸椎椎间盘突出症行前方入路椎间盘切除时，也可以以肋间神经为导向找到相应的椎间孔及椎间盘，根据需要咬除部分椎弓根上缘来显露椎间盘，进而切除部分椎体后缘以利于椎间盘切除。

胸部椎管前壁由椎体后面及椎间盘组成，在其表面有后纵韧带覆盖，所以胸椎椎间盘突出和后纵韧带骨化往往自前方压迫脊髓。椎管后壁由上、下关节突组成的关节突关节、黄韧带及椎板组成。胸椎是黄韧带骨化的好发部位，骨化的黄韧带自侧后方压迫脊髓，是造成胸椎椎管狭窄症的重要原因。

胸部椎管内脊髓与椎体的对应关系

胸髓与椎体的对应关系在不同教科书中都有提及，一般分为上、中、下胸段，其相差序数分别为1、2、3，这可以记忆为“上、中、下、1、2、3”六个字。其含义为，在上胸椎即第1~4胸椎，胸髓比相应序数的椎体高1个节段。反过来讲，胸椎椎体比同序数的脊髓节段低一个序数，即第1胸椎椎体对应T2胸髓节段，第2胸椎椎体对应T3胸髓节段，第3胸椎椎体对应T4胸髓节段，第4胸椎椎体对应T5胸髓节段；同理在第5~8胸椎相差为2个节段，第9~12胸椎相差3个节段，即第6胸椎椎体对应T8胸髓节段，第9胸椎椎体对应T12胸髓节段。

临床应用注意事项

脊髓与椎体的对应关系在临床上常用，尤其在胸椎骨折脱位合并脊髓损伤时，判断脊髓损伤部位及平面时临床意义重大。例如第8胸椎椎体骨折脱位时，脊髓损伤平面应为T10，所以它产生的感觉障碍平面应在脐平面；反过来，如果患者存在的感觉障碍平面在脐水平，可以推测其损伤平面在T10脊髓节段，相应的病变节段可能为第8胸椎上下，那么胸椎拍片应以第8胸椎为中心。申请MRI检查时，应提供注意感兴趣的胸椎部位。这种临床逻辑思维在脊柱外科中常用，应熟练掌握。

胸部椎管MRI的影像特点

胸部椎管内为脊髓及其硬膜，神经根及位于其周围的静脉丛及脂肪，胸部椎管MRI有如下

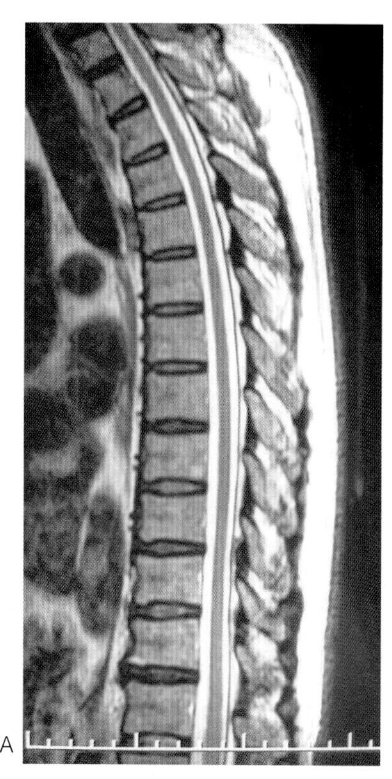

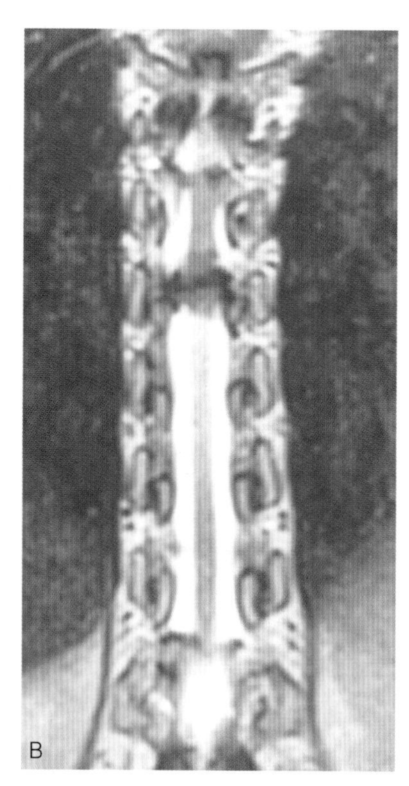

图9-26　胸椎椎管的MRI特征

A.矢状面；B.冠状面

特点：由于胸椎生理后凸的存在，脊髓在椎管内顺应椎管的这种生理弯曲亦呈向后的弯曲，但由于脊髓在椎管内多走行在最短的路径上，所以脊髓在硬膜腔内更偏向前方。在矢状面上，脊髓前方的蛛网膜下腔间隙宽度比后方要小，脊髓更贴近椎管前壁而远离椎管后壁。在横断面和冠状面上，脊髓位于中央（图9-26）。

胸椎椎体、椎间盘与后纵韧带附着较紧密，所以其后纵韧带显影难以区分，均呈低信号，但整个椎管前壁纵向呈光滑的曲线，后壁的黄韧带及椎板亦连续成光滑的曲线。

在正中矢状面上，胸段脊髓前后径较为一致，在第4~8胸椎部位稍为细一些，是正常形态，应注意与脊髓萎缩相区别。

在胸椎后凸加大时（如驼背），脊髓则更易贴近椎管前壁，此时后凸顶端椎体的后上缘及椎间盘往往是脊髓受压最明显的部位，故临床上可以根据胸椎后凸顶椎部位，结合患者的症状、体征推测脊髓受压迫的部位。从而在申请MRI检查时选择感兴趣的节段。胸椎后凸畸形时，MRI示脊髓前方蛛网膜下腔间隙消失，椎体后上缘及椎间盘可能直接压迫脊髓，脊髓也呈后凸样弯曲。

脊柱侧弯多累及胸椎，且多伴有胸椎后凸变小（即平背畸形），脊髓在椎管内也顺应这种弯曲的变化，但是在侧凸部位脊髓更贴近凹侧椎弓根及椎管侧壁结构，而远离凸侧椎弓根及椎管侧壁的结构，MRI冠状面上可以观察到此种变化。在横断面上也可观察到这种移位。在矢状位上，脊髓可能无明显移位，脊髓的显像多不是连续的，这是因为脊柱侧弯时MRI切面也发生间断所致，所以应仔细分析对比才可能获得更多信息，从而指导手术中如何预防脊髓损伤。

胸椎管狭窄症

正常情况下，胸段椎管的矢状径为14~15 mm，横径为15~20 mm，在第1~3胸椎及第11、12胸椎处横径较大，第4~10胸椎横径与矢状径大致相同，当各种病理因素造成胸椎椎管的矢状径小于此数值，并压迫脊髓产生相应的症状、体征时，才称作胸椎管狭窄症。从以上可以看出，胸椎管狭窄症必须具备两个基本情况：① 各种原因导致了胸椎管狭窄；② 产生了脊髓压迫症状、体征，二者缺一不可。仅具备前者称为胸椎管狭窄，仅具备后者称为脊髓受压。造成胸椎管狭窄症的原因有多种，如黄韧带增生（图9-27）。

■ 胸廓的运动

胸廓的活动主要依靠肋椎关节的运动以及肋与肋软骨的弹性。

肋头关节和肋横突关节二者在功能上是一个联合关节，肋颈围绕贯穿肋结节与肋头中点的运动轴（即肋颈的长轴）转动。每一肋骨如同一个杠杆，杠杆的支点在肋结节与胸椎横突所构成的肋横突关节稍外侧，当肋颈下降时，肋体上提；反之，肋颈上升时，肋体下降。由于肋结节的位

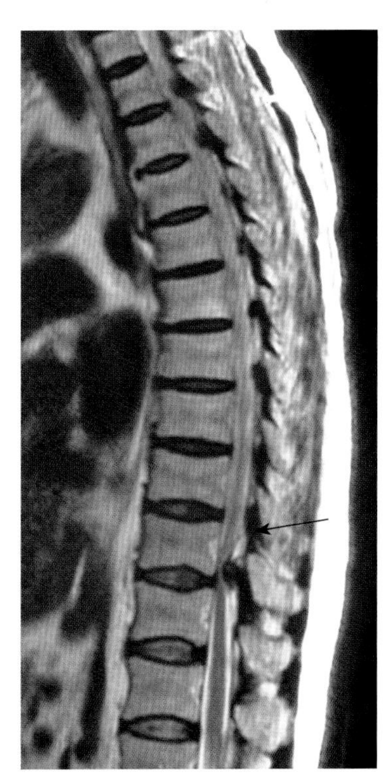

图9-27　胸椎黄韧带骨化症

置靠近肋骨后端，肋体在肋结节前段的长度远较后段为长，故肋骨在肋结节的前、后两段的力臂长度相差很大，肋骨后段的少量运动，可使前段产生大幅度的移动，其结果是形成所谓桶柄式和泵柄式运动。

第1、2肋的活动度很小，第3~6肋的前端直接与胸骨相接，当这些肋骨的肋颈后旋时，上提肋体，推胸骨体向前上，主要是泵柄式运动，增大胸廓的前后径。肋颈后旋又同时上提肋体中部，使肋下缘外翻，产生桶柄式运动，增大胸廓的左右径。第7~10肋的肋软骨彼此相连，每一肋都把它上位的肋推向前上，最后把胸骨下端推向前上。肋骨体的上提，也伴随有少量向外后的运动。肋骨前端上提，使胸骨下角开放，运动的主要结果是增大胸廓左右径。第11、12肋前端游离，而且只有肋头关节，也没有肋头关节内韧带，它们在各个方面都只有少量运动，当其他肋骨上提时，这两对肋被腰方肌牵拉，形成固定位置，为膈的运动创造条件。

胸椎影像学

胸椎X线影像

临床上常用胸椎正侧位片观察椎体及周围结构。一般情况下，正位片上下应包括第1~12胸椎范围，双侧应包括双侧肋骨的全长；侧位片应包括胸骨及后面的棘突，这样才不致遗漏病变。

在胸椎正位片上可见到各椎体呈方形，各椎间隙大小一致，相邻椎体的终板平行。在椎体的外上方可见到椭圆形的椎弓根影像，双侧椎弓根对称，后正中线可见到棘突形成的影像，椎板侧缘、横突及与横突相连的肋骨清晰可见。双侧肋骨及横突对称。由于胸椎关节突关节呈冠状位，所以在正位片上不能观察到关节突关节的间隙。胸椎结核时，正位片上可见受累椎体破坏，椎间隙变窄或消失，有时还可见到椎旁脓肿形成的梭形阴影。胸椎肿瘤时，可见到椎体破坏，椎弓根破坏，椎弓根影像消失，而椎间隙则无变窄。先天性胸椎体畸形可见到呈三角形的半椎体及多余的椎弓根，而无骨破坏。另外，还可能伴有脊柱侧弯及肋骨畸形。脊柱侧弯时，脊柱呈曲线而非直线，各棘突连结成一个弧形。临床上用Cobb's角来测定脊柱侧弯程度。

侧位片上，由于肋骨、锁骨及肩胛骨影像的重叠，所以上胸椎往往显示不清晰。侧面观椎体呈方形，在老年患者由于骨质疏松，相邻上下终板凹陷，使椎间隙呈中间大、前后小，椎体可能呈前后高而中间低的形态。椎弓根位于椎体后上部，椎弓根上切迹浅，相对于椎体上终板或上位椎间隙，椎弓根下切迹深大，与椎体后缘和下关节突相延续，侧位片可以清晰地显示胸椎关节突关节间隙，双侧肋骨成像重叠，可以观察到肋骨后部分。胸椎结核时，胸椎椎体破坏，而且椎间隙变窄；胸椎肿瘤只有椎体破坏，而上下椎间隙无变化。平背畸形时胸椎生理后凸消失。后凸畸形时胸椎后凸角度增大。胸椎椎体骨骺炎患者常表现为胸椎后凸畸形，椎体前上方、前下方骨骺病变破坏，使胸椎椎体呈前低后高的楔形，但椎间隙无变窄。

胸椎的CT影像

胸椎CT检查应结合X线片及临床表现选择要扫描的部位，经过椎间盘水平的扫描可见到椎间盘呈圆形，其前缘圆隆，后缘中间向前方轻度凹陷，可见到双侧关节突关节，椎管呈圆形，内有硬膜囊及脊髓，侧后方可见到黄韧带。黄韧带骨化时可见到黄韧带呈不规则骨化块，向前方压迫硬膜囊及脊髓，造成椎管狭窄。

经椎弓根平面的扫描可见到胸椎椎弓根及侧方的横突及肋骨，双侧对称，前方的椎体，后方的椎板，椎管呈圆形，棘突向后往往只见到棘突根部或末端，脊髓及硬膜位于椎管中央。脊柱侧弯患者双侧椎弓根不对称，凹侧短，凸侧长，椎管也呈三角形或偏心形，脊髓更靠近凹侧。在椎板后部可见到双侧骶棘肌及其浅层肌肉（图9-28）。

■ 胸椎的MRI影像

胸椎椎体与腰椎椎体MRI影像相似，呈长方形或方形。在矢状面上，胸椎椎体由上至下逐渐增大，椎体内为松质骨，内含黄骨髓，表层为骨皮质，所以在T_1加权像上椎体呈中高信号，四周呈低信号。椎体信号强度与骨髓内脂肪含量、造血成分多少有关。正常椎体内信号均匀一致，随着年龄增长，椎体内脂肪成分增加，在老年人可见局灶的脂肪沉积信号，该信号在T_1呈高信号，边缘锐利，T_2呈略高信号，而抑制脂肪成像时则完全被抑制，呈低信号。椎管前方的椎体、椎间盘相连，呈连续性弧线，前后纵韧带平滑。由于后纵韧带在椎体后方附着疏松，内含有脂肪及静脉丛，所以在各椎体后方可见到局部的高信号。椎管内脊髓位于中央，其前方的蛛网膜间隙比后方的间隙要小，在后凸较大的病例，脊髓易贴近椎管前壁 。

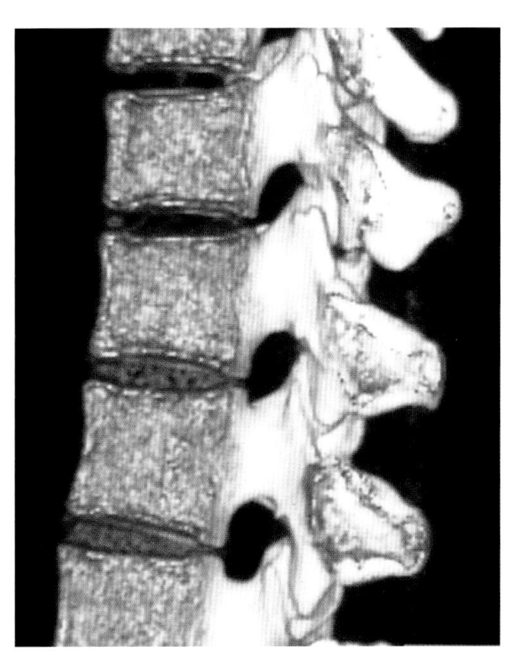

图9-28 胸椎的CT影像

椎间盘髓核在T_1加权像呈低信号，T_2加权像呈高信号，而纤维环则在T_1、T_2加权像均呈低信号。硬膜外间隙内富含脂肪、韧带、神经和血管，故在T_1加权像上呈高信号，T_2加权像呈中等信号。由于胸段硬膜外间隙脂肪比腰段少得多，故胸部硬膜外间隙并不明显。

在T_1加权像上，脑脊液呈低信号，脊髓呈中等信号。T_2加权像上脑脊液呈高信号，脊髓呈中低信号。脊髓圆锥在T11~T12水平逐渐变细，其末端在L1~L2水平。

（崔新刚 季 伟 杜心如）

参考文献

1. 瞿东滨. 脊柱内固定学. 北京: 科学出版社, 2012, 486-568.
2. 郭世绂. 骨科临床解剖学. 济南: 山东科学技术出版社, 2001, 109-113.
3. 中国解剖学会体质调查委员会. 中国人体质调查. 上海: 上海科学技术出版社, 1990, 93.
4. 刘正津, 陈尔瑜. 临床应用解剖学丛书-胸部与脊柱分册. 北京: 人民卫生出版社, 1989, 4-11.
5. 徐达传. 骨科临床解剖学图谱. 济南: 山东科学技术出版社, 2005, 45-75.
6. 王根林. 国人下胸椎及腰椎经椎弓根内固定应用解剖新进展. 中国矫形外科杂志, 2005, 13(5): 383-385.
7. 崔新刚, 张佐伦, 丁自海, 等. 胸椎上关节突基底外1/3点为椎弓根进钉点的应用解剖. 中国临床解剖学杂志, 2006, 24(1): 32-35.
8. 崔新刚, 张佐伦, 丁自海,等. 胸腰椎横突形态学对比研究及其临床意义. 中国临床解剖学杂志, 2005, 23(5): 474-476.

9. 杜心如. 经椎弓根胸腰椎内固定应用解剖学研究的进展. 中国矫形外科杂志, 1998, 5(5): 446–448.
10. 梁道臣, 杨惠林, 刘小勇, 等. 胸椎椎弓根角度的测量与临床意义. 苏州大学学报(医学版), 2005, 25(1): 63–66.
11. 裴守明, 王裕民, 白金玉, 等. 胸椎管狭窄的解剖与临床. 解剖与临床, 1999, 4(3): 147–148.
12. 王欢喜, 邓展生, 向铁城, 等. 胸椎弓根与其周围神经解剖关系的研究. 湘南学院学报(自然科学版), 2005, 7(4): 8–12.
13. 崔新刚, 张佐伦, 陈海松, 等. 胸椎椎弓根根外内固定的应用解剖学研究及其意义. 中华创伤杂志, 2005, 21(10): 768–772.
14. 李志军, 王瑞, 郭文通, 等. 脊柱椎板厚度测量及其临床意义. 中国临床解剖学杂志, 1999, 17(2): 155–156.
15. 崔新刚, 丁自海, 蔡锦方, 等. 以棘突定位胸腰椎经椎弓根内固定的应用解剖学研究及意义. 骨与关节损伤杂志, 2003, 18(6): 381–383.
16. 范力军, 贾存玮, 杨常运, 等. 胸椎后凸角X线测量及其意义.中国临床解剖学杂志, 2001, 19(1): 48–49.
17. 杨杰山, 沈生军, 张广源. AF内固定系统治疗胸腰椎不稳定骨折86例临床观察. 陕西医学杂志, 2003, 32(6): 558–559.
18. 杜心如, 赵玲秀, 张一模, 等. 胸腰椎椎弓根内径的测量及其临床意义. 中国脊柱脊髓杂志, 2001, 11(3): 162–164.
19. 崔新刚, 张佐伦, 丁自海, 等. 胸腰椎横突形态学对比研究及其临床意义. 中国临床解剖学杂志, 2005, 23(5): 474–476.
20. 芮碧宇, 邱勇, 朱亚文, 等. 正常人脊柱T(5–12)节段性血管的解剖学及影像学研究. 解剖与临床, 2007, 12(2): 92–94.
21. 王清, 谭美云, 冯大雄, 等. 胸骨柄开窗前方显露上胸椎的解剖学及临床可行性观察. 中国脊柱脊髓杂志, 2007, 17(3): 165–168.
22. 秦德安, 张佐伦, 李晓东, 等. 胸椎椎板倾斜角在胸椎黄韧带骨化中的解剖学意义. 中国临床解剖学杂志, 2006, 24(6): 634–636.
23. 肖增明, 宫德峰, 詹新立, 等. 上胸椎前方手术入路的解剖及其临床意义. 中华骨科杂志, 2006, 26(3): 183–186.
24. 崔新刚, 张佐伦, 陈海松, 等. 胸椎椎弓根根外内固定的应用解剖学研究及其意义. 中华创伤杂志, 2005, 21(10): 768–772.
25. 崔新刚, 丁自海, 蔡锦方. 胸腰椎棘突上缘根部与椎弓根关系的解剖学研究及意义. 中国骨伤, 2004, 17(5): 274–276.
26. 成红兵, 胡克苏, 潘丞中, 等. 胸腰椎损伤改良前路手术径路的解剖与临床研究. 中华骨科杂志, 2003, 23(10): 586–589.
27. 何建军,侯树勋,等. 胸椎椎弓根—肋骨复合体的解剖及影像学研究. 中华外科杂志, 2010, 48:1313–1316.
28. 崔冠宇, 田伟, 刘波, 等. 胸椎安全置入椎弓根螺钉的解剖特点: 正常发育与特发性脊柱侧凸青少年比较.中国组织工程研究, 2015, 19(26):4158–4163.
29. Roy–CamilleR, Sailant G, Mazel C. Plating of thoracic, thoraciclumbar and lumbar injuries with pedicle screw plates. Orthop Clin N orth Am, 1986, 17(1): 147–159.
30. Cui XG, Cai JF, Sun JM, et al. Morphology study of thoracic transverse processes and its significance in pedicle–rib unit screw fixation. J Spinal Disord Tech, 2015, 28:E74–E77.
31. Husted DS, Haims AH, Fairchild TA, et al. Morphometric comparison of the pedicle rib unit to pedicles in the thoracic spine. Spine, 2004, 29:139–146.
32. 邢文华, 贾连顺, 霍洪军, 等. 胸椎椎弓根—肋骨复合体螺钉置入内固定的应用解剖学特征.中国组织工程研究与临床康复, 2011, 15(43):8063–8067.
33. Hicks JM, Singla A, Shen FH, et al. Complications of pedicle screw fixation in scoliosis surgery: a systematic review. Spine, 2010，35(11):E465–E470.
34. Gautschi OP, Schatlo B, Schaller K, et al. Clinically relevant complications related to pedicle screw placement in thoracolumbar surgery and their management: a literature review of 35,630 pedicle screws. Neurosurg Focus, 2011, 31(4):E8.
35. Wegener B, Birkenmaier C, Fottner A, et al. Delayed perforation of the aorta by a thoracic pedicle screw. Eur Spine J, 2008,17(Suppl 2):S351–S354.
36. Watanabe K, Matsumoto M, Tsuji T, et al. Ball tip technique for thoracic pedicle screw placement in patients with adolescent idiopathic scoliosis. J Neurosurg Spine, 2010, 13(2): 246–252.
37. 陈克冰, 刘少喻, 李浩森, 等. 球形探针技术在椎弓根螺钉置钉术中的应用. 中华骨科杂志, 2011, 31(12): 1314–1318.

38. Lee GY, Massicotte EM, Rampersaud YR. Clinical accuracy of cervicothoracic pedicle screw placement: a comparison of the"open"lamino-foraminotomy and computer-assisted techniques. J Spinal Disord Tech, 2007, 20(1): 25-32.

39. Lonner BS, Auerbach JD, Estreicher MB, et al. Thoracic pedicle screw instrumentation: the learning curve and evolution in technique in the treatment of adolescent idiopathic scoliosis. Spine, 2009,34(20): 2158-2164.

40. Allam Y, Silbermann J, Riese F, et al. Computer tomography assessment of pedicle screw placement in thoracic spine: comparison between free hand and a generic 3D-based navigation techniques. Eur Spine J, 2013, 22(3):648-653.

41. Waschke A, Walter J, Duenisch P, et al. CT-navigation versus fluoroscopy-guided placement of pedicle screws at the thoracolumbar spine: single center experience of 4,500 screws. Eur Spine J, 2013,22(3): 654-660.

42. Chaynes P, Sol JC, Vaysse P, et al. Vertebral pedicle anatomy in relation to pedicle screw fixation: a cadaver study. Surg Radiol Anat, 2001, 23(2):85-90.

43. 刑文华, 贾连顺, 霍红军, 等. 胸椎椎弓根—肋骨复合体螺钉置入内固定的应用解剖学特征. 中国组织工程研究与临床康复, 2011, 5(43):8063-8067.

44. 张志峰, 史君, 魏晶, 等. 青少年中上胸椎的影像解剖学特点. 中国组织工程研究, 2014, 18(9):1386-1391.

45. 严军, 宦坚, 郑祖根, 等. 上中胸椎椎弓根—肋单位的CT测量及临床意义. 中国临床解剖杂志, 2007, 25(6):636-639.

46. 欧阳林志, 钱久荣, 徐厚高, 等. 经胸椎肋横突结合区椎弓根外螺钉固定的解剖学研究.中国临床解剖学杂志, 2009, 27(4):397-400.

47. 陈坚, 温干军, 任绍东, 等. 经胸椎肋横突结合区椎弓根外螺钉固定治疗中上胸椎骨折.生物骨科材料与临床研究, 2013, 10(5):32-34.

48. 王振锋, 李志军, 李筱贺, 等. CT三维重建青少年胸椎椎弓根断面测量的解剖学研究.中国临床解剖学杂志, 2011, 29(2):193-197.

49. 刘磊, 孙琳, 孙记航, 等. 1~6岁正常小儿胸椎椎弓根形态学研究. 中国脊柱脊髓杂志, 2013, 23(8):713-717.

50. 周松, 朱泽章, 邱勇, 等. 青少年特发性胸椎侧凸顶椎区椎弓根及椎管的形态学特征.中国脊柱脊髓杂志, 2013, 23(2):113-118.

51. 刘瑞, 张元智, 李志军, 等. 个体化导航模板辅助儿童胸椎椎弓根螺钉置钉准确性实验研究.内蒙古医学院学报, 2012, 34(2):99-103.

52. Wu H, Gao ZL, Wang JC, et al. Pedicle screw placement in the thoracic spine: a randomized comparison study of computer-assisted navigation and conventional techniques.Chin J Traumatol, 2010,13(4):201-205.

53. 韦兴, 侯树勋, 史亚民, 等. 胸椎经 "椎弓根—肋骨间" 螺钉与椎弓根螺钉固定的抗拔出力比较.中国脊柱脊髓杂志, 2006, 16(8):623-625.

54. 施新革, 张永刚, 张雪松, 等. 术中 CT 导航在脊柱侧凸后路胸椎椎弓根螺钉植入术中的应用. 中国修复重建外科杂志, 2012, 26(12):1415-1419.

10 胸部软组织

胸部软组织包括胸壁软组织和胸腔内器官，胸壁肌肉厚，皮肤薄，与上肢关系密切，胸椎手术常经胸腔胸壁入路，所以此部分内容对脊柱外科也很重要。

胸壁软组织

皮肤与浅筋膜

胸前区皮肤较薄，两侧部、胸骨前面和乳头的皮肤最薄。浅筋膜在胸骨前面较薄，而前外侧部较厚。浅筋膜层内含有浅血管、淋巴管、皮神经和乳腺。

1. 皮神经　颈丛的锁骨上神经越锁骨分布于胸上部皮肤。第2~7肋间神经的外侧皮支与前皮支分别在腋前线与胸骨旁线穿至皮下。

2. 浅动脉　胸廓内动脉的穿支穿出第1~6肋间隙前部分布于胸前部皮肤、浅筋膜和女性乳房内侧部。腋动脉发出的胸外侧动脉主干长约12 cm，直径约1.5 mm，向前下方达第5、6肋间隙，发出的皮支与肋间后动脉的外侧皮支等共同分布于胸外侧皮肤、浅筋膜和女性乳房的外侧部。胸外侧皮瓣以胸外侧动脉为血管蒂，皮瓣范围上水平线达腋前线顶点，下水平线达第5肋间，皮瓣面积达12 cm×7 cm，由于与肋间动脉及腹壁浅动脉的分支有丰富的吻合，皮瓣的实际面积还可根据需要进一步扩大。

3. 浅静脉　在浅筋膜中吻合成网，其中较大的一条为胸腹壁静脉，起于脐周静脉网，沿胸腹壁侧方上行，延为胸外侧静脉，与同名动脉伴行，注入腋静脉。门静脉高压时，此静脉扩张。

4. 淋巴管　胸壁的淋巴管注入腋淋巴结以及胸廓内动脉附近的胸骨淋巴结。

胸前部肌

胸前部肌包括胸上肢肌和胸壁固有肌。膈位于胸、腹腔之间，因主要功能与呼吸有关，故放在胸部介绍。

胸上肢肌

1. 胸大肌（pectoralis mayor）　贴于胸廓前面，扁阔强厚，起于锁骨内侧半、胸骨、上6肋软骨以及腹直肌鞘前层，纤维向外侧聚集，止于肱骨大结节嵴（图10-1）。此肌可使肱骨内收、内旋并稍前移；如肱骨上举固定则可提胸廓，上引躯体。

2. 胸小肌（pectoralis minor）　在胸大肌深面，三角形，起于第3~5肋，向外上方止于肩胛骨的喙突，下拉肩胛或上提肋骨。

3. 前锯肌　位于胸外侧部，起始于上8~9 肋的外面，止于肩胛骨脊柱缘，使肩胛骨紧贴胸壁，受胸长神经支配，当出现麻痹时肩胛骨翘

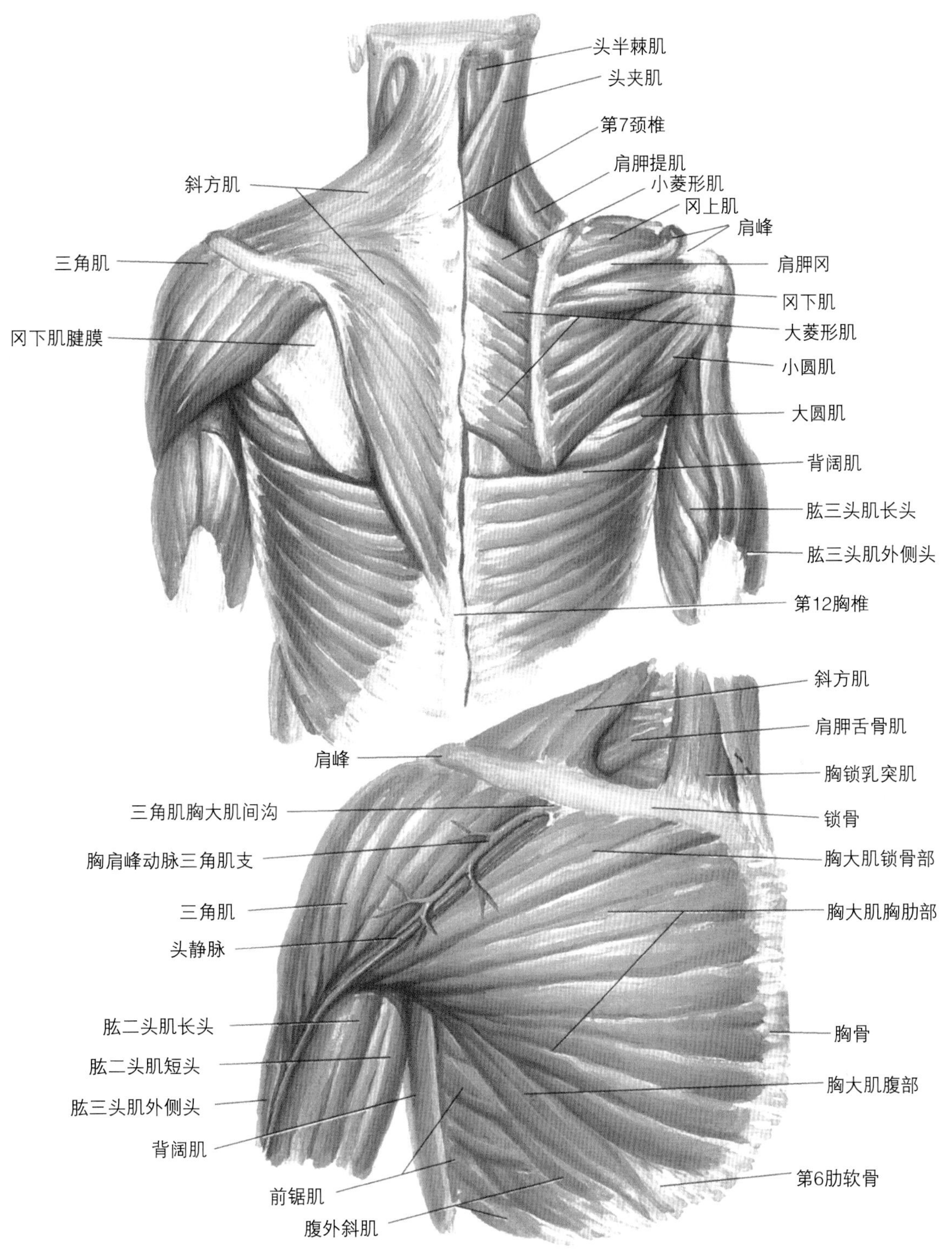
头半棘肌
头夹肌
第7颈椎
斜方肌
肩胛提肌
小菱形肌
冈上肌
肩峰
三角肌
肩胛冈
冈下肌
冈下肌腱膜
大菱形肌
小圆肌
大圆肌
背阔肌
肱三头肌长头
肱三头肌外侧头
第12胸椎
斜方肌
肩胛舌骨肌
肩峰
胸锁乳突肌
三角肌胸大肌间沟
锁骨
胸肩峰动脉三角肌支
胸大肌锁骨部
三角肌
胸大肌胸肋部
头静脉
肱二头肌长头
胸骨
肱二头肌短头
胸大肌腹部
肱三头肌外侧头
背阔肌
第6肋软骨
前锯肌
腹外斜肌

图10-1　胸前、后部肌

起，俗称翼状肩胛。前锯肌是弹力纤维瘤的好发部位，单侧或双侧均可发生，具有定位意义。

胸壁固有肌

1. 肋间肌　肋间肌封闭肋间隙，分为3层，即肋间内肌、肋间外肌和肋间最内肌。肋间外肌在浅层，肌纤维起点附于上一肋骨的下缘，纤维向前下方，止于下一肋骨的上缘，该肌在肋软骨间的部分为腱膜性，称肋间外膜。肋间内肌贴于肋间外肌的深面，肌纤维起点附于下一肋骨的上缘，肌纤维斜向前上方，止于上一肋骨的下缘，该肌在肋角以后为腱膜性，称肋间内膜（图10-2）。肋间最内肌位于肋间隙中份，肋间内肌的深面，二者间有肋间血管、神经通过，纤维方向与肋间内肌相同。肋间肌受第1~11肌间神经支配。肋间外肌收缩时上提肋骨，使胸廓增大，助吸气；肋间内肌和肋间最内肌收缩时肋骨下降，使胸廓缩小，助呼气。

最内层肌还可见胸横肌和肋下肌。前者为腹横肌的延续，起于胸骨体下部及剑突内面，止于第3~6肋与肋软骨的后面；后者位于胸廓后壁，肋间最内肌的深面（图10-3）。

肋骨上、下缘均有肌肉附着，骨折时不易移位，愈合也较快。切除肋骨时，应沿肌纤维方向剥离骨膜，在肋骨上缘由后向前剥离，在肋骨下缘则由前向后剥离，否则，不但难以剥离，而且还容易损伤肋间血管、神经或胸膜。

临床应用注意事项

肋间肌是重要的呼吸动力，肌受各节段肋间神经支配，其第一级中枢在胸髓，当颈髓损伤时，全部的肋间肌麻痹，收缩无力，呼吸运动会受到很大的影响，只存腹式呼吸而胸式呼吸消失，胸椎骨折造成的脊髓损伤依据节段不同对呼吸的影响存在差异，节段越靠下，影响就越小。另外，颈髓损伤时胸肌无力，上肢不能主动内收，胸大肌萎缩，而胸髓损伤胸大肌功能多完好，这也是临床判断脊髓损伤平面的指征之一。

胸内筋膜及肌肉拉伤，俗称“岔气”，是由于姿势或呼吸动作造成肋间肌或胸内肌筋膜损伤，患者感到胸部不适，但难以定位，症状与呼吸有关。一般1~2周内症状缓解。

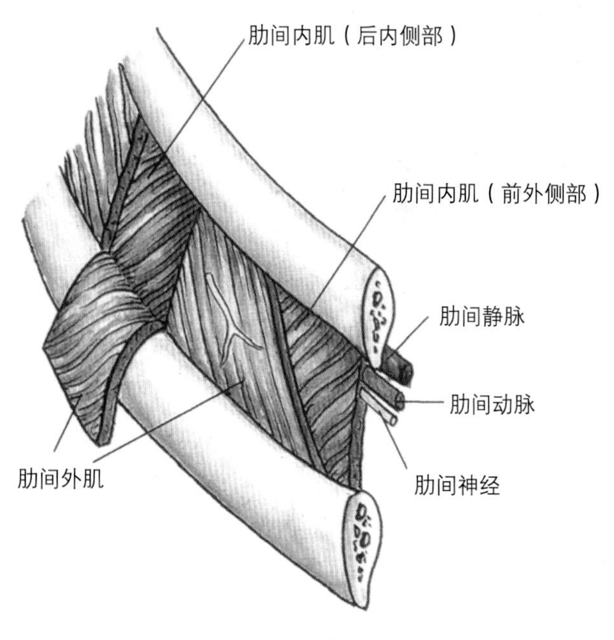

图10-2　肋间肌

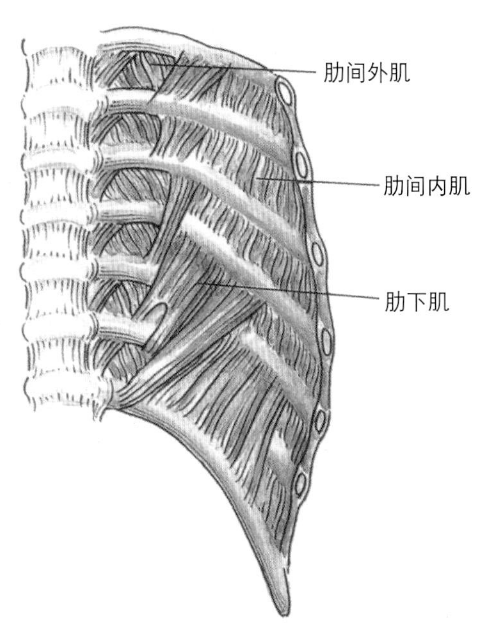

图10-3　肋下肌

2. 胸骨肌　胸骨肌为胸部变异肌，中国人的发生率在10%左右，其中新生儿发生率最高（19%），成人发生率最低（9.7%）。胸骨肌位于胸大肌表面，沿胸肌一侧或两侧与胸骨平行或斜向内上方，与胸骨体交叉，向上越过胸锁关节与胸锁乳突肌起始部相续，一部分纤维向下与腹直肌前鞘或腹外斜肌腱膜相续（图10-4）。胸骨肌可有多种类型（图10-5，6）。关于胸骨肌的来源有不同的解释，包括胸锁乳突肌的向下延续、腹直肌的向上延续、胸大肌的分离部及大皮肌的残存部等。

临床应用注意事项

胸大肌双侧对称，呈现特有的轮廓，可以通过对比检查是否存在肌肉萎缩或发育不良，先天性胸大肌阙如等（图10-7）。

膈

膈（diaphragm）向上隆凸，分隔胸、腹腔。膈上面中央部与心包愈着，两侧覆以壁胸膜并邻接肺底。膈的中央部是中心腱，呈三叶状，其上面部分与心包融合；周围为肌性部。肌性部的起点有3部：胸骨部起自剑突后面，肋部起自下5对肋内面；腰部主要以膈左、右脚起自上2~3个腰椎及第12肋。腰部起点的肌束自内向外分为内脚、中间脚和外脚，其中内脚最长且最坚强，外脚较宽较薄弱。外脚起自内侧弓状韧带和外侧弓状韧带，前者由腰大肌筋膜增厚而成，架于第1腰椎椎体与第1腰椎横突之间，后者由腰方肌筋膜增厚而成，架于第1腰椎横突与第12肋之间。各部肌束向中心会聚，止于中心腱。于膈的3个起始部之间，常有三角形无肌束小区，称胸肋三角和腰肋三角，前者位于膈的胸骨部与肋部之间，后者位于膈的腰部与肋部起点之间。三角为膈的薄弱区，腹部脏器有时可经此突入胸腔，形成膈疝。膈隆凸的高度可因年龄、体位、呼吸状态和腹腔器官的充盈状态的不同而发生改变。

膈有主动脉裂孔、食管裂孔和腔静脉孔。主动脉裂孔在膈左、右脚与脊柱之间，平第12胸椎，有主动脉、奇静脉和胸导管通过；食管裂孔在主动脉裂孔的左前方，平第10胸椎，有食管，

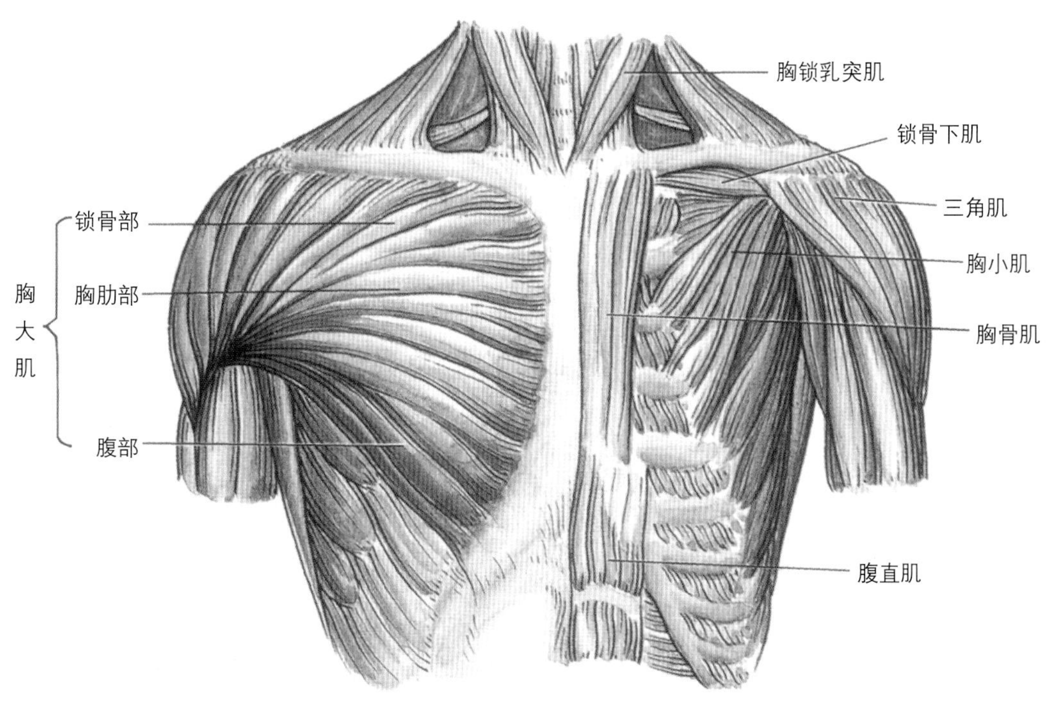

图10-4　胸骨肌

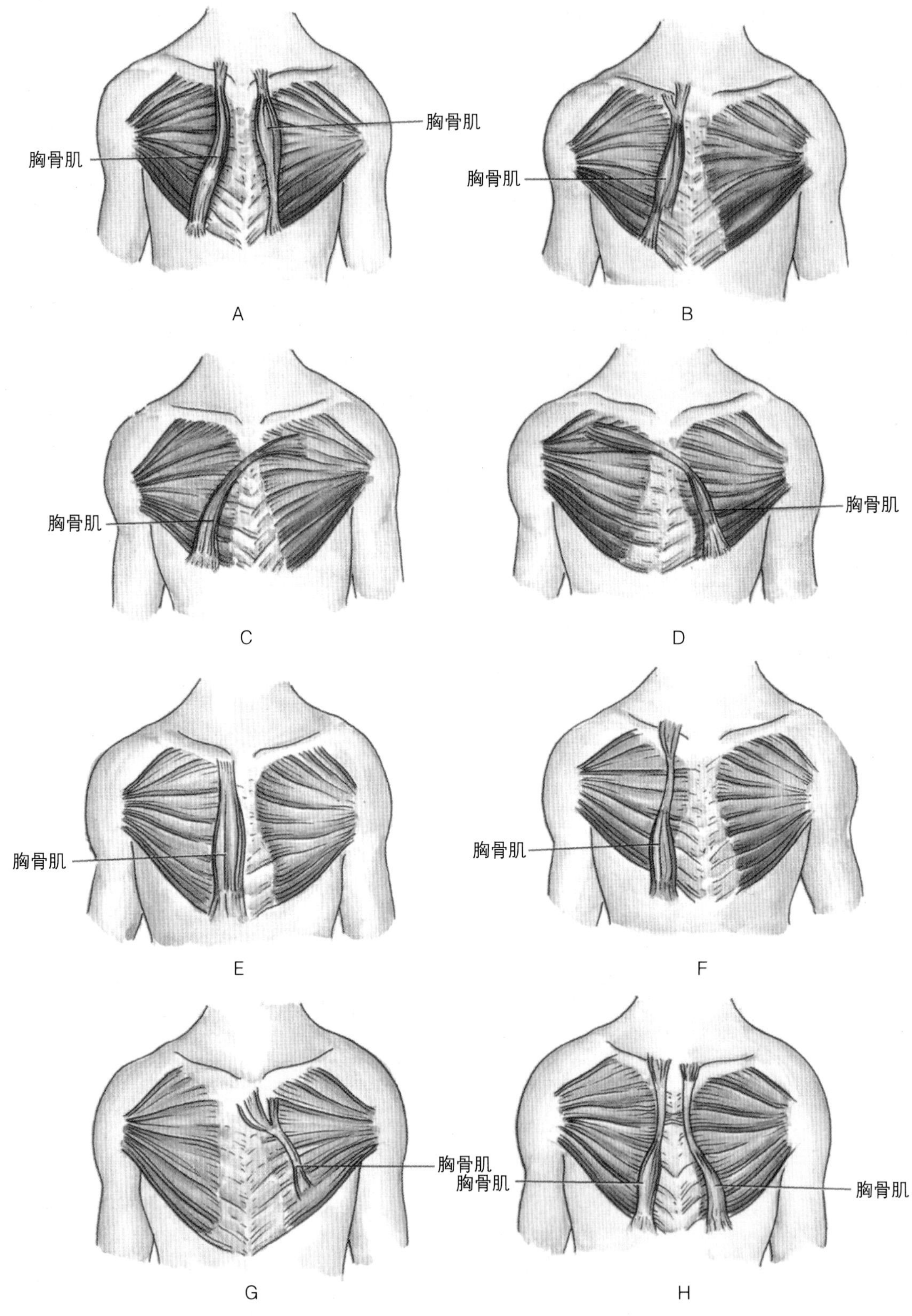

图10-5　胸骨肌的类型

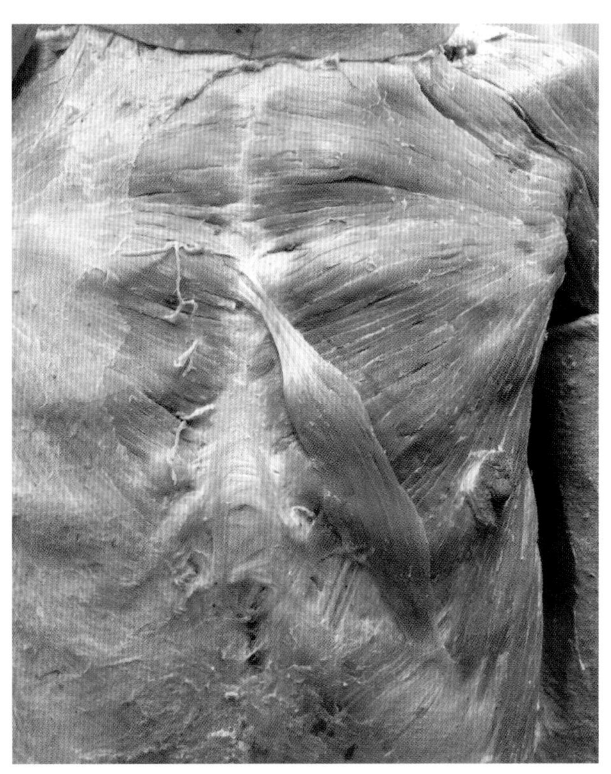

图10-6　胸骨肌（标本）

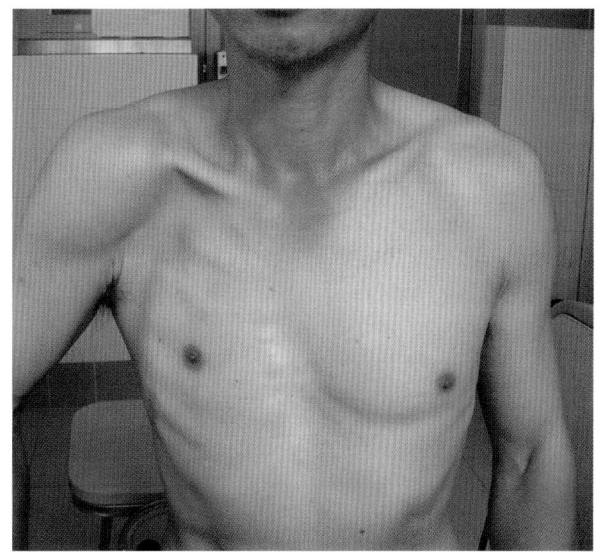

图10-7　胸大肌阙如

迷走神经前、后干等通过；腔静脉孔在食管裂孔的右前方，平第8胸椎，有下腔静脉通过（图10-8）。膈受膈神经支配，是重要的呼吸肌。

临床应用注意事项

膈肌是重要的呼吸肌，为腹式呼吸的主要动力肌，当胸式呼吸消失后（如C5以下颈髓损伤），膈肌则成为唯一的呼吸动力，如何预防膈肌疲劳对于维持呼吸功能非常重要，预防便秘、腹胀，不在腹部放置外压物（如被褥），如果可能适当抬高床头，均可达到此目的。膈肌受左右膈神经支配，一侧膈神经损伤只出现单侧膈肌麻痹，双侧膈神经麻痹可以造成呼吸困难，所以对于颈髓损伤的患者，颈部手术不采用双侧颈丛阻滞麻醉，因为这样会使膈肌瘫痪，造成不良后果。膈附近的炎症可以刺激膈肌，引起膈肌痉挛，出现顽固性呃逆。膈疝是指膈肌破裂，胸腔脏器进入腹腔，或者腹腔脏器进入胸腔，如肝或胃肠进入胸腔，出现难以解释的呼吸和腹部症状。

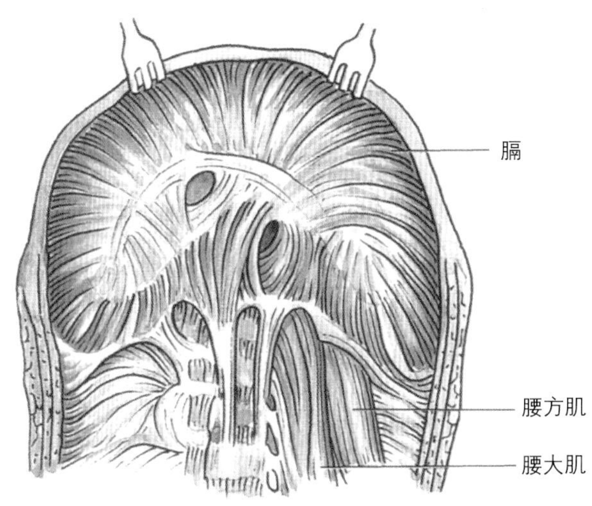

图10-8　膈

胸背部肌

斜方肌和背阔肌

斜方肌（trapezius）和背阔肌（latissimus dorsi）均属扁肌，从上向下主要起于背正中线；斜方肌止于肩胛冈、肩峰和锁骨，背阔肌止于肱骨上段，两者主要运动上肢带骨和肱骨。

大、小菱形肌

二肌合成菱形扁肌，位于背上部斜方肌的深面。小菱形肌起自项韧带下部第7颈椎和第1胸椎棘突，大菱形肌起自第2~5胸椎棘突，二肌斜向下外止于肩胛骨的内侧缘。作用使肩胛骨向脊柱靠拢并稍向上。由肩胛背神经支配。

临床应用注意事项

长时间伏案工作或低头时间过长会出现颈肩部肌肉疲劳，主要累及斜方肌及菱形肌，扩胸运动及肩部外展后伸可以松弛上述肌肉，缓解疲劳。

竖脊肌的胸背部

竖脊肌（erector spinae）是一对强大的纵行肌，位于脊柱两旁，下端起于骶骨背面和髂嵴后部，向上延伸分为3列：外侧列为髂肋肌，中间列为最长肌，内侧列为棘肌，分别抵止于肋骨、横突和棘突等处 。竖脊肌及其深面的短肌，作用于脊柱、头及肋骨，引起后伸、侧屈和回旋运动，并有控制前屈和维持坐、立姿势的作用。

这些肌肉的损伤、痉挛等是腰背疼痛的原因之一。

■ 胸壁血管和神经

胸壁的动脉

1. 肋间动脉　分为肋间后动脉和肋间前动脉，前者为胸主动脉的分支，后者为胸廓内动脉在第1~6肋间隙的分支或肌膈动脉在第7~9肋间隙的分支，两者在肋间隙前部吻合。各肋间隙除前方小部分由胸廓内动脉分支分布外，主要由肋间后动脉分布。

肋间后动脉（posterior intercostal artery）在肋间隙后部行于上、下肋的中间，胸内筋膜的深面，在肋间隙中部则沿肋沟行于肋间内肌与肋间最内肌之间，向前与肋间前动脉吻合。血管和神经的排列自上而下是静脉、动脉和神经，至肋间隙前部，行于肋间内肌的内面（图10-9）。

第1、2对肋间后动脉来自锁骨下动脉的分

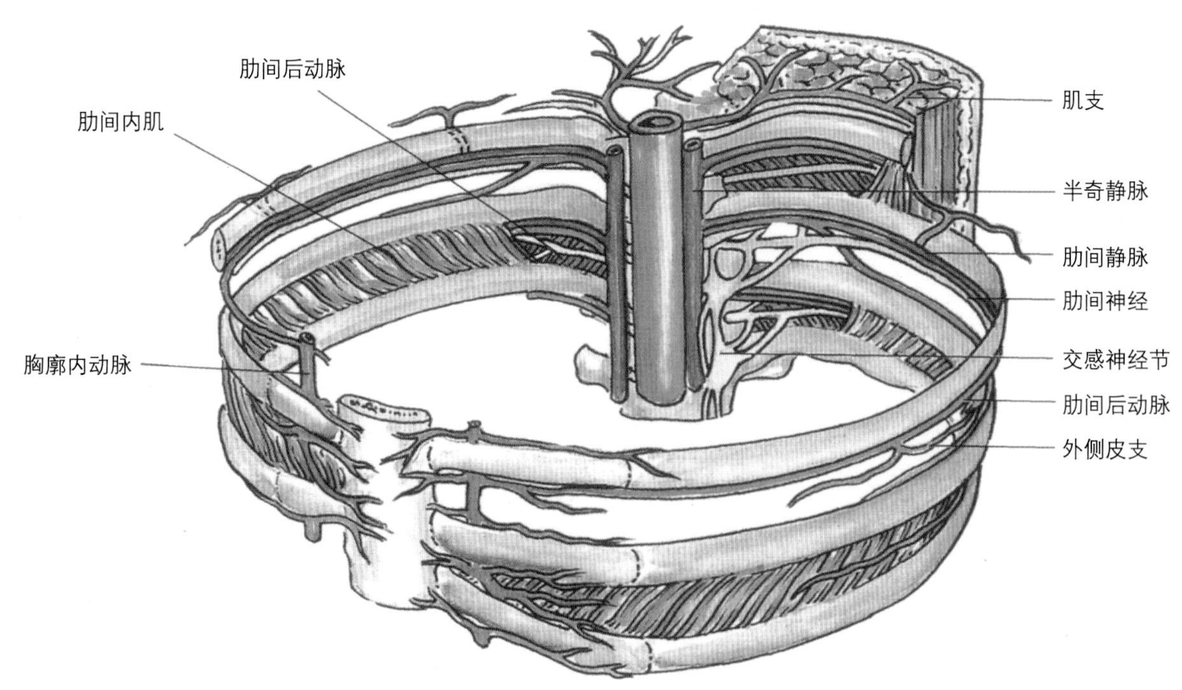

图10-9　肋间血管和神经

支，第3~11对肋间后动脉起自胸主动脉。各肋间后动脉先走行在肋间隙中间，近肋角处常分出一支较小的侧副支，沿下位肋的上缘行走，而其本干则沿上位肋的下缘前行。两支至肋间隙前部分别与胸廓内动脉的相应分支吻合。临床上胸膜腔穿刺，多在肩胛线或腋后线第8或第9肋间隙进行，进针部位略偏下位肋的上缘；如在前、外侧壁穿刺，进针部位应在上、下肋之间，可避免损伤肋间血管、神经（图10-10）。

2. 胸廓内动脉（internal thoracic artery） 起自锁骨下动脉，经胸廓上口入胸腔，沿胸骨外侧缘约1.25 cm处下行，至第6肋间隙分为肌膈动脉和腹壁上动脉两终支，分布于膈和腹壁肌，胸廓内动脉上段发有心包膈动脉伴膈神经下行，分布于心包和膈。胸廓内动脉经过肋间隙时发出肋间前支（肋间前动脉）分布于肋间隙前部，并与肋间后动脉吻合。

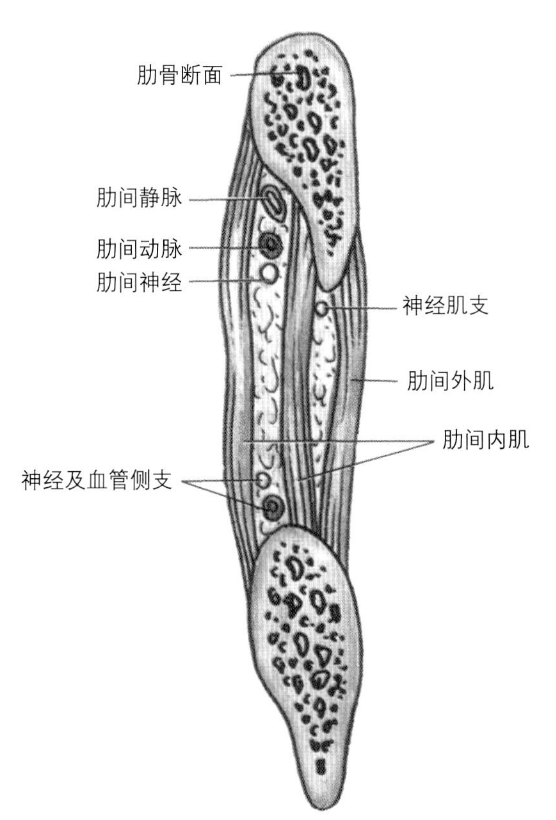

图10-10 肋间血管、神经的位置关系（胸壁矢状面）

胸壁的静脉

1. 肋间后静脉（posterior intercostal vein）与同名动脉伴行，静脉位于动脉的上方。肋间后静脉向后直接注入奇静脉或经半奇静脉、副半奇静脉间接注入奇静脉；向前经肋间前静脉注入胸廓内静脉。由于肋间后静脉与动脉伴行，由肋角向前位于肋沟内，故肋骨骨折时，常易伤及肋间血管。

2. 奇静脉和半奇静脉 奇静脉（azygos vein）和半奇静脉分别为两侧腰升静脉向上的延续，各行于脊柱的右前方和左前方。奇静脉达第4胸椎高度，向前绕过右肺根上方，注入上腔静脉，沿途接纳食管静脉、右肋间后静脉、椎静脉丛及半奇静脉等血管。半奇静脉接纳左下部肋间后静脉和副半奇静脉，在第7~9胸椎高度，向右越过脊柱汇入奇静脉。副半奇静脉收纳左上部肋间后静脉，注入半奇静脉（图10-11）。奇静脉可出现变异，如双奇静脉、副半奇静脉与半奇静脉吻合或分开、无半奇静脉等（图10-12）。

3. 副半奇静脉 左侧下位的几条肋间静脉，汇入半奇静脉。半奇静脉在第8、9胸椎的水平，横过脊柱汇入奇静脉。左侧中间的几条肋间静脉合成副半奇静脉，它直接注入奇静脉或半奇静脉的上段。

4. 胸廓内静脉 常为2支，与同名动脉伴行，在注入头臂静脉之前合为一干。胸廓内血管周围有胸骨旁淋巴结。

临床应用注意事项

奇静脉系统是上下腔静脉之间的一个重要侧副通路，当下腔静脉阻塞后，奇静脉系统可以代偿回流。第7~9胸椎椎体静脉与奇静脉相通，此部位的椎体成形术有骨水泥渗漏至奇静脉的危险，应注意预防（图10-13）。

胸壁的神经

1. 膈神经（phrenic nerve） 左、右膈神经经胸廓上口入胸腔，伴心包膈血管越过肺根的前

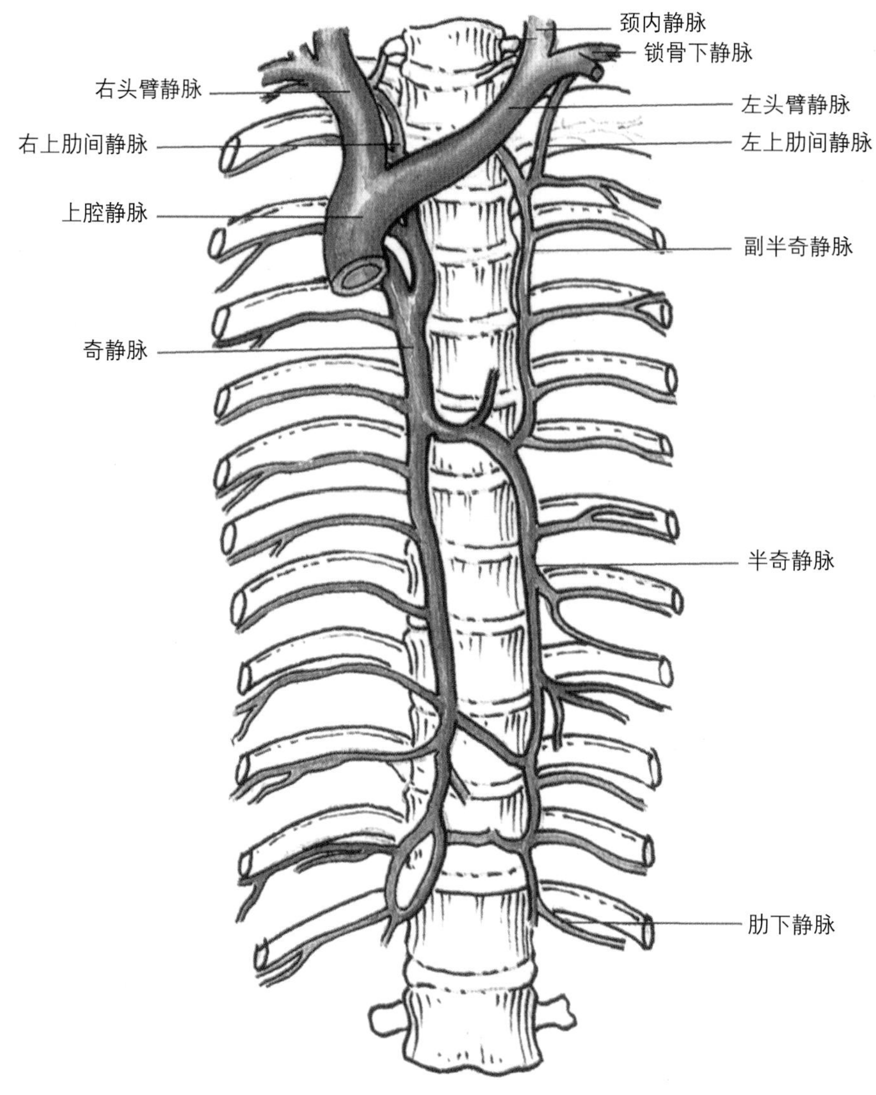

图10-11　奇静脉和半奇静脉

方，经纵隔胸膜与心包之间到达膈。

2. 肋间神经（intercostal nerves）　上11对胸神经前支称肋间神经，第12对胸神经前支称肋下神经，均与同名血管伴行。下6对肋间神经经肋弓深面穿出肋间隙入腹壁。肋间神经由于在肋间隙的前、后部直接贴于其内面的胸内筋膜和壁胸膜，故在胸膜炎症时，可因刺激神经产生胸腹壁痛而误诊为腹部病变。

肋间神经和肋下神经支配肋间肌和腹前外侧肌、胸、腹壁皮肤。各神经的分布区具有节段性，第2肋间神经分布区平胸骨角平面皮肤，第4肋间神经至乳头平面，第6肋间神经至剑胸结合平面。根据皮神经的分布可测定麻醉平面和诊断脊髓损伤平面。肋间神经的分布又有重叠性，如第4肋间平面的皮肤，除接受第4肋间神经皮支外，还接受来自第3、5肋间神经的皮支。

3. 胸部交感神经　交感干（sympathetic trunk）位于脊柱两侧，奇静脉与半奇静脉的后方，由10~12对胸交感干神经节及节间支组成。胸交感干神经节除有交通支与相应的肋间神经相连外，第1~5胸交感干神经节分支分布于胸腔脏器；第 6~9及第 10、11胸交感干神经节发支分别组成

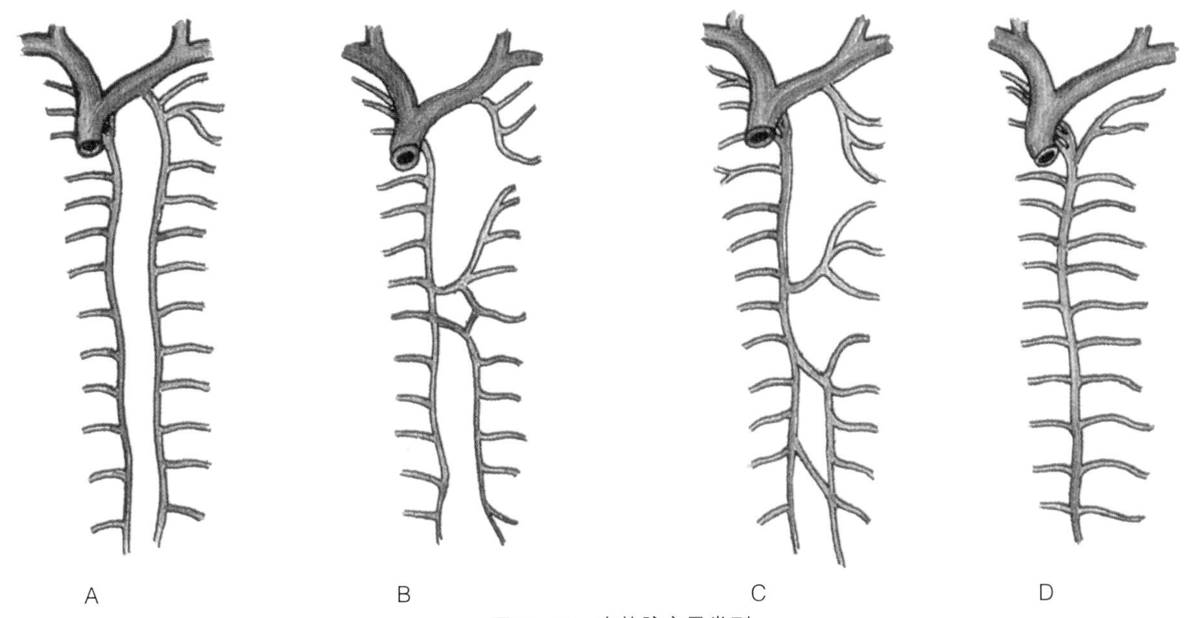

图10-12 奇静脉变异类型

A.双奇静脉；B.副半奇静脉与半奇静脉吻合；C.副半奇静脉与半奇静脉分开；D.无半奇静脉

内脏大、小神经，穿膈入腹腔终于腹腔神经节和主动脉肾神经节。

临床应用注意事项

肋间神经痛临床常见，表现为沿肋间神经走行区域的放射性疼痛，多累及一侧，特点及区域与肋间神经支配区域相一致，多见于带状疱疹（图10-14）。

肋间神经为带状疱疹好发部位，患处常首先出现潮红斑，很快出现粟粒至黄豆大小的丘疹，簇状分布而不融合，继之迅速变为水疱，疱壁紧张发亮，疱液澄清，外周绕以红晕，各簇水疱群间皮肤正常；皮损沿某一周围神经呈带状排列，多发生在身体的一侧，一般不超过正中线。

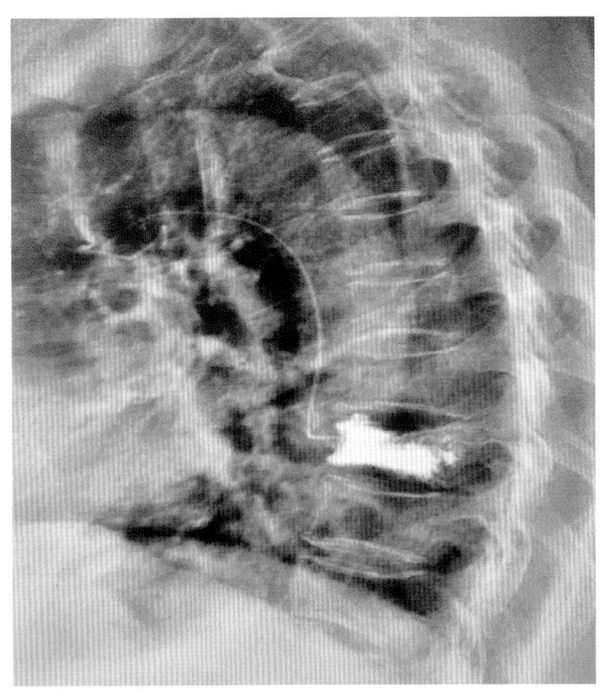
图10-13 骨水泥渗漏至奇静脉

（图片由安永胜医生提供）

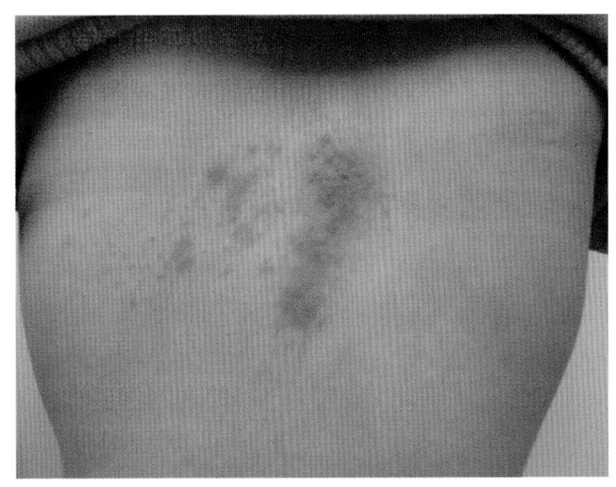
图10-14 肋间神经带状疱疹

胸膜和胸内筋膜

胸膜

胸膜的分布

胸膜（pleura）是浆膜，分为脏胸膜和壁胸膜。脏胸膜包被肺的表面，并深入肺叶之间。壁胸膜按其衬贴部位可分为4部：胸膜顶覆罩肺尖，凸入颈根，投影在锁骨内侧 1/3上方2~3 cm处；肋胸膜衬贴胸壁内面；膈胸膜覆盖在膈的上面；纵隔胸膜贴于纵隔的两侧。壁胸膜、脏胸膜在肺根处相互移行，并在肺根下方形成肺韧带。

胸膜的前界是肋胸膜与纵隔胸膜的反折线。两侧均起自胸膜顶，斜向内下经胸锁关节后方，至第2胸肋关节平面左右靠拢，沿中线偏左垂直下行，右侧达第6胸肋关节处，移行于下界；左侧至第4胸肋关节转向外下方，距胸骨缘约2.5 cm处下行，达左侧第6肋软骨中点移行于下界。在胸骨左侧第4、5肋间隙前端的后方，心包前面无胸膜遮盖，称心包裸区。胸膜的下界是肋胸膜与膈胸膜的反折线。右侧起自第6胸肋关节，左侧起自第6肋软骨中点，两侧均向外下行，在锁骨中线上与第8肋相交，腋中线上与第10肋相交，由此转向后，至后正中线外侧平第12胸椎棘突。左侧下界略低于右侧。

胸膜腔

胸膜分为脏胸膜和壁胸膜，二者围成的潜在腔隙称胸膜腔（pleural cavity），呈负压，内有少量浆液。胸膜腔在壁胸膜某些相邻部反折处形成三角隐窝，肺扩张时也不能将其充满，这些部位称胸膜隐窝。主要的胸膜隐窝有肋膈隐窝（costodiaphragmatic recess）（膈肋窦）和肋纵隔隐窝（costome-diastmal recess）。这些隐窝是胸腔积液最先积聚的部位，积液时隐窝消失，变钝。

胸内筋膜

胸内筋膜（endothoracic fascia）是一层致密的结缔组织膜，衬于胸壁的内面。该筋膜厚薄不一，在胸骨和肋间隙内面的部分较厚，脊柱两侧部分较薄。在胸内筋膜与壁胸膜之间有疏松结缔组织，以脊柱两旁较发达，易于分开，对术中分离壁胸膜进入椎体十分有利。该层筋膜覆盖于膈上面的部分又称膈筋膜，覆于胸膜顶的部分称胸膜上膜（sibson筋膜）。

临床应用注意事项

儿童胸膜与胸内筋膜肋骨部分结合较不紧密，成人则紧密，所以儿童可以将胸膜与筋膜分离开，可以在胸膜腔外显露脊柱，成人则较为困难。膈胸膜与膈肌结合较为疏松，显露时可以将膈筋膜与膈肌分离开来而不进入胸膜腔。

纵　隔

纵隔组成和位置

纵隔的组成和分部

纵隔（mediastinum）是位于左、右纵隔胸膜之间所有的器官、结构和结缔组织的总称。通常以胸骨角至第4、5胸椎体间的平面为界，将纵隔分为上纵隔和下纵隔。下纵隔又以心包的前、后面为界分为前、中、后三部（4分法），前纵隔位于胸骨与心包之间；后纵隔位于心包与脊柱之间；中纵隔由心包、心及与其相连的大血管根部等组成。

纵隔的位置

纵隔位于胸骨和部分肋软骨（前方）与脊柱胸部（后方）之间；两侧以纵隔胸膜为界；下方被膈封闭；上方过渡到颈根部。由于心脏偏离身体中线左侧，故纵隔位置不对称，稍斜向左侧，其范围和形状在各部分也有所不同。在下部，胸骨与脊柱之间距离大于上部，其矢状径越往下越大。由于胸骨比脊柱胸部短，其前壁短于后部。其胸膜前缘于胸骨后面以纵向曲线形式走行；后缘于脊柱侧面几乎以直线走行。左右两侧纵隔胸膜下部被覆心脏两侧面和大血管侧面，其间距较大，因此，不在同一矢状平面上。中间部于肺根处这两侧纵隔胸膜间距有所靠近，因此，纵隔于冠状平面上可投视出“沙钟”形外观（图10-15，16）。

纵隔各部的主要结构

上纵隔

上纵隔的器官由前向后大致可分为3层。前层器官主要是胸腺，左、右头臂静脉和上腔静脉；中层有主动脉弓及其3大分支、膈神经和迷走神经；后层有气管、食管、左喉返神经和胸导管等。食管、迷走神经和胸导管向下延入后纵隔，将在后纵隔叙述。异位的甲状腺或甲状旁腺也可能进入上纵隔。

1. 胸腺（thymus）　位于胸骨之后，左、右头臂静脉及主动脉弓的前方。儿童的胸腺相对较大，青春期最为发达，上部可达胸廓上口甚至颈根部，下部至心包上部，以后逐渐萎缩而被脂肪组织所代替。胸腺肿大时，可压迫头臂静脉、主动脉弓和气管等器官。

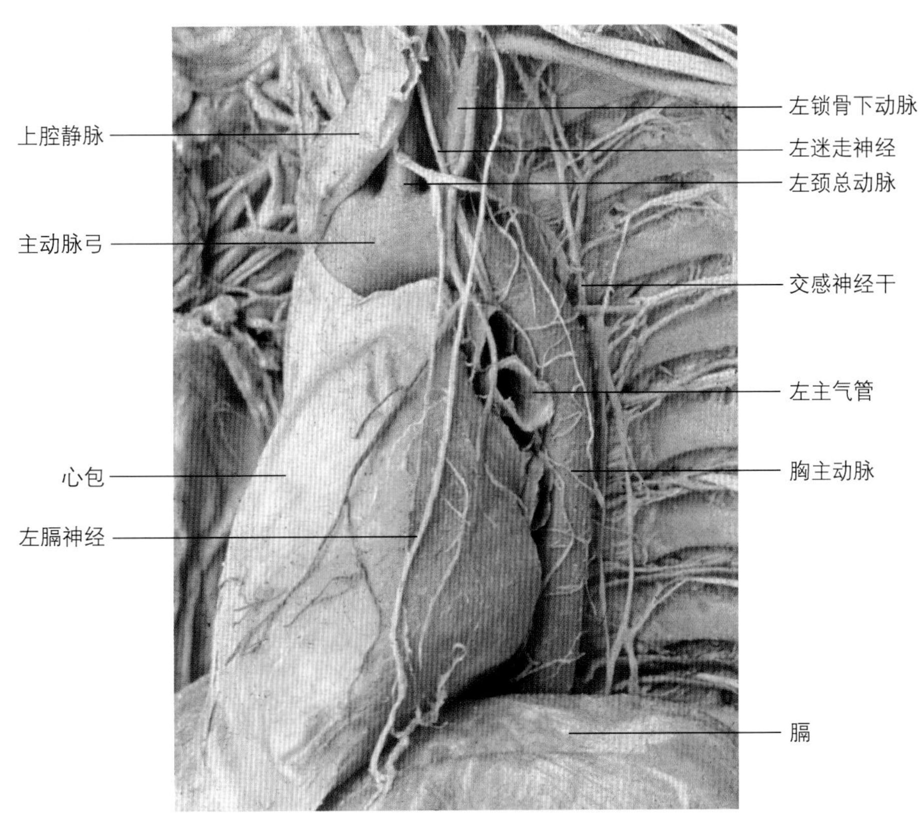

图10-15　纵隔左侧面观

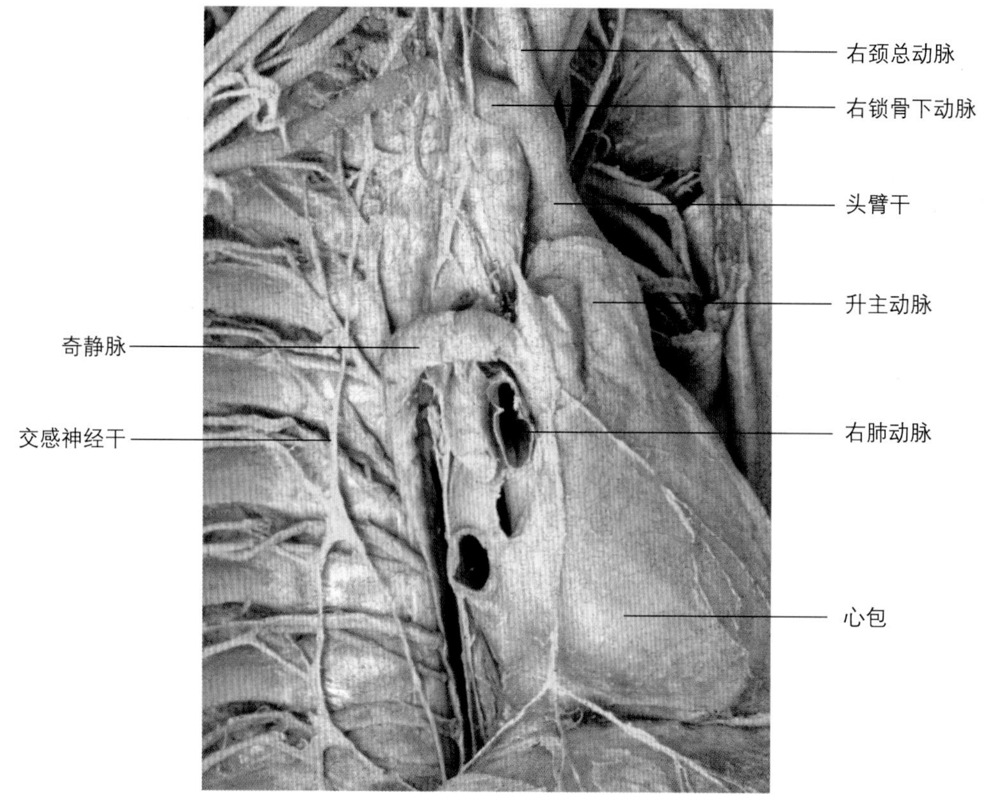

图10-16　纵隔右侧面观

2. 上腔静脉及其属支　锁骨下静脉和颈内静脉在胸锁关节后方汇合成头臂静脉。左头臂静脉较长，于胸腺后方、主动脉弓3大分支的前方斜向右下，至右侧第1胸肋结合处的后方与右头臂静脉汇合成上腔静脉。上腔静脉（superior vena cava）长约7 cm，位于右侧第1、2肋间隙前端的后方，下段收集奇静脉后，穿心包注入右心房。

3. 主动脉弓及其分支　升主动脉向右上升至右侧第2胸肋关节的后方，延续为主动脉弓（aortic arch），弯向左后方，达第4胸椎体下缘的左侧，移行为胸主动脉。主动脉弓的位置约在胸骨柄下半部的后方。主动脉弓上缘由右向左发出头臂干、左颈总动脉和左锁骨下动脉。主动脉弓分支常见的变异有左颈总动脉由头臂干发出（27%），左、右颈总动脉和锁骨下动脉分别从主动脉弓发出（2.5%），对称性左、右头臂干由主动脉弓发出（1.2%）等。

在弓的下方有肺动脉、动脉韧带、左主支气管、左喉返神经和心浅丛。弓的左前方有左侧膈神经、心包膈血管、迷走神经及交感干颈神经节的心支。弓右后方有气管、食管、左喉返神经、胸导管和心深丛。

4. 气管胸部和主支气管　气管（trachea）下端平胸骨角，分为左、右主支气管。气管胸部位于中线，前方有胸腺、左头臂静脉、主动脉弓、头臂干和左颈总动脉等，后方毗邻食管，右前方有上腔静脉和右头臂静脉。

5. 气管旁淋巴结和气管支气管淋巴结　前者位于气管两侧，后者在气管叉和主支气管的周围。它们收纳肺、主支气管、气管胸部和食管的淋巴，最后输出管与纵隔前淋巴结的输出管汇合组成支气管纵隔干。左支气管纵隔干注入胸导管，右侧者注入右淋巴导管。

下纵隔

1. 前纵隔　前纵隔仅有少量疏松结缔组织和纵隔前淋巴结。

2. 中纵隔　中纵隔主要有心包、心及出入心的大血管根部和膈神经等。

（1）心包（pericardium）：包裹心和大血管根部。它由内、外两层构成，外层为纤维心包，内层为浆膜心包。后者又分脏、壁两层，衬于纤维心包内面的称壁层，壁层经大血管根部移行于心表面称脏层，即心外膜。脏、壁两层之间密闭的腔隙称心包腔，内含少量浆液。纤维心包强韧而少伸展性，心包积液时可致心脏压迫；慢性炎症时，脏、壁两层可粘连，限制心的舒缩。心包腔上部位于升主动脉及肺动脉后方、上腔静脉及左心房前方的间隙称心包横窦，其大小可容一指，心血管手术时是阻断血流的部位。在左心房后方，左、右肺静脉，下腔静脉与心包后壁之间的间隙为心包斜窦。在壁层心包前壁和下壁转折处有心包前下窦，此处位置最低，心包积液常先积聚于此。

心包前方大部被肺和胸膜遮盖，只有前下部直接贴靠胸骨体下部及左侧第4~6肋软骨后面，此处为心包裸区。心内注射常在胸骨左缘第4肋间隙进针，可避免伤及肺和胸膜。

（2）心与大血管根：心（heart）似倒置的圆锥体，心尖朝向左前下方，心底朝向右后上方，心的胸肋面对向胸前壁，主要由右心房和右心室构成，左心房和左心室只占小部，心膈面大部是左心室，小部分由右心室构成。心底有出入心的大血管。升主动脉居中，其左前方为肺动脉，右侧有上腔静脉，右后下方有下腔静脉。右肺上、下静脉经上腔静脉和右心房的后方，左肺上、下静脉经胸主动脉的前方向内行，汇入左心房。

心在胸前壁的投影可用4点连线来表示。左上点在左侧第2肋软骨下缘，距胸骨左缘1.2 cm；右上点在右侧第3肋软骨上缘，距胸骨右缘约1 cm；右下点在右侧第6胸肋关节处；左下点在左侧第5肋间隙，距正中线7~9 cm（或在锁骨中线内侧1~2 cm）处，此点相当于心尖部。左、右上点连线为心上界，左、右下点连线为心下界，右侧上、下点间作一微凸向右的弧形线为心右界，左上、下点间作一微凸向左的弧形线为心左界。

3. 后纵隔　后纵隔内有食管胸部、胸主动脉、胸导管、奇静脉、半奇静脉、迷走神经和交感干等。奇静脉、半奇静脉和交感干已前述。

（1）食管胸部：在上纵隔位于气管和脊柱之间，在第5胸椎平面居正中线稍左侧，继经主动脉弓的右后方偏右，沿胸主动脉右侧下行，约在第7胸椎高度逐渐偏左，至第8、9胸椎体平面斜跨主动脉的前方至其左前方，平第10胸椎穿膈的食管裂孔入腹腔（图10-17）。食管胸部前方由上而下依次与气管、左主支气管、心包及左心房相邻；后方与脊柱间形成食管后间隙，内含奇静脉和胸导管。食管有3处生理狭窄，分别位于食管起端、左主支气管后方和穿膈的食管裂孔处，是异物滞留和肿瘤的好发部位，插入器械时也必须注意。

食管左侧在主动脉弓以上部分与纵隔胸膜相贴，其间有胸导管和主动脉弓；在主动脉弓以下至第7胸椎之间，食管不与纵隔胸膜相贴，在第7胸椎以下又被纵隔胸膜覆盖。食管右侧除奇静脉弓处外，均与纵隔胸膜相贴。在右肺根以下，右侧纵隔胸膜突至食管后面达中线，形成食管后隐窝。

食管胸部的动脉来源，上纵隔段来自支气管动脉，下纵隔段主要来自胸主动脉发出的食管动脉。静脉与动脉伴行，大部分经半奇静脉和奇静脉汇入上腔静脉，食管下端的静脉经胃左静脉注入门静脉。食管胸部的淋巴主要回流至纵隔后淋巴结和气管支气管淋巴结，其下段回流至胃左淋巴结，尚有部分淋巴管直接汇入胸导管。

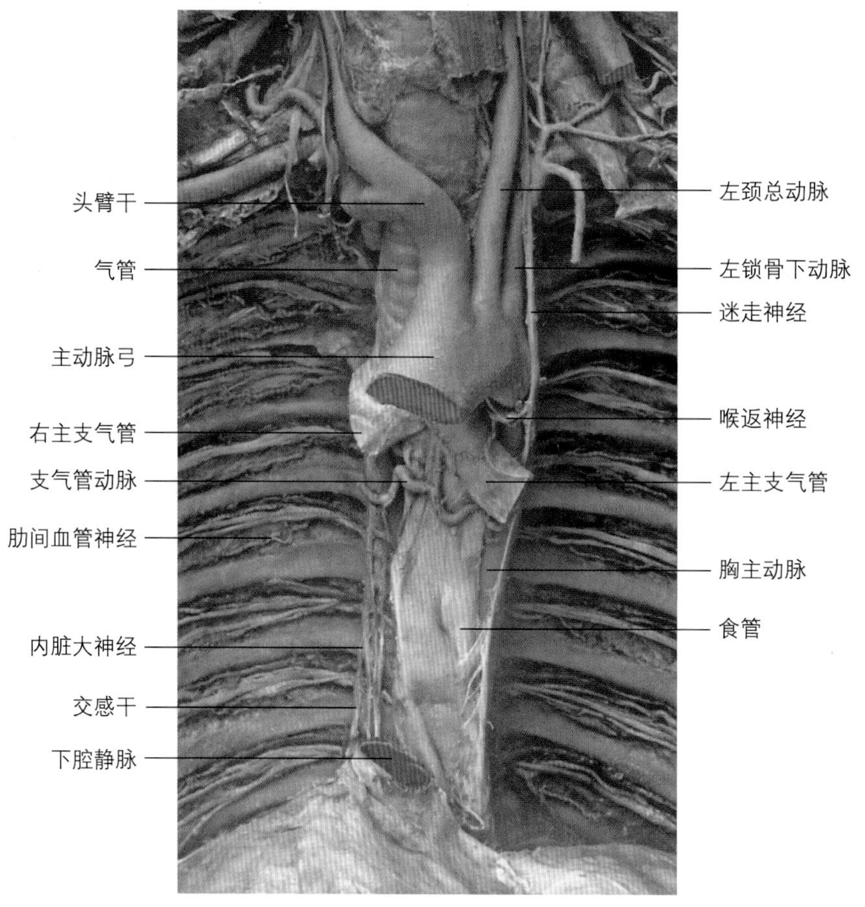

图10-17　食管胸段

（2）胸主动脉（thoracic aorta）：平第4胸椎下缘左侧续自主动脉弓，初沿脊柱左侧下行，然后逐渐转至其前方，达第12胸椎高度穿膈主动脉裂孔，移行为腹主动脉。胸主动脉的左侧有纵隔胸膜遮盖，左后方有半奇静脉，右侧有食管（后者向下转至前方）、胸导管和奇静脉（图10-18）。

（3）胸导管（thoracic duct）：起自腹腔内乳糜池，经膈主动脉裂孔入胸腔，在胸主动脉与奇静脉之间、食管的后方、脊柱右前方上行，平第 4~5胸椎时，渐移至脊柱左前方，沿食管左侧上行至颈根部注入左静脉角（图10-19）。因胸导管上段与左纵隔胸膜、下段与右纵隔胸膜相邻，故胸导管上段可能引起左侧乳糜胸，下段损伤可致右侧乳糜胸。可有双胸导管等变异（图10-20）。

（4）迷走神经（vagus nerve）：左、右迷走神经自颈部入胸腔，经肺根后方分别至食管的前、后面，其分支与交感神经共成食管丛，至食管下段再合成前干和后干，伴食管入腹腔。迷走神经在胸内发出分支参与肺丛和心丛。此外，左迷走神经在主动脉弓左前方发出左喉返神经，勾绕主动脉弓向后上行至颈部。

（5）纵隔后淋巴结：位于心包的后方，食管胸部和胸主动脉周围，收纳这些部位和膈后部及肝的淋巴，其输出管多直接注入胸导管。

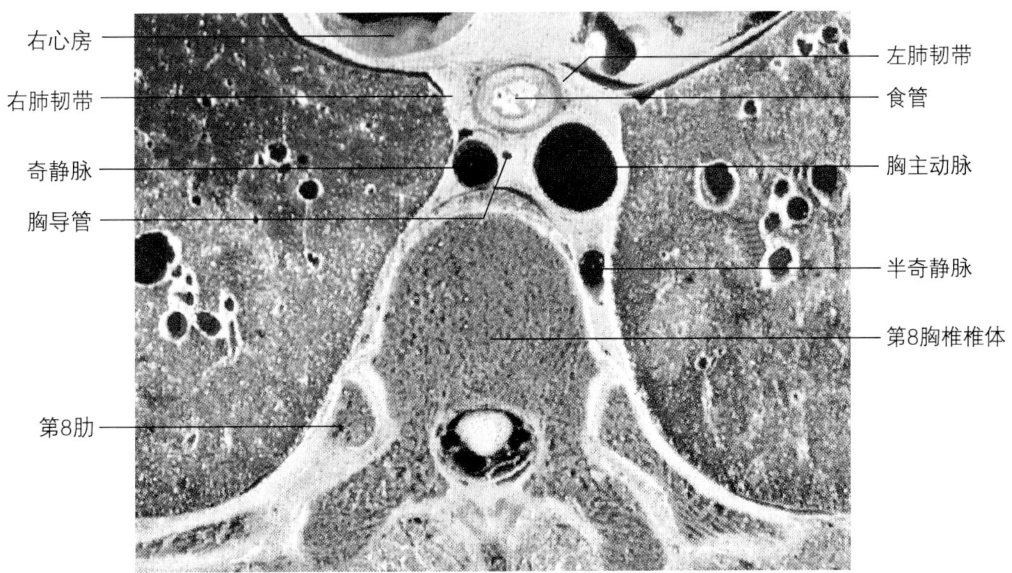

图10-18 胸主动脉的毗邻

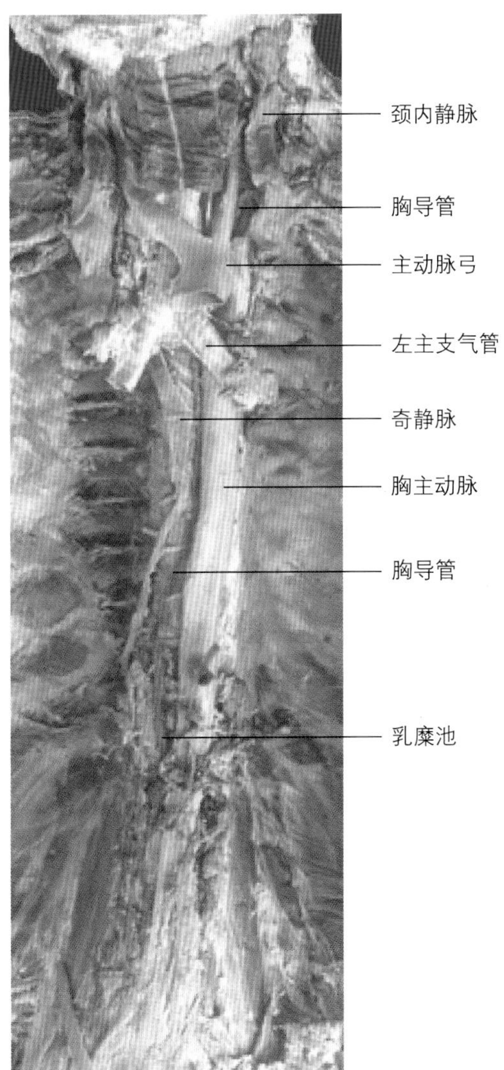

图10-19 胸导管的走行

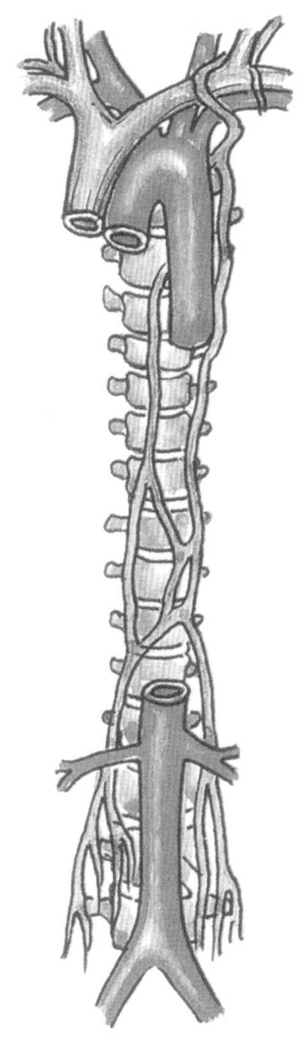

图10-20 双胸导管

胸腰移行部的临床解剖学

胸腰移行部的特点

胸腰移行部没有一个准确的范围定义。根据我们理解，其范围应是第11胸椎~第2腰椎，此部的特点如下：

1. 胸椎活动度较小，而腰椎活动度较大，此处为由静到动的移行部分。

2. 第11、12肋骨为浮肋，未参与肋弓的组成，所以相对其他胸椎，第11、12胸椎的活动度较大。

3. 第12胸椎椎体与第1腰椎椎体形态接近，而第12胸椎的上关节突关节面方向呈冠状位，与第11胸椎的下关节突相关节，该关节突关节为冠状位。第12胸椎的下关节突关节面呈矢状位，与第1腰椎的上关节突相关节，此关节突关节为矢状位。这种两个不同方位的关节突关节为在第12胸椎~第1腰椎节段所独有，是较为固定的胸椎向较为活动的腰椎转化移行的形态特征，是力学枢纽，是受力集中区。此处为腰椎生理前凸和胸椎后凸移行部，当脊柱受到屈曲及垂直暴力时，此二椎体极易受到损伤，是造成爆裂骨折的易发部位。

4. 第11胸椎~第2腰椎椎管内为腰髓、脊髓圆锥和马尾神经。这些神经集中在这样狭小的空间内，当外伤时极易造成损伤，往往既有脊髓损伤，又有马尾神经损伤，故其恢复也有其特殊性。

5. 在胸腰移行部前方有膈附着，左右膈肌脚呈强大的束状腱肌混合组成结构，分别附着在第12胸椎~第3腰椎椎体的前外侧部分。膈肌脚的这种解剖学特点决定了当胸腰段椎体爆裂骨折时，膈肌脚往往保持完整，所以可以利用此结构进行骨折复位。可以这样理解，膈肌脚为胸腰移行部的软组织夹板结构之一，是经伤椎椎弓根植骨内固定治疗爆裂骨折的解剖学基础之一。

6. 在第12胸椎椎体前侧方及第12肋骨后部的前方，胸膜返折线位于此部位。当呼吸时肺下缘可以达到此处，此处也是胸膜膈肋角的部位，手术时有可能发生胸膜破裂，造成气胸。可以通过将胸膜返折向上推移而不进入胸膜腔，从胸膜外途径显露第12胸椎椎体。

7. 第12胸椎椎体前方为主动脉裂孔所在，内有胸主动脉及胸导管通过。主动脉裂孔的周缘为腱性缘，当膈肌收缩时不会压迫主动脉，但当爆裂骨折脱位时，此结构反而限制了主动脉的移位和避让，是造成主动脉损伤的危险因素之一。

8. 第12肋骨形态多变，甚至阙如。第1腰椎横突也可以出现长短不一，甚至阙如等变异，这是造成术中定位错误的原因之一。故临床上应充分注意这种变异，常规拍摄包括第11、12肋骨全长的胸腰段正侧位片非常重要，如果需要，脊柱全长或胸腰椎全长正侧位也要拍摄。第12肋骨较第1腰椎横突明显长且粗大，可以在术中通过触摸来确定，但有时附着于第1腰椎横突上的腹横筋膜较为硬韧，易被误认为第12肋骨，此点应特别注意。第12肋骨的走行自内上向外下斜行，而腹膜筋膜束则向外横行，此点有助于鉴别。另外，骨质的硬度和筋膜的硬韧，在手感上也有不同，可在手术中仔细体会和辨认，以免造成定位错误。

9. 内脏大神经及交感干在第12胸椎椎体前方走行，多伴行于膈脚的前方。当胸腰段骨折时，交感干及内脏大神经易受刺激，从而引起腹胀、腹部不适等症状。

胸腰移行部后部结构

皮肤和皮下组织

胸腰移行部后部的皮肤较肩胛部皮肤要薄，

皮下组织也较薄，对于肥胖患者，此处的脂肪也远比腰部薄。

肌 层

1. 背阔肌　背阔肌位于腰背部和胸部后外侧，是全身最大的扁阔肌，此肌上部被部分斜方肌覆盖，所以在胸腰部第12胸椎以上位于最浅层的肌肉为斜方肌，然后才是背阔肌。背阔肌以腱膜的形式起始于下6位胸椎棘突及腰椎棘突，纤维向外横行移行为肌纤维。

2. 下后锯肌　下后锯肌位于背阔肌中部的深面，较为宽阔，但肌层较薄，以腱膜起始于第11、12胸椎棘突和第1、2腰椎棘突，腱膜纤维自内下向外上移行为肌纤维。纤维斜向外上方，止于下位4个肋骨外面，止点部位在肋角的外侧。

3. 竖脊肌　竖脊肌分三部分，最外侧为背髂肋肌，中间为背最长肌，内层为棘肌。

4. 横突棘肌　横突棘肌包括半棘肌、多裂肌和回旋肌。

5. 肋提肌　肋提肌在下胸段，起于胸椎横突，止于肋骨外面，往往跨越1个肋骨，又称肋长提肌。

胸腰椎软组织夹板的概念及形态学基础

胸腰椎骨折极易引起脊柱不稳和脊髓损伤，如何更好地使骨折复位是临床热点难点之一。临床工作中常存在着骨折椎前缘恢复不佳，后凸畸形矫正不满意，突入椎管的骨折块难以复位等问题。可否更大程度地利用胸腰椎周围软组织结构对骨折进行复位，从而达到解剖学复位的目的？受前臂骨折闭合复位原理的启发，我们对胸腰椎周围肌肉韧带等软组织结构进行了观察，提出了胸腰椎软组织夹板的概念，为临床胸腰椎骨折的诊疗提供新思路。

胸腰椎软组织夹板的定义为，在脊柱胸腰段及腰段，腰大肌、前后纵韧带及膈脚将脊柱包被在紧闭的肌肉韧带之中，即形成了胸腰椎的软组织夹板。相邻的椎间盘连同其周围的肌肉、韧带，将每个椎体包被在其相应的软组织间室中，这样每个椎体都有一个独立的软组织间室夹板。

前纵韧带、膈脚、腰大肌的形态与毗邻

前纵韧带在胸腰段及腰段较为宽阔，自上而下被覆于椎体及椎间盘前方，其纤维纵行，与椎体及椎间盘紧密附着，形成一整体样结构。在第12胸椎椎体至第4腰椎椎体的前外侧有粗大的膈脚加强，膈脚呈腱肌混合性，其纤维纵行，浅层纤维可覆盖4~5个节段，深层纤维覆盖2个节段，两侧膈脚在第12胸椎前方汇合，形成主动脉裂孔。在第12胸椎至第5腰椎体及椎间盘的侧面，腰大肌呈锥形附着，附着处多为肌性，少数为腱纤维起始，越向下，腰大肌越粗壮，所覆盖的范围越广。这样前纵韧带、膈脚及腰大肌将胸腰段及腰段脊柱紧密包围，形成了肌肉韧带组成的软组织夹板（图10-21）。

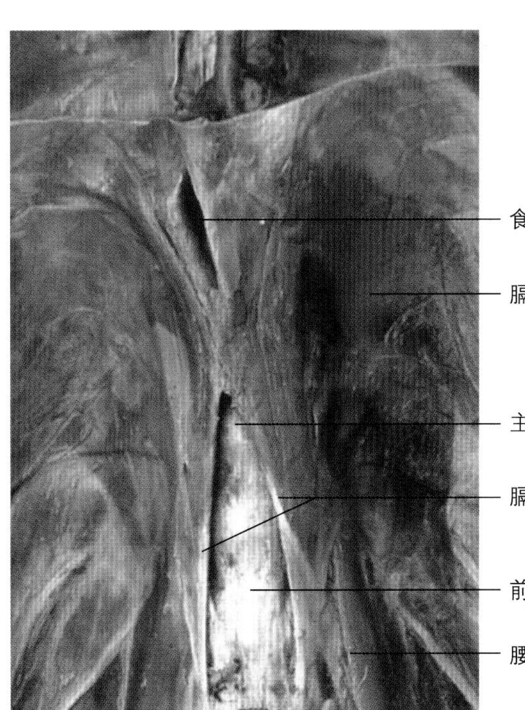

图10-21　膈脚的形态及毗邻

后纵韧带与椎弓根的形态

在胸腰段及腰段的后纵韧带贴附于椎体及椎间盘后面，其纤维与椎间盘附着密切，与椎体间有丰富的静脉丛及脂肪相隔；在椎弓根部位，后纵韧带缩窄，形成弧形切迹，椎弓根与后纵韧带间有纵行的静脉相隔；后纵韧带在椎间盘水平宽阔，几乎覆盖整个椎间盘，在椎体中间部狭窄，后纵韧带与椎间盘形成了一整体样结构；与前纵韧带相比，后纵韧带较薄，其宽度差异较大。

椎间盘、前后纵韧带与椎体的毗邻

横断面观可见在椎间盘部位，前纵韧带、腰大肌、椎间盘及后纵韧带形成一整体样结构，腰大肌在侧方包被椎间盘。在椎体水平可见到椎体骨质被前纵韧带、腰大肌及骨膜包围在中间，在前侧方可见到膈脚附于前纵韧带前方（图10-22A）。矢状面观见前纵韧带、上下椎间盘及后纵韧带将每个椎体包裹其中，形成了一个个独立的间室，前后纵韧带将这些间室连接起来，形成一个整体（图10-22B）。冠状面观可见两侧的腰大肌自上向下呈锥形夹持椎体及椎间盘，上下椎间盘与腰大肌将椎体包裹，形成了每个间室（图10-22C）。

■ 胸腰椎软组织夹板与骨折分型的关系

对于胸腰椎爆裂型骨折和压缩性骨折，多不会引起前纵韧带、膈脚和腰大肌完整性的破坏，也就是说腰椎软组织夹板多保持完整，这种完整的软组织夹板是骨折复位的解剖学基础，可以充分利用这些软组织进行复位，主要是撑开复位，隔段撑开作用远弱于相邻节段的撑开。对于旋转型及伸展型骨折，则有可能造成了前纵韧带断裂、膈脚的剥离及腰大肌破裂，此类骨折由于软组织夹板的破坏，移位及脱位较明显，极不稳定，所以维持复位就极为困难。在这种情况下，如何保护这些软组织夹板的完整和维持复位就十分重要。这也是保留前纵韧带的可维持椎体间植骨稳定性的机制。根据此理论，此时不能撑开而只有加压才能完成此骨折的复位和维持稳定，如果撑开则可能导致严重后果。

■ 胸腰椎软组织夹板对于手术治疗的意义

对于胸腰椎爆裂骨折，后路手术多不能直接暴露椎体，只有通过充分利用软组织夹板对骨折进行复位，对于屈曲压缩性骨折而言，通过手术使前纵韧带充分撑开，膈脚保持原有的张力和腰大肌维持原来的长度及张力，从而使这些软组织恢复原来的形态，进而使骨折复位。利用体位可以使前纵韧带复位，良好的麻醉可以使腹直肌、腹横肌、腹内斜肌和腹外斜肌松弛，适当的屈髋和伸髋体位可以牵拉腰大肌使骨折复位，故全麻才能达到此种要求。而单纯的后背垫枕，则很难达到解剖复位。对于前路手术，切除骨块、植骨，保持前纵韧带、膈脚完整，可以充分撑开，而破裂者只能加压不能撑开。

■ 如何利用胸腰段软组织夹板进行复位

椎间盘、终板、骨膜组成每个椎体间室，形成每个椎体夹板。可利用终板、纤维环及骨膜恢复椎体外形，从而复位。压缩骨折时，终板多完整，只有椎体骨质被压缩，而纤维环、骨膜完整，可以通过直接撬拨和邻近椎体的完整软组织夹板很好地复位。椎体爆裂骨折时，终板破裂，此时外周纤维环多完整，与终板相连，髓核突入椎体，骨膜多不同程度受到破坏，此时可以利用撬拨方式使终板复位，从而牵拉与之相连的纤维环和骨膜，达到复位目的。爆裂骨折多累及上终板，下部终板及椎体完整，前纵韧带、骨膜多完整，可以撬拨上终板而达到复位目的。为什么爆

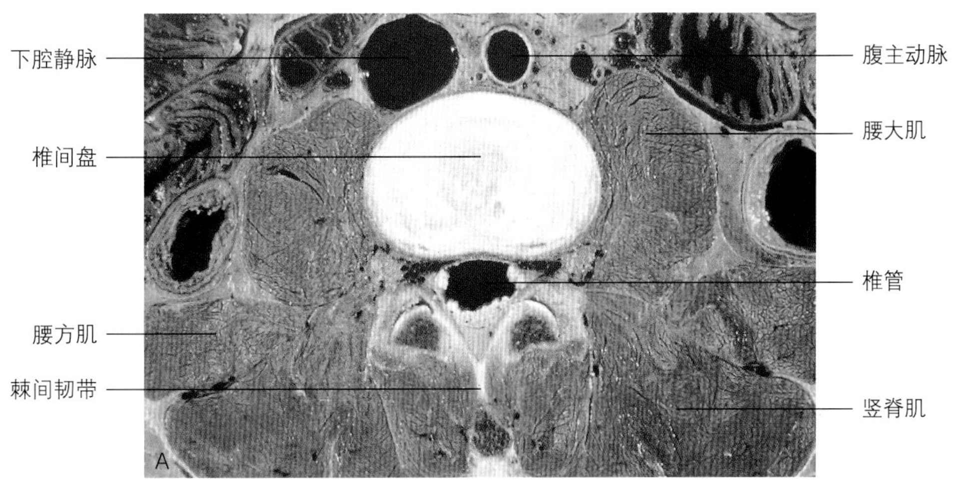

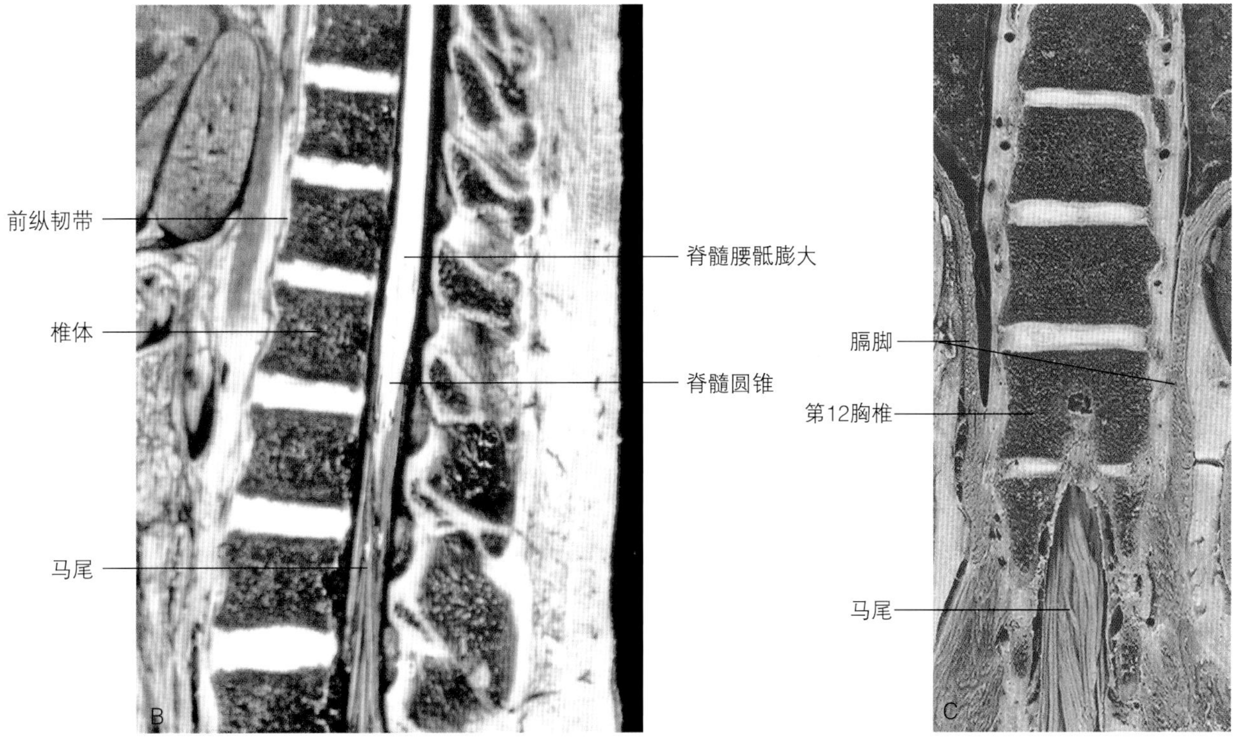

图10-22　软组织夹板组成
A.横断面；B.矢状面；C.冠状面

裂骨折多累及上终板而较少累及下终板，是否因为上、下终板的解剖学特点有所不同，尚需进一步研究。对于上、下终板均破坏的病例，除了利用上终板外，可以充分利用前纵韧带及腰大肌、膈脚进行解剖复位。

（杜心如　廖　华　刘金伟）

参考文献

1. 郭世绂. 骨科临床解剖学. 济南: 山东科学技术出版社, 2001, 119-145.
2. 刘尚礼. 重视胸腰段骨折治疗. 中华创伤杂志, 2006, 22(1): 5-7.
3. 侯树勋, 李利. 努力提高脊柱胸腰椎创伤的救治水平. 临床外科杂志, 2005, 13(6): 337-339.

4. 唐天驷, 钱邦平. 胸腰段脊柱骨折的分类和治疗. 中华创伤杂志, 2002, 4(1): 56−57.
5. 戴力扬, 王向阳. 胸腰椎爆裂性骨折的治疗. 颈腰痛杂志, 2006, 27(1): 3−7.
6. 金大地. 现代脊柱外科手术学. 北京: 人民军医出版社, 2001: 1−25.
7. 杜心如, 赵玲秀, 石继川, 等. 经伤椎椎弓根螺钉复位治疗胸腰椎爆裂骨折的临床解剖学研究. 中国临床解剖学杂志, 2007, 25(3): 239−242.
8. 杜心如, 赵玲秀, 刘春生, 等. T_(12)~L_5椎体软组织夹板的解剖学研究及其临床意义. 解剖与临床, 2008, 13(2): 75−77.
9. 杜心如, 刘春生, 刘忠金, 等. 经伤椎椎弓根螺钉内固定治疗胸腰椎爆裂骨折. 中华创伤杂志, 2007, 23(9): 659−661.
10. 刘春生, 王长富， 杜心如. 经伤椎椎弓根螺钉撬拨恢复椎体前缘高度及生理弯曲的临床观察. 解剖与临床, 2010, 15 (3):179−182.
11. 姜良海, 杜心如, 孔祥玉. 膈肌脚的形态特点及其在胸腰椎爆裂骨折复位中作用的研究.中国临床解剖学杂志, 2015, 33(5):507−513.
12. 刘端, 杜心如, 孔祥玉. 膈肌脚在上腰椎爆裂骨折手术中复位作用的解剖研究. 中国临床解剖学杂志, 2014, 32(04):400−404.
13. 刘端, 杜心如. 胸腰椎爆裂骨折后路手术方法进展. 解剖与临床, 2012, 17(4):317−319.
14. Wilcox RK, Allen DJ, Hall RM, et al. A dynamic investigation of the burst fracture process using a combined experimental and finite element approach. Eur Spine J, 2004, 13: 481−488.
15. Wilcox RK, Boerger TO,Allen DJ, et al. A dynamic study of thoracolumbar burst fractures. J Bone Joint Surg (Am), 2003, 85: 2184−2189.
16. Vaccaro AR, Lehman RA, Hurlbert RJ, et al. A new classification of thoracolumbar injuries: the importance of injury morphology, the integrity of the posterior ligamentous complex, and neurologic status. Spine, 2005, 30:2325−2333.
17. Vaccaro AR, Zeiller SC, Hulbert RJ, et al. The thoracolumbar injury severity score: a proposed treatment algorithm. J Spinal Disord Tech, 2005, 18:209−215.
18. 郭会利, 等. MRI对脊椎爆裂性骨折合并脊髓损伤的诊断价值及临床研究. 脊柱外科杂志, 2008, 3(2): 85−87.
19. Celebi L, Muratli HH, Dogan O, et al. The efficacy of non−operative treatment of burst fractures of the thoracolumbar vertebrae. Acta Orthop Traumatol Turc, 2004, 1: 16−22.
20. Dai LY, Yao WF, Cui YM, et al. Thoracolumbar fractures in patients with multiple injuries: diagnosis and treatment. A review of 147 cases. J Trauma, 2004, 56: 348−355.
21. 邵高海, 钟斌, 等. 经前路治疗无神经损伤胸腰段爆裂骨折的临床研究. 创伤外科杂志, 2008, 10(2), 102−104.
22. Lakshmanan P, Jones A, Mehta J, et al, Recurrence of kyphosis and its functional implications after surgical stabilization of dorsolumbar unstable burst fractures. The Spinal Journal, 2009, 9: 1003−1009.
23. Hashimoto T, Kaneda K, Abumi K.Relationship between traumatic spinal canal stenosis and neurologic deficits in thoracolumbar burst fractures.Spine, 1998, 13(11):1268−1272.
24. Tezer M, Erturer RE, Ozturk C, et al. Conservative treatment of fractures of the thoracolumbar spine. Int Orthop, 2005, 29:78−82.
25. Wood KB, Bohn D, Mehbod A. Anterior versus posterior treatment of stable thoracolumbar burst fractures without neurologic deficit: a prospective, randomized study. J Spinal Disord Tech 2005, 18(Suppl):S15−S23.
26. Tezeren G, Kuru I. Posterior fixation of thoracolumbar burst fracture: short−segment pedicle fixation versus long−segment instrumentation. J Spinal Disord Tech 2005, 18: 485 −488.
27 Knop C, Fabian HF, Bastian L, et al. Late results of thoracolumbar fractures after posterior instrumentation and transpedicular bone grafting. Spine, 2001, 26:88− 99.
28. Toyone T, Tanaka T, Kato D, et al. The treatment of acute thoracolumbar burst fractures with transpedicular intracorporeal hydroxyapatite grafting following indirect reduction and pedicle screw fixation: a prospective study. Spine, 2006, 31: E208−E214.
29. 袁强, 田伟, 张贵林, 等. 骨折椎垂直应力螺钉在胸腰椎骨折中的应用. 中华骨科杂志, 2006, 26(4): 217−222.
30. 吴卫平, 楼列名, 史永振, 等. 经骨折椎椎弓根直接复位固定治疗胸腰椎爆裂性骨折.中华创伤骨科杂志, 2006, 8(9): 838−842.

31. Qiu TX, Tan KW, Lee VS, et al. Investigation of thoracolumbar T12~L1 burst fracture mechanism using finite element method. Med Eng Phys, 2006, 28(7): 656-664.
32. Mahar A, Kim C, Wedemeyer M, et al. Short-segment fixation of lumbar burst fractures using pedicle fixation at the level of the fracture. Spine, 2007, 32(14): 1503-1507.
33. Anekstein Y, Brosh T, Mirovsky Y. Intermediate screws in short-segment pedicular fixation for thoracic and lumbar fractures: a biomechanical study. J Spinal Disord Tech, 2007, 20(1): 72-77.
34. Defino HL, Scarparo P. Fractures of thoracolumbar spine: monosegmental fixation. Injury, 2005, Suppl 2:B90-B97.
35. 陈志文, 刘晖, 翟文亮, 伤椎椎弓根固定在胸腰椎骨折中的应用, 临床骨科杂志. 2009, 12(4): 409-410.
36. 吕夫新, 黄勇, 张强, 等. 椎弓根钉结合伤椎固定治疗胸腰椎爆裂性骨折.中国骨与关节损伤杂志, 2008, 23(1): 46-47.
37. Steffee AD, Biscup RS, Sithowski DJ. Segmental spine plates with pedicle screw fixation: A new internal fixation device for disorders of the lumbar and thoracolumbar spine. Clin Orthop Relat Res, 1986, 203(1): 45-53.
38. 曾忠友, 黄伟, 张建乔, 等. 椎弓根螺钉系统同时经伤椎置钉固定治疗胸腰椎骨折. 中国脊柱脊髓杂志, 2009, 19(18): 609-613.
39. 吕夫新, 黄勇, 张强, 等. 胸腰椎骨折伤椎椎弓根内固定生物力学研究与临床应用. 脊柱外科杂志, 2008, 6(4): 229-233.
40. 范志丹, 夏虹, 昌耘冰, 等. 伤椎传统短节段椎弓根螺钉固定与附加椎弓根螺钉固定后椎体生物力学稳定性的比较.中国组织工程研究与临床康复, 2008,12(26): 5011-5014.
41. 魏富鑫, 刘少喻. 后路短节段椎弓根钉内固定治疗胸腰椎骨折的进展.脊柱外科杂志, 2006, 4(2): 112-115.
42. Junge A, Gotzen L, von Garrel T, et al. Monosegmental internal fixator instrumentation and fusion in treatment of fractures of the thoracolumbar spine. Indications, technique and results. Unfallchirurg, 1997, 100(11): 880-887.
43. Finkelstein JA, Wai EK, Jackson SS, et al. Single-level fixation of flexion distraction Injuries. J Spinal Disord Tech, 2003, 16(3): 236-242.
44. Defino HL, Canto FR. Low thoracic and lumbar burst fractures: radiographic and functional outcomes. Eur Spine J, 2007, 16: 1934-1943.

11

胸椎手术临床解剖学

胸椎手术难度大，危险性高，要求脊柱外科医生对相关解剖知识掌握更为熟练。这些手术主要包括胸椎椎管手术、胸椎椎间盘手术，以及胸椎骨折的椎弓根固定手术。近几年胸腔镜脊柱手术有快速的发展。了解相关的解剖学对于手术入路的选择和手术安全具有重要意义。

胸椎管和椎间盘手术

■ 胸椎管狭窄症

胸椎管狭窄症的病因

胸椎管狭窄症（thoracic spinal stenosis）的常见病因有胸椎黄韧带骨化（thoracic ossification of ligament flava）（图11－1）、后纵韧带骨化（ossification of the posterior longitudinal ligament）（图11－2）、胸椎椎体后缘骨内软骨结节（thoracic posterior marginal intra−osseous cartilaginous node）、弥漫性特发性骨肥厚症（diffuse idiopathic skeletal hyperostosis）、氟骨症等。这些疾病均造成脊髓压迫症，除黄韧带骨化

A

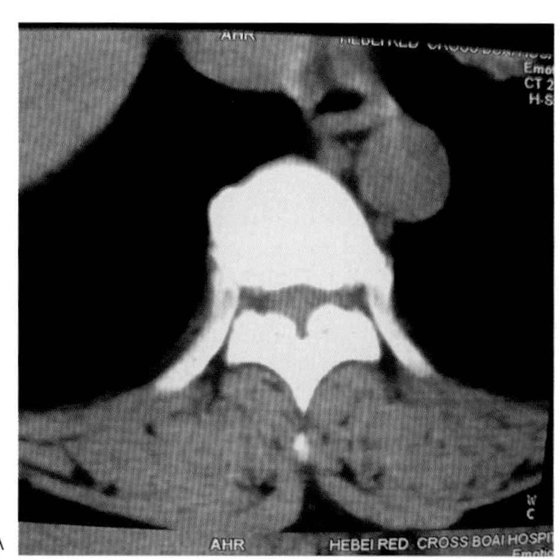

B

图11－1　胸椎黄韧带骨化

A. CT；B. MRI

从脊髓背侧压迫脊髓外，其他均以脊髓腹侧压迫脊髓，这些致压物多为骨性，是由周围韧带组织骨化而来，与腰椎、颈椎发育性椎管狭窄软组织形成的压迫不同。由于这种骨化有一个逐渐成熟的过程，为静态压迫，且胸椎多为固定，病变多以静态形式压迫脊髓，所以对于胸椎管狭窄症患者，卧床休息并不能缓解病情。

胸椎管狭窄症的临床表现与其他原因引起的脊髓压迫症有相似之处，多起病缓慢，其表现亦可多种多样，大概有以下几种表现：①上行性发展的单侧或双侧下肢麻木、无力、踩棉花感及胸背痛，随后出现间歇性跛行、束带感、无力及步态不稳等，可有二便功能障碍，下肢僵硬、痉挛。②典型上运动神经元损害表现，如肌张力增高、腱反射亢进，病理征阳性。可根据感觉平面定位，推测病变部位，以选择合适的检查方法。③上、下运动神经元共同损害的表现。胸腰段椎管狭窄，脊髓和神经根受压往往不同，可有不同的神经功能异常，表现为肌张力不高、腱反射减弱、肌力减退、病理征阳性等。并发腰椎管狭窄的下运动神经元损害表现为软瘫、膝反射及跟腱反射消失、肌力减退。这些表现多因脊髓受损的程度及部位不同引起，应结合病情具体问题具体分析。

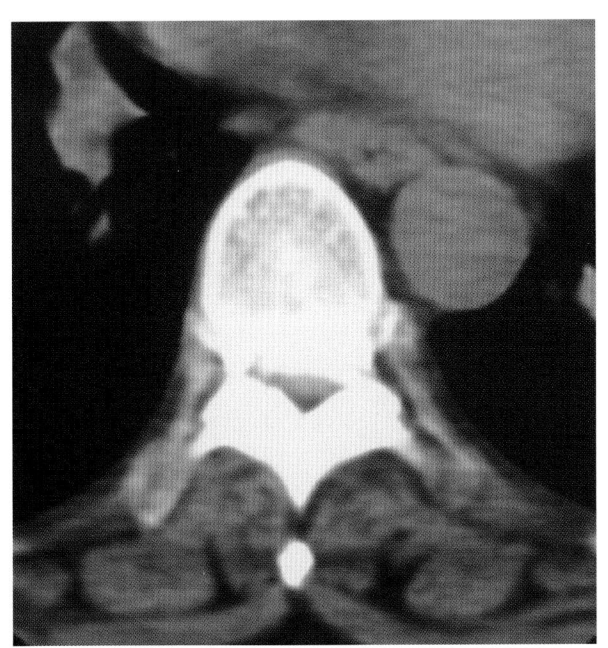

图11-2 胸椎后纵韧带骨化

胸椎管狭窄症的术式

胸椎管狭窄症一旦出现症状，则需手术治疗，手术方式有以下几种：

1. 椎管后壁切除术　适用于黄韧带骨化自背侧压迫脊髓的病例。将棘突、椎板、双侧关节突内缘1/2及骨化的韧带一并切除。目前临床上的名称有几个，如“揭盖式”椎管后壁切除术、“微创”操作减压术、层揭薄化法及整块半关节突全椎板切除减压术等（图11-3）。这些手术操作的要点是不碰触脊髓，尽量减小对脊髓的刺激，达到安全、彻底减压的目的。临床实践证明，蚕蚀法、椎板减压法均可以使脊髓损害程度加重，造成术后症状、体征加重，且几乎不能恢复，尤其在操作中将椎板咬骨钳伸入椎板下与硬脊膜外间隙进行减压，应视为禁忌。因为在胸椎管狭窄症时，脊髓功能处于衰竭边缘，此时即使是很轻微的刺激，脊髓也难以承受，从而引起不可逆的损害。

2. 前路手术　经胸腔、胸膜或胸膜外腹膜外入路。根据脊柱的稳定性确定是否给予内固定和植骨融合术，这对于后纵韧带骨化症和椎体后缘

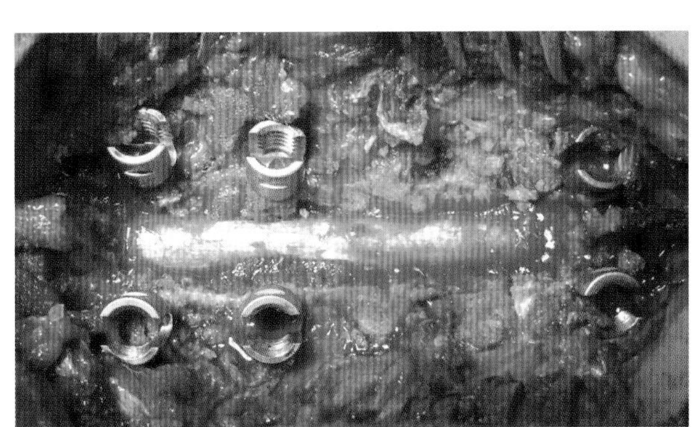

图11-3 胸椎管狭窄椎管后壁切除减压

软骨结节从腹侧压迫脊髓的病例作为首选，这样可以从腹侧对脊髓进行减压。该手术通过开胸，胸腹联合切口腹膜外入路进入，从前路显露切除一侧的椎弓根、上下椎间孔、椎体的侧前方，先切除椎弓根以显露硬膜囊。切除的上下界分别以椎间孔的上下缘，即上一椎弓根的下缘和下一椎弓根的上缘为界，先将椎体后方的骨质切除，再切除椎间盘及软骨结节、终板，使脊髓减压，然后植骨内固定。

3. 前后路联合手术　先从后方切除骨化黄韧带、椎板、部分椎弓根及关节突，然后从前方切除骨化的后纵韧带或软骨结节，该手术适合于后纵韧带骨化合并黄韧带骨化的病例。

胸椎管狭窄症常用的手术方式是后路椎板切除减压，以尖嘴咬骨钳先咬除椎板外层，使椎板及骨化黄韧带处变薄，然后在关节突关节内外1/2交界处咬开或用磨钻磨开椎管后壁。在两侧纵行将骨化黄韧带切除，使之漂浮，再将骨化块与硬膜分离切除，这样做可以最大限度地保护脊髓。

由于胸椎管内硬膜侧缘位于关节突关节内1/2部位，所以在关节突关节内外1/2处咬开或磨除关节突内1/2部分较为安全，但在黄韧带骨化严重病例，由于此部位椎管严重狭窄，使硬膜囊在此处被压迫成扁平状，横径增宽，其外侧缘向外侧移位，可以达到关节突关节的外侧1/2处，所以减压时如在此处直接将咬骨钳前端伸入有可能加重脊髓损伤。另外，黄韧带与硬膜在此处可能有粘连，所以在此处操作也有可能加重脊髓损伤。为了安全起见，在将椎板削薄以后，将下关节突内1/2及椎板切除，并在侧方进入椎管，然后用神经剥离子向上外侧探查硬膜侧壁及上位椎弓根，往往在椎弓根内侧壁及下壁与骨化黄韧带处有较大的间隙，可在此处分离，并用薄的枪式咬骨钳向外侧咬开骨化黄韧带，然后在同间隙上关节突下外探查下位椎弓根上壁及内侧壁，有时在骨化黄韧带与下位椎弓根上壁之间有空隙，同样咬开黄韧带与椎弓根相连的部分，这样就在骨化黄韧带上下游离开来，可以使之漂浮，再切除，这种方法主要是根据胸椎管内黄韧带的解剖部位来确定的。

胸椎椎管后壁由椎板、关节突关节及黄韧带组成。黄韧带起始于下位椎板的内面，向上止于上位椎板的内面。正常情况下，黄韧带平滑，与椎弓根内侧壁移行处平行，使椎管成为一个圆形管道。在黄韧带水平相对应的为椎间盘，黄韧带的侧方为椎间孔，其内有神经根走行。当胸椎管狭窄，黄韧带骨化时，黄韧带增生肥厚形成隆起向椎管内突出，而且几乎无一例外地尖端向上，犹如锯齿般卡压于脊髓的后外方，严重时与硬膜形成粘连。由于椎弓根内侧壁处无黄韧带附着，黄韧带只是附着在关节突内1/2部位，所以在黄韧带骨化时，椎弓根与黄韧带之间可形成一个沟状凹陷，有的学者称为“根黄间隙”，一般此处无硬膜囊进入，可以利用此特点进行胸椎管减压术。

胸椎椎板切除术适用于骨折、胸椎管狭窄症、肿瘤、结核等疾病，由于胸椎数目多，胸椎椎板呈叠瓦状，黄韧带较薄，其棘突向下倾斜，所以后路手术必须准确定位。首选确定切口部位，一般可通过在后面触摸计算棘突及肋骨，结合病变后凸部位来确定，这在体瘦患者较易，而在体胖的人较难，且有时不准确。术前拍片定位较为常用，但由于投照中心位置的差异，也可能产生误差，所以上述方法必须结合横突及棘突形态特点来确定。

切开皮肤及浅筋膜后，在后正中将棘上韧带纵向切开，向棘突两侧及椎板外剥离竖脊肌。由于胸椎横突长、粗大且向后上方突出，所以很容易显露。与横突相连的肋骨位于横突的后外侧，此处为肋角所在部位，后路手术时肋骨较横突更为浅在和偏外，所以在肌肉剥离完毕撑开肌肉牵开器时应注意此解剖特点（图11-4），将拉钩位置向浅层移动，以免钩在横突和肋骨上，造成牵开困难或肋骨损伤，这在老年骨质疏松患者更应注意。显露横突之间的肌肉时，在

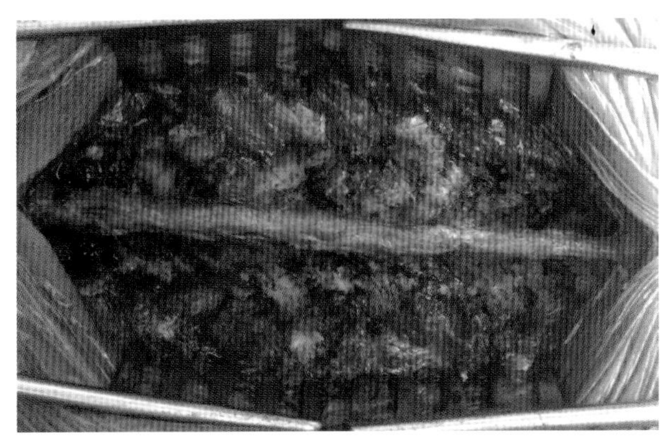

图11-4　胸椎后路肌肉剥离及牵开

椎板外侧往往有一明显的出血点，此处为肋间血管的后外侧支穿出部位，是剥离肌肉易造成出血的原因之一，可用尖镊钳钳夹电凝止血。如果处理不当，血管近端回缩，常可造成大量出血，应予以充分重视。

对于下胸椎的手术，术中可以通过显露辨认第12肋来确定病变节段，对于上胸椎可通过显示第1胸椎的横突和第1肋骨来确认手术部位。但对于第4~10胸椎病变，短节段手术则很可能造成定位错误，长节段手术可通过术中或术前拍片确定。显露椎板间隙时需将上位棘突自根部切断，两侧黄韧带在后正中部位相连，此处黄韧带最薄，可以先用髓核钳将此处黄韧带咬断进入椎管，但这样做易损伤脊髓，应予以注意。在正常情况下，椎板与硬膜之间存在着1~2 mm间隙，可以容纳剥离子或薄式椎板咬骨钳的前唇，较为安全，但在胸椎管狭窄及黄韧带骨化时此间隙变小甚至消失，此时如在椎板下操作则易损伤脊髓，应视为禁忌。

胸椎管狭窄症手术入路

1. 经胸膜外显露途径（后外侧入路）　是治疗胸椎结核常用的手术入路，适合于第2~11胸椎部位的病变。

患者取侧卧位，患侧在上，健侧在下，在距棘突3~5 cm处纵向切开皮肤、浅筋膜、深筋膜至肌层（图11-5）。在上胸椎，肌层分别是斜方肌、大菱形肌、小菱形肌和竖脊肌。中、下部胸椎为斜方肌、背阔肌、下后锯肌及竖脊肌。分别将各肌纵行切断（图11-6），分离至肋骨，向前至肋骨角，向后至横突及肋横突关节。一般在显露至肋骨时，附着于其上的髂肋肌及最长肌可以锐性切断或剥离，这样做可以尽可能地减少横断此部分肌纤维。显露横突后可以用电刀将肋横突关节的韧带切断。

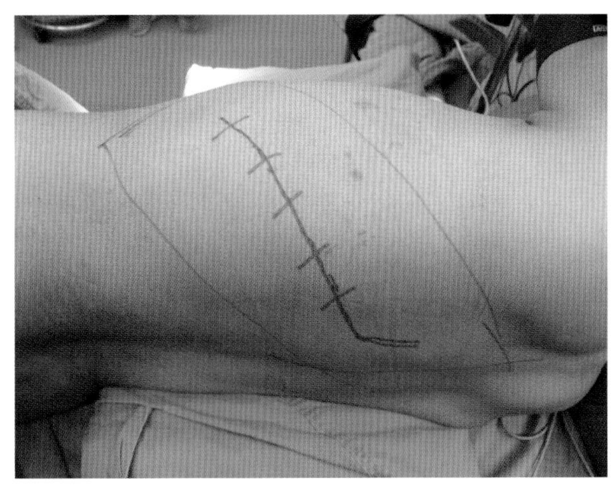

图11-5　前路手术体位及切口

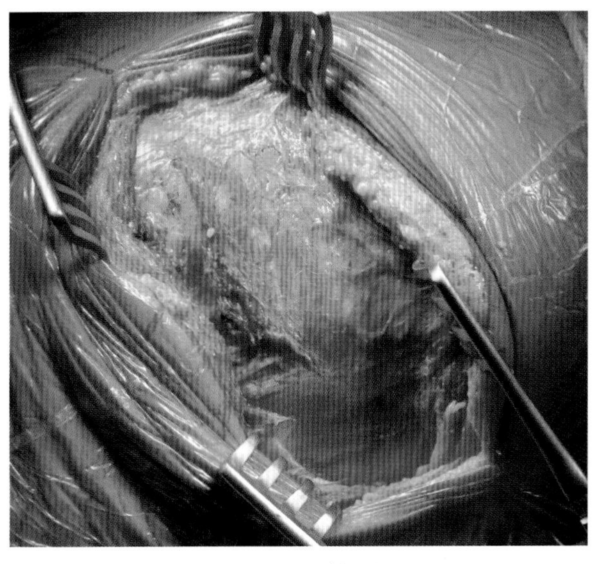

图11-6　切断肌肉

将拟切除的肋骨骨膜下剥离，在剥离肋骨上缘时注意肋间肌的方向，应自后向前推剥，肋骨下缘自前向后剥离，这与肋间外肌纤维走行方向一致。在剥离肋骨内面时应注意勿损伤胸膜，应确认剥离一定在肋骨骨膜下，边剥边用纱布填塞至剥离床，使上下相通，然后再向前、向后扩展，直至足够的切除范围（图11-7）。一般情况可以连续切除相邻2~3个节段的肋骨，自肋骨后部截断，用手持住肋骨断端旋转，这样可以将肋横突间隙加大，有利于进一步剥离肋骨颈，直至肋骨头，最后将肋骨后段完整取下，依次将上下肋骨切除（图11-8）。在胸椎结核合并椎旁脓肿的患者，在剥离至肋骨头颈时往往有脓液溢出，此时可吸净脓液后再继续剥离肋骨。在合并肋骨头破坏的病例，剥离出的肋骨往往不完整，此时应注意是否有肋骨头残留，或肋骨头是否也被侵蚀破坏，当肋骨头颈完整剥除后就达到椎体侧方了。

切除肋骨后，在创口处遗留了各节段的肋间血管和肋间神经，应将肋间血管分离并结扎切断，同时将肋间肌也离断，肋间神经根据病情决定是否切断，一般情况下应尽可能地不切断，以免造成所支配的腹肌麻痹，尤其是在连续2~3根肋间神经的切断或下胸椎的手术时，应注意保留肋间神经。我们体会如果能够牵开而不影响视野和操作就不用切断。如果要切断肋间神经也尽量只切断一根，这样不会出现明显功能障碍。因为除肋间肌外，腹肌有重叠支配。肋间神经可以作为向导提示椎间孔的位置，对手术定位有意义。

当处理完毕肋间神经、血管后，可以用骨膜剥离子和纱布将胸膜及纵隔的各结构向前方推移，显露椎体侧方至椎体前方，这样就完成了显露，然后就进行病灶清除术。病灶清除术时应注意咬除横突，当病变侵及椎管内时一定要将病变清除，以便脊髓功能恢复，应注意辨认椎管前壁，并保护好脊髓。术中如果胸膜破损，应尽量缝合，如果破损较大，则用肌肉填塞修补。

2. 经胸腔入路显露　开胸入路除适合于胸椎结核病灶清除术外，胸椎肿瘤切除胸椎前路内固定也是很好的适应证。由于该入路视野开阔，显露广泛，方便操作，所以许多学者乐于选择，但该入路创伤较大，术后管理较复杂，也是其缺点。

患者取侧卧位，一般可选择右侧卧位，左侧在上，如果病灶偏于右侧亦可以右侧在上，左侧在下。

开胸切口应在病椎水平以上2个肋骨的部位，切口自脊柱旁3~5 cm纵行2个肋间隙后再沿肋骨走行转向前方，至肋骨前端，也可以根据需要选择其中一段。

切开皮肤、浅筋膜和深筋膜后切断斜方肌、

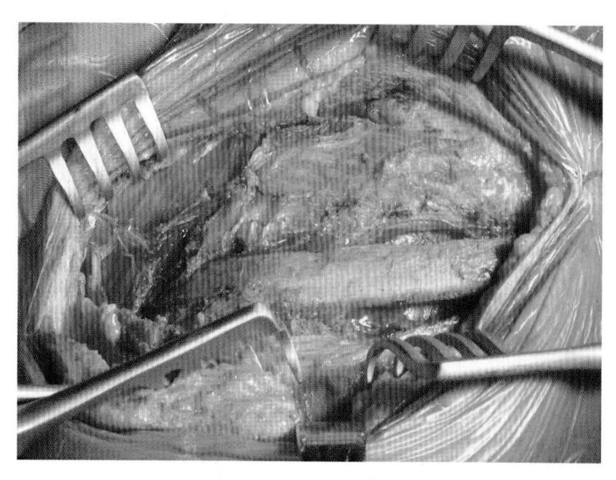

图11-7　显露肋骨

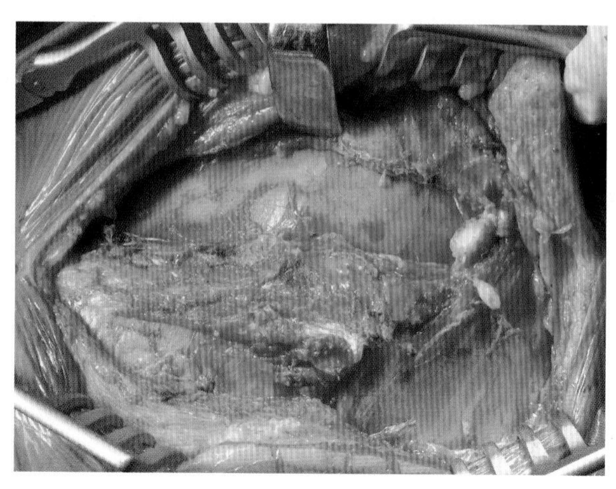

图11-8　切除肋骨

背阔肌，并将肌肉牵开，如果斜方肌不妨碍进一步显露可将斜方肌在其外下缘掀起，在深面继续操作，这样可以不必切断该肌，既减少了创伤，出血也少。我们体会，大多数开胸术斜方肌不必切断。背阔肌为一扁肌，边切断边止血，亦不会造成多量出血。

对于上胸椎的手术，可以将菱形肌、斜方肌向正中切开，在肩胛骨深面将其掀起，然后在其深面显露肋骨。前锯肌在肩胛下角的止点可根据需要切断一部分，也亦将该肌牵开而不切断。显露肋骨表面后，自肩胛骨下用手触摸并计数肋骨，一般能够摸到的最上肋骨为第2肋，以此作为计数方法多无差错。

沿拟切除肋骨表面剥离骨膜，用骨膜剥离子将肌肉自肋骨上缘自后向前推离骨膜，肋骨下缘自前向后，然后在肋骨深面将肋骨完全剥离，范围自肋骨后端至肋骨肋软骨结合处，将肋骨前后端剪断，切除肋骨。一般切除一根肋骨即可满足手术需要，如长度不够可将相邻上、下肋骨后端剪断而不必切除。

在肋骨床上切开骨膜及胸膜壁层进入胸腔，用牵开器将创口扩大，将肺萎陷后用纱布垫向前牵开，向后部显露即可至脊柱前方，病变脊柱节段即可观察到（图11-9）。

进入胸腔后，如果肺与胸膜有粘连，应用纱布球将粘连分离开并将肺推向前方。由于脊柱结核多合并肺结核或由肺结核、胸膜结核继发而来，所以在治疗脊柱结核时应常规拍摄胸片，以确定有无合并肺及胸膜病变。确定病变部位后，在脊柱旁将胸膜切开并剥离，有的作者推荐采用纵行切口，由于在第8胸椎水平有奇静脉及半奇静脉跨越脊柱前方，在此处切开胸膜时一定要注意勿损伤之，以免造成大出血。在其他节段脊柱前侧方多为横行的肋间血管，肋间血管多在椎体侧方中间部位走行，所以推荐的做法是先触摸椎间盘，确定椎体部位，椎间盘部位膨隆，椎体部位凹陷，在椎间盘部位横行切开胸膜，用纱布球（花生米）向前后分离使椎间盘侧方显露，当相邻椎间盘显露成功后，用90° 直角钳在椎体侧方上下分离会师，直至侧方软组织全部分离，然后用2把血管钳钳夹，再切断缝扎，这样做可以将椎旁节段血管结扎切断而不致引起大出血，同时又可以将椎体侧方显露清楚，以利病灶清除及进一步操作。

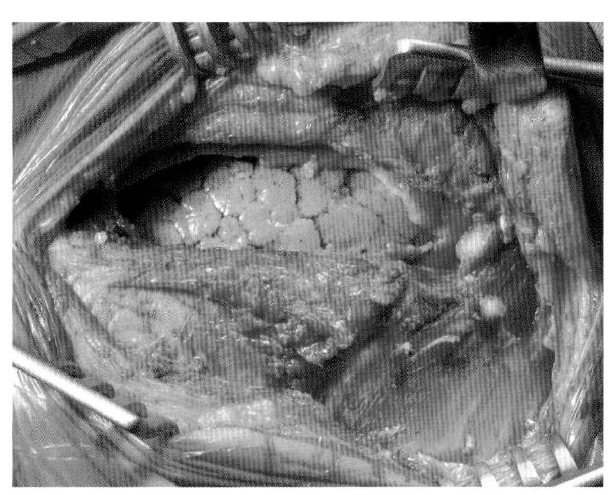

图11-9　进入胸腔

对于椎旁脓肿病例，脓肿壁多水肿肥厚，易出血，组织也较脆，可先在脓肿壁上分离至脓腔，吸出脓液，再依次将脓肿壁钳夹、结扎、切开，这样可以减少出血，并使脓肿壁形成组织瓣，在脓肿内操作多较安全，切记不要先将脓肿壁全长切开，这样会损伤其内隐藏的血管，钳夹也很困难，引起大出血，造成手术忙乱。病灶显露后，常规刮除死骨、干酪样物质，清除肉芽组织、失活的椎间盘组织等。在合并截瘫的病例或椎管内有结核病灶的病例，一定要将椎管内这些病变清除，应减压至硬膜前方，然后植骨和内固定。

开胸入路比肋横突入路在椎管减压方面更直接，视野开阔，具有一定优点，但术后应放置闭式引流，所以有一些相应并发症，如胸膜粘连、胸腔积液、脓胸等，是其缺点。

对于肿瘤病例，此入路可以很好地显示病变，在切除肿瘤时应先切除上、下椎间盘，然后在肿瘤外结扎肋间血管，将肿瘤孤立，使之失去支持和血供，这样出血少，手术视野清晰，便于切除肿瘤。根据手术需要同时行内固定及植骨、钛网、Cage或骨水泥填塞骨缺损处。

对于脊柱侧弯前路松解病例，应在凸侧开胸。由于脊柱侧弯时凸侧脊柱旋转变位，所以开胸后脊柱浅在，操作较易，仍按先结扎肋间血管，再切除椎间盘的顺序进行操作。根据需要可连续切除5~6个椎间盘，达到彻底松解的目的。

3. 经胸廓胸膜外途径入路　青少年胸膜和肋骨骨膜愈合不甚紧密，可以将二者分离开，所以对于青少年患者，可以在切除肋骨后，在肋骨床先将肋骨骨膜切开，用小花生米将胸膜与肋骨骨膜分离，先突破一点，然后扩展至脊柱前方，这样可以在胸膜外进行脊柱前侧方的操作，较适合下胸椎病变。此手术特点对胸腔及肺脏干扰少，但操作较慢且易剥破胸膜。即使剥破胸膜，可将破口缝合继续操作。此入路对于成人多不易成功，因为在成人胸膜与肋骨骨膜愈合紧密，不易分离。

4. 胸腰联合切口　对于第11胸椎~第2腰椎的病变，宜采用胸腰联合切口，一般有两种入路，即胸膜外腹膜外途径和胸腔腹膜外途径。

（1）胸膜外腹膜外途径：患者取侧卧位，用腰桥使患者的肋弓与髂嵴之间的距离加大，这样有利于手术显露。自第10、12胸椎棘突旁纵行切开，然后沿第11或第12肋走行切口，至肋骨前端后再弯向髂嵴方向，根据需要决定切口长度，一般不用越过腹直肌外缘。

切开皮肤、浅筋膜和深筋膜，将浅层组织向两侧牵开，进入肌层。此切口涉及的肌肉分别是斜方肌、背阔肌、前锯肌下部、腹外斜肌、腹内斜肌及腹横肌。在斜方肌外缘分离并掀起，这样可以避免切断该肌，同时减少出血，横断背阔肌后将其深面的前锯肌在肋骨附着处剥离并掀起，在前锯肌下方间隙显露第11、12肋骨，在切口后端切断下后锯肌，并将竖脊肌外缘向后牵开，这样可以将第11、12肋骨浅层的大部分显露。一般情况下切除第12肋即可满足要求，但对于第11胸椎椎体的手术，需同时切除第11肋骨。

腹外斜肌起始于第12肋骨远端，在剥离并切除第12肋后在其末端可以将腹外、腹内斜肌切断进入腹膜外间隙，在第12肋骨后端深面为膈肌及其表面胸膜及胸膜反折部，即肋膈角部位，此反折线多位于第12肋骨后部分，患者呼吸时可见肺边缘深入至肋膈角处。用花生米在反折线下方将胸膜自下向上推离，使胸膜与膈肌分离开，向后至肋骨头处及椎体前方，这样使膈肌周缘完全显露。

在部分病例，膈肌较薄，甚至出现局部肌纤维缺损，膈肌只有上、下筋膜，这多见于腰肋三角处，而胸肋三角由于手术不涉及所以并不能见到。在切开膈肌和闭合创口时，应注意膈肌的这种变异。切开膈肌周缘时应边置线边切开，直至椎体前方，这样就将胸膜外和腹膜外连续起来。在膈肌切开后，将腹膜及肾脂肪囊向前方推开，用纱布推至腰大肌前方和椎体前方，一般情况下不必特意显露输尿管，用大“S”拉钩将前方组织牵开即可。

在第12肋骨下方有肋下神经和肋下血管走行，根据病情将肋下血管切断结扎，将肋下神经游离并逆向追踪至椎间孔处，此处可作为椎管侧方的标志。在第1腰椎横突和椎体前方膈肌脚之间可见内侧弓状韧带，可以切开此韧带以显露腰大肌起始部。

有时胸膜反折部与第12肋骨床粘连紧密，此时应确认胸膜反折部并将胸膜自肋骨床和胸壁及膈肌剥离，再切开肋骨床及膈肌。在椎体侧方将腰大肌起始部分剥离，先触摸寻找到椎间盘，在相邻两个椎间盘之间用血管钳钳夹结扎节段血管，然后骨膜下剥离椎体侧方至前方，根据需要显露足够的长度。

此入路的特点为经肌间隙进入，在胸膜外、腹膜外显露，对肺功能影响小，出血少。术毕闭合创口时，注意将膈肌仔细修复，以免膈疝形成。

（2）经胸腔腹膜外入路：此入路与胸膜外腹膜外的区别在于不将胸膜反折线在膈肌上分离，而是切开胸膜进入胸腔。在切开膈肌周缘后在腹膜外显露椎体前侧方，该入路较适合胸腰段病变位置较高，需显露第10、11胸椎椎体的情况。进入胸腔，术后要放置引流管，对肺功能影响较大是其缺点，但修复膈肌较胸膜外腹膜外途径要容易一些。作者体会，在手术时先按胸膜外腹膜外途径操作，如果操作困难、影响操作或需向上方显露，则改为胸腔腹膜外入路。

（3）胸椎椎体及椎管同时显露方法：对胸椎管内肿瘤，尤其是脊髓腹侧肿瘤，经前路手术是首选入路，可以根据需要采用开胸或胸膜外腹膜外或经胸腔腹膜外途径入路。在显露至肋骨后端时应特别注意将肋横突关节囊及韧带切断，将肋骨头完整剥离，并以此寻找到胸椎椎体肋凹。

当切除肋骨头及肋骨颈后，将肋骨横突韧带的残余部分、肋椎关节的韧带及关节囊切除，即可显露胸椎横突及椎弓根侧面，用神经剥离子探测椎弓根上、下切迹。椎弓根上切迹较浅平，前方有椎间盘与之相邻，后方为关节突关节的关节囊及黄韧带，椎弓根下切迹深凹，其后方为下关节突的前面及黄韧带，前方为椎体的后缘，可将椎弓根上下剥离，将椎弓根内侧壁与椎管内结构分离开。由于此处只有脂肪组织和神经根，所以较易分离。胸神经根在椎间孔外口有膨大的神经节，该神经节呈圆粒状，注意保护，与神经伴行的根血管如不出血不予以结扎。将椎弓根显露清晰后，先用咬骨钳将椎弓根外侧壁做部分咬除，使之剩余较薄的内侧壁，再用椎板咬骨钳将之切除。椎弓根切除范围根据手术需要而定，一般向后至椎板处，向前至椎体前缘，可将相邻两个椎弓根切除，以利扩大显露。切除椎弓根后，在胸神经根的导引下寻找到硬膜囊侧壁、前壁及后壁。对于硬膜外肿瘤，尤其是腹侧及侧方肿瘤，可剥离并切除。对于硬膜下肿瘤，可在硬膜侧壁切开并将切开边缘向两侧牵拉，此时注意勿过度牵拉胸神经根，以免牵拉脊髓引起功能障碍。用神经剥离子将神经根丝牵开，可顺利进入脊髓腹侧，将肿瘤分离切除。然后缝合硬膜侧壁。

经椎弓根侧方入路只切除了椎弓根和肋骨，对脊柱稳定性影响不大，可以不做内固定。

临床应用注意事项

胸椎横突向后外上方倾斜，侧卧位时成为影响显露的解剖结构，咬除横突可以使视野开阔，可以更好地显示病变，当病变侵及椎管内时一定要将病变清除，以便脊髓功能恢复，应注意辨认椎管前壁，并保护好脊髓。术中如果胸膜破损，应尽量缝合，如果破损较大，则用肌肉填塞修补。

有关肋间血管的结扎部位及数量，虽然解剖学研究提示在T4和T12脊髓节段存在着易缺血区，这两部位的脊髓血供不丰富，结扎附近节段肋间血管有可能造成脊髓功能障碍，导致截瘫等严重问题，但临床上并无相应的报道。然而确实出现过后路胸段脊髓减压旷置后出现脊髓功能障碍的病例，也出现过T12或L1椎体骨折术前感觉障碍平面在腹股沟水平，手术后却出现截瘫平面上升至T4的病例，原因不明，可能与肋间血管变异有关，如数个肋间动脉共干，结扎此血管会造成脊髓多节段缺血等（图11–10），这说明胸髓血供代偿能力较颈髓差，手术中更应注意对其血供的保护。根据作者经验，结扎肋间动脉要慎重，不连续结扎3个节段，结扎部位应尽量避开椎间孔处，这样可以使进入脊髓的血管得以保护，并尽量不用电凝止血 。

胸椎间盘突出症

胸椎间盘突出症（thoracic disc herniation）是指胸椎间盘退变、损伤等因素造成突出，压迫脊髓而引起的一系列症状、体征的综合症候群。根据突出部位不同，压迫的脊髓部位也不相同，所产生的症状、体征也有差异，但最常见的表现如下肢无力和麻木、疼痛，大小便障碍也很常见。由于受累的神经可能是脊髓胸段、腰骶膨大、脊髓圆锥或马尾神经，所以该病的症状、体征复杂多样。由于脊髓腰骶膨大、脊髓圆锥和大量的马尾神经位于胸腰段椎管，腰膨大有大量的前角运动细胞和脊髓传导束，所以胸腰段的胸椎间盘突出症既可以表现为上运动神经元损害，也可以同时表现为下运动神经元损害或仅表现为广泛的下运动神经元损害，并有不规则的感觉平面或二便功能障碍。当椎间盘突出位于第10、11胸椎节段时，临床主要表现为上运动神经元损害，即下肢生理反射亢进，病理反射阳性，肌张力增高等。当椎间盘突出位于第11、12胸椎或第12胸椎~第1腰椎时，可以同时出现上运动神经元与下运动神经元损害的表现，即下肢有可能为生理反射减弱，也可引起病理反射。当椎间盘突出位于第1、2腰椎间时，主要表现为马尾神经损害，而椎间盘突出在第10胸椎以上节段时，则为脊髓压迫症状、体征，即有感觉障碍平面、双下肢肌无力、二便功能障碍、双下肢病理反射阳性等表现，所以对于胸椎间盘突出症一定要根据临床表现确定病变部位，结合影像学检查做出诊断。

需要指出的是，胸椎间盘突出症的症状、体征并非特异，其他疾病如结核、肿瘤、胸后纵韧带骨化等亦可以有上述表现。通过仔细的物理检查，结合X线片可以比较准确地判断病变及部位，进一步通过MRI来确诊（图11-11）。

治疗胸椎间盘突出症最常用的手术为侧前方入路椎间盘切除术。该术式视野清晰，在脊髓腹侧进行减压，对脊髓的干扰较小，相对安全。经典的经前方入路局部切除椎间盘的手术方法是切除椎弓根，显露出椎管的侧壁，然后再逐步切除椎间盘连同部分椎体。

由于胸椎间盘突出症时脊髓压迫的部位在腹侧，所以单纯后路椎板切除术对该病无效，反而有可能加重，不宜使用。后路行椎间盘切除术更易损伤脊髓，使症状加重，也不推荐使用。

胸椎间盘突出症是造成脊髓及马尾神经功能

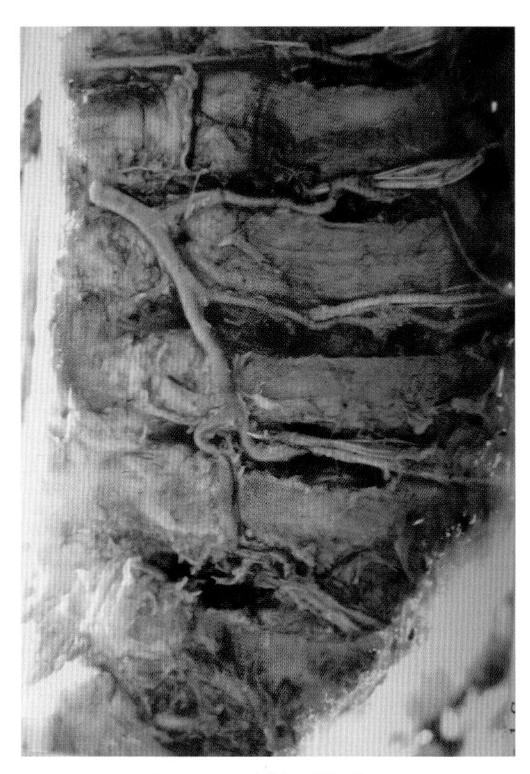

图11-10　肋间动脉共干

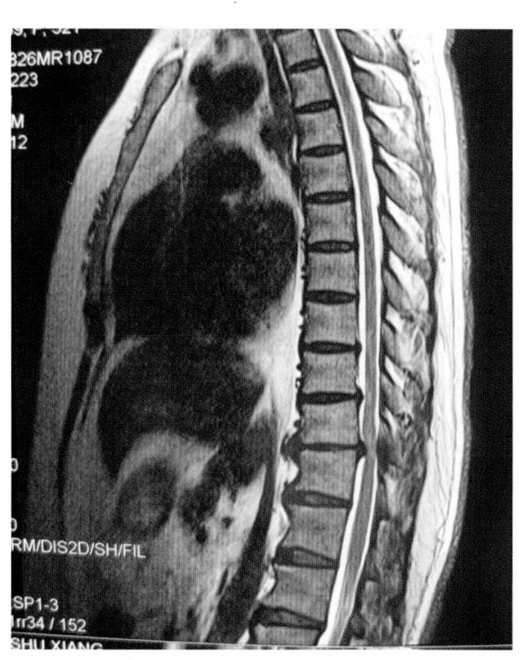

图11-11　胸椎间盘突出（T10~T11）

障碍的重要原因，临床上并不罕见，切除椎间盘是常用的治疗方法。由于胸椎椎间盘的特殊性，其手术方式与腰椎明显不同，后路椎板切除椎间盘由于不能显露至椎管前方，通过牵拉脊髓及硬膜囊进行椎间盘切除，所以易损伤脊髓，该术式早已被放弃，并列为禁忌。侧后方入路胸椎椎间盘切除术，只适用于极外侧型胸椎间盘突出，对于中央和旁中央突出仍要牵拉脊髓，所以手术入路局限，适应证也局限，并不常用。侧前方入路椎间盘切除术就是通过开胸、胸膜外或胸腹联合切口等入路在前方进行椎间盘切除，在脊髓腹侧进行减压，对脊髓的干扰较小，相对安全，是公认的方法。经典的经前方入路局部切除椎间盘的手术方法是先切除椎弓根，显露出椎管的侧壁，然后再逐步切除椎间盘及部分椎体。北医三院的方法是先切除椎间盘大部，用神经剥离子探及椎体后壁作为定位，向后逐层切削，楔形切除相邻椎体后角，最终连同部分椎体及椎间盘一同切除。近年来又发展了经胸腔镜进入椎间盘切除术。

胸椎间盘切除术经胸腔入路是又一理想的术式。由于胸椎间盘突出节段与肋骨对应关系不恒定，所以术前要拍摄胸椎侧位片及后前位X线片，对脊柱的矢状面轮廓进行观察，并可以从侧位片上较准确地确定显露病变节段及所需切除的肋骨。一般情况下，切口应当通过胸椎间盘上方的两个节段的肋骨，如第7、8胸椎椎间盘突出，则需经第5肋或第6肋骨入路。

由于主动脉在脊柱左前方，下腔静脉在脊柱右前方，左侧入路就需保护好主动脉，右侧则应十分注意下腔静脉。主动脉壁厚、搏动，更容易识别和保护，且处理较易。腔静脉壁薄，无搏动，一旦损伤修补则十分困难。所以许多学者推荐左侧入路更为安全，当然选择何侧入路还需结合病变侧别及病情需要而定。

患者侧卧位，在腋下垫枕以防止臂丛神经受压，将骨盆和上胸部固定，以利术中抬高腰桥时使肋间隙变宽、张开。一般情况下，以第12肋向上计数肋骨，确定肋骨切口。

按操作开胸后，在脊柱表面将壁层胸膜剪开，分离并找到节段血管，并确定需切除的椎间盘，将其上、下节段血管结扎切断，结扎血管时应当在椎体侧面的中央处，向前方游离大血管和纵隔，并用拉钩或挡板将纵隔大血管与脊柱隔离开。

切除椎间盘时应先确认椎间盘的上、下缘及后缘，可以用电刀在椎间盘处烧灼出一个方框性轮廓，这样既可以止血，又可以较准确地确定椎间盘边缘，然后用刮匙及髓核钳将椎间盘切除直至上、下终板及边缘，在切除过程中始终注意用力方向远离大血管及脊髓，以免滑动产生误伤。当切除至后纵韧带后，在硬膜前方进行探查。

由于椎间盘突出时其上、下终板及椎体上、下缘也合并退变，需一并切除，故根据需要用薄骨刀切除部分椎体后角。

如果需要进行植骨和内固定，则将椎间隙清除干净后，将上、下终板切除，在椎间隙内植入骨碎块，或在椎体侧方做槽，嵌入肋骨，然后内固定。

胸椎椎弓根螺钉进钉方法解剖学

胸椎上接颈椎，下连腰椎，两侧有肋骨包裹，相对比较稳定。胸椎的椎弓根较颈椎的椎弓根要大，但是相对于腰椎的椎弓根要小。胸椎椎弓根螺钉已经广泛应用于胸腰段、下胸椎和中上胸椎后路手术。在成人和青少年胸椎脊柱畸形矫正的应用中也是安全和有效的。但胸椎椎弓根螺钉有发生脊髓损伤和穿破前方大血管的风险，应熟练掌握相关解剖学结构，避免这些并发症。

■ 胸椎椎弓根的解剖学特征

胸椎的椎弓根在椎体的上部，椎弓根的高度大于其宽度。解剖学上椎弓根的内侧壁最厚。椎弓根轴的投影点位于上关节面外缘内侧，横突中线的上方。一般而言，从第1~12胸椎椎弓根向内倾斜的程度呈递减的状态。胸椎的椎弓根螺钉定位中也多是依靠横突和关节突联合定位。

胸椎的椎弓根螺钉较腰椎的具有如下特点：胸椎的椎弓根直径明显小于腰椎椎弓根的直径；胸椎椎弓根横突的变异较腰椎横突大（表11-1）。胸椎的椎弓根螺钉在植入过程中，穿透皮质或者导致皮质破裂的可能性较大。对胸椎椎弓根的解剖和其周围神经解剖关系的深入了解有助于减少并发症的发生。

椎弓根螺钉固定过程中涉及的几个基本概念（图11-12）：

1. 椎弓根横径　椎弓根内外侧皮质外缘之间的最短距离。

2. 椎弓根螺钉进钉点　用椎弓根后缘中心点与相应横突根部的关系表示。

3. 椎弓根轴线与水平面的夹角　X线侧位片上的椎弓根轴线与椎体上缘切线之间的夹角。

4. 椎弓根的进针深度　X线侧位片上，从椎弓根后缘中点沿平行于椎体矢状径的轴线，至椎体前皮质后5 mm的距离。

■ 上胸椎胸椎椎弓根螺钉进钉方法

椎弓根的形态特征

最适尾倾角度从第1~4胸椎逐渐加大，为（10.04 ± 1.38）°～（10.49 ± 2.37）°，最大尾倾角度从第1~4胸椎呈递减趋势，为（25.09 ± 1.40）°～（19.85 ± 1.05）°，最适尾倾角度至最大尾倾角度差为10°~15°，因此选择

表11-1　胸椎的高度和宽度（$\bar{x} \pm s$, mm）

胸椎	Zindrick		Panjabi		Ebraheim	
	高度	宽度	高度	宽度	高度	宽度
第1胸椎	9.9 ± 2.0	7.9 ± 1.4	9.6 ± 0.5	8.5 ± 0.5	8.2 ± 0.8	9.6 ± 1.2
第2胸椎	12.0 ± 1.2	7.0 ± 1.8	11.4 ± 0.4	8.2 ± 1.1	9.7 ± 0.9	6.4 ± 0.7
第3胸椎	12.4 ± 1.3	5.6 ± 1.4	11.9 ± 0.3	6.8 ± 0.7	10.0 ± 1.1	4.7 ± 0.9
第4胸椎	12.1 ± 1.0	4.7 ± 1.3	12.1 ± 0.5	6.3 ± 0.6	10.4 ± 0.7	3.7 ± 0.8
第5胸椎	11.9 ± 1.4	4.5 ± 0.9	11.3 ± 0.5	6.0 ± 0.5	10.4 ± 0.8	4.3 ± 0.8
第6胸椎	12.2 ± 1.0	5.2 ± 1.0	11.8 ± 0.5	6.0 ± 0.9	9.4 ± 1.1	3.8 ± 0.8
第7胸椎	12.1 ± 1.0	5.3 ± 1.0	12.0 ± 0.3	5.9 ± 0.7	10.4 ± 0.8	4.6 ± 0.7
第8胸椎	12.8 ± 1.2	5.9 ± 1.6	12.5 ± 0.5	6.7 ± 0.5	11.2 ± 0.7	4.8 ± 0.5
第9胸椎	13.8 ± 1.3	6.1 ± 1.5	13.9 ± 0.7	7.7 ± 0.6	12.8 ± 1.0	5.4 ± 0.9
第10胸椎	15.2 ± 2.0	6.3 ± 1.7	14.9 ± 0.4	9.0 ± 0.8	14.0 ± 1.0	5.8 ± 0.7
第11胸椎	17.4 ± 2.5	7.8 ± 2.0	17.4 ± 0.4	9.8 ± 0.6	16.1 ± 0.8	8.6 ± 0.6
第12胸椎	15.8 ± 2.4	7.1 ± 2.3	16.7 ± 0.8	8.7 ± 0.8	15.2 ± 0.9	8.7 ± 0.7

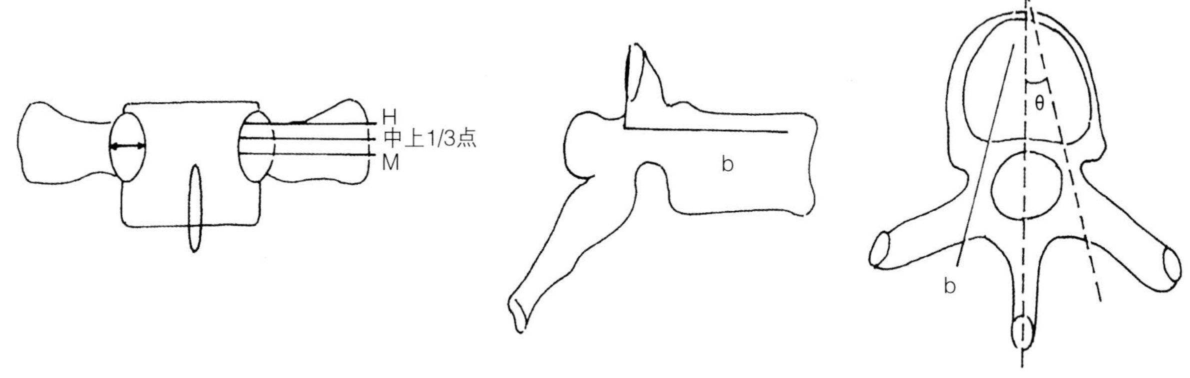

图11-12 胸椎椎弓根螺钉固定的几个概念

10° 的尾倾角，并在 ± 10° 的范围内灵活变化是合理及安全的。

椎弓根的毗邻关系

第1~4胸椎区域的椎弓根螺钉植入的过程相对比较安全。正常人胸主动脉位于胸椎椎体的左侧前方，一般在第4胸椎水平连接到主动脉弓的末端，靠近椎体的前方向下延伸，开始的时候一般位于胸椎的左侧，而后逐渐移行，到椎体的左前方，并且在第12胸椎下缘穿过膈肌的主动脉孔进入腹膜后方。

椎弓根螺钉植入过程的入路路径

1. 进针点的选择　胸椎椎弓根螺钉的进针点目前临床上较常用的方法有如下几种：

（1）Margel和Roy-Camille等提出的方法：在胸椎区域植入椎弓根螺钉的时候取横突的中点水平线与上关节突的外侧缘垂线的交点作为进针点。

（2）Ebraheim提出的方法：第1~2胸椎椎弓根中心位于上关节突外缘内7~8 mm，横突中线上3~4 mm；第3~12胸椎位于上关节突外缘内4~5 mm，横突中线上5~8 mm。

（3）其他方法：自下关节突中点外侧3 mm画一垂线，自横突基底部上方1/3处画一水平线，两线交点即为进针点。

尽管横突在胸椎变化较大，仅有中等程度的可靠性，但目前临床上仍以此为定位标志。

2. 进针角度的选择　从第1~12胸椎椎弓根螺钉在植入的时候内倾角呈现逐步递减。上胸椎椎弓根螺钉与矢状面的内倾角应为10° ~20° ，中下段胸椎呈0° ~10° 。而Ebraheim提出的第1、2胸椎椎弓根螺钉应与矢状面成30° ~40° 的内倾角，第3~11胸椎呈20° ~25° ，第12胸椎呈10° 。水平面应与上下终板平行。

3. 进针深度的把握　胸椎椎弓根从起点沿轴线到达椎体前缘的距离是40~42 mm，螺钉长度一般选择35~40 mm。术中应该行侧位X线检查，螺钉深度不超过椎体前后径的80%为宜。

4. 螺钉直径的选择　椎弓根螺钉直径：第1~5胸椎为3.5~4.0 mm，第6~10胸椎为4.0~5.0 mm，第11、12胸椎为5.5~6.5 mm。

5. 手术操作步骤

（1）预备螺钉钉道：①去除骨皮质。使用磨钻或咬骨钳咬除进钉点骨皮质，或者直接用尖锥穿透进针点处的骨皮质。②钻孔。用有刻度的椎弓根钻子按照上述的标准角度和深度逐渐钻入椎弓根及其椎体的松质骨中。在钻入过程中，应有明显穿过松质骨的手感。如果手感觉明显受阻，则应考虑进针点和进针角度是否正确；如果在插入过程中连续感觉受阻或者感觉骨密度发生明显改变，则应该使用X线来确定是否穿破椎弓根外壁。③探查钉道。钝头探针通过椎弓根钉道进入椎体，探针在探查钉道轴位骨壁的时候应该有明显的松质骨感觉，骨壁应该保持完整。如果在探查过程中感觉受阻或者骨壁连续性发生变化，则应该考虑进针点角度是否合适，应该使用X线来确定探针是否在椎弓根内。④定位。在钻孔内放入定位针时（图11-13），在X线下定位，根据X线图像做相应调整，直至满意为止。

（2）螺钉的植入：选择合适直径的螺钉。拧入螺钉，注意螺钉应该完全植入。螺钉必须进入椎体的50%~80%，并且与椎体的终板平行。术后CT可以帮助确定进钉深度是否合适（图11-14）。

第4~12胸椎椎弓根螺钉进钉方法

椎弓根的形态特征

胸椎椎弓根远比腰椎椎弓根窄细，第4~9胸椎节段最窄，椎弓根平均横径<5 mm。1989年Zindrick等的一组大样本研究表明，最窄的椎弓根在第4、5胸椎，分别为4.7 mm和4.5 mm。Cinotti等的研究发现，椎弓根最窄在第5胸椎，为4.2 mm。Ebrahein等的研究发现，最窄的椎弓根在第4胸椎，为3.8 mm；其次是第5、6胸椎，为4 mm；Vaccaro等的研究发现，第4~8胸椎节段椎弓根平均宽度<5 mm；最窄在第5胸椎，为4.4 mm。1989年Misenhiner等的研究结果也表明，椎弓根钉占据椎弓根横径的80%就会发生椎弓根膨胀、变形或骨折。因此，在横径<5 mm的椎弓根上用临床常用的平均大小为5 mm的螺钉很容易穿破椎弓根。

第4~10胸椎最适内倾角度均在（15.24±1.12）°~（15.62±1.15）°；最大内倾角在（24.72±1.21）°~（34.71±0.92）°，第7胸椎最小，第10胸椎最大。从最适内倾角至最大内倾角间每个椎次都有10°左右的可穿钉角度变化范围。第4~10胸椎选择15°的内倾角度，且在此角度基础上增加10°的范围内灵活掌握进钉角度是安全的。最适尾倾角度从第4~10胸椎逐渐加大，为（10.04±1.38）°~（10.49~2.37）°；最大尾倾角度从第4~10胸椎呈递减趋势，为（25.09±1.40）°~（19.85±1.05）°，最适尾倾角度至最大尾倾角度差为10°~15°，因此选择10°的尾倾角，并在±10°的范围内灵活变化是合理及安全的。

临床应用注意事项

同侧上下胸椎椎弓根在一条直线上，左右对称，进钉点上下一致，两侧对称，这样有利于安放连结杆。但由于内倾角及尾倾角各节段有些差异，所以有时出现钉尾不一致的现象，这会对安放连结杆造成困难，为了避免这种情况，可以根

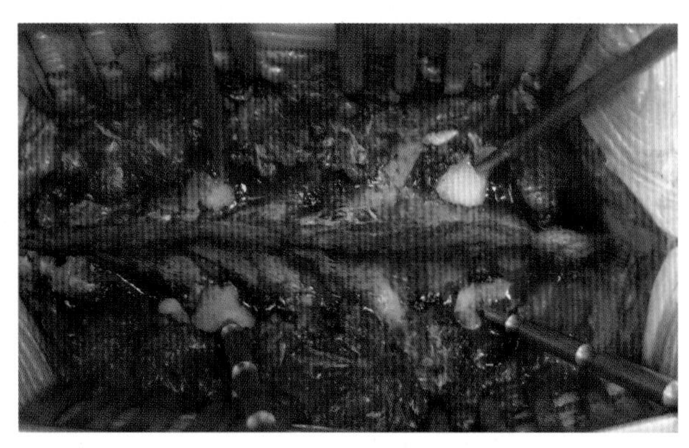

图11-13　定位针的放置

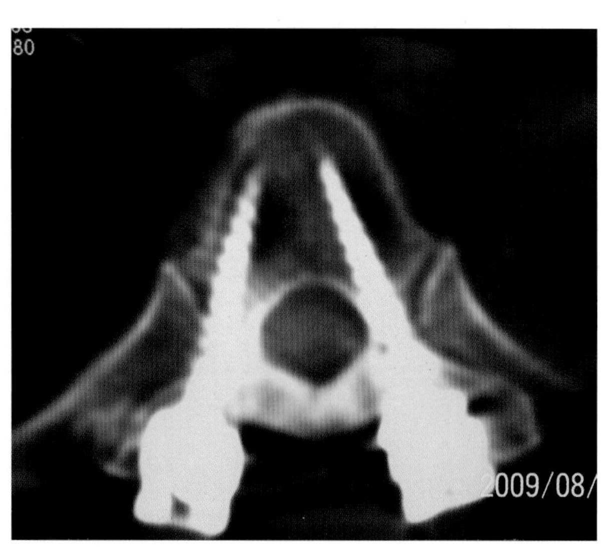

图11-14　胸椎椎弓根螺钉（CT，T4）

据上述数据在允许的范围内进行调整，使椎弓根螺钉同侧钉尾一致，再就是选择万向螺钉。

后正中入路是椎弓根螺钉植入手术的标准入路，如果节段较长，剥离肌肉广泛，出血多。可以采用Wiltse 椎旁肌间隙入路，经最长肌与多裂肌间隙入路行胸椎后路和椎弓根置钉。

椎体及椎弓根周围的结构及临床意义

胸椎CT扫描发现，椎前的骨皮质外5 mm以内为后纵隔组织，其间包括膈肌脚、主动脉、奇静脉、食管、半奇静脉、下腔静脉、左右肋间动脉、壁层胸膜和肺组织。在不同的椎体水平，椎弓根周围的组织结构有所不同。当螺钉沿着椎弓根轴线向前穿透椎前皮质2~10 mm时，胸椎右侧可能损伤的组织有肋间血管（第4、5胸椎）、食管（第4~9胸椎）、奇静脉（第5~8胸椎）、下腔静脉（第11、12胸椎）、胸导管（第4~12胸椎）；胸椎左侧可能损伤的组织包括食管（第4~9胸椎）、主动脉（第5~12胸椎）。当偏向椎弓根外侧的螺钉向前穿透椎前皮质时，胸椎左侧可能损伤肺组织、节段血管、交感神经链（第4~12胸椎）和主动脉（第5~10胸椎）；右侧可能损伤到肺组织、节段血管、交感神经链和奇静脉（第5~11胸椎）。当螺钉偏于椎弓根内侧并向前穿透椎前皮质时，除上述结构外可能伤及脊髓和神经组织。

临床应用注意事项

胸椎椎弓根螺钉过长有可能损伤上述结构，术前应根据影像资料选择合适长度的螺钉，注意不要穿破椎体前侧皮质，术中X线透视很有帮助。

椎弓根螺钉植入过程中的危险提醒

在第4~10胸椎椎体水平，主动脉到左侧肋骨头的距离最小，只有4~8 mm，主动脉十分靠近椎体前方，置钉时需要特别小心。需要注意的细节是在置钉时要行单皮质固定。在第6、7胸椎螺钉的腹侧偏移角度不宜超过5°，在第5、第8胸椎则要小于10°，在第9、10胸椎最大也只能到12°~17°，其余的椎体则应小于20°。

根据CT影像可以选择合适的螺钉长度，第4~10胸椎选择螺钉的长度应为35~40 mm，而第10~12胸椎为40~45 mm。尽管椎弓根螺钉植入有损伤皮质、穿透椎体的可能，但在实际工作中发现，穿透椎弓根内、外侧皮质的比例仅为14%和29%。螺钉穿透椎前或椎弓根内以及外侧皮质，但很少发生组织损伤，可能与下列因素有关：

（1）由于软组织的弹性，螺钉对椎体前缘或前外侧几毫米的穿破，早期可能并不会造成相邻组织结构的损伤。但因慢性刺激作用，尤其对搏动的动脉，有可能造成晚期损害。

（2）“安全区”和“缓冲区”的存在。Rbynolds通过影像学测量认为，在第7胸椎~第4腰椎的硬膜外空间>2 mm，Gertzbein等报告71枚胸椎椎弓根螺钉（T8~T12）穿透内侧皮质超过4 mm的比例为26%，但仅有2例出现“微小”神经损伤，据此推测内侧皮质内方有4 mm的“安全区”，其中包括2 mm的硬膜外空间和2 mm的蛛网膜下空间。文献报道的中国人胸椎管横状径为14.7~17.7 mm，而硬膜囊的横状径为10.1~12.7 mm，后者与前者的比值为0.60~0.71，以第6胸椎为例，其椎管横状径为16.1 mm，硬膜囊横径为10.8 mm。因此，硬膜囊两侧平均各有2.6 mm的“缓冲区”。正是有了这一“缓冲区”使大部分穿透椎弓根内侧皮质的螺钉未对神经组织造成伤害。

（3）由于肋骨头对胸膜的保护作用，当螺钉穿透椎弓根外侧皮质6 mm以内时，胸膜可以免受损伤。

由于不同平面的胸椎弓根周围均有重要组织结构相毗邻，因此，在对脊柱侧凸患者进行胸椎弓根螺钉固定之前，应首先考虑椎弓根的形态和三维结构变化。由于畸形造成脊髓紧贴凹侧椎弓根皮质，因此不能耐受内侧骨皮质的任何破坏。另外，充分的影像学检查、对不同平面椎弓根形态的认识以及对螺钉周围易受损害的解剖结构评价等，对降低因螺钉置入错误所致的并发症都非常重要。

下胸椎侧前方内固定技术已被临床广泛应用，并取得较好的效果。其技术的关键是选择进针点，使螺钉位于正确的位置。下面从两个椎体的形态特征和解剖学特点等角度对其进行分别的叙述（图11-15，16）。第11、12胸椎的椎弓根形态特点与腰椎的椎弓根类似，是胸椎和腰椎移行的区域，两侧有浮肋相连，存在有肋椎关节，无肋横突关节。因此在手术中可以作为一个识别的形态学特征，此外也可以作为螺钉植入时的定位标志。

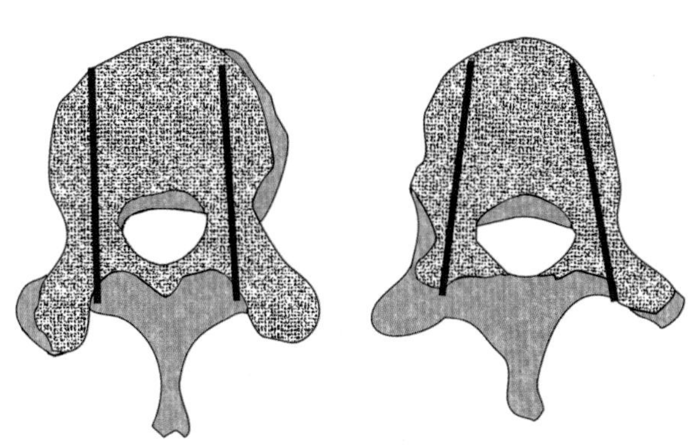

图11-15　第11、12胸椎后部中、内1/3定位法进钉方向和角度

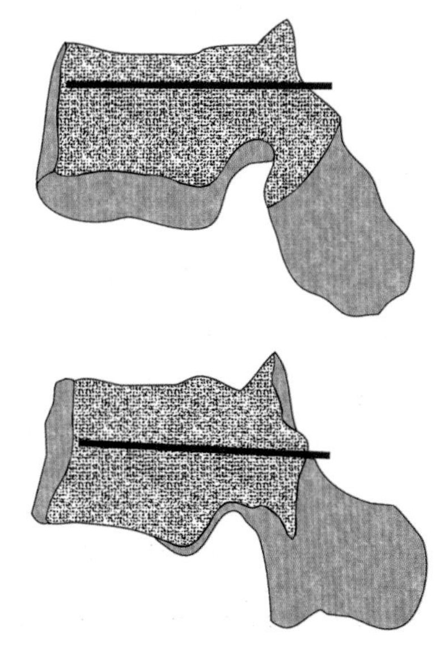

图11-16　第11、12胸椎进钉方向及钉道位置

椎弓根螺钉植入过程中相关的生物力学

Decoster等证实螺纹内外直径比例（inner-to-out screw diameter ratio，ID/OD）对于抗拔出力有明显的影响，对于抗拔出力影响最大的是螺钉的外径（out diameter，OD）。但在骨质疏松的情况，增加螺钉外径对于增加抗拔出力影响不明显。在年轻人样本中证明胸椎弓根钉置钉位置和内固定的牢固程度关系密切。在应用较小直径螺钉时，由于在椎弓根内遇到较多的松质骨，所以置入螺钉时力矩比较小。相反，直径较大的螺钉置入时，会遇到较多松质骨和皮质骨交界，所以需要力矩比较大。关于通过增加螺钉外径以增大抗拔出力的可行性已经被很多学者证实。

Brantley等认为在骨质量较好的患者中，螺钉的直径对于固定强度有显著的影响，但在骨质疏松患者，这种影响不明显。因此，骨质好的椎体应该采用临床能够允许的最长最粗的螺钉，以获得最好的固定效果。而骨质疏松的患者更应该强调术后的外固定。研究者们在螺钉穿入椎体和椎弓根的深度对于固定强度影响的认识上存在争议。Krag等报道螺钉进入椎体80%的抗拔出力大于进入椎体50%的；而Zindrick等认为螺钉进入50%与进入100%，对抗拔出力影响不大。在正常骨质，如果螺钉能够充满70%的椎弓根宽度，增加进钉深度能够提高其固定强度。螺钉直径和长度的变化对于骨质疏松的患者影响很小。任何固定必须通过椎弓根和椎体交界的区域才能获得最好的固定强度。

置入椎弓根螺钉的方法有多种。Barber等研究了腰椎椎弓根螺钉置入角度后，认为30°的会聚角度具有最好的载荷负担和抗拔出力。另外，他们还发现会聚30°的螺钉载荷负担有更高的临界松动值。对于会聚和平行螺钉最终的松动，受钉子接触骨质的影响，因此与邻近骨的质量和抗拔出力有很大关系。在最近的生物力学研究中，Kuklo等认为另外一个重要的影响因素是进钉方向。他比较了直向和沿椎弓根轴线进钉与最大置入扭矩的关系。2种方法的进钉点和通过椎弓根的方向都不相同，以不同斜度通过椎弓根椎体交界处，这个位置与最大置入扭矩有最大的相关性。另外，直向进钉技术由于不是沿着椎弓根内的松质骨，因而能够获得最好的皮质把持力。作者还发现，最大置入扭矩与骨密度的关系更大。

螺钉应用中存在最普遍的问题是断钉、弯曲、松动等。在短节段固定治疗胸、腰椎爆裂型骨折患者中，内固定失败原因主要包括内固定本身原因或骨性原因。最后失败的机制是松动，或是由于骨质原因引起钉子拔出。这可见于术后早期或晚期，而且常见于老年骨质疏松的患者。Frogel等应用9种不同的内固定多向螺钉对于陶瓷的模型固定进行比较，发现各种内固定失败原因有很大差异。他们注意到多向钉头部与螺杆连接处是最容易断裂的地方。Dick发现应用横连接无论椎弓根钉或钩系统都能够增加扭矩强度，应用2个横连接能增加44%强度，而应用1个只能增加26%强度。此外，他们发现增加扭矩的位置在横连接与棒连接处，但是横连接不会增加侧方结构的稳定性。

理想的椎弓根螺钉进针点位置应包含以下几方面：①尽可能靠近椎弓根基底部及椎体终板等高应力区；②避免误入椎管及椎间隙；③螺钉方向应平行于终板及椎体后缘。

■ 胸椎前方椎体钉植入的入路和显露

椎体的毗邻关系

胸椎的椎弓根周围存在很多的椎体变异。Ghcnagem等提出胸腰段侧前方内固定时，近端螺钉应位于近侧终板以下，远端螺钉应位于远侧终板以上，并平行于椎体终板，螺钉方向应远离椎管，螺钉的进针点在终板下8~10 mm平行线与椎体后缘8~10 mm平行线交叉处，认为这样可以借助坚强的终板来分担应力。每枚螺钉都要放置在椎体相同的解剖部位，进针点位于椎弓根基底部前方，椎体中心点。准确确定进针点，保证螺钉位于椎体中央。

如何选择理想的进针点是一直困扰脊柱外科医师的一个问题。正常椎体应力集中的部位有小关节、椎弓根、上下终板中部及椎体侧后壁下缘骨松质，椎体中部略偏后方和上下终板附近应力水平较高，高应力区呈三维“工”形结构。椎弓根为明显应力集中区域，其应力水平在直立位、前屈位、后伸位时均明显高于整个后部结构的平均应力水平。

椎体螺钉植入过程的入路路径

关于手术的进针点，在下胸椎跟上胸椎类似，但是主要的方法还是以肋凹为进针点（图11-17）。肋凹具有如下的特点：下胸椎肋凹从上至下依次向椎体中间及椎弓根方向移行。第9~12胸椎肋凹上缘与椎体上终板上缘距离逐渐加大，肋凹下缘距椎体下终板下缘距离逐渐缩小。同时，肋凹前缘切线与椎管前缘切线距离也从上至下逐渐缩小，表明肋凹从上至下，在向椎体中间移行的同时也向椎弓根方向移动。28.75%的第12胸椎肋凹完全位于椎弓根上，即肋凹前缘切线位于椎管前缘切线的后方。

螺钉植入椎体过程中相关结构的辨认

1. 胸导管与椎体的对应关系　胸导管在第7颈椎，与第1胸椎椎间盘至第2胸椎椎体水平入左侧静脉角，75%在第1胸椎椎体至第1、2胸椎椎间盘水平，约50%在第1胸椎水平。尸检显示胸导管在第1、2胸椎水平紧贴左锁骨下动脉内表面。

2. 血管与椎体的对应关系　左头臂静脉在第2~4胸椎水平汇入上腔静脉，平第3胸椎椎体者占55%，其差异相对较大。主动脉弓主干在第2胸椎椎体至第3、4胸椎椎间盘水平横过椎体，约80%在第3、4胸椎间椎间盘水平，其变化幅度较小。

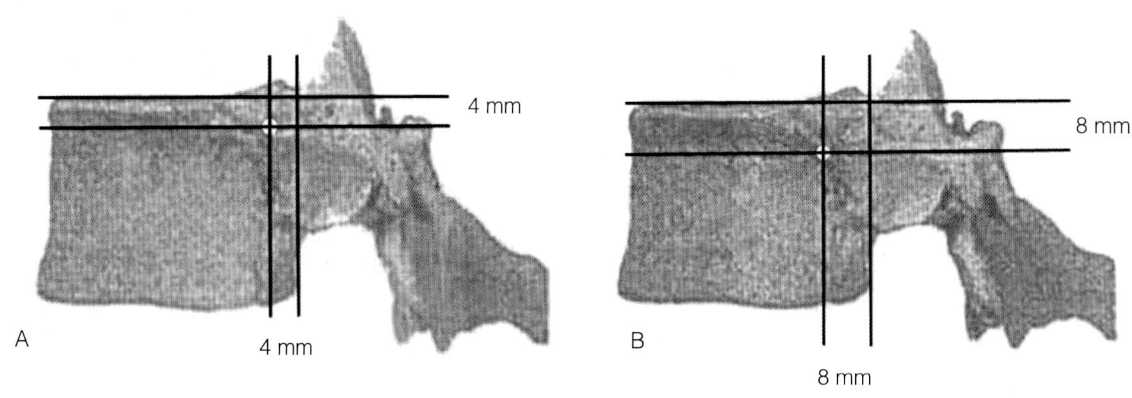

图11-17　肋凹进针点

A. 上胸椎肋凹进针点；B.下胸椎肋凹进针点

螺钉植入椎体过程中的危险提醒

上胸椎在第2，3胸椎椎体水平逐渐凸向后方，位置深在。尽管其前方组织结构复杂，但影响手术操作的因素主要有两类：胸骨和肋骨；纵隔中的大血管，主要是左头臂静脉和主动脉弓。对于胸骨、肋骨的影响，可以通过劈开胸骨或者切除右侧锁骨及部分胸骨柄来解决。对于血管的影响，处理比较困难，有学者主张术中切断左头臂静脉，术后再重建，增加了手术复杂性及并发症发生率；而对主动脉则应避开，寻找血管间隙，从一侧进入到达椎体前方。

螺钉植入椎体过程中发生周围组织损伤的挽救方法

在第1~4胸椎椎体水平，无论是前路还是后路手术，在螺钉植入的过程中如果发生周围组织、脏器的损伤，应该及时补救。如果从后路手术置钉的过程中发生神经损伤，应该立即给予甲基强的松龙进行冲击疗法；若同时出现血管的损伤，应该迅速进行切开止血。

胸椎椎弓根—肋骨单元的临床解剖

自1959年Boucher首次报道椎弓根螺钉技术以来，骨科医生逐渐认识到其优异的力学性能（坚强固定）和矫形能力（三柱控制），随着椎弓根螺钉在腰椎和下胸椎的应用逐渐普及，其技术日益成熟。2001年，Suk首次报道了全胸椎椎弓根螺钉技术，打破了中、上胸椎的置钉禁忌，随后胸椎内固定手术进入了一个高速发展期。尤其是随着解剖学测量的深入和现代导航技术的发展，以及个体化治疗技术的应用，置钉准确率越来越高，置钉风险不断降低。然而，该技术在临床应用中也逐渐暴露出一些问题。由于胸椎横突被广泛用作胸椎椎弓根螺钉技术的定位标志，但其与椎弓根的位置关系并不恒定，故难以做到精确定位。由于胸椎各节段解剖特点的差异，椎弓根直径也各不相同，尤其在第4~9胸椎节段，椎弓根平均直径小于5 mm，最小可能不足4 mm，这就限制了螺钉的直径。螺钉直径在3.5 mm以下时，对应力的抵抗减弱，容易断裂；螺钉直径超过椎弓根的80%时，又可能导致医源性骨折，固定力下降。一般认为，如果椎弓根直径小于5 mm，则不适合应用经椎弓根固定。

目前，术中导航设备尚未普及，多数医疗机构仍然在应用X线透视辅助徒手方法置钉，椎弓根较小的直径和各节段椎弓根方向变化的多样性，使徒手置钉的出错率较高，易致螺钉穿出。螺钉穿出偏内会损伤脊髓，偏下损伤神经根，偏外、偏前则可能损伤胸膜、肺脏、食管、左心房、胸导管、奇静脉，甚至主动脉。脊柱侧凸患者，由于凹侧椎弓根拉伸变细（越靠近顶椎区域越明显），甚至有的椎弓根无有效髓腔，同时脊髓也向凹侧偏移，使得硬膜外间隙变小，在弧顶常常小于1 mm；因此在行胸椎椎弓根螺钉置入时风险异常增高。这促使临床医师进一步研究更加安全、有效的固定方法，即椎弓根外途径置钉，椎弓根—肋骨单元（pedicle rib unit，PRU）的概念就应运而生。

■ 定义

1993年，Dvorak首次描述了椎弓根外途径置钉的方法：进钉点为横突外缘头侧1/3，在矢状面上垂直于椎板，螺钉依次穿过肋横突关节和肋椎关节后进入椎体，并越过中线，突破椎体前方皮质（图11–18）。作者认为，这种“椎弓根外途径”置钉方法有如下优点：在内侧，使螺钉远离椎管内神经结构；在外侧，由于肋骨的阻挡，无需担心螺钉对胸腔的损伤，提高了置钉安全性；螺钉在进入椎体松质骨之前会穿过3~4层皮质骨，可获得比传统置钉方法更大的钉—骨接触长度，且可不受椎弓根直径的影响，使用直径较大的螺钉，从而提高固定强度。作者在6具新鲜冰冻尸体的第2~12胸椎上应用直径6 mm的外固定针分别以两种方法进行置钉，结果表明，应用椎弓根外途径置钉技术安全有效，且其生物力学性能超过椎弓根螺钉。

后来的学者在总结其置钉要领的基础上，认为存在这样一个解剖学结构，是由横突、肋骨颈、肋骨小头、椎弓根、肋横突关节及肋椎关节所围成的区域，这一区域被视为“扩大的椎弓根”，在其范围内置钉较为安全，并称其为PRU，亦称为椎弓根—肋骨复合体。

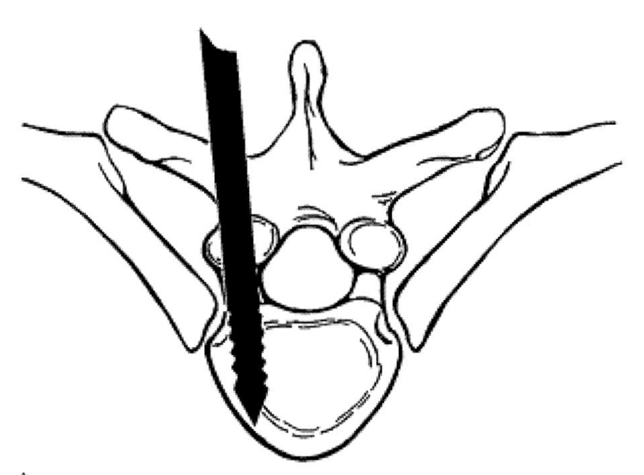

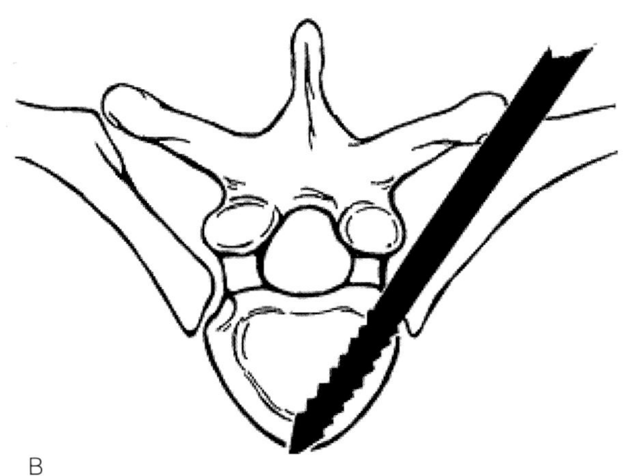

图11–18 Dvorak描述的传统进钉途径（A）和椎弓根外进钉途径（B）方法比较

［引自Dvorak et al, Spine, 18(12):1689–1694.］

■ 解剖结构

在2000年以后，脊柱侧凸三维矫形技术的应用对胸椎固定提出了更高的要求，促使人们开始关注PRU的解剖学研究。一般认为，PRU的内侧边界为椎弓根内壁，外侧边界为肋骨内侧壁（即近胸腔侧），后方为肋横突关节及横突，前方为肋椎关节，但其上、下边界未有清晰定义。在此区域内，没有重要的血管神经，只有肋间后血管的一支小肌支经过。因此，只要将螺钉限制在此区域内，就不会损伤重要结构。

由于PRU的边界主要由椎弓根、横突和肋骨构成，对其解剖结构的研究也主要围绕这三大结构及其相互关系展开。目前的研究主要集中在以下几方面：PRU的横径、内倾角、弦长及其与椎弓根相应解剖数据的对比，横突的形态学研究，肋骨、椎弓根与横突三者的关系研究。

PRU的横径、内倾角和弦长

PRU的横径为椎弓根内侧壁至肋骨内侧壁的最短距离，其内倾角为经PRU的置钉路径与矢状面的夹角，弦长为从进钉点沿相应进钉路径至椎体前壁的距离，也就是允许的最大螺钉长度（图11–19）。

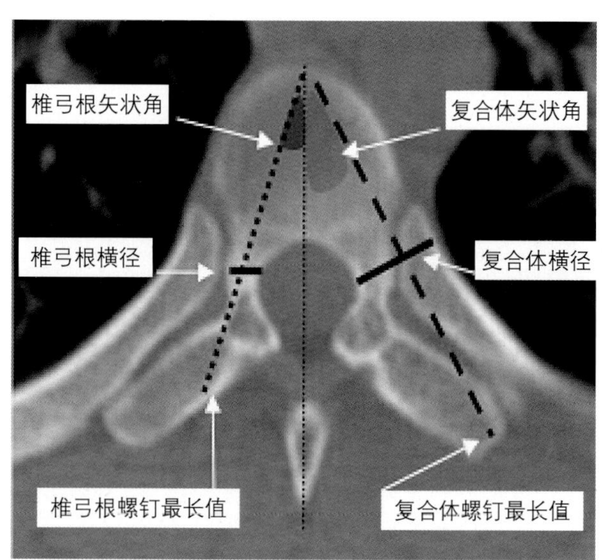

图11–19　在轴位CT断层上测量椎弓根及椎弓根—肋骨复合体相关参数
［引自韦兴，《中华外科杂志》, 2010, 48(17): 1313–1316.］

对PRU的形态学测量早期在脊柱畸形领域开展较多。O'Brien于2000年应用CT对29例特发性脊柱侧凸患者的PRU进行测量，凹侧横径为14.0~17.9 mm，凸侧为12.6~17.4 mm。作者认为，虽然凹侧椎弓根横径较凸侧小，但其PRU横径却较凸侧大；PRU与椎弓根的横径变化规律一致，即在近顶椎区域最小，下段胸椎最大；下胸椎的PRU横径较相应的椎弓根横径大110%，在上胸椎则高达170%。Liljenqvist于2002年通过对26例特发性脊柱侧凸（右胸弯）进行MRI扫描并测量后发现，凹侧椎弓根横径仅为2.3~3.2 mm，而凸侧为3.9~4.4 mm。与O'Brien一致的是，PRU的横径凹侧明显大于凸侧，从头端至尾端节段的平均横径从11 mm增加至14 mm，远远大于相应节段的椎弓根横径，而其平均高度则从7.8 mm增加至12.7 mm，说明螺钉直径的限制因素不再是椎弓根直径，而是椎弓根高度和PRU的横径。

在2003年以后，对正常人群PRU的研究逐渐增多。2003年，Husted在两具新鲜尸体标本上按照椎弓根外途径的方法进行了置钉试验，其进钉方法为：进钉点为横突外侧头端（肋横突关节头侧），向尾端倾斜并沿肋骨内侧进钉，向前下穿过本节段肋椎关节内侧并进入椎体（图11–20）。作者认为，这可以避免对肋横突关节和肋椎关节造成破坏。2004年，Husted进一步研究认为，椎弓根外途径进钉可应用的螺钉直径、长度和内倾角更大。进钉过程中，外侧的肋骨会提供触觉反馈，引导螺钉不会因过度偏外而穿破胸膜。其测量椎弓根平均横径为5.75 mm，而PRU横径则为14.45 mm，其弦长（最大可置钉长度）则分别为40.73 mm和53.94 mm。第5胸椎节段的椎弓根横径最小，为5.42 mm，而PRU横径则高达13.92 mm。由于椎弓根高度多数不低于10 mm，同时椎弓根头、尾端与神经根的距离均不小于

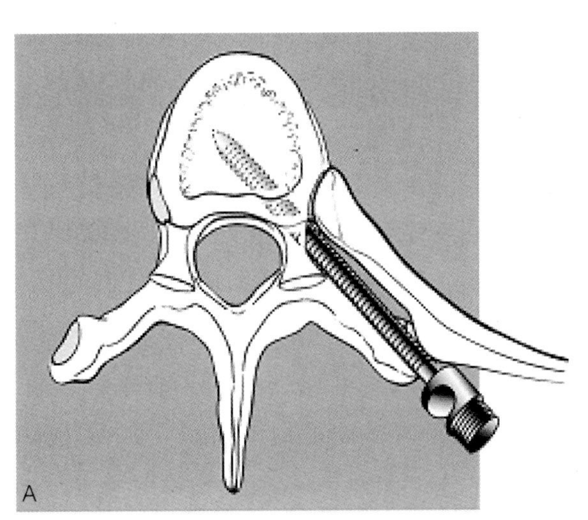

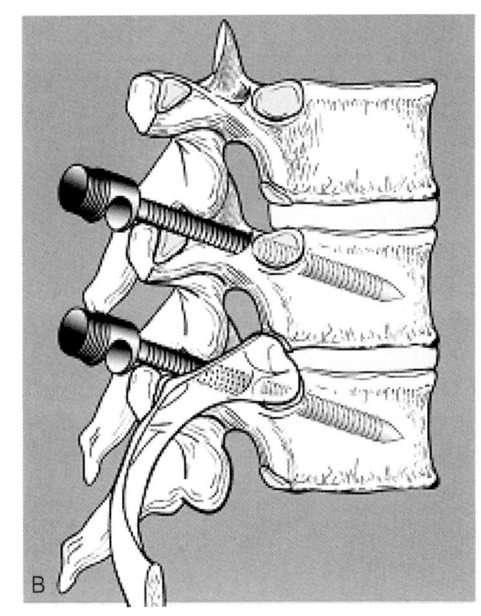

图11-20　Husted描述的椎弓根外途径进钉方法
[引自Husted et al, Spine, 28(40):2324-2330.]

2 mm，这就为螺钉置入提供了最少12 mm的矢状面安全距离。

2009年，Kim报道了用CT测量成年韩国人的PRU，共98个患者、958节脊椎（表11-2，图11-21）。测量结果表明，椎弓根和PRU的最小横径均在第5胸椎，分别为4.4 mm和13.4 mm，且二者变化趋势一致，即从上胸椎到中段胸椎逐渐减小，再至下胸椎则逐渐增大。其弦长在第1胸椎最短，为46.9 mm；第8胸椎最长，为60.1 mm。内倾角第1胸椎最大，并向下随着节段变化而减小；弦长第1胸椎最短，向下逐渐增大，至第7、8胸椎达上限，然后逐渐减小。

2010年，Tian针对中国青少年人群进行CT扫描获得PRU相关参数（表11-3~5）。共有103例患者纳入研究，年龄为3~15岁。研究表明，男性和女性在宽度、弦长方面存在差异，而内倾角无明显差异，但从第1至第12胸椎逐渐变小。年龄对椎弓根和PRU的宽度和弦长有明显影响，但对内倾角无明显影响。在上胸椎，儿童与成年人PRU弦长差别不大，在中下胸椎则有明显差异。

2008年，刘红光应用CT测量156例中国正常成年人的PRU参数，包括PRU的横径、与矢状面的最小与最大安全成角及安全角度范围（表11-6，7）。结果表明：第1~4胸椎PRU的横径逐渐减小，第5~10胸椎逐渐增大，但最小横径也在11 mm以上，能够满足任何常用螺钉的直径要求；置钉安全角度范围第1、2胸椎最大，第5~10胸椎次之，第3、4胸椎最小；男性与女性比较无显著性差异。

横突的形态学研究

横突作为PRU后壁的重要组成结构，及椎弓根外途径进钉的解剖定位标志，其形态学特点和变化规律对置钉有较大的参考价值。2015年，Cui等研究了横突形态变化对PRU的影响（表11-8）。45具尸体标本，第1~10胸椎共450个节段。测量横突的长度（尖部到基底部距离）、宽度（冠状面上缘到下缘距离）和厚度（矢状面前缘到后缘距离），以及头倾角（横突轴线与水平面的夹角）和背倾角（横突轴线与冠状面的夹

表11-2　不同学者所测椎弓根-肋骨单元的宽度和弦长数值（mm）

level	宽度				弦长			
	Daniel(cadever)		CS(CT)		Daniel(cadever)		CS(CT)	
	Rt.	Lt.	Rt.	Lt.	Rt.	Lt.	Rt.	Lt.
T1			19.3	19.3			46.2	46.8
T2	17.3	17.0	17.4	17.6	42.7	44.0	49.9	50.0
T3	14.8	15.0	14.9	15.4	46.3	46.8	52.0	52.2
T4	14.0	14.3	13.6	14.1	49.5	49.2	54.8	55.0
T5	13.5	14.3	13.4	14.0	51.5	51.7	56.8	56.9
T6	13.7	14.7	13.9	14.5	56.3	53.0	58.7	58.8
T7	14.5	14.3	14.7	15.3	56.3	54.0	60.1	60.2
T8	14.3	14.5	15.1	15.7	55.8	56.3	60.1	60.4
T9	15.8	15.5	16.0	16.4	57.8	59.0	60.0	60.1
T10	16.8	17.0	17.0	17.2	59.0	61.0	59.2	59.3
T11	17.5	17.3	17.7	18.0	60.0	59.3	56.3	56.6
T12	16.5	15.5	18.6	18.7	60.5	63.0	54.9	55.0

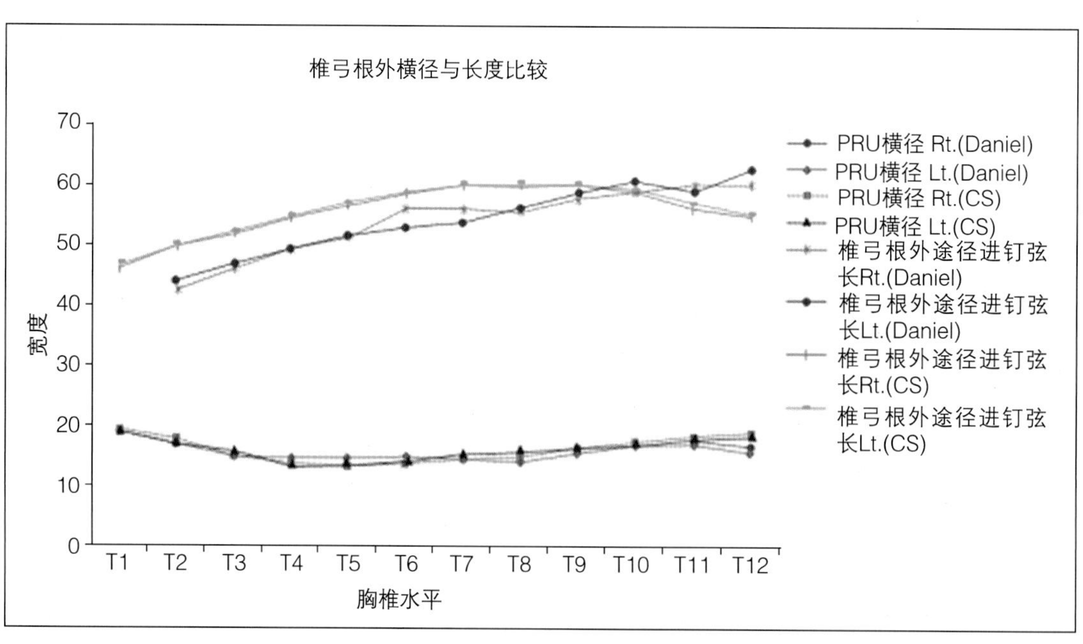

图11-21　椎弓根—肋骨单元的横径和内倾角变化趋势图，显示各节段椎弓根—肋骨单元的宽度和内倾角差距并不显著。其中PRU为椎弓根—肋骨单元，Rt.和Lt.分别代表右侧和左侧，Daniel和CS分别代表Daniel和Kim本人的研究

［引自Kim et al, J Korean NeurosurgSoc, 46(3): 181–188.］

表11-3　未成年人椎弓根和PRU宽度（mm，$\bar{x}\pm s$）

T	3~5岁		6~8岁		9~11岁		12~15岁	
	男	女	男	女	男	女	男	女
T1								
P	4.74 ± 0.57	4.44 ± 0.52	6.00 ± 0.77	5.95 ± 0.70	6.84 ± 1.22	6.70 ± 0.85	7.48 ± 1.35	6.86 ± 1.38
PRU	11.04 ± 0.94	11.09 ± 1.02	13.31 ± 2.11	12.68 ± 2.02	14.56 ± 2.62	14.18 ± 2.61	16.73 ± 2.12	15.53 ± 1.87
T2								
P	4.38 ± 0.59	3.84 ±10.74	5.43 ± 0.82	5.39 ± 0.43	6.11 ± 1.03	4.90 ± 0.79	6.31 ± 0.91	5.82 ± 1.26
PRU	11.64 ± 1.40	10.74 ± 1.22	13.24 ± 1.85	13.64 ± 1.49	15.96 ± 1.81	13.15 ± 1.55	16.84 ± 2.71	15.23 ± 2.18
T3								
P	3.64 ± 0.40	3.64 ± 0.81	4.46 ± 0.85	4.45 ± 0.57	5.14 ± 1.16	4.50 ± 0.32	5.08 ± 0.73	4.08 ± 0.60
PRU	10.69 ± 0.97	9.62 ± 0.75	12.00 ± 1.53	12.55 ± 1.46	13.80 ± 1.67	12.05 ± 1.17	13.91 ± 1.14	12.20 ± 1.46
T4								
P	3.18 ± 0.50	2.84 ± 0.56	3.88 ± 0.54	3.73 ± 0.54	4.49 ± 0.94	3.90 ± 0.22	4.36 ± 0.83	4.05 ± 1.12
PRU	9.84 ± 0.63	9.26 ± 1.02	11.65 ± 1.57	11.50 ± 1.52	12.93 ± 1.46	11.13 ± 0.21	13.71 ± 1.49	11.57 ± 1.69
T5								
P	3.19 ± 0.55	2.81 ± 0.47	3.79 ± 0.65	3.96 ± 0.76	4.43 ± 0.81	3.83 ± 0.42	4.19 ± 0.69	4.50 ± 2.15
PRU	9.59 ± 0.59	9.13 ± 0.53	11.09 ± 1.72	10.65 ± 1.20	12.62 ± 1.55	11.23 ± 0.98	13.13 ± 1.68	11.93 ± 1.24
T6								
P	2.94 ± 0.50	3.11 ± 0.49	3.78 ± 0.80	4.13 ± 0.49	4.58 ± 0.75	4.00 ± 0.75	4.52 ± 0.85	3.93 ± 0.79
PRU	9.42 ± 0.89	8.97 ± 1.07	11.31 ± 1.52	10.73 ± 1.11	12.65 ± 1.27	10.75 ± 1.66	12.95 ± 1.78	11.92 ± 0.94
T7								
P	3.23 ± 0.77	3.15 ± 0.52	4.23 ± 0.74	4.05 ± 0.59	4.79 ± 0.77	4.15 ± 1.17	4.98 ± 0.95	4.90 ± 1.40
PRU	9.46 ± 0.94	9.4 ± 0.85	11.17 ± 1.31	10.89 ± 1.63	12.41 ± 0.99	11.05 ± 1.11	13.33 ± 1.43	12.22 ± 1.51
T8								
P	3.63 ± 0.73	3.44 ± 0.53	4.31 ± 0.62	4.58 ± 0.50	4.84 ± 0.68	3.95 ± 0.58	5.26 ± 0.68	4.90 ± 1.09
PRU	9.39 ± 0.88	9.48 ± 0.78	11.48 ± 1.32	11.13 ± 1.53	12.45 ± 1.28	11.43 ± 1.68	13.52 ± 1.44	12.22 ± 1.41
T9								
P	3.94 ± 0.44	4.02 ± 0.40	4.71 ± 0.80	4.90 ± 0.63	5.54 ± 0.73	5.10 ± 0.47	6.00 ± 0.80	5.22 ± 0.99
PRU	10.11 ± 1.08	10.17 ± 0.88	12.13 ± 1.33	11.43 ± 1.27	13.21 ± 1.40	12.00 ± 1.93	13.95 ± 1.47	12.77 ± 1.70
T10								
P	4.52 ± 1.00	4.15 ± 0.90	5.14 ± 0.98	5.66 ± 0.99	5.93 ± 0.84	5.55 ± 1.10	6.46 ± 0.96	5.63 ± 0.76
PRU	10.73 ± 1.04	10.75 ± 0.78	12.79 ± 1.47	12.46 ± 1.60	14.32 ± 1.56	12.73 ± 2.31	14.97 ± 1.11	13.12 ± 1.43
T11								
P	4.76 ± 0.74	4.71 ± 0.98	5.94 ± 0.94	5.91 ± 1.00	6.89 ± 0.85	6.78 ± 1.62	7.81 ± 1.67	7.28 ± 0.81
PRU	11.05 ± 1.01	11.35 ± 1.10	13.51 ± 1.21	13.05 ± 2.02	14.87 ± 1.60	13.08 ± 2.94	15.73 ± 1.37	14.17 ± 2.34
T12								
P	4.84 ± 0.70	5.27 ± 0.97	6.49 ± 1.46	6.15 ± 0.69	7.68 ± 1.10	6.45 ± 1.81	8.03 ± 1.43	7.50 ± 1.53
PRU	10.69 ± 1.40	10.78 ± 1.73	12.81 ± 2.33	12.94 ± 2.38	14.42 ± 1.77	12.85 ± 2.45	15.30 ± 1.81	13.65 ± 2.81

引自Tian et al, Spine, 2010, 35(16): 1514−1519.

表11-4　未成年人椎弓根和PRU弦长（mm，$\bar{x}\pm s$）

T	3~5岁		6~8岁		9~11岁		12~15岁	
	男	女	男	女	男	女	男	女
T1								
P	24.51±2.10	25.1±1.37	29.33±2.95	28.23±3.12	30.38±3.27	25.83±2.43	32.80±2.72	31.10±1.16
PRU	32.56±2.71	32.74±1.16	38.83±2.90	37.45±3.31	42.44±3.51	38.30±8.73	44.81±3.57	43.32±1.37
T2								
P	26.89±1.78	26.29±1.09	31.17±2.45	30.61±1.36	32.46±2.38	29.00±3.31	34.70±3.35	31.78±2.41
PRU	35.11±2.09	34.4±1.71	41.80±2.88	40.18±2.61	44.14±3.34	40.38±6.15	47.85±3.37	44.55±3.63
T3								
P	28.55±2.14	27.46±1.90	33.02±2.21	31.71±2.36	33.46±2.06	31.20±5.33	35.54±2.52	33.43±3.26
PRU	37.02±2.24	36.56±1.76	43.13±3.20	41.80±1.81	46.44±3.07	41.70±6.45	49.70±3.10	46.67±3.57
T4								
P	27.98±1.97	27.7±1.30	33.08±2.12	30.69±1.09	33.52±3.13	29.15±1.84	36.34±2.77	33.03±3.54
PRU	37.75±2.13	37.23±1.78	44.13±2.60	42.78±1.95	46.58±2.52	42.23±7.33	52.49±3.70	47.45±5.02
T5								
P	27.24±1.96	27.06±1.74	32.51±2.93	30.85±1.43	33.92±3.23	30.53±4.18	35.46±2.40	34.07±4.43
PRU	38.08±2.49	37.65±2.11	44.39±2.37	42.98±2.93	47.74±2.86	43.48±6.39	52.48±4.45	49.60±5.86
T6								
P	27.62±2.35	26.61±1.71	32.42±3.36	31.68±2.13	33.32±2.90	29.80±5.32	36.94±2.68	34.93±2.30
PRU	38.30±2.31	38.2±1.53	45.72±2.49	43.59±2.65	48.13±2.65	44.25±7.56	53.92±4.12	49.13±5.41
T7								
P	27.85±2.08	26.44±1.36	32.44±2.72	31.38±2.12	34.34±2.40	30.50±5.81	37.49±3.05	35.22±4.17
PRU	39.71±1.98	39.4±1.98	44.79±8.82	44.53±3.10	48.84±2.58	45.63±8.00	55.58±4.61	50.55±5.72
T8								
P	28.77±2.07	27.57±2.51	32.82±3.93	31.26±2.97	34.88±2.18	30.70±6.24	38.05±2.74	35.68±3.66
PRU	40.46±2.68	39.84±1.68	47.32±3.06	40.46±11.82	49.80±2.53	44.95±7.93	55.99±4.46	50.95±4.96
T9								
P	28.86±1.92	27.35±1.92	33.06±3.55	31.65±4.23	35.08±2.66	30.78±5.04	38.21±2.74	36.37±3.00
PRU	40.46±3.24	39.71±2.10	47.41±2.59	45.70±3.41	50.55±2.37	46.00±7.62	55.88±4.12	51.25±4.32
T10								
P	27.83±3.19	27.13±3.61	31.92±3.75	29.71±5.21	34.46±4.50	30.48±7.41	36.15±4.58	35.72±3.53
PRU	40.53±3.18	39.38±2.22	45.13±8.82	45.31±3.74	50.98±2.30	44.40±8.34	55.99±4.01	52.12±5.71
T11								
P	23.01±2.44	23.36±3.22	27.19±4.44	27.85±4.94	30.20±4.88	29.38±5.26	30.86±4.96	26.78±4.18
PRU	40.06±2.75	39.6±2.10	45.51±3.44	46.19±2.12	49.85±3.10	42.90±7.54	54.09±4.71	48.97±4.44
T12								
P	22.83±3.98	22.71±3.39	25.98±2.61	25.98±4.38	28.24±4.52	28.90±3.59	32.54±4.68	33.77±7.60
PRU	40.09±2.65	39.28±2.66	45.49±2.73	44.04±3.90	48.45±3.27	42.10±7.75	52.67±5.19	49.88±6.57

引自Tian et al, Spine, 2010, 35(16): 1514−1519.

表11-5 未成年人椎弓根和PRU内偏角（°，$\bar{x} \pm s$）

T	3~5岁		6~8岁		9~11岁		12~15岁	
	男	女	男	女	男	女	男	女
T1								
P	29.38 ± 5.44	27.79 ± 3.96	30.66 ± 5.35	30.85 ± 5.92	27.25 ± 5.66	26.73 ± 4.98	28.96 ± 5.25	29.30 ± 2.60
PRU	46.15 ± 4.25	45.61 ± 3.59	46.83 ± 3.67	46.43 ± 4.78	44.66 ± 3.52	44.73 ± 3.27	45.96 ± 4.52	48.03 ± 4.22
T2								
P	20.41 ± 3.69	18.75 ± 4.65	17.99 ± 4.56	20.50 ± 6.65	19.38 ± 8.68	18.53 ± 1.80	18.06 ± 4.22	16.55 ± 6.24
PRU	37.61 ± 3.57	37.8 ± 4.24	37.72 ± 3.45	38.26 ± 3.24	33.15 ± 8.89	37.65 ± 2.81	36.71 ± 3.99	40.33 ± 1.88
T3								
P	14.98 ± 4.11	11.92 ± 4.42	12.49 ± 4.71	14.01 ± 3.09	12.95 ± 5.16	11.43 ± 1.77	12.42 ± 5.57	15.25 ± 6.27
PRU	31.54 ± 2.97	32.36 ± 3.68	31.48 ± 2.26	33.15 ± 3.09	31.70 ± 2.66	30.93 ± 1.31	32.29 ± 3.06	32.25 ± 4.75
T4								
P	11.02 ± 3.81	11.63 ± 3.58	9.58 ± 2.72	10.49 ± 5.45	9.47 ± 3.88	9.78 ± 4.88	9.58 ± 4.54	10.05 ± 2.92
PRU	29.87 ± 2.96	29.84 ± 1.67	30.67 ± 2.20	30.51 ± 4.36	30.25 ± 4.16	29.75 ± 2.23	30.37 ± 3.11	28.55 ± 3.51
T5								
P	7.65 ± 3.66	9.08 ± 3.76	8.78 ± 3.26	8.79 ± 4.16	8.32 ± 3.64	8.70 ± 2.70	6.37 ± 2.50	11.23 ± 4.85
PRU	29.08 ± 2.74	28.89 ± 2.42	28.69 ± 2.44	29.20 ± 1.71	28.01 ± 3.20	29.25 ± 3.09	29.30 ± 3.33	28.37 ± 4.12
T6								
P	7.51 ± 2.53	7.16 ± 3.49	6.46 ± 2.27	8.14 ± 3.15	6.21 ± 3.59	6.45 ± 3.02	7.26 ± 3.08	9.67 ± 4.00
PRU	27.31 ± 2.82	29.06 ± 1.56	27.27 ± 2.66	27.78 ± 1.36	26.82 ± 2.68	28.55 ± 3.52	29.47 ± 3.33	28.93 ± 4.77
T7								
P	6.48 ± 2.94	6.49 ± 2.24	6.71 ± 2.94	7.36 ± 4.38	6.65 ± 1.94	7.30 ± 1.42	5.71 ± 1.98	6.77 ± 4.45
PRU	26.65 ± 2.73	27.12 ± 2.21	26.40 ± 2.31	26.79 ± 2.08	26.03 ± 3.00	26.45 ± 2.56	27.42 ± 2.24	28.38 ± 4.33
T8								
P	5.76 ± 2.26	6.82 ± 3.78	6.08 ± 2.49	4.48 ± 1.69	5.71 ± 2.50	5.48 ± 3.32	4.74 ± 2.85	6.78 ± 3.53
PRU	25.60 ± 1.92	25.95 ± 2.46	25.92 ± 2.60	24.93 ± 2.05	24.62 ± 2.73	24.50 ± 2.10	25.33 ± 3.12	26.22 ± 1.69
T9								
P	5.11 ± 2.82	5.25 ± 2.88	4.47 ± 2.96	5.25 ± 1.47	4.46 ± 2.23	5.05 ± 3.90	4.29 ± 3.29	7.17 ± 2.81
PRU	24.43 ± 2.62	24.86 ± 2.27	25.39 ± 1.65	25.28 ± 1.81	23.47 ± 2.49	26.03 ± 1.83	24.77 ± 2.78	23.85 ± 3.37
T10								
P	3.24 ± 4.87	3.02 ± 5.05	4.03 ± 3.69	3.48 ± 4.24	2.51 ± 3.37	4.63 ± 3.92	1.49 ± 5.42	4.82 ± 3.54
PRU	24.16 ± 1.97	25.04 ± 3.25	24.77 ± 1.83	25.91 ± 2.75	21.86 ± 3.13	24.93 ± 3.13	24.56 ± 2.86	24.82 ± 1.70
T11								
P	−2.49 ± 5.01	−2.68 ± 3.52	−3.79 ± 5.69	−2.46 ± 4.21	−3.95 ± 5.35	2.63 ± 7.37	−5.96 ± 4.18	−6.92 ± 4.35
PRU	23.68 ± 2.05	25.05 ± 2.43	26.82 ± 2.86	24.70 ± 3.32	24.35 ± 4.03	24.13 ± 3.19	24.96 ± 2.72	25.05 ± 5.63
T12								
P	−4.32 ± 2.16	−6.28 ± 2.37	−6.06 ± 6.33	−4.10 ± 7.19	−6.45 ± 3.95	−5.73 ± 3.66	−7.40 ± 3.40	−5.70 ± 6.70
PRU	23.97 ± 3.26	23.79 ± 3.02	26.80 ± 2.47	25.58 ± 3.65	23.15 ± 4.90	21.48 ± 5.45	24.03 ± 3.58	25.72 ± 3.14

引自Tian et al, Spine, 2010, 35(16): 1514−1519.

表11-6　96例男性和60例女性正常成人T1~T10椎弓根—肋骨横径安全置钉角度（$\bar{x} \pm s$）

	椎弓根—肋骨横径（mm）		椎弓根—肋骨途径置钉最小安全成角（°）		椎弓根—肋骨途径置钉最大安全成角（°）	
	男	女	男	女	男	女
T1	15.62±2.35	15.62±2.04	34.25±4.50	33.60±4.52	53.85±4.10	53.46±4.12
T2	13.43±2.06	13.38±1.98	33.20±3.96	32.89±3.80	52.00±4.38	51.12±4.30
T3	13.40±1.62	13.35±1.57	27.15±2.48	26.90±2.60	43.82±3.54	43.64±3.65
T4	13.00±1.02	13.03±1.01	24.45±4.38	24.58±4.40	41.10±3.95	41.36±3.79
T5	13.40±1.15	13.45±1.14	23.90±2.70	23.90±2.59	42.20±4.50	41.94±4.60
T6	13.43±0.99	13.43±1.03	22.25±3.15	21.68±3.17	40.05±3.01	39.48±2.90
T7	13.55±1.04	13.50±1.10	21.65±3.01	21.00±2.99	39.55±2.75	38.46±2.65
T8	14.01±1.16	13.93±1.14	19.12±4.15	18.60±4.07	36.29±3.22	35.93±3.24
T9	14.57±1.60	14.44±1.58	18.63±3.00	19.38±2.99	36.20±2.45	35.71±2.45
T10	14.71±1.70	14.63±1.69	18.05±2.40	17.95±2.35	35.90±2.92	35.72±2.90

引自刘红光等，《中国脊柱脊髓杂志》，2008, 18(4): 278−281.

注：同一节段同一指标男女比较P>0.05。

表11-7　156例正常成人T1~T10椎弓根—肋骨横径与安全置钉角度及安全角度范围

	椎弓根—肋骨横径（mm）	椎弓根—肋骨途径安全置钉成角（°）		置钉安全角度范围（°）（max−min值）
		最小角度（min值）	最大角度（max值）	
T1	15.62±2.11（13.70~17.76）	34.00±4.37（29.60~38.40）	53.70±4.07（48.85~58.02）	19.61±4.21（15.30~23.85）
T2	13.41±1.96（11.43~15.40）	33.08±3.85（29.20~36.98）	51.66±4.23（47.32~57.12）	18.72±3.95（14.71~22.75）
T3	13.38±1.58（11.50~14.98）	27.05±2.59（24.01~29.80）	43.75±3.49（40.10~47.38）	16.60±3.12（13.45~19.75）①
T4	13.01±0.92（11.97~13.94）	24.50±4.42（20.02~29.02）	41.20±3.83（37.10~45.30）	16.65±4.02（12.60~20.69）
T5	13.42±1.10（12.28~14.60）	23.90±2.68（21.10~26.92）	42.10±4.41（37.21~46.60）	18.02±3.53（14.45~21.60）②
T6	13.43±0.99（12.40~14.43）	22.03±3.07（18.85~26.00）	39.83±2.98（36.80~42.90）	17.82±3.02（14.70~20.90）
T7	13.53±0.98（12.53~14.57）	21.40±2.95（18.35~24.40）	39.13±2.73（36.15~42.10）	17.90±2.86（14.86~20.86）
T8	13.98±1.11（12.85~15.10）	18.92±4.06（14.70~23.12）	36.15±3.19（32.76~39.86）	17.95±3.87（14.05~21.85）
T9	14.52±1.62（12.88~16.15）	18.58±2.97（14.95~21.60）	36.01±2.44（32.85~38.76）	17.89±2.67（15.18~20.60）
T10	14.68±1.78（12.89~16.50）	18.01±2.33（15.01~20.95）	35.83±2.89（32.75~38.79）	17.82±2.56（15.20~20.45）

引自刘红光等，《中国脊柱脊髓杂志》，2008, 18(4): 278−281.

注：①与T2比较P<0.05。

②与T4比较P<0.05。

表11-8 胸椎横突形态学测量

项目	长度	宽度	高度	头倾角	背倾角
T1	16.90 ± 0.80 （15.68~18.20）	10.78 ± 1.35 （9.36~13.10）	11.9 ± 1.06 （11.08~14.60）	24.9 ± 3.1 （20~30）	24.5 ± 2.91 （20~30）
T2	17.22 ± 1.01 （15.22~18.6）	8.73 ± 1.01 （7.52~10.26）	12.3 ± 1.05 （11.20~13.70）	20 ± 2.94 （15~25）	34.4 ± 6.44 （25~45）
T3	17.07 ± 1.01 （15.20~18.20）	7.88 ± 0.84 （6.28~9.16）	12.87 ± 1.48 （10.54~14.80）	8.5 ± 2.92 （5~14）	39.6 ± 4.14 （32~46）
T4	17.38 ± 1.67 （14.4~20.7）	8.74 ± 1.31 （6.84~10.24）	12.48 ± 1.24 （10.80~14.22）	8.2 ± 2.78 （5~14）	41.9 ± 4.7 （35~50）
T5	17.51 ± 1.73 （15.10~20.32）	8.66 ± 1.57 （6.38~10.32）	11.89 ± 0.87 （10.22~12.88）	8.2 ± 2.93 （5~13）	43.9 ± 4.81 （38~51）
T6	17.75 ± 1.93 （15.70~21.22）	8.44 ± 1.36 （6.24~10.42）	12.21 ± 1.12 （10.80~13.92）	6.3 ± 1.88 （4~10）	45.4 ± 4.16 （39~51）
T7	18.10 ± 1.95 （15.62~21.90）	7.86 ± 1.24 （6.68~9.82）	11.68 ± 0.8 （10.90~13.34）	3.0 ± 1.56 （0~5）	48.6 ± 4.32 （42~55）
T8	17.49 ± 1.74 （15.18~20.78）	8.90 ± 1.51 （7.32~11.7）	12.06 ± 0.79 （11.20~13.24）	3.1 ± 1.59 （0~5）	52 ± 4.71 （43~58）
T9	17.44 ± 1.34 （15.50~19.76）	8.99 ± 1.28 （7.42~10.88）	12.01 ± 1.04 （10.60~13.60）	3.7 ± 1.25 （2~6）	60.6 ± 6.18 （49~70）
T10	16.63 ± 1.59 （13.36~18.50）	8.98 ± 0.93 （7.60~10.56）	11.95 ± 1.23 （10.28~13.38）	3.9 ± 1.19 （2~6）	64.5 ± 5.12 （58~72）

引自Cui, et al, J Spinal Disord Tech, 2015, 28(2):E74–E77.

角）。结果表明：横突长度为16.63~18.10 mm，第7胸椎最长，第10胸椎最短，但各节段间无显著性差异；横突厚度为7.86~10.78 mm，第1胸椎最厚，第7胸椎最薄，但其他各节段间无显著差异；横突宽度为11.68~12.87 mm，第3胸椎最宽，第7胸椎最窄，各节段间无显著性差异；横突头倾角为3.0°~24.9°，其中只有第1、2胸椎的头倾角大于20°，并明显大于其他节段，第3胸椎下降到8.5°，第7胸椎最小，为3.0°；背倾角第1胸椎最小，为24.5°，向尾端逐渐增大，至第10胸椎为64.5°。作者认为横突有足够的长度、厚度和宽度容纳螺钉，在此基础上对5具尸体标本进行了置钉，进钉点在横突中点或中外1/3，轴位内倾30°，矢状面垂直于椎板（图11–22）。与其他置钉方法相比，此进钉点更偏内，尾倾角更小，可以充分利用横突的解剖特点。所置全部100枚螺钉均未穿出PRU范围，表明了椎弓根外途径置钉具有很高的安全性。

肋骨、横突与椎弓根的关系研究

韦兴等研究发现，PRU的结构并不完全在同一平面上，肋骨位置最高，横突最低，椎弓根位置较横突稍高，这样的立体关系使得肋骨与横突之间形成了一条沟，即肋横突沟（costotransverse groove）。由于横突存在后仰、上仰的角度，沟的走行方向相应呈后上向前下（图11–23，24）。

在人体发育过程中，第2~9肋骨小头上移，与上一胸椎体构成关节，每一肋骨小头同时和相

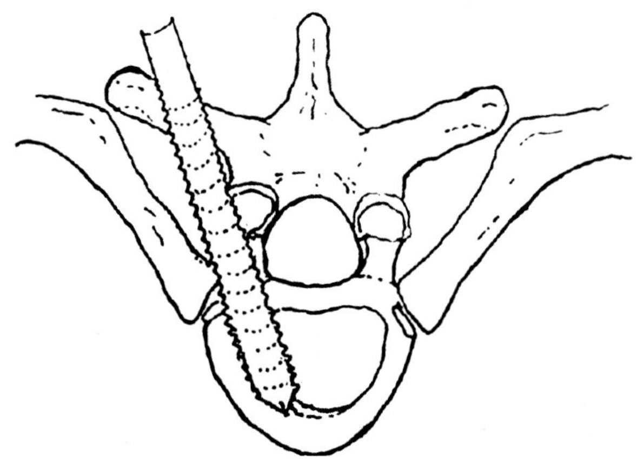

图11-22 置钉示意图
［引自Cui, et al, J Spinal Disord Tech, 2015, 28(2): E74-E77.］

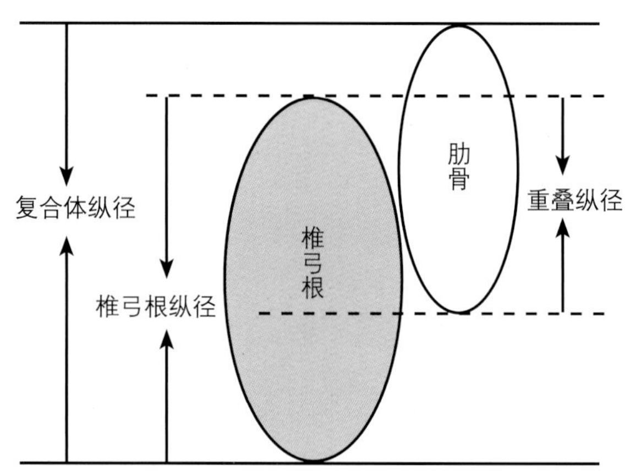

图11-23 椎弓根—肋骨单元纵径测量示意图
［引自韦兴等，《中华外科杂志》, 2010, 48(17): 1313-1316.］

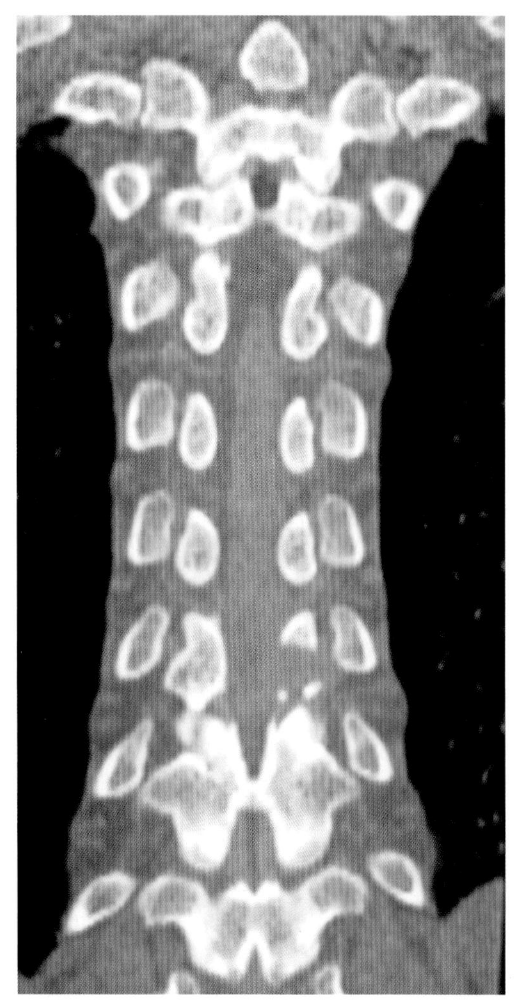

图11-24 椎弓根—肋骨不在同一平面上（CT，冠状面）

邻的两个椎体相关节，仅第1、11和12肋骨和同节段的椎体相关节。因此，肋骨比横突和椎弓根要高，构成了肋横突沟前外侧壁。横突、上关节突外缘和椎弓根外缘构成了肋横突沟后内侧壁。

王欢喜等应用8具尸体胸椎标本进行了肋横突沟的解剖学测量。研究表明，椎弓根和横突的位置关系随椎体节段变化而变化，在上胸椎（第1、2胸椎），椎弓根及横突均位于椎体上半部，在中段胸椎（第3~10胸椎），横突逐渐下移到椎体中部，由于椎弓根位于椎体的上部，所以椎弓根比横突位置高。

胸椎弓根与肋骨小头的解剖也随胸椎节段不同而改变，在第2~9胸椎节段，仅有部分椎弓根外侧皮质与肋骨小头构成肋椎关节，而在第10~12胸椎节段，大部分外侧皮质与肋骨小头构成关节。作者用肋骨上缘高于横突上缘的距离（DS）代表肋横突沟的深度。测量结果表明，成人DS和肋骨下缘高于横突下缘距离（DI）变化规律为：第1胸椎的DS值和DI值最小，第8胸椎的DS值最大，第9胸椎的DI值最大；第6~10胸椎的DS值和DI值比较差异无统计学意义，但高于其他节段（$P<0.05$）。肋横突结合区中轴线与胸椎矢状面所成夹角（pedicle rib angle，PRA）的解剖学和

CT观察均显示，PRA角度第1胸椎最大，第12胸椎最小，从第1~12胸椎逐渐变小。肋横突沟相关指标测量结果见表11-9。

■ 生物力学研究

早期的研究者认为，经PRU置钉可使钉-骨接触面增大，使用较长和直径较大的螺钉，内倾角亦较椎弓根螺钉大，因而使其生物力学性能更加优异。2003年，Morgensternd在12具尸体标本上进行试验，测试椎弓根和椎弓根外两种途径进钉的生物力学差异。结果表明，二者在前屈后伸、侧屈和旋转方向的稳定性无明显差异。作者认为，经椎弓根外途径进钉可较传统的椎弓根途径有更大的安全范围，只要确保进钉点在关节突外缘以外，则无需担心螺钉会偏内，并且可提供相当的生物力学稳定性。

后来的多项研究示提示经PRU置钉的生物力学性能并不优于传统方法置钉。2006年，Fu等利用5具新鲜尸体进行生物力学测试，使用统一直径的螺钉，进钉点为横突中线的中点，采用两种不同的椎弓根外途径进钉，一种是通过横突后直接进入椎体，另一种是在进入椎体之前先穿过椎弓根外侧皮质。结果表明，椎弓根螺钉抗拔出力最强，穿过椎弓根外侧皮质的方法次之，但其较难控制螺钉路径，通过横突后直接进入椎体者抗拔出力最弱。2006年，White应用多轴螺钉进行螺钉轴向测试和矢状面抗拔出力测试，螺钉直径均为5.0 mm，但长度按照实际测量而定（椎弓根外途径螺钉更长），同时安装连接棒，以尽可能真实模拟其体内情况。研究表明，椎弓根螺钉固定有更大的屈服载荷和刚度，这种差异在行轴向载荷测试时较行矢状面载荷测量时更明显。总体来讲，椎弓根外途径进钉的抗拔出力仅为椎弓根置钉的75%。但作者认为这种差异并不大。2007年，Yuksel应用单轴螺钉测试，两组螺钉直径相同，但椎弓根外途径使用更长的螺钉。测试结果

表11-9　肋横突沟相关测量（$\bar{x} \pm s$）

胸椎序列	肋骨高于横突距离（mm）	横突低于肋骨距离（mm）	肋横结合区轴线角度（°）	
			解剖	CT
T1	2.58 ± 0.37[a]	3.05 ± 0.53[a]	48.10 ± 5.48	47.63 ± 5.48
T2	2.65 ± 0.68[a]	3.21 ± 0.62[a]	39.15 ± 6.19	39.38 ± 8.92
T3	3.05 ± 0.64[a]	3.17 ± 0.54[a]	35.11 ± 3.96	33.75 ± 4.32
T4	2.99 ± 0.53[a]	2.95 ± 0.76[a]	32.22 ± 3.79	31.50 ± 4.15
T5	6.48 ± 0.53[a]	6.41 ± 0.84[a]	31.35 ± 3.40	29.38 ± 3.04
T6	9.35 ± 0.68	8.96 ± 0.99	29.21 ± 4.40	27.50 ± 4.39
T7	9.96 ± 0.92	8.54 ± 1.13	29.57 ± 3.30	28.75 ± 3.67
T8	10.97 ± 0.73	9.63 ± 0.86	27.11 ± 3.02	25.75 ± 3.07
T9	10.69 ± 0.83	9.95 ± 1.08	27.77 ± 3.13	26.25 ± 3.27
T10	9.30 ± 1.33	9.18 ± 1.04	19.91 ± 4.86	19.13 ± 4.78
T11	4.44 ± 0.73[a]	5.12 ± 0.94[a]	15.63 ± 2.00	14.75 ± 2.59
T12	3.88 ± 0.50[a]	3.64 ± 0.69[a]	12.20 ± 3.45	12.25 ± 3.83

引自王欢喜等,《中国组织工程研究》, 2014, 18(22):3523–3526.

注：成人肋骨上缘至横突上缘距离和肋骨下缘至横突下缘距离在T6~T10胸椎节段最大，和其他节段比较差异有统计学意义（$P<0.05$），肋横突沟在T6~T10节段最明显。解剖学和CT观察均显示，肋横结合区轴线角度T1最大，T12最小，从T1~T12逐渐变小。与T6~T10比较，[a]$P<0.05$。

表明，椎弓根外途径置钉的抗拔出力是椎弓根途径的80%，且在椎弓根螺钉翻修时按照椎弓根外途径进钉，抗拔出力降至椎弓根螺钉的65%，新鲜椎弓根外途径的83%。且椎弓根外途径置钉强度易受骨密度影响，而椎弓根螺钉强度受骨密的影响则不明显，因此在选择置钉途径时应当考虑到患者骨密度的情况。

既往研究表明，即便使用直径相同、长度更大的螺钉，经PRU置钉的生物力学性能亦较椎弓根螺钉略差，其原因可能是前者有效钉—骨接触长度不足，提示进钉时在安全范围内应使螺钉经过尽可能多的骨质。同时，置钉强度亦受翻修手术及骨密度的影响。

■临床应用

各个学者在实验和临床研究中应用的置钉方法略有不同，但均将椎弓根和肋骨作为置钉的内外边界，且进钉方向均为内倾、尾倾。2005年Vougiouka首次明确报道在临床中应用椎弓根外途径进钉，其置钉方法为：进钉点为横突尖部外缘上1/3，透视下沿椎弓根—肋骨间隙向内侧、尾侧进钉，内倾角由术前CT测量确定，最终进入椎体内。作者在41例手术中共置入328枚椎弓根螺钉，仅有1枚螺钉位置可疑而进行了调整，其余均在预定轨道内，全部为Ⅰ级和Ⅱ级螺钉（即螺钉在PRU内或超出范围小于2 mm）且无置钉相关并发症；测量PRU的横径为12.2~22.6 mm，且从头端至尾端逐渐增加。作者认为，按此方法进钉安全有效，容错性强，即便是在术中难以透视定位的上胸椎，按照解剖标志徒手置钉也是非常可靠的；并且由于螺钉进钉点较为偏外，其不会对减压造成障碍，这在翻修或肿瘤手术中尤其重要。因此，只要椎弓根直径小于5 mm，都建议应用此方法置钉；而且在中上胸椎应用直径5.5 mm的螺钉、在下胸椎应用直径6.5 mm的螺钉都是完全可行的；螺钉长度建议选择范围为45~55 mm。其缺点是，需要的切口略长，软组织剥离较多。应细心关闭切口并放置引流，以防止切口延迟愈合和局部血肿形成。

早期的研究者曾担心，沿PRU置钉会破坏肋—椎关节，可能造成疼痛或青少年肋骨发育障碍，进而影响呼吸功能。对青少年来说，肋骨头在9岁以前形成软骨骺，10~11岁形成骨化中心，16~18岁骨骺开始闭合。但由于肋骨的长度主要取决于肋—软骨连接部位的生长，其能够代偿由肋椎关节阻滞导致的肋骨短缩，使肋骨长度基本保留，从而使肺功能不受明显影响。而且临床研究亦未见由于采用此种置钉方法而导致肋—椎关节疼痛从而影响呼吸运动的报道。

PRU是一个立体结构，以第6胸椎为例，其纵径被分为上、中、下三个部分。上部为单一肋骨，中部为椎弓根上半与肋骨下半重叠部分，下部是椎弓根的下半部。若在上部置入螺钉，螺钉内侧没有骨性结构；若在下部置钉，由于下部的外侧没有肋骨的遮挡，置入螺钉可能直接接触或穿破胸膜。故应将中部，即椎弓根—肋骨重叠纵径视为该复合体的真实或有效纵径，因为只有将螺钉置于这一重叠纵径内，才可能是安全的。从测量数据来看，PRU纵径与椎弓根—肋骨重叠纵径比较有显著性差异，提示临床工作中，不应被平面所示的复合体纵径所误导（图11–25，26）。

临床应用：女性患者，28岁。因胸椎病变行胸椎内固定术。术前胸椎CT扫描显示第9胸椎椎体椎弓根直径为5.1 mm（图11–27）。术前手术设计，计算机模拟PRU螺钉植入。记录模拟过程中的相关参数，如进针点、横断面与矢状面角度等（图11–28）。术中参考上述参数置钉，术后X线及CT检查可见PRU螺钉按术前计划顺利植入（图11–29）。

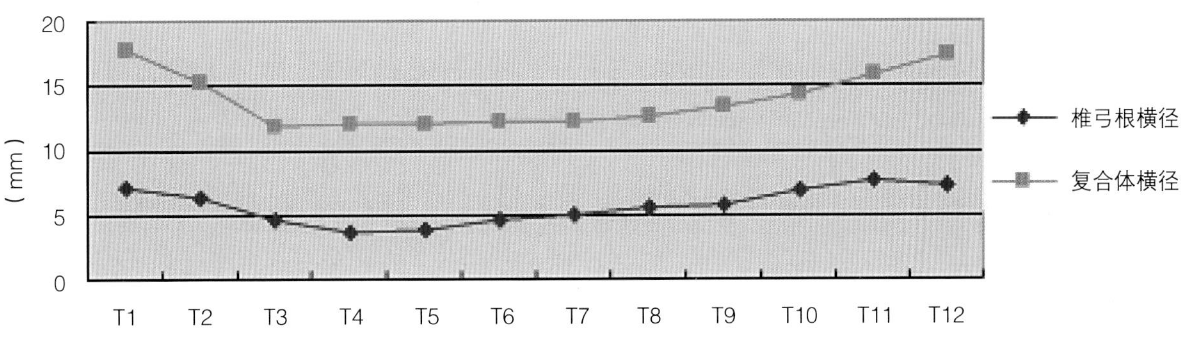

图11-25　椎弓根横径与复合体横径变化趋势比较
[引自韦兴等，《中华外科杂志》, 2010, 48(17): 1313-1316]

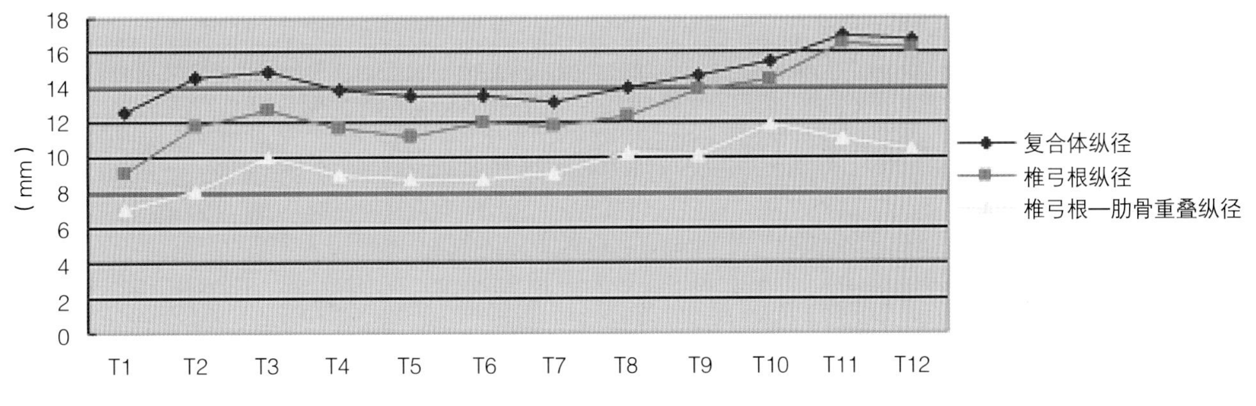

图11-26　椎弓根纵径、复合体纵径及重叠纵径变化趋势比较
[引自韦兴等，《中华外科杂志》, 2010, 48(17): 1313-1316.]

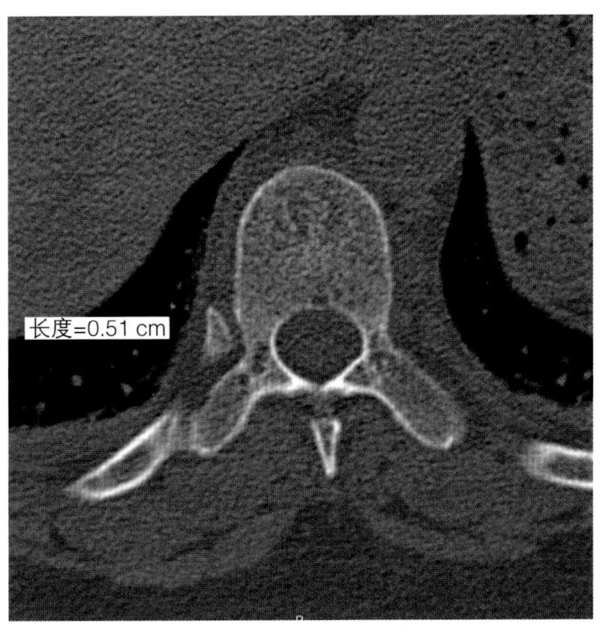

图11-27　术前T9椎体CT

临床应用注意事项

对于椎弓根—肋骨单元（PRU），还有很多值得研究的工作，比如PRU的定义以及边界的划分，究竟它是椎弓根与肋骨的“合集”还是“交集”。不同的见解，对临床有不同的指导意义。解剖研究提示：T1~T12的椎弓根与肋骨关系呈三维的动态变化，而且个体差异大。基于上述，作者提出几点置钉建议：

1. 术前个体化测量。对于需要进行胸椎后路内固定的患者，如果计划行PRU螺钉固定，建议在X线正侧位片基础上行CT扫描，了解椎弓根与肋骨的位置关系。对于不同节段，也应“个体化”测量。

2. 安全与有效。胸椎后路内固定的安全性非常重要，换言之，处理不善可能造成严重的并发症。由于特殊的解剖位置，胸椎后路置钉可能出现大血管损伤、脊髓损伤、肺及胸膜损伤等并发症，甚至即刻危及生命。螺钉的有效性，即螺钉置入后的抗拔出力，因此，在术前设计PRU螺钉置入时，应将安全性放在第一位，在安全的前提下兼顾有效性。

3. 进钉点与角度。PRU螺钉的进钉点应与进钉角度有机结合，灵活掌握。由于个体差异等因素，进钉点应在横突自基底至横突顶点的中上1/3区域；进钉角度主要是两个，即横断面上的螺钉与棘突连线的夹角，矢状面上螺钉与上终板的夹

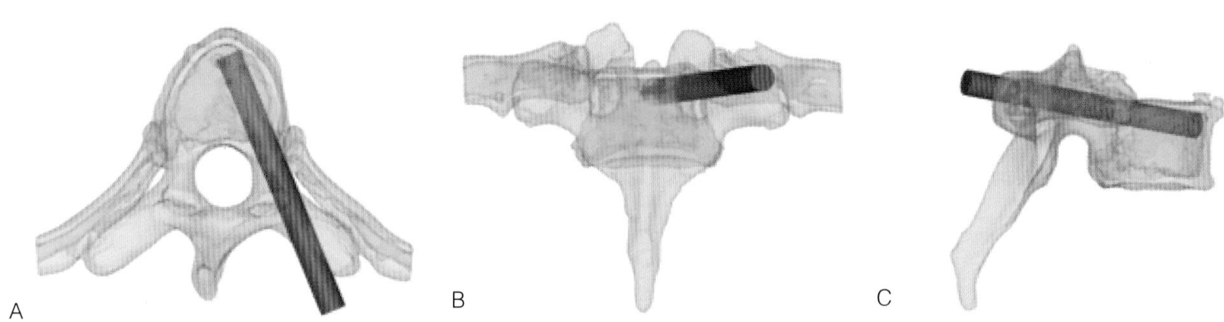

图11-28　术前模拟椎弓根—肋骨单元模拟置钉。参数：进针点：横突中上1/3，基底部外侧3 mm；横断面角度（与棘突成角）30°、矢状面角度（与上终板成角）5°，螺钉直径为5.0 mm，长度45 mm
A.横断面观；B.后面观；C.侧面观

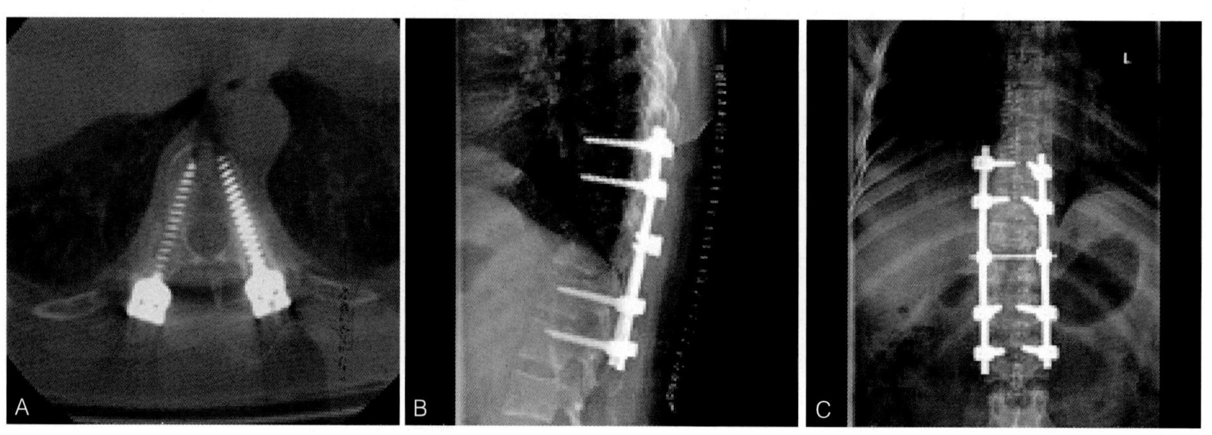

图11-29　术后CT及X线影像，显示T9椎弓根—肋骨单元螺钉按术前计划植入

角。具体来说，在横断面上，螺钉应位于椎弓根内壁和肋骨内壁之间，同时由于钉—骨接触面的大小与抗拔出力明显相关，应使螺钉尽量多地穿过椎弓根骨质；在矢状面上，应使螺钉位于椎弓根和肋骨重叠区域；在使螺钉尖部不露出椎体上终板的前提下，使螺钉后部尽可能多地穿过横突骨质（即尽可能使螺钉尾倾角变小）。对于需要胸腰椎多节段固定的病例而言，还应兼顾PRU螺钉与常规椎弓根螺钉的排列情况，减少连接棒安装的困难。

展望

尽管针对PRU已经有不少研究，但仍存在若干不足之处。由于PRU为立体结构且形状不规则，目前多数学者仅在二维平面上对其边界进行界定和测量，且各家报道的置钉方法和路径有所不同，造成实验研究和临床应用中的困惑。其测量时所依据的参考平面定位较为粗略，难免造成可重复性欠佳。应用现代逆向工程技术和计算机三维重建技术对其进行精确定义和测量，并制订标准化置钉方法，应当是今后努力的方向。

胸腔镜脊柱手术

近年来，内窥镜在胸椎手术中的应用取得了进展。在胸外科帮助下，骨科医师将胸腔镜应用于脊柱手术操作，推动了胸腔镜脊柱外科的发展。目前，胸腔镜已开始应用于胸椎椎间盘切除、脊柱前路松解及脊柱侧弯内固定等手术。

胸腔镜下胸腔及纵隔解剖学

胸腔镜入路解剖学

胸腔镜（thoracoscopy）是通过3~4个通道，将内镜管道及器械插入胸腔，在电视直视下进行操作。为了使视野更加清晰，操作更接近胸椎及操作部位，手术需要谨慎选择入路。手术时患者需采取侧卧位，将上身固定并抬高腰桥，使肋间隙张开，以利于器械进入。以腋前线及腋后线为标志，可在腋后线第8、9肋间隙处插入摄像机镜头，分别在腋前线第7、8，第5、6，第3、4肋间隙处插入拉钩、工作通道及冲洗吸引管等操作器械，这样可以较全面地观察到脊柱侧前方，入口处可根据需要进行调整。

入口处经过的层次为皮肤、浅筋膜、背阔肌、前锯肌、肋间外肌、肋间内肌及肋间最内肌、壁胸膜。手术时先在相应皮肤处戳口，分离软组织直达肋间隙，然后进入胸腔。用手指向胸腔探查，将肺推向一边，并造成气胸使之塌陷，以避免损伤肺。如果胸膜有粘连，要根据情况决定是否改为开胸入路，但应确认不要损伤肺。另外，在第一个入口时应在膈肌起始部上方并确保不损伤膈肌。在插入30°角摄像镜头后，观察胸腔内情况，在监视下插入另外2~3根管道。当肺塌陷，影响观测脊柱时，可用拉钩挡开肺，还可通过调整手术床的倾斜度以利于对脊柱的观察。

手术入路主要通过肋间隙，在肋间隙的上部，有神经和肋间血管伴行；在肋间隙下方，有肋间神经和动脉的分支伴行；在肋间隙的后部，由于肋沟消失，肋间血管和神经位于肋间隙中间，其排列次序不恒定；在肋角以前，肋间神经和血管穿经肋间内肌两层之间，并紧贴肋沟前行，其排列关系自上而下为静脉、动脉和神经。在肋角以前至腋前线，血管为肋沟所保护，但神经一直沿肋骨下缘走行，所以胸腔镜入路的常见并发症为肋间神经痛，是肋间神经损伤所致，多是由于坚硬的套管压迫和（或）使用器械时压迫肋间神经造成的。更换较柔软套管及轻柔操作是解决该问题的方法。

胸廓内壁的解剖学

进入胸腔后，即可应用内镜观察胸廓内壁的结构，对于脊柱手术而言，主要是胸廓后部的内壁结构。由于胸膜较薄，可以透过胸膜观察到胸膜下结构，为了描述方便，将之分为上、中、下三部分。

在上部分，由于脂肪的遮盖，第1肋骨内面较隐蔽而不能观测到，可看到第2~4肋骨及肋间隙。第1、2肋间动脉由肋颈干发出，第3、4肋间动脉则直接由胸主动脉发出。第1肋间静脉汇入头臂静脉，右侧第2~4肋间静脉则汇入奇静脉。肋间静脉向胸廓后部汇合走行在脊柱右前方。左侧第1~4肋间静脉汇入左侧头臂静脉。肋间静脉沿肋间隙走行。在后部可见纵行的交感干，该神经与肋间静脉交叉并走行在胸膜外面，肋骨头隆起，位于交感干的深面，肋间静脉的上方，此处为肋椎关节旁，向外侧可见到肋角处，此处为肋横突关节处。

将胸膜剥离可见肋骨头、肋骨颈。肋骨下缘可见肋间动脉、静脉和神经。肋骨头相对应的脊柱隆起为椎间盘。交感干与肋间血管垂直交叉，剥离胸膜时应注意保护。

在胸廓中部内面，第5~9肋间动脉发自胸主动脉，左侧肋间静脉注入半奇静脉，右侧肋间静脉注入奇静脉。肋间血管与椎体中上部相对应，在肋沟内走行，自上而下为肋间静脉、动脉和神经。肋间静脉透过胸膜清晰可见。肋骨头呈隆起状，分别与相应的椎间盘相对应，仍可见到交感干与肋间神经血管交叉走行。

在胸廓下段内面，可见到膈肌在肋骨及第11、12胸椎的附着部，也可见到食管裂孔和主动脉裂孔，肋间血管及神经。

胸腔镜下胸椎的解剖

1. 肋头关节　肋骨头与椎体侧方的肋凹形成肋头关节，第2~10肋头关节跨越相应的椎间盘。从胸腔镜下，肋骨对应椎间盘，在肋骨头关节面处有肋头嵴，该嵴与椎间盘之间有肋头关节内韧带相连结，肋头关节囊的前方有放射状的肋头辐状韧带加强，所以在胸腔镜下行胸椎椎间盘切除术时应首选切除肋骨头。第1、11、12肋骨头仅与相应的椎体形成关节，不跨越椎间盘。

2. 肋横突关节　由肋骨角与横突形成，该关节与肋头关节为联合关节。肋骨以肋骨颈为轴上下移动，在上位胸椎横突与下位肋骨颈嵴之间有一斜行的肋横突前韧带。

在胸腔镜下，胸膜深面即是肋骨头及肋骨颈。在将胸膜剥离后可用剥离子探及肋骨头，用电刀和骨膜剥离子将肋骨头放射状的辐状韧带切断，将肋骨上、下缘的肋横突前韧带切断，分离出肋骨头，再用高速侧向切削磨钻切断肋骨颈部分，将肋骨头切除，这样就完成了切除肋骨头的操作。

胸椎椎间孔的解剖

胸椎椎间孔由上、下椎弓根及关节突关节围成，其前壁为胸椎椎间盘和上位椎体的后缘，后壁为关节突关节及其关节囊和黄韧带。在椎间孔出口处，肋骨头将椎间盘遮挡，这样椎间孔的下部分被肋头关节所覆盖。在椎间孔出口上部，有肋横突后韧带自上位横突根部至下位肋骨颈后面，肋横突后韧带组成了椎间孔出口的外缘。另外，在椎间孔内尚有椎间孔韧带自胸椎椎体后面至肋骨头，将椎间孔分隔成上、下两部分，上部较大，有肋间神经和其伴行的根动脉走行；下部较小，有穿出的静脉走行。椎间孔血管神经周围有疏松结缔组织填充。

当去掉肋骨头以后，椎间孔即大部显露，椎弓根上缘可以用神经剥离子探及，上位椎弓根下缘较深在，在胸腔镜手术时多不必显露，可用Kerrion咬钳去除椎弓根上缘。

胸椎椎间盘切除时只需咬除椎弓根上缘，即可满足显露椎间盘的要求，不必显露椎间孔上部分，所以不会损伤胸神经根部。

胸腔镜入路解剖学

胸腔镜胸椎椎间盘切除术

胸椎椎间盘切除术可以通过胸腔镜进行，其主要禁忌证为粘连性胸膜炎、有脓胸病史、有胸部手术史、有插管史等。因为这些疾病均伴有胸膜粘连，肺不能塌陷，难以显露所需视野，且有可能造成肺损伤。

根据手术需要选择入口，上胸椎取病椎相应肋间隙，在腋中线处作操作入口，在低1个肋间隙的腋前线处作光源切口，低2个肋间隙的腋后线处作吸引切口。中胸椎取病椎相应肋间隙，在腋后线处作操作切口，在高2个肋间隙的腋前线作光源切口，低2个肋间隙的腋中线处作吸引切口。下胸椎取病椎相应肋间隙的腋后线处作操作切口，在高于操作切口2个肋间隙的腋中线作光源切口，在低于操作切口的腋中线做吸引切口。

沿肋间隙做1~2 cm切口，切开皮肤、浅筋膜和深筋膜后，用止血钳分离前锯肌、肋间外肌、肋间内肌至胸膜，将胸膜捅开后用手指伸入探查，确认有无粘连。同时改用单肺通气，使肺塌陷，先植入套管，穿通胸壁，植入胸腔镜光源及镜头。在镜头监视下进入另两个切口，并放入操作器械及吸引管。

进入胸腔后，即将萎陷的肺叶向前方牵开，显露椎体及后胸壁。右侧入路时危险的结构是奇静脉、交感神经、肋间血管和胸导管，左侧入路时危险结构是胸主动脉、半奇静脉、交感干和肋间血管，术中应充分注意以免损伤，同时应做好开胸准备，以备不测。切开胸膜，将肋间神经、血管、交感干、奇静脉等组织牵开，显露肋骨头颈部，将肋骨头附着的辐状韧带切断，游离肋骨头，再将肋颈近端切断，切除肋骨头，显露出相对应的椎弓根上缘，用咬骨钳咬除椎弓根上部分，显露出突出的椎间盘，向后探查硬膜及后纵韧带，在后纵韧带前方进行椎间盘切除的操作是安全的。在完成此步骤后，再切断后纵韧带，在硬膜前方探查以防遗漏椎间盘碎块。

如果进行椎间植骨融合，需将上、下节段血管结扎，然后在椎体侧方做骨槽，将切除的肋骨植入槽中，最后缝合胸膜。

该手术易出现的并发症有：①肺组织损伤。多因套管插入过猛或器械直接挫伤所致，所以插入前应确认有无粘连，肺是否充分塌陷，有无足够的操作空间。②肋间神经痛。③出血。多因术中结扎不牢，或电凝止血结痂脱落所致，也可能是肋间血管被套管所损伤。④术后肺扩张不全。由于单肺通气，手术时间长，术侧肺叶长时间处于塌陷状态，术后膨胀不足。⑤乳糜胸。由于胸导管走行在脊柱前方，胸腔镜手术有可能将其损伤。⑥脊髓损伤。多因操作误伤，后果严重。⑦膈肌及肝脾损伤。多因穿刺时套管位置过低。另外，在上胸椎还有刺伤胸主动脉等严重并发症。

胸腔镜下前路松解术

为了矫正严重的脊柱侧后凸畸形，需行脊柱前路松解术。与开放性手术相比，胸腔镜下脊柱前路松解可减少手术创伤，是一种较好的方法。该手术与胸椎椎间盘胸腔镜手术相比，入路是相同，其主要不同点是脊柱前路松解术无需切除肋骨头及结扎肋间血管，只是在胸腔镜下显示白色而突起的椎间盘组织，用电刀或尖刀切开纤维环，用刮匙和长柄咬骨钳清除椎间盘组织，刮除终板软骨组织，可根据情况切断部分前纵韧带，以增加脊柱活动度，然后植骨。该手术的并发症与胸椎椎间盘切除术大致相同，但由于脊柱侧弯，胸廓变形，脊柱与手术入口处的距离变小，肺及胸主动脉等结构也发生了相应的位置改变，所以更易产生误伤，应特别注意。

（韦　兴　张宇鹏　杜心如）

参考文献

1. 郭世绂. 骨科临床解剖学. 济南: 山东科学技术出版社, 2001, 137−144.

2. 戴力扬, 王向阳. 胸腰椎爆裂性骨折的治疗. 颈腰痛杂志, 2006, 27(1): 3−7.

3. 郑刚, 张文安, 张平安. 黄韧带骨化性胸椎管狭窄症30例诊治. 陕西医学杂志, 2005, 34(7): 827−828.

4. 贾连顺. 黄韧带骨化与胸椎椎管狭窄症. 脊柱外科杂志, 2007, 5(3): 185−187.

5. 赵建民, 党耕町. 胸椎管狭窄症的诊断和治疗. 中国矫形外科杂志, 2005, 13(3): 224−226.

6. 赵合元, 孙志明, 刘建坤, 等. 胸椎管狭窄症的临床特点及术式选择. 天津医药, 2007, 35(1): 59−60.

7. 秦德安, 张佐伦, 李晓东, 等. 胸椎椎板倾斜角在胸椎黄韧带骨化中的解剖学意义. 中国临床解剖学杂志, 2006, 24(6): 634−636.

8. 曹正霖, 夏虹, 尹庆水, 等. 胸椎间盘突出症的诊断和治疗. 中国脊柱脊髓杂志, 2007, 17(1): 74−75.

9. 刘屹林, 王利民. 侧前方和侧后方入路手术治疗胸椎间盘突出症. 中医正骨, 2005, 17(2): 37.

10. 王根林. 国人下胸椎及腰椎经椎弓根内固定应用解剖新进展. 中国矫形外科杂志, 2005, 13(5): 383−385.

11. 崔新刚, 张佐伦, 丁自海, 等. 胸椎上关节突基底外1/3点为椎弓根进钉点的应用解剖. 中国临床解剖学杂志, 2006, 24(1): 32−35.

12. 史亚民, 柴伟, 侯树勋, 等. 胸椎椎弓根形态测量研究. 中国脊柱脊髓杂志, 2002, 12(3): 191−193.

13. 崔新刚, 张佐伦, 丁自海,等. 胸腰椎横突形态学对比研究及其临床意义. 中国临床解剖学杂志, 2005, 23(5): 474−476.

14. 杜心如. 经椎弓根胸腰椎内固定应用解剖学研究的进展. 中国矫形外科杂志, 1998, 5(5): 446−448.

15. 梁道臣, 杨惠林, 刘小勇, 等. 胸椎椎弓根角度的测量与临床意义. 苏州大学学报(医学版), 2005, 25(1): 63−66.

16. 崔新刚, 张佐伦, 陈海松, 等. 胸椎椎弓根根外内固定的应用解剖学研究及其意义. 中华创伤杂志, 2005, 21(10): 768−772.

17. 张超, 周跃. 内窥镜技术在脊柱手术中的并发症及其对策. 中国骨与关节损伤杂志, 2006, 21(2): 156−158.

18. 芮碧宇, 邱勇, 朱亚文, 等. 正常人脊柱T(5~12)节段性血管的解剖学及影像学研究. 解剖与临床, 2007,(2):92−94.

19. 王清, 谭美云, 冯大雄, 等. 胸骨柄开窗前方显露上胸椎的解剖学及临床可行性观察. 中国脊柱脊髓杂志, 2007,(3):165−168.

20. 肖增明, 宫德峰, 詹新立, 等. 上胸椎前方手术入路的解剖及其临床意义. 中华骨科杂志, 2006,(3):183−186 .

21. Husted DS, Yue JJ, Fairchild TA, et al. An extrapedicular approach to the placement of screws in the thoracic spine: an anatomic and radiographic assessment.Spine (Phila Pa 1976), 2003, 28(20):2324−2330.

22. Morgenstern W, Ferguson SJ, Berey S, et al. Posterior thoracic extrapedicular fixation: a biomechanical study. Spine (Phila Pa 1976), 2003,28(16):1829−1835.

23. Husted DS, Haims AH, Fairchild TA, et al. Morphometric comparison of the pedicle rib unit to pedicles in the thoracic spine.Spine (Phila Pa 1976), 2004, 29(2):139−146.

24. Vougioukas VI, Weber J, Scheufler KM.Clinical and radiological results after parapedicular screw fixation of the thoracic spine.J Neurosurg Spine, 2005, 3(4):283−287.

25. Fu CF, Liu Y, Zhang SK, et al. Biomechanical study on pullout strength of thoracic extrapedicular screw fixation. Chin J Traumatol, 2006, 9(6):374−376.

26. White KK, Oka R, Mahar AT, et al. Pullout strength of thoracic pedicle screw instrumentation:comparison of the transpedicular and extrapedicular techniques.Spine (Phila Pa 1976), 2006, 31(12):E355−E358.

27. Yüksel KZ, Adams MS, Chamberlain RH, et al. Pullout resistance of thoracic extrapedicular screws used as a salvage procedure.Spine J, 2007, 7(3):286−291.

28. 刘红光, 吴小涛, 孔翔飞, 等. 经胸椎椎弓根—肋骨途径置入螺钉安全角度的CT测量. 中国脊柱脊髓杂志, 2008, 18(4): 278−281.

29. Kim JH, Choi GM, Chang IB, et al. Pedicular and extrapedicular morphometric analysis in the koreanpopulation: computed tomographic assessment relevance to pedicle and extrapedicle screw fixation in the thoracic spine.J Korean Neurosurg Soc, 2009, 46(3):181−188.

30. Tian NF, Xu HZ, Wang XY, et al. Morphometric comparisons between the pedicle and the pedicle rib unit in the immature Chinese thoracic spine: a computed

tomographic assessment.Spine (Phila Pa 1976), 2010, 35(16):1514−1519.

31. 韦兴, 何建军, 侯树勋, 等.胸椎椎弓根—肋骨复合体的解剖及影像学研究. 中华外科杂志, 2010, 48(17): 1313−1316.

32. Lee CS, Park SA, Hwang CJ, et al. A novel method of screw placement for extremely small thoracic pedicles in scoliosis.Spine (Phila Pa 1976), 2011, 36(16):E1112−E1116 .

33. 王欢喜, 燕好军, 姚毅勇, 等. 椎弓根外胸椎后路螺钉安全置入途径:肋横突沟的解剖学与放射学测量. 中国组织工程研究, 2014, 18(22): 3523−3526.

34. Cui XG, Cai JF, Sun JM, et al. Morphology study of thoracic transverse processes and its significance in pedicle−rib unit screw fixation. J Spinal Disord Tech, 2015, 28(2): E74−E77.

35. 丁自海, 杜心如. 脊柱外科临床解剖学. 济南: 山东科学技术出版社, 2010:45−76.

36. 徐达传. 骨科临床解剖学图谱. 济南:山东科学技术出版社, 2005:191−224.

37. 杜心如, 赵玲秀, 张一模, 等. 胸腰椎椎弓根内径的测量及其临床意义.中国脊柱脊髓杂志, 2001, 11(3):162~164.

38. 杜心如, 赵玲秀, 刘春生, 刘忠金孔祥玉. T(12)~L5椎体软组织夹板的解剖学研究及其临床意义. 解剖与临床, 2008, 13 (2):75−77.

39. 芮碧宇, 邱勇, 朱亚文, 等. 正常人脊柱T(5 ~ 12)节段性血管的解剖学及影像学研究. 解剖与临床, 2007,(2):92−94.

40. 秦德安,张佐伦,李晓东,等. 胸椎椎板倾斜角在胸椎黄韧带骨化中的解剖学意义. 中国临床解剖学杂志, 2006,(6): 634−636 .

12

腰椎及其连结

腰椎（lumba vertebrae）有5块，在形态和结构上与颈椎、胸椎椎骨相比有其自己的特点。在5块椎骨的连结上也有不同之处。有的第1、2骶椎间仍有软骨分隔，第1骶椎类似腰椎，称骶椎腰化（lumbarization）；第5腰椎也可与第1骶椎融合，称腰椎骶化（lumbar sacralization）；有的第1腰椎和第12胸椎也可互为移行关系。

腰　椎

腰椎的基本结构

腰椎体积较大，具有椎骨的基本结构，包括椎体、椎弓及其突起（图12-1）。

椎　体

腰椎椎体因为负重关系，在所有椎骨中体积最大，呈肾形，上下扁平。椎体的横径大于矢状径（表12-1），且每个椎体的上、下面的横径、矢状径均大于中部的横径、矢状径，除第5腰椎外，椎体下面横径、矢状径皆大于椎体上面横径、矢状径。椎体上面的横径、矢状径自第1~5腰椎逐渐增大，椎体下面的横径、矢状径自第1~4腰椎逐渐增大，而第5腰椎的减小。椎体横径、矢状径值女性略小于男性。腰椎椎体前后缘高度见表12-2。

表12-1　腰椎椎体横径、矢状径（$\bar{x}\pm s$，mm）

椎序	横径	矢状径
第1腰椎	36.44 ± 3.51	27.24 ± 2.88
第2腰椎	37.71 ± 3.62	28.53 ± 2.84
第3腰椎	39.95 ± 3.63	29.62 ± 2.87
第4腰椎	42.17 ± 3.75	29.85 ± 2.72
第5腰椎	45.57 ± 3.97	29.84 ± 2.49

腰椎椎体的骨小梁呈纵向和横向排列，略呈弧形，二者呈90°交织成网，以抵抗压应力及拉应力。压应力最大的部位，骨小梁呈垂直方向走行，能有效地防止椎体塌陷；拉应力最大的部位，骨小梁呈水平走行，以有效地防止椎体崩裂（图12-2）。随年龄增长，骨质逐渐疏松，即单位体积骨量减少，横行骨小梁变细，甚至消失；而纵行骨小梁增粗，周围皮质变薄。椎体由于长期负荷，逐渐压缩变扁，或呈楔形。正常男性20岁椎体骨矿物质密度当量（bone mineral density，BMD）约为75 mg/mL；骨质疏松患者，男性的BMD仅有25 mg/mL，髓核可经软骨板突向椎体，形成许莫结节；椎间盘退变后，椎体边缘出现骨质增生。椎体骨折后，可压缩成楔形或双凹形。

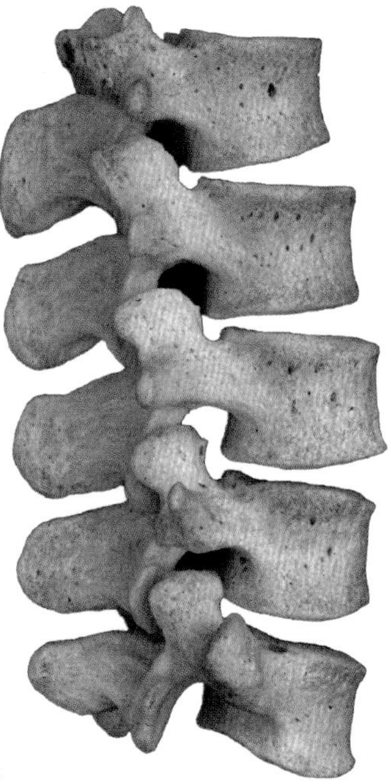

A

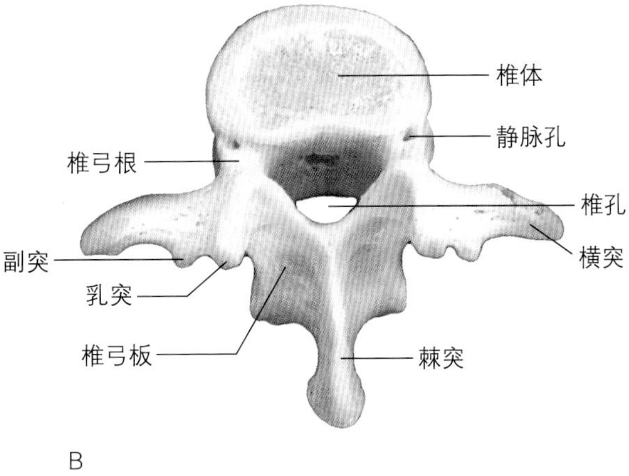

椎体
静脉孔
椎弓根
椎孔
副突
横突
乳突
椎弓板
棘突
B

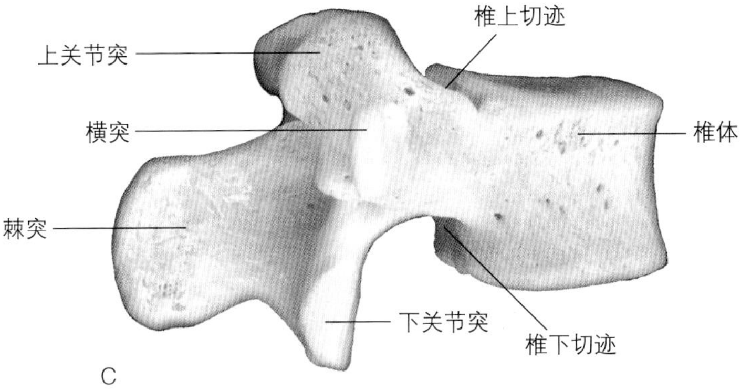

椎上切迹
上关节突
横突
椎体
棘突
下关节突
椎下切迹
C

D

Post
Head
Left
Philips
E

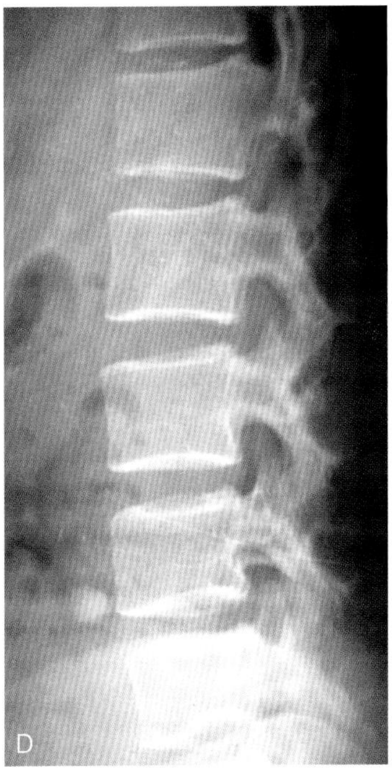

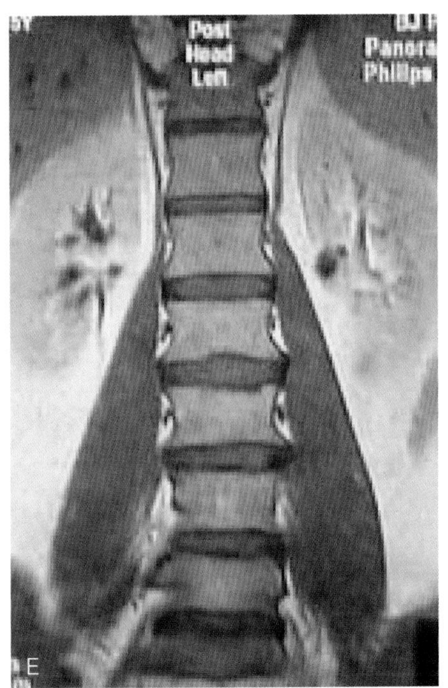

图12-1　腰椎的形态

A.腰椎整体观；B.上面观；C.侧面观；D.侧面X线片；E. 前面观，MRI

表12-2　腰椎椎体高度（$\bar{x} \pm s$，mm）

椎序	前缘高度	后缘高度	中央高度	左缘高度	右缘高度
第1腰椎	22.90 ± 2.64	25.54 ± 3.01	22.64 ± 1.49	24.27 ± 2.21	24.04 ± 2.56
第2腰椎	23.81 ± 3.10	25.80 ± 2.41	22.47 ± 1.45	24.18 ± 2.40	24.01 ± 2.41
第3腰椎	25.89 ± 2.46	25.54 ± 2.35	22.38 ± 1.66	24.83 ± 2.28	24.90 ± 2.30
第4腰椎	25.88 ± 2.58	24.40 ± 2.41	21.73 ± 1.72	25.40 ± 2.37	22.23 ± 2.69
第5腰椎	26.08 ± 2.71	22.41 ± 2.35	21.26 ± 1.99	24.03 ± 2.35	24.45 ± 2.37

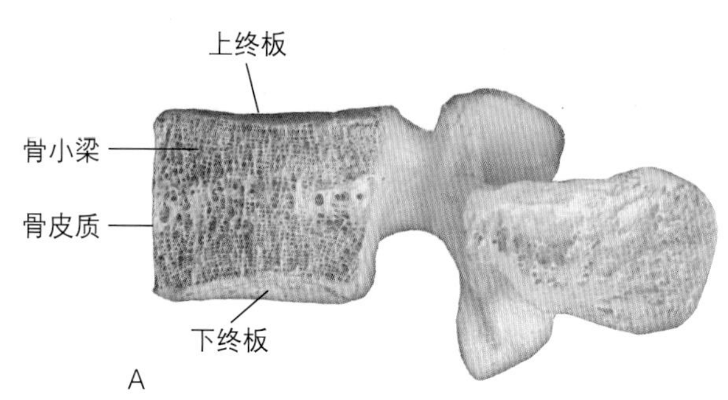

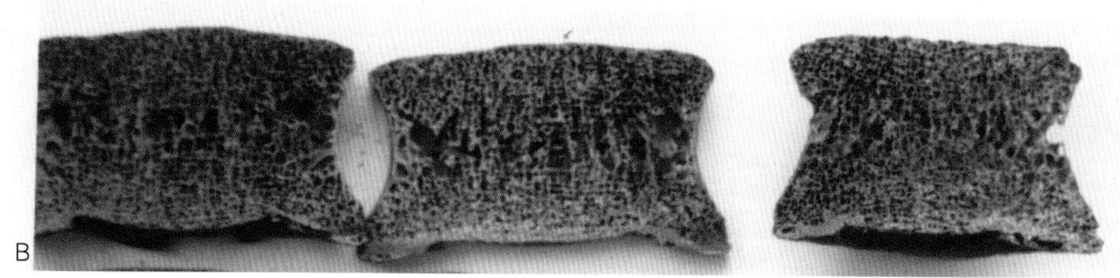

图12-2　腰椎椎体骨小梁的结构
A.腰椎椎体的结构；B.冠状切面，L3

临床应用注意事项

腰椎增龄变化在30岁左右就可以观察到，中老年人腰椎骨质增生很普遍，不是病变，往往与症状无关，注意影像与临床相结合进行诊断。目前，许多人对骨质增生存在误解。

椎体的前面圆凹，有滋养血管通过的小孔；上下面扁平粗糙，周围稍隆起，有椎间盘的纤维环附着其上；椎体的后面即椎管的前壁，其中部稍凹，中部有1~2个椎体静脉由此通过的小孔。

由于腰椎椎体的较大截面积，在腰椎滑脱等一些需要植骨融合的手术中常常行椎体间植骨融合术，椎体较大的截面积提供了足够大的植骨床，可允许植入较多的骨量；同时植骨时刮除后终板为骨皮质及骨松质界面，其丰富的血供为植骨后的骨融合提供了良好的条件。以上两点使椎间植骨的融合率和稳定性要优于传统的棘突间、横突间和椎板间的植骨方式。

腰椎在整个脊柱中起重要的承重和运动作用，腰椎椎体骨折或退变会引起椎体形态和高度改变（图12-3），高度丢失的后果是腰椎及脊柱承重力线的改变，造成腰椎的稳定性下降，相邻腰椎节段的提前退变，腰椎正常运动范围的受限等，因此设法保持和恢复腰椎椎体的正常高度十分重要。

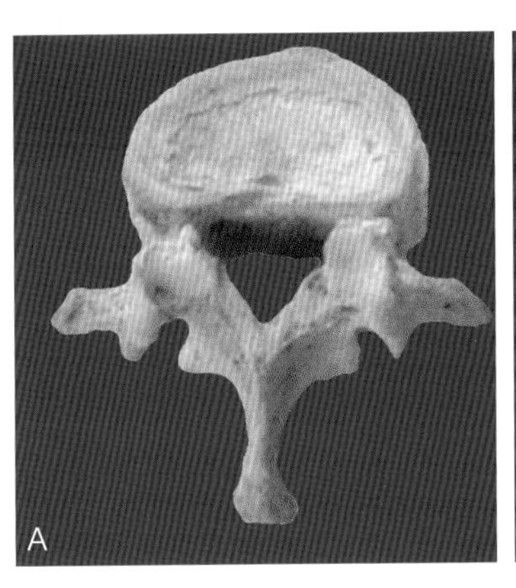
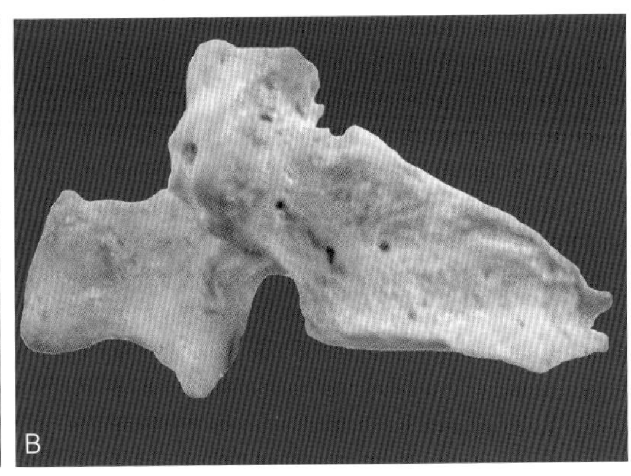
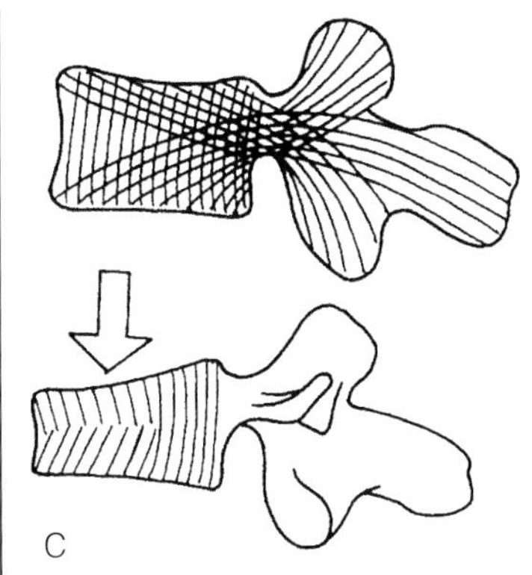

图12-3 椎体骨折

A.愈合后形态上面观；B.愈合后形态侧面观；C.骨折后形态变化

椎 弓

腰椎椎弓呈马蹄状，由椎弓根和椎板构成。椎弓上有上、下关节突，棘突和横突。

1. 椎弓根（pedicle of vertebral arch） 短而粗壮，起于椎体后面上部，向后方伸出，略向外偏斜，形成相对于矢状面的内倾角。横断面呈卵圆形或椭圆形，周围为骨皮质，内部为骨松质。椎弓根断面呈圆形或椭圆形，其皮质厚薄不均，由厚到薄顺序为上部、内侧、下部和外侧。椎弓根后端较为致密，由此椎弓根螺钉可获得牢固的三维固定。

椎弓根是腰椎椎骨的最坚强部分，被喻为“力核”（force nucleus）或连结前后柱的“钳夹”（图12-4）。

椎弓根高约15 mm，厚约12.5 mm。椎弓根与正中矢状面所成夹角（e角）为0°~10°。仅第5腰椎e角为20°~30°。X线和CT测量发现，在椎弓根横断面上，第1腰椎最窄，为8.7 mm（4.5~13.0 mm）；第5腰椎最宽，为18.0 mm（9.1~29.0 mm）。在矢状面上，第1腰椎最高，为15.4 mm（11~21 mm）；第5腰椎最低，为14.0 mm（9.5~19.0 mm）（图12-5）。

椎弓根上方有一较浅的椎弓根上切迹，构成椎间孔的下壁；下方有一较深的椎弓根下切迹，构成椎间孔的上壁。

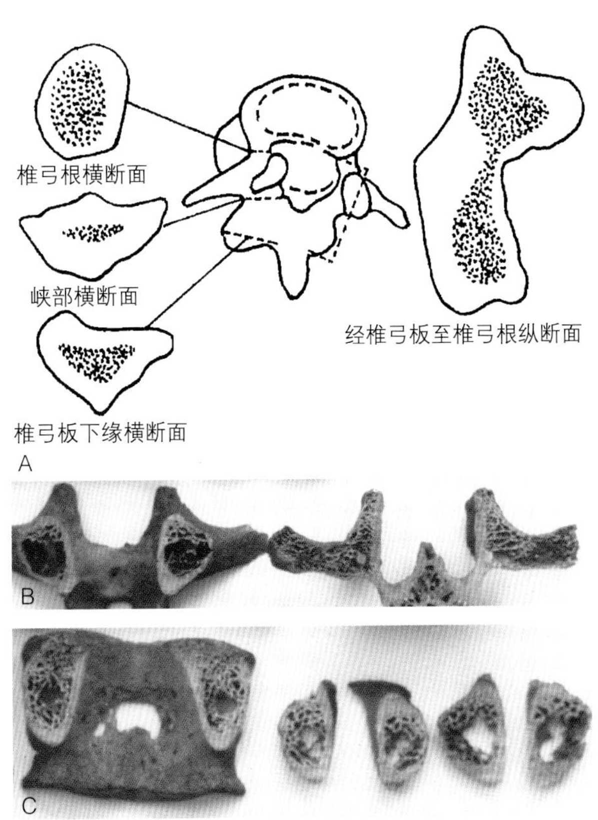

图12-4 腰椎椎弓根和椎板结构

B，C.冠状切面，L3

临床应用注意事项

椎弓根在X线正位片上显影清楚，上下节段椎弓根在一条直线上，同一节段椎弓根对称（图12-6），这种解剖关节用于判定是否存在脊柱旋转或病变。腰椎旋转时两侧椎弓根不对称，同侧不在一条直线上（图12-7）；椎弓根影像消失则说明骨破坏，多为肿瘤（图12-8）；椎弓根间距增宽可见于椎管内肿瘤或畸形（图12-9），爆裂骨折时如果合并椎板骨折，椎弓根间距比上下节段间距宽（图12-10）。

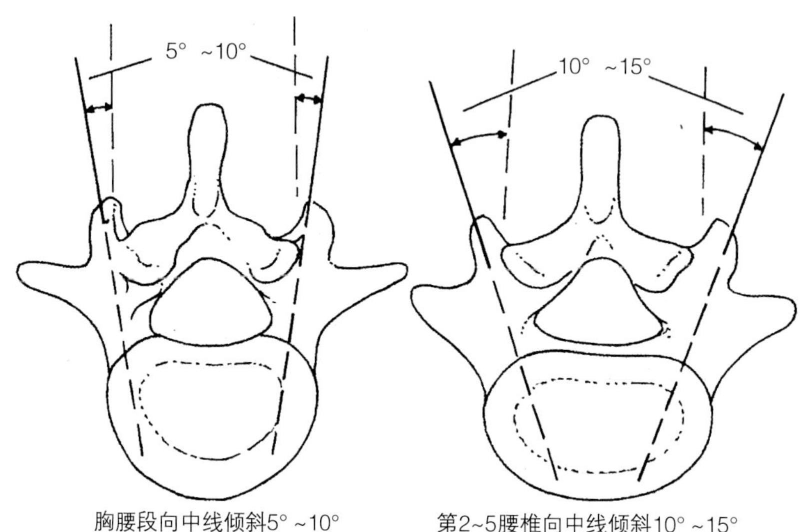

图12-5　腰椎椎弓根纵轴与椎体矢状轴成夹角（e角）

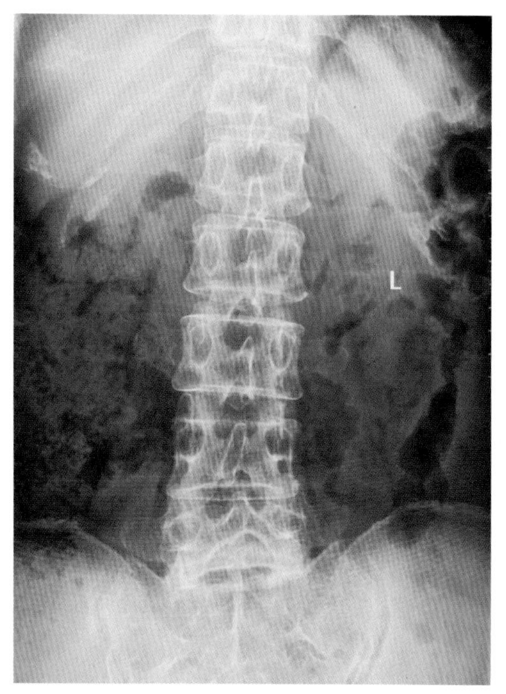

图12-6　正常椎弓根影像（正位片）

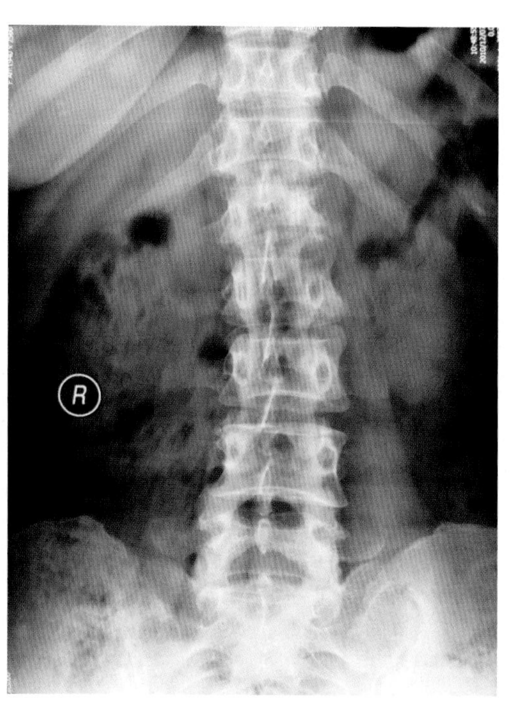

图12-7　腰椎旋转椎弓根影像（正位片）

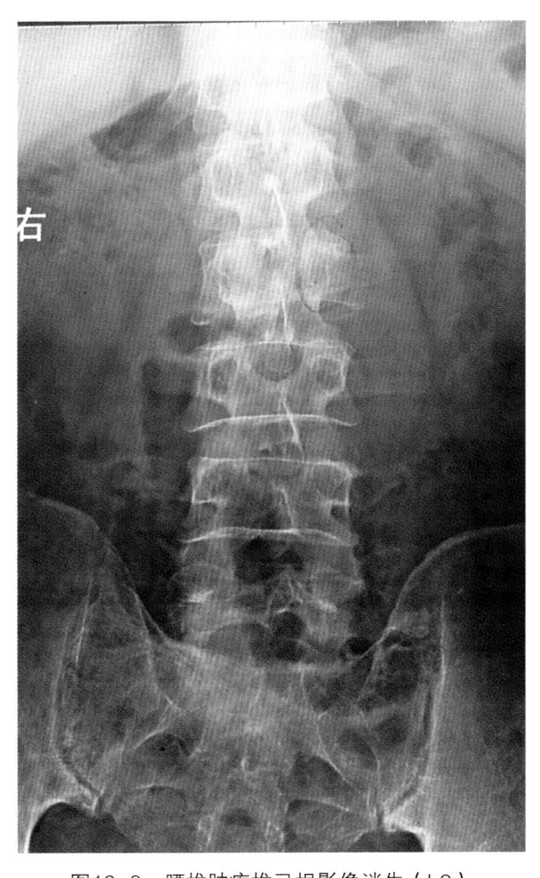

图12-8 腰椎肿瘤椎弓根影像消失（L2）

经椎弓根内固定术的关键是找好准确的椎弓根进钉点。目前国内、外各种进钉点可归结为3大类：①横突定位法；②人字嵴顶点定位法；③棘突定位法。横突定位法是根据腰椎横突水平中分线与关节突外缘垂线交点为进钉点。人字嵴顶点定位法是以人字嵴顶点作为进钉点。棘突定位法是以棘突根部上缘水平线与关节突外缘垂线的交点为进钉点。腰椎椎弓根3种定位方法的对比见表12-3。人字嵴定点定位方法较横突法和棘突法更接近椎弓根中心，较为准确。

2. 椎板（vertebral plate） 椎板为宽而扁的板状结构，在中线两椎板汇合，构成骨性椎管的后壁。由于高度不及椎体，故上、下椎板之间留有间隙，称椎板间隙，在此间隙内有黄韧带将椎板相连。椎板在矢状面及冠状面存在一定的倾斜度，故上下相邻椎板若不是有椎板间隙的存在则几乎成叠瓦状排列。腰椎椎板均较厚，自上而下第1~3腰椎逐渐增厚，而第4、5腰椎又逐渐变薄，

表12-3 3种定位方法的测量数据（$\bar{x} \pm s$，mm）

项目		至椎弓根中轴线垂直距	至椎弓根中轴线水平距	至椎弓根内缘距	至椎弓根外缘距	至椎弓根上缘距	至椎弓根下缘距
横突法	第1腰椎	3.00±1.31	1.34±0.26	4.54±0.42	4.03±0.37	11.22±0.64	4.56±0.33
	第2腰椎	2.66±1.62	0.76±0.35	4.89±0.41	3.38±0.42	9.12±0.66	5.95±0.78
	第3腰椎	1.54±1.41	0.28±0.16	6.23±0.38	5.15±0.72	7.55±0.45	6.91±0.63
	第4腰椎	0.49±1.66	0.89±1.05	7.48±0.91	5.48±0.48	6.86±1.07	8.12±0.83
	第5腰椎	−0.83±2.14	2.06±0.22	9.54±0.55	6.62±0.66	8.38±0.96	5.82±0.76
棘突法	第1腰椎	2.44±1.42	1.34±0.26	4.54±0.42	4.03±0.37	11.19±0.74	4.86±1.14
	第2腰椎	2.08±1.53	0.76±0.35	4.89±0.41	3.38±0.42	9.17±0.45	5.97±0.45
	第3腰椎	1.18±1.84	0.28±0.16	6.23±0.38	5.15±0.72	6.39±0.49	8.35±0.62
	第4腰椎	0.25±1.92	0.89±1.05	7.48±0.91	5.48±0.48	5.88±0.76	8.79±0.76
	第5腰椎	−4.01±2.59	2.06±0.22	9.54±0.55	6.62±0.66	3.40±0.93	11.56±0.75
人字嵴法	第1腰椎	1.31±1.72	0.79±0.19	3.84±0.43	4.61±0.54	10.23±1.02	6.09±0.80
	第2腰椎	0.84±1.73	1.42±0.29	4.12±0.52	4.62±0.55	8.48±0.51	6.45±1.01
	第3腰椎	0.24±1.76	1.66±0.39	5.32±0.58	6.12±0.56	6.07±0.52	8.63±0.96
	第4腰椎	0.11±1.71	2.35±0.76	5.91±0.65	6.10±0.85	6.12±0.71	8.98±0.29
	第5腰椎	−0.47±2.95	5.39±0.43	4.79±1.12	10.30±1.32	6.09±1.04	8.73±1.68

以第5腰椎椎板最薄，这种特点说明在第1~3腰椎椎板所承受的张力及旋转力较强，而第4、5腰椎受力中心则转向椎间盘及椎体，椎板所受张力相对较小。自第1~5腰椎椎板由垂直向下逐渐向后下倾斜，这种特点与腰椎生理前凸有关。在第1~3腰椎椎板排列几乎在同一冠状面上，其间的黄韧带较薄，封闭椎板间隙。第4、5腰椎椎板则向后上翘起，以第5腰椎最为明显，其椎板呈宽而短的形态。椎板间隙自上而下则逐渐增大，椎板宽度则由上而下逐渐增大。有作者研究了两侧椎板的夹角，发现第1~3椎板夹角增大，第4、5腰椎又逐渐减小。如椎板厚度超过8 mm，即可认为不正常。

各腰椎椎板的厚度见表12-4。

椎板切除椎管减压术的椎板切除范围是，切除的外侧边界应位于小关节突关节的内缘，关节突关节应尽量保留，最外侧不能超过关节突关节的1/2，以免影响腰椎的稳定性。

3. 突起

（1）横突（transverse process）：在发生上由肋部（costal part）和横突部（transverse part）愈合而成，其前部即代表肋部。横突起自椎弓根后部与椎板结合处，突向外侧，略后倾。横突前后位扁平，横突基底部的背面有小结节，称副突（accessory process）；基底部后缘向上的突起称乳突（mastoid process）；乳突与副突之间可形成浅沟、切迹、孔或管。

第1~3腰椎横突逐渐增大，以第3腰椎的横突最为宽大、最长。第4腰椎横突比第3腰椎横突短小，且双侧上翘。第5腰椎横突粗短，呈圆锥形，先伸向外方，后转向外上方，倾斜度较大。双侧横突对称，但也有横突不在同一平面，或不等长的情况。第5腰椎横突如过度发育，与第1骶椎融合，称腰椎骶化；也可能与骶骨形成假关节。也有横突阙如的。

腰椎横突相当于肋骨，而横突根部的副突相当于横突。横突呈扁平状，且形态各异，有腰方肌、腰大肌及腹横筋膜附着。当腰椎损伤或腹肌猛烈收缩时，腰椎横突由于直接受到损伤或附着于其上的肌肉猛烈收缩可发生骨折。

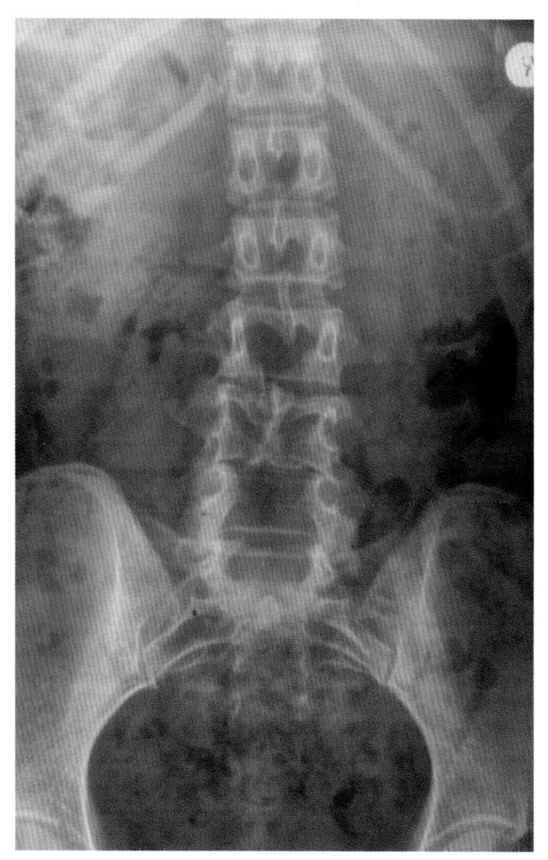

图12-9　腰椎椎管畸形，椎弓根间距增宽

由于第3腰椎横突最长，是腰椎活动及受力的最集中部位，所附着的肌肉最易发生损伤。慢性损伤可引起横突周围瘢痕粘连、筋膜增厚和肌肉挛缩，这是造成慢性腰痛的原因之一，称为第3腰椎横突综合征。

各腰椎横突形态的差别见表12-5。

腰椎横突中线因与椎弓根中轴线接近，临床主要用来作为椎弓根手术可靠的定位标记物，另外可作为腰椎后外侧植骨融合时骨床的一部分。

（2）关节突（articular process）：位于椎孔的后外方，椎间孔的后方，分为上关节突和下关节突，左右对称。上关节突宽而厚，由椎弓根

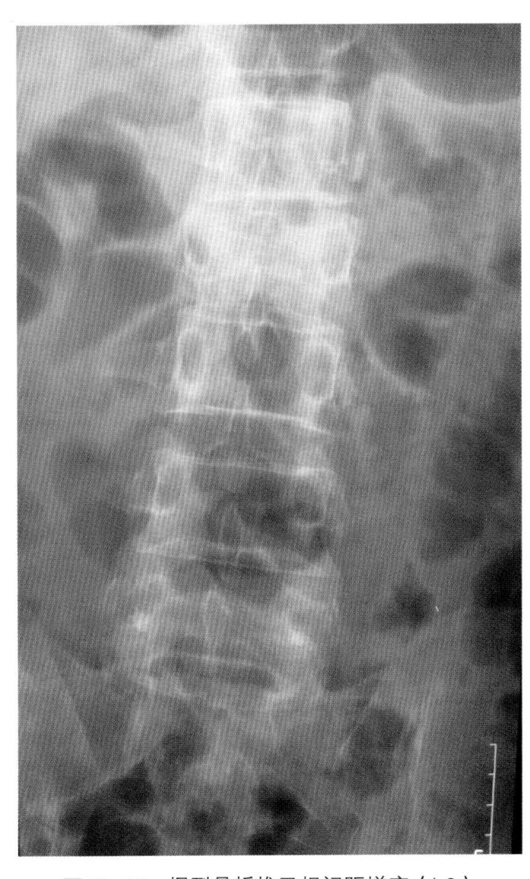

图12-10　爆裂骨折椎弓根间距增宽（L2）

后上方发出，与上位腰椎的下关节突构成关节。下关节突由椎板外下方伸出，与下位腰椎的上关节突构成关节。上、下关节突构成的关节基本呈矢状位，但由上至下关节间隙与矢状轴角度逐渐变大，即由矢状位逐渐变为偏向冠状位（图12-11）。

第1~3腰椎上、下关节突关节面几乎均呈矢状位，所以关节突关节间隙也呈矢状位，这种特点在腰椎正位X线片可清晰地显示。第4、5腰椎的上、下关节突关节面则逐渐变成斜行方向，第5腰椎的下关节突关节面倾斜更加明显，几乎呈冠状位，所以有时在腰椎正位片上第4、5腰椎关节突关节间隙显示不清晰。这种关节突关节面方向的变化说明，在上腰椎控制旋转的能力较强，而下腰椎则允许有较大幅度的旋转。第5腰椎上关节突关节面多呈凹面型，少数呈平面型，这多是上关节突退变其后面的乳突和前方的部分增生形成的，这种退变可以使关节突关节有更大的接触面积，也更加稳定，可能是一种代偿反应。

表12-4　腰椎椎板厚度［$\bar{x} \pm s$（min~max）,mm］

椎序	男性	女性	两性
第1腰椎	7.9 ± 1.0（5.6~10.8）	7.4 ± 1.0（5.2~10.5）	7.7 ± 1.1（5.2~10.8）
第2腰椎	7.9 ± 1.1（5.8~10.8）	7.5 ± 1.0（5.5~9.8）	7.7 ± 1.1（5.5~10.4）
第3腰椎	7.6 ± 1.0（6.2~10.3）	7.1 ± 1.0（6.5~10.9）	7.4 ± 1.0（6.2~10.9）
第4腰椎	6.9 ± 1.2（5.2~9.3）	6.5 ± 0.9（5.1~9.5）	6.7 ± 1.1（5.1~9.5）
第5腰椎	6.0 ± 1.2（3.7~9.5）	6.0 ± 1.1（4.4~9.1）	6.0 ± 1.1（3.7~9.5）

表12-5　腰椎横突形态对比［$\bar{x} \pm s$（min~max）］

腰椎	长度（mm）	厚度（mm）	高度（mm）	上仰角（°）	后仰角（°）
第1腰椎	11.19 ± 1.51（9.30~13.60）	13.13 ± 1.76（10.90~16.30）	18.84 ± 0.62（17.98~19.80）	14.32 ± 1.90（11.52~16.42）	15.33 ± 1.21（13.70~18.20）
第2腰椎	4.27 ± 0.45（3.46~5.02）	3.84 ± 0.29（3.26~4.20）	4.29 ± 0.42（3.60~4.86）	4.12 ± 0.38（3.50~4.68）	8.69 ± 1.73（5.72~11.06）
第3腰椎	7.83 ± 1.28（6.40~10.20）	8.35 ± 1.17（7.20~10.52）	9.30 ± 0.83（8.32~11.12）	9.28 ± 0.74（8.22~10.12）	11.85 ± 0.94（11.0~13.80）
第4腰椎	1.0 ± 1.05（0~3）	1.5 ± 1.08（0~3）	1.2 ± 1.03（0~3）	1.4 ± 0.96（0~3）	1.4 ± 0.90（0~3）
第5腰椎	3.9 ± 2.33（1~8）	3.7 ± 2.45（1~8）	4.0 ± 1.76（2~7）	3.6 ± 1.95（2~8）	3.6 ± 2.5（1~8）

腰椎上、下关节突夹角（关节突外缘切线与腰椎冠状面所呈角度）自上而下逐渐减少。上腰椎关节突关节面接近矢状位，与腰椎冠状面之间的夹角大；下腰椎关节突关节面接近冠状位，与腰椎冠状面之间的夹角小。

腰椎上、下关节突交界处称峡部，是上、下关节突力学转折处，是后伸时承受压力最大的部位（图12-12）。自上而下腰椎峡部的厚度逐渐增大，第3腰椎的为6.5 mm，第5腰椎的为8.3 mm；长度自上而下逐渐减小，第3腰椎的为9.5 mm，第5腰椎的为6.0 mm；宽度则无明显差异。峡部是后伸时压力由上关节突向下关节突转折的应力集中点，又是上位下关节突下部在后伸时相接触的部位，所以是后伸时受压及剪力的最集中部位。下位的峡部受力比上位峡部受力要大，所以腰椎峡部裂以下腰椎多见，其中第5腰椎最为常见，其次为第4腰椎，其他腰椎峡部几乎不发生峡部裂。峡部大部分为骨皮质，其内几乎不含有骨松质，故峡部裂后很难自行愈合。

当峡部裂发生后，该椎板连同下关节突与其椎体及上关节突发生分离，此时关节突关节阻挡腰椎向前滑脱的作用消失，所以多发生腰椎滑脱。这种滑脱是腰椎在下位椎体上向前滑移，滑脱程度可为Ⅰ~Ⅳ。发生滑脱时，椎体及上关节突连同横突向前滑移，下关节突、椎板连同棘突则留在原位，并不随椎体一起向前滑移，这样在滑脱上位腰椎的棘突与滑脱椎的棘突之间形成了台阶，滑脱程度越重，这种台阶感就越明显，所以患者疑似腰椎滑脱时，一定要触摸腰椎棘突，检查有无台阶感。

临床应用注意事项

如果第5腰椎峡部裂，第5腰椎椎体向前滑脱，在体检时摸到的向前滑移的棘突是第4腰椎棘突；如果第4腰椎滑脱，向前滑移的棘突则是第3腰椎棘突，而不是第4腰椎棘突。

当峡部持续受剪力及腰椎不稳退行性改变时，还可能发生另外一种病理改变，即峡部延长、变细，这种变化也常伴随滑脱，但滑脱程度不重，一般在0~Ⅰ（图12-12E）。

同一椎骨左右两侧关节突关节角无明显差异，从第2腰椎开始自上而下逐渐由相对矢状位变为相对冠状位，第1腰椎的上关节角在女性小于男性，其他关节角女性均大于男性。上下相对应关节突关节角除第5腰椎~第1骶椎外，其余上关节角均较上位椎骨的下关节角大，故两关节面间存在夹角且向前内方向开放，即向椎管开放。从第3腰椎~第1骶椎关节角度增大的变化有利于腰椎的屈伸，但不利于其侧屈，并易导致关节冠状位的不稳定，使下腰椎发生疾患的可能性增大。

关节突存在不对称性，分左右不对称和上下不对称。判定的标准是，左右关节角度之差≥10°为左右关节突不对称；相邻上下关节角度之差≥5°为上下关节突不对称。同椎骨关节突关节左右不对称出现率：第1~5腰椎上关节突分别为27%、21%、17%、15%和24%；下关节突分别为19%、16% 16%、25%和23%；合计出现率为

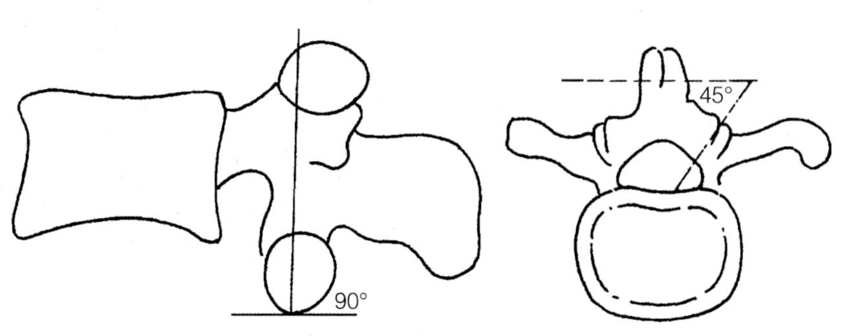

图12-11　腰椎关节突角度

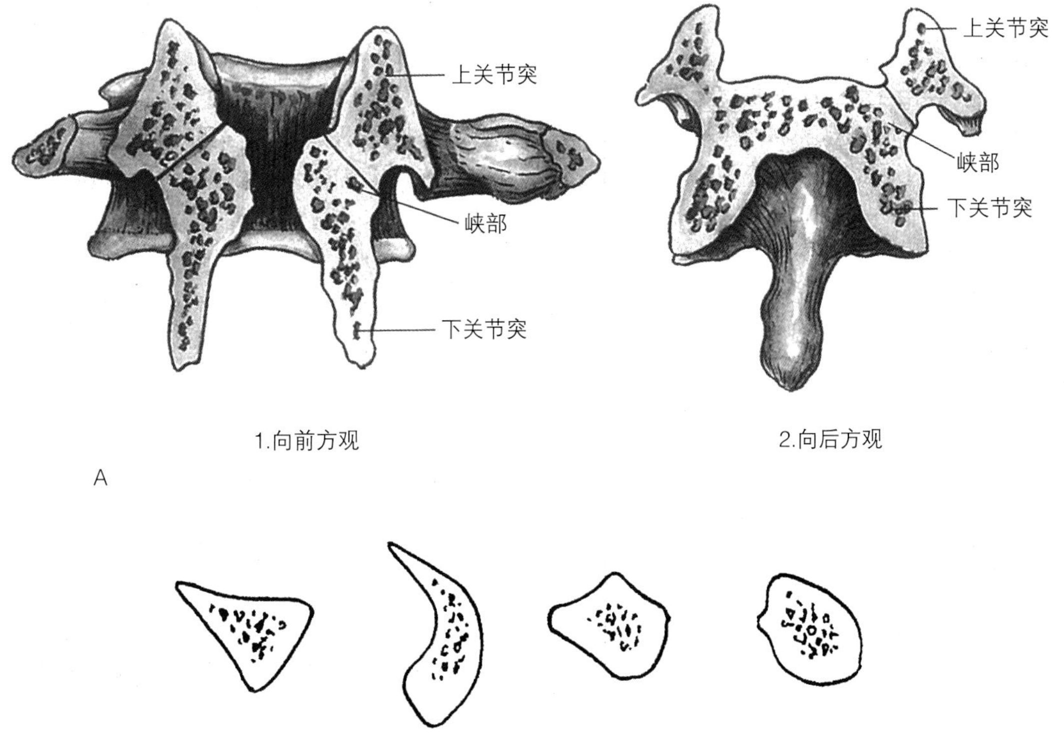

1.三棱柱形　2.新月形　3.四棱柱形　4.椭圆形

B

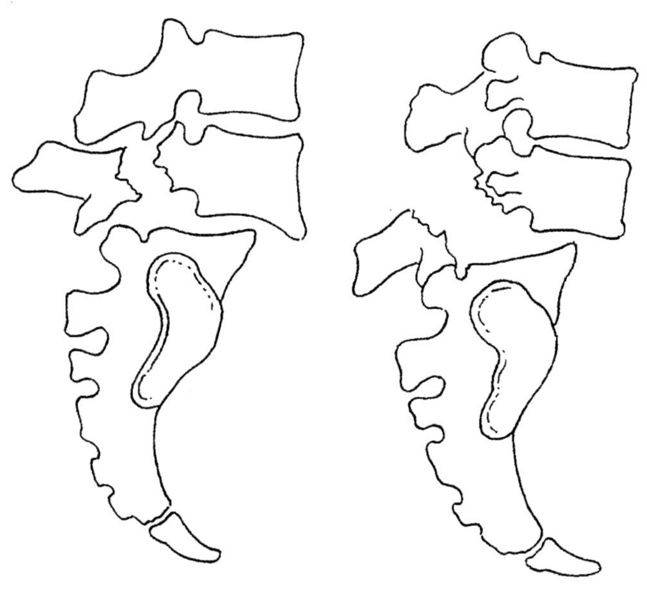

C

图12-12　腰椎峡部

A.峡部冠状切面；B.峡部水平切面；C.峡部不连及椎体滑脱

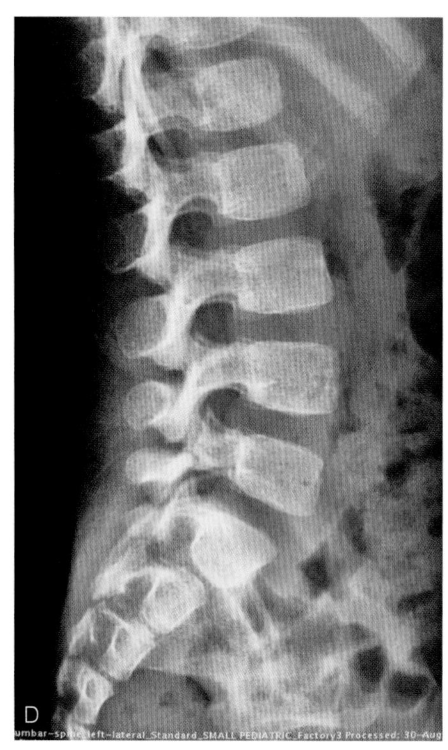

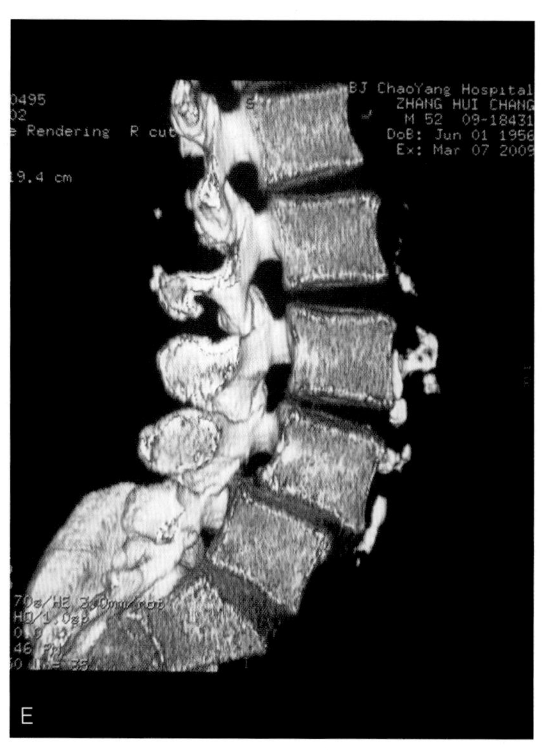

图12-12（续） D.发育性峡部裂；E.峡部延长（L4，矢状面CT）

20.5%。腰椎关节突关节上下不对称出现率：第1、2腰椎左侧为27.0%，右侧为29.5%；第2、3腰椎左侧为23%，右侧为23.5%；第3、4腰椎左侧为20.0%，右侧为20.0%；第4、5腰椎左侧为24.0%，右侧为25.0%；第5腰椎、第1骶椎左侧为17.0%，右侧为17.5%；合计出现率为20.8%。

（3）棘突（spinous process）：棘突位于两侧椎板在中线汇合处，向后平伸，呈长方形薄板状，后缘较厚。与椎板相连处称基底部或根部，后方末端称尾部。腰椎的棘突具有杠杆作用，肌肉、韧带附着其上，以增加脊柱的坚固性和稳定性。棘突长约26 mm，高约6 mm。棘突常向一侧斜，占26.4%~55.6%，并常向一侧扭转1°~20°。

崔新刚、丁自海等对第10胸椎~第5腰椎节段腰椎棘突与椎弓根的解剖关系进行了研究，发现第10胸椎~第5腰椎棘突上缘根部至椎弓根上缘距离呈递减趋势，至椎弓根下缘距离呈递增趋势。棘突间距从上到下逐渐减小，第1、2腰椎为（7.61 ± 2.44）mm，第5腰椎、第1骶椎为（4.03 ± 2.57）mm。棘突中央高度中段较大，上、下段较小。腰椎棘突各项参数测量结果见表12-6。

■ 各腰椎的特点

1. 第1腰椎　上与第12胸椎相连，下与第2腰椎相连，为胸腰移行部，所以第1腰椎的椎体纵径较大，横径较小，更似胸椎椎体，其横突短小，这与其横突所附着的腰方肌、腰大肌纤维少，受力较小有关。其上关节突较为细长，乳突副突嵴较为明显，位于峡部的外上方。椎弓根是椭圆形，纵径明显大于横径，上、下关节突均呈矢状位。第1腰椎椎体前缘低，后缘高（图12-13）。

2. 第2~4腰椎　椎体横径及矢状径自第1~4腰椎逐渐增大，其形态几乎一致，每个椎体的上、下横径及矢状径均大于椎体中间部位的横径及矢状径，各椎体的矢状径均小于横径。腰椎前缘高度自第1~4腰椎逐渐增大，而后缘高度则逐渐减小。第2腰椎椎体的前缘低、后缘高，第3腰椎椎体的前、后缘高低大致相当，第4腰椎可呈前高后低。有的作者通过测量得出第1~3腰椎椎体前缘依次递增1 mm，而第3~5腰椎则等高；第1、2腰椎的后缘高度相等，第3~5腰椎后缘高度则依次递减2 mm（图12−14~16）。

腰椎椎体前、后缘高度之比，第1腰椎最小，为0.88；第5腰椎最大，为1.17。椎体的这种形态学特点，对于判断有无腰椎压缩性骨折有重要参考价值，尤其第1、2腰椎的压缩性骨折。一般情况下，有急性外伤史，如果第1、2腰椎椎体

表12−6　腰椎棘突各项参数测量结果比较（$\bar{x} \pm s$, mm）

项目	男	女	*P*
第1、2腰椎DB	7.61 ± 2.44	7.75 ± 1.65	>0.05
第2、3腰椎DB	6.80 ± 2.57	7.58 ± 1.94	>0.05
第3、4腰椎DB	6.00 ± 2.27	5.17 ± 1.87	>0.05
第4、5腰椎DB	4.90 ± 2.17	5.68 ± 2.62	>0.05
第5腰椎、第1骶椎DB	4.03 ± 2.57	6.49 ± 2.78	<0.01
第12胸椎、第1腰椎DA	54.63 ± 6.50	49.88 ± 7.33	<0.05
第1、2腰椎DA	60.13 ± 6.56	52.83 ± 3.90	<0.01
第2、3腰椎DA	60.18 ± 6.11	53.64 ± 4.38	<0.01
第3、4腰椎DA	53.76 ± 6.37	45.68 ± 5.31	<0.01
第4、5腰椎DA	45.07 ± 5.89	49.40 ± 7.05	>0.05
第1腰椎L	21.63 ± 3.28	17.08 ± 2.83	<0.01
第2腰椎L	24.09 ± 3.95	17.59 ± 3.01	<0.01
第3腰椎L	25.45 ± 5.96	18.42 ± 4.98	<0.01
第4腰椎L	25.00 ± 5.03	18.71 ± 4.50	<0.01
第5腰椎L	21.41 ± 4.41	17.44 ± 3.75	<0.01
第2腰椎TS	5.97 ± 2.11	4.39 ± 0.94	<0.01
第3腰椎TS	6.12 ± 1.89	4.48 ± 1.92	<0.01
第4腰椎TS	7.83 ± 2.39	6.76 ± 1.64	>0.05
第5腰椎TS	6.97 ± 2.25	6.03 ± 1.24	>0.05
第1骶椎TS	7.93 ± 2.86	6.82 ± 0.96	>0.05
第1腰椎TI	8.42 ± 1.52	6.27 ± 2.01	<0.01
第2腰椎TI	9.57 ± 2.63	8.26 ± 2.06	>0.05
第3腰椎TI	9.64 ± 2.56	7.72 ± 1.87	<0.01
第4腰椎TI	8.72 ± 2.17	7.25 ± 2.40	<0.05
第5腰椎TI	8.61 ± 3.11	7.40 ± 1.04	>0.05
TC	7.94 ± 1.90	6.18 ± 1.16	<0.01

注：DB−棘突间距，DA−棘突顶距，L−棘突长度，TS−棘突上缘厚度，TI−棘突下缘厚度，TC−棘突中央厚度。

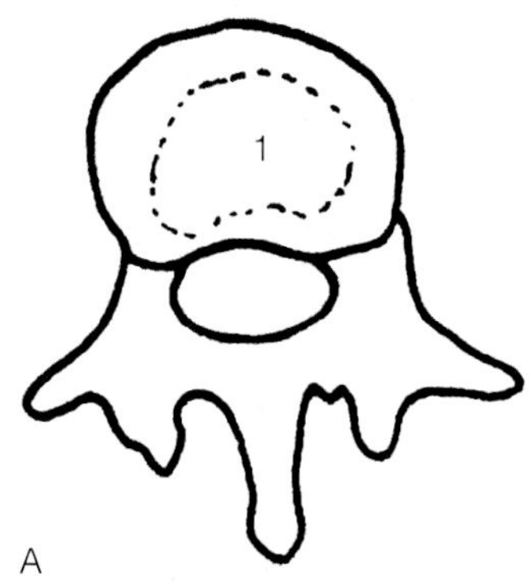

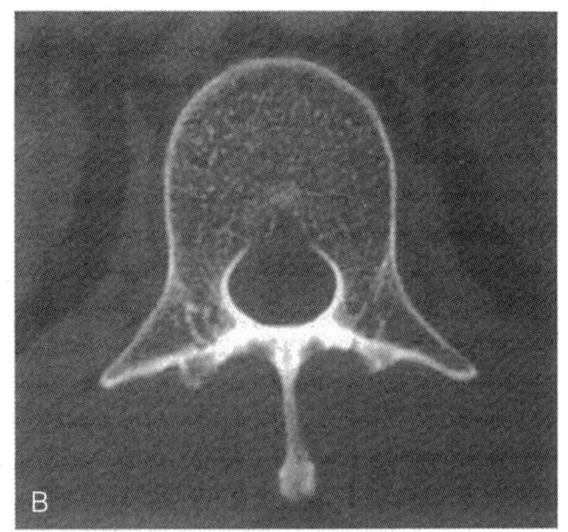

图12-13　第1腰椎形态
A.示意图；B. CT横断面

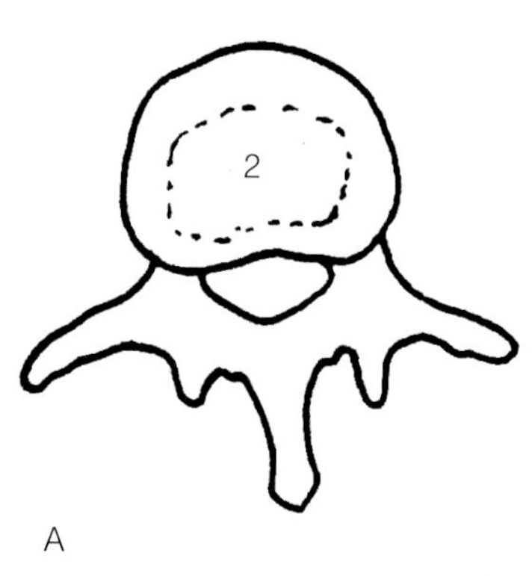

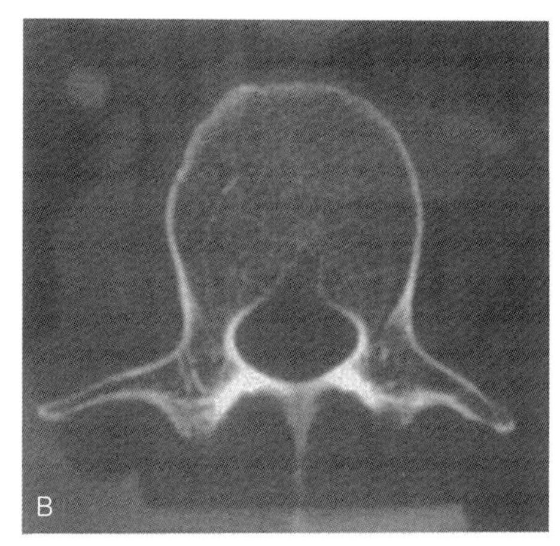

图12-14　第2腰椎形态
A.示意图；B. CT横断面

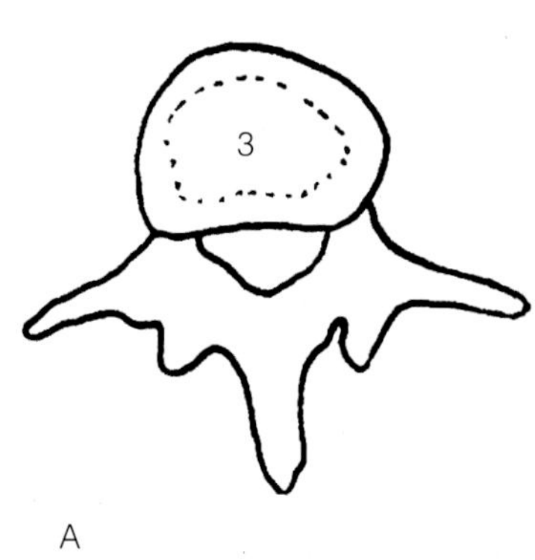

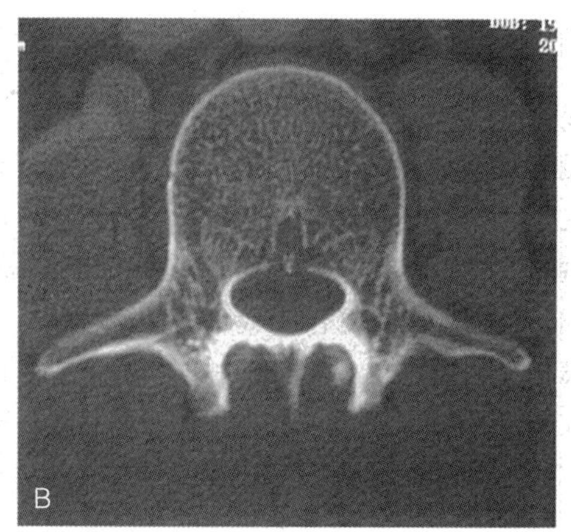

图12-15　第3腰椎形态
A.示意图；B. CT横断面

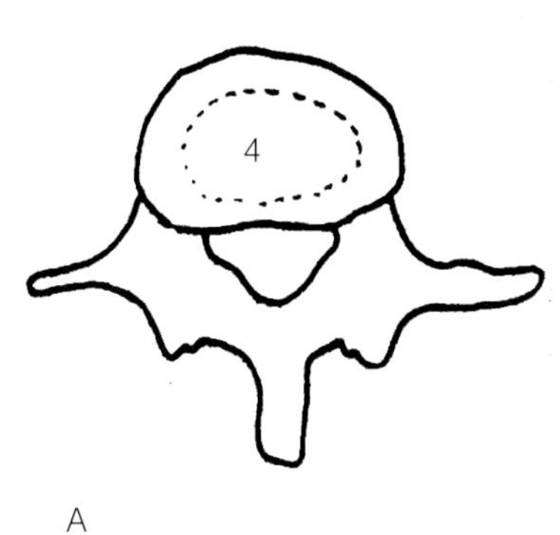

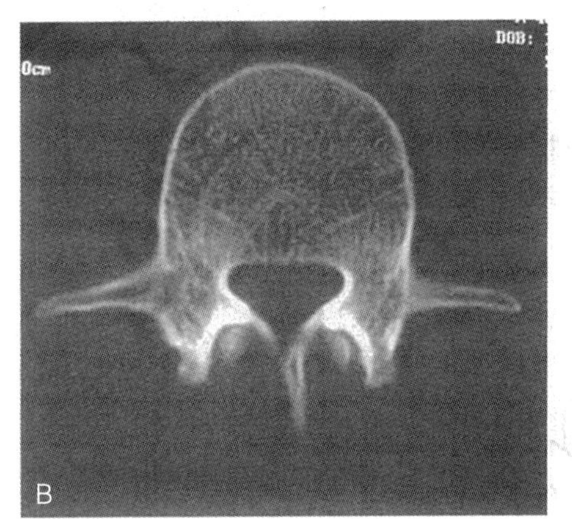

图12-16　第4腰椎形态
A.示意图；B. CT横断面

前缘后缘高度比≥0.88，则可排除骨折；而<0.8时，则可能为椎体骨折。

对于第3、4腰椎压缩骨折病例的诊断，则较为明确。如前缘与后缘高度比<0.9，高度疑似或确诊，必要时也可用CT确诊。这些形态特点对于法医及相关医疗鉴定往往比诊治更有临床意义。

3. 第5腰椎　是将力传导至骶骨及骨盆的枢纽，又是生理前凸与骶曲相转折处，故与上位椎体相比，其横径更大，而矢状径更小（图12-17）。宽扁为其形态特点，其前缘高度明显高于后缘，侧面观呈“楔形”或“梯形”，这种特点可能是第5腰椎易产生滑脱的原因之一。

腰椎椎管

腰椎椎管前壁为椎体、椎间盘和后纵韧带，后壁为椎板及黄韧带，侧壁为椎弓根，后外侧为关节突关节。在考虑椎管结构时，不仅要注意其骨性管壁，也要注意其软组织部分。椎管可分为中央椎管和侧椎管，前者主要是指硬脊膜囊占据的部分，后者为神经根管。

1. 中央椎管　第1、2腰椎段中央椎管呈圆形或卵圆形，第3、4腰椎的多呈三角形，第5腰椎的多呈三叶草形（图12-18）。因退变或其他病变，椎管形态还可发生不同改变（图12-19）。在X线片上，中央椎管的正中矢状径（椎体后缘至棘突基底）为17 mm（14~20 mm）（图12-20），横径（椎弓根间径）为24 mm（19~29 mm）。男性椎管横径较女性的大1 mm。中央椎管矢状径小于13 mm，横径小于18 mm为腰椎管狭窄。伴发病变为腰椎间盘退变、椎间关节不稳、黄韧带肥厚、椎体后缘及小关节突增生、腰椎间盘膨出或突出时，第3、4腰椎段椎管最易发生椎管狭窄。

郭世绂计算了椎管不同平面的面积。在第1~5腰椎平面，男、女性的椎管面积分别约为239 mm^2和232 mm^2、225 mm^2和221 mm^2、214 mm^2和200 mm^2、207 mm^2和188 mm^2、215 mm^2和198 mm^2。

腰段脊柱从屈曲位至伸展位，椎管可发生下列改变：①腰椎椎管缩短2.2mm，其内含神经组织也变短变宽；②黄韧带纤维变松、变厚；③椎间孔变窄；④椎间盘均向后轻度突出。

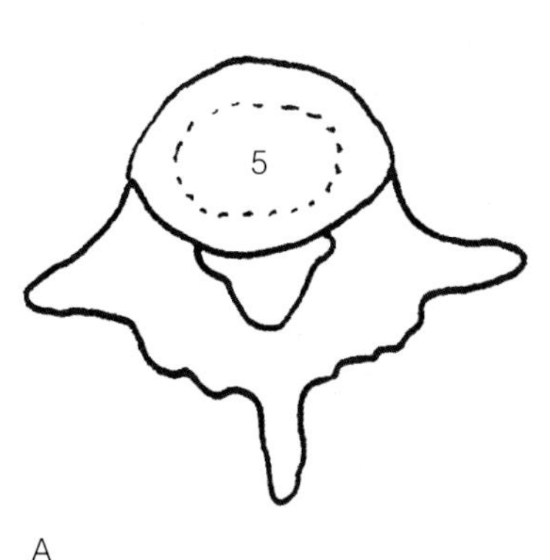

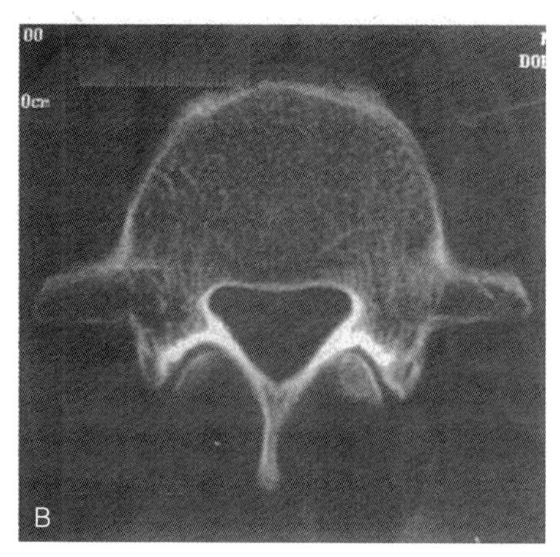

图12-17　第5腰椎形态
A.示意图；B. CT横断面

临床应用注意事项

正常的椎管，硬脊膜周围有一定空间允许神经根活动，而在椎管狭窄时，硬脊膜及其马尾被紧紧包裹，一旦腰椎从屈曲位至伸展位运动时即受到影响；站立及行走时，腰椎前凸增加，神经根受到牵扯，血供减少，临床上常出现间歇性跛行，行走稍多，即疼痛难忍；坐位及蹲位时，腰椎转为轻度后凸，椎管容积稍有增加，血供增加而症状也有所缓解。

中央椎管内有硬膜囊及其内马尾神经占据，由于脊髓末端一般位于第1腰椎下缘或第2腰椎上缘，故在第3腰椎水平以下，硬膜囊内只有马尾神经，所以第3腰椎以下中央椎间盘突出只是压迫硬膜囊和马尾神经，而不累及脊髓。中央椎管后壁为椎板及黄韧带，在椎板或黄韧带肥厚时可突入椎管而压迫硬膜囊，这在伸位时更加明显，多节段的黄韧带肥厚是造成腰椎管狭窄的因素之一。

2. 侧椎管　由侧隐窝向外相续椎间孔而成，为腰神经根出入椎管通道，故又称腰神经通道。此通道可分为两段，即神经根管（从硬膜囊穿出点至椎间管内口）和椎间管。

侧椎管内有神经血管通过，周围空间被疏松结缔组织和脂肪填充，以适应这些结构的相对运动。侧椎管呈上宽下窄的耳状。其上、下界为椎弓根，前界为椎体和椎间盘的后外侧面，后界为椎间关节的关节囊及黄韧带外侧缘。

3. 神经根管　虽然不长，有以下几个部位比较狭窄，可能卡压神经根。

（1）盘黄间隙：即椎间盘与黄韧带之间的间隙，第1~5腰椎的盘黄间隙的长度分别为4.7 mm、3.4 mm、2.5 mm、1.9 mm和2.5 mm。椎间盘退变时向四周膨出，如同时有黄韧带增厚，向前突出，将使盘黄间隙进一步狭窄。

（2）侧隐窝（lateral recess）：为神经根管最狭窄部分，其前面为椎体后缘，后面为上关节突前面与椎弓板和椎弓根连接处，外面为椎弓根的内面。内侧入口相当于上关节突前缘，向下外续于椎间孔。侧隐窝为神经根的通道，其矢状径越小，横径越大，表示侧隐窝越窄越深。郭世绂测定的数值为，男性第5腰椎侧隐窝的矢状径左、右侧分别为4.88 mm 、5.02 mm，女性的分别为4.87 mm、 4.89 mm；男性第5腰椎侧隐窝的横径左、右侧的分别为3.60 mm 、3.34 mm，女性的分别为3.96 mm、3.55 mm。第5腰椎最易引起侧隐窝狭窄，原因是：①椎孔多呈三叶形；②矢状径可小至2~3 mm；③上关节突增生较多。

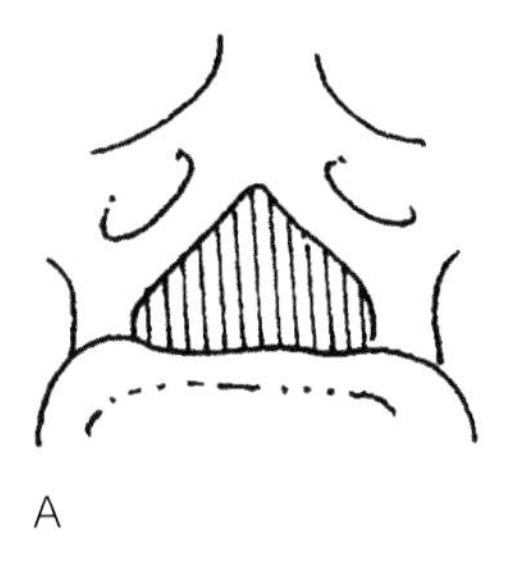

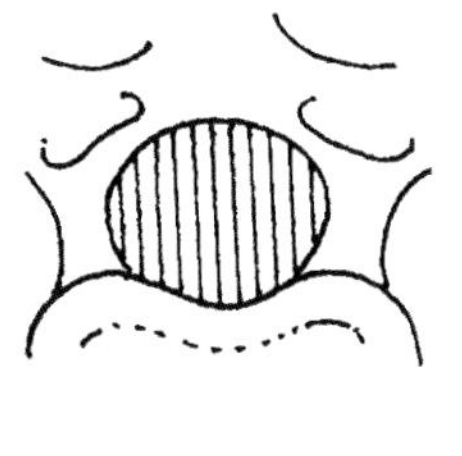

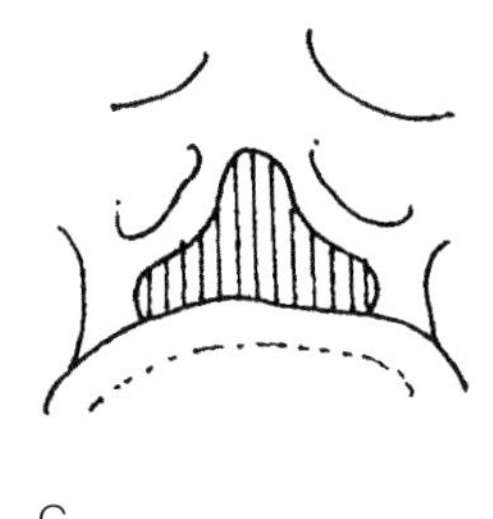

图12-18 腰椎中央椎管的形态

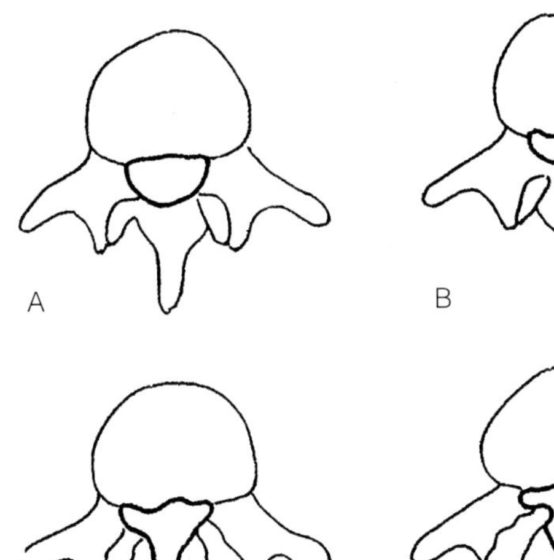

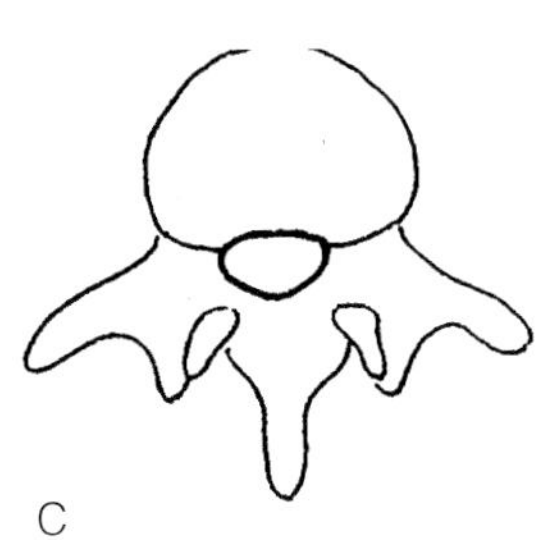

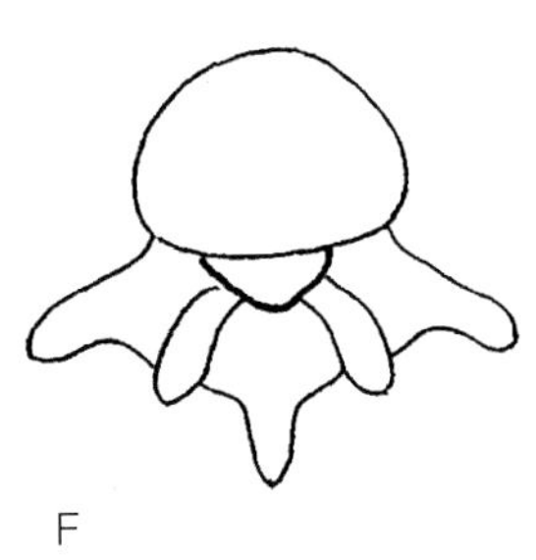

图12-19 椎管的形态

A.正常；B.退变性椎管，呈三叶形；C.三叶形椎管合并椎间盘突出；D.先天性狭窄；E.先天性狭窄，伴椎间盘突出；F.先天性狭窄合并椎间盘退变

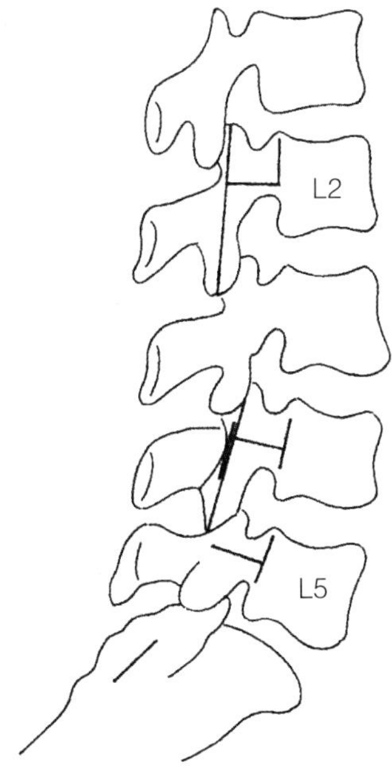

图12-20 腰椎管矢状径

腰椎有无侧隐窝及侧隐窝的深浅，与椎管的解剖学形态有关。第1腰椎椎孔以椭圆形为主，基本上无侧隐窝。第2、3腰椎椎间孔以三角形为主，侧隐窝也不明显。第4、5腰椎椎间孔以三叶草形为主，故侧隐窝较明显（图12-21）。上关节突增生、椎间盘突出和膨隆是造成侧隐窝狭窄的主要原因。在腰椎，上关节突由于腰椎前凸而向头侧倾斜，上关节突增生卡压其内的神经根。一般情况下，第4~5腰椎椎间盘正对第5腰椎神经根，而第5腰椎上关节突正对第5腰神经根，故在两种病变同时存在时可造成神经根的双卡压。受卡压的神经根症状、体征较重。手术如单纯做椎间盘切除或侧隐窝扩大，症状均有可能复发，只

有受卡压神经根的各处均减压，才能彻底地松解神经根（图12-22）。

（3）上关节突旁沟（pararticular sulcus）：腰神经向外经上关节突关节面内缘所形成的浅沟。上关节突关节面如呈球形增大，并有内聚，可使神经根遭受压迫。

（4）椎弓根下沟（subpedicular sulcus）：椎间盘明显退变缩窄时，可使上一椎体连同椎弓根下降，后者于椎间盘侧方膨出形成一沟，可使通过的神经根发生扭曲（图12-23）。

4. 椎间孔　分内、外两口。腰神经根通过椎间管，向外下倾斜，在椎间孔内走行长度比椎间孔横径要长（图12-24）。腰神经根的前、后根汇合处，一般位于椎间孔水平。为显示腰神经通道各段大小以及神经根的位置和毗邻，CT横断扫描时，宜沿椎间盘后部、侧隐窝上部、侧隐窝下部及椎间孔四个层面进行（图12-25）。

椎间孔外口与神经根的面积相差悬殊，第1腰神经根只为同序数椎间孔的1/12，即使较粗的第4、5腰神经根，亦只为同序数椎间孔的1/5~1/4，似有较大的活动空间。

椎间孔内有上位序数的神经根及伴行根动、静脉穿出，如第4、5腰椎椎间孔穿出的是第4腰神经根，第5腰椎、第1骶椎椎间孔是第5腰神经，椎间孔内有横行的椎间孔韧带将椎间孔分为上下两部分或三部分，神经、血管各自走行在一部分中（图12-26）。一般状态下，神经根在上部走行，血管及脂肪在下部走行，有时椎间孔韧带与椎间孔围成的神经根走行间隙太小，可造成神经的卡压，故椎间孔韧带也是造成神经根卡压的因素之一。在腰椎自第1~5腰椎椎间孔由大变小，而在其中走行的神经根自第1~5腰椎却由小变大，故下位腰椎椎间孔处造成神经根卡压的可能性较大。当腰椎间盘朝外侧突出（椎间孔部）或腰椎滑脱，可压迫神经，引起症状和体征。

第4、5腰神经根较粗，行程长，斜行，其脊神经节偏内侧，靠近椎间孔内口。第4、5腰神经通道也存在一些致病的潜在因素：①椎管矢状径、横径较小，椎管容积也最小；②侧隐窝明显，矢状径最小；③第4、5腰椎间盘及第5腰椎与第1骶椎椎间盘厚，向后有一定程度膨出；④黄韧带较厚；⑤盘黄间隙较窄；⑥椎间孔较长，管内及外口的纤维隔均较薄，支持作用较弱，腰椎滑脱时，椎间孔变形，神经根迂曲，更易遭受卡压。

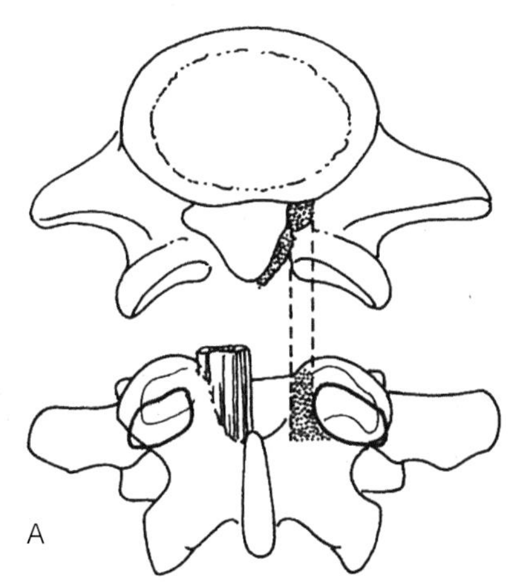

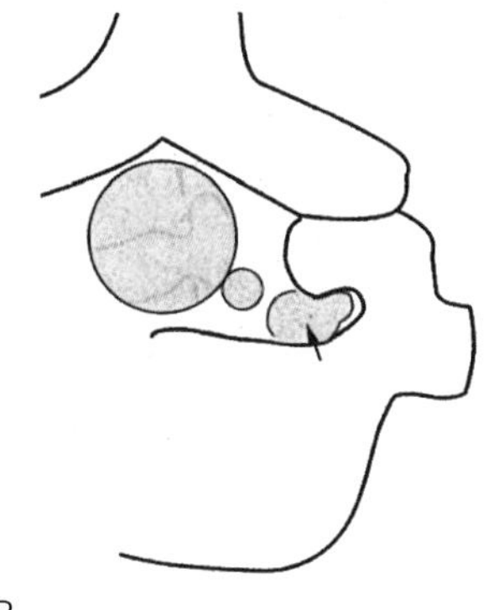

图12-21　侧隐窝

A.侧隐窝的位置；B.卡压在侧隐窝中的神经（箭头示）

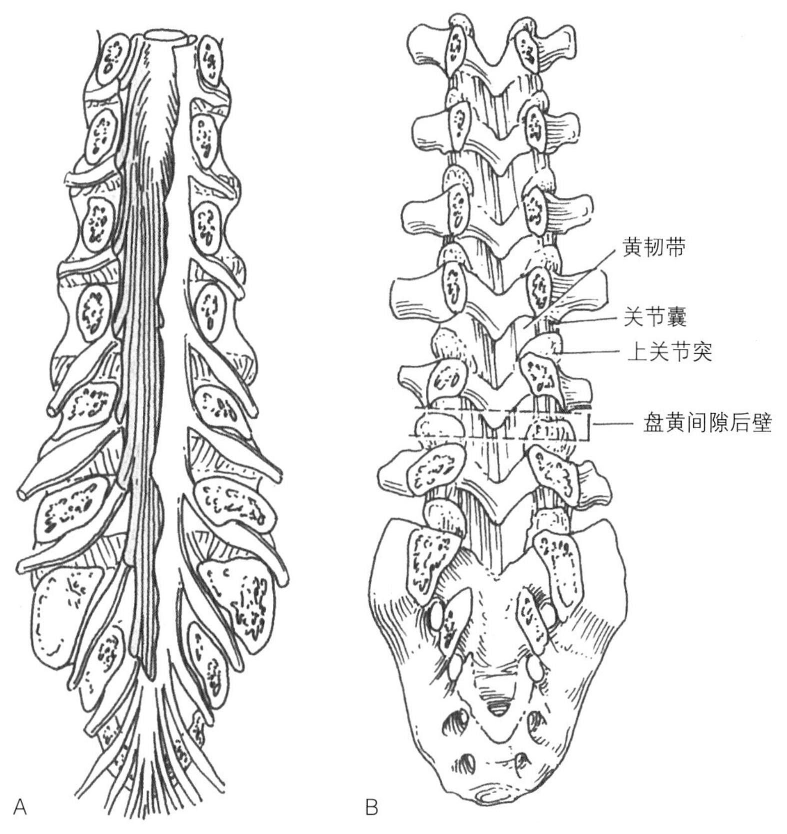

图12-22　侧隐窝及其走行的神经根

A.前壁；B.后壁

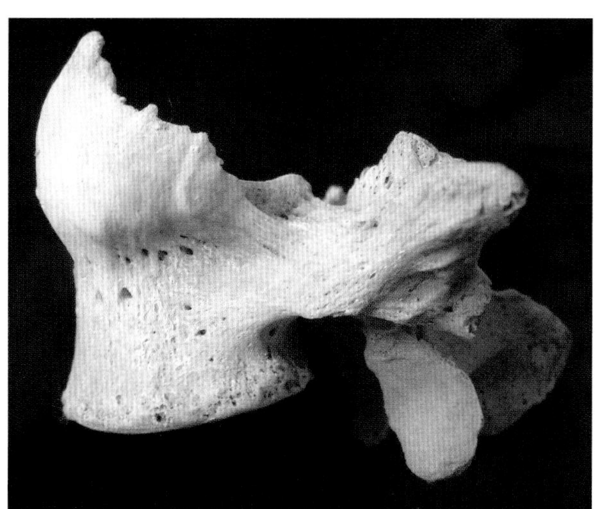

图12-23　椎弓根下沟（L5）

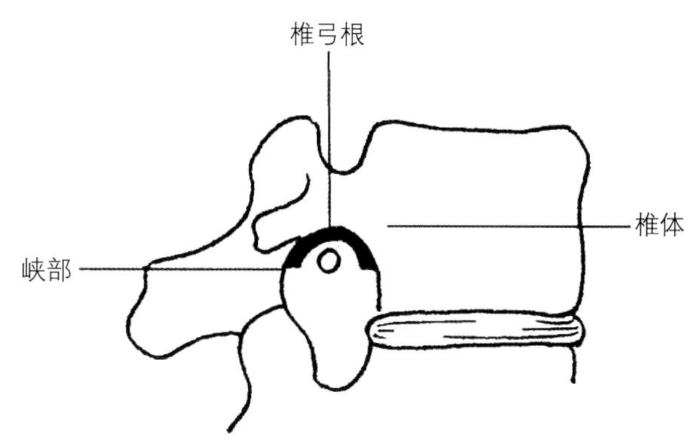

图12-24　椎间孔（邻近盘黄间隙）

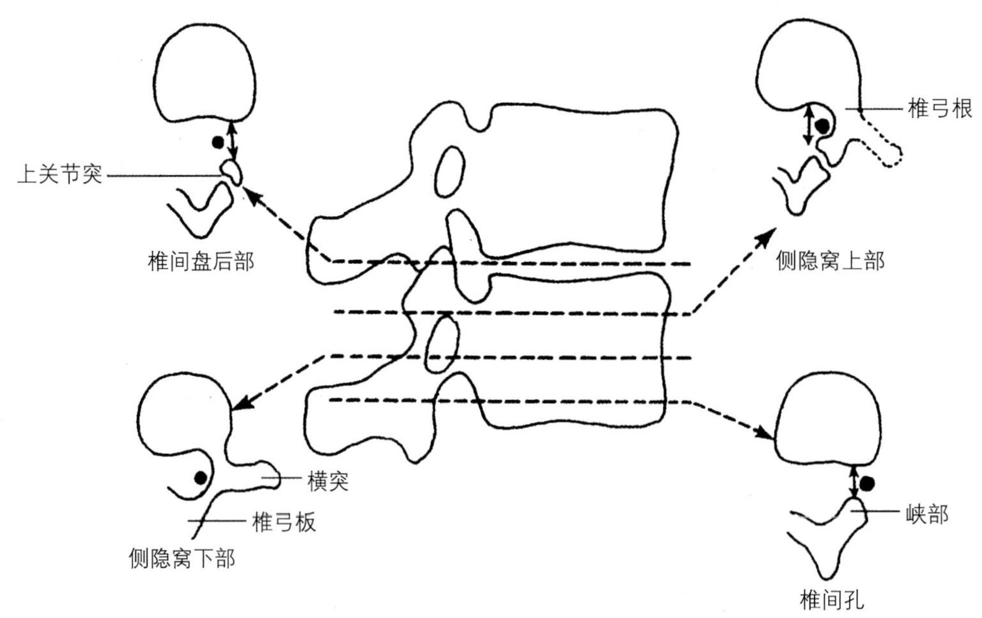

图12-25　腰神经管通道CT横断扫描层面

5. 神经根与椎间孔的对应关系　腰神经根自硬膜囊发出后向外下斜向穿经侧隐窝及椎间孔，自第1~5腰神经根斜行角度越来越大，神经穿经椎间孔的对应关系为：第1腰神经根走行在第1~2腰椎椎间孔；第2~5腰神经根分别对应第2~3、第3~4、第4~5腰椎以及第5腰椎与第1骶椎椎间孔，所以当椎间孔狭窄及椎间盘朝外侧突出时压迫的神经根为穿经其内的神经根（图12-27）。如第4~5腰椎椎间盘朝外侧突出，压迫第4腰神经根，所产生的症状、体征为股四头肌无力，小腿前内侧麻木，膝腱反射减弱或消失，而第5腰椎、第1骶椎椎间盘朝外侧突出压迫第5腰神经根，产生小腿外侧麻木，胫骨前肌及伸趾伸踇无力。当腰椎滑脱时，滑脱间隙椎间孔发生形态改变，压迫穿经其内的神经根，产生相应的症状。如第4腰椎滑脱时，第4~5腰椎椎间孔狭窄，可能刺激压迫其内的第4腰神经根；第5腰椎滑脱时可能刺激第5腰神经根。由于滑脱时，该神经根随椎体向前滑移，多不会产生相应症状，但在手术复位时，则有可能使该神经根受到牵拉而产生相应的症状和体征。滑脱越重、复位越满意时，这种可能性也就越大。所以腰椎滑脱手术时应注意探查滑脱椎间孔的变化，并探查走行在其内的神经根。

6. 神经根与椎间盘后外侧的对应关系　由于神经根穿出硬膜囊的位置较高，所以椎间盘后外侧与神经根的对应关系又有其特点。一般情况下，同序数神经根在相应椎间盘的上方穿出硬膜囊，即第1~2、第2~3、第3~4、第4~5腰椎以及第5腰椎与第1骶椎椎间盘的后外侧分别对应第2~5腰神经根和第1骶神经根近端，所以腰椎间盘后外侧突出时压迫的神经根为下位序数的神经根近端，即第4、5腰椎椎间盘后外侧突出时压迫第5腰神经近端；第5腰椎与第1骶椎椎间盘后外侧突出时产生第1骶神经根受压症状。临床上腰椎间盘突出常见为后外侧突出，所以此对应关系有重要的临床意义。

7. 椎间盘与硬膜囊内马尾神经的对应关系　硬膜囊在腰椎椎管中央部走行，其前方为腰椎椎体、椎间盘及后纵韧带，后方为椎板及黄韧

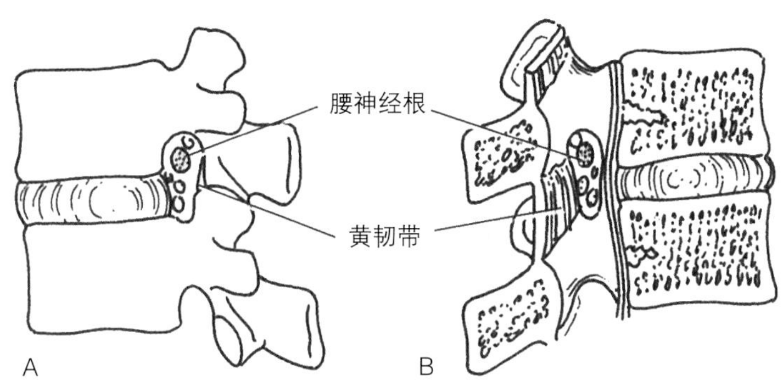

图12-26　第4、5腰椎椎间管示意图
A.侧面观；B.矢状面观

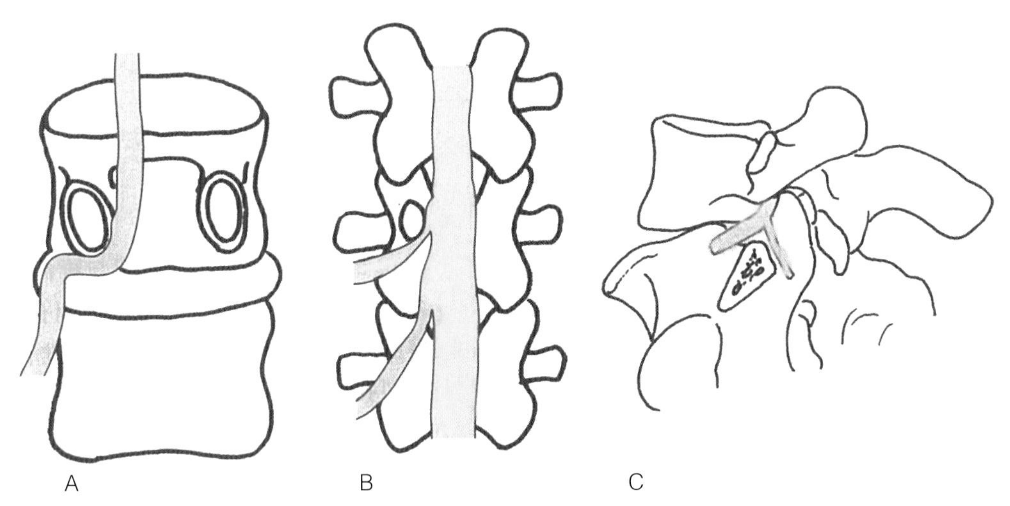

图12-27　腰椎弓根、神经根与椎间盘关系
A.椎体面观；B.椎板面观；C.腰椎滑脱压迫神经根

带。椎间盘中央与硬膜囊内马尾神经对应关系有其特点。

在硬膜囊内两侧马尾神经沿硬膜囊后外侧排列，近侧端的马尾神经排列在最外侧，沿硬膜囊后外侧内面，下位序数的马尾神经向内依次排列，在后正中部为第3~5骶神经根的马尾神经部。在硬膜囊的前部分则没有马尾神经走行，只有脑脊液填充。由于马尾神经在硬膜囊内并非呈自由漂浮状态，而是借软脊膜丝状带将马尾神经固定。另外，在每根马尾神经穿出蛛网膜下腔及硬膜袖的部位也有蛛网膜形成的韧带固定，上腰段由于马尾神经数量多，又有脊髓圆锥占据中央，所以硬膜囊内缓冲空间相对较小，而在硬膜囊下部只有下位马尾神经，且此处硬膜囊宽大，所以缓冲空间较大，故在上位腰椎间盘中央突出时可能造成圆锥和数节段马尾神经损伤而产生相应症状。在下位椎间盘中央轻度突出时，一般不会压迫马尾神经而产生神经根症状，只有存在巨大突出或双间隙突出时，才有可能造成马尾神经压迫而产生大小便障碍及会阴区麻木等症状。

第12胸椎~第1腰椎椎间盘处为胸腰移行部，脊髓在此水平开始变成锥形，横断面观脊髓位于中央，其周围由第1~5腰神经的根丝包绕，第1腰神经根位于外侧，其感觉根和运动根已经融合成一体，而其他的腰神经根仍然呈分离状态。第2~5腰神经由外至内，并以部分重叠的排列方式包绕在脊髓下部，只有10%~15%的脊髓背侧未被包围。

临床应用注意事项

当第12胸椎或第1腰椎爆裂骨折或相应的椎间盘突出时，多自前方压迫脊髓。此处为骶髓，发出第5腰神经和第1骶神经，所以双下肢伸肌肌力下降，大小便有可能出现障碍。其周围的第1~5腰神经根受损，可出现股四头肌肌力下降，但不会出现病理征。

在第1、2腰椎椎间盘水平，硬膜囊内中央部为脊髓圆锥的末端，在其周围为第2腰神经~第5骶神经形成的马尾神经根由外向内、由前向后依次排列。第2~5腰马尾神经的运动根和感觉根已经结合组成了共同体，下位的骶部马尾神经紧贴脊髓圆锥四周，其运动根和感觉根分别位于腹侧和背侧。

当第1、2腰椎椎间盘突出或第1腰椎椎体爆裂骨折致腰椎椎体后上角突入椎管时，可压迫或损伤众多马尾神经和脊髓圆锥，产生的症状为双下肢感觉运动障碍和大小便功能障碍，性功能障碍，但不会出现病理反射，所造成的肌肉瘫痪为软瘫。

在第2、3腰椎椎间盘水平，第1骶马尾神经的背侧根和腹侧根已经融合在一起，在其外侧有第3~5腰马尾神经排列，由外上斜向后内排列，硬膜囊内只有马尾神经。每对马尾神经根中运动根居腹侧，感觉神经根居背侧，下位的骶神经根（第2~5骶神经）位于背侧后正中部位。当第2、3腰椎椎间盘中央型突出时，马尾神经受压迫，产生第3腰椎以下的神经根受伤的症状体征。第2或第3腰椎骨折时，压迫和损伤的均为马尾神经，所以神经恢复情况较为乐观。第2、3腰椎椎间盘切除也可以采取后路手术，可以轻度牵拉硬膜囊而不致产生脊髓圆锥损伤。

在第3、4腰椎椎间盘水平，双侧第3腰神经根已从硬膜囊发出并穿出第3、4腰椎椎间孔，所以在此处硬膜囊内由外至内排列为第4腰神经根~第5骶神经根，其中第4、5腰神经、第1骶马尾神经呈斜面沿硬膜囊后外侧壁内面排列，每对马尾神经运动根居腹内侧，感觉根居背后侧。当第3、4腰椎椎间盘中央突出时，可以压迫双侧第4腰神经根~第5骶马尾神经根，但由于此处硬膜囊较为宽大，所以只有当第3、4腰椎椎间椎间盘突出巨大时才有可能压迫硬膜囊内的马尾神经根产生症状，这种症状可能是双侧股神经症状及坐骨神经痛，大小便障碍，也可能双侧交替出现。在第3、4腰椎椎间盘水平可以牵拉硬膜囊，故第3、4腰椎椎间盘切除可以从后路进行而不会出现明显的神经损伤。

在第4、5腰椎椎间盘水平，硬膜囊内自外向内排列的马尾神经为第5腰神经根~第5骶神经根，第5腰神经根排列在前外侧，邻近其内侧的为第1、2骶神经根，而下位骶部马尾神经（第3~5骶神经）排列在后正中线上。这些神经根沿硬膜囊后外壁排列，硬膜囊的前内侧大部空间充满脑脊液，与第3、4腰椎水平相比此处硬膜囊更为宽大，所以第4、5腰椎椎间盘轻、中度中央型突出时，很少出现马尾神经受压症状和神经痛，只有巨大突出时才有可能产生症状。其主要症状为交替出现的坐骨神经痛和大小便障碍。在重度滑脱时，可造成硬膜囊及其中的马尾神经损伤，产生症状为坐骨神经痛和大小便障碍，但不会累及股四头肌，此类患者恢复更为满意，可以行走，但有时遗留足下垂。

在第5腰椎~第1骶椎椎间盘水平，此处为腰骶移行部，在硬膜囊内前外侧为第1骶神经根，其内侧依次为第2、3骶神经根，在后正中为第4、5骶马尾神经。第5腰椎与第1骶椎椎间盘中央巨大突出或脱出时，可以将硬膜囊及其内神经紧紧挤压在后方的黄韧带和椎板前面，从而产生相应的症状。临床上常见为交替出现坐骨神经痛、大小便功能和性功能障碍。第5腰椎滑脱明显时，硬膜囊受压及牵拉，也可能产生大小便障碍。由于此处缓冲空间较大，腰骶部椎管内占位病变在早期或较小时多没有明显症状，只有肿物足够大并压迫马尾神经时才产生症状。

骶部下位马尾神经自上而下均排列在硬膜囊的后正中部位，这些马尾神经支配大小便及性功能的各种肌肉及器官，所以后路椎管手术时如撕裂硬膜囊，最先或最易受到损伤的是这些骶部马尾神经，从而造成大小便功能及性功能障碍。为了避免这种并发症，在后路手术，尤其在第2腰椎水平以下手术时，在咬开正中黄韧带进入硬膜外间隙后，先用神经剥离子探查分离，再用神经剥离子将硬膜囊向下压，使黄韧带下间隙增大，先将一侧黄韧带切除，再同样处理另一侧黄韧带。在切除椎板下正中黄韧带时，应将硬膜囊后部向前平推，使硬膜囊后正中部与椎板后部有足够的空间以咬除黄韧带，这样既安全，又可清晰地显露。

腰椎常见的畸形

1. 隐性椎板裂　即两侧椎板在后部不愈合，这是由于胚胎时期软骨化中心或骨化中心缺乏所致。大部分椎板裂只累及骨结构，而其表面的肌肉、韧带及皮肤并无明显异常，椎管内的脊膜及马尾神经亦无异常，此种情况称为隐性椎板裂。椎板裂多位于第5腰椎和骶骨，其中以第5腰椎椎板裂和第1、2骶椎椎板裂多见，也有骶骨椎板完全阙如使骶管完全裂开者。椎板裂可在腰椎正、侧位片上显示，其形态各异，可以是一较窄的缝隙，亦可广泛敞开，呈整齐或不整齐的缺损（图12-28）。在椎板裂中椎板变形，其棘突可短小漂浮，形成游离棘突，也可发生棘突阙如，或随分离的椎板偏向一侧。这些变异在术前一定要注意，手术中除注意到此种变异，以免误伤外，这些变异也是一种很好的定位标志，应注意识别。

临床应用注意事项

椎板裂部位缺乏骨质，只有纤维组织将椎管封闭，所以后路手术剥离腰背部肌肉显露腰骶部椎板时应注意此种变异，以免骨膜剥离子通过椎板裂插入椎管或电刀误切进入椎管，造成神经及硬膜损伤。

由于棘突是肌肉的附着处，当椎板裂时肌肉韧带附着发生变异，有可能影响到脊柱的稳定性，是造成腰痛的原因之一。

有的隐性椎板裂合并后正中皮肤色素沉着或异常毛发，或脊柱裂合并脂肪瘤，故临床上如发现后正中皮肤有异常多预示有隐性椎板裂（图12-29）。所有椎板裂的缺损部位均为坚韧的结缔组织或软骨所填补并伸展入椎管内，形成一横行纤维带，此纤维带有时与硬膜及神经根紧密相贴（图12-30），当腰部活动增加时，硬脊膜与神经根受压或牵扯，如合并游离棘突或棘突过长，这种现象更为明显。此纤维带与硬脊膜之间常有一层薄的硬膜外脂肪组织，两者较易分开，故切除此纤维带并无困难，一旦切除后，硬膜搏动多能恢复。

隐性椎板裂多在体检拍片时发现，多无症状，与腰痛多无明显相关，所以隐性椎板裂是否造成腰痛尚不能肯定。但脊髓及神经根先天性异常常引起尿失禁，下肢感觉、运动障碍及其他功能障碍，这些异常伴有椎板裂，而且椎板裂的范围及部位亦较单纯椎板裂严重得多。

在先天性脊柱裂合并脊膜膨出的病例中，随膨出的内容物不同可分为脊髓膨出、脊膜膨出、脊髓脊膜膨出三种类型（图12-31）。这种脊柱裂常有下肢瘫痪、大小便失禁及足内翻。

2. 腰椎发育畸形

（1）腰椎数目的变化：脊柱椎体总数基本上没有变化，只是各部位相互移行，如胸椎腰化则伴有骶椎腰化、腰椎骶化伴有腰椎数目减少等，注意这种数目的改变主要的临床意义在于定位时勿发生错误。

（2）腰椎融合畸形：常见相邻2~3节椎体分节不全，可呈完全性或不完全性融合（图12-

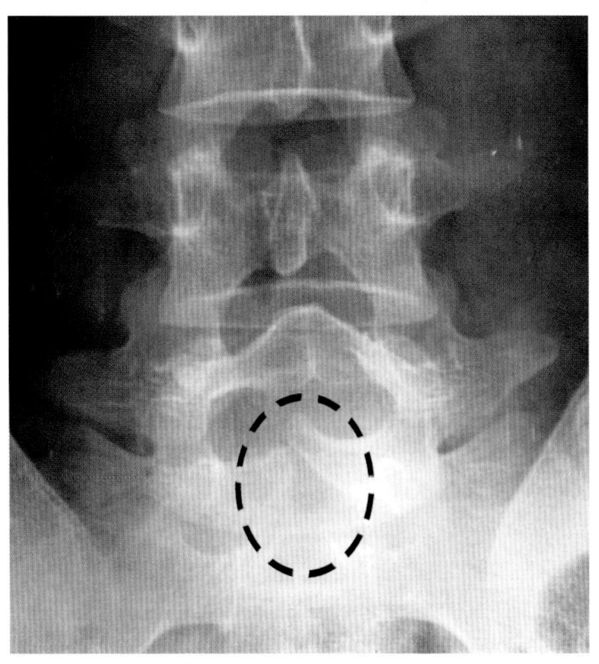

图12-28　椎板裂

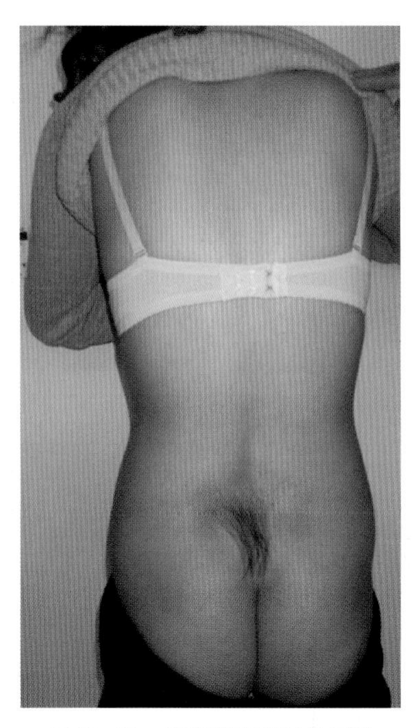

图12-29　椎板裂患者异常毛发

32）。椎体融合时可残留椎间盘或不残留椎间盘，椎体融合成一体，此时椎体的前后径小于上、下单一椎体的前后径，而其高度则小于两个椎体高度之和，后方的椎弓根可阙如，椎板也可融合成一体，所以其椎间孔往往较上下椎间孔大，椎板间隙消失。

临床应用注意事项

椎体融合的形态特点与脊柱结核有所不同。首先，脊柱结核常有椎体破坏及椎间隙变窄，但极少合并椎间孔及椎板的变化；其次，脊柱结核常呈角状后凸畸形；第三，脊柱结核常合并腰大肌脓肿，而腰椎融合畸形则不合并椎旁软组织肿胀或脓肿等阴影。

腰椎融合畸形多不会对腰背肌剥离造成困难，所以对后入路影响不大，但由于腰椎融合常合并神经根走行异常，在前入路显露时应注意辨认。融合椎的椎间孔较小，椎间盘缺失，退变也不显著，凸起不明显，而上下正常的椎间盘反而退变明显，凸起较显著，可以作为辨认标志，术中拍片或透视均可观察到上述特点。

（3）腰椎半椎体（lumbar hemivertebra）：椎体的一半完全不发育或只有1/4椎体发育，而剩余的部分受上下椎体的挤压，椎体呈楔形，这就是半椎体畸形。半椎体可以单侧存在，也可以双侧存在。如果只有单个半椎体卡压在两个正常椎体之间，常出现侧凸畸形。如果同一水平两侧各有一个半椎体，则形似蝴蝶椎，这种畸形多不引起侧凸畸形。半椎体有以下几个类型：①单纯多余半椎体，为圆形或卵圆形骨块，位于相邻两椎体之间，其上下可存在椎间隙，也可与上下椎体融合，这种半椎体常有一个椎弓根；②单纯楔形半椎体，多呈三角形；③多个半椎体，相邻多个半椎体可融合在一起或相邻形成较严重的侧后凸畸形；④互补半椎体，两半椎体位置相反，保持平衡，畸形相互抵消，多不引起严重的脊柱侧凸畸形；⑤后侧半椎体，半椎体多位于椎体后部，

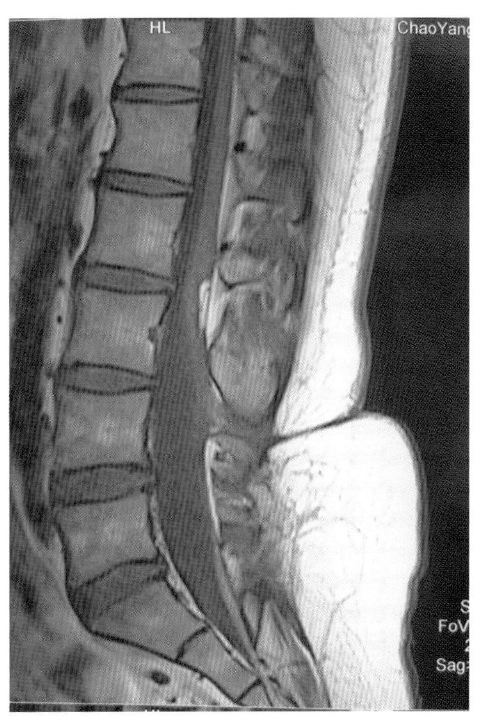

图12-30　与硬膜相连的异常纤维带（MRI）

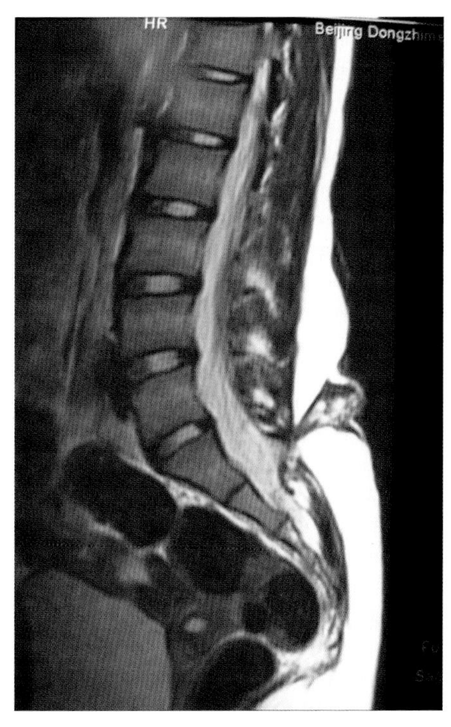

图12-31　腰骶部脊膜膨出（MRI）

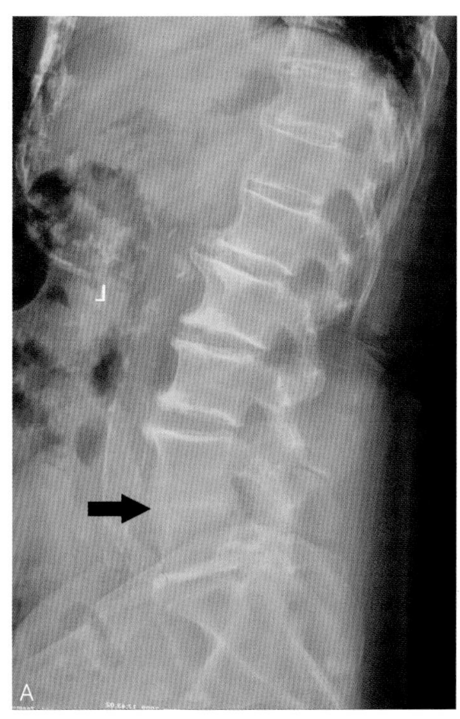

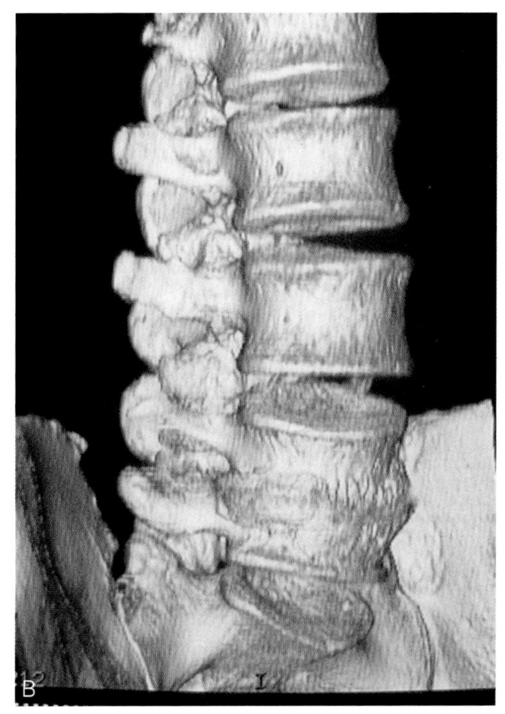

图12-32　腰椎融合（L4~L5）

A. X线侧位；B. CT三维重建

引起脊柱后凸，其前方不发育，多见于腰骶部（图12-33）。

临床应用注意事项

此种畸形呈锥状，在一侧的后部锲入上、下椎间盘之间，其椎体、椎弓根、椎板、横突可能阙如，或发育不良，由于半椎体畸形引发的脊柱畸形复杂，单纯的胸椎正、侧位片难以判断，需结合CT及MRI等影像手段进行了解

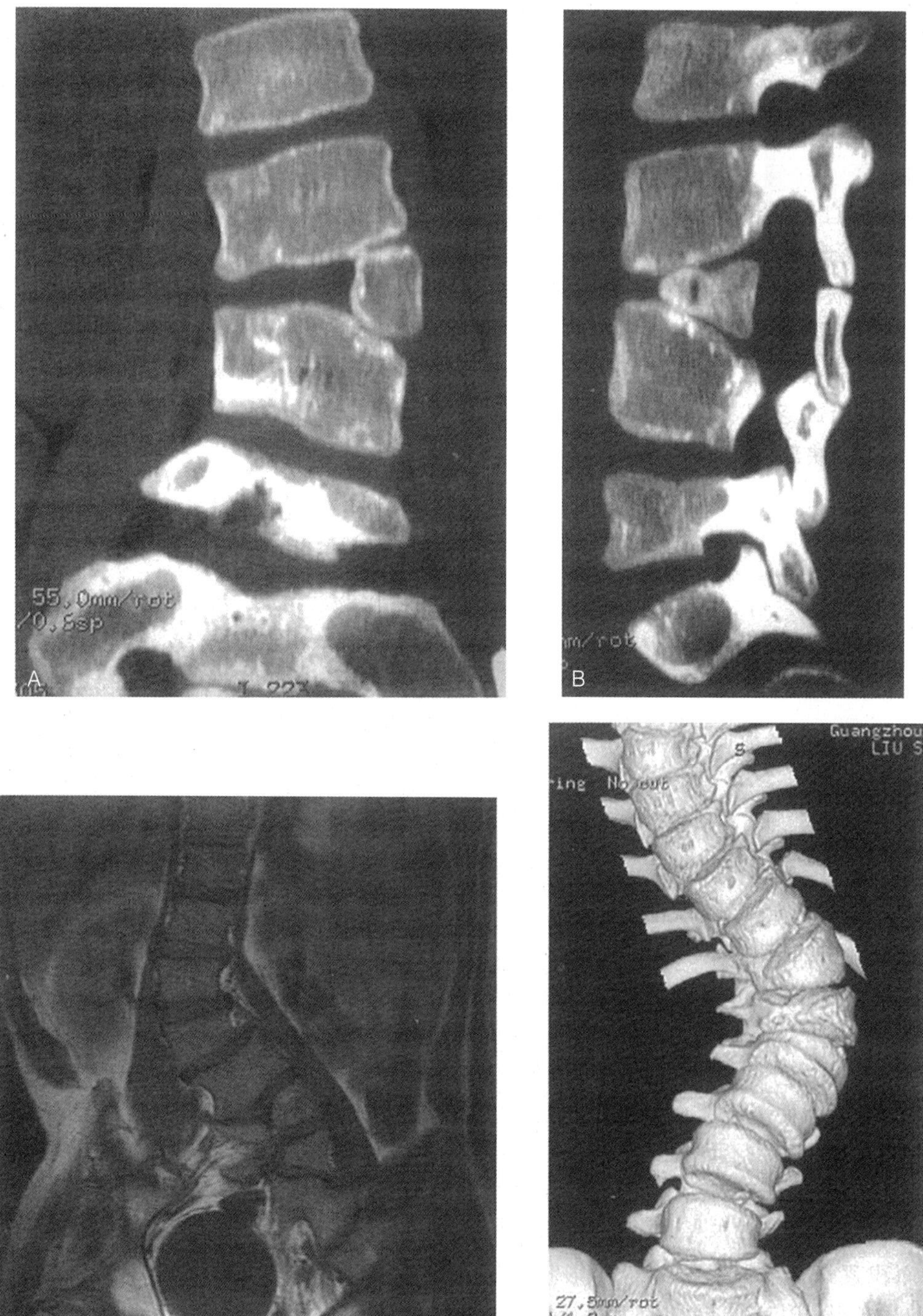

图12-33　腰椎半椎体畸形

A.前面观；B.侧面观；C.蝴蝶椎；D.半椎体三维重建

明确。

半椎体畸形的影像特点为其上下椎间盘间隙在前方汇合成为一个椎间隙，其上下椎体骨质无破坏，而半椎体骨质也正常，轮廓呈三角形的锥状，往往可见到椎弓根。

半椎体常合并脊柱侧弯，前路手术常选择在凸侧入路，所以脊柱显得表浅，最突起处可能就是半椎体的部位，其上下残余椎间盘均存在时，椎间孔多正常，神经根多呈正常走行；如果椎间盘阙如，则神经根会出现异常，注意这些变异，在分离肌肉时保护好神经。半椎体常合并椎板融合、关节突关节阙如或融合，但硬膜外间隙多正常，后入路显露椎板时不会对椎管内结构造成损伤，所以对后入路影响不大。

滑 脱

滑脱（spondylolysis）多是指峡部裂引起的椎体向前移位，这种滑脱称为真性滑脱；有的椎体亦可向后移位，称为后滑脱，这种滑脱多不合并峡部裂。

腰椎峡部的形态各异，峡部横断面多呈三角形，亦可呈四边形或椭圆形，在第4、5腰椎部分峡部呈新月形。上腰椎的峡部走向垂直向下，但至第5腰椎峡部则明显向后倾斜。在冠状面上，第1~4腰椎峡部为均匀较厚的骨皮质，中部骨小梁纵行排列，而在第5腰椎峡部，其前外侧皮质明显增厚，而后内侧部则变薄，骨小梁横行排列，第5腰椎峡部的这种形态特点使其坚固性减弱，在脊柱向下传递重力与腰骶关节向前内上传递的反作用力相交的剪力作用下，第5腰椎峡部较易断裂（图12-34）。

脊椎滑脱除直接压迫神经外，常合并椎间盘突出、韧带劳损等病理改变，所以脊椎滑脱是一系列病理改变的总称，而非单一病变。

造成腰椎滑脱的病因目前有先天性和后天性两种学说。先天性峡部发育不良被认为是造成峡部裂的原因，但目前尚缺乏强有力的证据支持学说。大部分作者认为，峡部裂及滑脱是由于重复慢性损伤及应力造成峡部疲劳骨折。当腰后伸时，上一腰椎下关节突持续挤压或反复撞击下一椎体的峡部，造成细微损伤，多次反复积累达到一定程度，便可发生骨折。因此，峡部裂属于一种疲劳骨折。

腰椎滑脱常伴有峡部裂。峡部裂时，肌肉稳定脊柱的作用减弱，棘间韧带及黄韧带等支持结构亦发生相应的病变。在腰椎滑脱时，腰椎生理前凸增大，后伸明显，此时相邻棘突互相撞击，棘突间可继发滑膜囊软骨化、骨接触面骨质硬化等病理变化。

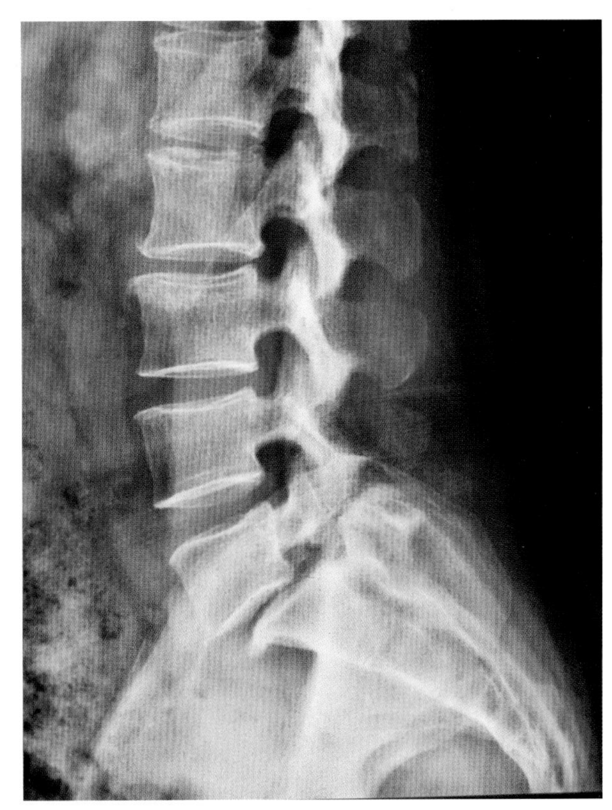

图12-34 腰椎滑脱及峡部裂

腰椎的连结

椎间盘

椎间盘是由软骨终板、纤维环和髓核三部分构成。

1. 软骨终板　在椎体上下面各一个，厚约1 mm，中心区更薄，呈半透明状，位于椎体骺环之内。骺环在成人为椎体周围的骨皮质环，其作用在少年时为软骨源性生长带，在成年时为椎间盘纤维环的附着处。在婴幼儿软骨终板的上、下面有微细血管穿过，在生后8个月微细血管开始关闭，到20~30岁完全闭塞，故成人软骨终板属于无血供组织。同一椎体上、下软骨终板的面积不同，第1~4腰椎的下软骨终板的前后径较上软骨终板大；而第5腰椎椎体的软骨终板则相反。从第1~5腰椎软骨终板的面积逐渐加大。软骨终板的形状在第1、2腰椎的呈肾形，第3~5腰椎的为椭圆形。由于该终板内无血供及神经组织，故损伤后不痛，也不能自行修复。软骨终板可承受压力，保护椎体。软骨终板有许多微孔，有渗透作用，可将水分及营养物质渗透至椎间盘。

2. 纤维环　分外、内两层。外层由胶原纤维组成，内层由纤维软骨带组成，纤维环前部由前纵韧带加强，后部较薄，不如前、外侧部分坚实。在纤维环的前部，外、内层纤维各自平行斜向两椎体，相互呈30°~60°交叉重叠。纤维环的后部纤维则以更复杂的分层方式排列。整个纤维环为同心环状多层结构，外层纤维比较垂直，越近中心纤维越倾斜，接近软骨终板时几乎呈平行纤维。纤维环的相邻纤维层的交叉排列，可能与髓核对其所施内部压力有关，也可能与来自椎体的压力和脊柱的运动有关。

3. 髓核　位于椎间盘内，位置随生长发育而变化，出生时位于椎间盘中央，成年时位置后移位于椎间盘内偏后方。髓核呈胶冻状，主要有水分和胶原物质构成，水分占75%~90%。髓核使脊柱均匀地承载负荷。老年人身高要比青年时稍矮，其中一个原因是随年龄增大髓核水分含量逐渐减少，椎间隙缩小所致。在相邻椎骨的运动中，髓核起支点作用，做滚珠样运动。髓核的营养通过软骨终板渗透获得。

关节突关节

关节突关节属于平面小关节，在矢状面上呈90°平行排列，在冠状面有45°的夹角（图12-35）。因此腰椎关节突关节的方向并不适合抵抗脊柱的轴向压力，当腰椎做前屈后伸及轴向旋转时都易造成关节突关节的损伤。关节囊较薄且松弛，前后方分别有黄韧带和棘间韧带加强。关节囊纤维层由腹侧黄韧带延续而成，纤维层内面也有滑膜层。

腰椎后方双侧关节突关节和前方椎间盘形成三关节复合体，是维持腰椎稳定的基础结构，其解剖特点与功能相互关联，相互影响。关节突关节损伤可使椎间盘受累，椎间盘损伤后可使关节突关节受累，逐渐形成退变性腰椎不稳。

每一腰神经后内侧支发出上关节支、中关节支和下关节支，上关节支支配上节段关节突关节的外侧部，中关节支支配本节段关节突关节的下部，下关节支支配下节段关节突关节的上部。

韧带连结

前纵韧带

前纵韧带在腰椎椎体前面向下延伸到骶椎的上部。前纵韧带由致密的弹力纤维组成，呈纵向排列。浅层纤维最长可跨4~5个椎体，中层纤维跨2~3个椎体，内层纤维仅连于相邻椎体，与椎间盘外层纤维和椎体的骺环相连，但不进入椎体及椎间隙。前纵韧带并不完全覆盖腰椎椎体的前面，在椎体前凸处纤维增厚，具有限制脊柱过伸的作用。

后纵韧带

后纵韧带在椎体的后方，含浅、深两层纤维。浅层跨越3~4个椎体，深层呈X形连于相邻两椎体间。后纵韧带在椎体后面较松弛，与椎间盘的纤维环及椎体的骺环紧密附着，与椎间盘纤维环外层不能区分。后纵韧带中央部较厚，两侧较薄，故腰椎间盘突出症向后外方突出者较多见。后纵韧带具有限制脊柱过屈的作用。在腰部后纵韧带细小，很少骨化或肥厚导致椎管狭窄，压迫神经。

棘上韧带

腰椎的棘上韧带是一组较为表浅的纤维束带状腱性组织，其深部纤维与棘突相连，浅部纤维跨越3~4个节段与棘间韧带和起自棘突的骶棘肌腱性纤维相连。随年龄增长韧带可出现各种退变现象。有少数情况棘上韧带下端止于第4或第5腰椎棘突，在第4、5腰椎及第5腰椎、第1骶椎棘突间无棘上韧带。棘上韧带具有限制脊柱前屈的作用。

棘间韧带

棘间韧带位于两棘突之间，从上一棘突的基底部到下一棘突的尖部。其前缘接黄韧带，后方移行于棘上韧带。腰椎的棘间韧带比颈胸椎的明显增厚。棘间韧带和棘突将两侧竖脊肌分开。棘间韧带具有限制脊柱前屈的作用。

棘间韧带由两层贴合，其间前份可有裂隙，贴于黄韧带后面。根据纤维起止可分为三部：①关节囊部，起自下位腰椎乳突内侧或下端，贴关节囊向内上后附于上位椎板下缘和棘突基部，此部以下腰段最为明显，成年才充分发育。②腹侧部是棘间韧带的主体部分，分浅深两层，浅层起自椎板后面上1/3，向上内经黄韧带后方并弯向后，几乎水平地于棘间向后行，附于上位棘突下缘后份。深层起于黄韧带后面，水平地向后行，附于上位棘突下缘后半。③背侧部从浅到深的结构是：竖脊肌腱，附于棘突上缘后1/4~1/3，纤维斜向上后；腰背筋膜后层，附于棘突上缘全长，纤维斜向后上，其前上缘与腹侧部的后下缘相接；棘上韧带向棘间扩展的纤维，自下位椎棘突上缘后端向前上扇形散开，附至上位棘突下缘后份，纤维成束埋于腰背筋膜后层之内，从位置上看应归属棘间韧带。

棘间韧带各部的功能：①关节囊部稳定椎间关节，防止过度侧屈和旋转；②腹侧部浅层防止上椎向后脱位，深层将黄韧带固定于上位棘突，脊柱无论过伸过屈，使黄韧带均不致向前压迫或打褶，以免对马尾神经或脊髓造成损伤；③背侧部对脊柱过屈起节制作用。

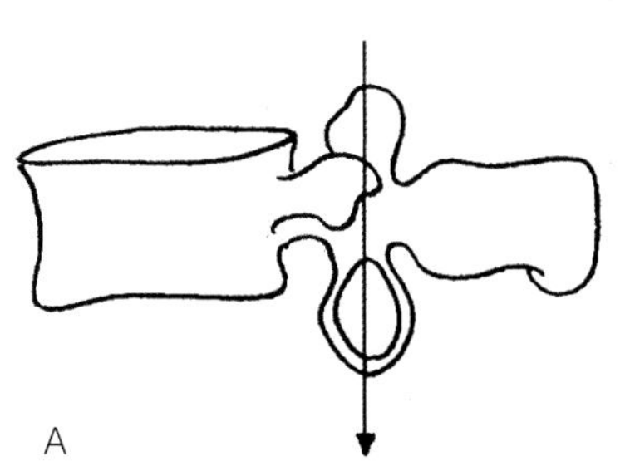

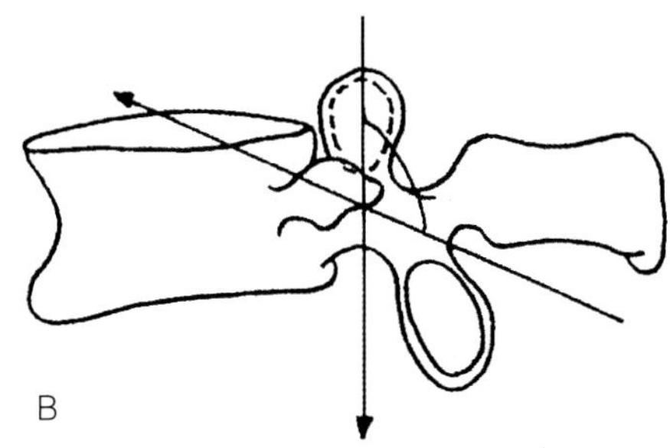

图12-35　腰椎的关节突和峡部

A.L1~L4呈垂直方向；B.L5呈斜行方向

黄韧带

黄韧带连于相邻椎板之间，也称椎弓间韧带。厚而坚实，其上方附于上一椎板前面，向外至下关节突而构成关节突关节囊的一部分，再向外附于横突的根部；下方附于下位椎板上缘背侧，向外侧延伸到此节椎体上关节突的前上侧，参与关节囊的组成。黄韧带的外侧游离，构成椎间孔的后界。腰部黄韧带又宽又厚，占椎管背侧面积的3/4（图12-36）。

临床应用注意事项

黄韧带的厚度在第3、4腰椎间，第4、5腰椎间和第5腰椎、第1骶椎间分别为4.3 mm、4.4 mm和4.2 mm。一般认为，黄韧带厚度超过5 mm可能为增厚。黄韧带具有限制脊柱过屈的作用。

■ 腰椎的血供

供应腰椎的动脉主要来自起自腹主动脉的4对腰动脉和髂腰动脉。腰动脉发出后沿椎体的中部向后外侧走行，在椎体前方发出中心支，进而分为升支和降支，形成网状，在接近骺板处穿入椎体内，营养椎体。腰动脉至椎间孔前缘分为前支、后支和中间支（图12-37）。

1. 前支　分为升支和降支，其分支处的吻合支与其在上、下的小分支构成纵行弓形网。每个弓形吻合支的尖部与对侧的相交通。此支又发出1~2支营养动脉，在椎体背面的中央向前进入椎体。从后侧纵行血管吻合支发出至少1支骨内营养动脉。在椎体的前面有1支正中前动脉向后与后侧营养动脉吻合，形成垂直走向的纵轴动脉。

2. 后支　在硬脊膜后外方供应硬脊膜外组织，其分支尚供应椎弓根、椎板及突起。

3. 中间支　供应神经根袖，并穿过硬膜沿膜内神经根供应脊髓。

上述3个分支形成椎管外、内血管网。椎管外血管网以横突为界分为：①椎管外血管网前组：由横突前支（横突前动脉）形成。此支比较粗大，沿途在横突前方尚发出肌支，另有许多交通支与相邻横突前动脉吻合。此动脉位置较深，破裂可产生巨大腹膜后血肿，随后可发生顽固性肠麻痹。②椎管外血管网后组：由背侧支的关节间动脉及上、下关节动脉组成。关节间动脉绕过椎弓根峡部向后延伸，走行于椎弓板与肌筋膜之间，然后向中线行走，沿途发出肌支，最后分布于黄韧带和棘突。椎管内血管网包括脊前、后支（椎间孔前、后动脉）。脊前支先分出一小分支供应神经根，然后经椎间孔前缘进入椎管内，随即分为升、降支，由升支再分出横支，在中线汇合，经椎体后面的静脉窦孔进入椎体，相邻节段脊前支的升、降支彼此吻合，形成纵行的血管网。脊后支较细，呈网状分布于椎板和黄韧带内侧，然后穿入椎板，以微细分支在硬脊外脂肪中走行，与硬脊膜动脉丛相连。

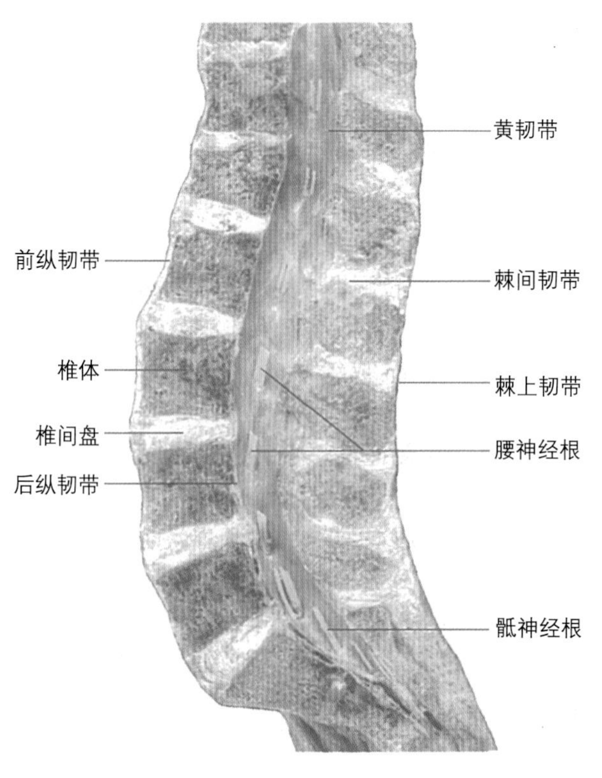

图12-36　腰椎的韧带

腰椎椎体的滋养动脉，中央支数目较少而恒定，由椎体前外侧进入的有1~3支，背侧进入的有1~2支，为椎体的主要营养动脉。中央支位于椎体中1/3平面，主干向心直行，分支小，末端在椎体中心部形成螺旋状弯曲，以后呈树枝样分支，分别伸向椎体上、下端。周围支数目较多，但不恒定。周围支短，分支早，向椎体上、下端伸展，分布于椎体周围。椎弓的滋养动脉数量较少，管径较细（图12-38）。

■ 腰椎的静脉

腰椎静脉的分布除具有脊柱静脉的一般规律外，即分为椎骨静脉、椎管内静脉和椎管外静脉，还有自己的特点。椎管外静脉主要为腰升静脉，在椎体、横突及椎弓根交界处形成的沟内纵行向上，在远侧，此静脉与髂总静脉相交通；在近侧，左腰升静脉延续为半奇静脉，右腰升静脉延续为奇静脉。腰升静脉通过椎间孔与椎管内的椎静脉相通（图12-39）。

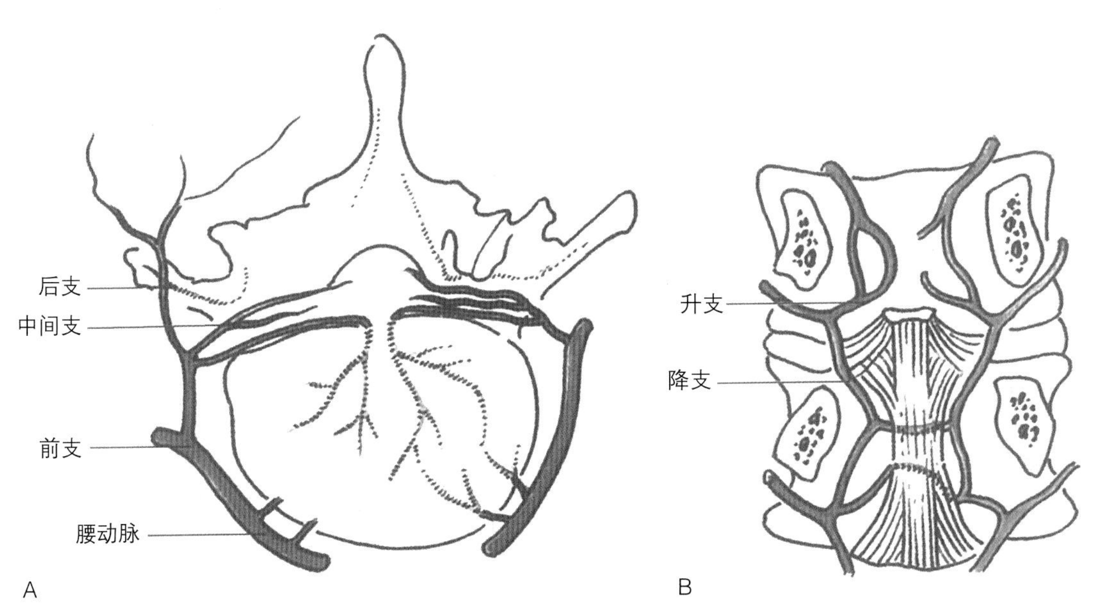

图12-37　腰椎的动脉

A. 横切面；B. 冠状切面

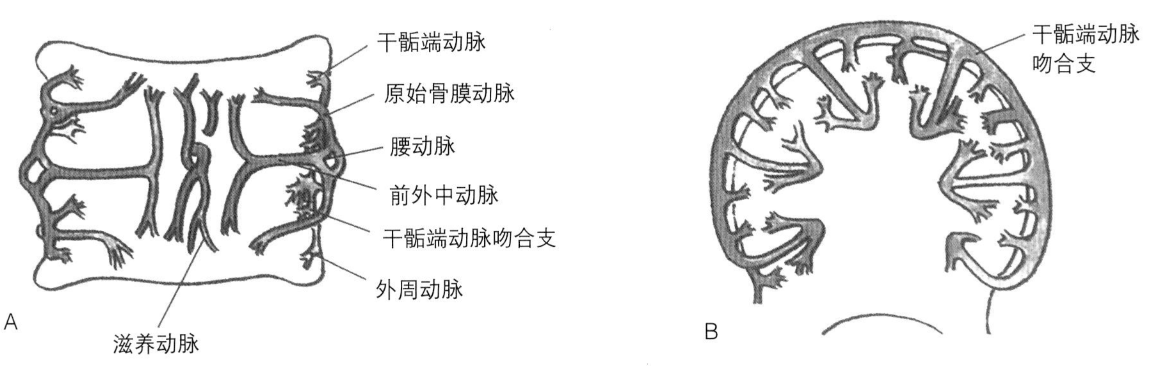

图12-38　腰椎椎体内动脉的分布

A.冠状切面；B.干骺端横切面

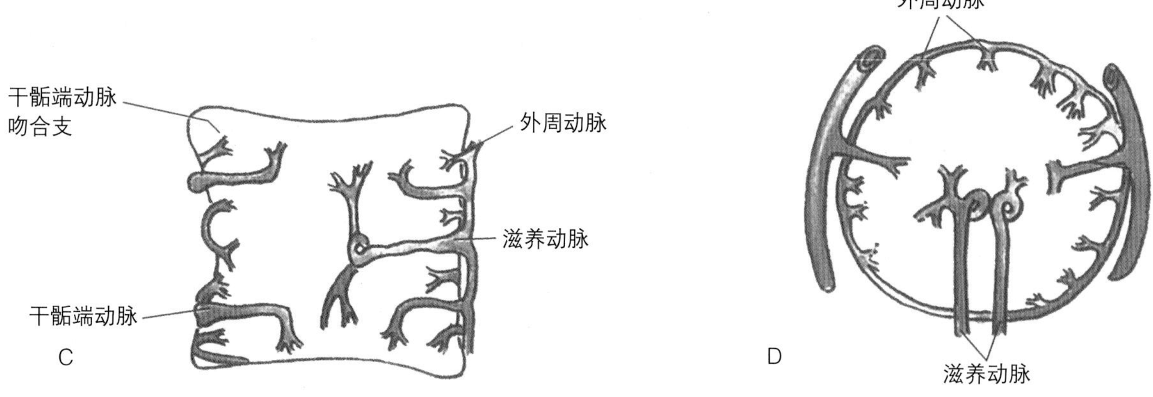

图12-38（续） C.矢状切面；D.椎体中部横切面

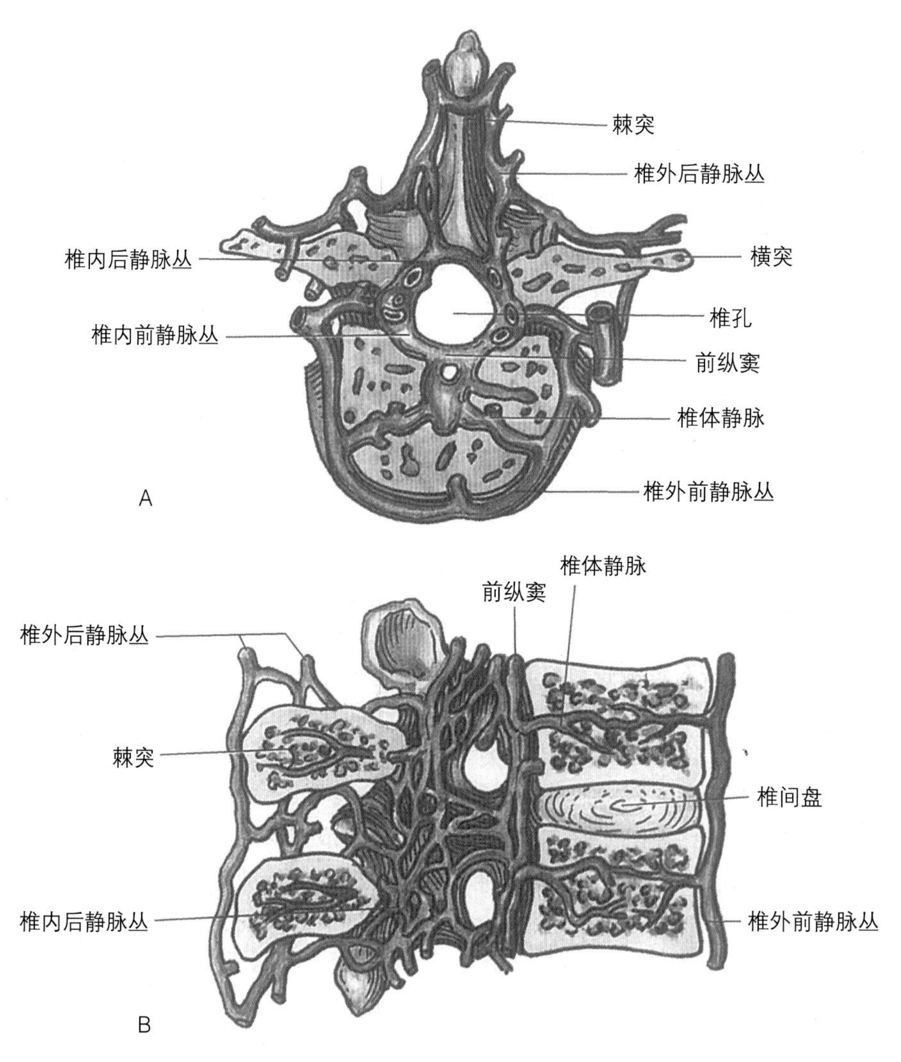

图12-39 腰椎的静脉

A.横切面观；B.矢状面观

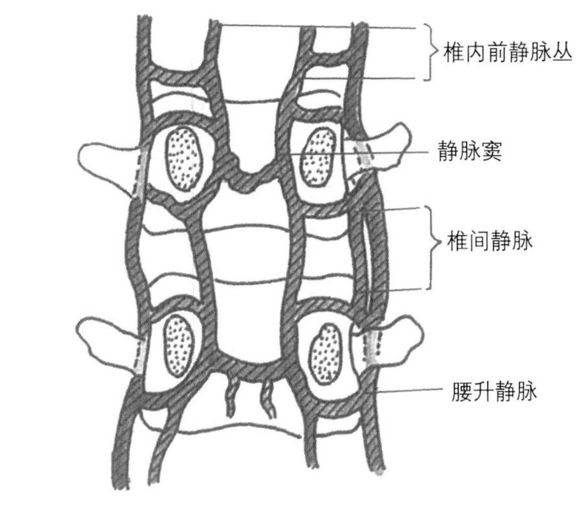

图12-39（续） C.冠状切面观（椎骨后部已切除）

腰椎间盘突出症的临床解剖学

本节的内容就是从解剖学角度阐述腰椎间盘突出症的诊治问题。腰椎间盘突出不等于腰椎间盘突出症，前者仅仅是影像学所见到腰椎间盘形态发生改变，但并不一定引起临床症状，也未必有相应的体征，只有当突出的椎间盘压迫神经根或马尾神经并引起相应的症状和体征时才能称为腰椎间盘突出症。腰椎间盘突出症才是病，所以在诊断腰椎间盘突出症时，一定要明确患者是哪根神经根受损伤；左或右侧出现症状，还是双侧出现症状；哪个节段腰椎间盘突出，突出类型、症状与突出椎间盘有无因果关系，直接因果还是间接因果关系。切不可只见CT、MRI征象就下诊断。

对腰椎间盘突出症疑似病例，一定要根据其感觉运动障碍及腱反射改变特点，推测受损神经根，并排除周围神经卡压，然后再选择要检查的感兴趣的椎间盘。如患者有腰痛，伴左下肢放射痛，左小腿外侧麻木，而膝腱、跟腱反射无改变则可能为左侧第5腰神经根受累，应重点检查第4、5腰椎，第5腰椎与第1骶椎左侧椎间孔处有无椎间盘突出。如患者有足下垂，则一定先检查有无腓骨颈部压痛及Tinel's征，以排除有无腓总神经卡压征，重点应放在第5腰椎与第1骶椎椎间盘。

由于椎间盘位于硬膜囊和神经根的前方，所以椎间盘突出时，突出物压迫神经根的部位均在神经根的前方。根据突出物与神经根上下位置关系，又分为肩部压迫，即突出物压迫在神经根上前方；腋部压迫，即突出物压迫在神经根的前内侧部。中央型突出几乎全部压迫在硬膜囊前方。这种毗邻关系的另一重要意义在于后路手术切除黄韧带进入椎管后，应先寻找神经根，然后将神经根牵开后在其前方寻找突出的椎间盘行切除术，切记不可不见神经根就下刀切除椎间盘，这样容易损伤神经根。

■ 腰椎间盘突出症体征的解剖学基础

1. 腱反射改变　由于第4腰神经根支配股四头肌，第3、4腰椎椎间盘突出及第4、5腰椎椎间盘椎间孔突出时，膝腱反射减弱或消失。第1骶神经根支配腓肠肌，当第5腰椎与第1骶椎椎间盘突出时跟腱反射减弱或消失，而第5腰神经根既不支配股四头肌，也不支配腓肠肌，所以第4、5腰椎椎间盘后外侧突出不会出现腱反射改变；中央型椎间盘突出症，由于多不累及第1骶神经根，所以很少出现跟腱反射改变，但如果压迫第1骶神经根也可能伴有跟腱反射改变。但不管腱反射改变如何，腰椎间盘突出症（第3腰椎~第1骶椎）均不会出现下肢病理征。

2. 直腿抬高及加强试验　神经根及硬膜在椎管内有一定活动度，在直腿抬高至30°前，腰骶神经根基本不动；但在30°~75°时，腰骶神经根向远端移动，所以正常情况下，下肢可以直腿抬高至70°以上多无任何症状。当腰椎间盘突出症时，神经根受到压迫或挤夹，此时神经根移动范围受到影响甚至不能移动，所以直腿抬高时可以牵拉神经根而出现放射痛，这种放射痛在下降肢体时会减轻，抬高及踝背屈时而加重（加强试验）。由于第5腰神经根、第1骶神经根参与坐骨神经组成，故第4、5腰椎，第5腰椎与第1骶椎椎间盘突出时多出现坐骨神经痛，多不会出现股神经痛。

3. 股神经牵拉试验　与直腿抬高试验相同，当第3、4腰椎椎间盘突出及第4、5腰椎椎间盘椎间孔突出累及第4腰神经根时，出现股神经痛。检查方法为患者俯卧位，膝关节伸直，髋关节后伸，可出现沿股神经的放射痛。

4. 健肢直腿抬高试验　当神经根腋部受压时，健侧肢体抬高可以引起硬膜囊下移，进而牵拉患肢神经根，而神经根由于活动受限而出现刺激征。当神经根肩部受压时，腰椎间盘突出症则不会出现此体征。

以上神经根刺激征在神经根炎症及受压较重时明显，而在压迫及炎症较轻的病例则不明显。如果单纯压迫重而炎症轻的病例，神经根刺激征也可能不明显；如果炎症明显而压迫不重的病例，体征也可能很明显，所以体征与压迫轻重不成正比，临床上应具体问题具体分析。

腰骶部根性痛、干性痛、丛性痛的解剖学基础

腰骶神经根出椎管后组成骶丛，自骶丛中又分出坐骨神经等主干神经，神经受累部位不同，产生的症状、体征有所区别，但均属腰骶丛范围，所产生的症状、体征又有其共同点，临床上易混淆，应注意区别。

1. 丛性痛的解剖学基础　骶丛由第4腰神经根~第3骶神经根出椎管后的前支组成，第4、5腰神经根组成腰骶干，第1~3骶神经根前支与腰骶干在骨盆侧壁组成骶丛。骶丛位于梨状肌前面，其分支经梨状肌上、下孔出盆腔，在骶丛的表面有盆腔筋膜覆盖，在骶丛的前方有卵巢、子宫、输卵管（女），精囊腺、前列腺、膀胱（男）相邻。在子宫等脏器周围有盆腔静脉丛、大量脂肪及疏松结缔组织。另外还有盆腔内脏神经走行其间，包括骶交感干、左下腹下丛、右下腹下丛和盆丛。盆丛位于直肠、精囊腺和前列腺（男），子宫颈及阴道穹隆（女）的两侧，其纤维随髂内动脉分布于骨盆内脏器。此外还有由第2~4骶神经前支的副交感神经节前纤维组成的骨盆内脏神经，这些内脏神经主司盆内脏器的感觉及运动功能。

当子宫颈病变、附件炎及慢性盆腔炎（女），前列腺炎（男），盆腔肿瘤等疾病时，可累及腰骶丛、盆丛及盆内脏神经等结构，使这些神经功能产生障碍。骶丛受到刺激后，其支配的下肢、会阴及骶臀部产生酸痛不适，但骶丛分支众多，所以定位并不明确。除此之外还产生腰痛，这种腰骶部疼痛是反射性疼痛，并非腰椎本身病变引起，所以腰部压痛点及部位并不确定，即“痛无定处”。当叩击时，腰部疼痛非但不加重，反而有舒适感，这与腰椎本身病变的“痛有定处”叩击痛特点明显不同。对于盆腔肿瘤（尤其是恶性肿瘤），叩击腰部时其舒适感不明显。

丛性痛的临床特点，男性多见于前列腺炎，女性多见于盆腔炎、附件炎等疾病。丛性痛女性患者除腰骶疼痛、痛无定处、叩击舒适外，还有白带多、下腹压痛、性生活后症状明显等表现。妇科检查多有阳性发现，男性前列腺液检查多能明确诊断。

2. 根性痛的解剖学基础　根性痛是神经根受到压迫或刺激而引起的疼痛。因为第4腰神经根~第2骶神经根均在椎管内，所以椎管内病变才造成根性痛。哪一根神经根受累，产生的症状就是那一根神经根所支配的肌肉肌力改变，所支配的皮肤产生感觉改变。受累神经根不同，产生症状也有差别，这种根性症状沿受累神经根自腰骶部向下肢放射，定位明显，受累范围较丛性痛及干性痛局限。根性痛的病因，多为腰椎间盘突出症、侧隐窝狭窄及椎管内肿瘤等疾病，所以腰部常有压痛、叩击痛，这可能是相应神经根的后支放射痛。神经根紧张或牵拉试验阳性，如屈颈试验、直腿抬高试验、股神经牵拉试验等，这些体征在丛性痛和干性痛中为阴性。

3. 干性痛的解剖学基础　骶丛发出的主要神经干为坐骨神经，当坐骨神经受压后产生的神经痛为干性痛。由于坐骨神经在穿经梨状肌下孔时有多种变异，是压迫神经的主要原因，所以常见的干性疼痛疾病为梨状肌综合征，或称为“骨盆出口狭窄综合征”。其表现为梨状肌下口处深压痛，压痛部位即是坐骨神经出梨状肌下口处。坐骨神经支配小腿外侧及后面、足背及足底的感觉，小腿前、后面所有肌肉及足肌，所以干性痛的范围较根性痛要大且符合坐骨神经支配范围。由于腰部无病变，所以无腰痛、无叩击痛，腰椎活动正常，神经根刺激征均为阴性。

■ 腰神经根起始部与椎间盘水平的位置关系及临床意义

腰神经根自硬膜囊发出后斜向外下方，先紧贴椎弓根内侧，然后绕至椎弓根下方穿出椎间孔。第3、4腰椎椎间盘对应第4腰神经根起始部，第4、5腰椎椎间盘对应第5腰神经根起始部，第5腰椎与第1骶椎椎间盘对应第1骶神经根起始部。这种对应关系，在腰椎间盘后外侧突出时特别典型，而腰椎间盘中央突出及偏中央突出时，除影响硬膜内马尾神经外还可能压迫相应节段神经根的硬膜囊内部分，所产生的症状可能是双侧神经根症状或大小便障碍，会阴区感觉障碍。

■ 腰椎间盘突出的病理分型

腰椎间盘突出主要根据其突出形态进行病理分型（图12-40）。正常椎间盘形态与椎体上面相一致，其前面圆隆，后缘则两侧凸起，后正中部凹陷。大多学者认为椎间盘向前方突出至椎体前方时，很少引起临床症状，故临床意义不大；但杜心如认为腰椎间盘前方突出有可能是引起腰痛、下腹痛及下肢怕冷发凉的原因之一，前方突出是否引起临床症状尚缺乏系统研究。椎间盘向上或下方突出至椎体内亦多无临床症状，称为许莫结节；只有向后方的突出易压迫神经根和硬膜囊，临床意义明确，所以现有的分型主要是椎间盘向后方突出。

1. 膨出　椎间盘的纤维环完整，只是整个椎间盘向后呈圆隆型膨起，与正常椎间盘后缘相比，其后正中的凹陷消失，代之以膨隆形改变。这种类型多是椎间盘退变或突出的早期表现，由于不压迫神经根，所以不引起神经根受压症状。

2. 突出　椎间盘的纤维环断裂，导致其内层纤维环及髓核向后外侧突起，使纤维环局部膨隆，但椎间盘外层纤维环完整，或仅有少量纤维环完整，其内退变及变性的髓核从破裂口处突出，除突出物机械压迫神经根外，还可能从中漏出大量化学炎症因子，这些炎症因子刺激神经根产生严重的症状体征，一般以后外侧突出为常见。

3. 脱出　当纤维环完全破裂，其内的髓核及变性的椎间盘物质自纤维环脱出至椎间盘外，位

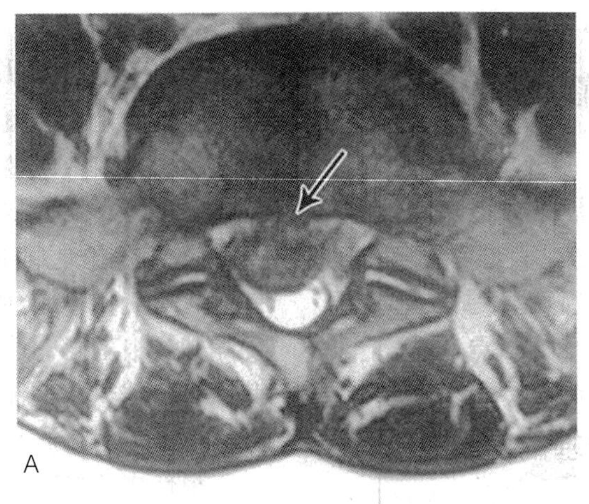

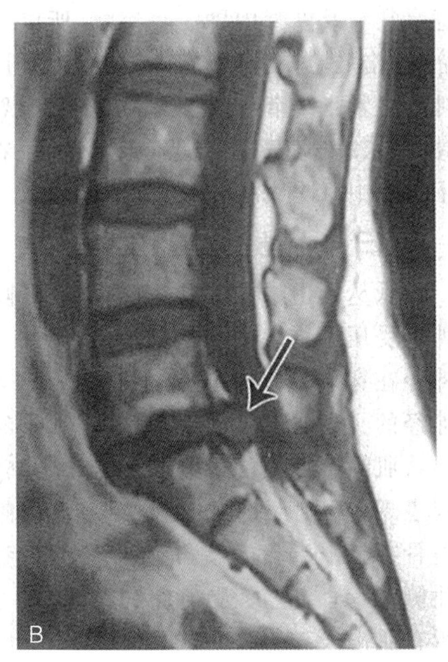

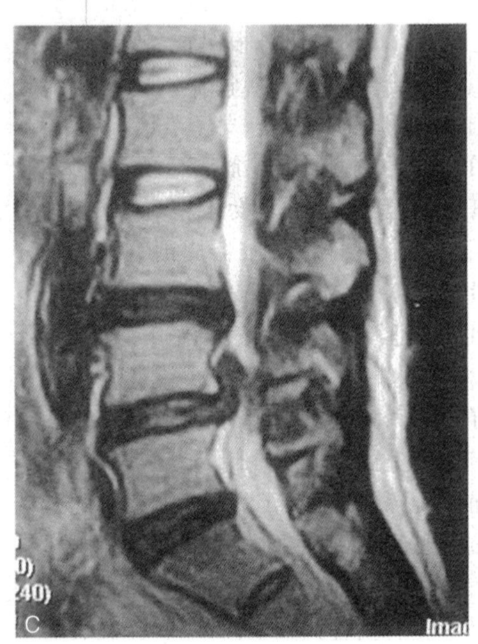

图12-40　腰椎间盘突出
A.游离型；B.正中突出型；C.向上突出型

于后纵韧带下方。这种椎间盘突出临床上也很常见，引起的症状和体征也很严重。

4. 游离　髓核及变性的椎间盘组织自破裂的纤维环及后纵韧带穿出至硬膜外，使之与椎间盘分离，成为一游离组织。这种游离椎间盘可向上下移动，有时可在椎体后面，还有极少数至硬膜囊后面，此种椎间盘突出压迫神经根及硬膜囊，可引起严重的疼痛症状及大小便障碍。

5. 硬膜下型　突出的髓核穿破硬膜进入硬膜下间隙，此种情况引起严重的马尾神经粘连，症状重，手术操作复杂，术后恢复较差，临床上少见，几乎均是粗暴手法按摩及扳正治疗所造成。

以上是根据椎间盘突出程度及压迫部位而分类的方法，还有一种分类方法是根据椎间盘后方突出部位分为椎间孔型、后外侧型和中央型3型。后外侧型最为常见，突出物压迫下位神经根的肩部、前部和腋部。椎间孔型腰椎间盘突出压迫椎间孔内走行的上位神经根，如第4、5腰椎椎间孔型压迫第4腰神经根，第5腰椎与第1骶椎椎间孔型突出压迫第5腰神经根。中央型突出压迫

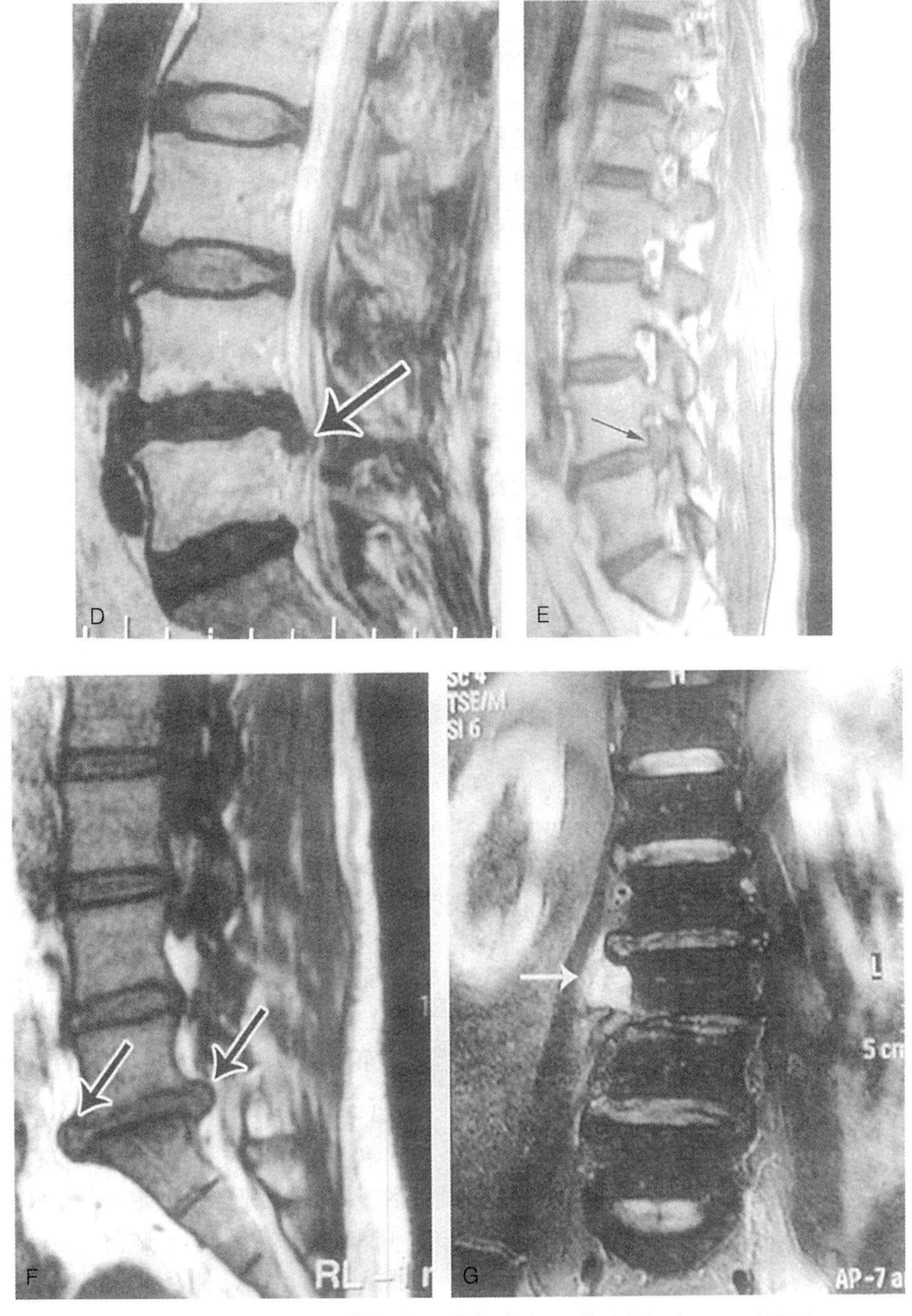

图12-40（续） D.向下突出型；E.椎间孔型；F.前后突出型；G.腰大肌型

硬膜囊及马尾神经，除非突出巨大，或存在双节段突出，一般轻、中度突出则很少出现症状，因为马尾神经在硬膜囊内的位置偏后。腰大肌型椎间盘突出较为罕见。

腰椎间盘突出的症状与体征

腰痛是常见症状，多数患者有慢性腰痛史，造成腰痛的原因为椎间盘突出时，其纤维环破裂，炎症因子刺激了分布在椎间盘纤维环周缘的窦椎神经纤维，从而导致腰痛；还有可能是突出物压迫硬膜囊产生了硬膜痛。我们认为产生腰痛的原因还有可能是神经根受压后其腰神经后内、外侧支受累引起的一种放射痛。因为神经根分支发出后支和前支，压迫前支产生坐骨神经痛，压迫后支则产生相邻部位的腰痛，其疼痛特点为深压痛，多位于相应节段棘突旁，叩击时可加重，并诱发坐骨神经痛。

1. 坐骨神经痛　由于第5腰神经根、第1骶神经根是坐骨神经的主要组成部分，95%的腰椎间盘突出发生在第4、5腰椎，第5腰椎与第1骶椎椎间盘，所以坐骨神经痛几乎是腰椎间盘突出症的必有症状。该疼痛是一种放射痛，疼痛沿神经根及坐骨神经走行部位放射，一般情况自腰部、臀部、大腿后部至小腿后外侧及足背或足底，是自上而下的放射，但也有少数情况只有小腿及足背的放射痛。由于椎管内静脉丛与腹腔、胸腔静脉丛相通，并且没有瓣膜，所以当腹压增加如咳嗽、喷嚏、排便等腹压增加的动作，可以使椎管内压力增高而诱发坐骨神经痛。当站立或活动增加时，椎间盘突出加重或对神经根压迫加重亦可诱发或加重坐骨神经痛，而休息卧位时则症状减轻，所以腰椎间盘突出症引起的坐骨神经痛特点是休息轻、活动重，白天重、晚上轻，这与肿瘤引起的坐骨神经痛明显不同。

2. 股神经痛　顾名思义就是放射痛沿股神经走行，自腹股沟部至小腿内侧及足内侧。患者常述胫骨前方疼痛，这主要见于第3、4腰椎椎间盘突出和第4、5腰椎椎间盘突出症的椎间孔型。

3. 麻木　麻木的范围与神经根受压后出现相应皮肤支配区一致，这也是协助定位及诊断的指标之一。第4腰神经根受累时，小腿前内侧麻木；第5腰神经根受累时小腿外侧及足背部麻木；第1骶神经根受累时足底麻木及小腿后部麻木。

4. 间歇性跛行　多为神经根受压后其血供发生改变，当行走一段距离后神经根充血，静脉瘀滞，继而发生神经根内压增高和动脉供血不足，最后导致神经根缺血而产生疼痛及麻木症状。其症状特点为行走短距离后（数米至数百米）出现沿坐骨神经走行及分布区域的麻木疼痛，停止行走后症状缓解或消失，以后行走距离越来越短而缓解则越来越不明显。弯腰、蹲下后此症状消失，骑自行车则不出现症状。这是因为骑车时弯腰前屈，此时腰椎管内容积加大，使神经根缺血症状缓解。间歇性跛行可以用一句话概括其临床特点："骑车能骑20 000米，走路走不了200米"。间歇性跛行多见于腰椎管狭窄症，在腰椎间盘突出症中出现时说明神经根受压较重，而局部炎症并不重。

5. 马尾综合征　多见于巨大中央型突出症（第4、5腰椎或第5腰椎与第1骶椎椎间盘），主要是马尾神经受损后出现大小便障碍、性功能障碍、会阴部麻木，可伴有腰骶部疼痛。

6. 肌肉无力及萎缩　神经根受压后前根受累可出现肌肉无力及萎缩。由于四肢肌肉受多个神经节段支配，同时一个神经根又支配数块肌肉，所以根性肌肉无力及瘫痪多累及多块肌肉，但很少有整块肌肉出现完全瘫痪及萎缩，这是由四肢肌肉的神经支配特点所决定的。但每个神经根所支配的主要肌肉肌力改变及萎缩明显，可由此推测受累神经根。如第4腰神经根主要支配股四头肌，第5腰神经根主要支配跗长伸肌及胫骨前肌，第1骶神经根主要支配腓骨长、短肌，所以第3、4腰椎间盘突出时多出现股四头肌无力及萎缩，第4、5腰椎间盘突出时可出现足背伸、踝背伸障碍无力，甚至足下垂，第5腰椎与第1骶椎间盘突出时出现足外翻受限，甚至腓肠肌无力。

7. 患肢怕冷发凉　由于神经根内除含有一般躯体感觉和运动纤维外，还有内脏运动和感觉纤维，所以一部分病例可以出现内脏运动神经纤维损伤的症状，产生患肢血管舒缩障碍，表现为患肢怕冷发凉，这种冷由内向外，由骨、肌肉至皮肤，保暖多不能使之缓解，可伴有足部湿凉，肤色发深或苍白。

腰椎内固定技术的临床解剖学

腰椎内固定术已广泛地应用于临床，前路与后路内固定术相比，前路创伤较大，但由于直接切除病灶及致压物，所以临床上很常用。本节主要阐述前后路手术相关的解剖学。

■ 腰椎人字嵴进钉技术

手术中腰椎人字嵴的辨认和显露

腰椎人字嵴在第1~5腰椎均很明显（图12-41），在人字嵴凹处有脂肪球，人字嵴凹的下方为腰血管后内侧支自横突间由前向后走行，往往为一根动脉、两根静脉。手术显露时，此血管束常常是造成出血的主要原因。处理方法就是预先用尖镊夹住电凝止血，这样既能止血，又能清楚地显露峡部嵴。一般情况下，尖镊尖不要伸入人字嵴凹的深面，应提起尖端止血，以免尖镊插入横突前方烧灼腰神经及其分支。由于该血管支是腰血管的分支，其压力较高，若此血管被切断，其近端回缩，出血较凶猛。在这种情况下，可先将尖镊在人字嵴凹内钳夹，吸净出血，电烧之，再用明胶海绵压迫片刻即可止血。

峡部嵴为椎板外缘的骨嵴，在上关节突的外上缘有骨性突起，即是乳突。在横突根部有一骨性突起，即是副突。乳突副突之间有一凹陷，其上有乳突副突韧带附着，在该韧带下方有腰神经后内侧支穿过。手术时往往将此韧带切除，神经支也被切断，此时乳突副突嵴就完全显露。峡部嵴和乳突副突嵴相交处即是人字嵴顶点，此处即是腰椎椎弓根进钉部位。

腰椎人字嵴的进钉步骤

先在人字嵴顶点处用尖嘴咬骨钳咬除少许骨皮质，这样做的目的是利用尖锥尖在进钉时稳定，不至于滑移，另外也是进一步确定进钉点的方法。用尖锥在此处向椎弓根方向钻出一骨孔，尖锥方向与腰椎终板平行，向内侧与正中矢状面呈5°~10°夹角，可参考腰椎侧位片及椎板方向决定进钉角度。确定进钉点及角度后，用T形尖锥沿椎弓根向前方均匀用力钻入，由于椎弓根为圆形或椭圆形，其四周为皮质骨，中心为松质骨，所以进钉时有进入松质骨内的磨砂感，呈均匀阻力而不会有硬物阻挡感。如果在进钉时阻力很大，或感觉有硬物阻挡，可能是锥子碰到了骨皮质，说明进钉方向不正确或选择进钉点不对，应重新调整方向或选择进钉点后再次操作。由于椎弓根内侧及下部骨皮质较厚，所以锥子遇到此处骨皮质时阻挡感明显，只有在松质骨内的感觉说明进钉钉道位置正确。

为了验证进钉钉道是否穿透了椎弓根皮质，可用椎弓根探子探触钉道四壁，如果均是粗糙感，则表明钉道正确，未穿透骨皮质，如果有突破感，则说明已经穿透了骨皮质，进钉钉道已突破椎弓根，其位置出现了偏差，应重新调整。探查钉道时应特别注意对内侧壁和下壁的探查，因为此二壁与神经根紧邻，穿透后易损伤神经，而上壁与外壁则相对安全。

钉道完成后，选择合适粗细及长度的椎弓根螺钉。一般情况下，可根据椎弓根CT横断面测量椎弓根内径的最小横径，作为选择螺钉粗细的依据。测量沿椎弓根长轴自椎弓根后端至椎体前侧骨皮质长度作为选择长度的依据。这种选择多较准确。还有一种较粗略的测量方法，就是在腰椎侧位片上测量沿椎弓根长轴自椎弓根后端至椎体前缘皮质长度，此长度的80%作为选择螺钉长度的依据。实践证明这种方法与CT测量法联合应用，可较准确地选择螺钉。顺钉道拧入螺钉，拧入时可以感觉到椎弓根螺钉在钉道内的均匀阻力感。但需要指出的是，椎弓根螺钉在椎间盘内也有阻力感，但阻力较小。如果有突破感或落空感，则可能为椎弓根螺钉穿出了椎弓根，应停止拧入并寻找原因。在拧入过程中可轻轻摇晃一下螺钉，如果螺钉稳固，则说明钉道位置正常，螺钉把持力较好，这样一个椎弓根螺钉的安装就完成了（图12－42）。根据需要按上述操作依次拧入螺钉，待所有椎弓根螺钉全部拧入后，用C形臂进行透视，观察椎弓根螺钉的位置。

在侧位像上观察螺钉在椎弓根及椎体内的位置。由于椎弓根下切迹较上切迹深，所以可以依据此影像特点确定椎弓根的上、下缘。椎弓根与椎体上1/4~1/3相连，可根据此特点确定椎体上、下缘。正常情况下螺钉位于椎弓根中间部位，在椎体的上1/4部位，螺钉的前端应位于椎体前侧皮质影像的后方，螺钉在椎体内的长度占椎体前后径的80%较为合适。如果超过90%或螺钉前端与椎体前侧皮质影像重叠或超过，则说明螺钉太长，已穿出了椎体前侧皮质。如果不到80%，则说明螺钉较短，可继续向深部拧入。螺钉与终板平行最好。正位像上可观察到螺钉在椎弓根椭圆形影像内，螺钉呈短的线段。也可以拍摄腰椎正、侧位片以代替C形臂，判断方法同前。通过用上述方法确诊螺钉位置正常后，即可进行下一步操作，安放钢板及棒杆结构。

椎弓根螺钉操作的要点在于确定进钉点及方向，选择合适粗细及长度的螺钉。操作应一次成功，不要反复操作。有时为了达到最优的螺钉位置，反复在椎弓根内拧入拧出，结果使钉道扩大，或椎弓根皮质破坏，导致椎弓根螺钉把持强度下降，甚至失败。对于老年人及骨质疏松患者，在拧入螺钉时更应注意。

在腰椎退变病例，其上关节突及下关节突退变增生明显，咬除增生的骨赘后仍可辨认人字嵴及人字嵴顶点。峡部嵴恒定存在，其本身不会发生退变。临床上常见到下关节突增生退变后，将峡部嵴遮盖，当去掉这些增生骨赘后就可清楚地显示峡部嵴。有时副突韧带骨化，此时使乳突副突嵴更加明显，使人字嵴更加易于辨认。在峡部裂的病例，去掉下关节突及椎板后，仍可见到残留的峡部嵴近端，参照其乳突副突嵴仍可确定人字嵴顶点。只是在腰椎滑脱的病例，由于腰椎向前移位，从后面显露则显得位置深在，暴露较为困难。对于一些椎板切除椎管敞开的病例，可以通过探查椎弓根内侧、下侧及上侧骨皮质的位

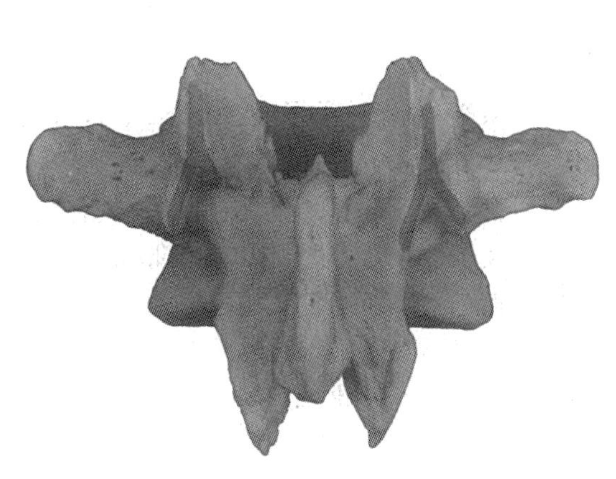

图12－41　人字嵴的位置及形态

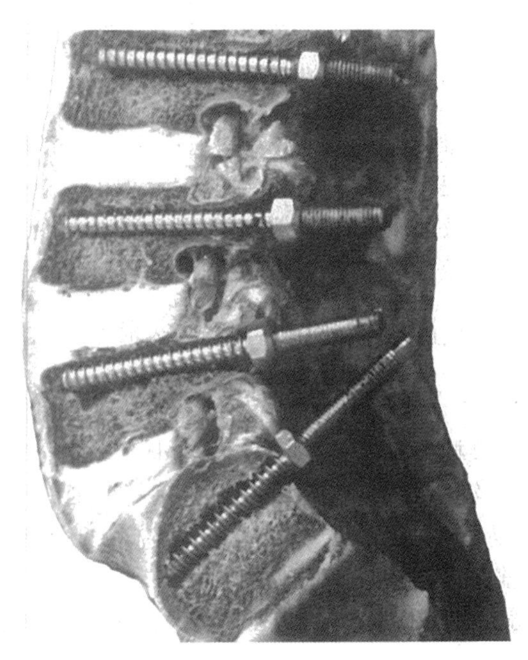

图12－42　第3腰椎至第1骶椎椎弓根螺钉神经根中的关系

置，间接判定或帮助确定椎弓根螺钉的进钉点及方向。

腰椎前路钢板内固定术

手术入路及减压

胸腰部联合入路适合上腰椎及下胸椎，肾切口则适合第2~4腰椎前路手术，下腹部倒八字切口则适用于第4、5腰椎椎体的手术。在胸腰椎前路手术通常采用左侧入路，因为主动脉在左侧，腹主动脉搏动、易辨认，另外右侧有肝脏的阻挡，也影响手术视野。对于上腰椎及下胸椎，根据需要切除病变上方2个节段肋骨，在腹部将腹膜向前推开，在腹膜外显露腰椎，钝性分离腹膜外脂肪及输尿管，显露出脊柱及腰大肌。生殖股神经在腰大肌表面纵向走行，应注意识别和保护。在腰椎前侧方需处理腰大肌，由于腰大肌纤维起始于诸椎体的前侧面，所以起点散于各个椎体，根据需要将腰大肌起始部部分剥离并不会造成腰大肌功能障碍。在处理完腰大肌后，腰椎侧面及椎间盘侧面就显露出来，隆起的部分为椎间盘，凹陷处为椎体，节段血管一般在椎体中部的凹陷处自前向后横行，此时应用两把直角血管钳将节段血管钳夹切断，再用丝线结扎或缝扎，由于腰部节段血管由主动脉直接发出，压力较高，电凝止血不易成功，且血凝块容易脱落，造成出血。一旦出血不应盲目钳夹，一定要辨认出血点，可以用骨膜剥离子压迫止血，再吸净积血后寻找出血点。根据病情确定病变部位，先切除椎间盘，然后再切除椎体，切除椎体时应保留椎体前侧及两侧骨皮质，这样可以避免损伤椎前血管及双侧椎体侧方节段血管等结构，尤其对下腔静脉应特别注意，避免损伤。在切除椎体后缘时先确定椎体后缘部位，可用神经剥离子在椎间孔后缘处探查确定并保护自椎间孔穿出的神经根。由于腰丛位于横突前方的腰大肌肌质内，剥离腰大肌至椎体后方时应注意保护，放置拉钩及牵拉腰大肌时应注意保护其下腰丛。

清除椎管内骨块，尤其是陈旧性骨折或其他病变时，往往存在严重的硬膜粘连，应先分离再咬除骨质，以免造成硬膜撕裂，只有当完全切除椎体后部至硬膜前方时才完成了减压。

椎体钉置入

1. 椎体钉进钉点的选择　椎体钉应置于椎体骨质较密集之处，同时又不损伤椎前血管，不进入椎管，所以自椎体侧方进钉，从后上缘或后下缘进钉，由后向前倾斜能够满足上述要求。在胸椎，椎体钉进钉点在距后缘和上（或下）缘分别为4 mm处；在腰椎，选择在距后缘上和（或下）缘8 mm处。在此处进钉，进钉方向自后向前倾斜，与冠状面呈10°，并与上终板或下终板平行（图12-43）。术中一般上位椎体进钉点选择在椎体的后上缘，下位椎体进钉点选择在椎体的后下缘，拧入2枚椎体钉作撑开点，完成减压及植骨操作后安放钢板，然后再拧入另外2枚螺钉。

2. 椎体螺钉长度的选择与判定　由于直视下行椎体钉操作，所以可以用丝锥穿透椎体对侧骨皮质，然后用测深尺测量并选择合适长度的螺钉。也可参考术前CT测量椎体横径估计所选择螺钉长度。术中透视或X线片可以在腰椎正位片上判断椎体钉的长度。由于椎体呈椭圆形，正位片上所示的椎体横径即是椎体的最大横径，椎体钉尖恰好穿透对侧骨皮质，为最

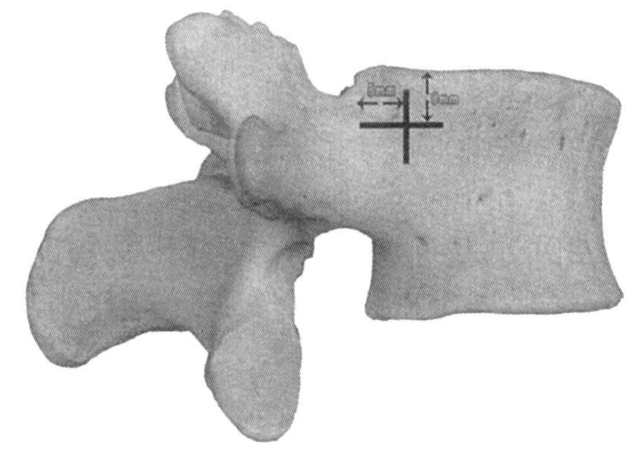

图12-43　腰椎椎体钉进钉定位

适当的进钉深度，平行于上终板或下终板为正确的进钉角度。侧位片由于钢板的阻挡难以判断进钉角度和深度，但可以判断进钉及钢板位置。由于腰椎椎体的前方为大血管，侧方为腰大肌，所以椎体钉穿出对侧骨皮质较为安全，但应注意避免损伤腰丛。

椎间融合器技术的相关解剖学

椎间融合技术是指在椎体间进行植骨融合的一系列技术。由于单纯植骨存在抗压力差，撑开困难及植骨稳定欠佳等问题，近年来出现了用椎体间融合器取代单纯植骨的一系列技术。椎间融合器就是用中空、多孔、带螺纹的圆筒形、方柱形或其他形状的钛合金或碳纤维骨笼，手术时在笼内装满碎骨，然后植入椎间隙中，一般置入2块即可达到要求。其生物力学机制大概有以下几个方面：①界面固定作用。椎体融合器植入椎间隙后可持续地撑开上、下椎体，使前、后纵韧带和纤维环处于张力状态，此时椎间高度恢复，椎体间稳定性增加，而前、后纵韧带的张力又作用于椎间融合器，使椎体间融合器不滑移，这与单纯植骨相比，增加了界面固定作用，即刻椎间稳定性增强。②增加或保持了椎间隙高度。用椎间融合器可有效地撑开椎间隙，使之高度恢复，也可间接地恢复椎间孔正常形态和关节突关节嵌合状态，同时增加椎间孔的面积及容积。③即刻稳定性与长期稳定性增强。在植入椎间融合器后，达到即刻稳定，但后期则通过中空的多孔使融合器内的骨块与椎体融合达到长期稳定。

椎间融合器植入技术和方式

1. 腰椎后路椎体间融合（posterior lumbar interbody fusion，PLIF） 经腰椎后路进行椎体间融合，主要适合下腰椎，即第3、4腰椎以下节段的融合。手术时，常规后入路，显露椎板及切除椎间盘，两侧椎板开窗以利于椎间融合器的植入，将硬膜及神经根向内侧牵开，显露椎间盘，将纤维环切开，在椎间隙内旋转撑开器，然后用绞刀进行椎间盘切割，用丝锥进行钻孔，随后植入椎间融合器，置入深度以其后缘距离椎体后缘3~5 mm为宜。这种手术方式需将硬膜囊及神经根牵开较远，所以对神经根损伤或硬膜牵拉较重，有损伤的可能。

2. 腰椎前路椎间融合（anterior lumbar interbody fusion，ALIF） 经前入路，在腰椎间盘前方将椎间融合器植入，同样适用于第3、4腰椎以下节段椎间盘病变。患者采用仰卧位，经腹正中或旁正中切口，经腹膜或腹膜外至腰椎前方，将腹主动脉、下腔静脉及髂总血管牵开，直达椎体前方，显露第4、5腰椎间隙，第5腰椎与第1骶椎间隙，然后再常规撑开，切除椎间盘，植入椎间融合器。该入路主要有可能损伤大血管及椎前神经丛等，男性患者有阳痿及逆向射精的风险，所以对男性患者应慎用（图12-44）。

3. 经关节突关节椎间融合（TLIF） 经后入路，将关节突关节切除，然后将神经根牵开，将硬膜囊向内侧牵开，再常规切除椎间盘，植入椎间融合器。该手术方式由于切除了关节突关节，所以必需附加内固定术。

经伤椎椎弓根植骨螺钉内固定治疗胸腰椎爆裂骨折

目前，胸腰椎爆裂骨折最主要的治疗方法仍为手术治疗，后路手术与前路相比，创作小、操作较为简单，一直为临床医师所青睐。经伤椎上下相邻椎弓根螺钉内固定治疗胸腰椎爆裂骨折是目前常选择的术式。这些术式所选用的内固定是在伤椎相邻上下椎弓根置入螺钉，经撑开连接杆或角度钉恢复脊柱生理弯曲，然后固定、减压、植骨融合以达到治疗目的，但因骨折类型、手术时机及器械性能等诸多因素影响，常存在复位欠佳、伤椎前缘难以恢复到原来或接近原来的高度、后凸畸形矫正不满意、突入椎管的骨折块难以复位等缺点。有时因器械过度矫正，在骨折脱位复位前出现螺钉切割椎体松质骨现象，直接影响固定后的稳定性，远期出现伤椎前高丧失及后凸矫正角度丢失、螺钉拔出或疲劳断裂等并发症。经伤椎椎弓根植骨螺钉内固定术较好地解决了上述问题。

经伤椎内固定治疗胸腰椎爆裂骨折的相关解剖学

1. 膈肌脚　膈呈穹隆状，中央部较平坦，两侧隆凸。右侧隆凸比左侧高，最高点达第5肋间隙。膈分腱性、肌性两部分。腱性部为中心腱，呈三叶状。肌性部分分为胸骨部、肋部和腰部。胸骨部起自剑突后面，肋部起自下6肋软骨和下4肋，腰部的内侧肌束以左脚和右脚起自上2~3个椎体，外侧肌束起自内侧弓状韧带和外侧弓状韧带。各部肌束止于中心腱。左右膈肌脚与脊柱围成了主动脉裂孔，其内通过主动脉、胸导管和内脏大神经。膈肌脚与胸腰椎椎体前面关系密切，是伤椎复位的解剖学基础。右侧膈肌脚发出10~15 mm宽的纤维束，从主动脉前方穿过，形成食管裂孔的左缘，终于中心腱。同时，右侧膈肌脚的纤维束还参与组成食管裂孔的右缘。在食管裂孔右缘水平，有一源自右侧膈肌脚的纤维束下行，达十二指肠与空肠交界处，该纤维束即为Treitz韧带。而左侧膈肌脚发出4 mm宽的纤维束，向右越过腹主动脉，在腹腔主动脉开口上缘倾斜上行，延伸至下腔静脉开口处（图12-45）。

Collis发现，食管裂孔边缘由左右侧膈肌脚发出不同走行方式的纤维束组成。66%的样本中，右侧膈肌脚发出纤维束组成了食裂管孔左右缘，32%的样本由左侧膈肌脚发出纤维组成食管裂孔的右缘，2%的样本主要由左侧膈肌脚发出纤维组成食管裂孔的边缘。腹主动脉孔上缘，左右侧膈肌脚相接部位可形成弓状韧带（median arcuate ligament），该弓状韧带可能发育不良，左右膈肌脚相接部位变得尖锐。在50例样本中，弓状韧带发育良好者占54%，中等者占10%，发育不良者占36%。在另外一组14例样本实验中，Collis发现一例含有Low（1907年）提到的左侧膈肌脚

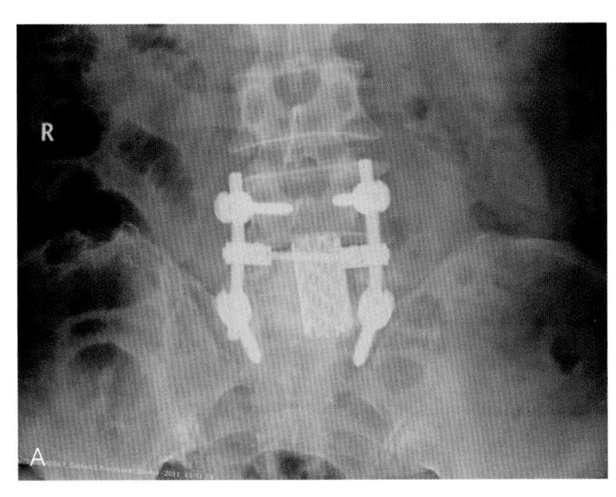

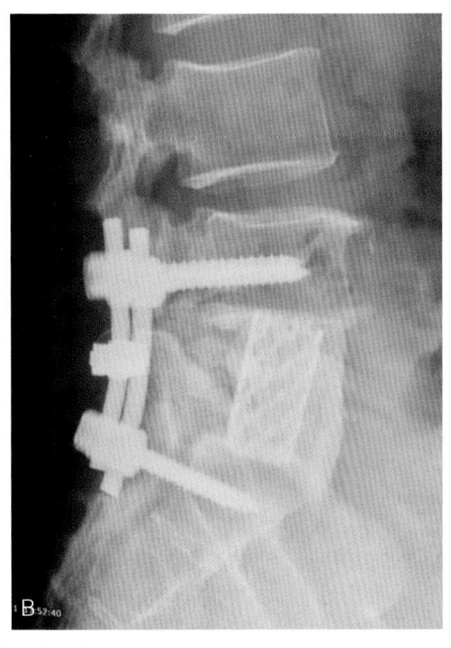

图12-44　椎弓根螺钉固定+前路钛网椎间融合

A. X线正位片，术后；B. X线侧位片，术后

发出4 mm宽的纤维束，向右越过腹主动脉，在腹腔主动脉开口上缘倾斜上行，延伸至下腔静脉开口处，将其命名为Low muscle 1型。50例样本中，Collis发现34%的样本同样起自左侧膈肌脚，倾斜上行至下腔静脉孔，但更宽大扁平的韧带，通常宽10~16 mm，并将其命名为Low muscle 2型。此外，他还在8%的样本中，于食管裂孔边缘韧带的后方，发现了腱间横韧带（transverse intertendious muscle），横韧带的两端终于膈中心腱（图12-46）。

Costa（2004年）基于膈肌脚的形态及食管裂孔的组成形式，将其分成2种类型：Pattern 1型（83.72%），右侧膈肌脚有2支纤维束，左侧有1支纤维束；Pattern 2型（16.28%），左右侧膈肌脚均有2支纤维束。在Pattern 1型中，右侧膈肌脚的2支纤维束参与组成了食管裂孔的左右侧边缘。在Pattern 2型中，左右侧膈肌脚的内侧支纤维束共同组成了食管裂孔的边缘。

Restrepo 通过影像学观察发现左右侧膈肌脚中央纤维束上行，于腹主动脉前方交接形成弓状韧带（median arcuate ligament），研究结果与Collis一致。同Low、Collis一样，他也发现了起源于左侧膈肌脚，跨越腹主动脉，倾斜上行达下腔静脉孔的韧带——Low muscle。除却膈肌脚韧带，他提出在膈肌脚两侧尚存在2组腰肋弓形韧带：中央弓形韧带（medial arcuate ligament）、侧方弓形韧带（lateral arcuate ligament）。中央弓形韧带位于腰大肌上，附着于第1或第2腰椎椎体侧方，其发出的纤维上行与两侧膈肌脚的纤维相接。侧方弓形韧带位于腰方肌上，附着于第12肋骨和第1腰椎椎体横突。Delattre提出膈肌脚发出的纤维可分成4束：右中央束、右侧束、左中央束和左侧束。右中央束、右侧束、左中央束纤维均来自右侧膈肌脚，仅左侧束纤维源自左侧膈肌脚，同时，右侧膈肌脚的纤维组成了食管裂孔的边缘。在少数标本中，食管裂孔的边缘由左右侧膈肌脚的纤维共同组成，但仍以右侧膈肌脚的纤维为主。Loukas（2008年）研究了200例标本，基于膈肌脚纤维的形态和组成食管裂孔纤维的不同，将其分成6型：1型（45%），右侧膈肌脚的纤维构成食管裂孔；2型（20%），左右侧膈肌脚均参与构成食管裂孔；3型（15%），右侧膈肌脚纤维与一束辅助性（additional）左侧膈肌脚纤维构成食管裂孔；4型（10%），右侧膈肌脚纤维与两束辅助性左侧膈肌脚纤维构成食管裂孔；5型（5%），左侧膈肌脚的纤维构成食管裂孔；6型（5%），左侧膈肌脚纤维与一束辅助性左侧膈肌脚纤维和一束右侧膈肌脚纤维构成食管裂孔（图12-47）。刘端与杜心如（2011年）通过观察24例标本指出，膈肌脚可分为内侧脚、外侧脚和中间脚。内侧脚起自上4位腰椎椎体前面，最长且最强壮，左右不对称，右侧较长。两侧的内侧脚向上在第12胸椎、第1腰椎体处交错汇合，形成深长的主动脉裂孔。中间脚较内侧脚薄弱，起自第2腰

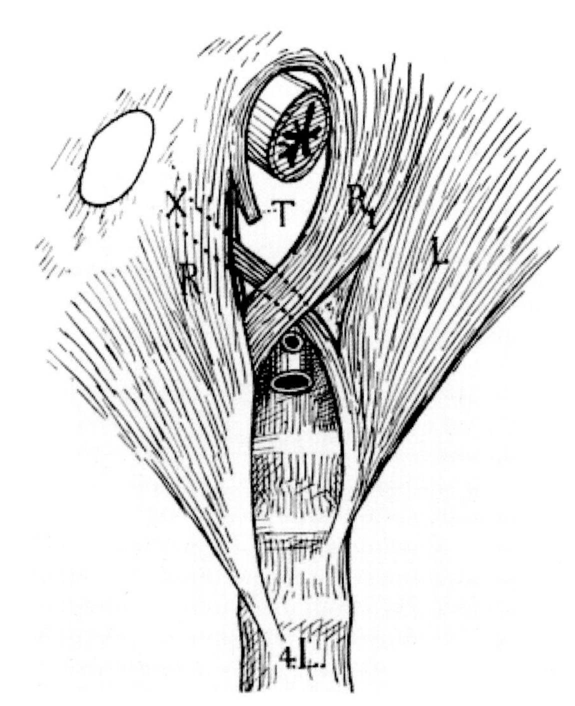

R：右侧膈肌脚；L：左侧膈肌脚；X：起自左侧膈肌脚至下腔静脉孔的韧带；T：右侧膈肌脚内侧纤维束参与食管裂孔组成；R1：起自右侧膈肌脚跨越主动脉的韧带。

图12-45　膈肌脚的形态特点

椎椎体侧面，与内侧脚之间隔以裂隙，其内通过内脏大神经。外侧脚最为薄弱、宽阔，起始于腰肋内侧弓和腰肋外侧弓。

2. 膈肌脚与胸腰椎位置关系 多数学者认为左右侧膈肌脚以腱性部分与前纵韧带相融合，对于膈肌脚附着于椎体的位置尚没有统一定论。Costa指出，右侧膈肌脚附着于第2~4腰椎椎体及椎间盘的右方，在第2腰椎椎体的上1/3处就有膈肌脚附着，不过有3例标本右侧膈肌脚未达第4腰椎椎体；而左侧膈肌脚附着于第2~3腰椎椎体及椎间盘的左侧方。Restrepo通过影像学观察提出，右侧膈肌脚附着于第1~3腰椎，左侧膈肌脚附着于第1~2腰椎。Samudrala同样指出右侧膈肌脚附着于第1~3腰椎，左侧膈肌脚附着于第1~2腰椎。Louka指出，对于右侧膈肌脚的附着位置45%为第1~4腰椎，32%为第2~4腰椎，23%为第2~3腰椎；对于左侧膈肌脚的附着位置2%为第1~3腰椎，40%为第2~3腰椎，30%为第2腰椎，28%为第3腰椎。杜心如报道，膈肌脚附着于第12胸椎~第4腰椎椎体的前方及侧方，其浅层纤维可覆盖4~5个节段，深层纤维可覆盖2个节段，其纤维呈分散状附着。Loukas 报道右侧膈肌脚的平均长度为15.5 cm（11.2~ 19.6 cm），左侧膈肌脚的平均长度为13.5 cm （9.6~16.1 cm），膈肌脚以腱性部分发出，在其总长度的27%（22%~31%）处腱性部分移行为肌性部分。杜心如报道左侧膈肌脚的长度为（73 ± 14.3）mm，右侧为（93.2 ± 26.9）mm，左侧膈肌脚宽度为（9.8 ± 3.5）mm，右侧为（9.7 ± 5.1）mm，左侧膈肌脚厚度为（2.3 ± 2.1）mm，右侧为（4.7 ± 1.2）mm，左右侧膈肌脚的长、宽、厚差别没有统计学意义。刘端通过研究18例标本指出，右侧膈肌脚总长

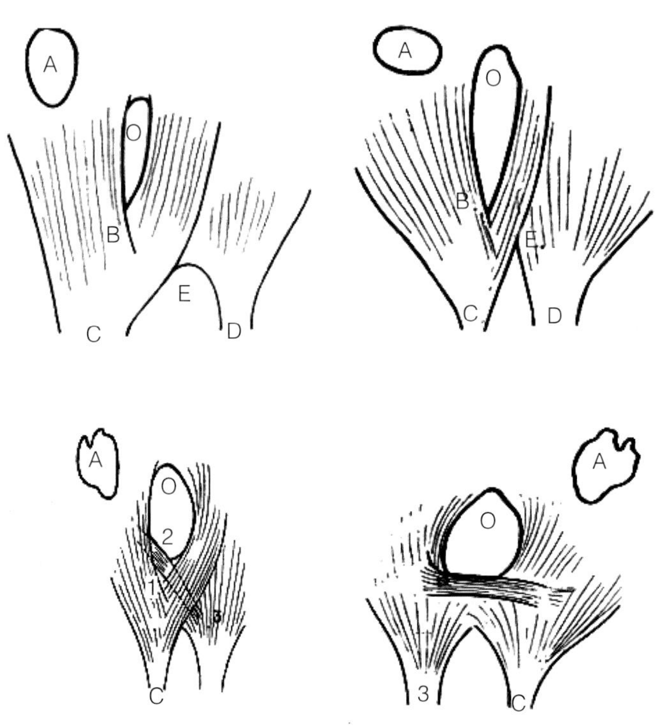

A. 下腔静脉孔；B. 右侧膈肌脚纤维束；C.右侧膈肌脚；D. 左侧膈肌脚；E. 弓状韧带；O. 食管裂孔；P. 腱间横韧带；1. 右侧膈肌脚纤维束；2. Low muscle 1型；3. Lr. CEUB。

图12-46 膈肌脚形态及变异

度为（12.1. ± 1.8）cm，肌性长度为（6.4 ± 1.4）cm，腱性长度为（5.6 ± 1.1）cm，与前纵韧带融合的长度为（7.0 ± 1.1）cm；左侧膈肌脚总长度为（9.6 ± 1.5）cm，肌性长度为（4.9 ± 1.0）cm，腱性长度为（4.8 ± 1.3）cm，融合长度为（5.3 ± 1.1）cm。膈肌脚宽度右侧膈肌脚从第12胸椎下缘处（5.7 ± 1.2）cm逐渐变窄，到第3腰椎上缘水平时为（1.9 ± 0.62）cm，之后逐渐增加至第4腰椎上缘的（2.5 ± 0.6）cm；左侧膈肌脚从第12胸椎下缘处的（1.5 ± 0.8）cm逐渐变窄，到第2腰椎下缘处为（1.0 ± 0.3）cm，之后逐渐增加至第3腰椎水平为（1.4 ± 0.5）cm。双侧膈肌脚的厚度从主动脉裂孔至第2腰椎水平腱肌移行之前，其厚度变化较小，为0.5~0.6 cm，在腱性部分，膈肌脚逐渐变宽、变薄。统计学处理结果表明，左右侧膈肌脚在长度、宽度和厚度方面有差异，右侧膈肌脚较左侧更加粗大。

3. “胸腰椎软组织夹板”的概念　2008年，杜心如等针对胸腰椎爆裂骨折手术复位问题提出了“胸腰椎软组织夹板”的概念，指出胸腰椎前方的腰大肌、膈肌脚、前纵韧带以及后纵韧带、椎间盘共同组成了包绕胸腰椎的软组织夹板，这些组织共同包绕并分割椎体形成独立的间室（图12-48）。胸腰椎体爆裂骨折时，多不会引起腰大肌、膈肌脚、前纵韧带完整性的破坏，即该软组织夹板多保持完整性。在椎体爆裂骨折手术复位中，则可以利用该软组织夹板撑开复位爆裂的椎体。他指出胸腰椎爆裂骨折后俯卧位、伤椎进

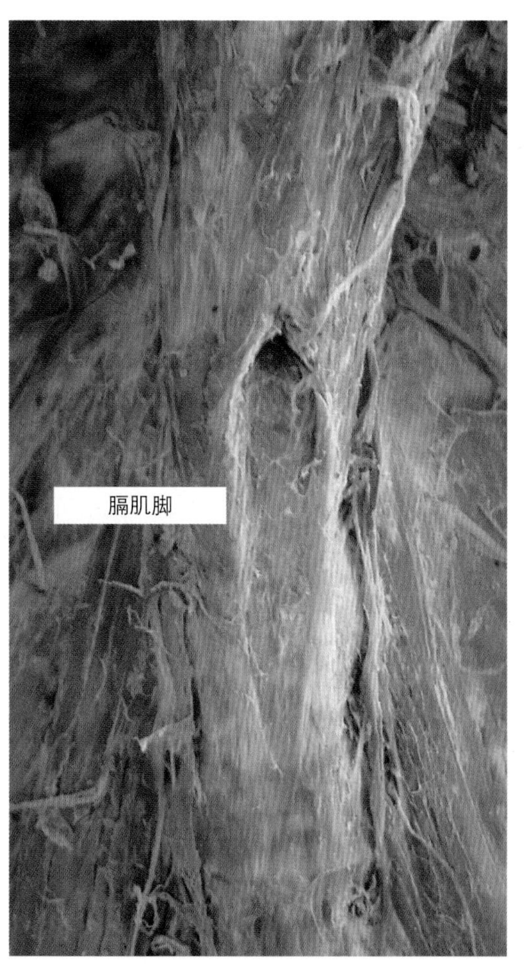

图12-47　膈肌脚标本

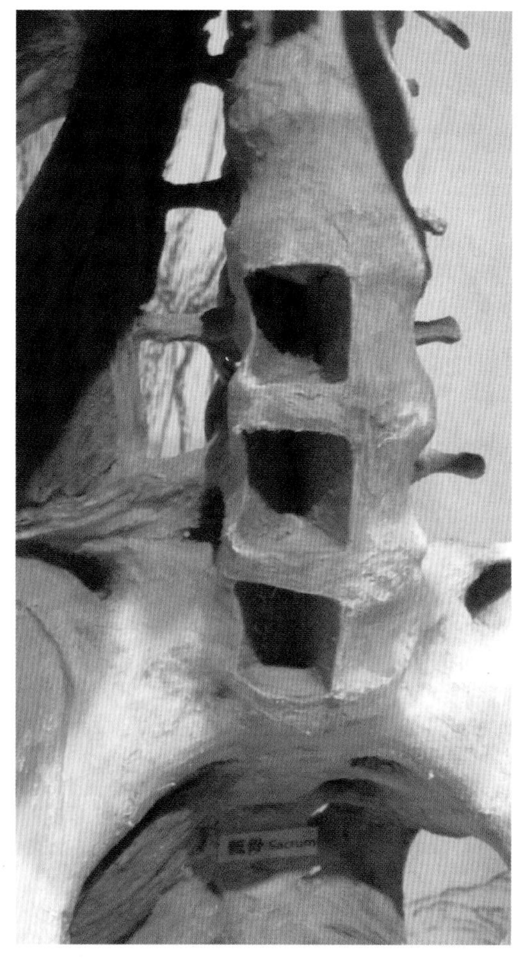

图12-48　椎体可以看成软组织夹板内的独立间室（隋鸿锦供图）

钉和安放钢板三步均能起到骨折复位的作用，椎体的高度及生理曲度有明显的恢复，而以膈肌脚为主要结构参与组成的软组织夹板在其中起到了重要作用。

4. “胸腰椎软组织夹板”在胸腰椎爆裂骨折复位中的意义　在胸腰椎爆裂骨折中以上终板破坏最为多见（AO A1-3型），如何使上终板复位是一个重要问题。第11、12胸椎椎体及第1腰椎椎体呈心形，其前后径较大，椎弓根接近椎体的侧缘，从侧位上观察椎弓根位于椎体上1/4~上1/3处，距椎体上终板较近，所以通过椎弓根可以更容易接近或达到椎体、上终板及侧缘，从而达到骨折复位的目的。

在椎体前方，前纵韧带自上而下走行，在胸腰段前纵韧带厚而韧，覆盖椎体前方的大部，侧方有腰大肌起始部附着，自上而下，腰大肌附着部覆盖的范围逐渐增大。自第1、2腰椎椎体向下延伸至第3、4腰椎椎体侧前方粗壮的膈脚纤维附着并与前纵韧带融合，这些组织对维持脊柱稳定起着重要作用（图12-49）。在胸腰椎骨折时，这些韧带及肌肉多保持完整，完全断裂的可能性很小。当脊柱骨折时，这些韧带肌肉除对限制骨块移位及保护脊柱前方的血管及内脏器官起重要作用外，同时还对骨折复位起着重要作用。在对胸腰椎骨折进行复位时，这些韧带肌肉可起到软组织夹板作用，能够协助复位并维持骨折块的稳定。

在椎体后方，椎管前壁有后纵韧带附着，后纵韧带在椎间盘水平与椎间盘附着紧密，难以分离，后纵韧带与椎体之间填充着脂肪及静脉丛。当爆裂骨折时，后纵韧带有阻挡骨折块向后移位的作用，但由于下腰椎后纵韧带较细小，所以阻挡作用较为有限，严重爆裂时后纵韧带及椎间盘破坏的概率增大，这可能是骨折块移位严重的原因之一。椎间盘是连接椎体的重要结构，其外周纤维环强韧，在椎间盘前方及侧方与椎体终板连续紧密，当脊柱骨折时，椎间盘内压增高，可使终板中心部破坏，但很少使外周的纤维环破坏，完整的纤维环是经伤椎椎弓根骨折复位的重要结构之一。

经伤椎椎弓根内固定术模拟复位

为了研究经伤椎椎弓根内固定术复位的机制，我们对脊柱标本进行了经伤椎椎弓根内固定术模拟复位。模拟椎弓根螺钉复位时发现，椎弓根螺钉在拧入椎体过程中，其上方接近椎体上终板，侧方靠近椎体侧缘，椎弓根前端可以达到椎体前缘，这样可以直接起到撬拨作用（图12-50）。如果相邻三个节段椎弓根螺钉共同作用及牵拉，可以紧张前纵韧带，对恢复椎体前缘高度及生理弯曲有明显作用，与相邻上下椎弓根螺钉内固定术相比，伤椎内固定技术可更好地牵张前纵韧带，维持椎体前缘高度及生理弯曲。

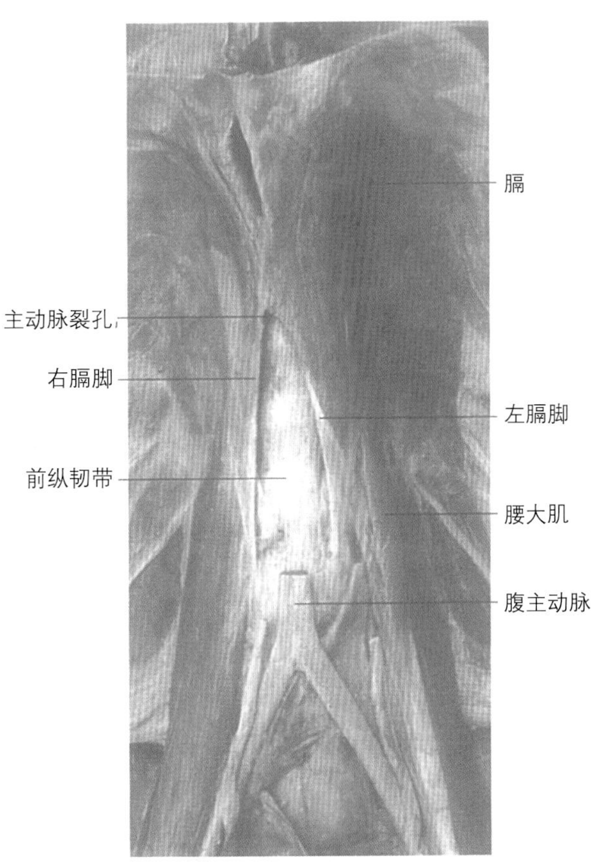

图12-49　腰部前纵韧带、腰大肌及膈脚的毗邻

胸腰椎爆裂骨折的病理基础

胸腰椎爆裂骨折多为上终板破裂，较少有下终板骨折，椎弓根多完整，只有少数椎弓根破裂。在大部分病例中椎弓根与突入椎管的骨折块分离，但并不证明二者没有联系，而是靠后纵韧带或椎间盘相连，所以可以经伤椎椎弓根向前推移而使骨折复位或部分复位。椎弓根间距是否变宽并不是爆裂骨折的必备特征，在大多数病例，椎弓根间距并不变宽，只有在合并有移位、椎板骨折时，椎弓根间距才变宽。在经伤椎椎弓根行螺钉内固定时，可以和上下相邻节段的椎弓根螺钉排列在一条直线上而不会导致安放钢板或杆困难。在下胸椎骨折时，由于存在着第11、12肋骨，这些肋骨不受累，而且肋横突、肋小头韧带及椎肋关节保持完整，这些对维持骨折块及复位有重要作用。

经伤椎椎弓根螺钉治疗胸腰椎爆裂骨折的机制

爆裂骨折时前纵韧带、膈脚及腰大肌纤维保持完整是经伤椎椎弓根螺钉内固定术骨折复位的基础，其复位机制如下。

通过上下撬动伤椎椎弓根螺钉使压缩或爆裂的椎体恢复高度，这种复位除了直接复位作用外，还可以牵张前纵韧带、膈脚及腰大肌纤维使之紧张，起到软组织夹板作用，恢复伤椎形态及空间。器械的提拉复位与上下撬动共同作用于伤椎及相邻上下节段，使前后纵韧带紧张，爆裂椎体的骨折块聚集，协助骨折复位。

术中通过向前拧入椎弓根螺钉，可使突入椎管的骨折块复位。在存在椎弓根间距加宽的爆裂骨折中，可以通过伤椎螺钉使椎弓根间距恢复正常，协助骨折复位。伤椎内固定可以以伤椎椎弓根螺钉作为支点，利用钢板向前推挤的作用而增加器械的提拉作用。经伤椎椎弓根螺钉连同上下相邻螺钉，每侧共三枚螺钉，较单纯邻椎复位固定更牢固、稳定，在合并脱位时，此种内固定方法易使脱位复位，且较易维持稳定。

1. 麻醉　胸腰段爆裂骨折多采用全麻。全麻可使全身肌肉松弛，尤其是腰大肌、腰背肌松弛，可使前纵韧带、膈脚充分伸展，既有利于复位，也有利于显露。

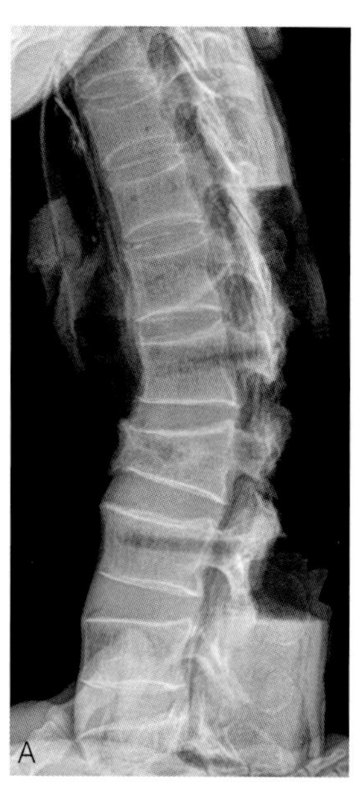

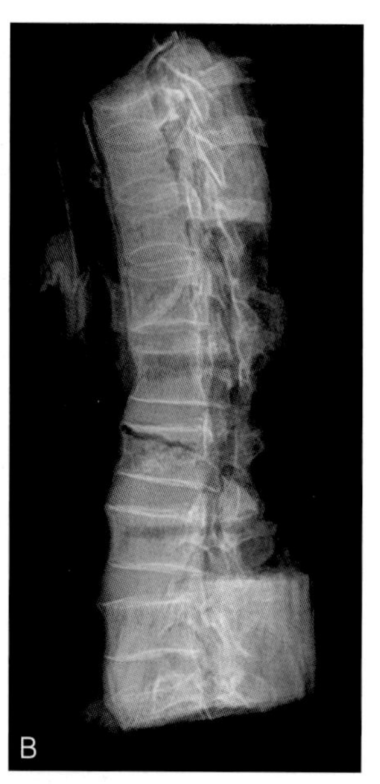

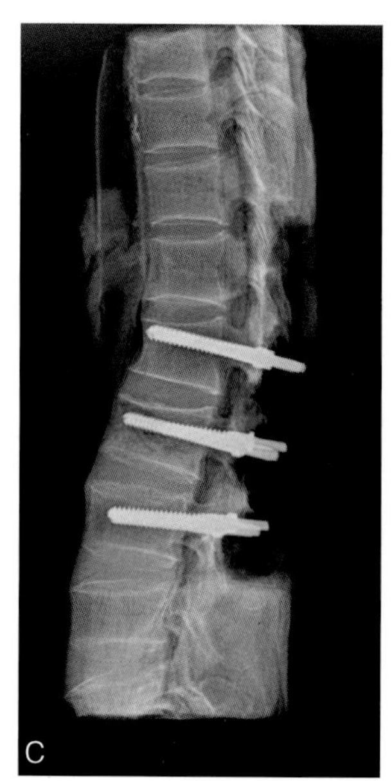

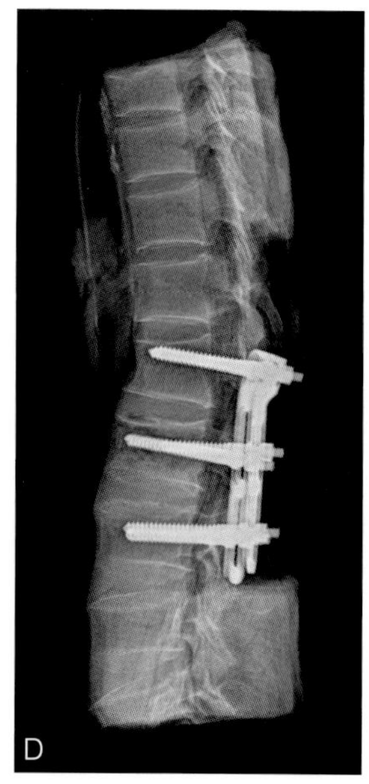

图12-50　模拟椎弓根螺钉复位。术中拍摄侧位片记录伤椎及上、下紧邻椎体的形态变化。可见随着俯卧、伤椎进钉、上板等步骤的进行，骨折逐步达到复位的效果

2. 显露伤椎节段　以伤椎节段为中心后正中切口，切开皮肤、浅筋膜，剥离腰背肌至椎板，直至关节突关节的外缘。在剥离肌肉显露椎板时，要注意是否存在椎板骨折及关节突关节脱位，仔细辨别有无外露的神经根纤维及硬膜。一般情况下，先剥离上下两端的肌肉，由正常处向伤椎椎板处剥离，同时注意切勿用力，以免骨膜剥离子由椎板骨折处或关节突关节脱位处插入椎管，而加重脊髓及神经损伤。当剥离肌肉完成后，确定损伤节段。对于胸腰段，我们采用显露触摸一侧肋骨来计数脊椎节段的方法，有时附着于横突的筋膜也很厚韧，触摸时和肋骨的感觉相似，极易误认，故手术前应仔细阅读X线片，识别肋骨及横突的形态特点，可进行C形臂透视或拍片，协助确定伤椎节段。

确定伤椎节段后，显露上下相邻节段的椎弓根螺钉进钉点。第11胸椎以横突根部与上关节突下缘的交点为进钉点，第12胸椎以上关节突乳突为椎弓根进钉点，腰椎以腰椎人字嵴为进钉点。进钉角度在横断面上与后正中线呈5°~10°，矢状面上尽量与椎体终板平等。但在矢状面进钉角度难以掌握。因为术前X线片上所显示的椎体骨折畸形及相邻椎体形成的后凸畸形，在俯卧及全麻状态下多有不同程度的改善，骨折也有部分复位，此时如再参照术前X线片所示角度，进钉则易偏大或偏小。所以，此时如果具备C形臂可在其引导下置入螺钉，如无此设备，则需充分估计俯卧及全麻后复位情况，适当调整矢状面上的进钉角度，然后拍X线片确定螺钉的位置及进钉深度。由于椎体呈椭圆形，侧位X线片上所显示的椎体前缘并不是椎体侧方的边缘，即使螺钉已穿透椎体侧方皮质，侧位X线片仍显示螺钉在椎体内，所以在侧位片上判断进钉最佳深度是螺钉在椎体内占其前后径80%~85%为宜，过大则有可能穿透椎体皮质，过小则可能进钉过浅影响螺钉的牢固性。

一般情况下，椎弓根内钉道壁粗糙感较强，触及钉道前端时有骨感，拧钉时均匀阻力感觉明显，但在伤椎进钉时，由于椎体骨折，钉道前端有时无明显的骨感，甚至有突破感，进钉时均匀阻力感也不明显，所以伤椎椎弓根螺钉的置入要更加小心，进钉深度不宜太深，可在C形臂透视下或拍X线片后再适当调整进钉深度。

3. 伤椎骨折复位　在俯卧全麻状态下有时骨折可以有部分复位，在拧入伤椎椎弓根螺钉过程中，由于向前推压的力量也可有复位作用，但仍需利用伤椎椎弓根螺钉进行复位。复位方法：用椎弓根T形扳手2把，分别套在伤椎椎弓根螺钉的尾端，利用杠杆作用（以椎弓根为支点）进行撬拔，使钉尾向尾侧、钉尖向头侧撬动，从而起到直接复位作用。另外，利用向腹侧推压的力量使伤椎前侧的前纵韧带、腰大肌及膈脚等组织伸展、紧张，使椎体前缘高度恢复，向前推压还可牵动后纵韧带，从而使突入椎管内的骨折块复位。如果椎弓根间距加宽，也可以调整椎弓根螺钉间距使之与上下相邻椎弓根螺钉在一条直线上，以利于安装连结系统 。

4. 伤椎椎弓根内植骨　在复位完成后，拧下伤椎椎弓根螺钉，用异体干燥冷冻骨（最好是松质骨）或自体髂骨松质骨自椎弓根螺钉的钉道置入，边置入边用椎弓根锥填压塞实，以便植骨进入椎体内。植骨完成后，再拧入椎弓根螺钉。

5. 减压　确定减压范围及节段。一般情况下，爆裂骨折的节段往往在伤椎与上位椎体节段，故后路减压重点一般在伤椎与上位脊椎节段。如第1腰椎爆裂骨折应重点在第12胸椎和第1腰椎之间，切除破坏的黄韧带及骨折的椎板，充分减压至硬膜囊侧缘，可用神经剥离子探查硬膜囊前方的骨折块复位情况。多数情况下骨折复位良好，如有必要，可用窄而薄的骨膜剥离子在硬膜囊与椎管侧壁间进入至骨折块与硬膜囊前方的间隙，轻轻敲击骨膜剥离子，使骨折块复位。减压完成后，局部用明胶海绵覆盖。

6. 安放钢板或连结杆　上述步骤完成后，安放钢板或连结棒，进行预弯及撑开、加压等操作步骤。钢板安装完成后，将相邻横突根部及关节突部咬成粗糙面，用剪碎的骨块植于钢板下方及横突之间，融合节段为骨折与上位相邻椎体节段。在缝合两侧肌肉时，在棘突上打孔，将棘上韧带缝合于棘突上。影像显示复位良好（图12-51）。

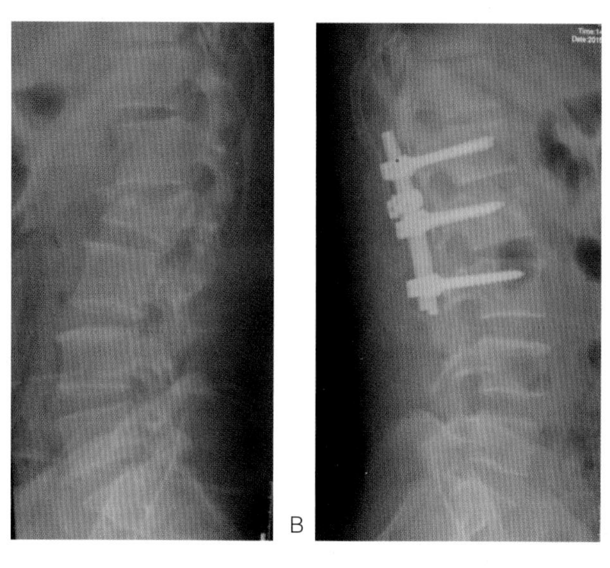

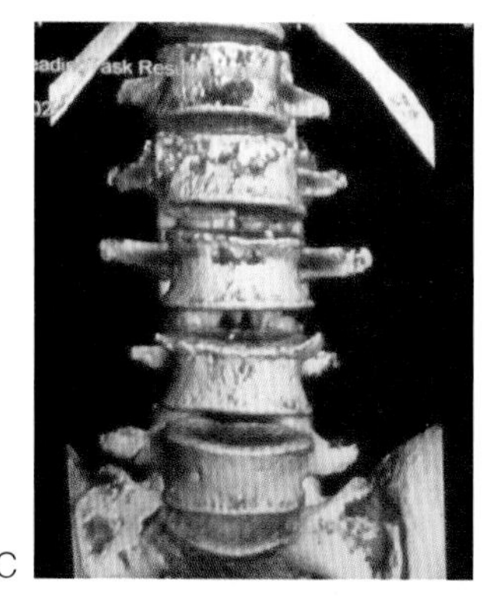

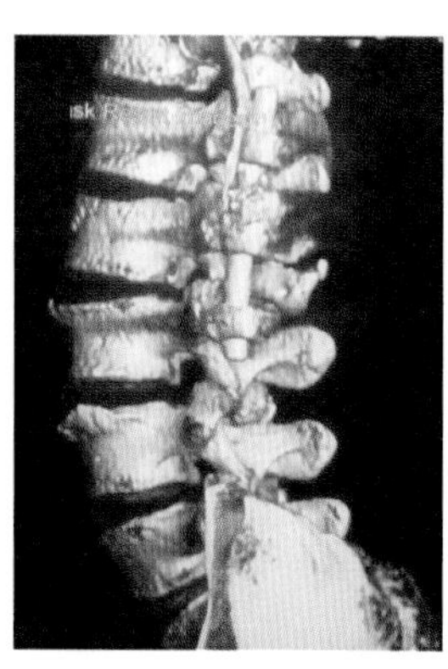

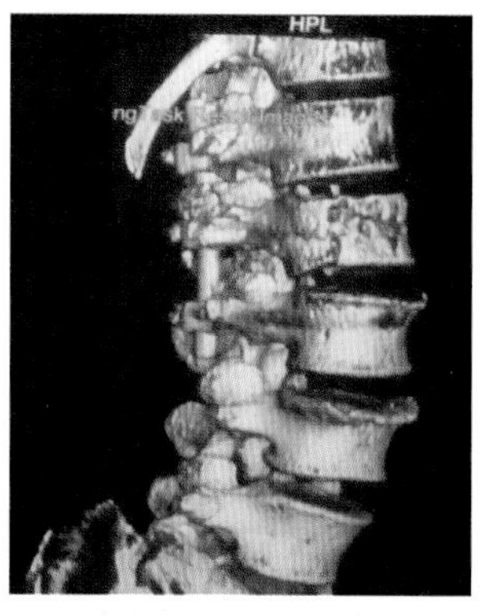

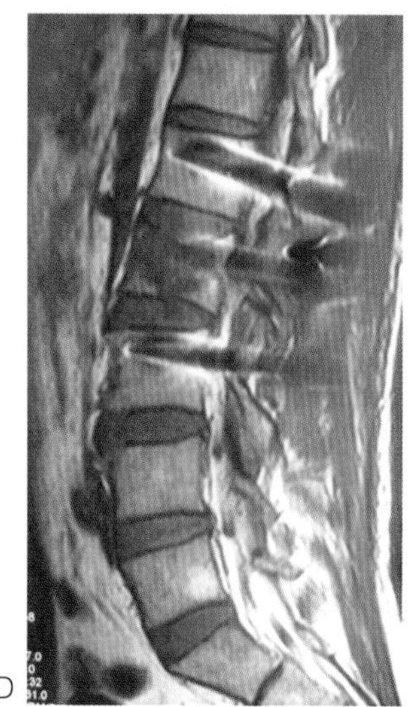

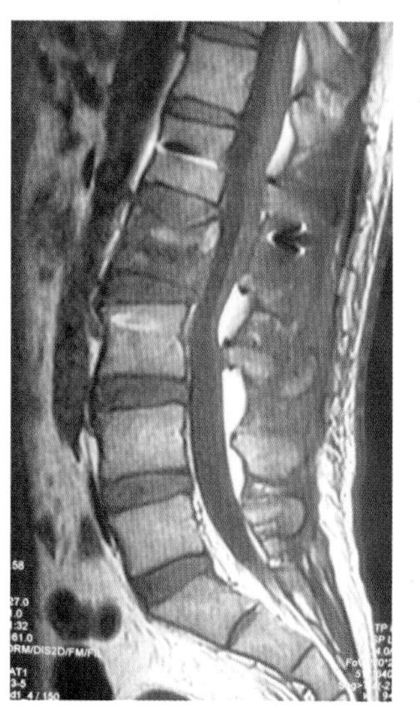

图12-51　L2爆裂骨折伤椎固定

A.术前侧位；B.术后侧位；C.术后三维CT；D.术后MRI（经椎弓根矢状面）；E.术后MRI（正中矢状面）

腰骶移行椎临床解剖学

腰骶移行椎是较常见的腰骶部发育异常。该变异与腰痛、腰椎间盘突出症、腰椎管狭窄症关系密切，是造成误诊及手术节段定位错误的解剖学因素之一。目前，腰骶移行椎已越来越引起临床重视。随着全脊柱影像（X线、CT、MRI）的逐步开展，计数全脊柱节段已经成为现实，所以可以明确移行情况及相关变异，这对临床诊断有意义。

腰骶移行椎是指腰椎数目变化及其伴随的第5腰椎和第1骶椎的形态学变化。通常情况下，脊柱椎体总数不变，共计24个椎体，只是颈、胸、腰椎数目有所增减，但在少数情况下，也会出现22、23甚至25个椎体的情况。Hanson等应用全脊柱MRI计数腰椎，发现20%的患者不是5个腰椎，其中14.5%为6个腰椎，5.3%为4个腰椎，0.13%为3个腰椎。在6个腰椎患者中，2/3为男性；4个腰椎患者中，2/3为女性。腰椎骶化就是末节腰椎形态（L5）更像骶椎，出现横突肥大，与骶骨翼形成假关节或融合，此时腰椎总数4个。骶椎腰化是骶椎（S1）与下方骶椎（S2）不融合，腰椎数目为6个。腰椎骶化往往伴有胸椎腰化，骶椎腰化亦可能伴有腰椎胸化，所以如果要区别移行椎是腰椎骶化还是骶椎腰化，必须拍脊柱全长X线片，通过计数颈、胸椎数目才能确定。所幸许多患者并不需要脊柱全长X线正侧位片，这种区别有时在临床上并非必要，故有学者仍将二者统称为腰骶部移行椎。

■ 腰骶部移行椎的原因及人群发生率

1. 腰骶移行椎的发生原因　腰骶移行椎的发生可能与胚胎期分节异常导致的发育缺损有关，在大白鼠中轴骨的形成中，涉及几个基因。有研究表明Hox10或Hox11基因涉及中轴骨及四肢骨骼，Hox10功能缺陷，腰椎不能形成，Hox11功能缺陷，骶椎不能形成。

人腰骶区域的胚胎分段异常不仅可以导致第5腰椎~第1骶椎关节处发生腰骶移行椎的不同变体，而且可能导致下位骶骨明显的形态学改变。这说明腰骶移行椎可能从胚胎时期就已经存在。但目前缺乏相关形态学研究。

该变异是在幼儿期就存在，还是随着脊柱生长发育而逐渐形成的，儿童各年龄段腰骶移行部的形态特点等尚不明确。儿童（1~12岁）腰骶移行部的形态发育、生理特性、力学变化和骨密度等均有自身的特征和规律：如骺板、骨骺、末节腰椎横突、骶椎“椎体”、椎骨发育中的多个骨化中心、腰骶部“发育不良的椎间盘”、横突与骶骨翼间软骨、椎体与椎弓根间软骨、双侧椎弓板由分离到汇合与骨化、椎间盘及其血管等在成人则愈合、成熟或退化；而成人特有的腰骶移行椎、假关节、骨性融合、腰骶关节突关节等则多在儿童期逐渐形成。

2. 腰骶移行椎的人群发生率　腰骶部移行椎的发生率各研究者报道不一，McCulloch报道为10%，Weiner则报道为11.2%。Otani报道，在腰痛症状组其发生率为13%（64/501），无症状组为11%（55/508）。Seyfert在50例中发现10例腰骶移行椎，占20%。Taskaynatan在881例患者中发现48例腰骶移行椎，2例为移行椎合并隐性骶裂，共50例，占5.7%。Chang报道骶椎腰化发生率为16%。

国内对腰骶移行椎的报道也很多，陈勇在416例腰椎间盘突出症中发现腰骶部移行椎35例，占8.4%。黄子康对989例军人腰痛的影像学进行分析，其中移行椎97例，占9.8%；横突肥大21例，占2.1%。叶应荣报道腰骶移行椎占同期腰椎手术患者的5.3%。张松林在考古资料263例骶骨中，8例存在腰椎骶化，占3.04%。孙钢在208例腰椎间盘突出症手术中发现，腰骶移行椎发生率为35%。宋世安报道46例女性骶骨中，腰椎骶化3例，骶椎腰化2例；男性54例骶骨中，腰椎骶化4例；总计100例中共有移行椎9例，占9%。孟刚报道腰椎间盘手术132例，其中移行椎26例，占19.7%。郭世绂报道400例骶骨中有22例腰椎骶化，占5.5%。陈祖瑞报道骶椎腰化占3.7%，而尾骶或腰椎骶化占17.6%。谭福泉报道200例中典型腰椎骶化70例，占30%。杜心如在610套骨骼标本中，发现移行椎89例，发生率14.6%。戴力杨报道正常人组腰骶移行椎发生率为15.8%，腰腿痛组则为35.1%。王东来报道，在200例腰痛患者中有82例移行椎，发生率41%，而行腰椎间盘手术的78例中有移行椎者40例，占51.3%。

总之，由于资料收集标准不一致，腰骶移行椎发生率的差别也较大，但多数在2%~20%，腰痛及腰椎间盘突出症患者人群发生率明显较高。

■ 腰骶部移行椎的分型

目前以Castellvi的分型方法最为常用。主要根据横突形态及其与骶骨是否融合或形成假关节而分为4型，每型再根据单、双侧分为A、B两个亚型。

Ⅰ型：横突宽度>19 mm，Ⅰa为单侧，Ⅰb为双侧（图12-52）。

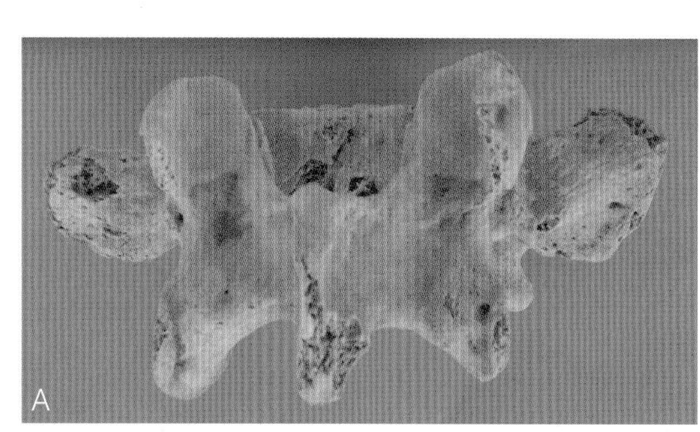

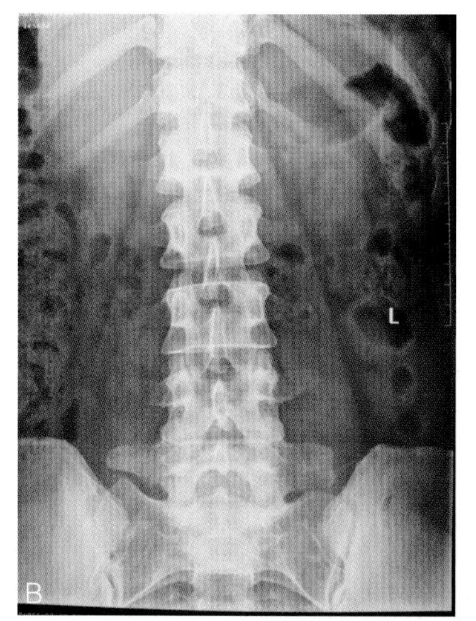

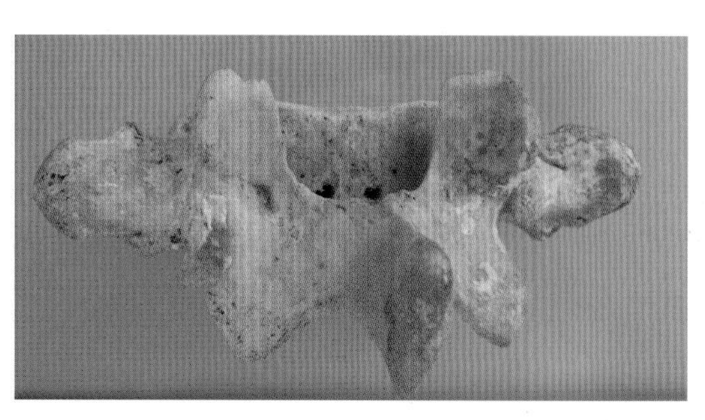

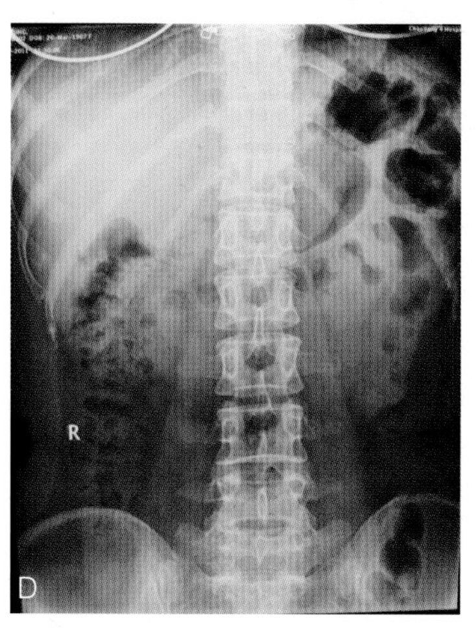

图12-52　Castellvi Ⅰ型

A. Ⅰa（标本）；B. Ⅰa；C. Ⅰb（标本）；D. Ⅰb

Ⅱ型：横突与骶骨形成假关节，Ⅱa为单侧，Ⅱb为双侧（图12-53）。

Ⅲ型：横突与骶骨发生骨性融合，Ⅲa为单侧，Ⅲb为双侧（图12-54）。

Ⅳ型：混合型，即一侧为横突与骶骨形成假关节，另一侧则形成骨性融合（图12-55）。

Santavirta则根据横突与骶骨/髂骨形成假关节或融合分为5型：

Ⅰ型：单侧横突与骶骨/髂骨形成假关节。

Ⅱ型：双侧横突与骶骨/髂骨形成假关节。

Ⅲ型：一侧横突与骶骨/髂骨形成骨性融合。

Ⅳ型：一侧形成假关节，另一侧融合。

Ⅴ型：双侧横突与骶骨/髂骨融合。

这两种分类方法既有区别，又有很多相似之处，最大的区别在于没有将横突宽度>19 mm作为一个类型，而其他均无明显区别。

还有一种分型方法，Mahato腰骶移行椎分型将腰椎骶化和骶椎腰化区别开来。

Castellvi分型方法是根据影像学分类的，其优点是实用，便于临床推广应用，缺陷是没有考虑到腰骶移行椎之间的椎间盘形态特点。当前分型不包括因腰骶移行椎导致的椎弓和骶骨耳状面功能上重要的结构变化。

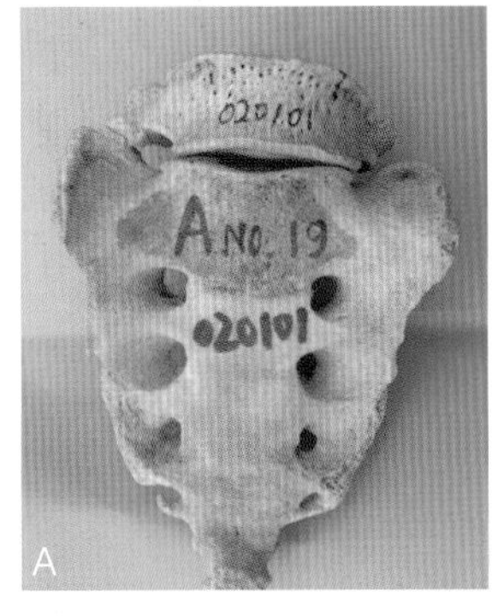

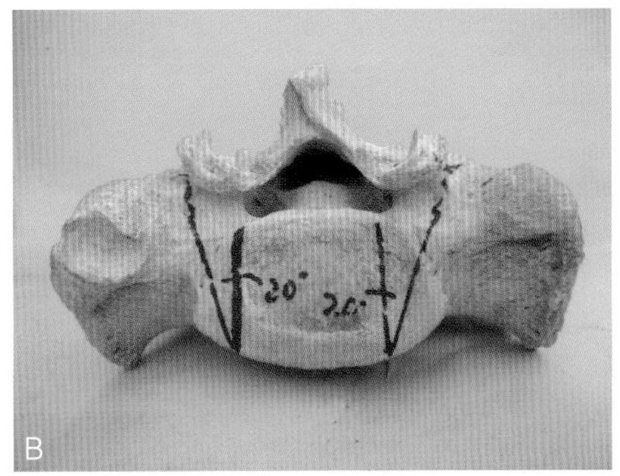

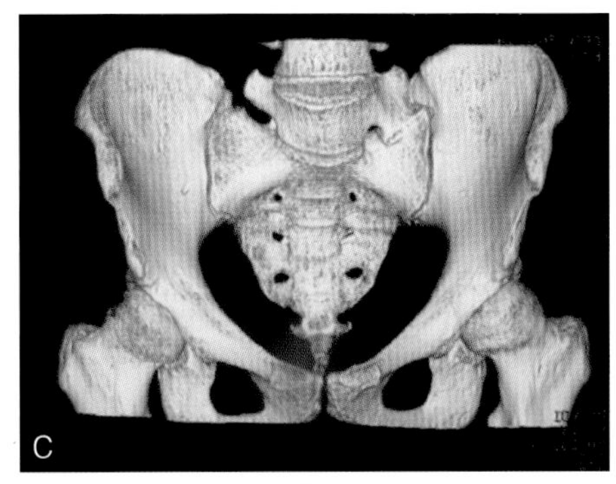

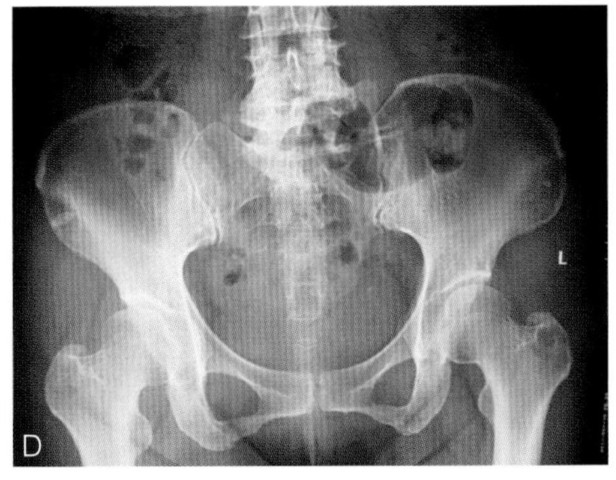

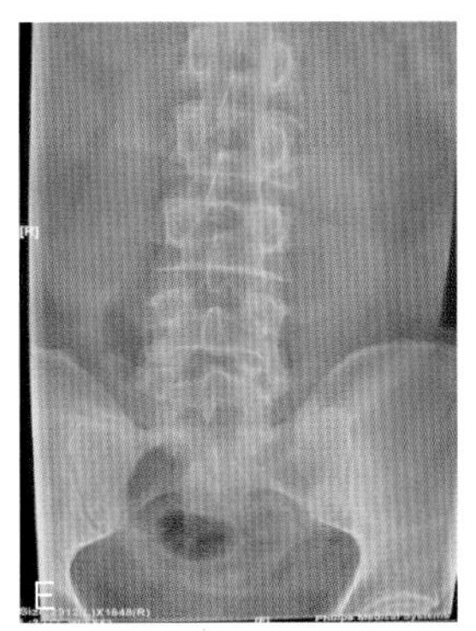

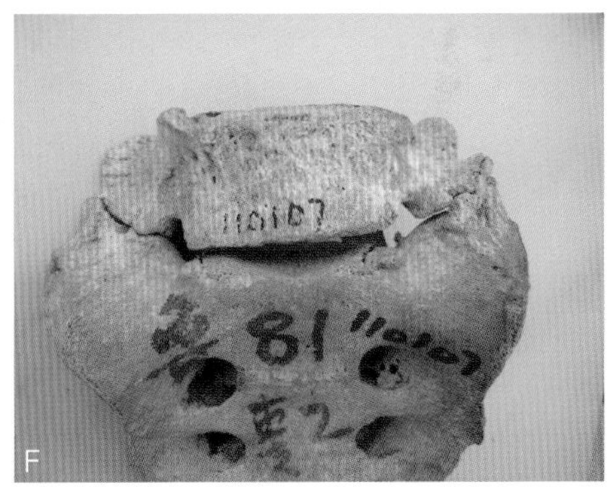

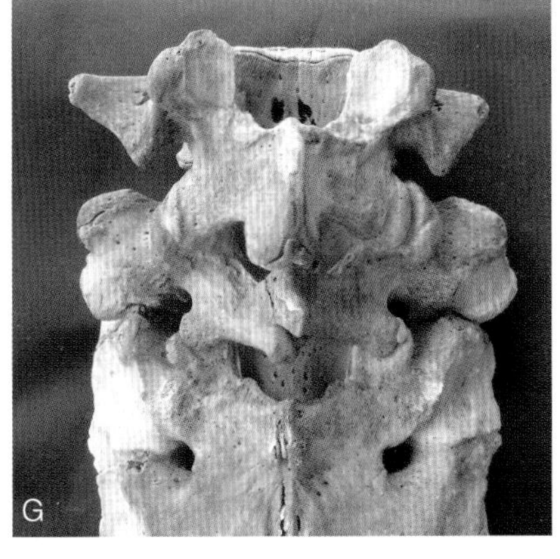

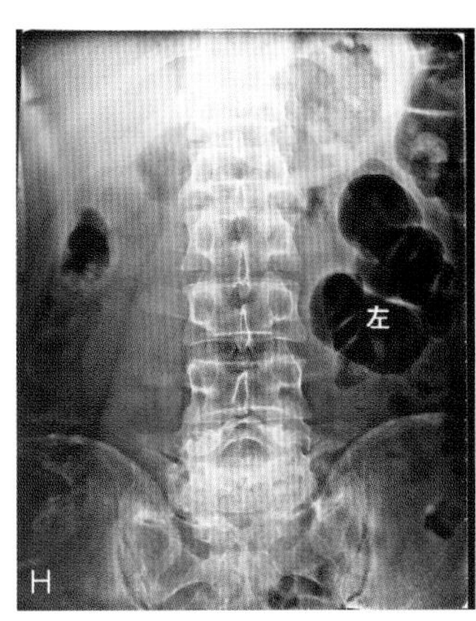

图12-53 CastellviⅡ型

A.Ⅱa（标本前面观）；B.Ⅱa（标本上面观）；C.Ⅱa（CT三维重建）；D.Ⅱa（X线正位片）；E.Ⅱa（X线正位）；F.Ⅱb（标本前面）；G.Ⅱb（标本后面）；H.Ⅱb（X线正位片）

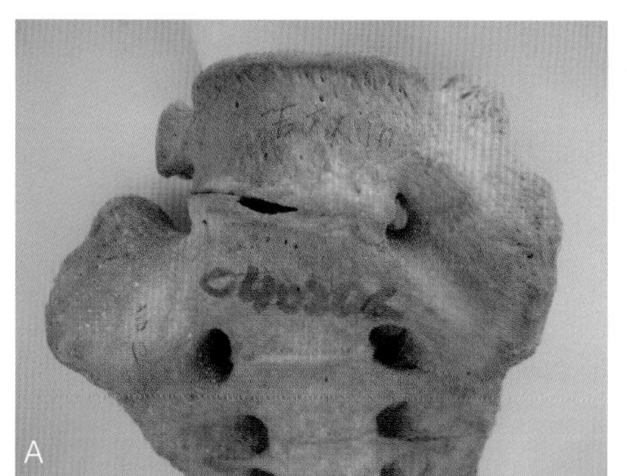
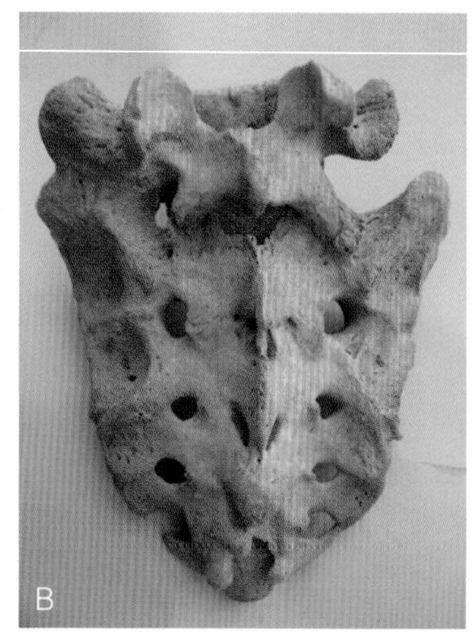
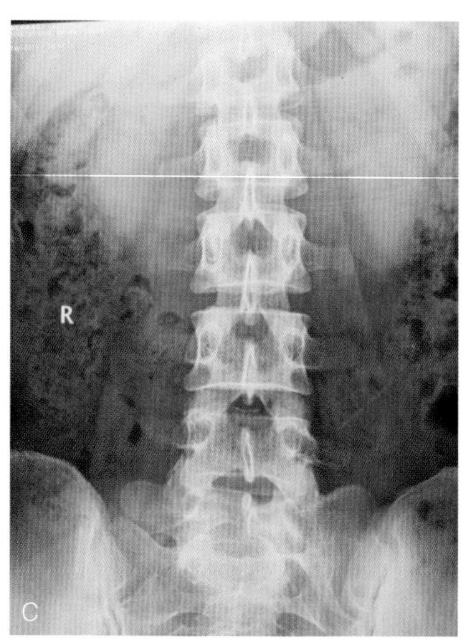

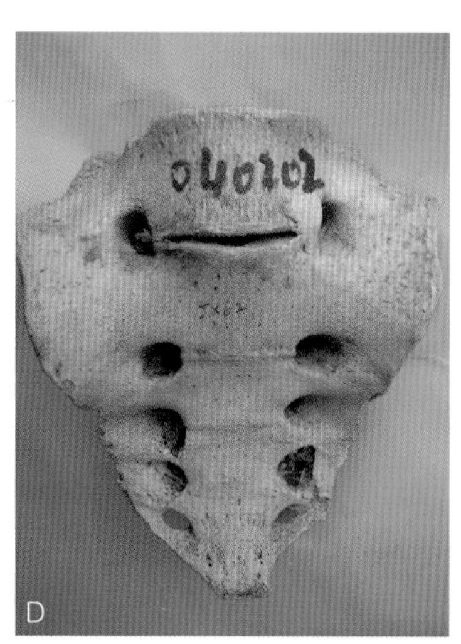

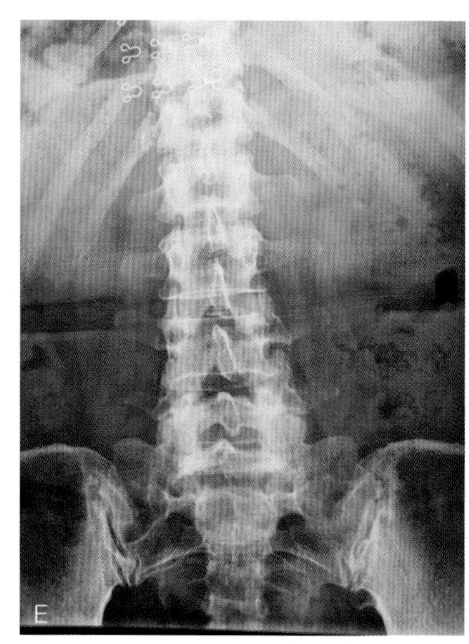
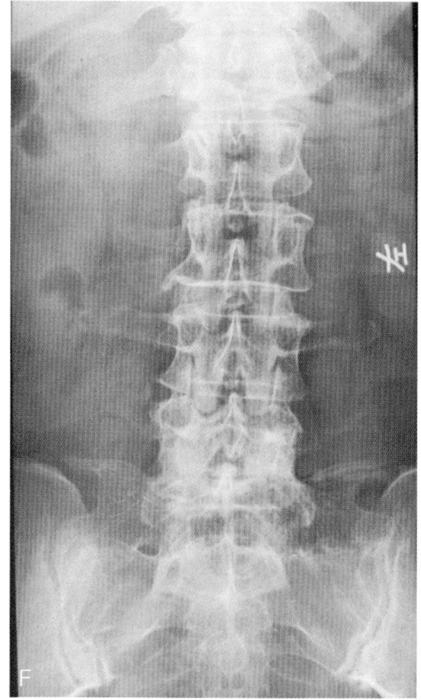

图12-54　CastellviⅢ型

A.Ⅲa（标本）；B.Ⅲa（后面观）；C.Ⅲa（X线正位片）；D.Ⅲb（标本）；E.Ⅲb（X线正位片）；F.Ⅲb（X线正位片）

临床应用注意事项

只有移行椎在X线片上表现异常时才能被发现并引起重视。笔者在临床实践中遇到了一种特殊类型的移行椎，在X线片上其横突形态与正常腰椎没有区别，其椎体也非呈方形，其下方的椎间盘只是轻度变窄，并没有融合，与退变影像相似，难以与退变相鉴别，此种移行椎不能归入常规分型中，可能是一种特殊类型的移行椎，故将此种移行椎列为第Ⅴ型，以便进一步研究和规范。

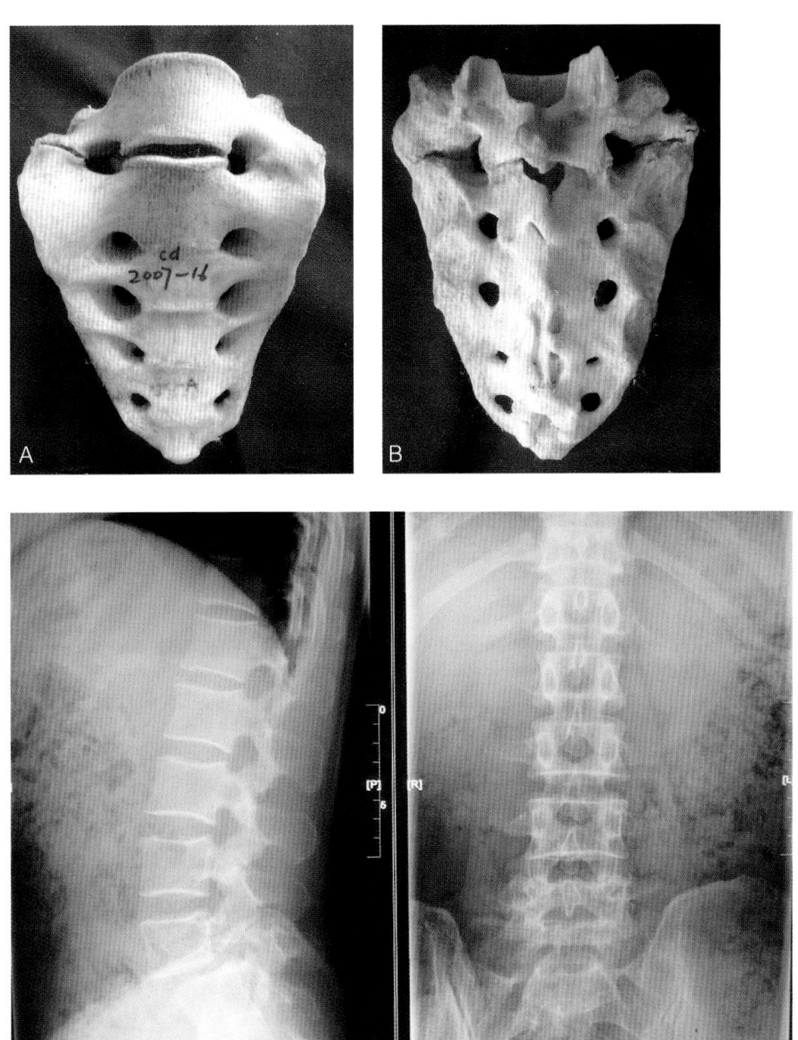

图12-55　Castellvi Ⅳ型
A.前面观；B.后面观；C.X线片

目前腰骶部手术定位方法多采用术前拍定位片、棘突注射美兰、术中触摸骶骨椎板及牵拉棘突等。其中后一种方法临床常用，但也常常造成定位错误。导致错误的原因之一便是腰骶移行椎，所以术前判断是否存在移行椎尤为重要。上述病例的移行椎在X线片上与正常腰椎无明显区别，极易漏诊。所以在临床工作中一定要注意到此种变异，术中定位方法要结合术前X线片表现，如果第5腰椎横突正常，无明显肥大，亦未与髂骨形成假关节，只是第5腰椎与第1骶椎间隙变窄，而牵拉第5腰椎棘突时第5腰椎与第1骶椎间隙无活动，则有可能存在这种类型的移行椎，必要时术中拍片确定病变位置。本例就是采取的此种方法，避免了手术错误（图12-56）。

我们观察到3例没有横突的异常，而仅有椎间盘融合的病例，由于无法归类，我们将之命名为“椎间融合型”，作为一种特殊类型的移行椎。该类移行椎由于仅仅是椎间盘的变化，极似退变，更容易造成手术定位错误。

有关腰骶移行椎的类型，国外报道以Ⅱ型最

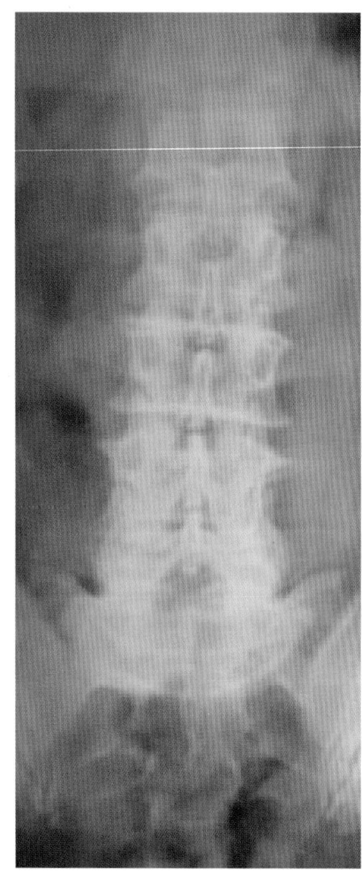
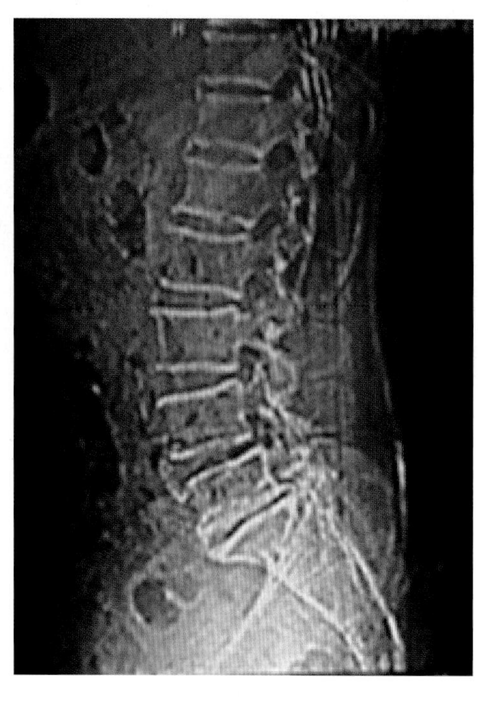

图 12-56　正位片示双侧L5横突无明显肥大；侧位片示仅L5~S1椎间隙变窄，极似退变

多，Ⅲ型次之；而我们发现中国人以Ⅲ型最多，Ⅰ型次之，然后是Ⅱ型和Ⅳ型。

■ 移行椎与髂骨是否存在假关节或融合

一般认为移行椎畸形是第5腰椎横突异常肥大与骶骨和（或）髂骨形成假关节或融合，但究竟是与骶骨还是与髂骨形成假关节或融合呢？对文献有不同的报道，有的认为这种畸形发生在第5腰椎和骶骨间，有的认为发生在第5腰椎和髂骨间，还有的认为发生在第5腰椎与骶骨或髂骨之间。这就使腰骶移行椎的概念混乱。

既往关于腰骶移行椎与髂骨相接触问题，大部分只是提到与骶骨成假关节或融合，有的报道则提及这种假关节和融合发生于腰骶移行椎与骶骨或髂骨间，但未见相应的腰骶移行椎与髂骨形成假关节或融合的图片资料。我们的研究结果显示，腰骶移行椎的横突均未与髂骨后部形成假关节或融合（100%），因此认为腰骶移行椎不与髂骨形成假关节或融合（图12-57）。

腰骶移行椎只是最末节段腰椎与骶骨间形成假关节或融合，没有与髂骨相接触，没有形成假关节或融合，髂腰韧带骨化不是移行椎（图12-58）。与正常比较，腰骶移行椎与髂骨之间的间距较小，但没有形成假关节或融合，故腰骶移行椎只是发生在腰骶椎之间的畸形，与髂骨无接触，应当明确这种概念。为什么有些文献资料提到了移行椎与髂骨关系的问题，可能是这些研究多基于X线影像资料，没有在CT或MRI上观测。正位片上腰骶移行椎与髂骨后部重叠，其影像特点与融合或假关节的影像相近，易混淆。

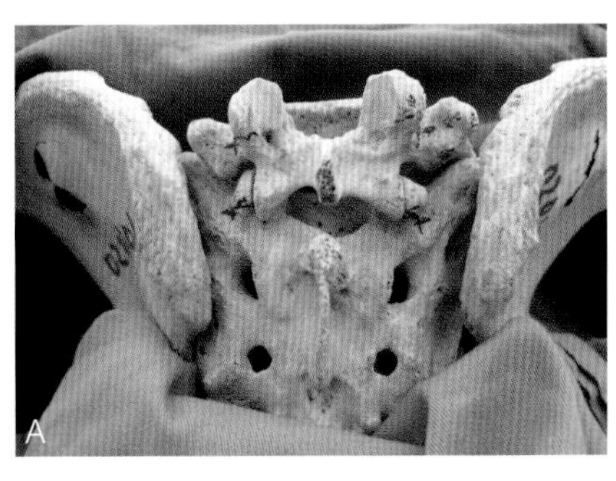
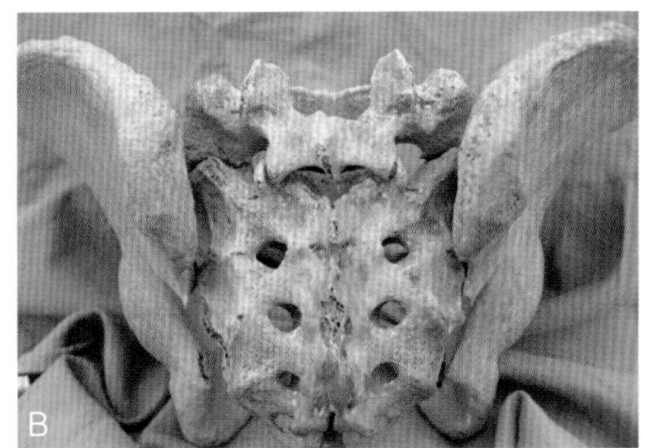
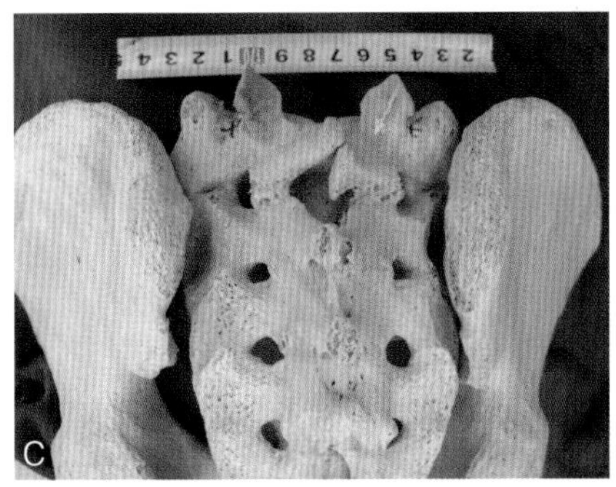
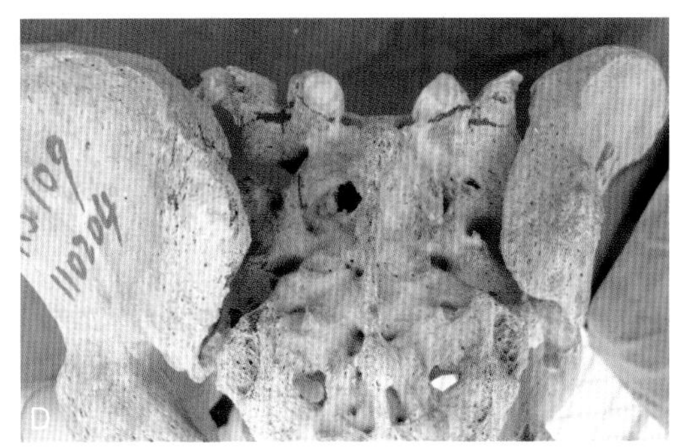
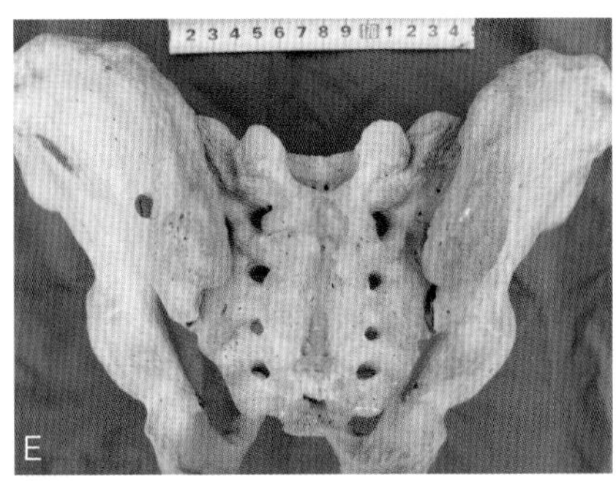

图12-57 腰椎不与骼骨存在假关节或融合
A.Ⅱa；B.Ⅱb；C.Ⅲb；D.Ⅲa；E.Ⅲb

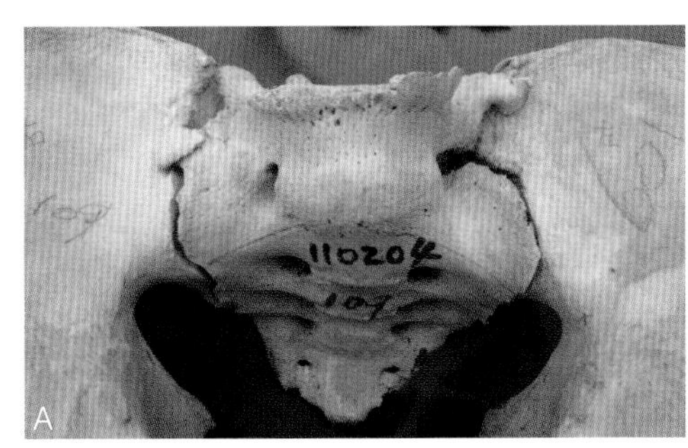
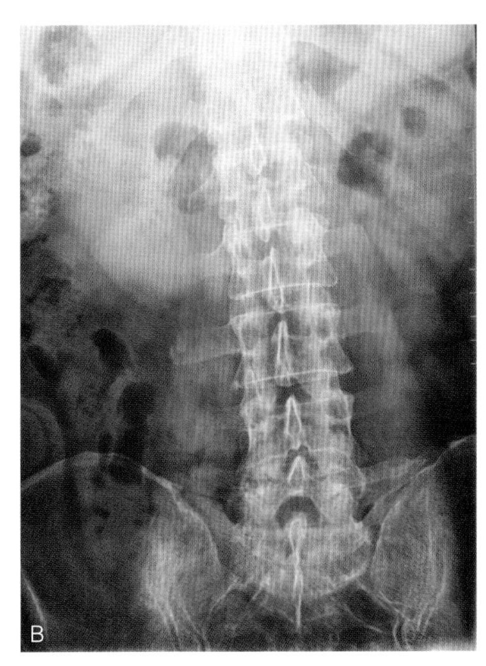

图12-58 骼腰韧带骨化
A.标本；B.X线正位片

由于腰骶移行椎没有与髂骨相接触，所以传导应力不会发生在腰骶移行椎与髂骨之间。这种接触只发生在移行椎与骶骨之间，所以异常应力作用于腰骶移行椎与骶骨之间，此处可能导致脊柱生物力学不平衡，容易造成损伤、劳损或退变，进而引起症状，如腰痛。另外，假关节处组织水肿充血，刺激或压迫周围末梢，肥大横突与骶骨相接触可能产生创伤性炎症，这可能是为什么同位素扫描时假关节处产生浓聚的原因。由于腰骶移行椎不与髂骨相接触，所以不会引起髂骶关节功能紊乱，不会引起骶臀部疼痛及髂骶关节痛。

■ 腰骶移行椎的临床意义

腰骶移行椎与腰痛的关系

腰骶移行椎是否引起腰痛一直存在争论。自1917年Bertolottis首次描述了腰骶移行椎，认为该畸形与慢性腰痛、下肢疼痛不适症状有关，即Bertolottis综合征。而Tini等提出腰痛与移行椎无关。有研究表明在腰痛或外科手术的腰椎间盘病例中，腰骶移行椎出现率较正常人高。在Ⅱ型腰骶移行椎中，其假关节的出现与疼痛相关。大多数研究认为腰骶移行椎本身并不产生症状，但由于移行椎存在时可能导致脊柱生物力学的不平衡，容易造成损伤、劳损及退变，进而引起腰痛症状。另外假关节周围软组织充血水肿，刺激或压迫周围末梢神经，肥大的横突与骶骨相接触，可产生创伤性炎症等，也是造成腰痛的原因。腰骶移行椎患者的腰痛症状较非移行椎患者出现早且重。腰痛患者中移行椎的发生率也较无腰痛者高。

Taskaynatan认为不管移行椎和椎板裂是否为腰背痛的原因，有此变异者临床症状更重。另外无论是否合并椎板裂，移行椎均有可能增加神经根症状。骨扫描是确定腰背痛来源的一种方法。Pekindil研究发现在移行椎假关节处出现局部浓聚，说明此处代谢增强，推测疼痛源自移行椎。

向假关节处直接注射局麻药物和类固醇药物可在90%的腰骶移行椎患者中产生良好的止痛效果。另有研究表明，在10例腰痛的腰骶移行椎患者中，有9例成功地利用X线增强影像指导麻药的注射。在注射前8例行骨扫描，无一例发现异常。在同一研究中，11例进行了横突切除，7例腰痛缓解，另有2例改善症状。Brault 等报道了一位年轻女性，其单侧腰骶假关节和对侧第6腰椎与第1骶椎间的小关节疼痛，通过小关节注射和切除横突假关节治愈。

腰骶移行椎与腰椎间盘突出症的关系

在Castellvi研究中，腰骶移行椎Ⅰ型无特殊临床意义，是腰椎骶化、腰骶移行椎的“前期框架”。在Ⅱ型中，移行椎的上一椎间盘突出的发生率较高。Hashimoto 等研究表明具有神经根症状的腰骶移行椎患者，其腰椎间盘突出的发生率要比没有腰骶移行椎者高，而且出现症状的椎间盘节段位于移行椎上一间隙。王东来报道在有移行椎的腰椎间盘突出症中，70%的椎间盘突出发生在移行椎的上一间隙，而Ⅱa和Ⅱb中63.2%和64.2%发生在上一间隙，15.8%和7.1%发生在下一间隙，有15.8%和28.5%发生在上下两个间隙；无移行椎组发生在L5~S1突出略多于L4~L5椎间盘。刘淼等报道75.9%的椎间盘突出发生在移行椎的上一间隙；在Ⅱ型中5例突出发生在下一间隙，占17.2%。

Ⅳ型和Ⅲa型移行椎的腰椎间盘突出症100%发生在上一间隙。

移行椎侧别与椎间盘突出侧别的关系，王东来报道了19例患者，椎间盘突出发生于假关节或骨性融合的同侧8例，占42.1%；在对侧9例，占47.7%；中央型突出2例，占10.5%。在Ⅳ型移行椎中，3例突出均在骨性融合同侧。

杜心如在解剖研究的基础上总结了222例腰骶移行椎病例，试图进一步明确不同类型腰椎移行椎与腰椎间盘突出症的关系，结果显示Ⅰ型移行椎发生腰椎间盘突出症的部位既可以是L4~L5，也可以是L5~S1，但发生率后者大于前者。也就是说移行椎的上、下节段均有可能发生腰椎间盘突出症，说明Ⅰ型腰骶移行椎与正常无移行椎时腰椎间盘突出症发生部位及发生率无明显差别。Ⅱ、Ⅲ、Ⅳ型腰骶移行椎腰椎间盘突出症发生节段均在L4~L5，而没有发生在L5~S1的病例；另有少部分发生在L3~L4节段（7例），也就是说，腰椎间盘突出症多发生在移行椎以上的节段（图12-59~65），以邻近上一节段椎间盘最多见。

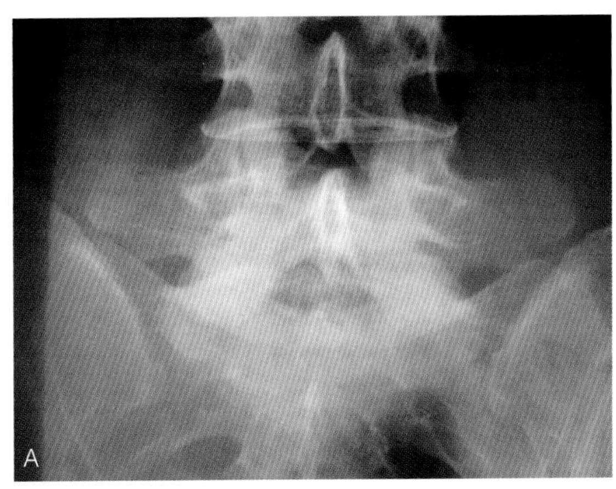

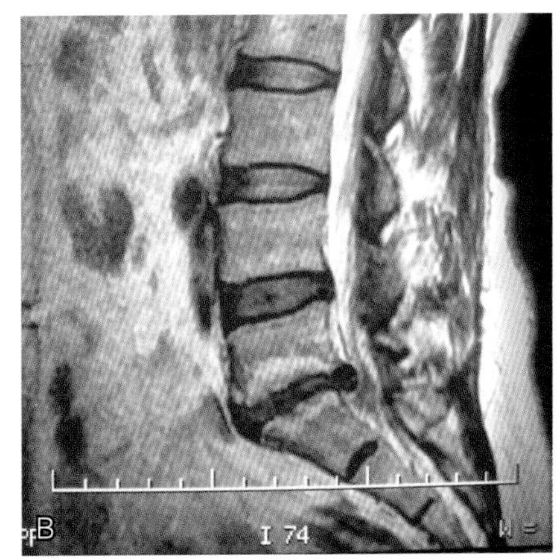

图12-59 A.腰骶移行椎与腰椎间盘突出症的关系（X线，Ⅰb型），L5~S1突出；B.移行椎与腰椎间盘突出症的关系（MRI，Ⅰb型），L5~S1突出

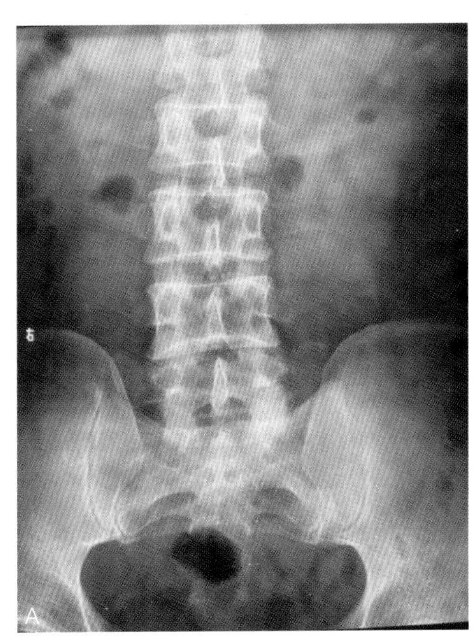

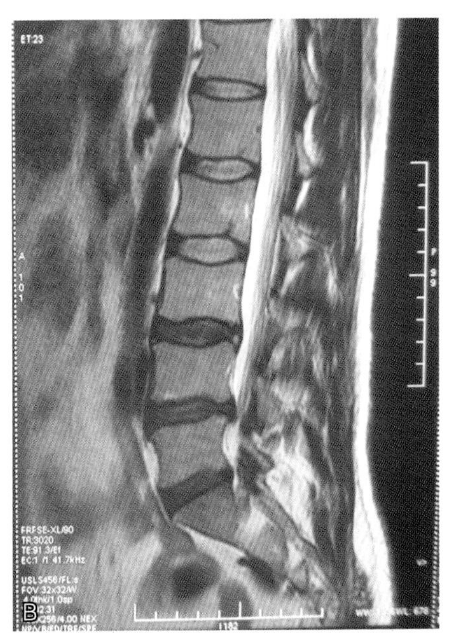

图12-60 腰骶移行椎与腰椎间盘突出症的关系（Ⅰb）
A. X线正位片；B. MRI矢状面

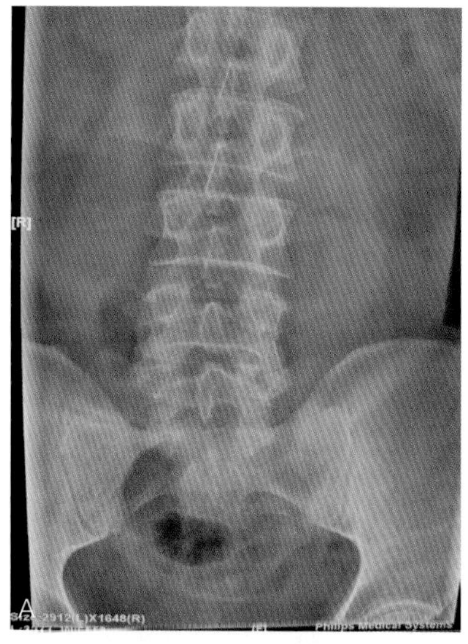

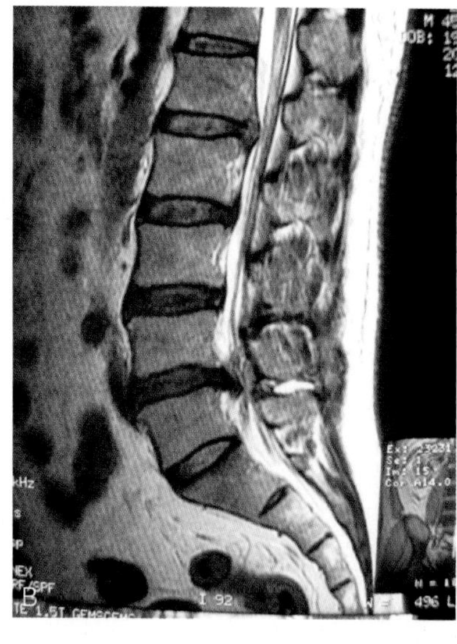

图12-61　腰骶移行椎与腰椎间盘突出症的关系（Ⅱa型）

A. X线正位片；B. MRI矢状面

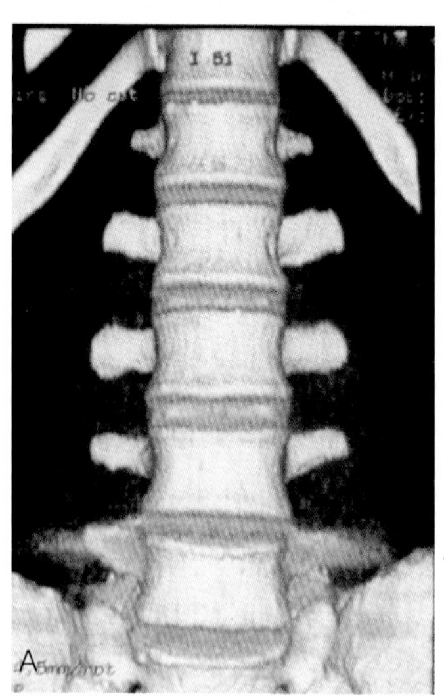

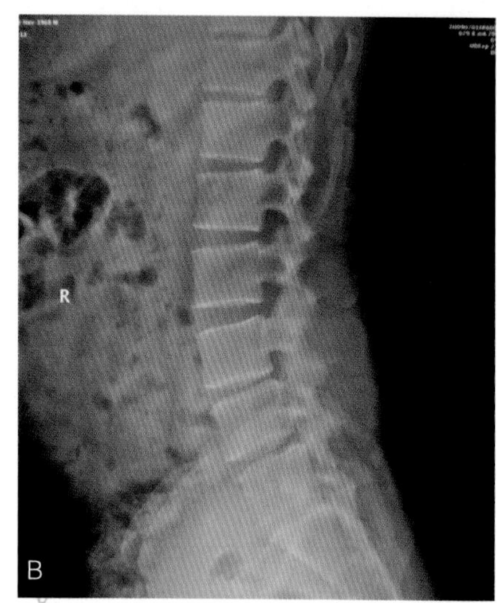

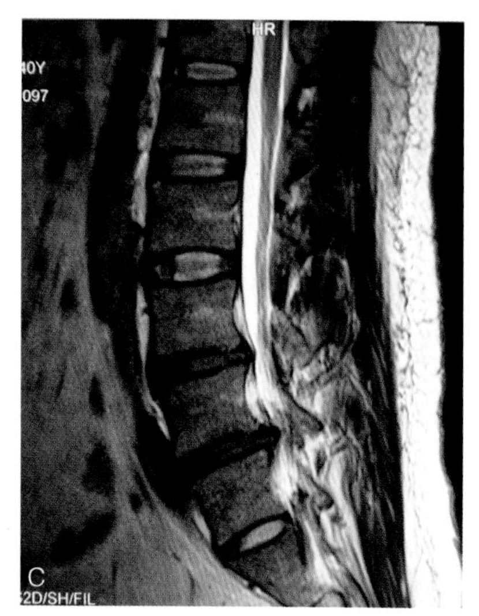

图12-62　腰骶移行椎与腰椎间盘突出症的关系（Ⅱb型）

A. CT；B. X线侧位片；C. MRI矢状面

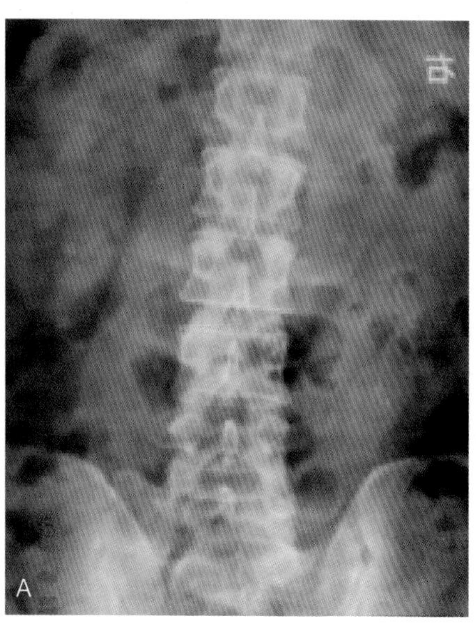

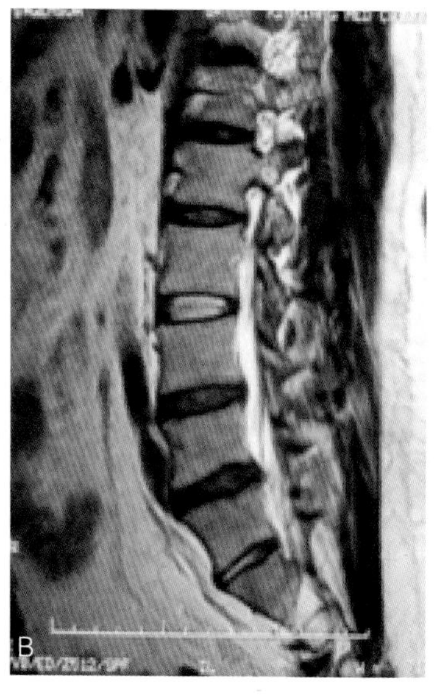

图12-63　腰骶移行椎与腰椎间盘突出症的关系（Ⅲa型）

A. X线正位片；B.MRI矢状面

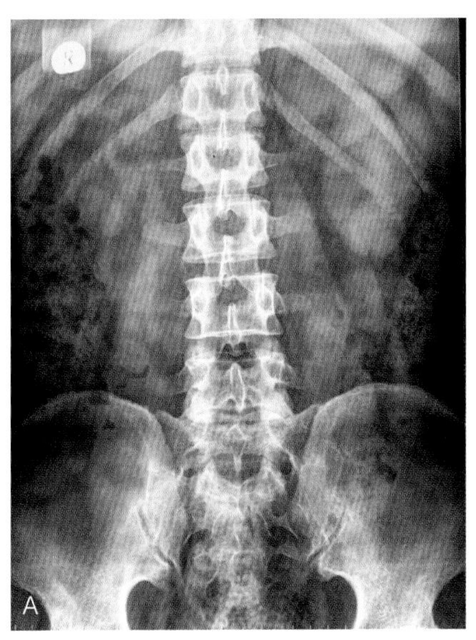
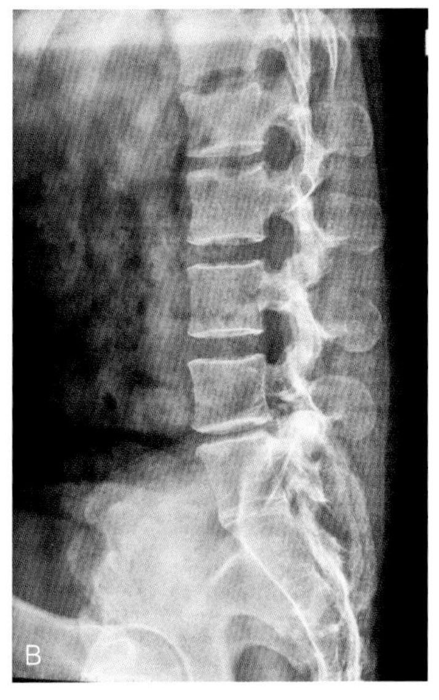
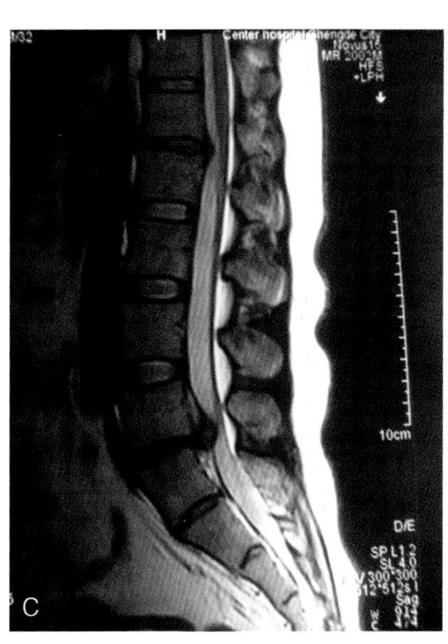

图12-64 腰骶移行椎与腰椎间盘突出症的关系（Ⅲb）
A. X线正位片；B. X线侧位片；C. MRI矢状面

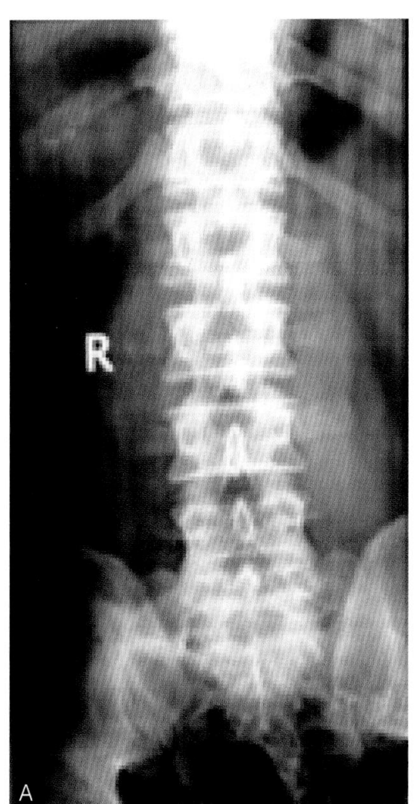

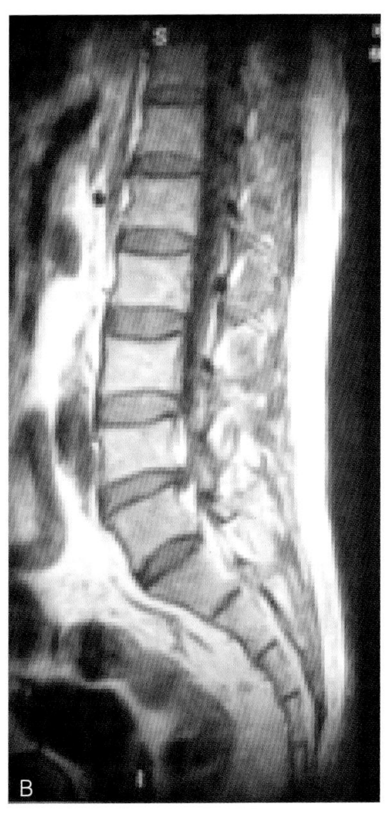

图12-65 腰骶移行椎与腰椎间盘突出症的关系（Ⅳ型）
A. X线正位片；B. MRI矢状面

临床应用注意事项

对于Ⅰ型移行椎其形态及结构与正常腰椎无异，所以腰椎间盘突出症发生部位也无特殊性，可能发生在移行椎的上、下节段。Ⅲ、Ⅳ及特殊型由于位于移行椎椎间盘得到保护，反而不会突出，也不会发生退变，所以只有位于其上方的椎间盘发生突出，这与腰椎融合手术后相邻节段易发生病变的道理相似，是应力集中上移的结果。

Ⅱ型移行椎则由于残存椎间盘较完整，虽然从理论上承受异常应力，但可能由于肥大横突承受了较大的应力而保护了椎间盘，故也不易发生突出。

综上所述，腰椎间盘突出症合并腰骶移行椎的较正常人明显增多，说明腰骶移行椎患者易发生腰椎间盘突出症，发生部位多在邻近移行椎的上一节段。

腰骶移行椎和神经根症状的关系

1962年，McCulloch提出腰骶移行椎时腰神经根支配形式有所变化。 Otani回顾性分析了62例患者，共有10例移行椎，其中8例L5~S1椎间盘突出压迫第1骶神经根，在其余52例中，22例为L5~S1椎间盘突出压迫第1骶神经根，15例为L4−5椎间盘突出压迫第5腰神经根。骶椎腰化患者的第1骶神经根与非移行椎患者第1骶神经根症状相比较，其第1骶神经根症状与正常情况第5腰神经根症状相似，感觉改变也是相似结果。这说明腰椎移行椎（骶椎腰化）腰骶神经根支配有所变化，其第1骶神经根与正常人第5腰神经根相似。刘淼报道第4腰神经根受累1例，第5腰神经根受累9例，但只有3例符合第5腰神经根单独支配症状，而其余3例则为膝腱、跟腱反射减弱，3例为股四头肌肌力降低，4例膝内侧至大腿较广泛的皮肤感觉迟钝，2例小腿外侧和足外侧皮肤感觉迟钝，与第5腰神经支配不符合。其中跟腱反射减弱10例，8例正常，1例略亢进，仅4例与第5腰神经根、5例与第1骶神经根单独受损符合，其余病例则与单一神经根受损不完全一致，说明在移行椎存在时可能出现神经根复合症状，以及神经根变异和机能分离现象。

腰骶部移行椎还可能是椎间孔外狭窄的原因之一，引起神经根卡压征和神经根病。Hashimoto等研究表明，受压神经根被卡压在移行椎横突和骶骨翼之间，这可以在冠状面MRI上很好地显示。

腰骶部移行椎与腰椎管狭窄的关系

腰骶移行椎与发育性或继发性腰椎管狭窄的关系尚不清楚。狭窄的椎管内如存在椎间盘突出其产生的症状要比宽阔椎管存在椎间盘突出严重得多。Elester 研究表明，在移行椎平面以上，其中央及侧椎管狭窄的概率较大，而Vergauwen则得出相反的结论。他的研究结果发现在有无移行椎的腰背痛患者间，其CT椎管径线测量结果无明显差别。

Oguz对未存在退变的青年人腰骶部移行椎椎管径线进行了测量，移行椎17例，正常人24例。椎管矢状径、椎弓根间距、关节突间距和外侧隐窝径线均在CT上进行了测量。结果腰骶移行椎的椎管直径（第4、5腰椎）与正常相比没有明显差别。先天性椎管狭窄与腰骶部移行椎无关。Elster推测移行椎平面以上椎间隙发生退变的概率高、发生关节突关节退变概率较移行椎高。其结果可能造成椎管狭窄或神经根管狭窄。Vergauwen还报道移行椎者退变发生范围较无移行椎者大，但未发现二者的腰椎管狭窄症有何区别，但他们的研究对象为腰背痛老年人。Hashimoto 等研究表明不伴有滑脱的腰椎管狭窄也多发生在腰骶移行椎的上一个间隙。我们的结果发现，腰椎管狭窄多发生在移行椎的上一节段，也可能存在发育性椎管狭窄。

腰骶移行椎与腰椎间盘退变的关系

Aihara应用MRI研究66例合并Ⅱ、Ⅲ、Ⅳ型移行椎患者，均有腰痛或合并坐骨神经痛。其中，10个患者合并第3腰椎退行性滑脱，2例合并第4腰椎峡部裂性滑脱，1例有腰椎手术病史。第4腰椎与移行椎之间的椎间盘较其他椎间盘退变明显，而第2、3腰椎及第3、4腰椎椎间盘无明显区别。移行椎与第1骶椎椎间盘则没有明显退变。在腰骶移行椎中只有男2例、女3例第4腰椎与移行椎间盘无明显退变，而在93%的男性和88%的女性患者中，移行椎椎间盘发生明显退变。男3例、女

2例中移行椎与第1骶椎有残余椎间盘。男2例，女4例中移行椎与第1骶椎椎间盘发生轻度退变。89%的男性和76%的女性患者在移行椎与第1骶椎椎间盘未发生退变。在14例男性青年组，第4腰椎与移行椎间盘水平以上较其他椎间盘发生退变明显，第3、4腰椎椎间盘较移行椎和第1骶椎椎间盘发生退变明显。在12例青年女性组中，第4腰椎与移行椎以上椎间盘发生退变较其他椎间盘明显。

在13例老年女性组中，移行椎与第1骶椎椎间盘发生退变较其他椎间盘明显轻。说明腰骶移行椎平面以上的椎间盘多退变，而移行椎及骶骨间椎间盘与其他水平相比较少发生退变。这可能是与髂腰韧带在第4腰椎较薄弱有关，与其他椎间盘相比较早发生退变。腰骶移行椎与骶骨之间较稳定是因为骶骨和腰椎的横突形成假关节或骨融合，这样可以保护椎间盘发生退变。

杜心如观察移行椎与腰椎管狭窄及退变节段的关系，15例Ⅰ型移行椎中腰椎管狭窄4例，占27%。28例Ⅱ型移行椎中，16例，占57%。41例Ⅲ型移行椎中，椎管狭窄8例，占20%。7例Ⅳ型移行椎中，椎管狭窄共3例，占43%。这说明移行椎合并腰椎退行狭窄较正常者高。L3~L4退变11例，其中Ⅰ型2例，Ⅱ型5例，Ⅲ型3例，Ⅳ型1例。另外，在39例MRI病例中，存在L3、L4、L5椎体及终板高和低信号者Ⅱ型3例，Ⅲ型5例，共占21%。说明腰骶移行椎时，腰椎间盘承受高应力除L4~L5以外，位于其上方的L3~L4、L2~L3也可能比正常腰椎要高。

腰骶部移行椎与腰椎滑脱的关系

有研究表明，正常人群和腰骶移行椎人群中腰骶滑脱的发生率无不同。然而，第5腰椎骶化患者中第4、5腰椎水平滑脱程度要比骶椎腰化时第5腰椎、第1骶椎滑移程度高。这可能与髂腰韧带限制第5腰椎活动有关。髂腰韧带有稳定第5腰椎作用。在我们的研究中，所有移行椎病例均无L5滑脱及L5峡部裂，峡部裂及L4滑脱发生率最高，分别为19例（8.6%）及33例（14.8%），高于正常人群。其中L4滑脱Ⅰ型7例，Ⅱ型12例，Ⅲ型12例，Ⅳ型2例；L4峡部裂Ⅰ型4例，Ⅱ型6例，Ⅲ型8例，Ⅳ型1例。L3滑脱4例（Ⅱ1例，Ⅲ3例）；L2滑脱4例，Ⅱ型、Ⅲ型各2例；L1滑脱1例。以上数据说明，腰骶移行椎的椎间盘与关节突关节及横突成为一个整体，类似于腰椎融合术后，其应力集中处上移，而L4峡部较L5薄弱，髂腰韧带阙如，只有少数情况下有部分纤维附着于L4，所以L4稳定性较差，故在移行椎时L4易发生峡部裂及滑脱（图12-66~71）。

正常人腰椎易发生L5滑脱及峡部裂，腰骶移行椎时只有L4滑脱，没有L5滑脱。造成这种情况的原因可能与下列因素有关：①腰骶移行椎时第4、5腰椎处于高应力状态，而L4峡部较为细小难以承受而发生峡部裂及滑脱。Ⅰ型移行椎虽然与正常腰椎接近，但可能肥大的横突可以承担更多应力；Ⅱ型移行椎横突与骶骨形成的假关节虽然传导了异常应力，但从另一角度也分散了来自上方的剪切应力，从而使第5腰椎峡部受力减少；Ⅲ型和Ⅳ型移行椎横突直接向下传递应力，而第4、5腰椎起到了类似第5腰椎与第1骶椎的作用，故第4腰椎应力更大；②髂腰韧带的保护作用，在第5腰椎髂腰韧带较为强大，而第4腰椎则几乎没有髂腰韧带，所以稳定性要差，故更易发生峡部裂、峡部裂延长及滑脱。

腰骶移行椎与骶骨之间椎间盘的MRI形态特点

Ⅰ型腰骶移行椎与骶骨间椎间盘的形态与正常腰椎的L5~S1椎间盘相同，具备与其相同的功能；Ⅱ型与正常相近，但有发育不良现象，功能接近正常L5~S1椎间盘；Ⅲ型和Ⅳ型则明显发育不良，为残存椎间盘，几乎不具备椎间盘功能（图12-72~77）。

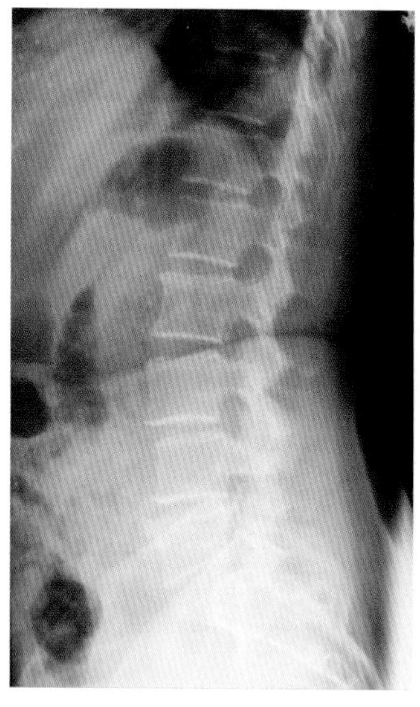

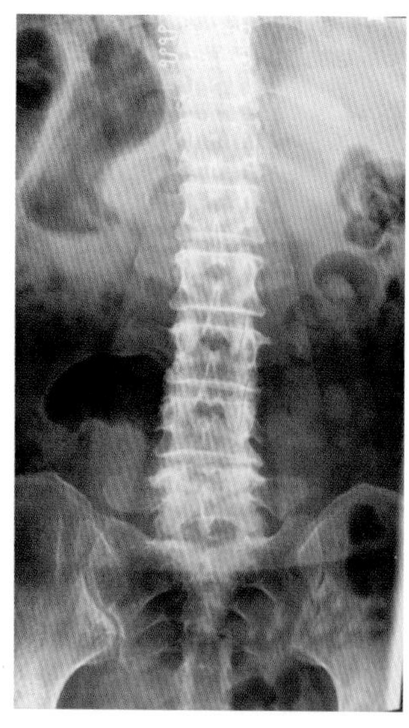

图12-66　腰骶移行椎与滑脱的关系（Ⅱa）

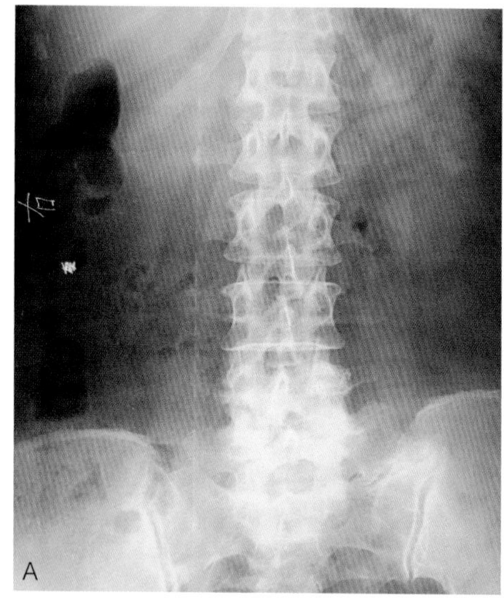

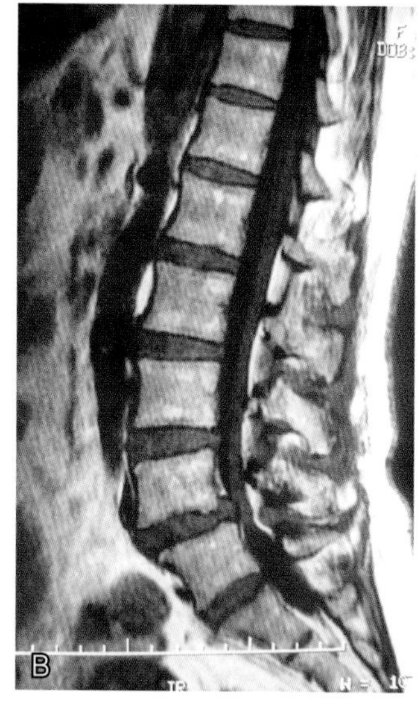

图12-67　腰骶移行椎与滑脱的关系（Ⅱa）

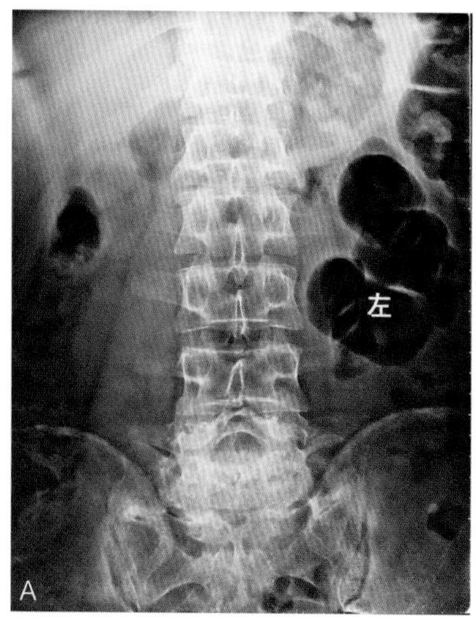

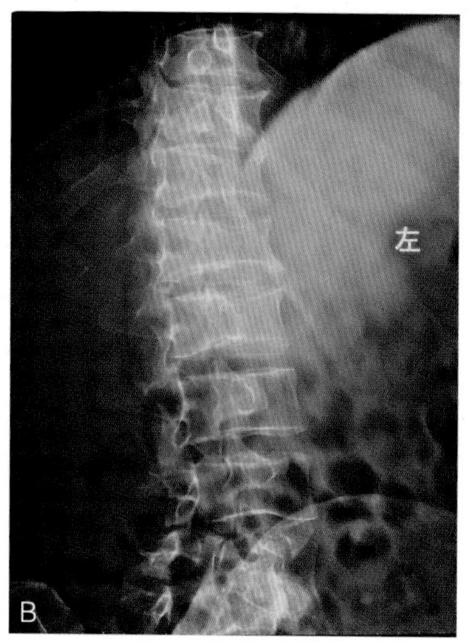

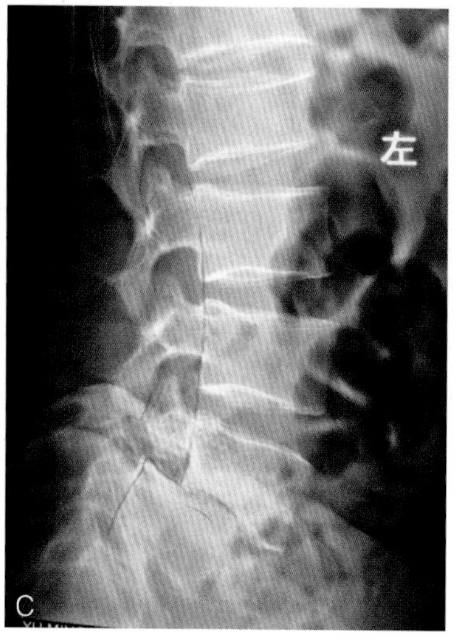

图12-68　腰骶移行椎与滑脱的关系（Ⅱb）

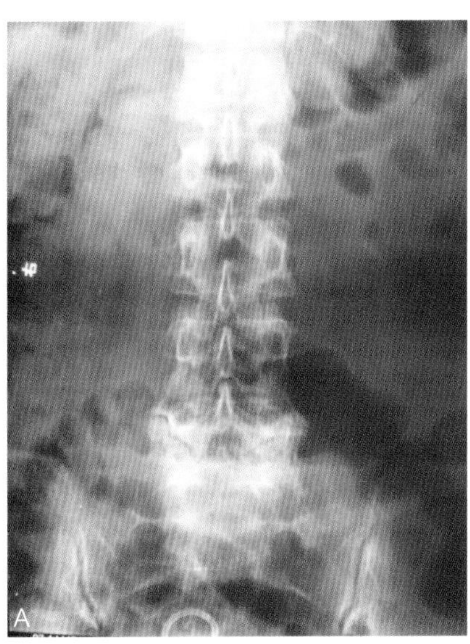

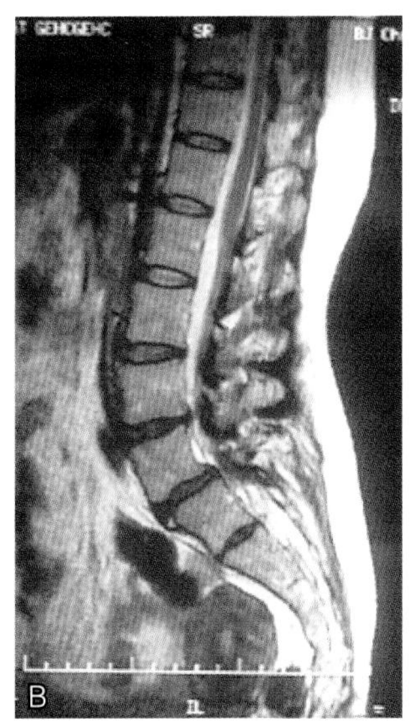

图12-69　腰骶移行椎与滑脱的关系（Ⅲa）

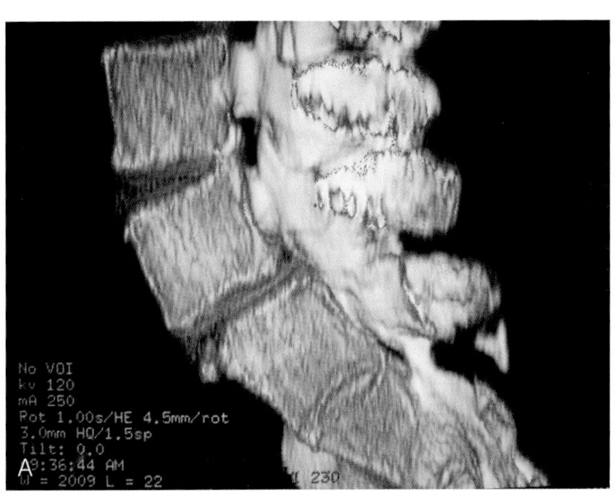

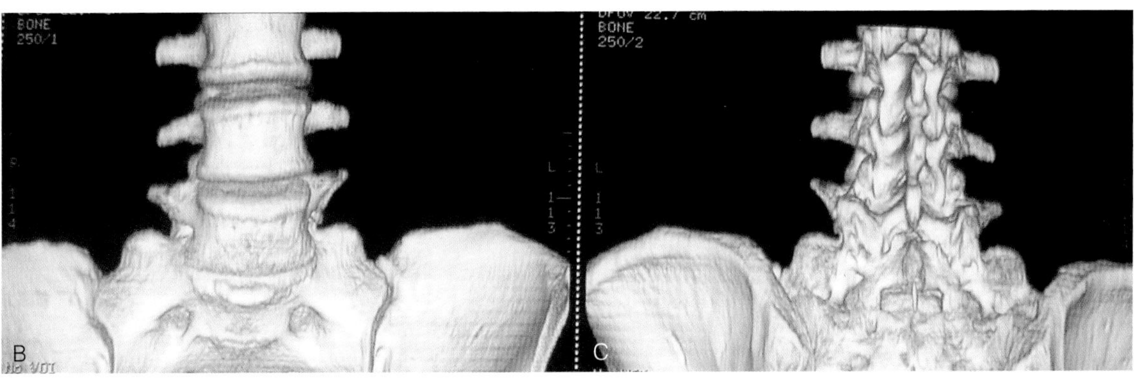

图12-70　腰骶移行椎与滑脱的关系（Ⅲb），CT三维重建

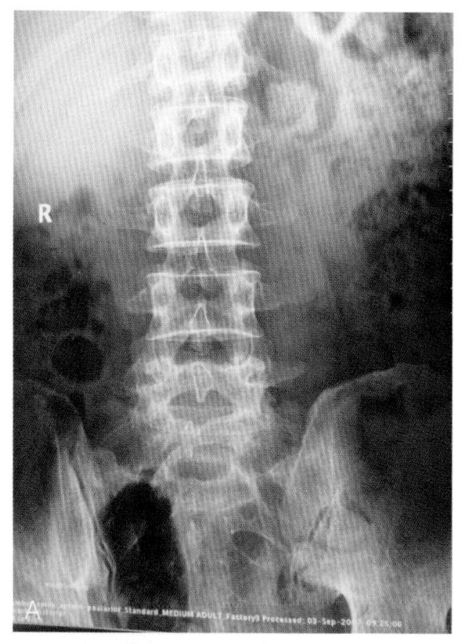

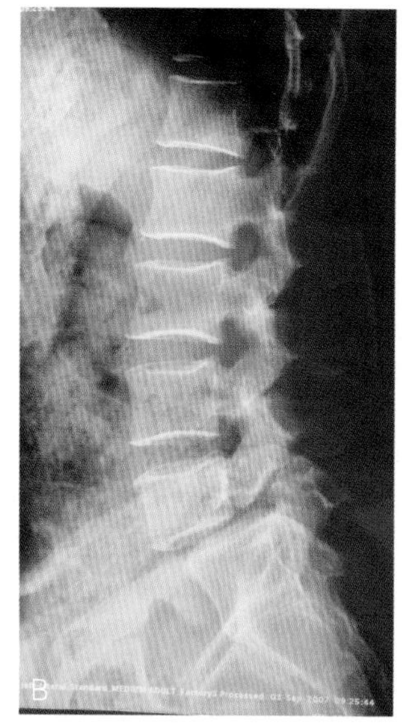

图12-71　腰骶移行椎与滑脱的关系（Ⅳ）

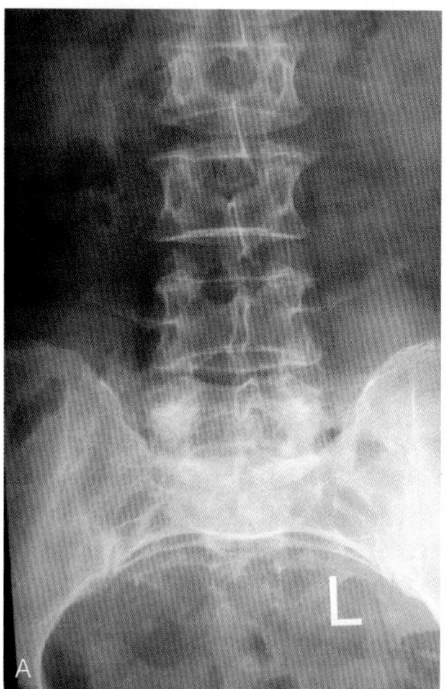

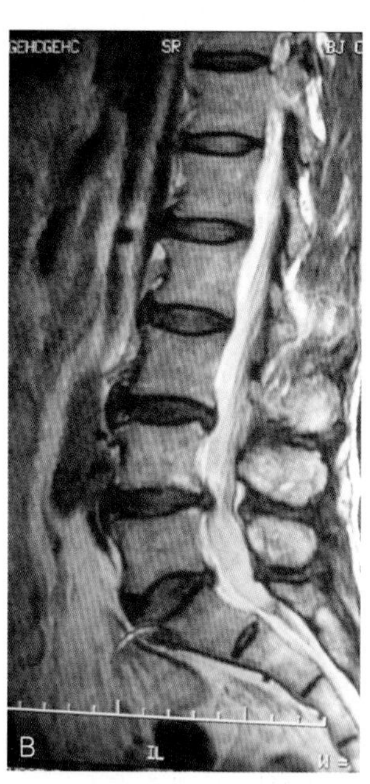

图12-72　腰骶移行椎与骶骨之间椎间盘的MRI特点（Ⅰ型）

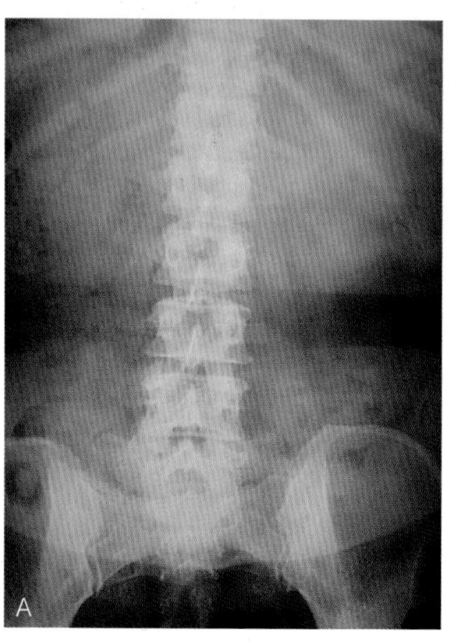

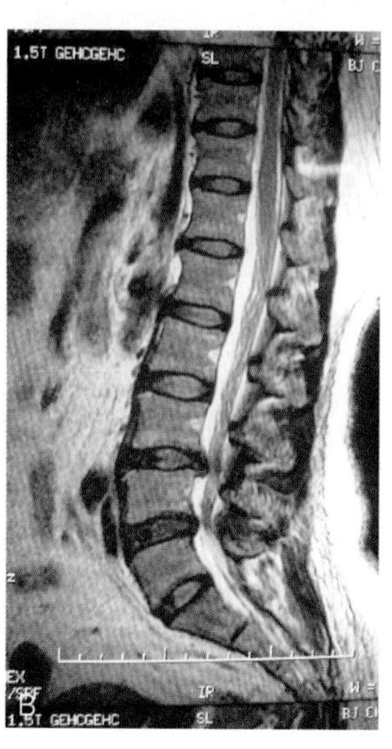

图12-73　腰骶移行椎与骶骨之间椎间盘的MRI特点（Ⅱa）

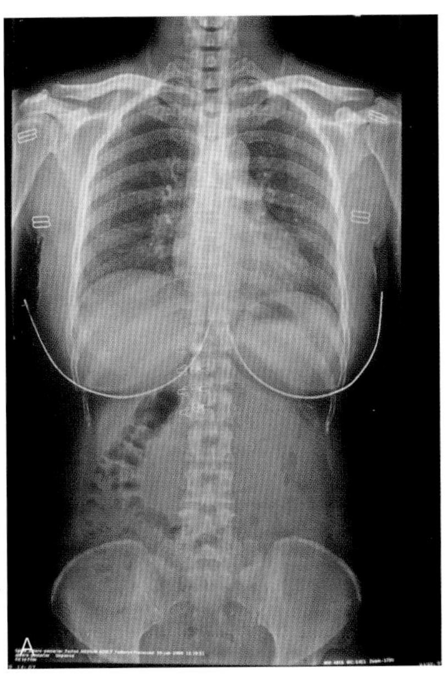

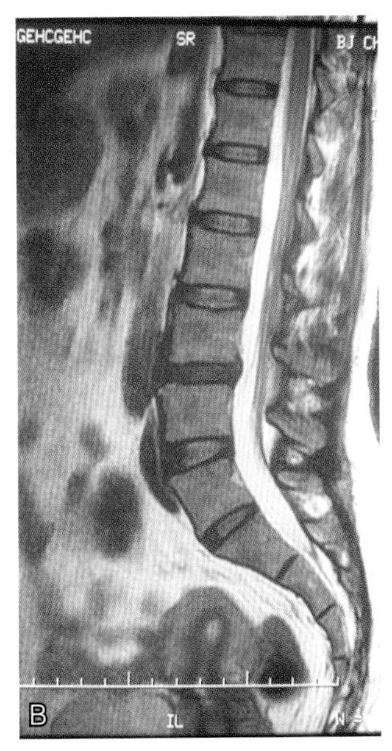

图12-74　腰骶移行椎与骶骨间椎间盘的MRI特点（Ⅱb）

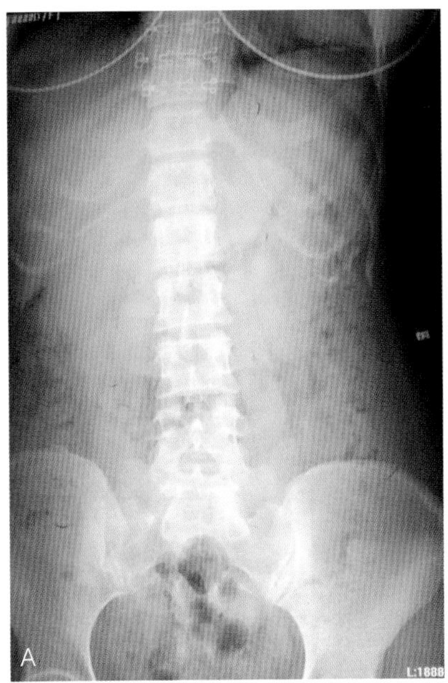

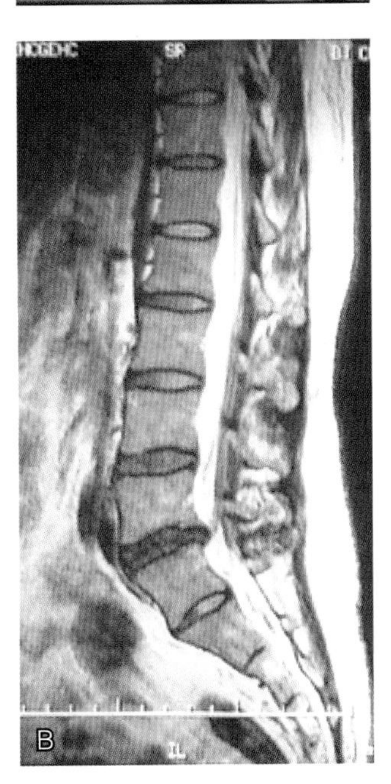

图12-75　腰骶移行椎与骶骨间椎间盘的MRI特点（Ⅲa）

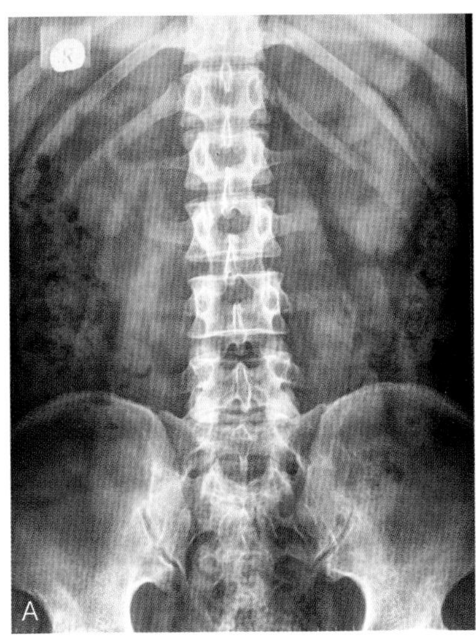

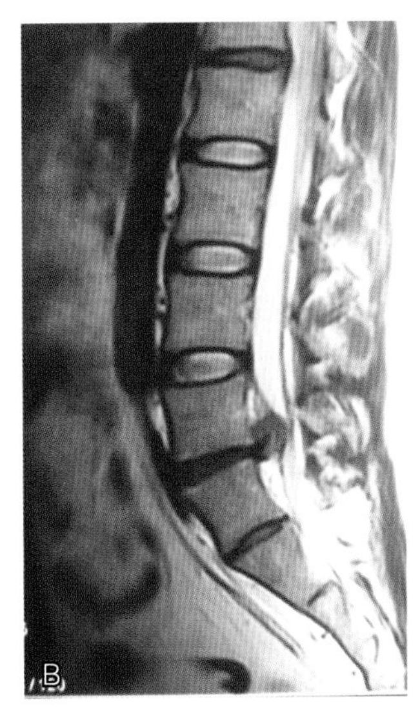

图12-76　腰骶移行椎与骶骨间椎间盘的MRI特点（Ⅲb）

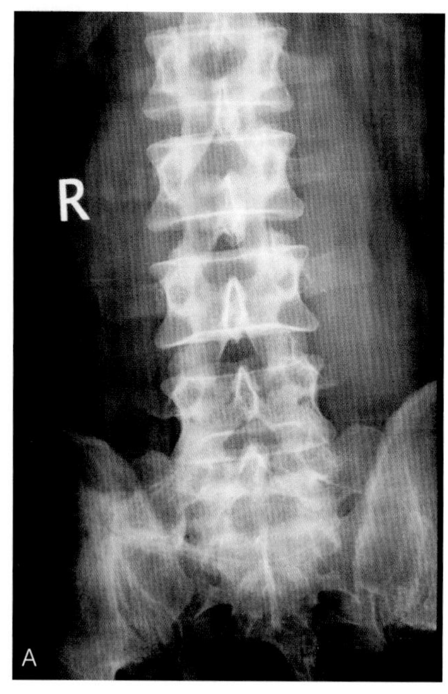

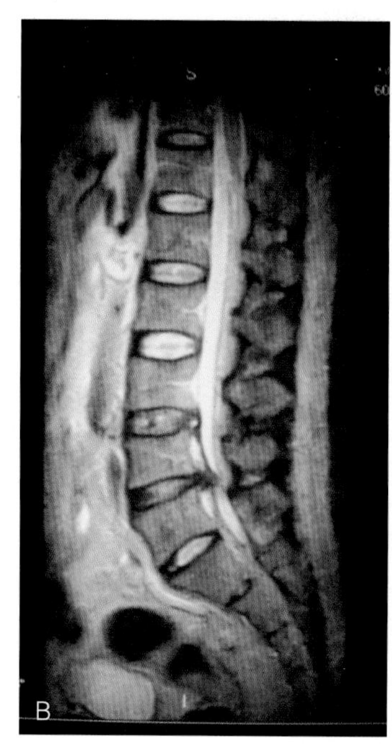

图12-77　腰骶移行椎与骶骨间椎间盘的MRI特点（Ⅳ）

临床应用注意事项

只靠MRI判断腰骶部移行椎是非常困难的。判断腰骶移行椎是第5腰椎骶化还是第1骶椎腰化，在缺乏脊柱全长X线片时确是一个问题，因为患者常存在胸腰移行椎。只有在X线片上确定了胸腰移行问题，才能确定是腰椎骶化还是骶椎腰化。单纯通过发育不良的肋骨与粗大横突的影像特点确定腰椎有时不准确。一般情况下，腰骶部移行椎常在体检或诊治其他疾病时被发现。在腰椎正位片上最易观察腰骶部移行椎，但即使结合腰胸段前后位X线片也难以确定是腰椎骶化还是骶椎腰化。所幸在临床上无需刻意区别是第5腰椎骶化还是第1骶椎腰化，所以应用腰骶部移行椎这个概念，避免使用“第5腰椎骶化”和“第1骶椎腰化”。

在平片上可见到腰骶移行椎椎间盘高度比正常情况的要低，在侧位片上移行椎呈方形。为了确定腰骶移行椎，O'driscoll等按照骶骨和位于骶骨最上面的椎间盘形态，将腰骶移行椎分为4个类型：

Ⅰ型：没有椎间盘。

Ⅱ型：有残留的椎间盘，但不超过骶骨的整个前后径。

Ⅲ型：有完整的椎间盘，其前后径超过骶骨的整个前后径。

Ⅳ型：为Ⅲ型加上骶骨变异，骶骨在X线侧位片上呈方形。

另一项研究表明，在腰椎移行椎MRI的影像上将异常的椎间盘分为2型。Ⅰ型为移行椎椎间盘，其表现为比相邻可活动间盘要小，在T2WI上缺乏髓核内成分，其终板前方未融合，此种类型与移行椎的横突及骶骨形成假关节高度相关。该研究观察到假关节型移行椎的椎间盘是正常的。Ⅱ型移行椎椎间盘发育不全，比Ⅰ型椎间盘小，另外其前方融合，终板凹向椎间盘。此种椎间盘与移行椎和骶骨完全融合相关。

通过MRI T1WI冠状面成像判定腰骶部髂腰韧带来确定椎体节段，同样不准确。因为髂腰韧带起始于第5腰椎横突，也有部分韧带起始于第4腰椎横突。一般情况下，髂腰韧带在MRI可清楚显示，为自第5腰椎横突至髂嵴中后部的单侧或双侧低密度带。根据这个资料，如果髂腰韧带在移行椎水平以上，则为骶椎腰化，在移行椎水平，并有单侧假关节，则腰骶移行椎为第5腰椎（腰椎骶化）。最后如果不能确定髂腰韧带在移行椎水平之上还是在此水平，则移行椎是第5腰椎，这有可能为肥大横突导致髂腰韧带变小，它与髂腰韧带的骶髂部分相似。

为避免此类错误，在实践中必须结合MRI和X线片进行综合分析，以便在手术时做参考。

腰骶移行椎椎体及椎板的形态学特点

1. 腰骶移行椎椎体及椎板的形态学特点　根据杜心如测量数据，腰骶移行椎椎体前缘高度（27.7 ± 2.1）mm（20.5~31.6 mm），后缘（22.9 ± 2.0）mm（18~28 mm），前缘高度/后缘高度为1.21，与正常第5腰椎的1.16 ± 0.08相近。椎体上面矢状径（32.3 ± 2.9）mm（25~38.5 mm），横径（50.6 ± 4.5）mm（40.3~61 mm），矢状径/横径 = 0.64，与正常第5腰椎的0.67相近。Ⅳ型移行椎有残余椎间盘椎体与正常腰椎相近。

Ⅰ型移行椎的椎体与正常第5腰椎无明显差异；Ⅱ型移行椎椎体，由于其横突与骶骨形成假关节，均存在较完整椎间盘，其椎体前面及侧面观与正常情况下L5椎体相近。Ⅲ型移行椎椎体，其椎体与S1横突融合成一体，椎间盘发育不良但均残存椎间盘，椎间隙变窄，椎体的下缘可清晰辨认；其中椎体间残存椎间盘者占43.3%，椎体间残存间盘并前方融合者占56.7%（图12−78~84）。Ⅳ型移行椎有残存椎间盘，椎体与正常腰椎相近。各型移行椎椎体上终板形态与正常第5腰椎相近。

2. 移行椎后部结构的形态特点　Ⅰ型移行椎的椎板与正常第5腰椎无明显差异，其棘突、上下关节突、人字嵴也与正常第5腰椎相同。Ⅱ型移行椎均有完整的棘突，上下关节突、椎板的

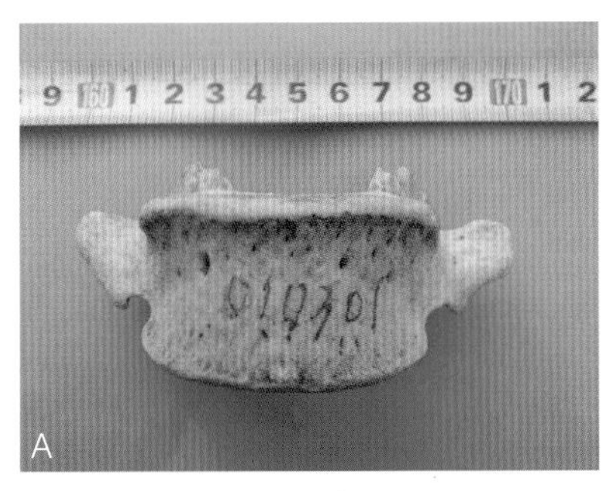

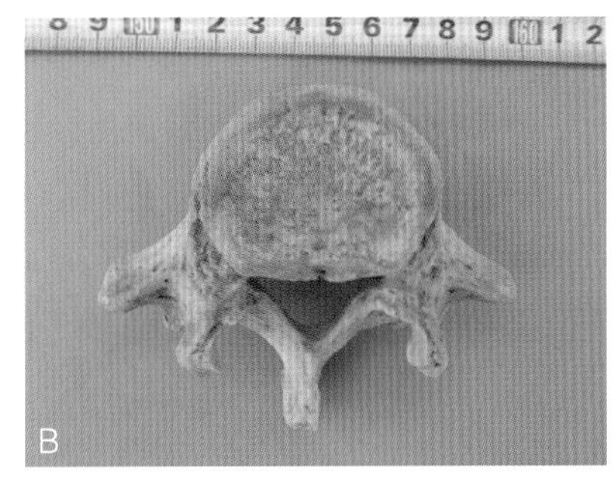

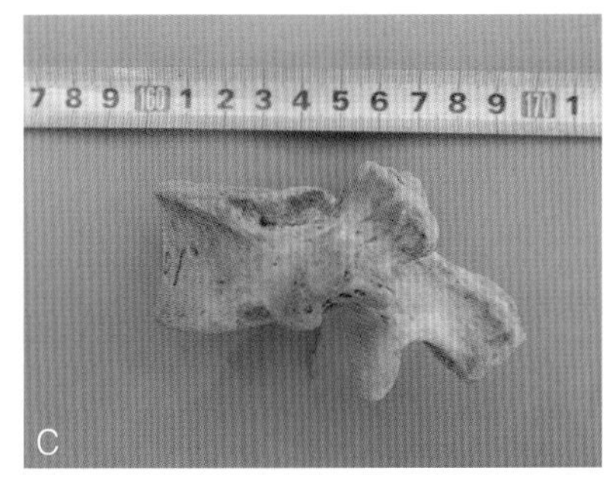

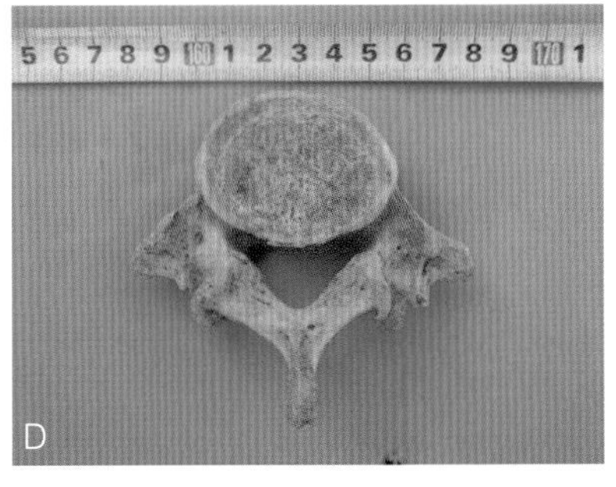

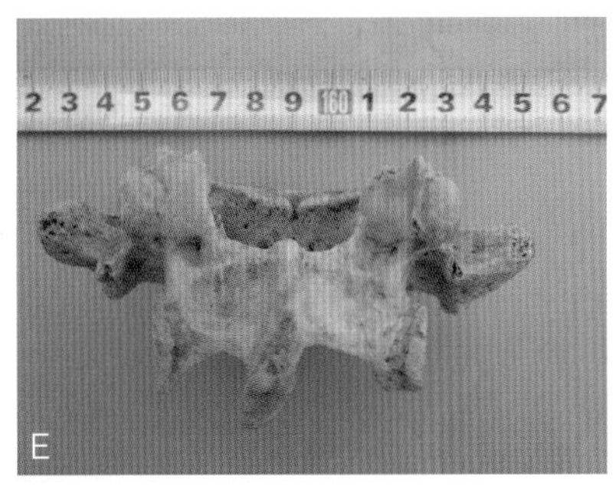

图12−78　第5腰椎形态特点

A.正面观；B.上面观；C.侧面观；D.下面观；E.后面观

形态与正常第5腰椎相近，上关节突有完整的关节软骨面、乳突等结构，下关节突也完整，有关节突关节面。上关节突方向呈斜行或矢状位方向，而下关节突则呈冠状位方向。在Ⅱ型移行椎中，第5腰椎与第1骶椎关节突关节存在率为100%。虽然残存第5腰椎与第1骶椎关节突关节，但其明显发育不良，方向呈冠状位。

Ⅲ型移行椎中，双侧第5腰椎与第1骶椎关节突关节仍存在者占58.6%；关节突关节融合者占34.3%；左侧关节突关节存在，右侧融合者占4.3%；左侧融合，右侧存在者占1.1%；椎板完全与骶椎板融合成一体者占1.1%。Ⅲ型中椎板、棘突、上下关节突完整，与正常腰椎后部结构相近者占84.6%，椎板裂者占15.4%。

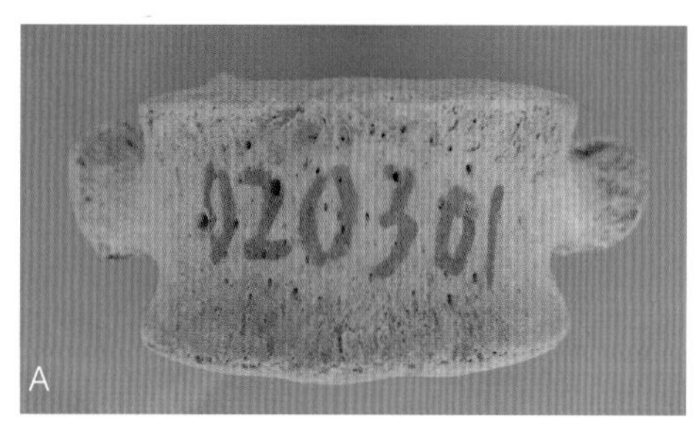
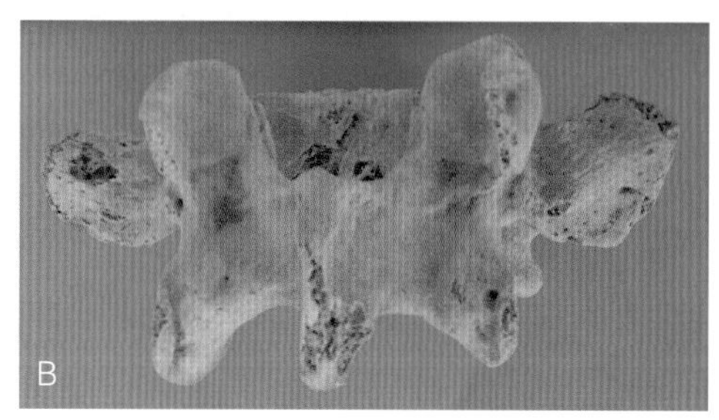

图12-79　Ⅰ型移行椎形态特点（Ⅰa）
A.前面观；B.后面观

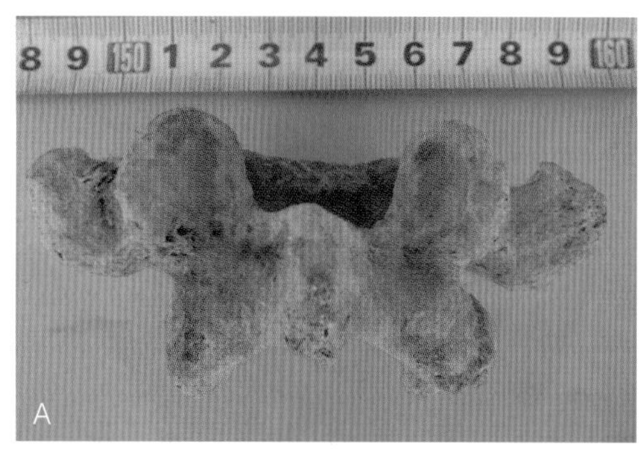
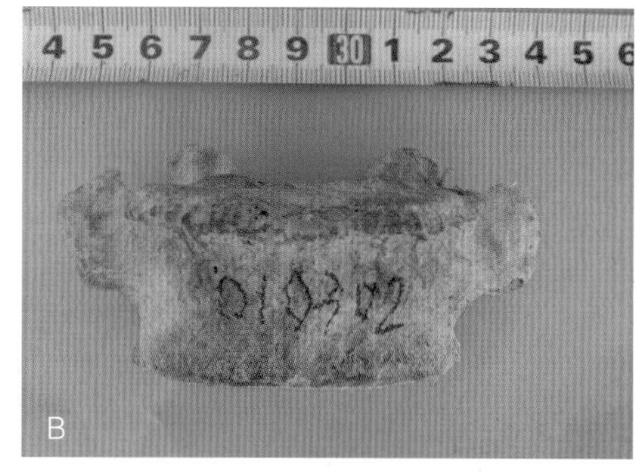
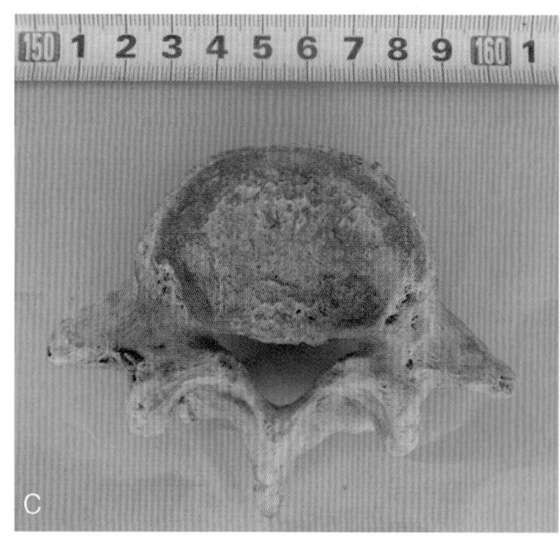
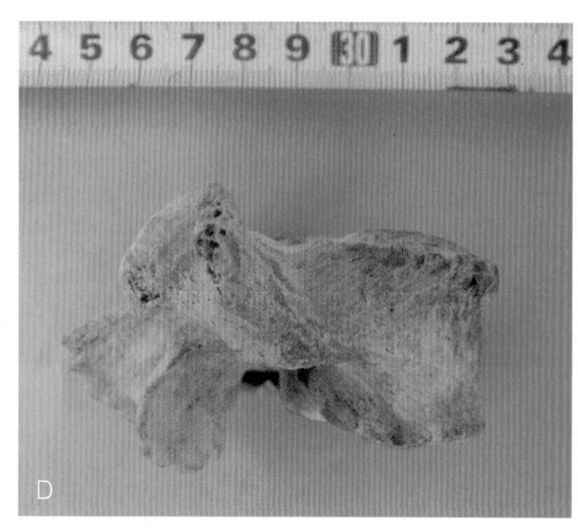

图12-80　Ⅰ型移行椎形态特点（Ⅰb）
A.后面观；B.前面观；C.上面观；D.侧面观

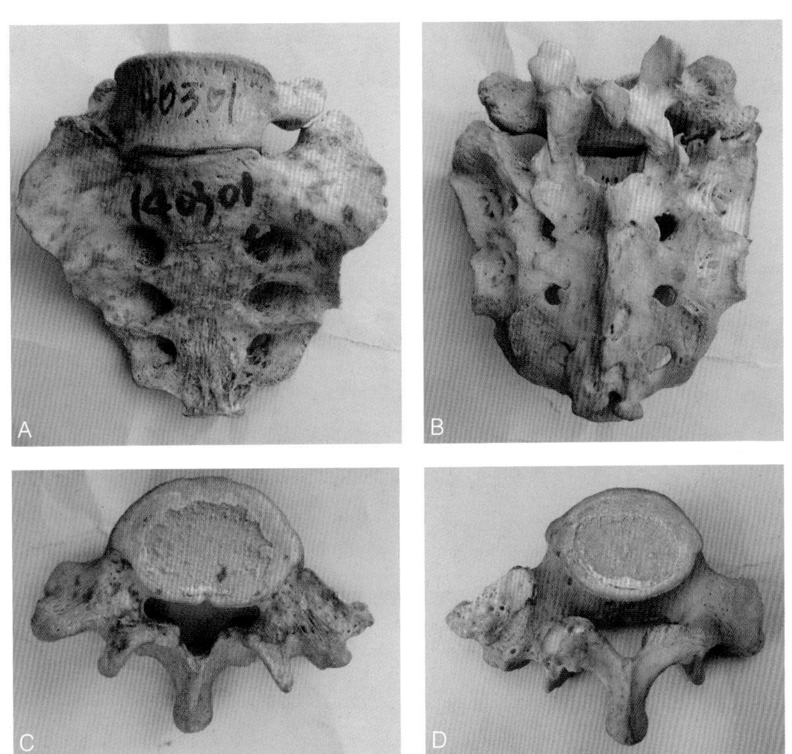

图12-81 Ⅱ型移行椎形态特点（Ⅱa）
A.前面观；B.后面观；C.上面观；D.下面观

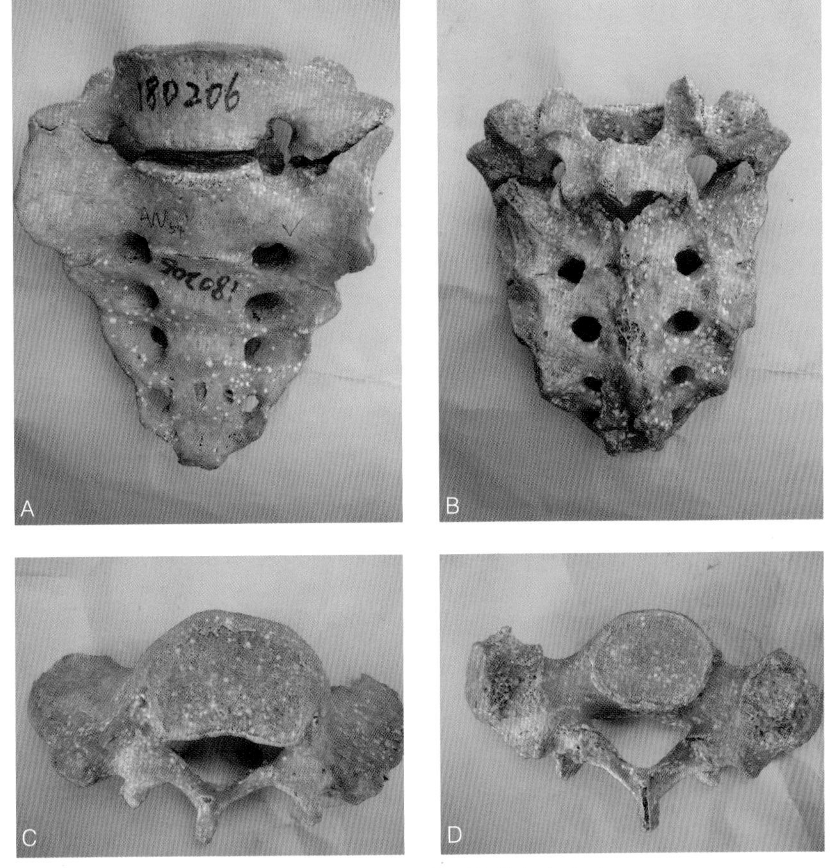

图12-82 Ⅱ型移行椎形态特点（Ⅱb）
A.前面观；B.后面观；C.上面观；D.下面观

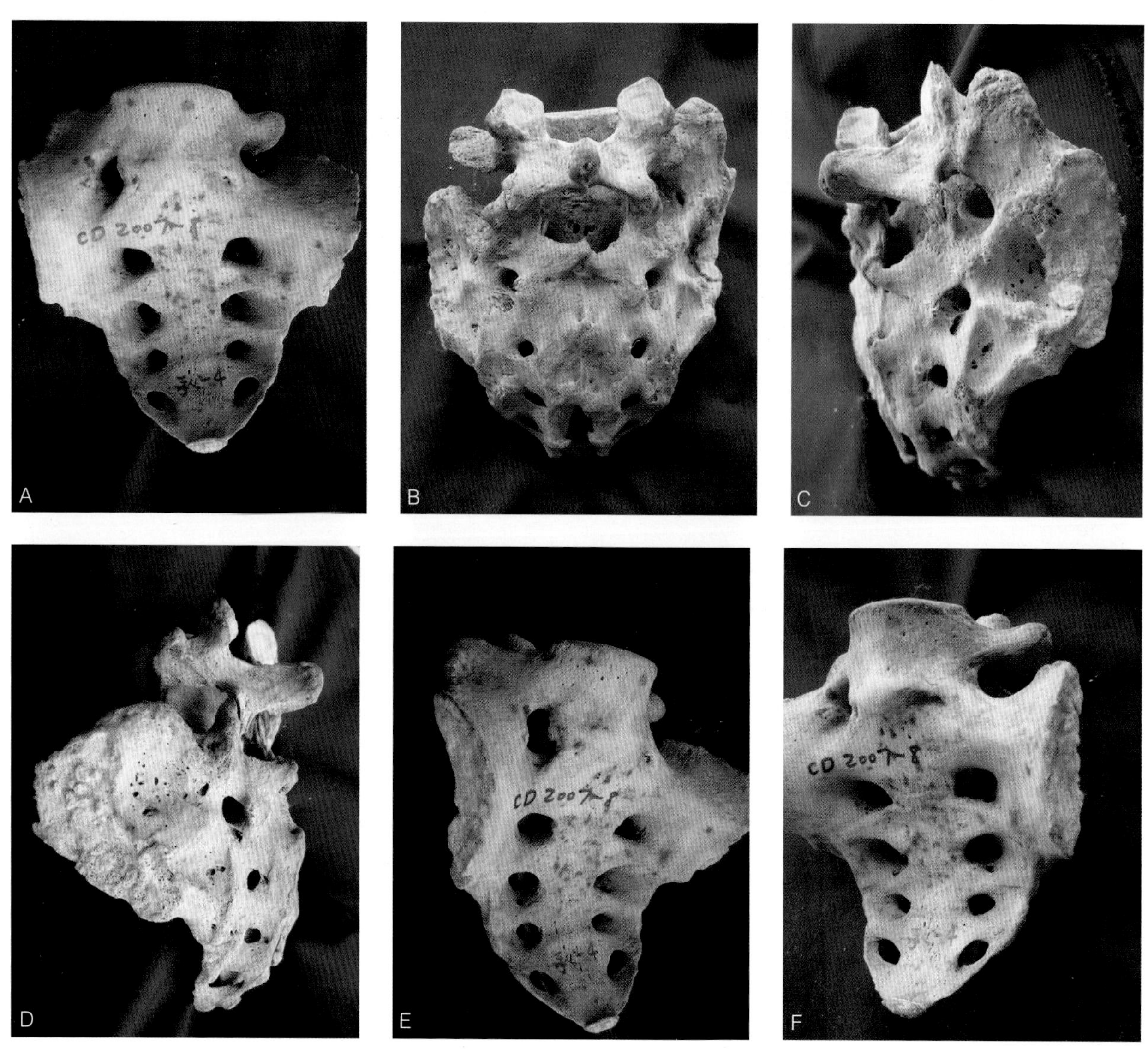

图12-83　Ⅲ型移行椎形态特点（Ⅲa型）
A.前面观；B.后面观；C.融合侧侧面观；D.非融合侧侧面观；E.斜位观融合侧；F.斜位观非融合侧

腰骶移行椎的异常主要集中在横突发育方面，这种形态特点只有在腰椎X线正位片上得以显示，故只有拍摄腰椎X线正位片才能清晰地显示移行椎。Ⅱ型移行椎存有完整椎间盘，与正常腰椎相近，所以在腰椎X线侧位片上难以根据L5~S1椎间隙形态判断是否存在移行椎。大约50%的Ⅲ型移行椎中存在不同程度残存椎间盘，另50%其椎体前部与骶骨融合，所以在侧位片上L5~S1椎间隙明显变窄，或两椎体呈融合状态，可高度提示存在着Ⅲ型移行椎。Ⅳ型移行椎与Ⅲ型相似。

由于移行椎椎体的矢状径、横径及形态与正常腰椎相近，所以在腰椎X线正、侧位片上不能根据椎体影像特点判断是否存在移行椎，这也是为什么单纯在MRI、CT上也难以判断是否存在移行椎的原因。故临床上判断是否存在移行椎，必须有腰椎X线正、侧位片，而需要MRI、CT进一步判定有无合并病变。临床上不能仅根据MRI或CT资料判定是否存在移行椎。

Ⅱ型移行椎有完整的上、下关节突关节，

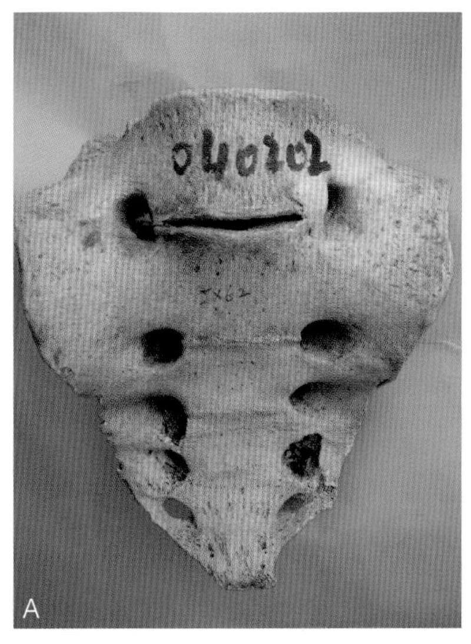
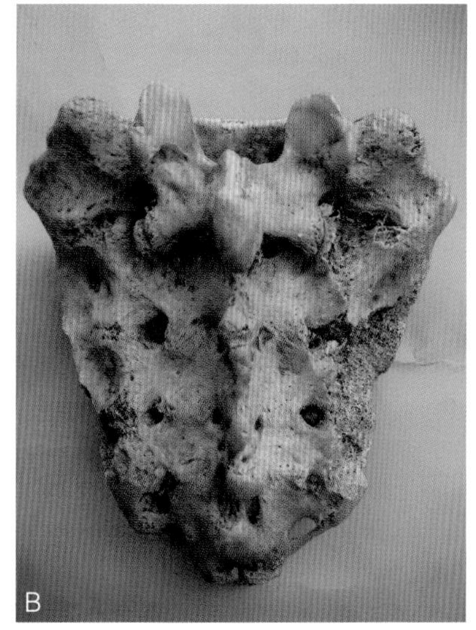
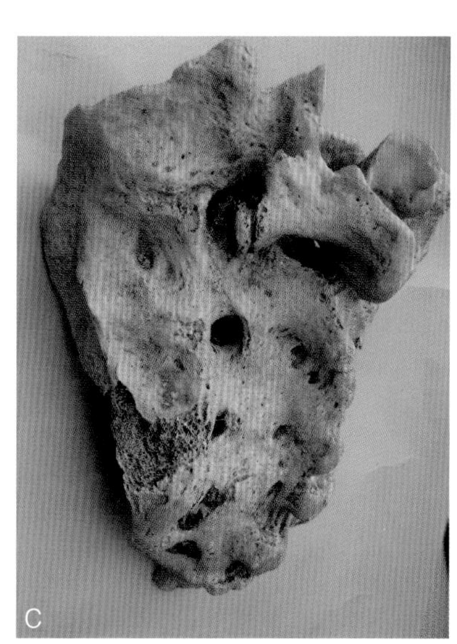
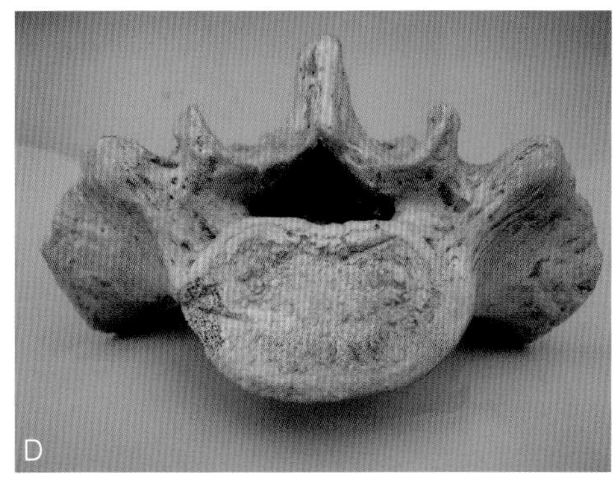

图12-84 Ⅲ型移行椎形态特点（Ⅲb型）
A.前面观；B.后面观；C.侧面观；D.上面观

L5~S1关节突关节存在，椎板及棘突亦与正常L5相近，与S1之间不存在融合，所以手术时仅凭后部结构的形态特点难以确定是否为移行椎。移行椎与骶骨之间可以活动，所以可以通过牵拉棘突，根据有无活动来判断是否为移行椎。Ⅱ型移行椎的棘突可以牵拉活动，而骶骨棘突牵拉无活动。Ⅲ型移行椎其椎板、棘突及上、下关节突形态与正常腰椎相近，同样根据后部结构特点不能判断是否为移行椎。但由于横突与骶骨形成融合，所以不管是否存在残存椎间盘，不管L5~S1关节突关节是否融合，移行椎均与骶骨形成了一个整体，故手术中牵拉移行椎棘突时，L5~S1之间不会存在位移。只有移行椎上方棘突之间才存在位移。所以根据此特点可以判断是否为移行椎，即不能移动的棘突为移行椎棘突，而能移动棘突为上位棘突（L4）。

椎间关节是构成三柱的主要部分，关节面本身可能是疼痛的主要来源，作为主要负载结构及腰椎运动单位的重要成分，在运动节段控制运动范围，由于腰骶移行椎导致腰骶关节发生结构和生物力学改变，经常伴随椎间关节结构和方向的改变。Mahato NK重点研究了发育不全的腰骶椎间关节面在这个区域的承载作用，椎间关节面发育不全的20个骶骨被收集进行分析，16个骶骨呈现单侧发育不全的椎间关节面，余下的4个骶骨呈现双侧发育不全，16个中的13个椎间关节发育不全侧的髂骨上表面显示假关节，3个显示在发育不全侧有强壮的横突间韧带连接；双侧椎间关节发育不全显示双侧L5~S1假关节。这些观察显示在椎间关节面发育不全的腰骶关节的负载转移不正常，强壮的腰骶韧带连接或假关节是一种负载分享的补偿。杜心如提出腰骶移行椎的椎板及下关节突形态与正常L5相近，但下关节突明显小于上关节突，其方向呈冠状位。这在正常情况下L5~S1关节突关节方向明显不同。这说明腰骶移行椎的下关节突很少或几乎不向下传导应力，腰骶移行椎的应力几乎均由椎间盘、椎体及肥大的横突传导。这种异常的应力传导可能是腰骶移行椎患者易产生腰痛及易患腰椎间盘突出症的原因之一。

在腰骶移行椎中第1骶椎椎体上终板关节面的尺寸可能是很小的、未发育的或异形的，关节突关节面面积经常少于1 cm^2，或小于对侧正常关节面的45%。NK Mahato测量腰骶移行椎中的末节腰椎（腰椎骶化时的第4腰椎、骶椎腰化时的第5腰椎）的峡部和椎板尺寸，显示腰椎骶化时的第4腰椎峡部及椎板整体尺寸比正常第5腰椎小得多，第5腰椎与第1骶椎假关节形成情况下第5腰椎峡部及椎板尺寸比正常小，单侧第5腰椎与第1骶椎假关节形成的峡部及椎板尺寸比同一椎体的正常侧小。因此，第5腰椎与第1骶椎移行状态下通过峡部或椎板固定腰椎应当按照移行椎毗邻椎的峡部和椎板尺寸评估跨椎板螺钉的尺寸，指导腰骶移行椎融合或节段性固定、后路减压椎板切除手术。

腰骶移行椎椎弓根螺钉进钉方法的临床解剖学

临床上对需要进行移行椎椎弓根螺钉固定的病例常出现进钉点难以确定、螺钉拧入困难、螺钉穿破椎弓根皮质等问题。由于腰骶移行椎的横突发育异常，所以以横突平分线作为腰骶移行椎椎弓根螺钉进钉的定位标志不可取。腰骶移行椎椎弓根的形态学也不同于正常腰椎，所以以上关节突关节面的内缘或外缘的垂线作为定位标志也不准确。腰骶移行椎的人字嵴亦不明显，用人字嵴顶点进钉方法也不可行。故用常规的腰椎椎弓根螺钉进钉方法均不可取，应另外选择椎弓根螺钉进钉方法。现介绍腰骶移行椎椎弓根螺钉进钉方法及相关解剖学特点。

1. “V”形槽及人字嵴的出现率　腰骶移行椎的上关节突形态与正常腰椎的形态相近，有完整的关节面，其外上缘处粗大，形成骨性隆起的乳突也与正常腰椎相近。移行椎的横突肥大，无明显的副突，但横突的外侧端形成骨性隆起，称之为“横突后结节”。横突后结节与上关节突后外缘形成了“V”形凹槽，本文称之为“V”形槽。该槽在正常腰椎不明显，但在移行椎“V”形槽出现率为100%。本组以“V”形槽最低点与上关节突关节面下缘水平面的交点作为进钉点（图12–85）。

2. 移行椎椎弓根上切迹的形态特点　腰骶移行椎椎弓根上切迹不明显，没有形成明显的凹陷。椎弓根上面呈近似平面状，侧面观椎弓根上缘呈直线而不是呈中间凹陷状，这与正常腰椎明显不同，所以从椎弓根上面后缘至进钉点的距离即可以代表椎弓根螺钉至椎弓根上缘的距离。本组标本进钉点至椎弓根上缘距离，左侧（8.6 ± 1.2）mm（5~11 mm），右侧（8.3 ± 1.2）mm（6~11 mm）。左右无差别，其频度分布在6~10 mm；进钉角度：左侧21.3° ± 4.1°（10°~30°），右侧21.0° ± 4.6°（10°~30°）；进钉深度：左侧（39.1 ± 2.8）mm（33~45 mm），右侧（39.1 ± 2.7）mm（33~45 mm）。其合理的进钉角度为15°~25°，深度为35~40 mm（图12–86~88）。

3. “V”形槽定位方法的科学性及可行性　“V”形槽恒定存在，变异小，不用过多地显露横突，易于辨认并找出，故将“V”形槽作为定位标志。腰骶上关节突关节面下缘水平易于

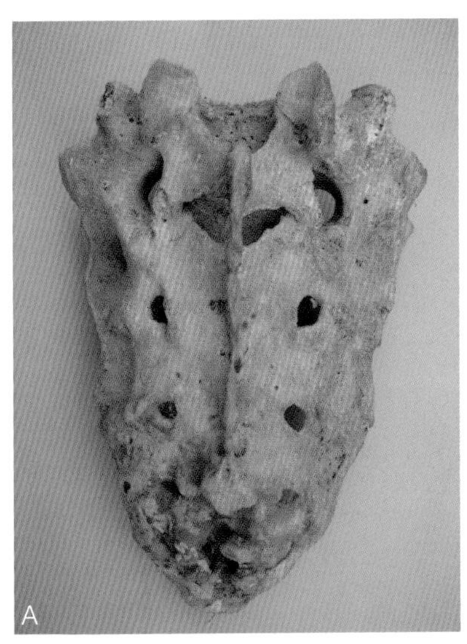

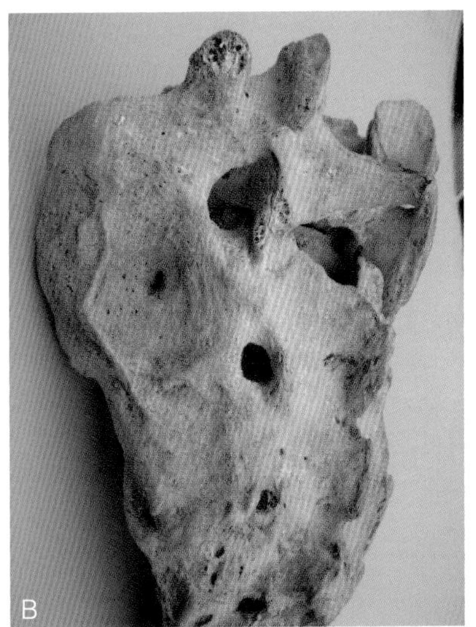

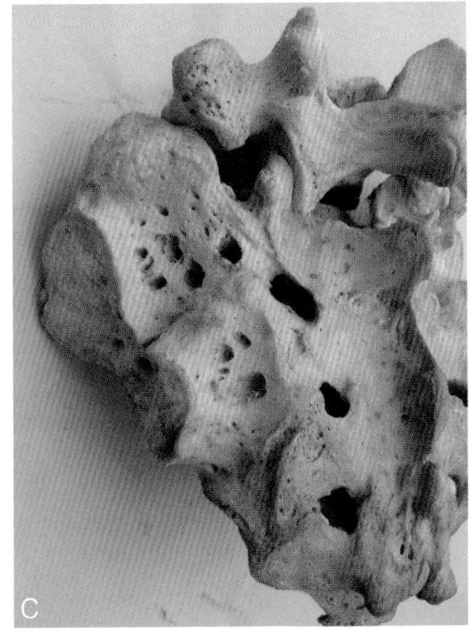

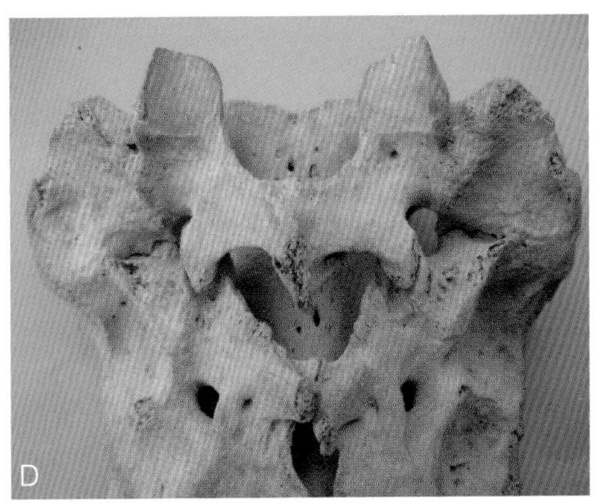

图12-85　“V”形凹槽

A.后面观；B.斜位观； C. 左斜位观；D.后面观

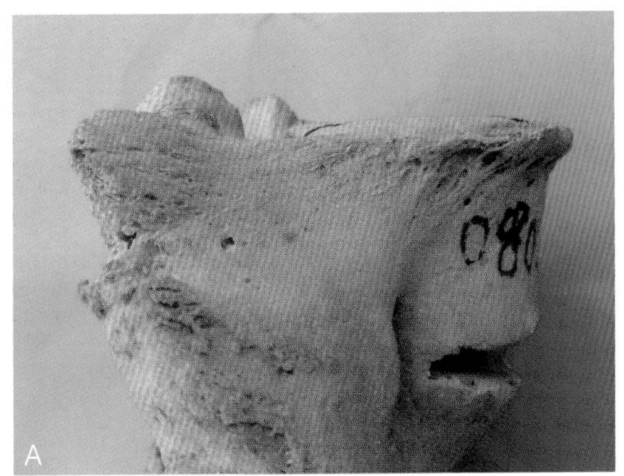

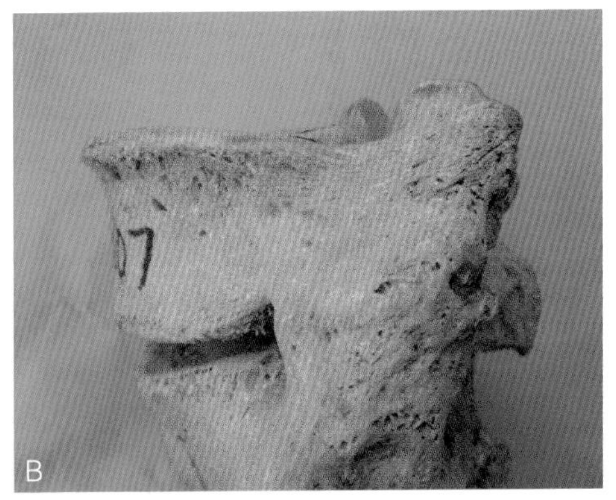

图12-86　腰骶移行椎椎弓根上切迹

A.右侧观；B.左侧观

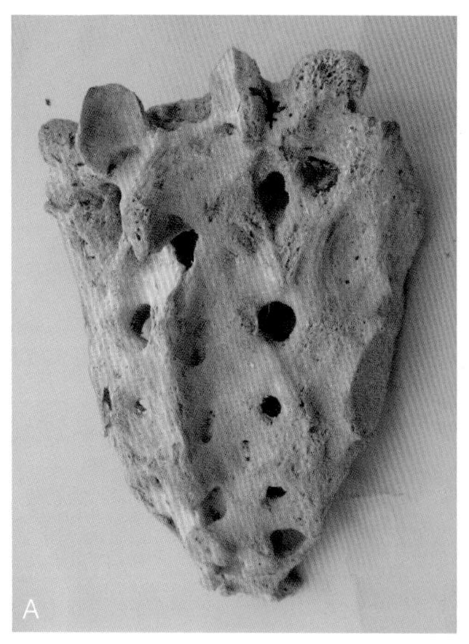

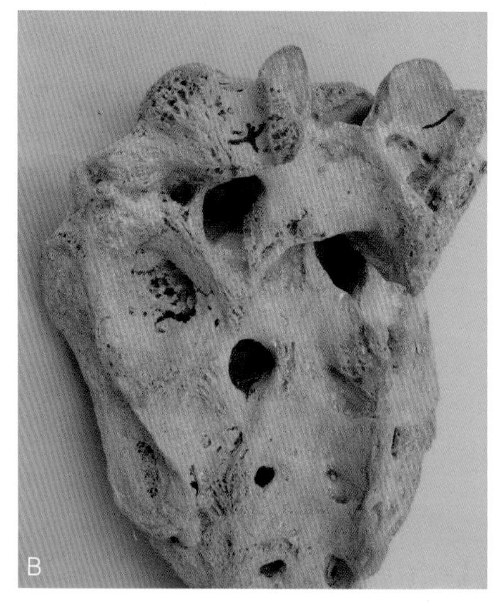

图12-87　腰骶移行椎进钉点
A.右侧；B.左侧

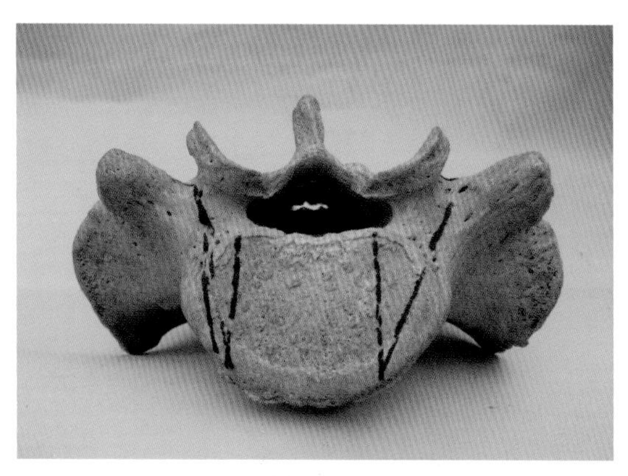

图12-88　进钉点及进钉角度

确认，以此作为水平线定位标志，手术时只需将关节突关节显露即可，对于关节突关节退变的病例，可咬除或凿除增生的上位下关节突下部分，即可显露关节面下缘，易于操作和掌握。所以，利用"V"形槽与腰骶移行椎上关节突关节面下缘水平线的交点作为移行椎椎弓根螺钉进钉点有可行性，便于推广。此点至椎弓根上缘距离为8~10 mm，如此充足的空间完全可以防止螺钉突破椎弓根上缘皮质。由于横突肥大，螺钉亦不会穿破外侧及下侧骨皮质。此进钉点钉道至侧隐窝距离为6~10 mm，也不易穿破侧隐窝而损伤神经根，所以以此点为进钉点有科学性。我们初步临床应用证明，此种进钉方法简单易行，准确性高。

4. "V"形槽方法的进钉角度及深度　由于腰骶移行椎形态的变异，如进钉角度（与正中矢状面夹角）过小则有可能不能进入椎体而穿破横突前方骨皮质，有造成前方结构损伤的危险，且进钉深度过短，有可能影响固定强度；如进钉角度太大，则有可能进入椎管，造成神经根及硬膜损伤，且由于钉尾过于偏外，导致操作困难，与同侧上下椎弓根螺钉钉尾顺应性不一致而引起安放连续装置困难。本研究选择进钉角度为15°~25°，则可以兼顾上述问题，椎弓根螺钉可以进入椎体内，既可不进入椎管，又可较顺利地安放连结杆或钢板装置，操作也较为容易。在这种情况下，进钉深度为35~40 mm，此数据可作为选择合适长度螺钉的依据。

腰骶移行椎上一腰椎的临床解剖学

1. 移行椎上一节段椎体的形态　正常腰椎椎体矢状径及横径自第1~4腰椎逐渐增大，椎体矢状径与横径之比依次下降，第4腰椎为0.73，第5腰椎为0.67。腰椎椎体前、后缘高度之比，第1腰椎最低，仅为0.88，但自此以下逐渐升高，第5腰椎最大，达1.17。移行椎上一节段腰椎有完整的椎体，前面圆凸，后面上下平，左右稍凹，椎体的上下面扁平粗糙，周围稍隆起，形态与正常第4腰椎无明显差异。椎体的矢状径大于正常的第4腰椎、第5腰椎，横径大于第4腰椎，与第5腰椎相近，矢状径与横径比为0.717，小于第4腰椎的0.73，大于第5腰椎的0.67；前缘、后缘高度比为1.09，介于第4腰椎的1.02与第5腰椎的1.17之间。移行椎上一节段椎体矢状径、横径及椎体前后缘高度之比均较正常第4腰椎增大。其原因未明，可能与腰骶移行椎上一节段腰椎生物力学异常有关。

2. 移行椎上一腰椎峡部的形态学特点　许多研究认为腰椎椎弓峡部裂的发生主要与先天性发育不良有关，其内因主要是峡部发育不良、腰骶角较大、腰骶椎隐裂、腰椎后缘较短、腰前凸过大等解剖结构上的弱点；而外因则是运动负荷过大，腰椎过屈或过伸，引起峡部应力集中，使骨质不断受到损伤。还有认为腰椎峡部裂及退行性腰椎滑脱的发生与下关节突的形态结构有密切的关系。腰骶移行椎时，腰椎滑脱和峡部裂有无特点？腰骶移行椎上一节段是否存在峡部发育异常？通过解剖观察，移行椎上一节段腰椎未发现峡部裂，移行椎上一节段腰椎峡部高度与正常第4腰椎无差异，厚度还较正常第4腰椎明显增加，未发现先天发育的薄弱和局部缺损。这说明移行椎上一节段腰椎不存在峡部发育异常，此节段峡部裂可能主要与异常应力有关，故临床上应充分注意此节段滑脱或峡部裂时的生物力学异常，以选择合适的治疗方法。本研究提示腰骶移行椎合并上一节段峡部裂或滑脱与其峡部发育异常无关。

3. 移行椎上一腰椎椎弓根的形态学特点　腰椎椎弓根横径自上而下逐渐递增，在第5腰椎几乎为第1、2腰椎的一倍。腰骶部移行椎上一节段腰椎椎弓根的纵径与正常第4腰椎无差异，横径较正常第4腰椎为大。在行腰骶部移行椎上一节段腰椎椎弓根螺钉手术时，可选择直径稍大的螺钉，或者在选择与正常第4腰椎相同直径的椎弓根螺钉时其可以获得更充足的进钉空间，更加安全。

4. 移行椎上一腰椎椎板的形态学特点　正常情况下第2、3腰椎椎板最厚，第5腰椎最薄，如椎板厚度超过8 mm，即可视为增厚。研究结果显示：移行椎上一腰椎椎板厚度测量结果小于正常第3腰椎的5.82 mm，大于第4腰椎的5.44 mm。腰骶移行椎上一节段腰椎椎板的厚度较正常第4腰椎大，但未达到8 mm。这说明移行椎上一节段椎板可能比正常椎板承受更大应力，该差异对手术操作无影响，腰骶移行椎上一节段腰椎的椎板手术可按照正常腰椎手术步骤进行。

5. 移行椎上一腰椎椎孔的形态学特点、脊椎指数　腰骶移行椎上一节段腰椎椎孔的形态与正常第4腰椎椎孔相近，椎孔上口的矢状径与正常第4腰椎相比无明显差异，横径平均要宽约1 mm，差异有统计学意义。

由于个体差异大，故计算脊椎指数，即椎管矢状径（C）及横径（D）的乘积与相应椎体矢状径（A）及横径（B）的乘积的比例（CD:AB）更有意义。如脊椎指数大于1：4.5，即可认为存在椎管狭窄。有研究报道腰骶移行椎上一节段腰椎脊椎指数为1：4.35。40岁以下者为1：4.31，40岁以上者为1：4.39，明显大于正常第4腰椎的1：3.92与第5腰椎的1：3.6。这说明腰骶移行椎上一节段腰椎较正常人更早、更易发生椎管狭窄，随着年龄增大，椎管狭窄可能性进一步加大。

6. 移行椎上一节段人字嵴的出现率、腰椎椎弓根螺钉进钉点、进钉角度及进钉深度　腰骶移行椎上一节段椎弓根螺钉内固定时如何确定进钉点至关重要。是按照正常腰椎还是按Ⅱ、Ⅲ、Ⅳ型移行椎椎弓根进钉方法呢？正常腰椎人字嵴恒定存在，变异少，易于辨认。目前，腰椎人字嵴进钉方法已被广泛接受和应用于临床。根据观察，腰骶移行椎上一节段腰椎人字嵴出现率为100%，其形态及位置与正常第4腰椎无异。

故可以选择人字嵴顶点作为腰骶移行椎上一节段腰椎椎弓根螺钉手术的进钉点。以此为进钉点进行测量，进钉角度：左侧15.6° ± 3.2°，右侧16.5° ± 5.7°；进钉深度：左侧（44.4 ± 5.0）mm，右侧（45.4 ± 3.0）mm。距上缘距离：左侧（7 ± 1）mm，右侧（7 ± 0.8）mm。表明移行椎上腰椎可以以人字嵴为进钉点，但进钉角度及深度均较正常第4腰椎稍大，这可能与上位椎体的矢状径及横径均大于正常第4腰椎有关（图12-89）。

7. 移行椎上一节段腰椎的退变特点 Ⅳ型腰骶移行椎上一节段腰椎发生增生者占81.3%，明显增生者占42.3%，上一节段腰椎至移行椎椎间孔由于骨赘增生导致椎间孔变窄、变长者占16.9%。腰骶移行椎上一节段腰椎增生者明显多于其他上位腰椎。这可能与腰骶移行椎导致上一节段腰椎活动增加及改变了生物力学传导有关，其结果导致腰骶移行椎上一节段腰椎早期退变者明显增加，更容易发生椎间孔及侧隐窝狭窄。40岁以下年龄组与40岁以上年龄组之间形态学比较，两组间椎体前后径相比稍有差异。分析原因，可能腰骶移行椎上一节段腰椎早于40岁之前已发生明显退变，也可能是发育因素而不是年龄因素（图12-90）。

合并腰骶移行椎时骶骨的临床解剖学

骶髂螺钉固定是治疗不稳定骨盆骨折常用的方法，与此相关的解剖学及临床应用报道较多，但均局限于正常的骶骨。合并腰骶移行椎的骨盆骨折时是否可以应用骶髂螺钉？此种变异时骶骨形态学与正常有无区别？研究者通过对合并腰骶移行椎的骶骨测量并与正常对比，观测骶1、2椎弓根的形态特点及骶髂螺钉的针道参数，为临床提供形态学参考。

1. 第1、2骶椎椎体形态特点及临床意义 在Ⅱ型移行椎时，骶骨与移行椎之间有接近正常的

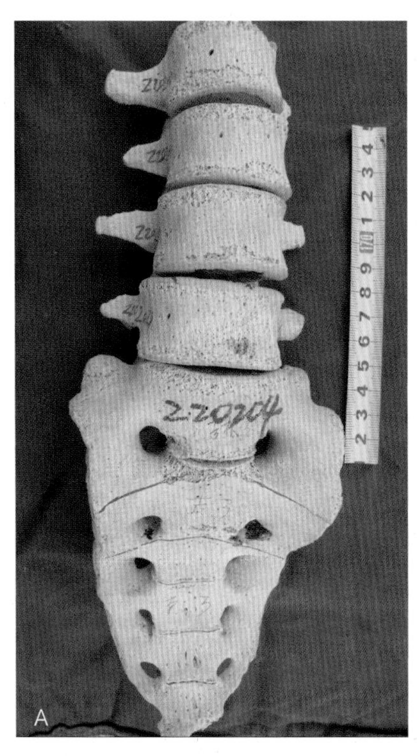

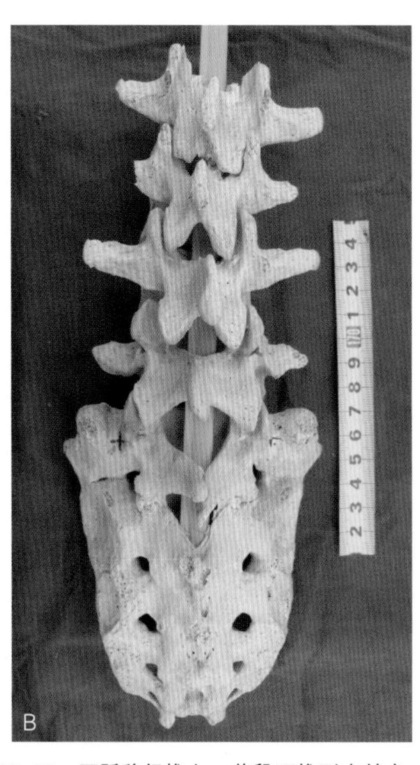

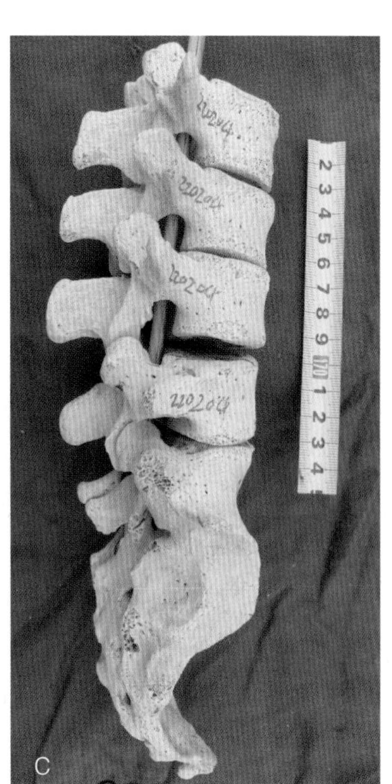

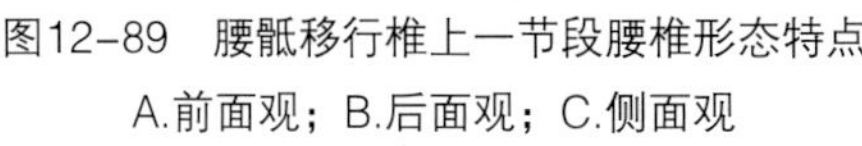

图12-89 腰骶移行椎上一节段腰椎形态特点
A.前面观；B.后面观；C.侧面观

椎间隙；Ⅲ型移行椎时，骶骨与移行椎之间没有正常的椎间隙，二者相连成为一体或者仅为窄的间隙。正常骶骨体的前后径及横径均大于合并Ⅱ、Ⅲ型移行椎的骶骨体。第1骶椎体的高度，正常和合并移行椎时差异并无统计学意义。这说明合并移行椎时，可以应用骶髂螺钉固定。

2. 骶椎椎弓根的形态特点及临床意义　对于中国人骶椎椎弓根的测量，既往研究较多局限于正常标本或未区分二者。我们正常骶骨标本的测量结果与国内其他报道相近；合并Ⅱ型腰骶移行椎时，第1骶椎椎弓根大于正常；Ⅲ型与正常非常接近。第1骶椎椎弓根并没有因为合并移行椎明显变小，甚至Ⅱ型大于正常。原因可能是第1骶椎椎弓根是骶骨应力集中的部位，将应力从骶椎体向骶髂关节传导，第1骶椎椎体的大小因为融合了上位的移行椎而产生部分代偿，导致其小于正常。所以合并移行椎时，第1骶椎椎体变小而第1骶椎椎弓根相近甚至略大。

有人认为应用骶髂螺钉固定必须满足骶骨及骶髂关节发育无异常。骶骨发育异常者，常致骶髂关节关系发生改变，如骶椎腰化者，第2骶椎椎体与髂骨构成关节，由于其体积远小于第1骶椎椎体，致手术很困难，失败率升高。骶椎椎弓根是骶髂螺钉固定钉道横截面最小处，是螺钉最易穿出椎弓根危及周围血管神经的部位，所以骶椎的椎弓根大小是合并腰骶移行椎时骶髂螺钉能否应用的关键。合并腰骶移行椎时第1骶椎椎体较小，但椎弓根大小并没有明显差异，并不影响骶髂螺钉的置入。正常第1骶椎椎弓根可以容纳1~2枚直径7.3 mm的骶髂螺钉，合并腰骶移行椎时也可考虑应用1~2枚骶髂螺钉固定。合并腰骶移行椎时第2骶椎小于正常，但可容纳1枚直径7.3 mm的螺钉。总之，合并腰骶移行椎并不是应用骶髂螺钉的手术禁忌。应当重视术前的CT测量，根据测量

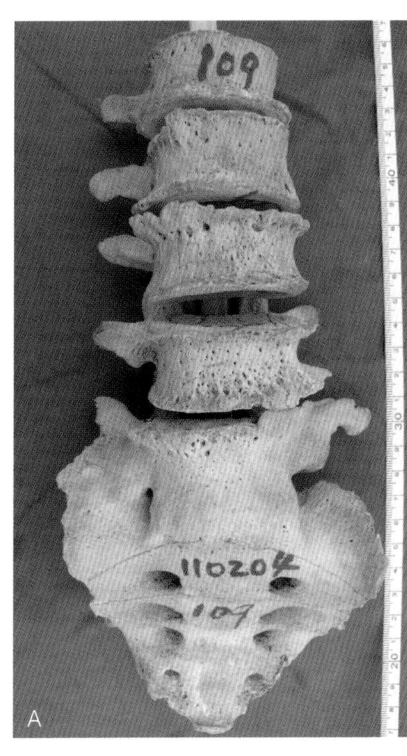

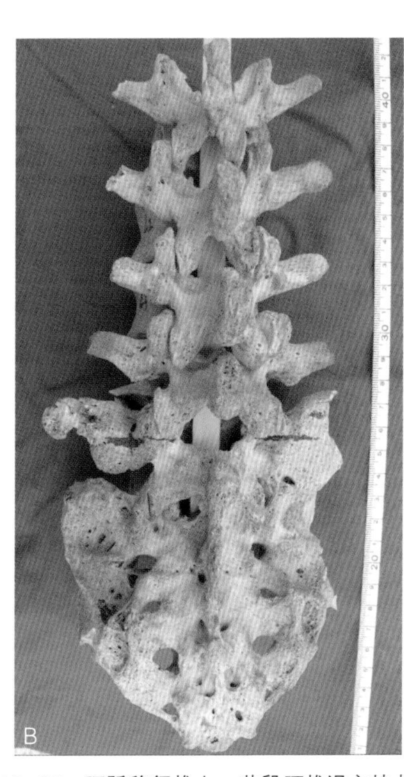

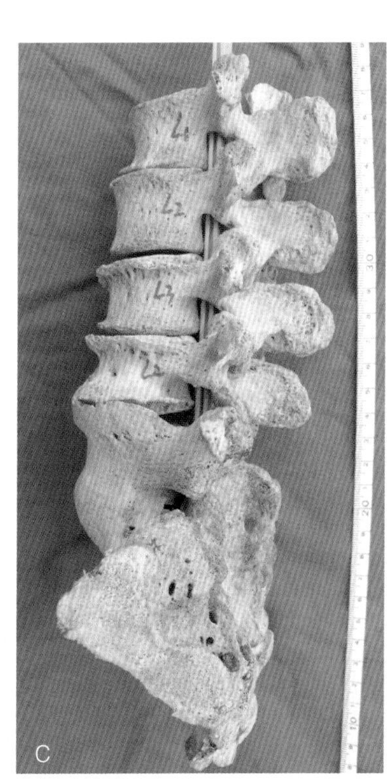

图12-90　腰骶移行椎上一节段腰椎退变特点

A.前面观；B.后面观；C.侧面观

的椎弓根大小决定螺钉的直径及置入的数量，保证手术安全。另外由于移行椎时其横突肥大使骶髂后部间隙减小，可以增加髂骨与移行椎横突间螺钉固定，使固定更加坚强（图12-91）。

3. 合并移行椎时骶髂螺钉的长度及进针角度　螺钉长度是应用骶髂关节螺钉固定时应谨慎考虑的。骶髂螺钉过长，穿出的螺钉尖可能造成潜在的血管神经损伤，出现严重手术并发症。螺钉过短，骨的把持力不够，骶髂关节固定不牢固，因而选择合适的螺钉长度显得十分重要。在合并腰骶移行椎时，正常第1骶椎椎弓根进针深度大于Ⅱ、Ⅲ型。应当选择相对较短的螺钉，有利于减少手术并发症。

4. 腰骶移行椎中骶骨的形态学特点　腰骶移行椎包括第5腰椎骶化，第5腰椎与第1骶椎假关节形成，第1骶椎腰化。从性别上看，女性腰骶移行椎的骶骨主要表现为第5腰椎与第1骶椎假关节形成，男性骶骨主要表现为第5腰椎骶化，这可能源于男性轴向骨骼负担较重，使第5腰椎椎体与骶骨块完全融合。人群中第5腰椎骶化比第1骶椎腰化更多见。NK Mahato研究332个骶骨，6%第5腰椎横突与骶骨融合，其中4.8%第5腰椎和第1骶骨双侧完全融合，1.2%单侧完全融合；12%有假关节形成，其中9%骶骨单侧假关节形成，3%双侧假关节形成；3.9%出现骶椎腰化，其中2.1%第1骶椎部分分离，1.8%完全分离。第5腰椎的融合增加了骶骨高度、宽度和耳状面面积，残留的原始骶骨明显减小。单侧完全骶化的样本两侧对比显示，非融合侧耳状面高度及面积均小于融合侧，包含第5腰椎的情况下，耳状面间距变窄，椎间关节面间距减小，关节面深度增加，面积变小。第5腰椎与第1骶椎假关节形成时，耳状面在较高水平，负重转移主要靠上两个骶骨节段，椎间关节之间距离较小，椎间关节面更加呈冠状位且更小，骶骨双侧假关节比单侧形成的线性尺寸小。完全的骶椎腰化时，骶骨节段减少，剩余的4个骶骨节段耳状面减小，耳状面间距正常，骶骨高度、宽度、椎间关节面深度、椎间关节面面积减小，骶骨椎板变细，有时可见高位置的骶椎裂，整个腰椎曲度改变，相当大的负载可能通过第1骶椎横突经由假关节向剩余骶骨块（第2~第5骶椎）的耳状面转移。部分腰化的骶骨参数与正常相似。第5腰椎骶化情况下，最大负载由融合的第5腰椎通过骶骨体向骶骨的剩余部分转移，通过融合的横突向耳状面转移，最小负载通过椎间关节转移。第5腰椎骶化情况下，椎间关节面面积较小，变细的椎弓标志着骶骨后部负载功能减低。第4、5腰椎关节（新的腰骶关节）关节面的深度增加暗示了这一区域稳定性和运动度增加。无论第5腰椎与第1骶椎假关节形成还是真正结合都导致耳状面面积增加以帮助承载，骶髂关节面积的增加改变了这些关节承载大小，其与关节表面积相对称。第5腰椎完全骶化或假关节形成向耳状面垂直传导压缩力，骶髂关节垂直负荷增加可能加速关节退变。正常骶髂关节大量负载在更加水平的轨道从椎间关节到骶髂关节，后侧强壮的骶髂韧带以及第5腰椎与第1骶椎椎间关节充分抵抗了向前的剪力，因此，关节退变可能被阻止或推迟。第5腰椎与第1骶椎假关节形成情况下椎间关节面积减小可能导致负载减少，椎间关节面曲度消失、更呈冠状位以抵制剪切力，抵制同侧侧弯

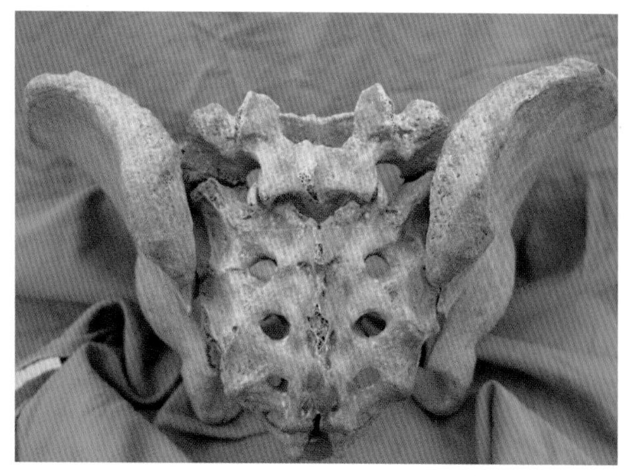

图12-91　腰骶移行椎时骶髂后部间隙减小

和旋转。

Mahato NK对300个骶骨的耳状面位置进行研究，划分为“正常”“高-上”和“低-下”耳状面3组，仔细检查骶骨翼上是否存在假关节及腰椎骶化或骶椎腰化。正常男性骶骨Ⅰ型耳状面在第1~3骶椎中部；39个骶骨（13%）显示耳状面相对“高-上”，为Ⅱ型耳状面，从第1骶椎上到第2骶椎下，见于第5腰椎与第1骶椎假关节、第1骶椎完全腰化、第5腰椎骶化非融合侧，其中20个单侧或双侧骶骨翼上假关节形成，骶骨较正常宽和短，骶骨的上两个节段承重，在这些骶骨向骶髂关节转移载荷的轨道是水平的，减少了骶髂关节的剪切力；44个骶骨（15%）显示耳状面相对“低-下”，为Ⅲ型耳状面，从第1~3骶椎下，见于第5腰椎完全骶化，第1骶椎部分腰化，骶骨耳状面在整个骶骨块中位置相对“低-下”，骶骨长度大于宽度，耳状面间距小，椎间关节面深度增加，主要依靠第2~3骶椎转移负载，重力负载轨道向耳状面倾斜。Mahato NK进而提出耳状面的位置不同与负载差异有关，仅“高-上”骶骨耳状面显示了第5腰椎与第1骶椎假关节的存在，耳状面的位置能解释或预测下腰痛。

5．腰骶移行椎椎体内部骨小梁的形态特点　腰骶移行椎椎体内部骨小梁的排列特点可以反映其承载强度，正常腰骶关节中第5腰椎垂直骨小梁比水平骨小梁多，骶椎横向骨小梁较多，两者中段骨小梁均较前段后段骨小梁少，第5腰椎前段骨小梁更多，骶椎后段骨小梁更多。骨小梁的这种排列模式说明正常腰骶关节中第5腰椎椎体前段负载更多，椎体受到的压力负荷比剪力大；第1骶椎负载从骶骨的上两个半节段横向骶髂关节转移，第1骶椎后段骨小梁较前中段密集，可能因为它吸收来自第1骶椎椎体后上方腰骶椎间关节更大的剪切应力。腰骶移行椎形成假关节的第5腰椎体前中后段均显示垂直骨小梁较少，横向骨小梁在中段后段增加，第1骶椎节段显示由前向后垂直骨小梁数目渐增，横向骨小梁分布形式与正常第1骶椎相似，但数目较少。这可能标志着椎体横向剪力活跃，通过横突倾斜地将第5腰椎载力运送到骶骨翼，横向传导至骶髂关节。腰椎完全骶化时末节腰椎（第4腰椎）垂直骨小梁数目较少，而水平骨小梁数目较多，移行椎显示了较少数目的垂直骨小梁。这标志着尽管受到来源于上部的轴向负载，移行椎仍沿着较大数目的横向骨小梁转移负载。骶椎腰化时末节腰椎骨小梁与正常相似，第1骶椎垂直骨小梁数目较少，横向骨小梁数目较多。这可能标志着增加的剪切应力从后方通过椎间关节传导至骶骨 。

（杜心如　刘　端　杨　敬
杨立辉　赵玲秀　瞿东滨）

参考文献

1. 杨敬, 常鑫, 王强, 等. 腰椎“人”字嵴顶点定位的三维CT影像研究. 中国临床解剖学杂志, 2013(01):60-63.
2. 刘端, 杜心如, 孔祥玉. 膈肌脚在上腰椎爆裂骨折手术中复位作用的解剖研究. 中国临床解剖学杂志, 2014, 32(04):400-404.
3. 杜心如, 叶启彬, 赵玲秀, 等. 腰椎人字嵴顶点椎弓根螺钉进钉方法的解剖学研究. 中国临床解剖学杂志, 2002, 20(2): 86-88.
4. 崔新刚, 丁自海, 蔡锦方. 以棘突定位胸腰椎经椎弓根内固定的应用解剖学研究及意义. 骨与关节损伤杂志, 2003, 18(6): 381-383.
5. 崔新刚, 张佐伦, 刘建营, 等. 棘突定位法在胸腰椎椎弓根螺钉内固定中的应用. 中国脊柱脊髓杂志, 2004, 14(7): 429-431.
6. 李志军, 张少杰, 汪剑威, 等. 腰骶椎关节突关节角的解剖学测量及其意义. 内蒙古医学院学报, 2006, 28(2): 106-110.
7. 李敏, 韩群颖, 孙树功, 等. 腰椎关节突关节的神经支配及其临床意义. 中国临床解剖学杂志, 1996, 14(4): 274-276.
8. 姜良海, 杜心如, 孔祥玉. 膈肌脚的形态特点及其在胸腰椎爆裂骨折复位中作用的研究. 中国临床解剖学杂志, 2015, 33(5):507-513.
9. 方国华, 张居适, 李志龙. 极外侧型腰椎间盘突出症手术入路. 颈腰痛杂志, 2005, 26(6): 445-447.
10. 刘刚, 颜连启, 郭开今, 等. 腰椎棘突间区的解剖学参数及临床意义. 解剖与临床, 2006, 11(1): 10-13.
11. 刘熹, 刘浩. 腰椎峡部裂修复重建手术相关骨结构的解剖学测量. 临床骨科杂志, 2007, 10(3): 273-276.
12. 高金亮, 孙刚, 刘新宇. 腰椎管狭窄症的解剖学基础与病理机制研究. 医学综述, 2007, 13(4): 285-287.
13. 吴刚, 孙常太, 黄公怡. 人工腰椎间盘假体设计原理及现状. 中国组织工程研究与临床康复, 2007, 11(1): 156-159.
14. 鲁昌盛, 刘长慧, 李小玲. 腰椎椎骨骨性管道与腰椎管狭窄症的解剖学基础. 鄂州大学学报, 2006, 13(6): 48-49.
15. 张绍东, 吴小涛, 唐天驷, 等. 与后路腰椎椎间融合器融合术相关的解剖学和影像学研究. 中国脊柱脊髓杂志, 2006, 16(7): 536-540.
16. 苏庆军, 王志为, 王庆一, 等. 下腰椎腹侧血管解剖及其临床意义. 中国脊柱脊髓杂志, 2006, 16(6): 458-461.
17. 王华, 黎伟凡, 林博文. 腰椎间盘摘除三维有限元模型的生物力学分析. 中国临床康复, 2006, 10(17): 134-136.
18. 陆声, 徐永清, 丁自海, 等. 经皮椎板关节突螺钉固定的应用解剖及影像学研究. 中国矫形外科杂志, 2006, 14(5): 351-352.
19. 陆声, 张美超, 徐永清, 等. 骨质疏松腰椎三维有限元数字化模型的建立. 中国临床康复, 2006, 10(9): 127-131.
20. 张满臣, 徐明芳, 华葵, 等. 腰椎管术后硬膜粘连82例分析. 陕西医学杂志, 2006, 35(3):375-376.
21. 艾林, 吴向前, 折成洲, 等. 腰椎间盘突出168例非手术治疗体会. 陕西医学杂志, 2006, 35(3): 374-375.
22. 石作为, 姚猛, 王岩松, 等. 间盘源性下腰痛发生的神经解剖学基础. 中国临床康复, 2005, 9(45): 88-90.
23. 郑刚, 张文安. 腰椎间盘突出症术后原位复发再手术30例. 陕西医学杂志, 2005, 34(8): 984-985.
24. 崔新刚, 张佐伦, 王道军, 等. 腰椎三种椎弓根定位方法的对比解剖学研究及意义. 中国脊柱脊髓杂志, 2005, 15(7): 433-435.
25. 崔新刚, 丁自海, 蔡锦方. 胸腰椎棘突上缘根部与椎弓根关系的解剖学研究及意义. 中国骨伤, 2004, 17(5): 274-276.
26. 崔新刚, 丁自海, 蔡锦方. 胸腰椎棘突上缘根部与椎弓根关系的放射解剖学研究及意义.中国矫形外科杂志, 2004, 12(Z1): 96-98.
27. 林野, 吴丹凯, 朱庆三, 等. 胸腰椎爆裂骨折椎管内骨块复位的生物力学与解剖学研究.中国临床解剖学杂志, 2004, 22(1): 89-91.
28. 李兵, 姜保国, 傅中国, 等. 腰椎横突形态学研究. 中国骨肿瘤骨病, 2003, 2(2): 94-97
29. 成红兵, 胡克苏, 潘丞中, 等. 胸腰椎损伤改良前路手术径路的解剖与临床研究. 中华骨科杂志, 2003, 23(10): 586-589
30. 杜心如, 张一模, 赵玲秀, 等. 腰椎椎弓根螺钉人字嵴顶点进钉方法的放射解剖学研究. 骨与关节损伤杂志, 2000, 15(3): 206-208
31. Suk SL, Chung ER, Kim JH, et al. Posterior vertebral column resection for severe rigid scoliosis. Spine, 2005, 30(14): 1682-1687
32. Mirovsky Y, Hod-Feins R, Agar G, et al. Avoiding neurologic complications following ligation of the segmental vessels during anterior instrumentation of the thoracolumbar spine. Spine. 2007, 32(2): 275-280
33. 郑晓勇, 侯树勋, 李利, 等. 伤椎椎弓根椎体内植骨结合椎弓根螺钉内固定治疗胸腰椎爆裂骨折的长期疗效观察. 创伤外科杂志, 2009, 11(6): 484-487.
34. Li-Yang Dai, Sheng-Dan Jiang, Xiang-Yang Wang, et al, A review of the management of thoracolumbar burst fractures. Surgical Neurology, 2007, 67: 221- 231.
35. 杜心如, 刘春生, 刘忠金, 等. 伤椎椎弓根螺钉撬拨恢复椎体前缘高度及生理弯曲的临床观察. 解剖与临床, 2010, 15(3): 179-182.
36. Anekstein Y, Brosh T, Mirovsky Y. Intermediate screws in short-segment pedicular fixation for thoracic and lumbar fractures: a biomechanical study. J Spinal Disord Tech, 2007, 20(1): 72-77.
37. 贺双军, 刘艺, 李虎, 等. 伤椎附加椎弓根螺钉治疗胸腰椎骨折. 颈腰痛杂志, 2010, 31(2): 123-125.
38. 杜心如, 赵玲秀, 刘春生, 等. T12~L5椎体软组织夹板的解剖学研究及其临床意义.解剖与临床, 2008,13(2): 75-77.
39. Dai LY, Jiang LS, Jiang SD. Anterior-only stabilization using plating with bone structural autograft versus titanium mesh cages for two-or three-column thoracolumbar burst fractures: a prospective randomized study.Spine, 2009, 34(14): 1429-1435.
40. 张振武, 饶小华, 田纪青, 等. 一期前后联合入路手术治疗严重胸腰段及腰椎骨折, 中国脊柱脊髓杂志, 2010,

20(3):228–234.

41. Qiu TX, Tan KW, Lee VS, et al. Investigation of thoracolumbar T12~L1 burst fracture mechanism using finite element method. Med Eng Phys, 2006, 28(7): 656–664.

42. Anekstein Y, Brosh T, Mirovsky Y. Intermediate screws in short–segment pedicular fixation for thoracic and lumbar fractures: a biomechanical study. J Spinal Disord Tech, 2007, 20(1): 72–77.

43. Hitchon PW, Torner J, Eichholz KM, et al. Comparison of anterolateral and posterior approaches in the management of thoracolumbar burst fractures.J Neurosurg, 2006, 5(2): 117–125.

44. Wang XY, Dai LY, Xu HZ. Kyphosis recurrence after posterior short–segment fixation in thoracolumbar burst fractures. J Neurosurg Spine, 2008, 8(3): 246–254.

45. Mahar A, Kim C, Wedemeyer M, et al. Short–segment fixation of lumbar burst fractures using pedicle fixation at the level of the fracture. Spine, 2007, 32(14): 1503–1507.

46. 马泽民, 李晶, 吕国华, 等. 胸腰椎骨折–脱位合并肌肉韧带及椎间盘撕裂的临床特点和手术治疗.中南大学学报（医学版）, 2004, 29(2): 215–217.

47. 杜心如, 刘春生, 刘忠金, 等. 经伤椎椎弓根螺钉内固定治疗胸腰椎爆裂骨折. 中华创伤杂志. 2007, 23(9): 659–671.

48. Hongo M, Abe E, Samada Y, et al. Surface strain distribution on thoracic and lumbar vertebrae under axial compression: the role in burst fractures . Spine, 1999, 24(12): 1197–1202.

49. Defino HL, Scarparo P. Fractures of thoracolumbar spine: monosegmental fixation. Injury, 2005, Supp 12: B90–97.

50. 徐兆万, 庄青山, 王炳武, 等. 相邻椎体单节段椎弓根内固定椎间植骨融合治疗胸腰椎骨折.中华创伤杂志, 2007, 23: 182–184.

51. Cho DY, Lee WY, Sheu PC. Treatment of thoracolumbar burst fractures with polymethyl methacrylate vertebroplasty and short–segment pedicle screw fixation. Neurosurgery, 2003, 53: 1354–1360.

52. Altay M, Ozkurt B, Aktekin CN, et al. Treatment of unstable thoracolumbar junction burst fractures with short– or long– segment posterior fixation in Magerl type A fractures. Eur Spine J, 2007, 8: 1145–1155.

53. 巩万钧, 何平, 陈春生, 等. Z–plate板在胸腰椎爆裂骨折固定中的应用. 实用骨科学杂志, 2008, 14(6): 252–253.

54. 王泽, 欧阳彦成, 周谊, 等. 胸腰椎爆裂骨折前后路手术治疗的疗效比较. 实用骨科学杂志, 2008, 14(11): 641–643.

55. 陈志文, 刘晖, 翟文亮. 伤椎椎弓根固定在胸腰椎骨折中的应用, 临床骨科杂志, 2009, 12(4): 409–410.

56. Sasso RC, Renkens K, Hanson D, et al. Unstable thoracolumbar burst fractures: anterior–only versus short–segment posterior fixation. J Spinal Disord Tech, 2006, 19(4): 242–248.

57. Wood KB, Bohn D, Mehbod A. Anterior versus posterior treatment of stable thoracolumbar burst fractures without neurologic deficit: a prospective, randomized study . J Spinal Disord Tech, 2005, 18(Suppl): 15–23.

58. 易西南, 沈民仁, 罗刚, 等. 腰椎侧面节段血管神经的应用解剖. 中国临床解剖学杂志, 2005, 23(5): 470–473.

59. Samudrala, S., et al., Complications during anterior surgery of the lumbar spine: an anatomically based study and review. Neurosurg Focus, 1999, 7(6): e9.

60. Low, A. A Note on the Crura of the Diaphragm and the Muscle of Treitz. J Anat Physiol, 1907, 42(1):93–96.

61. Collis, JL, Kelly TD, Wiley AM. Anatomy of the crura of the diaphragm and the surgery of hiatus hernia. Thorax, 1954, 9(3): 175–189.

62. Costa, MM and M.A. Pires–Neto, Anatomical investigation of the esophageal and aortic hiatuses: physiologic, clinical and surgical considerations. Anat Sci Int, 2004, 79(1): 21–31.

63. Restrepo, CS, et al. The diaphragmatic crura and retrocrural space: normal imaging appearance, variants, and pathologic conditions. Radiographics, 2008, 28(5): 1289–1305.

64. Delattre JF, et al. The crura of the diaphragm and diaphragmatic passage. Applications to gastroesophageal reflux, its investigation and treatment. Anat Clin, 1985, 7(4): 271–283.

65. Loukas M, et al. Morphologic variation of the diaphragmatic crura: a correlation with pathologic processes of the esophageal hiatus? Folia Morphol (Warsz), 2008, 67(4): 273–279.

66. 杜心如. 腰骶移行椎临床解剖学研究进展. 中国临床解

剖学杂志, 2007, 25(5):606-608.

67. Wellik DM, Capecchi MR. Hox10 and Hox11 genes are required to globally pattern the mammalian skeleton. Science, 2003, 301(5631): 363-367.

68. 刘春生, 王长富, 杜心如. 腰骶移行椎是否与髂骨相融合或形成假关节? 解剖与临床, 2010, 15: 78-80.

69. Mahato NK. Complete sacralisation of L5 vertebra: traits, dimensions, band load bearing in the involved sacra. Spine J, 2010,10: 610–615.

70. Mahato NK. Morphometric analysis and identification of characteristic features in sacra bearing accessory articulations with L5 vertebrae. Spine, 2010, 10(7): 616-621.

71. Mahato NK. Morphological traits in sacra associated with complete and partial lumbarization of first sacral segment. Spine, 2010, 10(10): 910-915.

72. Mahato NK. Association of rudimentary sacral zygapophyseal facets and accessory and ligamentous articulations: Implications for load transmission at the L5~S1 junction. Clinical Anatomy, 2010, 23(6): 707-711.

73. Mahato NK. Redefining lumbosacral transitional vertebrae (LSTV) classification: Integrating the full spectrum of morphological alterations in a biomechanical continuum. Medical hypotheses, 2013, 81(1): 76-81.

74. Mahato NK. Relationship of sacral articular surfaces and gender with occurrence of lumbosacral transitional vertebrae. The Spine Journal, 2011, 11(10): 961-965.

75. Mahato NK. Disc spaces, vertebral dimensions, and angle values at the lumbar region: a radioanatomical perspective in spines with L5~S1 transitions: Clinical article. Journal of Neurosurgery: Spine, 2011, 15(4): 371-379.

76. Chalian M, Soldatos T, Carrino J A, et al. Prediction of transitional lumbosacral anatomy on magnetic resonance imaging of the lumbar spine. World Journal of Radiology, 2012, 4(3): 97.

77. Mahato NK. Facet dimensions, orientation, and symmetry at L5–S1 junction in lumbosacral transitional states. Spine, 2011, 36(9): E569-E573.

78. Mahato NK. Variable positions of the sacral auricular surface: classification and importance. Neurosurgical focus, 2010, 28(3): E12.

79. Mahato NK. Trabecular bone structure in lumbosacral transitional vertebrae: distribution and densities across sagittal vertebral body segments. Spine, 2013, 13(8): 932-937.

80. Keller TS, Moeljanto E, Main JA, et al. Distribution and orientation of bone in the human lumbar vertebral centrum. Journal of Spinal Disorders & Techniques, 1992, 5(1): 60-74.

81. Lowery GL, Grobler LJ, Kulkarni SS. Challenges of internal fixation in osteoporotic spine. In: An YH, ed. Orthopaedic issues in osteoporosis. Boca Raton, FL: CRC Press, 2003:355–369.

82. Peretz AM, Hipp JA, Heggeness MH. The internal bony architecture of the sacrum. Spine, 1998, 23(9): 971-974.

83. Tulsi RS, Hermanis GM. A study of the angle of inclination and facet curvature of superior lumbar zygapophysealfacets. Spine, 1993, 18(10): 1311-1317.

84. Ahn NU, Hammerberg KW, DeWald CJ, et al. Spondylolisthesis: classification, diagnosis, and natural history[C]//SEMINARS IN SPINE SURGERY. WB SAUNDERS COMPANY, 2003, 15(2): 112-124.

85. Abumi K, Panjabi MM, Kramer K M, et al. Biomechanical evaluation of lumbar spinal stability after graded facetectomies. Spine, 1990, 15(11): 1142-1147.

86. Haher TR, O'Brien M, Dryer J W, et al. The Role of the Lumbar Facet Joints in Spinal Stability: Identification of Alternative Paths of Loading. Spine, 1994, 19(23): 2667-2670.

87. Kong MH, He W, Tsai Y D, et al. Relationship of facet tropism with degeneration and stability of functional spinal unit. Yonsei Medical Journal, 2009, 50(5): 624-629.

88. 杜心如, 赵玲秀, 赵离钟, 等. 腰骶移行椎椎体及椎板的形态学特点及临床意义.中国临床解剖学杂志, 2009; 27:162-165.

89. Mahato NK. Pars inter-articularis and laminar morphology of the terminal lumbar vertebra in lumbosacral transitional variations. North American Journal of Medical Sciences, 2013, 5(6): 357.

90. Bron JL, vanRoyen BJ, Wuisman P. The clinical significance of lumbosacral transitional anomalies. Acta Orthopaedica Belgica, 2007, 73(6): 687.

91. Castellvi AE,Goldstein LA, Chan DPK. Lumbosacral

transitional vertebrae and their relationship with lumbar extradural defects. Spine, 1984, 9(5): 493–495.

92. Delport EG, Cucuzzella TR, Kim N, et al. Lumbosacral transitional vertebrae: incidence in a consecutive patient series. Pain physician, 2006, 9(1): 53.

93. Nardo L, Alizai H, Virayavanich W, et al. Lumbosacral transitional vertebrae: association with low back pain. Radiology, 2012, 265(2): 497–503.

94. Apazidis A, Ricart PA, Diefenbach CM, et al. The prevalence of transitional vertebrae in the lumbar spine. Spine, 2011, 11(9): 858–862.

95. Lee CS, Ha JK, Kim DG, et al. The Clinical importance of Lumbosacral Transitional Vertebra in Patients with Adolescent Idiopathic Scoliosis. Spine, 2015.

96. Hanson EH, Mishra RK, Chang DS, et al. Sagittal whole–spine magnetic resonance imaging in 750 consecutive outpatients: accurate determination of the number of lumbar vertebral bodies: Clinical article. Journal of Neurosurgery: Spine, 2010, 12(1): 47–55.

97. Tang M, Yang X, Yang S, et al. Lumbosacral transitional vertebra in a population–based study of 5860 individuals: Prevalence and relationship to low back pain. European Journal of Radiology, 2014, 83(9): 1679–1682.

98. 杜心如, 赵玲秀, 张继中, 等. 腰骶移行椎椎弓根螺钉进钉方法的解剖学研究.中华骨科杂志, 2009, 29:17–21.

99. Luoma K, Vehmas T, Raininko R, et al. Lumbosacral transitional vertebra: relation to disc degeneration and low back pain. Spine, 2004, 29(2): 200–205.

100. Nadja A, Farshad–Amacker, MDa, et al. Associations between lumbosacral transitional anatomy types anddegeneration at the transitional and adjacent segments. Spine J, 2015; 15:1210–1215.

101. Oğuz H, Akkus S, Tarhan S, et al. Measurement of spinal canal diameters in young subjects with lumbosacral transitional vertebra. European Spine Journal, 2002, 11(2): 115–118.

102. 杜心如, 赵玲秀, 顾少光, 等. 222例腰骶移行椎影像学形态特点及其临床意义解剖与临床.解剖与临床, 2010, 15:80–83.

103. 刘春生, 杜心如, 赵玲秀, 等. 腰骶移行椎类型与腰椎间盘突出、椎管狭窄及滑脱节段关系的临床研究.中国骨肿瘤骨病, 2009, 8:6–10.

104. Dar G, Peled N. The association between sacralization and spondylolisthesis. Anatomical science international, 2014, 89(3): 156–160.

105. Suk SL,Chung ER, Kim JH, et al. Posterior vertebral column resection for severe rigid scoliosis. Spine, 2005, 30(14):1682–1687.

106. Muller A, Gall C, Marz U, et al. A keyhole approach for endoscopically assisted pedicle screw fixation in lumbar spine instability. Neurosurg, 2000, 47(1): 85–95.

107. Lew SM, Mehalic TF, Fagone KL.Transforaminal percutaneous endoscopic discectomy in the treatment of far–lateral and foraminal lumbar disc herinations.J Neurosurg, 2001, 94(2):216–220.

108. 刘刚, 颜连启, 郭开今, 等. 腰椎棘突间区的解剖学参数及临床意义. 解剖与临床, 2006, 11(1):10–13.

109. 杜心如, 张一模, 孔祥玉, 等. 第五腰神经椎管外受压的解剖基础. 中国脊柱脊髓杂志, 1996, (S1):73–75.

110. 杜心如, 张一模, 顾少光, 等. 臀中皮神经的形态特点及其与臀骶部痛的关系. 中国临床解剖学杂志, 1996, (3):190–192.

111. 杜心如, 张一模, 孔祥玉, 等. 髂腰韧带的形态及其临床意义. 中国临床解剖学杂志, 1995, (3):221–223.

112. 杜心如, 张一模, 刘建丰, 等. 腰骶部骨筋膜室的外科解剖. 中国临床解剖学杂志, 1994, (2):132–134.

113. 杜心如. 腰骶移行椎临床解剖学研究进展. 中国临床解剖学杂志, 2007, 25(5):606–608.

114. 杜心如. 一种特殊类型的移行椎及其临床意义.中国临床解剖学杂志, 2007, 25(5):609–610.

115. 张一模, 杜心如, 孔祥玉, 等. 腰骶部硬膜黄韧带间连结的形态及其临床意义. 中国临床解剖学杂志, 1999, 17(1): 52–53.

116.史本超, 李宏亮, 丁自海, 等. 腰骶部硬膜背部膜椎韧带的观测及其临床意义. 中国脊柱脊髓杂志, 2011, 21(12):1006–1010.

117. 隋鸿锦, 于胜波, 苑晓鹰, 等. 枕下区结构与硬脊膜联系的解剖学研究.中国临床解剖学杂志, 2013, 31(4):489–490.

118. 范国华, 杜俊杰, 陈贞庚, 等. 脊柱手术致硬脊膜损伤213例. 第四军医大学学报, 2007, 28(10):956.

119. Wiltse LL, Fonseca AS, Amster J, et al. Relationship of the dura, Hofmann's ligaments, Batson's plexus, and a fibrovascular membrane lying on the posterior surface of

the vertebral bodies and attaching to the deep layer of the posterior longitudinal ligament.An anatomical,radiologic, and clinical study. Spine,1993,18(8):1030−1043.

120.Geers C, Lecouvet FE,Behets C,et al. Polygonal deformation of the dural sac in lumbar epidural lipomatosis: anatomic explanation by the presence of meningovertebral ligaments. AJNR, 2003， 24(7):1276−1282.

121. Wiltse LL. Anatomy of the extradural compartments of the lumbar spinal canal. Peridural membrane and circumneural sheath. Radiol Clin North Am, 2000, 38(6):1177−1206.

122. Wadhwani S, Loughenbury P, Soames R. The anterior dural (Hofmann) ligaments. Spine,2004, 29(6):623−627.

13 腰部软组织

腰部皮肤厚韧，腰段脊柱前方为腹部，本章主要讲述于脊柱外科相关的解剖学内容。

筋膜和肌层

皮肤和浅筋膜

腰背部皮肤较厚，有丰富的毛囊和皮脂腺。浅筋膜致密而厚，含有较多脂肪，有许多结缔组织纤维束与深筋膜相连。神经支配来自腰神经后支的分支，各支在棘突两侧浅出，上部分支几乎呈水平位向外侧走行，下部分支斜向外下，分布至腰区皮肤。动脉来自腰动脉的分支，各动脉均有伴行静脉。

深筋膜

浅　层

较薄弱，位于背阔肌表面。

深　层

称胸腰筋膜，在腰区较厚，分为前、中、后三层。后层覆于竖脊肌后面，与背阔肌和下后锯肌腱膜愈着，向下附于髂嵴，内侧附于腰椎棘突和棘上韧带，外侧在竖脊肌外侧缘与前层愈合，形成竖脊肌鞘（图13-1）。中层位于竖脊肌与腰方肌之间，内侧附于腰椎横突尖和横突间韧带，外侧在腰方肌外侧缘与前层愈合，形成腰方肌鞘，并作为腹横肌起始部的腱膜，向上附于第12肋下缘，向下附于髂嵴。其上部张于第12肋与第1腰椎横突之间的部分增厚，形成腰肋韧带，肾手术时，切断此韧带可加大第12肋的活动度，便于显露肾。

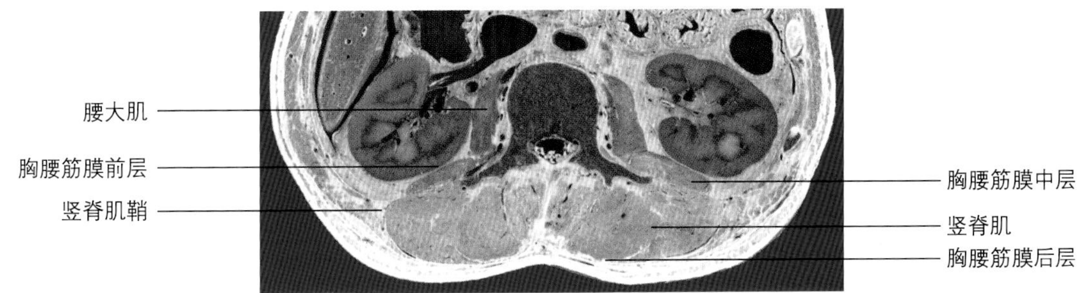

图13-1　腰背筋膜

腰方肌筋膜分为前、后两层，前层为腹横筋膜的延续，位于腰方肌前面，后层与腰背筋膜的前层融合，向内附于腰椎横突尖，向下附于髂腰韧带和髂嵴后份，上部增厚形成内外侧弓状韧带，前、后层在腰方肌外侧缘汇合。腰大肌筋膜为腹内筋膜形成的筋膜鞘，向下与髂肌筋膜相连。

临床应用注意事项

这些筋膜鞘是阻挡炎症扩散及肿瘤生长的重要屏障，在影像学上观察病变与筋膜鞘的关系有利于诊断及手术定位。

■ 肌层

腰背部肌按位置可分为浅、深层肌，按对脊柱的作用可分为伸肌、屈肌、侧屈肌和旋肌。

浅层肌

1. 背阔肌（latissimus dorsi） 是位于胸背区下部和腰区浅层较宽大的扁肌。起自下部胸椎棘突和全部腰椎棘突、骶正中嵴、髂嵴；止于肱骨小结节嵴（图13-2）。作用为肩关节后伸、内收、内旋。当上肢固定时，与胸大肌合作完成引体向上动作。由胸背神经支配。

2. 下后锯肌（serratus posterior inferior） 部分肌束起自第1、2腰椎棘突，止于第9~12肋外面。作用为下降肋骨助呼气。由肋间神经支配。

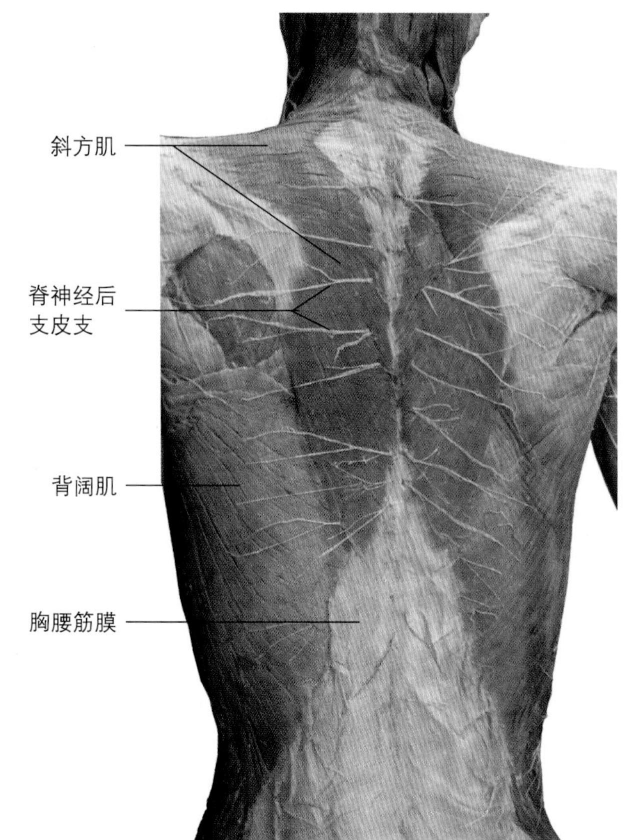

图13-2 腰背部浅层肌

深层肌

1. 横突间肌群 包括横突棘肌和横突间肌，横突棘肌包括回旋肌和多裂肌及半棘肌（图13-3）。位于横突和棘突间椎板后面的凹中，肌纤维起于横突，向内上斜行止于棘突。根据肌纤维长短和止点远近分为三组：纤维向上跨1、2个椎板止于棘突者，称回旋肌，包括短旋肌及长旋肌；跨2~4个椎板止于棘突者称多裂肌；跨4~6个椎板止于棘突者称半棘肌。横突棘肌作用为使脊柱

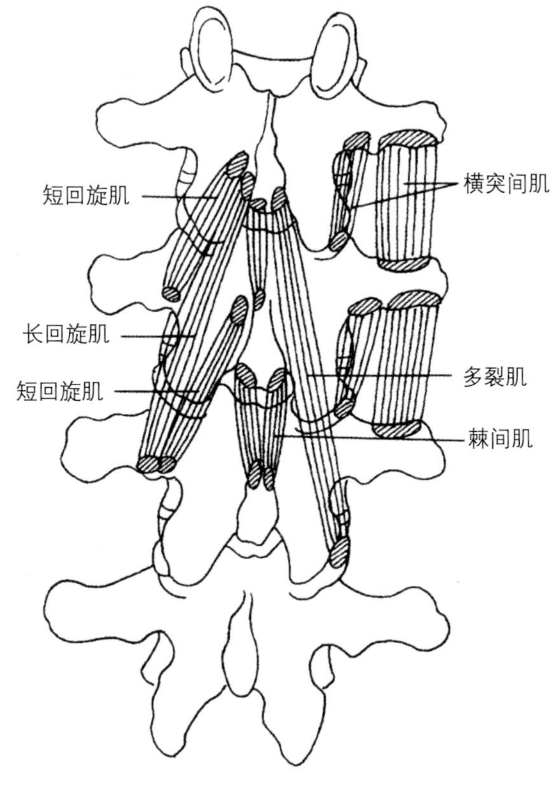

图13-3 横突间肌群

旋转及后伸。横突间肌起于下位椎骨横突，止于上位椎骨横突，分为外、内两肌束。外侧肌束较大，起于两横突间；内侧肌束较小，起于横突基部的副突，向下止于下位椎骨的乳突。脊神经后支从两肌束间穿过，分支支配内侧肌束。外侧肌束由脊神经前支支配。横突间肌作用为使脊柱向同侧屈，双侧收缩可使脊柱固定。

2. 棘突间肌群　位于棘间韧带两侧相邻棘突间；起于下位椎骨棘突，止于上位椎骨棘突。作用为固定相邻棘突并使脊柱后伸。由腰神经后支支配。

3. 腰方肌（quadratus lumborum）　位于脊柱两旁，略呈长方形，下端较宽，起于髂腰韧带及髂嵴内缘后部。向上内斜行止于第12肋内半的下缘，部分纤维止于第1~4腰椎横突。在腰方肌与腰大肌之间有肋下神经、髂腹下神经和髂腹股沟神经自内斜向外下穿过。一侧收缩可使躯干向同侧侧屈，两侧收缩可稳定躯干。

4. 腰大肌（psoas major）　位于腰椎侧面，以肌纤维起于第12胸椎下缘到第5腰椎上缘的相邻椎体及椎间盘纤维环，跨越椎体中部的膜状弓（此弓容纳椎体间腰血管通过）以及第1~5腰椎横突前下缘，肌纤维内外聚合，跨髂嵴及骶髂关节之前，在髂凹处与髂肌汇合，形成髂腰肌。腰大肌在上端起点处前面为膈肌内侧腰肋弓所越过，内侧与腰椎椎体之间有交感神经链。后方与腰方肌之间有肋下神经、髂腹下神经及髂腹沟神经。股外侧皮神经出其中部外缘，越髂肌至髂前上棘内侧至股前外侧。股神经沿其外缘下份出腹股沟韧带深面。生殖股神经常在其浅面下至精索。骶丛则自其后内侧入骨盆。腰大肌主要由第2~4腰椎神经的前支分支支配，也可有第1或第5腰椎神经纤维参与。腰大肌可使脊柱前屈。

5. 竖脊肌（erector spinae）　又名骶棘肌，是背肌中最强大的肌，特别在腰部。下端起于骶骨背面、腰椎棘突、髂嵴后部和腰背筋膜，沿脊柱两侧上行，为腰背筋膜所包绕，肌束上行分为三组：①髂肋肌：为外侧肌束，自下而上又分为三部：即腰髂肋肌、背髂肋肌及项髂肋肌。腰髂肋肌起自骶骨背面及髂嵴，向上外分为6~7束止于下位6~7根肋骨的肋角处；背髂肋肌及项髂肋肌以类似方式起止于上位肋骨及椎骨，最后止于第4~6颈椎横突后结节。②最长肌：位于髂肋肌内侧及深面，纤维较长，也分为三部：背最长肌，颈最长肌及头最长肌。以背最长肌最为发达。③棘肌：该肌居最内侧，起止于第1~2腰椎及胸椎棘突（图13-4）。

从形态结构及位置上，此肌两侧皆收缩时，可背伸脊柱，单侧收缩时，可使脊柱向同侧倾斜。竖脊肌受腰神经后支供应。

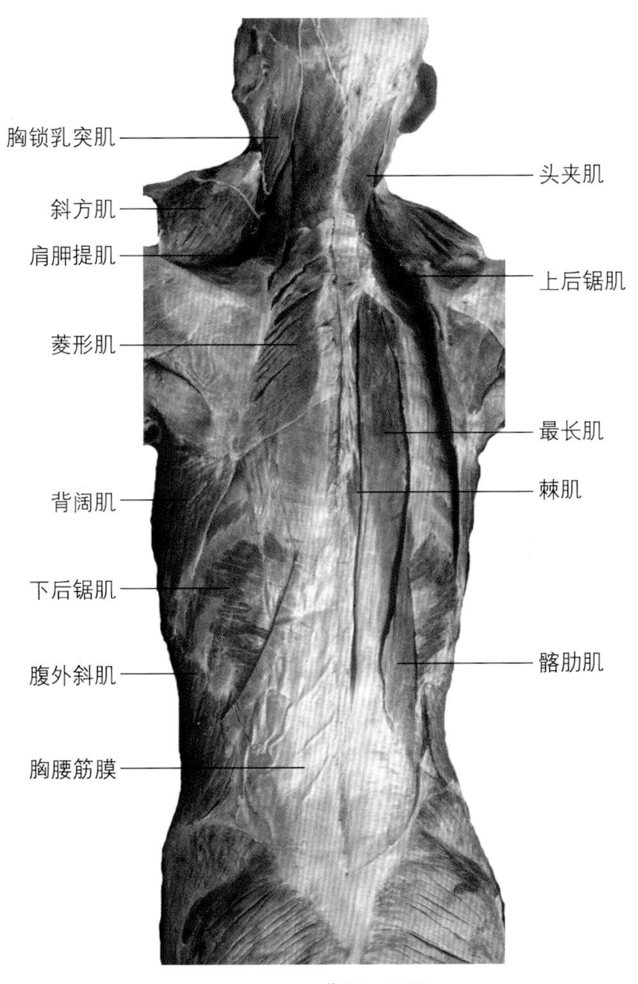

图13-4　腰背部深层肌

临床应用注意事项

腰背肌是维持直立的主要动力肌，当坐位时这些肌肉紧张，如果坐位时间过长会使这些肌肉疲劳、痉挛，产生腰背痛。是目前白领阶层常见疾病之一，体操及户外活动可以缓解肌肉疲劳，同时也能改善肌肉代谢及血液循环，有利于缓解症状。

腹主动脉

腹主动脉　腹主动脉又称主动脉腹部，为胸主动脉的延续。在第12胸椎下缘前方略偏左，经膈的主动脉裂孔进入腹膜后隙，沿脊柱的左前方下行，至第4腰椎下缘水平分为左、右髂总动脉。腹主动脉的前面为胰、十二指肠升部及小肠系膜根等；后面为第1~4腰椎及椎间盘；右侧为下腔静脉；左侧为左交感干腰部。腹主动脉周围还有腰淋巴结、腹腔淋巴结和神经丛等。

■ 位置与毗邻

腹主动脉上端自主动脉裂孔前上缘即与胸主动脉相移行处，下端至其终端分叉处。腹主动脉全长14~15 cm，平均长度（13.5 ± 1.3）cm。周径2.9~3.0 cm，其上端外径平均（1.6 ± 0.3）cm。下端外径平均为（1.3 ± 0.3）cm。老年男性腹主动脉有时明显弯曲，呈“S”形，但其两端位置无明显改变（图13−5）。

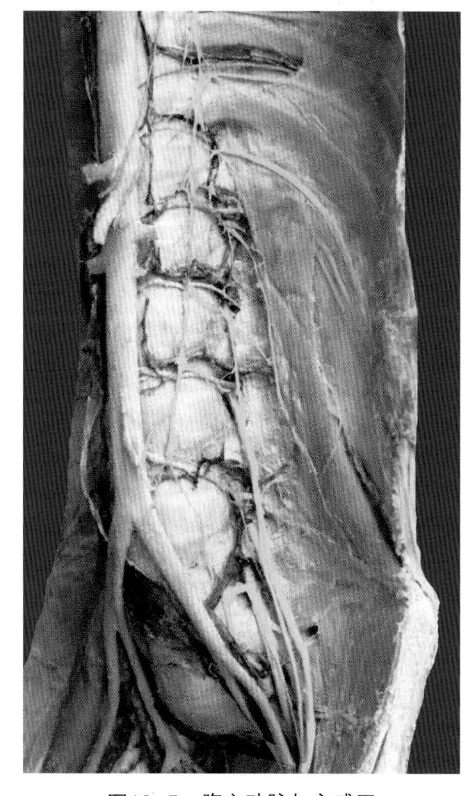

图13−5　腹主动脉与交感干

男性腹主动脉管径较女性宽，男性腹主动脉前后径、左右径均大于女性；老年人腹主动脉前后径、左右径均大于青年人。腹主动脉前后径大于左右径，腹主动脉并非规则的圆形。随着年龄的增加，腹主动脉的管径增宽，可能是由于年龄增加腹主动脉管壁退变、动脉粥样硬化导致。腹主动脉瘤可表现为腹主动脉异常增宽，管径增宽超过4 cm 即可确诊。有研究报道，腹主动脉管径越宽，患腹主动脉瘤的风险越大，尤其是男性，因此腹主动脉管径的测量具有重要的临床意义。

腹主动脉瘤及正常腹主动脉的标准为：男性腹主动脉管径 3.0 cm 和（或）扩张超过邻近正常腹主动脉管径的 1.5倍，女性腹主动脉管径2.7 cm和（或）扩张超过邻近正常腹主动脉管径的 1.0倍（图13−6）。

临床应用注意事项

目前，腹主动脉的解剖学资料多数来源于尸体标本测量，由于数量有限、年龄偏差较大等原因，很难准确反映人体内部的实际解剖结构，与

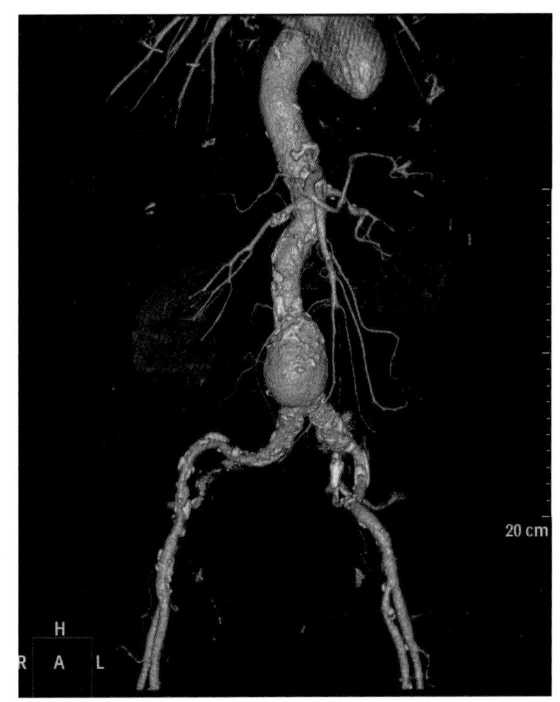

图13-6 腹主动脉瘤（CT，L5椎体水平）

活体状态存在一定差异。采用MSCT研究成人腹主动脉的解剖学特点，可为影像学诊断腹主动脉及其相关病变提供量化依据，为外科手术、介入治疗等提供有价值的活体血管解剖学信息，在术前了解供者脏器的解剖学信息，尤其是动脉供血及动脉起源、走行有无变异及其周围组织结构等信息。有助于活体器官移植技术手术方案的制订，避免误伤、误扎血管，减少手术并发症的发生。

腹主动脉瘤与腰痛

腰背痛常见原因为脊柱退变及力学紊乱所致的一系列疾病，通常为肌肉筋膜及小关节病变，约占腰痛患者病因的97%。其他原因也可引起腰背痛，如肿瘤、炎症、类风湿性脊柱关节炎、骨折等，约占1%；还有内脏疾病如胃肠道、泌尿生殖系统、血管系统疾病，约占2%。其中最严重的为腹主动脉瘤，腹主动脉瘤是引起腰背痛的原因之一，一般情况下腹主动脉瘤往往腹痛明显，少数也可出现腰背痛，或者腹痛与腰背痛并存，也可能与体位变化有关；腹主动脉瘤以腰背痛为主要表现很少，腹主动瘤破裂时可以使原来症状加重，以急性腰痛为主要症状。

一般情况下，肾动脉下方腹主动脉直径3 cm以上即被怀疑为动脉瘤，腹主动脉瘤直径大于5 cm预示有破裂的危险。腹部触诊时可触及腹主动脉搏动，并估计其宽度，但并不准确，如果宽度大于3 cm就应提高警惕；大于5 cm即表示很危险。一旦怀疑腹主动脉瘤应进行腹部超声检查，确诊后再进行CT或血管造影检查。血管造影可以明确动脉瘤部位、大小等。CT可以评估动脉瘤与周围脏器关系及动脉壁情况等。腹主动脉瘤有时会侵蚀椎体前方骨质，出现缺损，若腰椎无骨质侵蚀，普通X线片则多无异常发现，但腹主动脉瘤患者在腹部常有搏动性包块，CT可发现在椎体前方巨大包块，所以对于老年腰痛患者一定要注意排除腹主动脉瘤，如发现及时请血管外科协助诊治（图13-7）。

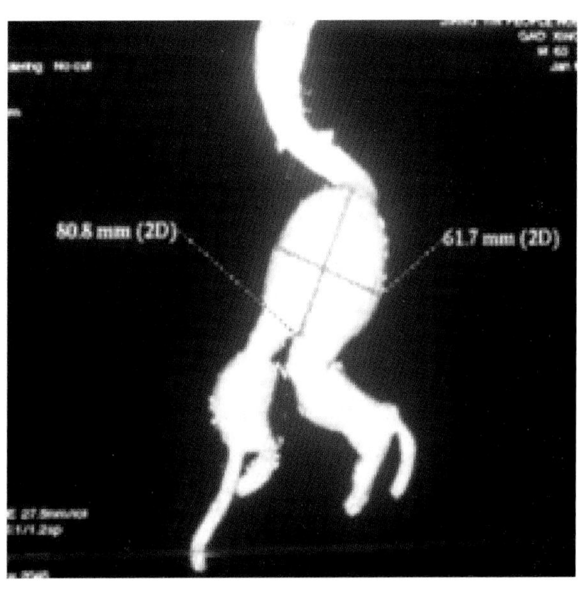

图13-7 腹主动脉瘤（腰椎管狭窄症术前发现，MSCT）

腹主动脉硬化与腰痛

腰椎及其附属结构的血供来自4对腰动脉及骶正中动脉，其中腰动脉起源于对应椎体前方的腹主动脉后壁，供应L1~L4，而骶正中动脉自L4或L4~L5椎间隙水平在髂总动脉分叉处略上方的主动脉后壁发出，与髂内动脉发出的髂腰动脉分支共同供应L5。腰动脉在对应的椎体中部走行，并发出穿动脉进入椎体。其在椎间孔处发出脊动脉，通过椎体后壁中部血管窦孔进入椎体内部并供应椎体，其终支横跨神经根成为背侧支。背侧支分为4个分支，即神经节支、横支、升支及降支，后3者发出滋养动脉供应椎体横突、小关节及椎旁肌。

腹主动脉与髂总动脉交界处最常发生动脉粥样硬化或钙化。Kauppila等血管造影研究显示，腹主动脉粥样硬化常发生于髂总动脉后壁，特别是其分叉处上方，从而堵塞腰动脉和（或）骶正中动脉开口或椎间孔外段，导致动脉狭窄、血流减少，进而降低腰椎血供。

腰椎供血呈节段性，各节段供应动脉在前后纵韧带、椎旁肌、硬膜等部位有一些小的吻合支互相交通，Caglar等也证实腰动脉之间在椎体后外侧有吻合支血管；腰动脉及骶正中动脉出现狭窄会导致这些吻合支增宽，甚至形成新的血管通路。Kauppi研究发现，随着狭窄动脉数目的增加，侧支动脉数目也增加，但由于对缺血的代偿能力存在个体差异，故会产生不同的结局：①侧支动脉代偿闭塞动脉的血供，从而阻止缺血症状的出现；②有效侧支循环的形成比动脉的闭塞需要更长时间，从而可在某个时间段出现缺血改变；③无有效的侧支循环形成，导致局部结构产生缺血改变，进而逐渐导致组织萎缩或结构退变。由于侧支循环形成缓慢，通常并不能完全代偿正常血供，所以主动脉硬化与腰痛相关有其解剖学基础（图13-8）。

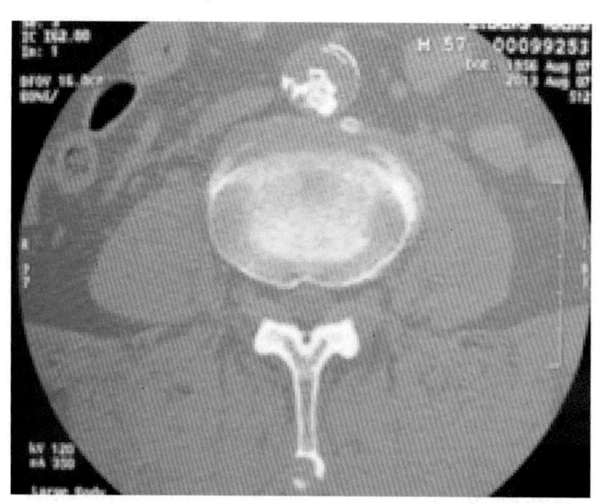

图13-8　腰椎术后仍腰痛，主动脉硬化引起腰痛患者CT（L3）

主动脉粥样硬化与腰椎间盘退变

Kauppila等对一个样本人群进行长达25年的纵向流行病学研究，发现腹主动脉粥样硬化与腰椎间盘退变之间存在显著的相关性，最初检查存在腹主动脉钙化斑块者，在随访中对应节段的椎间盘可出现退变。他分析认为腹主动脉钙化是动脉粥样硬化进展期的标志，腹主动脉后壁钙化则预示着腰椎供血动脉阻塞，因此动脉粥样硬化可引起腰椎血供降低，椎间盘成为首先受损的结构之一，从而产生退变。 Kauppila等对经腰椎MRI无特异性发现（如脊髓或神经根压迫）而长期存在非特异性腰痛的患者进行MRI主动脉造影等研究，发现这些患者通常有腰动脉和骶正中动脉阻塞，这些阻塞多由动脉粥样硬化引起，而且与椎间盘退变显著相关。

主动脉钙化是动脉粥样硬化进展期的表现，而动脉粥样硬化早期可能已通过纤维蛋白溶解作用的减弱或缺陷激发了椎间盘退变。一系列研究表明，腹主动脉粥样硬化与腰椎间盘退变有显著相关性。其发生机制可能是动脉粥样硬化引起腰椎供血动脉狭窄，甚至阻塞，导致血供减少，当代偿能力不足时就出现椎间盘营养供应不足，进而引起或加重椎间盘退变；也可能通过疼痛敏感结构如神经根、骨或肌肉等产生缺血性疼痛，引起脊柱功能紊乱，改变椎间盘力学环境，进而引起或加重椎间盘退变。Kurunlahti等通过腰椎MRI及腰动脉MR血管造影比较腰动脉血流、椎间盘退变与椎间盘弥散功能之间的关系，发现随着腰动脉血流的减少，腰椎间盘弥散能力显著下降。终板弥散途径是椎间盘营养来源及废物排除的主要途径，腰动脉血流减少在椎间盘退变中起着重要作用，甚至可能是椎间盘退变的启动因素。李卫国等也发现脊柱节段血管阻塞后，椎间盘周围血供明显减少，对椎间盘退变产生重要影响。许多研究在证实腹主动脉粥样硬化阻塞腰椎节段性血管、影响椎间盘营养的同时，也提示节段性血管亦可能存在类似的动脉粥样硬化，因此腹主动脉粥样硬化不仅与椎间盘退变密切相关，而且可作为椎间盘营养获得障碍的一个标志。临床上积极地预防和治疗动脉粥样硬化，可能是预防和延缓椎间盘退变、降低腰痛发生率的途径之一。

主动脉增龄变化

动脉粥样硬化发病机制仍未完全阐明。除高脂血症、高血压、吸烟、高胰岛素血症和糖尿病以外，年龄也是其发生发展的重要危险因素。随着年龄的增长，主动脉会出现一系列增龄性变化，导致动脉壁的强度和弹性下降，从而促进动脉硬化的发生和发展。动脉硬化病变另一个显著特点是病变的非随机分布，腹主动脉分支为动脉硬化病变好发部位之一，人主动脉分支病变的分布随年龄增加而变化。在胎儿、新生儿、婴儿的血管中脂质沉积趋向于在主动脉分支部的下游，随年龄增加，此处反而受到保护，脂质沉积趋向于在主动脉分支部的上游。且随年龄增加，远端内膜平滑肌细胞减少，间质纤维大量增生，内皮下基底膜致密；而近心端侧壁内膜明显增厚，平滑肌细胞始终保持合成状态、数量增多，内皮细胞间及其与基底膜结合变疏松，可见基底膜断裂，基质增多，胶原纤维少量增多。另外，远心端内皮下胶原纤维增多，基底膜致密将使血浆脂蛋白、清蛋白、血细胞不易渗入内膜，即使渗入也不易与葡萄糖胺聚糖结合，因而不易发生动脉硬化病变。由此可见，远心端和近心端侧壁内膜增龄性变化的超微结构的不同是它们出现不同动脉硬化病变的基础。

远心端和近心端侧壁两处增龄性变化的超微结构的不同是如何形成的？有学者认为可能与它们血流动力学状态不同有关。流体力学模型测定表明，远心端处为高切应力部位，而近心端侧壁处为低切应力部位。低切应力处血流速度慢，单核细胞、淋巴细胞及大分子物质（如血浆脂蛋白和清蛋白）易黏附于此，并降低脂蛋白的清除，高切应力可直接使平滑肌细胞表型转化，也可作用于内皮细胞并刺激其分泌而间接促使其转化。

低位腹主动脉外阻断位点的选择

低位腹主动脉外阻断术在预防术中出血、紧急止血中应用广泛，为了减少对腹内脏器的影响。阻断点应位于肠系膜下动脉起点以远的部位。由于腰动脉、骶正中动脉从腹主动脉的后壁发出，术中分离时如损伤会引起难止性的大出血。因此阻断位置应处于腰动脉间或腰动脉与骶正中动脉间，如能在其中点进行阻断，则损伤血管的可能性最小。肠系膜下动脉到主动脉分叉最低点距离为2.7~5.6 cm，肠系膜下动脉至第3腰动脉的距离为0.7~1.2 cm，第3腰动脉至第4腰动脉的距离为1.3~2.5 cm，第4腰动脉至骶正中动脉的距离为0~2.4 cm，骶正中动脉至腹主动脉分叉的距离为0.02~1.5 cm。排除血管分支变异对手术的影响，最佳阻断部位应在第3、4腰动脉之间。

有作者采用腹主动脉球囊阻断（即血管内阻断）术控制骶骨、骨盆手术出血。球囊长约4 cm，其在血管内阻断腹主动脉的位置在肾动脉开口处至腹主动脉分叉之间，没有确切的解剖定位。腹主动脉球囊阻断与低位腹主动脉血管外阻断的最大区别是阻断范围大，球囊的位置可能会发生上下移动，向上移动会影响肾脏血供，向下移动会进入髂总动脉，造成血管阻断失败。但无需作腹部大切口，以减少损伤。

低位腹主动脉外阻断的注意事项的相关解剖学要点：①注意肠系膜下动脉起点变异。当肠系膜下动脉起点低于第3腰动脉起点，在第3、4腰动脉间进行阻断时，可能引起肠系膜下动脉的损伤。如发现有该种变异，可选择在第4腰动脉与骶正中动脉间进行阻断。②注意第4腰动脉与骶正中动脉起点变异。第一种变异，左、右第4腰动脉与骶正中动脉从腹主动脉后壁正中共干发出（起点相当于第4腰动脉水平）；第二种变异，左、右第4腰动脉与骶正中动脉于同一水平面分别从腹主动脉后壁发出；第三种变异，左、右第4腰动脉与骶正中动脉从腹主动肠右侧共干发出。这些变异的共同点就是第4腰动脉与骶正中动脉拥有同一个起点，对第3、4腰动脉之间的腹主动脉阻断术影响不大，但在低于第4腰动脉水平进行分离时，应注意避免损伤后面的血管（图13-9）。

腹主动脉分叉位置的临床解剖学

椎间盘前方手术操作间隙通常在两侧髂血管间。当椎间盘前方存在此间隙时，可以考虑在此节段进行前路手术。椎间盘前方主动脉分叉大多位于第4、5腰椎椎间盘上方，而髂总静脉汇合处大多位于第4、5腰椎椎间盘或第5腰椎椎体水平，椎间盘前方主动脉分叉、髂总静脉汇合处各有82.5%、43.6%位于第4、5腰椎椎间盘上方。同时，椎前大血管分叉的位置也会随着年龄的增长而下降。然而，并不是所有存在分叉都可以从其血管间隙进行操作。当第5腰椎与第1骶椎椎间盘前方血管间隙内暴露椎间盘的宽度达到椎间盘宽度的 50%~62% 时，不用血管分离就能接近椎间盘（图13-10）。

1. 腹主动脉分叉点、髂总静脉汇合点与第4、5腰椎椎间盘的关系　王志为观察到40例标本中有4例动脉分叉点位于第4腰椎上1/2及以上水平，最高的1例位于第2、3腰椎椎间盘水平；有6例静脉汇合点位于第5腰椎椎体下1/2及以下水

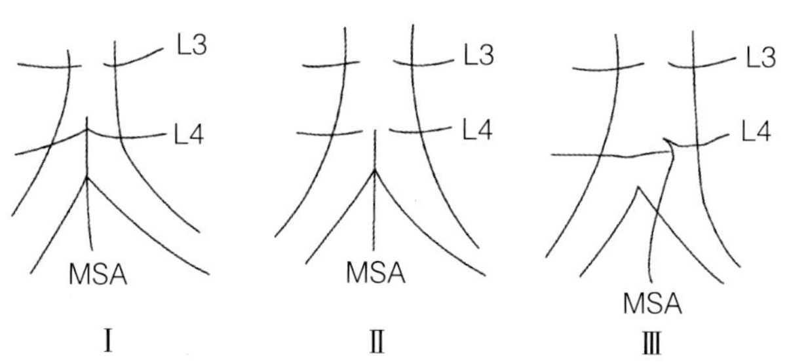

图13-9　第4腰动脉与骶正中动脉起点变异（腹主动脉后面观）

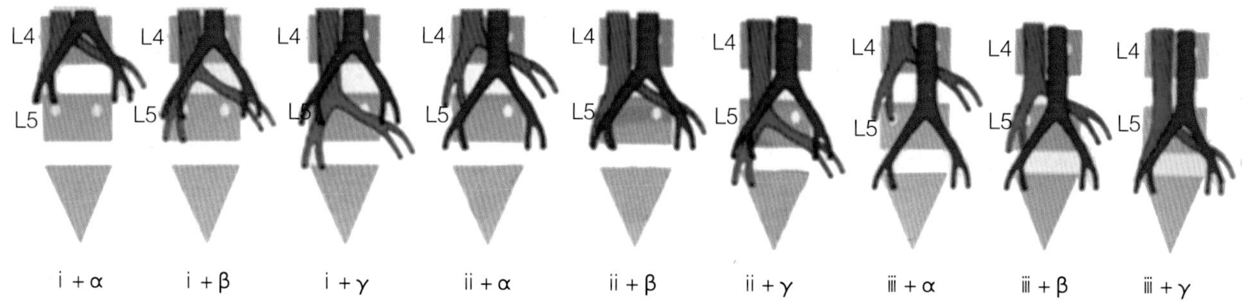

ⅰ.腹主动脉已分叉；ⅱ.腹主动脉将要分叉；ⅲ.腹主动脉未分叉；α.髂总静脉未汇合；β.髂总静脉将要汇合；γ.髂总静脉已汇合。

图13-10　腹主动脉分叉位置示意图

平，最低的1例位于第5腰椎与第1骶椎椎间盘下缘。虽然动脉分叉点和静脉汇合点在位置上有重叠，但是对于个体而言，动脉分叉点总是位于静脉汇入点的上方。

腹主动脉分叉点和髂总静脉汇合点的位置对前路第4、5腰椎椎间盘手术确有影响。虽然术中会对大血管分叉部位进行松解，但其移动性仍难满意，尤其是静脉壁弹性差，左髂总静脉倾斜度大，如果静脉汇合点位于第4、5腰椎椎间盘水平及以上，左髂总静脉将斜跨第4、5腰椎椎间盘，会给常规左侧腹膜后入路第4、5腰椎椎间盘的显露带来困难。

前路第4、5腰椎椎间盘手术也可造成动脉损伤。有报道8例腰椎前路融合术中出现动脉损伤的病例中，7例累及左髂总动脉和左股动脉，1例累及右侧髂总动脉，均涉及第4、5腰椎椎间盘手术。因此，术前通过影像学手段对手术节段前侧的大血管结构进行评估是非常必要的。

2. 椎体前大动、静脉壁支对前路第4、5腰椎椎间盘手术的影响　在第4腰椎椎体下1/2到第5腰椎椎体上1/2之间的区域内，腹主动脉和下腔静脉的壁支主要包括第4腰动脉、第4腰静脉、髂腰静脉、骶正中动脉和腰升静脉。第4腰动脉相对位置恒定，术中容易辨别，而节段性静脉则具有较高的变异性。髂腰静脉不但有位置上的变异，还有数量上的变异，腰升静脉是变异最为显著的血管结构，髂腰静脉撕裂出血是第4、5腰椎椎间盘置换术术中出血的主要原因。陆声等证实髂腰静脉和腰升静脉损伤是腹腔镜腰椎手术中导致大出血的关键因素。所以术中对节段性血管的辨别及结扎，对避免术中大出血和改善显露至关重要。骶正中动脉与髂腰静脉和（或）腰升静脉形成的动、静脉骑跨结构对前路第4、5腰椎椎间盘的显露有特殊意义，因为常规左侧腹膜外入路显露第4、5腰椎椎间盘时，血管松解完毕后，将下腔静脉和腹主动脉向右侧牵开时，骶正中动脉是最接近术野的血管壁支。熟悉下腰椎腹侧的腹膜后大血管及其各个属支的解剖位置，可降低术中血管损伤的发生率。

腰动静脉是节段性的血管分支，第3腰动静脉（80%）和第4腰动静脉（85%）伴行并左右成对出现，行于相应节段椎体腹侧，左侧腰静脉位于腹主动脉或左髂总动脉背侧，右侧腰动脉行于下腔静脉背侧。

临床应用注意事项

由于大动脉各个分支弹性好，变异少见，所以手术中较少出现动脉分支相关并发症。静脉壁薄弱、弹性差、属支变异复杂，在牵拉或显露时更易受损，尤其是左侧腰升静脉和髂腰静脉，两者常与下腔静脉形成襻状结构，而与骶正中动脉相互骑跨，在第4、5腰椎椎间盘左侧腹膜外入路中更易受损，造成大出血，应引起注意。

主动脉分支

腹主动脉按供血区域分为脏支和壁支，壁支包括膈下动脉、腰动脉和骶正中动脉；脏支主要为腹腔动脉、肠系膜上动脉、肠系膜下动脉、肾动脉，其中两侧肾动脉始于主动脉侧壁，其他3条动脉均起于其前壁。

壁　支

1. 膈下动脉　在膈主动脉裂孔处，由腹主动脉的起始处发出，向上分布于膈的腰部。两侧膈下动脉发自同一血管或同一水平发自腹腔动脉或腹主动脉者占42.9%，其中左、右起源共干型者占38.2%：共干发自腹腔动脉起始部者占15.5%，腹主动脉者占19.1%，胃左动脉者占2.4%，肝动脉者占1.2%。左、右不共干，但发自同一血管者占4.8%：发自腹腔动脉者占3.6%、腹主动脉者占1.2%，后者均开口于左前方。

左、右膈下动脉向上、外走行分为前、后2支。在正位投影上，前支在上，走行接近膈肌顶部，后支在下。右侧膈下动脉发出分支的顺序依次为主干、右侧肾上腺上动脉、右侧肾被膜分支、膈肌动脉后支、膈肌动脉前支。右侧肾上腺上动脉和右侧肾被膜分支的显示率为 67.9%，其中绝大多数为右侧膈下动脉单独起源于腹主动脉和肾动脉者；发自腹腔动脉型者，右侧肾上腺上动脉和肾被膜动脉的显示率为8.9% 。左侧膈下动脉的前支较粗大，后支较细，在发出前支以前，可见分支供应胃底区、部分与胃左动脉分支交通，纵隔、食管分支显示率为7.3%，但左侧肾上腺动脉和左肾被膜分支的显示率较低，为11.8%。

（1）膈下动脉的分布：膈下动脉自腹主动脉或腹腔动脉发出后，分别经过左、右膈肌脚向前行进，左侧经过食管腹段后方、右侧经过下腔静脉后方，至膈肌中心腱分为前、后2支，分布于膈肌。两侧膈下动脉的前支存在吻合，末梢分支与肌膈动脉、心包膈动脉、下位肋间动脉等有吻合支。左、右膈下动脉尚发出肾上腺上动脉。右侧膈下动脉发出右肾上腺上动脉的概率与其起源有关，单独发自腹主动脉和右肾动脉者，几乎均有肾上腺上动脉分支，而发自腹腔动脉者，多数无此分支。左侧膈下动脉发出肾上腺上动脉的概率较低，但分支供应胃底和食管下段的比例较高，这对于胃底肿瘤、食管下段肿瘤、胃底及贲门区出血的介入治疗具有较重要意义。膈下动脉尚发出一支较大的肾被膜动脉，右侧多见，位于肾上腺上动脉和膈下动脉后支之间，沿肾被膜（肝右叶下缘）走行，有分支供应肝包膜，故肝肾间隙肿瘤时，此分支常成为肿瘤供血血管。

（2） 膈下动脉的起源：右侧膈下动脉发自腹主动脉者占46.1%，发自腹腔动脉者占41.4%，还发自肾动脉、副肾动脉、胃左动脉、肝动脉或副肝右动脉、精索动脉等。左侧膈下动脉起自腹主动脉者占44.0%，腹腔动脉者占52.2%，还发自胃左动脉、肾动脉。膈下动脉平均直径2.2 mm，左侧直径小于右侧，两侧对称。膈下动脉增粗多有病理意义，但有时膈下动脉管径虽不增粗，却仍然有分支参与肝肿瘤供血。

2. 腰动脉　通常为4对，由腹主动脉后壁两侧发出，向外横行，分别经第1~4腰椎椎体中部的前面或侧面向外，与腰静脉伴行，在腰大肌的内侧缘发出背侧支和腹侧支，背侧支分布到背部肌、皮肤以及脊柱；腹侧支分布至腹壁。

临床应用注意事项

腰动脉管径较小、变异较大。腰椎骨折、腰椎手术可能导致腰动脉损伤、出血。由于腰动脉为主动脉直接分支，所以血压较高，损伤后出血汹涌，难以自止，需要结扎止血。现在血管介入技术可以成功地进行选择性造影及栓塞，也是常用的止血办法。腰椎肿瘤血供丰富，术前腰动脉栓塞可以明显地降低出血量，目前已常规应用。所以熟悉腰动脉解剖临床意义重大。

第1腰动脉自第1、2腰椎椎间隙、第2腰椎上1/3平面的腹主动脉后壁发出者约占70%；第2腰动脉自第2腰椎下1/3、L2~L3椎间隙平面发出者约占70%；第3腰动脉自第3腰椎中1/3、下1/3平面发出者约占74%；第4腰动脉自第4腰椎上1/3、中1/3平面发出者约占77%。腰动脉发出后走行于椎体中部，向后至横突附近发出分支。

第1、2、3、4 腰动脉发出处和腹主动脉所形成的上夹角自上而下逐渐增大。第1、2、3 腰动脉自腹主动脉发出处较低，因此该夹角为锐角；第4腰动脉自腹主动脉发出处较高，4条腰动脉起始处的间距自上而下逐渐变小，与角度的变化相吻合。

腰动脉在椎间孔外有分支通过椎间孔进入椎管内，称为Adamkiewicz动脉，其起于T12~L1椎体平面，来源不固定，多数认为来自腰动脉或左肋间后动脉，徐强等发现Admkiewicz 动脉起源于第1腰动脉者占6%，第2腰动脉者占5%，第3腰动脉者占1%，第4腰动脉的少见报道。其与脊髓后动脉共同供应脊髓下半部，且二者在脊髓表面互相吻合，是脊髓的重要供血动脉，一旦损伤可能发生截瘫。

（1）腰动脉变异：①腰动脉缺失。各个节

段腰动脉均有可能缺失。②腰动脉共干现象。第1、2腰动脉左、右支分别共干，腰动脉左、右支共干，第3、4腰动脉左侧支共干。

（2）腰动脉介入治疗：外科手术控制腰动脉出血困难，因为出血的具体位置常难以清楚显示，且腹膜后探查可减少周围组织对血肿的包裹作用，使出血加重。腰动脉栓塞治疗可避免手术造成的减压作用及相关并发症。近年来，在腰椎肿瘤全脊椎切除术前对腰动脉进行永久性栓塞，很大程度上减少了术中出血。由于腹膜后恶性肿瘤的主要供血血管常为腰动脉，也有行腰动脉灌注化疗治疗腹膜后恶性肿瘤的报道。需要警惕的是，腰动脉栓塞或腰动脉灌注化疗术可能会影响脊髓或椎体的血供。因此，在介入术前，必须了解腰动脉的起点、走向、直径及缺失、共干等变异情况，尤其是对共干的现象必须注意。

3. 骶正中动脉　1支，起自腹主动脉分叉处的后上方0.2~0.3 cm处的后壁，向下行于左髂总静脉背侧，并与髂腰静脉或左腰升静脉形成动静脉骑跨结构，途经第4~5腰椎、骶骨及尾骨的前面，其终末支分布于骶部。下行中向两侧发出腰最下动脉（又称第5腰动脉），贴第5腰椎椎体走向外侧，供血到邻近组织。当行腰骶部前路手术时，应结扎骶正中动脉，否则出血不易控制。

脏　支

随着现代外科学和介入放射学的发展，一些腹部外科手术（如肝移植）或介入治疗需在术前了解腹腔干、肠系膜上动脉及其分支的变异情况，指导制订手术方案，以缩短手术时间和减少术后并发症。MSCTA可清晰显示腹腔干、肠系膜上动脉和分支的形态及其变异情况，在诊断血管性病变中发挥着愈来愈重要的作用。

1. 腹腔动脉　腹腔动脉为一短干，长1~2 cm，在T12~L1水平起源于腹主动脉前壁，向前上方走行至胰腺及脾静脉上缘分支。腹腔动脉前方为小网膜，后方为主动脉，上方为肝左叶，下方为胰腺及脾静脉上缘，左侧为胃贲门部、膈肌左脚，右侧为肝脏尾状叶。

腹腔动脉与腹主动脉间的下夹角呈锐角者占86.7%，呈钝角者占13.3%。腹腔动脉发出后向上走行，其中有的先向下走行后转为向上。

腹腔动脉起始位置在椎骨上的投影以T12中部至L1上部最集中，占85.3%。位于椎体左侧者占84%，位于椎体中侧者占16%。

2. 肠系膜上动脉　肠系膜上动脉（Superior Mesenteric Artery，SMA）是消化管最重要的动脉。在腹腔动脉的下方起于腹主动脉前壁，也可与腹腔动脉、肝总动脉或脾动脉共干起始于腹主动脉。肠系膜上动脉的根部位于脾静脉与左肾静脉之间，在胰腺后方下行，在胰腺钩突的腹侧，至十二指肠第三部与胰体之间下降。动脉向左下方轻度弯曲，分支有胰十二指肠下动脉、肠动脉、中结肠动脉、右结肠动脉及回结肠动脉等（图13-11）。

当SMA起始段走行异常，与腹主动脉间距过小时将会压迫左肾静脉（left renal vein，左肾静脉）而引起血尿等临床症状，即胡桃夹现象，又称左肾静脉受压综合征。一般认为腹主动脉与

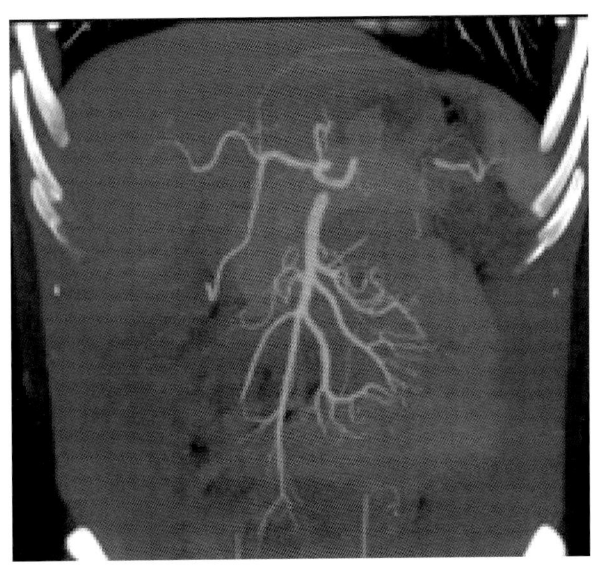

图13-11　腹腔动脉及肠系膜动脉CTA

SMA间的夹角变小，可导致左肾静脉受压。大多数人（78.8%）SMA以较大的角度自腹主动脉发出后，向前走行一段，然后在左肾静脉水平转折向下，SMA与腹主动脉间留有较大的空间，使左肾静脉通过顺畅。少数人（21.2%）SMA以小角度自腹主动脉发出后下行，在左肾静脉水平SMA与腹主动脉之间留有的空间有限，可能造成左肾静脉受压、血液回流障碍。两种走行的SMA与腹主动脉间的夹角、间距的差异有统计学意义，说明SMA起始段的直接向下走行可能是造成左肾静脉受压综合征的潜在病因之一。

SMA与腹主动脉夹角与年龄、性别无关。在SMA与腹主动脉夹角方面，于安邦应用B型超声测量正常人SMA与腹主动脉的夹角均小于45°，平均25°。符伟军等的资料显示正常人SMA与腹主动脉的夹角为80°~100°。Shokeir等研究发现，正常人SMA的发出角度为90°±10°，左肾静脉水平SMA与腹主动脉之间的距离为（6±1.5）mm。国内研究结果显示正常人此夹角的平均值为41.6°~47.4°，SMA发出角度为60.9°±19.4°，左肾静脉水平SMA与腹主动脉的距离为（15.6±7.7）mm。Ali等研究发现左肾静脉受压综合征患者SMA角度为54°±5°，左肾静脉水平SMA与腹主动脉距离为3~3.2 mm，左肾静脉受压综合征患者上述值分别为27.9°±13.2°和（7.4±2.7）mm；SMA发出角度大于35°时，左肾静脉在经过SMA后方时逐渐变细，而后再逐渐扩张，汇入下腔静脉；当SMA发出角度小于35°时，左肾静脉在SMA处突然变细，两端明显增粗，类似漏斗状，即使左肾静脉不与SMA紧贴也是如此。这证明SMA的发出角度确实会影响左肾静脉的血流动力学状态及形态。左肾静脉周围存在的脂肪组织可能也是左肾静脉形态的影响因素。

3. 肠系膜下动脉　肠系膜下动脉（inferior mesenteric artery IMA）较肠系膜上动脉细，起自腹主动脉前壁，起点位于十二指肠水平部和主动脉分叉之间，平L3椎体或L3~L4椎间盘者占86.7%，平L4椎体者占13.3%；与主动脉分叉的距离为（42.08±6.26）mm，主干（起点至左髂总动脉下缘之间）平均长度41 mm，外径3 mm。IMA的分支包括左结肠动脉、乙状结肠动脉和直肠上动脉。

IMA存在多种变异类型。活体腔镜下可见到IMA自主动脉前壁向前分支后，急转向左下方斜行，其转折部（近根部）在主动脉前面、在乙状结肠系膜内呈隆起搏动的条索。

（1）IMA与输尿管和性腺血管：在左髂总动脉水平，IMA位于内侧，左输尿管在稍外侧跨越左髂总动脉，左性腺血管位于最外侧。三者并行入盆，位置关系恒定。

（2）IMA与腹主动脉丛：腹主动脉丛左、右干沿主动脉左、右缘下行，并发支围绕IMA主干形成肠系膜下丛。

4. 肾动脉　肾动脉包括左肾动脉（left renal artery，LRA）、右肾动脉（right renal artery，RRA），肾动脉于第1、2腰椎椎间盘高度起于腹主动脉，横行向外到肾门附近分为前后两干，经肾门入肾后再分为肾段动脉。

（1）肾动脉的支数、长度、直径：中国人肾动脉主干多为单支型，少数一侧肾动脉分为两支或多支独立自腹主动脉发出，3~5支者少见。洪涛报道单支型肾动脉左侧为87.23%，右侧为89.97%。国外资料显示约87.7%的肾动脉主干为单支型，12.3%为双支型。

由于腹主动脉位置偏左，故右肾动脉较左侧长，并经下腔静脉的后面右行入肾。王杭发现男性肾动脉平均长度左侧为（2.86+1.11）cm，右侧为（4.61+1.72）cm，右肾动脉长度明显长于左肾动脉。肾动脉起始部的外径平均为0.77 cm；平均管径左侧为（0.62+0.19）cm，右侧为（0.69+0.23）cm，右肾动脉的管径均大于左肾动脉。有研究显示，肾动脉主干的直径（肾动脉出腹主动脉0.5 cm内最宽处）：右肾动脉直径为3.1~6.8 mm，平均直径男性为（5.05± 0.63）

mm，女性为（4.83±0.57）mm；左肾动脉直径为2.7~5.6 mm，平均直径男性为（4.61± 0.55）mm，女性为（4.35±0.71）mm。另有资料显示正常成年男性右侧肾动脉管径为（0.69±0.14）cm，左侧为（0.74±0.16）cm；正常成年女性右侧肾动脉管径为（0.65±0.16）cm，左侧为（0.64±0.13）cm。肾动脉从腹主动脉分出后至第一级分支处长度平均值右侧为（36.32± 6.57）mm，左侧为（34.47±6.20）mm。肾动脉发出点距腹主动脉分叉点的距离左侧为（8.83+3.11）cm，右侧为（8.87+3.24）cm。

通常情况下，每侧肾脏由发自腹主动脉的单一肾动脉供血。肾动脉在肠系膜上动脉开口部下方起源于腹主动脉，在近肾门附近分为肾动脉前干和后干。在肾窦内，前干走行在肾盂的前方，后干走行在肾盂的后方，入肾后延续为后段动脉。各段动脉均有独立的供血区域，其供血的肾实质区域称为肾段，据此肾脏分为5段：尖段、上段、中段、下段和后段。

王占宇通过三维CT对活体肾动脉观察，右侧肾动脉的开口位置高于左侧者44例（41.5%），低于左侧者12例（11.3%），双侧等高者50例（47.2%），双侧肾动脉均位于第1腰椎上缘至第2腰椎椎体上1/3水平约为94例（89%）。洪涛报道左、右肾动脉分别有87.79%和91.20%开口位于第1腰椎上1/3至第2腰椎上1/3水平，有45.13%右肾动脉开口高于左肾动脉，有45.41%双侧肾动脉开口在同一水平。另有报道肾动脉右侧高于左侧者占71.8%，左侧高于右侧者占24.3%，双侧等高者占54.0%，且无明显性别差异。

（2）肾动脉在主动脉起始部的方位：肾动脉在主动脉起始部的方位，左肾前侧位、侧位和后侧位所占比例分别为16.9%、60.7% 和22.4%；右肾前侧位、侧位和后侧位所占比例分别为57.8%、39.0%和3.2%，肾动脉起始部方位左侧以侧位为主，右侧以前侧位为主。肾动脉起始部平均高度右侧高于左侧。

（3）肾动脉与腹主动脉下夹角：肾动脉从腹主动脉发出后大部分沿着水平方向走行，肾动脉与腹主动脉下夹角右侧平均为83°，左侧平均为87°。

（4）肾脏动脉的解剖变异：肾脏供血动脉的解剖变异肾脏供血动脉的解剖变异对于肾脏相关疾病的临床诊断和治疗有重要影响。在诊断肾血管性高血压、腹主动脉瘤的治疗及肾移植、肾动脉成形术时，了解患者肾动脉的变异情况至关重要。肾动脉在肾脏内分段供血，各肾段之间无交叉支，因此在肾移植手术前，必须通过肾动脉CTA或DSA将供体肾动脉系显示清晰，术中确保供体肾的供血动脉无一遗漏，提高移植肾的成活率。肾动脉系承担着腹主动脉20%的血供，多支肾血管的出现必将影响其血流动力学，继而产生肾血管性高血压，尤其是肾动脉正常而肾副动脉狭窄时肾血管性高血压的诊断具有重要意义。健康人群中，肾动脉管径与相应肾体积之间并无必然的相关性。

1）副肾动脉：左侧副肾动脉的出现率为29.5%，右侧副肾动脉的出现率为39.0%。左侧副肾动脉平均为（1.16±0.37）支，除1支左侧副肾动脉发自肾上腺下动脉外，其余均发自腹主动脉。右侧副肾动脉平均为（1.29±0.60）支，除1支右侧副肾动脉发自腹腔干外，其余均发自腹主动脉（图13-12）。

动脉的生物力学特殊性与解剖结构有关，主动脉升部、腹部、肾部因其生理解剖位置不同具有不同的力学特性。血管可分为内层、中层和外层，内层由内层细胞、基质膜和一层由纤细的胶原纤维、弹性纤维和平滑肌细胞等组成的松散的聚集物构成；中层是肌肉组织，可分成若干同心的弹性层壳，由一些胶原纤维和弹性纤维穿过层壳上的窗口，以三维的形式将层壳紧紧连接在一起。血管的力学性质主要取决于中层，后者又取决于其中的胶原纤维、弹性纤维和平滑肌的性质、含量及空间构形。胶原纤维使胶原细胞具有一定的强度和刚度；弹性纤维使胶原组织在载荷的作用下具有一定的延伸能力。据此分析认为，肾动脉的破坏应力大，是由于胶原纤维的含量大和所处生理解剖位置及生理活动功能需要，使其具有较大的强度；腹主动脉的弹性纤维含量大，需要较大变形能力以适应体位变化。

2）肾动脉狭窄：肾动脉狭窄（renal artery stenosis，RAS）是引起继发性高血压的一种常见病，且多为顽固性高血压，引起心脏等重要器官并发症的概率非常高，有关文献报道副肾动脉狭窄也可引起肾血管性高血压。现在的影像技术可清晰显示血管壁的情况和斑块在血管中的位置、形态、大小和累及范围等，以准确测量肾动脉狭窄程度（图13-13）。

目前肾动脉狭窄与冠心病、急性冠状动脉综合征的关系已受到广泛关注，肾动脉与冠状动脉都属于中动脉，二者常同时发生动脉粥样硬化，在冠状动脉造影时需要同时了解肾动脉情况的病例逐渐增多。由于腹主动脉也常有粥样硬化斑块，且斑块质地多疏松，导管在腹主动脉内反复操作寻找肾动脉开口的过程中，容易损伤斑块内膜，引起胆固醇栓塞等并发症。

（5）肾肿瘤时肾动脉改变：肾肿瘤侵袭肾动脉分支时表现为肾动脉增粗、狭窄、截断等，孙立国认为，这可作为良恶性肿瘤的鉴别点。CTA在显示肿瘤血管及肿瘤造影剂染色方面类似于DSA，肾细胞癌可出现一支或多支粗大扭曲的供血动脉，瘤内出现散在、紊乱的肿瘤血管或血池。平滑肌瘤内也可发现供血动脉，但形态自然，瘤内无肿瘤染色。肾囊肿为非肿瘤性病变，故无供血动脉及肿瘤血管显示。

肾癌肾动脉树的解剖学类型

1. 正常肾动脉树　肾动脉在分出肾上腺下动脉后分成前、后两支，后支作为后段动脉供应同名段，不再分支。肾动脉的1、2级分支被称为段动脉，供应的区域称为肾段，肾动脉前、后支分出3~4支段动脉，呈树枝状逐渐由粗到细分布。段动脉穿入肾间质进入小叶间动脉，与肾盂和肾小盏相毗邻进入肾锥体间的肾柱。由于肾动脉分支及其在肾内的分布存在变异，故对这些单独血管研究具有实用价值（图13-14）。

2. 肾癌肾动脉树　肾癌时肿瘤血供丰富，血

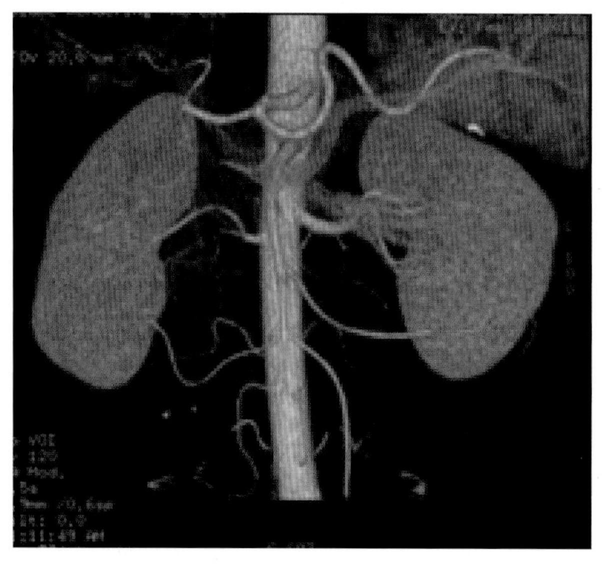

图13-12　副肾动脉（CTA）

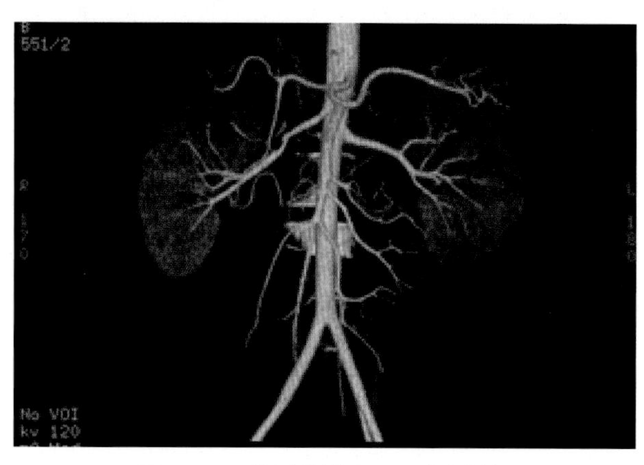

图13-13　肾动脉狭窄CTA（右侧）

管发生相应形态变化，造影可显示其血流特点。肾癌肾动脉造影动脉早期均表现为枯树枝型：DSA显示肿瘤血管受推压移位，1级供血动脉增粗，2级分支＜3支，分支增粗，1级及2级血管僵硬不规则，供血动脉向瘤体内部深入，肿瘤中心区域血管尚未显示，形似落叶后的枯树枝；动脉期均表现为树枝树叶型（图13-15）：DSA显示1级供血动脉干增粗，2级分支＞5支，分支不增粗，瘤体内有血管网分布，肿瘤染色较深，并呈小雪片状染色，肿瘤区出现新生血管或有血管湖出现（图13-16），形似茂密的树枝树叶；毛细血管期或静脉期均表现为鸟巢型。因此，对晚期肾癌患者行姑息性介入栓塞治疗，应尽可能使栓塞剂充填肿瘤组织，最后用明胶海绵栓塞肿瘤供血动脉干，栓塞后再行DSA示“枯树枝”“树枝树叶”及“鸟巢”形态消失。

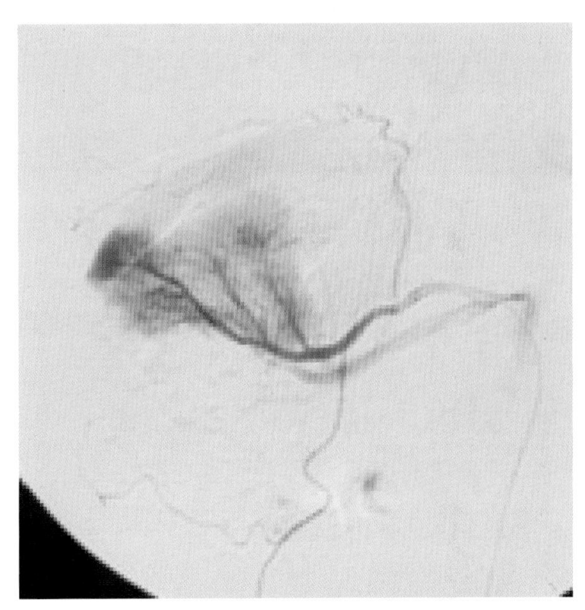

图13-15　肾肿瘤（类癌）肾动脉树枝树叶型表现

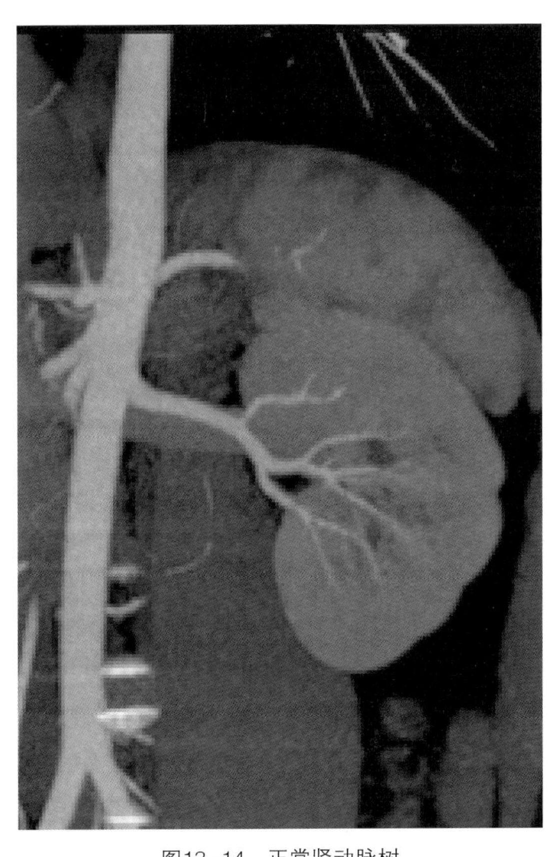

图13-14　正常肾动脉树

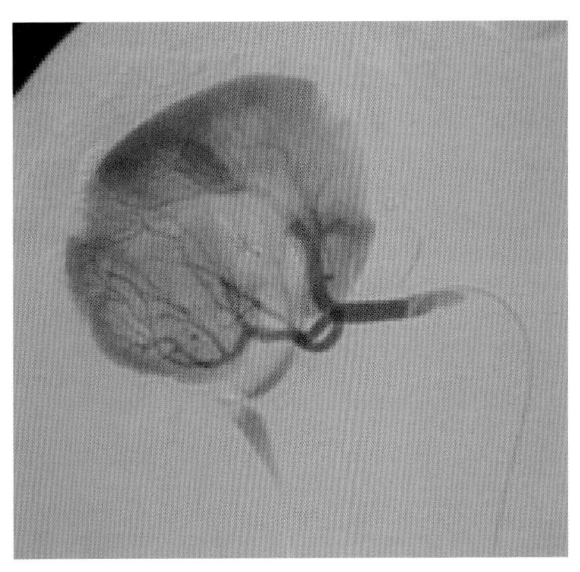

图13-16　肾肿瘤肾动脉树叶表现（血管湖）影像

下腔静脉

随着脊柱前路手术的开展，下腔静脉及其属支的应用解剖越来越受到重视，在腹后壁手术中有着非常重要的意义。下腔静脉的长度、管径以及其属支的数目、位置，对临床下腔静脉人工材料移植、介入治疗、气囊导管压迫阻断血流时的充气量及肾静脉取栓等有重要参考价值。

■ 位置与毗邻

下腔静脉（inferior cava vein，ICV）是人体最大的静脉，收集下肢、盆部和腹部的静脉血。其于第5腰椎平面由左、右髂总静脉在右髂总动脉的后方汇合而成。

下腔静脉位于脊柱的右前方，沿腹主动脉的右侧上行，经肝的腔静脉沟、穿膈的腔静脉裂孔，开口于右心房。下腔静脉在第8胸椎高度穿过膈肌。下腔静脉的前面有肝、胰头、十二指肠水平部，后面为右膈脚、第1~4腰椎、右腰交感干和腹主动脉的壁支，右侧与腰大肌、右肾、右肾上腺相邻，左侧为腹主动脉。下腔静脉的属支有髂总静脉、右睾丸静脉、肾静脉、右肾上腺静脉、肝静脉、膈下静脉和腰静脉，其中大部分属支与同名动脉伴行。腰升静脉下与髂腰静脉、髂总静脉及髂内静脉相连，上与肾静脉、肋下静脉相通，经膈脚入后纵隔。

■ 属支

下腔静脉的属支主要有膈下静脉、腰静脉、肾上腺静脉、肾静脉、生殖腺静脉和肝静脉。

下腔静脉起始段及其属支

下腔静脉起始段（右髂总静脉汇合处至左肾静脉汇入下腔静脉处上缘之间的下腔静脉）长度为8.5~16.2 cm，平均（13.1 ± 1.5）cm，该段中点外径1.4~3.1 cm，平均（2.3 ± 0.2）cm；静脉属支为5~14支，其中下腔静脉前壁有1~6支汇入，占33.7%；后壁有2~9支汇入，占66.3%。该段上份（肾段）即右肾下极平面至左肾静脉上缘平面的属支分布较下份多，为3~9支，占总静脉属支数的66.4%。静脉属支汇入下腔静脉处的外径为0.1~1.2 cm；内口长径及短径分别为（0.4 ± 0.3）cm和（0.2 ± 0.1）cm。右睾丸静脉汇入下腔静脉前壁，92%睾丸（卵巢）静脉为单支。左睾丸静脉多呈直角汇入左肾静脉，距左肾静脉上缘平面（3.6 ± 0.9）cm，外径为（0.5 ± 0.1）cm；内口长短径分别为（0.5 ± 0.1）cm和（0.3 ± 0.1）cm。

1. 腰静脉　对腰静脉的解剖描述存在较大争议。一般认为腰静脉有4对，与动脉伴行。腰静脉在下腔静脉两侧汇入点不一致，变异大，且不成对出现。仅有63.8%的腰静脉有动脉伴行，且左腰静脉多为3~4支，右腰静脉多为2~3支，21.4%无右腰静脉或仅有1支，其他腰静脉则汇入左肾静脉、左睾丸（卵巢）静脉或其他静脉。这为临床腰椎间盘等脊柱手术和下腔静脉手术等提供重要的参考。

腰椎节段静脉存在一定变异，不成对出现或成对阙如者占29%。节段静脉数目为4~7支，平均为（3.6 ± 1.1）支，均开口于下腔静脉后壁。右腰静脉较短，35.7%为3支，42.9%为2支，21.4%为1支或阙如。左腰静脉较长，35.7%有4支，33.3%有3支，23.9%有2支，7.1%有1支。其中 54.8%左腰静脉在下腔静脉后壁左侧注入，之前有右腰静脉汇入。

临床应用注意事项

腰椎静脉系统无血管瓣膜，腰静脉、腰升静脉及其吻合支间血流速度及方向受多种因素影响，如静脉内压力、腹压和邻近肌肉收缩等。因此，该部位损伤或者感染性病变可经此系统发生远处播散。此外，腰静脉走行区域是多种外科手术可能牵涉或必须暴露的部位，如腰椎结核清除术、腰椎侧方或前方减压术、脊椎滑脱症内固定治疗等。因此，对下腰椎静脉做深入了解有重要临床意义。

腰椎部位节段静脉共4对8支，分别与同名动脉相伴行，在椎体两侧连于腰升静脉（也称为腰静脉纵行分支），从而构成奇静脉和半奇静脉的起始部位。静脉穿过腰大肌内侧缘，横行于椎体中部腹侧中间沟内，向前注入下腔静脉，多与同名动脉伴行；且下腔静脉汇入点位置亦存在明显变异，可位于上位椎体下缘至下位椎体上缘之间的宽大区域；腰静脉向后在椎间孔水平与腰升静脉相连。除第1~3腰椎节段静脉走行较恒定外，下腰椎节段静脉走行变异很大。左侧腰静脉均起自椎静脉丛，由腰大肌内侧缘穿出，向内侧行于相应节段椎体中部前方。经由腹主动脉后方注入下腔静脉后外侧壁或左侧髂总静脉。解剖中发现在下腔静脉左侧暴露第3、4腰椎，第4、5腰椎椎间盘，相应和邻近节段的左侧腰静脉必须结扎切断，否则如要完整地显露手术节段椎间盘的前侧，势必造成静脉的过度牵拉或撕裂。

2. 腰升静脉　腰升静脉主要与髂总静脉相连，亦可与奇静脉、半奇静脉经腰升静脉相连。腰升静脉与腰椎节段静脉相连，走行于椎旁、闭孔神经深面。腰升静脉存在多种变异。腰升静脉和髂腰静脉可分别汇入髂总静脉（单干或共干）。腰升静脉单独汇入髂总静脉部位多位于L5椎体下缘或L5/S1椎间隙水平：二者共干时，腰升静脉位于髂腰静脉上方，于第5腰椎椎体下缘或腰骶椎间隙侧前方汇入髂总静脉。髂腰静脉在第5腰椎节段静脉水平由髂总静脉属支腰静脉汇合而成。髂腰静脉和腰升静脉在汇入位置、走行、数量方面均存在不同程度的变异，可以左右不对称，且亦可以单侧缺失。为此，手术中要重视腰升静脉和髂腰静脉的显示、结扎等，避免出血；尤其是暴露腰骶间隙时，向内侧牵拉髂总静脉很可能损伤这两根血管。左位下腔静脉的变异极少出现，其发生率仅为0.2%~0.5%，且经常合并其他静脉和器官的变异。右侧髂内、外静脉在与左髂总静脉汇合前没有汇合成右髂总静脉，而是分别注入下腔静脉。其中，右髂内静脉在L5~S1椎间盘上方8.7 mm处与左髂总静脉汇合形成下腔静脉，左位下腔静脉在左肾静脉以下行于腹主动脉左侧，故左肾静脉较正常短，左肾与下腔静脉距离近，行右肾手术时应注意避免损伤下腔静脉。

（1）左腰升静脉的解剖形态：左腰升静脉形态变异较大，外径个体差异显著，为1~6.3 mm。根据其形态变化可以分为5种类型。左腰升静脉经由腰大肌内侧缘，毗邻腰交感神经链并位于其腹侧上行。位置较恒定，沿途与左腰静脉相交通，向上经由肾静脉后方与半奇静脉延续，少数与左肾静脉有交通支相连。在存在左腰升静脉的标本上，只需切断邻近的左腰静脉即可满意显露第3、4腰椎椎间盘前方，左腰升静脉可以保留；而对于第4、5腰椎椎间盘，多数情况下需要切断左腰升静脉在左髂总静脉的起始部分和邻近的左腰静脉。

（2）腰升静脉的形态学特点及其与第4、5腰椎椎间盘的关系：腰升静脉多起自髂总静脉，也可起自髂腰静脉，经由腰大肌内侧缘毗邻腰交感神经链并位于其前侧上行，也可深入到腰大肌和下腰椎间隙中，沿途与节段性腰静脉相交通。其形态变异较大，仅47.5%存在腰升静脉，外径2~4 mm。腰升静脉由于起点变异较大，所以其与第4、5腰椎椎间盘的位置关系也不确定。如果左侧腰升静脉在左髂总静脉上的起点较低或直接起自左髂腰静脉，在第4、5腰椎椎间盘水平多位于腰大肌内侧缘。

3. 骶正中静脉　骶正中静脉均存在，但并非所有的骶正中静脉均与骶正中动脉伴行，且并非所有的骶正中静脉均为单支，多支骶正中静脉没有交通支相连接，而是并行上行注入左或右髂总静脉。单支或多支骶正中静脉汇入左髂总静脉、静脉交叉处、右髂总静脉。骶正中静脉外径为1~5.2 mm。

4. 肠系膜外科静脉　右肾静脉以下9~12 cm处有乙状结肠静脉交通支汇入下腔静脉，一般为1~3支，管径为1~2 mm，称为乙状结肠外科静脉。该静脉为下腔静脉前壁属支之一。在静脉前壁属支中不仅有来自乙状结肠的静脉，也有来自其他结肠及小肠的静脉，称之为肠系膜外科静脉，一般有2~3支。因此，在外科肠道手术中不能过分牵拉肠系膜，以免造成下腔静脉前壁撕裂。

肠系膜外科静脉86%距左肾静脉上缘3.5~12.2 cm，平均（6.9 ± 1.2）cm处，有来自肠系膜的小属支从下腔静脉前壁左侧注入，其中62.2%有2~3支，18.9%有1支，18.9%有4支，外径为0.1~0.5 cm，平均（0.2 ± 0.1）cm。

5. 右肾上腺静脉　右肾上腺静脉在距左肾静脉上缘1.1 cm以内，从下腔静脉后壁右侧注入，8%右肾上腺静脉汇入右肾静脉。

6. 右副肾静脉　25%可见与右肾静脉共同自肾门发出的副肾静脉，距左肾静脉上缘（2.6 ± 0.2）cm处从下腔静脉后壁右侧注入，外径为（1.0 ± 0.03）cm。右副肾静脉自肾门发出注入下腔静脉。来自右肾周围组织的右肾周静脉（36%）在距左肾静脉上缘（2.6 ± 0.1）cm处，从下腔静脉后壁右侧汇入，外径为（0.3 ± 0.03）cm。

7. 右膈下静脉　右膈下静脉来自右侧膈肌的属支，距左肾静脉上缘2.4~3.6 cm处，从下腔静脉后壁右侧注入。

在静脉插管中，当正常部位插管失败时，据特殊静脉回流部位，寻找其他途径，有利于导管顺利进入。66.3%的下腔静脉属支开口于下腔静脉后壁，并有66.4%集中开口于肾段，即右肾下极平面至左肾静脉上缘。后壁属支不易暴露，肾段属支因周围脏器的影响也不易分离。因此，在进行涉及该段下腔静脉手术时，应特别注意下腔静脉后壁属支，避免损伤。该段下腔静脉前壁属支中，右睾丸（卵巢）静脉位置较为稳定，可作为指导手术及介入治疗的定位标志。

下腔静脉起始段属支多而且复杂，变异也较大，尤其是肾段及后壁左侧。因此，在腹膜后手术中要特别注意该段静脉属支的辨认及必要的结扎，在肠管手术中还应注意对肠系膜外科静脉的结扎处理，以免造成下腔静脉的撕裂。

8. 肾静脉

（1）肾静脉长度及直径：肾静脉为短粗静脉，左右各一，在第2腰椎水平，经肾动脉前方，多呈直角汇入下腔静脉。肾内静脉与肾内动脉不通，不存在分段形式，肾内静脉相互吻合呈网，肾皮质内静脉汇合成小静脉，并吻合成一系列静脉弓，在肾盏周围有较大的静脉吻合，最后形成1~4支静脉在肾门处汇合成肾静脉。肾内静脉数量成人多，新生儿较少（图13-17）。

正常左肾静脉主干由2~4支属支在出肾门之前汇合成1支，走行于肾动脉前方，穿越肠系膜上动脉和腹主动脉之间的夹角，向右汇入下腔静脉的左侧壁。与右肾静脉相比，左肾静脉长且属支多，其长度为7.5 cm（6~10 cm），是右肾静脉长度的3倍；左肾静脉还收集左肾上腺静脉、左性腺静脉、腰静脉等多条细小属支静脉。

对肾静脉形态的研究相对较少，国外相关文献报道左侧肾静脉长度平均为68.75 mm，而右侧肾静脉长度平均为21.26 mm。国内邹浩军等报道，CTA测量结果左侧肾静脉的长

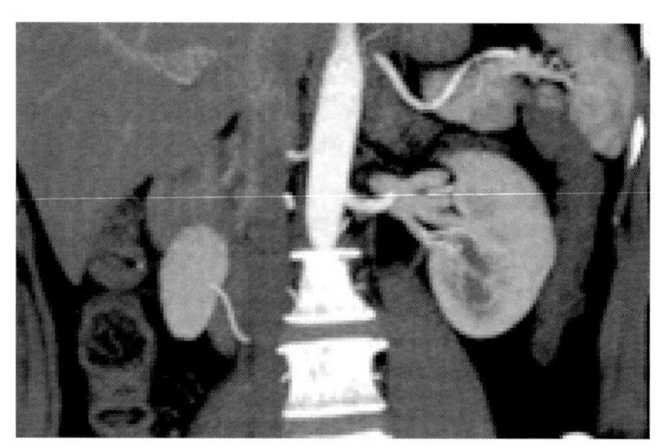

图13-17　肾静脉造影

度为（68.46±5.55）mm，右侧肾静脉长度（26.23±5.70）mm，左侧肾静脉明显长于右侧肾静脉。对于肾静脉长度在性别间有无差异，各文献报道则不一致，邹浩军认为肾静脉长度在性别间无明显差异，而王杭等认为男性肾静脉长度左侧为（51.1±17.5）mm，右侧为（21.6±7.6）mm；女性肾静脉长度左侧为（35.3±15.6）mm，右侧为（14.3±5.9）mm，男性左、右侧肾静脉长度均明显大于女性。还有资料报道，肾静脉平均长度左侧（5.11±1.75）cm，右侧（2.16±0.76）cm；平均管径左侧（1.64±0.58）cm，右侧（1.41±0.50）cm；汇入腔静脉角度左侧76.2°±28.7°，右侧73.3°±30.1°。Satyapal等对尸体肾脏进行直径测量发现，左、右侧肾静脉汇入下腔静脉处直径均为（12.0±2.0）mm，该处直径在性别间也没有差异。而王杭等发现，男性肾静脉直径明显大于女性，其中男性肾静脉直径左侧为（16.4±5.8）mm，右侧为（14.1±5.0）mm；女性左侧为（11.2±6.3）mm，右侧为（9.8±4.5）mm。

（2）肾静脉的变异：肾静脉变异率为2.8%，2支肾静脉占2.5%，解剖学研究与临床报道有差异，可能与以下因素有关：①解剖研究为双侧，腹腔镜活体研究一般为单侧。②解剖血管变异研究分离了肾脏的所有血管，而腹腔镜手术不需要解剖所有血管或较小的血管被电刀、超声刀等器械离断未被发现。活体研究对手术更具指导意义。③副肾动脉的出现率较高。结扎或阻断肾动脉后并不意味着切断了肾脏的所有血流，需要结合术前CT/CTA影像片分析并探查是否有副肾动脉存在，以避免在肾动脉未全部阻断的情况下阻断肾静脉造成肾脏持续灌注，限于十分被动的局面。另外，可在阻断肾静脉之前用直角钳轻轻钳夹肾静脉，若其近端无增粗则说明已无血流灌注，可以阻断并切断肾静脉。④副肾动脉多走向肾上极。此结果对肾脏部分切除术相当重要，若不仔细寻找副肾动脉。肾动脉则会阻断不全，造成创面出血，尤其对肾脏上极的肿瘤行肾部分切除术更应仔细寻找副肾动脉。⑤肾静脉的变异亦不可轻视。在分离肾蒂的过程中，首先分离肾动脉，肾动脉较韧、细，若无粘连，血管钳或超声刀在其周围分离不易损伤肾动脉。但肾静脉较薄、宽，器械分离过程中应十分小心、轻巧。若对肾静脉的变异认识不够，在结扎1支肾静脉后不做探查，盲目用超声刀切断周围的脂肪组织，即有可能误伤隐藏的第2支肾静脉，造成出血，甚至造成严重并发症。

正常情况下肾内静脉在肾窦内汇成2支或3支，出肾门后则合为一干，走行于肾动脉的前方，横行汇入下腔静脉。与上述解剖形态不同者均可称为肾静脉变异。与肾动脉相比，肾静脉变异的发生率稍低，但变异的种类及复杂程度甚至多于肾动脉。常见的肾静脉变异包括多支肾静脉、环主动脉型肾静脉、主动脉后型肾静脉及肾静脉延迟汇合等。左侧肾静脉延迟汇合是指左侧肾静脉属支在距腹主动脉左侧壁15 mm以内汇合；而右侧肾静脉延迟汇合是指右侧肾静脉属支在距下腔静脉15 mm以内汇合。此外，两侧肾静脉的属支也不同，左肾静脉除接受左肾上腺静脉、左生殖腺静脉、腰静脉外，其属支也常与周围静脉有吻合；右肾静脉通常无肾外属支，与周围静脉也无吻合。由于左、右侧肾静脉的长度差异较大，且走行过程不一致，导致上述各类肾静脉变异的发生率在左、右侧别间有明显差异。多支肾静脉是最常见的肾静脉变异，其右侧发生率远高于左侧。多支肾静脉的总发生率为15%~30%，其中左侧发生率多在8%以内，且几乎均为2支型；右侧发生率为15%~24%，2支型占18.3%~22%，3支型占1.7%~2%。左侧肾静脉相对常见的变异包括环主动脉型肾静脉、主动脉后型肾静脉。环主动脉型左肾静脉的发生率为1.4%~17%，主动脉后型左肾静脉为0.3%~4.17%。肾静脉延迟汇合的发生率为10.8%~17%。Raman等将肾静脉变异分为主要变异和次要变异。主要变异是指会改变移植受体肾静脉吻合方式的变异。左肾静脉主要变异包括主动脉后型左肾静脉、环主动脉型左肾静脉、重复下腔静脉等，发生率为14%；右肾静脉主要变异包括多支肾静脉，发生率为24%。次要变异是指可能增加腹腔镜手术操作难度，但不会改变静脉吻合方式的变异，如汇入肾静脉或其属支且直径>5 mm的生殖腺静脉或腰静脉等。随着腹腔镜肾移植手术的开展，对术前进行肾静脉解剖学的评估越来越重要。目前，多支肾静脉、环主动脉型肾静脉、主动脉后型肾静脉均不是腹腔镜手术禁忌证，但松解血管过程中操作不当会导致肾静脉撕裂。术前根据变异肾静脉的管径粗细、汇入下腔静脉的情况、与腹主动脉的关系等设计不同的手术入路及重建吻合方案有利于简化手术过程，提高手术成功率。

（3）椎管内静脉高压综合征与左肾静脉的关系：1977年法国Crantz和Aboulker首先报道2例左肾静脉静脉狭窄致椎管内静脉高压综合征（venous hypertensive myelopathy, VHM），并首次提出“肾椎静脉干”的概念。肾椎静脉干是左肾静脉与椎管内外静脉丛的交通支。由于椎管静脉丛无静脉瓣，左肾静脉部分血液通过“肾椎静脉干”大量涌入椎管内外静脉丛，引起脊髓静脉压力升高，脊髓静脉扩张，继而出现脊髓水肿，脊髓功能受损（双下肢无力、大小便功能障碍等）。左肾静脉狭窄并肾椎静脉干增粗是其主要影像表现。通过手术结扎“肾椎静脉干”，可使患者症状明显改善。

下腔静脉形态特点及其临床意义

超声测量下腔静脉的临床意义

作为容量血管，下腔静脉管径被认为是血管容量负荷的直观表现，超声测量其管径可以评估患者休克程度。有研究发现B超测量下腔静脉直径及计算下腔静脉呼吸变异指数可反映静脉容量负荷的变化。于右侧肋下纵向探测肝后下腔静脉，选取距右心房入口2.0~2.5 cm处测量下腔静脉直径，于呼气末和吸气末同步冻结超声图像测量下腔静脉的最大径、最小径，并计算出下腔静脉呼吸变异指数［（下腔静脉最大直径—最小直径）/最大直径×100%］。其意义为下腔静脉管径随呼吸变化的程度，由于呼吸运动产生的胸腔内压变化，使下腔静脉管径发生变化，对于单个患者来说，其变异率与机体血容量相关。血容量充足患者下腔静脉管径呼吸变异率明显小于血容量不足者。对于脓毒症休克患者治疗观察表明，随血容量的补充，其下腔静脉呼吸变异率明显减小。因此，下腔静脉管径及呼吸变异率被认为对患者容量负荷具有重大的提示意义。

超声测量下腔静脉有2个部位：剑突下纵切面和右侧腹腋中线纵切面，采用剑突下纵切面较多，对上腹部手术及腹胀明显的患者，右侧腹腋中线纵切面测量下腔静脉更容易。一般认为，剑突下纵切面呼气末下腔静脉内径>2.5 cm时，考虑患者容量过负荷。由于下腔静脉在不同容量状态受呼吸及腹内压的影响，会产生形状的变化，通过不同部位观察下腔静脉内径在呼气末和吸气末的最大值，并据此计算出变异度，从而推断其容量状态，为临床提供有力的帮助。下腔静脉扩张时，不同部位的测量值有可能是接近的；在容量相对不足的情况下，不同部位的测量值应该存在明显的不同。如果两个部位的测量值差异无统计学意义，则说明下腔静脉是扩张的；如果差异有统计学意义，则说明下腔静脉未扩张。即使剑突下下腔静脉内径值明显增高，但右侧腹腋中线的测量值明显与之不同，也不能认为下腔静脉是扩张的。两个测量部位同时进行检查，可能会避免单一部位造成的结果误判，因此右侧腹腋中线下腔静脉内径的测量对重症患者容量状态的判断非常重要。

下腔静脉滤器置入

随着血管腔内介入术的发展，下腔静脉滤器开始被用于深静脉血栓和肺栓塞患者，置入滤器后，通过其机械干预来捕获栓子，由血栓脱落导致的肺栓塞发生率及复发率可大大降低（图13-18）。

把下腔静脉滤器放置在正确位置的关键在于引导途径。彩色多普勒超声能清楚地显示下腔静脉全程、双侧肾静脉开口和髂总静脉分叉处及下肢深静脉，观察血管形态、血管壁结构、管腔内状况，还能通过血栓的回声来鉴别急、慢性栓子，为进一步的引导提供参考。

左颈内静脉与左头臂静脉呈横着的“z”字走行，使得滤器置入有一定的困难，而右侧颈内静脉是进入下腔静脉最直接的通路，进入血管后的导管差不多呈直线，方便操作，而且滤器释放后不容易出现倾斜，临时性滤器后留置的导管不会限制患者下肢的活动，有助于恢复。下腔静脉滤器置入下腔静脉前，应明确有无血管畸形、变异、血栓等异常情况（如有血栓，须明确血栓的长度，距右肾静脉的距离），检查左右肾静脉开口及髂总静脉分叉，然后决定滤器可以留置的位置并且在相对的脊柱位置处做好定位 。在超声监测下，引导导丝自心房进入下腔静脉，确定导丝在髂总静脉分叉水平上方，顺着导丝送入专用长鞘，再运用推送器把滤器推至长鞘头端（第4~5腰椎椎体水平），再次确定滤器头端位置，测量滤器头端与髂总静脉分叉水平的距离，固定推送

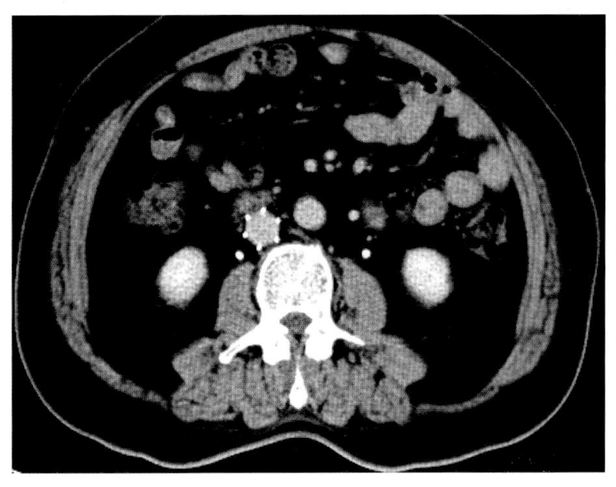
图13-18　下腔静脉滤器

器，把长鞘撤出体外。此时，在超声直视下可见滤器所有脚都展开完全。永久性滤器在确定置入位置满意后，就完成了置入的全过程。临时性滤器在确定置入位置满意后，继续固定推送器的连接杆，利用连接杆将橄榄体送至开始预制的皮下潜腔处，接着按下橄榄体的锁钉以锁定连接杆，最后将橄榄体包在皮下潜腔内。

数字化三维重建技术构建腹盆腔血管3D模型

利用数字化三维重建技术构建的3D模型可更加直观、立体地展现下腔静脉的走行及其与腹主动脉间的关系，对术前诊断下腔静脉变异类型、术中提示下腔静脉变异位置具有重大意义。

系统的3D模型配上骨盆及椎体的3D模型可清楚、直观地显示下腔静脉及腹主动脉的走行及其与骨盆、椎体之间的关系。

■ 异常和变异

下腔静脉的发生颇为复杂，其肾前段由右侧卵黄静脉干的血管、右下主静脉的颅侧段和下主静脉间的吻合部发育而成，肾脏部由下主静脉与上主静脉间的吻合部发育形成，而肾后段则由右上主静脉的尾侧段发育形成，后主静脉尾端发育成髂总静脉并借髂吻合、髂连合与下腔静脉尾端相连。

下腔静脉发育畸形是一组相当少见的由胚胎时期发育或退化异常所致的先天性血管变异。下腔静脉在胚胎期的第6~8周主要通过后主静脉、下主静脉及上主静脉3对静脉发育、吻合、退化而形成；此外，与卵巢静脉和脐静脉也密切相关。 胚胎期下腔静脉由肾下段、肾段、肾上段、肝段等 4 段组成。

根据胚胎发育期下腔静脉异常水平可将其分为3大类，即肾上段下腔静脉异常、肾段下腔静脉异常和肾下段下腔静脉异常，共6种畸形：①左

位下腔静脉；②双下腔静脉；③下腔静脉肝段阙如，奇静脉代偿引流至上腔静脉；④左肾静脉环绕主动脉；⑤环下腔静脉输尿管；⑥主动脉后左肾静脉。其中①、②、⑤属于肾下段下腔静脉异常，④和⑥属于肾段下腔静脉异常，③属于肾上段下腔静脉异常，临床以左肾静脉环绕主动脉最为常见，且左肾静脉解剖和数量的变异更为常见。由于变异下腔静脉的起点、行径、汇入部位以及与周围器官的毗邻关系等均发生改变，行腹膜后间隙各器官手术时，应注意有下腔静脉变异的可能，尤其左肾切除时，切勿损伤异位左侧的下腔静脉，以免造成严重后果。

1. 左位下腔静脉　单纯下腔静脉异位并不多见，可同时伴有肝后段阙如。静脉血回流经腰升静脉、奇静脉和半奇静脉等代偿功能，机体一般无相应症状和不适。

左位下腔静脉是在右侧上主静脉退化时，左侧上主静脉未退化而残留所致，发生率约0.1%。CT增强表现为肾静脉水平以下腹主动脉左侧与之相伴行的静脉血管影，多于第5腰椎平面由左右髂总静脉汇合而成，平行走行于腹主动脉左侧，向上汇入左肾静脉，并横跨腹主动脉与右侧肾旁下腔静脉汇合，肾静脉水平以下腹主动脉右侧无正常下腔静脉。

2. 双下腔静脉　双下腔静脉是一种罕见的胚胎时期静脉系统残存的先天畸形，无临床症状，常因为其他原因意外发现。B超及CT等影像学检查可明确诊断双下腔静脉，对手术有指导意义。正常情况下，下腔静脉的肾下段是由右侧上主静脉肾下段形成，而左侧相应的一段血管消失。如果这一段不消失，与右主静脉一起发育，则演变成双下腔静脉畸形，发生率约0.3%。此下腔静脉在左交感干的前方，行左交感干切除术时应避免损伤该静脉。

CT增强表现为腹主动脉两侧各有一血管结构，右侧为正常下腔静脉，左侧多起自左髂总静脉，向上汇入左肾静脉，部分患者左下腔静脉在上升至肾静脉水平时延续为一横行血管结构绕过腹主动脉前方或后方汇入右侧下腔静脉。双侧下腔静脉管径可以等大，也可一侧大于另一侧，但多数右侧大于左侧。

CT诊断双下腔静脉畸形时，注意左侧下腔静脉应与腹膜后肿大淋巴结及扩大的左侧生殖腺静脉相鉴别。下腔静脉造影被认为是诊断本病的金标准，但其具有一定创伤性，且仅能显示血管内病变、不易确定病变的长度。

通过CTA扫描的二维断层图像，可见两条管径类似的下腔静脉分别伴行于腹主动脉的左右两侧，利用三维重建技术可将二维图像立体化，更加直观地观察双下腔静脉的走行、形态及其与腹主动脉和椎体之间的关系。

3. 下腔静脉阙如　常为肝段下腔静脉阙如。肝段下腔静脉阙如属于肾上段下腔静脉异常，此类畸形是胚胎第 6 周下腔静脉干和肝静脉干连接失败，血液从后肾段经过奇静脉和（或）半奇静脉回流入心脏，肝静脉直接回流入右心房。还有报道称下腔静脉是右侧髂总静脉的直接延续，肝段阙如处并未经奇静脉或腹壁静脉等侧支血管回流，而是经肝尾叶、肝右叶入肝，可能与副肝静脉的存在有关，再经副肝静脉和肝静脉交通，最后，3支肝静脉汇合后回流入右心房；左侧髂总静脉未与右侧髂总静脉汇合，而是经半奇静脉回流，其间接受左肾静脉回流，因此又有着肾下段下腔静脉异常的表现，是一种未能明确分类的、极其复杂的下腔静脉发育异常。

4. 输尿管前下腔静脉　又称下腔静脉后输尿管，实际是下腔静脉在发生上的畸形，故有人认为应称为输尿管前下腔静脉。在正常情况下，胚胎早期，输尿管位于后大、上大、下大3条静脉之间发生，下腔静脉在肾下方的一段主要由位于输尿管背侧的右上大静脉发生而来，位于输尿管腹侧的下大静脉消失；而下腔静脉后输尿管的发生则与之相反，下腔静脉由腹侧的下大静脉发生而来，背侧上大静脉反而消失。

5. 下腔静脉变异的形成基础及其临床研究意义　正常下腔静脉由肝段、肾前段、肾段和肾后段4段组成，发育异常时，可形成多种变异，包括左下腔静脉、双下腔静脉、下腔静脉肝后段缺失及左肾静脉畸形等。如若左侧上主静脉的尾端没有退化，则形成左右双下腔静脉变异；右侧上主静脉肾下段退化，而左侧相应段不消失，则形成左侧下腔静脉变异。

下腔静脉变异在普通人群中有一定的发生率，根据文献报道，左下腔静脉发生率为0.2%~0.5%；而双下腔静脉发生率为1.16% ± 0.29%。

临床应用注意事项

手术时应注意有无下腔静脉变异，不要损伤左下腔静脉；在临床上，尽管下腔静脉变异大多无症状，多在查体或检查其他疾病时偶然发现，但对其正确认识，对于血管介入治疗、避免误诊及进行腹膜后手术时的误伤有重要意义。

下腔静脉疾病

下腔静脉综合征

1. 下腔静脉血栓　多与静脉炎或医源损伤有关。急性血栓一般紧贴管壁，腔静脉外形无异常，CT扫描密度稍高；慢性血栓表现为管腔狭窄或闭塞，呈节段性，壁不光整，可见条状或斑点状钙化，增强扫描血栓无强化。

2.下腔静脉肿瘤　下腔静脉原发肿瘤罕见，主要包括平滑肌肉瘤、平滑肌瘤和血管外皮细胞瘤。平滑肌肉瘤以中老年女性多见，好发于下腔静脉中、下段，缺乏典型的临床表现。根据生长方式，分为静脉内型、静脉外型和混合型，CT主要表现为下腔静脉增粗，肿瘤密度不均，边界不清，增强后轻中度不均匀强化，可见无强化的坏死囊变区。邻近侧支血管开放。

布-加综合征

布-加综合征为下腔静脉和（或）肝静脉狭窄闭塞，狭窄段以远下腔静脉仍由左、右髂总静脉汇合而成，双侧肾静脉均回流至下腔静脉。

前胡桃夹综合征与后胡桃夹综合征

亦称左肾静脉受压综合征，通常指穿行于肠系膜上动脉与腹主动脉间的左肾静脉受压引起左肾静脉高压所致的一系列临床表现，是青少年期血尿、蛋白尿的原因之一。临床依据受压左肾静脉走行于腹主动脉前后方的不同解剖特点，胡桃夹综合征可分为前胡桃夹综合征与后胡桃夹综合征。左肾静脉走行变异所致的左肾静脉压迫即后胡桃夹综合征，左肾静脉均经腹主动脉后方与腰椎之间汇入下腔静脉。胡桃夹综合征左肾静脉、肾盂和输尿管静脉压力持续或间断性增高，静脉扩张迂曲，静脉壁变薄、破裂，血液流入肾集合系统，产生血尿、蛋白尿等症状，并且由于左肾静脉引流不畅，盆腔淤血，导致左侧腰部酸痛不适。男性患者可继发精索静脉曲张，女性由于卵巢静脉迂曲扩张可致盆腔静脉淤血。

据文献报道后左肾静脉发育畸形分为4型：Ⅰ型为后左肾静脉于原位汇入下腔静脉；Ⅱ型为后左肾静脉于第4~5腰椎水平汇入下腔静脉；Ⅲ型为腹主动脉周围型左肾静脉；Ⅳ型为后左肾静脉汇入左髂总静脉。Ⅱ型与Ⅳ型左肾静脉压迫的发生率高于其他两型。

主动脉后左肾静脉为下腔静脉发育畸形的一种类型，系胚胎发育过程中下主静脉背侧吻合支的持续存在同时伴腹侧支萎缩所致，发生率为 2.1%~2.9%。周围型左肾静脉则为下主静脉背侧和腹侧吻合支的持续存在所致，发生率为1.5%~8.7%。

彩色多普勒超声检查可通过不同断面扫查清晰显示左肾静脉走行，并可观察和测量相关血流动力学指标。在超声检查的过程中，一旦发现肠系膜上动脉与腹主动脉之间的夹角处未见管状结构穿越，应疑有左肾静脉发育畸形，并于左肾门上下方仔细寻找有无后左肾静脉。广泛采用的诊断“金标准”为肾脏血管造影，通过压力测定可以反映左肾静脉受压情况，一般认为受压前后压差大于3 mmHg即可考虑左肾静脉受压。

腹腔镜手术最常见的静脉并发症

腹腔镜手术最常见的血管并发症是静脉损伤。左髂静脉最易损伤，包括左髂总静脉（left common iliac vein，LCIV）和左髂内静脉；其次为下腔静脉。这些结构都与髂总静脉汇合点（confluence of the common iliac veins，CCIV）有密切的关系，CCIV位于腰段脊柱的右前方，且均位于主动脉叉的右下方，其位置变异较大，在第4腰椎椎体上段与腰骶椎间盘之间，平均位于第5腰椎椎体上段。在36例标本中，除有3例的CCIV位于腰骶椎间盘上缘下方外，其余均位于其上方。其中，位于第5腰椎椎体水平者占58.3%；位于腰骶椎间盘水平者占19.4%；第4腰椎椎体水平者占13.9%。左髂静脉均位于同名动脉的内侧。右髂总静脉与下腔静脉的夹角为160.8°±6.8°，左髂总静脉与下腔静脉的夹角为135.3°±12.9°。

对大血管分叉的位置及其夹角的研究，有利于术中大血管位置的评估，并为避免其损伤提供有益参考。腰椎前路手术中，CCIV高度决定了进入病变椎间盘的手术方式。一般认为，如果病变椎间盘位于汇合点以上，前路手术则需从腹主动脉与下腔静脉之间进入，或从腹主动脉的左前外侧进入；而如果病变椎间盘位于汇合点以下，前路手术则可通过髂间三角进入。CCIV位置相对恒定，均高于腰骶椎间盘。一般而言，CCIV越高，其下方椎间盘在髂间三角内的暴露比例越高，手术的成功率越高，并发症越少。而对于同样高度的血管位置，夹角越大，椎间盘暴露的面积则越大。大血管分叉越高，夹角越小，CCIV高度与其夹角之间存在负相关关系。因此，术前对手术进行评价时，不应仅关注CCIV位置的高低，而是应从整体综合评价病变椎间盘前方的结构。有作者发现，有0.75%的病例，虽然CCIV位置较高，但由于左髂静脉的位置偏内侧，从而给手术带来了很大的风险，左髂总静脉或左髂内静脉常位于髂间三角左侧内面，是髂间三角内手术，尤其是腰骶椎间盘手术中血管损伤的主要结构。如果左髂静脉位于手术操作区的外侧，意味着只需要很小的血管分离即可进入椎间盘区。如果手术中需要向左侧剥离、牵拉左髂静脉，应谨慎操作，以免撕裂左髂总静脉而导致中转开腹。

下肢深静脉血栓

下肢深静脉血栓形成好发于左侧，为肺动脉栓塞常见原因之一。下腔静脉滤器植入术是预防肺栓塞的有效方法。经右侧股静脉入路，操作方便，因右肾解剖位置较左肾低，故常规只需定位右侧肾静脉开口后，即可将滤器置于其下方。一般无需定位左侧肾静脉开口。在置入下腔静脉滤器前，行下腔静脉、髂静脉CT造影检查是必须的，以排除或了解下腔静脉的变异，才能将下腔静脉滤器置于正确的位置。否则遇到双下腔静脉时，可能将下腔静脉滤器置入右侧下腔静脉内，起不到滤器作用。

临床应用注意事项

下腔静脉在脊柱右前侧，壁薄，一旦损伤难以修复，所以脊柱前路手术首选左侧入路，主动脉壁厚，搏动明显，易于辨认和保护。

胸导管腹部及腹后壁淋巴结

■ 胸导管腹部

乳糜池是胸导管起始部的囊袋状膨大结构，通常位于T11~L2水平膈脚后间隙右侧分，紧靠主动脉右侧，长径5~7 cm，由2个腰干和1个肠干汇合而成。其形态变异很大，可显示为单个或多个管状、囊袋状、点状结构，或仅表现为聚集的淋巴管丛。淋巴造影对乳糜池的显示率为20%。淋巴造影透视可观察到乳糜池有轻微节律性收缩。乳糜池在CT上显示率很低。因其内含淋巴液，在CT图像上密度近似水，可因进食脂肪或蛋白质成分不同而有轻微的差异。增强扫描在注射对比剂5 min内无强化，以后可出现延迟强化。CT图像上，较大的乳糜池可能被误诊为增大的膈脚后淋巴结。然而其含水的特性在MRI图像上很好地表现出来，可与膈脚后其他结构鉴别。乳糜池大部分显示为位于膈脚后主动脉右侧的一个或多个点状、囊袋状高信号影，信号高于膈脚后脂肪。少数显示位于膈脚后主动脉右侧或双侧。

临床应用注意事项

由于乳糜池起始处位于第一腰椎前方，其管壁薄而透明，所以在胸腰椎前路手术时有可能损伤而不被察觉，损伤后由于淋巴液漏出，此时在手术创面有不明来源的清亮液体流出。如果这种液体渗出缓慢，量少，多是乳糜池的属支损伤，无需特殊处理，如果液体渗出多而快，就要注意寻找漏出处并结扎。临床上遇到这种情况时常需要排除是否损伤了输尿管或者肾脏，是否为尿液漏出。鉴别办法是抽取液体化验，如果漏出的液体肌酐含量很高则说明是尿液，提示寻找肾输尿管是否有损伤，如果肌酐阴性或极少量则多为淋巴液。

MR水成像已广泛应用于胆道、泌尿系统的检查中，胸导管、乳糜池等含水丰富的淋巴管结构亦可采用此技术显示。MR淋巴显像的优势在于检查安全、简便、无创、无需对比剂、检查时间短等，对乳糜池、胸导管下段等较大淋巴管的显示率较高，其中对乳糜池的显示率高于X线淋巴造影。MRI能显示淋巴管道正常和异常形态，在乳糜胸、乳糜腹的诊断，术前淋巴管定位，避免手术损伤等方面有一定临床价值。

胸导管起始端表面仅覆盖一层胸内筋膜。因此，在胸腔（特别是膈的主动脉裂孔右上方）行下段的胸主动脉瘤、纵隔肿瘤、下段食管癌的手术分离胸主动脉和食管后壁时，应注意防止伤及胸导管 。

■ 腹后壁淋巴结

腹后壁淋巴结是腹盆部淋巴结的一部分，沿腹主动脉和髂总动脉及其分支排列。一般在腹主动脉周围有主动脉前淋巴结、主动脉旁淋巴结（腰淋巴结）、主动脉后淋巴结。沿髂总动脉排列的为髂总淋巴结群、髂内动脉周围为髂内淋巴结群、髂外动脉周围为髂外淋巴结群。

腹主动脉淋巴结位于腹主动脉前方，根据其位置可以分为腹腔淋巴结、肠系膜上淋巴结和肠系膜下淋巴结。

髂总淋巴结群

髂总淋巴结位于髂总动脉的后方及两侧，常有2个淋巴结，位于腹主动脉分叉以下，第5腰椎椎体或骶岬前面的，称为骶岬淋巴结。髂总淋巴结接受髂外淋巴结、髂内淋巴结和骶淋巴结的输出管，髂总淋巴结的输出管至左右腰淋巴结。

腰淋巴结群

腰淋巴结又称腹主动脉旁淋巴结，沿主动脉两侧排列，右侧可位于下腔静脉的前面及外侧，腰淋巴结接受腹壁的深淋巴管、腹腔成对脏器（肾、肾上腺、输尿管腹段、睾丸或卵巢等）的淋巴管、髂总淋巴结的输出管。腰淋巴结的输出管组成腰干，左、右腰干分别在降主动脉左侧和下腔静脉右侧，腰动脉前方沿左、右腰升静脉上行，至左、右膈脚处与肠干汇合成共干或汇入乳糜池，一部分可注入主动脉前或后淋巴结。

行结扎腰动脉，分离输尿管、下腔静脉，以及腹主动脉瘤切除等腹膜后区的手术时，应防止伤及左、右腰干。在分离、结扎左、右腰升静脉时，应保护与其伴行的左、右腰干。腹膜后区手术后所并发的乳糜腹，可能是在分离清除淋巴结时，其淋巴结远侧端有较大的淋巴输出管未被结扎所致。

腰淋巴管链是乳糜池在腹膜后主要的属支之一，沿主动脉后方两侧成对纵行，由主动脉旁淋巴结的输出淋巴管形成，少数可位于椎体正前方、主动脉后方的中间淋巴管链。腰淋巴管链直接或间接接受和输送来自下肢、盆腔脏器、腹壁、肾、肾上腺等部位的淋巴，部分汇入双侧腰干，继而汇入乳糜池，部分继续沿主动脉两侧上行，穿过膈，在胸腔内不同水平汇入胸导管。

腹腔淋巴结群

腹腔淋巴结位于腹腔动脉起始部附近，收集胃、十二指肠、胰腺、肝脏、胆囊、脾脏等器官的淋巴管，其输出管在肠系膜上动脉起始部连接肠干或左腰干。腹腔淋巴结的数目较恒定，为1~3个。其整体形状可呈椭圆形（65%）、球形、折尺型。

腹腔淋巴结与腹腔神经节的识别

腹腔淋巴结位于胰与腹主动脉之间，腹腔干周围的脂肪组织内，大部分位于腹腔干的左侧，左侧腹腔神经节的左前方，两者之间内侧被脂肪组织，外侧被肾上腺相隔。腹腔神经节组织致密较硬，其相连的神经纤维较坚韧，而腹腔淋巴结组织较软，其相连的淋巴管牵拉易断。将腹腔神经节外侧端向前翻起，可见有穿膈脚向前止于此节的内脏大神经。腹腔淋巴结位置一般位于腹腔神经节的前面和上部，腹腔神经节紧邻膈脚前面。所以，一般先寻找到的呈结节状的结构是腹腔淋巴结，而不是腹腔神经节。在断面标本上可见腹腔淋巴结横断面的颜色、质地与脂肪组织不同，可据此与脂肪组织相区别；但腹腔淋巴结与腹腔神经节横断面易混淆。

腹主动脉周围淋巴结切除

将小肠及大网膜推开，于骶前开始纵向打开后腹膜，暴露两侧髂总动脉及腹主动脉分叉。继续向上沿腹主动脉走行直达十二指肠横部下缘，再分开动静脉并游离腹主动脉和下腔静脉，切除动静脉周围分离后可见肿大淋巴结或可疑组织，尤其是动脉和静脉之间的淋巴结组织，切除采用超声刀或先双电凝凝固后再切断。切除淋巴结的范围要求在腹主动脉分叉的上方，必要时可以分离至肾静脉水平。在切断任何组织之前必须先辨认输尿管，并要求切断组织时要远离其根部。向下延长腹主动脉淋巴结的切口达骶骨岬水平，提起两侧后腹膜拉向两侧，充分暴露腹膜后间隙和结缔组织，游离切除髂总动静脉表面脂肪和淋巴结组织。特别注意要分清楚髂总静脉的走行和分属，以免损伤。

恶性肿瘤的淋巴转移

肿瘤细胞通过淋巴管转移是肿瘤最常见的播散方式，而且通常发生在肿瘤转移的早期阶段。癌细胞的浸润与转移是判断其预后的重要依据。肿瘤播散首先侵犯淋巴系统，肿瘤细胞侵入淋巴管，随淋巴流到局部淋巴结（区域淋巴结），局部淋巴结发生转移以后，可继续转移至淋巴循环下一

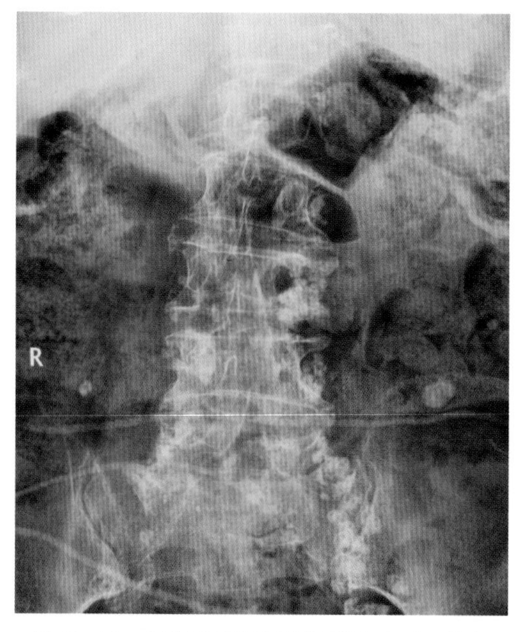

图13-19　主动脉及髂动脉淋巴结钙化（X线）

站的其他淋巴结，最后可经胸导管进入血流，继发血液循环转移。

局部淋巴结转移具体是如何发生的问题，一直以来就存在着两种观点：一种观点认为，肿瘤是以侵袭肿瘤周边原有淋巴管系统的方式进入淋巴液，进而形成淋巴结转移的；另一种观点则认为，肿瘤是通过诱导肿瘤淋巴管生成，继而由此进入淋巴液并发生淋巴结转移的。

肠干多数位于降主动脉的左侧、肠系膜下静脉内侧、左肾动脉上方和腹腔干下方之间的区域内，由腹腔淋巴结、肠系膜上淋巴结的输出管构成。在右肾动脉的下方也发现较大的淋巴管，末端多数与腹膜后淋巴结和肠系膜下淋巴结相连，终端常与右腰干汇合成共干，在行腹腔淋巴结、肠系膜根部和肠系膜上淋巴结清扫时，应注意结扎其远端（深部）的淋巴输出管；在行脾、肾静脉吻合术，腹膜后区手术时，在降主动脉左侧、肠系膜下静脉末端的右侧、左肾动脉上方或下方的区域内分离组织或清扫淋巴结时，应防止伤及肠干较大的属支或肠干；在行胰头、十二指肠降部、右肾区域的手术时，应注意在右肾动脉的下方，常有较大的淋巴管存在，防止伤及肠干或左腰干。

临床应用注意事项

肿瘤淋巴结转移常聚集成块，围绕主动脉、下腔静脉等大血管并与之粘连，此时外科手术切除极为困难，甚至不能手术，CT、MRI对评估此类转移意义重大（图13-20）。

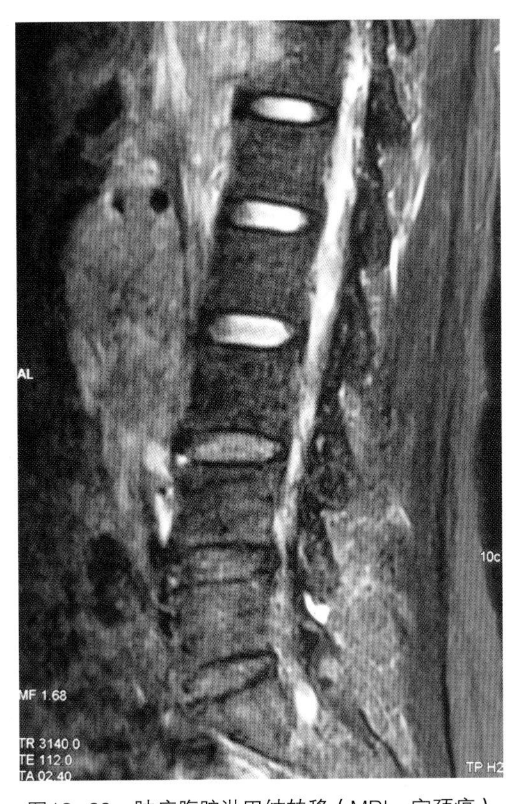

图13-20　肿瘤腹腔淋巴结转移（MRI，宫颈癌）

腰部神经

腰丛

腰丛（lumbar plexus）位于腰大肌深面，由第12胸神经前支的一部分、第1~3腰神经前支和第4腰神经前支的一部分组成（图13-21）。

腰丛除发出肌支支配髂腰肌和腰方肌外，还发出以下分支分布于腹股沟区及大腿的前部和内侧部。

1. 髂腹下神经（iliohypogastric nerve）　该神经出腰大肌外缘，经肾后面和腰方肌前面行向外下，在髂嵴上方进入腹内斜肌和腹横肌之间，继而在腹内、外斜肌间前行，终支在腹股沟管浅环上方穿腹外斜肌腱膜至皮下，其皮支分布于臀外侧部、腹股沟区及下腹部皮肤，肌支支配腹壁肌。

2. 髂腹股沟神经（ilioinguinal nerve）　在髂腹下神经的下方，走行方向与该神经略同，在腹壁肌之间并沿精索浅面前行，终支自腹股沟管浅环外出，分布于腹股沟部和阴囊或大阴唇皮肤，肌支支配腹壁肌。

3. 股外侧皮神经（lateral femoral cutaneous nerve）　自腰大肌外缘走出，斜越髂肌表面，达

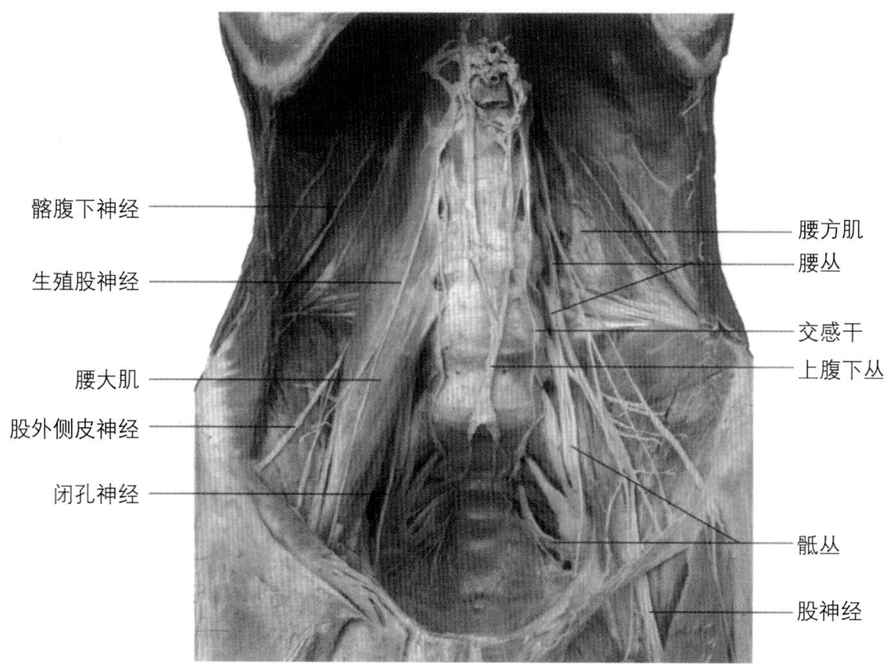

图13-21　腰丛和腰交感神经

髂前上嵴内侧，经腹股沟韧带深面至大腿外侧部的皮肤。

4. 股神经（femoral nerve）　是腰丛中最大的神经，发出后先在腰大肌与髂肌之间下行，在腹股沟中点稍外侧，经腹股沟韧带深面、股动脉外侧到达股三角，分为肌支支配耻骨肌、股四头肌和缝匠肌。皮支有数条，较短的前皮支分布于大腿和膝关节前面的皮肤；长的皮支称隐神经，伴随股动脉入收肌管下行，至膝关节内侧浅出至皮下后，伴随大隐静脉沿小腿内侧面下降达足内侧缘，分布于髌下、小腿内侧面和足内侧缘的皮肤。

5. 闭孔神经（obturator nerve）　自腰丛发出后，于腰大肌内侧缘穿出，循小骨盆侧壁前行，穿闭膜管出小骨盆，分前、后两支，分别经短收肌前、后面进入大腿内收肌群。其肌支支配闭孔外肌、大腿内收肌群。皮支分布于大腿内侧面的皮肤。

6. 生殖股神经（genitofemoral nerve）　自腰大肌前面穿出后，在该肌浅面下降。生殖支分布于阴囊（大阴唇）、股部及其附近的皮肤。股支支配提睾肌。

临床应用注意事项

单纯腰丛损伤少见，腰大肌血肿、肿瘤及结核性脓肿有时会累及腰丛神经，出现大腿麻木、股四头肌无力、膝腱反射减弱等症状、体征。由于腰丛位置深在，症状不典型，易漏诊，应引起临床注意（图13-22）。

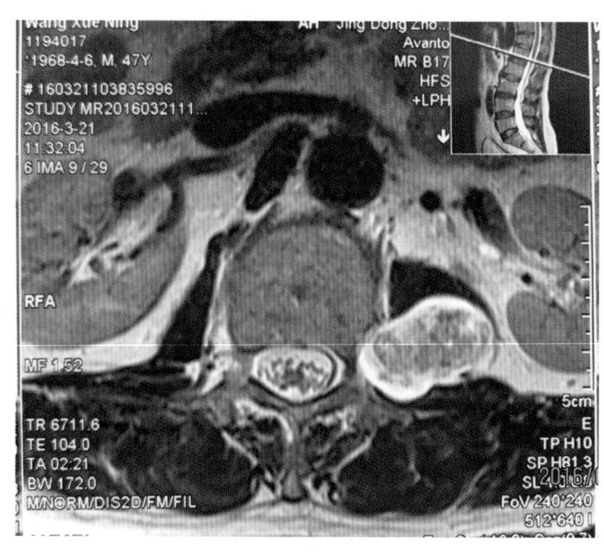

图13-22　腰丛肿瘤（神经鞘瘤）

■ 腰部交感神经

约有4对腰交感神经节，位于腰椎体前外侧与腰大肌内侧缘之间。其分支有：①灰交通支，连接5对腰神经，并随腰神经分布；②腰内脏神经，由穿经腰交感神经节的节前纤维组成，终于腹主动脉丛和肠系膜下丛内的椎前神经节，并交换神经元。节后纤维分布至结肠左曲以下的消化管及盆腔脏器，并有纤维伴随血管分布至下肢。当下肢血管痉挛时，可手术切断腰交感干以获得缓解。

男性射精功能障碍作为腰椎前路手术的一种并发症，自20世纪70年代开始被人们逐渐认识，成为脊柱外科医生关注的热点问题之一。目前认为逆行射精主要是由于损伤了位于腹主动脉和髂总动脉前方的交感神经，包括腹主动脉丛（abdominal aortic plexus，AAP）和上腹下丛（superior hypogastric plexus，SHP）。陆声等采用大体解剖和组织学方法，获得了对相关神经丛与其周围结构解剖关系更深的理解，为自主神经的保护提供了解剖学依据。

AAP及SHP的解剖学观测

AAP分布于主动脉前侧方，交织成网，向上方与腹腔丛、腹腔神经节和主动脉肾节相延续，向下在左、右髂总动脉之间，第5腰椎椎体的前面与SHP相延续；肠系膜下丛围绕肠系膜下动脉并沿着其分支分布；腰内脏神经从交感干发出，通过主动脉旁走向主动脉前丛（图13–23）。在大约骶岬水平，SHP的尾端分为左、右腹下神经，向两侧进入小骨盆。SHP主干位于左、右髂总动脉形成的三角内，长（8.9 ± 2.7）cm，上、下部的宽度分别为（1.4 ± 0.7）cm和（1.7 ± 1.1）cm，主干最宽处位于腰骶间隙，其中60%位于中线偏左（图13–24）。

腹膜后神经纤维层的解剖学观察

腹主动脉前与盆腔区域的腹膜外组织间隙是连续的，AAP和SHP沿着该间隙走行，它们接近主动脉壁时，有时被薄层脂肪分隔。这一平面覆盖腹主动脉、髂总动脉、下腔静脉及腰骶岬部。SHP在腹膜后间隙内组成骶前条索状神经丛，不能和腹膜一同牵开。神经丛在腹膜下疏松组织中可作为一层完整的结构，通过仔细剥离与后方的腰骶岬部分离，组织学观察也已证实，这一平面称神经纤维层。将这一平面作为自然的分层平面，整层在椎前剥离，可避免自主神经的损伤。

射精反射的神经中枢位于脊髓的T12~L4节段，神经冲动通过LSN、AAP、SHP和腹下神经，引起尿道和会阴肌群的强烈收缩而射精。这些纤维广泛分布于膀胱底部、颈部的尿道内括约肌，起到防止逆行射精的作用。如该传出通路中断，膀胱底部的膀胱括约肌在射精时舒张，从而出现逆行射精。

椎前外科平面的解剖学观察

神经纤维层的存在将腰骶岬部和后腹膜间分成了两个潜在的间隙，腹膜后的脂肪层厚，而椎前和自主神经层的脂肪层相对薄弱，在这两个间隙内只有少量的小血管，可作为外科平面与后方的腹主动脉和腰骶岬部分离。腹主动脉、腰骶岬部和神经纤维层之间有骶正中动脉的小分支，在剥离时可能撕裂，此时不宜使用单极电凝；如果使用，最好使用双极电凝。进入正确的外科平面可避免AAP和SHP的损伤，因此准确地判断该外科平面具有重要意义。对神经的保护应注意以下两点：

1. 后腹膜切开位置的选择　根据SHP的解剖学特点，在切开后腹膜时应选择右髂内动脉的内侧切开剥离，原因是：①SHP的主干最常偏向骶中平面的左侧；②左侧路径可能损伤位于左侧的

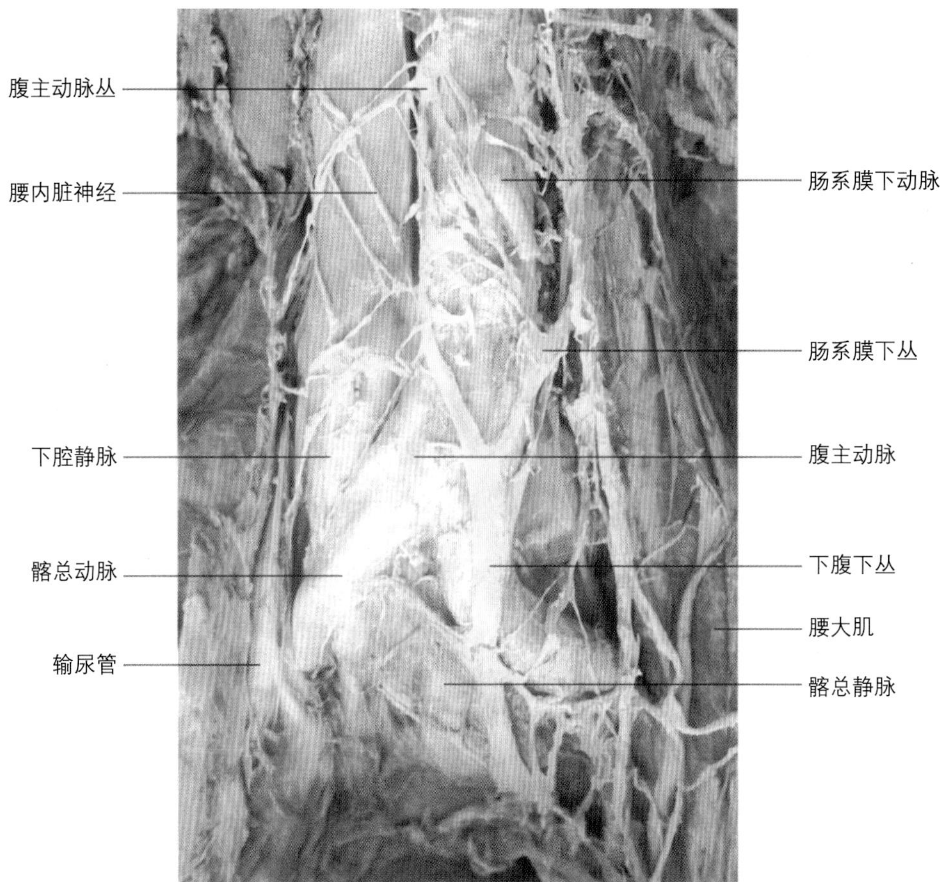

图13-23　自主神经的分布

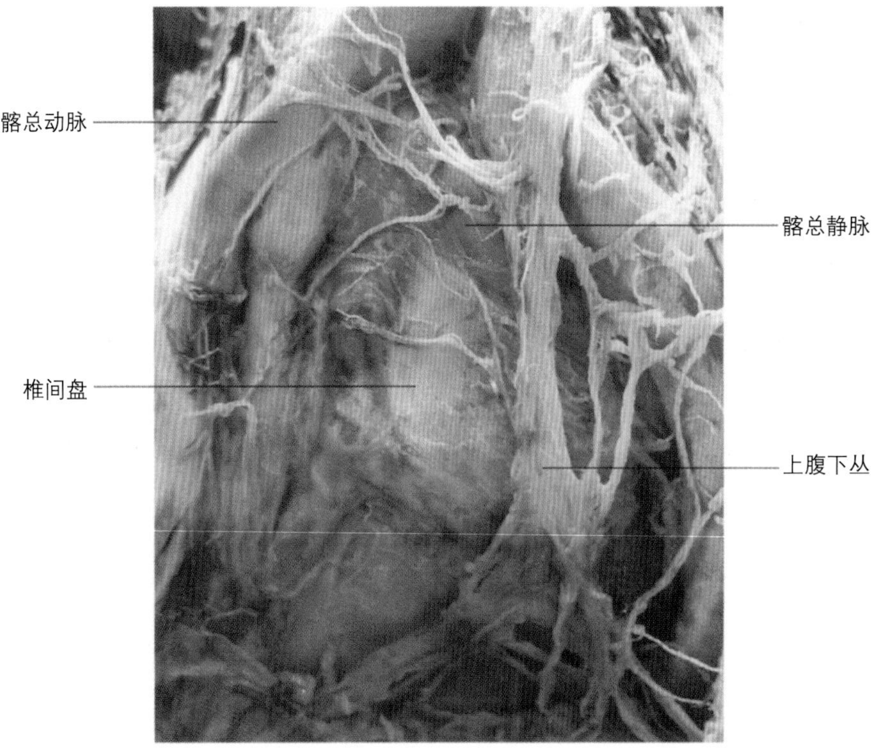

图13-24　上腹下丛主体在腰骶部的位置

肠系膜下丛；③右侧的髂总动脉总是位于髂总静脉的上方，由于动脉的管壁厚，较静脉抗撕裂性更强。

2. 可能发生自主神经损伤的部位　在第5腰椎与第1骶椎椎间盘前方进入，主要注意SHP的保护，从右侧切开后腹膜，在椎前分离，将神经纤维层向左侧牵开，而不是中断SHP神经纤维。从第4、5腰椎间椎间盘及以上节段进入，会增加自主神经损伤的可能性。从解剖学角度看，暴露目标椎体，不可避免要中断单侧的LSN，不论是右侧还是左侧。可采取切口越过一侧的后腹膜，然后在自主神经层的下方将其向对侧推开来暴露目标椎体，将损伤尽可能地限制在单侧LSN，而不损伤AAP、IMP 或者SHP。

腰丛的解剖观测

腰椎后腹膜入路还可以通过更外侧切开腰大肌的方式暴露椎体，后者的风险明显小于前者，但容易损伤位于腰大肌内的腰丛神经。第5腰神经虽然不属于腰丛神经，但与腰丛神经关系密切。

腰丛与腰大肌的关系

腰神经根从相应的椎间孔上份穿出，沿着下位椎弓根外表面下行，在腰椎前外侧方向横过横突间韧带，在腰大肌后内侧组成腰丛。腰丛在腰椎侧方的组成具有一定的规律性，从第2~5腰神经，每个节段腰椎对应的神经中，腰神经的排列为下位的神经根位于内侧，而上位的神经根位于外侧（图13-25A）。腰神经的侧面观，腰丛神经的排列规律是神经根的排列从第2~5腰神经以腹侧到背侧的方向排列（图13-25B）。

腰丛位于腰大肌深面或肌质内，腰椎横突的前方。其前外侧为腰大肌，后方第1~5腰椎横突及横突间肌，后外侧为腰方肌，上界至第12肋，向下沿腰骶干与盆腔的骶前间隙相通。腰神经出椎间孔的角度为20°~30°。

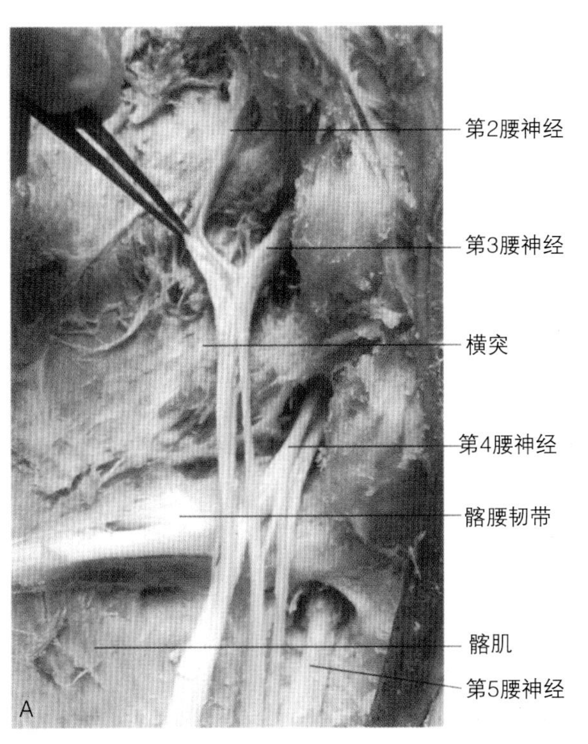

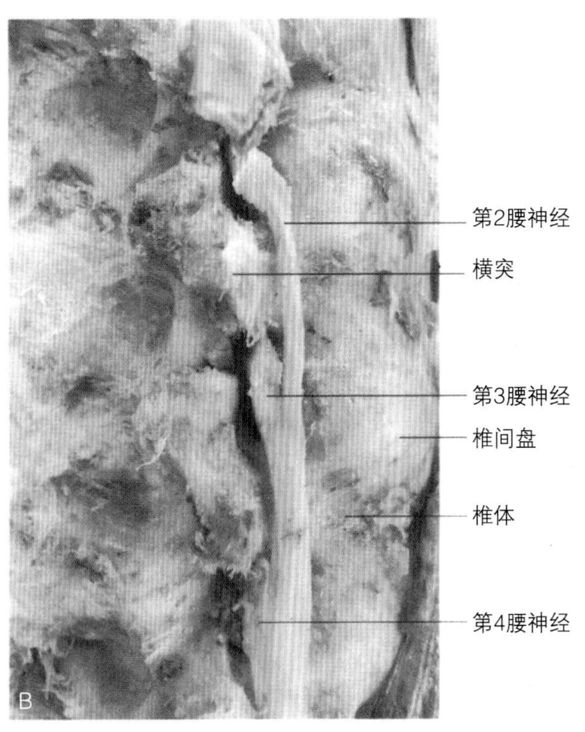

图13-25　腰神经的排列规律

A.前面观；B.侧面观

腰丛位于腰椎的前外侧，从椎间孔发出后，始终位于腰椎横突的前方。因此，在手术时利用横突作为手术的标志，有利于腰丛的保护。横突的上缘到腰神经干的上部距离是4.9~5.9 mm；在第2~5腰神经从横突下缘到相应的神经干的距离分别是（8.9 ± 1.0）mm、（7.8 ± 1.1）mm、（6.8 ± 0.9）mm和（6.2 ± 0.9）mm。可以看出，从横突的内下缘到相应神经干的距离从上到下逐渐变小。

在暴露椎体时需要分离腰大肌，将第1~5腰椎椎体旁的腰大肌分成3等份，发现腰丛神经在不同的断层中，始终位于腰大肌的后1/3（图13-26）。

临床应用注意事项

腰丛是前路微创手术中遇到的重要结构，损伤后影响较大，因此手术时从入路、目标腰椎的暴露、植入融合或固定装置方面均要考虑腰丛的位置。腰神经的排列有一定的规律。神经根从椎间孔出来后，从第1~5腰神经根向下走行时，上位的神经根总是排在腹外侧，而下位的神经根在背内侧。在前入路下位腰椎手术时，如损伤腰丛外侧则表现为上位腰丛的损伤。

腰丛和横突关系紧密，位于腰大肌和腰方肌之间的横突可作为手术时定位腰神经的标志。在暴露剥离腰大肌时，要以横突和椎弓根的内侧缘为标志。在放置自助牵开器时，应避免放置在椎体的上关节突和横突。腰神经走行向下，呈20°~30°角，剥离腰大肌时，沿着横突的下缘进行，因为上缘与神经根的距离很近，很可能会损伤神经根。

腰神经由椎间孔发出后直接进入腰大肌，在肌内形成丛，其分支再从肌肉前面及外侧缘穿出。股神经穿入腰大肌后部，而后位于髂肌和腰大肌之间，于第4腰椎平面经腰大肌外侧缘穿出。腰椎前路手术并发股神经损伤的可能部位多位于腹膜下、腹膜和髂肌之间、腰大肌及髂筋膜之间。Sotiris等报告了2例前路腰椎融合手术后并发股神经损伤的病例，损伤的原因主要是体位不当，双下肢处于伸直位，使腰大肌紧张；位于腰大肌内的股神经缺乏活动空间，在牵拉腰大肌时导致股神经的牵拉伤。所以在前路腰椎手术时，强调术中屈髋以保持腰大肌松弛，避免对腰大肌的过度牵拉。

Mono利用尸体断层和大体解剖的方法研究了腰丛在腹膜后腔镜手术安全区的问题，结果认为第2、3腰椎间为安全区，但是如果不考虑生殖股神经的损伤问题，则第4、5腰椎间也是安全区。在第5腰椎与第1骶椎间手术时，如果选择常规入路，由于侧面有髂血管存在，损伤的可能性很大，如果采用腰大肌和腰方肌之间入路，将腰大

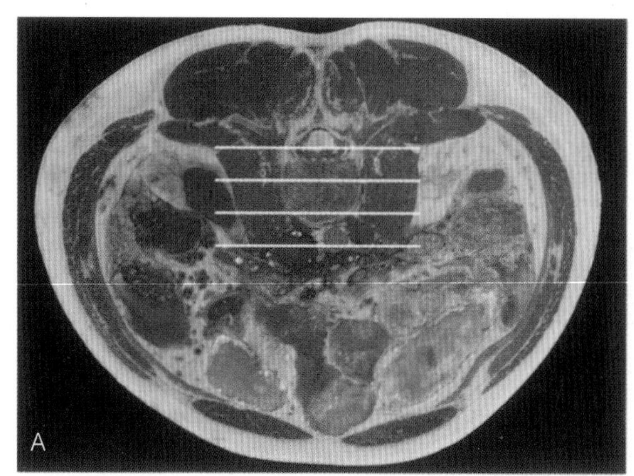

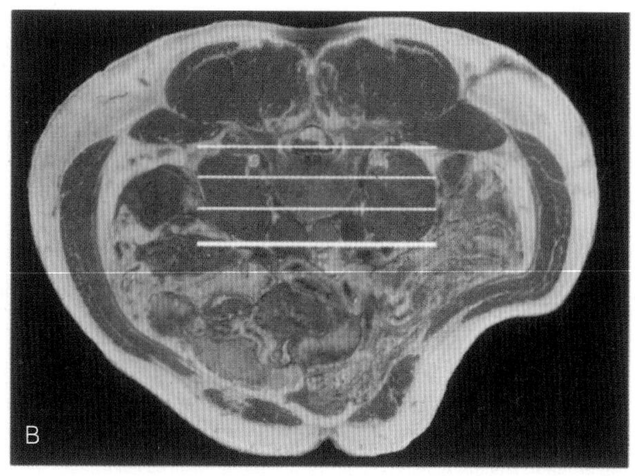

图13-26　腰丛与腰大肌的关系（腰大肌后1/3内黄色结构为腰丛神经）
A.第3腰椎椎体上缘断层；B.第4腰椎椎体下缘断层

肌向前牵开，则可到达腰椎的侧面，但此时必须认真地将腰丛神经暴露。注意此处为腰椎手术的危险区，有第4、5腰神经根，股神经和闭孔神经等。腰丛在腰大肌内的位置比较恒定，可以通过劈开腰大肌的前2/3，到达椎间隙的无血管区。通常保留腰大肌的后1/3，以避免损伤腰丛。

腰背部软组织疼痛临床解剖学

■ 腰骶部骨筋膜室的外科解剖学

腰背肌劳损是骨科常见病，为了探索腰背肌劳损的解剖学机制，杜心如对腰背筋膜及竖脊肌等结构进行了观测，提出了腰骶部骨筋膜室的概念。

腰骶部软组织

1. 腰背筋膜（lumbodorsal fascia） 腰背筋膜浅层遮盖竖脊肌及横突棘肌群，上部薄弱，有下后锯肌起始腱膜增强，下腰部及骶部有背阔肌起始腱膜增厚，形成腱性腰背筋膜，该筋膜平髂嵴最高点连线，厚（0.4 ± 0.2）mm。在后正中线与棘上韧带相愈着，在竖脊肌外缘，该层筋膜与腰背筋膜深层相愈着。深层筋膜位于腰方肌与竖脊肌之间，较薄，呈膜性或腱膜性，厚（0.3 ± 0.1）mm。腰背筋膜浅层在髂后上棘连线以上与竖脊肌总腱间隔以少量疏松结缔组织及脂肪，形成腰背筋膜下间隙，腰神经后外侧皮支穿行其中。

2. 竖脊肌（sacrospinalis） 竖脊肌下部表面为腱性，即竖脊肌总腱，肌纤维起于总腱的深面，平髂嵴连线厚（1.6 ± 0.3）mm，髂后上棘连线以下与腰背筋膜浅层愈合，厚（1.7 ± 10.4）mm。竖脊肌总腱纤维纵行，该腱与骶骨背面及骶正中嵴围成骶部骨筋膜室。在腰部腰背筋膜浅、深层与横突及横突间韧带、棘突及棘间、棘上韧带、椎板及黄韧带共同围成了两个骨筋膜室。同侧的腰骶部骨筋膜室为同一筋膜室，竖脊肌及横突棘肌群位于其中 。

3. 腰神经后支（rami posteriores nervorum lumbalium） 腰神经后内侧支支配横突棘肌群，后外侧支穿经竖脊肌，各神经平行排列，以第3腰神经后支为例，其后外侧支与正中线夹角35° ± 5°，与最长肌夹角18° ± 8°； 穿经长度（55.0 ± 10.4）mm，直径（1.5 ± 0.5）mm，间隔（32.4 ± 4.8）mm（图13–27）。

腰骶部骨筋膜室的组成

腰骶部骨筋膜室的前壁为腰背筋膜深层、横突及横突间韧带、椎板、黄韧带、椎间关节；后壁为腰背筋膜浅层；内侧壁为棘突、棘间及棘上韧带；外侧壁为腰背筋膜浅、深层在竖脊肌外缘相愈合处。腰骶部骨筋膜室的前、内、外侧壁为骶骨后面、骶正中嵴及髂嵴后部、骶髂韧带，后壁为腰背筋膜浅层和竖脊肌总腱。两侧的骨筋膜室互不相通，骶部与腰部相比，骨筋膜室的四壁更为坚韧，缺乏弹性，无缓冲余地（图13–28）。当腰部外伤、过度劳累时，竖脊肌痉挛、肿胀，可导致室内压增高，如不能及时治疗则有可能形成腰骶部骨筋膜室综合征，其结局为竖脊肌变性、坏死及纤维化。如早期及时行脱水、制动直至筋膜、竖脊肌总腱切开减压以降低室内压，可有效地阻止腰骶部骨筋膜室综合征的产生，减少向慢性腰痛的转化。杜心如用甘露醇脱水治疗2例急性腰肌扭伤的患者，其疗效显著，腰部活动也较前好转，这些都证明了腰骶部骨筋膜室综合征的存在。

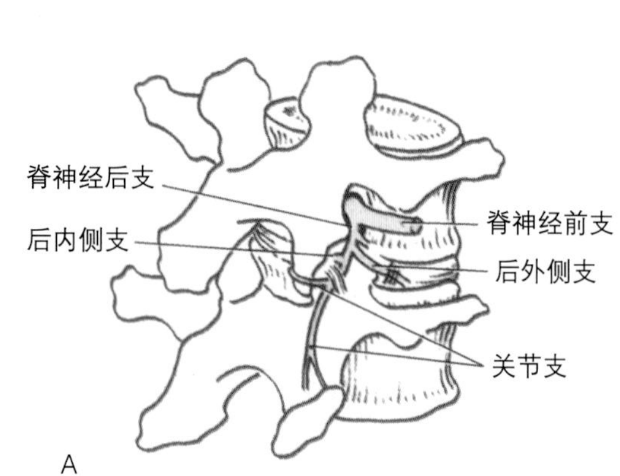

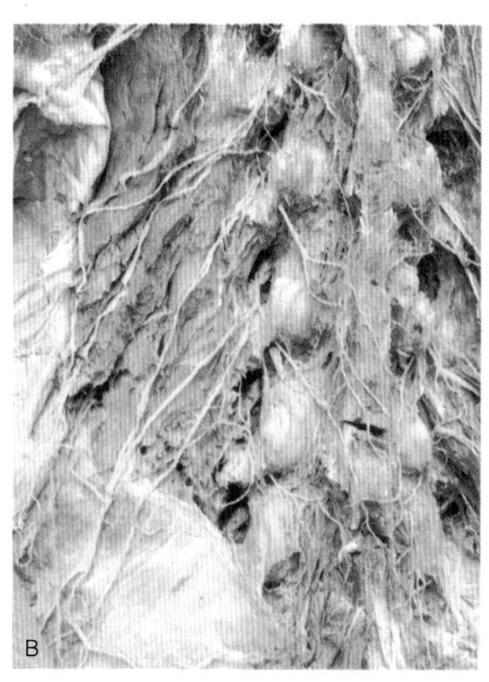

图13-27　腰神经后支的走行
A.后支的走行；B.后支的分布

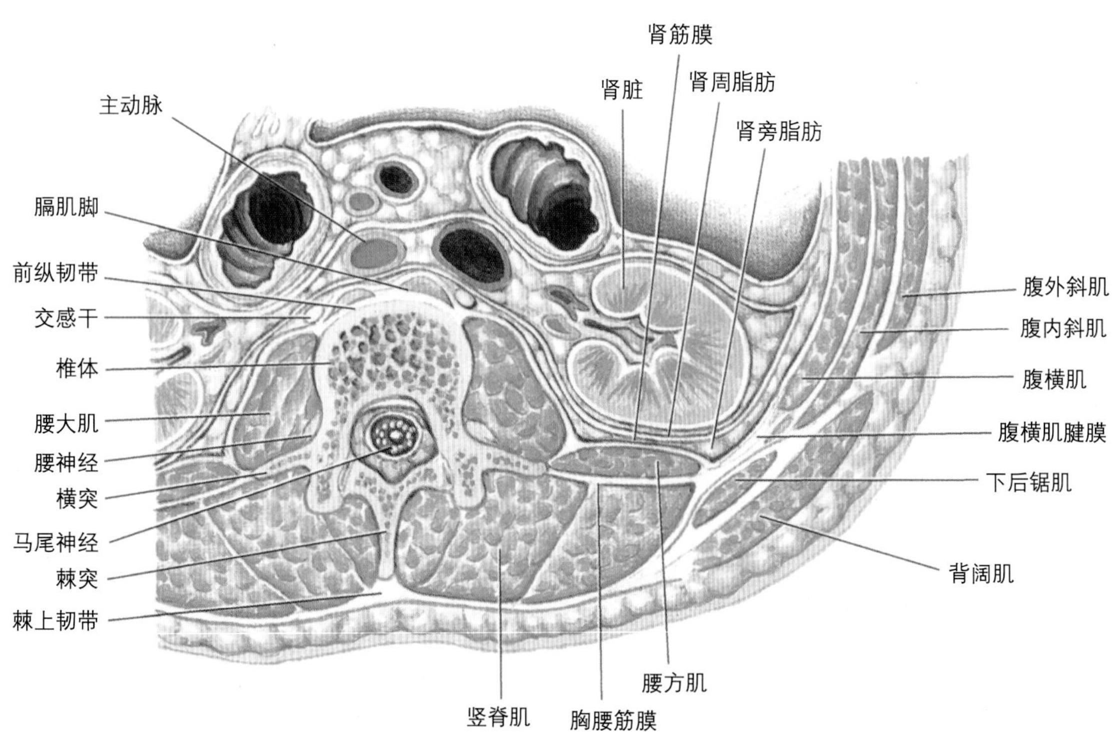

图13-28　腰骶骨筋膜室的结构

腰背筋膜的临床意义

腰背筋膜在骶部与竖脊肌总腱相愈合，在腰部腰背筋膜浅层与竖脊肌总腱间形成腰背筋膜下间隙。腰背筋膜有包裹、固定竖脊肌，增加该肌稳定脊柱直立的作用，背阔肌及下后锯肌收缩能增强腰背筋膜的作用。位于腰背筋膜下间隙的疏松结缔组织及脂肪有缓冲、减少腰背筋膜与竖脊肌之间摩擦的作用。当外伤、先天性薄弱或骨筋膜室内压增高等因素致腰背筋膜破裂、血管神经束穿经处的孔道增大时，结缔组织疝出、增生，形成腰骶部脂肪疝，如将脂肪疝切除或封闭，解除对神经支的压迫，腰痛则消失，这似乎可以解释为何一些腰骶部脂肪疝可以引起腰痛。任何因素导致腰背筋膜下间隙消失，竖脊肌与该筋膜粘连，都会导致腰痛。故在治疗时，应尽力恢复或保持腰背筋膜的完整及腰背筋膜下间隙的存在，这对维持脊柱稳定有重要意义。

腰血管神经束及其意义

腰神经后外侧支走行迂曲，当竖脊肌纤维化时易使该神经支受累，产生腰痛。治疗腰肌劳损除减轻症状外，还应保护竖脊肌的完整，其中以保护腰神经后外侧支较为重要。广泛的腰背肌剥离术，易损伤腰神经后外侧支。故治疗慢性腰肌劳损以腰神经后内、外侧支松解术为佳。即使行竖脊肌剥离，也不应超过3个腰椎节段。腰神经后外侧支与最长肌走行较为一致，术中应注意鉴别。

腰骶部骨筋膜室的客观存在是腰骶部骨筋膜室综合征产生的形态学基础，这对于诊治急、慢性腰肌损伤有重要的指导意义。

急性腰骶部骨筋膜室综合征是腰痛原因之一，剧烈腰痛及腰肌痉挛是急性腰骶部骨筋膜室综合征的主要表现，可伴有低热，多发生于重体力劳动者及运动员，剧烈活动或过劳后可诱发。慢性腰骶部骨筋膜室综合征的主要表现为慢性间歇性腰痛，活动后症状加重，休息或停止活动后腰痛减轻或消失，无下肢神经损害体征。

以往人们只重视损伤对肌肉的破坏，而忽视损伤后筋膜室内压升高及代谢循环障碍对肌肉损伤的病理影响。由于肌肉损伤、出血及形成筋膜室综合征后，肌肉坏死、纤维化，肌束间、肌肉与筋膜间粘连，当腰部活动、肌肉舒缩时，肌束间以及肌肉与筋膜间滑动机制受到破坏，可引起腰背部不适及慢性疼痛。这也是腰肌损伤所致的腰痛，经过休息、热敷、按摩或理疗后，症状缓解的原因。室内压增高时，也可使穿经此筋膜间隙的神经粘连、卡压，引起放射痛或感觉异常。由于腰骶部骨筋膜室的骶部四壁较腰部更加坚韧，缺乏弹性，缓冲余地小，因此，一旦腰肌损伤，下腰段形成骨筋膜室综合征及造成竖脊肌损伤的发生率增加，这也是慢性腰痛多位于下腰部的重要原因之一。

■ 臀中皮神经与臀骶部痛的关系

骶臀部疼痛是骨科常见症状，骶髂劳损是其主要原因。骶髂关节病变可累及臀中皮神经。了解臀中皮神经在骶臀部疼痛中作用的形态学基础是非常必要的。

1. 臀中皮神经的组成及走行　通常将分布于臀内侧皮肤的皮支称为臀中皮神经（clunial nerves）。臀中皮神经由骶神经后外侧支组成。根据臀中皮神经的纤维来源可将其分为3型7种：单根型，包括第1、2、3骶神经3种；双根型，包括第1＋第2骶神经、第2＋第3骶神经2种；三根型，包括第5腰神经＋第1骶神经＋第2骶神经、第1＋2＋3骶神经2种。其中双根型占半数以上（65%），其他类型较少。骶神经后外侧支自骶后孔穿出后，向外侧走行于骶髂后短韧带与多裂肌之间，在骶骨外侧缘处合成臀中皮神经，神经干长（1.3±0.5）cm，直径（0.1±0.05）cm。该神经向外下走行，跨越骶髂关节及骶髂后短韧带背面，穿经由骶髂后长韧带形成的韧带隧道。出隧道后分为2~3支，穿经臀大肌内侧缘浅出至皮下支配臀区内侧部皮肤（图13-29）。

2. 骶髂后长韧带隧道的形态及毗邻　骶髂后长韧带隧道入口位于该韧带的内侧缘处，为韧带形成的拱形裂隙，该裂隙纵径（0.5 ± 0.2）cm，横径（0.2 ± 0.1）cm。隧道自内上向外下走行，其走行方向与骶骨外侧角和髂后上棘连线呈61.2° ± 13.2° 的夹角。隧道中点距髂后上棘（3.3 ± 0.8）cm，约相当于该连线的中点。隧道的底、顶及两侧壁均为坚韧的韧带结构。隧道长（1.5 ± 0.3）cm，顶壁厚（0.2 ± 0.1）cm，隧道出口位于骶髂后长韧带的外侧缘，亦是韧带拱形裂隙，其纵径（0.8 ± 0.3）cm，横径（0.2 ± 0.1）cm，臀中皮神经在隧道内未分支，其周围有少量疏松结缔组织。

3. 臀中皮神经与骶髂关节的位置关系　隧道段相当于骶髂关节中部水平，骶神经后外侧支自骶后孔向外侧浅出，形成神经干后跨越骶髂关节后面。其走行迂曲，四周均为坚韧的韧带结构。

4. 臀中皮神经卡压综合征与骶髂韧带劳损的关系　臀中皮神经在穿经隧道过程中被覆有薄层疏松结缔组织，隧道及其出、入口的各部径线均大于神经的径线，且其位置深在，受到韧带、筋膜及臀大肌的保护，故在生理状态下臀中皮神经不会受到卡压、但在病理状态下，如外伤、韧带退变、局部水肿等，均可使该神经受到牵拉、卡压，而产生骶臀部疼痛。由于该隧道四壁坚韧，缺乏弹性。神经自隧道穿出后几乎是直角弯曲走向浅层，直接穿过臀大肌起始部至浅筋膜。骶髂后长韧带隧道及其出、入口是臀中皮神经受卡压的好发部位，是臀中皮神经卡压综合征的解剖学基础。因臀中皮神经为感觉神经，支配臀内侧皮肤，故卡压后只引起臀内侧部疼痛或骶部疼痛，不会出现运动障碍。

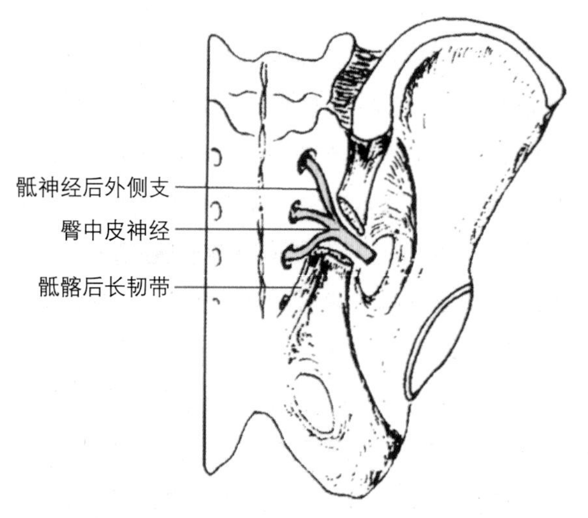

图13-29　臀中皮神经组成（背侧面）

急、慢性骶髂劳损常由于骶髂韧带退变、损伤而引发，呈急性发作且疼痛剧烈，是臀、骶疼痛的主要原因之一。陆裕朴报道，在1 680处下腰痛中，臀、骶部疼痛占205处，他认为骶臀疼痛是由于腰骶部周围肌肉、筋膜和韧带劳损所致，同时指出骶髂劳损一般无外伤史，劳累可诱发，站立行走、髂骨翼挤压及分离试验均可使疼痛加重，骶髂部封闭可使急性骶髂劳损症状迅速缓解。杜心如认为骶髂韧带、肌肉及筋膜的劳损，尤其是骶髂后长、短韧带的劳损、退变等，均因前述的解剖学原因而卡压臀中皮神经出现骶、臀部疼痛。站立行走、骨盆挤压及分离试验使韧带、筋膜的紧张度增加而加重对臀中皮神经的刺激，臀、骶部疼痛加重。骶髂劳损封闭的范围包括臀中皮神经的走行及分布区域，故疗效迅速。这说明，臀中皮神经卡压综合征是急、慢性骶髂劳损产生骶、臀部疼痛的关键。我们在一标本上发现臀中皮神经的一个分支在骶髂后长韧带下部受到卡压，卡压物为该韧带的锐缘，卡压处神经支迂曲，并于近侧段形成梭形膨大。

5.臀中皮神经的体表投影　臀中皮神经穿经隧道处约在髂后上棘与骶骨外侧角连线的中点，在此点由内上斜向外下做一长约2 cm且与上述连线呈60° 夹角的线段，即是隧道的体表投影。线段的上、下端分别是隧道的入、出口。查体、封闭或手术时可按此标志进行。由于臀中皮神经为小皮神经，切除或切断并无严重功能障碍，故对症状较重患者可行手术切断。

■ 第5腰神经椎管外受压的解剖学基础

1. 第5腰神经椎管外受压的形态学基础：骨—韧带隧道　髂腰韧带起于第5腰椎椎体前侧方及横突，向外侧走行止于髂嵴后1/3及髂后上棘的内侧骨面。在该韧带前部分尚有一束向下走行止于骶骨翼及骶髂前韧带，即腰骶韧带（lumbosacral ligament）。第5腰椎椎体及横突、第5腰椎与第1骶椎椎间盘、髂腰韧带、腰骶韧带及骶骨翼共同围成了拱形骨—韧带隧道，第5腰神经及其伴行根动、静脉位于其中，其间充以疏松结缔组织。隧道出口呈腱性缘者占67.7%，呈腱膜性者占29.0%。隧道出口横径为（16.4 ± 2.91）mm，纵径（6.9 ± 2.7）mm。在两侧第5腰椎横突肥大并与髂骨形成假关节的标本上，该隧道为狭小的骨性孔道。

2. 第5腰神经在隧道内的位置及毗邻　第5腰神经自侧隐窝向外下斜行穿过骨—韧带隧道。在隧道内第5腰神经内侧紧贴第5腰椎椎体侧面及第5腰椎与第1骶椎椎间盘侧缘；外侧为横突末端及髂腰韧带、腰骶韧带；上为第5腰椎横突及髂腰韧带腱性缘；下为骶骨翼（图13-30）。

该神经向前下出隧道口后与第4腰神经的分叉神经汇合形成腰骶干。出口处神经横径（6.3 ± 0.9）mm。第5腰神经穿经隧道长度约20 mm。83.9%的标本上该隧道出口宽阔，神经不受压；16.1%的标本上神经与出口处腱性缘或骨缘相贴，其活动余地较小。

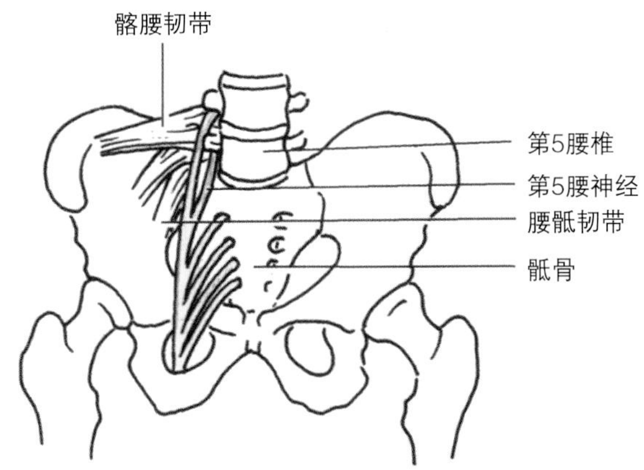

图13-30　第5腰神经穿经骨—韧带隧道

3. 第5腰神经与其伴行根动、静脉　第5腰神经38.7%有根动、静脉伴行；32.3%只有根静脉伴行；3.2%只有根动脉伴行；25.8%无根动、静脉伴行。大部分根动脉是髂腰动脉的分支，少数直接为髂外或髂总动脉分支，经第5腰神经的侧方或前面进入隧道。根静脉汇入髂总静脉或髂腰静脉。在隧道出口处，神经居内侧，血管在外侧。

在骨、韧带退变的标本上可见第5腰椎椎体侧方下缘骨质增生形成许多骨赘，第5腰椎与第1骶椎椎间盘向外侧膨隆，该骨赘及膨隆的椎间盘由内向外直接压迫第5腰神经。

4. 引起第5腰神经受压的解剖因素　正常情况下，该骨—韧带隧道较宽，虽然第5腰神经较粗，也不会受到隧道结构的压迫。如隧道先天性狭窄、神经水肿、血肿或神经本身疾患等使骨—韧带隧道内缓冲空间减小，就可能造成卡压而产生症状。腰骶滑脱时，第5腰椎椎体及其横突向前下方移动，也必然会使该隧道扭曲变形造成狭窄，刺激或卡压第5腰神经而产生腰腿痛。故第5腰神经受到卡压也可能是坐骨神经痛的原因之一。

（1）第5腰椎椎体及第5腰椎与第1骶椎椎间盘：这两者组成隧道的内侧壁，与第5腰神经毗邻。第5腰椎椎体后侧方骨质增生，第5腰椎与第1骶椎椎间盘膨隆及外侧突出均可挤压该神经。由于第5腰神经与第4腰神经的前支部分构成腰骶干参与骶丛的构成，位置较为固定，活动度较小而易受到卡压。临床上退行性腰椎病变的患者常可引出直腿抬高试验阳性体征，其主要原因可能为直腿抬高使第5腰神经的紧张度增加，加重了对神经卡压的缘故。第5腰椎骨折、结核或转移癌等病变亦可能累及该神经而出现症状。

（2）第5腰椎横突：第5腰椎横突肥大综合征是腰腿痛病因之一。第5腰椎横突肥大可直接向下方压迫第5腰神经，脊柱侧屈或旋转时可使压迫加重而诱发症状。但对于形成骨性孔道或假关节的病例，脊柱侧屈或旋转不会使孔道狭窄，故有些第5腰椎横突肥大综合征的患者此体征可为阴性。当横突骨折时则可因损伤第5腰神经而引起坐骨神经痛或运动障碍。

（3）骶骨翼：骶骨翼直接贴邻第5腰神经的后方。骶骨翼纵行骨折除可以直接损伤神经外，局部出血粘连、血肿及骨痂等也可能压迫神经。骶髂关节脱位时，骶骨前移可牵拉该神经而产生症状。

（4）根动、静脉：第5腰神经根动脉为较大的动脉分支，根静脉汇入较大静脉，故损伤后出血多且不易止血。血肿机化也有累及神经的可能。根血管走行与神经相交叉，故在某些病理状态下（如瘀血）可产生神经卡压症状。

4. 第5腰神经受压松解术的相关问题　针对造成卡压的因素，应以扩大骨—韧带隧道为主要治疗原则。第5腰椎横突肥大综合征经后路横突切除时，应确认纵行的神经及横行的腱性锐缘，切断腱缘时，应注意勿损伤神经及根血管。腰骶滑脱行椎板减压时应同时探查骨—韧带隧道。行后外侧植骨融合术时，应注意勿损伤第5腰神经，植骨块亦不要过分靠近椎体侧方，以免压迫神经。行腰骶前路植骨融合术时，应探查第5腰神经及隧道出口有无狭窄或卡压，必要时切除第5腰椎侧方骨赘及第5腰椎与第1骶椎椎间盘突出部分；如根血管造成卡压也应结扎切断，切除腱性锐缘，修平骶骨翼，松解粘连等。

髂腰韧带的形态及其临床意义

1. 髂腰韧带的分部　根据其起止特点，髂腰韧带分为前后两部（图13-31）。

（1）髂腰韧带的前部：前部分薄弱，起于第5腰椎的前侧方及横突的前上面，小部分起于第4腰椎横突，向外延伸止于髂嵴后1/3内侧缘并在腰方肌外缘处与髂骨骨膜相延续。该部分韧带在髂窝侧形成一凹向前下方的腱性游离缘，该游离缘与髂肌间隔以少量脂肪组织。在横突中部该韧带部分纤维束向下止于骶骨翼并与骶髂前韧带相融合。髂腰韧带的前部向上与腰方肌前部筋膜或腱膜相连接。髂腰韧带、腰骶韧带、第5腰椎椎体及横突与骶骨翼共同围成骨—韧带隧道，内有第5腰神经通过。髂腰韧带前部在髂嵴的止点距髂后上棘（67.0±7.0）mm，宽（12.0±2.0）mm

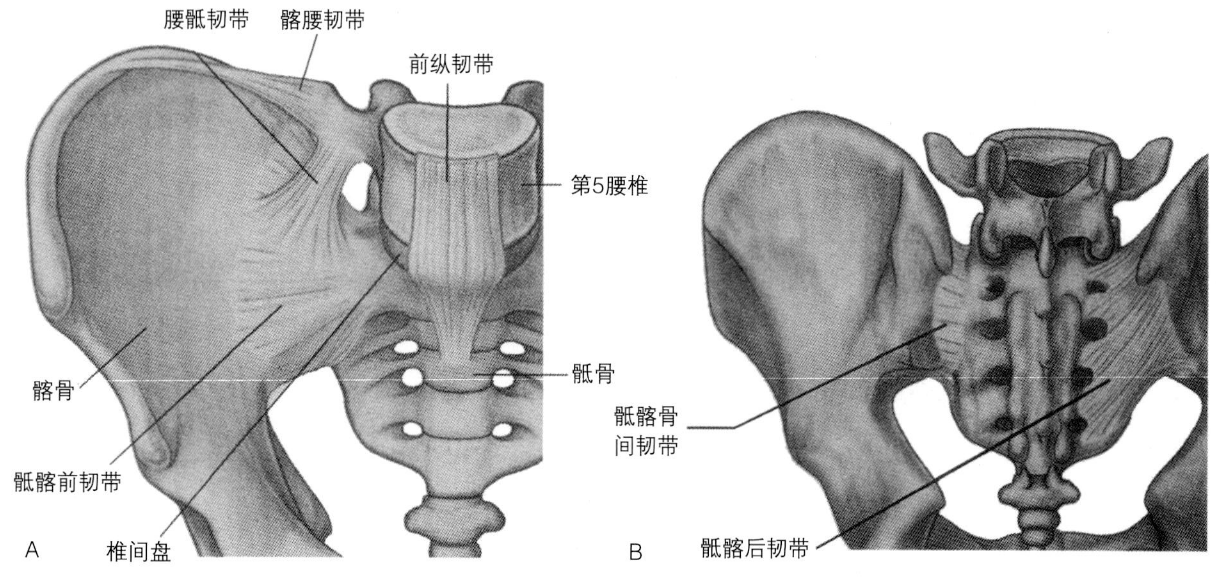

图13-31　髂腰韧带
A.前面观；B.后面观

（横突末端处），厚（2. 0 ± 0. 5）mm（横突末端处）。

（2）髂腰韧带的后部：该部坚韧、较短而宽厚，起于第5腰椎横突后上面及末端，呈扇形止于髂后上棘内侧骨面，止点范围较广泛，呈三角形或椭圆形，该部在横突末端处厚（3. 0 ± 2. 0）mm。

2. 髂腰韧带断面的形态　横断面观，髂腰韧带前后两部分在横突末端分离，前部呈弧形向前，后部呈放射状向后，中间隔以腰方肌纤维及少量脂肪组织。矢状面观，在横突末端处髂腰韧带前部呈薄片状，后部呈圆柱状或三棱状，较厚韧；向外侧前部变得较薄而窄，后部则变得宽厚但较分散。

3. 髂腰韧带的功能及临床意义　髂腰韧带前部连于第5腰椎与两侧髂骨间，有稳定腰椎、维持其中立位的作用。当腰后伸时，腰骶韧带紧张可防止第5腰椎与第1骶椎间隙过分变宽，有防止腰椎滑脱的作用。髂腰韧带后部坚韧宽厚，由于横突位于髂后上棘的前内侧方，直立时腰椎前凸增加，该韧带后部通过牵拉横突而稳定第5腰椎，防止腰椎滑脱。与第3、4腰椎间或第4、5腰椎间的横突间韧带相比，髂腰韧带更为坚韧强大，当峡部完整时，第5腰椎相对稳定，这可能是退行性腰椎滑脱多见于第4、5腰椎间而很少发生在腰骶关节的原因之一。在髂后上棘或髂嵴后1/3取骨术势必破坏髂腰韧带的附着点，行横突切除术需剥离该韧带附着点。上述手术均削弱了该韧带的作用，从而使第5腰椎峡部承受的应力增加，进而可导致峡部裂的发生。同样，当峡部不连时髂腰韧带所承受的应力也增加，易使该韧带劳损引起症状。由此可知，第5腰椎峡部裂的产生除其他各种原因外，髂腰韧带先天性薄弱或损伤也可能是其原因之一。

（杜心如　李景欣　赵庆豪）

参考文献

1. 杜心如, 万荣. 腰骶部骨筋膜室综合征. 颈腰痛杂志, 2001, 22(2): 162-164.
2. 杜心如, 张一模, 刘建丰, 等. 腰骶部骨筋膜室的外科解剖. 中国临床解剖学杂志, 1994, 12(2): 132-134.
3. 马童, 白跃宏. 腰骶部慢性骨筋膜间隔综合征的原因诊断与治疗. 中国矫形外科杂志, 2005, 13(23): 1823-1825.
4. 杜心如, 赵玲秀, 万荣, 等. 臀中皮神经卡压综合征: 附12例报告. 承德医学院学报, 2001, 18(4): 287-289.
5. 杜心如, 张一模, 顾少光, 等. 臀中皮神经的形态特点及其与臀骶部痛的关系. 中国临床解剖学杂志, 1996, 14(3): 190-192.
6. 杜心如, 张一模, 孔祥玉, 等. 第五腰神经椎管外受压的解剖基础. 中国脊柱脊髓杂志, 1996, 6(S1): 73-74.
7. 王培增, 苏伟, 郭少华. 腰5神经根孔外卡压症的诊断与手术治疗. 颈腰痛杂志, 2000, 21(2): 115-117.
8. 涂强, 徐国洲, 钟润泉, 等. 第5腰椎横突肥大与下腰痛的相关性研究. 创伤外科杂志, 2005, 7(3): 191.
9. 涂强, 徐国洲, 钟润泉, 等. 第五腰椎横突肥大综合征的诊断与治疗. 临床外科杂志, 2006, 14(6): 400-401.
10. 范东杰. 第五腰椎横突肥大——探讨一种慢性腰腿痛原因. 中国临床医生, 2003, 31(3): 37.
11. 张一模, 杜心如, 孔祥玉, 等. 腰骶部硬膜黄韧带间连结的形态及其临床意义. 中国临床解剖学杂志, 1999, 17(1): 52-53.
12. 杜心如, 张一模, 孔祥玉, 等. 髂腰韧带的形态及其临床意义. 中国临床解剖学杂志, 1995, 13(3): 221-223.
13. 黄子康, 杨悦. 989例军人腰痛的影像学特点分析. 西南军医, 2005, 7(3): 39-40.
14. 叶应荣, 袁宏伟, 路闯, 等. 腰椎手术中的移行椎问题. 实用骨科杂志, 2003, 9(3): 200-201.
15. 戴力扬, 贾连顺. 腰骶部移行椎与腰痛的关系. 中国临床解剖学杂志, 1998, 16(3): 241-243.
16. 王东来. 腰骶部移行椎与椎间盘突出症关系探讨. 中国脊柱脊髓杂志, 1992, 2(3): 110-113.
17. Michael JB. Foraminal and extraforaminal lumbar disk her-niation. Clin Urthop, 1993, 289: 118.
18. Wiltse LL, Fonseca AS, Amwster J, et al. Relationship of the Dura-Hoffmann's ligaments, Barton's plexus, and a fibrovascular mem-branelyingon the posterior surface of the vertebral bodies and at-teaching to the deep layer ofthe posterior longitudinal ligament. Ananatomical radiologic and

clinical study. Spine, 1993, 18(8): 1030−1043.

19. Wiltse LL, Fonseca AS, Amwster J, et al. Relationship of the Dura−Hoffmann's ligaments, Barton's plexus, and a fibrovascular mem−branelyingon the posterior surface of the vertebral bodies and attaching to the deep layer ofthe posterior longitudinal ligament. Ananatomical radiologic andclinical study. Spine, 1993, 18(8): 1030−1043.
20. Castellvi AE, Goldstein LA, Chan DP. Lumbosacral transitional vertebrae and their relationship with lumbar extradural defects. Spine, 1984, 9(5): 493.
21. DaiL, Jia L. Role of facet asymmetry in lumbar spine disorders. Acta Orthop Belg, 1996, 62(2): 90.
22. Wigh R, Anthony HF. Transitional lumbosacral discs: probability of herniation. Spine, 1980, 6(2): 168.
23. 柏骏, 曲乐丰, 职康康, 等. 解剖固定概念在腹主动脉瘤腔内修复术患者中的临床应用. 中华医学杂志, 2014, 94(1): 6−9.
24. 廉维帅, 符伟国, 王玉琦, 等. Adamkiewicz动脉的解剖与影像. 上海医学影像, 2011, 20(3): 245−248.
25. 刘列华, 张鸿, 周强, 等. CT 血管成像技术在国人腰动脉解剖学研究中的应用. 中国骨与关节杂志, 2015, 4(5): 404−407.
26. 王志为, 苏庆军, 王昊, 等.L4−5椎间盘前侧血管神经解剖及其临床意义. 中国临床解剖学杂志, 2008, 26(4): 352−355.
27. 刘金伟, 管明强, 李卫, 等. L4/5椎间盘前方大血管的影像解剖及腹腔镜下手术应对策略. 中华解剖与临床杂志, 2015, 20(5): 399−404.
28. 陈镜, 王毅, 陈金华, 等. 采用MSCTA 评价腹腔干与肠系膜上动脉及其主要分支的解剖变异. 中国介入影像与治疗学, 2012, 9(9): 673−676.
29. 陈志新, 张汉国, 梁立华, 等. 肠系膜上动脉夹角的CT解剖研究. 实用放射学杂志, 2005, 21(2):150−151.
30. 詹勇, 向子云, 郑彬, 等. 肠系膜上动脉起始段CT解剖及临床意义. 实用医技杂志, 2007, 14(20): 2734−2736.
31. 张策, 李国新, 丁自海, 等. 肠系膜下血管的腔镜下解剖学观察. 实用医学杂志, 2012, 28(15): 2525−2528.
32. 杨飞, 王大伟, 朱晓龙, 等. 成人腹主动脉CT影像解剖学研究. 中国医疗设备 2015, 30(6): 62−64.
33. 李世德, 李剑, 韦玮. 低位腹主动脉外阻断的临床应用解剖学研究. 中国脊梓脊髓杂志, 2010, 20(8): 681−683.
34. 缪伟, 王杰, 刘圣, 等. 腹腔动脉的CT解剖研究及临床意义. 医学影像学杂志, 2007, 17(7): 472−475.
35. 王琨, 王德杭, 沈雨. 腹腔动脉的多层螺旋CT血管容积重建(vrt)解剖研究. 医学影像学杂志, 2007, 17(8): 806−808.
36. 王鹏源, 李玉泉, 郭晓丹. 腹腔干、肠系膜上动脉共干变异一例. 解剖学杂志, 2013, 36(2): 267.
37. 鲍戕, 梁寒, 邓靖宇, 等. 腹腔干分支变异及研究进展. 中华胃肠外科杂志. 2014, 17(8): 848−850.
38. 谷方, 赵琛, 龚少兰. 腹主动脉及其主要分支的解剖学测量. 青岛大学医学院学报, 2001, 37(2): 99−101.
39. 金谷, 赵凤东, 范顺武. 腹主动脉粥样硬化与腰椎间盘退变. 国际骨科学杂志, 2006, 27(6): 339−341.
40. 刘江涛, 杨立, 肖越勇. 胡桃夹综合征及其相关解剖的多层螺旋CT研究. 中国医学计算机成像杂志, 2006, 12(3): 192−195.
41. 王辉, 梁金珠, 宋敏, 等. 人腹主动脉分支部内膜增龄性变化的超微结构. 中国动脉硬化杂志, 2002, 10(1): 45−47.
42. 唐显庆, 莫中成, 谢远杰, 等. 人体腹主动脉相关解剖指标的观测. 中国实用医药, 2008, 3(8): 7−9.
43. 苏庆军, 王志为, 王庆一, 等. 下腰椎腹侧血管解剖及其临床意义. 中国脊柱脊髓杂志, 2006, 16(6): 458−461.
44. 王志为, 苏庆军, 王庆一, 等. 左腰静脉、左腰升静脉和骶正中静脉的解剖形态及其临床意义. 中国脊柱脊髓杂志, 2005, 15(10): 609−612.
45. 徐强, 代远斌, 孙善全, 等. 腰动脉的应用解剖及临床意义. 重庆医科大学学报, 2011, 36(5): 605−607.
46. 郑楠楠, 胡道予, 邵剑波, 等. 正常肠系膜上动脉的MSCTA表现. 放射学实践, 2013, 28(2): 184−186.
47. 郭一清, 毛志群, 卢晓云. 16排螺旋CT肾动脉成像在肾动脉变异中临床应用. 湖南师范大学学报(医学版), 2010. 7(3): 66−68.
48. 诸静其, 郝楠馨, 常时新, 等. 64层螺旋CT观察双侧肾动脉解剖变异. 中国医学影像技术, 2009, 25(10): 1871−1874.
49. 张红娟, 随玉真, 纪庆超. 64层螺旋CT肾动脉变异分析. 安徽医学, 2011, 32(4): 518−520.
50. 龙德云, 陈松赟, 张福刚, 等. 64层螺旋CT血管成像在肾动脉病变中的临床应用. 武警医学, 2010, 21(3): 202−205.
51. 王占宇, 李小娟, 袁曙辉, 等. 256层螺旋CT肾动脉成像的三维解剖学. 解剖学杂志, 2012, 35(4): 489−492.
52. 赵艳生, 康绍叁, 张立国, 等. 256层螺旋CT肾动脉成像在腹腔镜肾脏手术中的应用价值. 中国综合临床, 2013, 29(8): 864−866.

53. 洪涛, 刘立刚, 李建平, 等. 1057例肾动脉造影的影像解剖学分析. 中国介入心脏病杂志, 2006, 14(3): 155-157.
54. 黄正星, 吴志坚, 何玉成, 等. CT 三维成像下肾动脉起始部高度及开口方位的调查. 世界最新医学信息文摘 2015, 15(76): 4-6.
55. 赵修义, 孙奔, 田军, 等. CT血管成像评估活体肾移植供者肾动脉变异的准确性及其误判原因分析. 中华器官移植杂志, 2014, 35(5): 277-281.
56. 孙立国, 刘培政, 李海飞, 等. MSCT肾动脉成像在肾脏占位性病变诊断和术前评估中的价值. 医学影像学杂志, 2014, 24(1): 98-100.
57. 王晓梅, 李长江, 边杰. MSCT在肾动脉CTA成像的临床应用价值. 医学影像, 2008, 5(6): 87-88.
58. 王志辉, 杨好意. 彩色多普勒超声在评估移植肾血管解剖及并发症方面的应用. 华中科技大学学报(医学版), 2015, 44(3). 349-352.
59. 王克礼, 李智勇, 刘丹, 等. 多层螺旋CT三维血管造影在肾动脉相关性疾病中的临床应用. 大连医科大学学报, 2006, 28(1): 57-59.
60. 徐文奎, 沙钧平, 王帅. 多层螺旋CT肾动脉造影诊断肾动脉狭窄的临床应用价值探讨. 吉林医学, 2014, 35(30): 6478-6479.
61. 李韶平, 孔繁荣, 陈国忠, 等. 多排螺旋CT血管成像对肾动脉变异的评价. 山西医学杂志, 2014, 43(4): 388-389.
62. 雷田, 王歧本, 蒙艳斌. 副肾动脉的应用解剖学研究. 解剖学研究, 2010, 32(5): 399-400.
63. 鲁继东, 王宣传, 戴正寿, 等. 国内成人副肾动脉的解剖学特征. 中国临床医学2013, 20(4): 512-514.
64. 王杭, 王国民, 罗宝国, 等. 国人肾血管应用解剖学研究及其临床意义. 复旦学报（医学版）, 2007, 34(1): 119-121.
65. 李昊, 王伟, 石永福. 后方入路暴露右肾外动脉有关的解剖及变异. 医学综述, 2010, 16(7): 1059-1061.
66. 庚君毅, 沈国鑫, 史跃. 肾癌肾动脉树的X线解剖学研究及临床意义. 当代医学, 2010, 16(5): 57-59.
67. 吴岩, 程晓冬. 肾动脉变异的影像学研究及应用进展. 实用医学杂志, 2011, 27(20): 3627-3628.
68. 朱华, 郑兵, 茅家慧, 等. 肾段动脉阻断肾部分切除术的相关尸肾解剖研究. 中华泌尿外科杂志, 2013, 34(8): 587-590.
69. 孟繁军, 权铁刚, 马洪顺, 等. 正常国人升主动脉、腹主动脉、肾动脉血管的松弛函数及力学性质. 中国组织工程研究与临床康复, 2008, 12(48): 9497-9500.
70. 唐敏, 杨尚文, 马一鸣, 等. 64排螺旋CT扫描数据基础上的门静脉和肝静脉三维解读及其解剖变异分析. 中国临床医学影像杂志, 2013, 24(5): 338-356.
71. 李彦, 刘笑雷, 顾承东. B超测量下腔静脉直径可重复性研究. 中国急救复苏与灾害医学杂志, 2012, 7(9): 836-838.
72. 张青, 刘大为, 王小亭, 等. 超声观测不同部位下腔静脉内径及其变异度的研究.中华内科杂志, 2014, 53(11): 880-883.
73. 赵俊, 孙善全, 郭学利. 腹后区下腔静脉及其属支的解剖及意义. 重庆医科大学学报, 2003, 28(6): 729-737.
74. 张明贵, 胡斯礼, 孙德伟. 肝段下腔静脉阙如伴下腔-副肝静脉吻合、左下肢静脉异常回流一例. 放射学实践, 2015, 30(9): 973-974.
75. 罗晓莉, 朱建平, 江丽, 等. 后胡桃夹综合征患者彩色多普勒超声表现. 中华医学超声杂志（电子版）, 2012, 9(2): 171-174.
76. 孙昀, 郑瑶, 余维丽, 等. 呼气末正压对超声测量下腔静脉直径及变异度的影响. 中华急诊医学杂志, 2015, 24(8): 872-877.
77. 唐雷, 陈兰, 刘萍, 等. 数字化三维重建技术在下腔静脉变异研究中的运用及意义. 解剖学杂志, 2014, 37(3): 364-367.
78. 张晓明, 姜华东, 袁张根, 等. 下腔静脉变异及其临床意义. 浙江大学学报（医学版）, 2006, 35(5): 234-235.
79. 刘小琨. 杨红兵. 陆华萍, 等. 左肾静脉解剖变异的多层螺旋CT研究. 中国医学影像学杂志, 2013, 21(8): 590-593.
80. 李志江, 李国栋, 林建, 等. 后腹腔镜根治性肾切除术肾蒂血管的处理（附36例报告）. 浙江创伤外科, 2015(2): 8-9.
81. 邹浩军, 龚勇, 陈雁卉, 等. 成人肾及其血管的CT影像解剖. 解剖学杂志, 2009, 32: 234-237.
82. 吴菇, 宋彬, 杨洋, 等. MR淋巴显像技术显示乳糜池和胸导管的研究. 中国普外基础与临床杂志, 2007, 14(5): 594-597.
83. 孙伟英, 袁建华, 丁忠祥, 等. 腹部淋巴结结核的CT诊断. 放射学实践, 2009, 24(6): 654-656.
84. 纪荣明, 蒋尔鹏, 申晓军, 等. 腹部手术致乳糜漏解剖学基础的研究. 中华外科杂志, 2004, 42(14): 857-860.
85. 蔡昌平, 谢兴国, 李成军, 等. 腹腔淋巴结影像断层解剖学的研究. 局解手术学杂志, 2010, 19(4): 261-262.
86. 蔡昌平, 谢兴国, 王祎, 等. 腹腔神经节和主动脉肾节寻找及辨认的实验研究. 局解手术学杂志, 2005, 14(5): 292-293

14

脊柱腰段手术入路临床解剖学

腰椎手术入路

腰椎手术入路主要包括后方入路、前方入路及侧方入路，其中以后方入路最为常用，也最重要。

■ 后方入路

术前定位

上腰椎手术可以第12肋骨末端高度作为定位标志。术前拍摄包括双侧第12肋末端的正、侧位片，以正位片第12肋骨末端水平所对应的腰椎棘突作为定位参考。有时第12肋骨短小，甚至阙如，此时可用第11肋骨末端来作为参照标志。一般情况下，第12肋骨末端对应第2腰椎棘突。下腰椎手术可通过髂嵴最高点连线水平来确定棘突水平。髂嵴最高点连线水平通过第4腰椎棘突，男性髂嵴高耸，女性髂嵴宽扁，髂嵴最高连线与腰椎节段的对应关系有很多变化，所以需根据术前腰椎正、侧位片来确定。还可以通过触摸腰椎棘突计数方法来确定腰椎，然后以病变腰椎为中心，行后正中切口，一般包括上、下腰椎棘突，长10~15 cm。

体　位

俯卧位最为常用，但俯卧位可致呼吸困难和循环改变，这对全麻患者及有呼吸疾病的患者影响尤为明显。另外，还可能造成腹部受压，使腹腔内压增高，从而使腰椎管内、外静脉丛压力增高，造成术中出血增多。腹部悬空最为重要，可以有效地减少出血。

切口层次

1. 皮肤、浅筋膜　在正中部位血管较少，多无明显出血。体瘦的患者皮下筋膜很薄，只要将切开的皮肤向两侧撑开即可到达棘上韧带浅层；体胖的患者皮下脂肪较厚，但在撑开皮肤后仍可见到正中部位较两侧脂肪薄，两侧皮下血管分别向两侧走行，可较明确地确定正中线（图14-1）。

2. 棘上韧带及棘间韧带　腰背筋膜与棘上韧带融合成一体，并附于棘突，所以在正中切开时只见到棘上韧带，将棘上韧带纵行切开即可触到棘突末端。在腰椎，棘突末端膨大，棘突体部

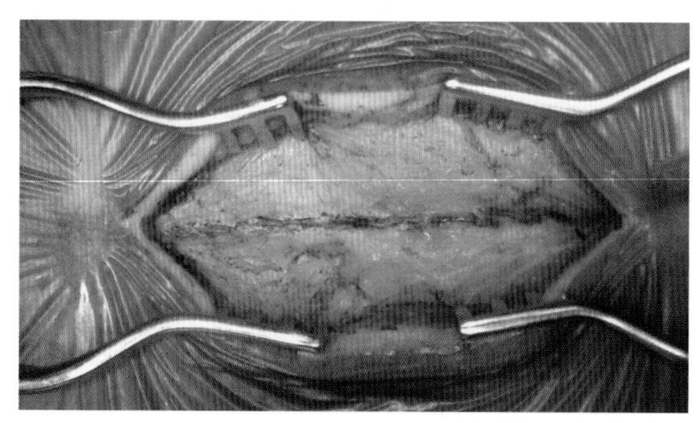

图14-1　后正中入路

及根部较薄，在俯卧位时要遵循骨膜下切开或剥离，使操作在骨与软组织之间的界面进行，这样可以确保不出血，也不会损伤腰背肌内的神经。

3. 椎旁肌剥离　在切开棘上韧带并显露棘突末端后，用骨膜剥离子或Cobb's剥离子将软组织向外侧牵开，即可扩大骨与软组织之间的操作空间，用电刀将肌肉自其骨附着处切断。椎旁肌附着在椎板、棘突体及根部，多为肌性或腱性，在肌肉与棘间韧带之间有一些脂肪组织，内有腰血管后内侧支，自前向后走行，所以只要保持在骨膜处切断肌肉起点，并将脂肪向外侧牵开，操作在骨与软组织之间界面进行，不会造成明显出血。肌肉切断范围由棘突至关节突关节外缘处即可满足手术要求（图14-2）。腰血管后外侧支自横突间自前向后走行在腰椎人字嵴凹内，其周围充满脂肪组织，此血管破裂是造成明显出血的主要原因之一。预防出血的方法是确定椎板外缘及人字嵴凹部位，在将肌肉向外侧牵拉过程中用纱布自中线向外侧剥离填塞，使该血管连同脂肪向外侧剥离，可以避免破裂出血。如果该血管出血，可用尖镊钳住，并提起电凝止血。手术中有时该血管断端回缩，使止血困难，此处在钳夹止血时尤其注意不要将镊尖伸入横突前面或肌肉深层电凝止血，这样有可能会灼伤神经，因为横突前面有腰丛经过。

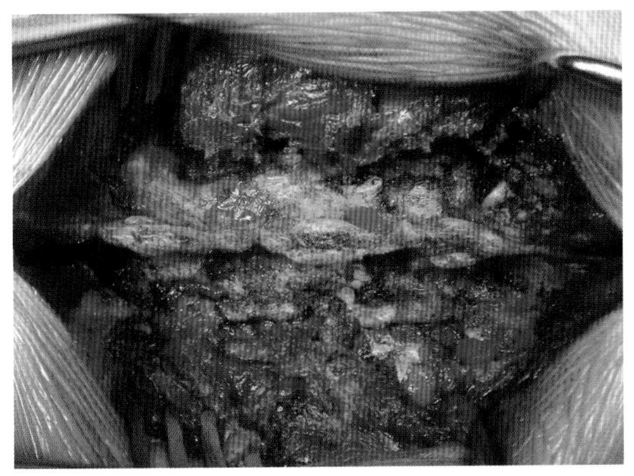

图14-2　腰椎后入路肌肉剥离

临床应用注意事项

正常情况下，椎旁肌剥离多无困难，但在腰椎退变的患者，由于关节突关节增生，小关节内聚，使椎板与关节突之间宽敞的间隙变窄，椎旁肌也常变性、萎缩，代之以脂肪组织。另外退变性脊柱疾病时腰背肌也萎缩变性，所以在显露时常出现找不到椎板边缘或肌肉附着不清楚，腰背肌与椎板之间有大量脂肪等问题。在此种情况下，可将肌肉先自棘突上剥离至根部，然后向外侧触摸，找到质硬的关节突关节，将其周围的肌肉用电刀切断，显露关节突关节，用牵开器将两侧肌肉牵开，再处理关节突关节与椎板之间的软组织，这样既可加快显露，又能减少出血。一般情况下，先用纱布填塞两侧，压迫数分钟，先处理一侧，再处理另一侧，在操作间隙用纱布压迫填塞止血而不主张用负压吸引器，这样可明显地减少出血。

Wiltse 椎旁肌间隙入路

传统的腰椎后方手术入路需对椎旁肌群作广泛的剥离和牵拉，暴露充分，但会对椎旁肌群，尤其是多裂肌的结构造成破坏，对其功能产生严重影响。术后影像学表现为恢复，但临床疗效却并不十分满意。随着对腰椎后方解剖结构研究的不断深入，研究者们认识到了椎旁肌维持脊柱稳定的重要性，减少椎旁肌损伤的腰椎后路微创入路应运而生，能够对椎旁肌结构与功能进行保护的椎旁肌间隙入路越来越受到重视。1968年，Wiltse等首先采用后路双侧椎旁纵行切口，经最长肌与多裂肌间隙入路作为腰椎后外侧融合和无需椎管减压时的椎弓根置钉入路方法，称为Wiltse椎旁肌间隙入路（图14-3）。熟悉Wiltse椎旁肌间隙入路的局部结构特点，并对不同节段最长肌与多裂肌间隙至后正中线的距离也不同，确定不同节段Wiltse椎旁肌间隙的具体位置对手术有重要意义。

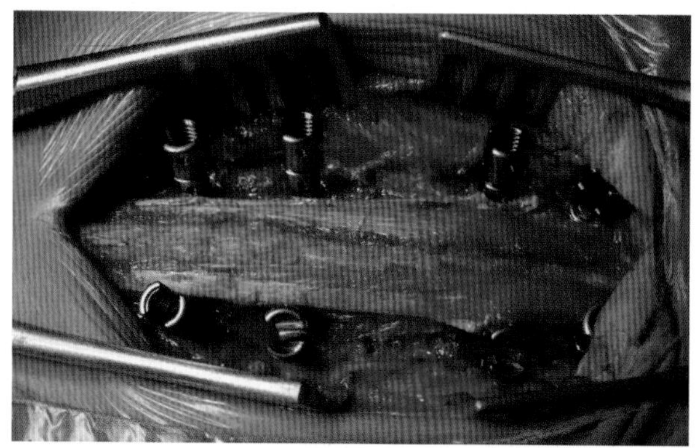

图14-3　Wiltse椎旁肌间隙入路

腰椎后路正中切口切开皮肤，分开皮下组织后，胸腰筋膜浅层在L3~S1平面由背阔肌从两侧倾斜向下构成。胸腰筋膜浅层在腰骶交界以上处与深面的竖脊肌腱膜之间存在间隙，内含神经及结缔组织，而在腰骶交界以下处则与竖脊肌腱膜不易分离。竖脊肌纵向排列于脊柱两侧，由3列构成，最外侧为髂肋肌，中间为最长肌，内侧为棘肌（起于第2腰椎以上棘突）。竖脊肌腱膜分为内、外侧2部分，内侧由胸段最长肌肌束斜向下行以腱性成分为主附着于腰椎至第1骶椎棘突，外侧则由胸段髂肋肌肌束以腱性成分为主附着于髂嵴。

钝性分离最长肌与多裂肌之间的肌间隙，其内无重要血管、神经分布，间隙底部是上关节突及横突根部，即可暴露椎弓根的置钉处。

多裂肌作为躯干肌的重要组成部分，主要功能是参与脊柱的背伸运动，维持腰段的脊柱前凸，是维持脊柱动力性稳定的重要因素。从多裂肌分别以短腱的形式止于L2~L5棘突尖部两侧结节，在止点形成短腱的部分可以较明显地分清各束。在起点附近和外侧部，肌纤维向下走行的斜度不一致，互相交织在一起，不能将各束分开，但起于乳突外侧的外层肌纤维有着特定的走行方向和止点，只跨越2个椎骨参与短腱的构成。多裂肌由腰神经后支的内侧支唯一支配，其每一分支对应支配一束肌肉，分支间无交通。因此，传统手术势必会导致肌肉本身以及失神经的损伤，术后出现肌肉萎缩、变性，继而导致术后潜在的腰椎不稳、肌肉无力等。

多裂肌外侧为几乎平行纵行走向的最长肌，其与多裂肌之间存在的天然间隙是Wiltse椎旁肌间隙入路的解剖基础。打开后正中线附近的浅筋膜，暴露竖脊肌的后缘，通过辨认穿支小血管来找到肌肉间隙，该入路术后肌肉间不形成瘢痕组织；保护了多裂肌深层面的神经支配，避免了多裂肌的失神经性退变。

在Wiltse等最初的描述中，采用后正中线双侧旁开4.44 cm的切口可以充分暴露第4、5腰椎横突和骶岬。随后又提出，对于第4腰椎以上的节段，最长肌与多裂肌间隙多位于后正中线旁2 cm处，可由术者手指直接插入分离。双侧的最长肌与多裂肌间隙都是自然存在的，在第4腰椎棘突水平，肌间隙距后正中线的平均距离为4 cm（2.4~5.5 cm）。Olivier等发现，在后正中线旁开30 mm处表皮微动脉网络中微动脉数量最少，认为最长肌与多裂肌间隙在L3~S1水平的体表投影距后正中线2.5~3 cm，据此定位，将有利于从后正中皮肤切口进行两侧肌间隙的暴露，也可减少对最长肌肌束的分离。

Palmer等对200例患者的腰椎MRI影像进行研究，测量第1、2腰椎~第5腰椎与第1骶椎椎间盘平面上Wiltse椎旁肌间隙距后正中线的距离，结果依次为7.9 mm（2.8~14.1 mm）、10.4 mm（4.3~23.4 mm）、16.2 mm（7.0~35.3 mm）、28.4 mm（11.5~49.9 mm）、37.8 mm（14.9~56.8 mm）。除了在L5/S1水平女性显著大于男性以外，该距离与年龄、身高、体质量或体质量指数均无明显相关性。国内也有学者对MRI影像中该间隙距后正中线的距离进行了测量从第1、2腰椎~第5腰椎与第1骶椎椎间盘平面依次为（16.17 ± 1.87）mm、（19.91 ± 2.38）mm、（24.97 ± 2.96）mm、（29.85 ± 3.45）mm、（33.56 ± 3.97）mm，性别间无差异。

总之，该间隙可理解为最长肌表面以腱性成分为主所形成的竖脊肌腱膜内侧部覆于多裂肌表面所形成的间隙。在一定范围内通过距后正中线距离定位，可顺利分离该肌间隙，此肌间隙表面未见重要血管、神经，钝性分离后可暴露上关节突及横突根部，所测得的解剖数据也有一定参考意义。

国内目前包括腰椎骨折、腰椎滑脱症、腰椎间盘突出症、腰椎管狭窄症等在内的多数腰椎疾病，都可采用椎旁肌间隙入路显露，并在特殊器械协助下完成手术。无需减压的胸腰椎骨折、腰椎滑脱症、极外侧腰椎间盘突出症等应用该入路技术操作较为简单，而进行需减压的腰椎手术对术者的技术要求更高，同时该入路还特别适合在脊柱的翻修时应用。准确确定椎旁肌间隙的具体解剖位置对手术切口的选择具有重要意义。

临床应用注意事项

对于采用单个正中切口还是采用双侧椎旁切口，一般认为，由于最长肌与多裂肌间隙在上腰椎的位置表浅，靠近后正中线，容易暴露分离，因此单个正中切口即可行双侧椎旁肌间隙入路手术，既可减轻疼痛、比较美观，又能降低手术的技术难度；而该肌间隙在下腰椎的位置距后正中线较远，可考虑采用双侧椎旁切口，距肌间隙较近，容易显露，可减少软组织剥离和牵拉，减少组织渗液和血肿形成。

下腹部腹膜外前入路

该入路适合于下腰椎及骶椎上部的显露，尤其适合于腰椎结核的病灶清除术。由于该切口自腹外侧斜向下内，两侧形似倒“八”字，又称倒八切口（图14-4）。

采用仰卧位，可在手术侧腰后部垫枕，以利显露。切口自第12肋骨尖端向内下至耻骨结节上方2 cm处，切口中线部位距髂前上棘2~3 cm，这样可显露第3~5腰椎椎体侧方。

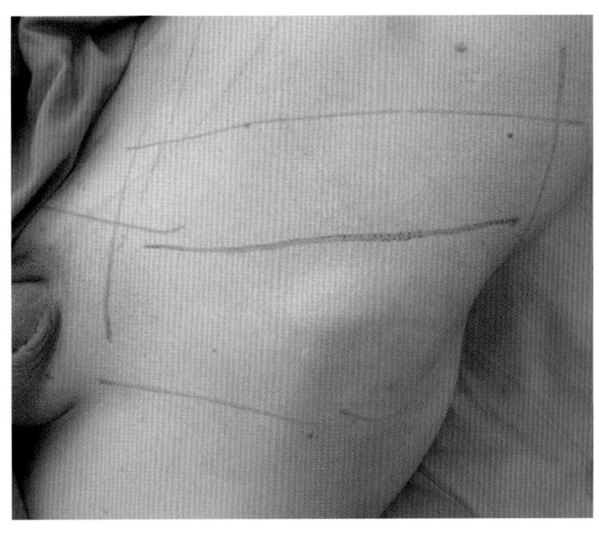

图14-4　倒八切口

切开皮肤及浅筋膜，由于腹部浅筋膜脂肪厚度因人而异，体瘦者浅筋膜较薄，体胖者脂肪丰富，所以切开此层时显得切口深在，有时需用深拉钩牵开，直至腹外斜肌筋膜。在此层内无重要的血管及神经，只有腹壁浅血管的分支，结扎切断即可。腹外斜肌纤维方向自外上至内下斜行，在髂前上棘与脐连线附近移行为腹外斜肌腱膜，所以在上部沿腹外斜肌纤维方向劈开此层肌，下部将腹外斜肌腱膜剪开。在腹股沟韧带上方2~3 cm，腹外斜肌腱膜下有髂腹下神经及髂腹股沟神经平行走行，一般情况下髂腹下神经自髂前上棘上2 cm处自腹内斜肌穿出，髂腹股沟神经在其下方一横指处，应注意保护，如损伤后腹股沟处肌肉无力，可导致腹股沟疝。

腹内斜肌及腹横肌纤维走行方向与腹外斜肌交叉，在切开此二层肌肉时可用电凝沿切口切开，同样在切开下部时注意保护髂腹下神经和髂腹股沟神经，同时注意尽可能少地切断肌内的神经分支，以最大限度地保护神经完整，利于腹壁肌力的维护。肌肉出血点可用电凝止血。一般情况下，血管与神经伴行，所以在电凝出血点时应注意将神经避开（图14-5）。

腹横筋膜衬贴于腹横肌深面，是腹内筋膜的

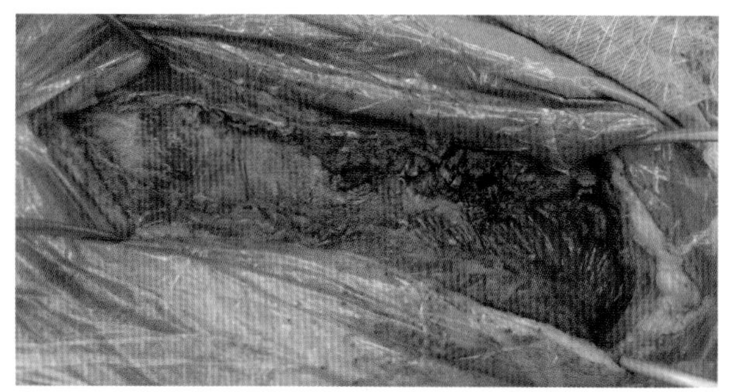

图14-5 切开腹内斜肌、腹横肌

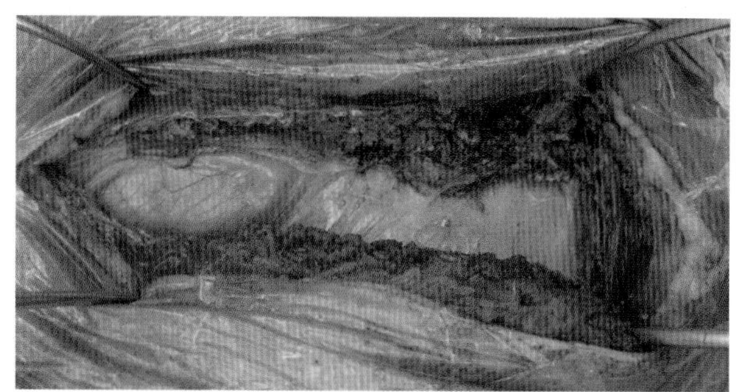

图14-6 进入腹膜外间隙

一部分，在上腹部较薄弱，接近腹股沟韧带和腹直肌外缘处较为致密，腹横筋膜与其前面的腹横肌结合比较疏松，所以切开腹横肌后应将腹横筋膜切开，单纯用手指钝性分离较为困难，有的则有条索样增厚部分，应注意与神经鉴别。

切开腹横筋膜后，腹膜外脂肪往往自切口内向外膨出，此层又称腹膜下筋膜，是位于腹横筋膜与壁腹膜之间的疏松结缔组织，向后与腹膜后间隙疏松结缔组织相连续（图14-6）。在下腹部，特别是腹股沟区含有较多的脂肪组织，输尿管及输精管均在此层内，由于腹膜外脂肪的存在，使得腹膜与腹横筋膜容易剥离，可以用手指裹以纱布或用花生米纱球将腹膜由外侧向中线分离，由外侧直达腰大肌表面（图14-7）。在向中线分离过程中，注意髂总血管及腹主动脉、下腔静脉等重要血管的保护。左侧切口先遇到腹主动脉和髂总动脉，右侧为下腔静脉和髂总动脉。由于主动脉搏动明显，所以较下腔静脉更易识别，不易受到损伤。在腹膜推移过程中应注意识别并保护好输尿管，连同腹膜一起将输尿管牵开，直至椎体前面。

根据手术需要，可以将腰大肌内侧缘切开，用骨膜剥离子将腰大肌纤维向外向下牵拉，切断其在椎体侧方的附着点，即可显露椎体侧方，在向椎体侧后方剥离腰大肌时应注意腰丛的保护。腰丛位于椎体侧方、横突前方的腰大肌内。在腰大肌表面有生殖股神经自表面向下纵行，腰椎结核合并腰大肌脓肿时，脓肿壁增厚，其表面的生

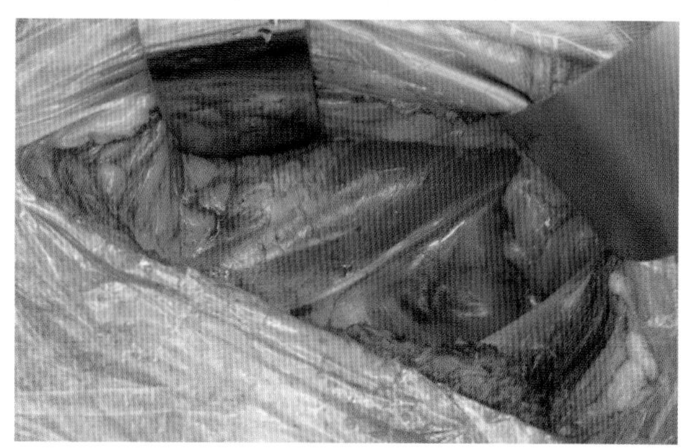

图14-7 钝性剥离至腰大肌表面

殖股神经往往难以辨认，所以切开脓肿壁时应纵行切开，并钝性分离。在腰大肌内，腰丛分支呈丛样分布，腰大肌脓肿时脓腔内有许多条索样结构，这可能是腰丛的分支被浸泡在脓肿内形成的，所以在刮除脓肿壁及处理这些条索时应注意先钝性分离，不要盲目钳夹、切断，以免造成神经损伤。临床上有时见到腰椎结核合并股外侧麻木，多是腰大肌脓肿时腰丛损伤所致。

在显露腰椎椎体时，常需结扎切断腰动、静脉，由于该血管位于椎体中部的凹陷处，位置深在，处理时较为困难，处理不当易造成大出血。有一种处理方法是，先将侧方腰大肌剥离并推开，再用两把较钝的骨膜剥离子分别压住腰椎椎体的前侧方、后侧方，以阻断腰动、静脉，然后在两把骨膜剥离子之间将腰动、静脉切断，直至骨膜，再用另一把骨膜剥离子将断端向前后剥离，钳夹、结扎在骨膜外的血管，即可充分显露椎体。杜心如等认为这种方法往往难以成功。由

于手术视野的限制，3把骨膜剥离子同时在狭小空间内操作较为困难。另外，稍有不慎，切断的腰血管就会回缩、出血，造成手术慌乱。他们推荐的做法为：用直角血管钳自上、下椎间盘处沿椎体侧方骨膜分离椎旁组织及腰动、静脉，使之游离，前后两把直角钳钳夹，先结扎、后切断，这样可减少出血，保持术野清晰，也可用直角血管钳分离血管后，引入2根4号丝线，先结扎后切断。腰部交感神经多位于腰椎椎体前侧方，上腹下丛亦位于椎体前面，故此处不宜用电凝或电刀切开或止血，可用双板电凝处理止血点，以免灼伤神经丛，造成相应的功能障碍。在男性患者尤其注意，以免造成阳痿或逆向射精。

■ 腹直肌切口

此切口常用于腰椎肿瘤手术、腰椎间盘前路切除及人工腰椎间盘置换术，适宜于第3、4腰椎和第4、5腰椎节段手术。先进行定位，一般情况下脐对应第3腰椎椎体平面，可根据此标志确定切口位置，但较准确的方法是C形臂定位，以确定切开平面，然后以此点为中心，脐旁3 cm纵行切口。因为腹主动脉较下腔静脉更易保护和显露，所以往往采取左侧腹直肌切口（图14–8）。

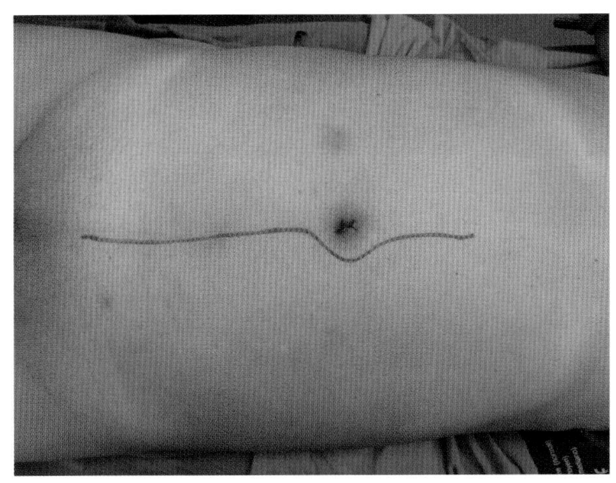

图14–8 腹正中切口

患者采取仰卧位，将手术床的腰桥对应于下腰部，以利术中能够调节角度，使腰椎屈曲及后伸。

切开皮肤、浅筋膜、深筋膜，直至腹直肌前鞘。纵行切开腹直肌前鞘，前鞘与腹直肌纤维之间只有疏松结缔组织，极易分离。在腱划处，腹直肌与前鞘紧密结合，剥离困难。进入腹直肌的血管多在腱划处，所以在切开前鞘，需分离腹直肌至外缘腱划处，要用锐性切开或电凝切开，腱划处注意止血。腹直肌后鞘由腹内斜肌腱膜的后层和腹横肌腱膜组成，在脐下4~5 cm处三层扁肌的腱膜均参与构成腹直肌的前鞘，而后鞘阙如，后鞘下缘形成了凹向下的弓状游离缘，称半环线或弓状线。弓状线以下部分，大约相当于腹直肌下1/4的后面，缺乏腹直肌鞘后壁，腹直肌后面由浅入深仅有增厚的腹横筋膜、腹膜外脂肪及壁腹膜，所以在切开腹直肌后鞘后将壁腹膜分离，向下切开弓状线，将腹膜外脂肪连同腹膜一并剥离，这样可以在腹膜外至椎体前方，同样将腹腔脏器连同输尿管一同牵开，显露椎体。

临床应用注意事项

腹直肌及相应神经支的保护。腹直肌其实是多节段肌节融合而成，所以是多节段神经支配。神经入肌部位在腹直肌外缘，故在分离腹直肌时应在其内侧缘进行，既容易剥离又不损伤神经，如在外侧缘分离则损伤数个神经支，出血多，术后肌肉无力易造成腹壁疝。腹膜外剥离应将输尿管、大血管前的内脏神经丛等一并剥离牵开，这样可以保护器官的正常功能。腹主动脉分叉多在L4水平，所以L4~L5及L5~S1椎间盘手术可以将髂总血管牵开显露，L3~L4椎间盘显露则需要在腹主动脉和下腔静脉之间显露。

■ 腹壁正中切口

下腹壁正中切口主要适用于第5腰椎与第1骶椎椎间盘前路手术及腰骶部结核的病灶清除植骨

术等。由于骶前有髂总血管及其分支，从侧方显露困难，而自正中切口则最为便捷，但要进入腹膜腔，是其缺点之一，尤其是结核病灶清除术时有污染腹腔的可能。

患者取仰卧位，以尾侧抬高，以利腹腔脏器向下推移，下腹正中切口自脐平面开始至耻骨联合处，切开皮肤、浅筋膜，直至白线（图14-9）。由于腹白线由两侧腹直肌鞘纤维彼此交织形成，为坚韧的纤维结缔组织，血管少，与腹膜结合较紧密，所以腹白线切口出血少，显露快，切开腹白线直接进入腹腔。用盐水纱布垫隔离肠管，显露后腹膜（图14-10）。由于骶岬及第5腰椎与第1骶椎椎间盘位于正中，其上方第4、5腰椎椎间盘水平为腹主动脉分叉处，两侧为髂总动脉，所以可以通过触摸感知这些结构（图14-11）。纵行切开后腹膜，并向两侧剥离。由于髂总血管及腹主动脉与前方腹膜结合不紧密，分离多无困难，这样可直接显露至椎体前方（图14-12）。将两侧髂总血管向两侧牵开，在骶前方有骶正中动脉，该血管自腹主动脉分叉处分出，在骶前正中与同名静脉伴行，所以需将该骶正中动、静脉结扎切断，这样可以显露第4、5腰椎椎

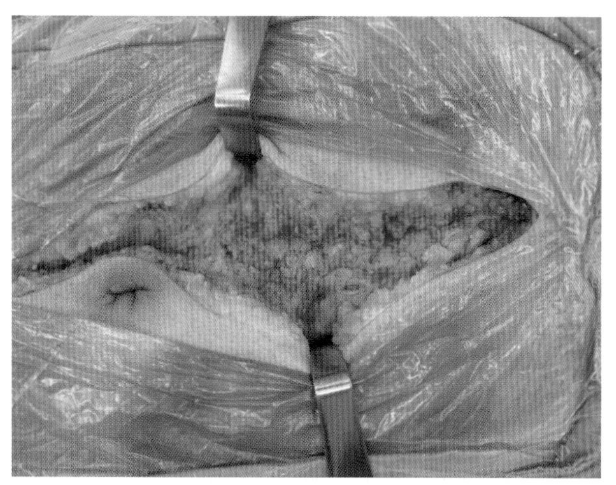

图14-9 切开皮肤浅筋膜至白线

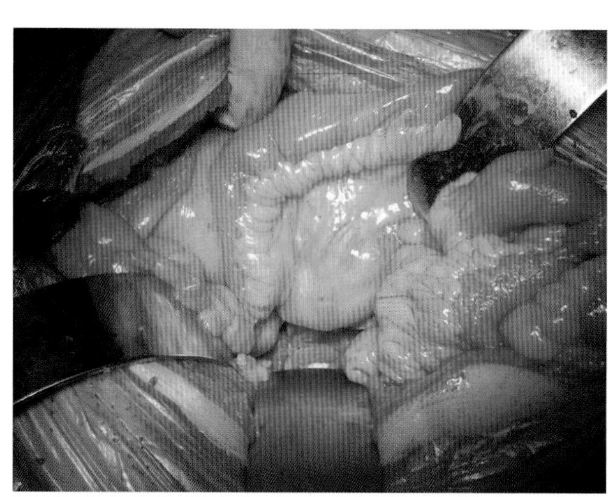

图14-10 隔离肠管，显露后腹膜

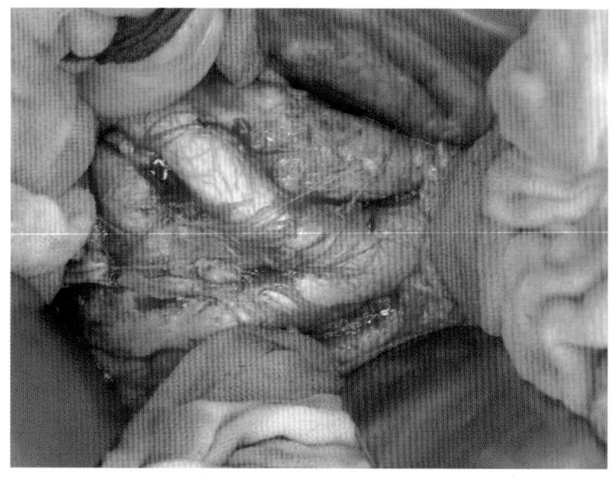

图14-11 显露髂总血管及腹主动脉等结构

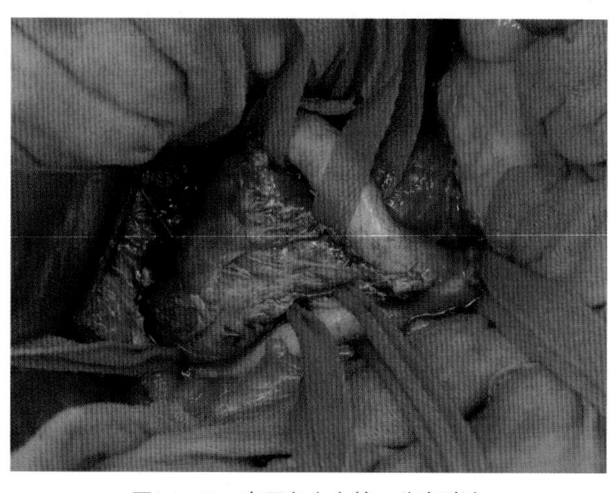

图14-12 牵开各大血管，分离肿瘤

间盘以下的结构，包括第5腰椎椎体及第5腰椎与第1骶椎椎间盘及骶岬，切开前纵韧带及骨膜后即可显露第5腰椎、第1骶椎椎体及其间椎间盘，进行操作。

临床应用注意事项

腹主动脉神经丛的保护。腹主动脉神经丛位于腹主动脉前面及侧方，向下和髂总动脉丛相连，向后与上腹下丛和下腹下丛相联系，分离血管势必要损伤这些神经，此时注意能牵开就不要切断，用锐性就不要用电刀，尽量减小损伤。

大血管的保护。对于巨大肿瘤累及上述血管者，注意寻找肿瘤与血管壁之间的间隙，在间隙内分离血管一般均能成功游离血管，可用止血钳沿血管壁两侧纵性分离并在深面会师，然后穿过两条血管控制带（俗称鞋带），分别控制腹主动脉、下腔静脉、髂总动静脉、髂内外动静脉的远近端，也就是术野区的每根大血管远近端均控制起来，完成此步后再进行肿瘤的切除和重建，这样做可以减少出血，大大提高安全性，即使血管损伤了也可以从容处理。必要时请血管外科医生协助解决 。

腰椎间盘手术

手术切除腰椎间盘是治疗腰椎间盘突出症最常见、最主要的方法。随着脊柱外科学的不断发展，腰椎间盘摘除术也在不断改进，手术疗效大大提高。从开窗式腰椎间盘摘除术、半椎板切除术、全椎板切除术，又发展到经椎板间隙椎间盘切除术、前路椎间盘切除术、人工椎间盘置换术、人工髓核置换术、经皮椎间盘切除术、内镜下椎间盘切除术等。这些方法各有适应证，各有优、缺点，但基本的原则是一致的，就是有限的切除，有效的减压，目的是在彻底解除神经根受压的前提下，最大可能地保留稳定结构，维持脊柱的正常功能。

■ 开窗式腰椎间盘切除术

开窗式椎间盘切除术就是通过咬除相应椎间隙相邻椎板的上下缘部分骨质，切除黄韧带，经椎板间隙进入椎管，显露硬膜及神经根后切除突出的椎间盘。此方式对骨质损伤小，对脊柱稳定性影响不大，术后恢复较快。患者可以采取侧卧位，对呼吸困难或不能耐受俯卧位的患者尤为适用。此体位优点是患侧在上，出血向下流，术野清晰；腹部不受压，椎管内静脉丛出血少，视野较清楚。但视野较小，操作空间有限是其缺点。一般情况下采用俯卧位，用脊柱外科支架将腹部悬空。俯卧位视野宽阔，显露较好，操作空间大，是目前最常用的体位。

具体的操作方法是：先用椎板撑开钳撑开椎板间隙，使黄韧带紧张，用髓核咬钳在正中线将黄韧带咬除直至硬膜外间隙，然后用神经剥离子进行椎管内探查。在黄韧带下进行分离，这样做的目的：一是探知椎管内空间情况，有无狭窄；二是分离黄韧带与硬脊膜之间的连结结构。在正常情况下，黄韧带与硬膜后面之间有条索样或线样，甚至膜样连结结构，杜心如等称为硬膜黄韧带。除此之外，还可能有一些粘连带，这在有按摩及骶管注射史的患者中尤其明显，所以必须先分离黄韧带，然后用椎板咬骨钳逐步将该韧带切断咬除。当咬断黄韧带后，由于其本身的弹性作用，其断端回缩，尤其是黄韧带近端常回缩至椎板的内面，远端由于附着部较浅在，所以回缩较小，且较易咬除。咬除黄韧带近端的方法是将硬膜向下压，使黄韧带近端完全显露于视野内，交替使用小号刮匙及130°、110°的椎板咬骨钳，将残存黄韧带完全切除，直至椎板内面、光滑，不要遗留，否则有可能成为压迫硬膜囊的结构。在椎间隙外侧部分，由于下关节突的阻挡而影响显露神经根管及侧隐窝，这在退变严重的病例尤其明显，此时可根据需要将下关节突的内侧部分咬除，也可将其下1/3或下1/2用骨刀凿除，显露其下方的上关节突内侧部分，上关节突内面即是侧隐窝的后壁，其深面的神经根先用神经剥离子保护好，用小号椎板咬骨钳咬除上关节突内侧部分骨质，使侧隐窝扩大敞开，这样即完成了腰椎间盘切除术的硬膜及神经根的显露。

用神经剥离子剥开硬膜外脂肪，显露硬膜侧缘，寻找神经根。由于硬膜囊充满脑脊液，硬膜呈韧白色或蓝白色，神经根在硬膜发出部位呈白色，并由近端向远端，由内向外延伸至侧隐窝，所以从神经根外缘向内侧牵开和分离神经根更为合适。在硬膜及神经根的深面有椎管内静脉丛，剥离神经根时有可能将其损伤造成椎管内出血。若遇出血，用明胶海绵或棉片压迫止血即可。由于静脉丛壁薄、压力小，压迫即可达到止血目的。注意勿用电凝，以免灼伤神经根。尽量少用或不用吸引器，尤其不能将吸引器作为主要清理积血的方法，否则将会加重出血。

当牵开神经根后即可探查突出的椎间盘，若发现呈半球形隆起的肿物，且肿物可与神经根完全剥离开，硬韧、有弹性，此肿物即是突出的椎间盘，切忌未见到神经根就进行椎间盘切除，要做到不见神经根不切椎间盘。为了进一步确诊，可用细长的针头刺入椎间盘，若能轻易注入0.5 mL盐水时，即可确认为突出的椎间盘。

将硬膜囊神经根牵向内侧，确认椎间盘突出部位后，用尖刀在椎间盘上方以十字形或环形切开，此时注意尖刀背向神经根，刀刃要远离神经根（图14–13）。然后用髓核咬钳伸入椎间盘内将髓核取出，反复咬除，并交替用小刮匙刮除椎间盘残余部分。由于椎间盘前后径在4.0~4.5 cm，所以髓核钳或刮匙伸入椎间隙的深度均不应超过3 cm，以免损伤椎体前方大血管及腹腔内结构，造成严重后果。

临床应用注意事项

经后正中入路显露椎板后，先用垂体咬钳或髓核钳清除黄韧带表面的软组织，使相应椎板间隙显露清楚，由于第5腰椎与第1骶椎椎板间隙几乎与第5腰椎与第1骶椎椎间盘高度水平相一致，第4、5腰椎椎板间隙略低于第4、5腰椎椎间盘水平，所以行第4、5腰椎椎间盘切除术时往往需要切除第4腰椎椎板下缘部分骨质，而第5腰椎与第1骶椎椎间盘手术往往不需要切除第5腰椎椎板下缘部分骨质。由于黄韧带起始于下位椎板上缘，止于上位椎板的内表面及下缘，所以在咬除椎板下缘时可在黄韧带浅面进行，这样隔以黄韧带非常安全，不会损伤椎管内结构，两侧黄韧带在中线处相连结，连结处最薄，有时会遗留一缝隙，其内有脂肪组织，所以先在后正中线切开黄韧带最为便捷，也最容易（图14–14）。

■ 半椎板椎间盘切除术

半椎板椎间盘切除的适应证同“开窗”式手术，入路及椎间盘切除步骤也相同，不同之处在于咬除同侧椎板，显露范围大。由于切除骨质较多，所以有可能影响到脊柱的稳定，所以更需注意保护关节突关节的完整。注意应先切除椎板，在黄韧带浅面操作，然后将黄韧带切除。由于上、下椎骨半椎板均切除，所以下间隙同侧黄韧带可以完整切除，而上位黄韧带可能由于其附着处的骨质被切除而自然回缩，造成硬膜囊或神经的卡压，应注意清理并切除之。半椎板切除术目前已很少应用。

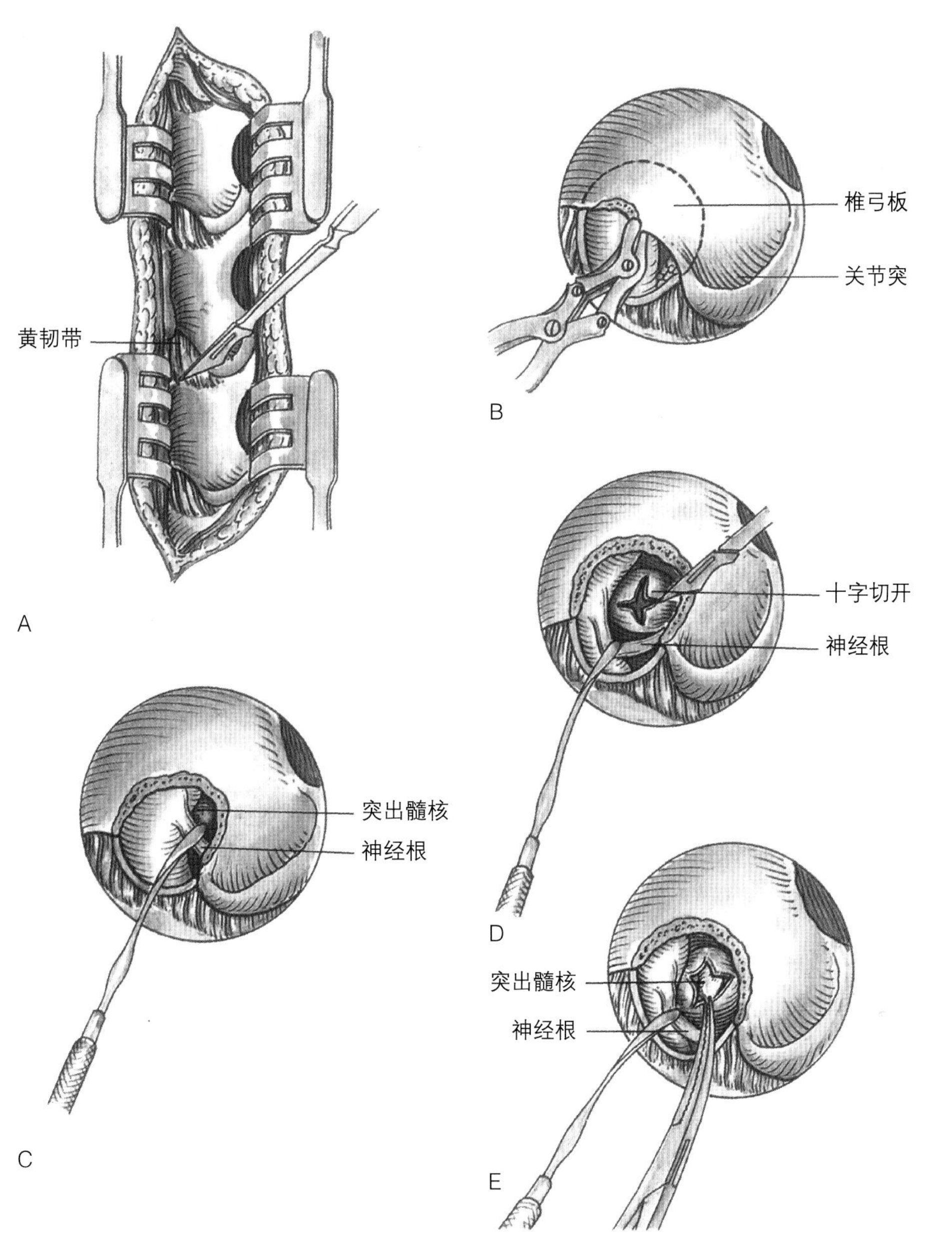

图14–13　椎间盘显露途径

A.显露椎板；B.咬除部分椎板；C.显露突出髓核；D.十字切开突出椎间盘；E.切除突出的髓核

■ 全椎板椎间盘切除术

对于腰椎管先天性狭窄、巨大中央性椎间盘突出症合并椎管狭窄，有双侧坐骨神经痛症状的患者，需要两侧进行椎间盘切除，有时会采用全椎板椎间盘切除术。由于整个椎板被切除，所以影响脊柱稳定的可能性大，目前已很少采用。

腰椎入路及显露无特殊，确定需切除的椎板尤为重要。一般第4、5腰椎椎间盘突出症切除第4腰椎椎板，第4、5腰椎椎间盘以及第5腰椎与第1骶椎椎间盘突出，可切除第5腰椎椎板，而单纯第5腰椎与第1骶椎椎间盘突出多不用切除第5腰椎椎板。

先切断上下棘间及棘上韧带，用咬骨钳咬除棘突及部分椎板外层骨质，然后再用椎板咬骨钳在黄韧带浅面全部切除椎板内层骨质，再清除上下间隙的黄韧带，这样可使两侧神经根得到充分显露，切除椎板外侧时注意保护上下关节突相连结处即峡部，以免将其切断，造成下关节突骨折，严重影响脊柱的稳定。然后常规从两侧探查和切除椎间盘。

经椎板间隙腰椎间盘切除术

此术式为不切除半椎板或椎板，撑开椎板间隙，切除黄韧带从而达到切除椎间盘的目的。手术暴露充分，时间较短，椎板保留完整，对脊柱稳定影响小，且由于椎管后壁椎板未受到破坏，故发生粘连的机会较少（图14-15）。由于该入路有诸多优点，是目前临床上常用的术式。

取后正中入路，显露相应的黄韧带，确认椎间隙无误后，先用尖刀切断相应棘间韧带，用咬骨钳咬除棘间韧带至黄韧带处，由于上位棘突下缘向下倾斜，并非完全平直而是遮盖椎板间隙的正中部位，而下位棘突上缘则低于椎板间隙的下缘，所以需咬除上位棘突的下缘部分，而无需咬除下位棘突上缘的骨质即可较满意地显露椎板间隙的正中部位。用椎板撑开器置于棘突根部，撑开棘突即可使椎板间隙扩大，这样既便于显露，又可使黄韧带紧张，有利于黄韧带切除。用髓核钳在正中咬开黄韧带至硬膜外间隙后，用神经剥离子伸入黄韧带深面分离硬膜并探查椎管情况，然后将一侧黄韧带切除。由于椎板间隙撑开后，椎板内面较易看清，所以黄韧带更易完全地切除。同样方法切除另一侧黄韧带。当黄韧带完全切除后，可撑开更大一些，这时双侧关节突关节由于撑开而发生部分分离，可以先咬除关节突关节囊后部分，认清上下关节突后，根据需要咬除部分下关节突及上关节突内侧部分，使侧隐窝敞开。第4、5腰椎椎板间隙撑开后，几乎完全不用切除椎板下缘即可完全满意地显露椎间盘。第5腰椎与第1骶椎椎间盘则更是如此，将硬膜及神经根分离牵向内侧即可常规切除椎间盘。椎间盘切除完成后，松开撑开器，使椎板间隙恢复原来状态，此时关节突关节也随之复位。手术完成后椎板间隙处可用明胶海绵覆盖。

经椎板间隙椎间盘切除术几乎可以完全完成椎管内各种类型的椎间盘突出手术，创伤小，出血少，手术快捷，患者术后恢复快，是首选的手术方式。

经关节突关节腰椎间盘切除术

对于椎间孔型腰椎间盘突出症，采用以上途

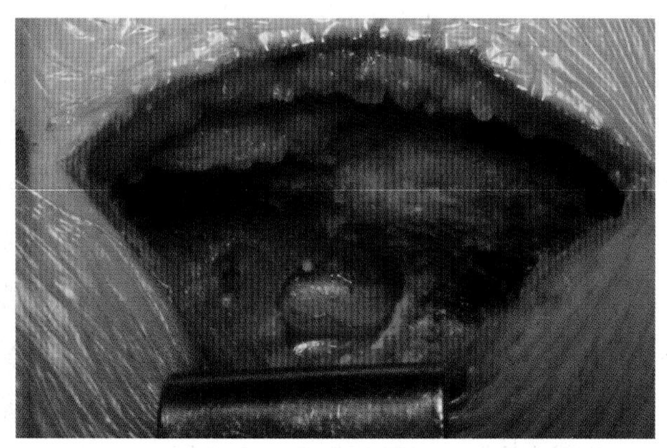

图14-14　开窗椎间盘切除（L4~L5）

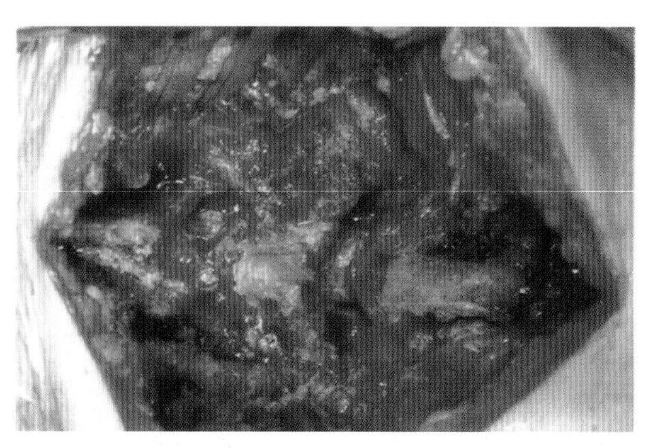

图14-15　经椎板间隙椎间盘切除

径不能达到切除椎间盘的目的，就需要将突出侧的关节突关节切除。该手术入路可以只剥离一侧肌肉，显露至关节突关节的外侧，先用骨刀将上位下关节突的下1/2切除，显露其外侧及前方的上关节突，用椎板咬骨钳咬除之。在椎间孔内神经根位于上1/3区域，由内向外走行，突出的椎间盘往往位于神经根下方，有腰神经根动脉及静脉走行在椎间孔中下部位。椎间孔型椎间盘突出时神经根往往被卡压在椎弓根下方，所以在切除关节突关节后，应先确认神经根并将之游离牵开，然后切除突出椎间盘。由于关节突切除后有可能较明显影响脊柱稳定性，所以需加用内固定及植骨融合术（图14-16）。

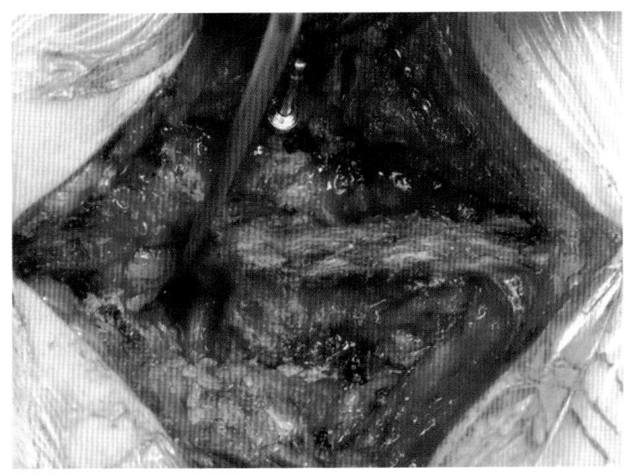

图14-16　经关节突关节腰椎间盘切除术

（杜心如）

参考文献

1. 张西峰, 王岩, 肖嵩华, 等. 经皮侧方入路内窥镜下椎间盘切除术的可行性及临床应用. 中国脊柱脊髓杂志, 2006, 16(9): 659-662.
2. 张西峰, 王岩,刘玉杰, 等. CT引导下脊柱微创手术技术在诊治脊柱疾病中的应用. 中国脊柱脊髓杂志, 2003, 13(2): 75-78.
3. 谢晓勇, 丁自海, 李平生, 等. 椎板侧方入路治疗极外侧腰椎间盘突出症的解剖及临床应用. 中国矫形外科杂志, 2006, 14(21): 1651-1653.
4. 刘景堂, 杨惠林, 唐天驷. 前外侧经腹肌间隙入路治疗极外侧型腰椎间盘突出症. 江苏医药, 2005, 31(2): 150.
5. 王永安, 刘开评, 朱海燕. 经腹膜外前入路手术治疗腰椎间盘突出症. 临床外科杂志, 2004, 12(12): 761-762.
6. 周跃, 王建, 张峡, 等. 内窥镜下经横突间入路治疗椎间孔外型腰椎间盘突出症. 中国脊柱脊髓杂志, 2004, 14(2): 86-89.
7. 王冰, 吕国华. 小切口经前路腹膜后人工髓核置换术治疗退行性腰椎间盘疾患. 中国脊柱脊髓杂志, 2005, 15(9): 542-545.
8. 赵辉, 倪才方, 唐天驷. 经皮穿刺臭氧注射术治疗椎间盘突出症的进展. 中国脊柱脊髓杂志, 2006, 16(7): 545-547.
9. 岑贤友, 甘万崇, 徐绍斌, 等. 经皮穿刺椎体成形术操作技术及适应证. 实用医学杂志, 2006, 22(12): 1423-1425.
10. 徐宝山, 夏群, 胡永成. 经椎间孔腰椎椎体间融合术的应用进展. 中华骨科杂志, 2005, 25(8): 503-506.
11. 杜心如. 经皮穿刺椎间盘切除术的应用解剖. 中国临床解剖学杂志, 1993, 11(3): 171-173.
12. 何尚宽. 经皮穿刺L5~S1椎间盘髓核摘除入路的应用解剖. 中国临床解剖学杂志, 1993, 11(3): 168-170.
13. 王欢, 王海义, 安春厚. 经显微内窥镜手术治疗腰椎间盘突出症. 中华骨科杂志, 2002, 22: 17-19.
14. 田世杰, 王进军, 刘德隆, 等. 经皮椎间盘镜腰椎间盘摘除术. 中华骨科杂志, 1997, 17(5): 321-324.
15. 黎斐文，吕国华，王冰. 下腰椎前路腹腔镜椎体间融合术的血管应用解剖. 脊柱外科杂志，2(1): 30-32, 35.
16. 王志为, 苏庆军, 王庆一, 等. 左腰静脉、左腰升静脉和骶正中静脉的解剖形态及其临床意义. 中国脊柱脊髓杂志, 2005, 15(10):609-612.
17. 王庆一, 苏庆军, 张岑山, 等. 人工腰椎间盘置换术临床应用初步报告.中华骨科杂志, 2002, 22(8), 455-458.
18. 桂柯科, 俞永林, 赵明东, 谭德炎, 尹望平. 中国人 Wiltse椎旁肌间隙入路的观察与测量.中国组织工程研究, 2014, 18(22): 3504-3509.
19. 刘端, 杜心如. 胸腰椎爆裂骨折后路手术方法进展. 解剖与临床, 2012, 17(4):317-319.
20. 丁自海, 杜心如. 脊柱外科临床解剖学. 济南:山东科学技术出版社, 2010: 145-200.
21. 何磊, 戎利民, 董健文. 极外侧入路腰椎椎体间融合术入路安全性及相关并发症的研究进展. 中国脊柱脊髓杂志. 2012, 22(11): 1046−1050.
22. 杜心如. 腰椎人字嵴顶点毗邻结构的观察及临床意义. 中国脊柱脊髓杂志, 2001, 11(2):89−92.
23. 杜心如, 叶启彬, 赵玲秀. 腰椎人字嵴顶点进钉方法的解剖学研究. 中国临床解剖学杂志, 2002, 20(2):86−88.
24. 张一模, 杜心如, 孔祥玉, 等. 腰骶部硬膜黄韧带间连结的形态及其临床意义. 中国临床解剖学杂志, 1999, 17(1): 52−53.
25. Wiltse LL, Fonseca AS, Amster J, et al. Relationship of the dura, Hofmann's ligaments, Batson's plexus, and a fibrovascular membrane lying on the posterior surface of the vertebral bodies and attaching to the deep layer of the posterior longitudinal ligament.An anatomical,radiologic, and clinical study. Spine,1993,18(8):1030−1043.
26. Shi BC ,Li XM, Ding ZH,et al. The morphology and clinical significance of the dorsal meningovertebra ligaments in the lumbosacral epidural space. Spine, 2012,37(18):1−6.
27. 许永涛, 鲁厚根, 佘远举, 等. 不同手术入路治疗腰椎结核疗效分析. 临床骨科杂志, 2011, 14(3): 265−267.
28. 杜心如, 赵玲秀, 刘春生, 等. T(12)~L5椎体软组织夹板的解剖学研究及其临床意义. 解剖与临床, 2008,13 (2): 75−7.
29. 杜心如, 张一模, 孔祥玉. 腰椎结核合并股外侧麻木4例. 中国脊柱脊髓杂志, 1995, 5(5): 239−240.
30. 陆声, 徐永清, 师继红, 等. 腰椎前路手术相关自主神经的解剖及临床意义. 中华骨科杂志, 2008,28(5):387−391.
31. 孙兆忠, 房清敏, 仲江波, 等. 下腰椎侧方入路中静脉及神经的应用解剖学研究及临床意义. 中国骨与关节损伤杂志, 2010, 25(11): 975−977.
32. 朱泽章, 邱勇, 王斌, 等. 经腹直肌内缘腹膜后入路行L3~S1结核病灶清除术. 中国脊柱脊髓杂志, 2007, 17 (6): 405−408.
33. 李传健, 杨庆贤, 钟光明, 等. L4−5和L5~S1旁椎间孔注射穿刺入路的应用解剖研究.解剖学研究, 2013, 35(1):58−60.
34. 李振宙, 侯树勋, 吴闻文, 等. 经皮侧后路腰椎间孔成形术对腰椎解剖及生物力学影响的实验研究. 中国骨肿瘤骨病, 2010, 9(6):503−507.
35. 顾昕, 贺石生, 张海龙, 等. 经皮后外侧腰椎间孔入路椎间盘工作区域的解剖学研究.中华骨科杂志, 2011, 31(10):1033−1037.
36. 徐宝山, 贺坚, 马信龙, 等. 经腰椎椎间孔开窗入路的解剖学研究与临床应用. 中华骨科杂志, 2013, 33(6):593−600.
37. 胡琦, 刘国民, 张宇晨, 等. 腰椎椎间孔韧带的解剖及临床意义. 中华老年医学杂志, 2015, 35:5988−5990.
38. 张一模, 杜心如, 孔祥玉, 等. 腰骶部硬膜黄韧带间连结的形态及其临床意义. 中国临床解剖学杂志, 1999, 17(1): 52−53.
39. Shi BC, Li XM, Ding ZH,et al. The morphology and clinical significance of the dorsal meningovertebra ligaments in the lumbosacral epidural space. Spine, 2012,37(18):1−6.
40. 陆声, 徐永清, 师继红, 等. 腰椎前路手术相关自主神经的解剖及临床意义. 中华骨科杂志,2008,28(5):387−391.
41. 孙兆忠, 房清敏, 仲江波, 等. 下腰椎侧方入路中静脉及神经的应用解剖学研究及临床意义. 中国骨与关节损伤杂志, 2010, 25(11):975−977.
42. 杜心如. 常见腰椎手术入路的解剖与临床. 解剖与临床, 2013, 18(3):259−262.
43. 徐达传. 骨科临床解剖学图谱. 济南:山东科学技术出版社, 2005: 191−224.
44. 杜心如. 常见骨科问题5:容易误认为病变的脊柱解剖变异及鉴别要点. 中国全科医学（医生读者版）, 2013, 16(2D):62−67.
45. 孙喜平, 杜心如, 王玉红. 腰椎椎弓根螺钉预出钉部位的影像解剖学研究. 解剖与临床, 2009, 14(2):93−99.
46. Guan Y., Yoganandan N., MaimanD. J. F.et al. Internal and external responses of anterior lumbar/lumbosacral fusion: nonlinear finite element analysis. J Spinal Disord Tech, 2008, 21(4): 299−304.
47. Hanson EH, Mishra RK, Chang DS, et al. Sagittal whole−spine magnetic resonance imaging in 750 consecutive outpatients: accurate determination of the number of lumbar vertebral bodies. J Neurosurg Spine, 2010,12 (1): 47−55.
48. Hinterdorfer P, Parsaei B, Stieglbauer K, et al. Segmental innervation in lumbosacral transitional vertebrae (LSTV): a comparative clinical and intraoperative EMG study. J Neurol Neurosurg Psychiatry, 2010, 81(7): 734−41.
49. 杜心如. 脊柱常见变异对手术入路的影响及处理. 解剖与临床, 2013, 18(5):463−465.

50. 杨敬, 常鑫, 杜心如. 腰椎人字嵴顶点定位的三维CT影响研究. 中国临床解剖学杂志, 2013, 31(1):61–63.

51. 杜心如. 颈椎手术入路解剖与临床.解剖与临床, 2013, 18(1):73–76.

52. Reinhold M, Magerl F, Rieger M, et al.Cervical pedicle screw placement: feasibility and accuracy of two new insertion techniques based on morphometric data.Eur Spine J, 2007, 16(1):47–56.

53. 杜心如. 脊柱常见解剖变异对手术入路的影响及处理. 中华解剖与临床杂志, 2013(5):435–437.

54. 杜心如. 多发性骨髓瘤骨病外科治疗. 北京: 人民卫生出版社, 2013:217–235.

55. 杜心如, 徐永清. 临床解剖学丛书–脊柱与四肢分册.北京: 人民卫生出版社, 第2版: 677–679.

56. 黄江龙, 郑宗珩, 卫洪波, 等. 盆腔自主神经活体尸体对比研究. 中华外科杂志, 2014, 52(7): 500–503.

57. 鲍南, 杨波, 宋云海, 等. 骶尾部脊髓脂肪瘤的手术技巧. 中华神经外科杂志, 2013, 29(6): 543–546.

58. 闫甲, 范艳, 刘承杏, 等. 经骶管裂孔进行骶管囊肿穿刺的应用解剖学. 解剖学报, 2014, 45(6): 814–818.

15

腰椎微创手术临床解剖学

随着精准外科的发展和进步，微创手术广泛开展。微创手术的特点就是创伤小，但是同时也带来了另外一个问题，那就是手术视野较小，这就要求术者对病变局部的解剖和术式十分了解，以防止损伤血管或重要组织。与微创相关的解剖学观念的改变包括思维转换，从大体到管状视野，从宏观到巨微观；视觉改变，从三维到二维；触觉改变，从可触摸到不可触摸；毗邻改变，从标准姿势到术中姿势。这些都需要微创医生和解剖学家共同合作，才能有所创新。

腰椎间盘突出症微创治疗的解剖学要点

椎间孔镜技术首要的是精准定位，术前根据X线、CT、MRI等资料确定病变节段，进行入路选择等。由于个体及性别差异，一些体表标志的意义也有所不同。

相关的体表标志

1. 髂嵴　一般情况下髂嵴最高点连线平第4、5腰椎椎间盘，女性髂嵴低，第4、5腰椎椎间盘高出该连线，第5腰椎与第1骶椎椎间盘突出多见于女性，穿刺第5腰椎与第1骶椎椎间盘相对较为容易。男性髂嵴高，第4、5腰椎间盘低于该连线，第4、5腰椎椎间盘突出多见于男性，穿刺第5腰椎与第1骶椎椎间盘较为困难。

2. 脐　脐平第3~4腰椎水平，不管胖瘦，该标志相对恒定。

3. 髂后上棘　竖脊肌外缘也是常用的体表标志。

微创影像的骨性标志

微创影像的骨性标志包括：上关节突，下关节突，横突，棘突，椎板上下缘，椎弓根上下切迹，上下终板，椎弓根下缘连线。

这些由于显影清楚，在正侧位上均可很好地显示和辨认。需要注意的是这些结构均有个体差异，需要根据情况具体分析。

椎管及椎间孔标识

1. 椎间孔外口　正位片上上下椎弓根外缘的连线。

2. 椎间孔内口　正位片上上下椎弓根内缘的连线。

3. 椎间孔　正位片上上下椎弓根外缘连线与内缘连线之间的部分。

后路微创入路的安全窝

安全窝是指外至峡部椎板外缘，外上至关节突关节，内上至椎板上缘，下至椎板的区域，此处入路最为安全，以此作为起点寻找椎板间隙及黄韧带。

与微创相关的几个解剖概念

1. 盘黄间隙　为椎间盘与黄韧带之间的间隙，是一个三维立体空间，与行走根关系密切。椎间盘与前根及其被膜相邻，腰椎节段的盘黄间隙，第1~4腰椎逐渐缩小，第5腰椎~第1骶椎又有所增大，第4~5腰椎间最狭窄。椎间盘突出时，盘黄间隙更窄，压迫行走根。黄韧带增厚向前突出时，盘黄间隙可狭窄（图15-1）。

2. 椎间孔血管　根动脉、静脉与神经根血供关系密切，血管均细小，为出血来源。重视手术的同时，要注意保护神经根血供。术后给予药物改善微循环，四肢活动及肌肉收缩有利于血液循环，深呼吸、大小便通畅有利于椎管静脉回流。

3. 椎间盘厚度　椎间盘前缘厚，后缘薄，平均厚度9 mm。前缘自上而下逐渐增厚，后缘自上而下逐渐增厚（第5腰椎除外）（图15-2）。

椎间盘后缘数据对临床意义较大。腰椎间盘突出症时椎间盘后缘厚度变小，为5.7~7.3 mm，这对工作套筒大小选择有意义。术前可以在影像上进行测量，选择合适尺寸的套筒。

4. 椎间盘退变　退变中也有修复，炎症的产生可能有积极意义。纤维环损害加速椎间盘退变。纤维环愈合能力较差，愈合主要发生在外层纤维环，外层纤维环切开处存在纤维组织增生呈现纤维性愈合，内层纤维环却无愈合迹象，故纤维环的愈合是纤维组织增生的结果，并非结构的重建，与其血供特点有关。所以，缝合纤维环是否能促进愈合有待商榷。椎间盘镜下射频消融是否会影响椎间盘愈合，也是需要研究的问题。

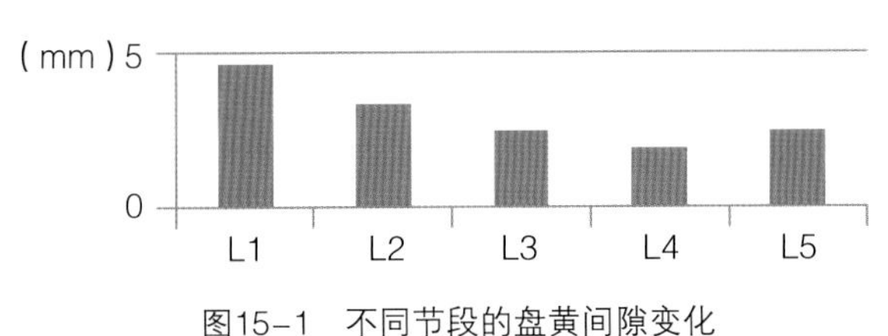

图15-1　不同节段的盘黄间隙变化

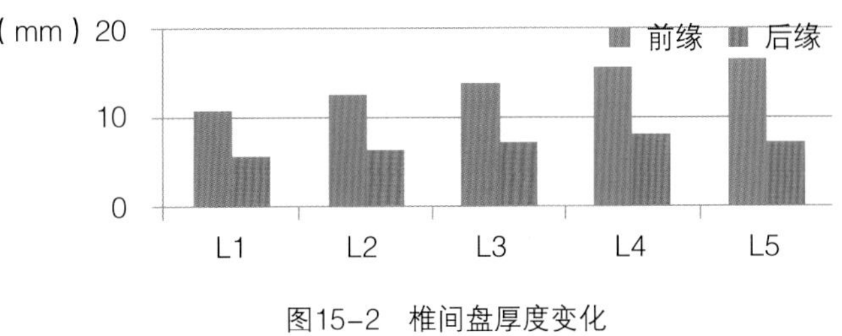

图15-2　椎间盘厚度变化

椎管和侧椎管的形态

腰椎椎管由各腰椎椎孔相连构成。前壁为椎体、椎间盘和后纵韧带，后壁为椎板及黄韧带，侧壁为椎弓根，后外侧为关节突关节。临床上将椎管分为中央椎管和侧椎管，前者主要是指硬脊膜囊占据的部分，后者为神经根管。

椎管的形态

1. 中央椎管　腰椎间盘退变、椎间关节不稳、黄韧带肥厚、椎体后缘及小关节突增生、腰椎间盘膨出或突出等是造成椎管狭窄的常见原因，第3~5腰椎段椎管最易发生椎管狭窄。

腰段脊柱从屈曲位至伸展位，椎管可发生下

列改变：①腰椎椎管缩短2.2 mm，其内含神经组织也变短变宽。②黄韧带纤维变松、变厚。③椎间孔变窄。④椎间盘均向后轻度突出。

正常硬脊膜周围有一定空间，允许脊神经活动。在椎管狭窄时，硬脊膜及其马尾被紧紧包裹，一旦腰椎从屈曲位至伸展位运动时即受到影响。由于脊髓末端一般位于第1腰椎下缘或第2腰椎上缘，第3腰椎水平以下，硬膜囊内只有马尾神经。所以第3腰椎以下中央型椎间盘突出仅压迫硬膜囊和马尾神经，而不累及脊髓。

2. 腰椎椎管的CT影像　第4腰椎~第1骶椎的侧椎管为侧隐窝，CT图像可清楚显示这些结构。CT平扫时椎管内静脉丛不易与周围组织区分，增强扫描时，硬膜外间隙静脉丛明显强化。在硬膜囊的前方和前外侧可见到较明显的脂肪，尤其在侧隐窝处，其脂肪可厚达3~4 mm。由于在脊神经周围有较多的脂肪组织，在低密度脂肪组织的衬托下，脊神经可显示清楚。

椎管内结构与椎间盘毗邻关系

1. 椎间盘与硬膜囊内马尾神经的对应关系　硬膜囊在中央椎管部走行，其前方为腰椎椎体、椎间盘及后纵韧带，后方为椎板及黄韧带。在硬膜囊内，两侧马尾神经沿硬膜囊后外侧内面排列，近侧端的马尾神经排列在最外侧，下位序数的马尾神经向内依次排列，第3~5骶神经根的马尾神经排列于后正中部。在硬膜囊的前部，没有马尾神经走行，只有脑脊液填充。马尾神经在硬膜囊内并非呈自由漂浮状态，而是借软脊膜丝状带固定。另外，在每根马尾神经穿出蛛网膜下腔及硬膜袖的部位，也有蛛网膜形成的韧带固定。上腰段由于马尾神经数量多，又有脊髓圆锥占据中央，所以硬膜囊内缓冲空间较相对小。下腰段硬膜囊内只有下位的马尾神经，缓冲空间较大。

2. 腰神经根前根、后根与椎弓根的毗邻关系　腰神经前根直径为1~2 mm，后根为5~10 mm。前根均位于后根的前下方，椎弓根内侧骨皮质既与前根相邻，又与后根相贴。在下方骨皮质处，椎弓根与神经后根相邻，前根由于转向腹侧而与椎间盘后缘相邻（图15-3）。

椎弓根的内侧与硬膜囊相邻，二者借脑脊液和被膜相隔，其间距为2~3 mm。第5腰椎以下椎弓根的内侧邻近马尾神经根的垂直段，神经根恰在椎弓根下面，是椎弓根螺钉最易损伤的部位。椎弓根的上方及外侧无重要结构，较为安全。在第1~5腰椎椎弓根均有椎管内静脉丛紧紧贴附在其四周，以上下及内侧最为明显。这可能是造成硬膜外血肿的原因之一。在椎管内静脉丛的浅面为硬膜囊的侧缘及神经根。在第1腰椎处神经根向两侧走行，所以椎弓根和硬膜囊侧缘相邻，间距小于3 mm。第2腰椎处神经根近端及硬膜囊侧缘相邻，间距小于3 mm。第3腰椎则与神经根的近1/2相邻。第4腰椎内侧和神经根近2/3相邻，下方与神经节相邻。第5腰椎下内侧与神经根近端和神经节相邻。由于前、后根均与椎弓根内侧和下方相邻，椎弓根螺钉置钉术可能会损伤神经根，出现感觉运动障碍。又由于后根比前根粗大，所以出现感觉障碍的概率远远大于运动障碍。

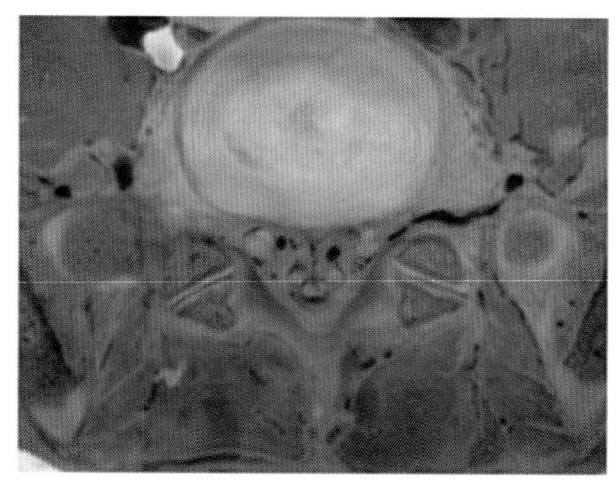

图15-3　腰神经根前根、后根（L5）与L4~L5椎间盘毗邻

腰椎间孔及其结构

■ 腰椎间孔的形态

1. 椎间孔　又称椎间管，为椎弓根间的垂直区域，分内、外两口。椎间孔是一个骨性结构，内含神经、血管、韧带等软组织。其上缘为上位椎弓根下切迹，下缘为下位椎弓根上切迹。椎弓根下切迹较上切迹凹度深，所以椎间孔上缘大于下缘。其前壁是上位椎体后下缘、椎间盘的后方和下位椎体后上缘。其后壁是椎弓峡部、黄韧带和下位椎体的上关节突。腰神经通过椎间管，向外下倾斜（图15-4）。神经前、后根汇合处一般位于椎间孔水平。为显示腰神经通道各段大小及神经根的位置及毗邻，CT扫描时，应沿椎间盘后部、侧隐窝上部、侧隐窝下部及椎间管四个层面进行（图15-4）。

椎间孔外口与神经根的截面积相差悬殊。第1腰神经根截面积仅为同序数椎间孔的1/12，即使较粗的第4、5腰神经根，亦只是同序数椎间孔的1/5~1/4。在一般情况下，神经根有较大的活动空间，不会受到压迫。在SE序列横轴及矢状位T_1加权像上，神经根表现为贴近椎弓根的硬膜外脂肪围绕的低信号。

2. 腰椎各节段椎间孔形态特点　椎间孔自第1~5腰椎由大变小，而在其中走行的脊神经自第1~5腰椎却由小变大，故下位腰椎椎间孔处造成脊神经卡压的可能性较大。当腰椎间盘朝外侧突出（椎间孔部）或腰椎滑脱时，可压迫神经引起相应的症状和体征。

■ 腰椎间孔内结构的毗邻

国内外对腰椎椎间孔内相关韧带进行了研究，对其生理、病理及相关临床意义都进行了相应的探讨。Golub BS等于1969年发现腰椎椎间孔

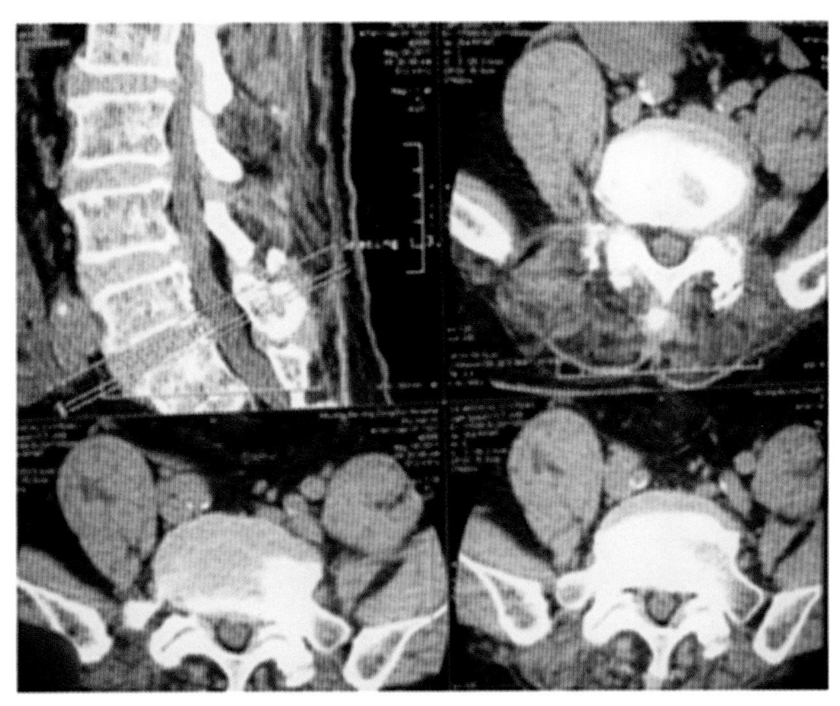

图15-4　腰神经管通道CT横断扫描层面

出口区和外侧区韧带，命名为横椎间孔韧带和椎体横突韧带，中文简称为横孔韧带和体横韧带。他们认为这些韧带非正常人体组织，与腰腿痛关系密切。随着相关解剖学及组织学研究的不断开展，越来越多的学者认为椎间孔韧带是人体正常组织，起固定、保护神经和血管的作用，或认为其对维持腰骶节段的稳定有一定的力学功能。另外，不少学者认为腰椎横孔韧带与腰椎神经根卡压引起的坐骨神经痛之间存在密切关系，并对其机制进行了深入的探讨。

1. 腰椎椎间孔韧带　椎间孔韧带属于正常结构，但并非每个节段都出现，而且同一节段也不是对称出现，具有不恒定性，不对称性。椎间孔韧带减少了神经根在椎间孔内的活动缓冲空间，可能是导致腰腿痛的一个解剖因素。随着椎间孔镜的开展，椎间孔韧带引起临床重视。80%~97.5%的椎间孔有韧带结构，胎儿也有椎间孔韧带。组织学证明，椎间孔韧带是独立的组织结构，周围有疏松结缔组织围绕，并无肌肉筋膜与其相连，是致密的结缔组织。

椎间孔韧带将椎间孔分为上下两部分或三部分。神经、血管各自走行在一部分中。一般状态下，神经根走在上份，血管及脂肪走行在下份。有时椎间孔韧带与椎间孔围成的部分空间太小，可造成神经的卡压，故椎间孔韧带也是造成脊神经卡压的因素之一。

2. 腰椎间孔韧带的分类　椎间孔韧带包括椎间孔内部和外部韧带。椎间孔内部韧带又叫横孔韧带，椎间孔外部韧带即是体横韧带。Golub将椎间孔韧带分为5种，即体横上韧带、体横下韧带、横孔上韧带、横孔中韧带、横孔下韧带。

（1）横孔韧带：横孔上韧带从椎弓根与横突的夹角发出，横跨椎间孔上缘（即椎弓根下切迹），止于同位椎体或间盘的外下侧，其内上方孔隙有动静脉和交感神经走行。横孔下韧带从上关节突前缘发出，横跨椎间孔下缘（即椎弓根上切迹），止于同位椎体或间盘的外下缘，其下方孔隙走行静脉。横孔中韧带起于上关节突前缘，止于上位椎体后外侧。脊神经在横孔上韧带与横孔中韧带之间走行，如果横孔中韧带阙如，则脊神经走行在横孔上韧带和横孔下韧带之间。

（2）体横韧带：体横上韧带由横突下缘发出，止于同位椎体外下缘、椎间盘侧壁、下位椎体外上缘。体横下韧带由横突上缘发出斜向内上，止于同位椎体外上缘、椎间盘侧壁或上位椎体外下缘。体横中韧带，同样起源于横突，水平走行，止于同位椎体的腰部。这些韧带交错围成不同的间隔，中间较大的间隔通过脊神经，周围小孔走行动静脉及其分支或更细小的神经分支。

（3）椎间孔韧带的分布、形态及变异：每个椎间孔内有1~4条韧带不等。横孔上、下韧带主要位于上腰椎，尤以第1腰椎椎间孔多见，体横上、下韧带主要位于下腰椎，第5腰椎椎间孔多见。其中只有一条韧带的占48.5%，2条的占19.2%，3条的占12.1%，4条的占3%。椎间孔韧带有带状和条索状，有些韧带有分叉现象，有的甚至变成多个细小纤维索，呈现多起点、多止点现象。这些纤维索将椎间孔分成更多细小的间隔，可能增加对组织结构的固定和限制作用。有的韧带出现异常肥厚，且表面光滑，以横孔下韧带多见。严格意义上这些肥厚的韧带已成为椎间孔的下缘（图15-5）。

3. 腰椎间孔韧带的生理意义　充足的空间对椎间孔内脊神经十分重要。椎间孔与其他骨性通道不同，前方是椎间盘，后方是关节突关节。椎间孔韧带将椎间孔分隔成不同的间隙，最大的间隙走行脊神经，其余小间隙走行动静脉及其分支或者更细小的神经分支。在直腿抬高或下肢后伸时，脊神经在椎间孔内有几毫米的滑行运动。当脊柱运动时，椎间孔的孔径也随之变化，起止点在同一椎体的韧带，其张力不会随椎间孔孔径变化而变化；但起止点位于不同椎体的韧带，其位置及张力会随着椎间孔孔径的变化而变化，进而

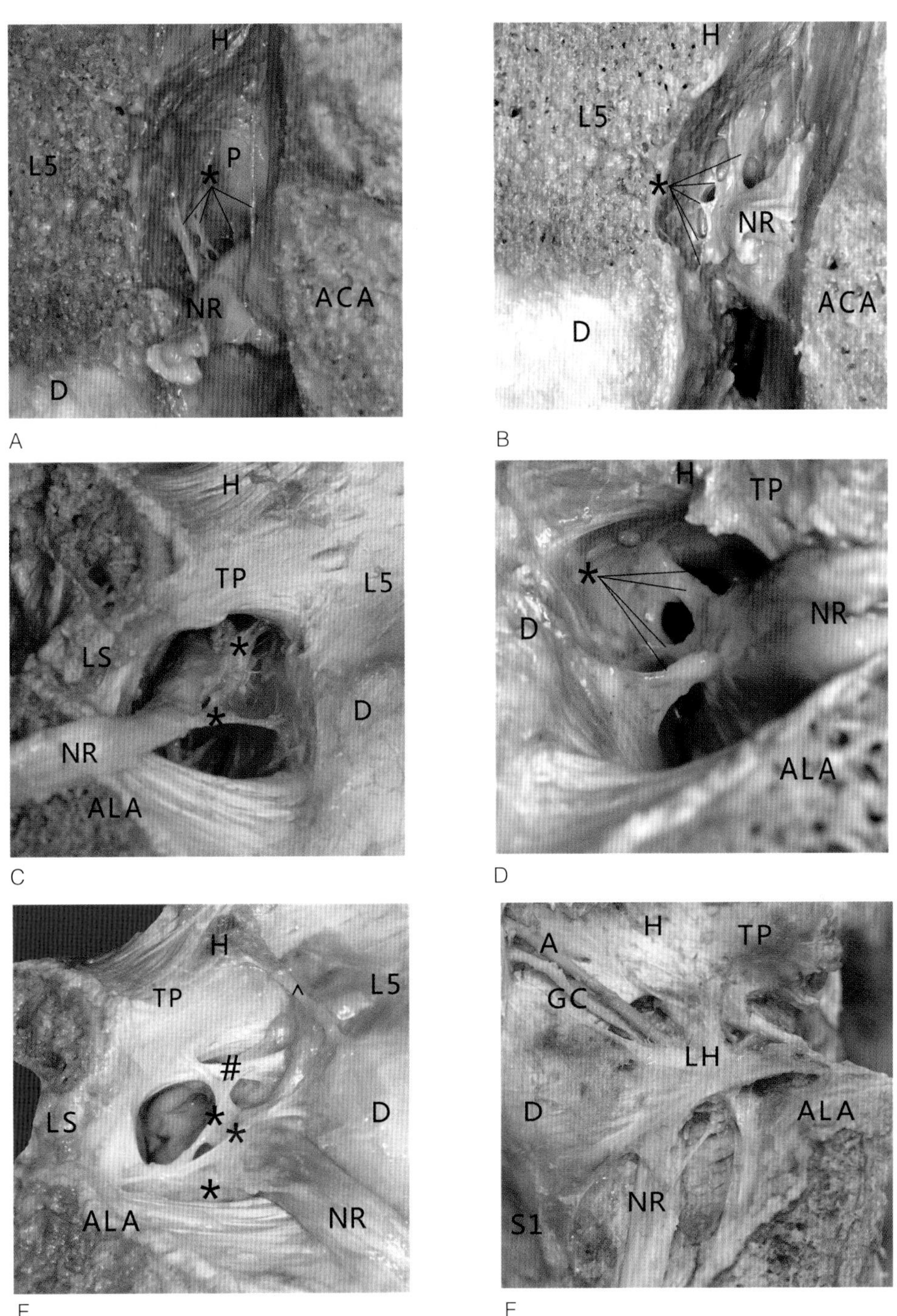

H. 头端；P. 椎弓根；L5. 第五腰椎椎体；D. L5/S1椎间盘；ACA. 第五腰椎棘突；S1. 第1骶椎椎体；NR. 神经根；TP. 横突；LS. 腰骶韧带；GC. 交感神经灰支；A. 节段动脉；ALA. 骶骨翼；LH. 腰骶帽状韧带；“*”椎间孔韧带；“#”体横韧带。

图15-5 椎间孔韧带

A,B. 内侧观椎间孔内口韧带；C,D.前面观椎间孔中间韧带；E,F. 前面观椎间孔外口韧带影响脊神经所在间隙的大小。但由于脊神经直径明显小于其所在的间隙，神经受到卡压的可能性极小，所以并不会感到任何不适。血管及细小的神经支往往处于孔的边缘，一般不会受到影响。但当这些韧带肥厚时，穿行其中的静脉支活动度受限。所以，尽管椎间孔韧带对神经根、动静脉有限制作用，但是它更多是对神经根提供保护，防止神经根与椎间孔在发生相对运动时受到周围组织的压迫。

4. 腰椎间孔韧带在腰腿痛中的临床意义　目前关于脊神经在椎间孔的受压机制尚不明了，有学者提出椎间盘的退变导致椎间盘高度下降，椎间孔的横截面积减小，椎间孔发生狭窄而使脊神经受压。有两种可能的作用机制：一种是椎间盘退变，高度丢失，导致椎间孔韧带与脊神经的相对位置发生改变，韧带位置下移，对脊神经产生直接压迫；另一种是椎间孔韧带本身发生了病变，如钙化、骨化等，可造成对脊神经的压迫。所以，脊神经根并不是受到来自椎间孔的骨性压迫，而是受到椎间孔韧带的直接压迫。

5. 椎间孔韧带影像学特点　椎间孔韧带在CT上表现为比周围脂肪和血管组织结构衰减系数更高的线样结构，而在MR上表现为低信号的线样结构。如果能获得椎间孔韧带在椎间孔的运动状态下（前屈、后伸、旋转等）的影像，就可直观地发现神经根是否受压。

6. 椎间孔韧带生物力学　腰椎椎间孔韧带除了对神经根起到保护作用，很可能也在分散神经根受到的应力方面发挥作用。下腰椎（第3~5腰椎）椎间孔韧带所能承受的极限负荷随节段下降逐步增加，韧带硬度越来越大，韧带与神经根的厚度逐步增加。

■ 椎间孔入口区和中央区韧带

在椎间孔入口区和中央区并没有明显的韧带结构，只有一些连接神经、血管的纤维样组织，是Hoffman韧带的一部分。椎间孔内脂肪组织丰富，几乎将剩余空间填满，脊神经被这些纤维样和筋膜样结构固定。在椎间孔出口区，脊神经走行于横孔上、下韧带之间。在椎间孔外侧区，脊神经行于椎体横孔下韧带的下方。交感神经在椎间孔出口区或外侧区的腹侧中下部与脊神经连接。

■ 椎间孔及其外侧区的动脉

第1~4腰动脉行至椎间孔处，分为3组终末支，即前支组、脊支组和后支组。进入第5腰椎与第1骶椎椎间孔的血管，是髂腰动脉腰支或第4腰动脉的降支。

■ 椎间孔及其外侧区的静脉

由椎内静脉汇入椎间静脉，出椎间孔后汇入腰升静脉或腰静脉。同时腰升静脉或腰静脉在椎间孔外侧区，收纳横突前静脉、椎外静脉后丛的属支。椎间静脉侧隐窝的椎内前静脉丛或椎内后静脉丛发出，分为椎间静脉上、下两支，该上下两支又各有1~3个分支，向外行于横孔上韧带上方和横孔下韧带下方。第5腰椎与第1骶椎椎间孔往往缺乏椎间静脉下支。部分椎间静脉下支至腰静脉的交通支，经过安全三角区，这是椎间孔镜术中引起出血的原因之一。

■ 椎间孔内的脊神经及神经根

腰神经根在穿出硬膜囊时，前后根走行在各自的神经鞘内，中间有疏松结缔组织相连。在脊神经节远端，二者才融合成一体，形成脊神经。在融合之前，前根在前，后根在后，所以前根更贴近椎间盘后部。临床上所谓的神经根是指解剖学的脊神经近端及神经根出硬膜囊部分，而非严格意义上的神经根，这点在阅读文献时应注意。

导致腰椎间孔狭窄症的因素

椎间孔形态在通常情况下表现为类圆形、椭圆形或倒置泪滴形。椎间孔的正常高度为11~23 mm、宽度为8~10 mm，面积为40~160 mm^2。腰椎椎间孔周围结构的退变如腰椎椎间盘突出、椎间隙高度降低、关节突关节增生肥厚及内聚、黄韧带肥厚骨化等，均可能导致椎间孔有效空间的减小，同时脊柱退行性改变可能出现腰椎不稳、腰椎滑脱、脊柱侧凸等，进一步加重椎间孔狭窄，体位的改变和腰椎运动单元的活动，也可能影响到椎间孔大小。导致椎间孔的狭窄因素，可分为静态和动态因素。

1. 静态因素

（1）腰椎间盘退变：腰椎间盘退变如椎间盘高度降低、髓核突出或脱出、骨质的增生及终板的退变等都是引起椎间孔狭窄的重要因素。其中椎间盘高度降低对椎间孔狭窄的影响最显著。如果椎间盘高度减低4 mm（为椎间盘正常高度的35%~50%），椎间孔的高度、宽度及面积均显著减小。

（2）关节突关节退变：椎间盘退变如高度减低、水分丢失等使关节突关节承受的轴向负荷加重，从而进一步加重关节突关节的退变，出现骨赘形成、关节突关节增生肥大以及关节囊钙化等。而这些退行性改变可能会进一步导致椎间孔狭窄。

（3）腰椎滑脱：可能是导致腰椎椎间孔狭窄的因素之一。腰椎滑脱时，上位腰椎可以向前、后或侧方滑移，不仅使椎间孔的形态发生改变，而且使椎间孔的高度降低及面积变小。峡部裂引起的腰椎滑脱程度与椎间孔的面积存在明显的负相关性。随着滑脱程度的增加（12.5%、25.0%和50.0%），椎间孔的面积相对逐渐减少（16.1%、20.7%和22.1%）。

（4）脊柱侧凸：脊柱侧凸也可能是导致椎间孔狭窄的因素之一。退变性脊柱侧凸患者的椎间孔高度、面积等均显著小于非脊柱侧凸者。同时脊柱侧凸的凹侧和下腰椎的椎间孔高度及面积，均小于凸侧和上腰椎的椎间孔高度及面积。椎体楔形变可显著减小凹侧椎间孔的面积，椎体旋转也可减小同侧椎间孔的面积。

（5）椎间孔结构发育：腰椎间孔狭窄症患者的椎体高度往往较低，以致椎弓根下方的椎间孔越小，其内的脊神经容易受压而出现症状。

2. 动态致狭窄因素　腰椎运动单元的活动可以影响椎间孔的大小。椎间孔在腰椎屈曲位时最大，而在伸展位时最小。从屈曲位改变到伸展位，椎间孔高度下降约18%。在腰椎轴向旋转位和侧屈位时椎间孔亦有变化。

椎间孔韧带在椎间孔镜手术中的意义

椎间孔镜在植入工作套筒的过程中，应对椎间孔韧带进行分离，在分离韧带时要注意和神经进行鉴别。一般情况下椎间孔韧带不会影响植入套筒。分离时椎间孔血管破裂，会造成视野模糊。

经皮椎体后凸成形术

经皮椎体后凸成形术（PKP）是在经皮椎体成形术（PVP）的基础上发展而来的。与 PVP 比较，PKP 矫正骨折椎体的角度更大，发生骨水泥渗漏的概率更小，其他并发症的发生率与 PVP 相当。PVP经皮向病变椎体置入一种填充物（一般为骨水泥）来稳定骨质疏松性压缩骨折椎体和部分肿瘤椎体，以减轻疼痛，是一种用来治疗急性及疼痛性椎体压缩性骨折的新方法，其目的是解决患者长期卧床及过度使用麻醉性止痛药物的问题。

■ 影像学解剖标志及用途

1. 椎弓根　椎弓根是椎体成形术最重要的解剖标志。因此，术前需要了解椎弓根的投影位置、大小和走向，以确定进针点和穿刺通道。椎弓根轴心线与棘突和椎体前中点连线的夹角称内倾角，而椎弓根轴心线与椎体终板连线的夹角称为矢向角。椎弓根由第4胸椎~第5腰椎依次增大，胸椎椎弓根的大小与腰椎椎弓根有很大区别（图15-6）。而颈椎不适宜行椎弓根入路手术。

2. 棘突　判断椎体的旋转程度，确保正位透视的准确性。

3. 终板　确定矢状面上穿刺的角度。

4. 椎体后壁的边缘　与椎弓根投影联合判断穿刺通道偏内或偏外，避免穿刺钉进入椎管。

腰椎椎弓根形态不同，在正位片上表现为第1~3腰椎呈纵向椭圆形，第4腰椎呈圆形，第5腰椎呈斜向的椭圆形，自上而下，横径逐渐增大，纵径逐渐减小。另外，X线片上椎弓根显影的“牛眼”是椎弓根最狭窄部位（图15-7）。

5. 血管　椎体成形术可发生骨水泥通过椎体缺陷的地方或椎体静脉系统渗漏引起脊髓、神经根压迫；另外脂肪、骨髓、空气和骨水泥进入静脉系统可以造成肺栓塞。椎外静脉丛和椎管内静脉丛之间有交通支相互吻合。术中穿刺针最好位于椎体前中1/3处，因为该区域是静脉丛交接处，静脉较细，可减少通过静脉系统渗漏和发生肺栓塞的机会。

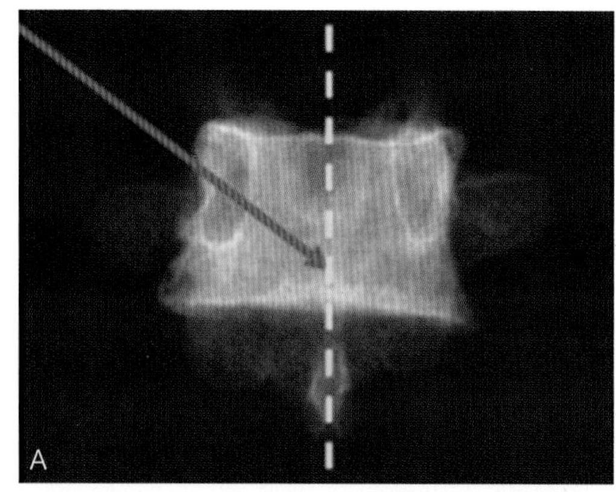

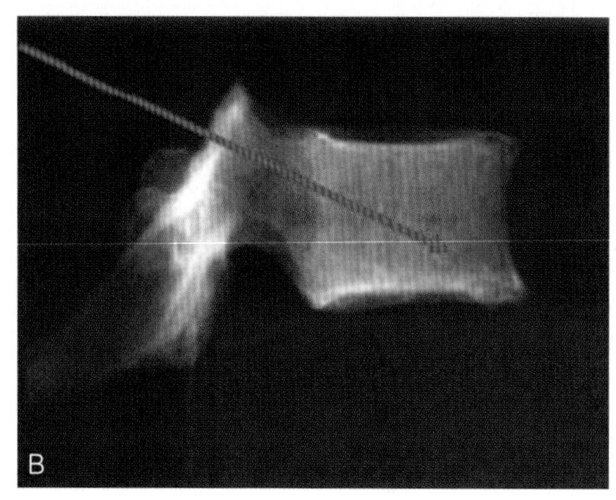

图15-6　胸椎椎弓根入路手术侧位片

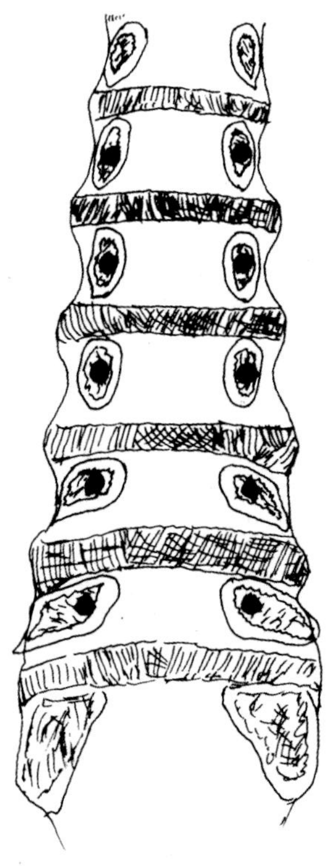

图15-7　腰椎椎弓根形态特点

手术入路

1. 颈椎前外侧入路　主要用于颈椎区的穿刺。穿刺针经气管与颈动脉鞘的间隙，向椎体中外1/3处穿刺进入椎体，穿刺针与椎体角度呈15°~20°。解剖学研究表明，该间隙是一个无重要血管和神经结构的安全区。穿刺针经皮肤、皮下组织，颈浅、深筋膜，颈前筋膜进入椎体。

2. 胸腰椎经皮椎体成形术入路　根据解剖分为经椎弓根入路、椎弓根外侧入路或侧后方入路。在此基础上又分为单侧穿刺和双侧穿刺。

（1）经椎弓根入路：正常情况下能满足第5胸椎～第5腰椎节段的手术，经椎弓根能相对安全进入椎体。此入路的优点是在骨水泥通过或围绕椎弓根渗透到椎管前很容易被发现。若骨折靠近上终板，探针应位于椎弓根中线偏下；若骨折靠近下终板，探针的位置应位于椎弓根中线偏上。此入路常见的并发症是穿破椎弓根骨皮质，多是进针位置偏离中心所致。穿破内侧骨皮质有进入椎管的可能；穿破上、下骨皮质有损伤神经根及血管的可能；穿破外侧骨皮质有损伤节段血管的可能。避免出现并发症的方法是确保进针在椎弓根内（图15-8）。

技术可达的情况下建议单侧椎弓根入路，节约时间，减少射线暴露，在恢复椎体高度、强度方面，与双侧入路相比效果无明显差异。骨折严重，椎体破损较多的情况下，建议选择双侧入路。单侧穿刺效果取决于骨水泥的弥散程度：①骨水泥未过中线，无骨水泥侧薄弱，不平衡；②骨水泥过中线，效果等同双侧（图15-9）。

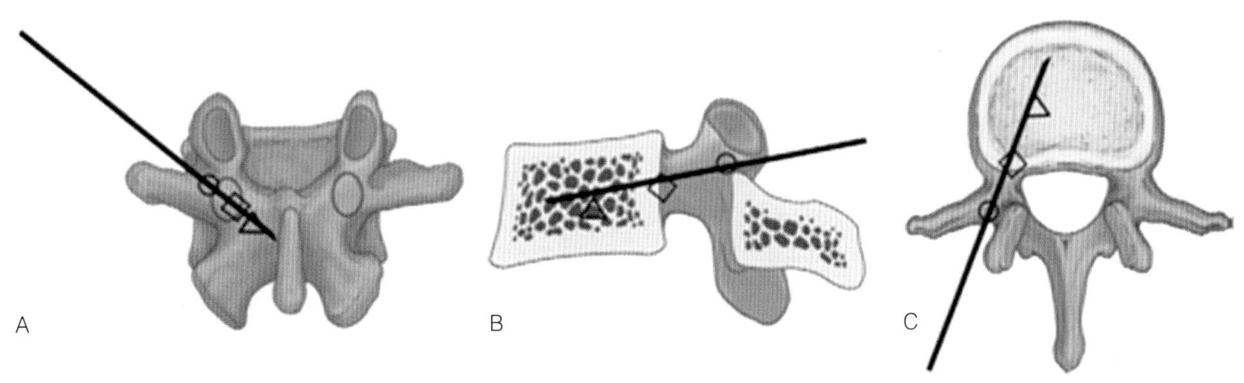

不同图形代表穿刺针对应的解剖部位：○进针点，◇椎体后壁，△椎体中央。

图15-8　经椎弓根入路

A.正位；B.侧位；C.轴位

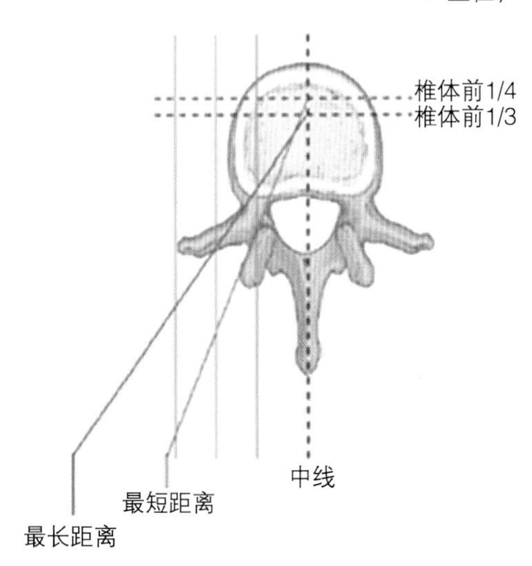

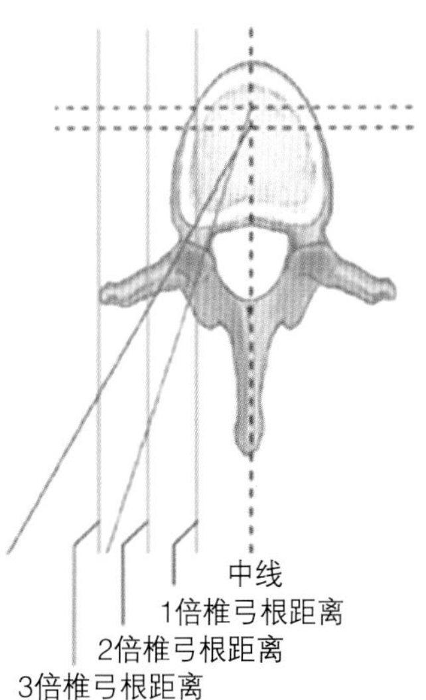

图15-9　单侧椎弓根入路

为了达到椎体前中柱良好的充填以及防止骨水泥渗漏到椎管的目的，穿刺针头端需位于椎体前方1/4~1/3，而且针头需达到椎体中线。那么距中线最近的皮肤穿刺点应位于椎弓根内侧壁和椎体前1/4的延长线（红线）上。最远的皮肤穿刺点应位于椎弓根外侧壁和椎体前1/3的延长线（蓝线）上。三条平行于椎体中线的绿线代表1、2、3倍椎弓根距离。由此可见，多数患者胸椎和腰椎的皮肤穿刺点在1.5~2.5倍的椎弓根距离内（图15-9）。

（2）椎弓根外侧入路：通常用于胸椎。与椎弓根入路相比，椎弓根外侧入路的进针点更靠外侧，进针方向更靠内，通常经横突或者肋横突关节，并恰在肋骨头内侧（图15-10）。探针经椎弓根外侧直接进入椎体。若太靠近外侧，可能会进入胸腔导致气胸；若太靠近下方，可能刺破节段动脉；若太靠近内侧，可能会进入椎管损伤脊髓。

（3）侧后方入路：对于一些特殊患者，病变腰椎不能经椎弓根入路，可采用Ottolenghi描述的腰椎椎体活检侧后方入路。皮肤进针点为中线旁开8~10 cm，与垂直轴成角40°~50°，进入椎体侧后方的外侧部分，探针位于神经根的前侧，侧位像在椎体中心部分侧位像上，探针位于横突的前面。但是该入路的穿刺针尖往往位于椎体中央而不是椎体前1/4或1/3，这加大了骨水泥渗漏的可能性，同时还可能导致节段动脉和神经根的损伤。

（4）个体化入路（标准化测量）：个体化差异决定了解剖差异，所以提倡术前测量，达到手术的标准化和个体化（图15-11）：在MRI影像上以单侧经椎弓根外侧入路进行测量，确定穿刺点旁开棘突的距离（a=4.44 cm），以及矢状面上和轴位上的大致穿刺方向。然后在实际操作中应用。

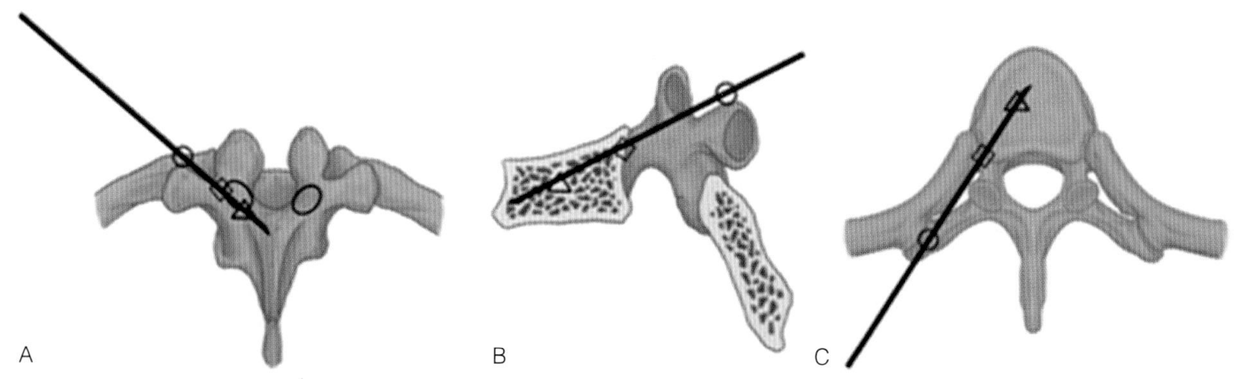

不同图形代表穿刺针对应的解剖部位：○进针点，◇椎体后壁，△椎体中央。

图15-10　经椎弓根外侧入路

A.正位位；B.侧位；C.轴位

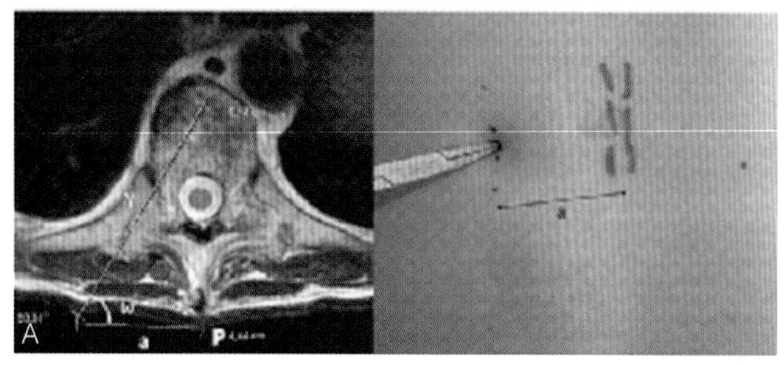

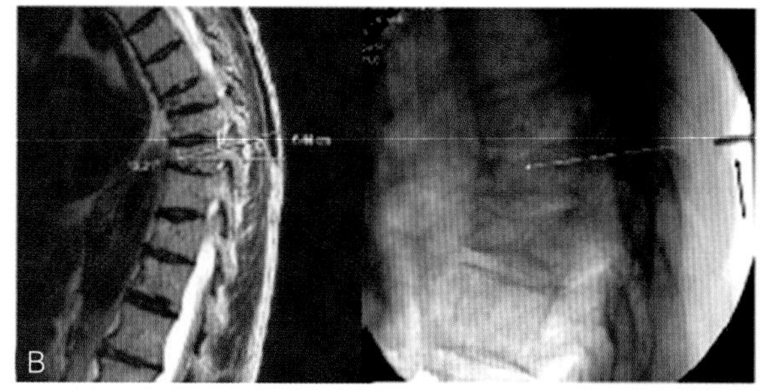

图15-11　个体化入路

PKP操作方法

胸腰椎患者俯卧位，腹部悬空。用1%利多卡因在穿刺点皮肤做穿刺通道软组织全层浸润麻醉后，在透视定位下进行穿刺。在后前位透视下，两侧椎弓根（“牛眼”）显示清晰，将穿刺针向矢状面和足侧成角15°~20°。进针点位于椎弓根显影边缘的外上方，相当于10点或2点位置（图15-12）。

此步骤的技术关键为在穿刺针未进入椎体后缘之前，正位透视显示穿刺针未越过椎弓根内缘，否则，有穿入椎管的风险（图15-13）。穿入椎弓根后，做侧位透视，穿刺针从椎弓根外上缘穿至内下缘。进入椎体后缘以后（图15-14），可在外科锤协助下，缓慢将穿刺针进至椎体前1/3处（图15-15）。透视下注射骨水泥，当骨水泥到达椎体后壁时即停止注射。

PVP和PKP的常见并发症及注意事项

PVP与PKP会伴发一系列与椎体穿刺、骨水泥渗漏相关的并发症。大多数临床医师比较倾向于将术中的骨水泥按照渗漏部位进行分类，包括椎管内硬膜外渗漏、神经孔渗漏、椎间盘渗漏、脊柱旁软组织渗漏、椎旁静脉渗漏和穿刺针道渗漏等。发生在椎间隙内和软组织内的骨水泥渗漏，由于机械压迫和局部刺激作用，可能会引起远期椎间盘和软组织退变。发生在静脉内的渗漏，可引起肺栓塞、静脉栓子等并发症。发生于椎管内的渗漏，可引起严重后果（如脊髓、神经根损伤，瘫痪或危及生命等），应绝对避免。另外，骨水泥会发生向椎体周围其他方向渗漏的可能，但大多数患者无临床症状。术中常见并发症如下。

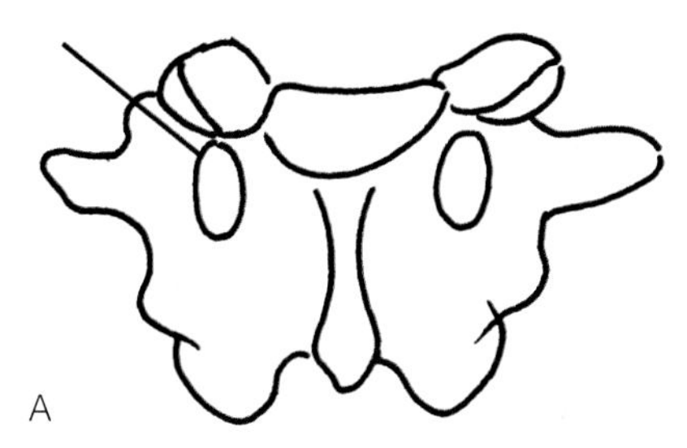

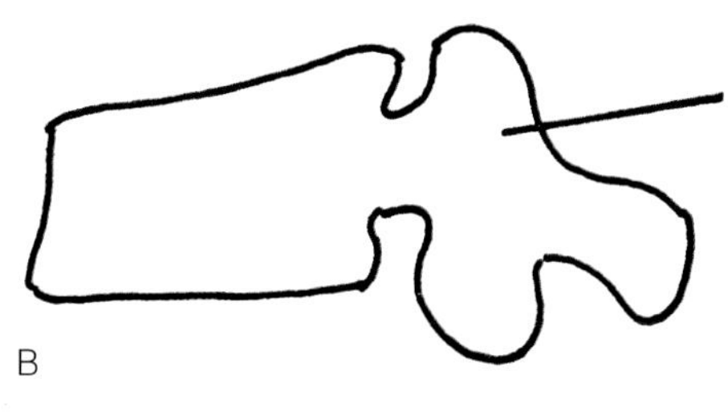

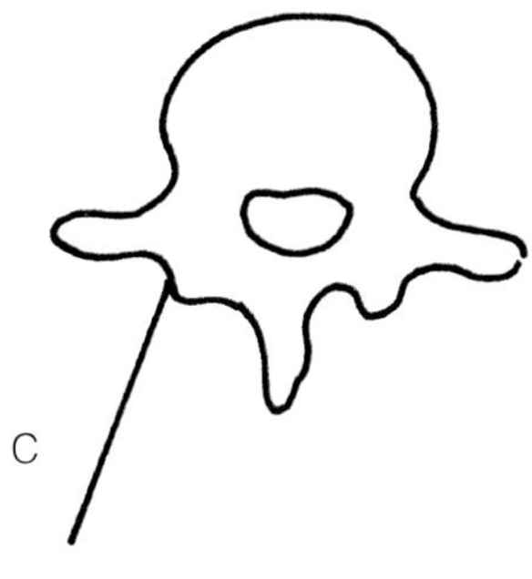

图15-12 椎弓根进针点
A.正位；B.侧位；C.横断面

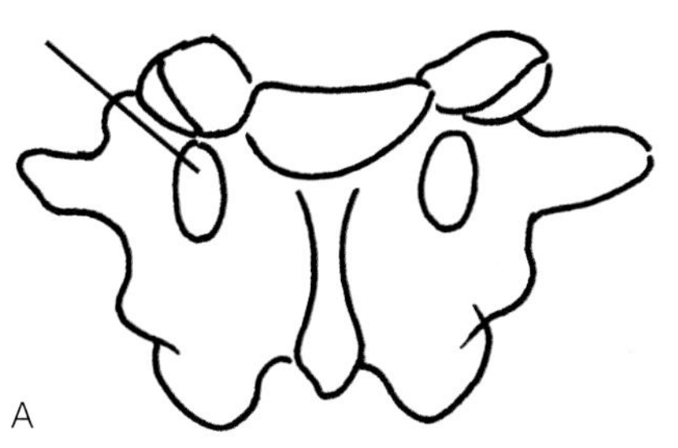

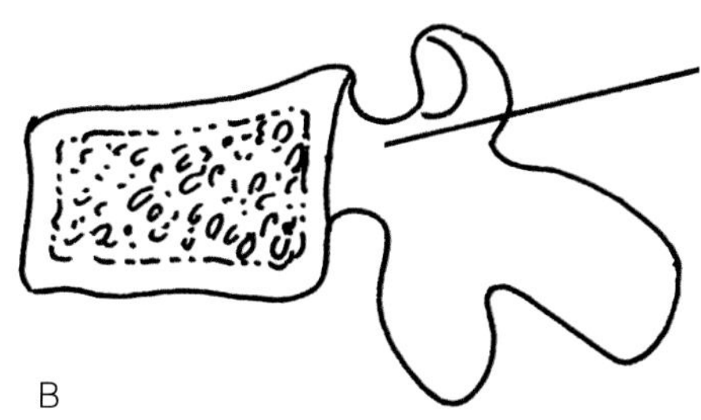

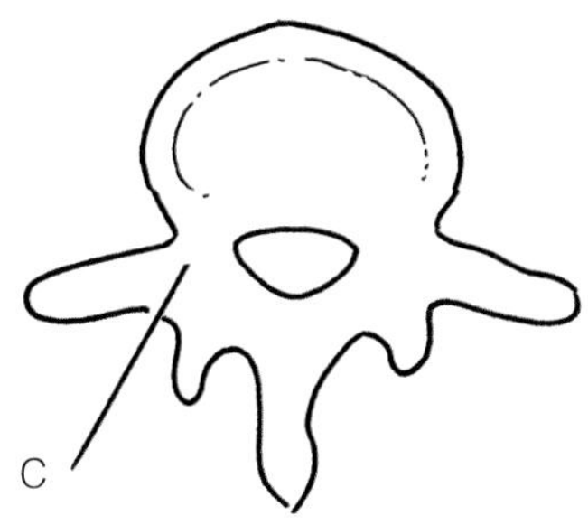

图15-13 椎弓根进针过程中针尖位置判断（合适）
A.正位；B.侧位；C.横断面

1. 骨水泥的渗漏　骨水泥渗漏是PVP最常见的并发症。

2. 栓塞　聚甲基丙烯酸甲酯（PMMA）是目前PVP术最常用的生物材料，要将PMMA 注入椎体内需要较大的注入压力，压力过大可使PMMA进入椎体内丰富的静脉丛，若进入腔静脉系，就可能形成骨水泥栓子，患者会出现呼吸困难、心动过速、咳嗽、咯痰等症状。

3. 穿刺并发症　与传统外科手术比较，PVP的优势在于其微创性，但由于不是在直视下操作，若穿刺针的套管位置不正确，术中穿刺操作失误也可造成周围器官损伤（图15-16）；有可能出现椎弓根骨折，横突、棘突及肋骨骨折，气胸，硬膜损伤等并发症。肋骨骨折好发于重度骨质疏松患者，多因操作时用力过大或体位不正确。另外，根据椎体压缩形态调整进针方向也很重要（图15-17）。

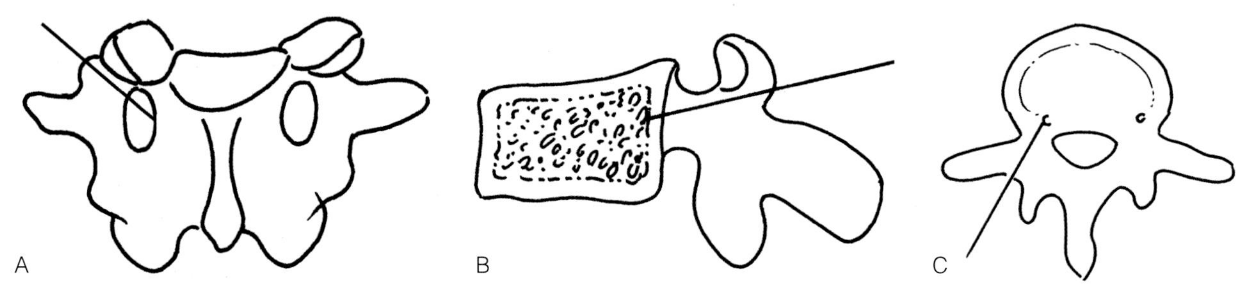

图15-14　针尖进入椎体后缘合适位置
A.正位；B.侧位；C.横断面

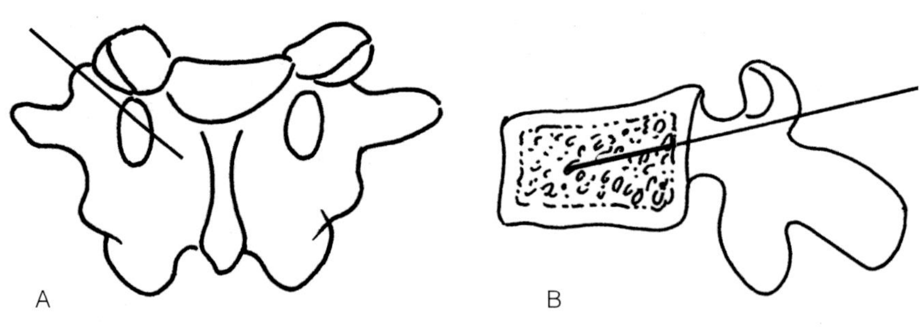

图15-15　针尖进入椎体前方1/3处
A.正位；B.侧位

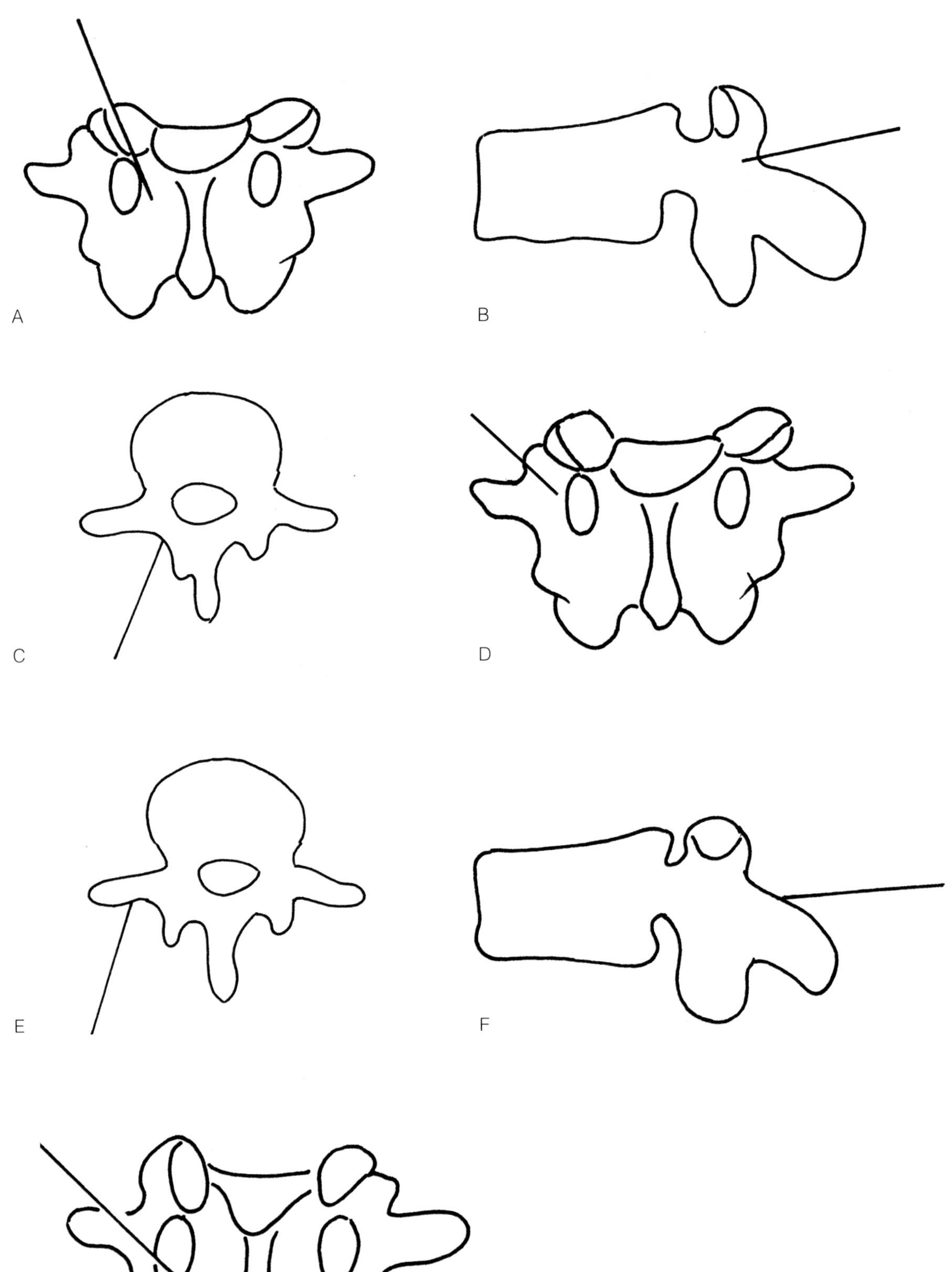

图15-16 穿刺针位置错误

A.偏内，正位；B.偏内，侧位；C.偏内，横断面；D.偏外，正位；E.偏外，横断面；F.偏下，侧位；G.偏下，正位

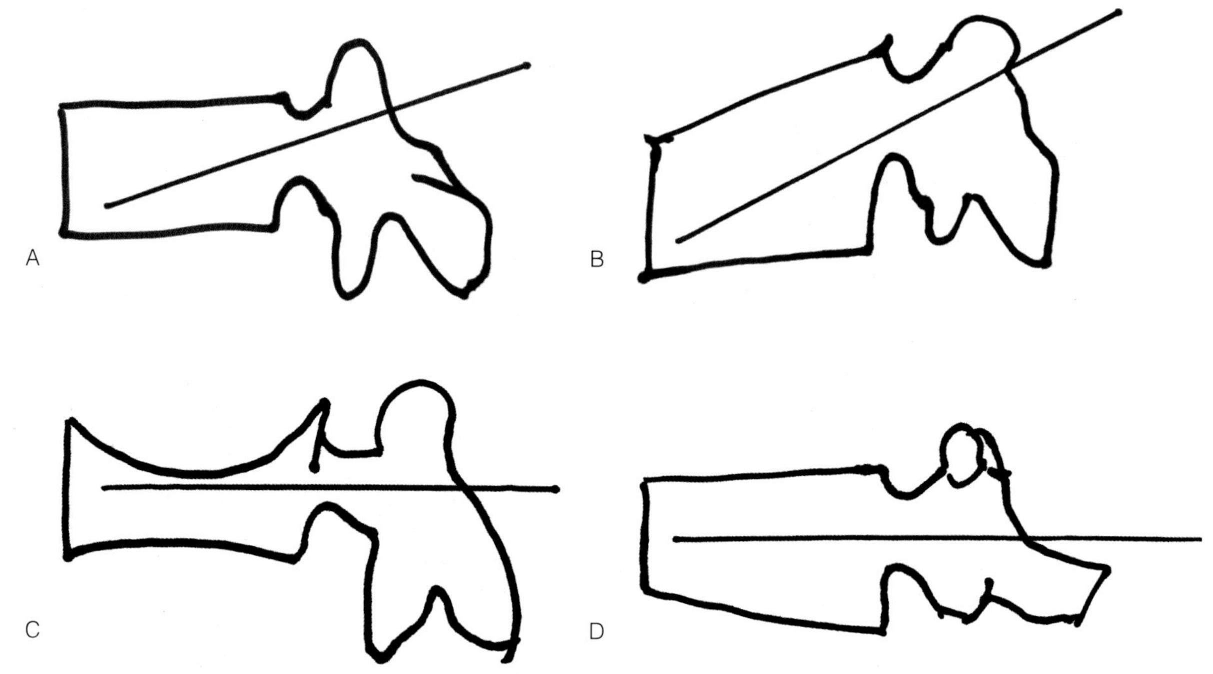

图15-17　根据椎体形态调整进针方向
A.正常形态；B.上终板骨折；C.上终板凹陷；D.下终板骨折

腰椎间盘微创手术

腰椎间盘微创手术在国内已经广泛开展，虽然术式各有千秋，但目的都是进行椎间盘切除或神经根减压，从而缓解症状，现介绍临床常用的腰椎间盘微创手术。

■ 经皮髓核溶解术

早在1959年，外国学者Hirsh设想是否可以通过某种酶类注入椎间盘内，溶解突出的髓核组织来减轻其对神经根的压迫。直到1963年Smith首次经皮将木瓜凝乳蛋白酶注入椎间盘来治疗腰椎间盘突出症，并取得了良好的临床效果，自此开启了广大学者对于腰椎间盘突出症微创治疗的探索。

椎间盘髓核溶解术是通过向椎间盘内注入药物，溶解皱缩突出的髓核组织来治疗椎间盘病变的一种方法，注入的药物一般为各种酶，比如木瓜凝乳蛋白酶、胶原酶、软骨溶解酶等，国外主要采用木瓜凝乳蛋白酶，而国内采用胶原酶偏多。

体　位

采取侧卧位、半侧卧位或者俯卧位，可根据手术需要和术者的习惯来决定。但俯卧位不利于出现并发症时的处理，侧卧位相对比较安全、方便，也有利于透视。

手术入路和注射方法

1. 手术入路　与椎体成形术一样需要双球X线机或C形臂进行透视或摄片，患者侧卧于透视床，腰部尽量后凸。操作分为穿刺定位和注射两部分（图15-18），穿刺多采取后外侧进入，使用22号15 cm长双套穿刺针（内针实心，针尖圆钝略伸出外套针尖1 mm）。根据注射点注入部位不同，分为椎间盘注射和硬膜外注射两种方法，其中硬膜外注射仅应用于胶原酶进行注射。

2. 注射方法

（1）椎间盘内注射法：与椎间盘造影术较为相似，体表进针点在脊柱中线侧方8~10 cm，并且与病变椎间隙在同一水平，然后在透视引导下与躯干矢状面呈50°~60°角缓慢进针，有沙砾样轻微阻力感时，提示穿刺针已进入纤维环，透视或摄片确认位置，正位像针尖应在椎弓根影的内侧，侧位像在椎体前后径的中央1/3内（图15-19）。抽出针芯，注入欧乃派克（300 mg/mL）0.2~0.5 mL呈髓核显影。由于髂骨翼的阻挡，第5腰椎与第1骶椎椎间盘穿刺比较困难，体表进针点宜向内上方偏移1 cm或略减小进针角。穿刺针碰到神经根时，患者会主诉下肢触电感。局麻的优点在于，可与患者有足够的交流，防止神经根的损伤。当穿刺针碰到神经根，应立即退针至皮下，调整进针角度再刺入。穿刺到位后缓慢注入酶类等，注射时间至少3 min（或间歇注入），注入物的注入量取决于髓核腔容积及椎间盘退变程度，一般一个椎间盘注射1.5~2.0 mL，不加压注射为原则。注入酶的剂量因酶的种类不同而有所不同。

（2）硬脊膜外注射法：与硬脊膜外造影相似，进针点与椎间盘内注射相同，但进针角度宜增加5°~10°，经横突间刺入椎间孔内，侧位透

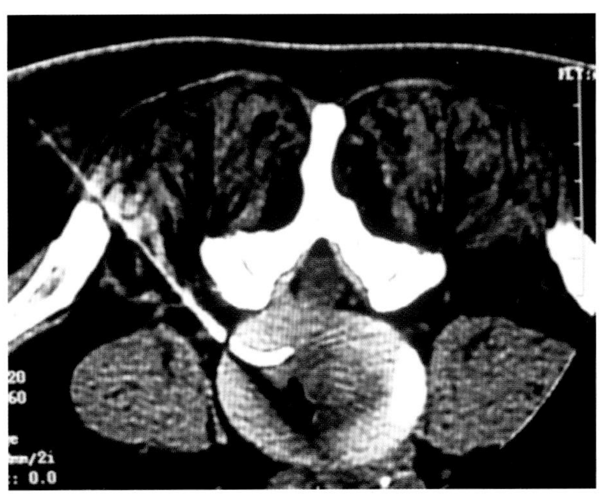

图15-18　CT下椎间盘穿刺进针方法

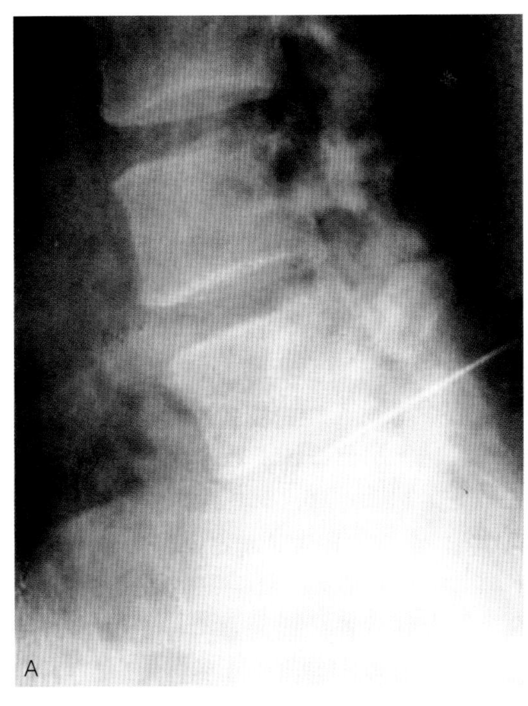

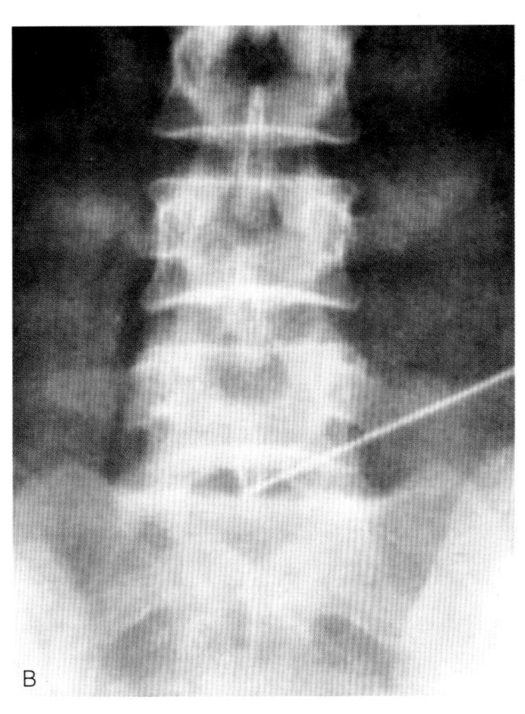

图15-19　椎间盘穿刺的位置

A.X线侧位像；B.X线正位像

视下使针尖到达椎间盘层面的后缘，抽回内针，回吸试验无脑脊液，再注入1 mL造影剂，硬膜外腔显影，确认针尖位置在硬膜外腔（图15-20）。如多次调整穿刺中仍出现下肢触电感，则需做脊椎麻醉试验，注入100 mg普鲁卡因，观察15 min，如无麻醉发生，说明硬膜完整无损，排除药液渗入硬膜腔内可能。硬膜外穿刺部位紧贴神经根，容易造成根性刺激，因此针刺推进宜缓慢，如神经刺激严重或多次出现，应暂时放弃操作。如有脑脊液流出，须立即拔针，不可继续定位及注入酶剂，休息1周后再施行。定位满意后将胶原酶600~1 200 U溶于4 mL注射用水，缓慢无压力注入。

适应证和禁忌证

1. 适应证　主要适用于包容性的髓核突出，并且患者的临床症状需与影像学检查相符。

2. 禁忌证　巨大型髓核突出；髓核突出伴有钙化、游离；突出伴有中央型或侧隐窝型椎管狭窄；突出伴有椎体滑脱；突出伴马尾综合征。

并发症和不良反应

1. 并发症　经皮髓核溶解术的主要并发症为腰背部肌肉痉挛，可根据患者椎间盘的大小适当减少酶剂注入量，在不改变临床疗效的基础上减轻患者腰背部肌肉痉挛的状况。血管和神经根损伤相对少见，需要注意的是须严格在透视下进行。

2. 不良反应　主要包括过敏反应、神经并发症和混杂不良反应也有报道，考虑主要与木瓜凝乳蛋白酶进入蛛网膜下腔后可导致微血管破裂、微栓塞以及溶血有关，故术者在操作时一定在透视下仔细定位，同时注入蛋白酶时注意回抽，以避免误入硬膜囊。

解剖学要点

正确穿刺通过的解剖结构是皮肤、浅筋膜、深筋膜、竖脊肌、Kambin三角、椎间盘。

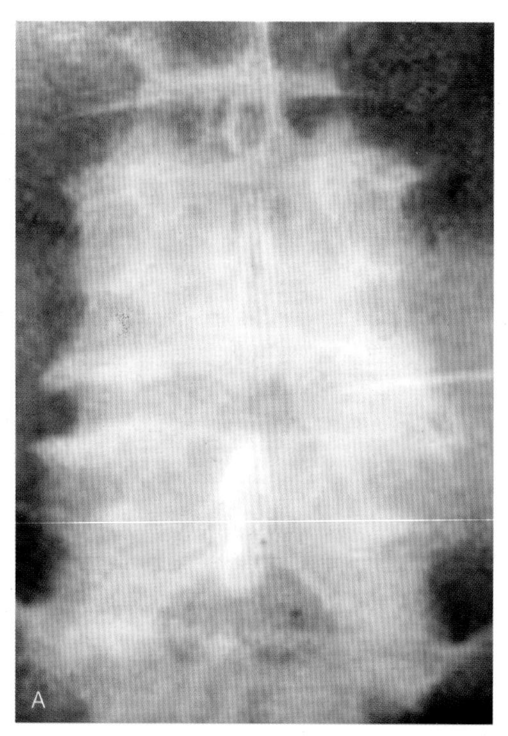

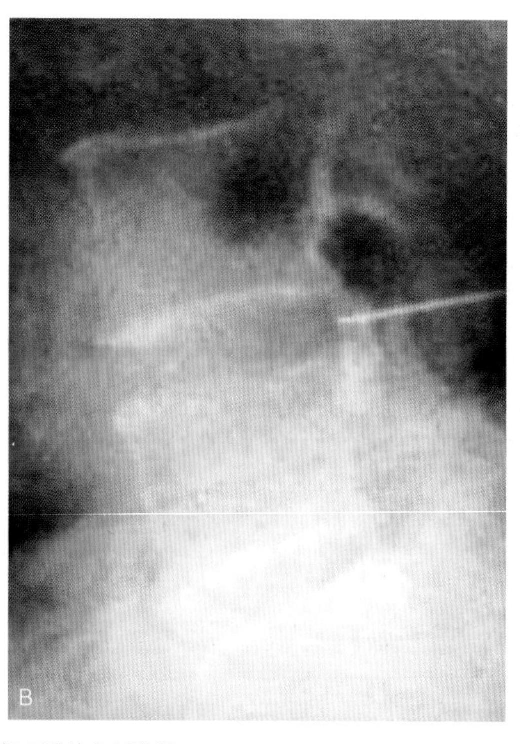

图15-20　经横突间硬膜外穿刺进针

■ 经皮激光椎间盘减压术

经皮激光椎间盘减压术（Percutaneous Laser Disc Decompression，PLDD）使用一根直径为0.5 mm的套管针穿刺至椎间盘内，然后在针内插入直径为0.3 mm的光导纤维，将激光能量引导到髓核内，在微电脑的控制下调节激光能量，将纤维环内髓核汽化形成负压，使纤维环回缩，降低椎间盘内压力，从而解除突出的椎间盘对脊髓、神经根的压迫，达到治疗目的。

1984年，美国Choy首先提出经皮激光椎间盘减压术治疗椎间盘突出症的设想；1987年，Choy与Ascher首次报道非内窥镜经皮采用Nd：YAG激光腰椎间盘减压术的实验和临床应用，1989年报道了采用Nd：YAG激光进行腰椎间盘减压“切除”术420例，随访3年半，无一例发生严重并发症，且效果较佳。随后，有关的报告逐渐增多，1996年，法国的Gangi及德国的Siebert等，分别开展了PLDD的临床应用。除Nd：YAG激光外，尚有采用HO:YAG、KPT/532及CO_2激光等行PLDD的报道。

PLDD的适应证

1. 具有典型的腰腿痛、颈肩痛、神经受压体征阳性和局部皮肤感觉减退。

2. 经CT、MRI确诊为单纯的椎间盘膨出、突出。

3. 经4周以上保守治疗无效者。

4. 经过手术或其他微创治疗后疗效不佳者。

PLDD的禁忌证

脊椎滑脱、骨性椎管狭窄、椎间盘钙化、后纵韧带钙化、椎间盘脱出、明显脊髓变性、马尾综合征。

腰椎PLDD手术具体操作过程

1. 体位　取侧卧位。

2. 穿刺点的选择　在穿刺部位棘突的侧上方6~10 cm，与该椎间盘平行的位置为穿刺进针点，并在该点做标记。

3. 消毒　用0.5%的碘酊或1%的碘伏消毒，并用无菌手术洞巾粘贴覆盖。

4. 局部麻醉　用1%的利多卡因在皮肤、筋膜、韧带和椎间小关节处各点进行局部麻醉，严格禁止在椎间孔靠近神经根的部位注射局麻药，以免损伤神经根，局麻穿刺针为23 G × 70 mm。

5. 椎间盘的穿刺　用18 G × 150 mm穿刺针以约45° 角从穿刺进针点进行穿刺，穿刺层次依次为皮肤、皮下脂肪、深筋膜，经“安全三角”刺入椎间盘纤维环及椎间盘的髓核（图15-21）。

6. 穿刺方向　透视下调节针尖方向与椎间盘间隙方向平行，并向前插入椎间盘的中心部位，在透视下正侧位两个方向定位后，拔出穿刺针的内心后插入激光探头进行照射。

7. 激光照射量　可根据患者的年龄、性别、身体状况及椎间盘损坏程度所造成的髓核水分含量不同而酌情增减，一般照射量选择600~1 200 J。

8. 术中情况　腰腿或脚部可有轻度的疼痛、胀麻或发热感。疼痛较剧烈时，处理方法有：①拔出光纤暂停激光照射，散发局部热量。待局部症状消失或减轻后再进行激光照射。②用注射器抽吸椎间盘内因组织燃烧和汽化作用而产生的气体。③减少照射量。

9. 手术过程中可以闻到焦煳味，可见穿刺针尾有气泡溢出及冒烟。

10. 激光照射完毕，拔出光导纤维及穿刺针，局部皮肤消毒后用干棉球擦干，再用无菌创可贴敷盖穿刺点。

11. 手术结束后让患者仰卧，观察患者直腿抬高试验有无改变。扶患者坐起，腰部用弹力腰围固定，用轮椅将其送回病房，平卧。

可能出现的并发症

1. 椎间盘炎　病因不是十分明确，PLDD为高温环境，感染的可能性非常小，目前大多数学者认为PLDD引起的椎间盘炎多为无菌性炎症，常合并邻近椎体改变。术中应严格执行无菌操作。一旦发生椎间盘炎应绝对卧床休息，并大剂量给予抗生素，必要时穿刺引流冲洗或外科手术取出坏死组织。

2. 神经热损伤　主要与光纤位置接近神经根有关。对神经激光热损伤重在预防，若怀疑神经热损伤应给予皮质激素、维生素B_{12}、高压氧对症治疗，并加强功能锻炼。

3. 血管损伤　激光作用于血管是否引起出血，与血流速度、血管大小、激光种类有关。只要定位准确一般不会损伤周围组织器官。椎旁小血管损伤引起的椎旁血肿多可自行吸收；大血管损伤后果凶险，应立即外科止血。

4. 终板损伤　主要原因是光纤位置太靠近终板软骨。椎体终板损伤时可见穿刺针内有暗红色骨髓抽出。此时应立即停止激光灼烧，术后给予抗生素预防感染、止血药止血，多不会引起严重后果，患者也无特别不适。但有文献报道激光热损伤或光休克作用可引起椎体骨坏死，因此PLDD术后对怀疑骨坏死的患者应行MRI检查，以监测和防止椎体骨坏死发生。

内镜下椎间盘手术

经后外侧入路或经椎间孔入路

1. 椎间盘突出侧后路内镜下椎间盘切除术　20世纪80年代以来，随着第三代光纤内镜、显微摄像系统及手术器械的发展，经皮穿刺后外侧入路治疗椎间盘突出技术进一步成熟，使后外侧入路脊柱内窥镜手术得以广泛应用。1982年，Schreiber（瑞士）首次将内窥镜用于经皮后外侧穿刺髓核摘除术，称之为椎间盘镜（discoscopy）。1983年，Kambin首次报道经后外侧椎板间隙途径关节镜下腰椎间盘切除术（arthroscopic microdiscetomy，AMD）。随着光纤内镜及手术器械的发展，AMD不断发展。1996年，Ditsworth研制出经椎间孔入路的脊柱内窥镜（transforaminal spinal endoscopy，TFSE），可允

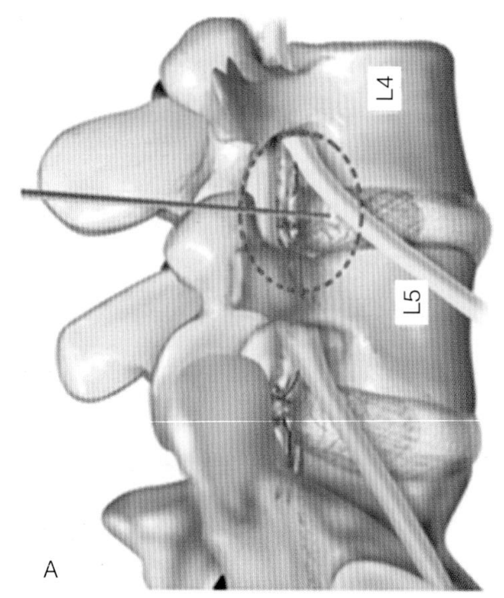

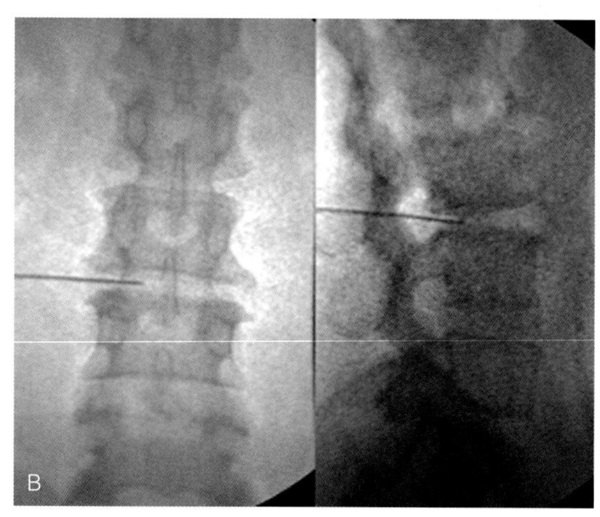

图15-21　椎间盘穿刺途径

A.示意图；B.病例正侧位片

许器械在工作管道内灵活操作。1997年，Yeung研制出第三代脊柱内镜（Yeung endoscopy spine system，YESS），至此，AMD的适应证也由单纯膨出、突出的椎间盘发展到极外侧型椎间盘突出、其他（如游离型等）各种类型的椎间盘突出，同时也可以做关节突关节切除椎间孔成形术及侧隐窝减压术等。

2. 技术原理和优缺点　此技术原理：①椎间盘内减压使突出物回纳，间接解除对神经根的压迫；②切除突出的椎间盘，甚至切除增生的骨赘、关节突关节，进行椎间孔成形，侧隐窝减压，直接解除对神经根的压迫。早期AMD技术以间接神经根减压为主，目前的侧后路脊柱内窥镜，如YESS、KESS等，两种减压方式兼而有之。

侧后路脊柱内镜手术是一项真正意义上的微创手术，属于椎管外手术，避免进入椎管及干扰椎管内结构。它有以下优点：①保护硬膜外组织及神经血管结构，避免静脉瘀滞和慢性神经水肿；②防止硬膜外出血、神经周围和硬膜外纤维化形成；③保护硬膜、神经和韧带结构，以保证椎管内的神经结构在屈伸时活动自如；④避免了传统手术中椎旁肌过度牵拉所致失神经支配；⑤避免了在传统手术中由于去除骨质和关节突较多而导致的术后脊柱失稳和脊柱滑脱；⑥保留了部分后侧纤维环及后纵韧带，降低了椎间盘突出复发的概率；⑦椎间盘椎间孔内、外的突出均可应用，避免了由于关节突切除造成的腰椎运动节段失稳。但该方法也有一定的局限性，尽管随着技术进步，适应证范围不断拓宽，但对游离的、移位的椎间盘取出仍较为困难。结合激光技术的侧隐窝减压和椎间孔成形术，需要昂贵的激光设备，技术难度较高也是影响其应用的原因之一。对于髂嵴水平较高的患者，穿刺亦有困难，需依靠术中C形臂X线机协助定位，患者和术者在X线下暴露的时间较长。

随着内镜技术的进步及器械，以及手术者技术的熟练，许多早期认为是禁忌证的患者也可用侧后路技术处理，适应证的范围逐步扩大。早期AMD以单纯腰椎间盘突出为理想适应证，即纤维环尚未破裂或已破裂但后纵韧带完整。影像学检查显示膨出或突出，排除椎间盘游离、钙化及脱出移位至椎间孔外者。经椎间孔内镜的出现可以治疗去除极外侧型椎间盘突出，但骨赘、关节突肥大，游离髓核难以切除者仍不适用。第三代侧后路脊柱内镜技术如YESS，KESS等内镜，尤其结合激光技术可行骨赘、关节突关节切除，椎间孔成形术，侧隐窝减压，但后者这些技术较难掌握，学习和掌握需较长时间。

3. 穿刺点的确定和穿刺过程

（1）确定第1骶椎：在C形臂透视下首先确定第1骶椎，以此为标志确定准备穿刺的椎间隙。将一5 mm粗的金属棍置于腰上方，首先在透视下画出棘突连线的纵线，再使其平行于椎间隙，画出所要穿刺的椎间隙的体表背部平行于椎间隙的横线。一般情况下，距中线棘突连线患侧旁开8~10 cm处平行于此椎间隙处定位进针点，然后画出标记。当患者较胖时，则穿刺点略向外移，较瘦时，穿刺点稍向内移。但是若太靠外侧，则有可能进入腹腔，引起肠穿孔导致严重并发症；若太靠中线，则不能在纤维环旁通过。

（2）穿刺技术：以此穿刺点进针，与躯干矢状面呈35°~60°，与椎间隙平行穿刺，边注入麻醉药，边旋入穿刺针，直至纤维环后外侧触到纤维环时，可有韧性阻力感，透视下确定穿刺针尖位置是否正确。理想的针尖位置应该在正位透视下针尖位于椎弓根内侧缘连线以外，侧位透视下针尖位于相邻椎体后缘的连线上。这样穿刺位置适于大多数后外侧椎间盘内窥镜下手术。但是对于椎间孔外的椎间盘突出则穿刺位置及放置器械位于椎弓根外侧缘连线。

（3）穿刺位置：穿刺位置正确与否和工作通道的正确放置对建立良好的镜下手术视野和精确地切除病变组织十分重要。理想的放置通常尽量靠背侧和头侧，从而可以安全地暴露行走神经根硬膜外脂肪和突出的椎间盘。因此，穿刺针应放置在椎弓根的内侧缘，而不是椎弓根的中央。若工作通道尽量靠头侧，则可显露穿过该椎间孔的出口根以及由它构成的“工作三角区”。

穿刺针必须进入工作三角区。工作三角区的前边界为穿出的神经根，下界为下方椎体的终板上缘，内缘为硬膜和硬膜外脂肪组织。工作三角区后方为关节突和相邻节段的关节突关节。在冠状面，工作三角区可分为三个层面，椎弓根内缘线、椎弓根中线和外侧线，椎弓根内缘线是代表椎管的外界。手术穿刺技术是侧后路内窥镜下椎间盘切除术的关键技术，是手术成功与否的关键。手术的时间也取决于穿刺的熟练程度，穿刺过程中除了熟悉脊柱解剖外，术中C形臂X线机的监视十分重要。决定最佳穿刺进针点和穿刺路径因素包括：正确的手术体位；摄正位片、侧位片和特殊体位片时C形臂X线机的正确放置；术前对患者的脊柱解剖及病理状况，如脊柱侧凸、前凸等的影像学的了解；运用几何概念正确判断角度、高度和空间范围的能力和对每个腰椎节段解剖变异空间变化的理解。

（4）YESS技术进针点的确定：YESS技术特别强调穿刺方法。其代表进针点，解剖径线和角度的计算，并将这一蓝图画于患者背部。

术中准确放置C形臂X线机，摄片时保证X线与椎间隙平行，如终板在透视下成一直线则证明位置准确。由于椎间隙的不同和脊柱侧弯时角度的不同，椎间盘的高度和角度会在两个平面有所变化，每个准备手术的节段都要在蓝图上画出。因此，在背部沿棘突画出一条连线，并沿着与下位椎体终板平行的方向画出在正位X线片上代表每个节段的横线。因为通常椎间孔在腹侧、下方较背侧及上方更狭窄，进针路径如能平行下位椎体的上终板，手术器械则可通过椎间孔的最宽处至纤维环上，使操作有更多的空间。当开始的蓝图画在患者的背部后，该椎间盘节段在侧位观上即可用做其他椎间盘节段的参考。但当C形臂X线机在正位上重新调整到与椎间盘平行时，最佳的皮肤进针点则要画在患者身体按腰椎前凸角度连接各节段椎间盘中央的连线上，向头侧或尾侧移动。在正位观上画出的初始线条在侧位上得以延长。

在第5腰椎和第1骶椎节段，第1骶椎宽大的关节突和高位的骨盆将使进针和器械的放置困难。因此，术前Ferguson位（通常是20°~30°斜位）的X线检查十分重要。为了获得尽量靠后的位置，穿刺针进入椎间盘时最好稍微靠上，刚刚越过上位椎体的下终板，但与第1骶椎的上终板平行，这个位置对行走神经根和出口神经根的暴露最好，因为这时管道最靠近神经根的腋部。当尝试尽可能靠近神经根和硬膜囊放置管道时必须小心，以免在置入钝性保护套管前移走穿刺针的过程中损伤神经根和硬膜囊。在C形臂X线机侧位像上，第4、5腰椎节段以上的每个节段都变得更为前凸。由于第5腰椎的陡峭角度，第4、5腰椎和第5腰椎、第1骶椎节段的进针点十分接近。

4. 放置导针与建立工作通道　C形臂X线机确认穿刺针的位置正确无误后，拔出针芯并插入导针，然后取出穿刺针。以导针为中心切开皮肤0.5 cm左右，深达深筋膜，沿导针旋入扩张器。YESS系统扩张器较特殊，有两个孔道，一个中心孔，一个偏心孔，其中一个可用于置入导针，另一个通道可用于注射麻醉药或必要时调整位置。当扩张器抵达纤维环时，取出导针。

沿扩张器旋入工作套管，建立工作通道。YESS工作套管设计十分精巧，远端有圆形开口，一边斜形椭圆形开口，两边斜形椭圆形开口，既可避免神经根受损，又可清晰地观察椎管内硬膜外结构。侧方开槽的工作套管在到达椎弓根及关节突时，可以保护神经组织。术中助手紧握工作套管，使之紧压纤维环。否则，纤维环周围的肌肉及出血会影响视野，干扰对解剖结构的辨认。目前，先进的第三代侧后路脊柱内镜，如YESS，拥有特殊的进水和出水管道，应用冰盐水冲洗，术野更加清晰，在工作三角区内可以看到纤维环被疏松的脂肪组织覆盖。穿出的神经根恰位于椎弓根切迹之下，远端开口之后。若工作通道偏内侧，可见硬膜外脂肪组织和行走根。硬膜外脂肪团较纤维环周围脂肪团多，且随着患者的呼吸运动。

5. 纤维环开窗，切取椎间盘　关闭冲水系统，取下脊柱内镜，用直径3 mm左右的环锯逐渐旋转进入椎间盘开窗，深1~1.5 cm。此后可先用各种髓核钳夹取髓核，或用电动器械切削椎间盘组织；也可放上内镜一边观察，一边用小髓核钳夹取髓核。椎间盘后方和侧后方髓核组织切除后，可采用可弯曲杯形钳和上弯角杯形钳来清理纤维环内或韧带下的髓核碎片。YESS具有多个进出通道口，允许吸引器通过操作镜体。可配合激光去除残留髓核，也可用双极射频探头（温度60~65℃）修复撕裂的纤维环。应用YESS系统切取椎间盘时，强调选择性内窥镜下椎间盘切除术（SED）和从内向外技术。在定位针穿刺完毕后，拔除针芯，可行椎间盘造影术。将1 mL亚甲蓝注入髓核，变性的椎间盘组织可被染色，而正常的椎间盘组织较坚韧且富有弹性，不被染色。术中尽可能去除染色的椎间盘组织，因此称之为选择性内镜下椎间盘切除术。当椎间盘突出位于椎间孔时，内镜会直接指向突出的基底部。若椎间孔处的突出较大或突出的基底部位于椎间隙内时，可以使用从内向外技术将突出部分还纳入椎间隙内而不从背侧将其去除，这样更加安全。此技术使椎间盘减压，并在椎间盘内产生一个操作腔隙。大部分的突出椎间盘如冰山一样，仅仅是其尖端部分突出于椎间隙外，而大部分的突出组织仍位于椎间隙内。该技术减少了纤维环外层的血供破坏，使纤维环有机会得以愈合。一旦椎间盘减压后，残余的组织碎片也易于去除。术中使用可屈曲的双极射频探头探查硬膜外间隙，一则可以止血，二则可以看清硬膜外结构及有无残留的移位髓核碎片。以往对于大块的或者无移位游离椎间盘往往需要行双侧穿刺，即双侧入路技术，操作费时，损伤大，术中接受X线辐射量大。目前，各种髓核钳的设计已经能很好地取出髓核组织，双侧入路技术已很少采用。手术完成前，仔细检查椎间盘、硬膜外脂肪、后纵韧带和神经根等，并用电凝探头止血，整个过程应与患者间断进行症状变化的交流，避免严重并发症的发生。

6. 内镜取出　去除内镜，拔除工作套管，缝合皮肤，用敷料盖上刀口。

7. 并发症　与开放性手术一样，该手术也有并发症，有些甚至十分严重，如椎间隙感染和神经根损伤，但发生率较低。神经损伤主要为穿刺或放置扩张器、工作套管时挫伤神经根；或者因术后出血，出现相应肢体的皮肤感觉过敏。

8. 评价　侧后路内镜下腰椎间盘切除术是一项腰椎间盘病变治疗的新技术，可直视下去除椎间盘组织，不同于经皮切吸术。经椎间孔入路的内镜还可以成功地切除椎间孔及椎间孔外极外侧型的椎间盘组织。局麻的合理应用、穿刺点的正确选择、解剖结构的熟悉、穿刺针和工作套管的准确置入均是此项技术成功的关键。术中局麻下与患者交流症状变化及术中C形臂X线机的监视，可以避免神经损伤等并发症的发生。

经侧方入路

后外侧入路和椎间孔入路椎间盘镜手术治疗腰椎间盘突出已经成为比较成熟的方法，但是应用于较严重的和游离型椎间盘突出治疗时均比较困难。于是Rutten（2005年）及张西峰（2006年）等采用90°侧方穿刺进行椎间盘镜手术，取得了较为理想的效果。经侧方入路进行椎管穿刺的想法和做法来源于临床实践。首先，从理论上讲，椎间盘突出后进入的是椎管。后外侧镜和椎间孔镜由于角度不够，无法直视进入椎管的椎间盘组织，清除髓核时有可能造成组织遗漏影响效果。其次临床工作可以看到，后外侧入路难以清除中央型和突出型的椎间盘突出，甚至后外侧椎间盘突出清除的也不是太好。分析影像学资料时发现，巨大椎间盘突出时硬膜囊已经退缩到双侧上关节突与外前缘连线的后方。此时经椎间孔进行椎管的90° 穿刺是安全的，侧方入路椎间盘镜下手术是摘除突出超过上关节突连线髓核的可靠方法。

侧方入路椎间盘镜下手术临床解剖，主要是其进针后需要经过的组织，以及径路的解剖测量。

1. 椎管侧方穿刺角度　穿刺角度为90°，以椎间盘平面下位椎体上关节突前缘为基点，从侧方90° 进行穿刺。第4~5腰椎椎管穿刺由浅入深的主要结构有腹外斜肌、腹内斜肌、腹横肌、腰方肌、腰背筋膜深层、腰大肌、椎间孔、椎管。从断面解剖结构观察，男性的后腹膜脂肪较女性的肥厚；女性的前腹壁脂肪较男性的肥厚。张西峰研究的28例患者中，27例可直接90° 穿刺至椎管，不损伤任何解剖结构。仅1例女性患者不能穿刺，其后腹膜脂肪非常少，90° 穿刺有可能会损伤升降结肠。侧方穿刺入路时输尿管、血管、肠道损伤概率较小。穿刺过程中毗邻的重要结构主要有同节段的神经根、硬膜囊和下节段神经根，手术时应用局部麻醉，穿刺过程中没有发生无法完成手术过程的疼痛和神经损伤。

2. 穿刺径路解剖测量　同侧上关节突前缘至背侧皮肤的垂直距离为6.03 cm；经皮穿刺点至后正中线皮肤的距离为18.08 cm；经皮穿刺点至同侧上关节突前缘的距离为13.70 cm；升结肠和降结肠距离双侧上关节突前缘连线的距离分别为3.52 cm和3.49 cm。髂嵴最高点离第4、5腰椎椎间盘水平线的垂直距离为0.2 cm。髂嵴最高点的连线与双侧上关节突前缘连线基本在同一冠状面上。

3. 解剖学图示与临床应用的差异　过去教科书后外侧入路的图示与正常解剖不符合，影响了手术医生的想像和发挥的空间。解剖学图示与临床操作有一定的差别。实际上，90° 穿刺途径上没有重要的结构（图15-22），对正常椎间盘的椎管进行穿刺，即进入硬膜囊。而侧方入路椎间盘镜选择的病例中，硬膜囊均退缩到上关节突连线的后方，此时从侧方90° 进入椎管是可行的（图15-23）。

4. 椎间孔解剖测量与临床应用　Fujiwara等从尸体上测量最大椎间孔宽度为7.5 mm，最小椎间孔宽度为3.5 mm，椎间盘膨隆的高度为1.9 mm，

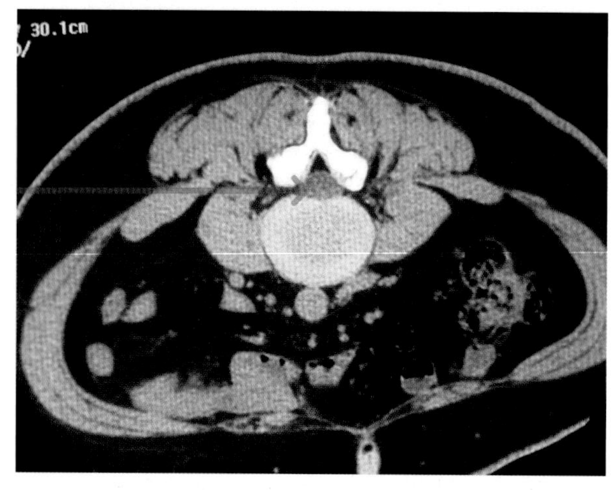

图15-22　90° 穿刺途径

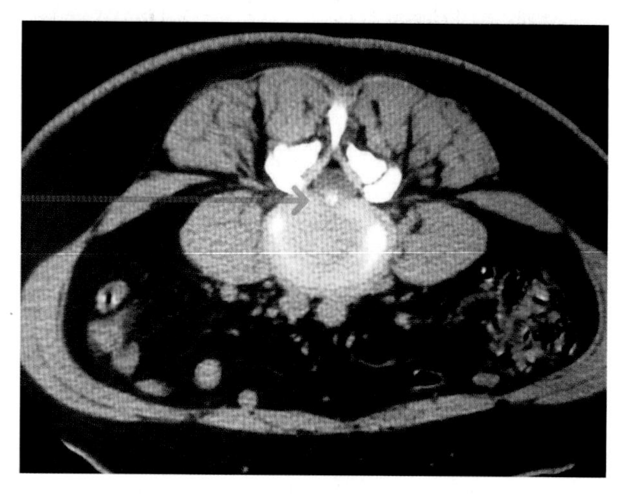

图15-23　90° 穿刺进入椎管

黄韧带厚度为3.0 mm。侧方入路穿刺时进入小关节突的腹侧，是椎间孔最狭窄的部位。侧路镜应用的是6.5 mm外径的扩张管，理论上这么粗的管道进入椎间孔是不可能的。但在临床应用过程中，加上黄韧带的厚度、椎间盘膨隆的高度及对椎间盘的挤压，侧路镜扩张管进入正常椎间孔没有难度。

侧路镜扩张管进入Kambin三角时要考虑到对椎弓根下方的出口根和椎管内行走根的损伤。由于穿刺针靠后方，从上关节突的前方进入，没有损伤到行走根。侧路镜选择的均是椎间盘突出超过上关节突连线的病例，因此从侧方进入一般不对行走根构成威胁。

5. 椎间盘水平上关节突前缘是穿刺的重要标志　椎间盘水平上关节突前缘是侧方入路椎间盘的一个重要解剖标志。上关节突后侧全部是骨性结构，临床穿刺只有通过上关节突的前缘才能进入椎管和椎间盘。从椎间盘突出患者的MRI和CT横断面图像上观察，椎间盘突出后，硬膜囊已经被压迫退缩到双侧上关节突前缘连线的后方，这时从90°水平位通过上关节突前缘进入椎管是安全的，而且只有进入椎管才有可能取出脱出到椎体后方的椎间盘，这是选择上关节突作为侧方入路椎间盘摘除术重要解剖标志的依据。

6. 体位的选择　局部麻醉和微创手术特别强调体位和术前定位的重要性。由于患者处于清醒状态，合适的体位有助于缓解患者的紧张心理，更好地配合术者的手术操作。良好的体位有助于器械进入病变部位，方便术者的操作，有利于手术的正常进行。侧卧位情况下，检查直腿抬高试验可观察手术的效果。但侧卧位操作比俯卧位困难，如果不是严重的股神经牵拉症状，患者无法平卧，一般不选侧卧位。俯卧位时侧路椎间盘镜从侧方进入患者的体内，术者的操作方便患者也较为舒适，是比较合适的手术体位。俯卧位时，从侧方入路进行椎间盘摘除必然涉及内脏位置的关系。除去常规的影像学检查外，术前患者均行俯卧位CT扫描，据此分析内脏与进针途径的关系，通过调整角度避免可能的内脏误伤。根据MRI和CT影像，评价突出间隙硬膜囊压迫的程度，决定进针的角度。侧方入路椎间盘镜下椎间盘摘除手术采用局部麻醉，患者处于清醒状态，可配合医生完成整个穿刺过程，穿刺针刺到神经根时患者会主诉放射痛，提示医师调整。如果穿刺针进入硬膜囊，可以回抽出脑脊液，医师需调整穿刺角度。因此，穿刺过程中任何损伤神经和硬膜囊的可能都被降到最低。椎间盘镜进入椎管后在直视下完成椎间盘的摘除过程，即使硬膜囊膨隆也不会受到误伤，因此侧方经椎间孔椎管穿刺和手术是比较安全的。

总之，经皮侧方90°穿刺第4、5腰椎椎间孔椎管是一项对技术要求较高的微创手术。正常情况下第4、5腰椎椎管穿刺会直接损伤神经根、进入硬膜囊，但是当突出物较大时，加上患者的配合，对第4、5腰椎椎管进行穿刺是可行的。侧方穿刺的方法可直接到达椎管，术中可见神经根和硬膜囊，直接切除巨大和脱出的椎间盘。

经椎板的椎间盘镜入路

Foley和Smith在1997年首次介绍椎间盘突出显微内镜椎间盘切除术（microendoscopic disecstomy，MED），这是治疗腰椎间盘突出症的一种微创手术。经棘突旁15 mm左右做皮肤小切口，定位针插到椎板下缘，逐层扩大至16 mm或18 mm通道管达椎板下缘表面，通道管内插入带有冷光源的4 mm直径的内镜镜头，将通道下的视野放大在监视器上。在通道内使用特殊的手术器械，切除部分椎板及黄韧带进入椎管，手术方法同标准显微椎间盘切除术。它有放大视野和照明效果好、皮肤肌肉等软组织损伤小、减少住院时间和降低费用等优点。不同于介入技术、经皮穿刺椎间盘负压吸引、激光汽化髓核等减压方法。

治疗腰椎间盘突出症的目的是充分解除神

经根压迫。大多数腰椎间盘突出症伴有关节突增生、椎体后缘增生、侧隐窝狭窄、黄韧带肥厚和钙化。单纯髓核摘除，很难解除神经根管狭窄和神经根压迫，所以前方、后外侧入路和单纯髓核减压的治疗效果不佳。由脊柱后方入路经椎板间隙切除突出腰椎间盘的方式与常规腰椎间盘手术方式相同。与开放性手术相比，MED手术具有达到病变距离最短、损伤组织最小的优点，术中肌电图研究表明MED手术操作对神经根机械创伤小。与开窗手术相同，MED手术能在直视下保护神经组织，检查神经根受压的范围，可达到使神经根充分减压的目的。MED结合了常规切开手术神经组织减压的可靠性和微创外科技术创伤小的长处，被称为脊柱外科中突破性的进步，目前已在中国很多医院临床应用。

1. MED手术患者的选择和指征　MED的治疗效果同开放性手术一样取决于患者的选择、术者的技术和术前神经损伤程度。手术的成功与否取决于对患者的选择。用显微内镜辅助作为椎间盘切除和神经根减压是技术上的进步，但必须认识到显微内镜只是工具，内镜的作用只是观察病变的工具，对视野的放大和照明，为医师经小切口完成手术提供条件，工具本身不能保证手术效果。目前，MED的疗效未能超过常规手术，疗效能否提高取决于医生能否正确地选择患者、掌握恰当的手术指征和为减少并发症所做的努力。

MED的手术显露范围有限，不能用显微内镜来寻找病变，不能作为以探查为目的的手术方法，要求医生术前仔细研究影像资料，确定解剖结构变化、病变的特点和位置。患者的选择不只是依据症状和体征，其临床表现和病情严重程度必须与相应受累神经根的CT或MRI影像学资料一致。同样不能单纯依靠CT或MRI影像结果决定手术方案，对有伴发疾病、不良社会心理因素、慢性疼痛所致的心理问题等患者要特别慎重。对反复发作、影响工作或生活质量、想尽快恢复正常工作的患者应慎重选择MED，并让患者充分了解术后可能出现的风险和神经功能需要一段相当长的时间恢复。

2. 影响MED手术的局部解剖变异等因素　MED显露范围与切开手术不同，因切口小、没有直接触觉，手术操作受椎板间隙周围解剖结构的变化影响很大，当关节突关节发育性或增生性内聚、椎板过厚、突出椎间盘靠近椎板和椎板冠状面倾斜时，都能明显影响内镜器械进入椎管。完成MED的医师需要对椎板间隙周围的解剖结构及其空间相互关系有充分了解。与手术关系密切的解剖学因素有以下3点。

（1）棘突、关节突关节或椎板畸形。

（2）节段高度：节段越高越困难。经第5腰椎与第1骶椎椎板间进入椎管操作最为容易，第1骶神经根呈垂直方向走行容易牵拉。而第4、5腰椎椎板间隙较窄，相对于椎间盘水平的椎板较低，椎管内径小,神经组织较多，第5腰神经根走行呈水平方向，移动范围小。经第3、4腰椎椎间隙显露椎间盘非常困难。

（3）背部软组织厚度：肥胖患者，内镜通道口位置不易移动，不宜选择此手术。

3. 体位

（1）俯卧位：患者俯卧在脊柱手术架上，使腹部悬空不受压迫，屈膝屈髋，腰椎后凸。

（2）40° 斜位：因肥胖腹部过大致俯卧位腰椎不能后凸，或心肺功能原因不能俯卧者，为减小体位及腹腔压力，从而减小硬膜外腔静脉丛的压力，调整侧卧位体位，并部分俯倾和侧凸，简称40° 斜位。该体位优点是：①胸廓运动不受限制，腹部完全放松，胸式呼吸和腹式呼吸不受限制；俯倾腹腔压力减少；②腰椎充分后凸，切除椎板少；增加椎体后缘椎间隙，容易切取髓核；③患者较舒适，术中可调节腰椎、下肢位置，医师可坐位或立位手术；④损伤关节突关节的机会少；⑤神经根检查游离程度增加，显露根管清楚。

4. 椎间盘的节段定位　显微内镜使用小切口时，要求准确选择切口的位置、精确定位。最好在切开皮肤前定位。在预定切除椎间盘椎板下缘表面刺入穿刺针，C形臂X线机定位，注意与患者术前CT或MRI核对，特别是在有腰椎骶化或骶椎腰化的情况时更应注意。同时注意穿刺针方向与病变椎间隙一致，术中若有不确定的解剖结构，或椎管内未找椎间盘突出时，需要重新定位。

5. 手术操作技术

（1）建立手术通道：在棘突旁1.5 cm处，纵行切开皮肤2 cm。MED的核心技术之一是逐步扩大，不剥离肌肉，导针沿穿刺针方向刺向病变椎间隙上部椎板。将第一扩大器刺入椎板下缘建立MED手术通道后，探查椎板、椎间隙、棘突。用第二扩大器剥离椎板表面骨膜和黄韧带表面脂肪，然后逐步扩大至1.8 cm内径套管，将此套管置于椎板下缘表面，向下加压内径套管，用固定臂固定套管，同时将其固定于床边轨道。将主机显示器连接于包括摄像头、冷光源导线、冲洗管的内镜镜头，调整内镜镜头与视野的距离为10 mm左右，调整内镜焦距至显示器画面清晰。为防止手术通道内软组织进入，需始终对通道向下加压。调整通道和显微内镜对准手术操作中心，通道和显微内镜一同移动。随时旋转内镜至最佳视角和视野，以便操作。少量生理盐水冲洗可清除积血，保证术野清楚。

（2）进入椎管：双极电凝止血，剥离椎板和黄韧带表面软组织，切除残余软组织。用椎板咬骨钳扩大椎管。切除范围包括棘突根部、上椎板内下缘、下关节突内侧部。由内向外切开椎板和黄韧带，边分离边切开可以避免损伤硬膜囊，当突出椎间盘与椎板和黄韧带无间隙时，需沿突出椎间盘头侧分离，使用超薄椎板咬骨钳环行切开椎板。切除部分黄韧带扩大视野，切开椎板后边分离边切除外侧黄韧带，注意分离被突出椎间盘压扁并与黄韧带粘连的神经根；切除外侧黄韧带，显露硬膜。

（3）显露神经根和突出椎间盘：确定硬膜外侧缘后，找到神经根发出部位和神经根。不能用锐性器械寻找神经根。确认神经根后即可将神经根拉向内侧，用神经根拉钩保护之。找不到神经根的原因包括：脱出髓核位于神经根腋部、未切除向内侧突起的关节突关节、神经根与黄韧带粘连、神经根发育异常等。此过程易出血，用小棉块塞入神经根外侧，起到止血和显露突出椎间盘的作用，再用神经根拉钩保护；或在突出椎间盘表面分离硬膜和神经根，找到硬膜外静脉，采用双极电凝止血。小切口内过多的出血会导致方向错误，硬膜撕裂，神经根损伤。即使小量（3~5 mL）的出血，就能覆盖视野，因此应尽一切办法控制出血。

（4）摘除游离髓核和切除椎间盘：在寻找神经根和牵拉神经根的同时，应随时摘除游离髓核解除神经根压迫，方便手术操作。分离神经根周围粘连时，常能发现游离髓核，应注意避免将其推入椎管上方或下方。将游离髓核与周围粘连分离后，游离髓核能自动疝出。可用椎板钳扩大神经根管外侧，显露突出椎间盘。双极电凝凝固后纵韧带，防止环切后的后纵韧带出血，切开后纵韧带和纤维环，切除后突的髓核组织及部分纤维环，刮除椎间残余髓核组织并彻底清洗。在切除椎间盘过程中，应间歇牵拉神经根限制神经根牵拉的方向，避免长时间过度牵拉神经根，牵拉程度应不超过中线。对于没有骨性神经根管狭窄病例，切除外侧黄韧带即可，无需椎板钳扩大神经根管，避免损伤内侧关节突关节囊而影响术后腰椎活动。

（5）神经根管扩大：目前认为腰椎间盘切除术的首要目的是充分解除神经根压迫，检查上下神经根管，根据狭窄程度扩大神经根管，由头端向尾端分离硬膜外侧，使用神经根保护器及棉片将神经组织拉向内侧，然后切除残余黄韧带和增生关节突，切除肥厚或钙化的后纵韧带和纤维环。切除部分椎板下缘及椎体后上缘骨唇，向前方及外侧扩大神经根管，使神经根充分游离。

（6）止血和预防粘连、关闭创口：如术中

渗血较多，可在椎板阙如处置引流管一根，经椎旁皮肤引出。彻底清洗后，向神经根周围和椎间隙注入透明质酸凝胶，拔出通道管。缝合腰背筋膜及皮下组织，可吸收缝线皮内缝合。

（7）如术中有减压不彻底，神经根粘连分离困难，出血不止，硬膜损伤需要修补等情况，需立即改为切开手术。

6. 并发症的防范和处理　MED与开放性手术一样也有可能损伤硬膜而导致脑脊液漏，发生神经根损伤、椎管内积血、神经周围瘢痕粘连。神经根管扩大彻底减压和尽可能减少对椎管内组织的干扰是该手术成功的关键。

■ 腰椎间盘髓核成形术

髓核成形术包括射频髓核成形术和椎间盘内电热疗法髓核消融纤维环成形术，是近年来新提出的椎间盘源性腰痛的治疗方法。

射频髓核成形术

"射频髓核成形术"是一种控制性组织消融方法。不同于传统的电烧和激光手术，采用冷融切技术。其原理是利用100 kHz的射频能量使髓核组织内的离子形成等离子体，并使其加速，加速的等离子体将髓核组织内的肽腱截断，形成元素分子和低分子气体，这些气体从穿刺通道逸出，降低了椎间盘内的压力，即可减小椎间盘组织对神经纤维的刺激，从而达到缓解疼痛的效果。

1998年，Houpt等报道射频髓核成形术的探头温度为70℃时，超过11 mm的组织温度并不会高于42℃，而42℃正是可能导致神经组织受损的临界点。他们认为该技术无需直接热变，就可以调整椎间盘内的生化状态。Troussier在尸体研究中发现，该手术并不会造成髓核坏死，而且内部的终板和椎体也保持不变。术中产生的温度一般不会高于3~4℃。Lee等也通过治疗前后的生物力学测定发现，该手术并不会对脊柱的稳定性带来负面影响。

1. 体位　取俯卧位。

2. 操作方法　准备C形臂X线机、ArthroCare System 2000型等离子体手术系统。进行常规皮肤消毒，铺无菌巾，在电视透视下确定穿刺椎间隙，局部浸润麻醉。在治疗间隙水平旁开8~10 cm为进针点，采用17G套管针，与椎间隙平行、与矢状面呈35°~45°刺入椎间盘。透视下检测针位，以正侧位针尖进入椎间盘中央为止。随后行椎间盘造影。在注入对比剂时，应详细询问患者是否出现疼痛感，疼痛部位、性质以及与平时症状是否相同。透视下判断椎间盘退变程度，根据情况决定是否进行髓核成形术。用等离子手术系统汽化棒套管针置入病变椎间隙，拔出针芯，将汽化棒（等离子刀头）通过套管置入椎间隙，为保证治疗过程的安全，工作棒插入起点应为进入侧纤维环内层，终点为对侧纤维环内层。连接主机并将功率设置为3档，热凝时间约1 s。如出现刺激症状应立即停止，并重置工作棒；如无刺激症状，应在透视下缓慢来回移动并同时旋转工作棒，交换不同角度重复热凝6~8次。采用多通道技术，一般以穿刺针圆口的6点、8点、12点、2点、4点方向为标记，产生6个均匀分布的孔道，每个孔道先消融15 s后热凝15 s。手术全程使用心电监护，密切观察患者体征。手术结束后，拔除工作棒和套管，在切口处按压、止血、外敷。手术前后适当服用抗生素以防感染，术后3 d进行功能锻炼，3个月内避免久坐、久站、弯腰及腰部负重。

3. 操作注意事项

（1）操作注意：以距离棘突连线旁开8~10 cm进针，方向应与椎间隙平行、与矢状面呈35°~45°角。以正侧位针尖均进入椎间盘中央为止。工作棒插入起点应为进入侧纤维环内层，终点为对侧纤维环内层。

（2）危险性：穿刺部位疼痛或出现新的痛点，大部分会自行缓解。不过也有可能出现炎症波及脊髓、硬脊膜和神经根，甚至损伤血管而造成血肿。

4. 临床应用 射频消融髓核成形术与其他内减压相比，因其创伤小、操作简便、操作安全、椎间盘内无坏死残留组织等特点而被广泛应用于临床。

椎间盘内电热疗法髓核消融纤维环成形术

Crock于1986年提出了椎间盘内紊乱综合征（internal disc disruption，IDD）的概念，其定义为椎间盘内的病理改变导致下腰痛，而椎间盘的外形没有或仅有极小的改变，椎间盘内的病理改变包括髓核的退行性改变及纤维环撕裂，表现为髓核退变伴放射状裂隙向纤维环周围延伸至纤维环外1/3层。虽然这种放射状裂隙并不是退变的特性，但它确实与疼痛的产生有关。这里正是椎间盘神经末梢分布最为丰富的区域，通过诱发性椎间盘造影可证实，这为下腰痛提供了解剖学基础。20%~30%的患者MRI表现为T_2WI后方纤维环高信号。一些文献将此类腰痛称为椎间盘源性腰痛（discogenic pain）。学者们对椎间盘退变引起疼痛的机制进行研究，结果证实后纵韧带及纤维环的外层由窦椎神经的分支支配，外1/3的纤维环组织中有大量能传递疼痛信号的神经末梢，并可以释放产生疼痛相关的化学刺激物和神经肽。有证据表明，这些多肽与传导和调节疼痛有关，P物质和血管肠肽被认为是与感觉有关的多肽传导物，并且已通过放射免疫技术将这两种物质从后纵韧带中分离出来。经免疫组化实验证明SP、降钙素、基因相关肽和血管肠肽存在于外层纤维环和棘上、棘间韧带中；背根神经节位于椎间孔内，对这些多肽物质起储存库的作用，可能对相关运动节段疼痛的产生起重要作用。有研究结果进一步证实，严重退变的椎间盘组织中神经末梢的密度，远远超过正常的椎间盘纤维环的撕裂刺激痛觉神经末梢的密度，故在椎间盘退变的过程中可引起疼痛。Shinohara认为，在正常椎间盘神经末梢只分布在外层环状纤维，但是在变性的椎间盘，神经纤维可能伴随肉芽组织深入到椎间盘深层，而且分布在椎间盘的神经末梢大部分是无髓纤维，这些纤维裸露在间质液中，因此有感受间质变化而引起疼痛的作用，这与椎间盘造影诱发疼痛是一致的。目前认为纤维环生物力学行为的改变、肉芽组织与神经纤维的再生是椎间盘源性下腰痛重要的病理生理学基础。对于IDET治疗椎间盘源性腰痛的作用机制目前仍有争论，大多数学者认为IDET是通过下列途径缓解椎间盘源性腰痛。

局部加热使纤维环内胶原纤维变性收缩，从而封闭纤维环内小裂隙，加固椎间盘结构。动物实验证明55~65℃对胶原纤维及神经末梢有治疗作用，加热后胶原纤维增厚但又无瘢痕组织形成。Shah等用尸体椎间盘标本进行了IDET术前后的光镜及电镜下组织学研究，证实了上述改变的存在。局部热疗使纤维环组织中的胶原纤维收缩，发生再塑形，可能使撕裂处愈合，通常这种愈合是由胶原组织自身完成，无明显的瘢痕形成。Saal和Karasek等认为IDET过程中，当组织被加热至一定的温度（60~65℃）时，维持胶原纤维环螺旋结构的共价键破裂，胶原分子收缩变厚，纤维环裂隙重新连结、加固，从而使纤维环的生物力学状态得到改善，提高脊柱运动节段的稳定性。此外，热能可凝固分布于纤维环和后纵韧带上的神经纤维及椎间盘内的肉芽组织，改善椎间盘的炎性环境，减少刺激。但是，Kleinstneck等在去除后部结构的脊柱标本上模拟临床IDET操作过程，认为IDET过程中的温度改变不足以引起产生临床效应的胶原改建及去神经化，相反导致脊柱运动节段稳定性下降。

加热灭活椎间盘内炎症因子及降解酶，从而消除化学性致痛因素。Saal等发现退变的椎间盘内的磷脂酶A2的活性明显高于人体其他部位，由于磷脂酶A2负责细胞膜磷脂转化为花生四烯酸，而花生四烯酸可进一步产生炎性介质前列腺素和白三烯，因此可以推断炎症参与了下腰痛的产生。另外，也有在病变椎间盘的裂隙里发现组胺样物质、乳酸、多肽等物质的报道，对上述物质的灭活可能是IDET的一条重要机制。热能对椎间盘内疼痛感受器有破坏作用。一般认为，痛觉感受器破坏的临界温度45℃。Lee等报道IDET术中纤维环外层的温度可达47~49℃，足以对痛觉感受器产生不可逆的毁损。Houp研究发现纤维环中热能的传递同距离的平方成反比，因而加热过程中纤维环外层的温度不至于过度升高而造成进一步损伤。

1. 手术患者的选择　IDET适用于严格保守治疗无效的盘源性下腰痛患者（保守治疗时间超过6个月）；在低剂量椎间盘造影的情况下诱发性质相同的疼痛；T_2WI纤维环后方存在高信号区（High intensity zone，HIZ），术前需要排除椎间盘突出压迫神经根诱发的腰痛以及腰椎小关节病变。目前，文献对IDET疗效报道不一，但大多数的临床试验证实IDET术能够改善患者的症状，Atilla等报道IDET尤其对于存在HIZ的患者具有良好的疗效。

2.手术方法　通常在局麻下进行，患者取俯卧位，依据患者体形，在棘突间隙旁开6~7 cm处选取进针点，原则上在有症状或椎间盘造影显示病变的对侧（健侧）进行穿刺。以17G套管针经皮肤、椎旁肌和椎弓根的前方进入椎间盘，到达纤维环内侧壁与髓核交界后停止进针，取出针芯，放入可屈性、可转向的带温控热阻线圈的导管，使导索先进入椎间盘的前方，再经对侧，最后达纤维环后部，使之紧贴纤维环内壁。但Karasek认为线圈应插至纤维环内，甚至主张将导管插入纤维环内层中，在纤维环板状结构内走行，这样导管将更靠近纤维环外层。整个穿刺及导索插入过程均应在X线监视下进行，IDET治疗机已将加热过程自动程序化，温度进程由0℃开始逐渐上升，13 min时温度达90℃，在此水平持续4 min，即整个加热过程为17 min，90℃的导管温度可在纤维环上产生60~65℃的温度，热疗结束后取出导索。

3. 并发症　并发症包括引导针断裂、术后椎间盘突出、马尾神经综合征、终板炎、椎间隙感染和椎体坏死等。

人工髓核假体置换术

人工髓核假体置换术（prosthetic disc nucleus）理论上可以维持椎间盘的正常高度及恢复正常活动度，临床应用也取得满意的效果。适用于腰腿痛症状由于单节段腰椎间盘突出所致的患者，并经MRI证实，并且患者接受了至少6个月以上的正规保守治疗无效。手术禁忌证：严重的腰椎间盘退变，椎间隙小于5 mm；椎间盘既往手术史；严重的骨质疏松；局部不稳定；腰椎管狭窄症；手术节段有明显的Schmorl结节；BMI大于30 kg/m^2；病变位于第5腰椎与第1骶椎椎间盘，患者体质量大于90 kg 。

手术方法

患者俯卧位，术前C形臂X线透视定位。腰背部纵行切口，切开皮肤、浅筋膜、腰背筋膜后，沿棘突和椎板表面将竖脊肌做骨膜下剥离至关节突外侧。用尖刀或椎板咬骨钳将黄韧带切除。用椎板咬骨钳先后咬除下椎板的上缘骨质和上椎板的下缘骨质，内侧至棘突根部，外侧至关节突的内侧，上下椎板间开窗范围12~14 mm。探查神经根管是否狭窄，如存在狭窄应做侧隐窝扩大，但也应避免损伤下关节突的关节面。将硬脊膜和神经根尽可能向中线牵开，也应避免过度牵拉神经根，横行切开纤维环，切口应尽可能小。彻底切除髓核组织尤其是对侧的髓核组织，在切除的过程中注意保护软骨终板。用椎板撑开器在上下椎板之间做撑开，用纤维环撑开器适度撑开椎间隙，从小号试模开始试模，轻轻敲击使其刚好进人椎间隙，根据术中试模的型号并结合术前测量的椎间隙的高度确定假体型号，选择合适型号的PDN后，确认假体的方向，厚的一侧位于椎间隙的前侧，在拟进入的一端穿一根“0”号可吸收缝线，用止血钳夹持假体的另一端自纤维环的内侧缓缓进入，同时提拉缝线，用弯头推进器和弯头定位器不断调整假体的位置，使其位于椎间隙的横向位置。在置入的过程中，可使用C形臂X线透视观察假体的位置。假体的正确位置是正位位于椎间隙中央，侧位位于椎间隙的前1/3。剪断缝线，纤维环的切口内注入生理盐水，使假体水化，放置引流管，缝合切口。

并发症及预防

1. 髓核组织残留　为防止假体椎间盘外移位，在切开纤维环时要求切口尽可能小，这样在切除对侧的髓核组织时有困难，容易遗漏形成残留，导致假体安放中出现困难，难以到位。

2. 神经根损伤和硬脊膜撕裂　因手术操作空间小，需牵开神经根和硬脊膜，术中应时刻注意保护神经根和硬脊膜。

3. 假体移位　假体移位分为2种类型：椎间盘内移位和椎间盘外移位。假体在椎间盘内移位不引起临床症状，不需要处理。导致其发生的原因可能为：①假体的型号选择过小，假体水化后不能在上、下终板之间形成有效的支撑；②髓核组织残留，假体安放过程中因操作外力使假体暂时位置正确，随时间的变化，受假体压迫的髓核组织“反弹”，导致假体移位；③假体型号不匹配，假体型号为针对欧美人的序列化生产，而非对亚洲人的解剖型的个体化生产。假体在椎间盘外移位如果没有临床症状，可密切观察，如果出现神经根的压迫症状，需要手术取出假体，更换或重新放置假体。

4. 假体的下沉　假体置入后通过膨胀可以恢复椎间高度，但局部负荷集中会损伤软骨终板，造成术后类似椎间盘炎的表现，以及植入物下沉。一般无下腰痛及根性症状。如果出现持续的下腰痛，需取出人工髓核假体并融合腰椎间隙。

（张西峰　杜心如　史本超　赵庆豪　丁自海　黄哲元　朱何涛）

参考文献

1. Jan Van Meirhaeghe, MD, * Leonard Bastian, MD, Steven Boonen, MD. A randomized trial of balloon kyphoplasty and nonsurgical management for treating acute vertebral compression fractures. SPINE, 2013, 38 (12): 971–983.
2. Ioannis D. Papanastassiou, Andreas Filis, Kamran Aghayev, et al. Adverse prognostic factors and optimal intervention time for kyphoplasty/vertebroplasty in osteoporotic Fractures. BioMed Research International, 2014, 925683.
3. Spivak JM, Johnson MG. Percutaneous treatment of vertebral body pathology. J Am Acad Orthop Surg, 2005, 13: 6−17.
4. BaiLing Chen, YiQiang Li, DengHui Xie. Comparison of unipedicular and bipedicular kyphoplasty on the stiffness and biomechanical balance of compression fractured vertebrae. Eur Spine J, 2011, 20: 1272–1280.
5. Daniel H. Kim, Minimally invasive percutaneous spinal Techniques. Korea:Elsevier Inc, 2011: 271.
6. Ioannis D Papanastassiou, Mohamed Eleraky, Ryan Murtagh, et al. Comparison of Unilateral versus Bilateral Kyphoplasty in Multiple Myeloma Patients and the Importance of Preoperative Planning. Asian Spine J, 2014, 8(3): 244−252.
7. Thomas J Vogl, Robert Pflugmacher, Johannes Hierholzer, et al. Cement directed kyphoplasty reduces cement leakage as compared with vertebroplasty. SPINE, 2013, 38(20): 1730−1736.
8. Choy DS. Percutaneous laser nucleolysis of lumbar disks. N Eng J Med, 1987, 317: 771.
9. Sherk HH.The use of lasers in orthopedic procedures. J Bone Joint Surg, 1993, 75(A): 768−776.
10. 齐强. 经皮激光椎间盘减压治疗腰椎间盘突出症初步报告. 北京医科大学学报, 1994, 26: 110−113.
11. 李贵涛, 梁善言, 吕春雷. 经皮激光治疗腰椎间盘突出症初步报告. 中国矫形外科杂志, 1995, 2: 134.

12. 孟庆水, 韩树峰, 刘强, 等. 经皮激光治疗腰椎间盘突出症. 中华骨科杂志, 1997, 17: 318-320.
13. 尹健, 任龙喜. 经皮激光椎间盘减压术中常用激光的种类、特性及其选择.中国脊柱脊髓杂志, 2007, 17(11): 871-872.
14. 王胜利, 李继海. 980nm半导体激光减压术治疗椎间盘突出症286例. 中国康复理论与实践杂志, 2006, 12(7): 632.
15. Choy DS, Altman P. Fall of intradiscal pressure with laserablation. J Clin Laser Med Surg, 1995, 13(3): 149-151.
16. Choy DS. Percutaneous laser disc decompression fPI DD1：twelve years, experience with 752 procedures in 518 patients. J Clin Laser Med Surg，1998，16: 325-331.
17. 任龙喜, 梁喜斌, 张彤童, 等. 经皮激光椎间盘减压术治疗腰椎间盘突出症的中期疗效观察. 中国脊柱脊髓杂志, 2012, 22(4): 302-306.
18. Choy DS. Ngsow J.Percutaneous laser disc decompression in spinal stenosis .J Clin laser Med Surg, 1998, 16: 123-5.
19. Eysel P, Rompe J, Schoenmayr R, et al. Biomechanical behaviour of a prosthetic lumbar nucleus. Acta neurochirurgica, 1999, 141: 1083-1087.
20. Zhang ZM, Zhao L, Qu DB, et al. Artificial nucleus replacement: surgical and clinical experience. Orthop Surg, 2009, 1: 52-57.
21. Balsano M, Zachos A, Ruggiu A, et al. Nucleus disc arthroplasty with the NUBAC device: 2-year clinical experience. European Spine Journal, 2011, 20(Suppl 1): S36-S40.
22. Selviaridis P, Foroglou N, Tsitlakidis A, et al. Long-term outcome after implantation of prosthetic disc nucleus device (PDN) in lumbar disc disease. Hippokratia, 2010, 14: 176-184.
23. Lindley EM, Jaafar S, Noshchenko A, et al. Nucleus replacement device failure: a case report and biomechanical study. Spine, 2010, 35: E1241-E1247.

16

骨　盆

骨盆（pelvis）由两块髋骨、骶骨、尾骨及其韧带连结而成（图16-1）。髋骨由髂骨、坐骨及耻骨组成。骨盆的关节包括耻骨联合、骶髂关节及骶尾关节。骨盆的主要韧带有骶骨、尾骨与坐骨结节间的骶结节韧带，骶骨、尾骨与坐骨棘之间的骶棘韧带，第4~5腰椎横突以及髂嵴与骶骨上部前面之间髂腰韧带，另外在腰骶关节前面还有腰骶韧带，该韧带上部与髂腰韧带相连，它的纤维呈扇形向下附于髂骨、骶骨的盆面。骨盆上与腰椎相连，下借髋臼与双下肢相连，身体重力和强有力的肌肉系统所产生的压力通过骨盆传递至下肢。骨盆也是下肢的重要组成部分。

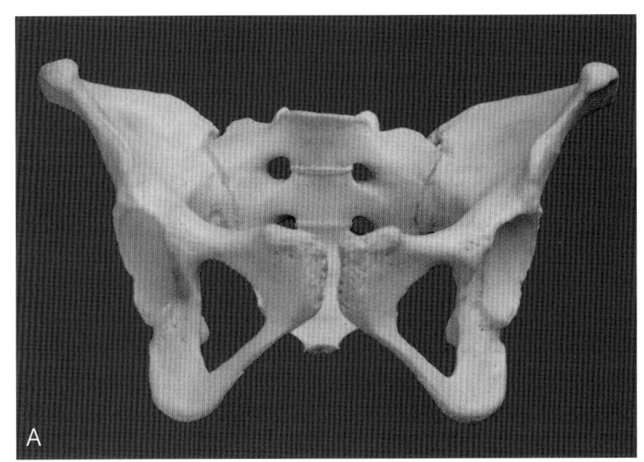

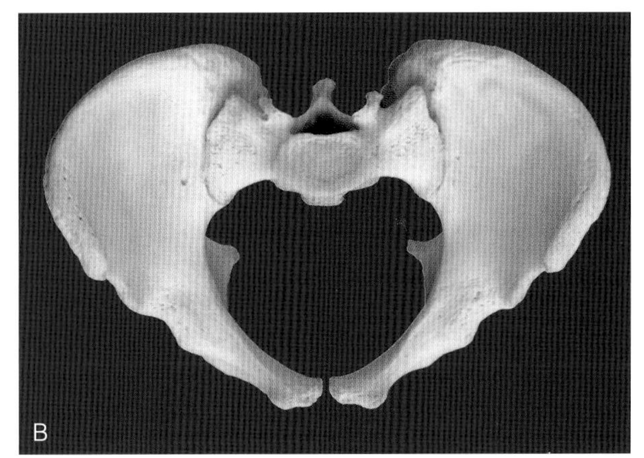

图16-1　骨盆的组成
A.男性骨盆，前面观；B.女性骨盆，上面观

骨和骨连结

■ 骨盆各骨的形态

髋　骨

髋骨（hip bone）为一不规则扁骨，16岁以前由髂骨、坐骨及耻骨以软骨连结而组成（图16-2），成年后软骨骨化，三骨在髋臼处互相愈合。两侧的髋骨在前部借耻骨联合相连，后部与骶尾骨共同组成骨盆，有保护骨盆内部结构的作用。

在髋臼的下部，耻骨与坐骨支形成一个不规则椭圆形的孔，称为闭孔，由闭孔膜所覆盖，在闭孔切迹处有一孔道，闭孔血管及神经由此通过。髂骨体与耻骨上支连结处形成髂耻隆起，显著凸出。在闭孔下部的缩窄部分相当于耻骨下支与坐骨下支的连接点。

髋骨由以下部分组成：

1. 髂骨（ilium） 髂骨位于髋骨的后上部，分为髂骨体和髂骨翼两部（图16-3）。髂骨体（body of ilium）位于髂骨的下部，参与构成髋臼的后上部，由体向上方伸出的扇形骨板叫髂骨翼（ala of ilium），其内面凹陷名髂窝（iliac fossa），为大骨盆的侧壁，窝的下方以弓状线与髂骨体分界。弓状线前端有一隆起称髂耻隆起（iliopubic eminence），髂窝的后分粗糙，有一近横位的耳状面，与骶骨的耳状面相关节。

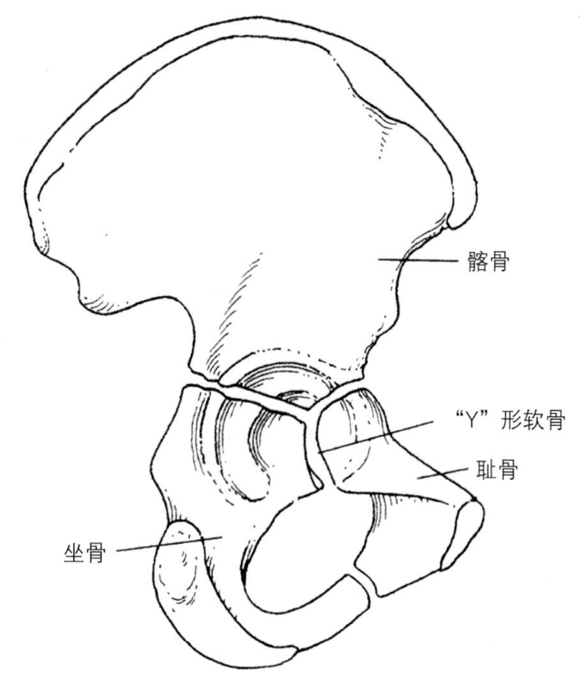

图16-2 髋骨的软骨连结

髂骨翼的上缘肥厚且呈弓形向上凸弯，叫髂嵴（iliac crest），髂嵴的内、外二缘锐利，称为内、外唇。髂嵴后部的内唇有腹横肌及腰方肌附着，外唇有阔筋膜张肌、背阔肌、腹外斜肌及臀中肌附着，内、外二唇之间的中间线有腹内斜肌附着。髂嵴位于皮下，全长皆易触得。两侧

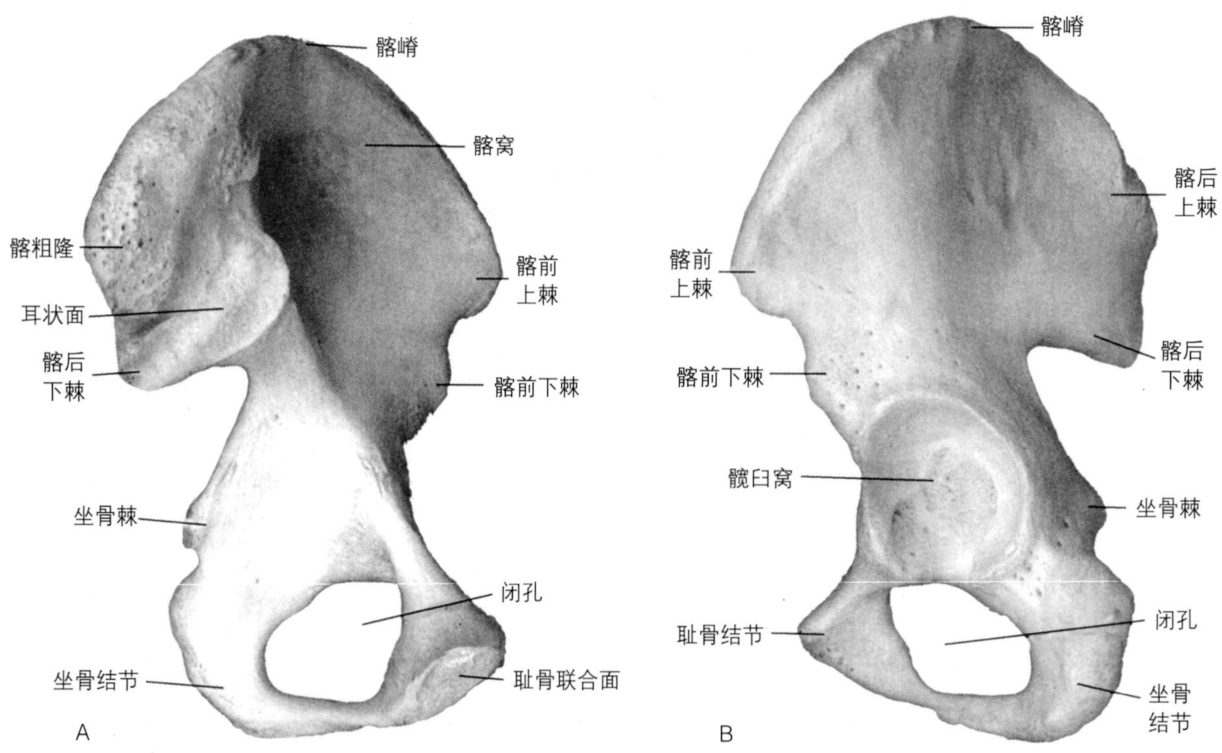

图16-3 髋骨

A.内面观；B.外侧面

髂嵴最高点的连线约平第4腰椎棘突，是计数腰椎的标志。髂骨翼的前缘弯曲向下，有上、下两个骨突，分别称为髂前上棘（anterior superior iliac spine）和髂前下棘（anterior inferior iliac spine）。

髂前上棘是缝匠肌及阔筋膜张肌一部分的起点，腹股沟韧带横过它与耻骨结节之间，在它的下方约5 cm处有股外侧皮神经的后支越过。髂前下棘是股直肌直头的起点。在髂前上棘的后上方5~7 cm处，髂嵴外唇向外隆起，称髂结节（tubercle of iliac crest），为髂嵴最高点。髂结节约半数呈三角形，其次为弓形，是骨髓穿刺常用部位。髂结节亦可与髂前上棘相延续。

髂骨翼后缘的两个骨突分别为髂后上棘（posterior superior iliac spine）和髂后下棘（posterior inferior iliac spine）。两侧髂后上棘的连线约平第2骶椎。髂后上棘位于臀后部的一个小凹陷内，是骶结节韧带的部分起点，其下方是髂后下棘，相当于骶髂关节的最后部，髂后下棘的部分参与形成坐骨大切迹。

髂骨翼外侧面（臀面）的前部向外凸出，后部参与构成骶髂关节，朝内凹进，在这个面上可以看到臀后线、臀前线及臀下线。这三条线将臀面分为四个区域，在臀后线之后的狭窄部分为臀大肌及骶结节韧带的部分起始处；在臀前、臀后线之间为臀中肌的起始处；臀前线之下及髋臼以上的臀面为臀小肌的起始处，臀小肌附着处与髋臼缘之间的窄长部分为股直肌的反折头及髂股韧带的起始处（图16-4）。髂骨翼顶端有的可出现一个独立骨化中心。

2. 坐骨（ischium） 坐骨分为坐骨体和坐骨支两部分。坐骨体近似锥形，构成髋臼的后上部，坐骨体的内侧面光滑，构成小骨盆侧壁的一部分。体的后缘有一向后伸出的三角形骨突，称坐骨棘（ischial spine）。坐骨棘与髂后下棘之间的弧形凹陷称坐骨大切迹（greater sciatic notch），坐骨棘下方的骨缘小缺口称坐骨小切迹（lesser sciatic notch）。由体向下延续为坐骨上支，继而转折向前内方续为坐骨下支，其前端与耻骨下支相连。坐骨上、下支移行处的后部，骨面粗糙而肥厚，为坐骨结节（ischiadic tuberosity）。坐骨结节在坐位时是支持体重的重要部分。坐骨结节外观呈卵圆形，切面呈三角形，股后肌群和大收肌坐骨部均起于此。由于这些肌肉的牵引，坐骨结节发生一个牵引骨骺。坐骨结节的外侧缘有股方肌起始，内侧缘下部是骶结节韧带的附着处，在此附着点以上有闭孔内肌腱通过。坐骨棘有肛提肌、尾骨肌、上孖肌及骶棘韧带附着。

3. 耻骨（pubis） 耻骨位于髋骨的前下部，可分为耻骨体和耻骨支。耻骨体构成髋臼的前下部和小骨盆的侧壁。耻骨体及耻骨支的附近是5个股内收肌的起点，向下放射，止于股骨嵴等处。耻骨上缘同时是腹直肌的止点及锥状肌的起点。由体向前下内方伸出的骨条，称为耻骨上支，继而以锐角转折向下外方续为耻骨下支。耻骨上、下支移行处的内侧面为一卵圆形粗糙面，

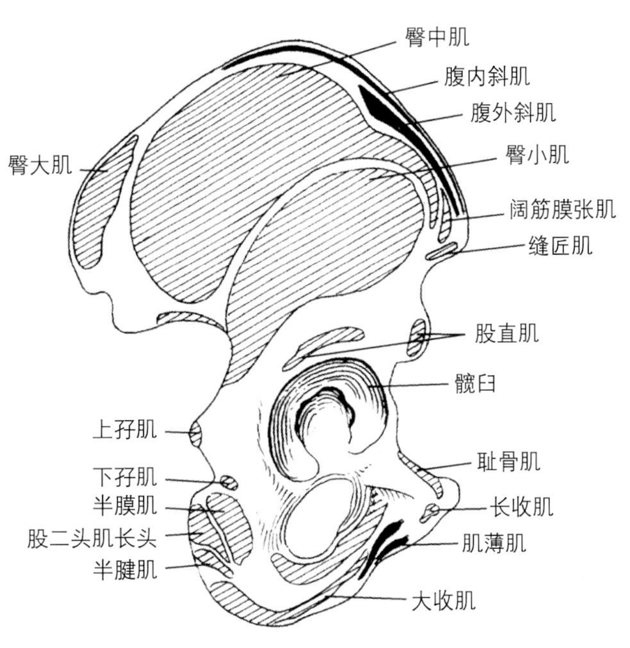

图16-4 骨盆外侧面肌肉起止点

称耻骨联合面（symphysial surface），与对侧同名面之间以纤维软骨连接，构成耻骨联合（pubic symphysis）。耻骨上支的上缘有一锐利的骨嵴，叫耻骨梳，有陷窝韧带及反转韧带附着。耻骨支向前终于耻骨结节（pubic tubercle），是腹股沟韧带的内侧起点。耻骨结节内侧的骨嵴称耻骨嵴。由坐骨和耻骨围成的孔叫闭孔，闭孔有闭孔膜封闭。孔的上缘有浅沟叫闭孔沟，自前外侧向后内侧走向，有闭孔血管、神经通过。

坐位时，虽然身体的重量由坐骨结节支持，但耻骨体及耻骨弓有圈定坐骨结节的功用，防止向内靠拢或向外分开。站立时，虽然身体的重量经髂骨传达到股骨，但耻骨上支及耻骨体可以作为一个支撑点，防止两块髂骨向内靠拢，在某些方面，其功用与锁骨有些相似。

4. 髋臼（acetabulum） 髋臼位于髂前上棘及坐骨结节连线中间，为一半球形深窝，朝前下外方，将髋骨外侧面分为前后两部，前者向前向内，后者向后。这种倾斜度与股骨头脱位后所处位置有一定关系，脱位后股骨头易向后滑脱，患肢一般呈屈曲及内收畸形。

髋臼的顶占髋臼整个面积的2/5，由髂骨构成；同等大小的髋臼后壁和底由坐骨构成；耻骨在构成髋臼的面积上只占1/5，构成髋臼的前壁。髋臼的边缘，前部较低，后部隆起，非常坚实。髋臼的下部有宽而深的缺口，名髋臼切迹，向上与粗糙的髋臼窝相连，这个粗糙面也是股骨头韧带的附着处。髋臼切迹的缺损部分有髋臼横韧带横过，正好将髋臼做成一个完整的圆周，它的周围镶有一圈盂缘，以加深髋臼的深度。髋臼的面积超过球面的一半，将股骨头深深包绕（图16-5）。

髋臼的底凹陷，延至髋臼切迹，不覆以关节软骨，称为髋臼窝，窝的粗糙部分不与股骨头相接，也称为非关节部分，被股骨头韧带所占据。髋臼窝位于Y形软骨之下，股骨头的中心正对髋臼窝。直立时，股骨头的上部关节面突出于髋臼边缘之外。髋臼窝的壁薄弱，如骨质破坏或外伤，股骨头可向内穿透，这也是全髋置换术并发髂内静脉血栓的原因之一。因为髋臼壁薄弱，骨水泥聚合时散发的热量可能灼伤与之相邻的闭孔内肌及髂内静脉，故术中应注意散热，术后注意抗凝治疗。这部分骨骼的内面为闭孔内肌所覆盖，亦即骨盆的侧壁。

5. 闭孔（obturator foramen） 闭孔由坐、耻骨围成，多呈三角形，少数呈卵圆形。闭孔上界为耻骨上支的下缘，下界为坐骨下支的上缘，内侧界为耻骨下支的外侧缘，外侧界为坐骨上支、坐骨体的前缘及髋臼切迹的边缘。闭孔的边缘锐利，闭孔膜附着其上。

闭孔管为一纤维性管道，上界为耻骨上支下缘的闭孔沟，下界为硬而无弹性的闭孔膜，长2~3 cm，从骨盆前壁斜向前、下、内，终于耻骨肌的深面。闭孔动、静脉及闭孔神经由此通过，后者再分为前、后两支。闭孔神经主要支配股内侧肌群，尚发出关节支支配髋、膝关节，并有感觉支支配大、小腿和膝的内侧，这就是髋关节病变表现为膝关节疼痛，而膝关节病变出现髋关节症状的解剖学基础。

骶骨

骶骨（os sacrum）位于腰椎的尾端，呈三角形，由5节骶椎融合而成。上面为骶骨底，下面为

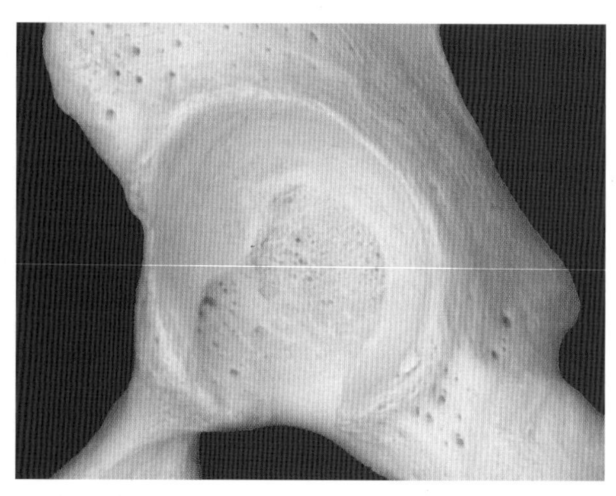

图16-5 髋臼

骶骨尖。骶骨底宽大，呈椭圆形，与第5腰椎椎体相接，底向前凸出，称骶岬（promontorium ossis sacri）；尖部和尾骨相连。在骶骨两侧，上三节共有一个耳状面，和髂骨的耳状面相连形成骶髂关节。骶骨的下二节侧面无关节面，骨面粗糙，有韧带附着。骶骨的侧块在发生上，前部代表肋部，后部代表横突部（图16-6）。

骶骨的骨化方式与其他椎骨相同，其原发骨化中心分别位于椎体和椎弓两侧。骶骨的外侧相当于肋骨头的部分（肋成分）系单独发育，然后与后方的椎弓相互融合成一骨块。继发骨化中心的形成则比较复杂，分别位于每一椎体的上缘和下缘、每一肋成分的外缘和前缘、棘突以及骶骨的外表面（耳状面），多数继发骨化中心于25岁前后融合。发育早期骶椎椎体之间有纤维软骨形成，相当于骶椎椎体相互融合后所残留的椎间盘，这些“椎间盘”通常终生不发生骨化。

骶骨呈生理后凸，与其上方的胸椎后凸相对应。处于正常位置时的骶骨基底部位于其尖部的前方，故骶骨的凹面朝向前下方。婴幼儿时骶骨的生理后凸几乎不存在，随增龄后凸逐渐变得明显。一般认为骶骨的生理后凸与人类的直立姿势、仰卧睡姿以及发育良好的肛提肌有关，而在其他哺乳动物（如猴、猿等）其骶骨生理后凸程度均不及人类。

骶骨底由第1骶椎构成，横径明显超过前后

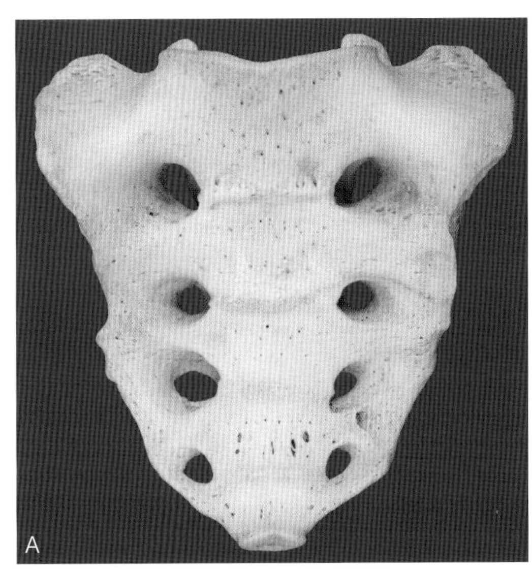

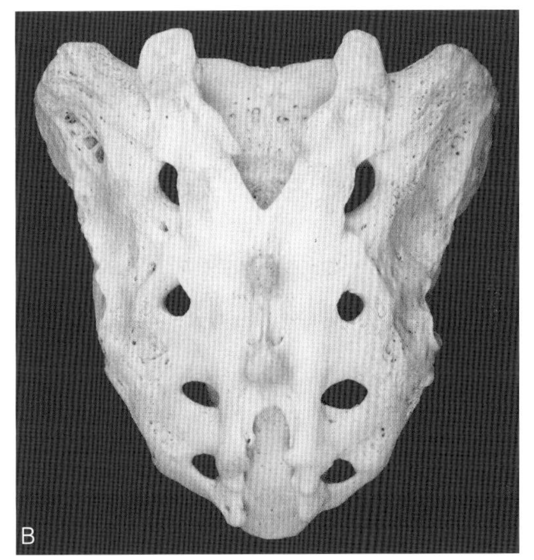

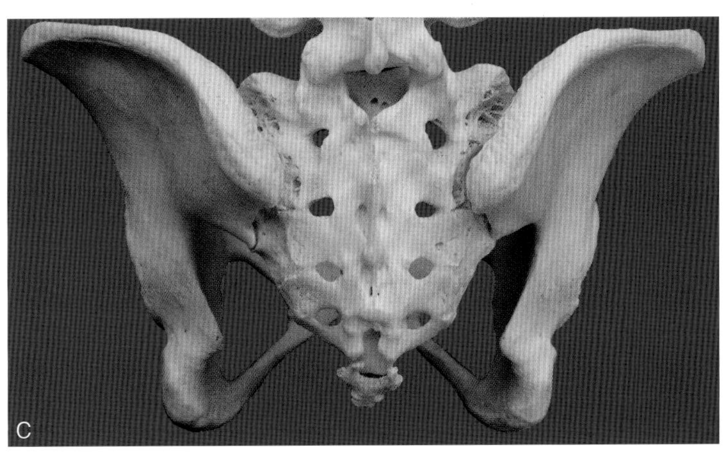

图16-6 骶骨
A.前面观；B.后面观；C.后面观（示与髋骨，第5腰椎和尾骨的连结）

径，其前缘称骶骨岬。第1骶椎的椎孔为三角形，系骶管的起始部（图16-7）。第1骶椎的椎弓根较小，并向左右两侧与椎板相延续，两侧椎板在后正中相连而形成骶正中嵴。横突向两侧延伸并与肋成分融合形成骶骨翼（ala sacralis），也称骶骨侧块。骶骨翼前表面为凹面，有梨状肌附着。骶骨底后表面向上突起形成左右两侧上关节突，其关节面一般为向后并略偏内侧，但有较多变异，且常不对称。上关节突外侧为骶骨切迹，第5腰神经根的后支由此通过。骶骨的外侧为5个骶椎的横突，这些横突（主要为第1~3骶椎横突）与肋成分相融合，其表面呈耳郭状，称为耳状面，与髂骨的耳状面形成骶髂关节。脊柱借骶髂关节与骨盆相连接，骶髂关节对维持人体的直立姿势具有至关重要的作用。

由前面观，5节骶椎相互融合后在骶骨前表面形成横形骨嵴（横线），其深面即为残存的椎间盘。相互融合的骶椎椎体外侧为4对骶前孔，内有第1~4骶神经的前根穿出。与此相连续的是由后面观时位于骶骨后表面的4对骶后孔，内有第1~4骶神经的后根发出。骶骨后表面可见5条纵行骨嵴，当中为骶正中嵴，由此向外依次为骶中间嵴和骶外侧嵴，分别相当于脊柱其他节段的棘突，关节突和横突。第5骶椎下关节突向下突出，位于骶管裂孔外侧，形成骶角（sacral cornua）。

通常第1骶后孔与正中线相距3 cm，第1~2、2~3、3~4骶后孔间距分别为2.5 cm、2.5 cm和2 cm，第4骶后孔至骶骨下缘的距离为2 cm。

骶骨的形状不仅与骨盆入口的形状有关，而且同型的骶骨可见于不同型的骨盆，因此很少有完全相似的两个骨盆。骶骨的倾斜度不同，可呈水平位、垂直位、斜位、斜直位（即上半为斜位，下半为垂直位；或上半呈水平位，而下半为垂直位）。

骶骨前面的弯曲度大体一致，但可增大或减小，有的在骶尾骨交界处形成角度或曲度不均匀。骶骨的弯曲度与骨盆腔各部的直径大小有关，直而长的骶骨和骶骨位置不正，对分娩不利。骶骨前面稍不平坦，对骨盆腔大小无重要影响，但2个以上骶椎明显突出，则会使骨盆腔后部前后径减小。

骶骨的高度与骶椎数目有关，由于腰椎或尾椎移行，骶椎的数目可增加。腰椎骶化可能完全，也可能不完全，仅横突融合而椎体与棘突仍分离。第1骶椎一般与第5腰椎形成单岬，但也可同时与第2骶椎又形成一岬，构成重岬。如出现腰椎骶化，第5腰椎替代第1骶椎，与第4腰椎形成一岬，又与第1骶椎形成一岬而构成重岬。有的第2骶椎替代第1骶椎形成单岬。

骶骨最大高径为10 cm，上部最宽为11.1 cm，中部宽度为8.5 cm，前面最大曲径为11.9 cm，基底正中矢状径为5.0 cm。

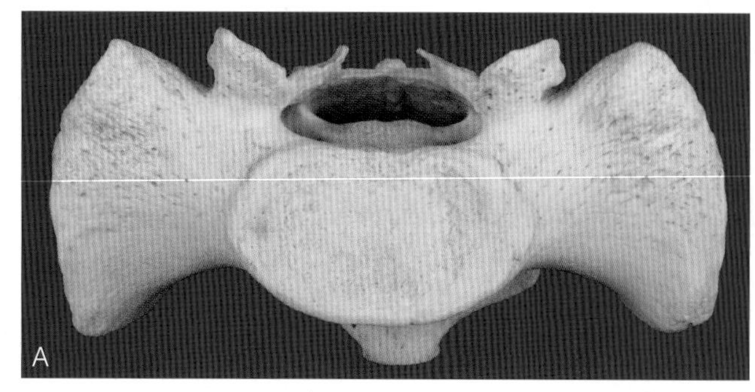

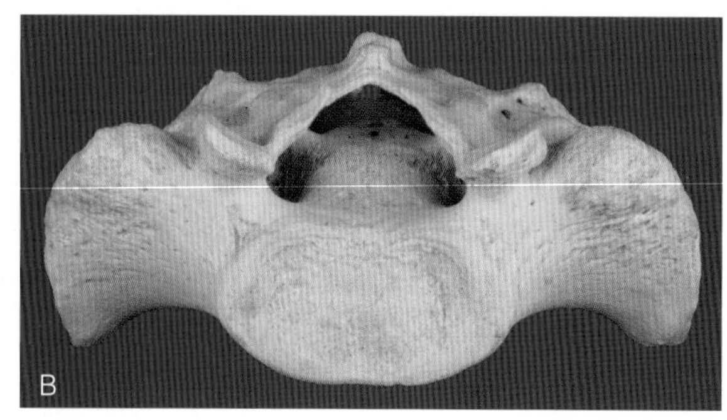

图16-7 骶骨底
A.骶管上口；B.骶管上口后部阙如

骶骨的关节突如变异可能直接或间接压迫第1骶神经或第5腰神经；第5腰椎椎孔多有一侧隐窝，前界为第5腰椎椎间盘及椎体，后为骶骨关节突的内侧部，当第5腰椎间盘退化并变窄时，第5腰椎向后移位，侧隐窝矢状径变小，在腰骶部手术时应考虑这些解剖特点。

尾 骨

尾骨（coccyx）呈三角形，为脊柱的终末部分，在人类为退化之骨，切除后并无多大影响。坐位时，尾骨并不着力，而系坐骨结节负重。尾骨由4~5节合成，也可能为3节（图16-8）。有的尾骨和骶骨相愈合形成一骨。尾骨下端尖，上端为底，其卵圆形关节面和骶骨尖互相构成关节，其间有纤维软骨盘，尾骨后上部的凹陷与骶骨相连部分称为骶尾间隙，在关节面后部两侧各有一尾骨角，相当于第1尾骨的椎弓和上关节突。尾骨的侧缘是韧带和肌肉的附着处。尾骨底的后缘较前缘为高，朝前下，它的前面稍凹，平滑，后面突出并粗糙。尾骨有很多变异，长短不一，第1节和骶骨末节两侧多不对称，常向一侧倾斜。尾骨曲度不同，各节也可成角。骶尾关节还可融合。

临床应用注意事项

骨盆骨性标志对于确定病变、手术切口位置意义重大。影像学检查可以清楚地显示骨结构的形态或变异（图16-9）。一般情况下两侧结构对称，病变或投照位置不同会出现不对称，应注意识别。

骨盆畸形

骨盆畸形骶尾骨变异或畸形较为常见，其他则少见，如先天性耻骨联合分离（图16-10）；有时髂骨滋养孔较为明显，注意和骨破坏鉴别（图16-11）；由于拍骨盆正位片是骨盆前倾，骶髂关节下方常出现弧形影像，为正常结构，注意识别（图16-12）。骨盆畸形主要有以下几种。

1. 骶骨发育不良　骶骨两侧可不对称，一侧发育不良，表现不同程度萎缩，不仅骶翼变窄，而且骶前、后孔亦变形，甚至相邻两孔融合为一细长的裂隙（图16-13）。

2. 移行椎（transitional vertebra）　骶骨节数常有变化。如第5腰椎骶化，则骶椎变为6节；如

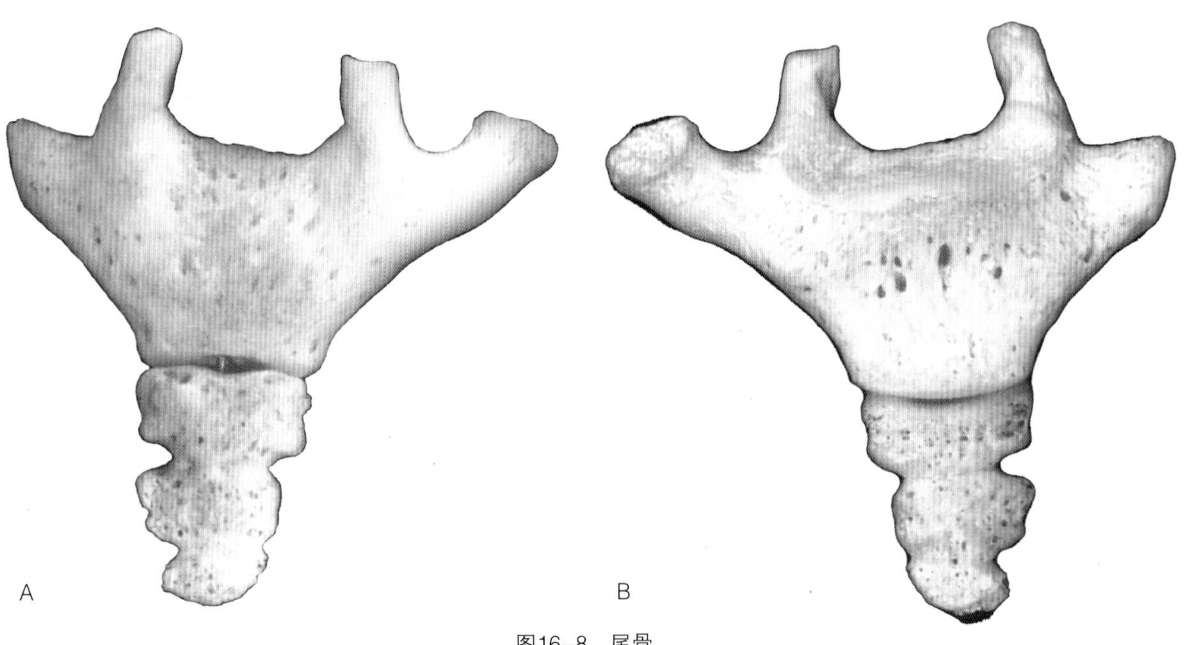

图16-8　尾骨
A.前面观；B.后面观

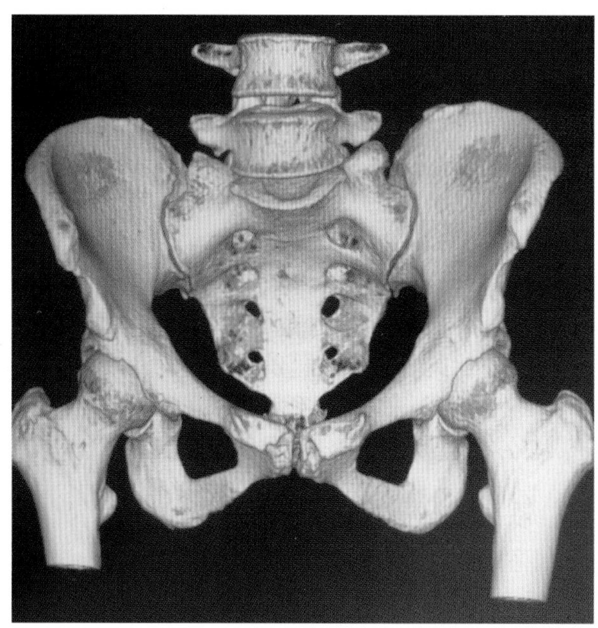

图16-9　骨盆三维CT

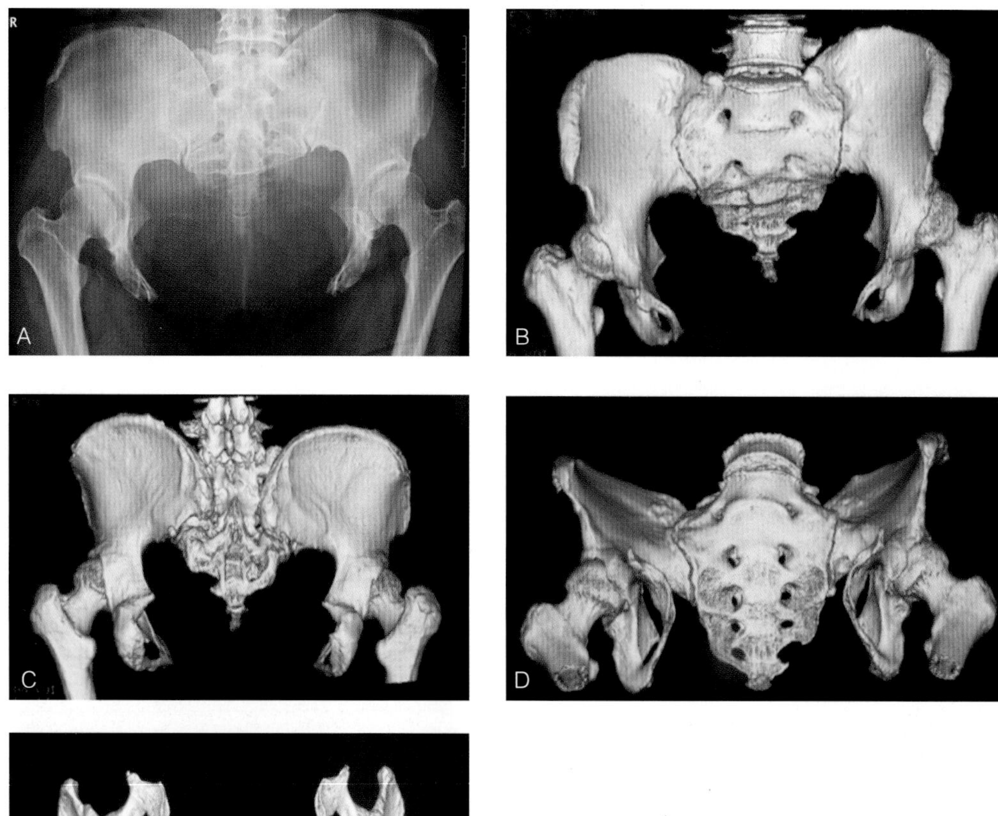

图16-10　先天性耻骨联合分离

A.X线正位片；B.CT三维重建后面观；C.CT三维重建后上面观；D.CT三维重建后前面观；E.CT三维重建后下面观

同时第1尾椎与骶椎愈合，则为7节（占3%）。如骶椎腰化，则剩余只有4节（占0.5%）。这种变异有时仅在一侧发生，是引起腰痛的原因之一。移行椎的发生率为10%~23%。体质调查资料显示，骶骨正常5节者占49.9%，第5腰椎骶化者占10.2%，第1尾椎与骶椎愈合者占36.9%。

因骶尾骨不发育，骨盆可显著变窄，臀部有明显的陷窝和萎缩，下肢肌肉萎缩，且常随骨骼生长而逐渐加重。

3. 骶椎裂　骶骨常有缺损，两侧椎弓板在后正中部不愈合，或在上、下关节突之间，神经弓缺少骨性联合（图16-14）。椎板不愈合最为常见，第5甚至第4骶椎几乎全都有裂隙，第5腰椎也常伴这种畸形。骶椎裂可能很小，只是1个缝隙，发生于正中或偏一侧，棘突仅与一侧椎弓板相连；严重者椎弓板本身甚至下关节突也发生缺损。郭世绂观察400例骨骼标本，可见第1、2骶椎有骶椎裂者占28.7%，骶骨后部完全开放者占3%。正常情况下，硬脊膜囊及马尾神经根为坚强的椎弓板所保护，如出现隐性脊柱裂，椎弓板阙如，游离棘突或浮棘为黄韧带所支持，可对前方的硬脊膜囊发生挤压，在后伸时尤其明显（图16-15，16）。

骶椎裂是引起腰痛的常见原因，这种缺损能使韧带的附着变得软弱和不稳定，同时由于该部负重和活动不平衡，易使韧带、肌肉、关节囊或关节面发生劳损。

4. 骶骨关节突不对称　骶骨上关节突的关节面一般两侧对称（占65%），呈斜位，近似横行方向，并微呈弧形；但也有不少呈冠状位及矢状位，两侧可不对称（占21.7%）；明显不对称者占13.3%。

5. 骶管前硬脊膜膨出　骶骨前部不发育，有骨质缺损，常累及一侧或双侧中下部，硬脊膜自骨缺损处疝入盆腔内，压迫直肠、膀胱及其他盆腔内脏器，引起便秘、尿频、尿急或排尿困难等症状（图16-16）。

6. 盆肋　脊柱任何节段，只要有胚基或肋骨成分，都可形成肋骨。颈胸段及胸腰段是副肋常见部位，骶骨也可出现副肋。胡挽华（1991年）

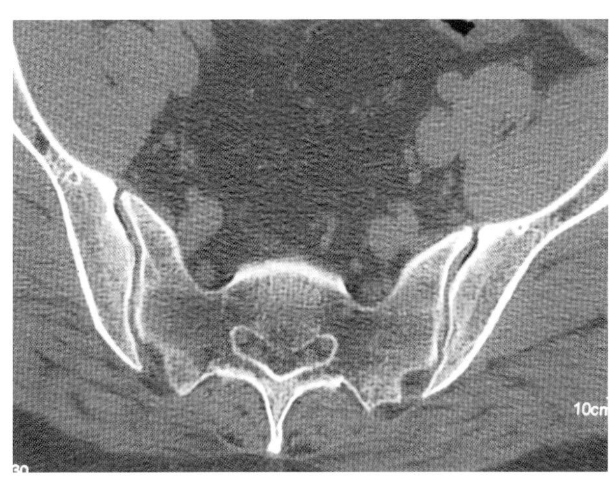

图16-11　髂骨滋养孔（CT）

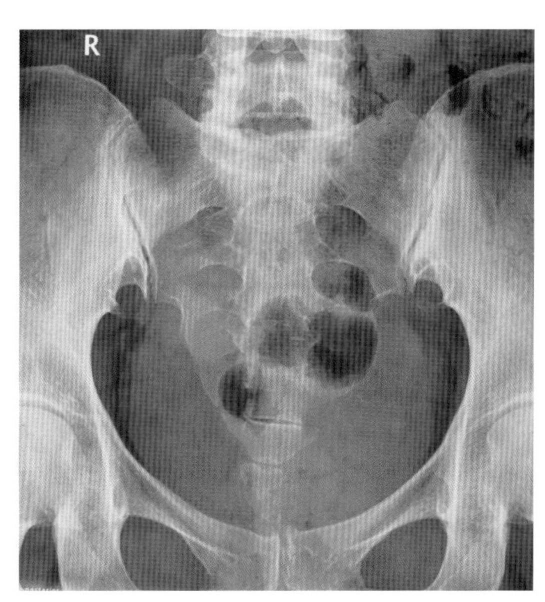

图16-12　骶髂关节下方常出现弧形影像

报告1例罕见盆腔肋骨，前后位骨盆X线片显示，在患者左侧骶髂关节中下部有一副肋，指向前内方，呈弧形走行，经左侧坐骨棘至耻骨联合下方，全长19 cm，有发育良好的头、颈、体部，皮质及骨小梁均清晰可见。

7. 腰、骶、尾椎阙如　腰、骶、尾椎在不同水平可完全阙如，局部肌肉萎缩，由球状脂肪组织替代，脊髓末端发育异常或不发育。腰骶膨大或腰骶丛可不出现，一般传入神经束尚存在，但传出神经束多异常或不出现。

Renshaw将腰骶尾椎阙如分为4型。Ⅰ型：一侧骶椎完全或部分阙如，脊柱与骨盆之间的连接尚完整并保持完整，可出现腰骶关节倾斜和腰椎侧凸（图16-17）。Ⅱ型：双侧对称性骶椎部分阙如，第1骶椎正常或发育不良，脊柱和骨盆之间保持稳定，可合并脊髓脊膜膨出而致先天性脊柱后凸，还可合并半椎体，肋骨阙如或融合畸形。Ⅲ型：骶椎完全阙如，腰椎有不同数目阙如，髂骨与最下腰椎相关节。Ⅳ型：骶骨及下部腰椎不同数目阙如，最下腰椎与骶骨融合或微动关节相接。

骨连结

1. 髂腰韧带（iliolumbar ligament）　伸展于第4~5腰椎横突以及髂嵴与骶骨上部前面之间，是覆盖于盆面腰方肌筋膜的加厚部分，它的内侧与横突间韧带和骶髂后短韧带相混。髂腰韧带为宽而坚强的纤维束。由于第5腰椎在髂嵴平面以下，可抵抗身体重量所引起的剪力，这个韧带可以限制第5腰椎的旋转，同时防止它在骶骨上朝前滑动（图16-18）。

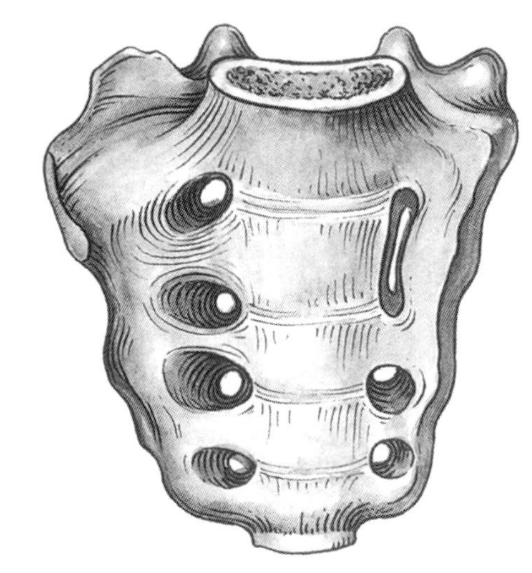

图16-13　骶骨一侧发育不良

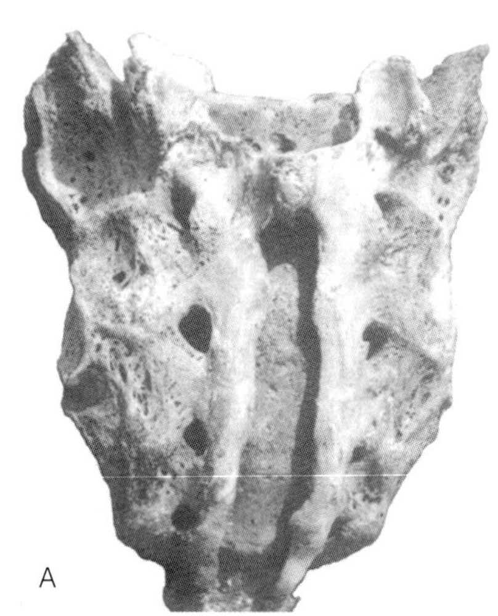

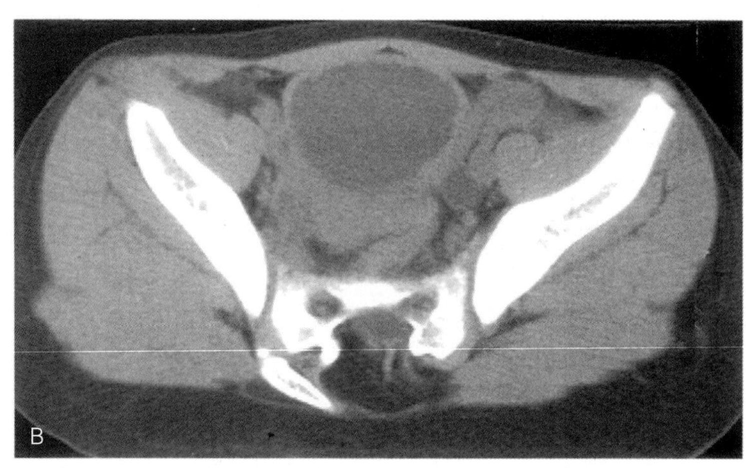

图16-14　骶椎裂

A.标本；B. CT影像

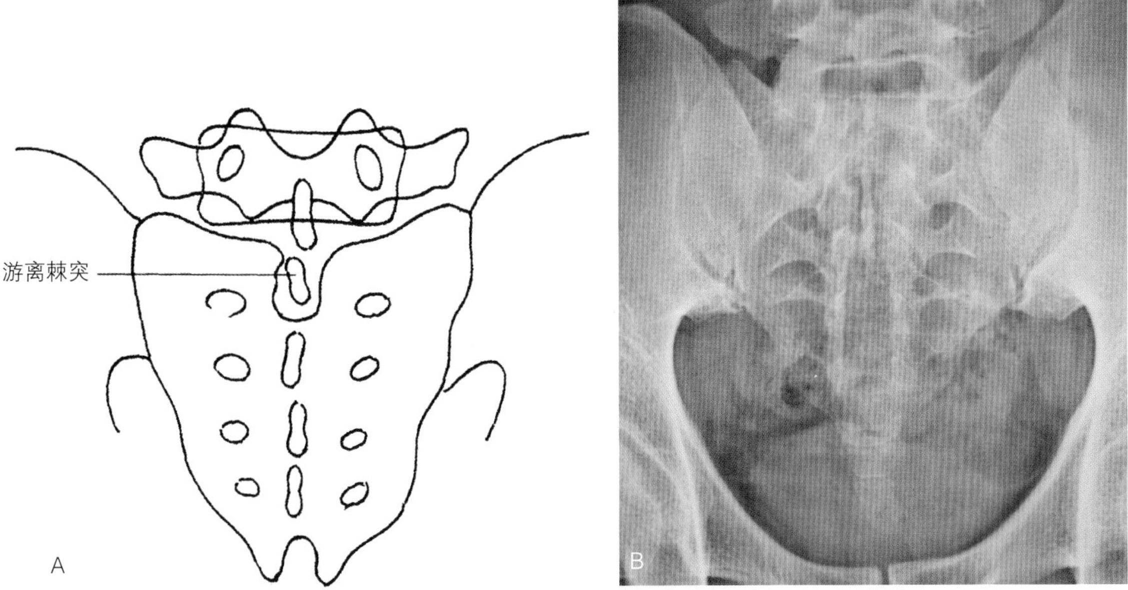

图16-15 骶椎游离棘突
A.第1骶椎游离棘突；B.X线片

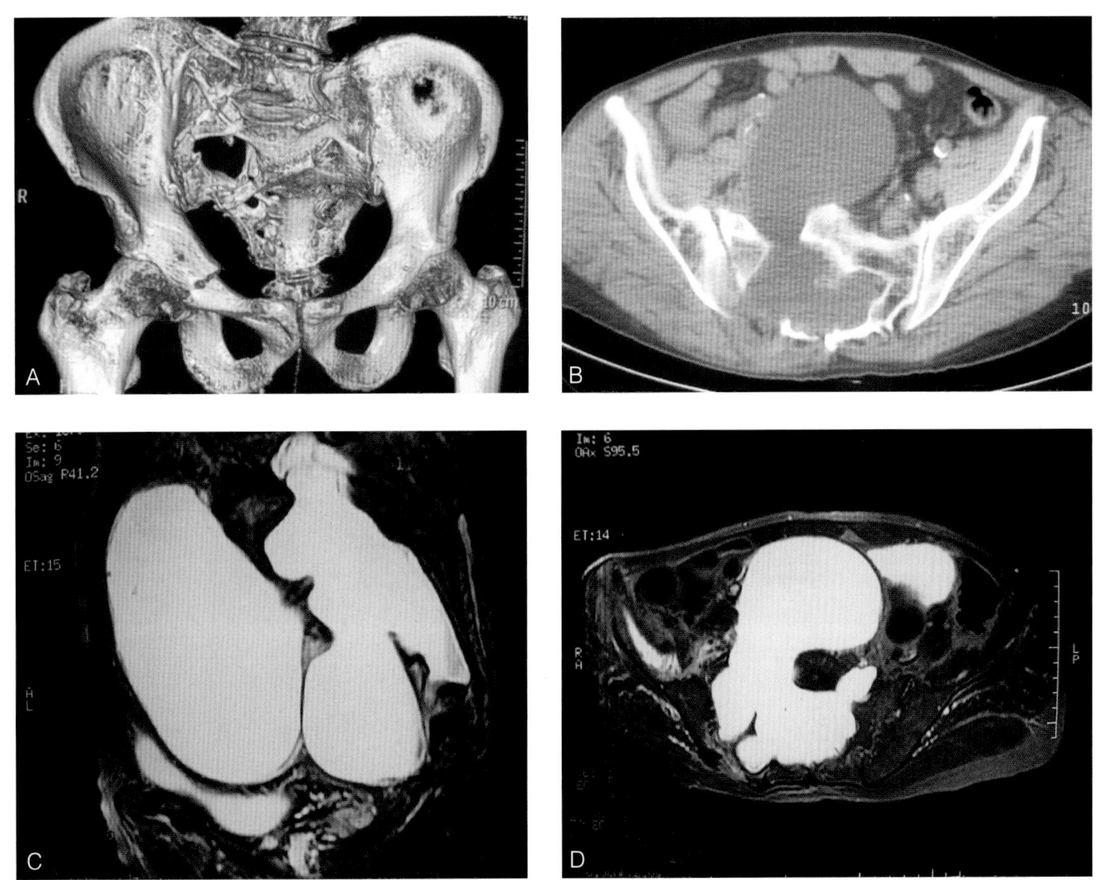

图16-16 骶管前硬脊膜膨出
A.三维CT；B.CT横断面；C.MRI矢状面；D.MRI横断面

2. 腰骶关节（juncture lumbosacralis） 由第1骶椎上关节突与第5腰椎的下关节突构成，属于滑动关节，同其他椎间关节一样，也具有关节腔和关节囊，关节面上也覆盖透明软骨。该关节的关节面与冠状面及水平面几乎成 90° 角，协助抵消因第1骶椎上终板倾斜 30°~60° 所引起的剪切应力，同时在运动上具有较多的灵活性。腰骶关节属于微动关节，其间的椎间盘较其他腰椎椎间盘厚，前侧较后侧尤厚，可以加大腰椎前凸。

腰骶关节周围的韧带大致与其他腰椎间关节相同，前、后纵韧带向下分别止于骶骨的前、后面，在椎板之间以及棘突之间也有黄韧带、棘间韧带和棘上韧带，除此以外，尚有髂腰韧带和腰骶韧带，在位置上相当于横突间韧带。

腰骶韧带的上部与髂腰韧带相连，它的纤维呈扇形，向下附于髂骨、骶骨的盆面，与骶髂前韧带相混，它的内侧锐利缘下方形成骨韧带隧道，有第5腰神经的前支通过。

3. 骶髂关节（sacroiliac joint） 有骶骨和髂骨的耳状面构成，属微动关节。骶骨的耳状面不规则，位于上面3个骶椎的侧部，向外向后，其前面比后面宽，髂骨的耳状面向前向内。关

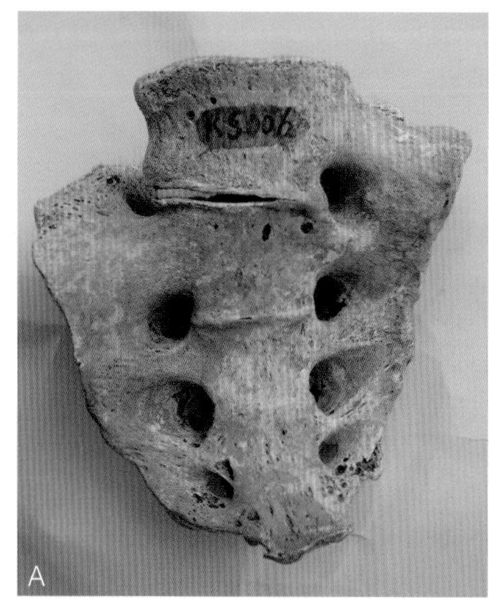

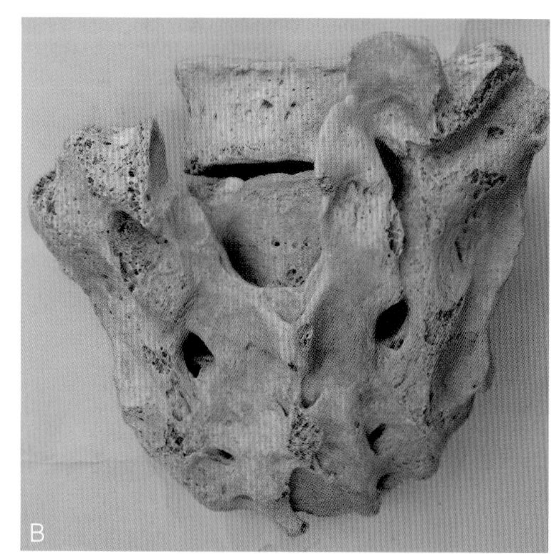

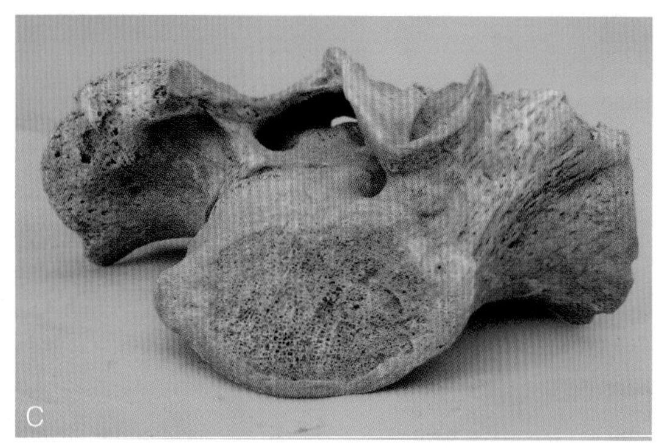

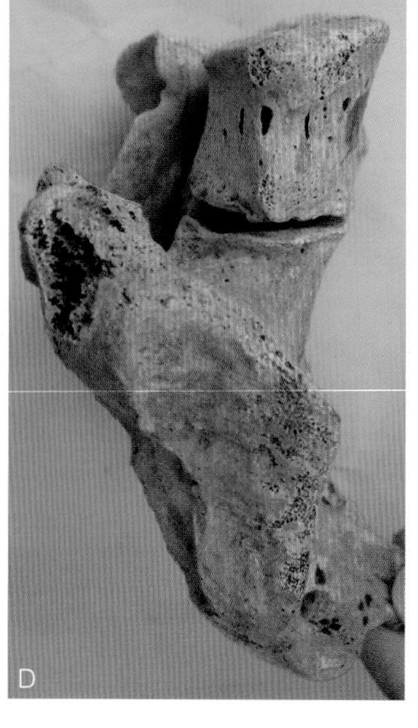

图16-17 第1骶椎一侧阙如

A.前面观；B.后面观；C.上面观；D.侧面观

节面之间的间隙非常狭窄，两个关节面间有很多隆起与凹陷的部分，使两个关节面密切相嵌，增加了关节的稳定性。骶骨的关节表面被覆一层较厚的透明软骨，髂骨关节面上的透明软骨则极薄。

关节面的后部有众多韧带附着，在骶髂关节周围主要的韧带有骶髂前韧带、骶髂后韧带、骶结节韧带、骶棘韧带等。骶髂骨间韧带位于关节软骨之后，介于骶粗隆和髂粗隆之间。骶髂后韧带分长、短两部，从骶外侧嵴向外斜至髂骨，加强关节后部。骶髂前韧带为宽薄的纤维束，内侧起自骶骨盆面的外侧，向外止于髂骨耳状面的前缘和耳前沟。骶结节韧带（sacrotuberous ligament）为一坚强的纤维束，起点甚宽，一部与骶髂后韧带相融合，由髂后上棘和髂嵴的后部向下止于坐骨结节，其附着处由坐骨结节沿坐骨支

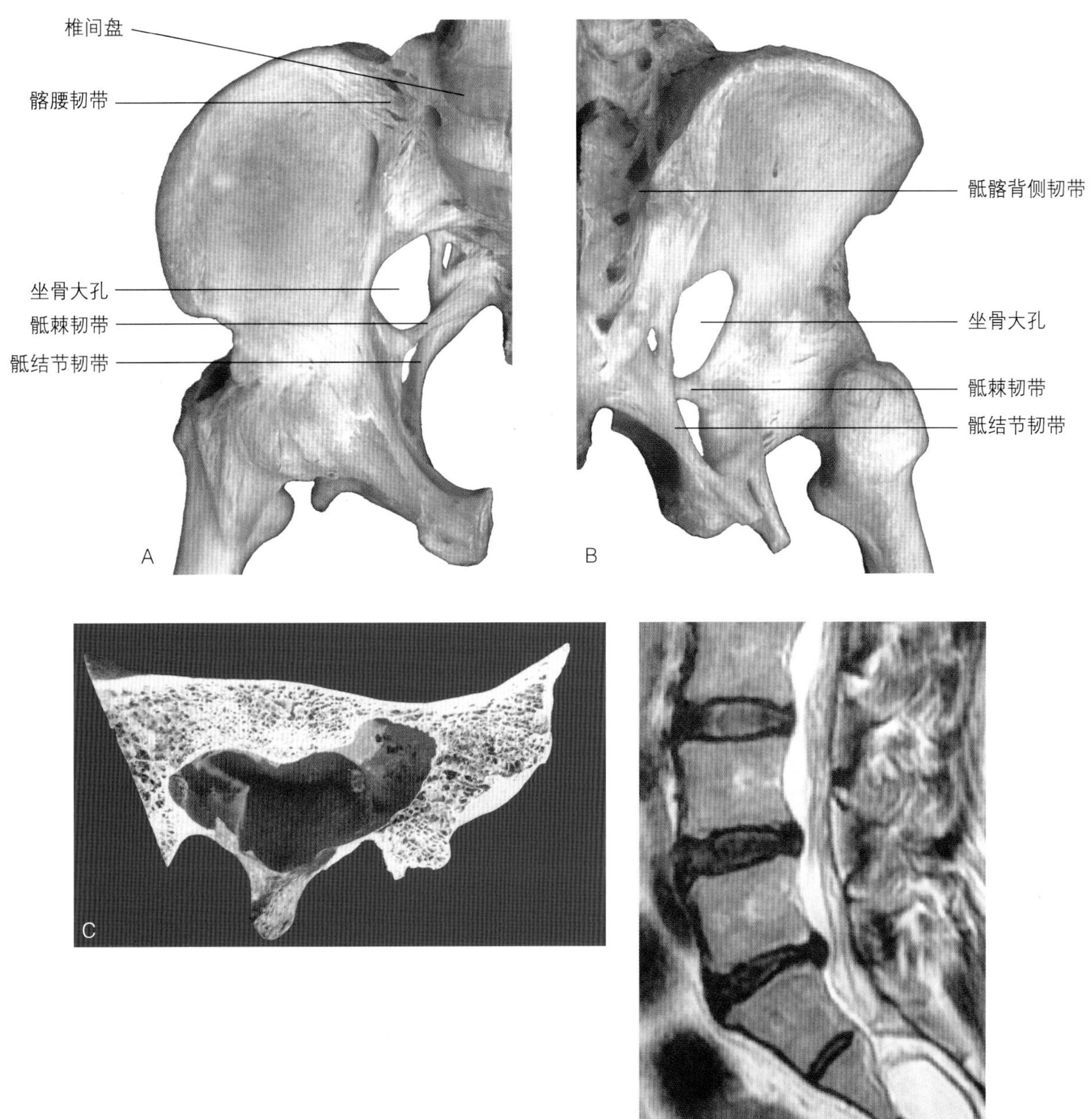

图16-18 骨盆的韧带
A.前面观；B.后面观；C.骶管扩大；D.骶管囊肿

前延为镰状突。臀大肌一部分起于此韧带下部的纤维，一部分与股二头肌的起点相混，这个韧带作为骨盆出口的后外侧界，亦作为坐骨小孔的下界。骶棘韧带（sacrospinous ligament）为扇形，十分坚韧，介于坐骨大、小孔之间，作为二孔之界。骶髂关节是微动关节，耻骨联合的移动性依靠骶髂关节的功能，骶髂关节的活动一般为上下的滑行运动，前后活动甚少。随着年龄的增加，骶髂关节常发生纤维性或骨性强直，而致活动性消失。

4. 骶尾关节（sacrococcygeal joint） 由骶骨尖和尾骨底合成，属于微动关节，椎间盘很薄，前后较侧部为厚，其周围也有一些韧带加强。骶尾前韧带是前纵韧带向下的延长部，分为两束，在上附于骶骨的盆面，向下合而为一，附于尾骨的盆面。骶尾后韧带分为深、浅二部，深部是后纵韧带的延长部，在第1尾椎的下缘与浅部相混合，浅部可以算作棘上韧带、棘间韧带和骶棘肌筋膜起始部的延长部分，位于两侧的骶尾韧带相当于横突间韧带，在骶尾角之间另有骨间韧带相连。

5. 耻骨联合（pubic symphysis） 是一个介于关节与韧带联合之间的一种过渡关节类型，由两侧的耻骨联合面借纤维软骨连接而成，关节面上覆以透明软骨，其间为一较厚的纤维软骨，其上、下面及前、后面都有韧带加强。上方的叫耻骨上韧带，耻骨上韧带附着于耻骨嵴和耻骨结节、耻骨下韧带亦称弓状韧带，为弓形的厚纤维束，附着于两侧耻骨的下支，构成耻骨弓的圆形部分。耻骨前韧带由坚强的纤维交织而成，与腹直肌和腹外斜肌的纤维相混。耻骨后韧带只有极少的纤维束，最为薄弱。纤维软骨中间有一纵裂隙，叫耻骨联合腔，但无滑膜覆盖，故有人将耻骨联合称为半关节。女性的耻骨联合有一定的可动性，在妊娠或分娩过程中，耻骨联合可出现轻度分离，使骨盆发生暂时性的扩大（图16-19）。

整个骨盆环分为前后两个部分，分别称为前环、后环。骨盆前环由双侧耻骨及其间的耻骨联合组成（图16-20）。骨盆后环由骶髂关节及其间的韧带（骶髂前韧带、骨间韧带和骶髂后韧带）组成（图16-21）。前环损伤包括耻骨上下支骨折和（或）耻骨联合分离；后环损伤包括骶髂关节或骶骨骨折。Mers等进一步将骨盆划分为三柱结构，其中前柱为耻骨联合与耻骨支；中柱为髂骨后方、骶骨体、骶髂关节、骶髂前韧带和骨间韧带；后柱为骶髂后韧带。

骨盆血供丰富，血供主要来自旋髂深动脉、臀上动脉、臀下动脉、腰动脉、骶正中动脉、骶髂动脉和闭孔动脉等的分支，各分支相互吻合，

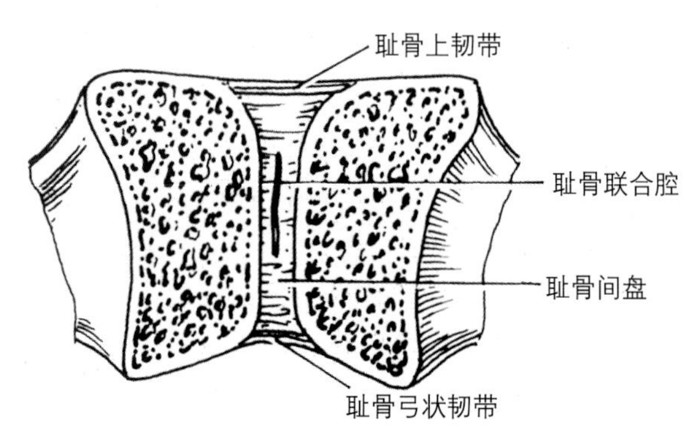

图16-19　耻骨联合腔

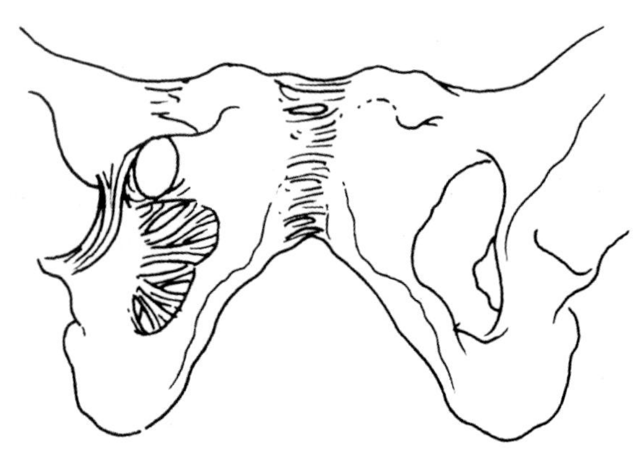

图16-20　骨盆前环组成

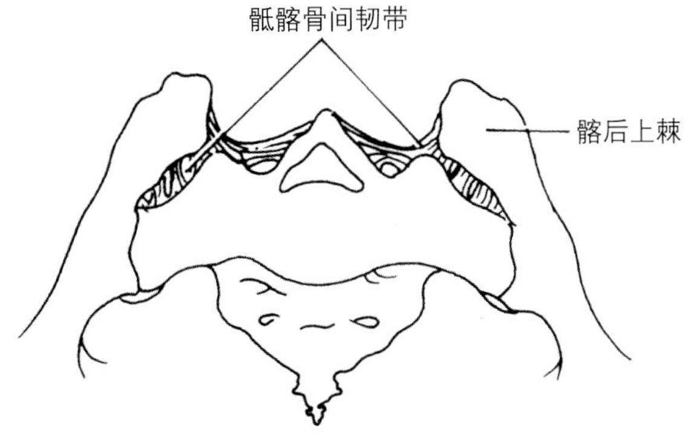

图16-21　骨盆后环组成

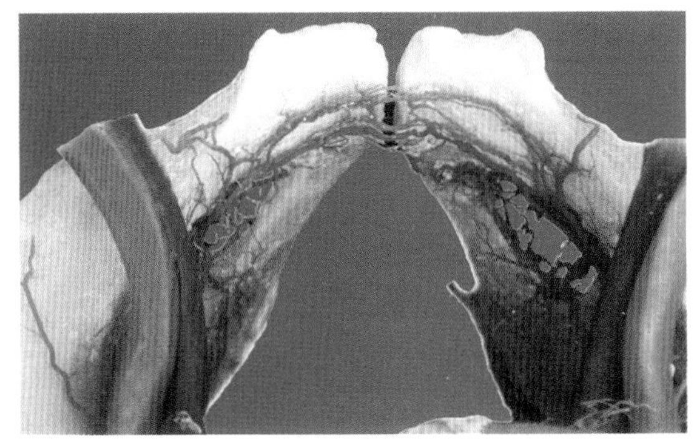

图16-22　骨盆前环的血供

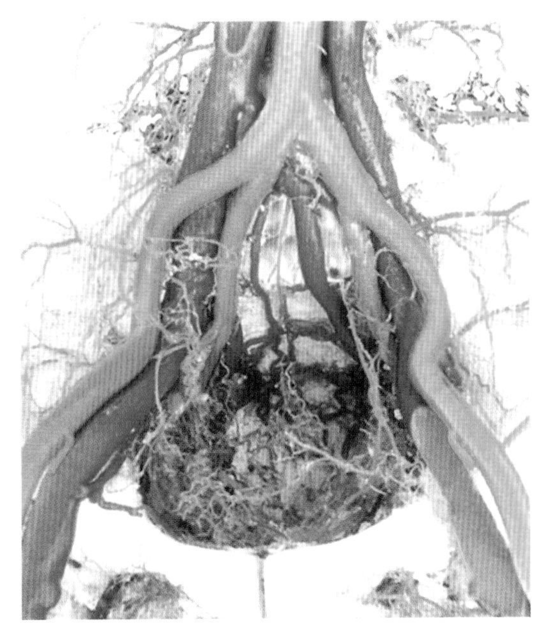

图16-23　骨盆后环的血供

形成一完整的动脉环（图16-22，23）。

6. 骶管（sacral canal）　位于骶骨体的后部，形状扁平，下部开口于骶管裂孔，前后借骶前、后孔与外界相连。蛛网膜下腔下端至第2骶椎。骶管容积为25~28 mL，骶管在发生上常有变异，它的后壁在22%的人有缺损，甚至完全敞开，这种缺损可发生于一侧、两侧或中部，亦有时因相邻椎板未愈合而在中间呈锯齿状（图16-24）。骶管囊肿可使其管腔扩大。

骶骨及其韧带的生物力学

骶髂关节的生物力学

骶髂关节面的骶骨侧为透明软骨，髂骨侧为纤维软骨，二者的厚度比为3∶1。髂骨侧软骨的退变重于骶骨侧，中央区重于两端。骶髂关节逐渐由尾侧、前方的滑膜性关节向头侧、后方移行为韧带联合性关节，二者之间无明显分界，软骨面渐呈退行样变而模糊不清。

1. 骶髂关节的运动学

（1）骶髂关节的运动范围和方向：骶髂关节在构造上属于滑动关节，但从运动范围看，可以认为是屈戍关节或滑动关节，其大小、形态及形状个体差异很大，即使是同一人，两侧也不完全相同。骶髂关节运动不是单一、简单的轴向运动，而是在6个自由度上的耦合运动。但旋转和位移幅度很小，最多只有几度和几个毫米，很难测量。骶髂关节的运动：斜矢状面为9°，斜横断面为3°。而且髋关节与骶髂关节的运动有显著的关系，Stures-Son研究发现骶髂关节的角运动幅度：自仰卧位至站或坐位为1°~2°，自站位至大腿过伸位为2°~3°。位移0.7 mm（0.1~1. 6 mm）。Brunner等的研究显示：男性标本当应力指向于近骶岬处时旋转度最大，为0.6°~1.2°；女性标本当应力背向于骶岬处时旋

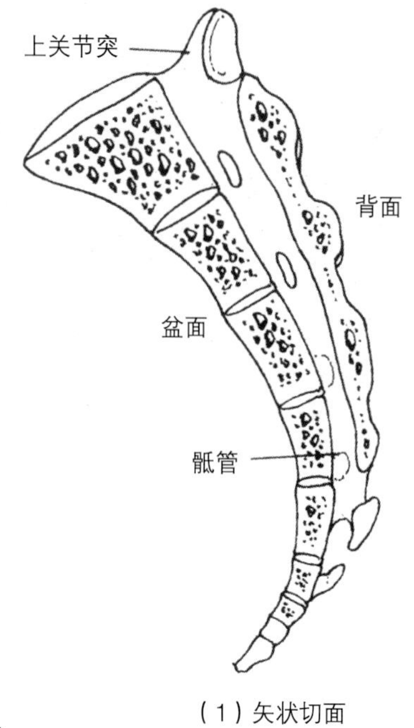

（1）矢状切面

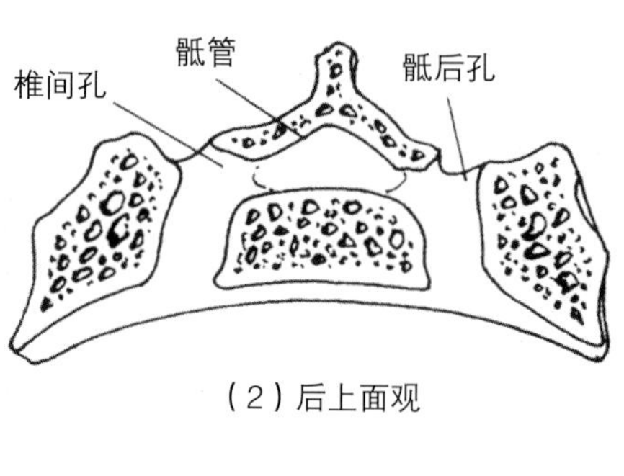

（2）后上面观

A

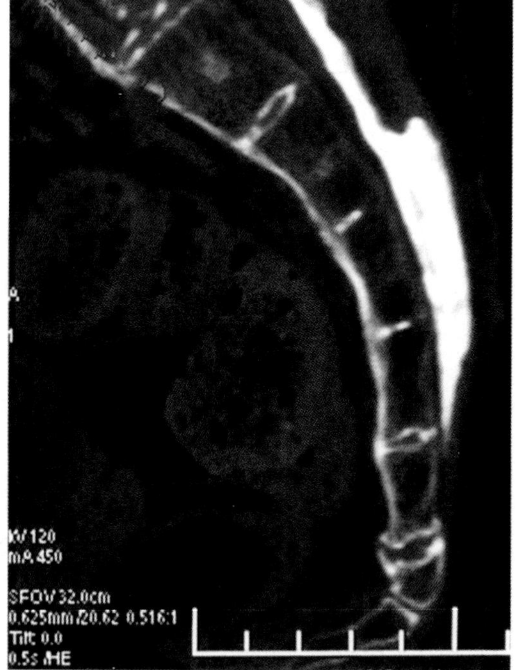

B

图16-24　骶管
A.示意图；B. MRI矢状面

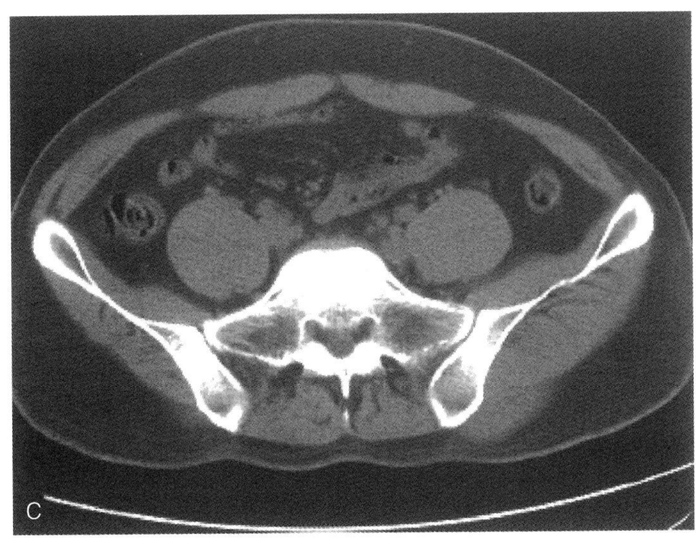

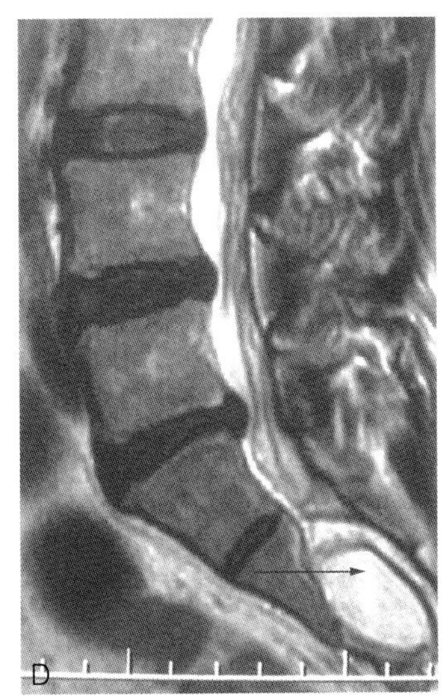

图16-24（续） C.CT像（第2骶椎平面）；D.骶管囊肿（箭头示）

转最大，为1.9°~2.8°。髂骨在骶骨上额状面的腹背倾斜移位，最大1~1.5 mm。

（2）骶髂关节运动轴的方向和位置：骶髂关节面不规则，轴向多变而复杂，而骶髂关节的运动也没有单一的模型或固定的轴向，而是多变的瞬间轴向并同时伴有位移、中央面运动及旋转的混合体。也有研究认为骶髂关节的凹陷与凸起皆呈以髂骨结节为圆心的圆弧形分布，因而单一旋转轴存在于两侧的髂骨结节连线。在大范围的载荷作用下，腰椎和骨盆向后下移动，髂骨翼则随髂前上棘的侧屈而呈波浪样运动（先向外，再向内），且当应力指向近骶岬处时，旋转中心取决于所受的力。力矩小，则中心远离关节；力矩大，则中心靠近关节。目前较流行的骶髂关节运动模式是由weisl提出的，即体重将骶骨楔形向下压向两髋骨之间，骶骨向背侧移位并以瞬间轴线呈腹背旋转，旋转轴位于骶骨岬下5~ 9 cm。

（3）影响骶髂关节运动的因素：骶髂关节的活动度及其内部的结构随年龄增长而改变，故而年轻人骶髂关节的运动为滑动，老人为向腹侧倾斜或旋转性滑动。骶髂关节的骨间韧带是限制关节活动和保证骶髂关节稳定的重要因素，骶骨由其后方的坚强韧带固定悬浮于髂骨间，在体重作用下骶骨趋于下沉而使其后方的韧带紧张，将髂骨拉拢，并以其关节面的凹凸不规则的自动内锁装置防止下沉过多，同时也可防止髂骨向后移位太多。韧带还是骶骨运动的主要决定因素：去掉骶髂关节的骨间韧带，则骶髂关节的全部运动均消失，关节面紧密相贴。Vukicevic等研究显示：在骶髂关节发生最大的运动后，骶结节韧带和骶棘韧带对骨盆位移无任何预防作用。有些结构限制骶髂关节的运动，如耻骨联合、关节囊、肌肉长度或力量的不平衡等。妊娠期妇女由于黄体分泌的松弛素的作用，胶原纤维的内在力量和坚硬度减小，骶髂关节的韧带等组织变松，骶髂关节的活动度增加，稳定性减弱。

（4）骶髂关节运动的意义：骶髂关节的运动是人体对所受力的一种自我保护机制，骶髂关节的任何运动都会减弱上部躯干对骨盆的重压以及下肢的反向作用力和力矩。研究认为骶髂关节可通过旋转增加步幅，从而加快行走或奔跑的速度。

2. 骶髂关节的力学　重力负载的增加使骶髂关节后方韧带张力增加，使骶骨更深地埋入髂骨直至极限，以减弱来自上部躯干的负载或下肢的反向冲击力，并使之从两侧关节快速分散，为此关节要做一定程度的旋转运动，这只不过是关节的分离和韧带的牵拉，然而它在吸收能量上却有重要意义。因此有人以作用于腰椎上的压应力代表体质量，检验骨盆带对骶髂关节不稳的保护作用，发现骨盆带与肌肉训练结合能增强骨盆的稳定性，明显减少骶髂关节的活动。

骶髂关节的线运动和角运动可能有助于减弱阔步行走中从髋关节与下脊柱间力的传递，如果骶髂关节固定，躯干的惯性力矩可能转移到股骨头，可引起骨小梁微骨折和软骨下骨硬化，从而诱发退变性骨关节炎，而躯干的惯性力矩和骨盆的减速力矩间的剪力如不被吸收，而是转移到邻近的软组织，即第5腰椎与第1骶椎间椎间盘，就会引发椎间盘的退变，节段不稳或脊椎滑脱。

临床应用注意事项

骶髂关节非常稳定，怀孕后其周围韧带松弛，分娩后这些韧带及附着处复旧不良会产生骶臀痛，髂骨侧骨质硬化，产生致密性骨炎，但关节间隙没有变化（图16-25）；强直性脊柱炎常首先累及骶髂关节，使关节面受到侵蚀、破坏，骶髂关节融合（图16-26）；骶髂关节负重大，也是结核发生部位之一（图16-27）。骶髂关节脱位往往伴有骨盆其他部位骨折，几乎均是向后上脱位（图16-28）。

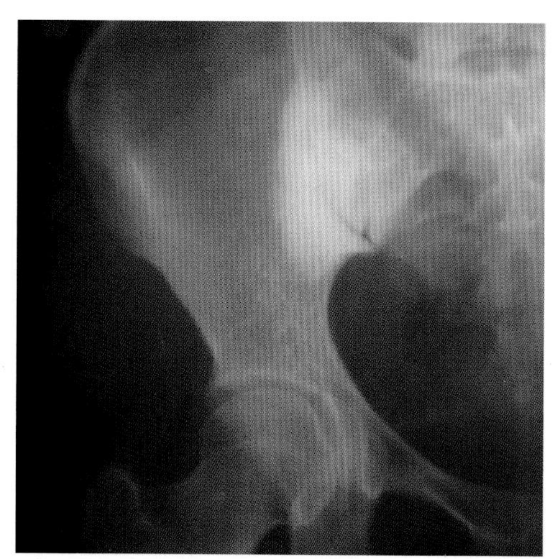

图16-25　致密性骨炎

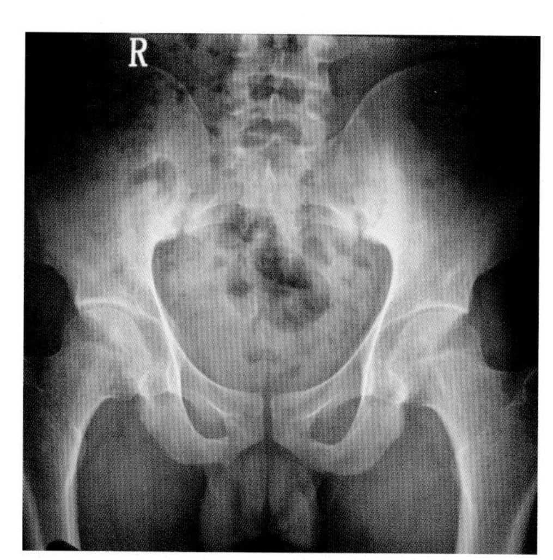

图16-26　强直性脊柱炎

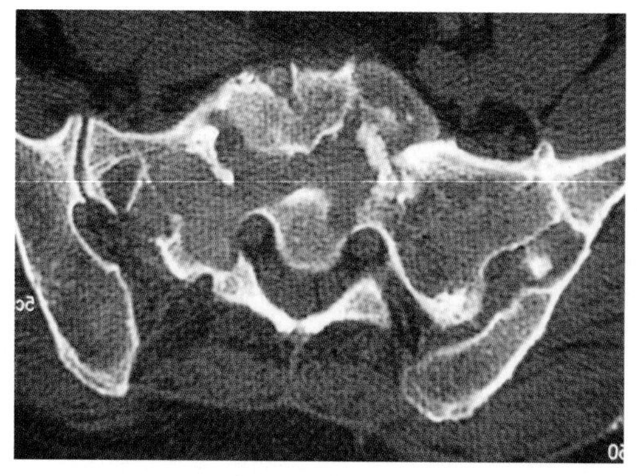

图16-27　骶髂关节结核（CT）

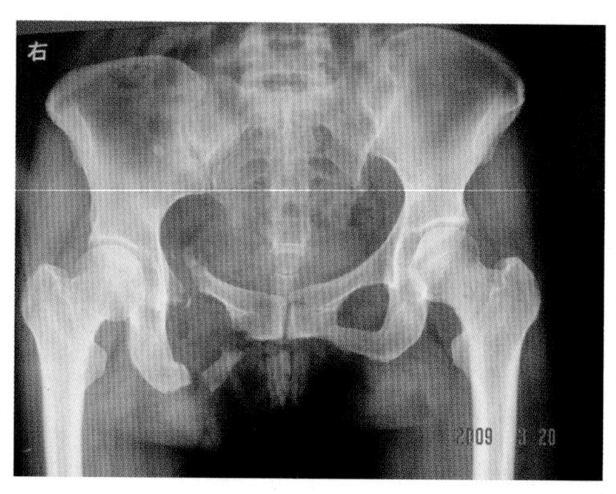

图16-28　骶髂关节脱位

髂腰韧带的生物力学

根据形态观察，髂腰韧带前部分犹如稳定桅杆的纤绳，连于第5腰椎与两侧髂骨间，有稳定腰椎、维持其中立位的作用。当腰后伸时，腰骶韧带紧张可防止第5腰椎与第1骶椎间隙过分变宽，有防止腰椎滑脱的作用，髂腰韧带后部坚韧宽厚，连于第5腰椎横突与髂后上棘的前内侧骨面之间。由于横突位于髂后上棘的前内侧方，直立时腰椎前凸增加，髂腰韧带后部通过牵拉横突而稳定第5腰椎，可防止腰椎滑脱。与第3、4腰椎或第4、5腰椎的横突间韧带相比，髂腰韧带更为坚韧强大，当峡部完整时，第5腰椎相对稳定。在髂后上棘或髂嵴后1/3取骨术势必破坏髂腰韧带的附着点，行横突切除术需剥离该韧带附着点。上述手术的结果均削弱该韧带的作用，从而使第5腰椎峡部承受应力增加，进而可导致峡部裂的发生。同样，当峡部不连时髂腰韧带所承受的应力也增加，而易使该韧带劳损引起症状。

■ 骨盆整体观

大骨盆和小骨盆

骨盆被斜行的界线（后方起于骶岬，经髂骨弓状线、髂耻隆起、耻骨梳、耻骨结节、耻骨嵴到耻骨联合上缘连线）分为两部：界线以上叫大骨盆（greater pelvis），又称假骨盆，其内腔是腹腔的髂窝部，参与腹腔的组成；界线以下叫小骨盆（lesser pelvis），又称真骨盆，其内腔即盆腔，前界为耻骨和耻骨联合，后界为骶、尾骨的前面，两侧为髋骨的内面、闭孔膜及韧带，侧壁上有坐骨大、小孔。盆部系指界线以下的小骨盆部分，它包括盆壁、盆膈和盆腔器官等。小骨盆有上、下两口，上口又称为入口，由界线围成；下口又称为出口，高低不平，呈菱形，其边界由后向前为尾骨尖、骶结节韧带、坐骨结节、坐骨下支、耻骨下支、耻骨联合下缘，以盆膈封闭。两侧耻骨下支在耻骨联合下缘所形成的夹角叫耻骨角，男性的为70°~75°，女性的为90°~100°。

正常情况下，人体直立时，骨盆向前方倾斜，骨盆上口平面与水平面形成一斜度，称为骨盆倾斜度，约60°（图16-29）。骨盆下口平面也与水平面形成约15°角。由于骨盆向前方倾斜，因此骶尾骨朝下方，而耻骨联合的后面向后上方。

骨盆倾斜度正常时，腰椎有一定前凸，沿第5腰椎和骶骨纵轴作线，两线相交成腰骶角，约为130°（图16-30）。如骶骨较直，骨盆倾斜度减小，腰椎前凸减小；如骶骨呈水平位，骨盆倾斜度变大，腰椎前凸也必定增加，腰骶关节所受剪力也增加，而髋、膝关节过度伸展（图16-31）。

男女性骨盆的不同点

男、女性因生理上不同，骨盆的形状有很多不同点（图16-32~34）。女性骨盆入口大，呈卵圆形，男性的入口较小，呈心形；女性的骨盆腔较宽、较浅，男性的则较窄、较深；女性的骨盆腔较直，男性呈漏斗状。女性的骶岬不显著，男性隆凸；女性的坐骨大切迹角度大，男性小；上、下口的矢状径也有较大差别。女性的耻骨角大，为90°~100°，男性小，为70°~75°；女性的髋臼和坐骨结节相距较远，男性较近；女性的髂骨翼近似水平，男性者峭立；女性骶骨底相对较宽，但卵圆面相对小，两侧上关节突外缘间距较窄，因此骶骨翼较长。这些区别并非绝对，其间有很多过渡型或甚至相反。

女性骨盆的形状及分型

骨盆的形状变化较多，不同的作者分类的方法亦不同。Caldwell和Moloy根据骨盆入口的形状将女性骨盆分为5类，为便于叙述，以骨盆上口最大横径为界分为前、后部。女性骨盆常见有女人型、男人型及人猿型，少数还可见到扁平型和不对称型。

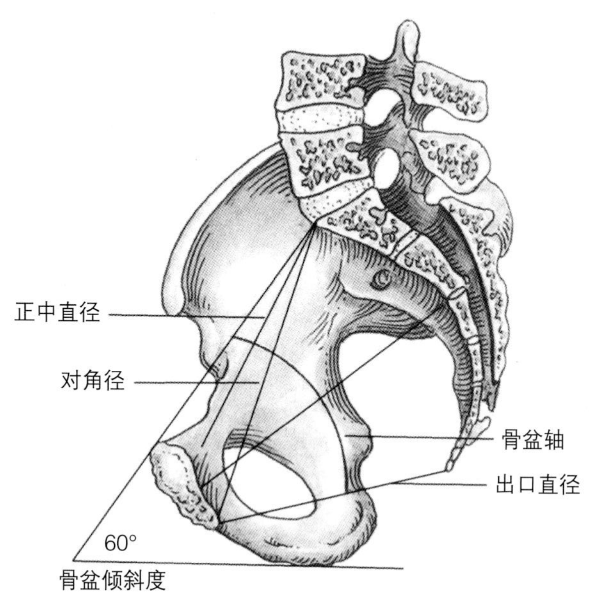

图16-29　骨盆倾斜度

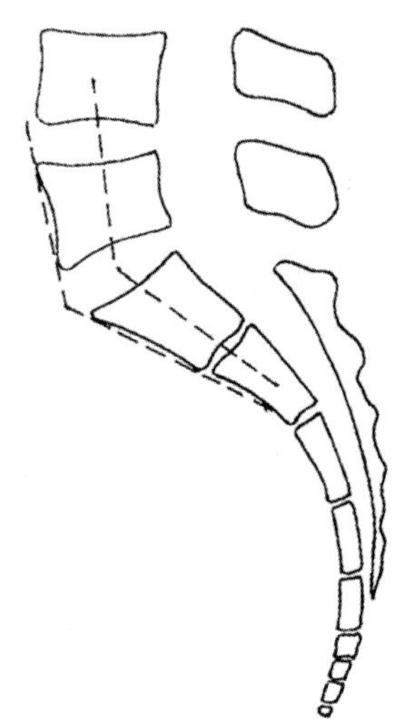

图16-30　腰骶角

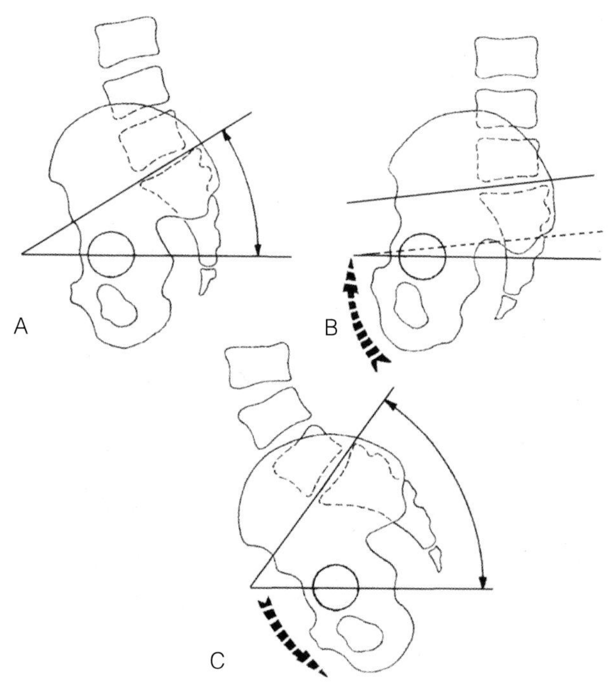

图16-31　骨盆倾斜度与腰椎前凸的关系

A.正常；B.骨盆倾斜度减小；C.骨盆倾斜度加大，腰段脊柱前凸增大

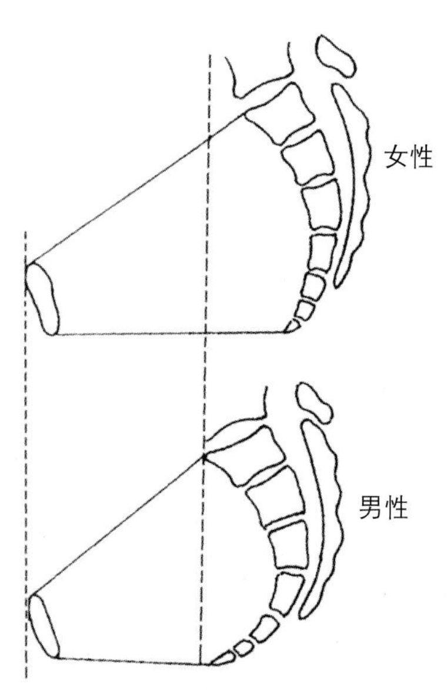

图16-32　男女性骨盆上、下口矢状径比较

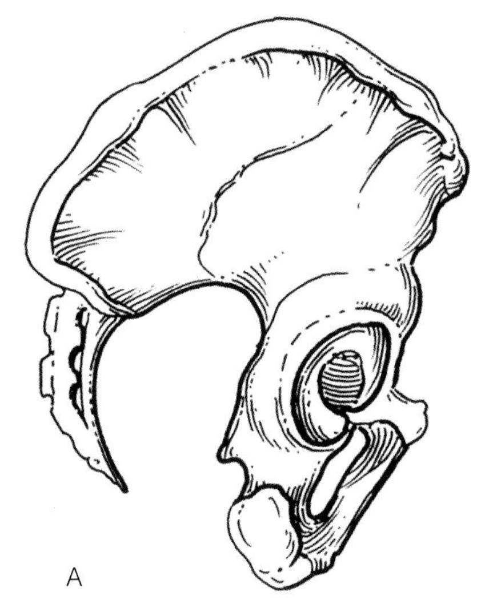

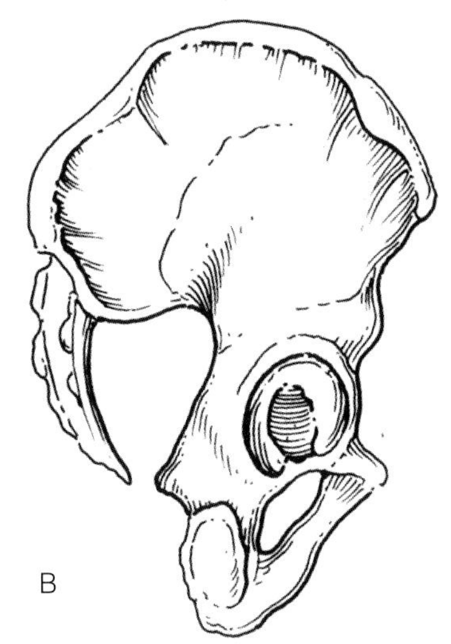

图16-33 男女性坐骨大切迹的差异
A.女性；B.男性

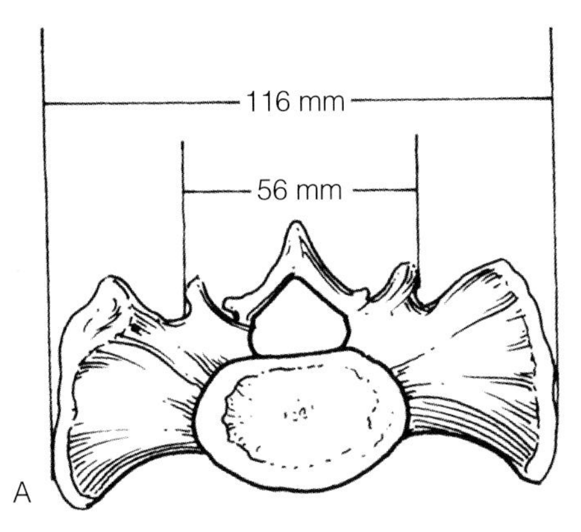

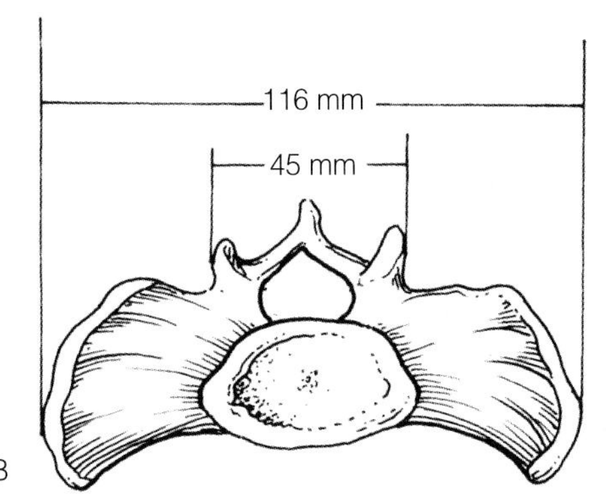

图16-34 男女性骶骨底的差异
A.男性；B.女性

1. 女人型 占50%，为女性骨盆最常见的形状，上口呈圆形，两壁平行，坐骨棘不突出，骶骨的屈曲度适中，耻骨弓较大。

2. 男人型 占22%，与男性骨盆相似，上口呈楔形或心形，最大的横径较靠后部，前部狭窄，近似三角形。两侧壁向下逐渐聚合，表现为骨盆中部横径小及骨盆下口横径小，耻骨弓狭窄。坐骨切迹狭窄，骶骨前倾，表现为骨盆中部矢状径较小。

3. 人猿型 占22%，与类人猿的骨盆相似，上口长窄，呈卵圆形，矢状径较横径为大，上口前段稍窄而尖，坐骨切迹较宽，两侧壁稍向内聚合，坐骨棘不很突出，耻骨弓稍窄，骶骨向后屈曲度大。

女性骨盆下口的横径为连接两侧坐骨结节的距离，长10~12 cm。矢状径为由耻骨联合下缘至骶尾关节的距离，长约9 cm，较男性大1.5~3 cm。

临床应用注意事项

临床上，因为疾病、先天性畸形或发育障碍，骨盆的形状可有各种改变。佝偻病患者，骨盆一般扁平（图16-35），其畸形程度与发病年龄和营养状况有关。有人认为所有扁平骨盆几乎均由佝偻病引起。成人软骨病患者，其骨盆畸形与疾病的严重程度成正比，在较严重的病例中，骶岬被挤压向前下，两侧的髋臼向内挤压，耻骨弓只留下一纵行窄隙，耻骨弓向前如鸟嘴，同时坐骨结节向外侧展开。

有的骨盆呈漏斗形，骨盆下口缩窄，骶骨常为5节。如女性骨盆的横径小于80 mm，将会发生分娩困难。如果第5腰椎骶化，骨盆的出口往往缩窄。如果第1骶椎腰化，则骨盆的纵径必然缩短。有的骨盆各径显著增大，但一般不超过2 cm；有的仅1个径增大，有这种骨盆的女性，一般分娩均极容易；也有的骨盆各径均减小，分娩时将遇到一定困难。

骨盆的发育过程

出生时骨盆较小，骶骨几乎垂直向下，骨盆呈圆锥形。髂骨的骨化中心在胚胎第2个月时出现，上部发生尤为迅速，坐骨的成骨中心于胚胎第4个月时出现，耻骨的骨化中心至第4、5个月时开始出现。男性在16~17岁时，髂骨、耻骨和坐骨互相愈合为髋骨；女性在13~17岁时愈合，耻骨支和坐骨支在10岁时愈合。

髋骨除了上述近髋臼的初级骨化中心外，在髋骨的周围突起有次级骨化中心，以后发展为髂嵴、髂前上棘、坐骨结节、坐骨棘和耻骨结节。

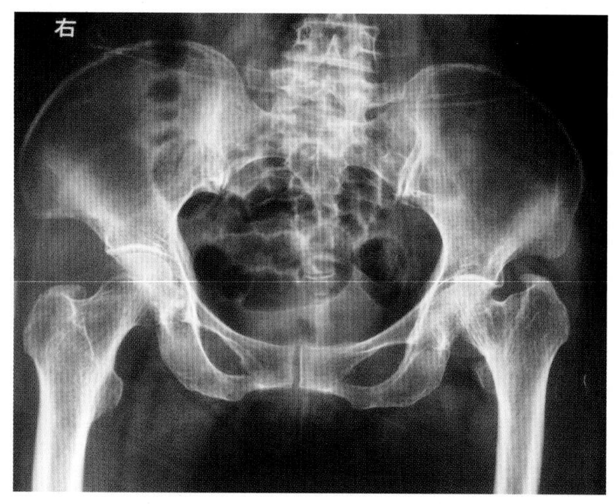

图16-35　佝偻病骨盆畸形

出生时骨盆特点是：①骶骨较窄，其侧部甚薄，骶骨前面的凹度不显，骶岬亦不显著；②髂骨扁平，髂嵴无弓形曲度；③坐骨和耻骨均较短，两侧的坐骨紧密靠拢，耻骨弓则较窄；④髋臼较浅。随年龄增加，骨盆的形状和直径开始发生变化，骨盆的发育大致受下面4个因素影响：

1. 身长与体质量　出生时，如婴儿身长或体质量较大，一般骨盆也较大，但与体质量的关系更大。在头3个月中，骨盆的发育最快，无论是骨盆的高度，还是髂、坐、耻骨的长度均有所增加，自3个月以后，发育的速度即稳步下降。青春发育期间，一般女性在13岁时，骨盆各径显著增加，男性则较迟2年。女性在17岁时，骨盆的发育大致完成，但以后仍在进行。

2. 直立姿势的改变　婴儿开始坐立时，体重传达至坐骨结节，站立时传达至股骨头。这种姿势的改变使骶骨向前向下，骨盆上口的矢状径减小，骶岬就更显突出。骶骨下部的后倾因受骶棘韧带和骶结节韧带的牵拉得以防止，骶骨的前部因而凹陷，其中心部正好位于第3骶椎。

在直立过程中，髂骨迅速向外上发展，虽然骶骨的生长有使两侧髂骨分开的趋势，但因后部附着于髂粗隆的坚强韧带、前部的腹股沟韧带，股骨头加于髋臼的压力以及耻骨联合等因素受到限制。这些因素可使髂骨在耳状面之前弯曲，骨盆的矢状径相对缩小，骨盆的横径相对增大，如果再加上腹壁和大腿肌肉的牵引就可以了解髂嵴为什么会呈“S”形。除此以外，髂窝和髋臼逐渐加深，坐骨结节变得粗糙。

3. 构成骨盆的各骨骼发育不平衡　从出生到8岁，骶骨的宽度增加较快，以后则发展很慢，青春期以后迅速发育完成。髂骨的发育是逐渐进行的，耻骨和坐骨一直到青春发育期都发展缓慢，以后耻骨逐渐发育完成。这种发育不平衡可以解释在8岁以前，骨盆的上口比较扁平，之后至青春发育期比较圆，而最后仍然扁平（图16-36）。

4. 性别的差异 女性胎儿的骨盆虽然在外表上显得小，但它的骨盆腔则较大，耻骨下角和坐骨大切迹较大。

比较起来，男性骨盆的高度、髂骨的宽度和髂坐间隙较大；女性两坐骨间的宽度、耻骨长度、坐骨大切迹的宽度较大，因此男性骨盆的外部结构较大，而女性骨盆的内部腔隙较大。

髋骨近髋臼的骨化中心出现较早，幼儿的疾患多发生于此处，在15~25岁时，因为髋臼周围次级成骨中心生长较快，故其周围发生疾患的机会较多。在发育过程中，因为两侧负重不同，或因骨盆骨骼某处疾患而出现不平衡时，往往发生畸形。

■ 骨盆的功能

从结构上说，骨盆可以看作是一个完整的环，由骶骨及两侧髋骨借坚强的韧带及纤维软骨构成。其骨小梁按压应力及张应力分布而排列，骨小梁从骶骨底及骶骨翼开始经骶髂关节沿髂嵴及弓状线呈弧形排列，主要集中于骶骨翼、弓状线、髋臼后上部及坐骨结节，而至耻骨联合及骶骨体者较少。骨盆环可以分为2个弓，后弓由骶骨上3节、骶髂关节及由骶髂关节至髋臼的髂骨部分构成；前弓由髂骨至耻骨的部分构成，两弓在相当于髋臼的平面相交。后弓是直立位或坐位负重部分，比较坚固，不易骨折，前弓连接两侧后弓，比较脆弱，易发生骨折。

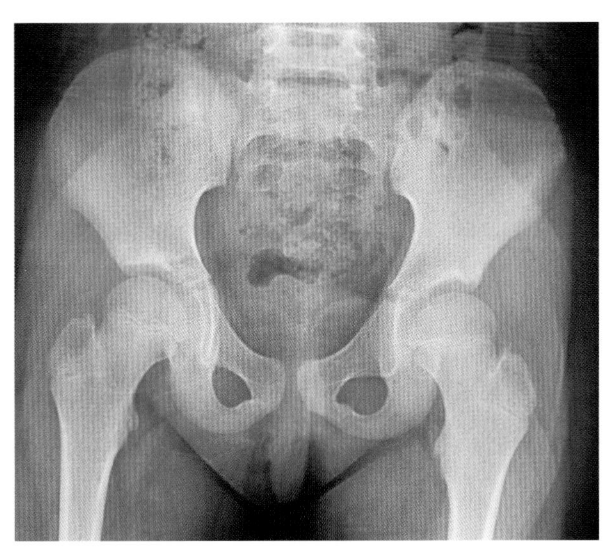

图16-36 儿童骨盆（8岁）

从性质上说，骨盆弓可分承重弓和连接弓2种。承重弓即股骶弓和坐骶弓，前者起于髋臼，上行经髂骨至骶骨，站立时承受体重；后者起于坐骨结节，经坐骨支和髂骨后部至骶骨，坐位时承受体重。连接弓在骨盆前面，一方面借耻骨体及其上支与股骶弓相连，另一方面借耻、坐骨的下支与坐骶弓相连，这两种连接弓能稳定及加强股骶弓及坐骶弓。

身体的重量向下传达时，重力至骶骨底和骶骨上3节，以后经髂骨向股骨传导，这样可以使骶骨向下，同时骶岬向前向下。站立时身体重量传达至髋臼和股骨，坐位时则传达至坐骨结节，这些负重部分的骨骼均特别加厚。髋臼能支持股骨头，中央部分甚薄，如构成它的髂、耻、坐三部分在发育过程中发生障碍，即能影响负重。从骨盆的骨小梁排列也可以看到重力对骨结构的影响。

站立时，髋臼和骨盆的侧壁有相互挤压的倾向，耻骨有支撑作用，防止这种现象发生。在成人软骨病时，骨盆的侧壁向内陷进，呈鸟嘴状。坐位时，两侧的坐骨结节有分开的倾向，两侧的坐骨支及耻骨支有防止这种倾向的作用。

骨盆前、后弓有2个骶髂关节和1个耻骨联合，这些关节具有相当弹性，在运动中可以减少震荡，又因为均有韧带连接，在剧烈的运动中亦能维持稳定。

骨盆的另一功能为保护盆腔脏器，盆腔内的泌尿生殖和消化器官因有骨盆壁的坚强保护，得以保持安全并具有相当活动余地。骨盆除前上部腹壁和下部会阴较弱外，两侧均极坚固。骨盆还是骨盆肌肉及一些下肢肌肉的起止处。骨盆各骨主要由松质骨所构成，有丰富的肌肉保护，血供良好，骨折后易于愈合。

■ 骨盆骨折

从骨盆的构造来看，其最坚强部为骶骨的两侧，最薄弱处在髂骨翼和坐、耻骨支，后者特别容易引起骨折，能同时引起膀胱损伤。任何直接冲击骶骨或髂骨的外力均可发生局限性骨盆骨折，如外力作用于整个骨盆环时，则骨盆的连接弓先发生骨折而后累及骨盆其他部位。骨盆环的完整性一旦受到破坏，骨盆的承重弓即发生断裂、分离，整个骨盆裂成两半。

如骨盆前、后受挤压，骨盆前弓薄弱部分即耻骨支首先发生骨折，耻骨联合因有韧带联系仍能维持完整；如力量较大，则后部的骶髂部亦受累及。骶髂关节本身因有坚强的骨间韧带联系，极少骨折，但其邻近部分则容易骨折。如骨盆横向被挤压，前弓薄弱部分最易骨折，两侧的髂骨翼相互靠近，同时骶髂关节附近亦可发生骨折。

人从高处跳下时，除前弓耻骨部分发生骨折外，股骨头可穿破髋臼进入骨盆腔内。骨盆骨折骨片可以刺伤脏器，尿道和膀胱破裂尤为多见，直肠破裂，神经及血管损伤亦可发生。因此对所有骨盆骨折，应注意盆腔内脏器、血管和神经等是否同时损伤（图16-37）。

坐位摔倒时，可发生骶尾骨骨折或骶尾关节脱位（图16-38），损伤后下段骨片多向前移位，这是因为附着于尾骨上的肛提肌及尾骨肌收缩所致。正常骶尾角可为0°~90°，常有前屈畸形，因此对骶尾关节脱位的诊断必须慎重。

■ 骨盆X线解剖

在X线正位片上，观察骨盆两侧是否对称。如脊柱有侧凸，两侧骨盆常不等高，闭孔大小亦不相同。女性骨盆的特点是：骨盆上口大，盆腔较宽、较直，骶岬不显著，底较宽，髂骨翼近似水平，坐骨大切迹及耻骨下角较大，而男性与此相反。

骶椎椎板裂亦非少见，棘突可游离。第1骶椎椎板正常者占71.3%，椎板形似腰椎椎板者占

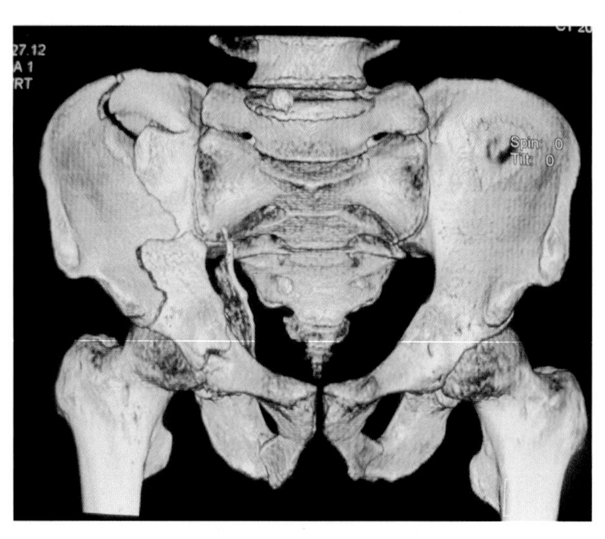

图16-37　骨盆骨折（三维CT）

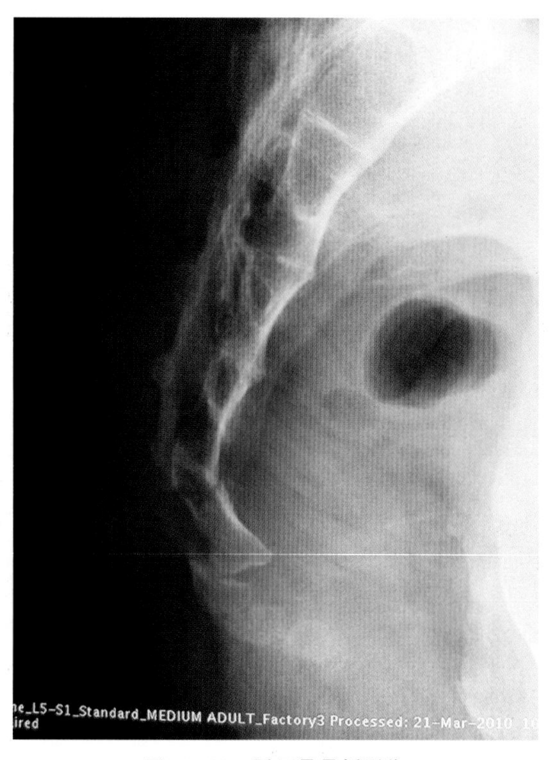

图16-38　骶尾骨骨折脱位

7.8%，骶正中嵴呈双棘突者占4.3%，椎板有裂隙者占7.8%，椎板阙如者占8.7%。左右侧别差异无统计学意义，腰骶关节两侧可不对称。骶骨可呈水平位，腰椎极度前凸，腰骶角减小，而骨盆斜度加大。骶、尾骨可融合，第5骶椎及第1尾椎亦可相互移行。尾骨可向前成角或向一侧倾斜。

在新生儿，髂嵴光滑，2~3岁后变为不规则，青春期出现次级骨化中心，往往不整齐或呈分节状，以后自前向后融合为一块，约在25岁愈合。在髂骨翼部有时可见放射状或Y形血管沟阴影。肠内气泡或粪便可与髂骨重叠，不要误认为病变。在此种畸形中，髂骨纵径可减小，骶骨呈弓形，并可出现双侧髋外翻，髂骨角顶端可见一独立的骨化中心。女性的耻骨联合在分娩前后可出现透亮裂隙，坐骨结节的次级骨化中心可呈分节状。

在小儿，构成髋臼的诸骨因软骨较厚，各骨间相距较远，关节腔显得较宽。2~4岁，髋臼边缘不规则，高低不平，10岁以后逐渐整齐。在X线正位像上，髋臼外缘可出现多余的骨化中心，呈卵圆形或三角形，有时分裂成3~4块髋臼小骨。髋臼窝可内陷，称为Otto骨盆。骨盆侧壁向内突出，髋臼加深，股骨头被包绕于深陷的髋臼内。

在骨盆正位像上，股骨头凹呈小半圆形骨质缺损。股骨颈可见环形的软骨岛，系由骨化缺陷所致（图16-39）。股骨大、小转子的骨化中心可为多个而不规则，在大转子外侧或上方的滑膜囊可钙化。

骨盆骨性标志

耻骨联合、耻骨结节、髂前上棘及髂结节、髂后上棘向后沿髂嵴直至髂后上棘均可触得，后者正相当于骶髂关节中点。髂前下棘因位置较深，不能触得。站立时，从髂后上棘至髂前上棘连一线，此线向前向下，与水平线成角15°，肥胖者此角较大，细瘦者较小。两侧髂后上棘连线经过第1、2骶后孔之间，相当于蛛网膜下腔终末处。

在髂后上棘的内侧有一凹陷，相当于骶髂关节，其上为坚厚的软组织所覆盖，往深处触摸时较为困难。髂骨的外侧面为臀肌所覆盖，故骨性标志不明显。

在骶尾部有一凹陷，为Michaelis菱形区，其两侧为髂后上棘，上端平第5腰椎棘突下方，下端为两侧髂后上棘至骶尾关节连线相交处。

骶骨背面的正中线上，有一排纵行隆起，称为骶正中嵴，为棘突愈合的痕迹。此线上有3~4个结节，以第2、3骶椎背面最显著。在尾骨底的后外侧，可摸到骶角，为骶管裂孔侧壁的标志。从两侧骶后孔向外一拇指宽处有两排隆起，为骶外侧嵴，为骶骨横突愈合的痕迹，是经骶后孔作骶神经阻滞麻醉时的定位标志。

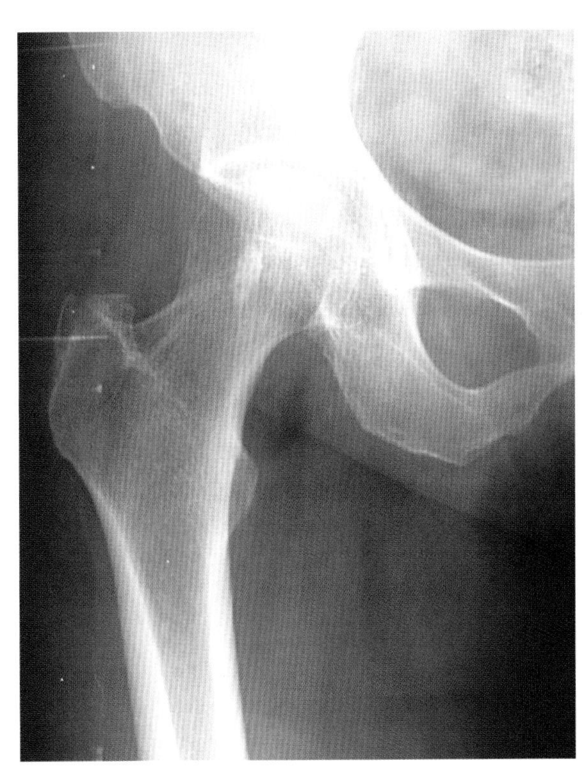

图16-39 股骨颈骨岛

骶骨螺钉进钉方法的临床解剖学

■ 骶骨螺钉进钉方法相关的解剖学

第1骶后孔常被作为骶骨螺钉进钉点的参照标志。Esses测量，第1骶后孔上缘距骶骨底（23.1 ± 2.2）mm，第1骶后孔外缘距外侧部（37.4 ± 5.6）mm。我国学者李应义在骶骨标本上对各骶后孔进行了测量，左侧第1骶后孔纵径为（10.56 ± 0.36）mm，右侧（10.63 ± 0.32）mm，两侧无显著性差异；第1骶后孔横径左侧（6.36 ± 0.27）mm，右侧（6.52 ± 0.34）mm，两侧亦无显著性差异。第1骶后孔间径为（36.56 ± 0.50）mm，第1、2骶后孔间距离左侧（15.37 ± 0.33）mm，右侧（18.24 ± 0.36）mm，两侧差异有显著性意义。他将骶后孔的形态分为纵椭圆形、圆形、多边形、横椭圆形、方形、梯形等类型。单宇定测量了第1骶后孔间横距，男女性分别为（40.18 ± 3.64）mm和（41.17 ± 4.24）mm。第1、2骶后孔间距，男性左、右侧分别为（18.62 ± 2.97）mm和（17.93 ± 2.67）mm；女性左、右侧分别为（18.33 ± 2.57）mm和（18.25 ± 2.63）mm。性别之间和侧别之间差异均无统计学意义。

许家军等对骶骨的上关节突进行了观测，将上关节突关节面分为近方形、梯形、横长方形等类型。得出上关节突关节面高左、右侧分别为（15.3 ± 1.7）mm和（14.9 ± 1.5）mm；关节面宽左、右侧分别为（15.4 ± 2.0）mm和（15.6 ± 1.7）mm。他指出第5腰椎和第1骶椎关节突关节是非典型平面关节，类似鞍状关节。杨少华等对骶骨上关节突外侧沟进行了观测，按其形态将之分为勾绕型、相近型、远离型和混合型，并提出骶骨上关节突关节面凹陷而呈斜位者占53%，凹陷而呈额状位者占5.8%，凹陷而呈矢状位者占4.2%，关节面平坦而呈额状位者占7.4%，平坦而呈矢状位者占4.6%，两侧关节面形态和位置均有明显不对称者占18.5%。骶骨的形态有很明显的性别差异。

■ 骶骨螺钉进钉点、进钉角度及深度

1. 骶骨螺钉进钉点　目前有多种后路确定骶骨螺钉进钉定位点的方法，归纳有：

（1）Edwards以第5腰椎和第1骶椎关节突关节的下缘作为进钉点，方向以第5腰椎棘突为准。

（2）Harrington提出以椎板为参考在第1骶后孔外10 mm、上5.0 mm进钉。

（3）Cotrel提出以第5腰椎和第1骶椎关节突与第1骶后孔的中点作为进钉点。

（4）Guyer将第1骶椎上关节突的外下缘作为骶骨进钉点。

（5）Krag提出选择骶骨进钉点应根据X线片来判断，以第1骶椎椎弓根的中轴线作为进钉点。

（6）Louis则以第5腰椎和第1骶椎关节突和第1骶后孔的外侧作为进钉点。

（7）Steffee提出进钉点在第1骶椎上关节突的下缘。

（8）龙源深提出第1骶椎冠状位关节进钉点为第1骶椎上关节突关节面下缘水平线与上关节突外缘线的交点，而斜位及矢状位小关节进钉点为关节面下缘水平线与关节外缘外1~3 mm的垂线交点作为进钉点。

（9）严军认为骶骨螺钉的植入应在第1骶后孔上缘中点进针。

（10）黄宗文提出第1骶椎的进钉点为以第1骶椎上关节突下缘以上1.5 mm为进钉点。

（11）杨凯提出第1骶椎椎弓根螺钉进钉点应在腰骶关节突中点下（10.0 ± 2.0）mm，棘突中

线外（32.2 ± 3.3）mm作为进钉点。

2. 骶骨螺钉进钉角度和深度　由于上述各家推荐的进钉点定位方法不同，造成进钉角度、深度也不相同。Edwards提出在水平面上进钉指向第5腰椎棘突的方向；Cotrel、Roy-Camille提出钉端向外侧倾斜30°；Harrington提出以内偏35°，尾偏20°置入；Guyer提出向内侧倾斜25°，这些研究均没有对矢状面角度进行要求。Krag提出在横断面上螺钉指向骶骨中线，在矢状面上的角度则指向骶骨岬。龙源深提出进钉角度在横断面上向内偏25°~30°，在矢状面上向尾侧偏斜25°~30°；严军则提出向内倾斜10°，在矢状面角度则结合X线侧位片骶骨上面角度来决定。

上述资料显示有关进钉角度比较混乱，在临床应用中，如Louis法，如果钉端向外侧偏斜，则钉尾必然偏内，有的会出现两侧骶骨螺钉钉尾相接触碰撞，另外还有损伤骶髂关节的可能；但如果钉端向内侧倾斜，此时如果进钉点偏外，则由于髂后上棘的阻挡，进钉非常困难，如进钉点偏内则有可能进入椎管。另外骶骨钉尾与上位的第4、5腰椎螺钉的方向相差甚远，上下位螺钉顺应性差，导致钢板的安放特别困难，有时甚至失败。同样钉端在矢状面上过于向尾侧倾斜则出现骶骨钉尾与上位第5腰椎螺钉钉尾相距太近甚至接触，同样导致安放钢板困难；如果在矢状面上的角度向头侧倾斜，除螺钉有可能进入第5腰椎与第1骶椎椎间盘外，还不符合生物力学要求，因为这样的置钉方向使骶骨钉处于一种剪切应力状态。选择进钉角度时，既要考虑到暴露方便，置入螺钉方便，螺钉不进入骶管，不损伤骶前结构并符合生物力学要求外，还要兼顾与上位螺钉钉尾方向保持一致，并尽可能在一条直线上，以便安放钢板或杆等连结系统。

骶骨螺钉进钉点及角度不同，所推荐的深度亦不相同。龙源深认为40~45 mm较为合适；杨凯提出进钉深度为（51.8 ± 3.0）mm；严军提出螺钉与矢状面呈0°夹角时为4.2~5.6 cm，内倾斜10°时为5.0~7.3 cm。Xu提出螺钉长度不应超过40 mm。有些学者认为螺钉深度可根据术中克氏针引导至椎体前骨皮质直接测定的深度为准，建议螺钉穿出骶前骨皮质1~2 mm，以增加螺钉抗拔除力。双边骨皮质固定优于单边骨皮质固定，因为有生物力学测试表明穿透骶骨前侧皮质可以增加60%的抗拔出力，因此在骶骨可获得最理想的固定力量。

有关骶骨进钉深度的报道相差甚远，这是因为不同的定位方法、不同的进钉角度，骶骨螺钉穿经部位不同所造成的。虽然国内外资料对进钉深度提供了详细数据，但由于种族、性别、年龄、个体差异等因素，使这些数据均有不同程度的偏差，影响了这些资料的临床应用。

3. 骶骨周围毗邻结构的研究

（1）骶前毗邻结构的观察及其临床意义：骶前毗邻结构的观察对于避免骶骨螺钉内固定手术的并发症有重要的临床意义。Mirkovic根据骶前毗邻结构的观察，提出了在骶骨前缘有两个相对安全区域即内侧区域和外侧区域，内侧区域位于髂内静脉至骶骨岬间，外侧区域位于腰骶干与骶髂关节之间，并认为螺钉进入内侧区域具有较大的安全性。Esses认为正对第1骶前孔上方以及第1骶前孔上偏内侧区域对前部血管神经损伤的可能性小，同时也降低了对骶神经损伤的危险。而在左侧由于左髂总静脉走行变异较大，以第1骶前孔上缘偏内侧的安全性较大，同时指出腰骶干走行在骶骨翼的前面，穿透骶骨翼皮质会将其损伤，骶前神经丛位于第5腰椎与第1骶椎椎间盘和骶骨岬前方，穿透第5腰椎和第1骶椎椎体前皮质可能损伤这些结构。

（2）骶后毗邻结构的观察及其临床意义：骶管结构的观察对于如何避免螺钉进入骶管有重要意义。Xu也考虑到螺钉对骶管损伤的可能性，他对第1骶椎椎弓根进行了测量，提出2个安全区域，在冠状面上，第一区域的外侧为骶骨上关节突外侧至第1骶椎椎体前外侧连线，第二区域为骶骨翼突起的内侧缘与第1骶椎椎体前外侧连线。第一区域在骶骨后面投影区：上界为骶骨翼上切迹，下界第1骶后孔上缘，外侧界为骶骨上关节突外侧缘，外侧界向内11 mm处是内侧界。第二区域投影区的上下界与第一区域相同，内侧界是骶骨上关节突外侧缘，内侧界向外15 mm为外侧界。这种安全区域的划分为后路如何避免螺钉进入骶管提供了形态学依据，但并没有提出明确的进钉点。

骶骨螺钉上关节突关节面5点、7点进钉方法的临床解剖学

叶启彬提出的骶骨螺钉上关节突关节面5点、7点进钉方法，赵玲秀等针对此方法进行了相关解剖学研究。

1. 确定上关节突关节面上的5点（右）、7点（左）部位的临床解剖学　确定方法：以上关节突关节面纵、横轴交点为圆心，将每侧上关节突关节面看作一个时钟表盘，上关节突关节面的纵轴与关节面上缘交点定为12点，则右侧关节面相当于5点处、左侧关节面相当于7点处即为5点、7点（图16-40）。

5点、7点处骨皮质较厚，骶骨翼处骨皮质较厚，而第1骶椎椎体前方骨皮质较薄；骨松质则相反，在骶骨翼内骨松质较稀疏，而第1骶椎椎体内骨松质较密集。自5点7点进钉向前与矢状面平行（0°）时，进钉深度左侧为（31.3 ± 4.3）mm，右侧为（31.9 ± 4.9）mm，左右侧别差异无统计学意义。当钉尖向内侧与矢状面呈10° 角时，进钉深度左侧为（34.1 ± 4.3）mm，右侧为（34.0 ± 4.9）mm。当与矢状面夹角为0° 时，钉道与骶管外侧壁骨皮质的距离左侧为（8.7 ± 1.5）mm，右侧为（9.3 ± 1.1）mm，左右侧别差异无统计学意义。骶管外侧壁骨皮质的厚度左侧为（1.6 ± 0.4）mm，右侧为（1.8 ± 0.5）mm。

当螺钉与矢状面夹角为0° 时，钉道出钉点在第1骶椎椎体与骶骨翼交界处，此点位于第1骶前孔的上方；向内侧呈10° 角钻入时，出钉点位于骶骨岬的下方，第1骶前孔的内上方；向外侧呈10° 角钻入时，出钉点位于第1骶前孔的外上方（图16-41）。三种进钉方向钉道均未进入骶管。

2. 骶骨的毗邻结构　横突棘肌群在骶后部粗大，占据了骶骨后面的骨筋膜室，此肌深面附着于骶骨后部，浅层附着于腰骶筋膜的内面，剥离该肌并切除筋膜，显露腰骶关节突关节，去掉第5腰椎下关节突的下1/2，显露骶骨上关节突关节面下部分。在骶骨外侧沟均发现一血管神经束，束内有动脉、静脉和第5腰神经后内侧支。在第1骶

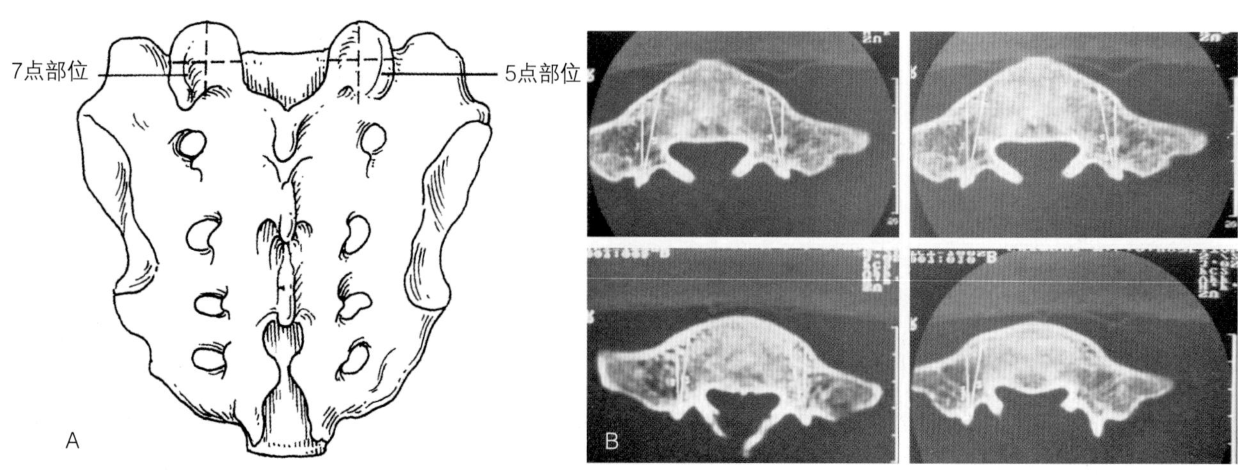

图16-40　骶骨5点、7点的确定
A. 5点、7点的位置；B. CT定位

后孔内有第1骶神经后支穿出，第1骶后孔被韧带结构所封闭。第5腰椎~第1骶椎的黄韧带封闭了骶管上口的后部分，第1骶椎椎板阙如或椎板裂者部分由纤维结缔组织封闭，使骶管内结构与后部肌肉隔离开。去掉椎板、黄韧带及纤维结缔组织显露骶管，发现第1骶神经自硬膜囊发出后沿骶前孔的外侧向外下方走行，与骶前孔的外侧壁相贴。

将盆腔内脏器向前推开，显露骶前结构。可见髂总动脉在骶髂关节前方分为髂内动脉和髂外动脉，髂外动脉向腹股沟中点方向走行，髂内动脉则向下走行分为臀上动脉及臀下动脉等分支，髂内动脉与其内侧的髂内静脉伴行走行于骶骨翼和腰骶干及骶丛的前面。在第1骶前孔内，第1骶神经占据外下1/2的部分，上方及内侧被结缔组织填充。腰骶干在骶骨翼的前方向外下走行，与第1骶神经前支汇合。腰骶干、骶交感干与第1骶神经共同围成了一个骶前安全三角（图16-42），在此三角内上部分无重要结构通过，三角各边、角的测量结果如表15-8所示。此三角内有2.0~30 mm厚的疏松结缔组织，三角的浅面为髂内动、静脉，深面为骶骨翼的前面。此三角的外下部分多数有臀上动、静脉穿过，无臀上动、静脉穿者占22%。三角内臀上动脉直径5.0~8.0 mm，其长度为15.0~20.0 mm；臀上静脉直径3.0~6.0 mm，长度15.0~25.0 mm。

3. 5点、7点定位方法的进钉角度　选择进钉角度时既要考虑到暴露方便，螺钉置入方便，螺钉不进入骶管，不损伤骶前结构及符合生物力学要求外，还要兼顾到与上位螺钉钉尾方向保持一致，并尽可能在一条直线上，以便安放钢板或杆等连结系统。5点、7点进钉方法提出钉尾与正中矢状面呈0°或向内侧偏斜10°，即内偏角度在0°~10°之间，在矢状面上与骶骨上面平行。这种进钉方法，骶骨螺钉既可以与上位螺钉方向保持一致，又可使钉尾在适当位置，并兼顾上述要求。横断面及X线片可以看出，此种进钉方法螺钉不进入骶管，又避开髂后上棘的阻挡，也符合生物力学要求。

4. 5点、7点定位方法及进钉深度　当进钉0°~10°内偏时，深度为30~40 mm。故建议对拟行骶骨螺钉内固定的病例，可加扫相当于5点、7点水平与骶骨底上面平行的横断面图像，以便选择适当长度的螺钉并模拟进钉角度。

5. 骶前毗邻结构的观察及其临床意义　骶前毗邻结构的观察对于避免骶骨螺钉内固定手术的并发症有重要的临床意义。骶前部髂总、髂内和髂外动脉位置多变，但不直接与骶骨前侧骨皮质相贴。第1骶神经前支位于第1骶前孔的外下方，

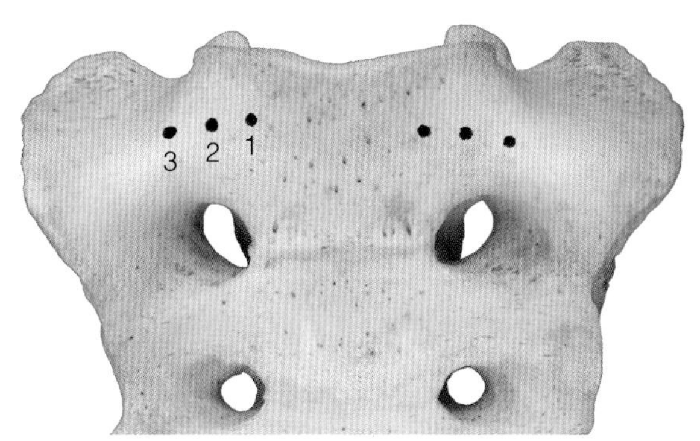

1. 向内倾斜10° 时出钉点；2. 0° 时出钉点；3.向外倾斜10° 时出钉点。

图16-41　螺钉在骶骨前方出钉点的位置

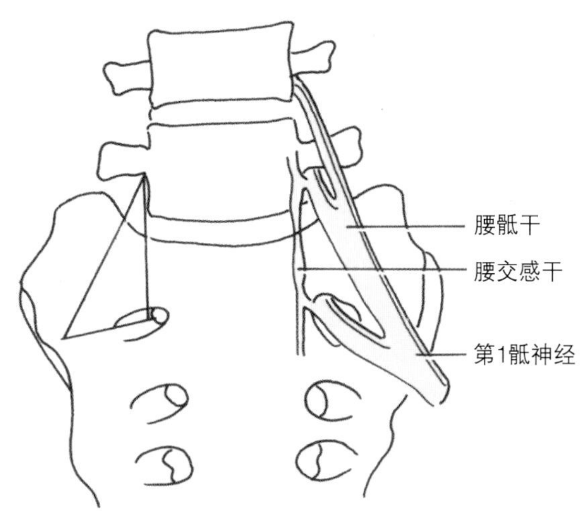

图 16-42　骶前安全三角组成

腰骶干在骶骨翼上面向外下走行与第1骶神经前支呈锐角汇合加入骶丛，这样在骶骨翼内侧部的前方就形成了一个三角。此三角的内侧边为骶交感干，相当于第1骶前孔内侧缘与第5腰椎、第1骶椎椎间孔外侧缘的连线，其外侧边为腰骶干，底边为第1骶神经前支。在此三角区域内充满脂肪及结缔组织，底为骶骨翼骨膜，此层软组织厚2~3 mm。髂总及髂内、髂外血管就位于此三角的前面，臀上动脉、静脉位于此三角的外下方，其内侧部分则无大血管等重要结构。5点、7点进钉方法，如穿透骨皮质，钉端就位于此三角的内侧部分，如只穿透骨皮质2~3 mm，钉尖被骨膜及脂肪包埋，不会直接与骶前血管相贴，所以比较安全，故将此三角区域命名为“骶前安全三角”，这可能是骶骨螺钉穿透骨皮质1~2 mm是安全有效的解剖学基础。穿透骨皮质是必要的，穿透深度应控制在1~2 mm内，这与Edwards的观点相一致；同时提出将骶骨螺钉的尖端改为钝圆形，也是避免并发症的一个方法。

6. 骶骨后部毗邻结构的观察及其临床意义　骶骨后部结构的观察对于正确的手术操作及避免并发症有重要意义。骶骨椎板变异较多，不管椎板是否完整，椎板外侧部的厚度为4~5 mm，所以椎板外侧是后路剥离肌肉时相对安全区域。椎板阙如或椎板裂多在中间部分，阙如部分由纤维结缔组织所封闭，在此部位椎管内结构缺乏椎板的骨性保护，所以在手术剥离骶后部肌肉时应充分注意，以免骨膜剥离子直接插入椎管引起马尾神经损伤。第1骶后孔与上关节突下缘之间的距离变异很大，故以第1骶后孔做定位的参照标志有不尽完美之处。第1骶后孔内有第1骶神经后支伴行血管穿出，后路剥离肌肉至骶后孔部位时有可能损伤这些血管，这可能是术中出血的原因之一。由于骶后孔直接与骶管相通，所以在此处止血时宜用双极电凝或用尖镊将其夹住提起电凝止血，尤其注意镊子尖端不能进入骶后孔内，以免电凝时灼伤神经根。在骶骨外侧沟内有第5腰神经后内侧支及第5腰动、静脉后内侧支组成的血管神经束走行。手术显露骶骨上关节突及骶骨外侧沟有时损伤出血，同样可用尖镊夹住提起电凝止血，第5腰神经后内侧支特别细小，不必特别显露。

骶骨上关节突与第5腰椎下关节突组成腰骶椎间关节，其关节囊包被关节的后部，术中可以用巾钳牵拉第5腰椎棘突而确定其下关节突，从而切开关节囊显露之，由于腰骶节段需固定植骨，切除第5腰椎下关节突的下半部分对手术植骨并无影响。

骶管内部结构的观察对于如何避免螺钉进入骶管有重要意义。Xu提出2个安全区域，这种安全区域的划分为后路如何避免螺钉进入骶管提供了形态学依据，但并没有提出明确的进钉点。杜心如提供的资料表明，在5点、7点进钉，螺钉与矢状面呈0°夹角时钉道距骶管外侧壁为8~10 mm，如此大的空间完全可以容纳直径4.0~7.0 mm的螺钉而不会进入骶管。在骶管的外侧壁内侧有第1骶神经根走行，如螺钉进入骶管，第1骶神经根可能受损而出现相应症状。在1例骶管呈病理性扩大的标本，由于骶管扩大在后面进钉均进入椎管，所以建议在临床应用时，应常规拍骶骨的X线正、侧位片并行CT检查，观察骶管有无异常扩大，以提高手术的安全性。

腰骶部椎弓根螺钉序列一致性的临床解剖学

腰椎椎弓根螺钉按人字嵴顶点进钉方法，只要进钉点准确，进钉角度正确，同侧第1~5腰椎椎弓根均在一条直线上，同一椎体的两侧椎弓根螺钉对称，这对于安放连结结构多无问题，但对于骶骨螺钉的进钉点及角度，由于与腰椎螺钉进钉方法的不同，常出现与腰椎螺钉方向不一致，同侧螺钉不在一条直线上，这会影响安放连结装置，甚至失败。根据我们的观察，同侧第1~5腰椎椎弓根排列成一条直线，而骶骨由于侧块的解剖学特殊性没有明显的椎弓根，可以在侧块上选择与腰椎弓根排列在一条直线上的进钉点，进钉角度应尽量向外侧倾斜，与矢状面呈5°~10°夹角，这样骶骨螺钉可与腰椎椎弓根螺钉顺应性一致，较易安放连结装置，但由于髂骨的阻挡，有时很难做到此点。我们在研究后发现，骶骨5点、7点进钉方法，可以满足此要求。因为5点、7点与其他方法相比进钉点偏上偏外，此进钉点恰好避开了髂后上棘处，进钉时较易与矢状面呈向外5°~10°，受髂骨阻挡影响较少，其他进钉方法则进钉点偏下、向内，这样势必受髂后上棘的阻挡，而难以与矢状面向外成角，难以与同侧腰椎椎弓根进钉点保持在一条线上。临床实践证明，同侧人字嵴顶点进钉方法与骶骨5点、7点进钉方法的进钉点在一条线上，顺应性好，更易操作安放连结装置。

临床应用注意事项

由于个体差异及性别不同，骶骨螺钉进钉点显露有所不同，男性位置深在，女性则较为表浅，显露相对容易一些。应结合患者术前影像资料进行分析。

骶尾部和盆底软组织

骶尾部包括骶、尾骨及其软组织，血管丰富，毗邻骶丛及其分支。盆底软组织结构复杂。因此，在处理骶尾部手术中需对该处结构，特别是血管、神经有深入的了解。

■ 骶尾部周围的肌肉

骶尾部周围的肌肉分三层：浅层有臀大肌（gluteus maximus）；中层包括臀中肌（gluteus medius）、梨状肌（piriformis）、上孖肌、闭孔内肌、下孖肌、股方肌、闭孔外肌；深层有臀小肌、闭孔外肌。

臀大肌起止面广泛，自上而下起于髂骨臀后线以后的髂骨臀面，并以短腱起自髂后上棘、骶骨下部与尾骨的背面以及两骨之间的韧带、腰背筋膜和骶结节韧带，肌纤维非常粗大，平行向外下，大部分移行于髂胫束的深面，小部分止于股骨的臀肌粗隆。由尾骨尖至股骨干上、中1/3交点连线代表臀大肌的下缘；另外，自髂后上棘画一线平行于上述之线，所成的菱形即代表臀大肌的表面投影。

臀大肌在髂嵴的附着部约占髂嵴全长的后1/4，臀大肌上半的浅、深层纤维与阔筋膜融合。臀大肌的止腱呈腱板状，斜越股骨大转子，连于髂胫束，使后者明显加厚，下1/4经大收肌与股外侧肌之间止于臀肌粗隆（图16-43，44）。

臀大肌的主要血供来自臀上、下动脉的浅支，在肌肉内侧缘的深面进入，其中臀上动脉在髂后上棘的下方进入肌肉，臀下动脉在坐骨棘的上方进入肌肉。动脉进入肌肉后立即发出2~4个二级支，由此再发出三级支及更小的分支。臀上动脉的分支呈分散型，供应该肌的上1/3；臀下动脉的分支呈集中型，供应该肌其余的2/3。臀大肌的下内侧部分有时受阴部内动脉供给（图16-45）。

臀大肌的神经支配来自臀下神经，与臀下血管伴行，分成2~3小支并进一步分支进入臀大肌的深面，达肌的3/4~4/4部和1/4~2/4部，分支呈扇形，分出3~4个二级支，由此再分出三级分支，其路径基本上与动脉一致，神经分支在上部较下部多1~2支。

臀中肌起于臀后线及臀前线以前的髂骨臀面、髂嵴外唇和阔筋膜，形成一扁平扇形肌束，止于股骨大转子尖端的上面和外侧面。前部为阔筋膜张肌所覆盖，后部则为臀大肌所掩蔽，在臀大肌与阔筋膜张肌之间的臀中肌浅面仅为皮肤和臀筋膜所覆盖。神经支配来自臀上神经。其前部纤维可使髋内旋，后部纤维可使髋外旋，但其主要功能为使大腿外展；当大腿被固定时，则使骨盆侧倾，行走时每迈一步，肌的止端即行固定，将躯干拉向着地的下肢侧。臀中肌在一足持重时对固定髋关节起重要作用，在髋关节后伸动作也起作用（图16-46）。

梨状肌（piriformis）大部起于第2~4骶椎前面骶前孔外侧，出骨盆后，尚有起自骶髂关节囊、骶棘韧带和骶结节韧带的附加纤维加入，几乎充满坐骨大孔，由此出骨盆移行为肌腱，紧贴髋关节囊的后上部，向外止于大转子上缘的后部。如自尾骨尖至髂后上棘连线中点至大转子尖画一线，即大致代表梨状肌下缘的表面投影。梨状肌上、下缘与臀中肌和上孖肌之间，多数以筋膜移行，少数以肌纤维或腱纤维移行。梨状肌为臀部一个重要标志，在其上缘有臀上动脉及臀上神经穿出，在其下缘有臀下动脉、臀下神经、坐

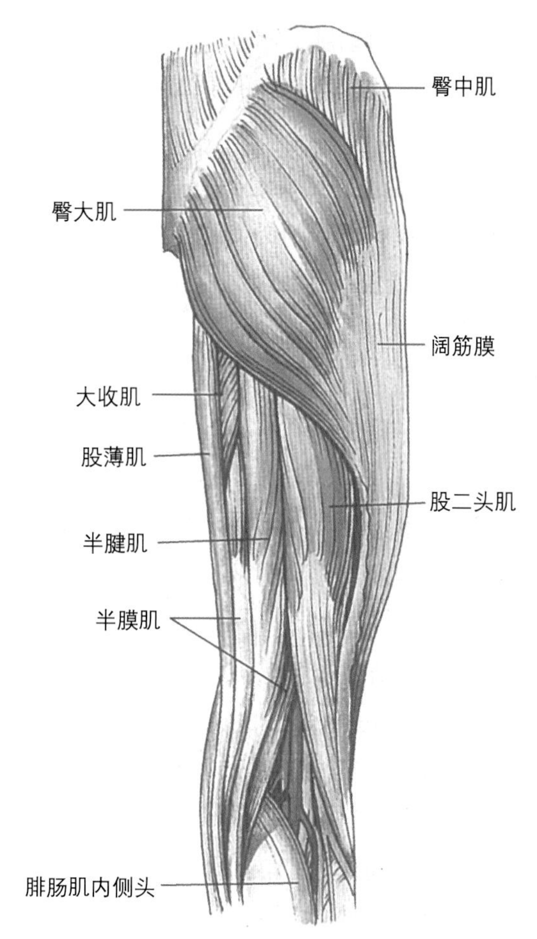

图16-43　臀大肌的位置

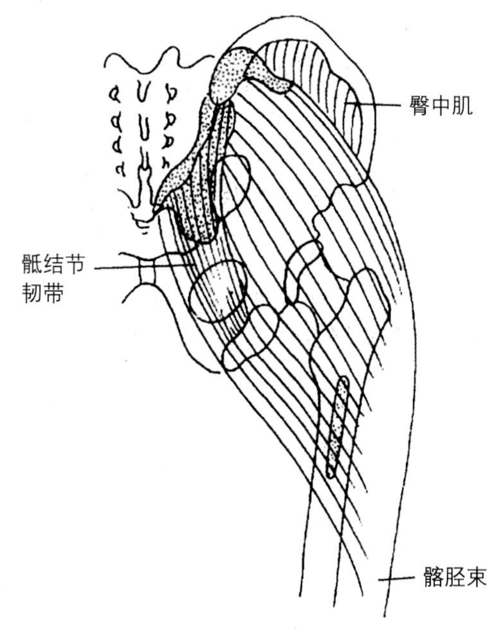

图16-44　臀大肌的起止点

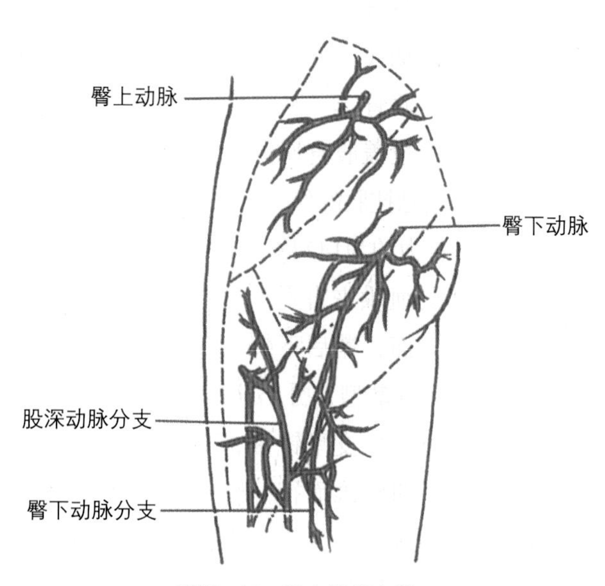

图16-45　臀大肌的血供

骨神经、阴部内动脉、阴部神经及股后皮神经等结构穿出。梨状肌在伸髋时能使髋外旋，屈髋时能使髋外展。

闭孔内肌为贴附于小骨盆侧壁的三角形扁肌，起自闭孔膜周围的骨面及膜的内面，它的前上缘及其筋膜参与闭膜管的围成，其肌束向坐骨小切迹集合，肌腱绕过为透明软骨所覆盖的骨面，其间有恒定的闭孔内肌坐骨滑囊，以后几乎呈直角方向经坐骨小孔进入臀深部，最后越过髋关节的后面，止于转子窝的内侧面。

闭孔内肌腱上、下缘各伴以上、下孖肌，这三条肌介于梨状肌与股方肌之间。上孖肌起于坐骨小孔的上缘（坐骨棘），下孖肌起于坐骨小孔的下缘（坐骨结节）。

股方肌（quadratus femoris）起于坐骨结节外侧面，肌束斜行向后外，下缘小部肌束绕坐骨结节下缘至坐骨结节外侧缘，此部称斜行部；之后转向水平，向外止于转子间嵴及其稍外侧的骨面，此部称水平部。在坐骨结节外缘处，半膜肌的起始部位于股方肌的背侧，股方肌因此由斜形转向水平，此部称转折部。股方肌止于股骨大转子后面的股方肌结节。股方肌的下缘与坐骨结节下端在同一平面，越过小转子的后面。

臀小肌（gluteus minimus）起于臀前线以下及髋臼以上的髂骨背面，渐成扁腱，止于大转子的上面和外侧面（图16–47）。臀小肌在臀中肌的深面，覆盖髂骨，并从上面覆盖髋关节。其前部纤维较厚，覆盖股直肌的两头。肢体下垂时，臀中、小肌起悬挂肌的作用。在身体强壮的成人，臀小肌的支持力约为142 kg，臀中肌约为130 kg。

臀中肌的血供来自臀上动脉的深支，从臀中肌内侧缘的深面，髂后下棘的下方进入肌肉。动脉进入肌肉呈分散型，分出2~3个主支，以后再分成更小的分支。主支呈锐角，走向肌束，二级及更小的分支沿肌纤维而行。臀中肌受臀上神经支配，与同名动脉一同进入肌肉，位于动脉的稍下方，呈分散型，分出3~5个分支。臀小肌的主要营养来自臀上动脉的深支，动脉在坐骨大切迹的弯曲缘，相当于髂后下棘水平，从肌的内面进入肌肉。动脉分支呈分散型，有2~4个二级分支，神经与动脉一起进入肌肉，位于动脉的下方，并呈分散型（图16–48）。

与骶骨相毗邻的还有髂肌。髂肌呈扇形，起自髂窝（除下缘以下），髂筋膜、骶髂前韧带的

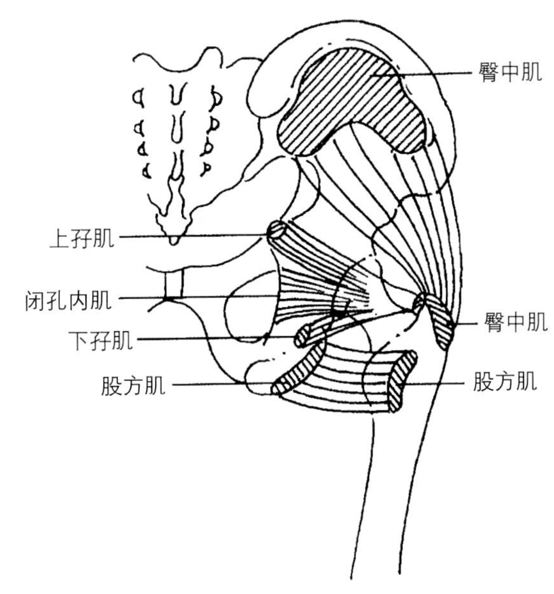

图16–46 臀中肌

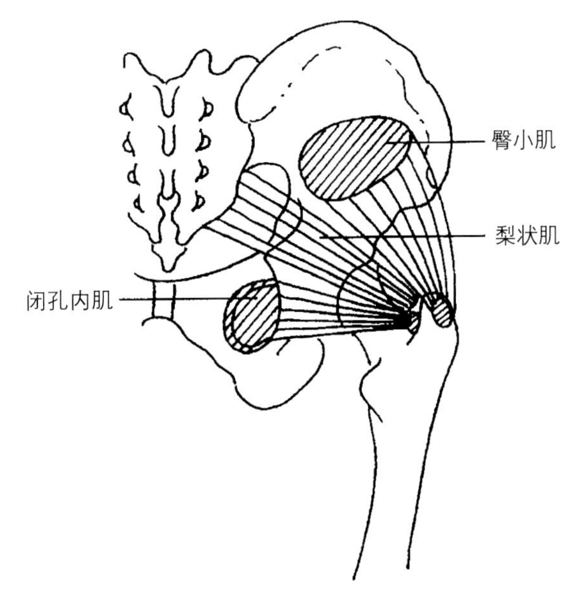

图16–47 臀小肌和梨状肌

盆面和骶翼的盆缘，肌纤维向下形成一厚束，紧贴骨盆入口的外缘，越过耻骨的升支，最后在腰大肌腱的外侧下行，共同形成髂腰肌腱。也有的纤维直接止于股骨小转子及髋关节囊。

■ 盆底结构

盆底前方为耻骨联合下缘，后方为尾骨尖，两侧为耻骨下支、坐骨上支及坐骨结节。盆底由外向内由三层组织构成，外层即浅层筋膜与肌肉；中层即泌尿生殖膈，这个筋膜膈紧张于耻骨下支及两侧肛提肌之间，由上下两层坚韧的筋膜及一层薄肌肉组成，覆盖于耻骨弓与坐骨结节所形成的盆底前部三角形平面上，成为三角韧带；内层即盆膈，为盆底最坚韧的一层，由肛提肌及筋膜所组成。

盆底肌肉是维持盆底支持结构的主要成分，在盆底肌肉中，肛提肌起着最为主要的支持作用。肛提肌是成对的宽、厚、扁肌群，两侧肌肉相互对称，向下向内聚集成漏斗状。肛提肌的内、外面各覆盖有一层筋膜。内层位于肛提肌上面，又称盆筋膜，为坚韧的结缔组织膜，覆盖骨盆底及骨盆壁，其某些部分的结缔组织较肥厚，上与盆腔脏器的肌纤维汇合，分别形成相应的韧带，对盆腔脏器有很强的支持作用。新近对肛提肌的研究发现，肛提肌作为一个整体发挥作用，但应把它分成两个主要部分描述：盆膈部分（尾骨肌和髂尾肌）和支持脏器部分（耻骨尾骨肌和耻骨直肠肌）。这些肌肉来源于两侧骶骨和尾骨的侧壁，肛提肌板代表尾骨肌在尾骨的融合。肛提肌在两侧沿盆壁延伸到达耻骨联合后方，肛提肌形成盆膈，其内有尿道、阴道和直肠穿过称生殖裂孔。肛提肌和尾骨肌就其功能而言，应合称为盆膈肌，该肌有一总起始部，前起耻骨盆面，后达坐骨盆面，在两骨之间起于盆筋膜覆被闭孔内肌增厚部之腱弓。

盆腔肌肉功能正常时，盆腔器官保持在肛

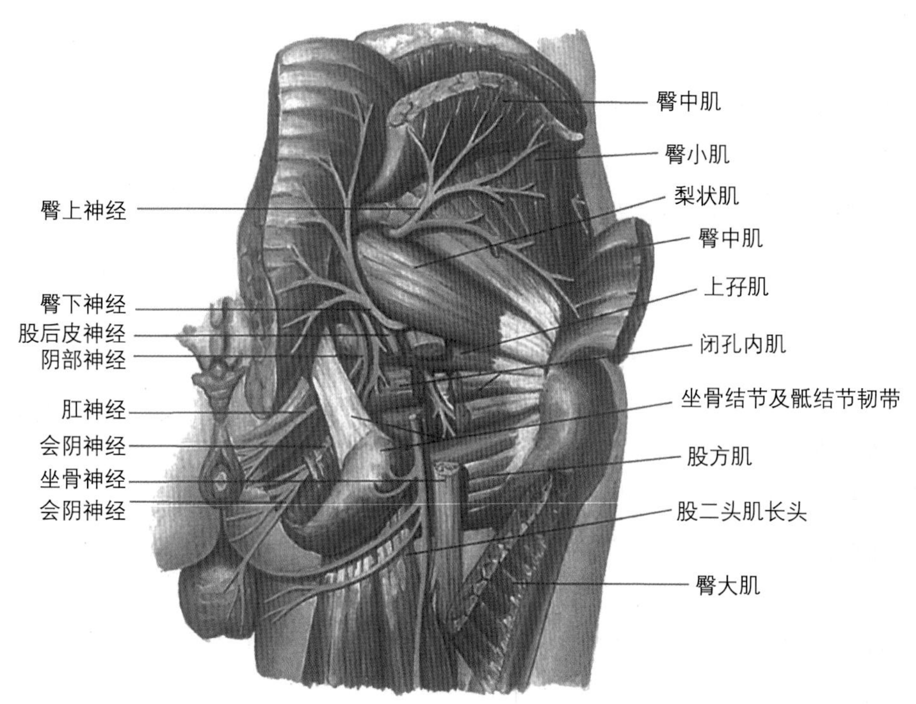

图16-48　臀肌的血管和神经

提肌板之上，远离生殖裂孔，腹腔内压力增加将盆腔内器官向骶骨窝推挤，肛提肌板能防止其下降。尽管人们分别阐述盆腔结缔组织，其却是作为整个盆腔的连续网状结构，在某些部位增厚而发挥特定作用。筋膜分两种：壁层和脏层（盆腔内）。壁层筋膜被覆盆腔的骨骼肌，形成肌肉与骨盆的连接，其组织学特点是胶原质排列规则。脏层筋膜连续性强，像网状结构一样在盆腔分布。盆腔内的脏层筋膜包绕着盆腔器官，使其相互独立。盆腔内分离的脏层筋膜被称为“韧带”，如子宫主韧带和子宫骶韧带。附着于骨盆侧壁的结缔组织存在两个水平：肌肉腱弓和筋膜腱弓，肛提肌附着于闭孔内肌壁层筋膜的部分称肛提腱弓或肌肉腱弓。

脏层筋膜包裹着由纤维、肌肉构成的阴道，其侧面的增厚部分盆筋膜弓即筋膜腱弓，又称白线，将阴道固定于侧盆壁。支持盆腔器官结缔组织的作用是与盆底肌肉一道维持盆腔器官的稳定，在盆底肌肉松弛时（如排尿和排便时）提供短暂的支持。在其他盆底肌肉功能正常时，结缔组织并无持续张力。

临床应用注意事项

盆底结构局部缺陷会导致骨盆底疝，是会阴痛的重要原因。盆腔肿瘤所在部位不同对盆底结构的影响也有所差异。如果手术不破坏盆底结构，一般不用修补，否则需要进行盆底的修补。

血管

动 脉

1. 髂总动脉　髂总动脉在对应第4腰椎处由腹主动脉分叉处起始，至骶髂关节处分为髂内、外动脉，其前面被以腹膜，右髂总动脉口径大于左侧，这可能与前者较短有关。髂总动脉的内后方分别有左、右髂总静脉伴行，左髂总静脉在第5腰椎下缘的右前方与右髂总静脉汇合成下腔静脉。因此，右髂总动脉起始部位则位于左髂总静脉末段的前方，这种毗邻关系使左髂总静脉长期处于潜在受压状态，故临床上左下肢静脉栓塞的发生率较高；也是妊娠后期左下肢水肿较多见的原因之一。右输尿管一般跨越右髂外动脉起始处至小骨盆，而左输尿管则跨越左髂总动脉分叉的前方至小骨盆，但两者关系亦非恒定。

两侧髂总动脉多在骶岬或腰骶椎间盘水平分为髂内、外动脉，且两侧常对称；如两侧不对称，一般总是左侧低于右侧。髂总动脉分为髂内、外动脉的平面高低不一，可自第4腰椎上部~第1骶椎下部，但绝大多数集中于第5腰椎及腰骶椎间盘之间。两侧髂总动脉分为髂内、外动脉的部位不对称，可能与腹主动脉终端位于中线左侧以及左髂总动脉较长，走向较垂直所致（图16-49）。

骶正中动脉起自腹主动脉后壁终端，距分叉处1~15 mm。

2. 髂内动脉　髂内动脉（internal iliac artery）为一短干，长约4 cm，于骶髂关节前方由髂总动脉分出后，斜向内下进入盆腔。其前外侧有输尿管越过，后方邻近腰骶干，髂内静脉和闭孔神经行于其内侧。主干行至坐骨大孔上缘处一般分为前、后两干，前干分支多至脏器，后干分支多至盆壁。髂内动脉供给盆腔脏器、盆壁和外生殖

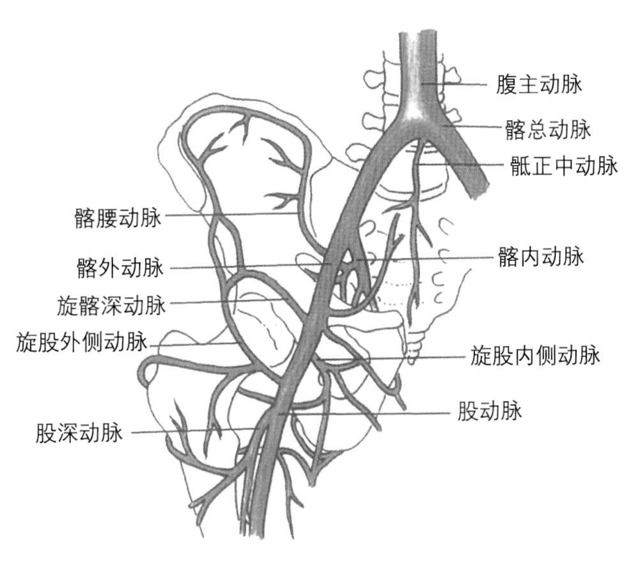

图16-49　髂总动脉及其分支

器，它的分支均向下行于覆盖腰大肌和梨状肌腹膜壁层的深面，同时越过腰骶丛的浅部，它的变异甚多。髂内动脉按其分布，又可分为壁支与脏支（图16-50，51）。

（1）壁支：①髂腰动脉：经腰大肌和闭孔神经的深面，在腰骶干之前向上后外行，分布于髂骨、髂腰肌、腰方肌和脊髓等。②骶外侧动脉：起自后干，沿骶前孔内侧下行，分布于梨状肌、尾骨肌、肛提肌和骶管内诸结构。③臀上动脉：起自后干，短粗，多在腰骶干与第1骶神经之间，向下穿梨状肌上孔至臀部。臀上动脉分浅深支，浅支供应臀大肌及覆盖其上之皮肤，深支发出至髂骨的滋养动脉。另外，尚供应臀小肌、阔筋膜张肌、同侧髋关节和大转子。④臀下动脉：起自前干，由坐骨大孔出盆，多在第2、3骶神经之间，向下穿梨状肌下孔至臀部，分布于邻近结构，发小支供应梨状肌、肛提肌及骶结节韧带。⑤闭孔动脉：起自前干，由闭孔沟出盆腔，与同名静脉和神经伴行，沿盆侧壁经闭膜管至肌部，分布于邻近诸肌及髋关节。该动脉穿闭膜管前尚发出一耻骨支，与腹壁下动脉的耻骨支在耻骨上支后面吻合，有的吻合支粗大，形成异常的闭孔动脉（17.95%），行经股环或腔隙韧带的深面，向下进入闭膜管。在施行股疝手术需切开腔隙韧带时，应特别注意有无异常的闭孔动脉，避免伤及，以防出血（图16-50~54）。

（2）脏支：包括膀胱上动脉、膀胱下动脉、直肠下动脉以及阴部内动脉等，骶正中动脉（median sacral artery）亦分布于盆部。在女性另有子宫和阴道动脉。胚胎时，髂内动脉的末端

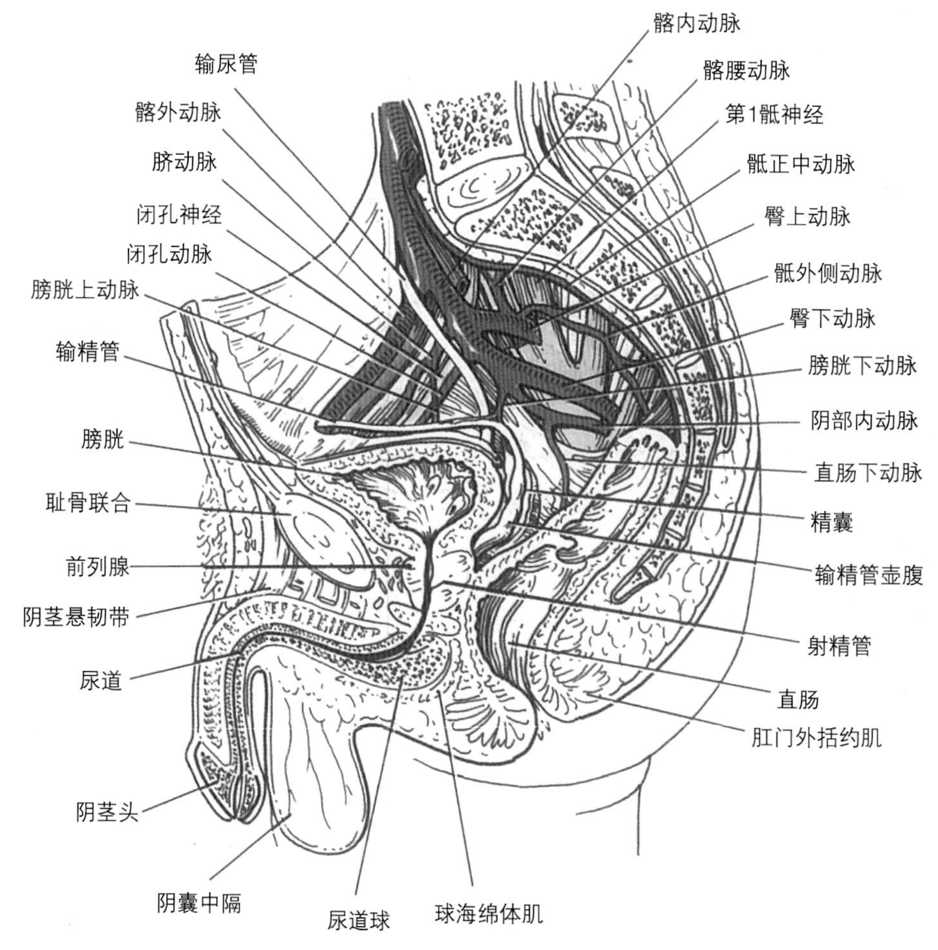

图16-50　男性盆腔的动脉

为脐动脉，出生后，此段的终末部分变为脐外侧韧带。男性膀胱下动脉的变异较多，有的较大，代替部分阴部内动脉的功能。在女性没有膀胱下动脉，但有阴道动脉，多自子宫动脉发出。子宫动脉行于阔韧带的基部，在离子宫2 cm处越过输尿管，然后弯曲向上，分支供应输尿管，并与卵巢动脉相吻合。子宫动脉向下，与阴道动脉相吻合，形成宫颈的冠状动脉。

3. 髂外动脉　髂外动脉（external iliac artery）由髂总动脉分叉处至腹股沟韧带中点，以后经血管腔隙移行为股动脉。如由脐下左侧一指远处至腹股沟韧带中点画一线，则此线上1/3相当于髂总动脉的行程。

髂外动脉沿腰大肌内侧缘下行，穿血管腔隙至股部。右髂外动脉起始部的前方有输尿管跨过，其外侧在男性有睾丸动、静脉及生殖股神经与之伴行，至其末段的前方有输精管越过。在女性，髂外动脉起始部的前方有卵巢动、静脉越过，其末段的前上方有子宫圆韧带斜行越过。髂外动脉近腹股沟韧带处发出腹壁下动脉和旋髂深动脉，后者向外上方贴髂窝走行，分布于髂肌和髂骨等。

在腹股沟韧带的深面，腹横筋膜位于其前，髂筋膜位于其后，这两层筋膜随股动脉入股形成股鞘。髂外动脉在腹股沟上方的分支，有腹壁下动脉和旋髂深动脉。髂外动脉通过股动脉的分支旋股内、外侧动脉与髂内动脉的分支臀下动脉在股后形成十字吻合。

髂总动脉及髂外动脉的投影：自脐左下方2 cm

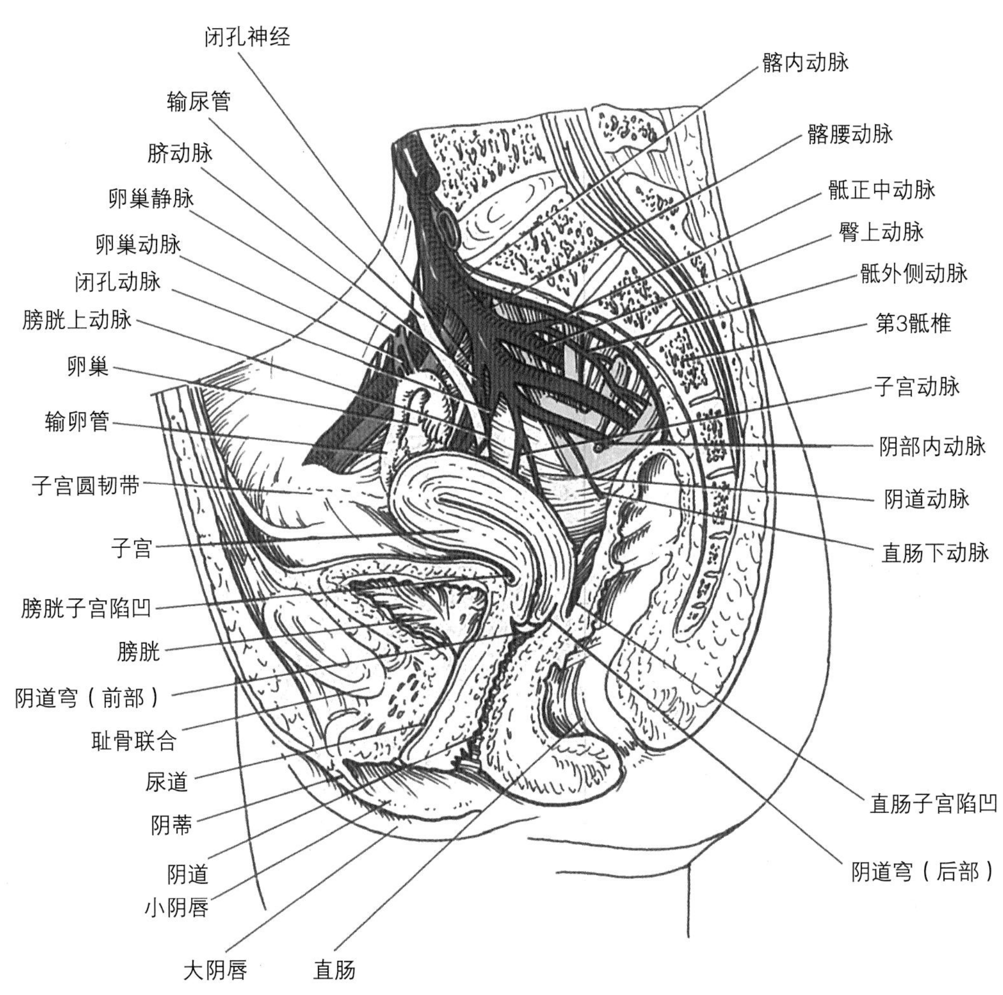

图16-51　女性盆腔的动脉

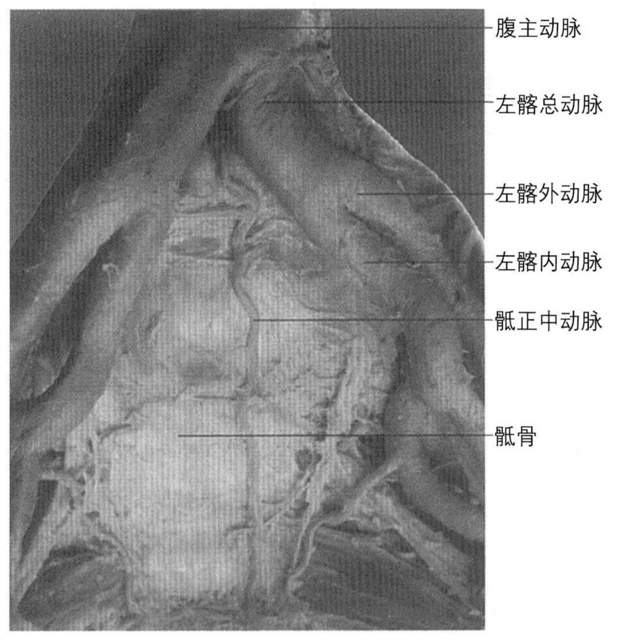

图16-52　骶正中动脉

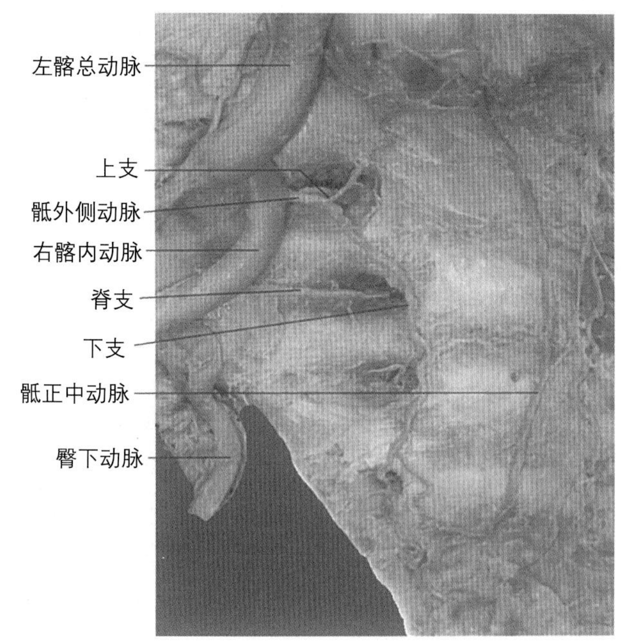

图16-53　骶外侧动脉

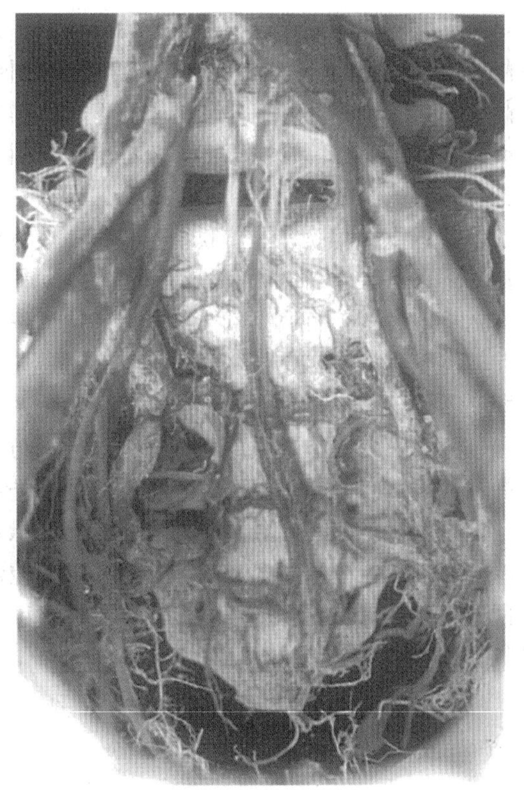

图16-54　盆后壁血管

处至髂前上棘与耻骨联合连线的中点间的连线，此线的上1/3段为髂总动脉的投影；下2/3段为髂外动脉的投影。上、中1/3交界处即为髂内动脉的起点。

静　脉

1. 髂外静脉　髂外静脉（external iliac vein）为股静脉的续行段，由腹股沟韧带至腰骶关节处与髂内静脉形成髂总静脉。右侧者先居动脉之内，渐至其后，左侧者位于动脉的内侧，接收腹壁下静脉与旋髂深静脉。

2. 髂内静脉　髂内静脉（internal iliac vein）位置较深，位于髂内动脉的后内侧，贴骨盆侧壁在髂内动脉的后内侧上升，在骶髂关节前方与髂外静脉汇合成髂总静脉，它的属支一般均与同名动脉伴行。盆部的静脉数目较多，壁薄且吻合丰富。盆腔脏器的静脉多先聚集为丛，在男性有膀胱静脉丛、前列腺静脉丛等；在女性有子宫静脉丛、阴道静脉丛及卵巢静脉丛等，各丛形成数干，汇入髂内静脉。

骶外侧静脉和骶中静脉的属支间也有广泛吻合，形成骶静脉丛，位于骶前筋膜与骶骨之间。

这些静脉丛之间吻合丰富，瓣膜甚少或阙如，并可经骶静脉丛向上与椎静脉丛吻合。正常生理条件下，大部分静脉均经髂内静脉属支回流至下腔静脉。

髂静脉内的瓣膜和非瓣膜结构是保证血液向心流动的重要装置，而且可改变血流的速度和方向，防止血液逆流。两侧髂内静脉的壁支和脏支间有发达的吻合支相连结。脏支还通过骶前静脉丛、骶正中静脉及骶外侧静脉与椎静脉系相连。椎静脉系是无瓣膜的纵行静脉丛，向下与骨盆静脉相通，向上与颅腔静脉相通，并通过腰升静脉、奇静脉与胸腹腔的静脉相连，由于髂总静脉和髂内静脉通常无静脉瓣，故在一定条件下，盆腔静脉血可逆流，所以盆内恶性肿瘤如前列腺癌可经静脉径路向椎骨转移。

3. 骶前静脉丛　静脉多吻合成网状、壁薄，缺少弹性，撕裂后易造成渗血。在骶骨前方，有骶外侧静脉及骶前静脉组成的骶前静脉丛，在骶骨骨折时最易损伤，在直肠、肛管手术时也应注意勿损伤骶前筋膜，否则骶静脉丛的损伤可造成难以处理的出血。

临床应用注意事项

骶骨血运丰富，骶骨肿瘤切除时出血汹涌，除了常规备血外，临时性的主动脉下段球囊阻断或术前栓塞已成为目前减少术中出血的重要措施。

■ 神经

骶　丛

骶丛（sacral plexus）为腰骶干（由第4腰神经下部和第5腰神经合成）和第1~3骶神经前支与第4骶神经前支的一半构成。骶丛贴于骨盆后壁，在梨状肌与其筋膜之间，位于骶髂关节盆面之前，分支主要有坐骨神经、阴部神经等（图16-55，56）。

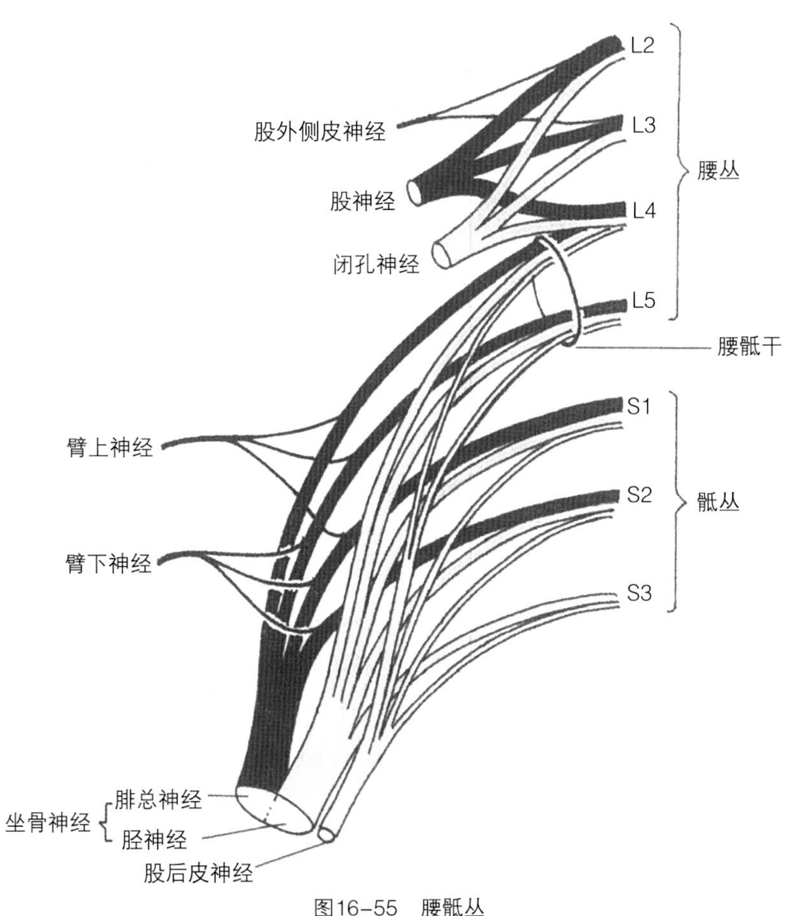

图16-55　腰骶丛

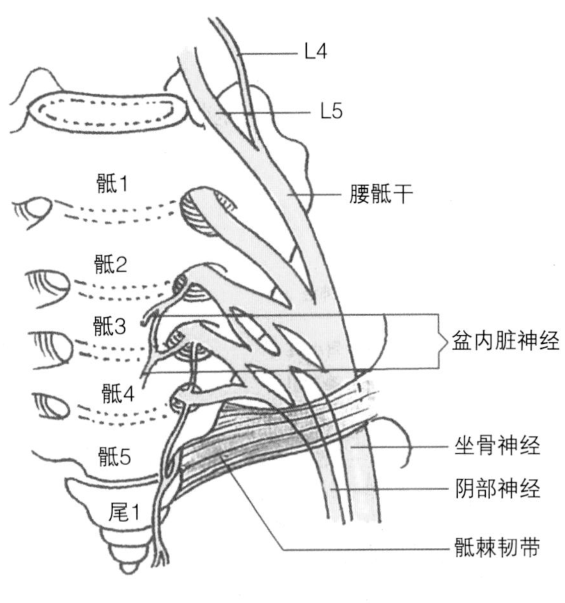

图16-56　坐骨神经和阴部神经的组成

1. 坐骨神经（sciatic nerve）　坐骨神经起始处横径约为2 cm。分出后经梨状肌下孔出盆腔至臀部。在股骨大转子与坐骨结节之间下行，在臀部位于臀大肌的覆被下，由上而下贴附于坐骨背面、上孖肌、闭孔内肌腱、下孖肌及股方肌的后面，至股部则贴附于大收肌的后面，并位于臀大肌下缘及股二头肌长头外侧缘所成的角内，在此处向下按压坐骨神经即引起麻木感。其内侧为臀下动脉、臀下神经及股后皮神经。在大腿后部坐骨神经包于一团脂肪组织中，初在股二头肌长头与大收肌之间，继在股二头肌短头与半膜肌之间，其浅面为臀大肌、半腱肌及股二头肌。坐骨神经通常在大腿后面中部或下1/3分为胫神经及腓总神经。分支处多在股后远侧半（坐骨结节下方140~410 mm处），但在坐骨结节上方的分支也可见到。

坐骨神经一般经梨状肌下孔出骨盆。经由梨状肌下孔出盆者，多在腘窝近侧分为腓总神经和胫神经；在骨盆内高位分为腓总神经和胫神经时，其与梨状肌的关系可多种多样，腓总神经有不穿梨状肌而经其上孔出盆者，胫神经亦有不经梨状肌下缘而穿过该肌者；坐骨神经有穿梨状肌或经其上孔出骨盆者（图16-57）。

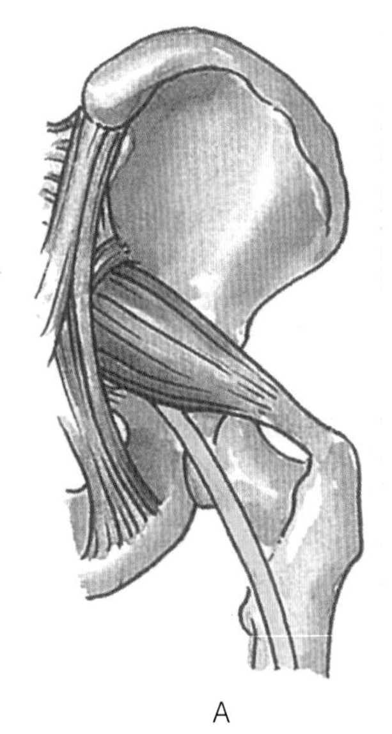
A

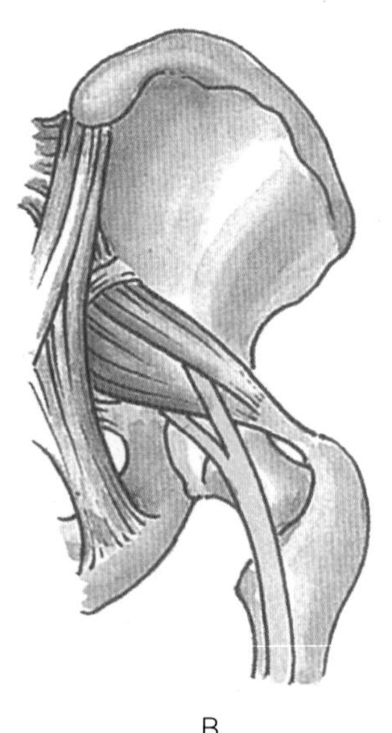
B

图16-57　坐骨神经与梨状肌的关系

A.坐骨神经走行在梨状肌下方；B. 坐骨神经外侧部分（腓总神经）穿经梨状肌

坐骨神经的分支多由其内侧在不同平面发出，支配股后肌及大收肌坐骨部，仅至股二头肌短头支发自外侧，因此可认为坐骨神经的外侧为安全地带。在坐骨结节至股骨大转子间连线中点靠内侧切口，切开浅、深筋膜后，沿臀大肌下缘与股二头肌的间隙即可找到坐骨神经（图16-58）。

自髂后上棘至坐骨结节作连线，在其上、中1/3交界处至大转子尖再引一线，即代表梨状肌下缘，此线内、中1/3交界处为坐骨神经穿出处。坐骨神经的血供甚为丰富，臀下动脉、阴部内动脉、穿动脉及腘动脉均发支供给，彼此相连形成一动脉链。

2. 阴部神经（pudendal nerve） 阴部神经起于骶神经丛中的三个神经根，即第2~4骶神经的前根。阴部神经自骶丛发出后，与阴部内动脉、阴部内静脉一同经梨状肌下孔出盆腔，斜向外下，绕过坐骨棘经坐骨小孔入坐骨直肠窝，此段阴部神经多以单干在坐骨棘内侧跨越骶棘韧带进入坐骨小孔；阴部神经位于阴部内动、静脉内侧，被结缔组织包绕。阴部神经的体表投影为髂后上棘与坐骨结节连线中下1/3内侧12 mm，其可游离的最大长度（自起始处至骶结节韧带上缘）为（38. 74 ± 1. 39）mm。

3. 臀上神经（superior gluteal nerve） 由腰骶干的上缘发出，在坐骨大孔上部梨状肌的上缘，与臀上动脉一同出盆腔。伴臀上动、静脉经梨状肌上孔出盆腔，行于臀中、小肌间，支配臀中、小肌和阔筋膜张肌。

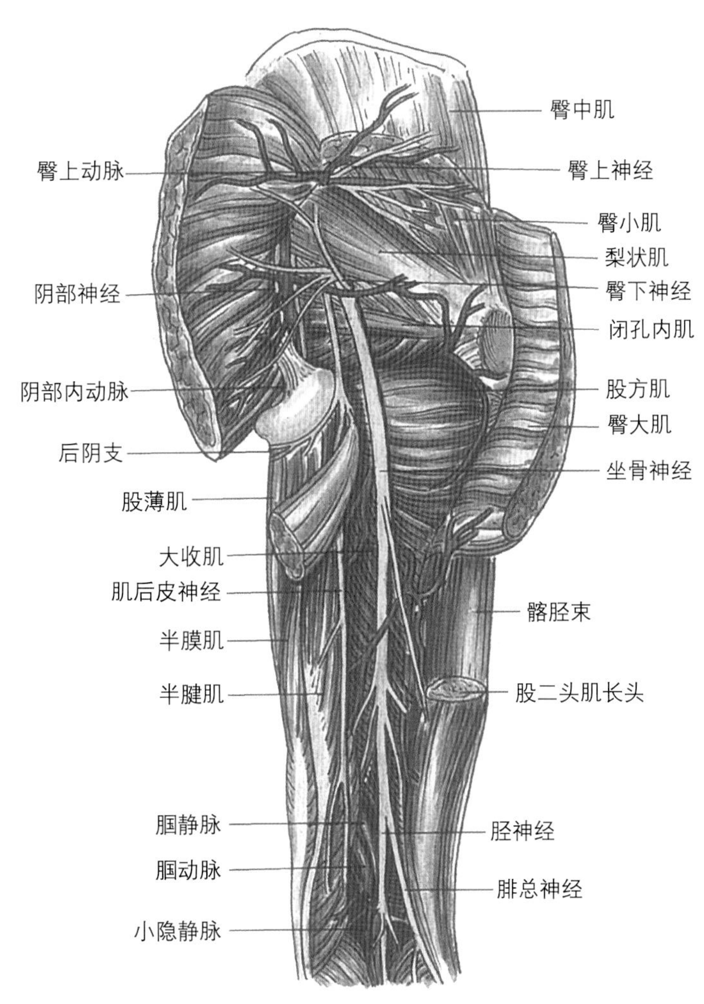

图16-58 坐骨神经及其分支

4. 臀下神经（inferior gluteal nerve） 与坐骨神经一同出盆，在其后或在其内侧；伴臀下动、静脉经梨状肌下孔出盆腔，达臀大肌深面，支配臀大肌。

5. 股后皮神经（posterior femoral cutaneous nerve） 股后皮神经与臀下神经由一总根发出。由第1、2骶神经后支的一部分及第2、3骶神经前支的一部分合成。起初位于坐骨神经内侧，继而至其后面，由臀大肌的下缘经股后，越过股二头肌，在股后深筋膜的深面，向下达腘窝，穿出深筋膜。主要分布于股后部、会阴后部、腘窝及小腿后面上部的皮肤。

6. 穿皮神经（perforating cutaneous nerve） 也称臀下皮神经，穿骶结节韧带下部，绕臀大肌下缘至覆盖臀大肌下部及内侧部的皮肤。

盆内脏神经

1. 骶交感干（sacro-sympathetic trunk） 由腰交感干延续而来，沿骶前孔内侧下降，有3~4对骶交感节，至尾骨前方，两侧骶交感干互相联合，形成单一的奇神经节，又称尾神经，其节后纤维部分参与组成盆丛，部分形成灰交通支，连于骶神经和尾神经。

2. 盆内脏神经 又名盆神经，较细小，共3支。分别来自第2~4骶神经的前支，由骶部副交感神经的节前纤维合成，并加入盆丛，大部分纤维随盆丛支配内脏器官，部分纤维经腹下神经再穿过上腹下丛上行，随肠系膜下动脉分布于结肠左曲、降结肠和乙状结肠。

3. 上腹下丛（superior hypogastric plexus） 又名骶前神经，位于第5腰椎椎体前面，左、右髂总动脉之间，为腹主动脉丛向下的延续部分，并接受两侧腰交感神经节而来的腰内脏神经，形成单一的上腹丛。此丛发出的左、右腹下神经行至第3骶椎高度，与同侧的盆内脏神经和骶交感节的节后纤维共同组成左、右下腹下丛。该丛位于直肠两侧，其纤维随髂内动脉的分支分别形成膀胱丛、前列腺丛、子宫阴道丛和直肠丛等，分布于盆内脏器（图16-59）。

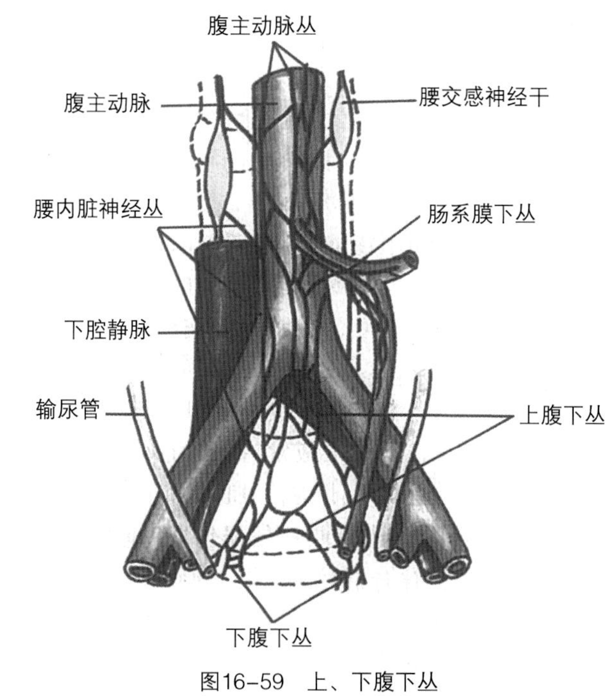

图16-59　上、下腹下丛

骶骨手术入路

骶骨是骨盆后部重要连结结构，又是脊柱的末端部分，由于其形态的复杂性及骶骨毗邻结构的特殊性，前侧入路需进入腹腔盆腔或腹膜外途径，这对于骶骨上部前侧病变较为适用，而对于骶骨及骶后部病变后入路不太适用。但对于骶尾下部由于从前方显露困难，从后方浅表且可以将骶前组织分离推向前方，所以后入路为最佳选择。

前路

适用于第1骶骨上部的显露，可以经腹腔和腹膜外途径。

1. 经腹膜外途径　切口同下腰椎的前侧路径，倒八字切口，自一侧第12肋骨末端至耻骨结节外上方，显露腹肌并切断各层，在腹膜外分离，将腹膜连同输尿管推向对侧，直至腹后壁、下腰部及骶骨上部，显露髂总血管、腰大肌，可根据需要切断部分腰大肌纤维，注意保护腰骶丛，将之牵开，即可显露一侧骶骨上部侧方及同侧骶髂关节前方。

2. 经腹腔途径　患者取仰卧位，会阴部及下腹部抬高，自脐上1~2 cm或脐下腹正中切口至耻骨联合，切开皮肤、浅筋膜、腹白线入腹，将腹直肌向两侧牵开，切开腹膜。用纱布垫将肠管及膀胱加以保护，显露后腹膜，解剖清楚腹主动脉及分叉处，双侧髂总动脉及髂内、外血管，保护好输尿管，将骶正中动脉结扎切断，即可显露骶骨上部。

临床应用注意事项

①在腰骶干与第1骶神经根之间有臀上动脉、臀上静脉走行，所以操作时不要在骶丛前方进行，也不要过分向内侧牵开骶丛，以免臀上血管损伤，造成难以控制的出血。臀上血管粗大，发自髂内动脉，伴行静脉同样粗大，二者向后穿出骨盆，所以在此处一定不要锐性切割，如果无特别需要，不用特意显露。②对骶髂关节结核，其脓肿蔓延在前方可能有两种途径，其一为经髂肌深面，由骶髂关节至髂窝；另一种途径是经髂肌浅面，由骶髂关节至髂窝，此途径脓肿要穿经髂肌筋膜和髂外血管、股神经之间，脓肿壁往往涉及髂外血管及股神经，所以对于髂窝脓肿一定要提高警惕，一是要明确来源，二是要明确流注途径。对于经髂肌深面流注的脓肿，可以将髂肌剥离掀起，行脓肿清除及骶髂关节结核的病灶清除术；而对于经髂肌浅面走行的脓肿，则在分离保护好髂外血管及股神经的前提下，行脓肿清除术。骶髂关节结核的病灶清除术则需另行后路进行。

后路

对于第2骶椎以下病变、骶管及骶后部病变，后路为首选。以后正中切口为主，根据需要再在上下端附加横切口，形成工字形或X形，在骶骨后正中嵴与髂后上棘及骶髂关节后面，有厚韧的骶部筋膜相连，使骶骨后面与这个筋膜形成骨筋膜室，其内有横突棘肌群、骶神经后支及伴行血管走行。由于该筋膜缺乏弹性，故沿正中切开该筋膜，向后外侧牵开困难。有时需向外侧横断方可满足显露要求。在剥离肌肉时，注意骶后孔内穿出的血管支，此血管支与骶管相通，止血时应注意不要将电凝或钳子尖伸入骶后孔内，以免损伤骶神经。骶骨椎板常有各种形式的缺损，缺损处有纤维组织封闭，剥离肌肉时应注意此类变异，以免捅入骶管造成骶神经损伤。用咬骨钳咬除椎板后即可显露骶管内结构。硬膜囊最低处在第2骶椎水平，自硬膜囊的周缘发出骶神经根，在骶正中可见终丝附着于骶骨正中背面，清除脂肪后可清楚地辨认。

1. 骶骨侧方显露途径　对于单侧骶骨病变，可采用侧方切口，患者可侧卧，患侧在上，沿骶骨外侧相当于骶髂关节处做弧形切口，切开皮肤、浅筋膜，由于深筋膜与骶骨筋膜融合形成骶筋膜，臀大肌的纤维附着于此处，所以可以将臀大肌纤维切断后向外侧牵开，将棘肌群向内侧牵开，即可显露骶骨外侧及骶后孔，以骶后孔为标志进入骶管。

2. 骶尾骨后侧途径　骶骨下端及尾骨切除术、骶尾部肿瘤切除术可以采取骶尾后部入路。患者取俯卧位或侧卧位，沿骶后部后正中切口，直达尾骨末端，切开皮肤、浅筋膜，自尾骨末端或骶尾关节处分离骶尾韧带，可以将尾骨上端撬起。如切除尾骨，则将尾骨下端钳夹并向后上方牵拉，将附着在尾骨上的肌肉韧带切断，即可将尾骨切除。如果无需切除尾骨，可在骶尾关节处进入骶前间隙，将直肠向前推开，在骶骨与直肠间填塞纱布，这样既可以止血，也可使直肠避免受损，然后再切断附着在骶骨的韧带及肌肉。在正中部位，切除椎板，游离出神经根然后分块除骶骨（图16-60）。

临床应用注意事项

①切开皮肤浅筋膜，先行正中部分切开，再根据需要附加横切口，多需要下部横切口，全骶骨手术则上下均需要横切口。将皮瓣向两侧进行游离，为了尽量减小对皮瓣血运的影响，在皮瓣转角处将皮肤浅筋膜进行全层缝合固定1~2针。②沿正中切开腰骶筋膜，剥离肌肉，将骶骨椎板完全显露，在骶髂关节后面将双侧臀大肌自起始点处剥离，向外侧掀开肌瓣，显露至骶结节韧带和骶棘韧带起始处，下方将皮瓣作为一个整体在骶骨下方游离直至骶尾关节处。在显露过程中，如自骶后孔内穿出的血管束出血，可用电凝止血，但注意不要将尖镊插入骶管内电凝，以免引起神经损伤。在骶后孔内还有骶神经后支和血管一同穿出，该神经是组成臀中皮神经的部分，只是支配臀内侧的皮肤感觉很难保留，可以切断不会引起明显感觉障碍 。③用椎板咬骨钳或其他咬骨钳将椎板逐渐咬除，显露椎管内结构，注意边咬边用神经剥离器探查并保护骶管内的神经根。骶骨肿瘤可能将神经根顶起，椎管的空间很小，神经根紧紧地与椎板相贴，所以极易损伤神经根。保护神经根很重要，由于骶神经根有硬膜包绕，呈现特有亮白色，周围有脂肪组织，较易辨认。咬除椎板的范围根据需要决定，以完全显露肿瘤后部边界为好，全骶骨切除要咬除全部椎板，骶骨下部切除要咬除下部椎板。咬除椎板后由于压力降低，骶管内静脉丛可能出血，用明胶海绵压迫即可止血，一般不用结扎或电凝，也可直接用纱布压迫就能达到止血效果。 ④切断骶尾关节进入骶前间隙，确认骶尾关节，双侧骶骨角及骶管裂孔往往是骶骨末端，其下方即是尾骨。先在此处切除覆盖骶管裂孔的纤维膜，显露深面的骶骨末端背面，可以用巾钳夹住尾骨上下活动以确定骶尾关节，然后用咬骨钳咬除骶骨末端骨质直到骶骨前面，此时遇到一层纤维膜即是骶前筋膜，必须将该筋膜切开进入其前面的骶前间隙进行剥离，不要在骶骨与骶前筋膜之间剥离，否则可能造成大出血而且剥离很困难。因为在此层存在大量静脉丛，由于骶骨与骶前筋膜紧密结合，直肠与骶前筋膜之间有大量的疏松结缔组织，进入骶前间隙易于分离，可用手指钝性分离，边分离边用纱布填塞间隙，既可止血，又可将直肠推向前方。这样将分离范围逐渐扩大，向上可以直达骶骨上方，两侧可达骶髂关节，随后将尾骨连同附着在上方的组织一同向下牵拉，以扩大骶尾关节入口。一般不要切除尾骨，因为尾骨是会阴肌群和肛门尿道括约肌的附着处，保留尾骨对于维持盆底肌张力及完整有重要意义，同时也是维持括约肌功能正常的重要因素。⑤分离直肠，确认肿瘤前方边界，虽然肿瘤一般不会突破骶前筋膜形成粘连，但在临床发现，直肠和肿瘤前壁之间常有纤维带相连。分离时注意确认并切断这些纤维带，在切断前不要损伤直肠壁，当分离完全，显露骶骨肿瘤后，用大纱垫填塞止血。在此过程如遇出血，不要慌乱，盲目钳夹，单纯用压迫方法止血即可。⑥切除肿瘤：再次确认肿瘤范围及肿瘤与神经根的关系，确定切除及保留的神经根节段及部位、截骨部位等，原发性肿瘤更强调广泛切除，虽然多数很难做到，必须权衡肿瘤切除与保留神经根的矛盾。如果过分强调完整切除，必须过多的切除神经根，结果可能导致下肢及二便功能障碍；如果过于强调保留神经根，势必很难做到广泛切除。 保护神经后进行肿瘤切除，动作要快，切除肿瘤后用大纱垫压迫止血，在确认直肠不被损伤的情况下，对较明显出血点进行结扎，然后用止血纱布、明胶海绵等填塞止血。

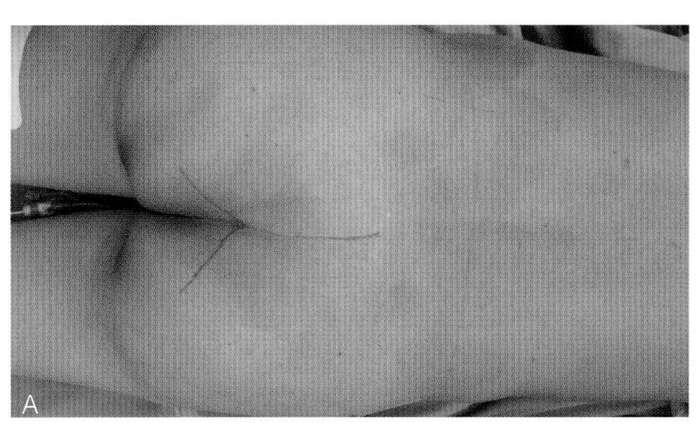

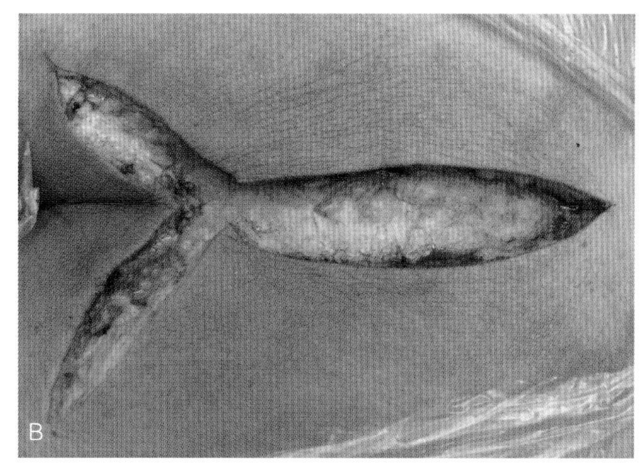

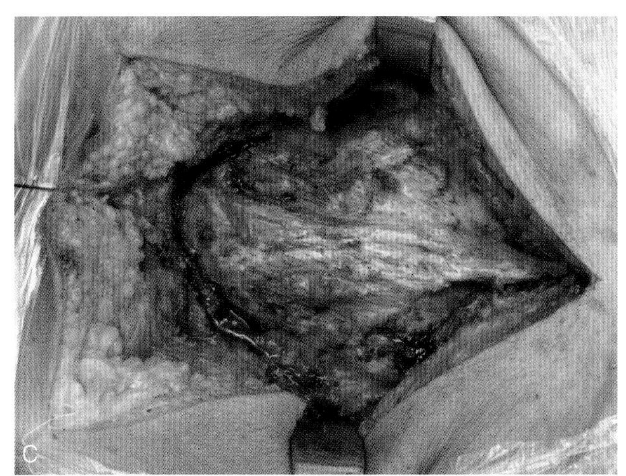

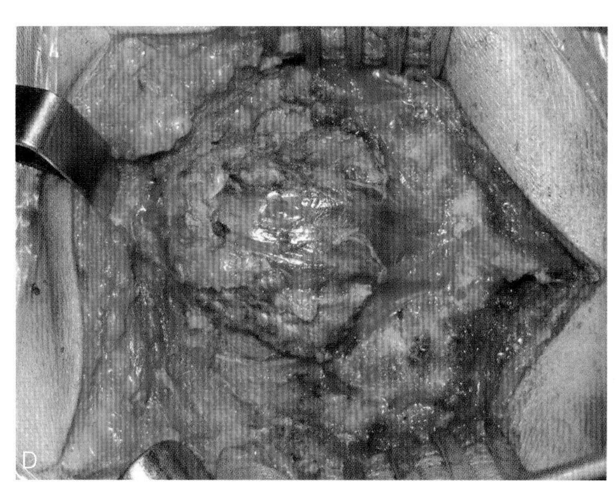

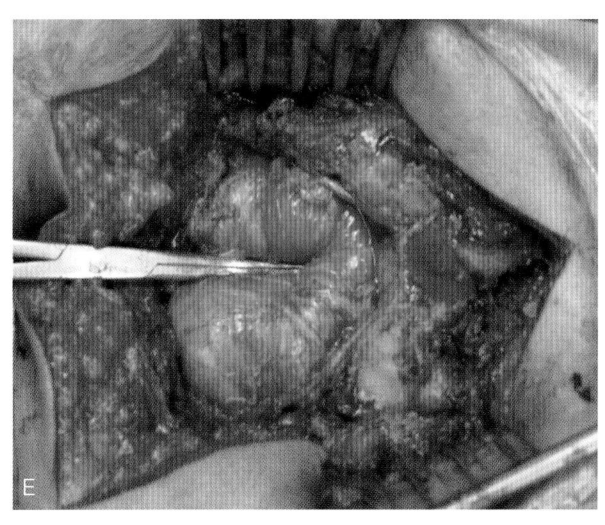

图16-60　骶骨后入路

A.切口；B.切开皮肤浅筋膜；C.剥离肌肉；D.切断骶尾关节至骶骨前方；E.切除肿瘤

3. 预防并发症的相关解剖与临床　保留神经根数量与二便功能的关系有以下规律可供参考：双侧第1~3骶神经根保留，二便功能正常；双侧第1~2骶神经根保留，大约一半的患者出现二便功能障碍；如果一侧保留第1~3骶神经根，另一侧保留第1~2骶神经根，二便功能出现一过性障碍，以后可以大部分恢复；如果仅保留双侧第1骶神经根，则几乎均出现二便功能障碍而且合并双下肢腘绳肌及小腿三头肌无力。总之，尽可能多的保留及保护神经根，对术后二便功能及下肢功能恢复非常有利。对于第3骶椎以下的肿瘤切除，几乎不会引起下肢及二便功能障碍。全骶骨切除如果不能保护足够多的神经根，术后多会出现功能障碍，转移癌或多发性骨髓瘤可以进行分块切除，相对来讲神经根保留的更好些，对术后恢复有利。

4. 如何辨认骶神经根　手术中对各节段神经根的辨认很重要，第1~4骶神经根前支分别从第1~4骶前孔穿出，骶前孔与骶后孔相对应。如果骨质破坏不严重，骶骨形态尚存，则不难辨认并确定神经根。如果肿瘤巨大，骶骨完全失去原有轮廓，则辨认较困难。一般情况下，骶神经根多被肿瘤顶起，可从最后一对骶后孔向上计数或显露第5腰椎与第1骶椎从上向下计数，这些办法综合运用可以有效地解决计数神经根的问题。

5. 如何预防阴部神经损伤　第2~4骶神经根组成阴部神经，自骶前梨状肌下缘由内向外走行，其本干形成后紧贴梨状肌下缘处。肿瘤巨大可以将阴部神经主干一同包裹，手术时应注意识别并特别加以保护，因为即使骶神经根保护完好，如果它们组成的阴部神经损伤，同样也会出现二便功能障碍。在分离肿瘤时，自神经根起始部向远端追踪，注意进入梨状肌的部位。在切断此处梨状肌时，注意将神经游离并保护好，应逐步分离，确认肌纤维后再行切断，切不可将一次将梨状肌切断。骶骨手术出血汹涌，有时难以辨认神经，我们推荐的做法是先找神经，再切肿瘤，切完肿瘤再检查神经。

6. 骶骨椎板、骶筋膜、骶后血管支形态特点及操作注意事项　在骶骨后正中嵴与髂后上棘及骶髂关节后面，有厚韧的骶部筋膜相连，使骶骨后面与该筋膜形成了骨筋膜室，其内有横突棘肌群、骶神经后支及伴行血管走行。由于该筋膜缺乏弹性，故沿正中切开该筋膜，向后外侧牵开困难。有时需向外侧横断之，方可满足显露要求。在剥离肌肉时，骶后孔内穿出的血管支是造成出血的重要原因，此血管支与骶管相通，止血时应注意不要将电凝或钳子尖伸入骶后孔内，以免损伤骶神经。中国人骶骨椎板常有各种形式的缺损，缺损处有纤维组织封闭，剥离肌肉时注意此类变异，以免捅入骶管造成骶神经损伤 。咬除椎板后即可显露骶管内结构。一般情况下，硬膜囊最低处在第2骶椎水平，自骶硬膜囊的周缘发出骶神经根，在骶正中可见终丝附着于骶骨正中背面，神经根周围充满脂肪，清除脂肪后可清楚地显露神经根。

■ 骶髂关节前入路

用于骶髂关节脱位前方复位及钢板内固定术，该术式切口同下腰椎倒八字切口，层次亦相同，只是在显露至髂肌时，将髂肌在髂骨表面剥离。由于髂骨内表面光滑，髂肌附着于髂骨内表面，所以在骨膜下剥离该肌较为方便，也不会损伤髂部血管。在髂骨内表面中下部有一较大的滋养孔，此孔内有髂骨的滋养动脉经过，剥离肌肉时，此滋养孔是出血原因之一。有时出血较为汹涌，用压迫方法或电凝难以奏效，需用骨蜡填塞止血。将髂肌完全剥离后，向内侧牵开即达骶髂关节前方。其上方可在髂嵴后1/3内缘见到较为粗大的韧带结构，即髂腰韧带的前束，可以在此韧带表面的内侧分离，寻找腰骶干及第5腰椎横突。正常情况下，腰骶干的第4腰神经支走行在第5腰椎横突及髂腰韧带前方，将腰骶干向内侧牵开，即达骶骨的前外侧部分及骶骨翼侧方，此处有1.5~2.0 cm^2的骨面，可以容纳2枚螺钉，故髂骶关节复位后可以在前方放置4孔钢板（骶骨和髂骨各2枚），顺骶髂关节向下可显露骶髂关节下方，同样也可以将骶丛向内侧牵开，放置2枚螺钉。由于骶骨前外侧面有梨状肌纤维起始，该肌与骶丛交织在一起，故需将骶丛牵开后，再在骨膜下剥离肌肉，显露骶骨下外侧。

在腰骶干与第1骶神经根之间有臀上动、静脉走行，操作时不要在骶丛前方进行，也不要过分向内侧牵开骶丛，以免损伤臀上血管，造成难以控制的出血。

对骶髂关节结核，其脓肿蔓延在前方可能有两种途径，其一为经髂肌深面，由骶髂关节至髂窝；另一种途径是经髂肌浅面，由骶髂关节至髂窝。此种途径脓肿要穿经髂肌筋膜和髂外血管、股神经之间，脓肿壁往往涉及髂外血管及股神经。所以对于髂窝脓肿一定要提高警惕，一是要明确来源，二是要明确流注途径。对于经髂肌深面流注的脓肿，可将髂肌剥离掀起行脓肿清除及骶髂关节结核的病灶清除术；而对于经髂肌浅面走行的脓肿，则在分离保护好髂外血管及神经的前提下，行脓肿清除术（图16-61）。

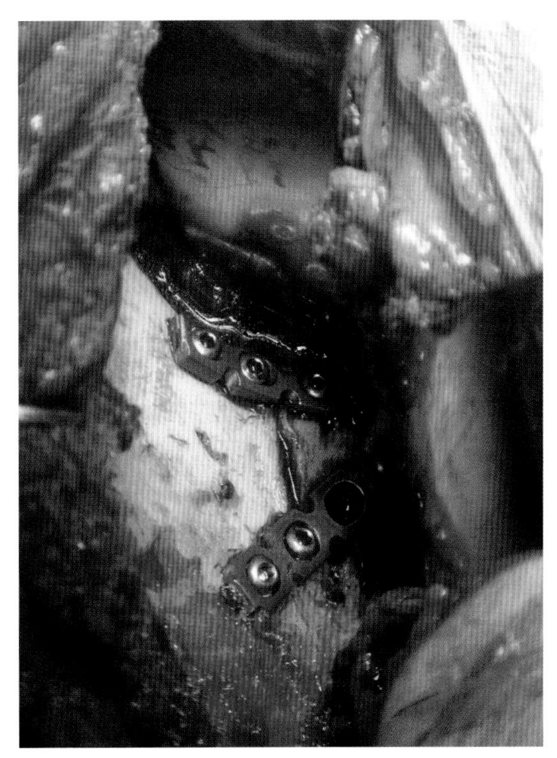

图16-61 骶髂关节前入路

■ 骶髂关节后入路

此入路显露方便、浅在，由于没有重要的血管神经，所以一般情况下多选择此入路。对于骶髂关节结核为首选，但对于骶髂关节复位手术则不选择。

患者俯卧位，患侧垫高，切口呈弧形，沿髂后上棘至骶骨中部，然后弯向外侧至大转子方向，根据需要决定切口长度。将皮肤、浅筋膜、深筋膜切开，一同向外侧掀起。

在髂嵴后部将臀大肌纤维自骨膜下剥离。在髂嵴后部的上方有腰背筋膜附着，内侧面有横突棘肌群及骶部筋膜附着，外侧面有臀大肌纤维附着。在髂后上棘至髂后下棘处有骶髂长韧带附着，分别将臀大肌、腰背筋膜至骶棘肌部分剥离，显露髂骨后外侧部分。

髂后上棘和髂骨后部显露后，在髂骨后方切除一块骨质，将覆盖于骶髂关节后方的髂骨切除后方可显露骶髂关节。由于骶髂关节所对应的是第1、2骶椎后方，可以以此为参照，决定切除髂骨的部位，切除大约4 cm × 5 cm大小的骨块即可显露骶髂关节后面。在骶髂关节结核病灶清除术即可直接显露病灶。完成清除后，将取下的髂骨块剪碎填充入关节缺损处，即完成了骶髂关节融合。

此手术由于没有剥离骶骨后面的肌肉，也没有进入骶管，所以不会损伤骶神经，凿除髂骨后部时注意勿涉及坐骨大切迹，这样既可避免臀上血管损伤，又可保持骨盆的完整性。

凿除髂骨时，有时可做成带蒂髂骨瓣。具体做法：由髂后上棘顶端向外侧向髂骨翼做一水平截骨线，由髂后下棘向外侧亦做一平行于上位截骨线的水平截骨线，将二者远端连接即是骨瓣的外缘。将这三个骨缘自后向前凿透内外骨板，并将其向后掀开，形成了向后翻转的骨瓣，其蒂由骶髂后长、短韧带组成，骨瓣的下方即是骶髂关节。完成骶髂关节操作后再将骨瓣复位即可。

（杜心如　孔祥玉）

参考文献

1. 郭世绂. 骨科临床解剖学. 济南: 山东科学技术出版社,

2001, 349−394.

2. 胡挽华, 哈明. 盆腔肋骨1例报告. 中华骨科杂志, 1991, 11(1): 8.
3. 刘晓雄, 张哲元, 李应义. 骶后孔解剖学观察与测量及体表定位方法. 中国疼痛医学杂志, 1997, 3(S): 21.
4. 李应义, 张哲元. 55例骶后孔的观察与测量. 宁夏医学杂志, 1996, 18(5): 278−280.
5. 单宇定. 686例骶管裂孔的观察及其临床应用. 浙江医学, 1985, (3): 封3, 29.
6. 许家军. 下位腰椎和骶骨关节突的观测. 解剖学杂志, 1989, 12(3): 208−212.
7. 单宇定. 国人骶后孔与骶管裂孔的观察及测量. 蚌埠医学院学报, 1983, (2): 98−100.
8. 张永法, 李俊祯, 杨少华, 等. 男性骨盆倾角和骶骨岬角的X线和解剖测量. 解剖学杂志, 1995, 18(1): 79−80.
9. 杨少华. 骶骨上关节突和外测沟的形态及其临床意义. 临床解剖学杂志, 1987, (2): 109−110.
10. 叶铮. 国人骶骨的测量. 昆明医学院学报, 1980, (3): 17−26.
11. 龙源深, 梁锦, 詹世强, 等. 改进第一骶椎椎弓根螺钉进入法的解剖学研究与临床应用.中华骨科杂志, 1999, 19(9): 537−540.
12. 严军, 郭春, 唐天驷, 等. 五种骶骨螺钉内固定的应用解剖研究. 骨与关节损伤杂志, 2001, 16(2): 115−117.
13. 黄宗文, 饶书城. 脊柱腰骶段经椎弓根固定的应用解剖学研究. 中国脊柱脊髓杂志, 1996, 6(3): 119−122.
14. 赵玲秀, 杜心如, 叶启彬, 等. 骶骨上关节突关节面5点7点进钉方法的放射解剖学研究. 中国矫形外科杂志, 2004, 12(11): 851−853.
15. 赵玲秀, 杜心如, 孔祥玉. 骶1螺钉固定毗邻结构的应用解剖. 中国临床解剖学杂志, 2004, 22(2): 139−142.
16. 赵玲秀, 杜心如, 叶启彬. 骶骨螺钉进钉方法的应用解剖学研究进展. 中国临床解剖学杂志, 2004, 22(2): 150−152.
17. 赵玲秀, 杜心如, 叶启彬, 等. 骶骨上关节突关节面5点7点螺钉进钉点的应用解剖学. 中国临床解剖学杂志, 2003, 21(4): 330−333.
18. 张一模, 杜心如, 孔祥玉, 等. 腰骶部硬膜黄韧带间连结的形态及其临床意义. 中国临床解剖学杂志, 1999, 17(1): 52−53.
19. 王玉红, 杜心如, 徐小青, 等. 骶骨骨折的解剖学观察及临床意义. 中国临床解剖学杂志, 2007, 25(2): 148−151.
20. 孙贺, 徐达传, 杜心如, 等. 旋髂深血管蒂髂骨瓣转位腰骶椎植骨的应用解剖. 中国临床解剖学杂志, 2004, 22(1): 60−62.
21. 李义凯, 吴穗苹, 罗家良. 骶髂关节的临床解剖学和生物力学研究. 按摩与导引, 2000, 17(2): 8−11.
22. 郑良孝, 聂林. 骶骨螺钉固定方式的应用解剖学及生物力学研究进展. 颈腰痛杂志, 2007, 28(2): 154−157.
23. 武雷, 罗艳芬, 王青, 等. 骶岬周围血管的应用解剖学研究. 中华普通外科杂志, 2005, 20(6): 356−358.
24. Sturesson B, Selvik G, U den A. Movements of the sacroiliac joints: A roentgen stereophoto grammatric analysis. Spine, 1989, 14(2): 162.
25. Vukicevic S, Marusic A, Stavljenic A, et al. Holographic analysis of the Human Pelvis. Spine, 1991, 16(2): 209.
26. Waldrop JT, Ebraheim NA, Yeasting RA, et al. The location of the saroiliac joint on the outer table of the posterior ilium. J Orthop Trauma, 1993, 7(6): 510.
27. Mers DC, Velyvis J. Surgical reconstruction of late pelvic post−traumatic nonunion and malalignment. J Bone Joint Surg(Br), 2003, 85: 21−30.
28. Walker, JM. The sacroiliac joint: A critical review. Phys Ther, 1992, 72(12): 903.
29. Xu R, Ebraheim NA, Yeasting RA, et al. Morphometric evaluation of the first sacral vertebra and the projection of its pedicle on the posterior aspect of the sacrum. Spine, 1995, 20(8): 936−940.
30. Boos N, Webb JK. Pedicle screw fixation in spinal disorders: a European view. Eur Spine, 1997, 6(1):2−18.
31. Mirkovic S, Abitbol JJ, Steinman J, et al. Anatomic consideration for sacral screw placement. Spine, 1991,16(6suppl): 289−294.
31. 丁自海, 杜心如. 脊柱外科临床解剖学. 济南:山东科学技术出版社, 2008: 300−340.
32. 杜心如, 张一模, 孔祥玉, 等. 髂腰韧带的形态及临床意义. 中国临床解剖学杂志, 1995, 13(3): 221−223
33. 刘佳, 高仕长, 倪卫东, 等. 骶髂关节前路双钢板固定骶骨侧不同螺钉数量的解剖安全性研究. 重庆医科大学学报, 2012, 37(11):1001−1004
34. 周新社, 周建生, 刘振华, 等. 骶骨肿瘤手术入路和相关技术分析（附31例报告）. 解剖与临床, 2009, 14(4):246−249
35. 杜心如. 骶骨手术入路解剖与临床.解剖与临床, 2013,

18(4):347−349.

36. 钱齐荣, 贾连顺. 骶髂关节的解剖及生物力学研究进展. 解剖学杂志, 1997, 15(3): 235−237.
37. 李义凯, 吴穗苹, 罗家良. 骶髂关节的临床解剖学和生物力学研究. 按摩与导引, 2000, 17(2): 8−11.
38. 朱兰. 女性盆底结构解剖新观念. 实用妇产科杂志, 2005, 21(3): 129−130.
39. 孙鸿斌, 尹维田, 孙玉霞. 阴部神经的临床应用解剖. 吉林大学学报（医学版）, 2004, 30(2): 242−243.
40. 邱勇, 朱泽章, 朱丽华, 等. Jackson骶骨棒内固定技术的解剖学研究及临床应用. 中华骨科杂志, 2000, 20(3): 146−149.
41. 冯地忠, 孟镔, 倪跃, 等. 骶骨变异1例报告. 局解手术学杂志, 2006, 15(1): 62.
42. Mers DC，Velyvis J. Surgical reconstruction of late pelvic post−traumatic nonunion and malalignment. J Bone Joint Surg(Br), 2003, 85: 21−30.
43. Sturesson B, Selvik G, U den A. Movements of the sacroiliac joints: A roentgen stereophoto grammatric analysis. Spine, 1989, 14(2): 162.
44. Xu R, Ebraheim NA, Yeasting RA, et al. Morphometric evaluation of the first sacral vertebra and the projection of its pedicle on the posterior aspect of the sacrum. Spine, 1995, 20(8): 936−940.
45. Smith SA, Abitbol JJ, Carlson GD, et al. The effects of depth of penetration, screw orientation, and bone densityon sacral screw fixation. Spine, 1993, 18(8): 1006−1010.
46. Guyer DW, Wiltse LL , Peek RD. The Wiltse pedicle screw fixation system. Ortho pedics, 1988, 11(10): 1455−1460.

17

脊 髓

了解脊髓的发生、形态、结构、血管分布及其与椎管的毗邻关系，以及与发生有关的畸形，对于认识脊髓的病变、术中对脊髓及其血管的保护、减少继发损伤以及损伤后的挽救具有重要意义，对于脊髓疾病的诊断及鉴别诊断有指导意义。

脊髓的发生和畸形

■ 脊髓的发生

1. 脊髓的来源　神经系统起源于神经外胚层（neuroectoderm），由神经板（neural plate）演化而来。在脊索和轴旁中胚层的诱导下，其上的外胚层增厚，分化形成神经板，呈拖鞋状。随着脊索不断延伸，神经板逐渐增宽并向头端延伸，直至口咽膜。约第18天，神经板沿其中轴内陷，在正中形成一纵向神经沟，两侧出现神经褶。至第3周末，神经褶开始合拢、闭合，形成神经管，即中枢神经系统发育的原基。不久，神经管与表面外胚层分离。图17-1示神经板演变为神经褶、神经管和神经嵴的过程。神经管发育形成中枢神经，包括大脑、脊髓、神经垂体、松果体和视网膜等；而神经嵴则主要分化形成周围神经，包括脑神经节、脊神经节、自主神经节和肾上腺髓质等。

胚第4周早期（第22~23天），神经管在第4~6对体节处开始形成，该过程称为神经胚形成。此时，从头端2/3处向尾端第4对体节间的神经板和神经管将发育为大脑，而尾端1/3的则发育为脊髓。神经褶融合的同时向头端和尾端延伸，在两末端各留一小孔，即神经孔。通过该孔，神经管腔与羊膜腔自由连通。神经管头端的开口称为前神经孔，约于胚第25天闭合；2天后，尾端的后神经孔亦关闭。神经孔闭合的同时，神经管的血液循环也相应建立。继而，神经管壁增厚，发育形成脑和脊髓（图17-2）。神经管腔演变为脑室系统和脊髓中央管。神经管不融合将会发生一系列的畸形，称为神经管缺陷（neural tube defects，NTDs）。

2. 脊膜形成　神经管周围的间充质浓集，形成一膜性结构，称为原始脑脊膜（primitive meninx）（图17-3），其外层增厚形成硬膜（dura mater）（图17-7）；内层较薄，形成软膜蛛网膜（meninx tenuis），即软脑膜（cerebral pia mater）和蛛网膜（arachnoid），共同构成柔脑脊膜（piarachnoid）。神经嵴细胞混杂在间充质中形成柔脑脊膜，与软膜的功能有关。柔脑脊膜内出现许多充满液体的腔隙，这些腔隙很快融合，形成蛛网膜下腔（subarachnoid space）。成人存在的蛛网膜小梁（arachnoid trabecula）提示，软脑膜和蛛网膜起源于同一层结构。胚第5周，脑脊液开始形成。

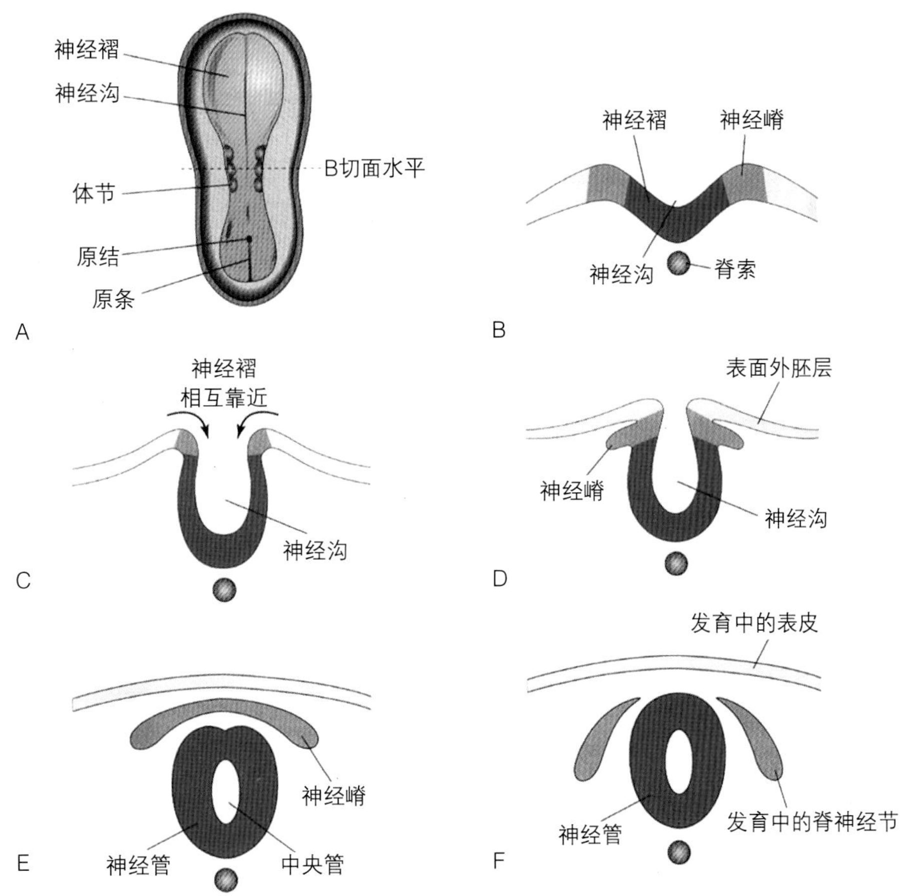

图17-1　神经管的形成过程

A.胚体背面观（21天胚）；B. A图横切面观；C~F.神经沟、神经褶、神经管和神经嵴的发育过程

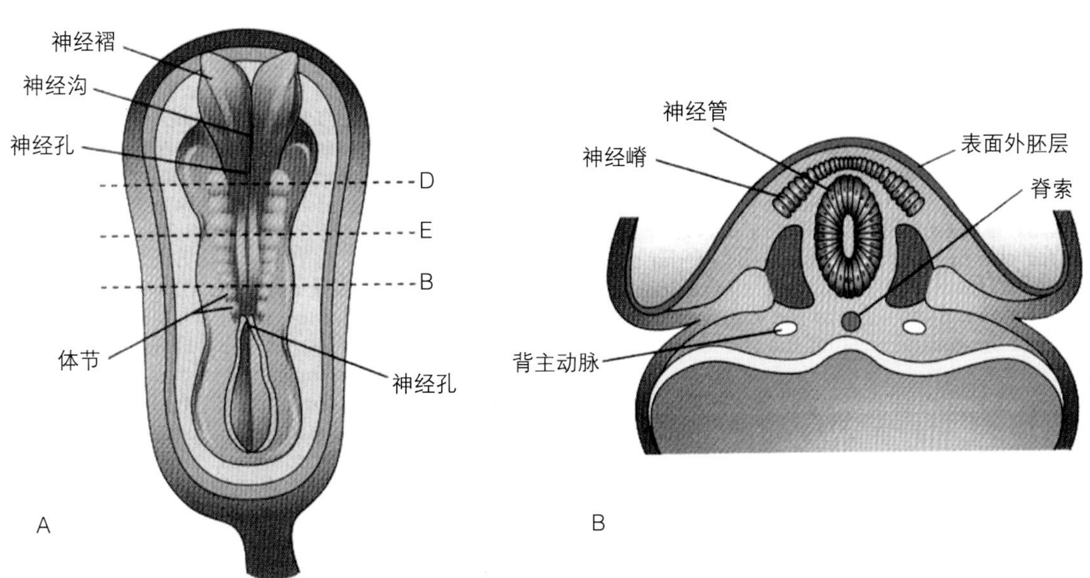

图17-2　脊髓的发生

A.胚体背面观（22天胚）；B. A图横切面，示神经管的形成并向脊髓发育

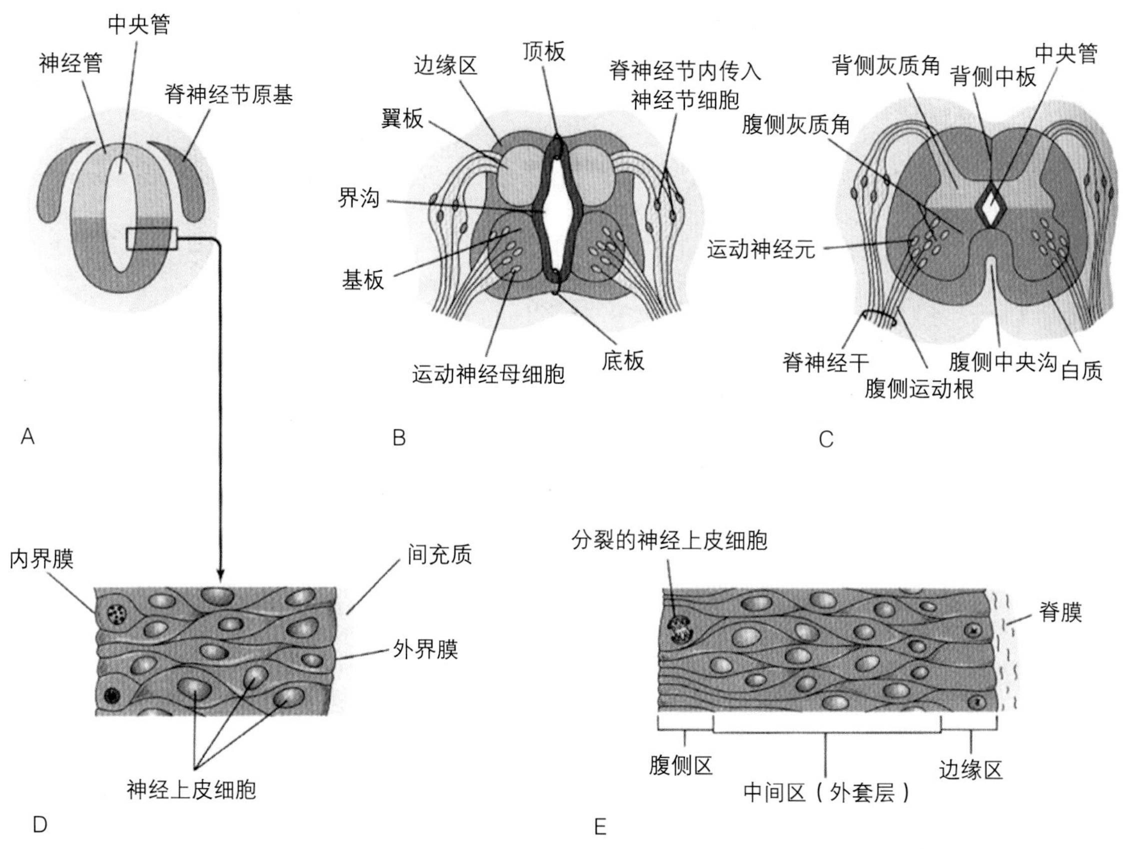

图17-3 脊髓的发育（神经管周围的间充质和原始脊膜出现）

A.神经管横切面；B、C. A图6周和9周时脊髓的发育；D. A图神经管壁的结构，出现间充分质；E. 神经管壁的3层结构和脊膜

3. 脊髓位置的改变　胚体脊髓贯穿椎管全长（图17-4A），脊神经则在其起始水平附近从椎间孔穿出。由于脊柱和硬膜的生长速度要大于脊髓，所以这样的位置关系并不能长久保持。脊髓末端的位置会相对地逐渐上升：第6个月时可升至第1骶椎水平（图17-4B），新生儿位于第2~3腰椎水平（图17-4C），而在成人则通常位于第1腰椎下缘（图17-4D）。脊髓尾端位置因人而异，上可与第12胸椎持平，下可与第3腰椎持平。脊神经根（尤其是腰、骶段）由脊髓发出，斜行于脊柱相应水平。脊髓末端以下的神经根，即脊髓圆锥（conus medullaris），形成神经根束，称作马尾（cauda equina）。成人硬膜囊和蛛网膜通常止于第2骶椎水平，而软膜则在离脊髓尾端远侧处形成较长的纤维细丝，称为终丝，终丝反映了胚胎脊髓尾端的退行轨迹（图17-4C）。终丝从脊髓圆锥一直延伸至第1尾椎，并附着其上。

4. 脊髓的发育　第4对体节之下尾侧部的神经管发育形成脊髓。神经管侧壁增厚，至第9~10周，神经管腔仅残余一细小腔隙，即脊髓中央管。起初，神经管壁较厚，为假复层柱状神经上皮，构成脑室区，即室管膜层（ependymal layer），并逐渐分化为脊髓的各种神经元和大神经胶质细胞，如星形细胞和少突胶质细胞。不久，神经上皮周边细胞形成边缘层。之后，脊髓、脊神经节和脑内神经元胞体的轴突伸入边缘层，逐渐演化成为脊髓白质。室管膜层内分裂活跃的神经上皮细胞分化为成神经细胞和成神经胶质细胞，并外迁于室管膜层和边缘层之间，形成一中间层，即套层。成神经细胞体伸出突起，成为神经元（图17-5，6）。

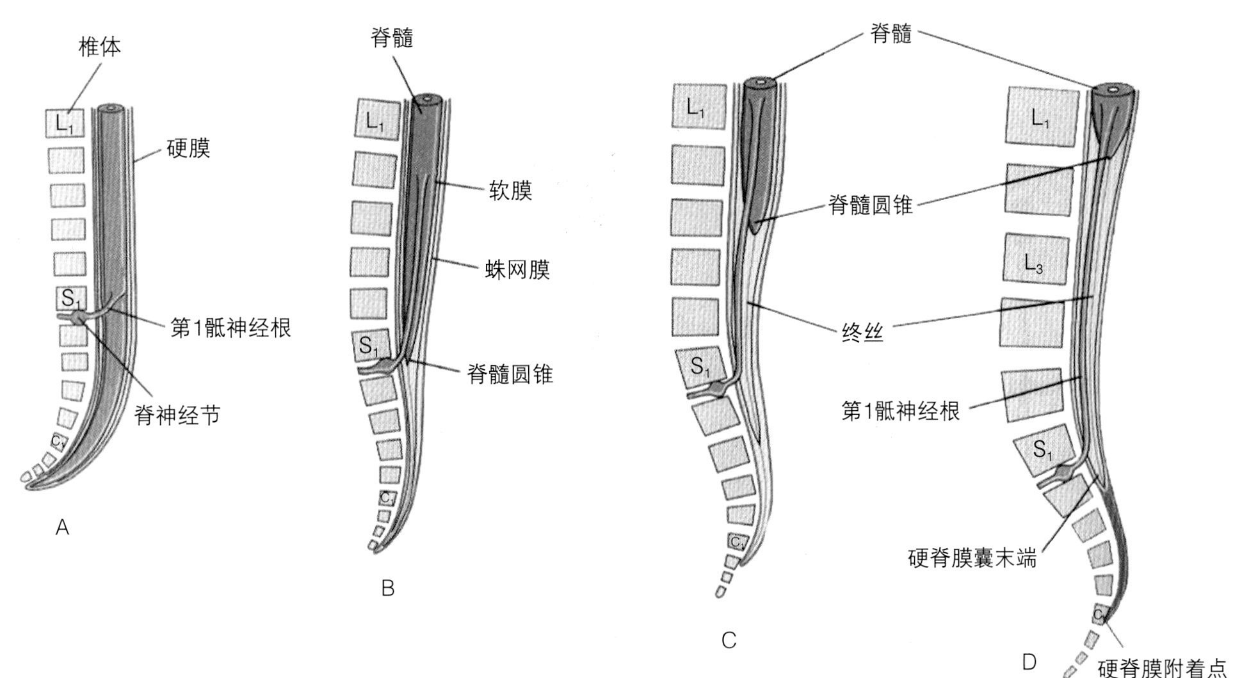

图17-4 不同发育阶段脊髓下端与椎骨的位置关系（示第1骶神经根的不断倾斜）
A. 8周龄胚；B. 24周龄胚；C.新生儿；D.成人

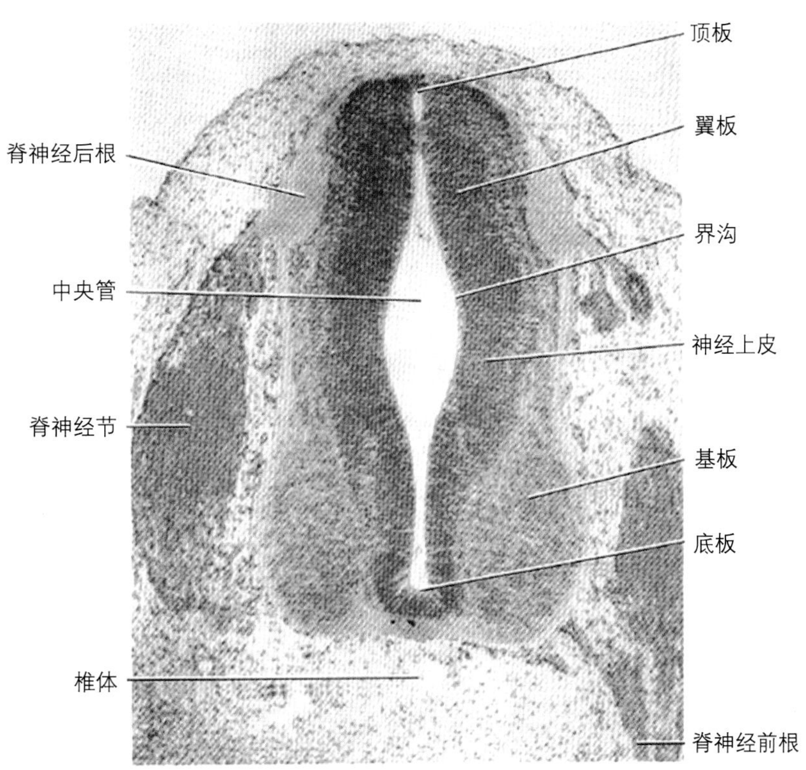

图17-5 脊髓的结构（40天胚，×100）

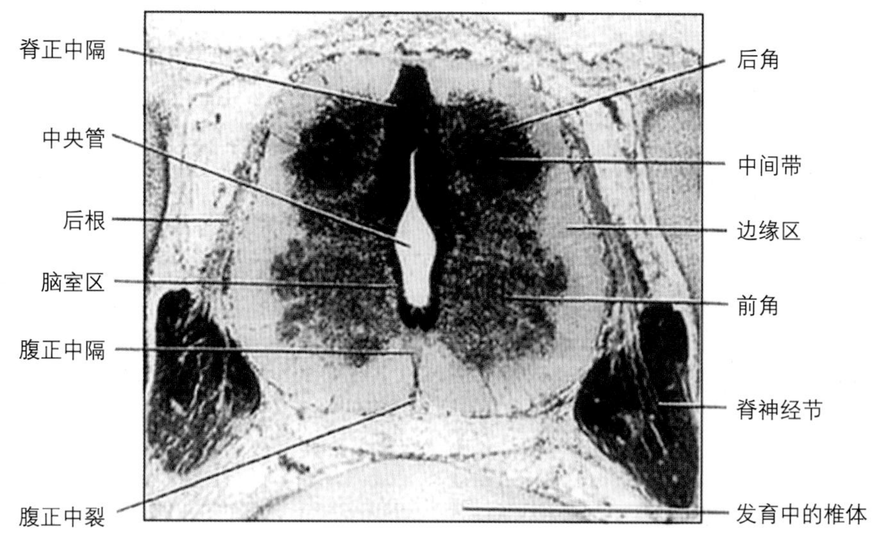

图17-6　脊髓的结构（50天胚，×100）

成神经胶质细胞是中枢神经系统的原始支持细胞，主要形成于成神经细胞形成完成之后。成神经胶质细胞从室管膜层迁移至套层和边缘层后，部分形成成星形细胞，之后分化为星形细胞；其余部分则成为成少突胶质细胞，并最终分化为少突胶质细胞。一旦停止向成神经细胞和胶质母细胞分化，神经上皮细胞便分化形成室管膜细胞，后者铺衬于脊髓中央管腔面，形成室管膜上皮。

小胶质细胞较小，散在分布于整个灰质和白质中，由间充质细胞分化而来。胚胎晚期，血管长入中枢神经系统，随后，小胶质细胞进入中枢神经系统。小胶质细胞源自骨髓，为单核吞噬细胞系统的成员。

脊髓发育中，其神经上皮细胞增殖、分化，使得神经管侧壁厚，而顶板和底板薄。由于脊髓侧壁套层内成神经细胞和成神经胶质细胞增生，神经管迅速发生不同程度的增厚，神经管左、右两边各出现一条纵行的浅沟，称界沟。界沟的出现使神经管背侧的翼板与腹侧的基板分开，而翼板和基板又形成脊髓表面的纵行突起，贯穿发育中的脊髓大部。因为翼板与基板将分别具有传入和传出功能，所以该区域分隔具有重要意义。

翼板内细胞的胞体形成脊髓背侧灰质柱，使脊髓延长。脊髓横切面上，这些柱状结构即为后角，其中的神经元构成传入核团，又称后柱。随着翼板的不断扩大，左、右两侧翼板在中线的融合处形成一隔膜，即背正中隔或称后正中隔。基板内细胞的胞体构成脊髓灰质的腹柱和侧柱，分别为脊髓横切面上的前角和侧角。腹侧角细胞的轴突伸出脊髓，形成脊神经的前根。随着基板的增大，左、右两侧基板在脊髓正中平面向腹侧突出，形成前正中隔，且在脊髓腹侧表面出现一纵行深沟，即前正中裂。

脊髓的先天性畸形

大多数先天性脊髓异常源于胚第4周时神经管未闭，这些NTDs累及脊髓的被覆组织，如脑膜、椎弓、肌组织和皮肤等。椎弓的异常被称为脊柱裂（spina bifida），指原始椎弓的左、右两半未能正常融合，普遍见于各种类型的脊柱裂。严重的异常也可累及脊髓和脊膜。脊柱裂的严重程度不尽相同，有临床体征显著的脊柱裂，亦有临床体征不明显的轻度脊柱裂（图17-7）。

1. 隐性脊柱裂 隐性脊柱裂（spina bifida occulta）的发生与胚期椎弓的两半未能正常生长，且未能在正中平面融合有关。约10%的病例，异常发生在第5腰椎和第1骶椎（图17-8），患儿不合并其他异常。隐形脊柱裂的患儿通常无临床症状，但小部分患部脊髓和背根可有严重的功能缺陷。

2. 脊柱皮窦 腰骶部皮肤在正中平面上出现小凹陷，可疑为脊柱皮窦（Spinal Dermal Sinus）。凹陷处为胚第4周末后神经孔闭合的部位，因此也是神经管最后脱离表面外胚层的部位（图17-9）。

3. 囊性脊柱裂 重度脊柱裂可有脊髓和（或）脑膜从椎弓畸形处向外膨出，由于此类异常都有囊袋状的膨出，故统称为囊性脊柱裂（spina bifida cystica）（图17-10~12）。新生儿囊性脊柱裂的发病率约为1/1 000。如膨出的囊性结构中包含脑膜和脑脊液，则称为脊柱裂伴脊膜膨出（spina bifida with meningocele），脊髓和脊神经根位置正常，但脊髓功能可能异常。如囊性结构中包含脊髓和（或）神经根，则称为脊柱裂伴脊髓脊膜膨出（spina bifida with meningomyelocele）。脑膜膨出较脊髓脊膜膨出罕见。

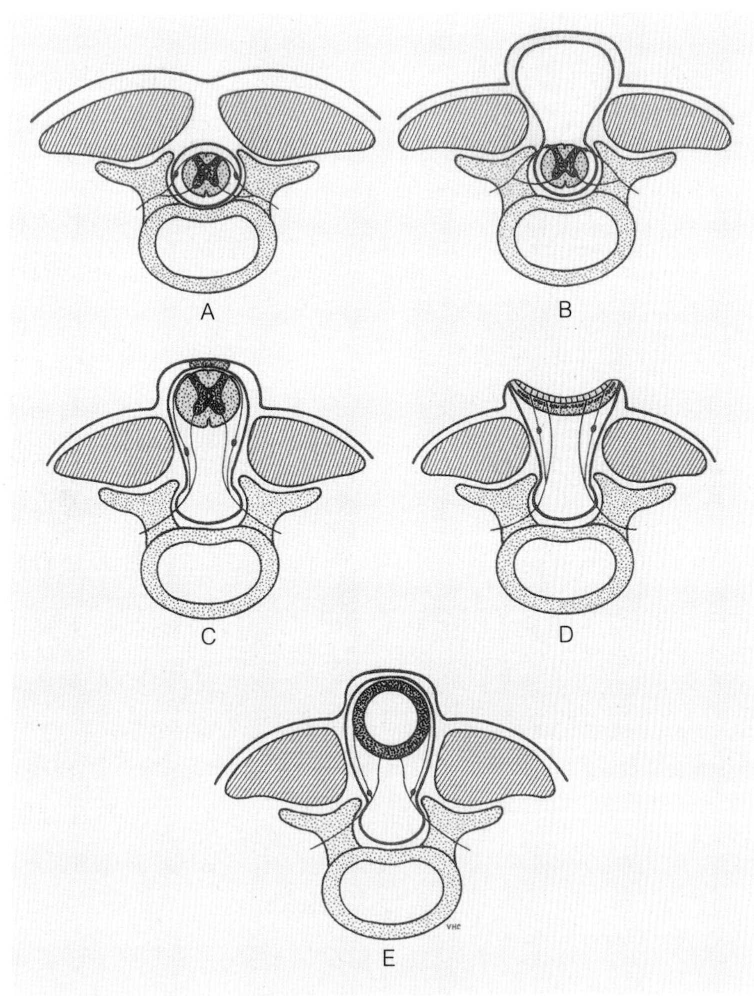

图17-7 脊柱裂类型

A.隐形脊柱裂，可见未融合的椎弓；B.伴脑脊膜膨出的脊柱裂；C.伴脊髓脊膜膨出的脊柱裂；D.脊柱裂伴脊髓裂；E.脊髓中央管膨出

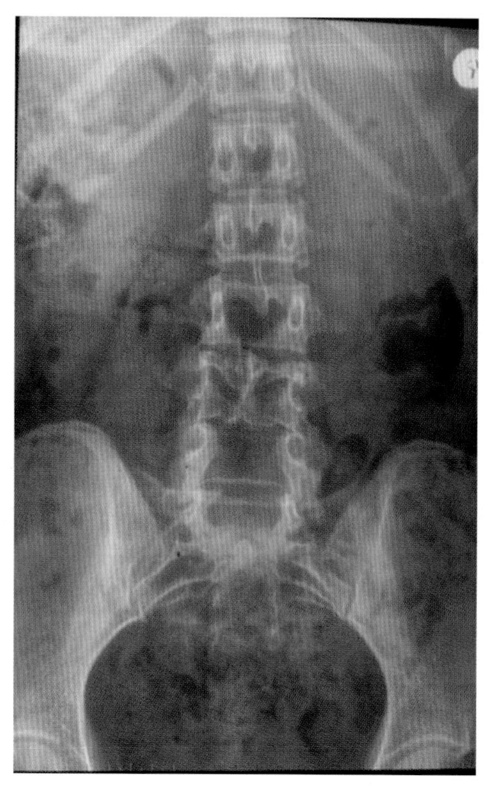

图17-8　隐形脊柱裂X线所见

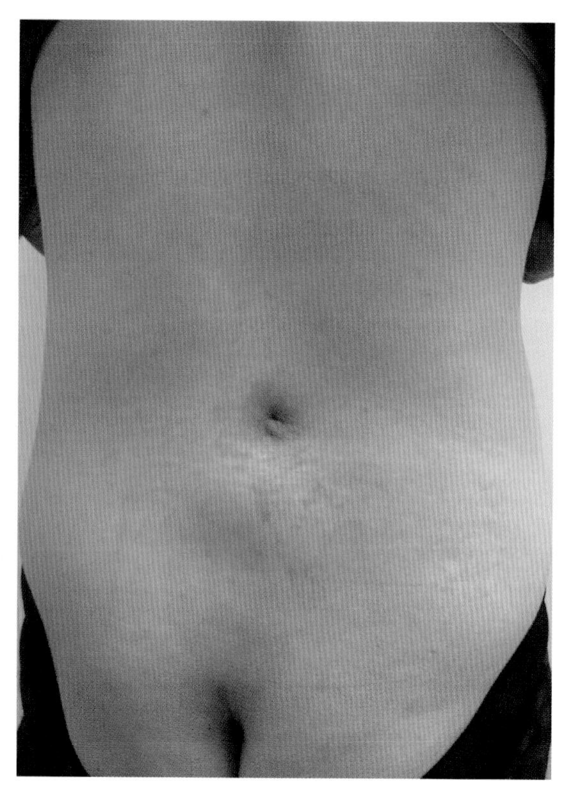

图17-9　脊柱皮窦

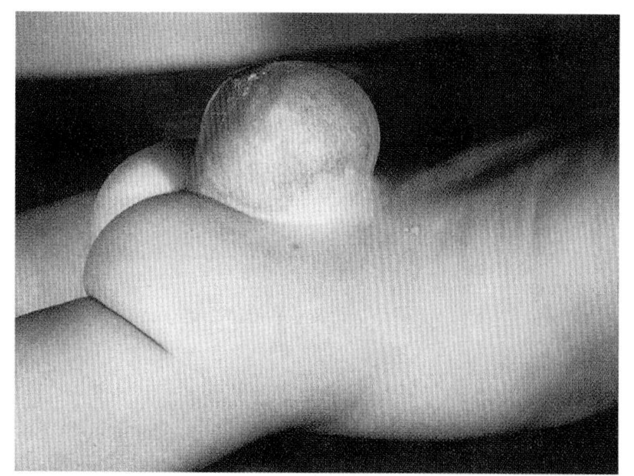

图17-10　骶部囊性脊柱裂

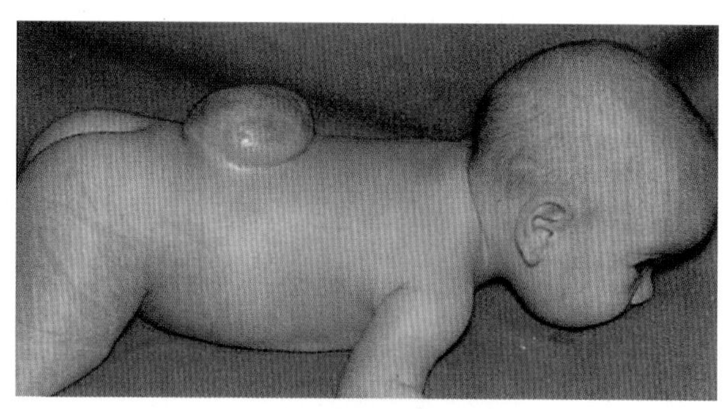

图17-11　腰部囊性脊柱裂

囊性脊柱裂的发病有较明显的地域差异。英国南威尔士地区新生儿的发病率约为4.2/1 000，而英格兰东南部仅为1.5/1 000。累及多个椎体的严重脊柱裂伴脊髓脊膜膨出的病例还常伴有部分脑缺失，即无脑畸形（meroanencephaly or anencephaly）。囊性脊柱裂根据病患部位和累及范围可有不同程度的神经缺欠，常有相应生皮节感觉消失及骨骼肌完全或部分麻痹。患部所处的平面决定相应皮肤感觉丧失的区域和累及的肌肉。（膀胱和/或肛门）括约肌麻痹常见于腰骶部脊髓脊膜膨出，患儿几乎都有鞍状感觉缺失（即骑马时身体与马鞍接触的部位）。超声扫描可发现导致囊性脊柱裂的神经管异常。妊娠第2~12周时超声检查可显示胎儿脊柱，囊性脊柱裂在超声下有时表现为脊柱累及区域旁的囊性团块结构。

4. 脊髓脊膜膨出（meningomyelocele） 膨出部位可有皮肤或易破的薄膜覆盖。脊柱裂伴脊髓脊膜膨出较常见，病情远比脊柱裂伴脑脊膜膨出严重。脊髓脊膜膨出可发生于脊柱各部，但以腰、骶椎最为常见（图17-13）。部分脊髓脊膜膨出患者还伴有颅顶骨内面凹陷，导致颅顶骨内表面出现未骨化的凹陷区域。

5. 脊髓裂（myeloschisis） 为最严重的脊柱裂类型，受累区脊髓由于神经褶未闭合而呈开放状态，脊髓表现为扁平的神经组织团块。此病的起因是，神经板局部过度生长，导致后神经孔于胚第4周末未闭合，继而引起神经管畸形。

6. 脊髓纵裂（diplomyelia） 系神经管部分未闭所致的脊髓和椎管下段分裂为对称的两支，可以是完全性的、不完全性的、腹侧或背侧的裂开，不伴有神经症状。双干脊髓（diastematomyelia）的脊髓中数个节段被椎管的一个纵向骨嵴分裂为二，常导致截瘫。Morgagni提出脊髓纵裂的再穿破理论，认为神经管闭合不全源于已闭合的神经管再次穿通或裂开。Padget在此基础上指出，脊髓纵裂是继发于背侧和腹侧裂自中线分割神经板，将两半部分别闭合，间叶组织填充二者之间，形成骨相中胚层的异常。脊髓纵裂常并发脊柱侧弯，在术前一定要先切除骨嵴，避免伤及脊髓（图17-14）。

7. 二重脊髓（duplex spinal cords） 又称双（重）脊髓，是一种少见的先天性畸形，多由椎体后缘形成的骨或软骨以及纤维性组织将脊髓分为左、右两半。脊髓完全裂开，具有两个椎管，表面有一层菲薄的纤维膜覆盖于椎板缺损处（图17-15）；脊髓也可部分分成两个，称为歧生脊髓。双（重）脊髓可左、右对称，也可不对称。双（重）脊髓多发生在下胸椎至腰骶部，累及范围不一。常与脊椎畸形，特别是隐形脊柱裂并发。其发生原因各家意见不一，有的认为在神经管形成过程中，如左、右背侧的神经褶在未接触前都向内、向前作大弯曲，与底板接触，形成两个神经管，继而形成两个脊髓。

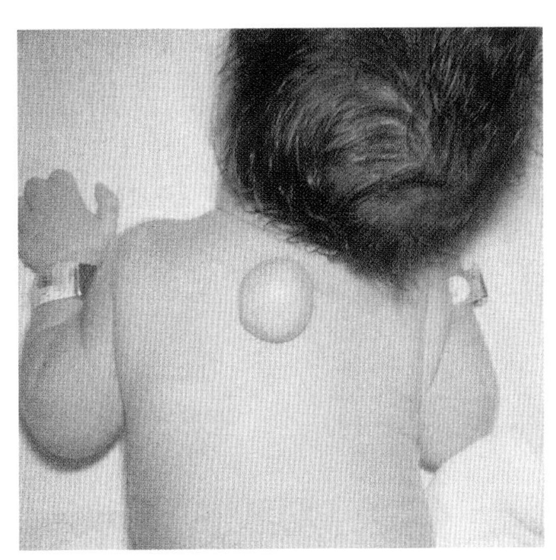

图17-12 胸部囊性脊柱裂

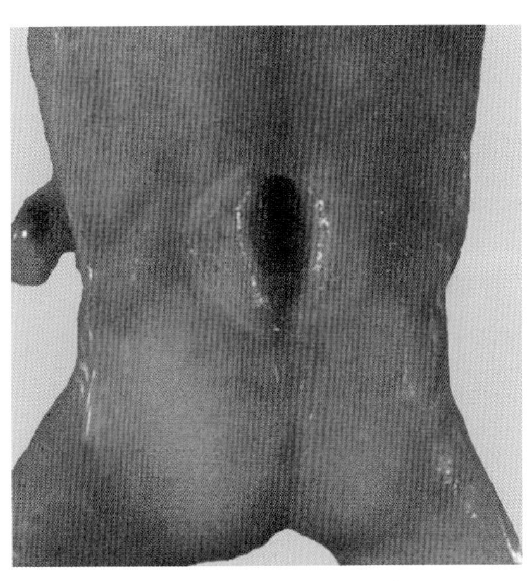

图17-13 腰骶部脊柱裂伴脊髓脊膜膨出（19周女性胎儿）

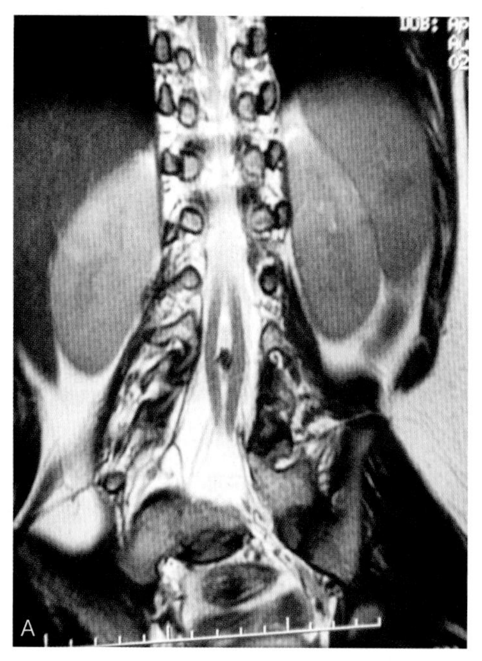

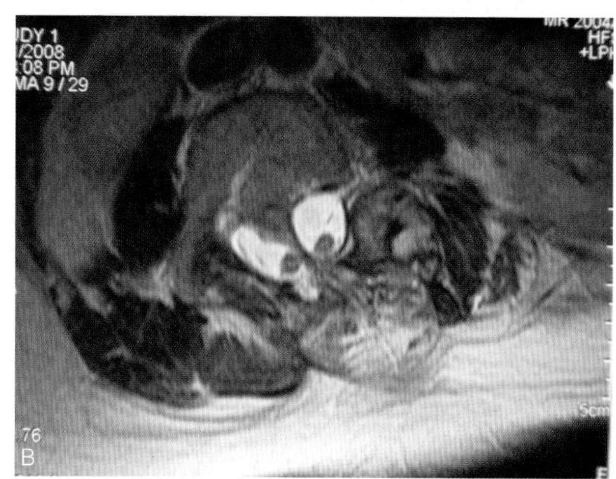

图17-14　双干脊髓

A.冠状面；B.横断面

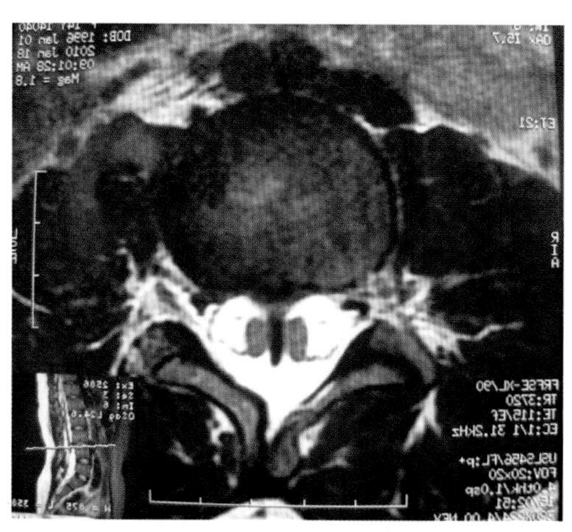

图17-15　二重脊髓

脊髓的位置和形态

脊髓源自胚胎时期神经管的尾段，与脑相比，保留了神经管的基本结构，且有明显的节段性，功能也相对简单。脊髓通过脊神经及内部的上、下行纤维束，与脑和周围器官保持着广泛的联系，完成各种感觉和运动信息的沟通。在正常情况下，脊髓能够独立完成一些简单反射活动，如腱反射；在脑的控制下可执行更为复杂的功能，如肢体的随意运动。当脊髓损伤后，即出现相应的症状或体征。

■ 脊髓的位置

脊髓（spinal cord）位于椎管（vertebral canal）内，外包脊膜，上端在寰椎上缘水平与延髓相连，下端变细终于脊髓圆锥（conus medullaris）。中国成人脊髓长度为44.5 cm，约为脊柱长度的2/3（图17-16）。脊髓颈段、胸段、腰段和骶尾段分别长10 cm、26 cm、5.5 cm和3 cm。男性的脊髓略长于女性的。成人脊髓的下端平对第1腰椎下缘至第2腰椎上缘之间，其中以位于第1腰椎下1/3部的最多。脊髓在椎管内的位置偏前，脊柱前屈时脊髓前移，后伸时后移，下端稍上提。

脊髓的形态

脊髓呈前后略扁的圆柱体，全长粗细不等。自C5节段至T1节段，脊髓明显增粗，称颈膨大（cervical enlargement），为众多上肢脊神经的发源节段。自L2节段至S3节段，脊髓亦稍膨大，称腰骶膨大（lumbosacral enlargement），为下肢脊神经的发源节段。自S4节段向下，脊髓渐细，成为脊髓圆锥（图17-17）。

脊髓表面借前正中裂（anterior median fissure）和后正中沟（posterior median sulcus）将其分为对称的左右两半。在前正中裂和后正中沟两侧各有前外侧沟（anterolateral sulcus）和后外侧沟（posterolateral sulcus），分别有脊神经的前、后根丝附着。前、后根丝分别合成前、后根，在近椎间孔处合成31对脊神经。在后外侧沟与后正中沟之间有后中间沟，是薄束与楔束的分界。脊髓具有明显的节段性，每一对脊神经的根丝附着的一段脊髓称为一个脊髓节段。脊神经有31对，相对应的脊髓也有31个节段，包括8个颈脊髓节段（C）、12个胸脊髓节段（T）、5个腰脊髓节段（L）、5个骶脊髓节段（S）和1个尾脊髓节段（Co）。

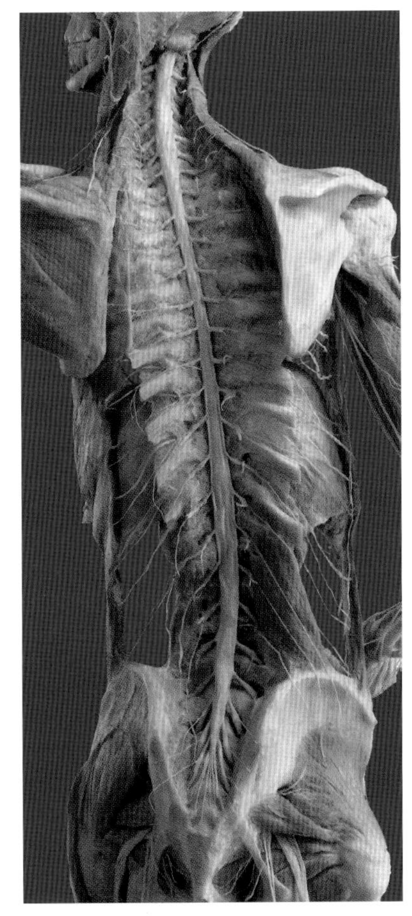

图17-16 脊髓及硬膜的位置（隋鸿锦提供）

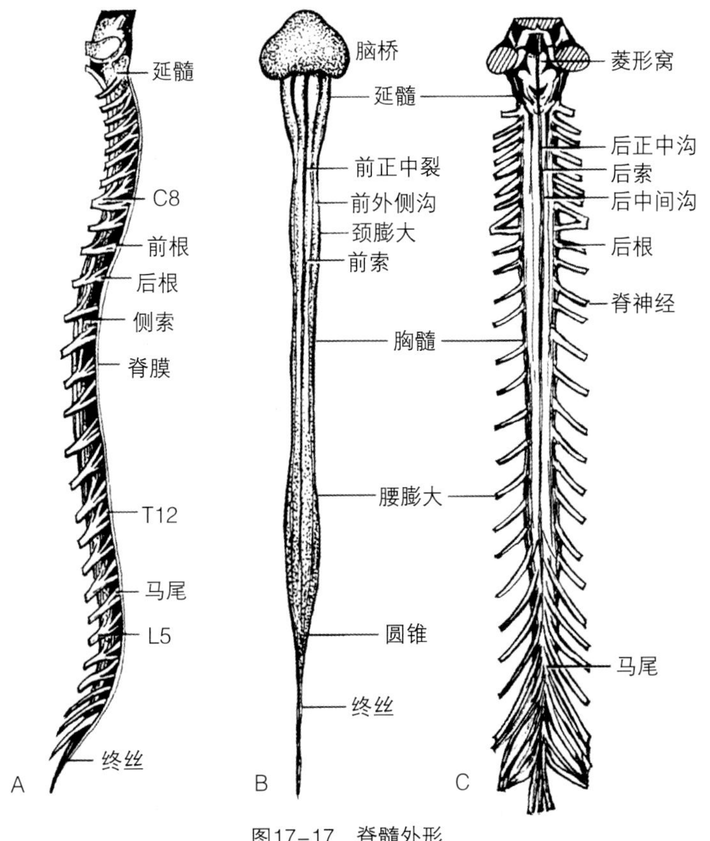

图17-17 脊髓外形

A.侧面观；B.前面观；C.后面观

脊髓的重量，3岁时约8 g，成人约30 g。脊髓的长度，婴儿时约17.2 cm，到3岁增至24.5 cm。脊髓与脊柱长度之比，1岁为1∶1.65，3岁时已与成人无大差异，成年男性为1∶1.71，女性为1∶1.55。新生儿脊髓圆锥长1.2 cm，成人为1.7 cm。

成人的脊髓和椎管各段的横径和矢状径均不同。颈膨大的最大横径和矢状径分别为13.2 mm和7.7 mm，周径38 mm，相应的椎管横径和矢状径分别为24.5 mm和14.7 mm。中段胸脊髓的横径和矢状径分别为7.8 mm和6.5 mm，相应的椎管横径和矢状径分别为17.2 mm和16.8 mm。腰膨大的最大横径和矢状径分别为9.6 mm和8.3 mm，周径35 mm，相应的椎管横径和矢状径分别为23.4 mm和17.4 mm。脊髓直径为椎管直径的2/5~1/2，脊髓有一定的活动空间，但其与椎骨之间尚有脊膜及其间隙和硬膜外隙（图17-18）。椎间盘突出或黄韧带增厚，可占据椎管空间，压迫脊髓。胸段椎管与脊髓之间的间隙虽然绝对截面积较小，但相对截面积（百分比）并不小，仅以此点不能说明胸椎损伤并发截瘫发病率较高的原因。

脊髓圆锥下端延续为一结缔组织性终丝（filum terminate），长约20 cm。在硬膜囊内的部分称为内终丝，长15 cm，穿出硬膜囊的一段称外终丝，长5 cm，包以终丝鞘，在骶管内呈扇状下行固定于第1~2尾椎上（图17-19）。

脊神经根在椎管中的走行方向随节段而不同，上两对颈神经根向上外走行，其余均向下外走行，越向下斜度越大。前根居前内侧，后根居后外侧，前、后根在蛛网膜下腔中的位置按顺序排列，互相并不交叉或编织。起自腰骶膨大部的神经根纵行向下，围绕终丝形成马尾（cauda equina）。神经根的前、后根穿越硬膜囊，在相应椎间孔处逐渐靠拢，合为脊神经。硬膜囊内的马尾神经数目在第2腰椎水平最多，自此向下逐渐减少。在第3腰椎椎间孔水平以下，由于前、后根数目减少并相互靠拢。如按上下顺序，腰神经根在前外侧，骶尾神经根在后内侧。马尾神经根的神经束在蛛网膜下腔中有脊膜包裹，但易于分开。马尾神经根在脑脊液中漂浮，有充分余地避让，一般情况下，在腰椎骨折、脱位时不致受到损伤，即使被累及，也多为部分性损伤。在第3、4或第4、5腰椎棘突间隙进针行蛛网膜下腔穿刺是安全的。神经根穿出硬膜囊的部位与硬膜囊下界位置有关。硬膜囊下界位于第1、2骶椎之间者占43%，位于第2骶椎者占32%，位于第2、3骶椎之

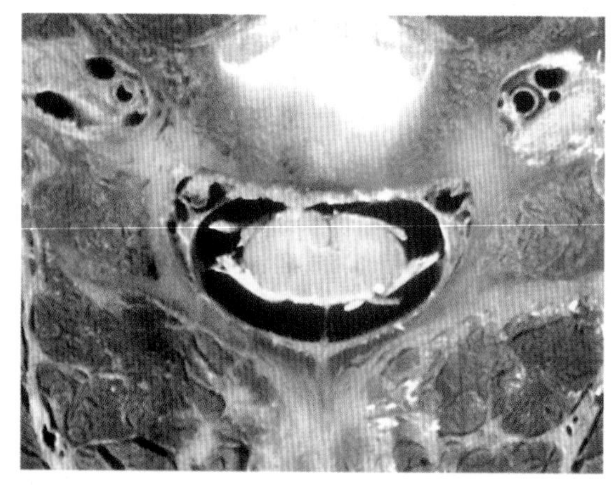
图17-18　脊髓在椎管中的位置

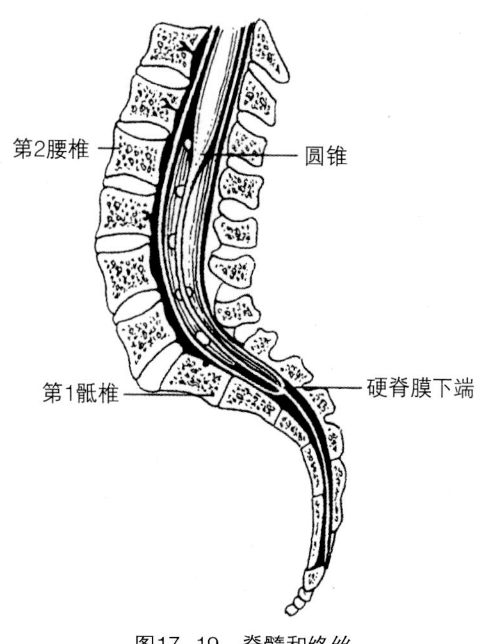

图17-19　脊髓和终丝

间者占23%，位于第3、4骶椎之间者占2%（图17-20）。

临床应用注意事项

MRI可以很好地显示脊髓位置及形态，脊髓圆锥位置对于判断脊髓损伤、手术入路均具有重要的参考意义。常见的低位脊髓（图17-21）及脊髓栓系（图17-22）。前者仅仅是脊髓圆锥位置过低，患者并无脊髓受损症状体征；后者是由于终丝紧张牵拉脊髓导致的一系列症状体征。

■ 脊髓节段与椎骨的位置关系

胚胎早期，脊髓与脊柱等长。3个月后，脊髓的生长速度落后于脊柱，致使脊髓下端的位置逐渐上移，出生时达第3腰椎下缘，1岁时在第2腰椎上1/3处，这种变化一直持续到青春期。

脊髓节段与椎骨的位置关系推算方法大概为：C1~C4节段与同序数椎骨相对应，C5~T4节段高于同序数椎骨1个椎骨，T5~T8节段高于同序数椎骨2个椎骨，T9~T12节段高于同序数椎骨3个椎骨，L1~L5节段平对第10~12胸椎，S、Co节段平对第1腰椎（图17-23）。脊柱运动状态不同也影响二者之间的位置关系。了解脊髓节段与椎骨的位置差别对于临床上预测脊髓的病变部位有重要的意义，手术探查某一脊髓节段病变时，一般应自其相应的椎骨进入。

临床应用注意事项

各脊髓节段与皮肤感觉区的关系亦甚为重要，某一区域感觉有异常时，可以判断脊髓病变的节段平面。颈前部受C3、C4节段支配，颈后部受C2、C3节段支配。上肢皮肤感觉依次由C5~T2节段支配。胸腹壁的皮肤感觉分区比较有规律，但互有重叠。乳头相当于T4节段支配，剑突根部相当于T7节段支配，脐部相当于T10节段支配。腹股沟相当于L1节段支配。大腿上、中部由L2、3节段支配，大腿下部、膝部和小腿前内侧由L4节段支配，小腿前外侧及足背内侧由L5节段支配，足背外侧和足底大部由S1节段支配，大、小腿后部和足底由S2节段支配，会阴部由外向内依次为S3~S5节段支配（图17-24）。

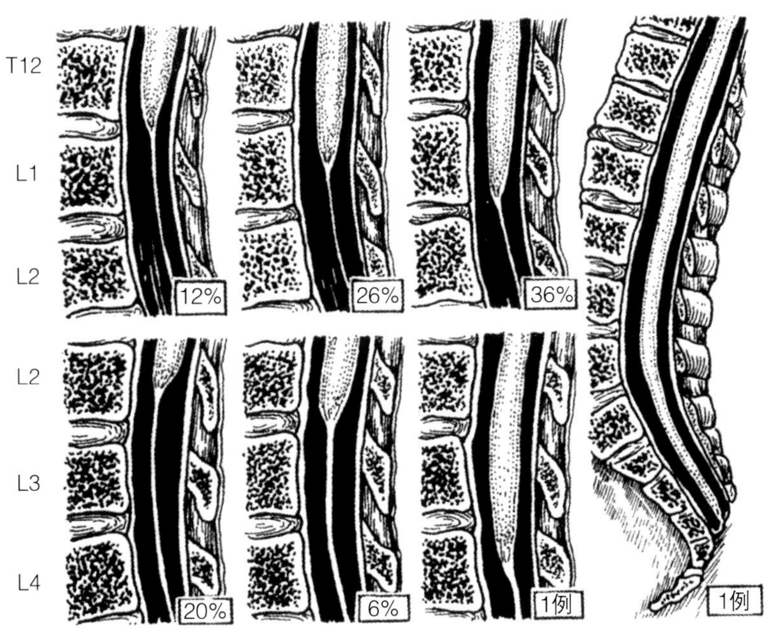

图17-20　脊髓和硬脊膜囊下端的位置

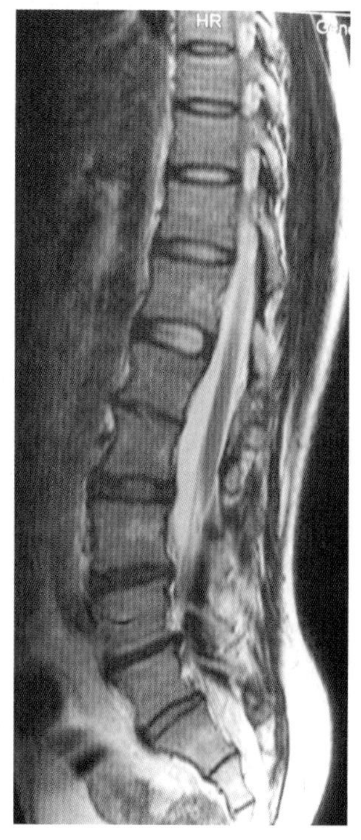

图17-21　低位脊髓（MRI）

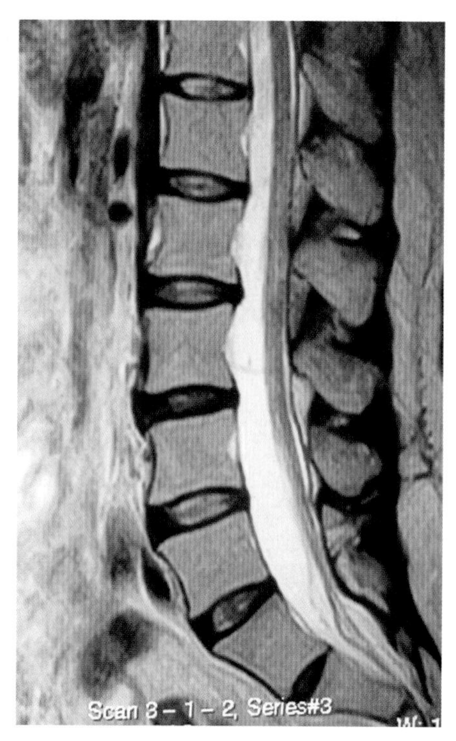

图17-22　脊髓栓系（MRI）

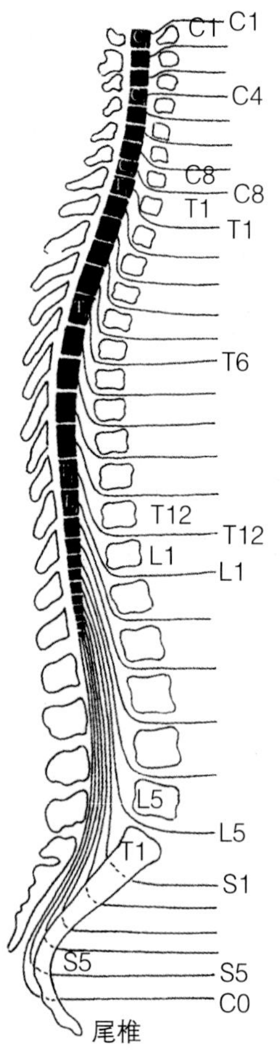

图17-23　脊髓节段与椎骨的位置关系

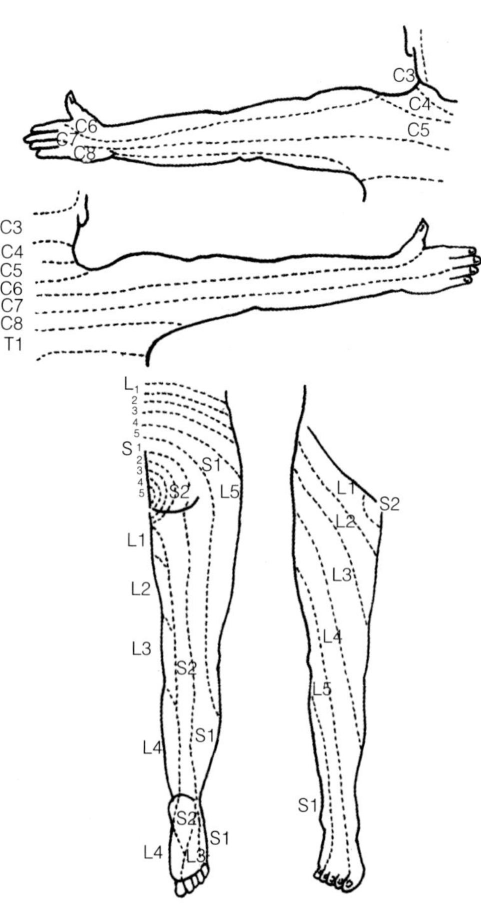

图17-24　皮节神经的分布

脊髓的内部结构

脊髓由灰质和白质构成，在横切面灰质呈“H”形，两侧形状对称，连接两侧灰质的部分为灰质联合，其中部有中央管（central canal）贯穿全长，在成人常有部分阻塞。中央管向上经延髓中央管通第四脑室，下端在脊髓圆锥内膨大，形成8~10 mm长的终室，约在40岁时闭合。中央管周围的灰质称为中央胶质。中央管前、后方的灰质分别称灰质前、后联合。灰质前联合与前正中裂之间隔有白质前联合，灰质周围为白质（图17-25）。脊髓不同节段灰、白质的比例是不同的，颈膨大和腰骶膨大处灰质较多，胸脊髓节段的灰质相对较少（图17-26）。在灰、白质交界处有网状结构。

■ 脊髓灰质

脊髓灰质的分部和结构

从立体上观察，每侧灰质呈不规则柱状，向前突出的部分称灰质前柱，向后突出的部分称灰质后柱，在T1~L3节段尚有侧柱。横切面上，前、后和侧柱称为灰质前角（anterior horn）、后角（porsterior horn）和侧角（lateral horn），各角的形状、大小在各个部位有所不同，一般前角较后角大，尤以颈、腰段为然。前角稍圆钝，后角呈棒状，在其尖端覆有帽状透明神经组织，称为胶状质。

脊髓灰质由神经元的胞体、树突及神经胶质细胞构成。胞体在大小、形状及功能上有所不同，相同形状及功能的神经元聚集为核，除少数核团外，大多数核的界限并不十分明确。

脊髓后角为感觉性的，通过后根接受躯体和内脏传入纤维，并由此发出感觉纤维或联络纤维。前角为运动性的，发出运动纤维构成前根。侧角亦为运动性，发出内脏节前纤维参与前根构成。脊髓灰质任一节段的核团接受同一节段或其他节段后根的传入纤维，也接受来自大脑或脑干的下行纤维。

脊髓灰质的板层构筑

Rexed根据脊髓神经元的形态、大小、密度及细胞学特征，将脊髓灰质分为九层一区。在此基础上，Schoenen和Faull最终提供了得到普遍认可的人类脊髓灰质的板层（laminae）模式。九层大致与脊髓灰质的背、腹侧面平行，一区位于中央管周围（图17-27）。

第Ⅰ层位于后角表面，相当于后角缘层，含有大小不同的胞体，被不同粗细的纤维束穿过。第Ⅱ层相当于后角胶状质，有许多密集排列的小细胞，一些后索纤维束通过此层。第Ⅲ层相当于后角固有核，细胞较大，排列较疏松。第Ⅳ层也相当于后角固有核，细胞呈小圆形或三角形，有较大的星形胶质细胞。第Ⅴ层横过后角颈部，其轴突进入同侧和对侧的前外侧索内，后根纤维及下行纤维终于此层。第Ⅵ层位于后角基部，分为内、外侧两部。内侧部较小，肌肉的传入纤维终于此部；外侧部较大，下行纤维终于此部。第Ⅶ层占据中间带的大部，相当于胸核、中间内侧核及中间外侧核。此层内含有大量后根纤维、下行纤维及节段反射弧的中间神经元，由此层胞体发出的轴突形成上行通路、γ传出纤维和内脏神经节前纤维，经前根离开脊髓。第Ⅷ层相当于前角后部，在颈、腰骶膨大处，局限于前角的内侧部。其轴突多半是联合纤维，经白质前联合越过中线。网状脊髓束、前庭脊髓束等的纤维终于此层。第Ⅸ层相当于前角前内侧核和前外侧核，由α运动神经元、γ运动神经元和中间神经元胞体组成。

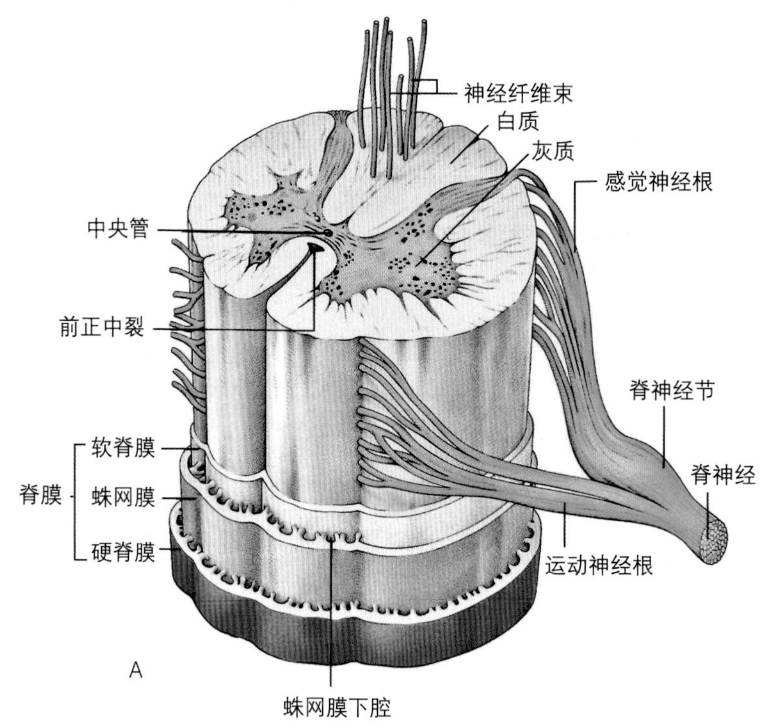

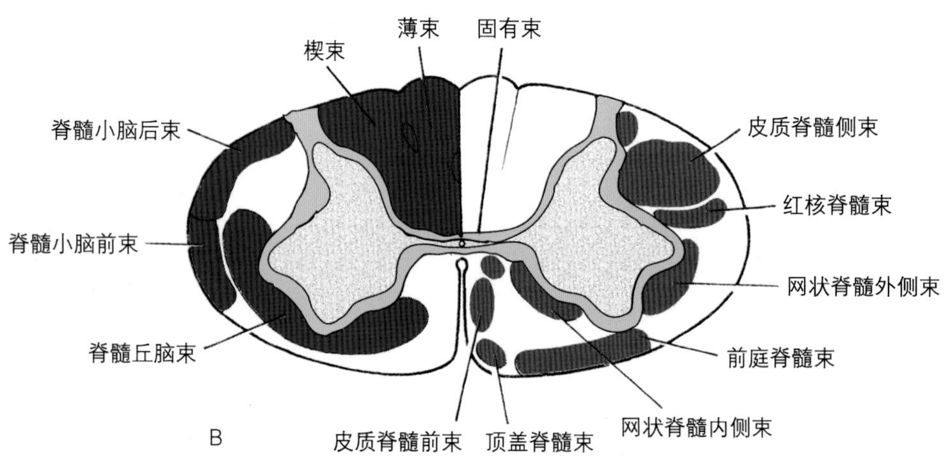

图17-25　脊髓的内部结构
A.立体模式图；B.切面模式图

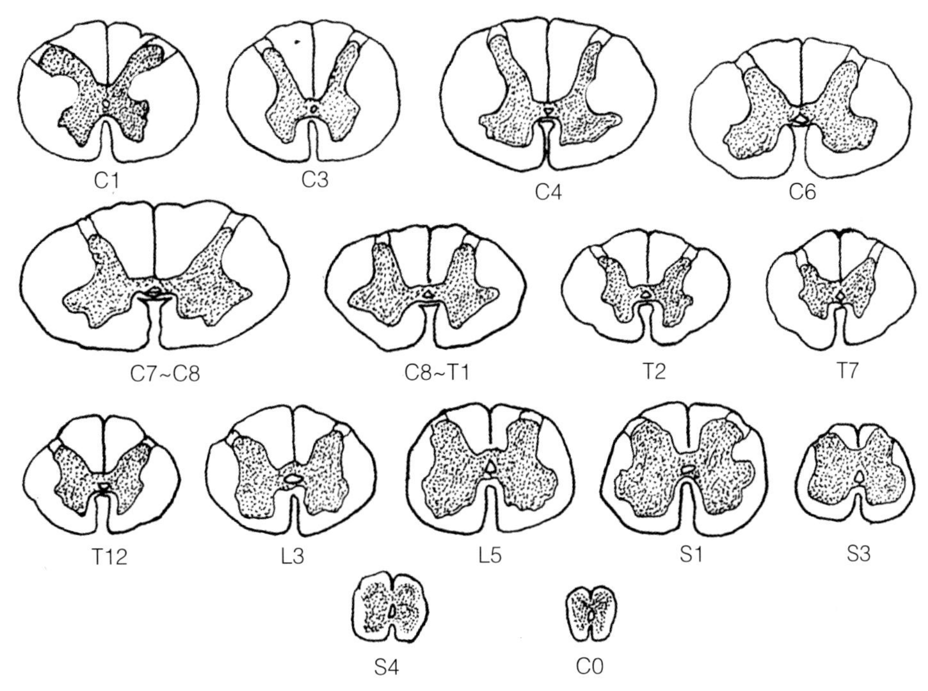

图17-26　脊髓不同节段灰、白质的比例

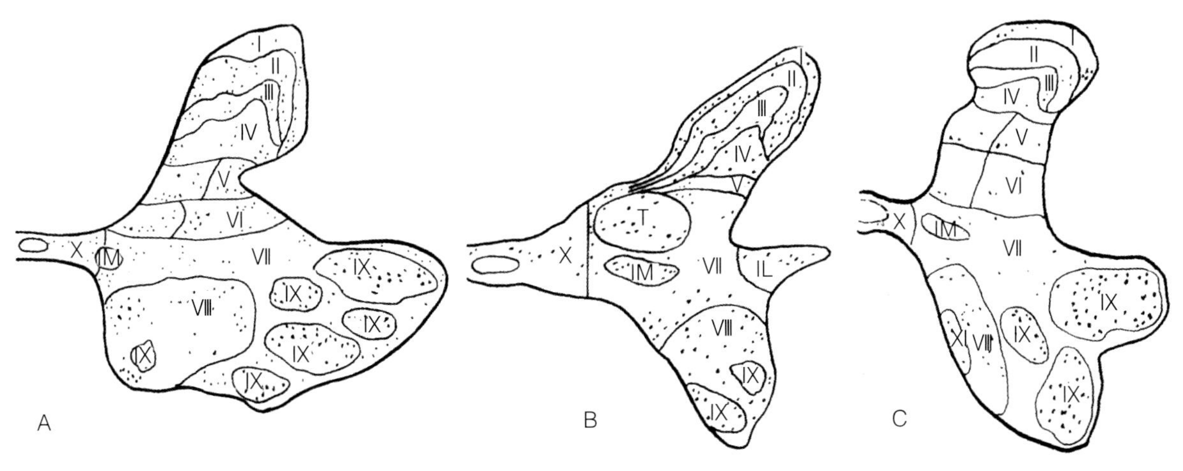

图17-27　脊髓灰质的板层模式
A. C6灰质板层；B. T10切面灰质板层；C. L5切面灰质板层

脊髓灰质细胞柱

脊髓灰质柱中的细胞分为根细胞和柱细胞，各自聚集成纵柱，其大小、结构和位置各不相同，可纵贯脊髓全长，或只见于某些脊髓节段。根细胞位于前柱和侧柱，其轴突组成脊神经前根，至骨骼肌或自主神经节。柱细胞为中间神经元，主要位于后柱，其轴突多数进入白质，分为升、降支，完成节间联络或上行至脑。

1. 根细胞柱　前柱中的α运动神经元、γ运动神经元和侧柱运动神经元胞体构成根细胞柱，其轴突经前根直达所支配的肌肉。

（1）α运动神经元：α运动神经元胞体排成内、外侧核（柱）。内侧核较小，又分为前、后两群，几乎在脊髓全长均可见到，支配躯干近中线的肌肉。外侧群较大，在颈、腰骶膨大处最发达，主要支配四肢肌，其排列由内向外依次支配躯干肌、肩带肌或髋肌、臂肌或大腿肌、前臂肌或小腿肌、手肌或足肌。支配肢体屈肌的胞体位于深面，而支配伸肌的胞体则位于前角周缘。

α运动神经元直径大于25 μm，发出的轴突约占前根运动纤维的2/3，分布到骨骼肌的梭外肌，主要传导随意运动的冲动。该神经元可分紧张型和位相型，紧张型轴突传导较慢，支配红肌纤维；位相型轴突传导较快，支配白肌纤维。α运动神经元胞体的表面与近万个突触小体联系，接受来自皮肤、肌肉和关节传入的信息和从大脑皮质、脑干发出的信息，是脊髓内各种反射弧的最后环节，又称“共同公路”（图17-28）。所以，当前柱运动神经胞体受损后，受其支配的骨骼肌失去随意运动，一切反射亦即消失（弛缓性瘫痪）。前柱细胞还是肌肉的营养调节中枢，受到损伤后，不仅发生肌肉瘫痪，同时还发生肌肉萎缩。α运动神经元的轴突末梢在肌内分成许多小支，每一小支支配1条骨骼肌纤维。正常情况下，神经元发出的兴奋可传导到许多肌纤维，引起活动。由一个运动神经元及其所支配的全部肌纤维组成1个运动单位，其大小由神经元轴突末梢分支数目决定。四肢肌的运动神经元所支配的肌纤维最多达2 000条，可产生巨大肌张力。运动单位的肌纤维又常分为大小不等的亚单位，各有1~30条肌纤维，同一个运动单位的肌纤维可与其他运动单位的肌纤维相交错，因此即使只有少数运动神经元在活动，也可保持肌张力均匀一致。运动神经元死亡或轴突断裂将引起其运动单位的肌纤维瘫痪，如轴突再生，运动单位可重新建立；如一个轴突已死亡，其正常的相邻者可长出新的侧支，支配去神经的肌纤维。

（2）γ运动神经元：其轴突约占前根神经纤维的1/3，分布到骨骼肌的梭内肌。该神经元的兴奋性较高，来自静止肌肉的传入冲动，即可维持一定数量的γ运动神经元处于兴奋状态，对维持肌紧张起重要作用。根细胞柱内还有抑制性中间神经元，即闰绍细胞，接受α运动神经元轴突的侧支终末，对前角运动细胞有反馈作用。

（3）侧柱运动神经元：在侧柱含中间内侧核及中间外侧核，S2~4节段为骶副交感核。中间内侧核从后根接受内脏传入纤维，并中继至中间外侧核纤维。中间外侧核位于T1~L3水平，发出交感神经节前纤维至前根。骶副交感核相当于中间外侧核，发出副交感神经节前纤维至骶神经前根。

2. 柱细胞柱　柱细胞有的聚集成簇，接受后根纤维的侧支或终支；有的发出轴突终于前角细胞；有的进入白质，形成纵行纤维束。属于此类的细胞核有胶状质、网状核、胸核、后角固有核等（图17-29）。

脊髓白质

每侧白质借前、后外侧沟分为三索。前索（anterior funiculus）位于前正中裂与前外侧沟之间；外侧索（lateral funiculus）位于前、后外侧沟之间；后索（posterior funiculus）位于后正中沟与后外侧沟之间。白质由下向上其体积逐渐增大。功能相同的纤维集中在一起形成传导束。不同节

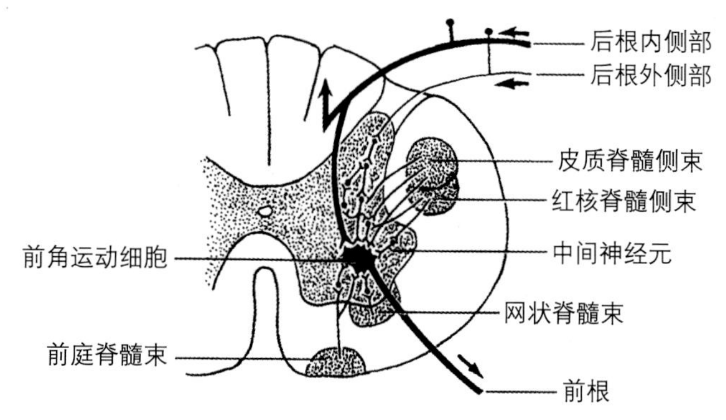

图17-28　脊髓前角细胞的“共同公路”

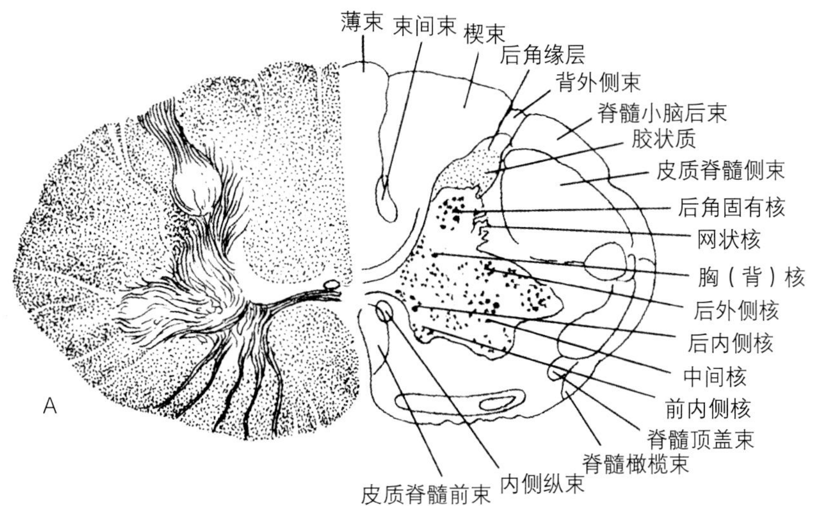

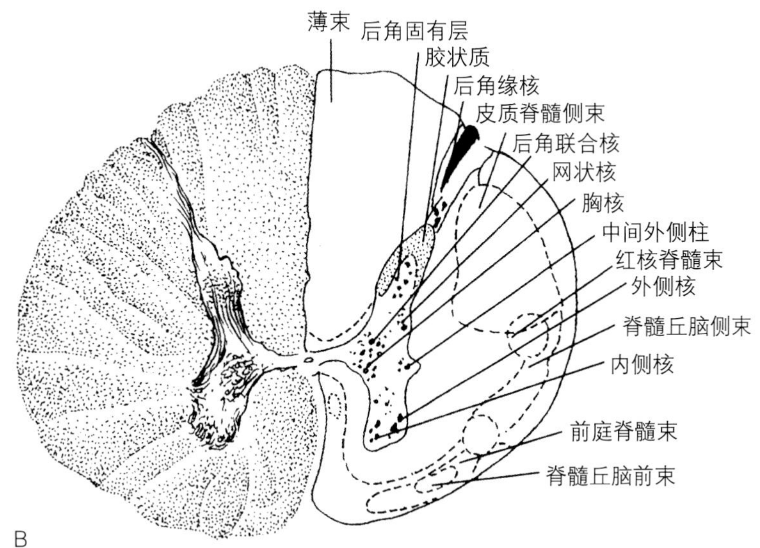

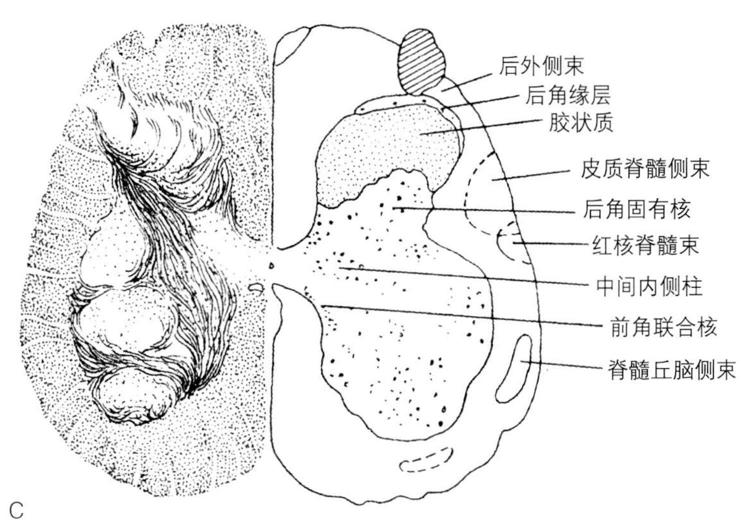

图17-29　脊髓不同节段细胞柱和传导束

A. C6节段；B. T5节段；C. L4节段

段各传导束的位置和形态有所不同。

白质由纵、横行纤维组成，纵行纤维构成上、下传导束；横行纤维包括出入脊髓的根纤维、灰质柱细胞的轴突、进入白质的纤维及灰质内纤维。它们被神经胶质连在一起。白质主要为有髓神经纤维，其间也有少量无髓神经纤维。

后根根丝由后外侧沟进入脊髓后，小的轴突聚集为外侧束，大的聚集为内侧束。内、外侧束内的轴突又分为升、降支和水平支，因此纤维在进入处或上、下行一段距离后形成突触，大部分分支至同侧脊髓灰质，少部分至对侧脊髓灰质。

后根外侧束内的初级传入纤维含有周围神经的无髓纤维及少髓纤维，传导疼痛与温度觉，其分支多数在进入节段相突触，其余的上、下行1~2个节段。这些纤维在后角尖部聚集形成背外侧束。初级传入纤维借复杂的中间神经元或直接激活Ⅰ~Ⅷ板层的次级神经元，同时与后、前角神经元相突触，次级神经元经白质前联合至对侧白质形成脊髓丘脑束。

后根内侧束内的初级传入纤维粗大，含髓鞘厚的纤维，能传导触觉、物体质地形状辨别及本体觉。这些纤维在后索上行直至延髓，降支或升、降支的侧支至板层Ⅱ~Ⅳ及Ⅶ，有些至前角，直接与躯体传出神经元相突触，完成肌肉牵张反射。

灰质表面为由短纤维构成的固有束，沿灰质向上、下行走，其纤维来自灰质中间神经元及后根侧支，个别纤维仅伸延几个脊髓节段，传导脊髓节段间反射（图17-30）。

上行传导束

上行传导束又称感觉传导束，传导深感觉（本体觉）和浅感觉。

感觉纤维由皮肤、肌肉、肌腱、关节、内脏感觉器等开始，通过脊神经后根进入脊髓，然后分为不同传导束，由此将不同类型的冲动上传到丘脑。所有这些感觉纤维都在脊髓或延髓交叉，上行到丘脑，因此由身体一侧来的初级感觉信号被传送到对侧的丘脑，然后向上投射到大脑皮质（图17-31，32）。

1. 深感觉传导束

（1）薄束（fasciculus gracilis）和楔束（fasciculus cuneatus）：为传导意识性本体觉的重要传导束。位于后索，其纤维来自脊神经节内假单极神经元的中枢突。中枢突经后根的内侧部进入后索，随后又分为长升支和短降支。升支进入后索时，最初位置偏于外侧，但因沿途有纤维加入，因此由下部后根进入的纤维逐渐被挤向内侧。在颈髓和上胸髓节段，骶、腰和下胸部后根进入的纤维在内侧构成薄束，而上胸部后根进入的纤维在外侧构成楔束，二者在T6节段以上能明显区分（图17-33）。后索的纤维数目越向上越多，因此其体积在脊髓上部比下部大。薄、楔束达延髓的薄束核和楔束核终止。

这些纤维到达延髓前并不进行交叉，故一侧的后索受到损伤时，在病灶平面以下，失去关节、肌肉、肌腱的运动觉和身体各部的位置觉，精细触觉如两点辨别觉消失，但粗触觉、痛觉和温度觉仍存在。脊髓痨患者后索变性，睁眼时尚能维持平衡，但闭眼时即不知所在位置；反射性运动调节也有困难，走起路来不知深浅，摇晃不稳，容易跌倒；由于失掉肌腱、关节的向心性传导，中枢不能发出适当的反应，肌张力减退，运动觉消失，形成感觉性运动失调。

（2）脊髓小脑后束（posterior spinocerebellar tract）：位于外侧索的表面，在后外侧沟的前面，介于脊髓表面和皮质脊髓束之间，在上腰段脊髓开始出现，越向上越大，在颈、胸段脊髓特别显著，一级神经元的胞体在脊神经节内，中枢突在脊髓后索分为升、降支，终于同侧胸核，有的到对侧胸核或与楔束的侧支联系。该束经绳状体进入小脑。传导肌梭的非意识性感觉冲动，调节运动。

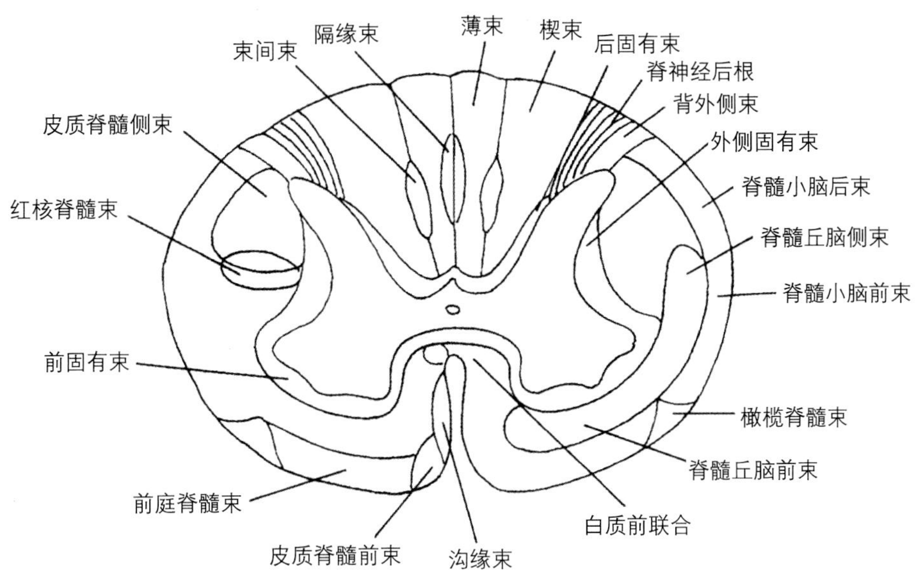

图17-30　脊髓颈段主要传导束的位置

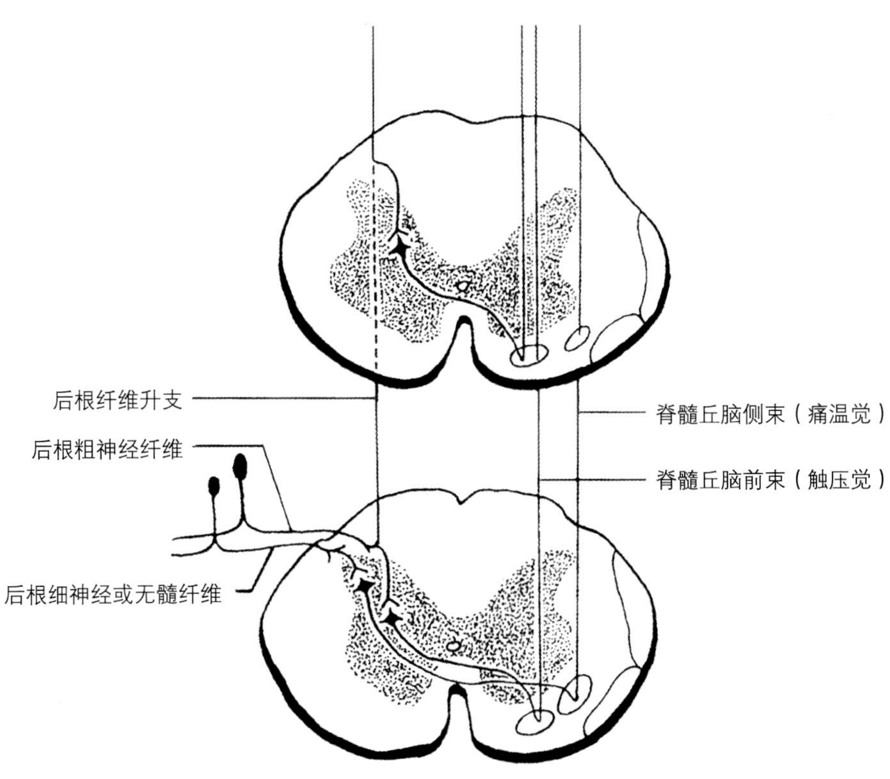

图17-31　脊髓传入纤维的走行

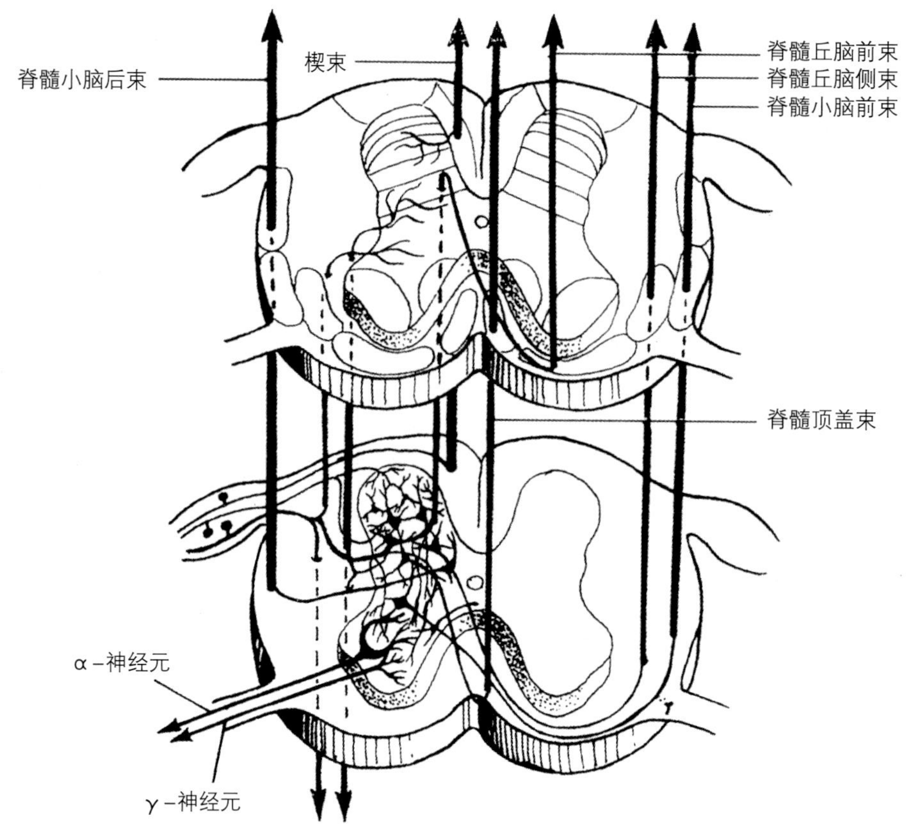

图17-32　脊髓主要上行传导束的位置

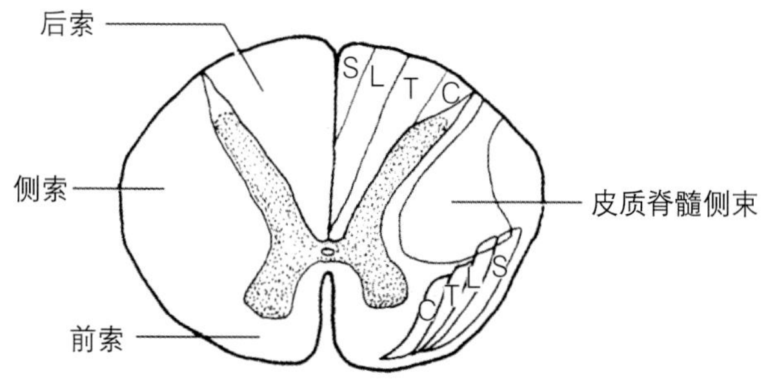

图17-33　薄束、楔束和脊髓丘脑束纤维的排列

（3）脊髓小脑前束（anterior spinocerebellar tract）：位于外侧索的表面，脊髓小脑后束之前，其纤维来自同侧或对侧灰质中间内侧核，上行至菱脑峡，经上髓帆进入小脑。主要传导腱器的非意识性感觉冲动，调节肌张力，以维持身体平衡。

2. 浅感觉传导束　主要是脊髓丘脑束，根据纤维走行位置分为脊髓丘脑前束和脊髓丘脑侧束。

（1）脊髓丘脑前束（anterior spinothalamic tract）：一级传入神经元的胞体均位于脊神经节内，中枢突经后根进入脊髓，分为升、降支。升支较长，上行1~2节；降支较短，升、降支的终支最后终于灰质第Ⅵ~Ⅷ层。二级纤维起于板层第Ⅵ~Ⅷ层，经白质前联合至对侧的前索，构成脊髓丘脑前束，向上到脑干与脊髓丘脑侧束合并，终于丘脑腹后外侧核和后核。由于脊髓丘脑前束与经后根入脊髓后索的薄束和楔束不在同一白质内，因此脊髓外侧索若被切断，损伤平面以下只是触压觉定位不准确，而深感觉和两点辨别觉仍完好。

（2）脊髓丘脑侧束（lateral spinothalamic tract）：位于外侧索的浅层。一级纤维自后根的外侧部分进入，传导温度觉的是细有髓纤维，传导痛觉的则是细有髓或无髓纤维。中枢突通过脊神经后根进入脊髓，这些纤维在进入脊髓平面后上升1~2个脊髓节，分为升、降支，在背外侧束内行经短距离后，至第Ⅵ~Ⅷ层，在此形成突触。二级纤维交叉到脊髓的对侧，构成脊髓丘脑侧束，上升至延髓，到达丘脑腹后外侧核和后核。从较低位皮节来的痛觉纤维位于侧束表浅处而靠背侧，紧靠软脊膜之下，从较高位皮节来的纤维位置较深而靠腹侧。纤维在脊髓内的排列由浅入深依次为下肢、躯干、上肢及颈部。

对某些剧烈难忍的疼痛（如转移癌）可考虑切断脊髓丘脑侧束。经椎板开窗，切开硬脊膜，切断一侧齿状韧带，从侧面严格定位，用尖刀切断。如切断完全，身体对侧切断平面以下约一个脊髓节所有痛、温觉均丧失，内脏感觉可能因由两侧传导而不受影响。

下行传导束

下行传导束又称运动传导束，主要包括锥体系的皮质脊髓束（corticospinal trac）、锥体外系的红核脊髓束和网状脊髓束。75%~90%的皮质脊髓束纤维经锥体交叉进入脊髓，形成皮质脊髓侧束，不交叉的部分纤维继续在同侧下行，形成皮质脊髓前束。

1. 皮质脊髓侧束（lateral corticospinal tract）纤维在外侧索下行，其深层纤维终于颈脊髓节段，中层纤维终于胸脊髓节段，浅层纤维终于腰骶脊髓节段，因此越向下越小，至S4节段消失。下行中发支至灰质前柱所有水平，与板层Ⅸ内α运动神经元胞体相突触。有的纤维分支至灰质中间带，与Ⅳ~Ⅶ板层的神经元胞体相突触。此束纤维约一半至颈脊髓节段，1/5至胸脊髓节段，1/3至腰骶脊髓节段，这种纤维分配不均现象是由于颈髓所管理的上肢肌肉较多之故。皮质脊髓侧束纤维的排列有一定顺序，由外向内分别为支配下肢、躯干及上肢的纤维（图17-34，35）。该束外侧部损伤时，同侧下肢最先出现运动障碍，而内侧部损伤时，同侧上肢最先受累及。

2. 皮质脊髓前束（anterior corticospinal tract） 纤维沿同侧前索下降，在不同节段经白质前连合陆续交叉到对侧，终于颈脊髓节段和上胸脊髓节段前柱，主要在板层Ⅶ交换神经元，此后轴突经脊神经前根支配骨骼肌。尽管交叉的位置较低，但终止的方式与皮质脊髓侧束无异。

皮质脊髓束损伤为上运动神经元损伤，出现的瘫痪称痉挛性瘫，表现为随意运动消失、肌张力增强、深反射亢进、浅反射消失，出现病理反射（如Babinski征），无肌肉萎缩。皮质脊髓束的功能是控制骨骼肌的随意运动，抑制伸肌，易化屈肌，对α和β运动神经元均有影响。皮质脊髓束中的粗大纤维，主要控制肢体远端的精细运动，而细小纤维则控制肢体的粗大运动及肌张力。

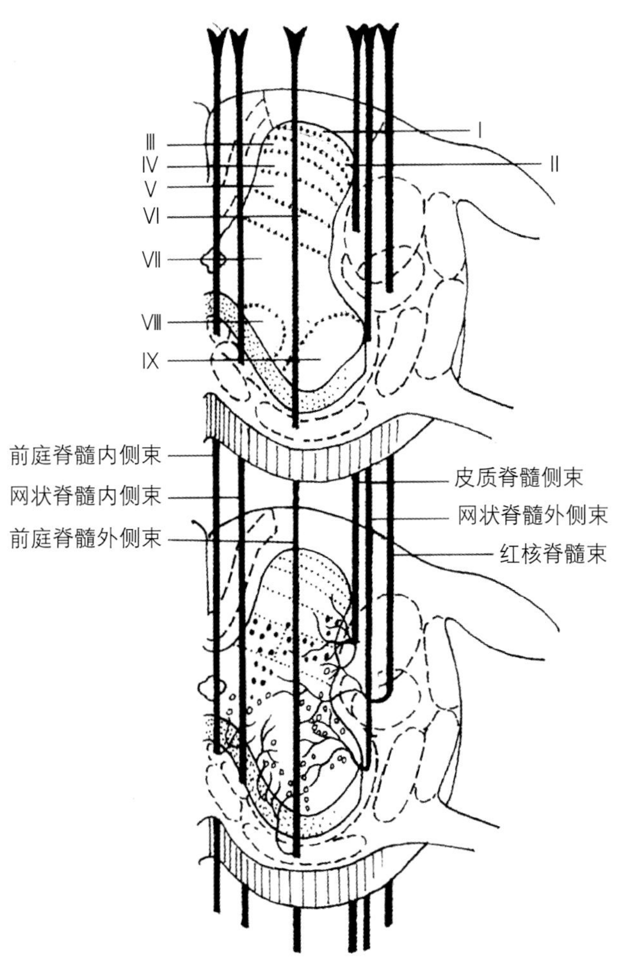

图17-34　主要下行传导束的位置

3. 红核脊髓束（rubrospinal tract） 起于中脑的红核，纤维越中线交叉到对侧下降，入脊髓后位于外侧索，皮质脊髓侧束前方，越向下行越接近表面，终于不同平面的脊髓灰质前柱。其功能是调节肌肉的不随意活动，主要是控制屈肌的张力。

4. 网状脊髓束（reticulospinal tract） 起于脑桥和延髓的网状结构，大部分纤维在同侧下行于前索和外侧索内侧部，止于第Ⅶ、Ⅷ层，主要参与对躯体和四肢远端肌肉运动的控制。

5. 前庭脊髓束（vestibulospinal tract） 起于延髓前庭外侧核，进入脊髓后在前索的前缘下行，终于脊髓灰质前柱，远至腰段脊髓。纤维不越中线，一侧的传导束只支配同侧的肌肉。该束对躯体运动可能有易化作用，增强肌张力和反射活动，还参与颈部肌肉共济失调，维持头的位置平衡。

临床应用注意事项

脊髓前后角结构及传导束的解剖对于解释一些脊髓疾病有重要意义。脊髓灰质炎只累及脊髓前角运动细胞，所以只出现受累细胞所支配的骨骼肌肌萎缩、运动障碍、畸形，不会有感觉障碍、病理反射。破伤风是脊髓前角运动细胞受累，患者会出现肌肉痉挛，肌张力增高，也不会出现感觉障碍，由于不累及脑组织，患者意识清楚。肌萎缩侧索硬化症累及脊髓及脑干的前角运动细胞及下行传导束，所以会有肌萎缩、病理反射及球麻痹，但不会出现感觉障碍和二便障碍。脊髓空洞症由于中央管扩大，损伤了前联合，出现脊髓丘脑束受损而薄束、楔束不受累及，患者出现浅感觉障碍、深感觉正常，表现为温度觉丧失，触觉正常，即感觉分离现象。脊髓后索受损患者表现为深感觉障碍，不能感知所在的位置，闭目难立。脊髓炎则累及脊髓所有结构，所以会出现受损平面以下感觉运动障碍及二便障碍。这些知识对于脊髓疾病鉴别诊断有重要意义。

脊髓损伤的表现

脊髓全横断伤

脊髓突然完全横断后，横断平面以下感觉和运动功能全部丧失，处于无反射状态，称为脊髓休克。数天、数周至数月后，各种反射可

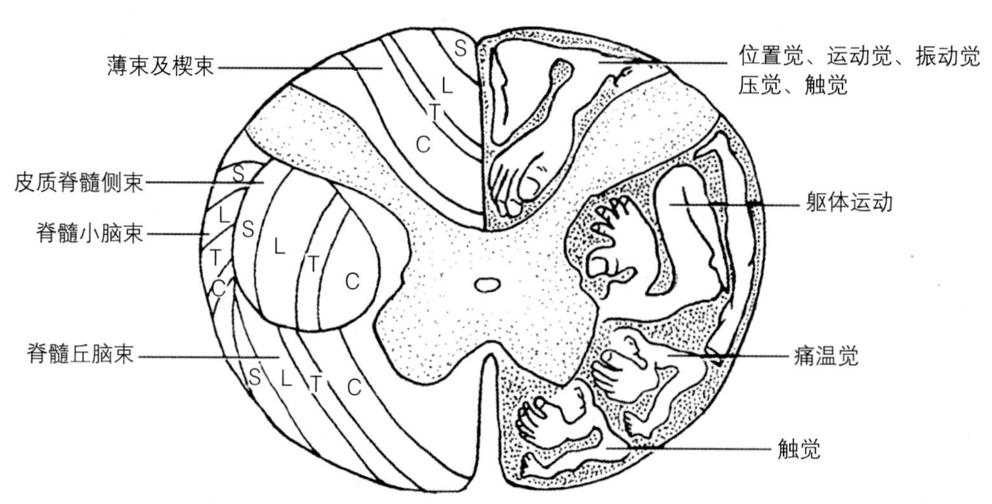

图17-35 脊髓各主要传导束的功能定位

逐渐恢复，但由于传导束很难再生，脊髓失去了脑的易化抑制作用，因此恢复后的深反射和肌张力比正常时高，离断平面以下的感觉和运动不能恢复。

脊髓半横断伤

可引起损伤平面以下出现布朗—色夸综合征（Brown-sequard syndrome），即伤侧平面以下同侧位置觉、震动觉和精细触觉丧失，肢体硬瘫；对侧身体痛、温觉丧失（图17-36）。

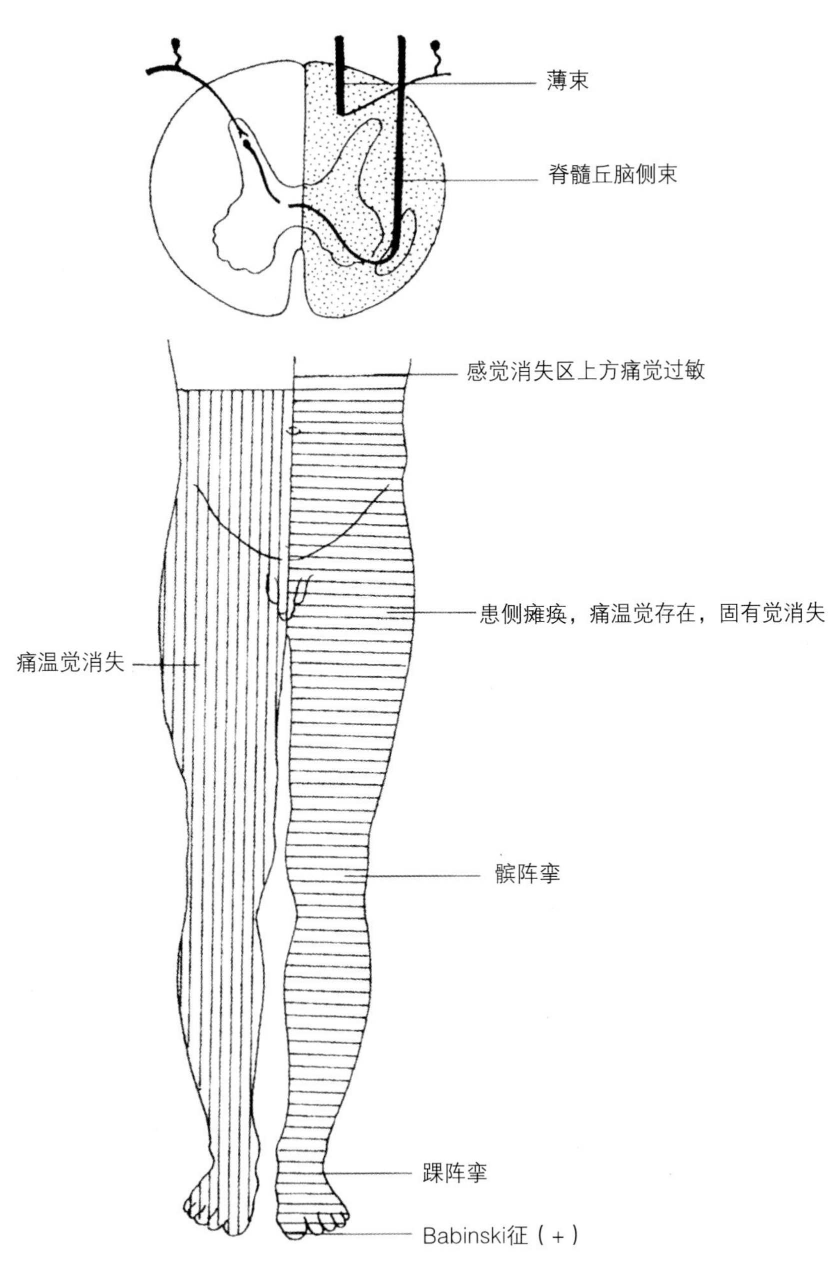

图17-36　脊髓半横断伤综合征

脊髓的生物力学

脊髓的生物力学特性

脊髓受到椎管和周围软组织的保护和支持，后者主要是脊膜及脑脊液。当脊髓无脊膜包裹时，其特性如同半流体性黏弹体，包有脊膜的脊髓为一具有特殊力学特性的结构。如除去周围的神经根、齿状韧带等组织，将脊髓悬吊起来，其长度可因自身重量而延长10%，此时若想使其继续延长，可突然出现弹性阻力。这表明脊髓的负荷—位移曲线有两个明显的不同阶段。第一阶段称初始阶段，很小的拉伸即可产生很大的位移；在第二阶段，相同的牵拉只形成小的位移。造成第一阶段变化的力约0.01 N，第二阶段脊髓在断裂前可承受20~30 N的拉力。脊髓受压时，开始很小的力即可形成明显的短缩变形，随后其弹性阻力渐增，直到塌陷。脊髓生物力学特性与组织特性有关：第一阶段有较大的伸缩性是脊髓折叠性形成的，可在很小的外力下折叠或展开；第二阶段脊髓展开或折叠已达极限，脊髓组织直接承受外力作用将以10^3为指数而迅速增加。

脊髓形态改变与脊柱活动的关系

在脊柱作生理屈伸和侧弯时，椎管的长度随之改变。颈、胸、腰段椎管在屈曲时伸长，而伸直时缩短。椎管长度的改变总是伴有脊髓的相应改变，脊髓的折叠与展开可满足脊柱从完全伸直到完全屈曲所需的70%~75%的长度变化。生理活动的极限部分由脊髓本身的弹性变形来完成。脊髓在长度改变的同时，伴有横截面积的变化。当脊髓由完全屈曲转为完全伸直时，其横截面形状从接近圆形变为椭圆形。

脊柱前屈时可以使椎管变长，而后伸则会使椎管变短。在成人这种椎管长度的变化可以达到7 cm。同时，神经根也会随脊柱运动发生位移，如当脊柱前屈时，腰骶神经根会离开椎间孔向椎管内移动；脊柱后伸时，腰骶神经根会向椎管外方向移动。但是Breig和Marions研究却认为，硬脊膜包绕神经根和马尾神经，在椎间孔和骶管部位通过纤维与骨性结构牢固连接，所以脊柱运动时，椎管内神经组织主要通过被动变形而不是滑动来适应椎管变化。他们还发现，当脊椎最大程度前屈时，会使神经组织伸长超过其生理范围，其横切面直径变小；当脊椎最大程度后伸时，硬脊膜和神经组织松弛，横切面面积会有一定程度的增加。因此推断神经轴突也会由于脊髓和神经根的变形发生紧张和松弛。

周围软组织及其结构的保护作用

脊髓借齿状韧带悬挂于硬膜内，神经根也提供部分支持。脊柱完全屈曲时，脊髓、神经根及齿状韧带均处于生理性牵张状态。由于齿状韧带向下倾斜，韧带上的张力相对于脊髓轴线来说可分解为两个分力。轴向分力与脊髓所受张力相平衡时有助于减少对脊髓的牵拉。成对的横向分力则相互平衡，保持脊髓位于椎管近中线处，这一位置可最大限度地防止骨性碰撞或震荡。此外，硬膜外脂肪与脑脊液亦通过减少摩擦和吸收能量而对脊髓起保护作用。

脊髓反射

神经元具有接受刺激、传递信息和整合信息的功能。它通过树突及胞体接受从其他神经元传来的信息，进行整合，以后又通过轴突将信息传给另一个神经元或效应器。

神经系统通过反射活动来实现其调节机能。反射活动的结构基础是反射弧，包括感受器、传入神经、中枢、传出神经及效应器五部分（图17-37）。神经系统通过感受器接受体内、外环境的刺激，并把刺激能量转化为神经冲动，然后经传入神经传至中枢，经过分析综合，将信息沿传出神经传至效应器，以支配和调节各器官的活动。反射弧任何一部分遭到破坏，反射活动就不能完成。

事实上，反射弧决不如此简单，在感觉神经元和运动神经元之间往往有1个或2个中间神经元，其轴索可能较短，也可能在某一个束内行走很长一段距离。反射弧在脊髓某节段完成的称为节内反射弧，在数节段完成的称为节间反射弧。

身体内很多动作通过节间反射弧来进行，由后根传入的纤维进入脊髓后，立即分为长的升支和短的降支，它们全是构成后索纤维的主要部分，同时在各个脊髓节段上尚发出一些侧支，其升支很多，一直上行达于脑，但另一些则同降支和侧支传入脊髓灰质，和固有束的神经细胞相接。固有束构成二级神经元，发出升、降支终于灰质内。这种二级神经元的轴突如果走行于脊髓的一侧，即联络神经元，如果越过白质前联合至对侧，即联络神经元。由感觉神经元传入的冲动经过二级神经元的升支或降支，经过长或短的距离，最后达于同侧或对侧前角运动神经元（图17-38）。

一个运动神经元的众多树突与不同来源的轴突相突触，由后根传入的纤维、固有束来的纤维以及由脑来的纤维均与它相连。因此可将运动神经元当作最后共同通路。

骨骼肌受到外力牵拉伸长能反射性地引起受牵拉的同一肌肉收缩，称为牵张反射（stretch reflex）。牵张反射有2种：①肌紧张：由于骨骼的重力作用，缓慢而持续地牵拉肌肉引起的牵张反射，在抗重力肌比较明显。这是姿势反射的基

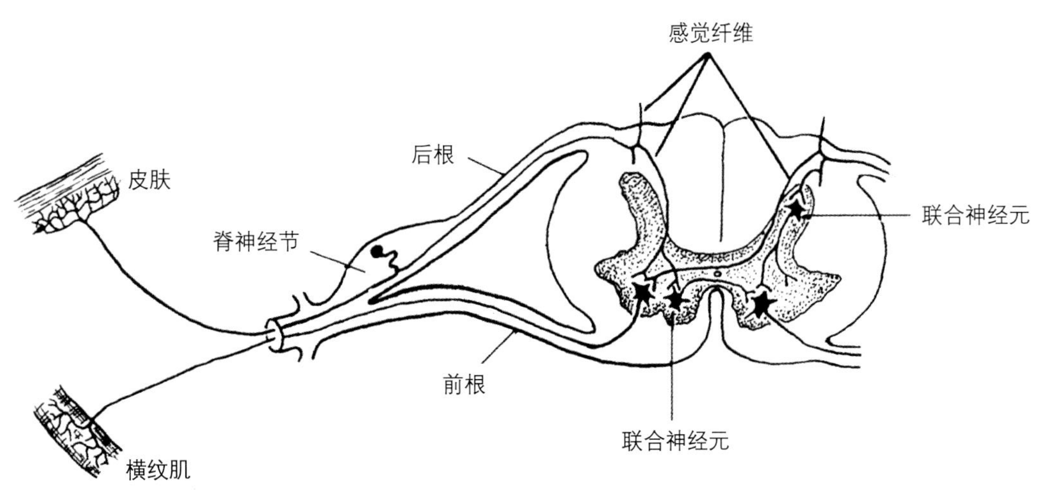

图17-37　脊髓反射弧

础。②腱反射：叩击肌腱时由于快速牵拉肌肉而发生的牵张反射。叩击髌腱，股四头肌收缩引起的膝反射即属于这一类。上述2种牵张反射，其反射弧基本相似，感受器都是肌梭，效应器是同一肌的肌纤维，中枢在脊髓。

肌梭（muscle spindle）是一种感受机械牵拉刺激的特殊感受装置，呈梭形，长几毫米，广泛分布于全身肌肉中，四肢肌多于躯干肌，手足小肌肉较多（图17-39）。肌梭长轴与梭外肌纤维平行，两端附着在梭外肌纤维的肌腱上。肌梭有1层结缔组织囊包绕，其外面为梭外肌纤维，即一般肌纤维。囊内为梭内肌纤维，为特殊化的肌纤维，有6~14根，梭内肌纤维的中间部分没有横纹，不能收缩，但能感受牵拉刺激，两端有横纹，能收缩。进入肌梭的感觉神经是粗大的有髓神经纤维，也有自脊髓前角γ运动神经元发出的神经末梢分布（图17-40）。梭内肌纤维收缩时，使感受部分受到刺激发放冲动或提高对外力牵拉的敏感性；梭外肌纤维收缩时，则能减少对肌梭的张力，减少对梭内肌感受部分的牵拉刺激，减少肌梭放电。

梭内肌收缩或受到外力牵引时，肌梭感受部分发放的神经冲动由传入纤维传向脊髓中枢。肌梭的传入纤维有2种：①快传导纤维：直径12~20 μm，属于Ⅰa类纤维，末梢呈螺旋状，围绕在肌梭上，是牵张反射的感受装置，与来自肌肉的动、静态信息传导有关，其功能在于调控肌肉的牵张力、牵张的速率和肌肉的长度。②慢传导纤维：直径较细，4~12 μm，属Ⅱ类纤维，末梢呈花杆状，是本体感觉的感受器。以上2种来自肌肉和肌腱的纤维，可将肌肉的长度、速度和力量等变化信息传入脊髓及脊髓以上各级中枢，其主要功能在于调节肌肉活动。因此，肌梭是一种本体感受器，如果肌肉的传入纤维被切断，该肢体将麻痹。

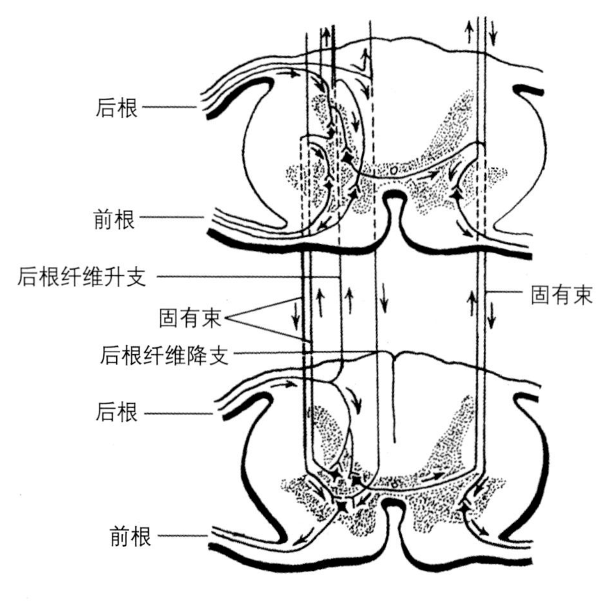

图17-38　脊髓节间反射途径

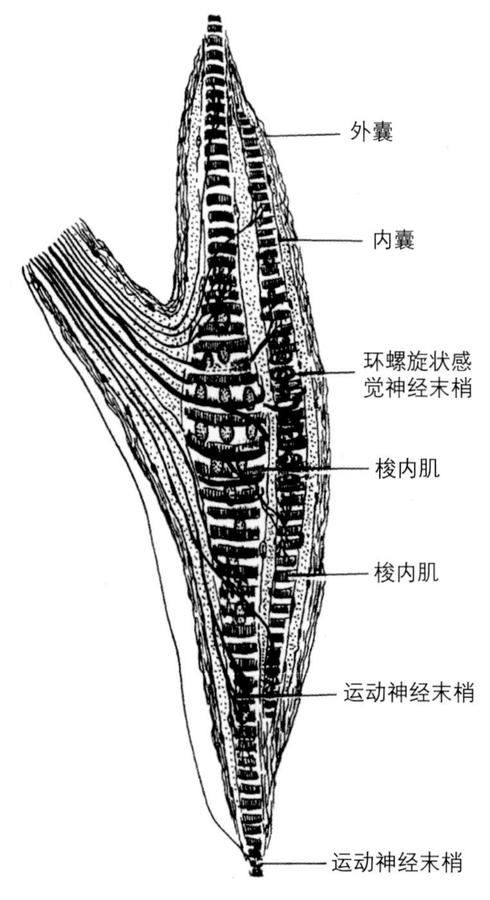

图17-39　肌梭的结构

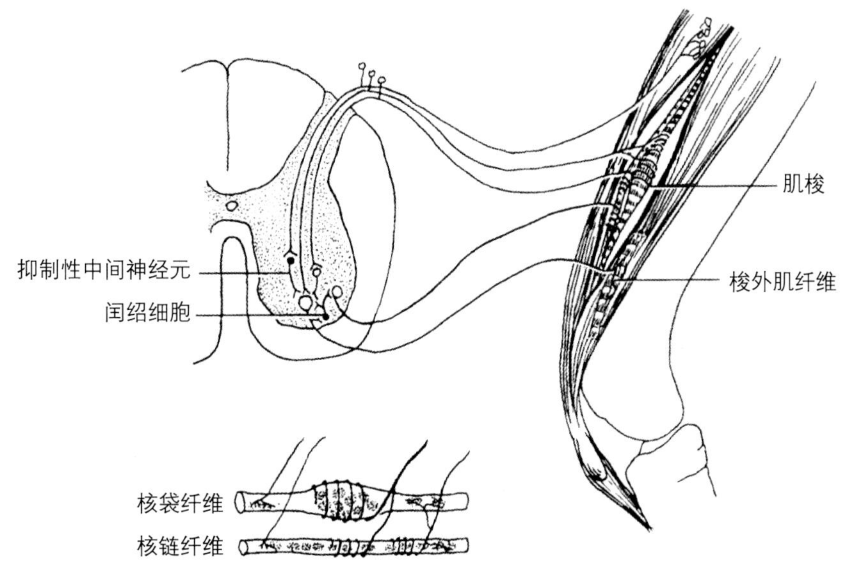

图17-40　肌梭及其神经支配

由脊髓前柱运动神经元发出支配骨骼肌的传出纤维也有2种：α纤维支配梭外肌纤维，γ纤维支配梭内肌纤维。这2种运动神经元常同时活动。γ运动神经元能调节梭内肌纤维的长度，使感受器处于敏感状态。当肌肉收缩时，能使肌梭继续放电，反射性地加强收缩。α运动神经元的活动，通过肌梭传入纤维的联系，引起支配同一肌肉α运动神经元的活动和肌肉收缩的反射过程，称γ环路。人体骨骼肌两端在骨上的附着点，由于经常受到重力牵张作用，通过γ环路使伸肌处于一定紧张状态。

牵张反射的反射弧比较简单，其中枢只限于1~2个脊髓节段，只有直接受牵拉的肌肉才发生反应。临床上检查的深反射，如膝反射均属于牵张反射，其变化可以帮助诊断外周和中枢神经损伤的部位，也可以反映较高位中枢功能的某些变化。

临床上与脊髓活动有关系的常见反射见表17-1。

表17-1　常见各种深、浅反射

	反射名称	刺激	反射的表现	反射中枢
腱反射	肱二头肌反射	叩击肱二头肌腱	肘关节屈曲	C5~C6
	肱三头肌反射	叩击肱三头肌腱	肘关节伸直	C6~C7
	桡骨反射	叩击前臂桡侧	拇指伸展	C7
	膝腱反射	叩击股四头肌腱	膝关节伸直	L3~L4
	跟腱反射	叩击跟腱	足跖屈	S1~S2
腹壁反射	上部	划皮肤 脐上	被划部位腹肌收缩	T7~T8
	中部	划皮肤 脐水平		T9~T10
	下部	划皮肤 脐下		T11~T12
	提睾反射	划大腿内侧	睾丸上提	L1~L2
	趾反射	划足跖皮肤	5个趾跖屈	L5~S1
	肛反射	划肛部皮肤	肛门括约肌收缩	S4

正常时，单独依靠脊髓神经元而不受中枢神经系统高级部位影响来完成的反射活动是没有的。因此在正常条件下无所谓的“脊髓反射”和“脊髓中枢”，但在某些异常情况下，如脊髓损伤，为说明病变部位，使用“脊髓反射”这样的术语仍属必要，如证明某些反射的丧失不是由于外周的传入或传出神经的损伤，而是由于相应的脊髓节段受损伤而引起。牵张反射的反射弧比较简单，其中枢只涉及1~2个脊髓节段，反应的范围一直限于直接受牵拉的肌肉。临床上，检查不同部位某些肌肉的牵张反射，有助于判断中枢和外周神经损伤的部位，牵张反射强度的改变也可反映较高位中枢功能的某些改变。

临床应用注意事项

脊髓休克恢复后，当皮肤受到伤害性刺激时，受刺激一侧的肢体一起屈肌反射，关节的屈肌收缩，伸肌弛缓，具有保护性作用。屈肌反射的强度与刺激的强度有关，轻度刺激足部只引起踝关节屈曲；强度加大，膝、髋关节也可发生屈曲；强度更大，甚至引起对侧伸肌反射，对维持姿势有一定意义。脊髓休克期过后，仅出现球海绵体肌反射，而感觉、运动仍然完全丧失，预示着脊髓完全损伤。

由于锥体束或大脑皮质功能障碍，脊髓失去运动区的调节，可出现病理反射，如巴宾斯基反射。正常脊髓在大脑皮质的调节下，这种原始的屈肌反射被抑制而不出现。

脊髓的血管和淋巴管

■ 脊髓的血管

脊髓的动脉

保护脊髓的血供在脊髓及脊柱手术中甚为重要。多年来对脊髓血供的研究尚有不同意见，但大致可归纳为：①脊髓的血供储备甚少，仅能满足最低的代谢需要；②供应脊髓的中央动脉及软脊膜动脉属于终动脉，各自供应某一特定区域，其分布虽有重叠，但其毛细血管床之间吻合很少；③在胸腰段手术结扎节段动脉时要特别注意，前大根动脉常在此处发出。脊髓的血供可分为七级，一级为主动脉，末级为毛细血管网，中间级包括节段动脉、根动脉及滋养动脉、脊髓前后动脉干、穿支和脊髓内小动脉。任何一级血供中断，都会引起脊髓缺血，严重者可导致脊髓坏死。有一些现象常使手术医师迷惑不解，有的在脊柱严重骨折脱位，脊髓可完全无损；而有的相当简单的操作，如椎板切除或后路融合，却会引起意想不到的瘫痪，这可能与脊髓存在安全区或危险区有关。

1. 脊髓的动脉来源　通过大体解剖、显微解剖和影像解剖学研究，目前对脊髓的血供来源和分布的认识已较为清楚。脊髓血供虽可能有个体差异，但其主要血供方式和来源是恒定的。脊髓的血供有3个来源：即脊髓前动脉（anterior spinal artery）、脊髓后动脉（posterior spinal artery）和节段动脉发出的根动脉（radicularis artery）。椎动脉颅内段发出2支脊髓前动脉，1支脊髓后动脉，为脊髓的主要动脉来源。节段动脉包括椎动脉、颈升动脉、甲状腺下动脉、颈深动脉、肋间动脉、肋下动脉、腰动脉、髂腰动脉、骶外侧动脉和骶正中动脉，各动脉在不同节段发出根动脉经椎间孔进入椎管，与脊髓前、后动脉吻合，成为脊髓血供的重要补充来源（图17-41）。

脊髓前、后动脉起始部均较细小，在软脊膜深面下行，接受各节段动脉发出的根动脉而逐渐增粗，并形成动脉链。动脉链各部管径不一，且可能中断。骶外侧动脉发出的营养支随圆锥远侧的神经根进入，参与脊髓前、后动脉在圆锥部的十字吻合。

2. 脊髓前动脉的走行和分布　左、右椎动脉颅内段各发出1支脊髓前动脉（占89%），发出部位多在椎动脉的内侧或背侧，少数来自左、右椎动脉的汇合部，直径约0.6 mm。脊髓前动脉在延髓腹侧软脊膜内下降，并向中线靠拢，在枕骨大孔上方，前正中裂处汇合为脊髓前正中动脉，随后经枕骨大孔入椎管。在两支脊髓前动脉之间常有数目不等的横行吻合支，或呈不规则的网状吻合。脊髓前正动脉沿前正中裂纵行迂曲向下到达脊髓圆锥，在此分为2支，向后与脊髓后动脉吻合。该动脉在下降过程中有两种分支，一是横支，向两侧交替发出，绕脊髓向后与脊髓后动脉相应分支吻合，参与动脉冠的形成；另一种是沟动脉（前中央穿支），每1 cm发出5~8支，向左、右侧交替发出，进入脊髓深层，再向上下伸展，长度为0.4~1.2 cm。沟动脉约200支，在腰段最多，胸段最少。沟动脉不仅在纵向上与其他沟动脉重叠，在横向上亦与由脊髓外穿入的动脉丛重叠。有人认为沟动脉为终动脉，因此易发生缺血性病变，临床上称脊髓前动脉综合征。脊髓前正中动脉主要供应C1~C4脊髓节段，C5脊髓节段以下血供主要来自根动脉。

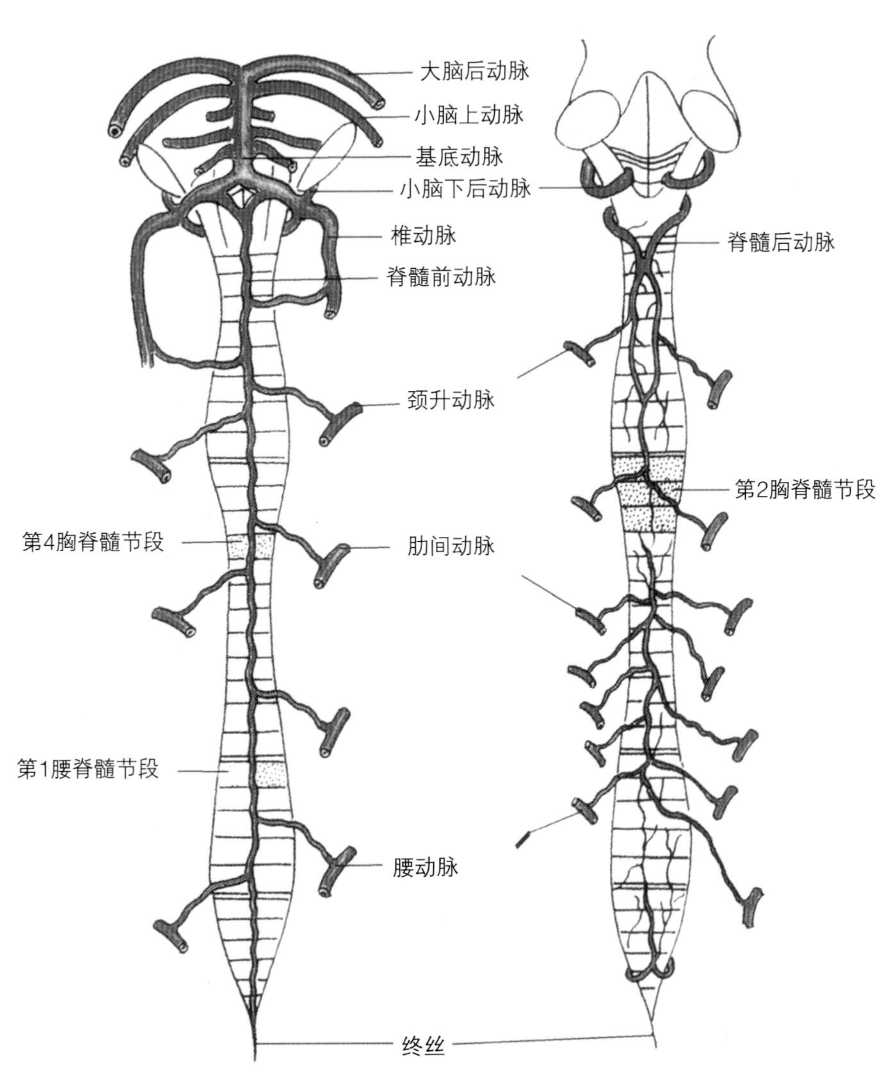

图17-41　脊髓前、后动脉的来源

脊髓前正中动脉在T4脊髓节段较细，称血供危险区，在此操作如累及供养血管可能发生截瘫。在此平面以下的脊髓前正中动脉由肋间动脉发出的根动脉加入。该段动脉向上到T4脊髓节段，向下到L1脊髓节段，因此L1节段是另一个侧支循环欠佳区（图17–42）。

脊髓前正中动脉随年龄增长而接近椎体后缘。颈髓前方空隙减少，在后纵韧带骨化症患者这种现象更为明显。脊髓动脉造影显示，脊髓前正中动脉的显影率达72%。根据显影情况可分为Ⅰ型（完全型）、Ⅱ型（不完全型）和Ⅲ型（完全缺损型）。脊髓前动脉异常是诱发脊髓型颈椎病的一个重要因素。

3. 脊髓后动脉的走行和分布　脊髓后动脉有2条，在延髓侧面起于椎动脉或从小脑下后动脉的脊支发出，在脊髓后外侧沟，沿后根附着线呈波形不规则下行，直达脊髓下端。脊髓后动脉链只在起始部为一清晰的单一血管，向下血管链变得不规则，大多数仍保留胚胎期的丛状，形成许多环行支，沿途有众多根动脉加入。脊髓后动脉的分支进入脊髓，并分支与脊髓前正中动脉相应分支吻合，参与动脉冠的形成。

最上端的3~4个颈髓节段血供来自成对的脊髓外侧动脉。脊髓外侧动脉是脊髓后动脉在上部脊髓血供的补充，它们通常在小脑后下动脉（posterior inferior cerebellar artery）起点附近发自椎动脉，有的直接发自小脑后下动脉的近段。发出后向前到达C1~C4脊神经后根，在齿状韧带的背侧，与副神经的脊髓部平行，供应区域一直向上到达橄榄核的尾端。

4. 根动脉

（1）根动脉的来源：根动脉来自各节段动脉。在脊髓颈段，80%根动脉来自椎动脉。椎动脉发出6~7支根动脉。甲状腺下动脉和颈升动脉发出1~2个根动脉；颈深动脉常发出1支较粗的根动脉，直径0.3 mm，经第7颈椎与第1胸椎椎间孔入椎管，至颈膨大及其被膜，故此根动脉亦称为颈膨大动脉。在胸段，肋间动脉各发出1支根动脉。在腰段，各腰动脉后支均发出1支根动脉。骶外侧动脉为骶尾节段的补充动脉来源，对骶段非常重要。各根动脉经椎间孔进入椎管，分布于脊髓及其被膜，并与其他分支吻合（图17–43）。

在胚胎期，根动脉有60余支，胚胎4~5个月时大部退化，退化的根动脉仅分布到脊神经节和脊神经根，发育良好的根动脉在椎管内分为直径0.2 mm的前、后根动脉。前根动脉有5~20支，与脊髓前正中动脉吻合。后根动脉有6~20支，与脊髓后动脉吻合。根动脉的加入极大地增加了脊髓的血供。

（2）根动脉的分支和走行：各节间动脉在相应的椎间孔附近分出根动脉和一些小分支。椎间孔是脊髓血供的通道，在椎间孔处进行手术操作时，要特别注意。根动脉与脊神经伴行进入椎间孔，然后分为前、后根动脉，沿神经前、后根进入脊髓。后根动脉较前根动脉细小。前、后根动脉在分支加入脊髓前正中动脉和脊髓后动脉链前均分为升、降两支，升支细小，降支粗大，形成一个发夹样的折曲，并与相邻下位的升支吻合。在吻合点血流相对减少，形成所谓的分水岭。由于有升、降支，血流可向上下流动。动脉链的存在为动脉血供提供了侧支循环，从而在一定程度上保证了在结扎某些节段动脉时，对脊髓血供不会造成太大的影响。根动脉以第3~8颈神经根和第8胸神经根~第3腰神经根处较多，第1、2胸神经根较少。

（3）Adamkiewicz动脉的来源和走行：Adamkiewicz动脉是节段动脉发出的最大根动脉，又称大根动脉，直径超过1 mm，是脊髓腰骶段的主要供血动脉。一般发自左侧第6胸椎平面以下肋间动脉之一或上3支腰动脉之一。发出后向上走行一段较长距离后达脊髓前面，再呈发夹状下降，分支参与脊髓前动脉链的构成，主要供应脊髓的腰骶膨大，故又称腰膨大动脉。结扎节段动脉可间接消除脊髓血管畸形，但术前应做选择性肋间动脉造影，以确定大根动脉的位置。80% Adamkiewicz动脉发出部位位于左侧第7~11胸椎水平（图17-44，45）。

Alleyne等（1998年）对Adamkiewicz动脉进行显微外科解剖，将肋间动脉或腰动脉的分支分为外、中、内干。外干即肋间动脉或腰动脉前支，直径2.2 mm；中干为肋间动脉或腰动脉后支，沿脊柱外侧向后行，直径1.6 mm，供应椎间孔下部、脊神经下部及周围静脉丛；内干即Adamkiewicz动脉，在距起始4.6 mm处发出3~7支供应椎间孔区及脊神经前根等。内干发出的后根动脉沿后根丝的前外面至脊髓，前根动脉从起始向上再向下形成发夹转折，转折处向上的升支与脊髓前正中动脉相连，其直径在起始处、椎间孔及穿入硬脊膜处分别为1.8 mm、1.5 mm及1.2 mm。在硬脊膜内直径为1.1 mm，在发夹转折处为0.9 mm。个别个体在这一范围内未发现Adamkiewicz动脉，但并不一定表示阙如，可能是发出位置较高。

5. 脊髓内动脉的分布　脊髓由动脉穿支营养。动脉穿支分为前中央穿支（中央动脉）、后外侧穿支和软脊膜穿支。前中央穿支来自脊髓前正中动脉链，在颈、腰骶膨大处最多，它们向两侧分支，供应除后角外的所有灰质、白质前索及

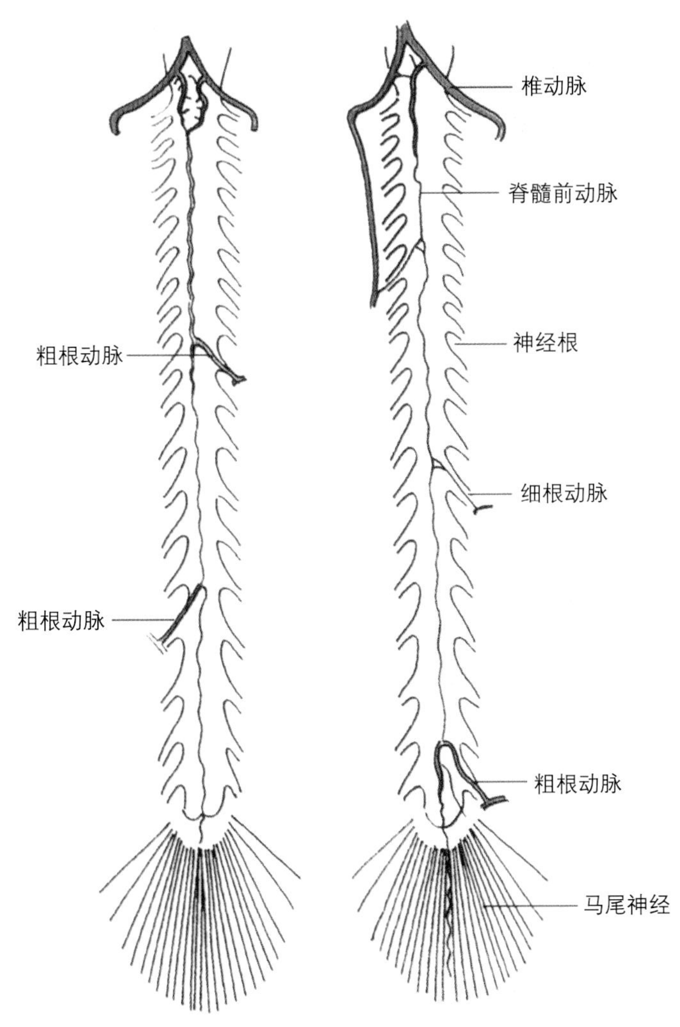

图17-42　脊髓前、后动脉的根动脉来源

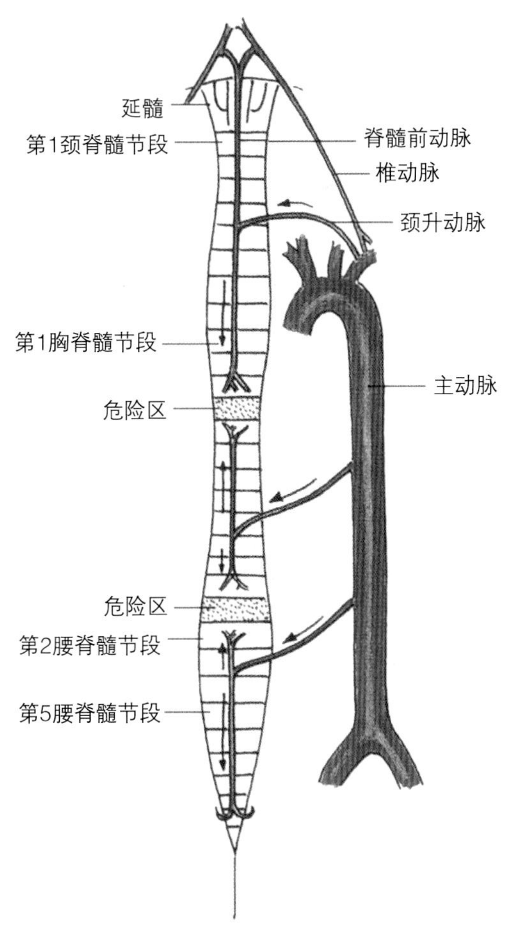

图17-43　脊髓各段间血供的分水岭

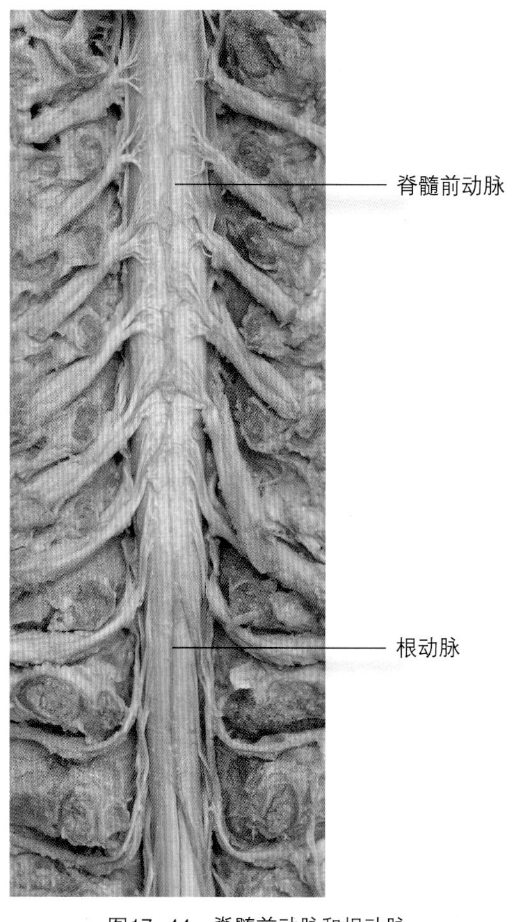

图17-44　脊髓前动脉和根动脉

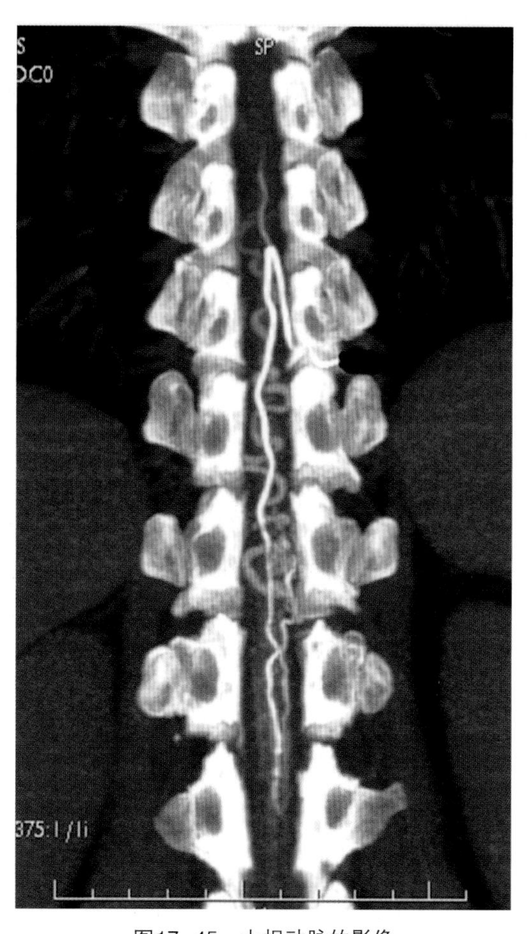

图17-45　大根动脉的影像

外侧索，即脊髓的前2/3由脊髓前正中动脉的穿支供应，只有后1/3（后柱及后索）由脊髓后动脉穿支供应。穿支在沟内不同平面与邻近穿支吻合，形成短的纵行动脉链，在沟内也发出小支与后外侧穿支及软脊膜穿支相吻合。后外侧穿支很小，来自根动脉，伴随脊神经后根进入脊髓，供应灰质部分后柱。软脊膜穿支来自脊髓前、后动脉链，各分支组成动脉冠（arterial vasocorona），动脉冠的分支呈放射状进入，供应浅层白质，并与其他穿支吻合（图17-46）。脊髓各级营养动脉之间均有吻合，这些吻合对脊髓规避血供风险有一定作用。

综合脊髓内部的血供特点，可以看出，由于灰质较白质代谢旺盛，所以至颈膨大和腰骶膨大的血管粗大，而脊髓胸段的动脉干较细。对脊髓微动脉的定量分析显示脊髓灰质的血管密度是白质的4~5倍。胸段脊髓前正中动脉细小，根动脉分支较细，彼此吻合较差，故堵塞或受到压迫时，易引起较其他部位更严重的损害。

脊髓前正中动脉阻断后，脊髓的前2/3失去血液供应。如发病突然，在病变水平以下，几分钟内即可出现下运动神经元弛缓性瘫痪（脊髓休克）伴大小便功能障碍，并出现感觉分离现象。脊髓丘脑侧束缺血可出现痛、温觉丧失，但因后索完整，本体觉及精细触觉仍保留。

根据脊髓动脉的分布特点，在脊髓的3个部位可能存在缺血区域，分别是颈胸段（C1~T3）、中胸段（T3~T8）与胸腰段（T8~S5）交界处，相互之间几乎没有血管吻合。由于存在动脉的不连续性，有人认为在这些

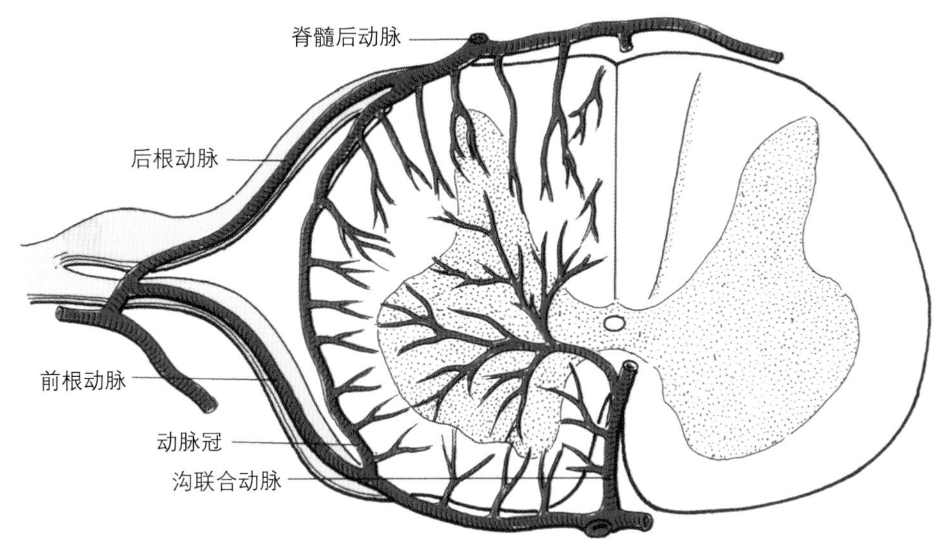

图17-46 脊髓内动脉的分布

区域成为缺血区。然而研究发现在脊髓内确存在一套脊髓内血流自动调整系统，可以避免所谓的缺血区出现循环障碍。通过对胸腰段脊髓前动脉的显微镜观察，发现这些部位的血管除了中层存在发育良好的环状肌以外，在内膜下还存在纵行肌，该内膜肌仅存在于脊髓前动脉，而分支中阙如。在分支发出处还存在唇状突起或纵行肌排列引起的纺锤样结构，这些结构参与了从脊髓前动脉到前中央穿支的血流调整。

像脑动脉一样，脊髓动脉本身也没有明显的滋养血管。在身体其他部位的血管，只要外径超过1 mm，其表面就具有纤细的滋养血管。脑和脊髓血管都浸泡在营养丰富的脑脊液里面，它们的外层组织主要通过脑脊液完成新陈代谢。

中枢神经系统内的毛细血管密度是按照“通过最少的毛细血管来满足最大的新陈代谢需求”这个原则来构成的。不像机体的其他组织具有毛细血管“储备”，完成正常功能只要通过部分毛细血管的开放就可以满足其需求，它们可以通过侧副管道的扩张来改变其固有毛细血管的阻力。脊髓的动脉不具备这种功能，它具有显著的血流自我调整功能，可以在全身血压很大的变化范围内维持其血流的稳定。上颈髓横断后不影响这种自我调节功能，人们猜测这种反射是局部的并且是由独立的自主神经控制的，但是这种调整机制所处的位置和机制目前尚不清楚。

脊髓血液供应存在个体差异。临床发现，有的病例是术中无意中阻断大根动脉的血供而不会产生灾难性的脊髓缺血，原因可能是大多数机体的一条主要动脉被阻断后有足够的侧副循环来补偿。但是，在阻断主动脉的情况下，如腹腔血管手术中横行钳夹主动脉，脊髓内血流量的维持，特别是胸髓，主要靠脊髓前动脉而不是依赖于侧副循环。在没有辅助动脉支持的情况下，横行钳夹主动脉可能导致脊髓损伤的情况占15%~25%。

6. 脊神经根的血液循环　对周围神经的实验研究以及对大量神经性跛行病例的观察结果提示，神经缺血是大多数疼痛的基础。长期以来神经根被看成是周围神经的一部分，认为其组织学和血管供应系统具有和周围神经一样的特点，导致周围神经的研究结果被不加鉴别地解释脊髓神经根的血供规律。

腰骶神经根特别容易受到损害，以往认为，神经根的血供来自其远端，而且没有侧副循环支持，同时神经根纤维束缺乏结缔组织，所以它们上面纤细的动脉血管容易在脊柱的反复屈伸运动中受到张力变化的影响而发生损害。但Parke通过血管造影发现，神经根从两端接受血供；在根动脉外面丰富的伴行组织有助于改善脊柱运动发生时动脉的紧张状态；在神经根全长都有大量的动、静脉吻合，这些吻合可在不同的压力情况下维持神经根的血流量。Rydevik等利用同位素标记技术发现，神经根营养的50%来自周围的脑脊液。

Watanabe与Parke对长期受压的神经根进行研究发现，受压节段丧失了新陈代谢，发生神经性跛行的患者在降低氧气吸入量的情况下，可出现原有症状加重的现象，提示疼痛与根性缺血有关。进一步研究发现根静脉更容易受到损伤。根静脉不与根动脉伴行，数量比动脉少，其行走路线是独立的，而且通常是在更深的部位，因此神经根应该属于中枢神经系统。由于退变性变化，如椎管直径和椎间孔变小等导致空间限制，根静脉壁薄，更容易受到这种空间限制（狭窄）的损伤，长期受压的神经根可出现静脉血流完全中断。

发生新陈代谢障碍或出现炎症的神经根对任何机械性刺激都特别敏感，都可能引起异位的神经冲动，导致疼痛。临床观察发现，腰椎管狭窄患者的神经痛可由于静脉血压的增高而加重。Laban等发现当右心顺应性下降时，腰椎管狭窄患者即使是在静态或侧卧的情况下，也会出现神经性疼痛，认为是由于硬膜外静脉窦充血导致已经敏感的神经根外压增大所致。Madsen和Heros发现在腰椎管狭窄的患者，出现在脊髓圆锥部位异常动、静脉分流导致的静脉“动脉化”可加重根性神经痛。他们猜测，在这种情况下出现的多种变化，如膨胀的硬膜外静脉导致的直接压迫、静脉高压直接导致的神经根血液循环阻力增加等原因，联合导致了疼痛的发生。

很明显，不管是动脉灌注还是静脉回流，只要神经根的血液循环发生障碍，出现的结果都一样，即受压神经节段发生缺血可加重异位神经冲动的产生，从而引起一系列症状和体征。

临床应用注意事项

尽管脊髓前、后动脉间有不同程度的吻合，但仍应牢记血供中的危险区。在两个来源不同的动脉分布区移行处称危险区，如脊髓胸段上部主要靠肋间动脉的根动脉供应，如1支或数支肌间动脉损伤或结扎，脊髓前正中动脉就难以满足T1~T4节段足够的血供，这些节段（特别是T4节段）就成了危险区。L1节段也是危险区。

近年来，脊髓前正中动脉的重要性受到质疑。随着前路手术的增多，截瘫的发生率并未增加。从而证实了脊髓有丰富的血供网这一事实，也说明了脊髓后动脉与前正中动脉同等重要，即使脊髓前正中动脉出了问题，脊髓后动脉仍可起到代偿作用。尽管如此，在前路手术时，仍应遵循以下原则：①只在手术显露必要时才结扎节段动脉；②靠近主动脉而不是椎间孔处结扎节段动脉；③如必须结扎，只结扎一侧节段动脉；④如有可能，只在单一平面有限切除椎间孔，使其对伴行血管的干扰降至最低限度。术后应用活血药物，维持血压不能过低，对于脊髓血液循环也很重要。

脊髓的静脉

脊髓的静脉数量总体上少于动脉，比相对的动脉稍粗，不与动脉伴行，也没有淋巴管伴行（图17-47）。

脊髓前静脉走行于前正中沟内，在动脉干的深面。脊髓后静脉较大，在一些节段常为2~3支。在脊髓前面，有6~11支前根静脉，后面有5~10支后根静脉，收集脊髓表面静脉丛的血液。后根静脉在后正中沟形成纵贯脊髓全长的后正中静脉，并在左右后外侧沟部各形成较细的纵行脊髓后外静脉，收集后柱、后索和一部分侧索的静脉血。各前根静脉同样形成1支脊髓前正中静脉和一对脊髓前外侧静脉，静脉通过沟静脉收集沟缘白质和前柱内侧部的血液。周围的静脉冠与各纵行的静脉干相连，形成软脊膜静脉丛。根静脉汇入硬膜外静脉丛。

脊髓静脉丛位于前正中裂、后正中沟、前根前方和前根后方，与椎内静脉丛吻合。椎内静脉丛沿脊柱硬膜外隙全长延伸。由于这些静脉缺少瓣膜，与头、颈、胸、腹部及盆部存在广泛交通，血液可从一个系统流向另一个系统。感染栓子或癌细胞可在各静脉丛间散播及停留。

脊髓静脉的特点是：①脊髓后静脉网较致密，而动脉网在前侧较致密；②脊髓后静脉只有1支；③脊髓前、后静脉之间的吻合较相应的动脉更为常见；④脊髓前2/3及后1/3静脉一般分别由脊髓前、后静脉汇出；⑤脊髓周缘的静脉较动脉丰富，很少会发生静脉阻塞。周围静脉网汇入脊髓前、后静脉，经后根再汇入硬膜外静脉丛中，最后经椎间孔或骶孔到达椎管外静脉丛，而后进入上、下腔静脉系统。

脊髓动、静脉畸形

脊髓动、静脉畸形占脊柱疾病的2%~4%，致残率高。通常将其分为4型：Ⅰ型为硬脊膜动静脉瘘，占55%~80%。主要位于神经根附近的硬脊膜上，由肋间动脉或腰动脉的分支供血，脊髓表面静脉引流，可为单根或多根动脉供血。Ⅱ型为脊髓内动静脉畸形，可局限呈球形，由脊髓前、后动脉分支供血，脊髓静脉引流。Ⅲ型的病灶范围较大，受累节段的椎管内全被血管充满，与正常脊髓组织混在一起，主要见于儿童。Ⅳ型为硬脊膜内髓周动静脉畸形，由1支或数支脊髓前、后动脉分支供血，与脊髓前、后静脉直接交通，引流静脉可显著扩张，血流加速。

脊髓动、静脉畸形的后果：①可在动、静脉间形成短路，脊髓血供减少；②静脉压增高，静脉回流下降而致瘀血；③畸形血管团块或血管破裂，血肿形成占位性病变；④血管痉挛或血栓形成，均可造成血供障碍。

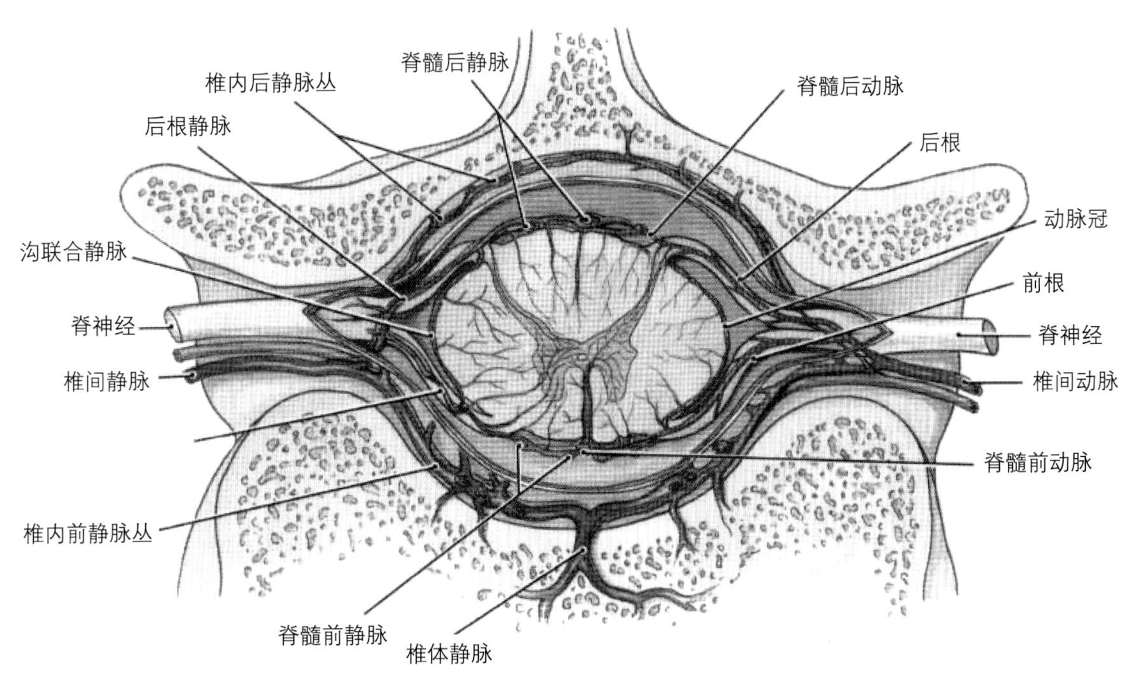

图17-47　脊髓的静脉

脊髓的淋巴管

在中枢神经的发育过程中，淋巴管并不进入，因此脊髓本身并无真正的淋巴管。但对于神经鞘特别是硬脊膜是否存在淋巴管尚有分歧。很早以前认为，脑脊液的吸收主要靠快速引流至静脉系统，仅有很小部分缓慢间接运输至淋巴系统。近来在蛛网膜下腔用标记血浆蛋白示踪方法，发现有些蛋白进入了淋巴管。

在动物实验中，向蛛网膜下腔注入墨汁，靠近脊柱的淋巴结可以显色。引流脑脊液的淋巴管最后经后纵隔淋巴结的输出管注入左、右静脉角。电镜下发现，蛛网膜绒毛是突入或穿经硬脊膜的蛛网膜组织，可能是脑脊液循环的功能单位。蛛网膜绒毛位于脊髓被膜与脊神经鞘的过渡区，即在脊神经后根神经节部位。脊髓蛛网膜绒毛可分为两种，即静脉旁蛛网膜绒毛及淋巴管旁蛛网膜绒毛。淋巴管旁蛛网膜绒毛均无例外地穿过硬脊膜，并靠近硬脊膜外结缔组织的淋巴管，从而将脑脊液引流至淋巴系统（图17-48）。

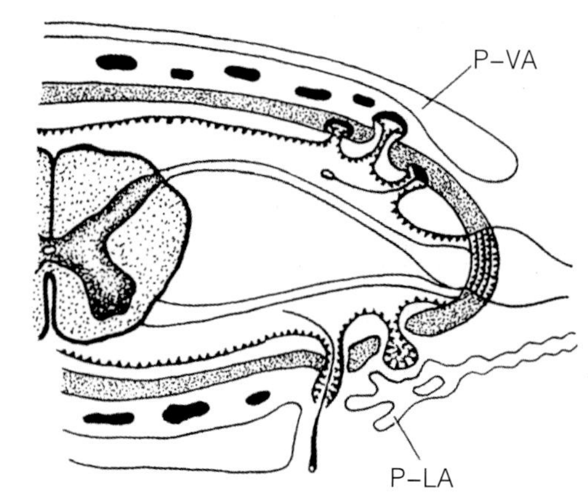

图17-48　近蛛网膜下角的静脉旁（P-VA）及淋巴管旁（P-LA）蛛网膜绒毛

脊髓节段损伤

脊髓节段是指从上一对脊神经后根进入脊髓下缘到下一对脊神经后根进入脊髓下缘之间的一段脊髓。由于脊神经根有31对，相应地脊髓也被分为31个节段，每一脊髓节段相对应脊神经根并支配相应的组织器官，这种规律性支配表现在感觉上呈节段性分布，运动上也呈相应支配。当脊髓损伤时可产生相应的感觉、运动障碍。反过来讲，临床上可以根据感觉运动的变化来推测脊髓损伤节段。熟悉这些内容对于脊髓损伤的诊治有重要意义。

脊髓节段与其相应的脊椎骨平面并不一致，它们之间的差别越向下越大。在颈下部和胸上部，脊髓节段比相应脊椎骨要高1~2个节段，在胸中部要高出2个节段，胸下部及腰部高出3个节段，因此熟知这种对应关系对于推测脊椎病变节段有实用意义。

各脊髓节段对四肢和躯干皮肤感觉分布区域亦很重要，尤其是胸部皮肤感觉支配区比较有规律，自上而下依次由T3~L1脊髓节段支配，对上肢和下肢的支配也有其规律。会阴部皮肤感觉由外向内依次为S3~S5脊髓节段支配，这种皮肤支配各节段互有重叠，分析时应加以考虑。

颈段脊髓损伤

1. C1脊髓节段损伤　由于第1颈神经后根常阙如，故C1节段以第1颈神经根发出的上缘为界。

2. C2脊髓节段损伤　第2颈神经根后支组成枕大神经，相对应C2脊髓节段，支配运动肌为膈肌小部分，所以C1、C2脊髓节段损伤多立即死亡，能够到达医院的多为不完全损伤，相对应的脊椎骨为枢椎。寰椎、枢椎骨折脱位时有可能导致C1、C2脊髓节段损伤，此类损伤多有以下神经病学改变。

运动改变表现为，第1颈神经、第2颈神经的部分纤维加入舌下神经，组成颈襻部分支配肩胛舌骨肌、胸骨舌骨肌、胸骨甲状肌等舌骨下肌群。但这些肌肉功能障碍表现不明显，所以临床表现往往不明显。椎枕肌由第1颈神经支配，肌肉功能障碍的表现也不明显。感觉改变表现为第2颈神经组成枕大神经，并参与枕小神经及耳大神经组成。枕大神经支配枕后皮肤，耳大神经支配耳郭皮肤，所以当寰、枢椎骨折脱位压迫脊髓时有耳郭及枕部皮肤麻木、疼痛，局部可有痛觉过敏或减退，患者表现为枕大神经痛。

3. C3脊髓节段损伤　C3脊髓节段与第2、3颈椎椎体之间相对应，当此处骨折脱位往往产生C3脊髓节段损伤。由于C3脊髓节段发出膈神经支配膈肌，故损伤后患者不能自主呼吸，伤者多立即死亡。常见的为第2、3颈椎椎体脱位，第2颈椎椎弓骨折，如Hangman's骨折。对于无明显颈髓损伤的患者，由于体征不典型，往往仅有颈上部疼痛不适，易误诊，临床上应注意。

4. C4脊髓节段损伤　相对应第3、4颈椎椎体之间，形成的第4颈神经由第3、4颈椎之间发出。由于第4颈神经参与膈神经组成，在此节段损伤时部分膈肌功能障碍，有可能造成窒息，所以此节段完全损伤患者多可存活。但患者四肢、躯干的肌肉全部瘫痪，所有的自主运动完全丧失，在早期为弛缓性瘫痪，待脊髓休克期过后则转为痉挛性瘫痪。该节段损伤，锁骨平面以下感觉消失，其他脊髓内脏运动功能障碍，如括约肌、性功能、体温调节功能均受到影响。

5. C5脊髓节段损伤　此节段对应第4颈椎，当第4颈椎椎体骨折、脱位时，易损伤此脊髓节段。由于此节段发出的神经支已不参加膈神经组成，对膈肌功能多无影响，所以即使完全损伤患者也能存活。但由于肋间肌完全瘫痪，患者只有腹式呼吸而没有胸式呼吸，所以可能有一定程度的呼吸困难。运动改变为，C5脊髓节段发出的颈神经根参与臂丛的组成，其神经支为腋神经支配三角肌，肌皮神经支配肱二头肌、肱肌及部分肱桡肌，此节段损伤表现为三角肌、肱二头肌瘫痪，所以患者双上肢完全无自主运动，只能放置于躯体侧方。由于肩胛提肌及斜方肌功能正常，所以患者肩部可以耸动。感觉改变为，C5脊髓节段损伤时颈部感觉正常，而感觉平面则在三角肌区以下，只在肩外侧方有一片状感觉正常区域。肱二头肌反射可明显改变，早期其他反射消失，晚期因脊髓休克期已过，所以双上肢病理征阳性，双下肢呈痉挛性瘫痪。

6. C6脊髓节段损伤　此节段相对于第5颈椎椎体，发出第6颈神经根在第5、6颈椎椎间孔穿出，参与臂丛的组成，发支支配肩胛提肌、肱二头肌、肱肌及肱桡肌，所以此节段损伤患者肘可以屈曲，肩可以外展。由于肱三头肌由C7节段支配，C6脊髓节段损伤时，C6以下脊髓节段所支配的手指、躯干肌及下肢肌肉均呈瘫痪状态，所以肱三头肌失去收缩力，不能伸肘，患者常呈屈肘状态，而胸大肌、背阔肌、肩胛下肌由于受C8~T1脊髓节段支配，所以也发生瘫痪，肩不能内收、内旋，肩呈外展状态。待脊髓休克期过后，下肢则呈痉挛性瘫痪。C6脊髓节段发支支配上臂外侧及前臂外侧皮肤，所以此节段损伤时上肢的前臂内侧及手部感觉丧失，感觉平面在胸骨柄或胸骨角水平。这是因为颈丛发出的锁骨上神经在此处与第1、2胸神经皮支呈重叠支配胸骨柄水平的皮肤。

由于肱二头肌反射中枢在C6脊髓节段，而肱三头肌反射中枢在C7脊髓节段，所以C6脊髓节段损伤肱二头肌反射消失，肱三头肌反射正常。

7. C7脊髓节段损伤　此节段对应第6颈椎椎体，发出的第7颈神经根自第6、7颈椎椎间孔内穿出参与臂丛的组成，发支支配肱三头肌、桡侧腕长伸肌、桡侧腕短伸肌及部分指伸肌、旋前圆肌、桡侧腕屈肌、屈指诸肌，此节段损伤时这些肌肉瘫痪，产生手指屈伸障碍，但可能遗留部分屈伸功能，伸腕时桡偏，伸指力弱。肱三头肌瘫痪、胸大肌瘫痪，而三角肌及肱二头肌肌力正常，所以患者呈屈肘、肩外展位，其姿势同C6脊髓节段损伤。C6与C7脊髓节段损伤不同的表现在于C7脊髓节段损伤手指和腕可保留部分功能，而C6脊髓节段则不能。C7脊髓节段损伤时，肱二头肌反射正常，肱三头肌反射消失，其感觉平面在胸骨柄或胸骨角水平，机制同C6脊髓节段损伤。

8. C8脊髓节段损伤　此节段对应第7颈椎椎体，发出的第8颈神经根由第7颈椎与第1胸椎的椎间孔走行，参与臂丛的组成，发支支配拇长屈肌、指屈肌群、骨间肌及大鱼际肌。当此节段损伤时，肱三头肌、肱二头肌肌力正常，屈、伸肘功能保留，肩部外展功能正常，屈、伸腕功能也可大致正常，但由于大鱼际肌丧失功能而出现手指对掌、外展功能丧失，屈拇肌力减弱或丧失。C8脊髓节段的感觉支配区为环指、小指及小鱼际肌及前臂内侧部，所以C8脊髓节段损伤时环指、小指及小鱼际肌、前臂内侧出现感觉障碍，而上肢其他部位感觉正常，其感觉平面仍在胸骨柄或胸骨角水平，原理同上。

总之，上颈髓损伤出现呼吸障碍而危及生命，四肢感觉、运动全部丧失。下颈髓损伤由于保留了膈肌功能而得以存活，但由于胸式呼吸丧失，呼吸力弱，所以完全靠膈肌运动来维持，患者咳嗽力弱，易出现痰潴留，有时不能自行排出，需别人压迫其上腹部以增加膈肌收缩的冲击力量，协助排痰。另外，使腹部受压或腹内压增高的因素，如棉被、腹胀皆可使腹式呼吸受到影响，而使膈肌疲劳，间接地影响呼吸功能，所以颈髓损伤患者一定要确保腹部不受压迫，可用支架将棉被撑起，不与腹部接触。腹胀、大便潴留等因素也间接影响呼吸，应注意预防。下颈髓损伤患者的感觉平面均在胸骨柄或胸骨角水平，这对于判断颈髓损伤平面无定位意义，但上肢的感觉、运动、反射改变有定位意义，应注意观察。根据颈髓损伤的不同可保留部分功能，这些功能哪怕只有一点进步或改善都会改善患者的生活质量，完全颈髓损伤患者的躯干及双下肢均呈瘫痪状态，所以颈髓损伤患者不能坐起，双下肢在晚期呈痉挛瘫痪状态。颈髓以下脊髓功能在早期呈抑制状态，所支配的血管功能、内脏功能及代谢均出现功能障碍，如低血压、心律失常、稀释性低钠血症、腹胀、大小便障碍等，但由于内脏功能可以自行调节，所以休克期过后，这些功能逐渐恢复或接近正常，可形成反射性膀胱排尿，甚至恢复部分性功能，但大、小便功能难以恢复正常。

胸段脊髓损伤

胸髓的节段性分布最为典型，每个节段皮肤受三个节段的神经支配，所以确定皮肤感觉平面时以感觉改变处为准，感觉丧失平面往往低于感觉改变平面。

1. T1脊髓节段损伤　此节段相对于第7颈椎椎体和第7颈椎与第1胸椎椎间盘，C7脊髓节段损伤时可能造成T1节段损伤。此节段脊髓发出第1胸神经根参与臂丛的形成，发支支配手内肌，皮支支配上臂远端内侧、前臂内侧。由于T1脊髓节段外侧角发出交感神经支配面部血管、眼部的Müller肌、瞳孔开大肌等，所以此节段损伤出现双侧手内肌功能丧失，霍纳症候群（面无汗、眼球内陷、瞳孔缩小），全部肋间肌及下肢肌群瘫痪。感觉平面在胸骨柄及胸骨角水平，但在臂内侧及前臂内侧有感觉障碍区。由于支配屈、伸肘、腕及肩关节的肌群正常，所以肩、肘、腕、手指屈、伸功能均可正常，但手内肌萎缩无力。呼吸仍以腹式为主，胸式呼吸丧失。

2. 上胸段脊髓节段　是指T5脊髓节段水平以上脊髓节段，此段脊髓比同序椎体高1个椎体，第1~4胸椎骨折脱位易损伤此部位脊髓，T2~T5节段除各发出第2~5肋间神经支配相应的肋间肌外，还有此水平以下的肌肉及皮肤感觉，所以此段脊髓损伤后其下位肋间肌瘫痪，呼吸仍以腹式呼吸为主，损伤水平越低，所保留的正常肋间肌越多，呼吸功能越好。损伤水平以下的肌肉全部瘫痪，双下肢瘫痪，竖脊肌大部分瘫痪，所以患者不能自行维持坐位。由于腹肌由T6~T12脊髓节段水平支配，所以腹肌瘫痪。感觉障碍水平在胸骨角至剑突水平。腹壁反射消失，双下肢的反射早期减弱，晚期则呈亢进状态。

对于上胸段脊髓水平以上的损伤，由于腹肌瘫痪，腹部感觉丧失，所以当合并腹部损伤，如肝、脾破裂或肠管破裂时，患者并不出现腹痛，查体也缺乏典型的压痛、反跳痛及肌紧张的体征，易漏诊、误诊，故对于高位脊髓损伤的患者应特别注意是否合并腹部损伤。

3. 中胸段脊髓节段　是指T6~T10脊髓节段，此节段比同序数椎体高2个椎体，故此段脊髓损伤多见于第4~8胸椎椎体骨折脱位。此节段脊髓发出第6~10肋间神经支配相应的肋间肌和腹直肌，腹内斜肌、腹外斜肌及腹横肌。皮支支配胸腹部皮肤，其后支支配竖脊肌。当此节段损伤时，损伤平面以下的腹肌及肋间肌瘫痪，双下肢瘫痪，部分竖脊肌瘫痪，但由于上位近半数肋间肌功能完好，所以胸式呼吸存在，对呼吸影响不大。但腹肌下部可有松弛，当腹肌收缩时，下腹部隆起。虽然部分竖脊肌仍有功能，但由于腰大肌、腰方肌瘫痪，所以此节段损伤的患者自行维持坐位仍很困难，需支具保护及双上肢强力支撑。感觉平面根据损伤水平也有所不同，剑突相当于T6脊髓节段水平，肋弓相当于T8脊髓节段水平，脐相当于T10节段水平，上腹部腹壁反射可以保留，下腹部腹壁反射消失，提睾反射消失。双下肢呈现上运动神经元损害状态。

4. 下胸段脊髓节段　是指T11、T12脊髓节段，此节段所对应第8、9胸椎椎体水平。当此段骨折脱位时出现此节段损伤。T11、T12脊髓节段发支支配下腹部肌肉及提睾肌。T12脊髓节段损伤时，腹肌收缩全部正常；T10脊髓节段损伤时，下腹部肌肉无力，提睾反射消失，双下肢仍呈上运动神经元损害状态。由于部分腰大肌、腰方肌可以保留收缩功能，大部分竖脊肌功能完好，所以患者可以维持坐姿。感觉支支配脐以下至腹股沟部，所以T11、T12脊髓节段损伤感觉平面在腹股沟水平。

总之，胸段脊髓损伤可保留双上肢功能，对呼吸影响较小，平面越靠下，呼吸功能受影响就越小。由于腹肌功能保留，感觉也基本正常，所以合并腹腔脏器损伤时，多会出现相应的症状或体征而不至于被患者及医护人员所忽略。由于脊髓损伤平面以上功能正常，所以血液动力变化不明显，与颈髓损伤相比内脏功能紊乱较小，相应的并发症也较少，但均出现双下肢瘫痪，早期呈软瘫，后期呈硬瘫，大、小便功能障碍也很明显。胸椎管较为狭窄，一旦出现骨折，多预示暴力强大，所以出现完全性脊髓损伤的机会多，且往往合并胸部损伤，如血气胸、肋骨骨折、肺挫伤等，临床上应多加注意。

■腰段脊髓损伤

腰段脊髓与第10~12胸椎椎体相对应，此处是胸腰段骨折脱位的常见部位，所以临床上最常见腰段脊髓损伤，掌握此部分内容有重要意义。

1. L1脊髓节段损伤　L1脊髓节段发出第1腰神经根参与肋下神经、髂腹下神经、生殖股神经的组成，发支支配腰大肌、腰方肌及提睾肌、缝匠肌等肌肉。其支配感觉区在腹股沟韧带部。当此节段脊髓损伤时，腰部肌肉力量减弱，双下肢瘫痪，提睾反射及膝反射消失或减弱；感觉平面在腹股沟韧带水平，大、小便功能障碍。

2. L2脊髓节段损伤　第2腰神经参与腰丛组成，发支支配腰大肌、腰方肌、缝匠肌及股薄肌，感觉支支配大腿上1/3的外侧及内侧。当此节段损伤时，双下肢瘫痪，上述肌肉力量减弱，但较L1脊髓损伤力量稍有进步，大、小便功能障碍，其感觉平面在大腿上部，下肢其余部分感觉丧失，会阴部麻木或感觉丧失。

3. L3脊髓节段损伤　此节段发出第3腰神经

参与腰丛组成，发支支配股四头肌及股内收肌群，大腿中下1/3交界处皮肤。此节段脊髓损伤时，股四头肌和股内收肌群肌力减弱，所以大腿伸膝力量减弱，膝关节以下肌肉瘫痪，大腿中、下1/3以下皮肤感觉减退甚至丧失，膝腱反射、跟腱反射减弱或消失，大、小便失禁。由于提睾反射的反射弧中枢在L1、L2脊髓节段，所以L3脊髓节段损伤时提睾反射存在。

4. L4脊髓节段损伤　L4节段发出第4腰神经根参与腰丛、骶丛组成，发支支配股四头肌及股内收肌群，其感觉支配小腿内侧部皮肤。当此节段损伤时，膝关节以下感觉减弱或丧失。股四头肌由于尚有第2、3腰神经支支配，所以只是出现肌力减弱而不会完全丧失，但双小腿的伸、屈肌群全部瘫痪，大、小便失禁。臀肌受骶部神经支配，L4脊髓节段损伤时，臀肌全部瘫痪，而髂腰肌及股内收肌群尚保留部分功能，所以患者能勉强站立行走，但臀肌瘫痪步态不稳，双足伸屈无力，上楼及跨过台阶困难。跟腱反射消失。

5. L5脊髓节段损伤　L5脊髓节段发出第5腰神经根参与腰骶干组成。L5脊髓节段发支支配臀肌、小腿肌及伸趾诸肌。感觉支支配小腿外侧面及足背部皮肤，所以当L5脊髓节段损伤时，髂腰肌及内收肌可以收缩，而臀肌及股二头肌等肌力减弱，甚至丧失，髋关节呈屈曲内收畸形，膝关节呈过伸畸形。患者伸趾障碍，踝关节背伸障碍，而小腿三头肌瘫痪，足肌瘫痪，大、小便失禁。其感觉障碍平面为小腿外侧部及足背部皮肤。由于膝反射的反射弧在L4脊髓节段以上水平，此节段损伤时膝反射存在，跟腱反射消失。

腰段脊髓主要与第10~12胸椎椎体相对应，所以此部位骨折脱位，往往造成的腰髓损伤为混合性。有的数个节段同时受到损伤。除此之外，与之走行在同一水平面的上位腰神经根也同时受到损伤，所以临床上表现复杂多样，难以出现典型的节段性改变。最常见的为多节段损伤的表现同时存在，故临床上应注意综合分析，并结合影像学资料才能做出大致正确的判断。

■ 骶段脊髓损伤

骶段脊髓位于脊髓下端，其上部是腰骶膨大的部分，下部与尾髓相延续。骶段脊髓与第12胸椎~第1腰椎椎间盘、第1腰椎椎体及第1、2腰椎椎间盘相对应，此处是胸腰段骨折相对多发部位。第1腰椎爆裂骨折时易产生骶髓损伤。

1. S1脊髓节段损伤　S1脊髓节段发出第1骶神经根，其起始部向下参与马尾神经组成，在第1骶前孔穿出后参与骶丛，发支支配臀大肌、臀中肌、臀小肌、股二头肌、半腱肌、半膜肌、小腿三头肌、腓骨长肌、腓骨短肌等肌肉。皮肤感觉区在足背、足底及小腿下外侧部。当S1脊髓节段损伤时，臀肌部分瘫痪，股后肌群力量减弱，小腿三头肌肌力大部丧失，足内肌群萎缩明显。膀胱及肛门括约肌由于主要受S2、S3脊髓节段支配，所以大、小便失禁。感觉障碍区在足背、足底、小腿外侧及大腿后侧部分，靴区感觉障碍。由于跟腱反射的中枢在S1脊髓节段，可出现跟腱反射消失，而膝腱反射存在。

2. S2脊髓节段损伤　S2脊髓节段发出第2骶神经根参与骶丛组成，发支支配臀肌群，小腿三头肌及足底肌群。感觉支配足底及小腿后上方及大腿后面。S2脊髓节段损伤时，屈趾肌及足部肌肉瘫痪，所以足肌萎缩，屈趾力量减弱，而伸趾力量仍存在，所以患者出现踝背伸现象。当刺激足底时，也可能出现类似巴宾斯基征的伸趾动作，此时应注意辨别，以免造成认征不准。感觉障碍区为足底、小腿后上部及大腿后部、鞍区感觉障碍。S2脊髓节段损伤时，跟腱反射多不受影响或受影响很小，所以膝反射、跟腱反射存在，大、小便失禁。

3. S3脊髓节段损伤　S3脊髓节段的神经根参与骶丛组成，主要支配骨盆底的肌肉、膀胱及肛门括约肌。感觉支支配阴囊后部、龟头、会阴及肛门周围皮肤、大腿后上1/3皮肤。此节段损伤时，双下肢感觉、运动基本正常，主要表现为膀胱及肛门括约肌障碍，大、小便失禁。感觉障碍主要在会阴部、龟头、阴囊后部。由于球海绵体肌、肛门反射中枢在S3脊髓节段，所以此节段损伤时肛门反射及球海绵体肌反射减弱，性功能减弱。由于S2脊髓节段正常，所以可以保留部分性功能。

4. S4脊髓以下节段损伤　由于此节段连同尾髓所支配的肌肉为细小的部分肛提肌及其他肌肉。感觉支支配区局限于尾部皮肤，所以临床意义并不重要，损伤后亦无明显障碍。

骶脊髓节段损伤时往往伴有马尾神经损伤，所以出现的症状、体征为马尾神经损伤症状和骶髓损伤症状，马尾部分功能可能恢复，而骶髓往往难以恢复，所以临床上最难恢复的是大、小便功能和性功能。骶髓损伤时往往是多个节段同时受到损伤，所以症状、体征呈多样性和复杂性。

脊髓末端的位置不同，脊髓损伤的症状、体征也不相同，这在骶尾段表现明显。当脊髓过短时，脊髓末端可能高于第1腰椎椎体，甚至与第12胸椎椎体相对应，此时第1腰椎爆裂骨折往往只损伤马尾神经而使脊髓免于损伤。脊髓过长时，其脊髓末端可能低于第2腰椎上1/3，甚至与第3腰椎椎体相对应，此时即使为第3腰椎椎体爆裂骨折，也可能造成脊髓损伤。对于大多数病例，脊髓末端位于第1腰椎椎体下缘，或第1、2腰椎椎间盘，所以第2腰椎以下爆裂骨折往往只损伤马尾神经，极少造成脊髓损伤。

脊髓被膜及其间隙

在脊髓的外周包有三层结缔组织被膜，各被膜之间和被膜与椎管内表面之间存有间隙。

■ 脊髓被膜

1. 硬脊膜（spinal dura mater）　相当于硬脑膜的内层，在枕骨大孔处与硬脑膜相延续。硬脊膜为脊髓被膜的最外层，在脊神经穿出硬膜囊的部位，硬脊膜也随之延长形成神经根袖的外层，并与脊神经相延续。硬脊膜向下形成硬膜囊下端。在1~3岁的儿童硬膜囊下端位置在第1~3骶椎椎体水平，其中位于第1、2骶椎椎间盘水平约占50%，位于第2骶椎椎体水平者占1/3，位于第2~3骶椎椎间盘水平者占1/4，极少数低于第3骶椎水平。成人与儿童无显著性差异。硬脊膜囊下部自上而下逐渐变细，上端呈圆桶状，下端呈锥状（图17−49）。

在椎管内硬膜囊所占据空间的比例在约为2/3，相比较，颈、胸段缓冲余地较小，而腰段较大，并且由于第1腰椎水平以下硬膜囊内为马尾神经，所以下腰段硬膜囊可以更好耐受压迫及牵拉。

2. 蛛网膜（arachnoid mate）　脊髓蛛网膜薄且柔软，是一薄层结缔组织，含有胶质、弹力和网状纤维，内、外面均有扁平细胞覆盖。蛛网膜向内发出许多小梁与软脊膜相连。小梁间的空隙为蛛网膜下腔，尾侧部蛛网膜下腔无脊髓，形成终池，内含脑脊液。在第3腰椎以下由于蛛网膜下腔宽大，内含脑脊液量大，所以腰椎穿刺一般在第3、4腰椎间隙或第4、5腰椎间隙进行，不易损伤马尾神经，且可以取得足够量的脑脊液。蛛网膜下腔在各部位宽窄也有所不同，这对于脊髓保护有重要意义。

3. 软脊膜（spinal pia mater）　是含有血管的薄层组织，实际是由两层组成，内层由网状纤维和弹力纤维形成的致密网，紧贴于脊髓表面，并发出纤维隔进入脊髓，血管就沿此纤维隔进入脊髓。内层无血管，由脑脊液供应营养。外层由胶原纤维束组成疏松网，并与蛛网膜小梁相连，此层内有脊髓血管，还有不规则的腔隙与蛛网膜下腔相通，向深部通入血管周围间隙。

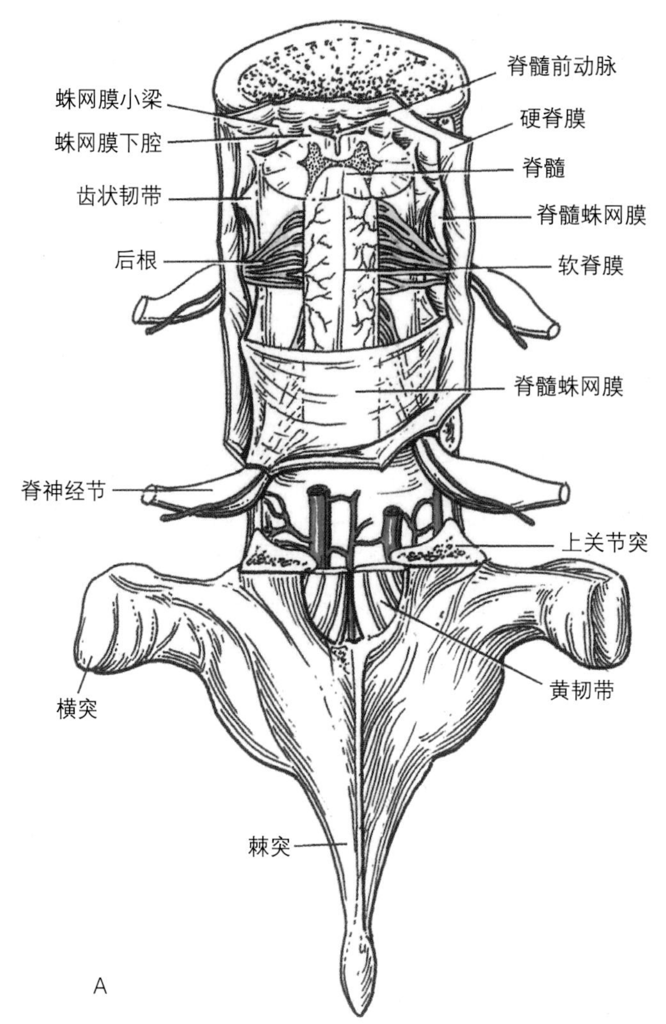

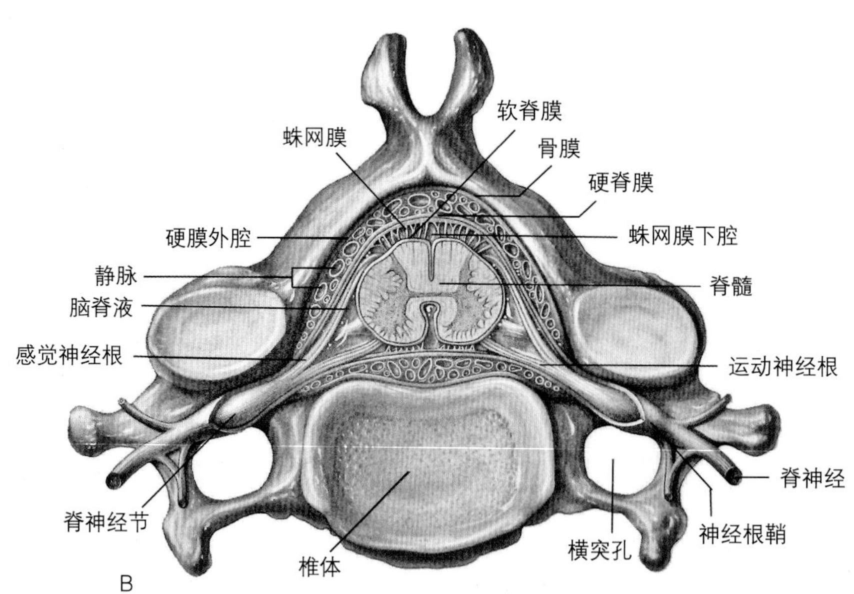

图17-49 脊髓被膜

A.前面观；B.水平面观

软脊膜柔软而且富有血管，在脊髓前面深入至前正中裂内，在神经根处紧贴神经根形成神经根内膜。在脊髓侧面，脊髓前后根之间软脊膜形成齿状韧带（denticulate ligament）。两侧齿状韧带均由枕骨大孔延伸至第1腰椎平面，一般有19~21对。齿状韧带呈三角状，其底边在脊髓侧面，尖端在上、下两脊神经根之间附着于硬脊膜内面，每侧齿状韧带相续，形似锯齿。

齿状韧带对脊髓起悬吊作用，将脊髓固定在硬脊膜、蛛网膜形成的囊内。当脊柱屈伸时，齿状韧带作为导引，使脊髓随之运动。在脊髓正中沟内，软脊膜也有不完整的隔膜将脊髓固定在硬脊膜上，这样脊髓悬浮于脑脊液中，使之免受震荡，起到保护作用。当脊柱屈曲时，脊髓神经根和齿状韧带均处于牵张状态，齿状韧带向下倾斜的轴向分力与脊髓所受张力相平衡，可减少脊髓受到牵拉。齿状韧带的横向分力可平衡地保持脊髓处于中线位，可最大限度地防止脊髓遭受骨性撞击或震荡（图17-50）。

■ 脊膜间隙

1. 硬膜外腔（隙）（cavitas epiduralis） 是椎管内硬脊膜与椎管内壁之间的间隙，其内充有静脉丛、神经根及硬膜外脂肪。另外还有硬膜与椎管壁之间的连结结构。

硬膜外腔在不同部位其大小也不相同，这些间隙的存在为椎板切除提供了安全间隙。当椎管发育性狭窄时，硬膜外间隙相应地减小，胸椎管狭窄或黄韧带骨化时硬膜后间隙变小或消失，此时硬膜外脂肪消失，椎板与硬膜紧贴，椎板下操作极易造成脊髓损伤，并引起相应功能障碍，所以胸椎管狭窄椎板减压时，用椎板咬骨钳逐渐咬除椎板是非常危险的损伤，应列为禁忌。腰椎管狭窄时病变与之相似，但由于腰椎管相对应的硬膜囊内没有脊髓，可耐受牵拉和压迫，所以可以用椎板咬骨钳处理黄韧带及椎板。

硬膜外脂肪衬于硬膜囊四周，硬膜前方软组织厚度即脂肪组织厚度除第5腰椎节段较厚外，其余部位均较薄。硬膜外后方软组织厚度颈段最薄，胸段较厚，腰段最厚，这些硬膜外脂肪对缓冲震荡有重要作用，可以保护脊髓免受损伤。

除脂肪外，硬膜外腔内有一些重要结构，其中最重要的是椎管内静脉丛，这些静脉丛在前、后部各连结成左右两条纵行静脉链，彼此吻合成网状，在前方填充于椎体后方与后纵韧带之间，椎弓根内侧等部位，向后与椎管外静脉相连通，向前与腰椎静脉相连，上、下与颅腔及盆腔静脉丛吻合，所以椎管内静脉丛构成了上、下腔静脉的另一条侧副循环通路。由于该静脉丛无瓣膜，血液可以双向流动，当腹压增高时，椎管内、外静脉丛扩张，此时椎管内手术出血较多，所以脊柱手术俯卧位时应使腹部悬空，这样可以避免腹部受压，同时在重力的作用下使血液存留于腹内静脉丛，从而使椎管内静脉萎陷，可以明显减少

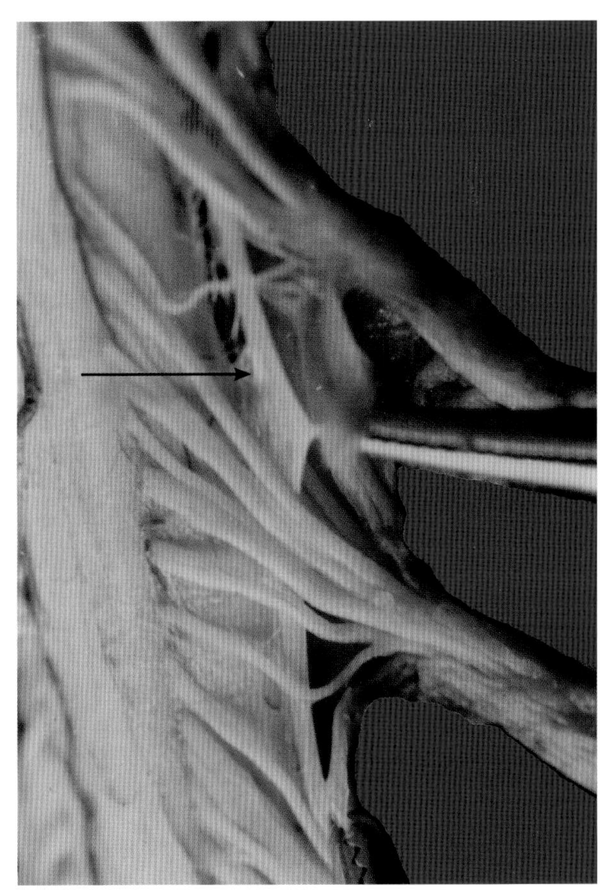

图17-50 齿状韧带

出血。由于椎管内静脉丛壁薄，压迫止血效果明显。盆腔内细菌栓子或肿瘤细胞可以直接进入椎管内静脉丛甚至颅腔，所以患盆腔炎、附件炎或前列腺炎的患者如果行脊柱手术，其术后并发感染的机会大大增加。肿瘤转移的规律亦是如此。

硬膜外间隙被两侧神经根分为前、后两部分，在前部硬脊膜与后纵韧带及椎体相贴，在硬膜囊前壁正中与后纵韧带之间有纤维束带相连结，类似于韧带结构，称Hoffmann韧带。该韧带在胸、腰段明显，其功能是固定硬膜囊，使之在随脊柱屈伸活动，并与脊柱生理弯曲相适应。有时在前正中Hoffmann韧带形成纵行隔膜，这可能是导致脊髓半侧麻醉的原因之一。在后部间隙，硬膜与椎板之间多无连结结构，但在硬膜与黄韧带之间存在着韧带样结构，称为硬膜黄韧带，这样的结构在颈部、胸部及腰部均存在，所以在颈椎椎管后路扩大掀开椎板时，应注意切断这些韧带，否则就会牵拉硬脊膜，间接造成脊髓损伤。在腰部，这些韧带可能是造成硬膜撕裂的原因之一。

2. 硬膜下腔（cavum subdural） 指硬脊膜与蛛网膜之间的潜在腔隙，腔隙很小。由于腔隙小，蛛网膜很薄，所以穿刺很难进入此腔隙。在脊柱手术硬膜切开时可看到此间隙。

3. 蛛网膜下腔（cavitas subarachnoi-dealis）为蛛网膜与软脊膜之间的腔隙，内含脑脊液。脑部蛛网膜下腔与脊髓部的蛛网膜下腔相通。在一些部位蛛网膜下腔膨大，称为池，如延髓池和腰部的终池。脊柱颈段屈伸时对脊髓和蛛网膜下腔有较大影响（图17-51）。脑脊液是循环的，并随呼吸及脉搏搏动，当脊髓受压或蛛网膜下腔梗阻时，脑脊液循环受阻，此时其搏动减弱甚至消失。腰穿时，脑脊液通畅试验（奎肯试验）就是根据此原理设计的。

临床应用注意事项

临床上根据椎管内肿瘤与脊膜的位置关系分为硬膜外、交通性、硬膜下及脊髓内肿瘤。肿瘤位于硬膜外间隙手术不用切开硬膜；交通性肿瘤一部分在硬膜外，一部分在硬膜内；硬膜下

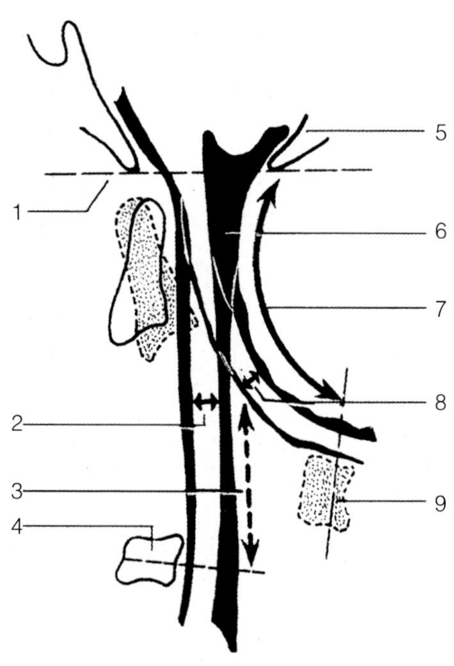

1.枕骨大孔线；2.前屈位脊髓矢状径；3.前屈位脊髓后缘长度；4.第7颈椎（前屈位）；5.枕骨；6.小脑延髓池；7.后伸位脊髓后缘长度；8.后伸位脊髓矢状径；9.第7颈椎（后伸位）。

图17-51 脊柱颈段屈伸时对脊髓和蛛网膜下腔的影响

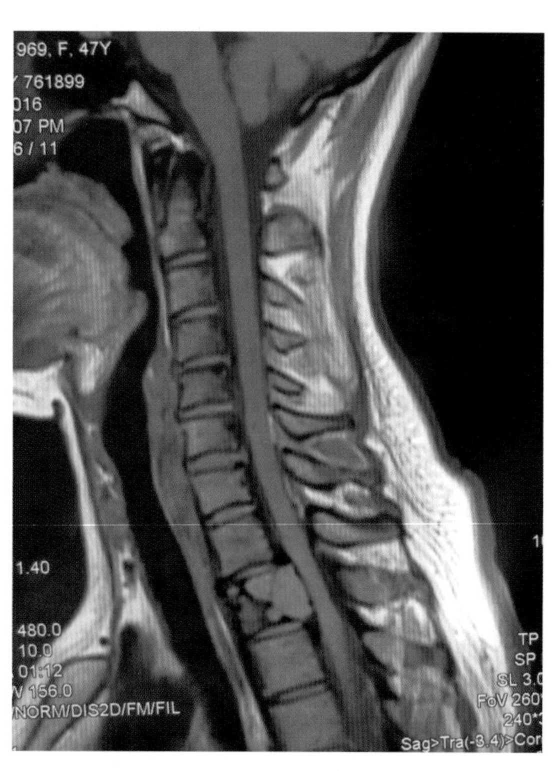

图17-52 硬膜外肿瘤MRI

肿瘤则需要切开硬膜才能切除肿瘤；脊髓内肿瘤则必须将硬膜、蛛网膜及脊髓切开才能切除肿瘤。其MRI影像学特点不同，可以鉴别（图17-52~55）。

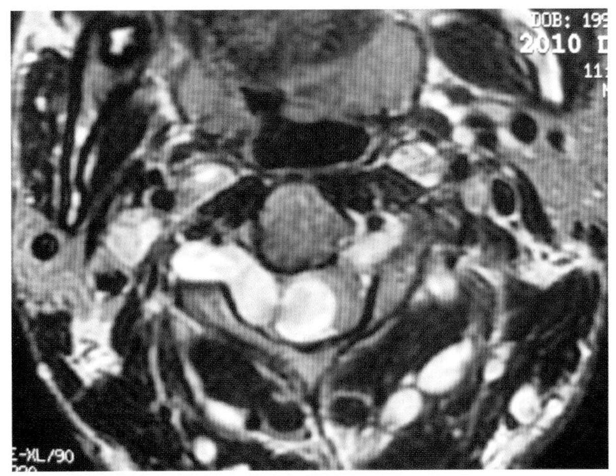

图17-53　交通性肿瘤MRI

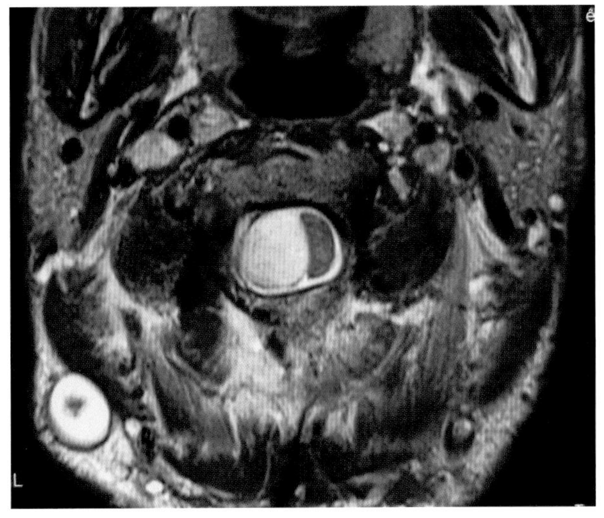

图17-54　硬膜下肿瘤MRI

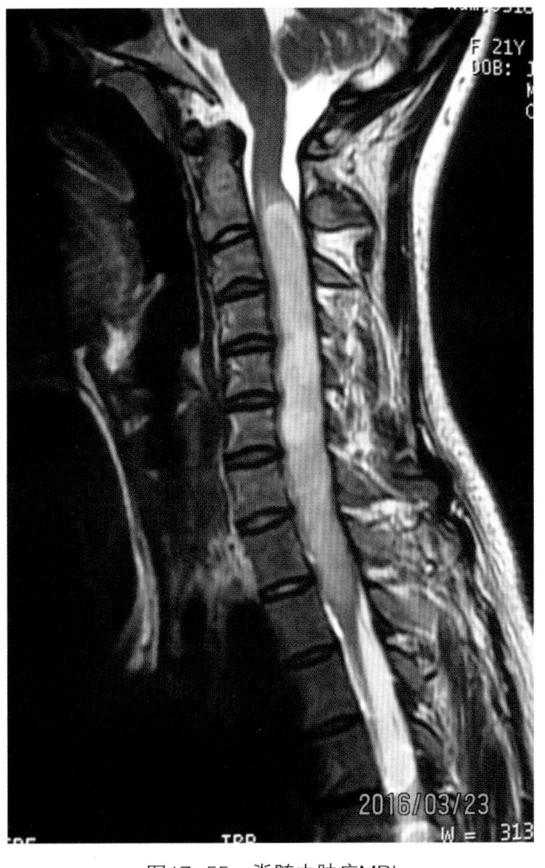

图17-55　脊髓内肿瘤MRI

（杜心如　孔祥玉）

参考文献

1. 李殊明, 甘清, 李晓明, 等. 儿童脊柱脊髓发育畸形的MRI诊断. 临床医学工程, 2015, 22(1): 3-4.
2. 路涛, 陈加源, 吴筱芸, 等. 儿童脊柱脊髓发育畸形的MRI诊断. 中华实用儿科临床杂志, 2013, 28(11): 843-845.
3. 中华医学会神经外科学分会, 中国医师协会神经外科医师分会. 中国颅颈交界区畸形诊疗专家共识. 中华神经外科杂志, 2016, 32(7): 659-665.
4. 杜瑞, 农鲁明, 周栋. 椎管成形术治疗熊腰椎椎管内肿瘤的研究进展. 医学综述, 2011,17(20): 3103-3105.
5. 杜心如. 脊柱常见变异对手术入路的影响及处理. 解剖与临床, 2013, 18(5): 463-465.
6. 杜心如. 多发性骨髓瘤骨病外科治疗. 北京:人民卫生出版社, 2013: 78-82.
7. 李殊明, 甘清, 李晓明, 等. 儿童脊柱脊髓发育畸形的MRI诊断 .临床医学工程, 2015, 22(1): 3-5.
8. 路涛, 陈加源, 吴筱芸, 等. 儿童脊柱脊髓发育畸形的MRI诊断. 中华实用儿科临床杂志, 2013, 28(11): 843-845.
9. 邓斌. MRI脊柱扫描应用. 医药前沿, 2012, 8(24): 170.
10. 蒋牧良, 龙莉玲. 脊髓栓系综合征27例的MRI诊断. 广西医学, 2010, 32(2): 172-174.

18

脊神经根

脊神经（spinal nerves）有31对，每对脊神经由前根（anterior root）和后根（posterior root）组成。后根较前根粗大，一般颈神经后根是前根的3倍，后根的根丝也较前根的粗大；胸神经后根较前根略粗，腰、骶神经后根最为粗大，根丝最多；尾神经根后根最细。第1对脊神经的后根可因发育不良而阙如。

脊神经根的形态和结构

■ 脊神经根的组成

脊神经根的前、后根分别依次由神经小束（根丝）→神经亚束→神经束组成，神经小束与脊髓前外侧沟和后外侧沟相连，斜向外下方，在走行中各小束逐渐会合成神经亚束，随后亚束会合成神经束。神经束排成内侧宽、外侧窄的扇形神经根，漂浮在脊髓与硬脊膜之间的脑脊液中（图18-1，2）。前根有6~8个神经小束，后根有7~10个神经小束。同一节段的前、后根之间有恒定的齿状韧带（denticulate ligament）相连。

与同一脊髓节段相连的前、后根在同一水平面上，脊神经前根也称腹侧根或运动根（motor root），后根也称背侧根或感觉根（sensory root）（图18-3）。前根起自脊髓前角，经前外侧沟离开脊髓；后根经后外侧沟进入脊髓。在后根的中远部有一梭形膨大，称脊神经节（spinal root ganglion）（图18-4）。颈、胸段脊神经的前、后根发出后呈水平位向外侧伸展，分别穿过硬膜囊，在硬膜囊的外侧缘处二者融合成脊神经，经相应的椎间孔离开椎管（图18-5）。腰、骶段脊神经前、后根沿脊髓两侧向下伴行，形成马尾，在各节段相应部位二者合成脊神经，穿出硬膜囊（图18-6，7）。腰、骶段脊神经在穿出椎间孔时斜向下外方，脊神经节可能位于椎间孔内或椎管内。

临床应用注意事项

在临床上，硬膜囊内的脊神经前、后根与解剖学名称一致，而硬膜囊外的脊神经则称为“神经根（nerve root）”，在一般临床文献中所称的神经根就是解剖学上所指的脊神经。这种称谓的不同有时会造成理解混乱，特此说明。

脊神经向远端走行，在出椎间孔处分为前支、后支和脊膜支。

1. 前支　除第1、2脊神经前支较细小外，其余节段的均粗大。前支发出后，除第2~11胸神经前支和第1、12胸神经部分前支外，其他各前支均相互汇合、分离，形成神经丛，然后各神经丛再发出分支分布于相应结构。神经丛共有5个，分别是颈丛、臂丛、腰丛、骶丛和尾丛。胸神经前支均单独形成肋间神经和肋下神经。

在脊神经前支起始处的附近，有与交感干

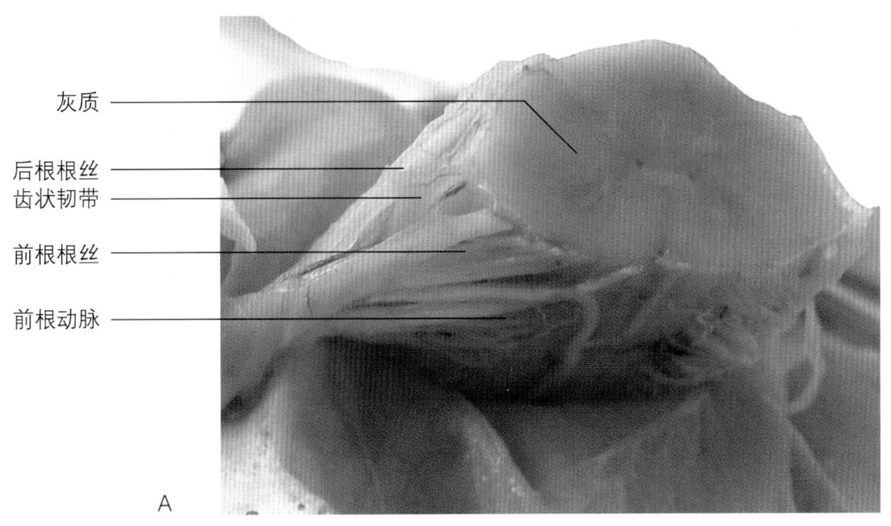

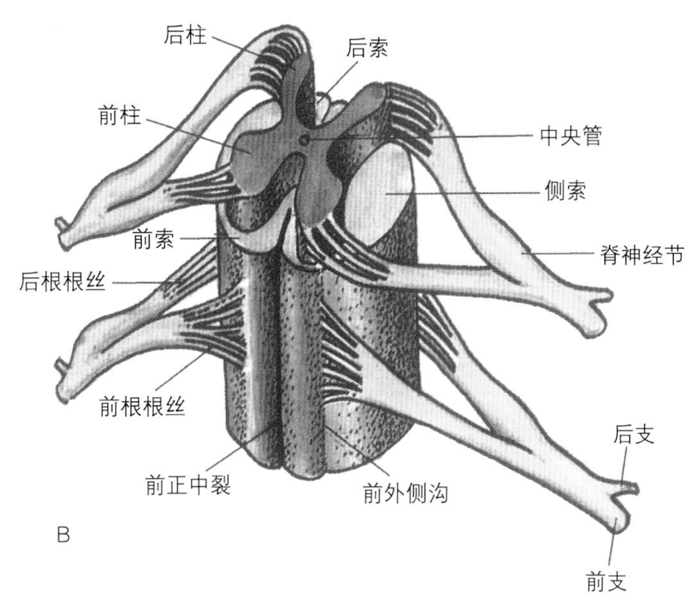

图18-1 神经根的组成
A.标本示神经根；B.脊神经根

神经节相连的交通支，交通支有两种：①白交通支，为第1胸神经至第3腰神经前支的小分支，连结相应的交感干神经节。白交通支由有髓纤维组成。②灰交通支，每一脊神经前支接受来自相应交感干神经节的小分支，主要由无髓神经纤维组成。这些灰交通支到达到脊神经后，随脊神经及其分支分布于全身的血管、淋巴管、腺体及竖毛肌。

2. 后支 除第1、2颈神经后支较为粗大外，其余均较细小。后支分出后向后绕过关节突，经相邻两横突之间进入脊柱后外侧，骶神经后支则穿经骶后孔。脊神经后支分为内侧支和外侧支，内侧支沿棘突旁走行，外侧支则向外侧斜行穿越竖脊肌等后外侧肌群，分布于附近的关节、肌肉和背部皮肤。

3. 脊膜支 脊膜支也称窦椎神经（sinu-vertebral nerve），在脊神经分为前支和后支之前分出，返回椎管。在椎管内，脊膜支分为升支和降支。相邻的升、降支相互吻合，形成脊膜前、后丛，分布于脊膜。脊膜支分出细支与邻近的交感干神经节相连。脊膜支分布于硬脊膜、椎骨韧

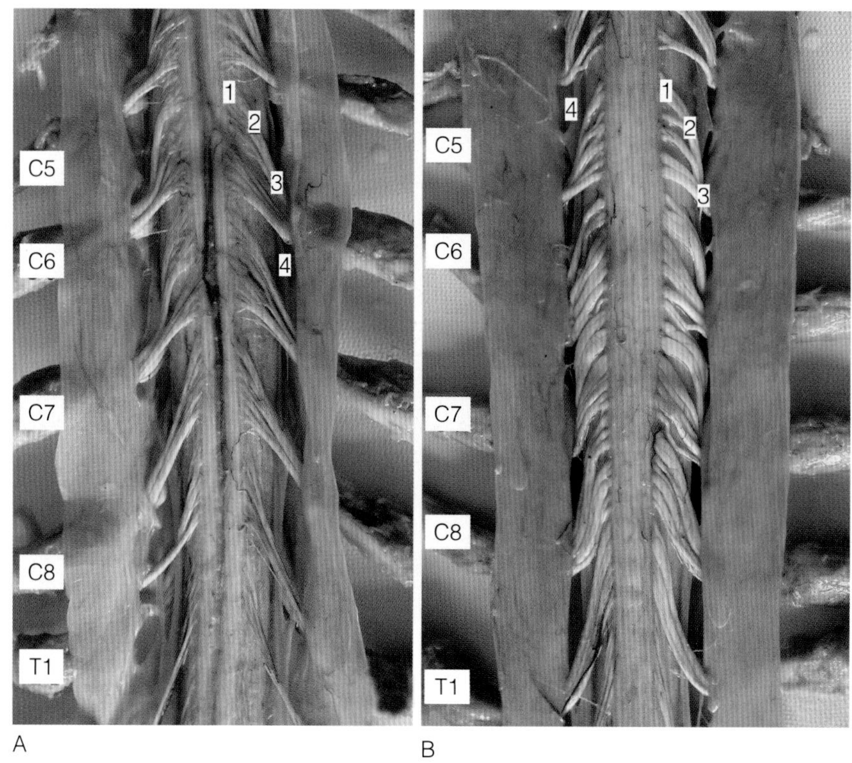

1. 神经小束；2. 神经亚束；3. 神经束；4. 齿状韧带。

图18-2　神经根与脊髓的联系

A.前面观；B.后面观

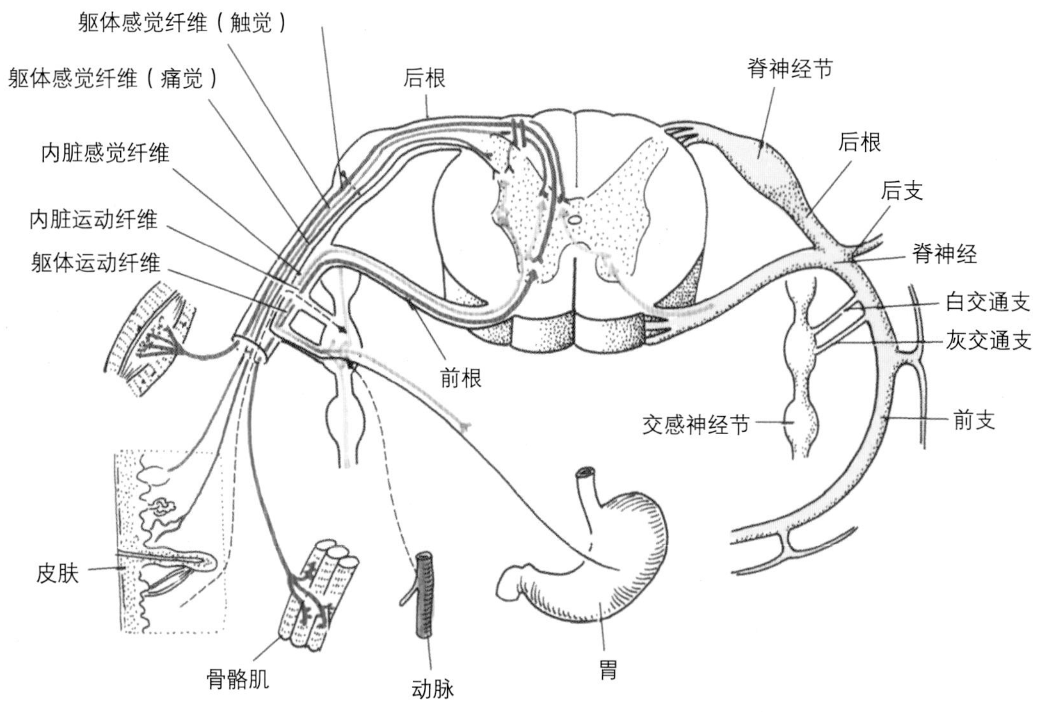

图18-3　脊神经的组成和成分

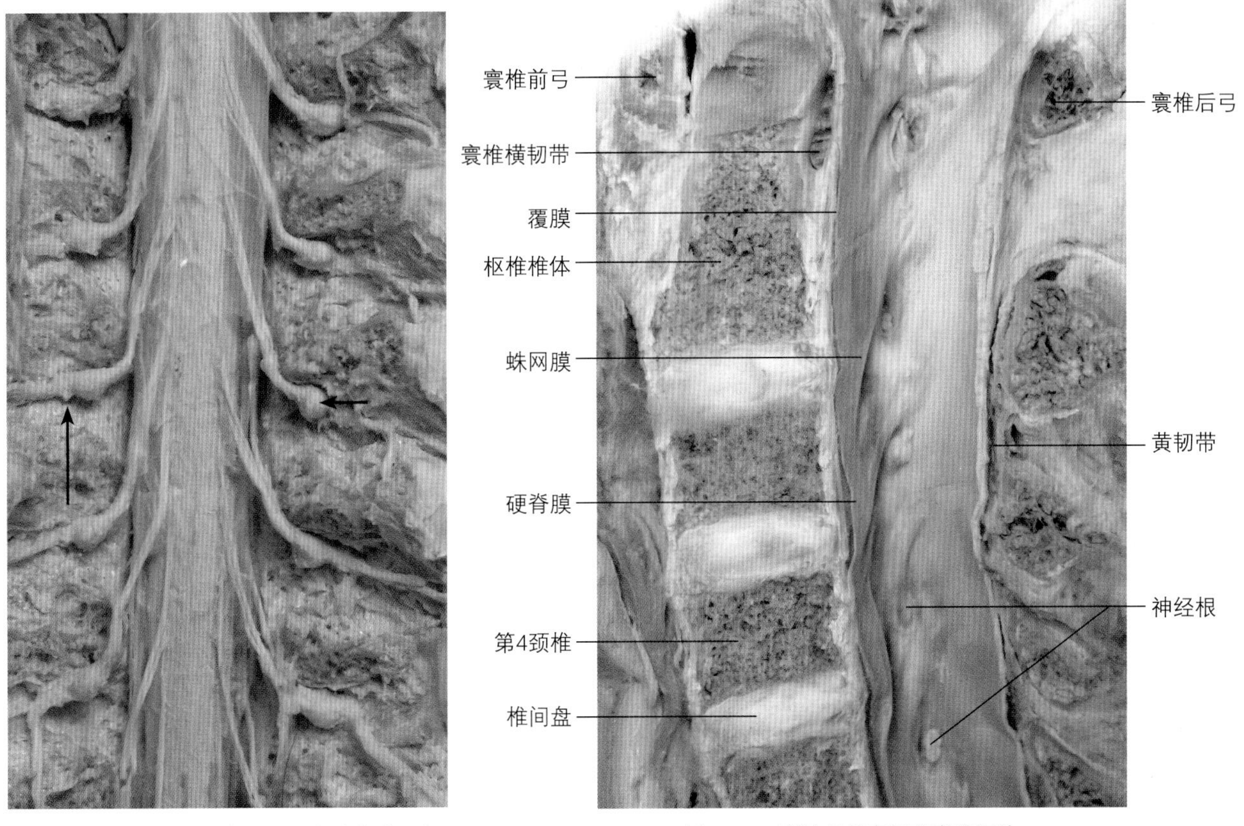

图18-4　脊神经节的位置和形态（箭头示）

图18-5　颈神经根穿经硬脊膜门处

带及脊髓血管。

当脊神经前根病变或损伤时，只出现运动障碍或相应的肌肉无力甚至萎缩，后根病变或受累时，只出现相应部位的感觉障碍。椎管内病变，主要是硬膜外侧方的肿瘤，如神经鞘瘤，若累及前根或后根，会出现相应的运动或感觉障碍。在多数情况下，硬膜外肿物可能既压迫脊髓，又压迫前根和后根，所以既有脊髓压迫症，又有神经根疼痛，如肋间神经痛和运动障碍。在胸部可出现单纯肋间肌瘫痪，临床表现不明显，所以常被忽略。

临床应用注意事项

当脊神经（即所谓的神经根）受压或病变时，会出现相应的感觉障碍和运动障碍，最常见的是颈椎椎间盘突出症和腰椎椎间盘突出症。单一的脊神经根受累，其症状在同侧，出现两侧神经根或多个神经根受累而出现症状或体征时，应注意有无脊髓病变或多处神经根受压。由于病变所累及的神经根部位不同，所产生的症状和体征也不相同，可以根据其临床特点推测神经根受累部位，选择合适的辅助检查方法，以确定诊断。

在脊神经（神经根）受累时，其前支和后支所支配的肌肉和皮肤均可出现症状，如腰椎椎间盘突出症时，腰痛和相应部位深压痛、叩击痛就与其后支有关，而坐骨神经痛则是前支受累的表现。

单纯脊神经后支受累或病变时，只出现单纯后支症状、体征。临床上常表现为后支周围神经卡压，如枕大神经痛、臀上皮神经卡压和臀中皮神经卡压。由于前支不受累，所以多不出现相应症状和体征。脊神经前支受累也是如此，多为其组成的神经丛和神经支受压或损伤出现的临床表现，如股神经卡压、腰丛神经损伤等。

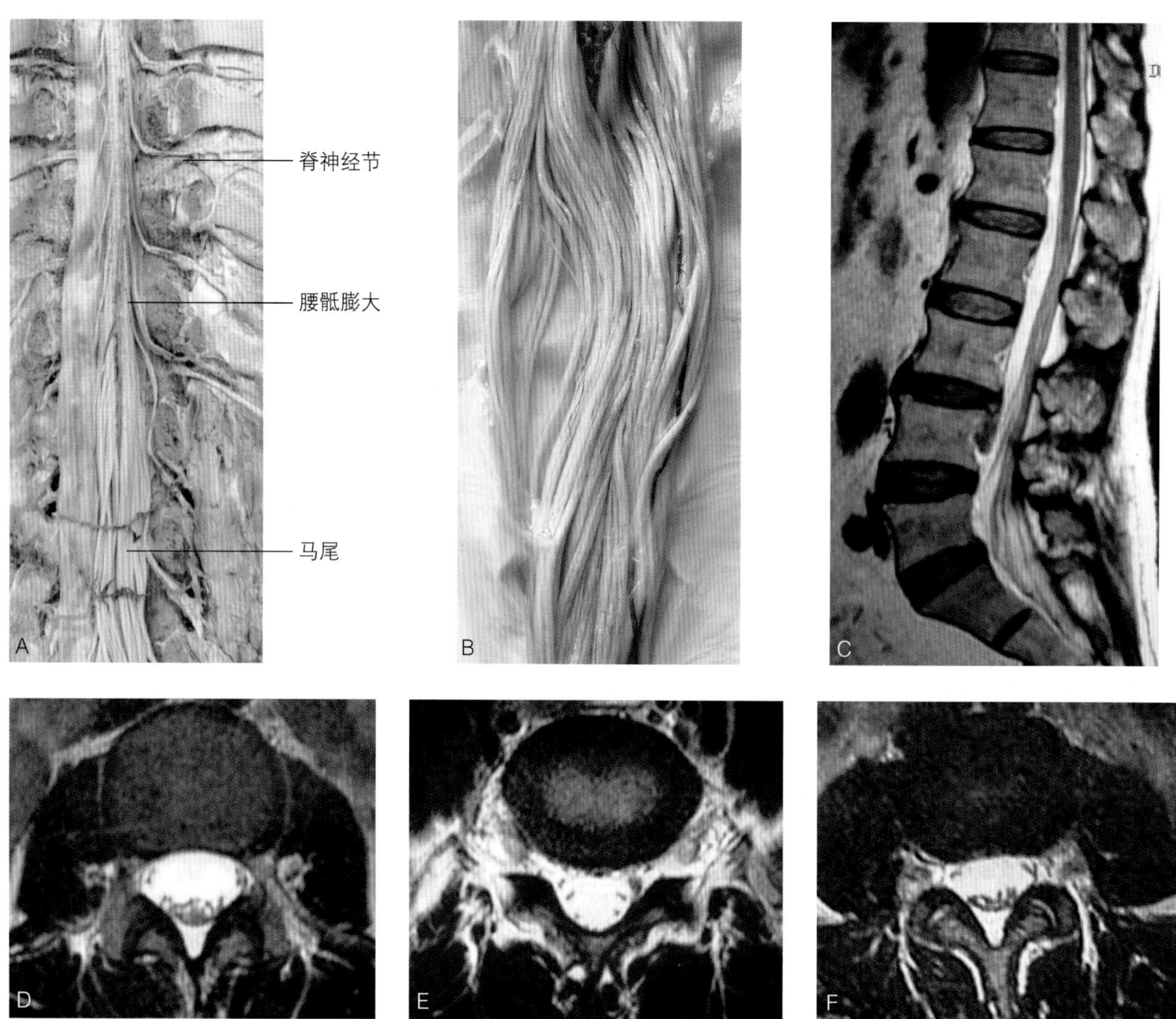

图18-6　马尾
A.后面观；B.马尾局部放大；C.马尾MRI；D. 横断面L1；E. 横断面L5；F. 横断面L3

■ 脊神经根的纤维成分

脊神经根有4种纤维成分，分别是躯体传出纤维、躯体传入纤维、内脏传出纤维和内脏传入纤维。

1. 躯体传出纤维　起始于脊髓前角运动神经元胞体，经前根进入脊神经，分布于横纹肌，支配骨骼肌运动。

2. 躯体传入纤维　传导皮肤、肌肉、关节和韧带的感觉，包括深、浅感觉。其纤维起始于脊神经节内的假单极神经元胞体，其周围突加入脊神经，分布于肌肉、关节和皮肤等处。中枢突经脊神经后根进入脊髓。

3. 内脏传出纤维　为交感神经节前纤维，起始于胸脊髓节段和上3个腰脊髓节段的侧角交感神经节前神经元胞体，经脊神经前根和白交通支至交感干上相应的神经节，在节内交换神经元，有些则穿过这些神经节至交感干的其他神经节或椎前神经节内再交换神经元。发出的节后纤维经灰交通支至脊神经，随脊神经分支分布于相应的血管、淋巴管、腺体及平滑肌。

副交感神经的骶部发出副交感节前纤维，经盆腔内脏神经至盆神经丛，在器官旁或器官内节交换神经元，节后纤维分布于盆腔脏器。

4. 内脏传入纤维　来源于脊神经节的假单极神经元胞体，其中枢突自脊神经后根进入脊髓，周围突则随脊神经走行，有的经交感神经干或白交通支分布于内脏、腺体、脉管及平滑肌等。

从以上述可以看出，每一脊神经内4种纤维成分均存在，所以当脊神经损伤后既可出现躯体感觉、运动障碍，又可出现内脏感觉及运动障碍，如皮肤干燥、无汗，血管舒缩障碍，肢体怕冷。这种冷感自骨髓向外冷，而且保暖不能缓解症状。

临床应用注意事项

外周血管是否阻塞是动脉缺血性疼痛与神经性疼痛的鉴别要点，临床上遇到间歇性跛行患者一定要触摸足背动脉搏动。

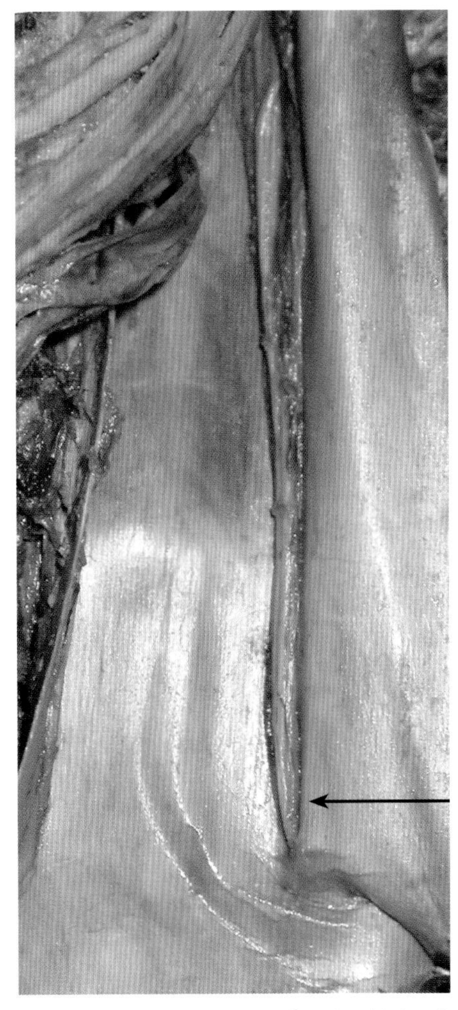

图18-7　马尾神经穿经硬脊膜门处（箭头示）

■ 脊神经根与脊髓被膜的关系

椎管内的神经根被一层薄的神经根鞘覆盖。神经根在走出椎管时，被硬脊膜（spinal dura mater）和蛛网膜囊突出的鞘所包被，称脊膜套袖（图18-8）。鞘内的间隙与蛛网膜下腔相通，脊神经根浸泡于脑脊液中。自此前、后神经根各穿经硬脊膜囊并分别为硬脊膜形成的鞘包裹。神经

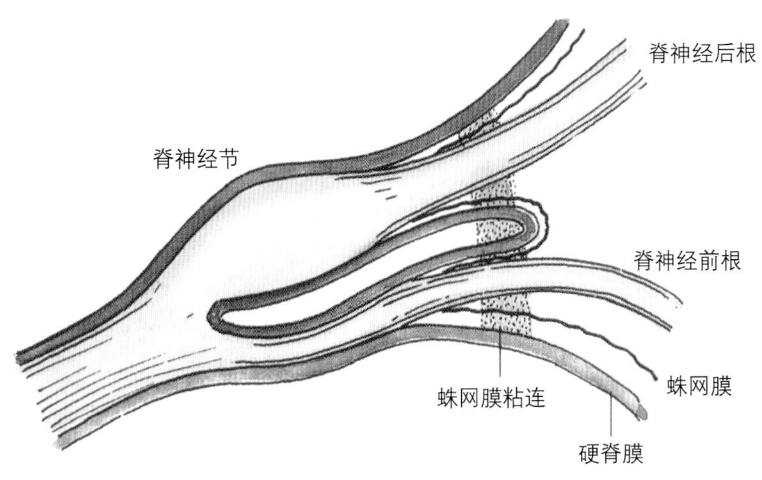

图18-8　脊神经根的被膜

根的蛛网膜下腔（subarachnoid space）通常是在后根神经节的水平处终止。脊神经前、后根在脊神经节远侧汇合，硬脊膜鞘也随之成为脊神经的被膜，即神经外膜。

■ 脊神经根的排列

脊神经根的粗细与功能相适应，第5~8颈神经根粗大，相应地自此发出并分布于上肢的神经也粗大，这些神经根附着于脊髓颈膨大，主管上肢的感觉、运动及血管、腺体等（图18-9）。腰、骶神经根粗大，其根丝附着于脊髓腰骶膨大，分布于下肢的神经也粗大，主管下肢的感觉、运动及血管舒缩运动。

各脊神经根自上而下排列，颈上部脊神经根以横行向外走行到达相应的硬脊膜门出椎间孔，颈中部以下各神经根到达椎间孔时向外下的倾斜度也依次逐渐加大。腰骶神经根几乎呈垂直位下降，在脊髓下端以下形成一大神经束，称为马尾（cauda equina），这些神经根向下斜行抵达相应的硬脊膜囊侧缘穿出椎间孔。神经根在椎管内的长度（从脊髓到椎间孔）在第1颈椎、第1胸椎、第1腰椎、第1骶椎和尾椎平面分别为3 mm、29 mm、91 mm、185 mm和266 mm。

脊神经根在骶髓周围和马尾内的排列是有规律的（图18-10）。

1. 在胸腰椎交界处　脊髓逐渐变细，被第1~5腰神经根包绕。腰神经根位于两侧时，腹侧及背侧的其他神经根被分开，并以交错的形式环绕脊髓的远端，有10%~15%的脊髓背侧没有神经根覆盖。

2. 第1、2腰椎椎间盘水平　脊髓于第1、2腰椎体椎间盘水平终止，并延续为终丝（filum terminale）。脊髓终末部被第2腰神经根~第5骶神经根包绕。骶神经的前支和后支也在这个水平分出，第4、5腰神经的运动和感觉根也在此汇合。

3. 第2、3腰椎椎间盘水平　在此平面，第1骶神经的前、后根汇合，它邻近第3~5腰神经根。所有神经呈旋转状斜形排列成层。在每个神经根层内，运动束位于感觉束的腹侧及内侧。在此平面，低位骶神经位于马尾神经的后部。

4. 第3、4腰椎椎间盘水平　在此平面，第3腰神经根已从鞘内发出，第4腰神经根~第5骶神经根在椎管内，呈斜形排列成层。运动束在神经根的前内侧。

5. 第4、5腰椎椎间盘水平　在此平面，硬脊膜内有第5腰神经根~第5骶神经根，第5腰神经根在穿出硬膜囊前，位于低位骶神经根及马尾的前外侧。

6. 第5腰椎~第1骶椎椎间盘水平　在腰骶椎移行处，第1骶神经根位于椎管的前外侧，余下的低位骶神经根则分散沿硬膜囊后方排列形成半月形。

在鞘外神经根，腰神经根袖自神经鞘囊内发出的角度大约为40°；第1骶神经根发出的角度变小，为22°；第1骶神经根以下各袖角度依次递减。鞘内神经根的运动束位于感觉束的前内侧，鞘外神经根的运动束则位于感觉束的前方。

■ 脊神经根与椎间孔韧带的连结

脊神经前、后根在离开脊髓时穿经软脊膜和蛛网膜，两层膜分别呈鞘状包被于根丝和神经根周围，蛛网膜下腔也随之位于两膜之间。这两层膜相当于周围神经的内膜和束膜。自此前根和后根各自穿经硬脊膜。在穿经硬脊膜的内面时，蛛网膜形成膜性或网状韧带样结构，将神经根固定于硬膜囊侧壁，此韧带样结构长短不一，但在腰骶神经根处此结构较长且明显。这种韧带样结构对神经根有固定作用，既可限制神经根在硬膜囊内的漂移，又可起到导引作用，使神经根的形态变化与硬膜囊的形态变化相一致。但在病理情况下，如腰椎间盘突出压迫硬膜囊侧方时，神经根也难以逃逸，从而有可能受到卡压。

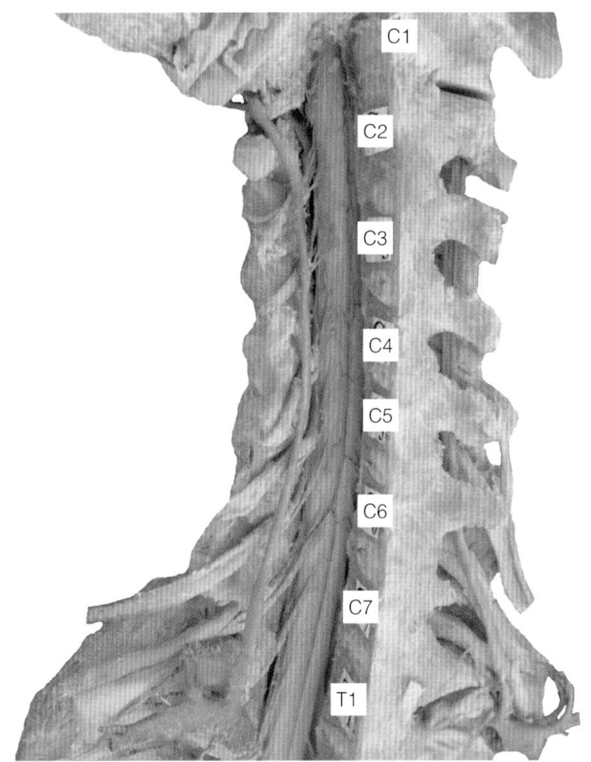

图18-9　臂丛神经根的走行

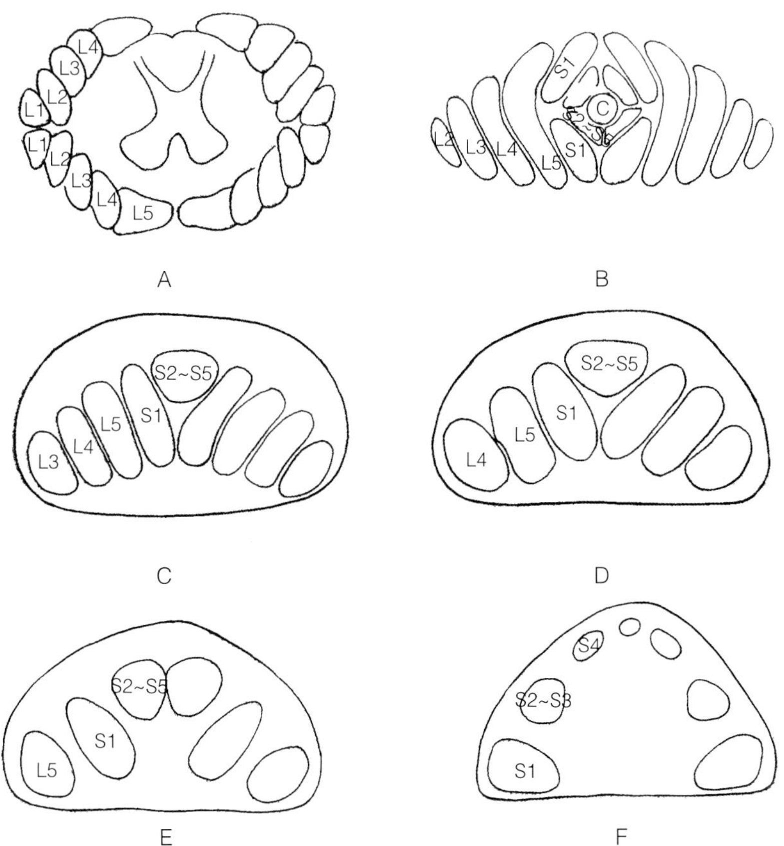

图18-10　脊神经根在骶髓周围和马尾的排列

A. T12~L1；B. L1~L2；C. L2~L3；D. L3~L4；E. L4~L5；F. L5~S1

当神经根穿出硬膜时，蛛网膜也随之向外延伸，这样蛛网膜下腔也随之延伸至硬膜侧缘外侧，然后呈盲端闭锁，在脊髓造影时，可见到这部分蛛网膜下腔，称为根袖（nerve root groove）。前根和后根分别或共同穿经硬脊膜后，硬脊膜与神经外膜相延续。一般情况下，前根和后根在脊神经节近侧端结合疏松，可以分离，在脊神经节远侧端则结合紧密并融合成一体，此时脊神经结构与周围神经相同，硬脊膜完全移行为神经外膜，神经根穿出硬脊膜后，硬脊膜形成其外周的鞘，前根多位于此鞘的前内方。鞘内主要是来自后根的纤维及脊神经节，形成了一个封闭的筋膜室。当脊神经（神经根）受到椎间盘压迫及炎症刺激后，脊神经肿胀，由于此硬脊膜鞘的束缚，脊神经纤维难以向外扩张，鞘内压力增高，类似于骨筋膜室，这样会影响神经根血供，神经的功能发生障碍。当椎间盘被切除，神经根压迫解除后，神经根鞘内压力也难以迅速下降，所以许多椎间盘突出症患者术后疼痛缓解较慢，麻木消失更慢。另外，由于手术牵拉脊神经或压迫解除后神经根充血水肿加重，神经根内压增高，术后有些症状可能加重，但这些症状可以逐渐缓解。术后应用激素及脱水药物可使脊神经肿胀减轻，从而减小其内压力，促进神经功能的恢复。如果在切除椎间盘的同时将神经根外膜切开，使神经根内压下降，可促进神经功能恢复，尤其在麻木消失方面临床效果显著。临床实践表明，腰椎间盘突出症手术同时行神经根外膜切开，可起到如同骨筋膜室筋膜切开减压相似的效果，疗效迅速确切，使患者症状迅速缓解。

临床应用注意事项

手术行神经外膜切开部位在脊神经根背侧，沿脊神经根走行纵行切开，近端起自硬脊膜侧缘外3 mm处，以不损伤蛛网膜下腔为宜，远端至脊神经节远端，这样可以充分减小神经根鞘内压力，达到治疗目的。

脊神经根与椎间孔的关系

脊神经根穿经椎间孔时，有韧带样结构连结于神经根外膜和椎间孔侧壁的黄韧带上，此韧带样结构也称为Hoffman韧带，这些韧带分布于神经根四周，呈放射状将神经根固定在椎间孔四壁上。该韧带的主要作用为固定和支持神经根，从而维持脊神经根和脊髓在特定位置上，但在椎间孔型椎间盘突出时，也限制了神经根的位移，使神经根难以逃逸而产生压迫症状。

脊神经根与椎间孔的关系与年龄和部位有关。胚胎时，脊神经根呈水平位。儿童时，由于脊柱生长较脊髓快，所以神经根呈斜行向下并随年龄增长斜度增大。颈脊神经根几乎呈水平位向外走行，胸、腰、骶神经根须在椎管内走行一段距离后才能从相应的椎间孔穿出，所以腰、骶神经根倾斜度较大，且越向下倾斜角度越大。

在不同的椎间孔水平，脊神经根在椎间孔的位置不同。颈神经根走行在横突前、后结节之间的神经沟内，所以神经根与椎间孔下部相对应。胸神经根则与椎间孔中部相对应，腰神经根位于椎间孔上半部分。在腰椎间孔内有椎间孔韧带，该韧带起自椎间盘后缘止于黄韧带，将椎间孔分为上下两部分，腰神经根位于上部分。由于椎间孔韧带的限制，神经根在该空间内移位受到限制，该韧带可以起到固定神经的作用，但在病理状态下使神经根受压难以避免，尤其当极外侧腰椎间盘突出时，神经根可以被压迫，其症状、体征表现特别明显。

上段腰椎椎间孔较小，下段的椎间孔较大，神经根自上而下逐渐增粗，这与生理功能较适宜，但第4、5腰椎椎间孔，第5腰椎与第1骶椎椎间孔则较小，而第4、5腰神经根则比较粗大，所以这两个椎间孔狭窄压迫第4、5腰神经的概率较大（图18-11）。

从侧后方观察，斜行突出硬脊膜囊的腰神经根亦斜行穿过椎间孔，之后在关节突关节之前向外下前方继续斜行，由此形成所谓三角工作区（triangular working zone）的操作空间。空间角区前边界为神经根，下界为下一椎体上缘，内缘为硬膜囊和硬膜外脂肪组织，是可以避免扰动椎管内结构而又能巧妙地摘除腰椎间盘组织的小三角区（图18-12）。测量结果显示，从三角工作区可以插入直径6~8 mm的套管而不会损伤周围的神经结构。但穿刺角度应根据影像资料仔细推敲，角度过大易造成硬膜囊和神经根损伤；角度过小则会擦过椎体向前造成腹腔脏器和椎体前外侧血管损伤。若能将套管准确插入三角工作区，伸入器械切开纤维环即可切除髓核。

当脊柱屈伸运动时，神经根也随之运动出现移位。当脊柱由完全伸直至完全屈曲位时，椎管长度变化达7 cm，而其神经移位以第4、5腰神经为著，达2~5 cm。这种移位是和脊柱生理功能相适应的。椎间盘突出时，神经根受压，神经根移位受到限制；脊柱屈伸时，神经根不能相应地移位，相反地，神经根在脊柱屈伸时受刺激加重而加重症状。所以腰椎间盘突出时，患者腰椎屈伸受限，当屈伸时可诱发症状，严重者颈部屈曲也可诱发症状。直腿抬高30°时，坐骨神经受到牵拉，神经根向远侧移动至椎间孔，屈曲60°~80°，神经根向远端可移动2~5 cm。如果在直腿抬高的同时颈部屈曲则神经根移动度减少，同样屈曲颈部时，直腿抬高程度会降低。当腰椎间盘突出时，由于神经根受压，神经根移位受限，所以直腿抬高程度受限；反之，直腿抬高可以使神经根张力增高，加重刺激，引发坐骨神经痛。

研究表明，如果两侧髋关节同时屈曲并膝伸直，则两侧神经根张力明显增加，硬膜囊朝向前下贴紧椎管前壁，其中硬膜外神经根张力较硬膜内神经根张力更大，这可能是神经根张力传导的结果，也可能是硬膜外神经根张力传导至硬脊膜的结果。当一侧屈髋伸膝做直腿抬高时，除引起同侧神经根移位外，对侧的神经根也相应地发生位移，使这些神经根贴近椎管前壁。当腰椎间盘突出时，一部分出现健侧直腿抬高试验阳性就是这个道理，又称交叉直腿抬高试验阳性。当出现体征时，说明突出物多在神经根的前内侧及前下方，即神经根腋部。

■ 脊神经根的血供

脊神经根有丰富的血供，其来源主要为节段动脉发出的根动脉，颈段的节段动脉来源于椎动脉，胸段的来源于肋间动脉，腰段的则来源于腰动脉，有的可见到多个节段动脉共干现象。节段动脉向椎间孔走行发出脊神经根动脉，该动脉穿入硬脊膜鞘供应脊神经根、脊神经节及脊髓（图18-13）。

脊神经根动脉发出后向上向内沿脊神经节表面走行一段距离，然后穿入包绕脊神经节及脊神经前根表面的硬膜鞘内。孔祥玉等研究发现脊神经根动脉穿入该鞘的位置多位于脊神经节外侧1/2区（占69.75%），另有28.44%位于脊神经节内侧1/2区，少数（1.81%）根动脉经椎间孔进入椎管后在脊神经根部直接穿入硬脊膜。根动脉多位于脊神经节腹侧或腹侧近上缘处，另有少数位于脊神经节背侧。除根动脉外，脊髓动脉冠还发出动脉支沿神经根向远端走行，并与根动脉形成吻合，在脊神经根内形成细小血管网。由于血供丰富，正常情况下，神经根不会发生缺血，但当神经根肿胀时，神经根内压增高可影响其血供，引起神经根缺血。

脊神经根动脉襻以螺旋状走行，以代偿脊柱在运动时神经及血管被动牵拉延长以免受损伤。较大的静脉通常以螺旋状位于神经根的深部。在所有神经根内存在大量的动、静脉吻合支。这些血管吻合，使神经根内血流动力学发生变化，维持相对平衡。

■ 脊神经后根交通支

相邻两脊神经后根存在有交通支，以颈部最

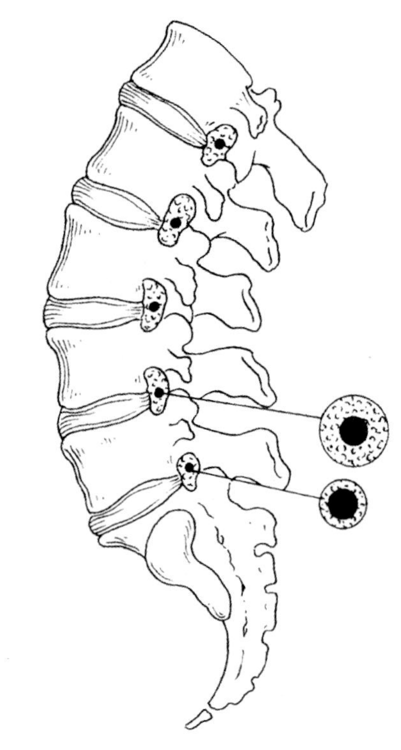

图18-11　腰神经根与相应椎间孔的比例

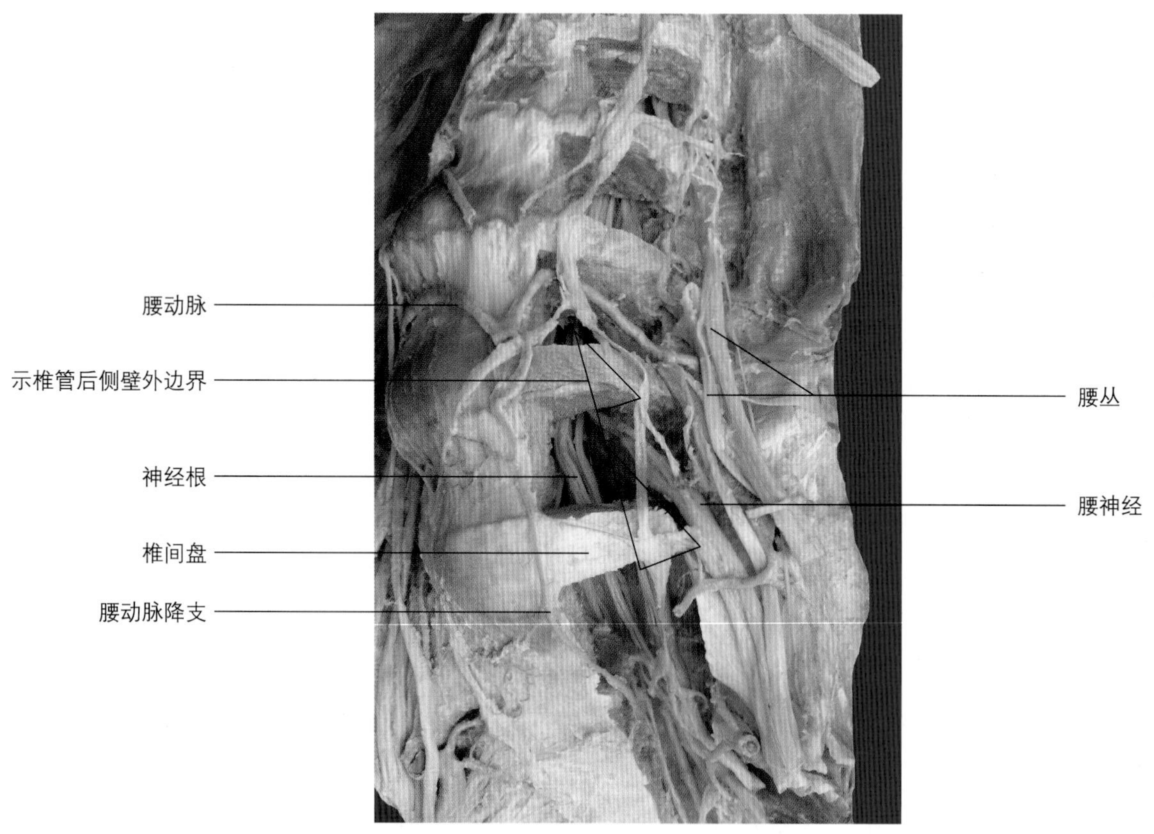

图18-12　腰部三角工作区

多，腰骶部次之，胸部最少。其连接方式多为交通支从上一脊髓节段后根最下1条根丝开始，斜向外下方，连于下一脊髓节段后根最上1条根丝上。也有交通支从上一脊髓节段后根最下1条根丝开始，斜向外下方，与下一脊髓节段后根并行穿出椎间孔后合并；或与之相反，交通支从下一脊髓节段后根最上1条根丝开始，斜向外上方，与上一脊髓节段后根并行穿出椎间孔后合并。

臂丛后根各束间的纤维联系的类型有"N"型、"人"型、"X"型和"Y"型，联系部位主要位于齿状韧带外侧游离缘与脊髓之间的相邻后根间，以神经小束的分支为主（图18-14）。在选择性脊神经后根切除术中，应注意后根间的联系，以免产生术后解痉不彻底或皮肤感觉减退等并发症。

■ 脊神经根的变异

第4、5腰神经根交通支

1. 第4腰神经根　第4腰神经根前支自上而下逐渐变粗，出椎间孔后参与腰丛的组成，大部分纤维汇入股神经。

2. 第4、5腰神经根的交通支　第4、5腰神经根的交通支和第5腰神经根组成腰骶干，交通支是连接腰、骶丛的桥梁（图18-15）。交通支大多起于第4腰神经根，自椎间孔内由第4腰神经根发出；其次起于闭孔神经、股神经，也有阙如者。同体双侧类型基本对称。交通支长（47.5 ± 15.4）mm，直径（2.5 ± 0.9）mm。有的交通支与闭孔神经有吻合支，也有未与第5腰神经根合成腰骶干而直接汇入骶上丛。交通支汇入腰骶干的部位大多在骶骨前上方和髂腰血管之间。根据交通支的起止特点，我们将其分为5个类型：Ⅰ型，起于第4腰神经根，止于第5腰神经根；Ⅱ型，起于第4腰神经根，直接参与骶丛组成；Ⅲ型，起于闭孔神经，止于第5腰神经根；Ⅳ型，起于股神经，止于第5腰神经根；Ⅴ型，交通支阙如。其中I型多见，其他各型均少见。

3. 第5腰神经根　第5腰神经根自第5腰椎、第1骶椎椎间孔穿出后，有2~3条根血管与其伴行。该神经出椎间孔处可见髂腰韧带呈一三角形，白色硬韧、厚约0.3 mm的膜状结构覆盖于神经及根血管的浅层。

（1）神经根与椎间盘的对应关系：杜心如测量了下位腰椎间盘后缘的厚度及神经根与椎间盘的对应关系。第3、4腰椎椎间盘厚8 mm，第4腰神经根于其下方8 mm处自硬膜囊发出，向外下方出第4、5腰椎椎间孔。第4、5腰椎椎间盘厚9.2 mm，第5腰神经根于该椎间盘后外方自硬膜囊发出，下行自第5腰椎、第1骶椎椎间孔穿出。第5腰椎、第1骶椎椎间盘厚8.5 mm，第1骶神经根于其下缘后内侧自硬膜囊分出，经第1骶前孔入骶上丛。横断面上可见交通支主要由神经根内侧部分发出，在椎间孔内口处与椎间盘相邻。

（2）交通支的临床意义：突出的椎间盘除可造成神经根机械性压迫，产生水肿、渗出外，还可阻碍神经根的滑动。第4腰神经在椎管内滑动范围为1.5 mm，第5腰神经根为3 mm，第1骶神经根为4 mm。当直腿抬高试验时，牵拉坐骨神经，以其出口为支点，使已有炎性改变、对牵拉刺激敏感的第5腰神经根、第1骶神经根下移，产生相应区域的疼痛、麻木。由于神经根移动范围不同，所以第4、5腰椎椎间盘突出，直腿抬高试验时，第5腰神经根下移，通过其交通支牵拉第4腰神经根出现股神经刺激症状。反之，行股神经紧张试验时，紧张的第4腰神经根亦可通过交通支牵拉第5腰神经根，出现同侧坐骨神经痛。这种相互牵拉是否出现症状及其程度与下列因素有关：①交通支的大小：交通支直径大于3 mm者占40%，当强力牵拉第4腰神经根时，通过交通支引起第5腰神经根刺激征，交通支越粗，症状就越明显，而交通支细小或阙如者，症状就不典型。②交通支的类型：Ⅳ型因交通支起于股神经，与第5腰神经根距离短，牵拉坐骨神经时，缓冲余地

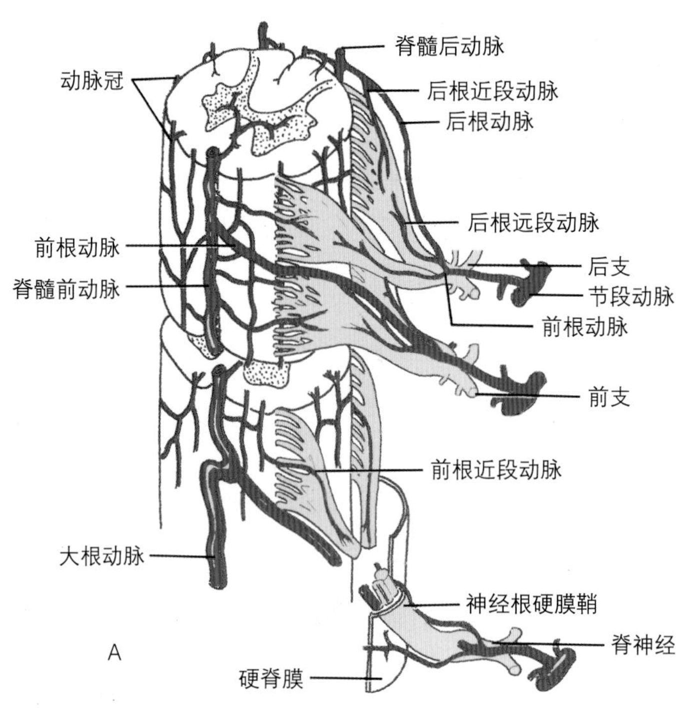

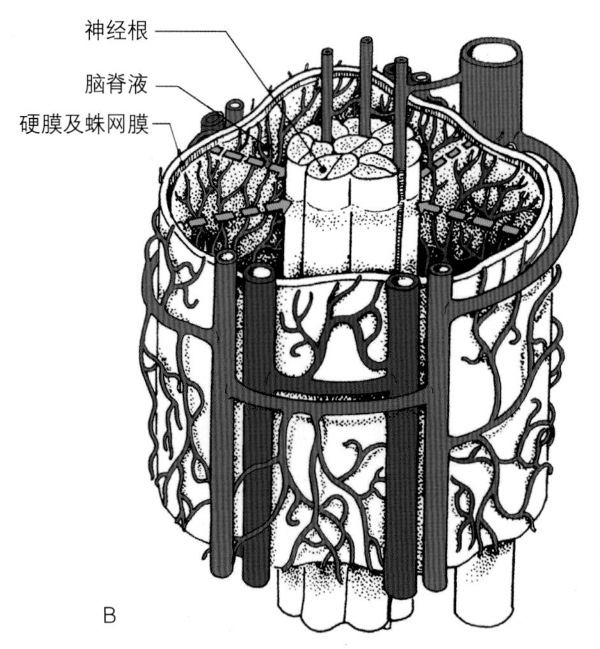

图18-13　神经根的血液供应

A.血供来源；B.血管分布

小，出现股神经刺激征，反之股神经紧张时，直接牵拉第5腰神经根而出现坐骨神经痛。Ⅰ型交通支直接入骶上丛，直腿抬高时，可直接牵拉第4腰神经根出现股前侧痛。Ⅲ型及部分Ⅰ型中，因交通支纤细、松弛、症状不明显。Ⅱ型交通支自椎间孔内由第4腰神经根发出，易受牵拉而出现症状。③交通支与椎间盘的关系：交通支多由神经根内侧纤维构成，与椎间盘后外侧相邻，恰是椎

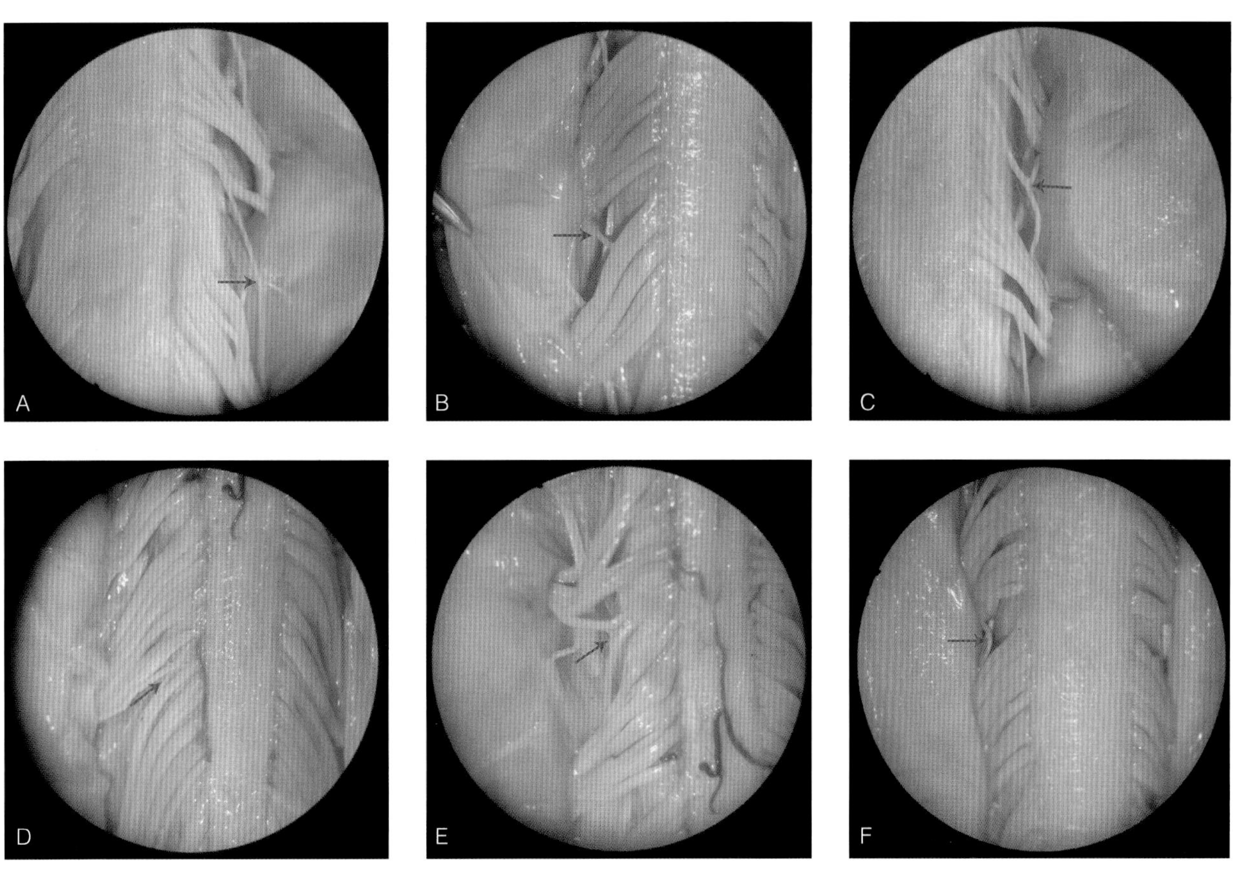

图18-14 臂丛后根的纤维联系类型（箭头指示处）
A. a_1型；B. a_2型；C. B型；D. C型；E. D型；F. E型

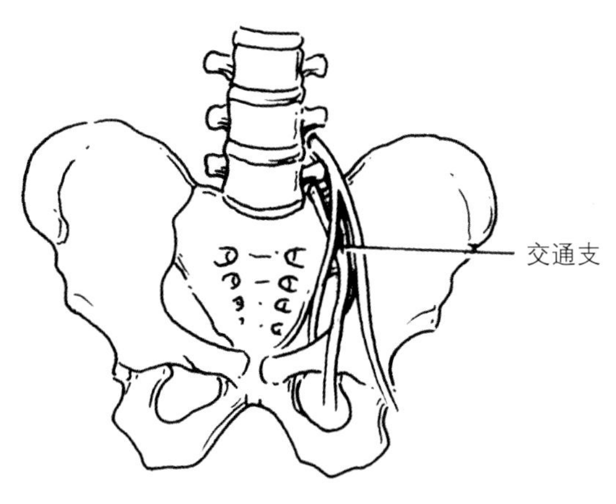

图18-15 第4、5腰神经根交通支

间盘突出的好发部位，故第4、5腰椎椎间盘突出时，易累及交通支而出现上述体征及症状。

（3）神经根与椎间盘的对应关系及其意义：第3腰神经根自硬膜囊内发出后斜向外下，经第3、4腰椎椎间盘外侧出椎间孔，第3、4腰椎椎间盘朝外侧突出可压迫该神经。第4腰神经根位于第3、4腰椎椎间盘下方8~10 mm，第3、4腰椎椎间盘突出时其硬膜外部分不易受累，与教科书不同。第5腰神经根位于第4腰椎体下段外侧，突出物可位于神经根前、外上方（肩部）或内下方（腋部）。使其发生弓状变形，活动范围减小，直腿抬高受限明显。若突出物位于腋部，抬高健侧下肢时，使硬脊膜和神经根向健侧移动，患侧神经根受激惹而出现坐骨神经痛。第1骶神经根位于第5腰椎、第1骶椎椎间盘水平或其下方，较其他神经根略偏内侧，突出的椎间盘只压迫其起始部及前侧，对神经根滑动影响小，直腿抬高受限程度不如第4、5腰椎椎间盘突出时明显，很少出现健侧下肢抬高时的患侧坐骨神经痛体征。

4. 交通支对腰椎间盘突出症诊断的定位意义　虽然脊髓造影、CT、MRI的应用对腰椎间盘突出症的诊断提供了客观的方法，然而认真可靠的体格检查仍不失为重要诊断依据。股神经紧张试验出现同侧坐骨神经痛及直腿抬高试验出现股神经刺激征是第4、5腰椎椎间盘突出症的特有的体征，具有定位意义。

第5腰神经根与第1骶神经根畸形

腰骶神经根畸形是由于胚胎发育时期神经根移行缺陷所致。其发生率为0.34%~30%，其中以第5腰神经根和第1骶神经根多见。

腰骶神经根畸形可分为5型：Ⅰ型，在不同水平的神经根间的硬膜内交通支；Ⅱ型，神经根起源异常；Ⅲ型，神经根间的硬膜外交通支；Ⅳ型，神经根硬膜外的分支；Ⅴ型，神经根直径异常。神经根畸形本身不一定产生症状，但在合并腰椎间盘突出或椎管狭窄时，可压迫畸形的神经根而表现为下腰痛和坐骨神经痛，酷似腰椎间盘突出症或椎管狭窄症。本病术前难以确诊。Helms报道，对椎管内软组织阴影的CT值测定有助于诊断。由于腰骶神经根畸形的存在，在腰椎间盘突出症手术中，不应满足于椎间盘的切除，应同时探查神经根，并作相应处理。不可将Ⅲ型的神经根畸形误认为神经根粘连而分离切断，造成永久性损伤，宜扩大椎管和神经根管，必要时全椎板切除，关节突切除甚至椎弓根切除以充分减压（图18-16）。

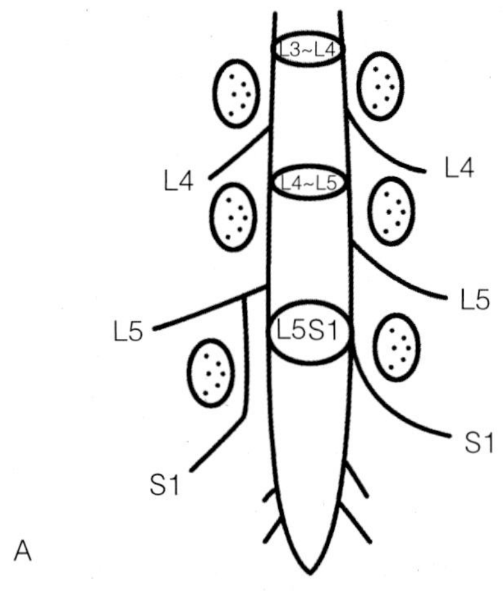

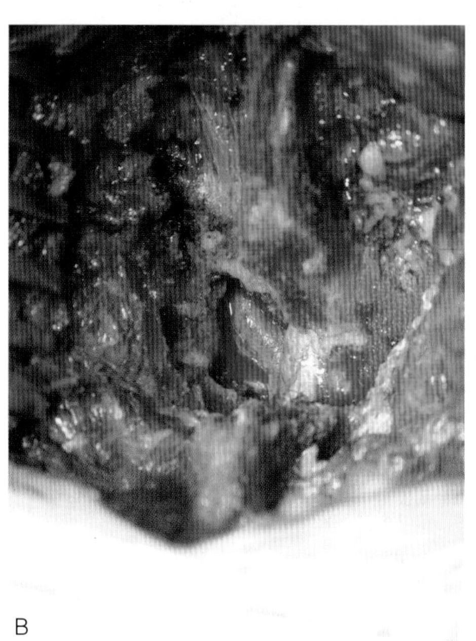

图18-16　腰骶神经根畸形
A.示意图；B.术中所见

脊神经根生物力学

神经根生物力学特性

正常情况下，神经复合体（神经根、神经节和脊神经）内纤维组织少于28%，神经节区域少于20%，脊神经内少于15%。神经根与周围神经明显不同，神经根缺少周围神经所具有的明显的鞘膜构成的神经束膜和神经外膜，神经根的轴突由薄的根鞘（神经内膜）和脑脊液所包绕 。周围神经内胶原数量比神经根高5倍，神经根轴突无周围神经轴突所具有的抗牵伸作用的条纹 。动物实验研究发现神经根的强度仅为外周神经的10%，刚度为外周神经的20% 。因此，神经根较周围神经存在明显的生物力学危险因素。生物力学研究了大鼠神经根的应力应变曲线，证明在较小的负荷下神经根发生形变且不出现神经功能异常。当应力增加后，超出神经根弹性限度而发生损伤。其所承担的最大负荷与神经根直径

呈正相关 。Kwan等报道了人神经根拉伸强度为（0.17 ± 0.59）MPa，牵拉速度为0.17 mm/s时，极限应变为（15.0 ± 3.5）%。Sunderland和Bradley报道人S3神经根在牵拉速度为1.27 mm/s时，最大的张应力为3.9~29.4 MPa。但是，引起神经根性疼痛和功能异常的牵拉程度和牵拉速度方面的研究尚没有报道。在静态和动态牵拉条件下，评价大鼠腰骶神经根的生物力学特性，发现神经根具有黏弹性材料特性。其黏材料特性与牵拉速度有关，在较高的牵拉速度下表现更高的张应力。在大鼠第5腰神经背根的体内研究中发现，牵拉速度分别为0.01 mm/s和15 mm/s，设定牵拉程度为10%、10%~20%、20%，静态牵拉发生传导功能丧失的牵拉程度为16%，动态牵拉发生传导功能丧失的牵拉程度为9%。同时，还发现了牵拉程度与轴突损伤的线性关系。

椎管内容物的运动

脊柱前屈时可以使椎管变长而后伸则会使椎管变短，神经根也会随脊柱运动发生位移，如当脊柱前屈时，腰骶神经根会离开椎间孔向椎管内移动；脊柱后伸时，腰骶神经根会向椎管外方向移动。但是Breig和Marions研究却认为硬脊膜包绕神经根和马尾神经在椎间孔和骶管部位通过纤维与骨性结构牢固连接，所以脊柱运动时，椎管内神经组织主要通过被动变形而不是滑动来适应椎管变化。他们还发现了当脊椎最大程度前屈时会使神经组织拉伸超过其生理范围，横切面直径会变小。当脊柱最大程度后伸时，硬脊膜和神经组织松弛，横切面面积会有一定程度的增加。因此推断神经轴突也会由于脊髓和神经根的变形发生紧张和松弛。单纯颈椎的运动也会突出椎间盘对神经根的影响。Breig和Marions利用影像学技术研究了突出椎间盘对神经根的机械作用。当颈椎处于极度屈曲和后伸的位置对椎间盘突出患者腰椎进行脊髓造影发现：在颈椎屈曲和后伸时，牵拉部位在突出椎间盘和神经根与骨性结构连接的位置之间，其他位置未观察到神经根变形。尽管在颈椎后伸时，神经根会变得松弛，但是在椎间盘突出的位置和椎间孔之间却没有发现这种现象。神经根的鞘膜由硬脊膜延续而来，并在椎间孔内通过纤维和韧带连接骨性结构，同时发生变形。牵拉的方向基本都是从头侧向尾侧的。当颈椎前屈时，神经根变紧张所以更容易导致病理性牵拉；而当后伸时，虽然神经根在一定程度变松弛，但是由于局部病变的存在，所以牵涉的神经根还是会保持一定的拉力。牵拉硬脊膜后造成椎间盘附近神经根正常的解剖形态发生变化，同时这种牵拉还会引起神经根功能的损伤。其实大部分的腰椎间盘突出并不是真正意义上的压迫（同时有神经根管狭窄除外）。压迫和牵拉对神经根的作用并不相同。压迫神经根引起的是神经根一定角度的单一压迫作用，而突出椎间盘引起神经根的轴向牵拉并且使神经根另一表面的面积增加。病理牵拉会引起局部神经刺激、炎症和纤维形成，从而增加神经根与硬膜的连接以限制神经根的弹性程度。这就说明了椎间盘突出造成神经损伤的机械作用机制，可能主要是由于牵拉造成的而不是普遍认为的机械作用，当然暴露于神经根髓核组织的化学物质和炎症因子也是引起坐骨神经痛和根性刺激的重要原因 。

McCarran，Olmarker和Chen分别用不同的动物模型证明了突出的椎间盘组织对神经根的影响。Chen等报道了磷脂酶A2对大鼠神经根的作用，当磷脂酶A2作用于神经根后能够引起神经脱髓鞘，从而导致神经根的机械敏感性增高。同时研究还观察到炎症发生部位钠离子通道密度增加。这种离子通道的变化能够引起神经的异常放电，与引起坐骨神经痛有关。

脊神经根牵拉伤机制

暴力牵拉是引起神经功能损伤的主要原因之一。直接暴力或由外周神经传导的暴力都会导致神经根的撕裂和断裂。其中最常见的是臂丛神经损伤和腰骶丛神经损伤。在椎间孔处，硬脊膜包绕背根神经节和脊神经，所以硬脊膜可以把四周的应力转换为中心应力传导给神经根。牵拉发生时，椎间孔处的纤维和韧带向四周牵拉硬脊膜以防止发生进一步的位移，从而导致整个系统（脊髓、神经根）向外移动。这种运动的结果也使对侧的神经根受到牵拉。但是由于整个系统的移动在一定程度上减弱了对神经根的牵拉作用。牵拉暴力引起神经根周围的组织发生位移和变形，从而累及神经根。当神经根受到暴力牵拉作用超过其弹性范围就会引起结构的变化。神经根与外周神经相比缺少了神经外膜和束膜的保护，所以更容易受到牵拉的损伤。目前，为大家广泛接受的牵拉损伤机制包括了外周机制和中枢机制，当拉力达到一定程度，神经根发生位移，引起神经根损伤。这种损伤和多种因素相关，如程度、方向、时间，以及拉力产生的位置。牵拉发生时，最早出现脊神经周围的纤维连接撕裂，然后引起神经根向椎间孔的位移并嵌于椎间孔。从而神经根也受到一定的牵拉负荷，尽管脊髓的侧移可以缓解一部分神经根的位移，但是牵拉负荷还是可以使神经根撕裂。过去认为牵拉首先造成的是神经根和脊髓的移行区的损伤，但是研究发现移行区的损伤并不常见，更多的是神经根本身的撕裂。同时，由于脊神经前根较背根细小而更容易出现损伤。需要提出的是尽管神经组织的位移（包括神经根）会引起组织撕裂，并不是所有的损伤都会引起神经功能丧失。神经根损伤的中枢机制与脊髓在椎管内的运动有关。脊柱或四肢运动，会引起脊髓在椎管内的位移从而使神经根受牵拉。研究证明正常情况下，颈神经根可以在椎管内位移几个毫米。这就说明了神经根在椎管内的位移范围很小。

神经发生牵拉或压迫损伤后，损伤部位以及附近发现神经内膜下白蛋白渗出，神经轴突间发现有白蛋白聚集。正常生理条件下，神经根承受的牵拉负荷的范围也很小。由于神经根远端有结缔组织的保护，与近端相比，远端对牵拉负荷的耐受性要强一些。所以当牵拉发生时，神经根与脊髓的移行区和神经根本身更容易受到损伤。白蛋白不能透过神经内血管膜，但是损伤后，神经内的结缔组织（外膜、内膜、束膜）局部出现巨细胞的聚集，巨细胞产生和转运组胺等化学介质，增加膜对血清白蛋白的通透性。神经根和背根神经节由于没有淋巴系统，所以局部不会有巨细胞出现。因此神经根损伤后内膜下血清蛋白如何出现便成为一个问题。同时渗出蛋白也无法通过淋巴系统清除，最终的结局是由局部炎症细胞浸润而发生纤维化。纤维化对损伤部位的神经根形成潜在的不可逆转的刺激，也使神经根的生物力学特性发生变化，使其更容易受到机械外力的刺激。同时纤维化后，神经内血管系统变化使其更容易产生缺血性损伤。出现的这些变化可能与神经根损伤局部轴突死亡和轴浆运输破坏有密切关系。

另外一个神经根损伤的病理机制与受体系统有关。神经根内分布感觉神经受体。当神经内压力变化、化学刺激、缺血或机械变形会刺激伤害性受体导致疼痛通路异常放电。牵拉和压迫损伤会引起神经内缺血从而引起损伤和继发损伤。正常生理环境下，神经髓鞘起绝缘作用可以防止动作电位扩布到周围组织。当损伤发生后，这种屏蔽作用会暂时或永久消失，从而动作电位会引起周围神经纤维的异常激活。这时神经对刺激的阈值就会比正常减低，产生感觉异常。神经根直接或间接损伤都会使神经轴突造成损伤。轴突损伤可分为原发性损伤和继发性损伤。原发性损伤指损伤发生后引起轴突水肿或破裂，机械牵拉作用于神经根后会引起轴突撕裂，导致轴突回缩和内容物外流。继发性轴突损伤是指损伤发生后引起的渐进性或迟发性轴突损伤，如轴突细胞骨架变化。细胞骨架改变是由于细胞水解蛋白的释放，离子功能和线粒体功能失调引起的。牵拉会引起钠离子通道异常开放，引起轴突内钙离子浓度增高，其原因：①钙离子通过开放的钠离子通道进入轴突内；②钠离子膜电位改变引起轴突去极化导致钙离子电压门控通道激活；③钠离子内流引起钠钙离子交换活动增加；轴突内钙离子浓度增高会引起一系列细胞损伤，如磷脂酶、蛋白激酶激活，线粒体和细胞骨架破坏，激活第二信使系统。钙蛋白酶（Calpain）是一种钙离子依赖性非溶酶体。当细胞内钙离子增高时，会引起钙蛋白酶的激活。损伤发生后15~30 min，钙离子介导的收缩—水解作用（spectrin proteolysis，CMSP）就开始发生。钙离子蛋白破坏轴突内收缩蛋白（连接膜与细胞骨架的重要蛋白），同时破坏细胞内的微管亚单位（tubulin，microtubule associated proteins，MAP-MAP2和neurofilaments）。因此，钙离子浓度增高与轴突内细胞骨架破坏密切相关，并导致神经轴突损伤。继发性轴突损伤导致细胞骨架破坏从而引起轴浆运输系统损伤。研究报道，损伤发生几个小时内，由于细胞骨架的破坏发现了顺行性轴浆运输破坏。损伤几小时后，才发现了轴突水肿。这些病理变化导致了局部破裂和连续性中断。

脊神经节

■ 脊神经节的形态和位置

脊神经节（dorsal root ganglion）位于脊神经后根上，呈梭形或纺锤形，长5~10 mm，其大小与所在脊神经后根粗细成正比。每一根脊神经后根有一个脊神经节。脊神经节一般位于椎管外椎间孔内，在硬脊膜鞘之外。第1、2颈神经节位于环、枢椎椎弓的上面，骶、尾神经节位于骶管内，胸段及上腰段脊神经节位于椎间孔内，下腰段脊神经节大部分位于椎间孔内或侧隐窝内（图18-17）。

脊神经节的表层有结缔组织被囊，自此囊发出结缔组织小梁伸入神经节内，进入脊神经节的血管沿小梁走行。节内包含许多感觉神经胞体和神经纤维，其中以假单极神经元胞体最多，胞体呈不规则的圆形或卵圆形，大小很不一致。根据其大小可分为大、中、小胞体。大胞体发出粗大有髓纤维，小胞体发出有髓及无髓的细纤维。节内的假单极神经元胞体有一个神经突，在离开胞体后分为两支，形如“T”或“Y”状，其中一支较细，进入脊髓内，为中枢突；另一支粗大，为周围突，向远端至各部位的感受器。假单极神经元的突起组成脊神经后根，穿入硬膜后由单一神经干分为若干小丝，称为根丝。这些根丝呈扇形散开，纵行排列于脊髓后外侧沟内。每条脊神经后根的根丝先组成内侧及外侧两股，然后进入脊髓。在脊髓内分为长支和短支，分别上升或下降。降支一般比升支短，这些分支进入不同水平

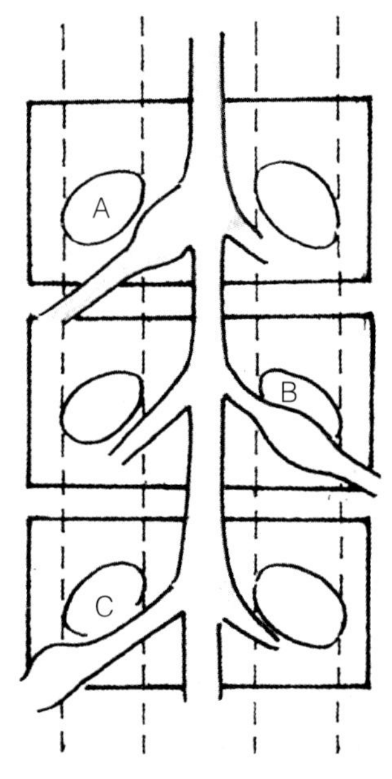

图18-17　脊神经节的类型

A.椎管内型；B.椎间孔内型；C.椎间孔外型

的灰质内细胞，并与之形成突触，所以脊神经节是感觉通路的第一级神经元胞体，当脊神经节出现病变或受到压迫时，会出现感觉障碍。由于脊神经节所传导的感觉包括了痛触觉、运动觉及振动觉等多种感觉，所以感觉障碍多种多样，但临床上以麻木和疼痛为主。

脊神经节的神经元起自神经嵴，所以可以将脊神经节认为是脊髓内一级细胞移位形成的。在发育过程中，一般腰、骶脊神经节由下至上逐渐向外侧移动，但抵达椎间孔外侧即停止向外迁移，所以第1、2腰神经节一般位于椎间孔外，第3、4腰神经节位于椎间孔内，第5腰神经节、第1骶神经节多数位于侧隐窝内，但少数位于椎管内，称为异位神经节。

陈伯华研究了脊神经节与椎弓根的关系，发现脊神经节在椎间孔内者占70%，在椎间孔外者占11.6%，在椎管内者占18.4%。脊神经节自上而下逐渐增大，其近端距硬膜囊侧缘的距离自上而下亦逐渐增大。

异位神经节多位于椎管内，其长度及粗细均较正常者大，这种异常膨大的神经节使椎管或侧隐窝变得相对狭小（图18-18，19）。当黄韧带肥厚、椎间盘突出或关节突关节增生时，脊神经节可受到压迫，产生类似腰椎间盘突出的症状。异常膨大的神经节位于侧隐窝，与椎间盘相邻，即使轻度的椎间盘突出也可能产生较严重的症状和体征。CT影像有时难以区别异常神经节和椎间盘组织，此时应测量CT值作为鉴别方法。因为椎间盘组织与脊神经节的密度不同，可依此来区别。正常情况下，脊神经节CT值为10~12 HU，而椎间盘组织则为40~50 HU。手术时，异常神经节被误认为神经根肿瘤做切除或活检，在以前有过报道。目前人们已充分认识到该点，多能正确判定。确定异常神经节的方法是该膨大物呈斜向走行，两端有神经纤维，尤其近端与神经根相连并进入硬膜囊。

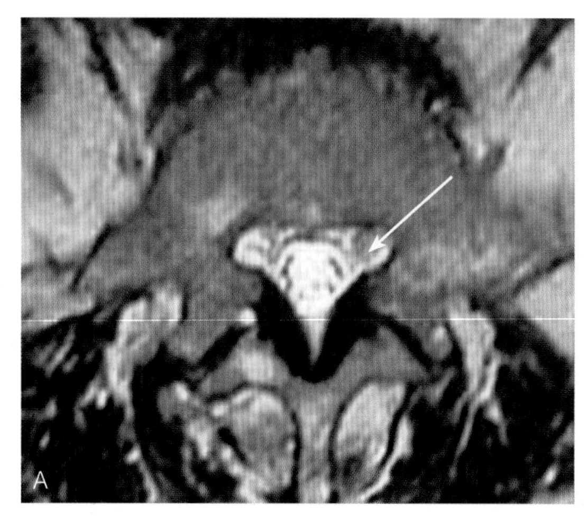

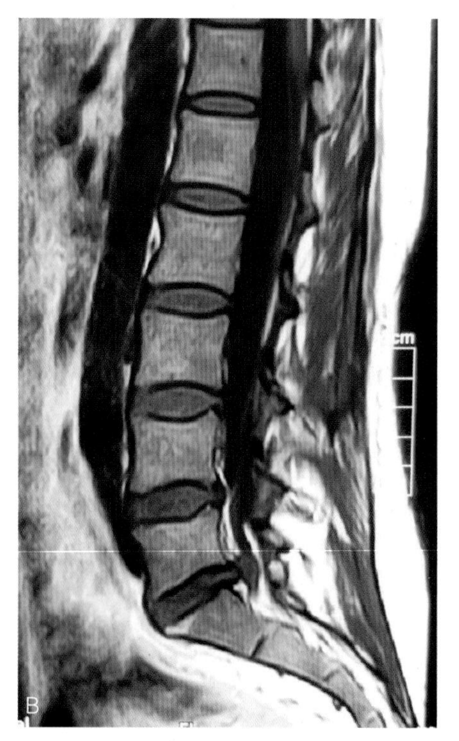

图18-18　第1骶神经节椎管内变异（箭头示）
A.横断面MRI；B.矢状面MRI

后根可有复根，即一个脊神经节与2个以上后根相连，多为2根，少数为3根。颈神经双侧后根复根出现率较其他神经根高，以第2颈神经根出现率最高。如第2颈神经后根出现复根，第1颈神经后根必定缺失，但第1颈神经后根缺失者，并非第2颈神经后根都有复根。

■ 脊神经节的血供

由于脊神经节内含有大量神经胞体，所以需氧量较周围神经大，相应地其血供则更为丰富。纪荣明研究发现，脊神经根动脉发出营养脊神经节的血管支在脊神经节表面形成丛，随结缔组织小梁进入脊神经节内。孔祥玉等用单宁酸—氯化铁媒染法观察到脊神经节（兔）的微血管来源于脊神经节表面的血管网，进入后逐级分支彼此吻合，穿行于神经元胞体之间，在不同节段脊神经节内的血管平均密度并无显著差别。在同一节段神经元集中区域的血管平均密度要比神经纤维集中区要高，可以从另一角度证明，脊神经节细胞集中区域功能活跃，代谢旺盛，耗氧量大。

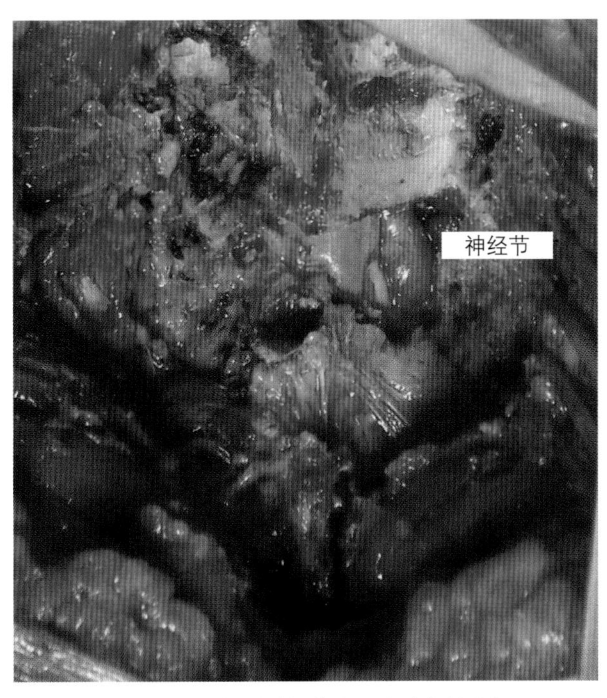

图18-19 第1骶神经节变异（手术所见）

脊神经节内神经元胞体被卫星细胞环绕，毛细血管位于卫星细胞周围。这些卫星细胞可能构成了血神经屏障，但与周围神经相比则相对薄弱。周跃也证实正常脊神经节内缺乏有效的血神经屏障结构，其血管内皮细胞为窗孔样结构并呈裂隙样连接，脊神经节也没有连结的神经束膜围绕，而是被间断的卫星细胞层所包裹。脊神经节内几乎每个神经元周围都有着丰富的血管网，神经元的功能活动对血液的依赖程度较大，因此当缺血时易造成神经元功能障碍。毛细血管网多位于神经元集中的脊神经节浅层，并且脊神经节的组织较致密，对压迫的缓冲作用较弱，所以受到压迫后易引起缺血。另一方面，由于脊神经节处于椎间孔这一骨性腔隙中，其内除脊神经节处尚有脂肪、血管、骨膜、韧带等结构，这些结构因损伤、退变等因素导致炎症均可能波及神经节，引起脊神经节功能障碍，所以脊神经节是血供丰富组织，同时又是对缺血敏感的神经组织。

神经节形态变化趋势：C1~尾部横径和长度呈同步变化趋势。两值从C1~C7逐渐增大，在C7 达高峰，C7~T1呈减小趋势，T1~L1较稳定，L1~L5逐渐增大，S1达最高峰，S1以下急速减少。

■ 脊神经根硬膜鞘形态特点

1. 神经根穿出硬膜囊处特点　张立观察发现，胸、腰、骶段脊神经根存在两种方式穿出硬脊膜囊，也即两种硬脊膜囊开口方式。①单孔型，即神经前、后根被共同包裹在同一根鞘内以单孔方式出硬脊膜囊，从外表看两者间无明显间隙。②双孔型，即前、后根被根鞘分别包裹以两个孔的方式出硬脊膜囊，在神经节后融合为脊神经，从外表看两者间存在明显间隙。胸段和腰段均发现单孔和双孔两种硬脊膜囊开口，骶段只发现单孔型。胸段神经根鞘开口方式以双孔（87.50%）为主，单孔（12.50%）次之；腰段以单孔（92.86%）为主，双孔（7.14%）次之；骶段则均为单孔（100%），呈现出节段越往下，双孔逐渐被单孔取代的趋势。进一步组织学观察发现：单孔型硬脊膜囊开口因根鞘内部结构不同又可分为Ⅰ型和Ⅱ型。Ⅰ型和Ⅱ型在前、后根的外侧均可见膜性结构包裹，后者主要由硬脊膜和蛛网膜随神经根穿出硬脊膜囊后形成的硬脊膜袖套和蛛网膜袖套共同构成。但Ⅰ型根鞘在出硬脊膜囊时，前、后根内侧即出现与外侧相似的双层袖套结构将两者分隔，从而形成两个独立的囊腔将前、后根分别包裹；而Ⅱ型根鞘在出硬脊膜囊时，前、后根内侧并无双层袖套，前、后根的纤维束紧靠在一起，并排除硬脊膜囊后共同前行一段距离，直至近神经节处，才开始出现双层袖套。胸段的单孔根鞘均为Ⅰ型（100%）；腰段以Ⅱ型（69.23%）为主，Ⅰ型（30.77%）次之；骶段则几乎都为Ⅱ型（97.14%），表现出节段越往下，Ⅰ型逐渐减少，Ⅱ型逐渐增多的趋势。而双孔根鞘的前、后根内外侧均被硬脊膜和蛛网膜袖套包裹，且内侧的双层袖套之间存在明显间隙。该间隙在大体解剖上亦可被轻易辨认；前、后根在神经节远端汇聚成脊神经，内侧的双层袖套及间隙消失，共同由脊神经被膜包裹。

2. 胸腰骶段脊神经根膜性袖套的分布特点　同一节段上，神经根处的硬脊膜袖套和蛛网膜袖套间存在明显间隙，可轻易分辨；其硬脊膜袖套为较多胶原纤维层紧密叠加而成。但至神经节处，已无法分辨硬脊膜袖套和蛛网膜袖套，二者相互融合共同包裹神经节；且较之神经根其他部位，纤维层数量明显较少，层与层之间结合疏松。在胸腰骶不同节段上，神经节处膜性袖套的厚度不一，以下腰段（L4~L5）和骶段（S1~S5）最薄，而神经根其他部位，无论是前根外侧还是后根外侧，其硬脊膜袖套厚度在胸腰骶各节段无明显差异。

3. 神经根硬脊膜和蛛网膜的走行及其与内侧神经纤维之间的腔隙　出硬脊膜囊后，硬脊膜和蛛网膜平行走行于神经根外侧并包裹后者。由于空间的局限性，硬脊膜与蛛网膜之间、蛛网膜与神经纤维之间较囊内靠得更近；尽管如此，它们并没有相互粘连贴紧，彼此间还是存在着腔隙，即袖套下腔隙在靠近神经节近端处，腔隙明显变窄，硬脊膜与蛛网膜相互靠近融合，并贴紧包裹神经节，至此袖套下腔隙完全消失。张立认为，从脊神经相关膜性结构的角度出发，神经节是神经根的膜性袖套开始转化为脊神经被膜的标志，也是神经根开始转化为脊神经的标志。单孔Ⅰ型根鞘的前、后根之间因存在像双孔根鞘那样的双层膜性袖套结构，而将两者分隔成两个独立的囊腔，当神经根受到椎间盘、肿瘤、囊肿等压迫时，不至于由后根（前根）迅速波及前根（后根），因而早期多表现为单一的感觉异常或运动障碍。而Ⅱ型根鞘的前、后根之间因缺乏双层袖套结构和一定的距离，多变为早期的感觉和运动功能同时受累。

临床应用注意事项

异常膨大的神经节和椎管内神经节需要与突出的椎间盘进行鉴别。椎间盘为纤维组织，MRI表现为低信号，神经节为神经组织，MRI表现也是低信号，但神经节上下有神经相连，可以鉴别。神经节矢状面为梭形，横断面为圆形，椎间盘形态不定，这也是鉴别点之一。两者CT值也不相同，椎间盘组织为40~60 HU，神经节则在10~12 HU。另外，神经节还要与椎管内肿瘤相鉴别。

马尾神经

马尾神经位于腰骶膨大下端及脊髓圆锥和终丝周围。圆锥末端为终丝。终丝为非神经纤维的条索样组织，向下至第2骶椎处，与软、硬脊膜组织融合，共同形成尾骨韧带止于骶尾骨的背面（图18-20）。终丝是固定脊髓的重要组织，有锚固作用。在发育过程中，终丝也随脊髓发育。如果终丝发育异常，变粗变短，则有可能对脊髓末端造成牵拉而引起一系列症状、体征，该病称为脊髓栓系综合征。

在硬膜囊内，马尾神经排列有一定的规律性，一般每一节段的马尾神经由3条后根神经束和1条前根组成。两侧的马尾神经在硬膜囊内呈纵行排列，与终丝平行下降。后面观，马尾神经均相互平行向下垂直走行。横断面观，马尾神经沿硬膜侧后缘排列，近侧节段的马尾神经居前外侧，远端的马尾神经居后内侧。在硬膜囊后正中的神经为第3、4骶神经根，是支配大小便功能的神经，如果手术时硬膜损伤，多易损伤该神经根而引起大小便功能障碍。

每节段马尾神经达到相应的椎间孔时，前、后根神经束逐渐靠拢，向外下斜行。前根位于前内侧，后根位于后外侧，3条后根汇合成束与前根一同穿经蛛网膜及硬膜形成的袖孔出硬膜囊，进入硬脊膜套袖内（图18-21，22）。

在蛛网膜下腔内，马尾神经浸泡在脑脊液中，并非呈漂浮样，各条马尾神经根之间有蛛网膜形成的小梁相互连结，这样马尾神经既可以作为整体随屈伸发生移位，又可以不相互碰撞而影

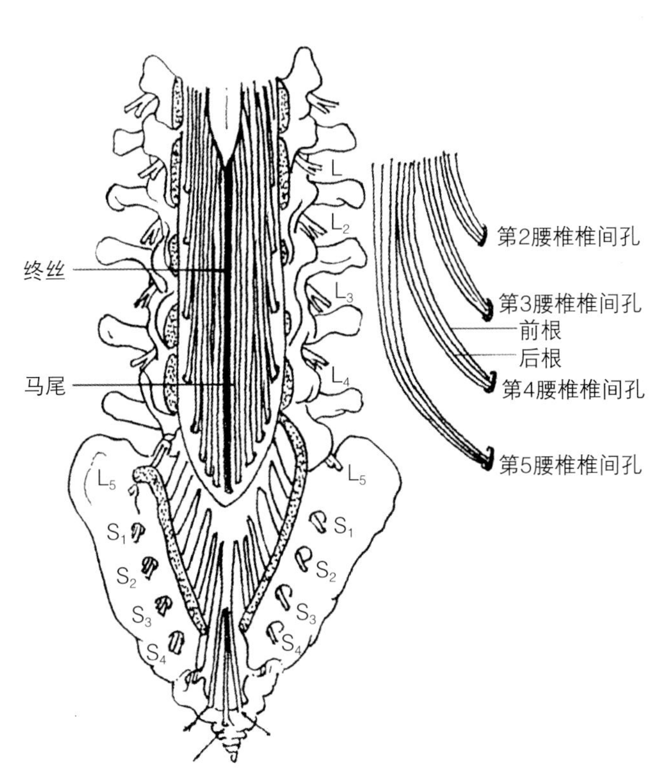

图18-20　马尾神经的排列

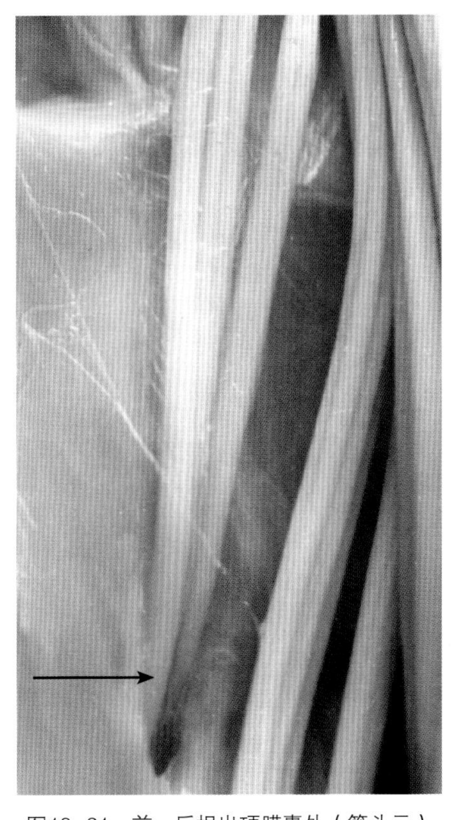

图18-21　前、后根出硬膜囊处（箭头示）

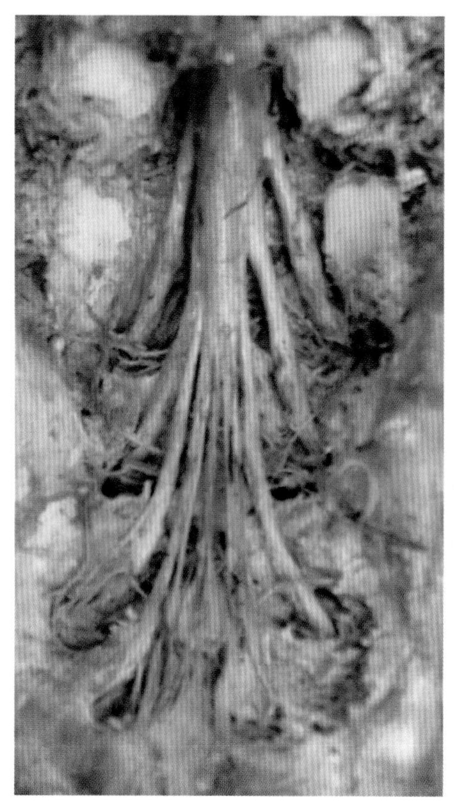

图18–22　前、后根在硬脊膜套袖内走行

响功能，犹如高压电缆的电线，相互之间有连结支架。在每条马尾神经接近硬膜囊侧缘的4~6 mm部位，蛛网膜形成膜样、条索样或网眼韧带将马尾神经固定于硬膜囊侧缘，称硬脊膜马尾神经韧带。每对马尾神经均有这种韧带，其生理作用为固定马尾神经，但在病理情况下，如侧隐窝狭窄或椎间盘突出，硬膜侧方受压时，其内的马尾神经难以逃逸，从而也可能受到压迫，所以巨大的后外侧椎间盘突出既可能压迫硬膜囊外的下位序数的神经根，又可能压迫硬膜囊内的更下位序数的神经根而产生双神经根症状。

由于两侧马尾神经并不贴近硬膜囊前方，硬膜囊前壁与马尾神经之间有较大的空间，所以如果椎间盘中央型突出多不会压迫马尾神经，只有巨大中央型突出才有可能压迫马尾神经而引起相应的症状、体征。

（杜心如）

参考文献

1. 徐达传. 骨科临床解剖学图谱. 济南: 山东科学技术出版社, 2005:45–75.
2. 胡有谷. 腰椎间盘突出症. 北京：人民卫生出版社, 3版, 2004:28–36.
3. 彭田红, 丁红梅, 陈胜华, 等. 臂丛根部的显微解剖学研究及其临床意义. 中国临床解剖学杂志, 2007, 25(3): 231–235.
4. 纪荣明, 党瑞山, 彭旭, 等. 蛛网膜下隙内脊神经根的形态学观察. 解剖学杂志,1996, 19(5): 395–396.
5. 傅忠国, 徐林, 易斌, 等. 腰骶部脊神经根解剖变异及其临床意义. 中国临床解剖学杂志,1998, 16(2): 145–147.
6. 周长满, 郭海梅, 胥少汀, 等. 马尾神经的应用解剖学研究. 临床解剖学杂志, 1986, 4(4): 207.
7. 孔祥玉, 赵淑敏, 周天启. 单宁酸—金属盐联用媒染脑血管的研究. 解剖学杂志, 1997, 20(1): 53–56.
8. 周跃, 刘正津, 梅芳瑞, 等. 氨基酸受体在脊神经节损伤所介导痛觉过敏中的作用. 中国临床康复, 2005, 9(38): 100–103.
9. 杜心如, 张一模, 赵玲秀, 等. 椎弓根毗邻结构的观察及其临床意义. 中国矫形外科杂志, 2000, 7(11): 1063–1065.
10. 周跃, 刘正津, 廖维宏, 等. 脊神经节损伤时P物质和血管活性肠肽改变与神经行为异常的关系. 中国行为医学科学, 2005, 14(2): 165–168.
11. 周跃, 刘正津, 梅芳瑞, 等. 脊神经节微血管内皮细胞阴离子微区的分布特点、生物学特性及损伤的影响. 中华创伤杂志,1998, 14(5): 280–283.
12. 张勇, 汪进良, 肖建国, 等. 腰椎间孔韧带的解剖学观测及其临床意义. 中国临床解剖学杂志, 2002, 20(2): 112–114.
13. 纪荣明, 程林发, 唐军, 等. 椎管内节段性营养动脉的应用解剖学研究. 第二军医大学学报,1997, 18(5): 413–414.
14. 李梅杰, 杨振军, 孔祥玉. 椎间孔及椎管内脊髓节段性动脉解剖学研究进展. 承德医学院学报,2006, 23(4): 406–408.
15. 陶玉平, 翁文杰, 朱亚文, 等. 腰椎椎间管和椎间管外区应用解剖学研究. 江苏临床医学杂志,2001, 5(1): 8–11.
16. Biglioli P, Roberto M, Cannata A, et al. Upper and lower spinal cord blood supply: the continuity of the anterior spinal artery and the relevance of the lumbar arteries.

Thorac Cardiovasc Surg, 2004, 127(4): 1188-1192.

17. Koba yashi S, Yoshizawa H, Hachiya Y, et al. Vasogenic edema induced by compression injury to the spinal nerve root. Distribution of intravenously injected protein tracers and gadolinium-enhanced magnetic resonance imaging. Spine, 1993, 18(11): 1410-1424.
18. 徐鹏, 刘志勇, 周东生,等. 神经根牵拉损伤机制的研究进展.中国组织工程研究, 2013, 17(39):6997-7002.
19. Parke WW, Gammell K, Rothman RH. Arterial vascularization of the cauda equina. J Bone Joint Surg Am, 1981, 63(1): 53-62.
20. Olmarker K, Rydevik B, Holm S. Edema formation in spinal nerve roots induced by experimental, graded compression. An experimental study on the pig cauda equina with special reference to differences in effects between rapid and slow onset of compression. Spine (Phila Pa 1976), 1989, 14(6): 569-573.
21. Parke WW, Watanabe R.The intrinsic vasculature of the lumbosacral spinal nerve roots. Spine, 1985,10(6): 508-515.
22. Singh A, Lu Y, Chen C, et al. Mechanical properties of spinal nerve roots subjected to tension at different strain rates. J Biomech, 2006,39(9): 1669-1697.
23. Singh A, Lu Y, Chen C, et al. A new model of traumatic axonal injury to determine the effects of strain and displacementrates.Stapp Car Crash J, 2006,50: 601-623.
24. Kwan MK, Rydevik B, Myers RR, et al. Biomechanical and histological assessment of human lumbosacral spinal nerveroots. Trans Orthop Res Soc,1989, 14: 348.
25. 王红, 王皓, 贾文霄, 等. MR选择性激励技术（PROSET）在诊断脊神经根病变中的应用. 中国医学影像学杂志, 2010, 18(1): 29-31.
26. 王红, 王云玲, 马景旭, 等. MR选择性激励技术在腰椎间盘突出患者神经根显示中的价值. 中国医学计算机成像杂志, 2011, 17(3): 247-249.
27. 孔梅, 夏好成, 许蕾, 等. SPACE 在诊断腰骶神经根病变的临床应用. 放射学实践, 2014(10): 1217-1220.
28. 王晓雯, 王鹏, 陈怡楠, 等. 不同磁共振腰骶丛神经成像序列的临床研究. 现代生物医学进展, 2016, 16(10): 1862-1866.
29. 李文美, 黄忠奎, 罗英译, 等. 磁共振PROSET序列在腰脊神经根成像中的临床应用价值. 放射学实践, 2010, 25(8): 915-918.
30. 冷海斌. 棘突椎板复合体原位回植在椎管肿瘤术中的应用. 中国现代手术学杂志, 2011, 15(6): 464-466.
31. 罗选荣, 陆显祯, 苏松, 等. 棘突椎板复合体原位回植椎管成形术在椎管肿瘤手术中的应用. 中国医药指南, 2014, (5): 36-37, 38.
32. 刘永涛. 脊神经根的解剖学与组织学研究. 南京:南京医科大学, 2014.
33. 吴子龙, 杨利学. 神经根型颈椎病引起根性痛的研究进展. 中西医结合研究, 2013, (5): 269-271.
34. 刘意强, 杨文彬, 韦国平, 等. 下腰椎脊神经根发出部位与盘黄间隙解剖关系的临床研究.实用骨科杂志, 2013, 19(9): 807-810.
35. 张立, 漆松涛, 王海, 等. 胸腰骶段脊神经根鞘结构的解剖学和组织学研究. 中国临床解剖学杂志, 2015, (5): 502-506.
36. 王延涛, 安丰敏, 徐辉, 等. 椎弓根外入路行椎体成形术的应用解剖学研究. 交通医学, 2013, (5): 465-467.
37. 王鑫, 彭显标, 刘超, 等. 腰椎脊神经根的应用解剖学研究. 科技视界, 2016, (6): 56.
38. 代加平, 毕秀梅, 王炎之. 脊神经节的形态观测及其临床意义. 中国临床解剖学杂志, 2000, 18(1): 44-46.

19

内脏神经

在脊柱外科，常因脊髓损伤而影响到内脏神经（visceral nerve），而出现一系列相应的症状。因此了解内脏神经低级中枢和内脏周围神经的形态、分布，对于内脏神经损伤的诊断和治疗是有益的。

内脏神经包括中枢神经和周围神经两部分。中枢神经的高级中枢位于大脑，低级中枢位于脑干和脊髓。周围神经包括传入神经和传出神经，前者分布于内脏及心血管各处的感受器，后者即内脏运动神经，分为交感神经（sympathetic nerve）和副交感神经（parasympathetic nerve）。

内脏运动神经的低级中枢

交感神经和副交感神经的低级中枢在脊髓内的位置是不一样的，交感神经的低级中枢位于T1~L3脊髓节段外侧柱，副交感神经的低级中枢位于S2~S4脊髓节段的外侧柱。通过它们可完成简单的反射活动，如排尿、排便、血管舒缩、出汗及立毛等功能。脊髓内脏神经的活动受脑干的调控，故可认为脑干为内脏神经的较高级中枢。脑干，特别是延髓，是内脏神经的主要反射中枢。其兴奋处于不平衡状态，当交感神经中枢兴奋性升高时，副交感神经中枢的兴奋性即被抑制，反之亦然。

交感神经的节前纤维起源于脊髓胸腰节段的外侧柱。支配血管收缩、毛发竖立和汗腺分泌的低级中枢位于胸腰节段的各节，管理瞳孔开大和心跳加快的低级中枢位于C8脊髓节段和T1、T2脊髓节段，控制腹腔内脏活动的低级中枢位于T4~L2脊髓节段（图19-1）。

内脏运动神经

■ 内脏运动神经与躯体运动神经的差异

内脏运动神经的主要功能是调节内脏、心血管的运动以及腺体的分泌。内脏运动神经与躯体运动神经在形态和功能上有诸多不同，其差异主要表现在以下几个方面：

1. 支配对象不同　躯体运动神经支配骨骼肌，而内脏运动神经支配的则是平滑肌、心肌和腺体。

2. 纤维成分不同　躯体运动神经为单一纤维成分，而内脏运动神经则包括两种纤维成分，即

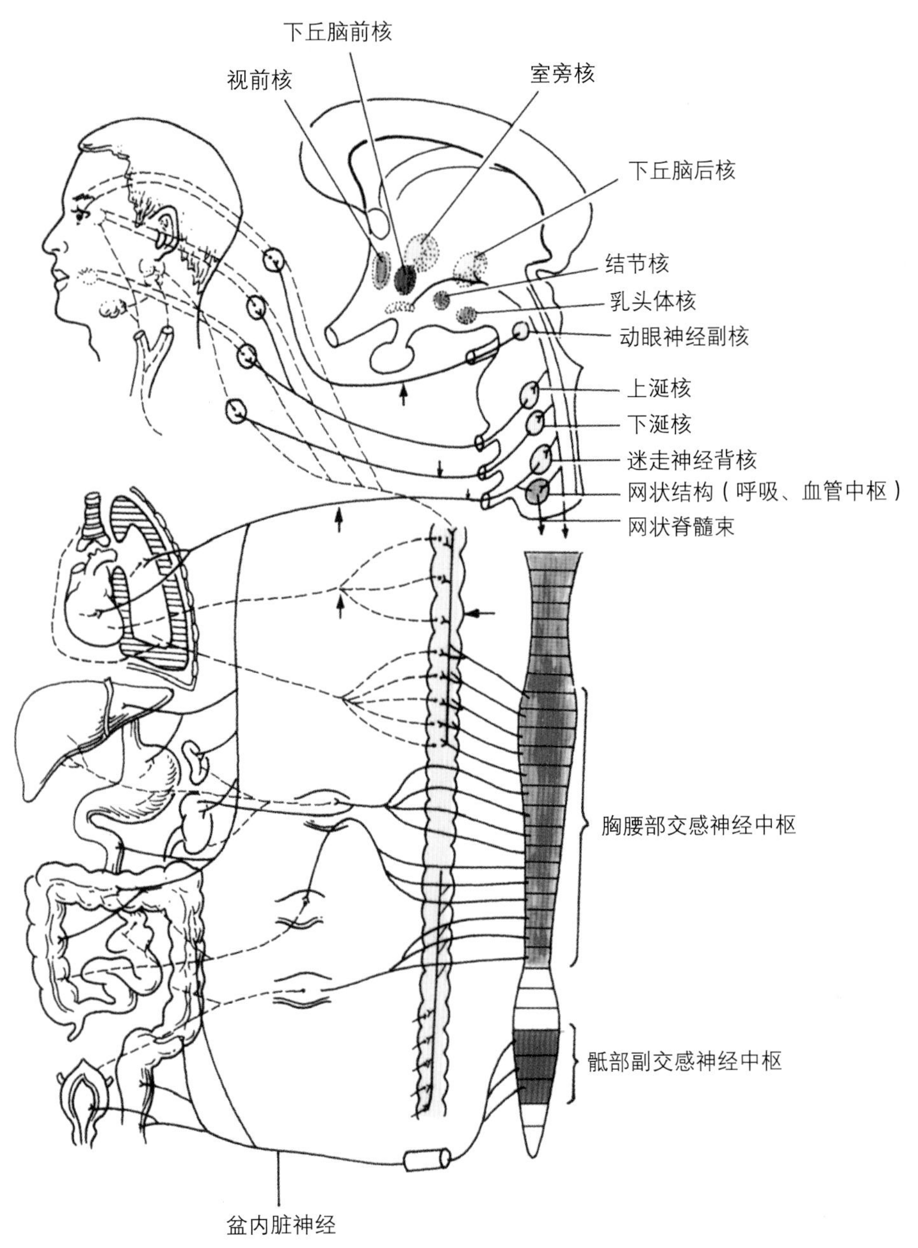

图19-1　内脏运动神经

交感神经与副交感神经，并且多数内脏器官同时接受这两者的共同支配。

3. 从低级中枢到支配器官间所经过的神经元数目不同　躯体运动神经从低级中枢到达骨骼肌只需一级神经元，而内脏运动神经从低级中枢到效应器则需经过两级神经元（肾上腺髓质例外，只需一级神经元）。第一级神经元的胞体位于脑干或脊髓内，称之为节前神经元，其轴突称为节前纤维；第二级神经元的胞体位于周围部的神经节内，称之为节后神经元，其轴突称为节后纤维。节后神经元的数目较多，一个节前神经元可以和多个节后神经元构成突触。

4. 分布形式不同　躯体运动神经以神经干的形式分布于效应器，而内脏运动神经的节后纤维则通常是先在效应器周围形成神经丛，再由神经丛分支至器官。

内脏运动神经的效应器通常是指平滑肌、心肌和外分泌腺，但也有一些内分泌腺受内脏运动神经支配，如肾上腺髓质、甲状腺和松果体等。内脏运动神经节后纤维的终末与效应的连接，通常是以纤细神经丛的形式分布于肌纤维和腺细胞的周围。而不像躯体运动神经那样形成单独的末梢装置。所以从内脏运动神经末梢释放出来的递质可能是以扩散方式作用于邻近较多的肌纤维和腺细胞。

5. 神经纤维的种类不同　躯体运动神经通常是较粗的有髓纤维，而内脏运动神经则常为薄髓（节前纤维）和无髓（节后纤维）的细纤维。

6. 接受机体意志控制的程度不同　躯体运动神经一般是在意志控制下对效应器进行支配的，而内脏运动神经在一定程度上是不受意志控制的。

■ 交感神经与副交感神经的主要区别

多数内脏器官常同时接受交感神经和副交感神经的双重支配。但在来源、形态结构、分布范围和功能上，二者又不完全相同：

1. 低级中枢不同　交感神经低级中枢由脊髓胸腰部灰质的中间带外侧核组成，而副交感神经的低级中枢则由脑干和脊髓骶部的副交感核组成。

2. 周围部神经节的位置不同　交感神经节包括椎旁节和椎前节，位于脊柱两旁和脊柱前方；副交感神经节为器官旁节和器官内节，位于所支配的器官附近或器官壁内。因此副交感神经的节前纤维比交感神经的长，而其节后纤维则较短。

3. 节前神经元与节后神经元的比例不同　一个交感节前神经元的轴突可与许多节后神经元组成突触，而一个副交感节前神经元的轴突则与较少的节后神经元组成突触。所以交感神经的作用范围较广泛，而副交感神经的作用范围则较局限。

4. 分布范围不同　交感神经除分布至头颈部、胸、腹腔脏器外，尚遍及全身血管、腺体、竖毛肌等，故其分布范围较广；而副交感神经，一般认为大部分血管、汗腺、竖毛肌、肾上腺髓质不受其支配，故其分布不如交感神经广泛。

5. 对同一器官所起的作用不同　交感神经与副交感神经对同一器官的作用既互相拮抗又相互统一。

交感神经和副交感神经的活动，是在脑干的较高级中枢，特别是在大脑边缘叶和下丘脑的调控下进行的。例如当机体运动加强时，交感神经兴奋，而副交感神经受到抑制，此时心跳加快、血压升高、支气管扩张、瞳孔开大、消化活动受抑制。这些现象表明，机体的代谢加强，能量消耗加快，以适应环境的剧烈变化。反之，机体处于安静或睡眠状态时，副交感神经兴奋，而交感神经却受到抑制，出现心跳减慢、血压下降、支气管收缩、瞳孔缩小、消化活动增强等现象，这有利于体力的恢复和能量的储存。可见在交感神经和副交感神经的作用是对立统一的，只有这样，机体才得以更好地随环境的变化而变化，才能在复杂多变的环境中生存。

临床应用注意事项

颈椎骨折脱位损伤颈髓及颈髓以下，包括胸髓侧角的交感神经中枢功能障碍，相对地副交感神经兴奋，患者出现低血压、窦性心动过缓、外周血管扩张，此时需要加大输液量，同时注意稀释性低钠血症。

■ 交感神经周围部

交感神经的周围部由交感干、交感神经节以及由交感神经节发出的分支和交感神经丛等组成。根据所处的位置，又可将交感神经节分为椎旁节和椎前节两大类。

1. 交感神经节

（1）椎旁节：位于脊柱两旁，由多极神经

元组成，大小不等，部分交感神经节后纤维由此发出。同侧相邻椎旁神经节之间借节间支相连成上至颅底，下至尾骨的交感干（sympathetic trunk），左右交感干在尾骨前合并，交感干分为颈、胸、腰、骶、尾5部，每一侧交感干由19~24个神经节组成，其中颈部有3个，胸部有10个，腰部有4个，骶部有3个，尾部为1个。

（2）椎前节：位于脊柱前方，腹主动脉脏支的根部，呈不规则的结节状团块，包括腹腔神经节（celiac ganglion）、肠系膜上神经节（superior mesenteric ganglion）及肠系膜下神经节（inferior mesenteric ganglion）等。

椎旁节与相应的脊神经之间借交通支相连。交通支按纤维性质可分为白交通支（white communicating branch）和灰交通支（grey communicating branch）。白交通支主要由有髓纤维组成，呈白色，故称白交通支；灰交通支则多由无髓纤维组成，颜色灰暗，故称灰交通支。交感神经的节前纤维由脊髓T1~L3节段的中间带外侧核发出，经脊神经前根、脊神经干、白交通支进入交感干，所以白交通支主要由节前纤维组成，并且也只存在于第1胸神经~第3腰神经共15对脊神经的前支与相应的交感神经节之间。节前纤维在交感神经节换元后，节后纤维经灰交通支返回脊神经，所以灰交通支由节后纤维组成，并且连于交感干与全部31对脊神经前支之间。

交感神经节前纤维经白交通支进入交感干后，通常有3种去向：①终止于相应的椎旁节交换神经元。②在交感干内上升或下降，然后终止上方或下方的椎旁节交换神经元。一般来自脊髓上胸段（T1~T6）中间带外侧核的节前纤维，在交感干内上升至颈部，在颈部椎旁节交换神经元；中胸段者（T6~T10）在交感干内上升或下降，至其他胸部椎旁节交换神经元；下胸段和腰段者（T11~L3）在交感干内下降，在腰骶部椎旁节交换神经元。③穿经椎旁节，至椎前节交换神经元。

交感神经节前纤维在椎旁节、椎前节交换神经元后，节后纤维的分布也有3种去向：①经灰交通支返回脊神经，随脊神经分布至头颈部、躯干和四肢的血管、汗腺和竖毛肌等。31对脊神经与交感干之间都有灰交通支联系，故其分支一般都含有交感神经节后纤维；②攀附动脉走行，在动脉外膜处形成相应的神经丛，并随动脉分布到所支配的器官。各丛的名称依所攀附的动脉来命名（如颈内动脉丛等）；③由交感神经节直接分布到所支配的脏器（图19-2）。

2. 交感神经的分布　交感神经的节后纤维在人体的分布，按颈、胸、腰、盆部概述如下。

（1）颈部：有3对椎旁节，分别称颈上、中、下节，颈交感干位于颈血管鞘后方，颈椎横突的前方：①颈上神经节：位于第2、3颈椎横突前方，颈内动脉后方；②颈中神经节：位于第6颈椎横突处；③颈下神经节：位于第7颈椎处，在椎动脉的起始部后方。颈部椎旁节中，颈上神经节最大，呈梭形；颈中神经节最小，有的甚至阙如；颈下神经节如与第1胸神经节合并，则称为颈胸神经节或星状神经节（stellate ganglion）。

颈部交感神经节发出的节后神经纤维的分布如下：①经灰交通支返回8对颈神经，随之分布至头颈和上肢的血管、汗腺、竖毛肌等；②攀附邻近的动脉，形成颈内动脉丛、颈外动脉丛、锁骨下动脉丛和椎动脉丛等，伴随动脉的分支至头颈部的腺体（泪腺、唾液腺、口腔和鼻腔黏膜内腺体等）、竖毛肌、血管、瞳孔开大肌等；③神经节发出咽支，直接进入咽壁，与迷走神经、吞咽神经的咽支共同组成咽丛；④3对颈交感神经节分别发出心上、心中、心下神经，进入胸腔，加入心丛。

（2）胸部：胸交感干位于肋骨小头的前方。交感节发出的节后纤维的分布概括如下：①经灰交通支返回12对胸神经，随之分布于胸腹壁的血管、汗腺、竖毛肌等；②上5对胸交感节发出分支，参与胸主动脉丛、食管丛、肺丛及心丛

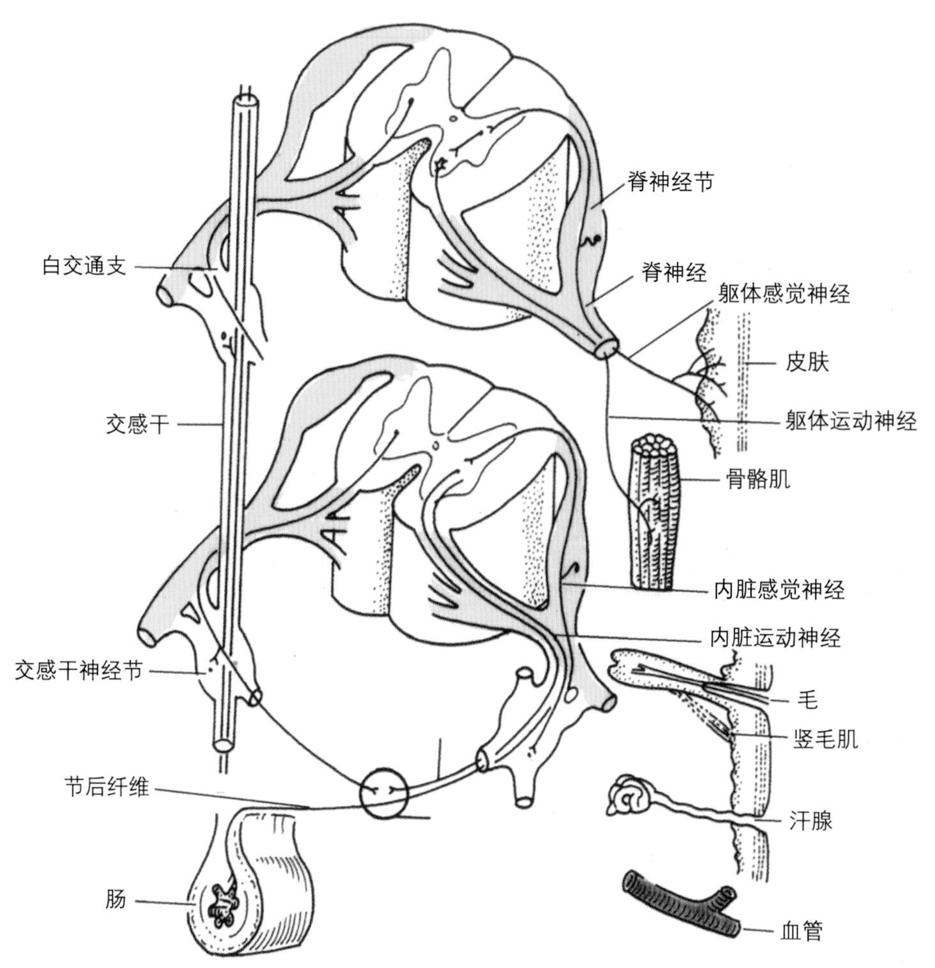

图19-2　交感神经的分布

等的组成；③穿经第5或第6~9胸交感干神经节的节前纤维组成内脏大神经（greater splanchnic nerve），向下合成一干，沿椎体前面倾斜下降，穿膈脚后终于腹腔节；④穿经第10~12胸交感节的节前纤维组成内脏小神经（lesser splanchnic nerve），下行穿过膈脚，主要终于主动脉肾节，再由腹腔节、主动脉肾节等发出节后纤维，分布至肝、脾、肾等实质性脏器和结肠左曲以上的消化管。

（3）腰部：腰交感干位于腰椎体前外侧与腰大肌内侧缘之间。交感节发出的节后神经纤维的分布概括如下：①经灰交通支返回5对腰神经，随之分布于相应器官；②穿经腰交感节的节前纤维组成腰内脏神经，在腹主动脉丛和肠系膜下丛内的神经节交换神经元。节后纤维分布至结肠左曲以下的消化管及盆腔脏器，部分纤维还伴随血管分布至下肢。因此当下肢血管出现痉挛时，可手术切除腰交感干以获得缓解。

（4）盆部：包括3对骶交感干神经节和一个奇神经节，盆交感干位于骶骨前面，骶前孔内侧。盆部交感节发出的节后纤维的分布如下：①经灰交通支返回骶尾神经，随之分布于下肢及会阴部的血管、汗腺和竖毛肌；②加入盆丛，分布于盆腔器官。

交感神经节前、节后纤维的分布具有一定的规律：①来自脊髓上胸段（T1~T5脊髓节段）的节前纤维交换神经元后，节后纤维支配头、颈、胸腔脏器和上肢的血管、汗腺和立毛肌；②来自脊髓中胸段（T5~T12脊髓节段）的节前纤维交换神经元后，节后纤维支配肝、脾、肾等实质性器官和结肠左曲以下的消化管；③来自脊髓腰段中间带外侧核的节前纤维交换神经元后，节后纤维支配结肠左曲以下的消化管，盆腔脏器和下肢的血管、汗腺和竖毛肌。

交感干存在诸多变异，只有3.2%两侧对称，77.6%不对称，19.2%完全不对称。左右两侧交感干神经节在数目、位置、形状和分布上均有差异，右交感干主要分布至静脉系统，而左侧交感干主要分布至动脉系统。交感干的走行常有变异。近70%的交感干经膈中间脚与内侧脚之间下行；76%的交感干上段位于肋椎关节的外侧，下段贴近椎体的侧面。24%的交感干可分裂为2~3支，多见于下腰部。

切断胸、腰神经根时，相连交通支的有髓纤维大部分发生变性，切断与神经根相连的白交通支，纤维变性最多，下位白交通支中变性纤维逐渐减少，向下波及1~3节。切断与神经根同一水平的灰交通支，纤维变性非常少，但向上灰交通支的变性纤维则增多，向下逐渐减少，波及4~5个节段。在切断的同一水平交通支中，各种粗细的变性纤维均可见到，但在下位交通支中，白交通支中则主要为较细的有髓纤维变性；灰交通支中，各种粗细的有髓纤维均发生变性。由于相邻的腰神经在椎间孔处多形成吻合，切断上位腰神经时，在该吻合支中也发现多数纤维变性。另一方面，由于神经根所发出的有髓神经纤维不只进入同一水平的交通支，且通过吻合支进入下位交通支，也有进入交感干的，因此在与切断脊神经同一水平的交通支内还有正常纤维。

■ 副交感神经

副交感神经的低级中枢由脑干的副交感神经核和S2~S4脊髓节段骶副交感核组成，这些核的细胞发出节前纤维至周围部的副交感神经节交换神经元，然后发出节后纤维到达所支配的器官。副交感神经节（parasympathetic ganglion）多位于脏器附近或脏器壁内，分别称为器官旁节和器官内节。其中，位于颅部的副交感神经节体积较大，肉眼可见，如睫状神经节、下颌下神经节、翼腭神经节和耳神经节等。这些神经节内除了有副交感神经通过外，尚有交感神经及感觉神经纤维通过。节后纤维随相应的脑神经到达所支配的器官；而交感神经及感觉神经纤维只通过神经节，可分别称之为副交感神经节的交感根及感觉根。除颅部以外，身体其他部位的副交感神经节体积很小，肉眼难以辨别，需借助显微镜才能看到。例如：位于心丛、肺丛、膀胱丛和子宫阴道丛内的器官旁神经节，以及位于支气管和消化管壁内的器官内神经节等。

1. 颅部副交感神经　节前纤维起自脑干的副交感神经核，参与组成Ⅲ、Ⅶ、Ⅸ、Ⅹ对脑神经，概述如下：

（1）动眼神经副核发出的节前纤维：随动眼神经走行，到达眶腔内的睫状神经节，在此交换神经元，其节后纤维进入眼球壁，分布于瞳孔括约肌和睫状肌。

（2）上泌涎核发出的节前纤维：随面神经走行，一部分节前纤维经岩大神经至翼腭窝内的翼腭神经节交换神经元，节后纤维分布于泪腺、鼻腔、口腔以及腭黏膜的腺体；另一部分节前纤维经鼓索，加入舌神经，再到下颌下神经节换神经元，节后纤维分布于下颌下腺和舌下腺。

（3）下泌涎核发出的节前纤维：随舌咽神经走行。节前纤维先经鼓室神经至鼓室丛，继而随鼓室丛发出的岩小神经走行，至卵圆孔下方的耳神经节交换神经元，节后纤维随耳颞神经分布于腮腺。

（4）迷走神经背核发出的节前纤维：随迷走神经走行，随其分支到达胸、腹腔脏器附近或壁内的副交感神经节换神经元，节后纤维分布于胸、腹腔脏器（降结肠、乙状结肠和盆腔脏器除外）。

2. 骶部副交感神经　由脊髓骶部第2~4节段的骶副交感核发出节前纤维，先随骶神经出骶前孔，继而从骶神经中分出，组成盆内脏神经（pelvic splanchnic nerves）加入盆丛，随盆丛分支分布到盆部脏器附近或脏器壁内的副交感节交换神经元，节后纤维支配结肠左曲以下的消化管和盆腔脏器（图19-3）。

膀胱功能障碍的临床解剖学

膀胱的主要功能是储存尿液，其容量为300~500 mL，最大可至800 mL。在一般情况下，膀胱内均储存少量尿液。在神经系统管理下，当膀胱储存的尿液达到一定量时就会产生尿意，使膀胱平滑肌收缩，尿道括约肌松弛，尿液排出体外。尿液在500 mL以上时，膀胱会产生胀痛感，甚至腹前壁、会阴及阴茎皮肤也有疼痛感，这是因为这些部位皮肤和膀胱为同一脊髓节段相连的神经所支配。

■ 膀胱的神经支配

膀胱由交感神经、副交感神经和脊神经支配（图19-4）。

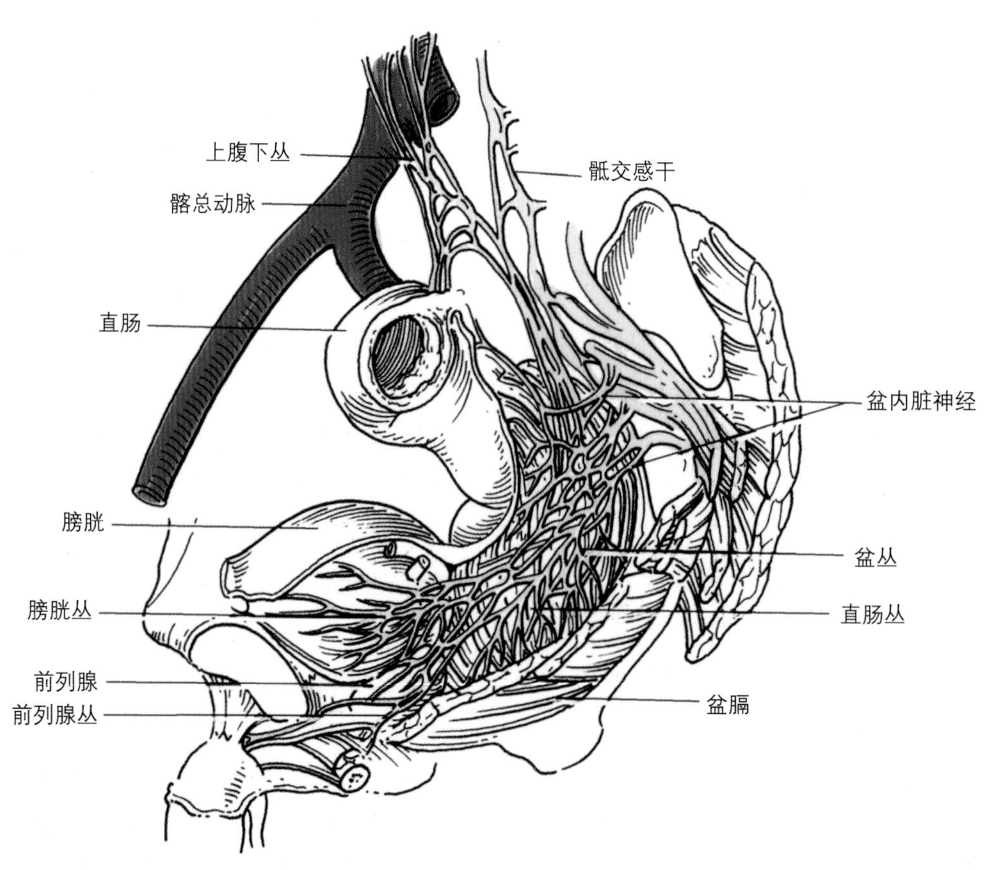

图19-3　盆神经丛

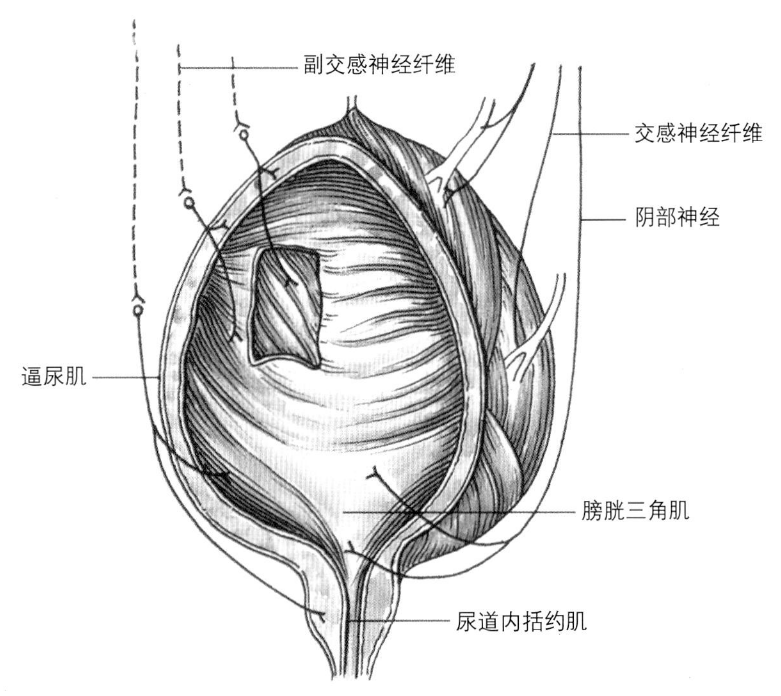

图19-4　膀胱的神经支配

1. 交感神经　支配膀胱的交感神经纤维来自T11~L2脊髓节段，纤维经腰部椎旁节、肠系膜神经丛、上腹下丛和下腹下丛到达下腹下神经节，交换神经元后，节后纤维经膀胱丛沿膀胱的血管支配膀胱平滑肌。交感神经起抑制作用，使膀胱平滑肌松弛，从而储存尿液。交感神经纤维还支配膀胱三角、膀胱括约肌和尿道近膀胱部分的平滑肌。交感神经兴奋使这些肌肉收缩，尿道口关闭，使膀胱储存尿液。内脏传入纤维则主要传达膀胱的充盈感觉和痛觉。

发出交感神经纤维的骶前神经（即上腹下丛），位于第5腰椎椎体与骶岬的前面，在腹主动脉末端及其分叉处，由来源于腹主动脉丛、肠系膜下丛及腰神经节的第3、4内脏神经组成，一般不形成较大的神经干。此丛向下分成左、右腹下神经丛，连接盆丛（下腹下丛）。盆神经的副交感神经纤维也经下腹下丛上升加入上腹下丛。神经纤维经骶前神经与围绕直肠侧壁的盆神经丛到达膀胱壁。

当第10胸椎~第2腰椎椎体骨折时，可能损伤支配膀胱的脊髓节段，从而使膀胱排尿功能障碍。在紧张、情绪激动及不适合排尿的情况下，交感神经兴奋，可使膀胱平滑肌松弛，尿道括约肌收缩，从而推迟排尿或抑制排尿。

2. 副交感神经　副交感神经的节前纤维经第2~4骶神经前根，再经盆神经传出至膀胱丛，与膀胱壁旁及膀胱壁内的神经元换元后，节后纤维直接分布到膀胱壁的平滑肌。副交感神经兴奋使膀胱平滑肌收缩，从而使膀胱排空。骶部排尿中枢通过皮质脊髓束接受上级中枢的控制。副交感神经传出纤维与传入纤维伴行，传入纤维传导本体感觉及温痛觉，经脊髓丘脑侧束上行传导，排尿意识和胀满感经薄束上传。

3. 躯体神经　来自第2~4骶神经前根组成阴部神经，其内的传入纤维传达尿道前列腺部的感觉，传出纤维至尿道外括约肌及协助排尿的尿道海绵体肌。阴部神经支配尿道外括约肌，排尿时该肌松弛，排尿完毕时则收缩，并协助尿道内括约肌收缩关闭膀胱出口，以储存尿液。由于躯体神经支配的尿道外括约肌及尿道海绵体肌是随意肌，故可控制排尿。老年人尿道外括约肌及尿道海绵体肌功能下降，最后几滴尿难以排净，所以易在排尿完毕后仍有少量尿液溢出。

在膀胱的外膜和肌层内有膀胱感觉终末装置，其传入纤维经盆神经和腹下神经走行。膀胱的触觉、痛觉及充盈觉主要由盆内脏神经传导。

■ 膀胱的排尿机制

膀胱的排尿和储尿是矛盾的两个方面，既互为依存，又在一定程度上相互转化，是矛盾的对立统一。在正常情况下，膀胱平滑肌在副交感神经的支配下处于轻度收缩状态，膀胱内压维持在10 cm H_2O以下。随着膀胱内尿量增加，膀胱内压也有所增高。因膀胱壁具有适应能力，压力调解在相对平衡状态，直到膀胱内尿量储存到400~500 mL时膀胱内压才明显升高，此时产生尿意。如果储存至700 mL以上时，膀胱就会产生痛觉，难以抑制排尿反射。此时膀胱的平滑肌纤维被伸张，膀胱壁内的压力感受器受到刺激，冲动沿传入纤维经盆神经内的感觉纤维至脊髓的排尿中枢以后，一部分终止于膀胱的下运动神经元，其他则沿薄束传达到脑干的排尿中枢及大脑皮质的排尿意识控制中枢。当膀胱充盈到一定程度后，如果大脑皮质及脑干排尿中枢不处于抑制状态，则引起盆神经传出纤维兴奋，即副交感神经兴奋、交感神经抑制，此时膀胱平滑肌收缩，尿道内括约肌松弛，排尿开始。尿液经过后尿道时，又刺激后尿道的感受器，冲动经盆神经再次传入脊髓排尿中枢，反射性抑制阴部神经，使尿道外括约肌松弛，尿道开放，尿液则随增高的膀胱内压排出。在排尿末期，可通过尿道海绵体肌的收缩，将残存于尿道的尿液排出。排尿时，除膀胱内压增高外，腹肌收缩及屏气可增加腹压，协助排尿（图19-5）。

虽然支配膀胱的下运动神经元不断收到本体感觉器传导的冲动，但并不发出相应的反应冲动，不产生排尿动作和意识，是因为上位皮质束对膀胱神经元有抑制作用，这样可使储尿过程顺利进行。如果上运动神经元发出冲动，启动排尿程序，可在中枢控制下随时排尿，这就要根据环境及需要决定是否排尿，这是人类功能奇妙之处。

脊髓内的排尿反射的低级中枢受高级中枢（脑干和大脑皮质的旁中央小叶）的控制和调节。膀胱的痛、温觉经脊髓丘脑束传导，膀胱的压觉（张力）经薄束传导至脑干及大脑皮质。自中枢的下行纤维经交叉和不交叉的锥体及锥体外系下行到达脊髓排尿低级中枢。

当膀胱排尿开始后，膀胱内压下降，此时压力刺激已降至维持排尿反射所需阈值以下。但在脑干排尿中枢作用下可维持和促进膀胱平滑肌继续收缩，尿道内括约肌松弛，使膀胱继续排空。同时脑干的排尿中枢亦可使排尿反射受抑制，使膀胱有一定程度的充盈。大脑皮质的膀胱功能区可对膀胱充盈程度、排尿时的轻度烧灼感、膀胱过度膨胀和痉挛引起的疼痛产生对脊髓排尿中枢的控制，进行意识性排尿，这样在大脑皮质调节下阴部神经支配尿道外括约肌及尿道海绵体肌。婴幼儿因大脑皮质发育尚未完善，对脊髓排尿中枢的抑制较弱，所以容易遗尿且排尿次数多，在成长过程中逐渐发育成熟而控制排尿。

■ 膀胱功能障碍

与脊柱外科相关的膀胱功能障碍主要为神经性膀胱障碍，由于受损神经部位不同，产生的膀胱功能障碍也不相同，可有以下几种类型。

1. 无抑制性膀胱　主要受损部位在大脑皮质。当脑血管意外、脑外伤、大脑性瘫痪时，大脑皮质排尿中枢受到损害，此时脊髓低级中枢失去了来自高级中枢的管理和控制，患者排尿不受

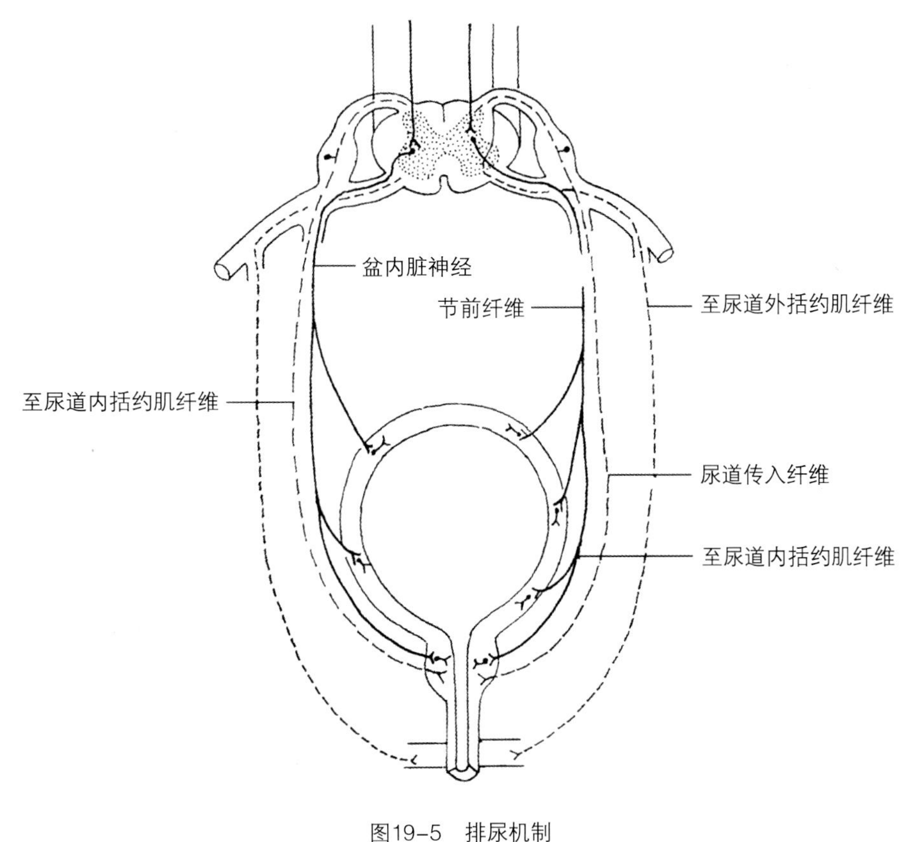

图19-5 排尿机制

意识控制，但无感觉障碍。如果损伤不完全，患者可部分随意识控制排尿，一旦出现尿急时，就必须排尿，无法控制。脊髓损伤比较广泛的患者，在排尿开始和终末时均有困难，此时表现为尿频、尿急、尿失禁，但尿流好，无残余尿。

2. 反射性膀胱　当颈段、胸段或腰段受到损伤后（S2脊髓节段以上水平），脊髓排尿中枢与高级中枢失去联系，此时膀胱活动完全由S2~S4脊髓节段来支配，排尿完全是一个反射过程，称为反射性膀胱（图19-6）。临床上患者失去膀胱的感觉，如痛觉、胀满感（压觉），膀胱虽充满尿液，但患者无排尿要求，不能启动和终止排尿。由于协助排尿的肌肉瘫痪，患者排尿力量明显不足，可有一定的残余尿。临床上反射性膀胱可通过按摩腹部，定期夹闭尿管，定时开放尿管排尿来逐渐形成，这是脊髓损伤后常见的排尿方式，需经过训练才能形成。反射性膀胱由于有完整的反射弧，所以可以通过某一扳机点来触发排尿，如掐捏大腿内侧，按压腹部等方法。

3. 自律性膀胱　当S2~S4脊髓节段损害时，膀胱的反射弧受到损害，此时膀胱失去神经的支配和控制，其功能完全靠自身平滑肌功能来维持（图19-7）。由于平滑肌的收缩性和自律性，膀胱仍有部分收缩和舒张功能，但由于膀胱的协调性丧失，尿道内、外括约肌功能障碍，所以膀胱储尿和排尿功能明显下降，常有多量残余尿。自律性膀胱可以因损伤、感染等因素引起，病变除为S2~S4脊髓节段损伤外，马尾神经病变也可出现。患者出现鞍区感觉消失、尿道及肛门括约肌障碍，此类患者不能形成反射性排尿，膀胱内压可因括约肌功能障碍而过高，过量的尿液会形成无张力膀胱。

4. 无张力膀胱　当膀胱平滑肌松弛或残余尿量过多时，平滑肌的收缩力进一步下降，如果尿

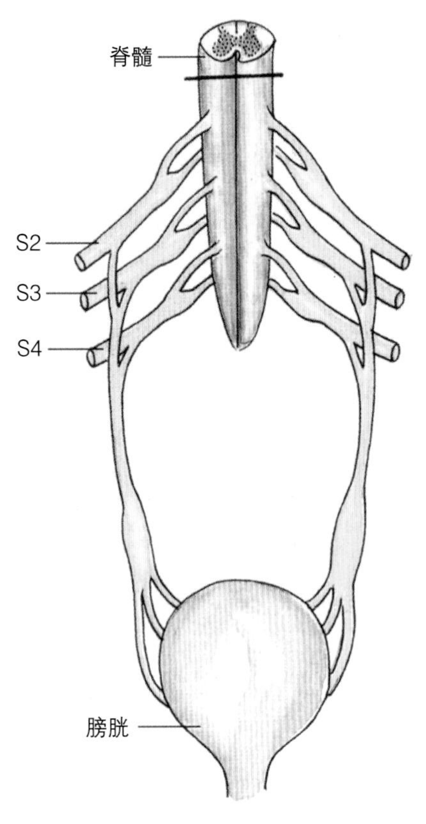

图19-6　反射性膀胱

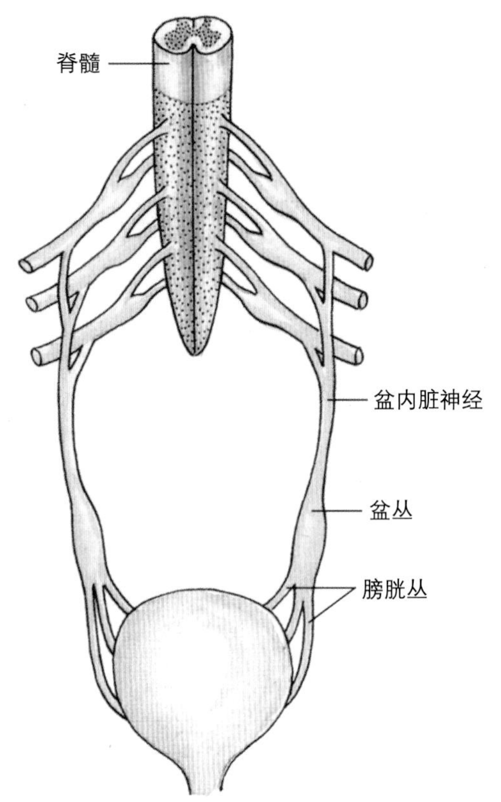

图19-7　自律性膀胱

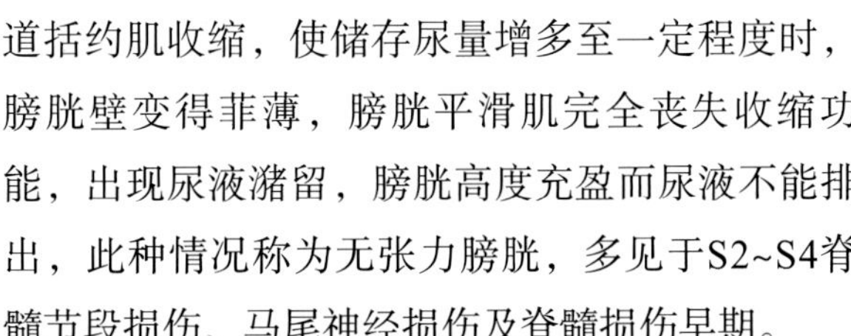

道括约肌收缩，使储存尿量增多至一定程度时，膀胱壁变得菲薄，膀胱平滑肌完全丧失收缩功能，出现尿液潴留，膀胱高度充盈而尿液不能排出，此种情况称为无张力膀胱，多见于S2~S4脊髓节段损伤、马尾神经损伤及脊髓损伤早期。

5. 感觉神经麻痹性膀胱　如果脊髓丘脑束及薄束受损，传导膀胱本体感觉及痛觉受阻，此时虽然支配膀胱运动的神经正常，但患者排尿感觉消失而丧失正常排尿功能，称为感觉神经麻痹性膀胱，多见于脊髓空洞症、多发性硬化及脊神经后根病变（图19-8）。

6. 运动神经麻痹性膀胱　脊髓的运动神经或下运动神经元受损，如脊髓灰质炎时膀胱的运动神经元受到损害，膀胱平滑肌功能障碍，收缩力量不足，不能将尿排空，但感觉正常，此时易形成充溢性尿失禁及尿潴留。

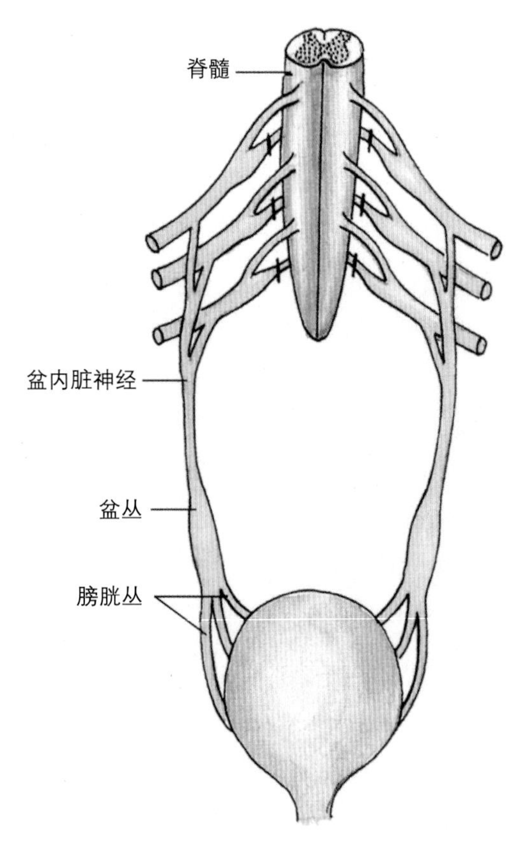

图19-8　感觉神经麻痹性膀胱

性功能相关的临床解剖学

■ 男性生殖器的神经支配

1. 睾丸的神经支配　分布于睾丸的神经来自肾丛及腹主动脉丛中许多细小纤维形成的睾丸丛，这些神经纤维随睾丸血管下降进入睾丸实质。在随精索内动脉走行的神经丛内有睾丸的传入神经通过，一般认为此为痛觉纤维。睾丸的传入纤维，经此交感神经丛及交感干的腰上及胸下部进入T10~T12脊髓节段，也有人认为传入纤维可向上至T5脊髓节段。

睾丸及其鞘膜还有阴部神经的阴囊后神经及生殖股神经或髂腹股沟神经支配，此为躯体感觉神经，主要传导痛觉。由于生殖股神经来源于L1、L2脊髓节段，所以当腰部出现病变，L1、L2脊髓节段受损或腹膜后病变如胰腺炎时，可出现睾丸痛，此为牵涉痛的一种。

2. 附睾的神经支配　附睾的神经纤维来源于上腹下丛，这些纤维向尾侧延伸，经腹股沟腹环到达精索，分布于输精管并沿之下降至附睾。除此之外，还有来自下腹下丛及盆丛的纤维至附睾。进入附睾的神经纤维围绕附睾形成丛，支配平滑肌。附睾的交感神经是主要的传出神经，也有来自盆丛的副交感神经及膀胱丛的副交感神经纤维，所以附睾也是交感和副交感双重支配。起自附睾的传入纤维则大部分经上腹下丛，腹主动脉丛及交感干腰部，经第10胸神经~第1腰神经后根进入脊髓。

3. 输精管、精囊腺、射精管及前列腺的神经支配　输精管的神经支配来源与附睾相同，以交感神经纤维成分为主。有资料报道，切除上腹下丛后便不能射精，当刺激上腹下丛时可发生射精。这可以解释为何前路腰椎间盘切除椎间盘置换术会出现射精障碍并发症。

在输精管除外膜有神经丛外，在肌层及固有膜层也有植物神经网。输精管的传入神经纤维与睾丸的传入神经同源，但在盆内段由伴随副交感神经的传入纤维分布。

膀胱丛及前列腺丛的纤维分布至前列腺、尿道前列腺部、精囊及射精管，这些纤维对管理射精活动的平滑肌起重要作用。当射精时，平滑肌的收缩与交感神经作用相关。射精是一系列复杂的活动，包括释放精子及附属腺体分泌物进入尿道，以及将精液自尿道射出。尿道射精时除球海绵体肌节律性收缩外，膀胱内括约肌（尿道内括约肌）收缩，不使精液反流入膀胱。脊髓损伤的患者，射精活动紊乱，尤其是膀胱内括约肌不能紧缩，则出现逆向射精。正常情况下，性生活射精完成后排尿困难就是这个道理。

支配射精活动的节前神经元可能存在于脊髓内（胸下及腰上脊髓节段），支配射精的纤维可能集中于第12胸神经白交通支与第1腰神经白交通支内进入交感干，也有纤维达第3腰交感干神经节。如果单侧切除第1~3腰交感干神经节，可能对射精有一定影响。如果双侧第1~3腰神经节均切除，则有可能完全失去射精能力，所以腰椎前路手术应注意到此点，尽可能保存腰交感神经节。与射精有关的交感神经纤维，经交感干、腹主动脉丛到达上腹下丛，分布至输精管，在输精管丛内交换神经元，节后纤维组成精索神经，离开上腹下丛到达输精管，支配平滑肌。到前列腺、精囊及射精管的节前纤维继续下降至盆丛（下腹下丛）、膀胱丛及前列腺丛，在这些神经丛内交换神经元，发出节后纤维至各器官。交感神经纤维与副交感神经纤维在丛内共同缠绕走行。

前列腺及精囊的传入纤维一般认为伴随副交感纤维在盆丛内走行，至第2~4骶神经后根进入脊髓。

4. 阴茎的神经支配　阴茎的神经包括躯体神经和植物性神经。躯体神经为阴茎背神经。此神经由阴部神经分出后经阴部管向前穿过尿生殖膈到达阴茎背部，走行于阴茎深筋膜和白膜之间，在阴茎背动脉的外侧向前走行，末梢分布于阴茎头，在阴茎背部尚发出侧支至尿道。该神经为感觉神经，在阴茎头的上皮、包皮及尿道黏膜内有多种形式的神经末梢，如在皮肤及尿道上皮下结缔组织内有游离神经末梢，在阴茎头皮肤及包皮的真皮乳头内有触觉小体，在阴茎结缔组织内及海绵体白膜下有环层小体。这些神经末梢使阴茎头感觉灵敏，所以性生活时摩擦可产生很强烈的感觉，是性交时的重要感觉神经。在阴茎根部及阴囊前部有髂腹股沟神经和生殖股神经。阴部神经发支支配坐骨海绵体肌和球海绵体肌。坐骨海绵体肌收缩时可使阴茎勃起，球海绵体肌使尿道海绵体勃起并对射精、排尿起作用。植物性神经主要来自盆丛，支配阴茎的海绵体。盆丛经前列腺丛至海绵体形成阴茎海绵体丛，此丛随尿道膜部穿经尿生殖膈至阴茎背侧与阴茎背神经连接，并发出大、小分支。大支向前行分布于阴茎海绵体及尿道海绵体的勃起组织，小支进入尿道海绵体后部的勃起组织。

至勃起组织的神经引起血管扩张，使阴茎勃起，故盆神经也称为勃起神经。会阴神经使球海绵体肌及坐骨海绵体肌收缩，可压迫阴茎静脉，使血流回流受阻，从而有协助勃起的作用，但并不起主要作用。阴茎勃起组织的血管也受交感神经的支配，交感神经兴奋使血管收缩，促使阴茎疲软。

男性性生理反射是由中枢和周围神经调节控制全身系统有节奏的、协调一致的生理反应过程。正常性生活过程依赖于正常神经、泌尿生殖系统、内分泌和血管系统来实现，同时与精神状况密切相关。阴茎勃起既受大脑皮质控制，兴奋时可以产生，又可以由阴茎的局部刺激而产生。大脑皮质兴奋时，刺激经T12~L1脊髓节段勃起中枢，由交感神经传出，也通过S2~S4脊髓节段勃起中枢由副交感神经传出并支配勃起组织，从而使阴茎勃起。当外生殖器受刺激时，刺激经阴部神经传入，经骶部副交感神经传出，形成反射性勃起。性生活时，反射性勃起和中枢共同作用，完成阴茎勃起。

各种刺激，如精神作用、视觉、听觉、嗅觉及生殖器炎症充血的刺激都可引起性兴奋，产生冲动至大脑皮质，由此向下至交感和副交感中枢，使阴茎勃起。副交感神经离开脊髓前根经盆神经支配阴茎，交感神经经上腹下丛支配阴茎，阴部神经则主要是感觉神经，同时支配球海绵体肌及坐骨海绵体肌。

当脊髓受损伤后，勃起功能受到影响，脊髓损伤平面越低，对勃起的影响就越明显。如果颈、胸段脊髓损伤，骶部勃起中枢功能正常，则脊髓休克期过后还可能出现阴茎勃起，这种勃起由于失去了大脑皮质的控制，是通过骶部中枢实现的，为反射性勃起，所以脊髓损伤的患者仍可保留勃起功能。但骶部脊髓损伤时反射中枢功能丧失，阴茎就不能勃起，则丧失性功能。

■ 女性生殖器的神经支配

卵巢的神经来自卵巢丛，大部分与肾丛相延续。卵巢的传入纤维经第10~11胸神经后根传入脊髓。支配输卵管的神经来自子宫丛，子宫丛内多为副交感神经，其传入纤维经第12胸神经~第2腰神经后根入脊髓。子宫的神经来自子宫丛，子宫丛来自腹下丛的交感神经节前纤维和盆丛的副交感纤维，也有直接来自腰部交感干和骶部的纤维。来自子宫的传入纤维，经子宫阴道丛与交感神经伴行，经腹下丛及交感干，由第11、12胸神经后根入脊髓。交感神经兴奋引起子宫收缩，副交感神经的作用则可能抑制子宫收缩，使血管扩张。阴道的神经支配以副交感神经较多，来自盆丛，也有交感神经纤维来自腹下丛。子宫阴道丛，在阴道壁内形成网状结构。阴道黏膜内有许多环层小体等终末装置。阴蒂的神经来自阴部神经的阴蒂背神经和植物性阴蒂海绵体丛的神经。阴唇的神经则来自髂腹股沟神经、阴部神经、股后皮神经的会阴支等躯体神经。另外，也有来源于阴道丛的植物神经纤维。阴唇及阴蒂上有丰富的感受器，刺激冲动经阴部神经进入脊髓。阴蒂海绵体的无髓纤维分布于阴蒂及阴唇的血管壁。

女性脊髓损伤后对性功能也有影响，主要是性生活质量、性交快感等，但由于月经周期、妊娠、分娩等主要受激素调节，故受影响较小。脊髓受损后，子宫等感觉传入受阻，所以分娩过程被破坏，可能无前兆且无痛感。

■ 直肠及肛门的神经支配

右半结肠的副交感神经来源于迷走神经，左半结肠的副交感神经来源于骶副交感中枢的盆神经。直肠的交感神经来源于上腹下丛，直肠的副交感神经来自盆神经，其中副交感神经对直肠调节起主要作用，直肠壁内的感受器在直肠下段较多，其纤维经盆丛传入S2~S4脊髓节段。肛门及周围受阴部神经的肛门神经支配，传导肛周温、痛觉，运动支支配肛门外括约肌，其中枢在S2~S4节段。

正常情况下，直肠内无粪便，肛管呈关闭状态，当结肠蠕动时，储存于乙状结肠内的粪便下行进入直肠，使直肠壶腹膨胀，感受器向上传导冲动兴奋引起便意，此时肛门内括约肌反射松弛，肛门外括约肌则需接受大脑指令而松弛，则肛管开放而排便。

脊髓损伤水平越高，排便反射保留越完整，形成反射性排便的可能性就越大。但由于大脑皮质与排便中枢联系被中断，所以难以控制排便。如果骶部脊髓节段受损，则排便反射传导通路受损，肛门内、外括约肌瘫痪，有可能形成大便失禁。患者由于失去感觉，所以排便并不能感知，生活质量受到明显影响。

（杜心如　唐元章）

参考文献

1. 郭世绂. 骨科临床解剖学. 济南: 山东科学技术出版社, 2001, 266-348.
2. 史建刚, 贾连顺, 袁文, 等. 腰骶神经损害致马尾神经综合征的临床分期及早期诊断. 中国矫形外科杂志, 2005, 13(7): 491-493.
3. 史建刚, 贾连顺, 袁文, 等. 马尾神经损害导致鞍区感觉障碍的病理机制. 中国临床康复, 2004, 8(11): 2156-2157.
4. 史建刚, 贾连顺, 李家顺, 等. 马尾神经综合征发病机制的临床研究. 中国矫形外科杂志, 2002, 10(13): 1283-1285.
5. 史建刚, 贾连顺. 马尾神经损害的研究进展. 中国脊柱脊髓杂志, 1999, 9(6): 338-340.
6. 邵擎东, 包聚良, 贾连顺. 腰脊神经节异位症3例. 人民军医, 1999, 42(3): 131-132.
7. 邵正仁, 訾刚. 星状神经节阻滞术的应用解剖. 解剖学研究, 2001, 23(3): 224-225.
8. 韦理. 颈交感神经临床研究进展. 广西中医学院学报, 2004, 7(2): 72-74.
9. 何星颖, 石学银. 脊髓损伤与自主高反射. 国外医学. 麻醉学与复苏分册, 2004, 25(6): 377-378.
10. 廖利民. 神经源性膀胱的诊断与治疗现状和进展. 中国康复理论与实践, 2007, 13(7): 604-606.
11. 周兴, 陈志光, 钟世镇. 构建体神经—内脏神经反射弧治疗脊髓脊膜膨出患者膀胱直肠功能障碍. 中华神经医学杂志, 2005, 4(5): 486-487.
12. 段俊峰. 脊髓损伤后神经原性膀胱的分类及其治疗原则. 现代康复, 2000, 4(6): 810-811.
13. 吴仲敏. 阴茎勃起神经与神经性勃起功能障碍. 四川解剖学杂志, 2007, 15(2): 37-39.
14. Kim HS, Hyun N, Lee HM, et al. Sexual dysfunction in men with paraparesis in lumbar burst fractures. Spine, 2000, 25(17): 2187-2190.
15. Arlsson AK, Friberg P, Lonnroth P, et al. Regional sympathetic function in high spinal cord injury during mental stress and autonomic dysreflexia. Brain, 1998, 121: 1711-1719.
16. Lai DC. Continuous stellate ganglion blockade revisited. Anesth Analg, 1997, 85: 1179-1180.
17. Michl U, Dietz R, Huland H. Is intraoperative electrostimulation of erectile nerves possible. J Urol, 1999, 162(5): 1612-1613.
18 Breukink SO, Pierie JP, Hoff C, et al. Technique for laparoscopic autonomic nerve preserving total mesorectal excision. Int J Colorectal Dis, 2005, 30: 1.
19. Havenga K, Enker WE, MacDermott K, et al. Male and female sexual and urinary function after totalmesorectal excision for autonomic nerve preservation for carcinoma of rectum. J Am Coll Surg, 1996, 182(6): 495-502.

20

脊柱相关疾病的临床解剖学

脊柱支撑人体，由椎骨、椎间盘、脊髓、脊神经、内脏神经共同组成，是人体生命信息网络交流的主干，各脏器之间及脏器和大脑之间的信息交流必须通过脊柱完成。既往脊柱相关性疾病研究较少，但近年来随着研究的深入，骨科、内科、疼痛科医师逐渐重视脊柱相关性疾病的发生，例如"椎间盘源性内脏痛"等概念的提出，脊柱疾病也可能引起内脏功能改变，同时脊柱疾病和内脏疾病并存。这方面资料尚少，研究尚不深入，本章试图阐述脊柱相关疾病的解剖学基础，解释一些临床问题，并为诊治提供参考依据，同时达到抛砖引玉的目的，也提请同仁进行相关研究。

植物性神经包括交感神经和副交感神经，又称自主神经。植物性神经分为中枢部和周围部，其主要功能为调节内脏活动，使机体的各种内脏功能维持正常，但不受人的意识控制。由于植物神经中枢部在脊髓和脑干，周围部在脊柱旁，故脊柱疾病多可造成内脏功能紊乱，同时内脏疾病也可引起相应的脊柱症状。内脏传入神经在交感神经和副交感神经内走行，将感觉信息从内脏传输到中枢神经系统。副交感神经中的传入神经纤维司调节反射，而交感神经中的传入神经纤维司疼痛感觉，由交感神经传入的疼痛刺激传递至上位中枢神经系统而被机体感知。有关植物性神经的解剖学详见第十八章，本章重点介绍内脏神经活动的几个基本形式和内脏痛的解剖学基础。

内脏神经活动的几个基本形式

内脏反射是内脏神经活动的基本形式，主要包括内脏—内脏反射、内脏—躯体反射、躯体—内脏反射三种类型。机体对内、外环境的植物性调节就是通过这些反射完成的。许多内脏反射弧是经过脊髓或延髓内的植物调节中枢，也有许多反射上传至丘脑、下丘脑及大脑皮质。常见的几种反射如下。

■ 颈动脉窦与主动脉弓反射

该反射又称窦—弓减压反射，是内脏—内脏反射的一种，对调节血压起重要作用。在主动脉弓、头臂干的根部及颈内动脉近侧部的外膜及中膜内分布有压力感受器，这种压力感受器可因血管内血压对管壁的扩张而感受刺激，其传入神经来自舌咽神经的颈动脉窦支和迷走神经主动脉弓支。颈动脉窦支经岩神经节传入，中枢突终于孤束核。迷走神经主动脉弓支的胞体位于迷走神经下神经节，中枢突也终于孤束核。当血压增高时，颈动脉窦和主动脉弓的压力随之增高，血管壁内压力感受器感受牵张刺激，引起冲动释放。

经颈动脉窦支和迷走神经主动脉弓支传至孤束核，此核传至迷走神经背核，兴奋经迷走神经至心脏，引起心跳缓慢、血管扩张、血压降低（图20-1）。同理，当血压下降时此感受器牵张刺激下降、刺激减少，则反射兴奋性下降，于是血压升高、心跳加快。

临床应用注意事项

由于颈动脉窦减压反射的作用，所以颈部手术牵拉此部位时应特别注意，一是注意牵拉时注意血压、心率变化；二是间歇性牵拉，或变换牵拉部位，以免心搏骤停；三是在颈部操作时应与麻醉师充分沟通，调整用药，监测血压、心跳。另外当颈部触诊时，最好两侧分开进行，颈动脉压迫试验时也不宜两侧同时进行。颈托应松紧适度，切勿过紧压迫颈动脉。

■ 呼吸反射

呼吸反射是内脏—躯体反射，迷走神经下神经节内的周围突至肺，形成肺丛，分布肺泡牵张感受器，其中枢突至延髓的孤束核，孤束核再与延髓网状结构呼吸中枢进行联系，其中呼气中枢的神经元由于肺的扩张而抑制、肺的收缩而兴奋。传出纤维向下终止于C3~C5颈髓节段前角细胞，经膈神经引起膈肌运动。另外，还有纤维终止于脊髓胸段前角细胞，经肋间神经支配肋间肌运动（图20-2）。

临床应用注意事项

当颈髓损伤时，此反射弧中断，呼吸反射难以完成。颈髓损伤平面越高，对呼吸影响就越明显。

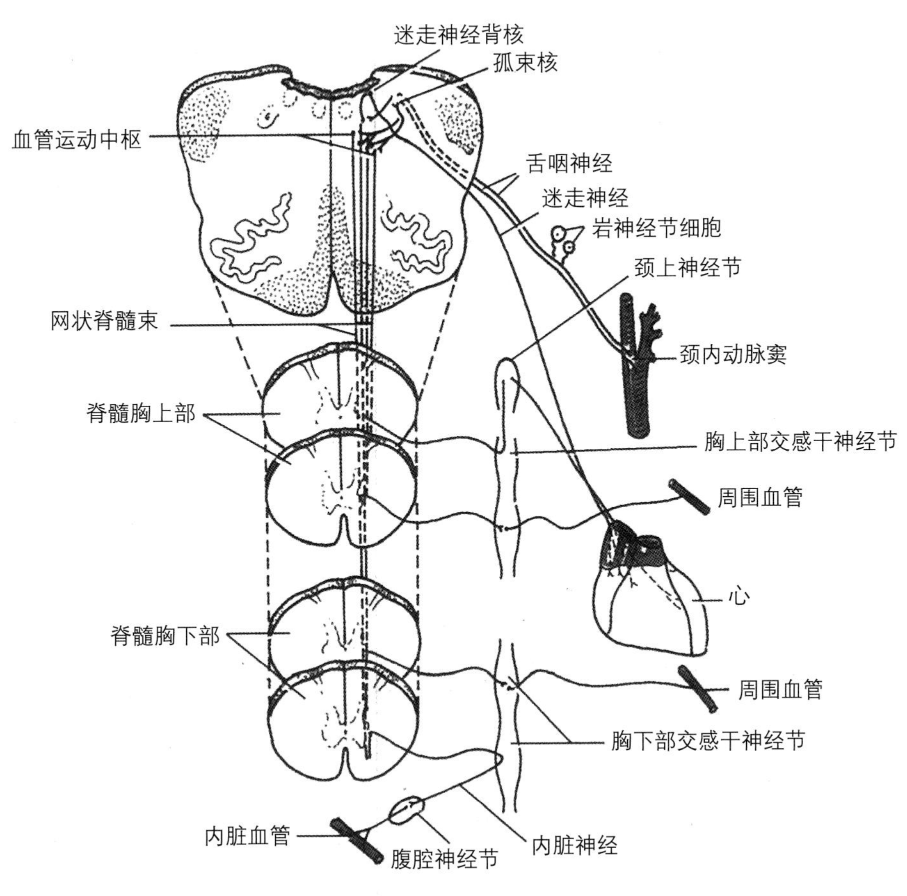

图20-1　颈动脉窦和主动脉弓反射

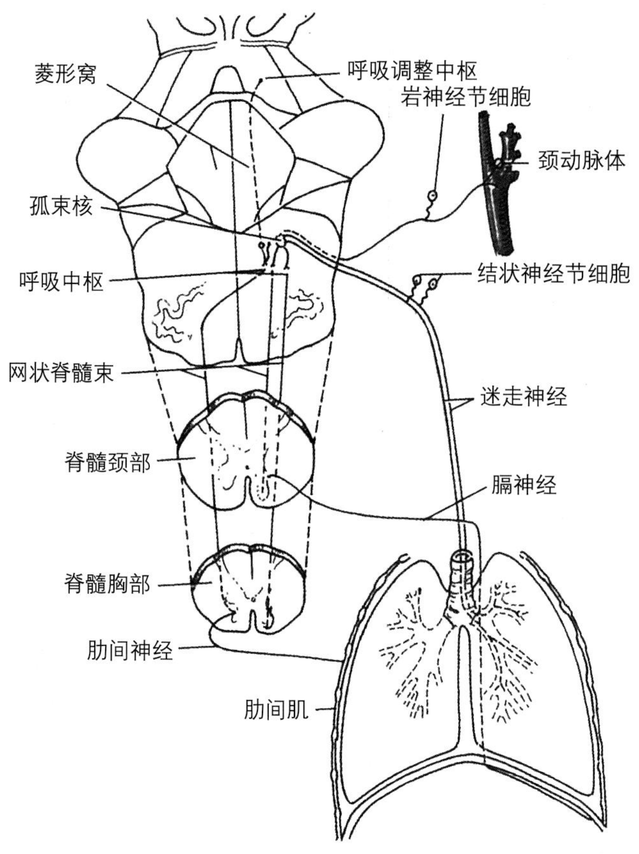

图20-2 呼吸反射

咳嗽反射

咳嗽反射主要起自呼吸道黏膜的感受器，感受刺激后经迷走神经及其分支喉上神经传入延髓孤束核，在此通过网状纤维至前角细胞，再通过躯体神经引起膈肌、肋间肌及腹肌的运动。在咳嗽之前会厌及呼吸抑制，会厌关闭的同时腹肌收缩，增加气道内压力，然后会厌突然开放，使气体喷发，形成咳嗽。

临床应用注意事项

当脊髓损伤时，此反射弧中断，难以形成完整的咳嗽反射动作，此时除了呼吸肌肌力不够外，其协调性下降，虽然感觉通路正常，关闭会厌等动作多接近正常，但由于腹肌、肋间肌肌力下降，难以使气管内有足够的压力将痰咳出，所以脊髓损伤患者多有痰潴留，损伤平面越高，痰潴留就越明显，咳嗽就越弱。对于此类患者，应训练咳嗽动作，在其咳嗽时用手压住其腹部以帮助增加腹压，使气管内压力升高，以便排出痰液。

呕吐反射

呕吐反射弧起始于胃黏膜、胆囊、十二指肠及其他脏器的感受器，刺激产生的冲动沿内脏神经传入纤维，经迷走神经进入孤束核，由孤束核联系至网状纤维，由网状细胞发出传出纤维至颈及胸段前角细胞，再通过这些细胞发出神经至膈肌、腹肌及肋间肌。另外，孤束核向上联系呕吐中枢，呕吐中枢再发出纤维经网状脊髓束，终于下胸段脊髓侧角细胞，冲动通过这个路径至交感神经节前纤维，至腹腔丛和腹腔神经节，交换神经元后至胃，引起幽门括约肌关闭。另外还有纤维通过迷走神经至贲门，使贲门松弛。

呕吐时，腹肌、呼吸肌收缩，呼吸暂停，同时幽门括约肌关闭、贲门括约肌松弛，将胃内容物自食管、口腔吐出。

临床应用注意事项

脊髓损伤时，呕吐反射弧中断，主要是躯体传出部分中断，腹肌、呼吸肌无力，而胃幽门及贲门的反射仍存在，故对于呕吐影响不大。但由于腹肌、呼吸肌无力，腹内压难以升高，所以呕吐无力，多为溢出性。

神经节段性分布与内脏牵涉痛

脊椎动物胚胎发育期，躯干节段性很清楚，三胚层来源的其他器官均具有节段性分布特点。每个节段称为体节（图20-3），如生骨节、肌节、皮节及神经节段。这种人体结构的基本形式，各节段的伸展呈横向排列，所以胚胎的每一脊髓节所发出的传出纤维，经过相应的前根至相应肌节。同时接受的传入纤维由相应的皮节经后根传入同序数的脊髓节段。中胚层及其衍生物在胚胎生长发育过程中经过复杂的转移，肌节和皮节变得不清晰，但有些器官虽已转移至他处，却仍保持其原始的神经节段分布关系，如从颈部肌节发生的膈虽已转移至胸腹腔之间，但其膈神经仍由第4颈神经发出。

本节通过学习神经节段性分布，对于追踪和理解脊髓、脊柱病变与内脏病变的牵涉痛有重要临床意义。

■ 肌肉的神经节段性分布

原始的肌节在发育过程中经历转移、分层、合并、分裂和消失等变化。原来的一个肌节接受一个脊髓节段支配的情况也发生了改变，四肢的许多肌肉是由多个肌节融合而成，这些肌肉受多个脊髓节段的神经支配，同时一个肌节也分裂成几部分参与了不同肌肉的组成，所以一个脊髓节段又同时支配几块肌肉，这种支配特点在四肢较典型，如在躯体的肋间内、外肌及肋间最内肌均由单一肌节分裂形成，所以同一肋间隙的肌肉均由同一肋间神经支配。还有少数肌是由单肌节发展而来，这种肌肉均由单一脊髓节段的神经支配，如拇短展肌来源于第1胸肌节，头后小直肌来源于第1颈肌节。但有时有些单肌节的肌，也可以由两个肌节合并而成，于是这些肌就有两个脊髓节段的神经支配，如胫骨前肌可来自腰4、5节。

临床应用注意事项

上述肌肉的神经支配特点对于神经损伤的定位有指导意义，如单一神经根受损在四肢可能由数块肌肉受累而引起相应的功能障碍，但常由于其他神经的代偿而临床表现不典型，或只有功能减弱。当单独一条神经根损伤，对多肌节合成的肌，常不引起运动障碍，而只是功能减弱。

■ 皮肤的神经节段性分布

一个后根及其神经节供应的皮肤区域称为一个皮节（图20-4）。人体皮肤的神经支配虽然按节段分布，但每一皮节的带状区可有相邻的上位皮节的神经纤维及下位的神经纤维参加，形成互相重叠的现象（图20-5），所以单一神经根受损往往只有感觉减退而不会出现感觉丧失，至少有3

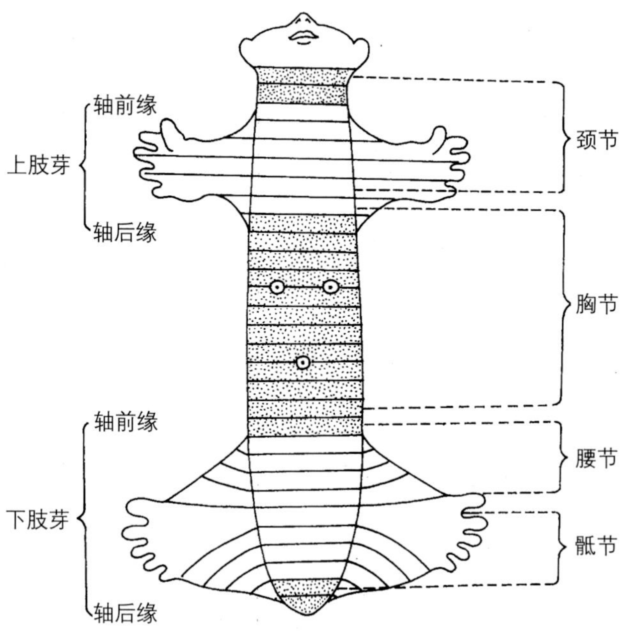

图20-3　体节

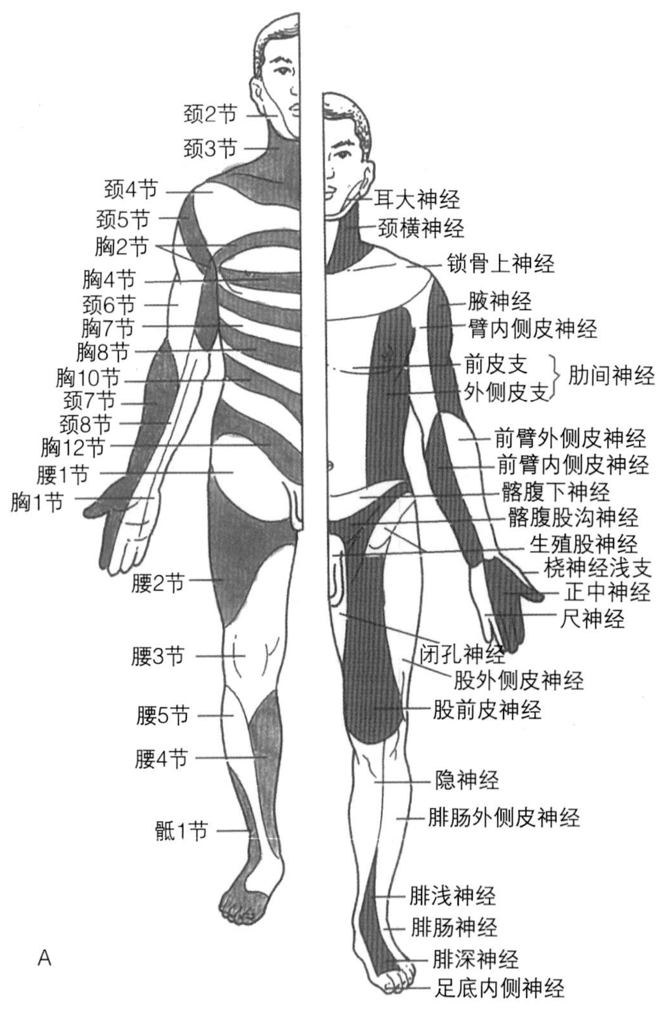

图20-4　皮节

A.前面观

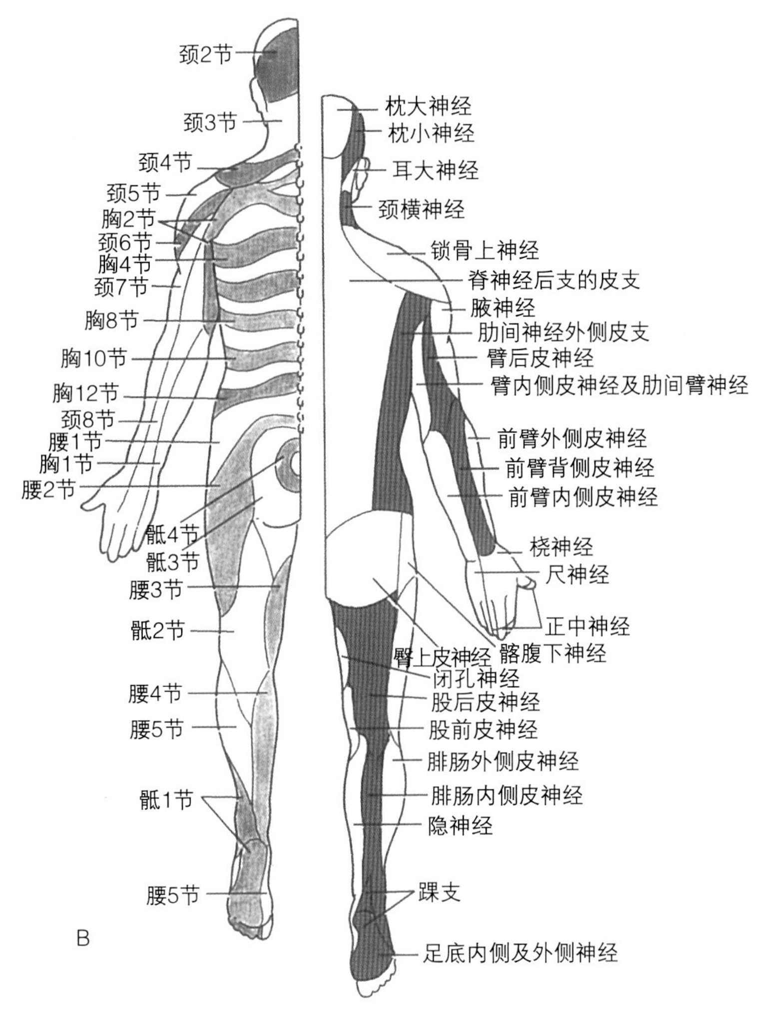

图20-4（续） B.后面观

个以上节段神经受损后才会出现一个皮节的感觉丧失。

在同一皮节内、同一后根内各种不同性质的感觉纤维（触觉、痛觉及温度觉）有着不同的皮肤支配范围，一般情况下触觉范围较大，痛觉范围较小，温度觉的范围最小。

临床应用注意事项

躯体各部皮肤的感觉神经分布，每一对神经根有特定节段分布，而周围神经则以支配区域为特征呈周围性分布特点。临床根据这种特点鉴别神经根损伤、周围神经病变或脊髓病变。如肋间神经痛多为单侧单节段，脊髓病变多为某节段以下感觉障碍，脑部病变则身体一侧障碍，末梢神经炎多累及四肢末端。

内脏器官的神经节段分布

内脏器官也有节段性神经分布的特点，但由于内脏位置及体积的变化使这种特点变得不明显。

交感神经干的神经节相当于原始的脊髓节段，由于交感干神经节的融合，所以有的部位的节段分布也就不明显，但皮肤、血管内平滑肌和皮肤内腺体的神经支配及内脏的神经支配在交感神经节之前均来自固定的脊髓节段，而在交感神经节后纤维又随着固定的脊神经走行。

1. 植物神经传出纤维的节段性分布　交感神经节前神经元位于脊髓侧角，在T1~L3脊髓节段范围内发出节前纤维，经前根及白交通支至交感

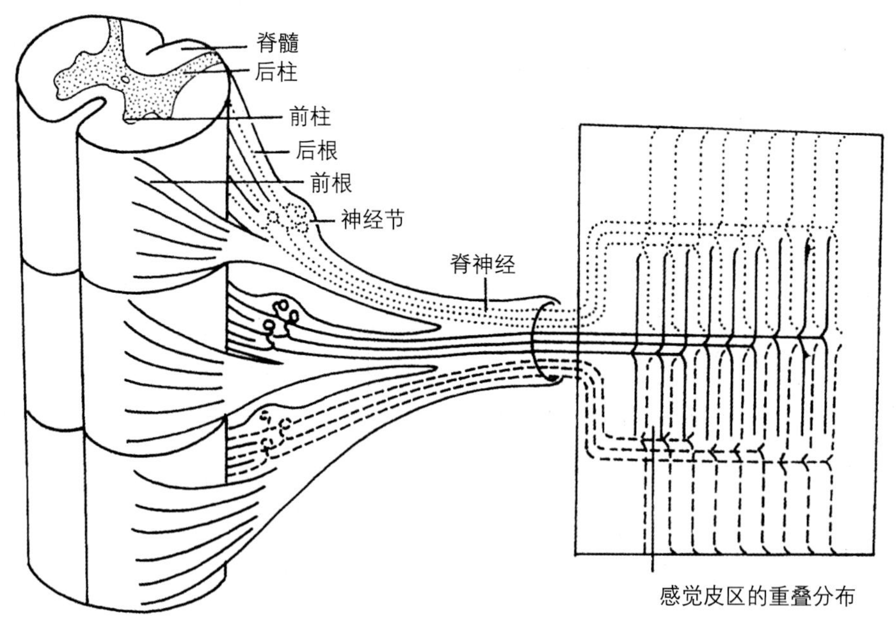

图20-5　皮节的重叠现象

干神经节，交换神经元后发出节后纤维经灰交通支至脊神经，随脊神经分布至皮肤。交感神经的根性分布与皮肤的感觉性节段并不一致，皮肤内汗腺神经纤维、交感神经的血管收缩纤维及立毛肌运动纤维的根性分布特点如下。

至面部、颈及胸上部的血管收缩纤维即三叉神经及第2~4颈神经分布区主要由T1、T2脊髓侧角发出的交感神经支配，当然也可能经第8颈神经前根穿出。至臂部的交感纤维由第3~5胸神经前根穿出，即T3~T5脊髓侧角。至腿部的交感神经由第10~12胸神经前根穿出。

至头、颈及胸上部的立毛肌纤维经第8颈神经前根~第2胸神经前根离开脊髓。至臂部的立毛肌纤维经第3~6胸神经前根穿出。至腿部的则由第10胸神经前根~第2腰神经前根穿出。

瞳孔扩大肌的交感纤维经第8颈神经及第1、2胸神经前根穿出，其主要通过第1胸神经根穿出，其交感神经的中枢在T1脊髓节段，也可能扩展至C8及T2脊髓节段。由此中枢发出的节前纤维部分地在星状神经节及颈上神经节交换神经元，节后纤维至颈内动脉丛，经海绵丛穿过三叉神经半月神经节，沿眼神经至眼球，终止于瞳孔扩大肌。

临床应用注意事项

颈髓损伤后胸髓内的交感神经中枢也受到影响，出现功能障碍，而副交感神经不受影响，会出现交感兴奋性下降，相对副交感兴奋性增高，患者会出现低血压、心动过缓的现象，随着时间的延长，交感神经与副交感神经平衡再次建立后，血压会逐步恢复。

2. 副交感传出神经的节段性分布　经后根出来的副交感神经及汗腺抑制传出纤维全部包含在脊神经的周围感觉神经内，这种副交感性质的纤维也有节段性的排列，在位置和形态上与感觉性皮肤节段一致，但通常面积较小。

包含在一个后根内的汗腺抑制纤维仅支配相应的节段，而在一个前根内穿出的汗腺分泌纤维却支配多个节段。

3. 胸、腹、盆腔内脏器官植物神经的节段性分布　这些器官传出纤维节段分布，交感来自胸部及腰上部节段，副交感纤维来自S2~S4节段。

■ 内脏神经传入纤维的节段性分布

内脏器官的感觉支配有交感神经、副交感神经及脊神经参加，这种节段性支配往往是由于内脏病变引起躯体一定皮区的牵涉痛而推知的，椎旁浸润麻醉一定交感干的交通支和切断一定脊神经的后根可以解除较剧烈的内脏疼痛。

内脏病变可引起皮肤一定区域痛觉敏感或出现疼痛，可涉及下列节段：①刺激迷走神经引起的皮肤过敏区在三叉神经的面部分部区及最上颈皮节（C2），这是由于迷走神经的传入纤维部分终止于三叉神经脊束核，并向下至C2节段的后柱；②C3、C4皮节为膈神经内传入纤维进入而牵涉性引起的相应皮肤过敏区；③C8~L3皮节为交感神经传入纤维进入脊髓而牵涉性引起相应皮肤过敏区；④S2~S5皮节为盆神经内传入纤维进入脊髓而牵涉性引起的相应皮肤区。

■ 神经节段性分布的临床意义

了解神经节段性分布有重要临床意义。首先可以区别是神经根损伤还是神经周围损伤，其次是脊髓损伤的定位，再者了解疼痛的范围和节段可以推测病变部位，为诊治提供思路。

了解内脏器官传入纤维的节段性可以为胸、腹腔麻醉提供参考依据，如胃肠手术麻醉平面高度的选择。

认识内脏疼痛的起源及所牵涉的皮节形成的牵涉痛有重要意义。如胃、十二指肠病变其疼痛可表现在上腹部及背部疼痛，胆囊炎、胆结石可在右肩及胸背部胀痛，心绞痛可在左手臂或胸背上部疼痛，胸膜炎可有腹部疼痛及腹肌紧张。

疼痛的解剖学基础

疼痛是最常见的临床症状，是人体的一种与生俱来的感觉，具有伤害和保护双重作用。关于疼痛的起源及分类目前尚未完全阐明，但就其解剖学基础及疼痛分类如下。

■ 解剖学基础

1. 疼痛感受器　主要是神经末梢和各种感受器。当各种刺激超过一定程度时（痛觉阈值以上），刺激就会经神经传导至大脑，产生痛觉。疼痛依据不同刺激诱发的感觉形式而分为触、压、针刺、冷、热等，而不同的疼痛均有相应不同种类的感受器类型及亚型，例如对于冷感觉，人体有两种独特的冷感觉神经元。分别是感觉凉爽性能的感受器（低阈值，温度接近30℃）和感觉冷伤害性的感受器（高阈值，温度接近20℃）。这些不同的激活阈值表明前者是在体的感受无伤害的凉信号的神经元，而后者是调节类似伤害性感受的神经元。感觉冷伤害性的感受器的激活会导致冷痛觉的产生。

2. 神经干、神经根　对于痛觉刺激末稍的疼痛，自远端沿神经干向上传导，但来自神经干及神经根的刺激疼痛向两端传导（向心和离心）。躯体痛和内脏痛分别有不同的神经纤维传导。躯体痛觉纤维传导的典型路径为躯体痛觉感受器传导至躯体感觉神经、脊神经至脊神经节后进入脊髓，而内脏痛觉纤维传导的典型路径起自内脏壁内的痛觉感受器传导至交感神经、交感干、白交通支、脊神经至脊神经节然后进入脊髓，因此痛觉传导通路在脊神经节前端是不同的。

3. 脊髓　脊髓后角内有多层细胞，这些细胞之间有许多联系，虽然目前还不能明确细胞之间的关系，但在同一节段内一些细胞接受刺激后，另一些细胞的兴奋性也会发生改变，从而导致一系列的变化。持续的痛觉传入会导致脊髓中枢敏化、脱抑制及扩大的易化、结构重组等。具体包括脊髓背角神经递质释放增多，各种蛋白激酶的激活、膜受体和离子通道的变化抑制性神经元活动减弱及脊髓突触可塑性改变等。这些改变可以加剧炎性疼痛、神经病理性疼痛等。

4. 大脑　大脑的痛觉中枢主要包括皮层下中枢和大脑皮质。皮层下中枢主要包括丘脑、下丘脑及脑内的部分核团和神经元，参与疼痛的整合、调制和感知作用，而额叶皮层、海马等核团主要参与疼痛的情绪反应；大脑皮质是疼痛的感觉分辨和反应冲动整合的高级中枢。一般认为参与疼痛全过程的有第一、二、三感觉区和边缘系统。第一感觉区为疼痛的感觉分辨区，第二感觉区主要是感觉内脏的疼痛，第三感觉区参与深感觉的分辨和疼痛的反应活动，边缘系统主要参与内脏疼痛和心理性疼痛的调控作用；另外大脑自身病变也可以产生疼痛，称为中枢性疼痛。

■ 疼痛分类

就脊柱外科而言，最常见的疼痛可分为五类。

局部痛

表现为局部原发病灶的疼痛。疼痛部位就是病变部位，当致痛因素存在时，这种疼痛亦多存在。其特点为压痛点部位明确、集中，位置固定，患者能直接指出，位置可浅表，亦可深在。“痛有定处”是其特点，这多为局部痛觉感受器受刺激所致，如棘上韧带炎、肌腱炎、筋膜炎等。

放射痛

当神经根或神经干受到刺激后，疼痛沿着其走行部位及分支所支配的范围扩散，其表现为神经根区域或神经干支配皮肤范围的疼痛、麻木，皮肤过敏或感觉迟钝。这是一种自近端向远端的疼痛，亦可表现为由远端向近端扩散。最常见的如腰椎间盘突出症的坐骨神经痛，其临床特点是患者可以清楚地描述疼痛的部位，病变部位常远离疼痛部位。

扩散痛

同一神经干的一个分支受到压迫或刺激后，其另一分支所支配的范围也有痛感，或皮肤痛觉改变。如臀上皮神经受到卡压时，除表现为臀部疼痛外，患者尚有大腿根部不适，内收肌压痛。这是因为臀上皮神经（L1~L3）与闭孔神经（L2~L4）有部分神经同时来源于腰丛。临床上常见的另一扩散的例子是当髋关节病变时出现膝关节疼痛，而膝关节病变时也出现髋关节疼痛，这是因为闭孔神经有分支支配髋、膝关节，当髋关节病变刺激其髋部分支时，其膝关节的神经分支也出现敏感现象，表现为膝关节部位疼痛，反之亦然。

牵涉痛

同一脊髓节段内的感觉神经元既接受内脏感觉传入冲动，又接受躯体感受传入冲动。当躯体发生病变时，也可产生其同一节段所支配的内脏器官功能或感觉发生改变，产生痛觉。当内脏产生病变时，往往在躯体的一些特定部位产生疼痛症状，这种疼痛部位与病变部位不一致，而且常伴有内脏病变相应的症状、体征。而躯体疼痛则没有明确的疼痛部位，“痛无定处”是特点之一。牵涉痛部位与病变器官常为同一节段的脊髓所支配。脊柱疾病主要涉及这种疼痛。

1. 躯体性牵涉痛　脊柱的局部病变可以产生类似内脏疾病的疼痛症状。据研究，在背部中线邻近的躯体深层组织受刺激，可在远离部位产生类似内脏痛，这种牵涉痛区域一般也是与受刺激躯体处属于同一脊髓神经支配。有人研究棘间韧带损伤受刺激引起酷似内脏疾病所发生的疼痛，如第1腰椎棘间韧带受刺激，引起的疼痛极似肾绞痛，疼痛的部位在腰部、腹股沟部及阴囊部。第9、10胸椎棘间韧带受刺激，疼痛可扩展至脐部，并伴有腹肌强直。第7颈椎与第1胸椎棘间韧带受刺激，所产生疼痛在肩胛区，但从胸上部向下到肘部及前臂内侧都有紧迫感，引起的症状与心绞痛相似。

项上部及枕骨颅底区的深部组织，特别是骨膜及关节周围组织受刺激时常引起头痛，寰枕关节及第1、2颈椎之间背侧的深部组织受刺激时，常引起头部枕区痛，并可牵涉至额区。当第2~5颈椎棘间韧带受刺激时，也可引起枕区及项上部疼痛。这些疼痛常伴发自主神经功能紊乱症状，如皮肤苍白、出汗、脉搏变化、恶心及呕吐等。

2. 内脏牵涉痛　当体腔内受到刺激时，经分布于体壁的躯体神经到达脊髓，从而产生远隔部位躯体某些部位的疼痛。这种牵涉性体壁性疼痛是刺激体壁内面引起远隔部位疼痛的现象，如阑尾炎后期，炎症的阑尾刺激体壁内面，腹肌受到刺激就会产生肌强直，出现压痛及反跳痛。膈神经分布于心包及胆囊，当胆囊炎时膈神经受到刺激，疼痛冲动传导到C3、C4脊髓节段，可产生右肩及颈部疼痛，这种牵涉痛与脊髓同一节段的神经分布一致。此种牵涉痛是由躯体神经引起的，可称为类似内脏痛（图20-6）。

3. 真性牵涉痛　内脏由自主神经支配，内脏痛觉纤维传导的典型路径起自内脏壁内的游离神经末梢，沿动脉分支走行至腹主动脉，经椎前神经节进入内脏神经，穿行交感干及其神经节，经白交通支、脊神经至脊神经节然后进入脊髓。在脊髓与躯体运动神经元及植物性节前神经元联系形成反射弧，与脊髓丘脑束的神经元联系，形成上行路径，所以当内脏出现病变时，可以在相应的躯体部位产生痛觉敏感、疼痛及皮肤苍白、出汗等自主神经紊乱的症状。

大多数内脏的痛觉冲动主要由交感神经内的传入纤维传导，而盆部器官的部分痛觉传入纤维则由副交感神经盆神经传导，食管及气管的痛觉纤维穿行于迷走神经内，所以内脏的疼痛传导不局限于交感神经，许多痛觉冲动通过盆神经及迷走神经传导，来自膀胱、前列腺、输尿管、子宫颈及结肠下端的痛觉是由盆部副交感神经传入的。膀胱底、肾、子宫体、子宫底、卵巢、输卵管及睾丸则由交感神经传导。

内脏器官对于切割、钳夹及烧灼不引起痛觉，但脏器的突然扩张（或膨大）、平滑肌痉挛及强烈收缩、强烈的化学刺激及病理性缺血、充血时可产生较强烈的内脏痛。

内脏疾病时，内脏本身产生疼痛，这种疼痛性质弥散，定位模糊，如月经痛、分娩痛、肠绞痛、冠心病的胸骨后疼痛，这种疼痛在深部，来自脏器本身，是一种非牵涉性内脏痛。牵涉痛的部位常表现在与疾病器官有一定距离的体表。牵涉痛的局部定位也是符合皮肤节段的规律。如阑尾炎的早期疼痛由分布于阑尾的内脏痛觉纤维传导，经交感神经、交感干进入T11~T12脊髓节段，这时的牵涉痛在脐周及上腹部，但随着炎症的发展，炎症扩散至与阑尾相邻的腹膜壁层时，刺激经躯体神经传入L1~L2脊髓节段，此时产生的牵涉痛在右下腹部，这就是转移性右下腹痛的机制。

心绞痛时表现在胸部或沿左前臂及上臂内侧的痛觉敏感，有时在上胸背部可出现疼痛，疼痛类似于颈肩部肌筋膜炎症状，又似棘上韧带炎或菱形肌劳损症状，但定位模糊，在局部找不到明确的压痛点，痛无定处。叩击胸背部时患者症状不但不加重，反而有舒适感。

胆囊结石或胆总管结石时，在胸背部胀痛，疼痛部位在肩胛间，定位模糊，也没有固定的压痛点，叩击痛阴性。肾结石患者，疼痛可牵涉至腹股沟部或睾丸。

这些内脏牵涉痛符合同一脊髓节段的支配特点，有资料报道了内脏疾患与皮肤痛觉过敏区的

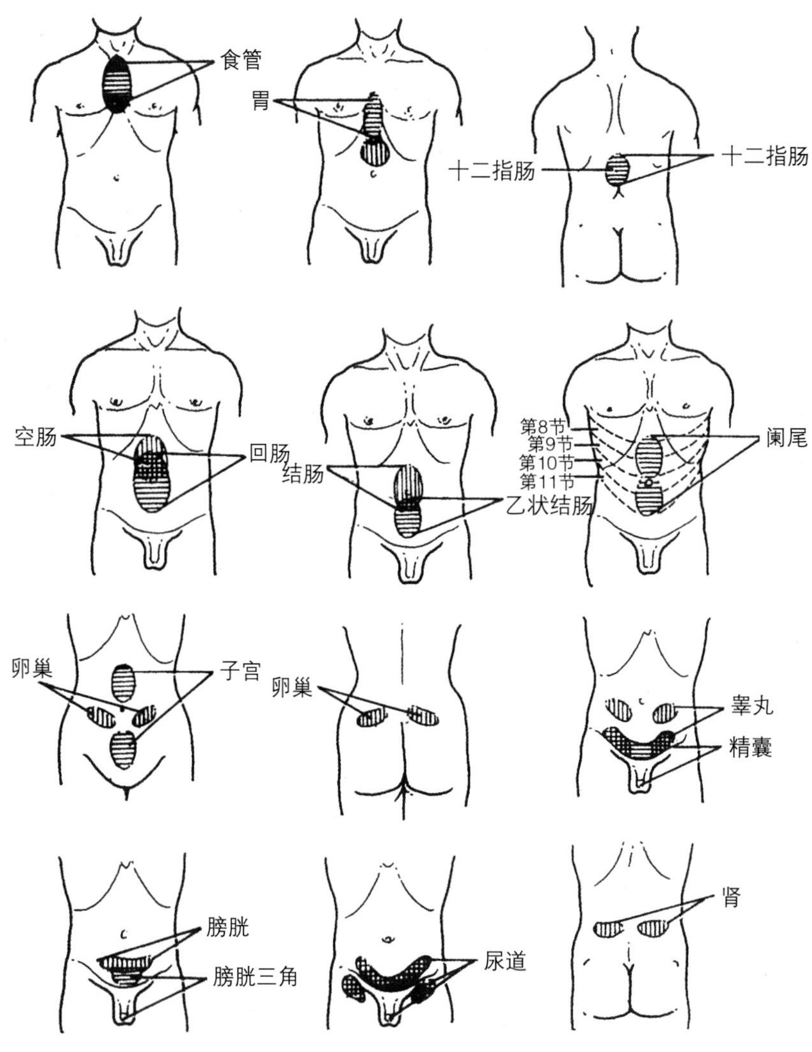

图20-6　内脏牵涉痛的部位

关系，发现痛觉过敏区的皮神经所属脊髓节段与内脏自主神经所属的节段是一致的。

临床应用注意事项

内脏牵涉痛在躯体相应部位很难找到固定的压痛点，定位不明确，叩击痛非但不加重，尚有舒适感，是其明显的临床特点，这与骨科疾病的痛有定处、压痛、叩击痛明显不同。

4. 牵涉性疼痛的原理　关于牵涉性疼痛的原理尚不清楚，但有以下学说。

（1）集中易化学说：当内脏发生疾患时，由此传入强烈的冲动，引起脊髓内产生兴奋灶，因此降低了刺激阈，以致由同一皮节传入的正常冲动引起了疼痛感觉。换句话说，来自内脏的冲动在脊髓内易化了来自皮肤正常痛觉阈下的冲动，使这种不足以兴奋脊髓丘脑束的躯体性皮肤痛觉的冲动产生疼痛感觉，这种学说称为集中易化学说。

（2）集中投射学说：当内脏的传入冲动与皮肤的传入冲动集合在一起，传递至感觉传导路径某处的同一神经元，这种情况可发生在脊髓、丘脑及皮质内的神经元，这种集中投射于同一神经元的纤维系统，引起皮肤牵涉痛。由脊髓丘脑束上达于脑，而根据过去的生活经验，此束内的痛觉冲动经常来自皮肤，于是把来自内脏的疼痛冲动，也理解为来自皮肤，便形成了牵涉痛，这就是集中投射学说。

（3）闸门控制学说：脊髓后角胶状质内的细胞是一个闸门控制系统，该系统控制周围神经至中枢细胞的突触传递，这种突触前抑制是由轴突—轴突突触实现的（图20-7）。胶状质细胞通过对后根纤维末稍的去极化作用来调节脊髓后角细胞的放电水平。来源于躯体传入的粗纤维终止于后角细胞，也作用于胶状质细胞，胶状质细胞有纤维与相邻细胞及对侧细胞相联系，其兴奋时可产生对后角细胞的抑制作用，即起到关闭闸门的作用。当来自内脏的痛觉冲动激发后角细胞的同时也作用于胶状质细胞，则起到闸门开放的作用，即抑制胶状质细胞减低其对后角细胞的抑制作用，从而影响后角细胞的放电水平。当后角细胞受到足够强度的冲动而触发时，则引起疼痛。

闸门控制学说对于牵涉痛的解释是后角细胞接受一固有局限的感受区的冲动，还接受弥散的传入冲动，这种弥散冲动传导至后角细胞，受到突触前的闸门所控制，在其触发水平以下，但当这种弥散冲动达到一定程度的强度时，闸门开放，触发后角细胞，引起弥散系统发生疼痛，这样就引起了与刺激远隔区的疼痛感觉。

（4）内脏—皮肤、肌肉同源支配理论：假定传入神经有一分支分布于内脏，另一支分布于躯体的肌肉及皮肤，这样就形成了内脏与躯体的牵涉关系。当内脏有病变时，另一支所支配的躯体也有痛觉，即是一种扩散痛（图20-8）。

神经病理性疼痛

神经病理性疼痛指发生于神经系统包括周围神经和中枢神经任何部位的神经损伤相关的疼痛，常表现为痛觉过敏、痛觉超敏、自发痛等。神经病理性疼痛的主要表现包括：①明确或潜在的神经损伤史；②自发性疼痛；③痛觉过敏；④痛觉超敏；⑤痛觉异化；⑥牵涉痛；⑦精神、心理改变。痛觉超敏是指对正常情况下的非伤害性刺激感到疼痛；痛觉过敏是指对疼痛刺激反应增高，痛觉超敏和痛觉过敏合称为痛觉异常。

既往研究多认为脊柱源性病变不会发生神经病理性疼痛，但是近年来发现，部分腰椎间盘突出症患者出现腰及下肢疼痛会以神经病理性疼痛为特点，出现明显的静息位自发痛、痛觉过敏、痛觉超敏、下肢蚁行感等痛觉异化表现。而这样的患者无论行传统的椎间盘开放手术还是微创的椎间盘手术都效果不佳，神经病理性疼痛持续存在，具体机制不清可能与长期椎间盘突出压迫及局部炎症刺激导致的神经脱髓鞘病变、神经损伤有关。对于该类患者的手术处理需谨慎。也有人提出在手术之前行选择性的神经根阻滞，如果疼

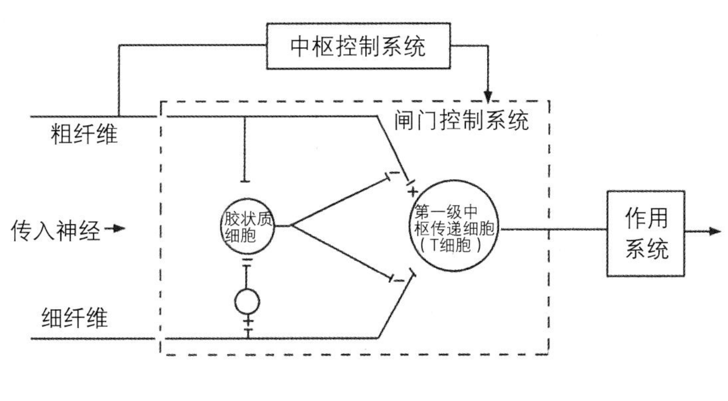

图20-7　闸门控制学说

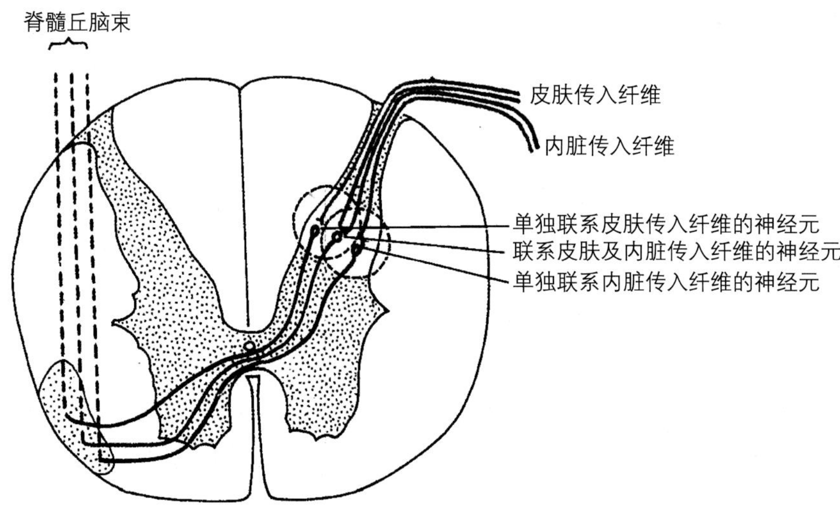

图20-8　内脏—皮肤同源支配理论

痛不缓解，提示脊髓及上游中枢敏化、神经病理性疼痛的发生，应谨慎手术。

有学者认为神经损伤后，交感神经形成“篮状”芽生突起包绕背根节，可以通过释放去甲肾上腺素及前列腺素等兴奋背根神经节，并使局部血管收缩，形成缺血性改变而促进神经病理性疼痛的形成，因此应注重交感神经与神经病理性疼痛形成之间的关系。但也有研究认为背根神经节的芽生与神经病理性疼痛无关，至少不是形成神经病理性疼痛的关键因素，基础研究中也发现DRG交感的改变对脊神经结扎模型（spinal nerve ligation injury model ，SSI）神经病理性疼痛的形成密切相关，但还存在其他重要机制。因此，还需要进一步研究阐明。

退变椎间盘的神经分布及相关性疾病

椎间盘随年龄增加而发生退行性变，与积累劳损、生活习惯、职业、全身情况或内分泌等有一定的关系。颈椎间盘因较腰椎间盘有更大的活动度，特别是随着现代生活方式的转变，如更多的坐位工作，手机、电脑等的大量使用，更容易随年龄而发生退变。正常腰椎间盘并非无神经支配，其外侧纤维环的前方和两侧主要有灰交通支支配，后方为窦椎神经和灰交通支共同支配；纤维环内侧及髓核则无神经分布。但是当椎间盘发生退变后，纤维环形成裂隙，大量新生血管和神经末梢沿纤维环裂隙长入，同时，髓核沿纤维环裂隙漏出。髓核作为自身抗体，外漏后导致无菌性炎症的形成，大量炎性介质刺激相应神经末梢，因此，椎间盘退变可最终导致颈椎、腰椎源性相关疼痛的发生。

1. 椎间盘退变导致后方神经受累而产生疼痛　传统观点多认为椎间盘源性颈肩痛、腰腿痛是由于刺激脊神经根/干引起的，但是临床中常常发现，对于不伴有明显的上、下肢放射性疼痛的腰痛患者，例如主诉范围模糊累及腹股沟、髂骨翼、臀部等部位的腰背部疼痛（L1/2脊神经支配区），在影像资料中常发现无明显的椎间盘突出，无脊神经根和硬膜囊明显受压，但下腰段椎间盘（L4~L5，L5~S1）可见有椎间盘退变特征，MRI T_2WI椎间盘后方可见高信号影，而L1~L2椎间盘常无明显病变发生。

传统的同节段脊神经受累的观点不能解释这种临床现象，与下腰段神经支配区（L4、L5）不相符，下位腰椎病变如何能影响到上位的腰脊神经根呢？随着腰椎间盘后方及相邻组织的神经支配逐渐揭示，目前认为椎间盘源性腰痛是由于椎间盘后方的脊膜返支（窦椎神经）受刺激经腰交感干而传递至非同节段上位腰脊神经节（L1、L2）而产生的疼痛，其产生机制类似于“内脏痛”的特点。先前的研究认为支配腰椎间盘后方的是窦椎神经，而窦椎神经是脊神经返支的分支。但是最近的研究对于窦椎神经的成分提出争议。无论从动物实验还是人体解剖学进展研究来看，窦椎神经由脊膜返支和灰交通支共同组成，甚至灰交通支占主要成分。但是根据神经解剖可以推测：腰椎间盘后缘疼痛信息可能经交感神经（灰交通支）和脊神经（脊膜返支）两条通路传导；而交感神经系统主要参与腰椎的非节段性疼痛信息传递，由此可解释下位腰椎退变形成引起上位腰脊神经分布区的临床症状。

由于椎间盘退变以后，髓核沿纤维环裂隙漏出，同时，神经末梢沿纤维环裂隙长入，髓核作为自身抗体外漏后导致无菌性炎症；局部炎症反应，产生大量炎性介质刺激相应神经，被认为是导致窦椎神经痛的主要原因。基于前述椎间盘后方神经支配的解剖学研究，盘源性腰痛的机制逐渐阐明：椎间盘退变是盘源性腰痛的始发因素，椎间盘长入内部的窦椎神经受髓核导致的无菌性炎症刺激，经交感神经向上位腰脊神经节（L1、L2）传导和经脊神经向同位腰脊神经节（L4、L5）传导是盘源性腰背部疼痛非节段性模糊定位的主要原因。有学者在临床行L2脊神经节阻滞，对于缓解椎间盘源性腰背痛取得了较好的疗效，推测L2神经根是盘源性腰痛的主要传入神经；动物实验运用射频方法毁损交感神经交通支明显减少了椎间盘源性疼痛伤害性信息的传导，而且在切断动物腰交感干后，在椎间盘后方给予化学刺激，腰脊神经动作电位幅度明显减弱，潜伏期延长，也证实了椎间盘源性腰痛经交感干向上位腰脊神经节传递的理论，腰交感干在椎间盘源性腰痛痛觉传导通路中起重要的作用。同样的道理也可以解释颈椎间盘退变导致颈椎间盘源性神经痛的范围模糊的颈椎轴性疼痛。

3. 椎间盘退变导致前方神经受累而产生疼痛　椎间盘前方退变、膨出并不少见，但是一般在临床及影像学常不引起重视。脊柱椎体前外侧有椎旁神经节，并借节间支互相连接形成交感干。由交感干神经节发出交感节后纤维形成内脏神经丛，并发出支配神经。随着椎间盘神经解剖的逐渐深入研究，椎间盘前方、前纵韧带、椎体前方的神经支配已经逐渐明确。无论是基础实验还是解剖学研究都证实L5~S1椎间盘前侧疼痛信息是直接经交感干上传至L1和L2脊神经节，而不是传至同节段的脊神经节。而尸体解剖学也证实椎间盘前缘、前纵韧带被交感干分支及交通支分支支配，而椎体外侧、后外侧有交感干分支、交通支及脊神经分支共同支配。目前对于椎间盘前方神经支配的研究并不充分，但是，从目前研究来看，椎间盘前方主要由交感神经干分支或交通支来支配，椎间盘前方退变刺激交感神经会产生什么样的临床症状呢？

在临床中发现有以长期腹痛为主诉的患者，经过B超、胃镜、CT等相关腹部辅助检查，无阳性发现或仅怀疑“慢性胃肠炎”“功能性腹痛”等。而且这些患者多仅给予对症治疗，由于诊断不清，治疗效果也较差。对这些患者腰椎MRI图像分析可看到腰椎间盘退变、向前突出，T_2WI椎间盘前方高信号影，提示炎症征象。虽然椎间盘前方空间大，并且存在腰大肌起到脂肪垫的作用，前突很难引起直接的机械压迫，但是椎间盘纤维环破裂、髓核外漏会引起局部无菌性炎症而刺激交感神经（图20-9）。

内脏痛定位模糊，但是所有的内脏器官都由胸、腰部交感神经的椎前节和椎旁节发出分支支配，内脏疼痛信号经交感神经系统传递至脊髓及脑而被机体感知。当这些椎间盘前突出导致交感神经受激惹，不断产生电信号传递至中枢神经系统产生痛觉感知，而人体认为是由于这些交感神经支配的脏器自身病变而产生的疼痛信号，因此产生了“盘源性内脏痛”，属于牵涉痛的一种。

给予患者CT引导下腰交感神经干置管，连续抗炎治疗技术治疗内脏痛，连续对病变椎间盘前方腰交感神经干输注甲强龙和利多卡因，来消除局部炎症，促进神经恢复，证明可有效减轻内脏痛。

另有研究证实对于椎间盘源性疼痛伴有下肢发凉的患者，采用CT引导下腰交感神经干置管，连续抗炎治疗技术，连续对病变椎间盘前方腰交感神经干输注甲强龙和利多卡因，来消除局部炎症，促进神经恢复，亦可有效减轻下肢凉痛。提示椎间盘源性下肢凉痛是由于下肢的交感神经功能的紊乱，引起下肢温度的降低。通过持续的腰交感神经阻滞，改善下肢循环，提高下肢温度，降低了冷痛的感受，减轻冷痛的症状。

总之，椎间盘退变是人类不可避免的老化过程，而在该过程中导致的椎间盘内及边缘神经受激惹而产生临床症状需要引起重视，但是具体机制及治疗方法的改进需要在以后的临床工作中不断深入研究。

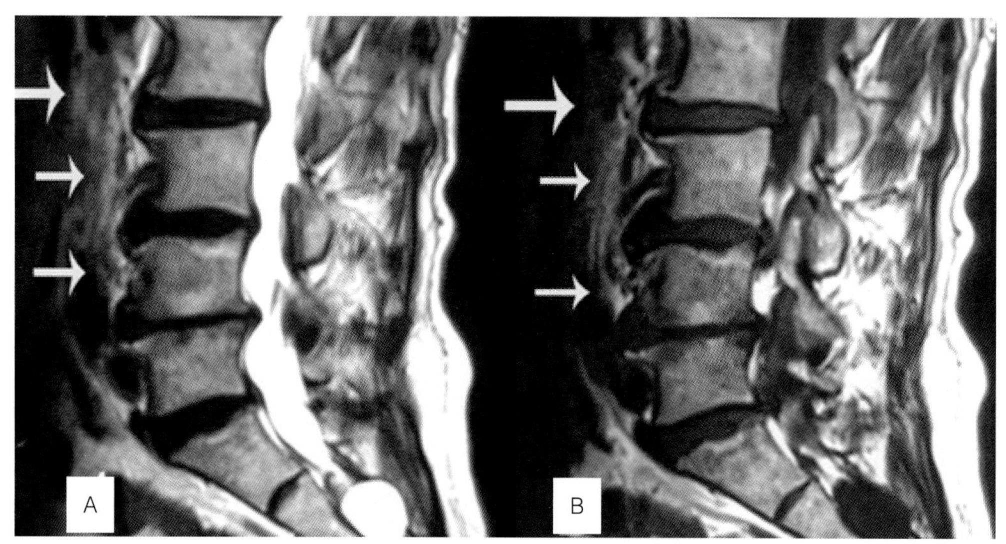

图20-9 腰椎MRI矢状位图片。可见L2~L3,L3~L4,L4~L5明显的椎间盘前突出及突出前方高信号影（A，白色箭头，T_2WI）和中等信号影（B，白色箭头，T_1WI），提示椎间盘突出前方局部炎症和水肿形成

（唐元章 杜心如）

参考文献

1. 河北新医大学《人体解剖学》编写组. 人体解剖学下册. 北京: 人民卫生出版社, 1978:1561–1572.
2. 邵宣, 许竟斌. 实用颈腰背痛学. 北京: 人民军医出版社, 1992: 429–431.
3. 杜心如, 丁自海. 骨科临床应用解剖. 北京: 人民军医出版社, 2016: 283–293.
4. 段俊峰, 龙层花. 脊椎相关疾病的解剖学研究. 中国临床康复, 2003, 7(17): 2385–2386.
5. 韦以宗. 脊柱机能解剖学研究. 中国中医骨伤科杂志, 2003, 11(1): 1–9.
6. 滕红林, 杨胜武, 肖建如, 等. 颈胸段脊柱前方手术入路时颈长肌和颈交感干的相关解剖.临床骨科杂志, 2005, 8(2): 169–171.
7. 张培林. 神经解剖学. 北京: 人民卫生出版社,1999, 89.
8. 严望军, 张咏, 周许辉, 等. 寰枕关节后路经关节螺钉固定钉道参数的测定. 脊柱外科杂志, 2005, 3(1): 29–32.
9. 侯黎升, 贾连顺, 谭军, 等. 国人枢椎侧方椎弓内固定的解剖学基础. 第四军医大学学报, 2004, 25(20): 1853–1857.
10. 马晓文, 韩华, 文一红, 等. 爆裂骨折伴椎管狭窄的CT研究. 陕西医学杂志, 2004, 33(9): 793–795.
11. 胡勇, 薛波, 徐荣明, 等. Axis钛合金钢板治疗上胸椎不稳的临床和基础研究. 中国骨伤, 2003, 16(10): 587–590.
12. 李筱贺, 张宝林, 李志军. 脊柱胸腰段经椎弓根螺钉固定应用解剖学进展. 内蒙古医学院学报, 2006, 28(S1): 132–135.
13. 刘兵, 戴玉景. 旋转手法治疗椎动脉型颈椎病的应用解剖及流体力学研究. 中国骨伤, 2003, 16(2): 81–83.
14. 沈晓钟, 韩国栋, 王凯, 等. AF系统治疗胸腰椎骨折40例分析. 陕西医学杂志, 2005, 34(7): 811–812.
15. 朱青安, 吕维加, 王柏川, 等. 改进型Edwards器械固定不稳定胸腰椎骨折的生物力学评价. 中华骨科杂志, 2001, 21(7): 394–398.
16. 郝毅, 赵大正, 郑海潮, 等. 腰椎峡部的解剖学研究. 中华骨科杂志, 2000, 20(9): 562–565.
17. 张烽, 王素春, 段广超, 等. 颈胸段脊柱椎体周围重要脉管结构的应用解剖. 中国临床解剖学杂志, 2007, 25(3): 236–239.
18. 贺瑞, 童元. 直视下微创椎弓根螺钉内固定的解剖学观察和临床应用. 安徽医科大学学报, 2007, 42(2): 202–204.
19. 司丕成, 曾宪良, 刘福云, 等. 新生儿脊髓圆锥末端位置的B超研究. 临床小儿外科杂志, 2007, 6(1): 19–21.
20. 于滨生, 刘少喻, 李佛保. 脊柱稳定重建的解剖及生物力学特点. 脊柱外科杂志, 2005, 3(1): 40–42.
21. 郭政, 王国年. 疼痛诊疗学. 2版, 北京: 人民卫生出版社,2000: 6.
22. 唐元章, 卞晶晶, 倪家骧. 交感神经在腰椎间盘源性疼痛中作用的研究进展. 首都医科大学学报, 2014, (1):41–44.
23. Tang YZ, Shannon ML, Lai GH, et al. Anterior herniation of lumbar disc induces persistent visceral pain: discogenic visceral pain: discogenic visceral pain. Chin Med J (Engl), 2013,126(24):4691–4695.
24. Zhang HJ, Wu BS, He LL, et al. Efficacy of continuous lumbar sympathetic nerve block for cold allodynia in patients with lumbar disc herniation. Int Clin Exp Med, 2016,9(6)：9332–9336.

21

脊柱断层解剖学

掌握与CT和MRI相关的断层解剖学知识是脊柱外科的基本功。标本显示的断层解剖图像为每一断层的下面，与CT、MRI获取图像的部位是一致的。随着影像技术的发展，断面解剖学日益彰显出其重要性。

脊柱颈部断层解剖学

脊柱颈部横断面临床上最为常用，根据需要选择扫描部位及平面。由于扫描时颈部所处的位置不同，断面结构形态特点也有所差异，但基本结构的毗邻没有大的变化。

■ 脊柱颈部横断面

1. 经寰枕关节横断面　在此水平面可见到位于中心的延髓末端及部分小脑扁桃体，在延髓的两侧可见到寰枕关节，关节间隙呈凹向内侧的圆弧状，外侧的骨块为寰椎侧块上关节凹，内侧骨块为枕髁。正常情况下，两侧关节间隙、寰椎侧块及枕髁对称存在。在寰枕关节的前面有头长肌，呈扁平状。头长肌的腹侧为咽后壁。头长肌及寰椎侧块的外侧为迷走神经和颈内动、静脉。在脊髓及小脑扁桃体后方为枕后肌，由深至浅分别是头后大直肌、头后小直肌、头半棘肌、头夹肌（图21-1，2）。

2. 经寰枢关节水平横断面　在此平面可见到寰椎前弓及其前面正中的前结节。与前结节相对应的是齿突，齿突位于前弓后正中部，齿突与前弓后面的间隙即是环齿间隙。正常情况下，环齿间隙小于3 mm，关节间隙平行光滑，齿突与两侧块之间距离相等。当齿突脱位时，齿突与前弓距离增大，齿突偏离正中位置。需要指出的是，单纯的齿突偏离正中不能作为齿突半脱位的依据。齿突呈圆形，在齿突后方可见横行的寰椎横韧带，该韧带较厚韧，其前方与齿突后面接触并形成环齿后关节，韧带向两侧附着于侧块的内侧。在寰椎横韧带的后方为脊髓及硬膜囊，脊髓及硬膜囊位于此部的正中。此处椎管最为宽大，其中脊髓和齿突各占1/3空间，另有1/3空间为缓冲间隙，寰椎骨折时此层面观察最为便利（图21-3，4）。

在椎弓后面为枕肌，由深至浅分别是头后大直肌、头下斜肌、头半棘肌、头夹肌、头最长肌，两侧可见到胸锁乳突肌起始部，在前弓腹侧可见到颈长肌及头长肌。在颈肌腹侧为咽后壁，咽后壁与前弓之间为咽后间隙。

在椎板的前侧方可见到横突孔，横突孔宽大，内有椎动脉。

3. 经枢椎体上部横断面　在此平面，枢椎椎体呈方形，椎体前方可见头最长肌，头最长肌前方有椎前筋膜覆盖，椎前筋膜的前方为咽后壁。咽后壁与椎体及最长肌之间为咽后间隙，椎体与椎前筋膜之间为椎前间隙。结核脓肿时多在椎前

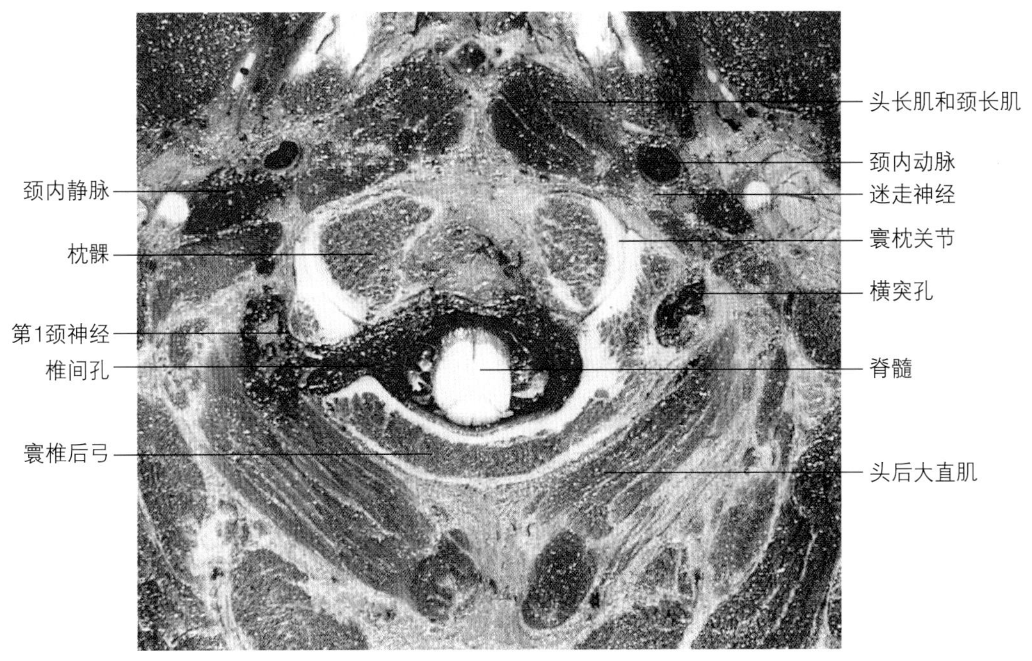

图21-1　经寰枕关节横断面标本

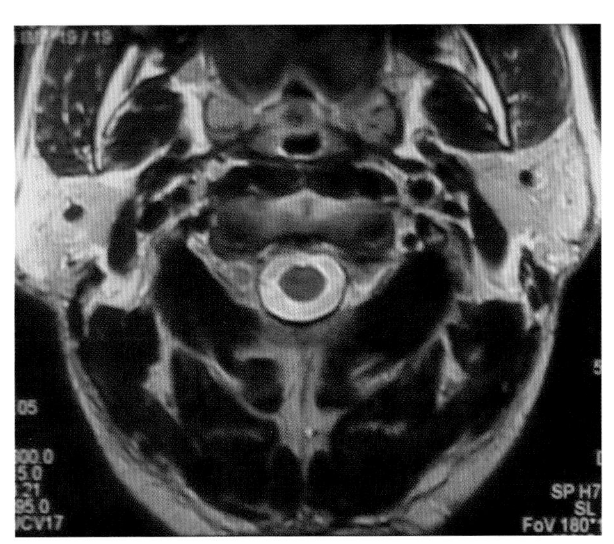

图21-2　经寰枕关节横断面MRI

间隙内，如果突破此层筋膜则进入咽后间隙而有可能蔓延至纵隔后间隙。在头最长肌的外侧可见到颈内动脉及迷走神经，动脉在外侧，迷走神经在内侧。椎体后方为椎管，内有脊髓及硬膜囊。硬膜囊后方为枢椎棘突，颈后部肌肉由深层至浅层分别为头下斜肌、头后大直肌、头半棘肌及头夹肌。在后侧方可见到胸锁乳突肌的起始部。枢椎椎体肿瘤时，在此层面可观察到肿瘤与周围结构的关系。

4. 经第3颈椎椎体横断面　在此断面可清楚地显示椎体、椎弓根、椎板及棘突根部。椎体前侧方可见到横突前结节，椎弓根后侧方可见到横突后结节，横突孔位于前、后结节的内侧，横突孔的内侧壁为椎弓根的外侧壁。椎管外侧壁为椎弓根内侧壁，椎弓根内侧壁骨质厚韧而外侧壁较薄。横突孔内有椎动脉走行，有的双侧横突孔不等大，甚至差异很明显。在椎体前面的两侧有颈长肌附着，椎板后方的肌层如前。椎弓根螺钉内固定时需观察椎弓根的形态特点，测定内固定螺钉钉道长度及进钉方向，可以在此层面进行观察（图21-5）。

5. 经第5颈椎椎体横断面　在此断面可见到

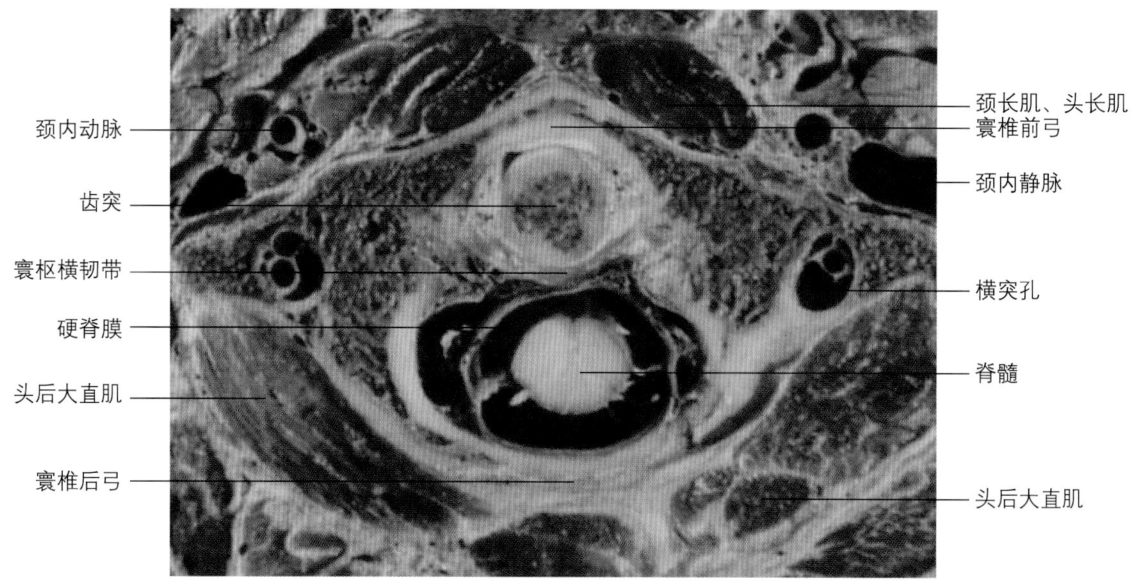

图21-3　经寰枢关节水平横断面标本

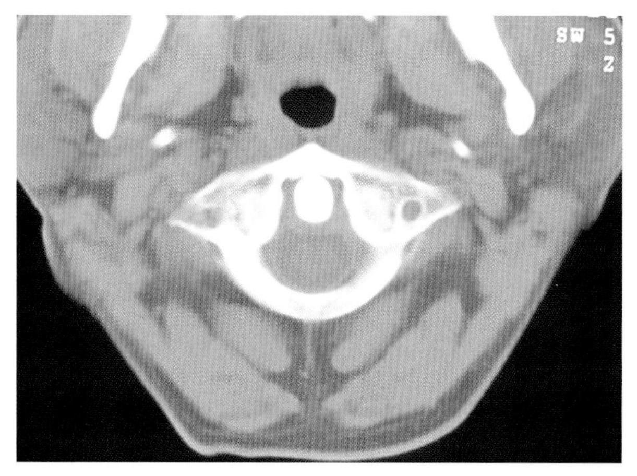

图21-4　经寰枢关节水平横断面CT

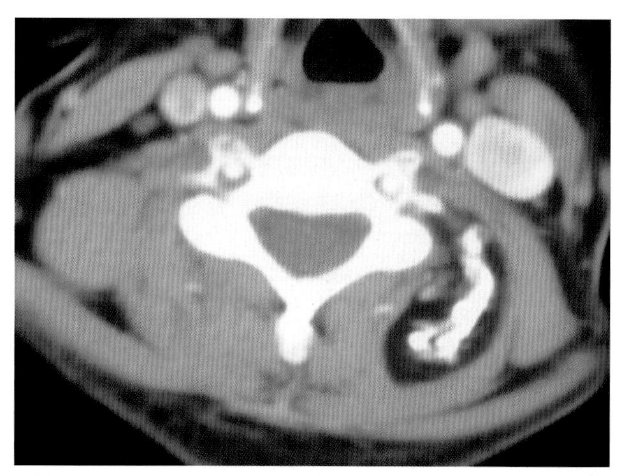

图21-5　经第3颈椎椎体横断面CT，示左侧颈后肌内脂肪血管瘤

前方的喉及咽后壁，前侧方为胸锁乳突肌及其深面的颈内动、静脉及迷走神经。第5颈椎椎体及椎弓根显示良好，横突孔及其前、后结节亦可显示，其内有颈神经，有的可见到椎动脉呈圆形，位于神经根前方。颈后肌粗大，以斜方肌及肩胛提肌最为明显。此部的椎管呈椭圆形（图21-6，7）。

6. 经第6颈椎椎体横断面　与上层断面相比，此层可显示前、中斜角肌及臂丛起始部，其位于椎体侧方。在椎体正前方的为喉及食管后壁，可见甲状软骨两侧的甲状腺侧叶，胸锁乳突肌及颈内血管清晰可见，颈后肌以浅层的斜方肌所占面积较大，斜方肌与胸锁乳突肌之间为颈后三角，此处有大量脂肪组织层，颈后三角的深层为前、中斜角肌（图21-8）。

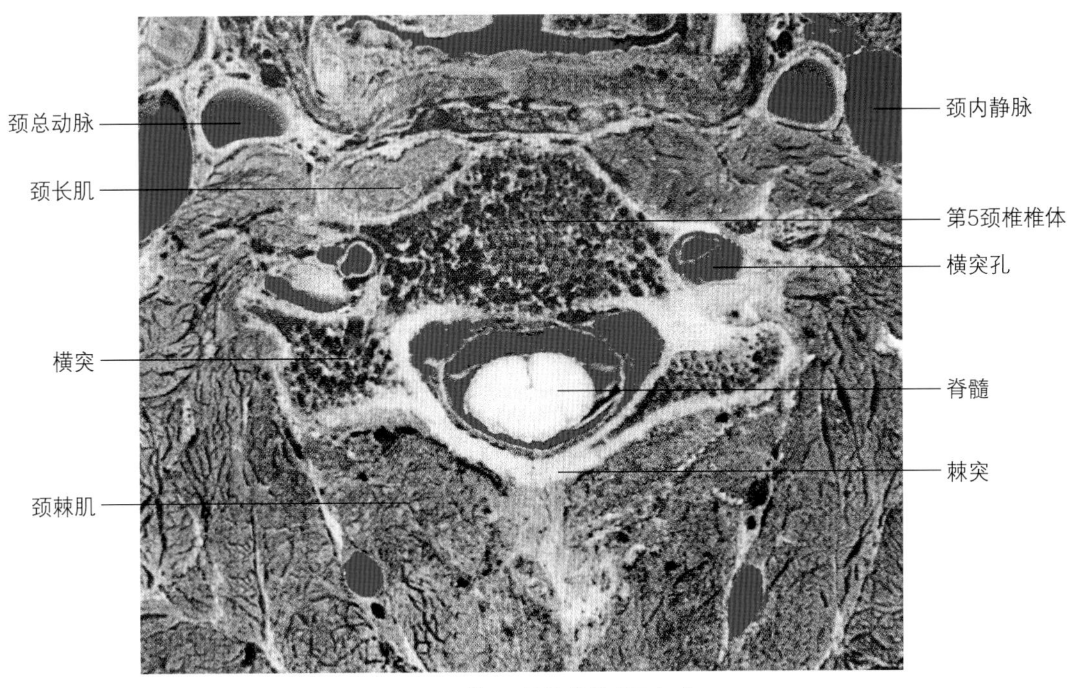

图21-6　经第5颈椎椎体横断面标本

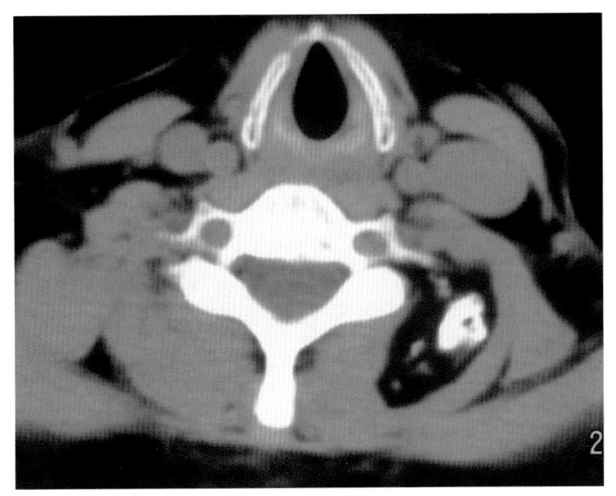

图21-7　经第5颈椎椎体横断面CT，示左侧颈后肌脂肪血管瘤

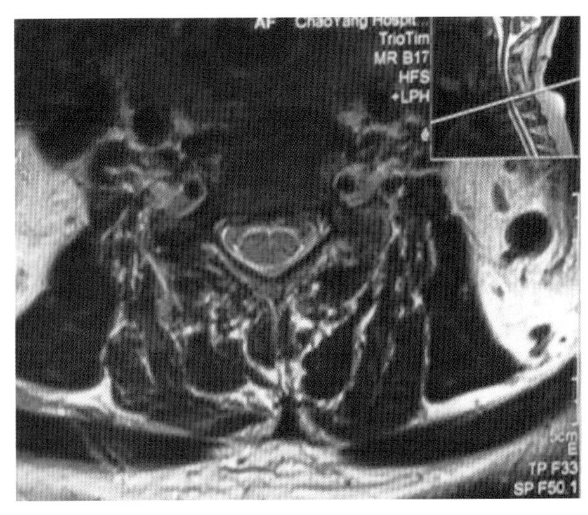

图21-8　经第6颈椎椎体横断面MRI

■ 脊柱颈部矢状断面

正中矢状断面是颈椎MRI影像中最重要的层面，该层面可观察脊髓及椎管内病变。第1~7颈椎椎体呈方形，椎间盘连结其间，前纵韧带覆于椎体前面，后纵韧带位于椎体后面，生理弯曲平滑柔顺，前、后纵韧带呈线性，椎板及黄韧带的前缘也连成一条弧线，与椎体后缘几乎平行。第1、2颈椎椎管前后径大，向下逐渐减小，第3~7颈椎椎管前后径几乎一致。脊髓位于正中，可见到其前、后方的蛛网膜间隙（图21-9）。当颈椎椎间盘突出时，蛛网膜前间隙消失，继而脊髓前方

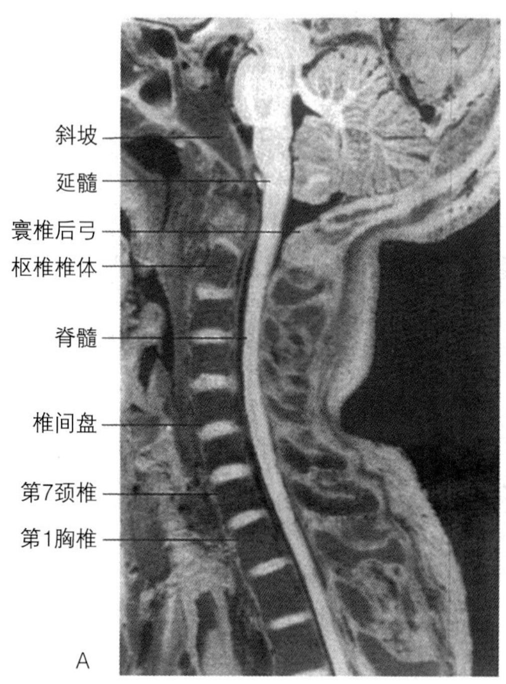

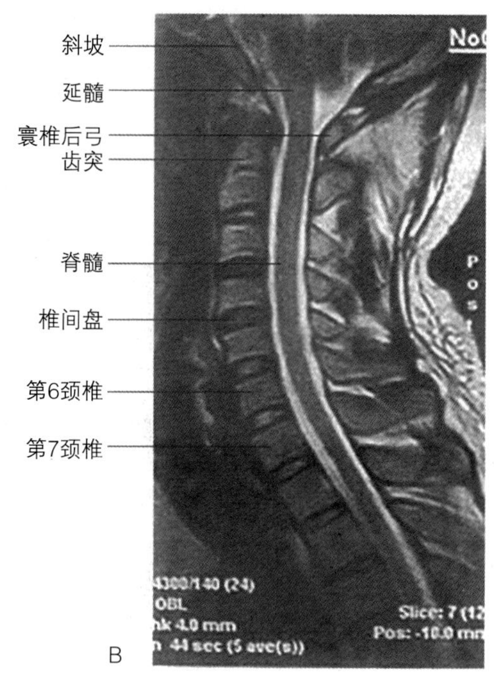

图21-9　正中矢状断面
A.断层标本；B. MRI像

受压，当同时存在黄韧带增厚时，脊髓后方的间隙也消失，脊髓后方受压。由于黄韧带和椎间盘在同一水平面，所以当两种病变同时存在时，脊髓前后同时受压，形成“钳夹”状，多段病变如同时存在，脊髓受压呈“蜂腰”状或“葫芦”状。在此断面最易于观察脊髓病变，如脊髓空洞症。

经椎间孔矢状断面易于观察椎间孔内神经根及关节突关节的变化。自第2~7颈椎可以观察到关节突关节间隙呈斜形，与水平面呈40°~50°角；关节突呈方形，关节突关节前方为椎间孔；椎间孔呈圆形，颈神经根呈圆形断面。神经根周围有少量脂肪，当神经根肿瘤时，椎间孔变大，神经根也发生相应病理变化（图21-10）。

脊柱颈部冠状断面

颈椎冠状断面可以观察到椎体上下缘及两侧缘，钩椎关节，两侧斜角肌以及臂丛根部的情况。由于生理弯曲的存在，各个椎体的结构可能在数个不同平面显示，齿突与枢椎椎体连结处较为清晰。对于齿突骨折及畸形，此层面可以清晰显示。枕髁与寰椎侧块呈方形，寰枕关节间隙对称，自内上向外下斜行，两侧寰椎侧块对称，齿突位于正中央，寰枢侧方关节对称。第2颈椎以下各椎间盘清晰可见，上、下终板平行，在椎体侧缘为钩椎关节，颈椎椎体呈长方形，颈侧方有斜角肌走行。斜角肌由内上向外下斜行，在第5~7颈椎椎间盘两侧可见到自椎间孔穿出的神经根，此层面可以清晰地显示臂丛根部的病变（图21-11）。

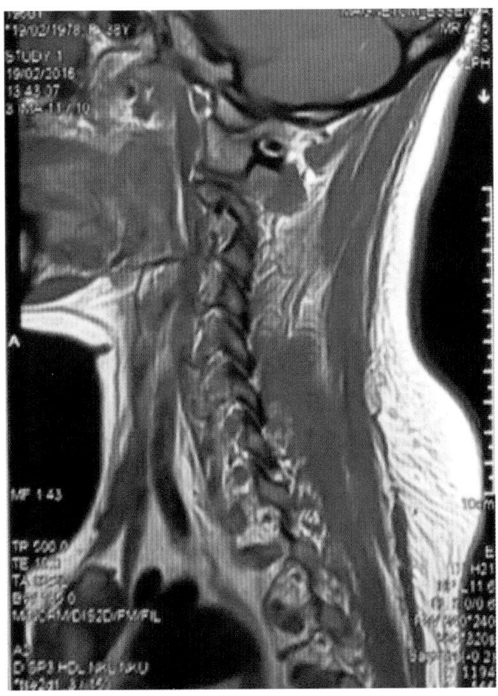

图21-10　经关节突矢状断面MRI

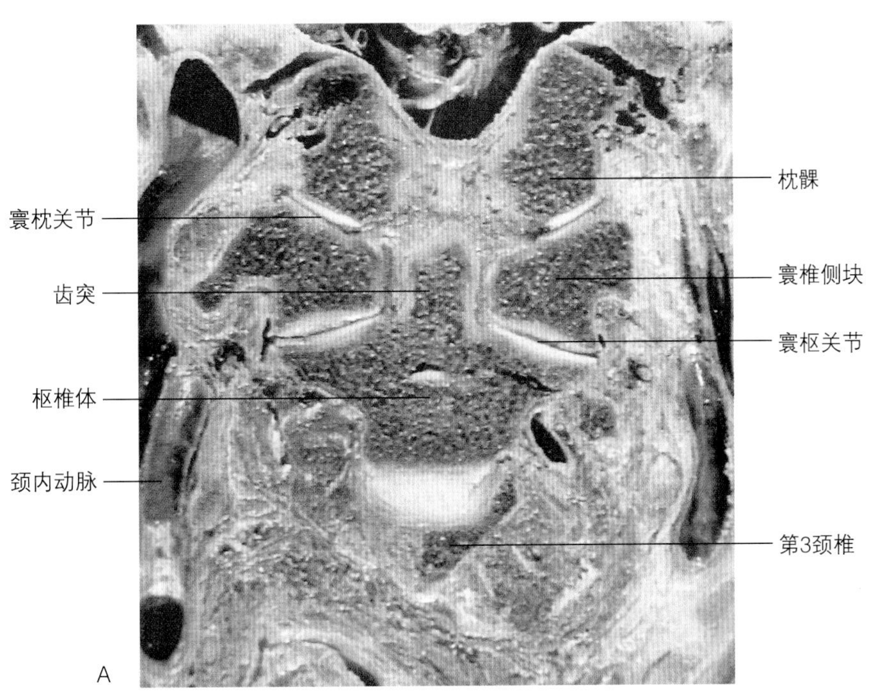

图21-11　脊柱颈部冠状断面
A.标本

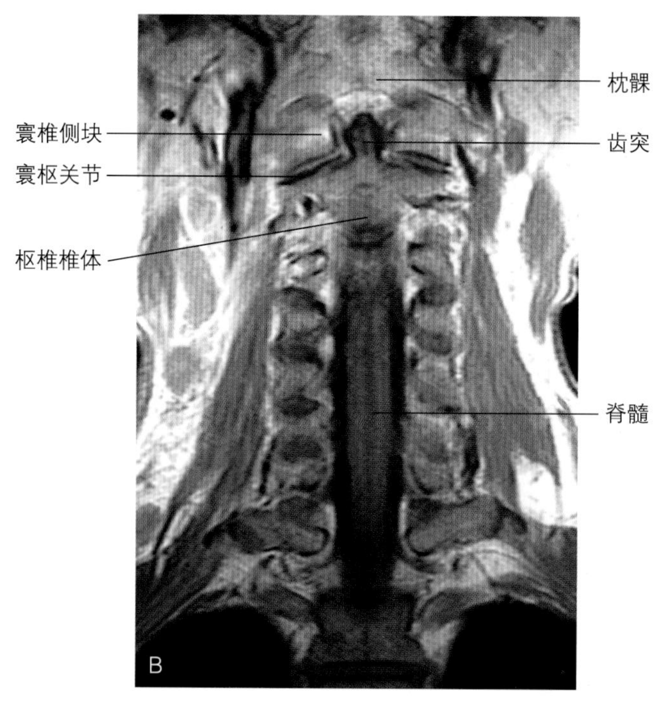

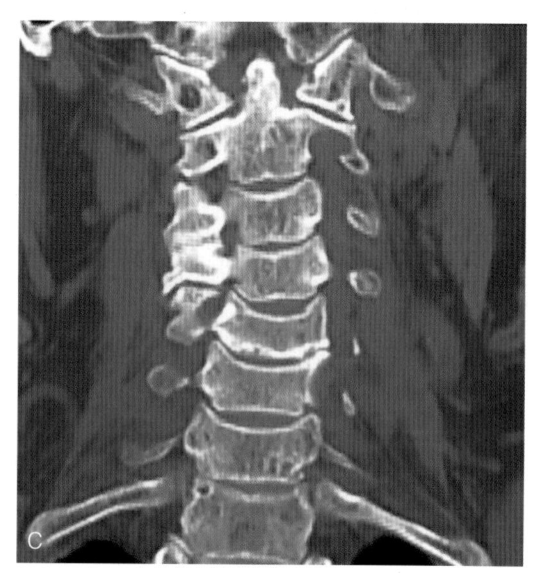

图21-11（续） B. MRI像；C.CT

脊柱胸部断层解剖学

脊柱胸段断面解剖对于了解胸段椎管、胸背部肌肉及椎体前结构有重要意义，对于胸椎管狭窄症、胸椎肿瘤、结核的诊断有重要意义。

■ 脊柱胸部横断面

1. 经第1胸椎椎体上部横断面　此断面位于颈根部，前面可见气管、食管、甲状腺的断面，两侧为颈动脉鞘，鞘内的颈内静脉在前外侧，颈总动脉居后内侧，二者后方为迷走神经。

第1胸椎椎体呈椭圆形，其前方的颈长肌仍可见到，在椎体的前侧方可见到第1肋，肋骨的前外侧可见到前、中斜角肌。椎管呈横圆形，脊髓及硬膜囊位于正中。棘突较长，在椎板后方为竖脊肌，斜方肌最为表浅。斜方肌最外侧与肩胛冈相连，肩胛冈前面为冈上肌，有的在冈上肌前方可见肩胛骨上角，位于肩胛骨上角前内侧的为前锯肌。此平面可见到胸膜顶出现在椎体两侧，在胸膜顶的前方有锁骨下动脉及臂丛（图21-12）。

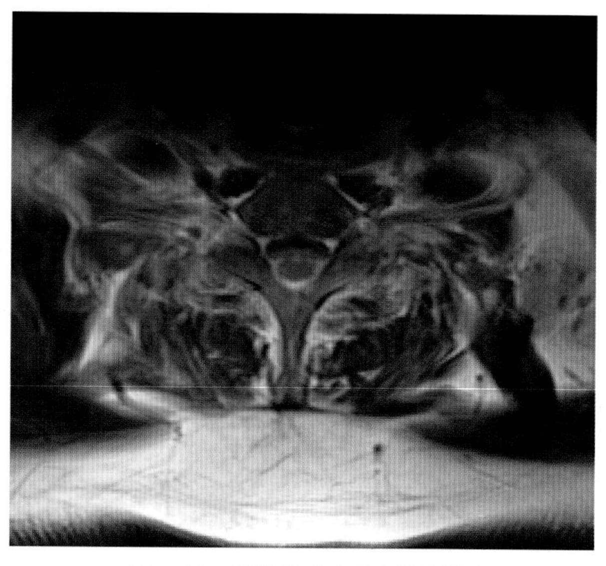

图21-12　经第1胸椎椎体上部横断面

2. 经第3胸椎椎体横断面　此断面椎体呈长圆形，可见到肋横突关节、肋椎关节及横突，椎弓根横突长而粗，自关节突及椎板外侧向后外斜行，肋骨位于前方，可见到肋骨、肋间肌及胸膜腔断面。此处肩胛骨断面呈扁而弯曲的薄骨板，其内面为肩胛下肌，外面为冈下肌，后正中的肌肉由浅入深为斜方肌、菱形肌及竖脊肌。在胸椎前面有气管及食管，气管断面呈隧道口形态，食管呈扁平裂隙（图21-13）。

3. 经第4~12胸椎椎体横断面　在以下横断面上，肺及纵隔结构逐渐出现，但就脊柱外科而言，其结构基本与上述相似，只是肋骨断面的数量越来越多，胸腔亦越来越宽阔，而背部的肌层则逐渐变得扁薄，浅层背阔肌逐渐出现，深面的竖脊肌位于棘突与横突及肋骨形成的深沟内（图21-14）。在各椎体上中份可以清楚地显示椎弓根断面，可以据此测量椎弓根宽度、方向及椎弓根后面至椎体的距离，以此作为选择胸椎椎弓根

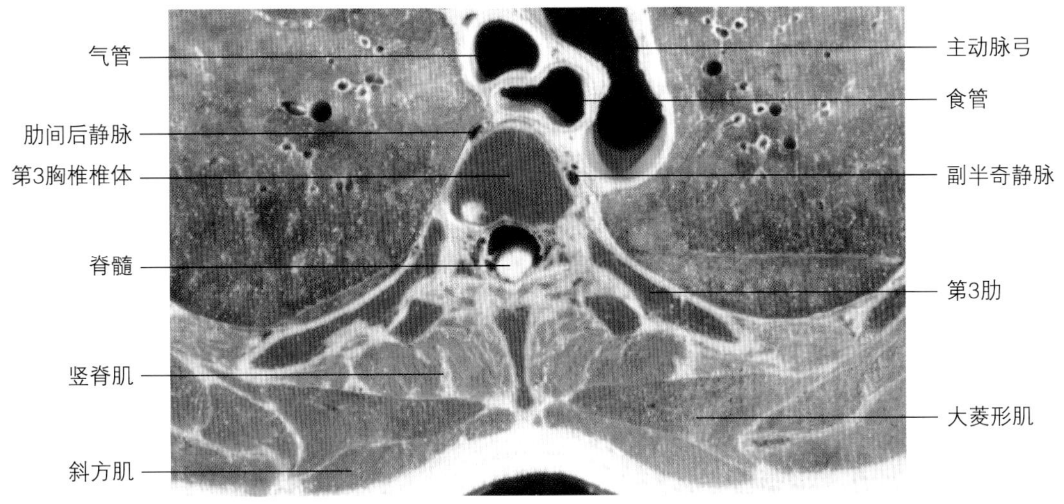

图21-13　经第3胸椎椎体横断面

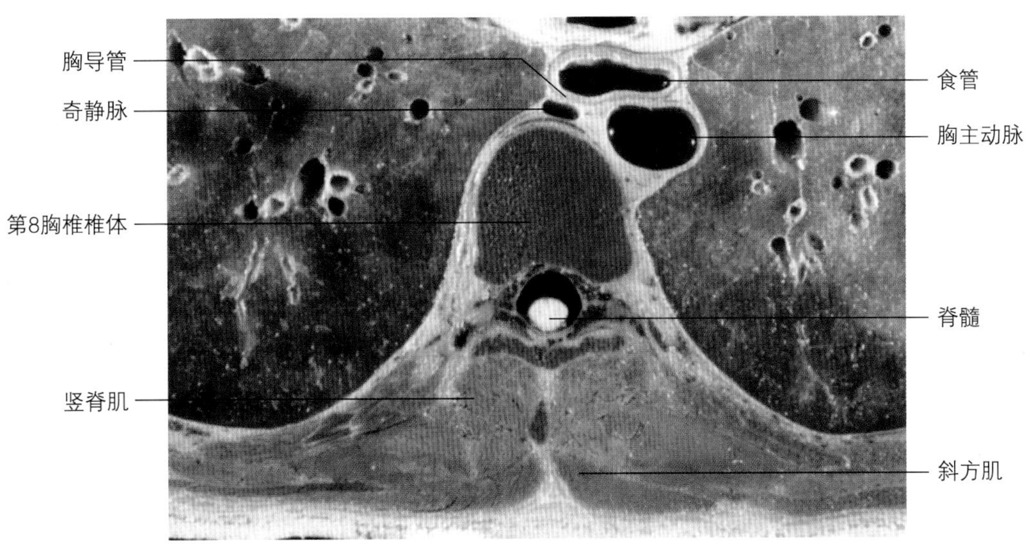

图21-14　经第8胸椎椎体横断面

的长度、直径及进钉角度。

由于每个平面椎体前方结构不同，当胸椎椎弓根内固定，钉尖穿破骨皮质时最有可能损伤的结构亦不相同，根据此特点可以预测胸椎椎弓根螺钉的危险程度，并计算预出钉部位最有可能损伤的结构，从而为临床预警提供解剖学基础。

在第10胸椎椎体平面以下，胸椎椎体逐渐变大，横径变宽，纵径变小，逐渐向腰椎形态过渡。

脊柱胸部矢状断面

正中矢状面在胸椎最为常用，椎体呈方形或长方形，自上而下胸椎椎体逐渐增大，松质骨由薄的骨皮质包绕，椎体的前后缘中央部呈轻度凹陷，各椎间盘几乎均呈中间高度较大，前、后高度较小，上、下终板轻微凹陷，各椎体前缘及后缘分别连成平行的弧线，棘突向下倾斜明显，椎板黄韧带及棘间韧带与之共同组成椎管后壁，脊髓位于正中。由于胸椎后凸的存在，脊髓前间隙略小于脊髓后间隙（图21-15）。在此层面可清晰地显示胸椎椎体、椎间盘病变及脊髓的变化，可很好地鉴别胸椎肿瘤、结核及脊髓疾病。

椎管侧方矢状面介于正中矢状面与椎间孔矢状面之间，在此断面可以显示椎体侧方及脊髓侧缘，更重要的是此处可以很好地显示黄韧带的矢状面。当黄韧带骨化时，黄韧带由后下向前内方突起，压迫脊髓侧后方，连续多个黄韧带骨化则呈锯齿状压迫脊髓。

经胸椎椎间孔矢状断面可显示胸神经根，神经根位于椎间孔中间部位，与胸椎椎间盘高度相对应。胸椎椎弓根下切迹深凹，而上切迹则不明显，关节突关节在此矢状面上呈垂直位，上位下关节突在后，下位的上关节突在前。

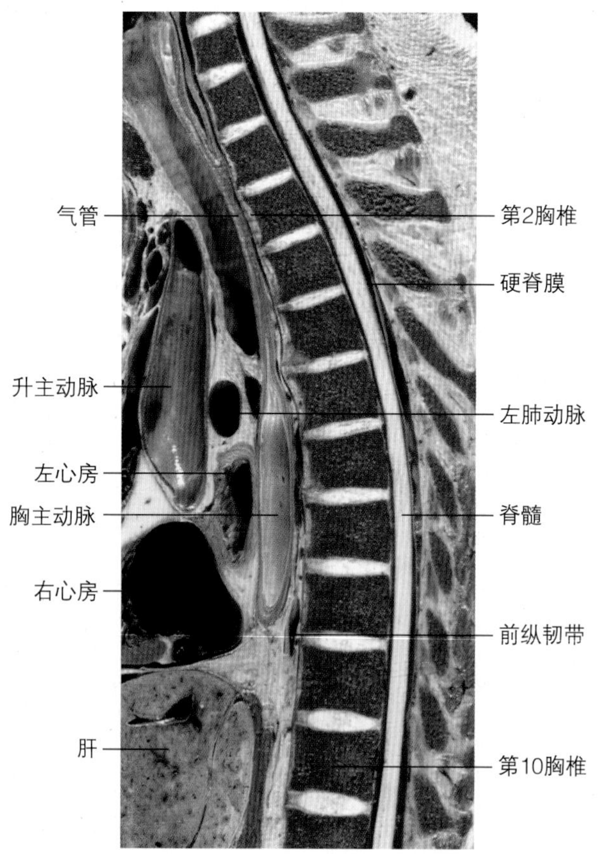

图21-15　脊柱胸部矢状断面

脊柱胸部冠状断面

胸椎冠状断面可见到两侧椎弓根横断面，呈椭圆形，其内侧骨皮质较厚，外侧骨皮质较薄，但由于肋椎关节的存在，此处可见到肋骨头断面，所以外侧骨皮质呈凹凸不平状（图21-16）。椎弓根上皮质最薄，下骨皮质较厚，同一

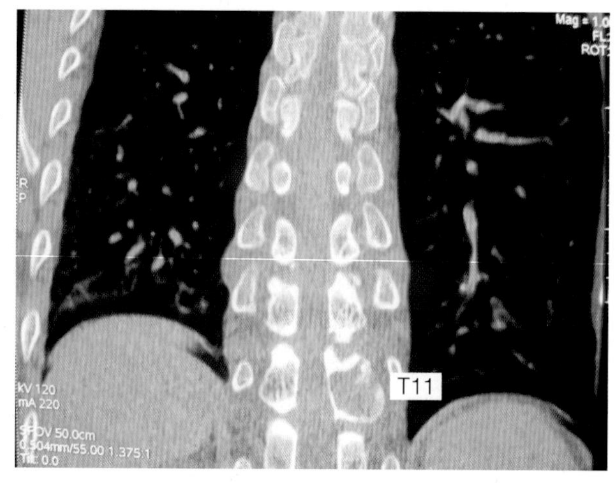

图21-16　脊柱胸部冠状断面CT（T11椎弓根破坏，肿瘤）

椎体的两侧椎弓根对称，上下同侧椎弓根排列在一条直线上，这种解剖特点可用于鉴别椎弓根破坏及是否存在椎体畸形。脊髓位于正中，两侧脊髓侧缘至椎弓根内缘距离相等。此断面可用于观察脊髓侧方病变及胸神经根病变。

脊柱腰部断层解剖学

由于腰椎椎体宽大，可大致分为经椎间盘断面和经椎体断面。在经椎间盘断面可以见到椎间盘呈扁椭圆形，其后缘正中部分向腹侧凹陷，并形成椎管的前壁。经椎体平面可见到椎体，其内松质骨密度均匀，椎体边缘光滑，在后缘处有时可见到三角形或圆形缺损，为椎体滋养孔进入椎体的管道，其内为椎管内静脉与椎体静脉丛相连结部分。在椎体内有的可见到放射状纹理，为进入椎体血管的走行之处。在经椎弓根平面，可清楚地显示椎弓根内外侧骨皮质，外侧骨皮质薄，内侧骨皮质厚，可清晰地测量出椎弓根内径的宽度，并作为选择椎弓根螺钉直径的依据。经椎弓根中心长轴可以测量椎弓根与正中矢状面的夹角，从而确定椎弓根螺钉进钉角度。自椎弓根远端至椎体前缘沿椎弓根长轴的距离是椎体螺钉进钉最大长度，可以依此作为选择椎弓根螺钉的长度依据。对拟需植入椎弓根螺钉的腰椎，术前均需行椎弓根平面扫描，以便为临床应用提供参考数据。

■ 脊柱腰部横断面

1. 经第1腰椎横断面　在第1腰椎椎体上份断面，在椎体前方正中可见到腹主动脉及其两侧的膈肌，膈肌呈扁片状，由腹主动脉前方向后至椎体两侧达肝脏后面。下腔静脉位于椎体右侧前方，肝门后方。在此平面可见到关节突关节，关节面方向斜行，椎板后面肌肉丰厚，最浅层为背阔肌。椎管呈椭圆形，内有脊髓及马尾断面（图21-17）。

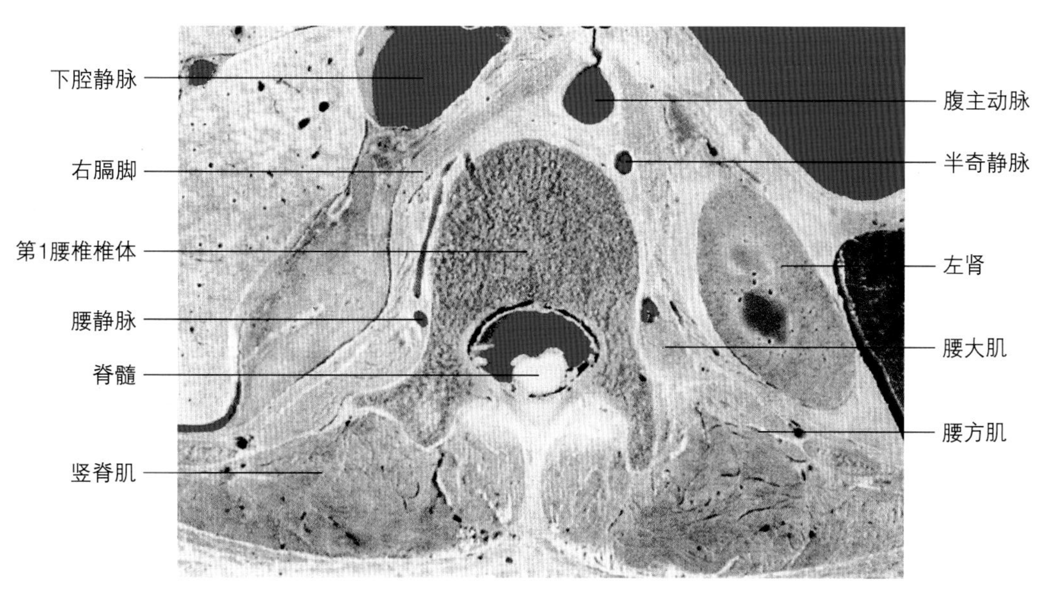

图21-17　经第1腰椎横断面

在第1腰椎椎弓根断面，第1腰椎椎弓根方向与矢状面夹角较小，在椎体及椎弓根外侧可见到腰大肌起始部，膈肌在此平面更加明显，椎管形态与上一层水平相似。

在第1腰椎椎间盘断面，膈肌仍清晰可见，腰大肌起始部较上位平面增大，椎间盘纤维环呈同心圆形，髓核位于后正中部位，此层面可见到椎板及棘突，后方的肌肉如前。

2. 经第2腰椎横断面　此断面可见到双肾断面，在腰椎侧方与肾之间为腰大肌断面。腰大肌呈三角形，尖在腹侧，底在腰椎横突前方。腰椎椎体显示清晰。在椎弓根平面，椎弓根内、外侧骨皮质显示清晰，关节突关节面方向呈矢状位或斜行矢状位。上关节突在外侧，上位的下关节突在内侧，关节突关节腹侧有黄韧带附着并构成椎管后壁。椎管呈椭圆形，没有明显侧隐窝，后部肌肉更加丰厚，可见到棘突末端膨大，有腰背筋膜附着。竖脊肌位于腰背筋膜深层，腰背筋膜深面与腰椎横突相连，形成了腰背部骨筋膜室。

3. 经第3腰椎横断面　此断面腰大肌占据的面积更大，包被椎体的侧面。第3腰椎椎弓根水平，横突长而向后外侧伸出，在椎体前方可见腹主动脉及右前方的下腔静脉。沿椎体前外侧边缘可见到双侧膈脚下端，膈脚左右各一，右侧较为明显。此处椎管内硬膜囊宽大，其内为马尾神经，马尾神经排列在硬膜囊内后外侧，前内部主要充满脑脊液。腰大肌的外侧为肾及脂肪囊，在竖脊肌前方可见到扁片状的腰方肌。关节突关节更加明显，黄韧带覆盖椎板内面及关节突关节的前方，椎管呈近似椭圆形，侧隐窝仍不明显（图21-18）。

腰丛在此平面较为明显，位于腰大肌、横突根部和椎体三者所形成的三角间隙内，有的腰丛在腰大肌肌质内，腰丛与横突根部之间有少量肌纤维。

4. 经第4腰椎横断面　在第4腰椎椎体上份断面，腰大肌更加明显，该肌位于竖脊肌的前侧方，腰大肌以三角形或方形断面贴附于椎体的前侧方，椎体宽大，呈方形或椭圆形。腹主动脉位于椎体正前方，右侧为下腔静脉。第4腰椎椎弓根较为宽大，关节突关节呈矢状位，黄韧带明显，椎管呈三角形，仍没有明显的侧隐窝。椎管内可见到硬膜囊及其内的马尾神经。在硬膜囊的两侧有圆形的第4腰神经根，其周围有脂肪填充。腰丛在腰大肌肌质内，竖脊肌更加丰厚，腰方肌则后移至腰大肌侧方。

在第4、5腰椎椎间盘断面可见纤维环典型的同心圆结构，两侧腰大肌及前方的腹主动脉、下腔静脉同上层平面。正常情况下，椎间盘后正中向前方凹陷，当椎间盘突出时可见到椎间盘后外侧向后方突入椎管。椎间盘膨出时椎间盘后正中膨隆。关节突关节前方的黄韧带清晰可见，黄韧

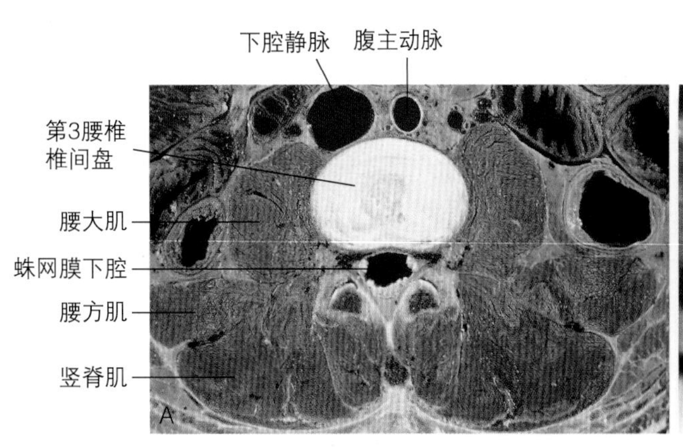

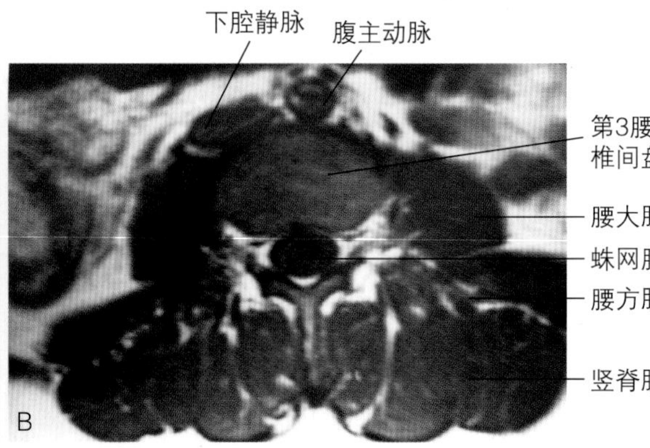

图21-18　经第3腰椎椎间盘横断面
A.标本像；B. MRI像

带与椎间盘后缘之间的间隙称盘黄间隙，此处是第5腰神经根走行的部位，当黄韧带肥厚或椎间盘突出时此间隙变窄，卡压其内的神经根。硬膜囊内马尾神经排列在硬膜囊内的后外侧。双侧腰大肌宽厚，腰丛位于腰大肌内后方，椎管呈三角形，可见侧隐窝。在第4、5腰椎椎间盘前方有髂总动脉及髂总静脉排列于前侧方。

5. 经第5腰椎横断面　第5腰椎椎体前外侧有髂总动脉、髂总静脉排列，侧方可见到髂嵴，椎体与横突移行处较上位平面更为宽大。横突更为宽阔，但较上位短、粗。椎管呈典型三角形，侧隐窝明显。第5腰神经根在侧隐窝内走行，呈圆形。少数情况下，第5腰神经节移位至侧隐窝内，硬膜囊位于椎管中央，其内马尾神经数目减少。竖脊肌排列于椎板后侧方（图21-19）。第5腰椎、第1骶椎椎间盘平面侧隐窝更加明显，其内走行的为第1骶神经根，硬膜囊呈圆形，所占面积较少，位于椎管中央。关节突关节呈斜行，两侧的髂嵴及其附着肌明显。

脊柱腰部矢状断面

腰椎椎体呈长形，其内骨松质均匀，骨小梁清晰，椎体前缘中间凹陷，椎体后缘也略呈凹陷状。腰椎椎体上、下终板平行，腰椎椎间盘自上而下增厚，但第5腰椎、第1骶椎椎间盘往往薄于第4、5腰椎椎间盘。椎间盘髓核位于椎间盘中后部，椎间盘纤维环连结上、下终板。腰椎棘突呈方形向后方平直伸出，其内为松质骨，四周被骨皮质包绕。椎板与黄韧带组成的椎管后壁平滑，椎管内有硬膜囊及马尾神经走行（图21-20）。由于腰椎生理前凸的存在，硬膜囊在椎管偏后方。

腰椎椎间孔矢状断面可见到椎弓根上、下切迹及椎间盘侧后缘，由于黄韧带构成了关节突关节的前壁，上部椎间孔呈椭圆形，下部椎间孔呈耳状。在椎间孔上部有腰神经根走行，下部有腰静脉及腰动脉分支走行，这些结构周围充满了脂肪，这种形态特点使得腰神经根在MRI上显示非常清晰。腰椎椎间盘多位于神经根的下方，当椎间盘在椎间孔部位突出时（极外侧）可压迫此处的神经根。此型腰椎椎间盘突出可在此断面很好地显示，所以此层面常用于椎间盘极外侧突出的诊断。

脊柱腰部冠状断面

腰椎冠状面呈长方形，上、下终板平行，腰椎椎体两侧缘中间略凹陷，凹陷处有腰动、静脉通过，腰椎间盘侧缘向外侧膨隆，腰椎椎体及椎间盘自上而下逐渐增大。腰大肌位于腰椎两侧，呈锥形，尖在上，底在下，肌纤维自内上向外下走行。在此层面可以清晰地观察到腰大肌病变及椎体病变，对于腰丛肿瘤及椎间盘腰大肌内突出可以清晰地显示（图21-21，22）。

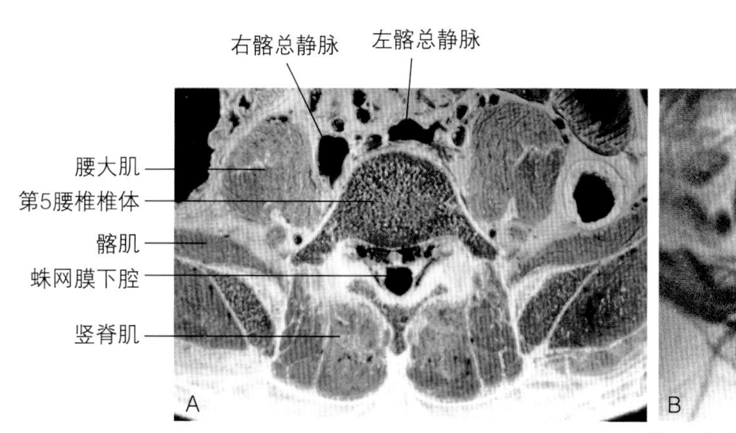

图21-19　经第5腰椎横断面

A.标本像；B. MRI像

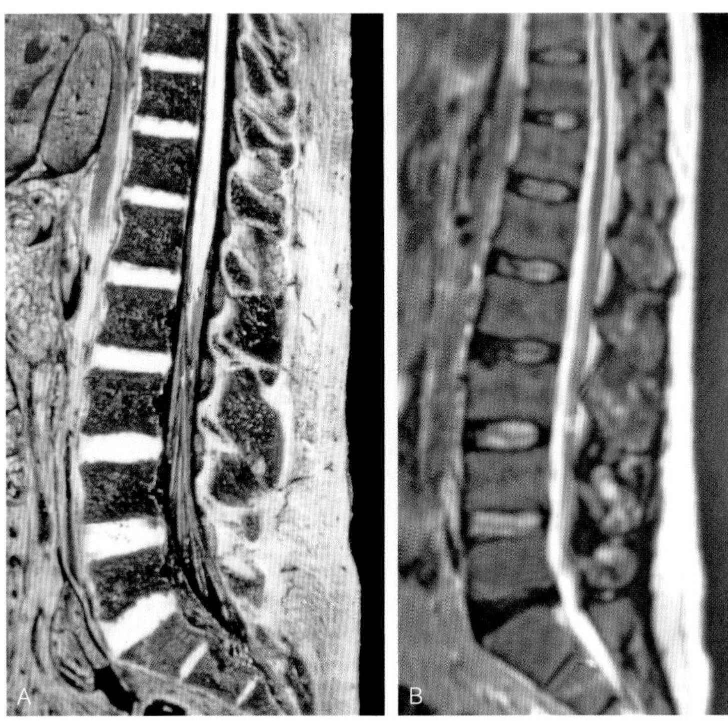

图21-20　脊柱腰部矢状断面
A.标本像；B. MRI像

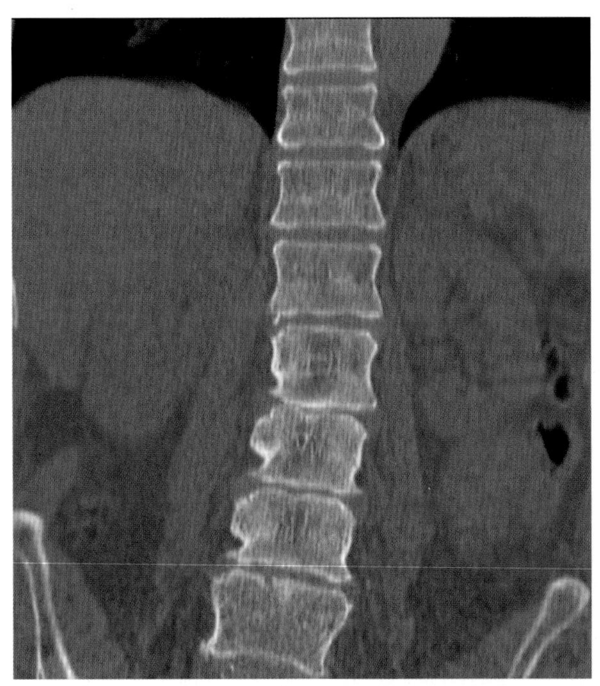

图21-21　脊柱腰部冠状断面CT（经椎体）

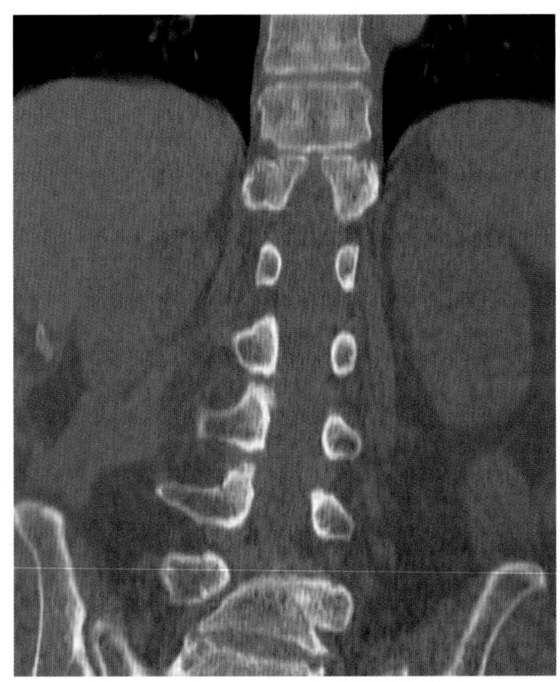

图21-22　脊柱腰部冠状断面CT（经椎弓根）

脊柱骶部断层解剖学

■ 脊柱骶部横断面

在第1骶椎椎体上份断面可见到骶骨翼及骶骨体断面。骶骨前缘呈圆弧形，与骶骨翼前缘相延续。骶骨呈三角形，两侧隐窝明显，内有粗大的神经根，此为第1骶神经根。骶管中央部可见到圆形的硬膜囊，在硬膜囊与骶管椎板之间的后外侧排列有第2、3骶神经根。由于骶神经根周围有脂肪填充，所以在MRI及CT影像上神经根与周围组织对比明显，神经根影像清晰，椎板后面为骶部肌肉，骶部筋膜厚韧，附于骶正中嵴和两侧的髂后上棘，两侧髂嵴断面清晰。在骶骨侧前方有第5腰神经、腰骶干走行。腰大肌排列于椎体两侧，腰大肌与椎体之间为髂总动、静脉（图21-23，24）。

经第1骶椎椎体中份断面，可见髂血管和输尿管转至两侧腰大肌的内侧，腰大肌与骶骨之间的结构由后向前依次为腰骶干、髂总静脉、髂内动脉、输尿管和髂外动脉。骶骨与髂骨耳状面组成骶髂关节，骶髂关节两侧关节面骨皮质均匀，

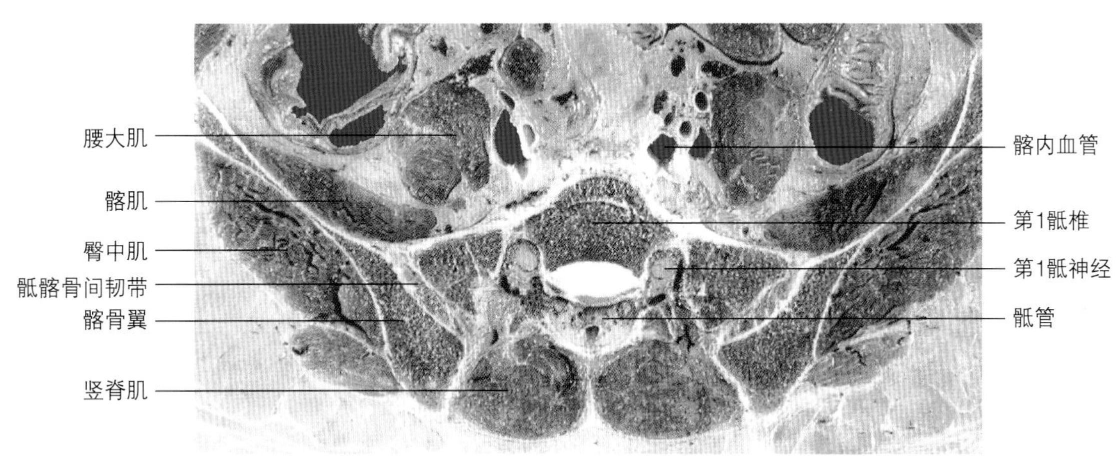

图21-23　第1骶椎横断面标本

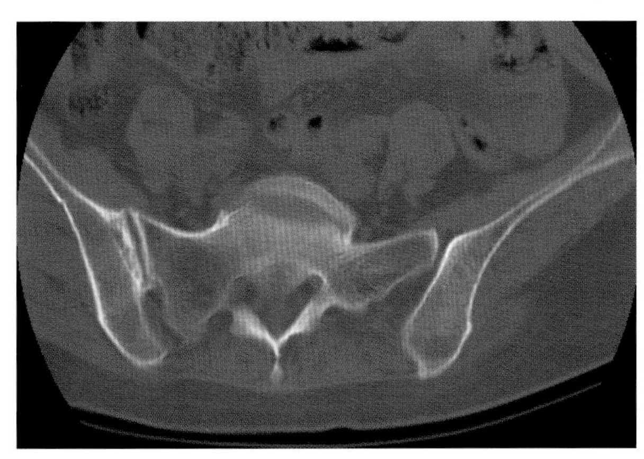

图21-24　第1骶椎横断面CT

关节间隙平行，两侧对称，骶髂关节之间的韧带呈横行或斜行连结，骶管内两侧走行的第1骶神经根位于骶孔切面的正中，骶骨后正中向后隆起，骶管正中部明显变小，内有骶神经。在此层面，臀大肌断面增大，而骶后部肌肉变小。在第1、2骶椎椎间盘水平，两侧骶髂关节面接触面较上部增大，椎间盘呈残留间隙，其两侧为骶前孔，内有第1骶神经走行，骶管内有骶神经断面，骶骨后面可见到骶后正中嵴、外侧嵴及中间嵴。髂骨体

两端厚、中间薄，骶骨前缘呈平直的骨缘。

在第2、3骶椎椎间盘水平，髂嵴断面最长，其前方为髂前上棘，可见到中间内侧的弓状线，骶骨变小，骶骨前方有梨状肌断面。梨状肌与骶骨之间有第2骶神经，在此水平骶髂关节变得更加小，腰大肌与髂肌已合并成髂腰肌。

在第3骶骨水平，髂骨翼变短，骶髂关节消失，此层面已出现了坐骨大孔，可见到梨状肌穿越该孔，臀大肌较臀中肌、臀小肌所占面积更大，骶骨也骤然变小，骶管呈裂隙状。

■ 脊柱骶部矢状面

骶骨正中矢状断面可以清晰见到骶管及其内部结构，硬膜囊最下端一般位于第1骶椎椎体水平，骶骨体由上向下缩窄，第1、2骶椎椎间盘常残存，第2、3骶椎椎间盘有的可见到，骶骨前面凹陷平滑。在骶骨侧方矢状面可见到骶前、后孔，骶神经自骶管内向前下穿出骶前孔，该断面可显示骶骨及骶管内病变，如骶管囊肿、骶骨肿瘤和骶骨骨折（图21-25，26）。

■ 脊柱骶部冠状面

由于骶骨弯曲，所以骶骨结构需在多个平面显示。骶骨冠状面可见到骶椎椎体及残存椎间盘，椎间盘两侧对应的为骶前孔，两侧骶神经向外下走行，骶管内充满脂肪，所以骶管冠状面MRI对比明显，可以清晰地显示骶神经。在骶骨两侧有耳状面与髂骨形成骶髂关节，骶髂关节冠状面呈凹凸镶嵌状咬合，两侧关节对称，关节面下骨质有少许骨皮质（图21-27，28）。此断面可显示骶骨及骶管内病变，也可显示骶髂关节病变，如结核、骶髂关节炎等。

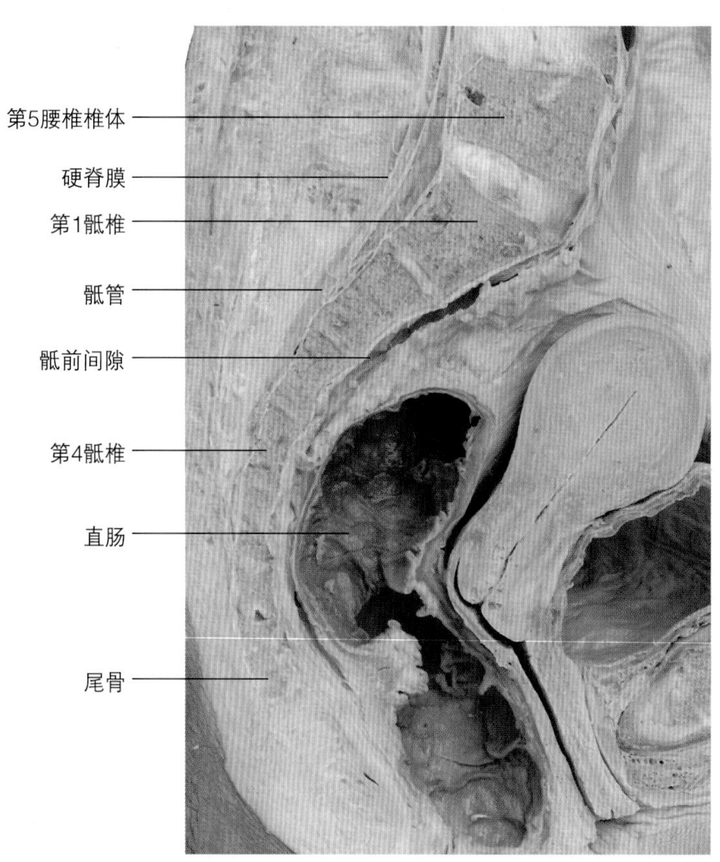

图21-25　骶骨正中矢状断面标本（女性）

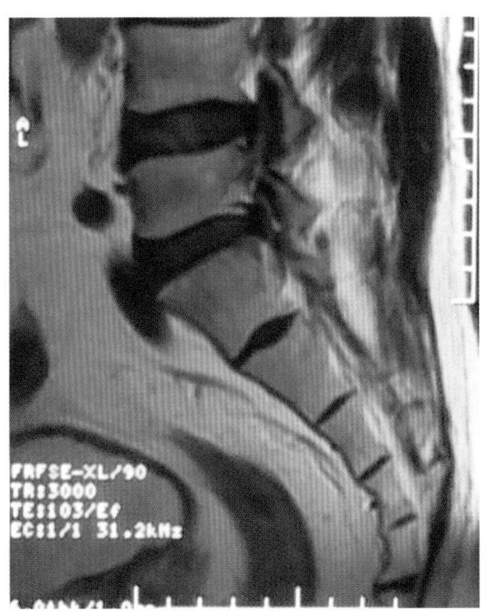

图21-26　骶骨正中矢状断面MRI

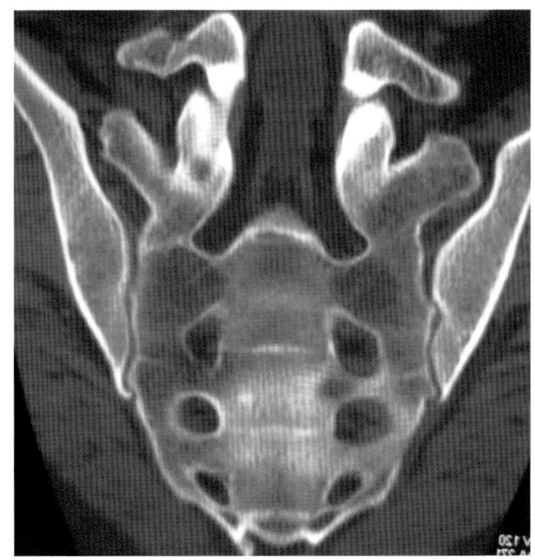
图21-27　脊柱骶部冠状面CT

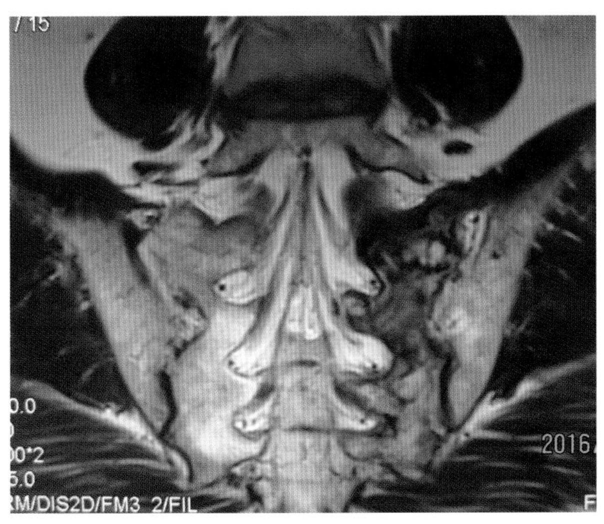

图21-28　脊柱骶部冠状面MRI

（杜心如　孔祥玉）

参考文献

1. 肖振芹, 李政军, 刘海龙, 等. 64层螺旋CT在先天性脊柱侧弯矫形术前的应用价值. 河北医药, 2014, 36(1): 89-90.
2. 侯志彬, 李欣, 杨楠. MSCT 3D后处理技术在儿童肋骨及肋软骨发育异常诊断中的价值. 放射学实践, 2013, 28(9): 928-931.
3. 李殊明, 甘清, 李晓明, 等. 儿童脊柱脊髓发育畸形的MRI诊断. 临床医学工程, 2015, 22(1): 3-4.
4. 路涛, 陈加源, 吴筱芸, 等. 儿童脊柱脊髓发育畸形的MRI诊断. 中华实用儿科临床杂志, 2013, 28(11): 843-845.
5. 张志峰, 史君, 魏晶, 等. 青少年中上胸椎的影像解剖学特点. 中国组织工程研究, 2014, 18(9): 1386-1391.
6. 刘国萍, 曹奇. 数字化三维重建与快速成型技术在脊柱畸形中的应用进展. 实用医学杂志, 2014, 30(2): 174-176.
7. 孙小虎. 正常健康国人腰椎三维结构数据的分析及临床应用. 北京: 协和医学院, 2012.
8. 胡有谷. 腰椎间盘突出症. 北京:人民卫生出版社. 3版, 2004: 274-323.
9. 吴海钰, 王树锋. CTM显示椎管内臂丛神经前后根的应用解剖学研究. 中国矫形外科杂志, 2005, 13(10): 753-756.
10. Kumar MN, Baklanov A, Chopin D. Correlation between sagittal plane changes and adjacent segment degeneration following lumbar spine fusion. Eur Spine J, 2001, 10(4): 314-319.
11. Taller S, Suchomel P, Lukas R, et al. CT-guided internal fixation of a hangman's fracture. Eur Spine J, 2000, 9(5): 393-397.
12. Stabler A, Bellan M, Weiss M, et al. MR imaging of enhancing intraosseous disk herniation (Schmorl' nodes) . Am J Roentgenol, 1997, 168: 933-938.
13. Jackson HC. Nerve ending in the human lumbar spinal column and related structures. J Bone Joint Surg, 1966, 48(Am): 1273.
14. Cyriax J. Texbook of Orthopaedic Medicine. 7th. London: Bailliere Tindall, 1978: 348.

15. Yu SW, Sether LA, Ho PS, et al. Tears of the annulus fibrosus:correlation between MR and pathologic findings in cadavers. AJNR Am J Neuroradiol, 1988, 9: 367–370.
16. Schellhas KP, Pollei SR, Gundry CR, et al. Lumbar disc high–intensity zone: correlation of magnetic resonance imaging and discography. Spine, 1996, 21: 79–86.
17. 王威, 王星, 陈连香, 等. 青少年骶骨孔的特征性变化及临床意义, 局解手术学杂志, 2016, 25(10): 708–710.
18. 韩曦, 朱雪莲, 王培军, 等. 骶前、后孔的测量及意义. 黑龙江医药科学, 2017, 3(3): 20–21.
19. 刘永刚, 白靖平, 锡林宝勒日, 等.骶骨前孔区应用解剖学研究, 中国临床解剖学杂志, 2004, 22(2): 143–147.
20. Li MJ, Dai GQ, Wang D, et al. Anatomical and biomechani calanalysis of sacral pedicle and lateral mass , Chin J Traumatol, 2011, 14(1) : 29–35.
21. 蒋欣, 谭明生. Denis Ⅲ型骶骨骨折合并神经损伤的外科治疗. 实用骨科杂志, 2008, 14(3): 129–132.
22. 杨鹏, 叶添文, 张帆, 等. 3D打印技术辅助手术治疗骶骨骨折伴骶丛神经损伤. 中华创伤骨科杂志, 2015, 17(1): 13–17.
23. 邓亦奇, 许中豹, 罗利芳, 等. 骶骨椎弓根螺钉治疗骶骨骨折的数字解剖学研究. 中华创伤杂志, 2015, 31(9): 845–849.

22

椎弓根螺钉置入定位数字化导航模板

椎弓根螺钉固定技术是椎骨骨折治疗的重要手段。但由于各椎骨间的形态差异及个体间存在的形态差异，使得进钉点和进钉通道的确定成为手术成败的关键。近几年，陆声等国内学者利用逆向工程原理和快速成形技术，建立椎弓根定位数字化导航模板，为椎弓根定位提供了一种更安全、更可靠的全新定位导航技术，通过解剖学研究和临床初步应用，取得了良好的效果。数字化导航模板技术的进一步提高和完善，有望使椎弓根固定技术产生新的飞跃。

导航模板的试验研究

由于每个椎体椎弓根形态和结构的复杂性和多变性，给椎弓根螺钉的准确置入带来了很大困难，一旦失误可能造成极大的损害。因此，如何安全有效地置入螺钉一直是脊柱外科基础和临床应用研究中十分关注的问题。陆声等将计算机辅助技术及快速成形技术相结合，设计的新型椎弓根螺钉导航模板，利用椎弓根内切圆原理设计椎弓根的最佳进钉钉道、建立与椎体后部解剖学形态一致的模板、拟合模板和椎弓根孔道成定位模板，将椎体和定位模板通过激光快速成形技术生产出实物模板，并将实物模板与标本椎板相吻合。利用导航模板的导航孔进行椎弓根钉的置入等技术，为脊柱椎弓根定位提供一种全新的数字化技术。

■ 技术方法

试验研究在1例男性正常第1~3腰椎上完成。

1. 虚拟导航模板的建立　提取第1~3腰椎椎板后部的解剖形态，在软件中建立与椎板后部解剖形状一致的反向模板，将模板与椎弓根钉道拟合，观察钉道与椎弓根对应的准确性。

2. 椎骨三维模型重建　利用Amira软件建立第1~3腰椎椎体三维模型（图22-1）。

3. 椎弓根进钉通道的分析　通过逆向工程软件Imageware12.0，利用椎弓根的投影确定椎弓根的最佳进钉方向（图22-2）。

4. 虚拟导航模板的设计　通过逆向工程软件UG Imageware12.0建立与椎体后部一致的模板，将建立的模板和椎弓根的进针通道相结合，建立带有进针通道的椎弓根导航模板，导航模板和椎体后部具有精确的贴合性（图22-3）。

5. 快速成形制作模型和标本试验　利用SLA技术将虚拟的导航模板制成实物模型，将实物导航模板和椎体后部的结构吻合，可见模板与椎体后部能紧密的贴合；利用模板的导航孔植入椎弓根克氏针，根据克氏针孔道置入椎弓根螺钉。将标本行X线检查及CT扫描，椎弓根螺钉均位于椎弓根内，说明导航模板具有高度的精确性（图22-4）。

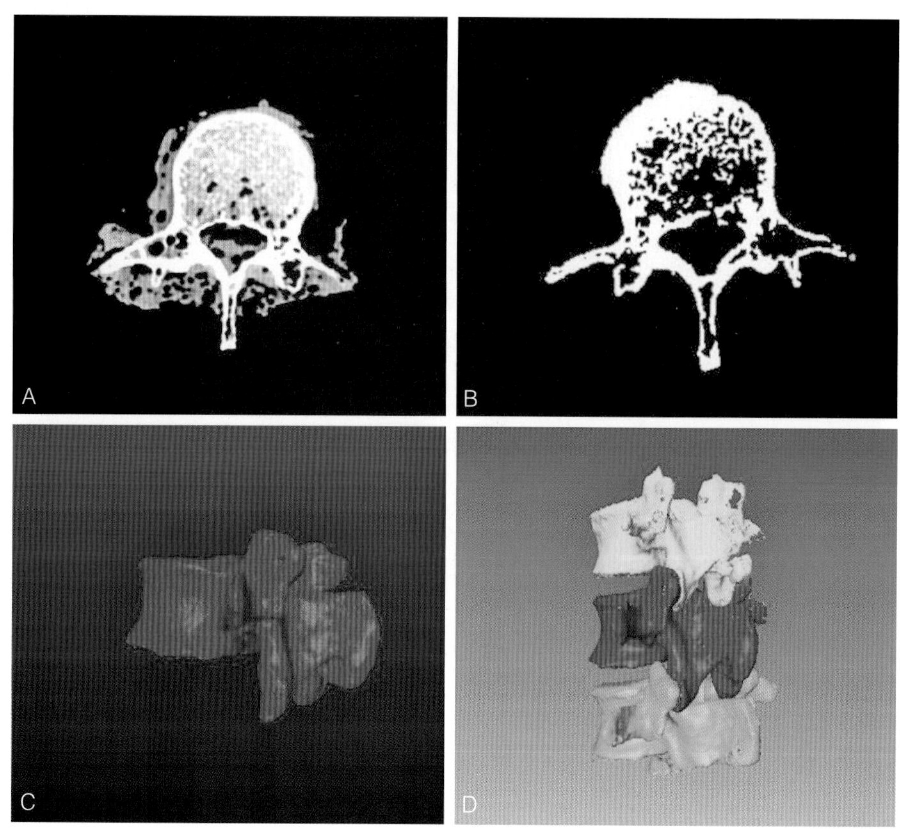

图22-1　第1~3腰椎椎体三维模型

A. CT断层扫描；B.椎骨轮廓；C.第2腰椎单椎体重建；D.第1~3腰椎椎体重建

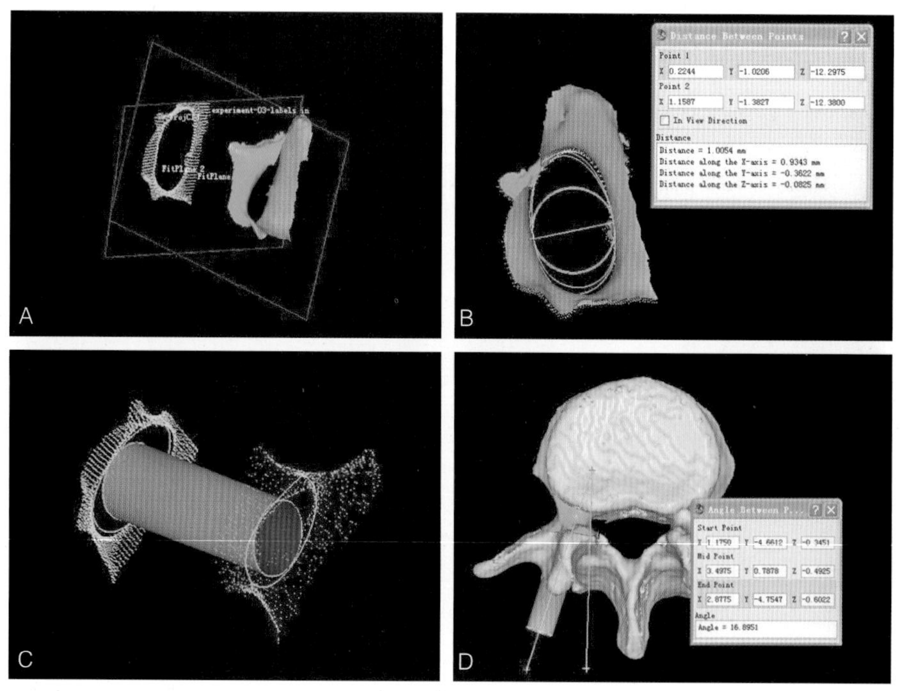

图22-2　椎弓根钉道的分析

A.椎弓根及其正投影；B.椎弓根投影的内切圆；C.椎弓根投影的最佳进钉通道；D.椎弓根进钉通道

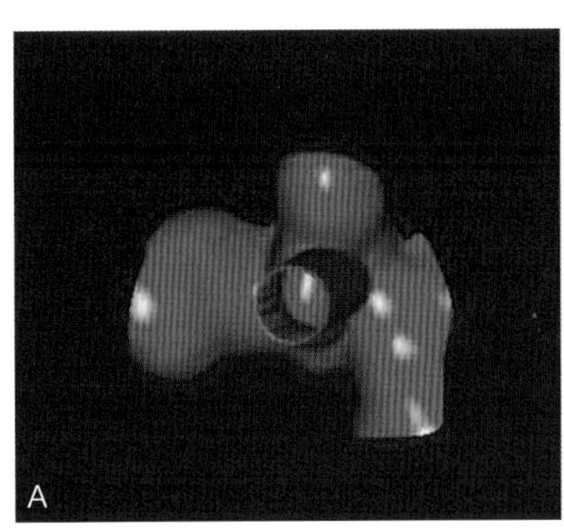
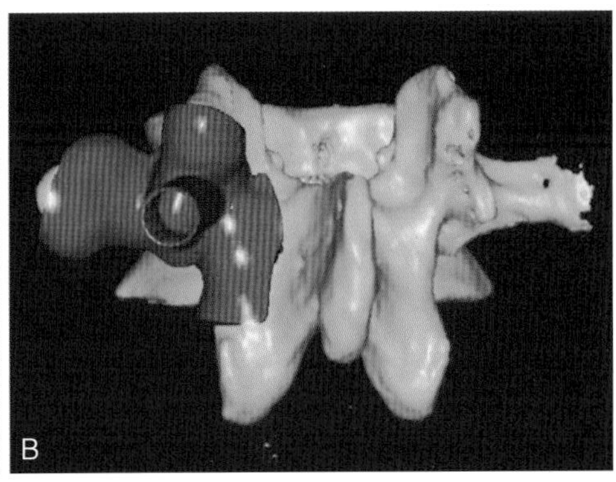

图22-3　虚拟导航模板的设计

A.导航模板的三维模型；B.导航模板与椎体具有精确的贴合性

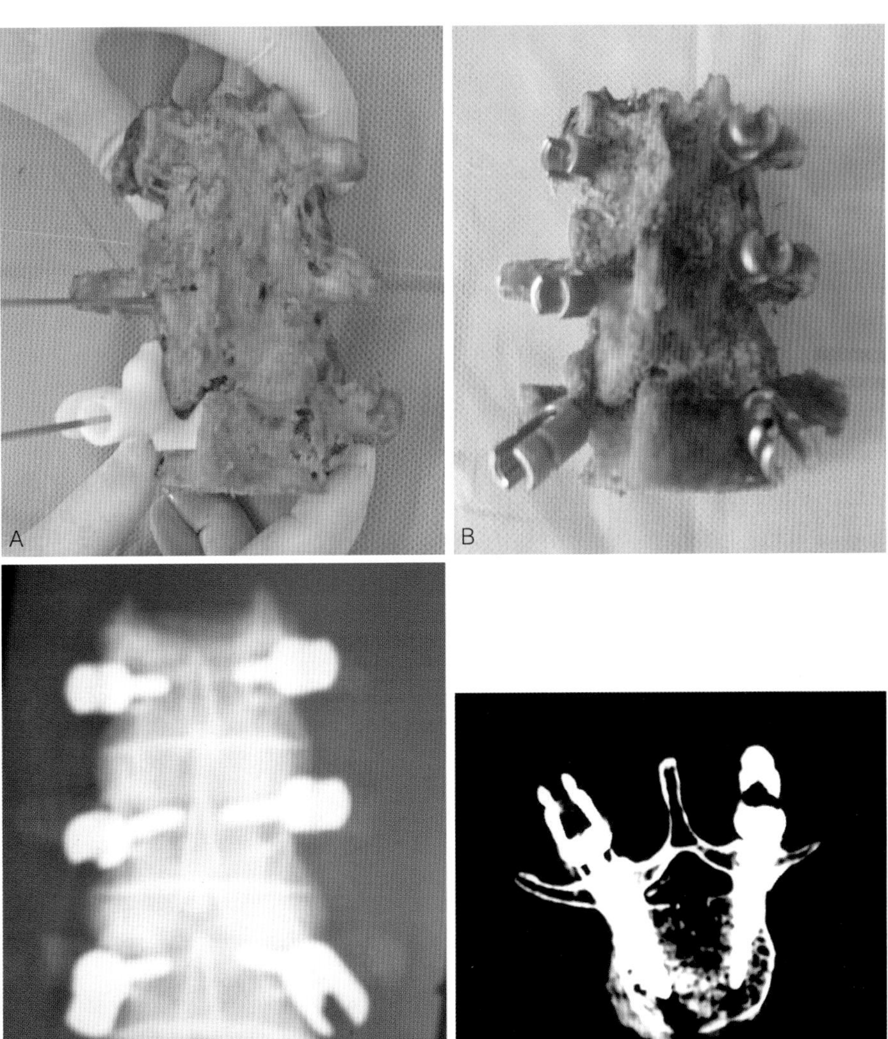

图22-4　标本模拟置钉

A.根据导航模板进行椎弓根定位；B.置入椎弓根螺钉；C. X线片显示良好的椎弓根钉的位置；D. CT扫描显示螺钉位于椎弓根内

■ 定位方法的优点和原理

1. 脊柱椎弓根定位的方法　目前国内、外经椎弓根螺钉置入的方法主要有盲置法、椎板开窗椎弓根探查法和计算机导航定位法。随着现代影像学和计算机技术的不断发展与完善，椎弓根内固定技术从完全盲打到借助C形臂、CT等现代计算机辅助导航系统的应用，对手术区的结构进行三维立体定向和定位分析，克服了以往手术中的盲目性。临床资料表明，根据解剖定位置入椎弓根螺钉的误置率在20%~30%，而采用影像导航技术辅助椎弓根螺钉置入，其误置率在4%以内。我国在2002年将计算机导航系统应用于椎弓根的定位，应用的范围包括颈椎、胸椎及腰椎，报道结果证明计算机导航技术提供了以往临床经验无法比拟的准确性和多角度实时信息。

2. 逆向工程原理在椎弓根定位的应用　逆向工程（reverse engineering，RE）是指对存在的实物模型或零件进行测量，根据测量数据重构出实物的CAD（Computer aided design）模型并通过加工复现实物的一个过程，是机械设计与制造领域的一个重要分支。UG Imageware是逆向工程软件，具有强大的测量数据处理、误差检测、自由曲线曲面编辑功能，能以直接而快速的方式进行曲线曲面的建构与调整。可以处理几万至几百万的点云数据，根据这些点云构造的A级曲面具有良好的品质和曲面连续性。UG Imageware的模型检测功能可以方便、直观地显示所构造曲面与原始点云之间的误差。

该方法是在两个软件平台分别进行研究的，首先是在Amira3.1平台上三维重建椎骨数字解剖表面模型，将模型以*.STL格式保存，然后应用UG Imageware12.0软件对数字模型进行定量分析与设计。在建立椎弓根进钉通道时，首先在椎骨模型上切取椎弓根表面轮廓，根据任意方向获取该方向椎弓根内部三维空间的正投影，正投影平面围成的内部边界即为该方向椎弓根内部三维空间的通道边界，确定内部边界线，沿正投影方向分别获取该边界线对应在椎体、椎板表面的正投影线，以椎体、椎板表面的正投影线为边界，它们之间的三维空间即是该方向椎弓根进钉通道。正投影内部边界线是不规则的，通道边界亦不规则，这与椎弓根形态的不规则一致，因而仍然难以准确定位螺钉在该空间通道的最佳位置。为此需应用最小二乘法原理得到正投影内部边界曲线的内切圆，内切圆所在之处正是正投影内部边界容许的最大直径螺钉之处，同时定义内切圆圆心为该正投影内部边界的中心。同前将内切圆沿正投影方向分别获取其对应在椎体、椎板表面的正投影线，那么该曲线之间的空间为该方向椎弓根的最大螺钉通道。通过上述分析可以获得最大螺钉通道半径大小、通道长度及圆心值等相关参数，从而根据最大螺钉通道半径大小和临床应用螺钉规格选择合适螺钉，得到该方向椎弓根通道及其最大螺钉通道在椎板的定位区、进钉轴范围及最佳中心轴，并使其三维可视化。

3. 数字化导航模板精确性的控制　快速成形（rapid prototyping，RP）技术在20世纪80年代后期起源于美国，是一种集成计算机、数控技术、激光技术和新材料等新技术而发展起来的基于离散堆积成形思想的新兴成形技术。目前在医学领域广泛应用于创伤、关节外科、组织工程等，具备以往无法想象的优势。利用RP技术将计算机三维重建和逆向工程技术获得的椎体及导航模板精确地生产成实物模型，具有个体化设计、生产的优势和极大的精确性。在临床应用过程中需要严格控制在设计和生产中影响椎弓根定位的精确性的因素。

4. 影响制作导航模板精确性的因素　在制作导航模板的方法中有几个环节可能影响其准确性：①在建立椎体三维模型的过程中可能出现误差，影响脊柱三维重建质量的因素主要有CT扫描的层厚、层间距、螺距及轮廓的勾勒等。目前临床应用的64排CT层厚为0.625 mm，完全可满足椎体三维重建的要求，主要的误差来自椎体表面轮廓的勾勒，在这个环节上需要丰富的重建经验。其次在RP过程中，必须对椎体三维模型进行*.STL格式化及切片分层处理，以便得到加工所需的一系列的截面轮廓信息。②在进行数据处理时会带来误差，*.STL文件的数据格式是“棋盘状”的数据格式，它采用大量小三角形面来逼近实体模型的表面。从本质上讲，小三角形面片不可能完全表达实际表面信息，不可避免地产生弦差，导致截面轮廓线误差，如果小三角形面片过少，就会造成成形件的形状、尺寸精度无法满足要求。但如果减小弦差值以增加小三角形面片的数量时，*.STL文件占用的空间量又太大，可能会超出快速成形系统所能接受的范围，所以应适当调整*.STL格式的转化精度；③最后关键的问题是快速成形的精度，一直是设备研究和用户制作原形过程中密切关注的问题。影响RP精度主要有成形过程中材料的固化收缩引起的翘曲变形、树脂涂层厚度对精度的影响、光学系统对成形精度的影响等。通过对上述环节的精度控制，目前RP技术的变形误差基本在0.1 mm左右，完全可满足对椎弓根定位的精度要求。

5. 数字化技术在椎弓根定位中的优势　应用现代数字技术探讨个体化精确定位椎弓根进钉通道的方法，是基于现代数字技术直接建立椎弓根进钉通道，根据通道的位置来确定螺钉的定位点、进钉方向及长度，该方法更直接、更具体且更精确。本研究方法应用逆向工程技术在三维重建数字解剖模型基础上，能够根据个体化椎骨及各个节段的实际情况，精确定位设计钉道，并能够准确确定螺钉直径大小、长度和方向轴位置，在椎板表面准确确定螺钉在一定方向的进钉通道，体现出个体化和节段差异性原则。然后设计与椎板表面一致的反向模板，该模板具有椎体椎弓根钉道的准确信息，将其与椎体同时通过快速成形技术生产出来，在临床上应用将生产的模板和术中需要定位的椎板相贴合，沿着模板的导航孔道进行椎弓根的定位，即可准确地置入椎弓根螺钉。

导航模板在上颈椎椎弓根螺钉置入定位中的临床应用

由于上颈椎（寰、枢椎）椎弓根内固定提供了较以往固定方法更可靠的生物力学稳定性，故在临床中的应用日渐广泛。但上颈椎形态和解剖关系复杂，尤其在脊柱畸形时，椎弓根的解剖结构常有变异，通过传统方法进行椎弓根固定易损伤神经、血管。陆声等设计的新型椎弓根置钉导航模板，利用患者CT连续扫描数据集，三维重建软件Amira3.1建立颈椎三维模型，以*.STL格式导出模型。在UG Imageware12.0平台打开三维重建模型，定位三维参考平面。利用RE原理寻找椎弓根的最佳进钉钉道。提取椎板的表面解剖学形态，建立与椎体后部解剖学形态一致的模板。拟合模板和椎弓根孔道成定位模板，将椎体和定位模板通过激光RP技术生产出实物模板，手术时利用建立的定位模板与椎体的后部结构相吻合，通过导航孔进行上颈椎椎弓根的定位，置入椎弓根螺钉等系列导航模板技术，为上颈椎椎弓根定位提供了一种新的技术，初步应用于临床，取得了较好的临床效果。

■ 技术方法

本组3例，均为女性，年龄38~52 岁。术前诊断均为颅底凹陷症，寰椎与枕骨融合，2例同时伴有第2、3颈椎椎体融合；所有患者术前均行X线、CT检查。

1. CT原始数据与椎骨三维模型的建立　患者CT连续扫描数据集，扫描条件：管电压120 kV，管电流150 mA，层厚0.625 mm，矩阵512 × 512。将CT连续断层图像数据导入三维重建软件Amira3.1，首先灰度分割提取椎骨边界轮廓信息区，然后应用区域分割再次提取椎骨信息区，采用系统默认的最佳重建模式三维重建第3颈椎椎体模型，以*.STL格式导出模型。

2. 进针模板的建立　在UG Imageware12.0平台打开三维重建模型，定位三维参考平面。设计椎弓根的最佳进钉钉道。提取椎板后部的解剖形态，在软件中建立与椎板后部解剖形状一致的反向模板，将模板、椎体与椎弓根钉道拟合，观察钉道与椎弓根对应的准确性。

3. 导航模板的制作　利用激光快速成形技术将模型和模板同时制作出来，体外将模板和椎体贴合，进行椎弓根进针模拟，观察模板的准确性。

4. 椎骨三维重建模型　利用Amira3.1三维重建软件成功建立了第2、3颈椎椎体融合的三维模型（图22-5）。

5. 椎弓根钉道的分析及导航模板的设计　通过RE软件Imageware 12.1分析第2颈椎的椎弓根，1例椎弓根有变异，最狭窄处仅有1.5 mm的通道，不适合进行椎弓根钉的固定。由于第2、3颈椎椎体是融合的，第3颈椎椎体的椎弓根直径3.5 mm，于是选择第3颈椎椎弓根固定。先设计了融合椎体的椎弓根通道，将椎体的后部和椎弓根的进针通道相结合，制作了带有进针通道的反向模板（椎弓根导航模板），同时将导航模板和椎体相结合（图22-6）。1例右侧的椎弓根直径仅有3 mm，选择了3 mm螺钉固定。

6. 快速成形制作模型和椎弓根定位模板　利用激光快速成形技术将椎体和导航模板同时制作出来，实物椎体和患者体内的椎体形态完全一致。模板和椎体的后部完全贴合。将导航模板和椎体后部紧密结合后，通过导航孔钻入克氏针，观察钻入的克氏针是否在椎弓根内，术前检验模型的准确性（图22-7）。

7. 手术方法　全麻，患者俯卧位，维持颈椎中立位，后正中入路，充分显露拟手术节段后方结构至双侧小关节突外侧缘。结构显露清楚后，将导航模板和定位椎体的后部相吻合，然后用手钻通过导航模板的导航孔钻探椎弓根螺钉通道，置入螺钉，C形臂透视确认椎弓根螺钉通道是否满意。3例患者均成功地置入了椎弓根螺钉，共置入螺钉6枚，未出现螺钉置入相关的并发症。其中1例第2颈椎右侧的椎弓根变异，椎弓根直径仅为3 mm，手术时利用导航模板准确地置入直径3 mm螺钉（图22-8）。

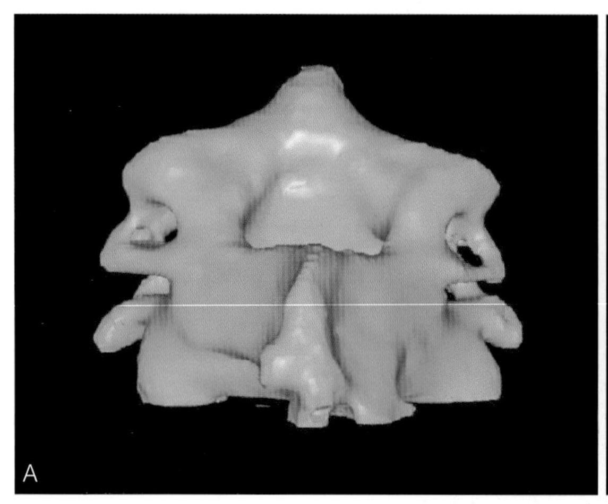

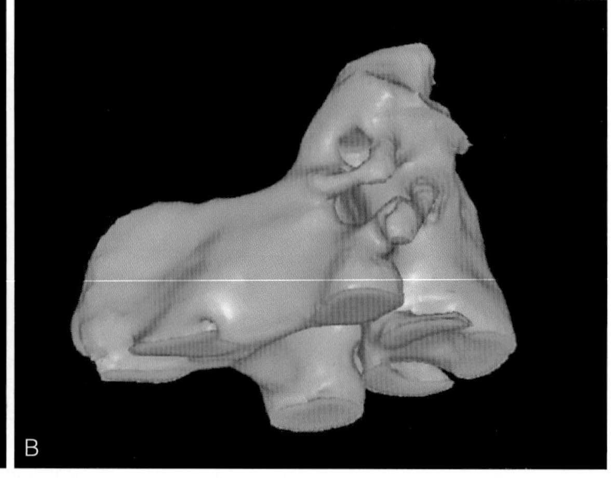

图22-5　第2、3颈椎椎体三维模型

A.后面观；B.侧面观

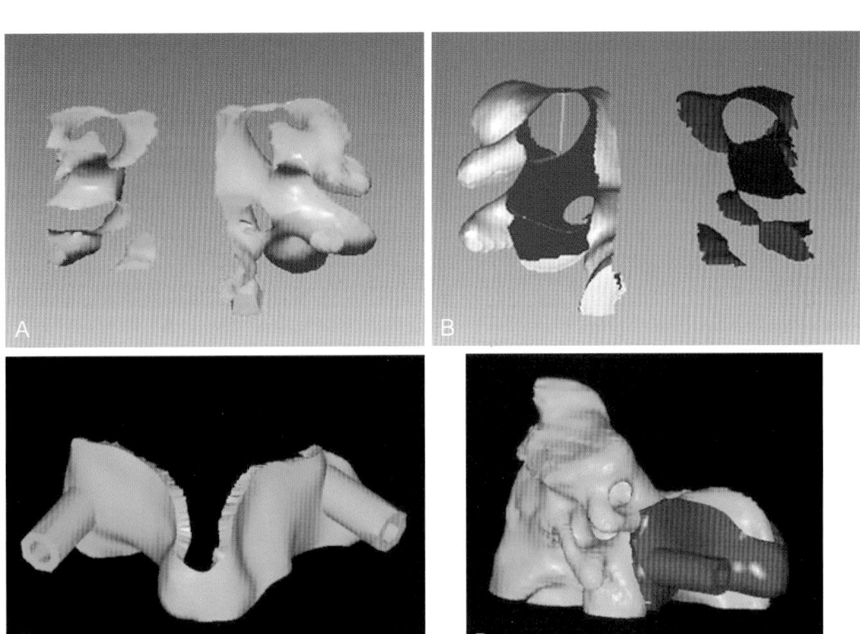

图22-6　椎弓根钉道的分析及导航模板的设计

A.导航模板的三维模型；B.导航模板和椎体具有精确的贴合性；C.带有进针通道的椎弓根导航模板；D.导航模板与椎体相结合

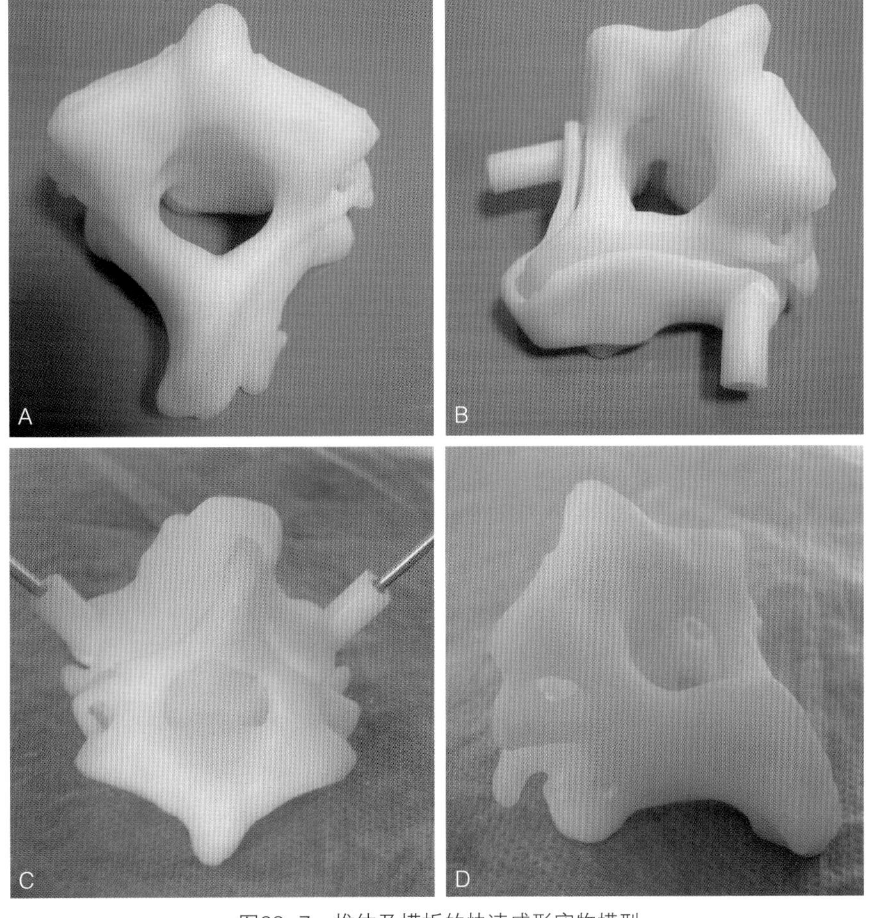

图22-7　椎体及模板的快速成形实物模型

A.椎体和导航模板的实物模型；B.椎体后部和导航模板具有很好的贴合性；C.克氏针验证导航模板的准确性；D.克氏针未穿破椎弓根内外侧壁

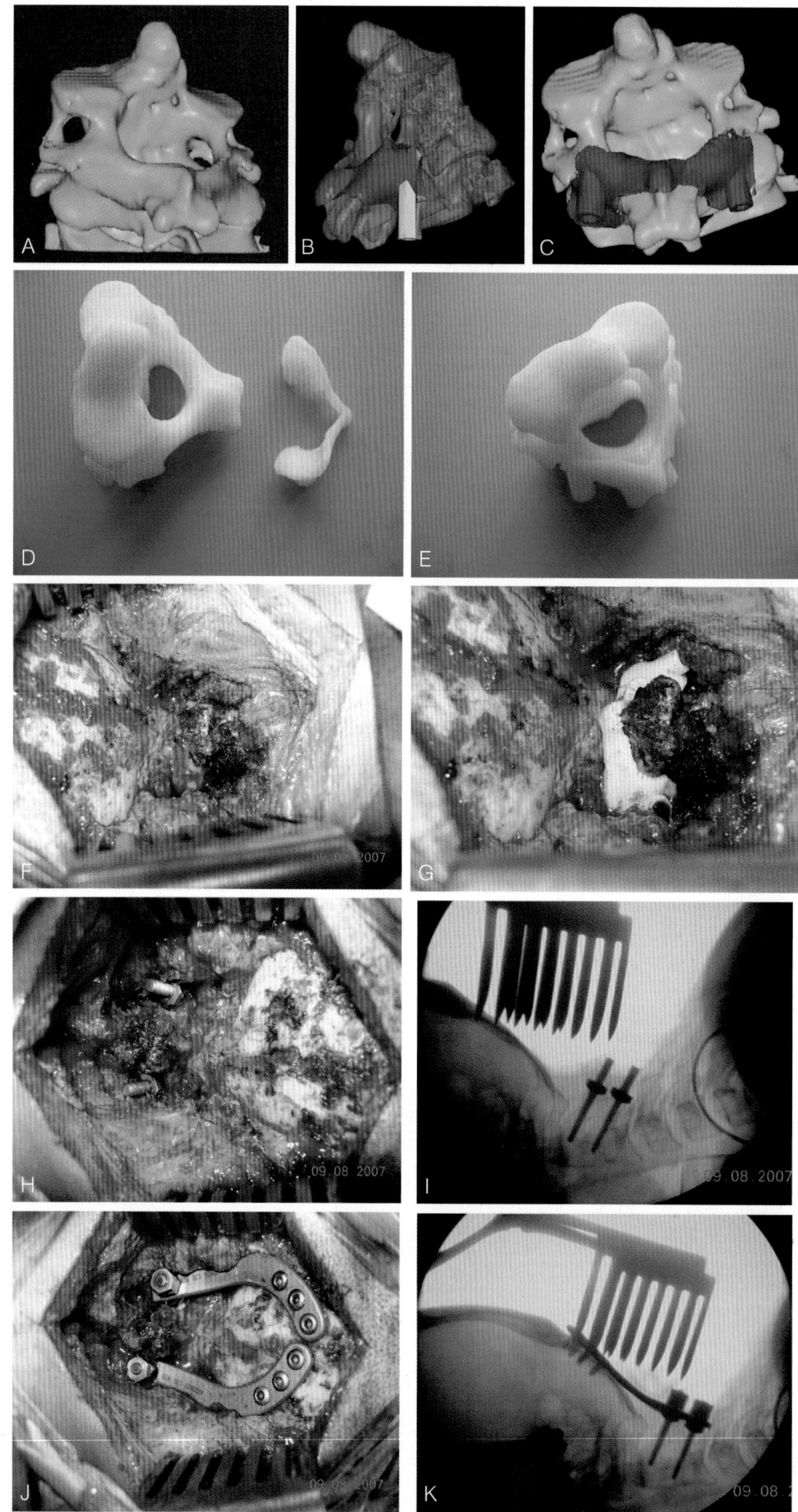

图22-8　第2颈椎椎弓根螺钉的置入

A.椎体的三维重建；B.椎弓根钉道分析及模拟；C.导航模板的设计；D.椎体和导航模板的实物模型；E.椎体后部和导航模板具有很好的贴合性；F.暴露椎板及后部组织；G.置入导航模板与椎板紧密贴合；H.置入枢椎椎弓根螺钉；I.透视见椎弓根钉位置良好；J.放入枕颈融合钛板；K.透视见钛板螺钉的位置良好

另1例第2颈椎椎弓根畸形，最狭部只有1.6 mm，无法置入椎弓根螺钉，第3颈椎的椎弓根有4.2 mm，置入3.5 mm椎弓根螺钉，局部解剖标志几乎完全消失，在计算机导航辅助下准确置入椎弓根螺钉（图22-9）。

定位方法的优点

椎弓根定位误置率的高低与定位方法、技术条件等密切相关。研究手段的不断发展使得定位技术越来越趋于精确。随着现代影像学和计算机技术的不断发展与完善，椎弓根内固定技术从完

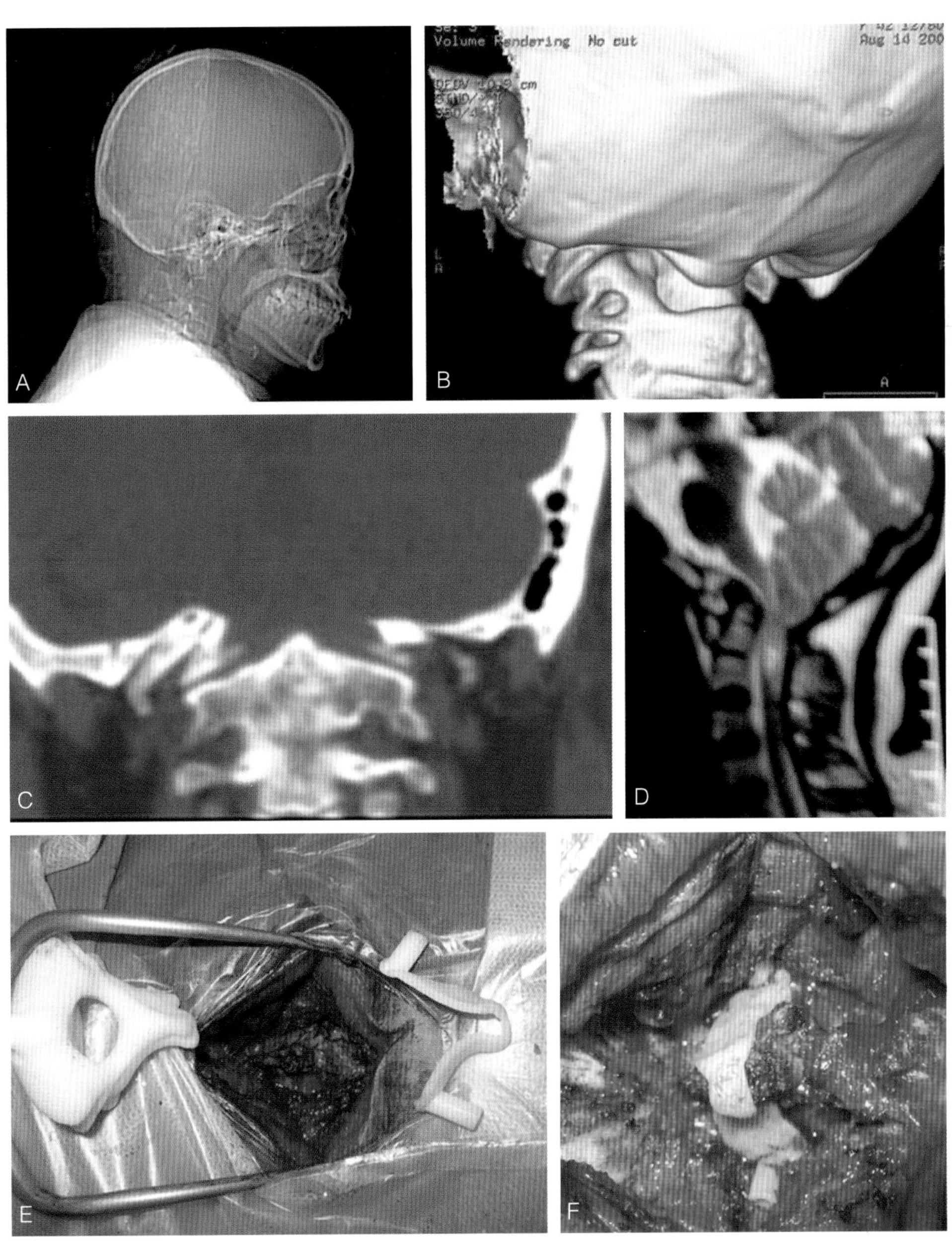

图22-9 利用导航模板进行第2、3颈椎椎体融合椎弓根畸形的定位

A.第2、3颈椎椎体三维重建模型；B.第2颈椎双侧椎弓根畸形，最狭部仅1.6 mm；C.第3颈椎椎弓根直径为4.5 mm；D.设计的第3颈椎椎弓根导航模板；E. SLA树脂模型；F. SLA树脂模型和导航模板

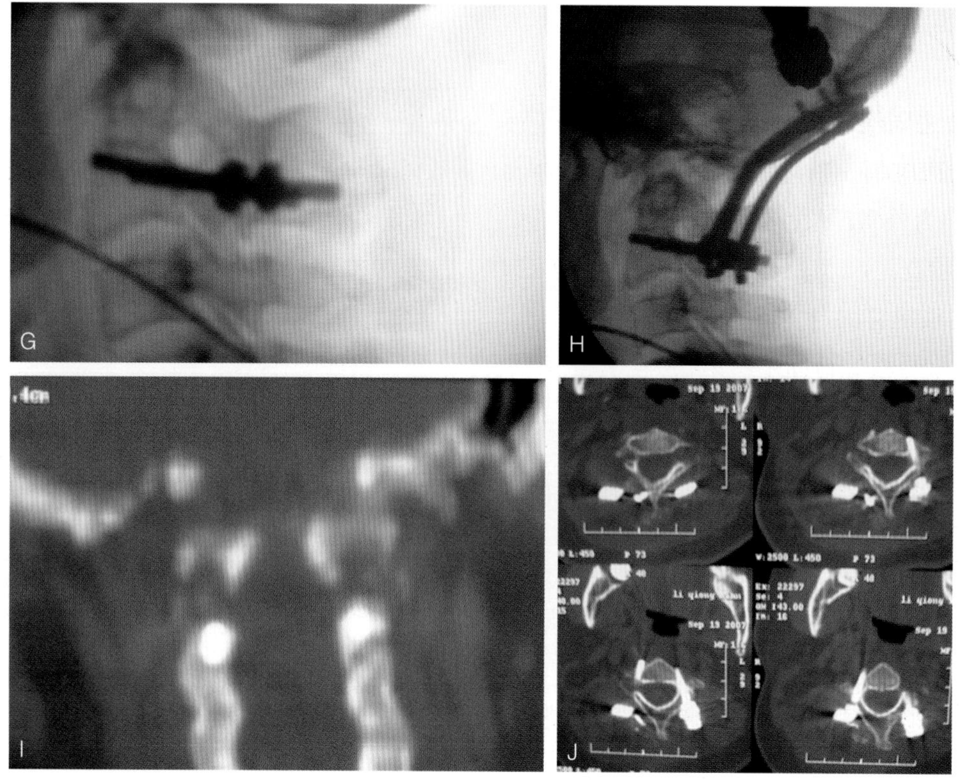

图22-9（续） G.术中利用导航模板定位第3颈椎椎弓根；H.术中置入螺钉后透视见椎弓根钉位置良好；I.术后CT断层扫描见椎弓根钉位于椎弓根内；J. CT二维重建，椎弓根钉位置准确

全盲打到借助C形臂、CT等现代计算机辅助导航系统的应用，对手术区的结构进行三维立体定向和定位分析，大大克服了以往手术中的盲目性。

有作者认为如果在严重颈椎不稳以及其他内固定器械无法使用时，颈椎弓根直径在4.5 mm以上方可考虑使用颈椎椎弓根螺钉，而对于颈椎弓根太细小者，尤其女性使用颈椎弓根螺钉应慎重考虑。利用导航模板可以置入与椎弓根直径一致的椎弓根螺钉，克服置入螺钉的限制，扩大了使用范围，即使在具有畸形的椎弓根也可安全使用。

这种数字化导航模板，使整个手术仅在手术完成后透视1次，透视次数较常规手术明显减少。手术时间、伤口长度和出血量相对常规椎弓根螺钉操作明显减少，而且具有操作简单、费用低、准确性高及便于消毒等优点，但尚需进一步的临床验证。

导航模板在下颈椎椎弓根定位中的临床应用

下颈椎（第3~7颈椎）椎弓根螺钉内固定技术在临床中的应用日渐广泛，但下颈椎解剖关系也较复杂，通过传统技术进行椎弓根固定易损伤神经、血管。陆声等通过与上颈椎椎弓根螺钉置入定位相同的技术，设计的颈椎椎弓根置钉导航模板，初步应用于临床下颈椎椎弓根螺钉内固定，取得了满意的结果。

■技术方法

技术方法同第二节导航模板在上颈椎椎弓根定位的临床应用。临床应用3例，均为男性，28~45岁。均为外伤后颈椎脱位，所有患者术前均行X线、CT检查。

1. 椎弓根螺钉固定　在椎弓根导航模板辅助下共行12枚椎弓根螺钉固定，第3、4、6和7颈椎各4枚、4枚、2枚和2枚。利用Amira3.1三维重建软件建立椎体的三维模型，以*.STL格式保存（图22-10）。

2. 通过RE软件Imageware12.1确定椎弓根的最佳进钉方向（图22-11）。

3. 与椎板后部结构一致的导航模板的设计　将椎体的后部和椎弓根的进针通道相结合，制作带有进针通道的反向模板（椎弓根导航模板），同时将导航模板和椎体相结合（图22-12）。

4. RP技术制作模型和椎弓根定位模板　利用激光RP技术将椎体和导航模板同时制作出来，模板和椎体的后部完全贴合。根据模板的导向置钉，具有很强的准确性。通过将椎体和导航模板相贴合，利用导航孔置入克氏针，证实了导航模板的准确性（图22-13）。从CT扫描、椎弓根导航模板的设计到实物模型的建立，需要3天的时间。

5. 手术方法　全麻，患者俯卧位，维持颈椎中立位，后正中入路，充分显露拟手术节段后方结构至双侧小关节突外侧缘。患者解剖结构显露清楚后，将导航模板和定位椎体的后部相吻合，然后用手钻通过导航模板的导航孔钻探椎弓根螺钉通道，置入椎弓根螺钉，C形臂透视确认椎弓根螺钉通道是否满意。

6. 椎弓根螺钉置入的精确性判断　所有病例均在术后进行经椎弓根螺钉水平的平扫，观察椎弓根螺钉置入的精确性。临床观察有无相关并发症。按照螺钉是否穿透椎弓根及穿透程度将其分为3类：Ⅰ类：螺钉位置满意，螺钉未穿透椎弓根皮质，或仅轻微穿透；Ⅱ类：螺钉穿透椎弓根皮质，但不需要翻修，患者无周围组织损伤症状，内固定稳定性良好；Ⅲ类：螺钉穿透椎弓根皮质，患者出现周围组织损伤表现或内固定稳定性差，需要进行翻修或取出。根据椎弓根螺钉置入的判断，Ⅰ类10枚，Ⅱ类2枚，无Ⅲ类。

3例患者共置入颈椎椎弓根螺钉12枚，手术后仅需透视1次。所有椎弓根螺钉置入均顺利，术中和术后未出现血管和神经并发症。术后X线随访发现椎弓根螺钉进钉部位和方向准确，长度和直径选择合适（图22-14）。

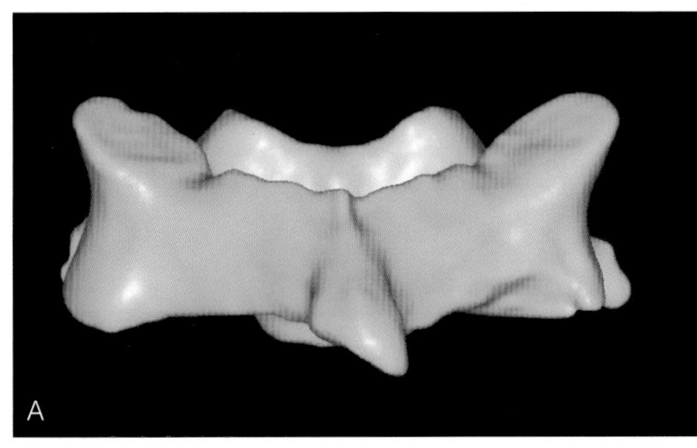

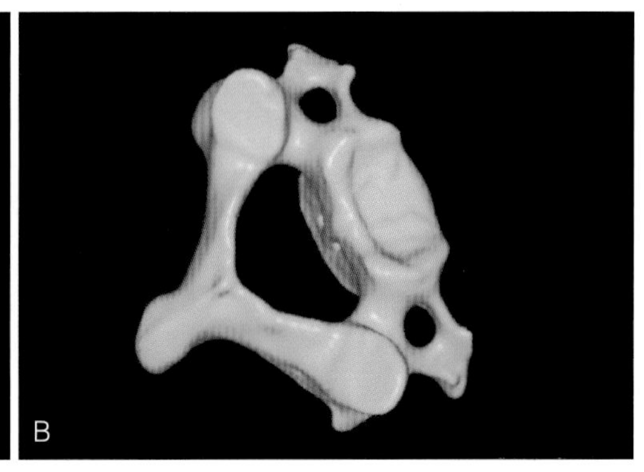

图22-10　第3颈椎椎体三维模型

A.后面观；B.上面观

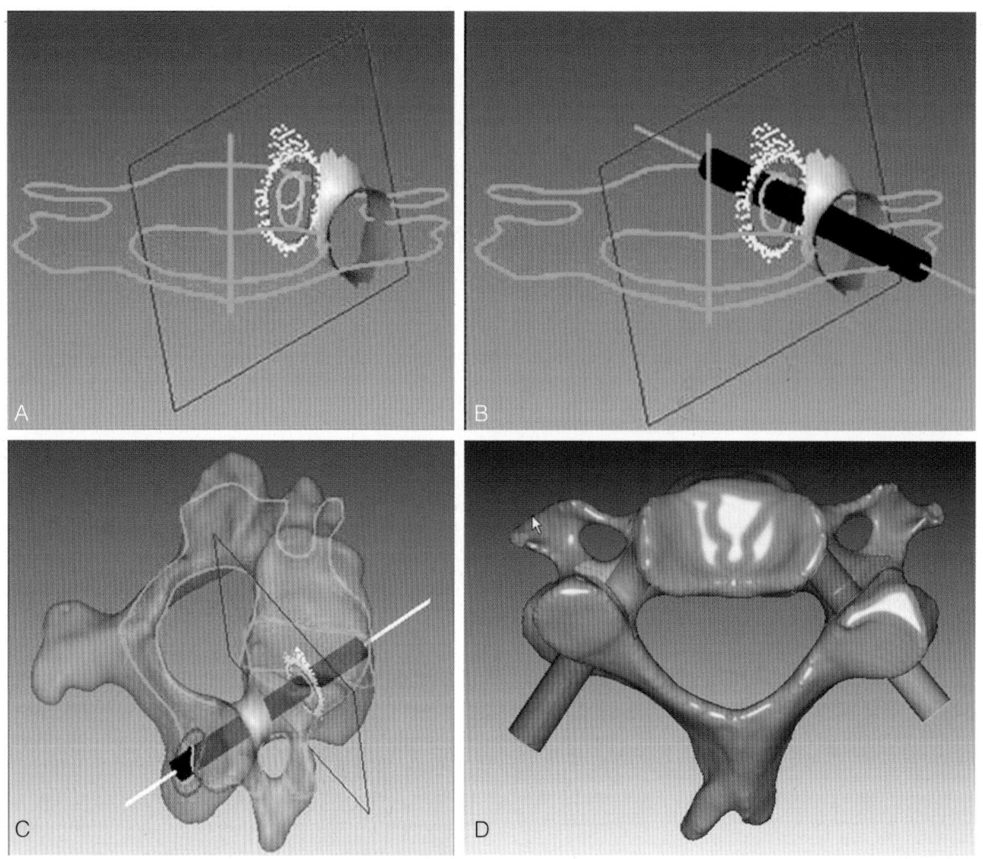

图22-11 椎弓根钉道的分析
A.椎弓根及其正投影；B.椎弓根投影的最佳进钉通道；C.椎弓根进钉通道；D.双侧椎弓根进钉通道

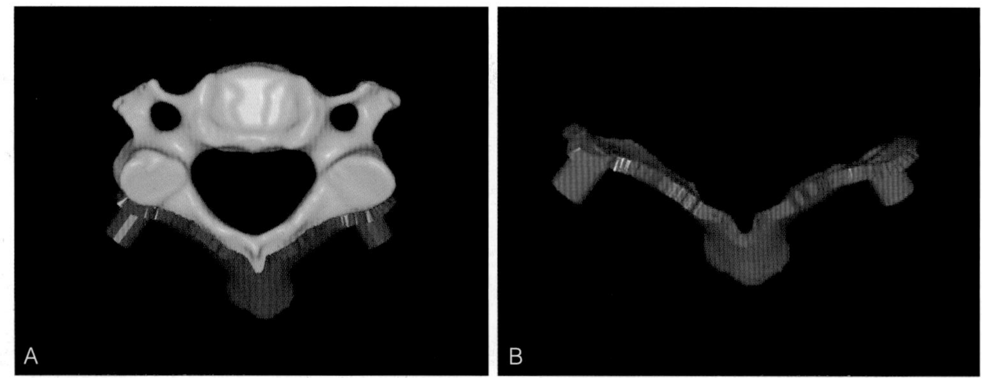

图22-12 与椎板后部结构一致的导航模板的设计
A.导航模板和椎体具有精确的贴合性；B.导航模板的三维模型

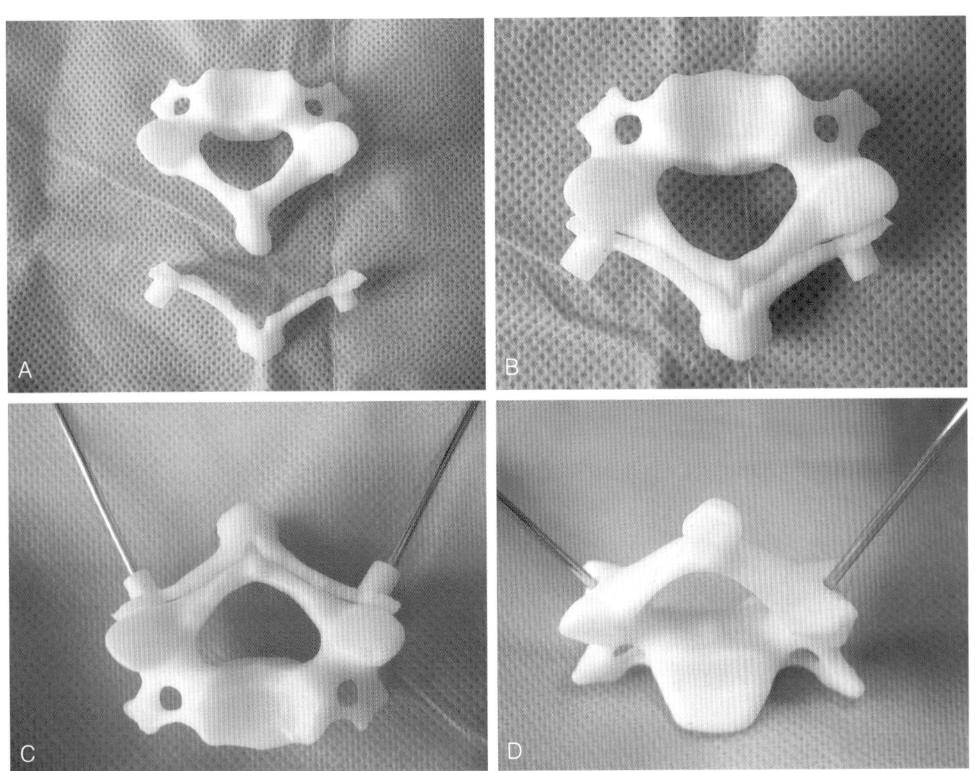

图22-13　第3颈椎椎体的RP模型

A.椎体和导航模板的实物模型；B.椎体后部和导航模板具有很好的贴合性；C.利用导航孔置入克氏针；D.证实导航模板的准确性

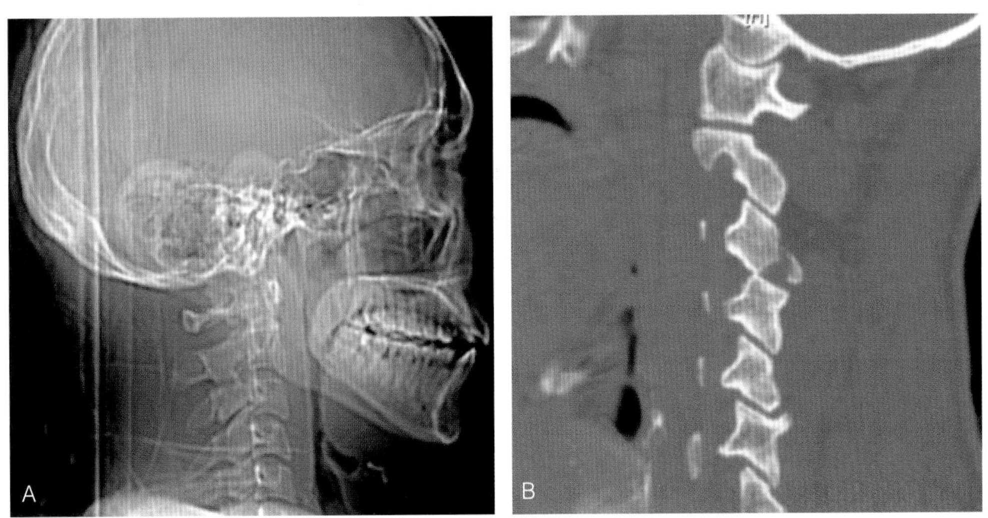

图22-14　第3、4颈椎单关节脱位椎弓根内固定术

A.术前CT侧位像；B.术前三维重建矢状位像

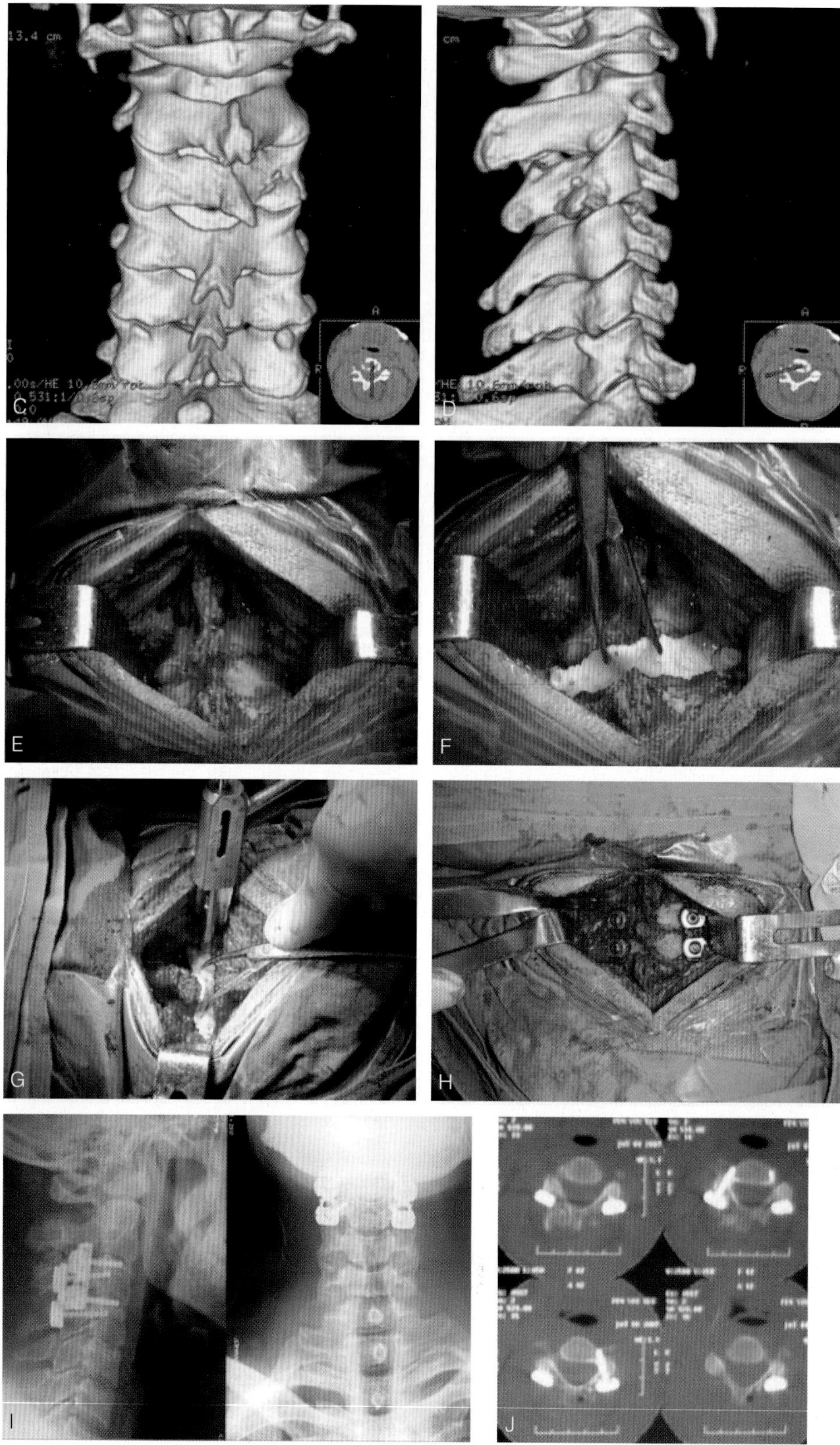

图22-14（续） C. 后路暴露第3、4颈椎椎体后部椎板及棘突；D.将导航模板和椎体后部贴合；E.利用导航孔进行椎弓根定位；F.术后椎弓根钉板固定完毕；G.利用导航孔进行椎弓根定位；H.术后椎弓根钉板固定完毕；I. 术后X线片显示固定良好；J.术后CT扫描显示良好的椎弓根位置

■ 定位方法的优点和使用原则

1. 下颈椎椎弓根定位的方法 目前国内、外对解剖定位法、椎板开窗椎弓根探查法、计算机导航定位法的准确性，不同学者得出的结论不一样。Kramer 等用依据解剖标志、椎板开窗、计算机辅助导航外科系统三种不同的外科方法在颈椎标本上置入椎弓根螺钉，观察椎弓根置钉的准确性，结果均显示计算机辅助外科导航组的置钉准确性最高，解剖标志法置入组严重穿破椎弓根皮质的发生率为66%，椎板开窗组为40%，而计算机导航辅助置入组为11%。颈椎椎弓根钉定位方法的准确性依赖于个人经验和影像设备。由于目前的导航设备精确度不够高，价格昂贵，手术时间长等缺点，尚难以广泛推广。陆声等设计的计算机辅助椎弓根导航模板，临床上应用方便、定位准确、费用低廉、手术时间短，尤其不需要依赖于个人经验，为下颈椎椎弓根的定位提供了一种全新的方法。

2. 导航模板的设计原理 同第二节。

3. 手术中对软组织的处理 制作的导航模板能够与椎体后部密切贴合，说明制作的模板与实际的椎体有良好的精确性。手术中需要将椎体后部的软组织剥离干净，并将导航模板紧密地与椎板后部贴合。如果导航模板不能与椎板后部紧密贴合将影响椎弓根置入的准确性。

4. 颈椎椎弓根置钉个体化的使用原则 颈椎的解剖变异较大，利用统一的进钉标准显然是不当的。一些作者对颈椎弓根置钉点、方向等进行了描述，但颈椎椎弓根形态变异较大，每例手术均应根据每个椎弓根的实际X线和CT测量结果来置钉，才能提高手术的成功率。虽然一些作者对于如何获取个体化的数据进行了探讨，但是如何在术中将这些测量的数据精确地应用于椎弓根的定位，未见有好的办法。陆声等通过术前获得颈椎的个体化数据，并直接将个体化的数据制作成导航模板，极大地提高了手术的成功率。尤其是RP技术的应用将搭起计算机虚拟技术和临床实际应用之间的一座桥梁，为椎弓根个体化实际应用提供了基础。椎弓根导航模板由于体现了个体化设计制作的原理，同时采用单椎体设计，在手术时不会因为体位的变化而影响模板的准确性，避免了红外导航多椎体注册在体位变化时对准确性的影响。同时也无需对椎板进行研磨寻找椎弓根，减少了手术时间。

3D打印技术辅助后路经第2骶骨骶髂螺钉置入临床应用

自脊柱融合技术问世以来，脊柱外科医师一直在摸索能够促进脊柱融合的固定方法。腰椎骨盆固定技术在脊柱外科应用范围较广，主要包括脊柱长节段固定至骶骨、骨盆倾斜矫形、重度脊柱滑脱、伴严重骨质疏松的腰骶融合等。脊柱长节段固定至骶骨可以有效拮抗作用于腰骶关节的力臂效应与屈曲扭矩，是防止内固定失败及腰骶部假关节的发生，生物力学稳定性成为各种骶骨骨盆内固定融合技术的首要要求。Kim等发现成人脊柱畸形远端融合至第1骶椎的假关节发生率高达24%。Kim等和McCord等的研究证实，远端延长融合至S2有利于获得更好的稳定性和降低假关节发生率。2007年Sponseller最早报道了后路经第2骶骨骶髂（second sacral ala-iliac，S2AI）螺钉固定，此钉穿过骶骨侧块和骶髂关节，穿行于髂骨内，不仅钉道长，而且通过穿透三层骨皮质增加了内固定强度。Sponseller等在临床应用S2AI螺钉固定，发现其骨盆倾斜矫正率达70%，而髂骨螺钉固定骨盆倾斜矫正率仅为50%。目前，虽然有国内外学者对后路经第2骶骨骶髂螺钉固定的置入点、角度、直径及长度进行研究，但大多数是基于标本解剖及影像学基础的测量，临床使用过程中仍然严重依赖于术者熟练的解剖知识、手术技巧、导航设备以及术中C形臂的透视，稍有不慎，就有可能造成髋关节损伤，甚至穿透坐骨大切迹皮质骨或进入骨盆腔，造成血管和神经的损伤。

我们通过数字化和3D打印技术相结合，对后路经第2骶骨骶髂螺钉置入通道进行了精确的测量与分析，设计了运用于临床的3D打印骨科手术导板辅助螺钉置入，提高了手术的精确性并节省了手术时间，现将临床技术应用案例介绍如下。

典型病例：患者女，68岁，腰痛伴间歇性跛行10年加重2年。入院完善相关检查后诊断为：①腰椎退变性侧弯；②腰椎管狭窄症；③第2~4腰椎椎体滑脱。

■ 数字化三维重建与手术导板制作

采用64排螺旋CT（GE公司，美国）对患者腰骶部进行薄层扫描，层厚0.625mm。将CT原始图像数据以Dicom格式导入Mimics15软件（Materialise公司，比利时），三维重建脊柱骨盆模型，利用Mimics15软件MedCAD模块设计模版的导航管部分，参照二维矢状位、冠状位、轴位视图，在3D图像区域调整导航管，找出髂骨髓腔最长与最宽的横断面（图22-15），通过此横断面画出一条穿行髂骨中央部位的虚拟导航管，最后通过调整导航管骶骨端的方向来确定进钉点，避开骶后孔，选择S1和S2骶后孔中点外侧缘1 mm处作为进钉点来确定最佳进针角度及方位（图22-16）；并以S1和S2交界处骶正中嵴和骶后孔之间作为导板贴合区域（图22-17，18）采用Geomagic studio12.0软件（Geomagic公司，美国）建立与S1和S2交界处骶正中嵴和骶后孔之间区域表面解剖形态一致的反向模板，二者精确配准后生成*.STL格式的虚拟导航模板。最后利用SPS350B固体激光快速成形机（陕西恒通智能机械有限公司），以光敏树脂14120（DSM Somos公司，美国）为材料，打印实物导航模板。将加工完成的导航模板进行后处理，去除残余支撑，进行光固化处理，增强物理性能。术前对导航模板

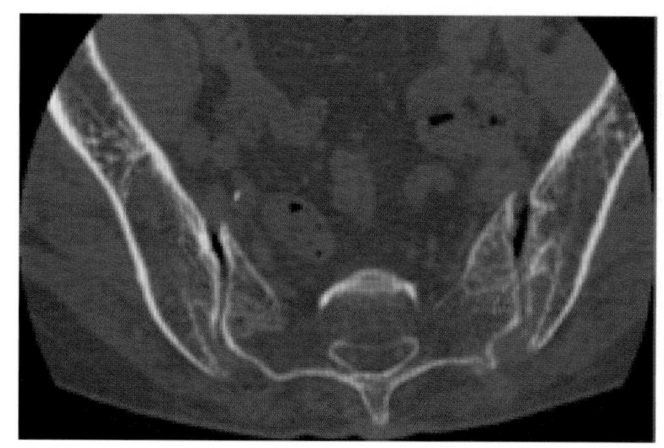

图22-15　二维轴视图上对虚拟导航管进行调整

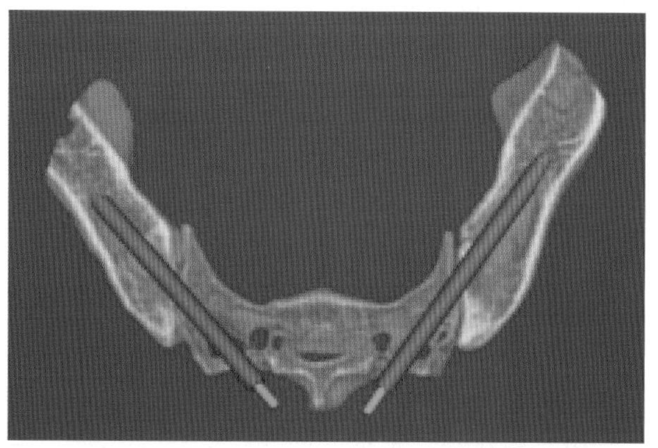

图22-16　通过剖切面验证三维模型内部情况

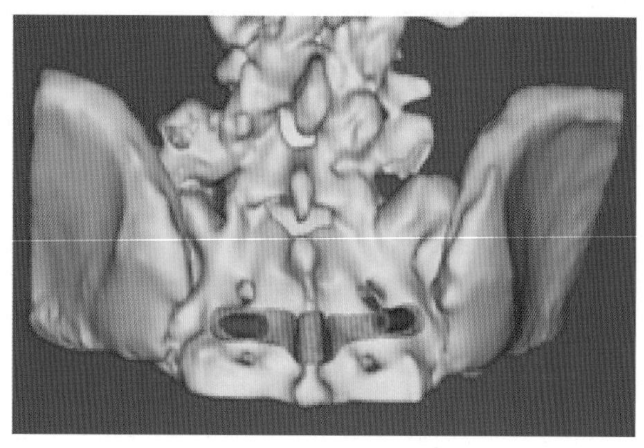

图22-17　导航模板贴合区域

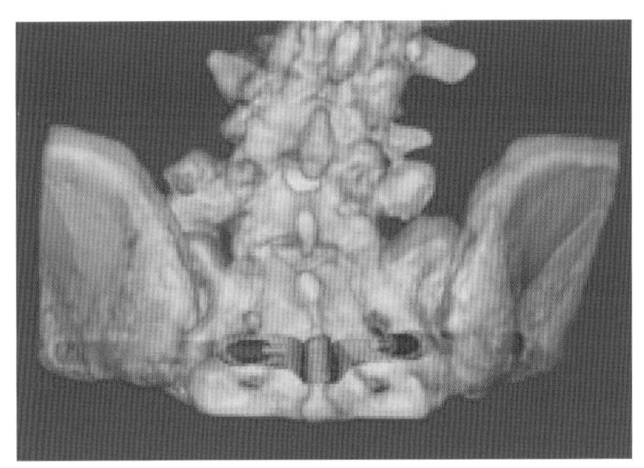

图22-18 冠状位透明化处理验证螺钉准确性

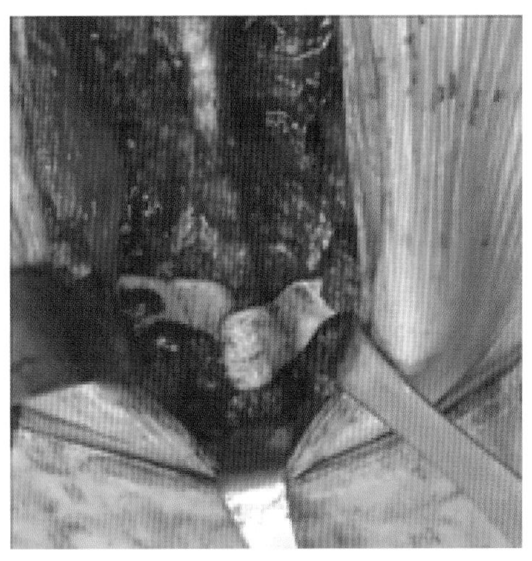

图22-19 手术导板术中使用情况

进行低温等离子消毒。

■ 术中应用

常规经后路T10~S1切开，L2~L5椎板切开减压，椎间盘摘除，椎间植骨Cage植入融合，T10~S1正常椎弓根螺钉置入，切除需要通过手术导板进行置钉的第2骶骨上方韧带，充分显露骶正中嵴、中间骶嵴和双侧椎板沟部分骨性结构，将手术导板贴附吻合于相应第2骶骨的骶正中嵴和中间骶嵴上（图22-19）。助手用手把持住导板以维持其稳定性，术者采用2.5 mm直径钻头的电钻沿导航孔顺行钻入深为10 mm的进钉通道，用球形探针确定四壁为光滑连续的骨质，然后使用丝锥攻丝，根据术前测量的长度和直径，选择合适的螺钉缓慢置入，最后安装钛棒完成矫形固定。

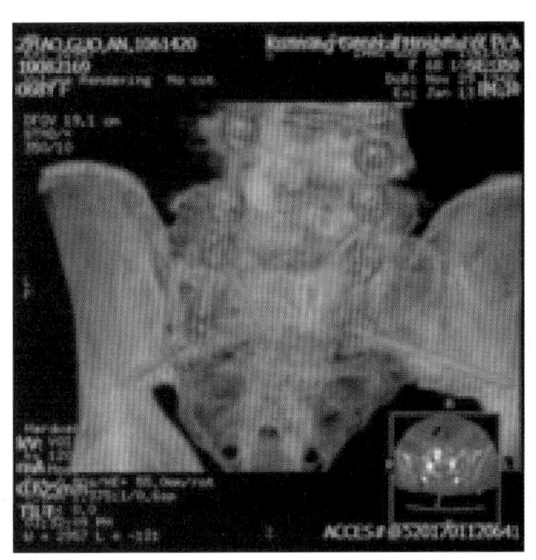

图22-20 术后CT三维重建

■ 结果

3D打印骨科手术导板和相应的第2骶骨后部解剖结构之间轮廓一致，贴附吻合良好，置入进钉通道的钻头穿过髂骨侧块完全位于髂骨髓腔横断面中央位置，所有经第2骶骨骶髂关节置入的螺钉均无穿透皮质骨或侵入髋关节（图22-20、21）。无与螺钉置入有关的神经、血管、内脏损伤等并发症的发生，术后随访12个月，无螺钉松动。

■ 数字化和3D打印技术临床应用注意事项

数字化和3D打印技术的出现与不断发展极大地提高了骨科医生对疾病的理解，采用逆向工程、3D打印技术及现代影像学与现代临床解剖学和骨科学相结合进行跨学科、多学科交叉研究，针对不同类别骨科手术的特点和难点，根据CT三维重建数据可以清晰直观地深入观察手术部位的结构，提前进行定量化、精确的数字化分析与测

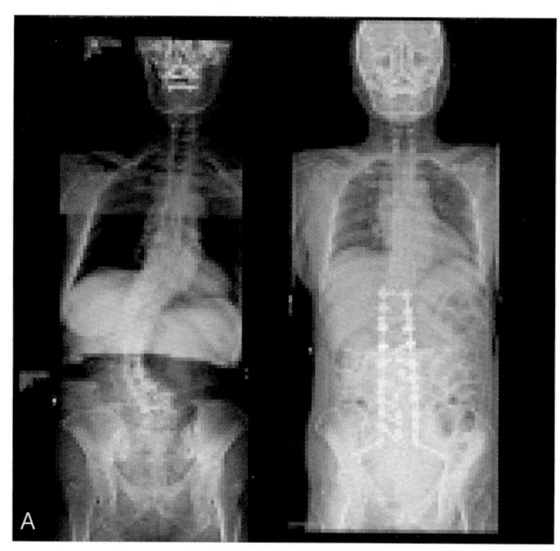

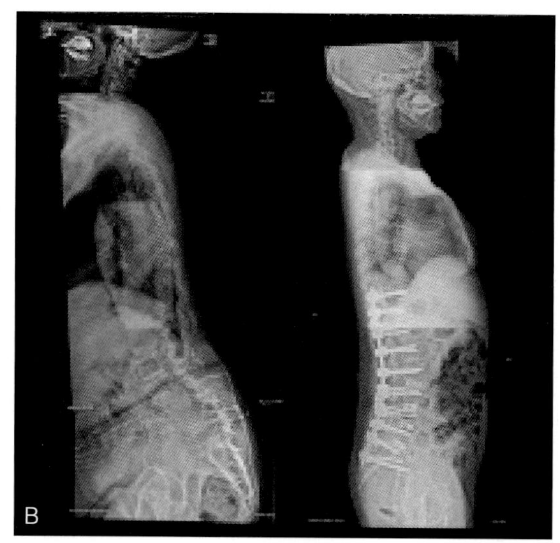

图22-21　A.术前与术后冠状位对比；B.术前与术后矢状位对比

量等术前规划，有助于医师制定出最适宜且最安全的个性化手术方案，将3D打印手术导板应用于手术，可以对手术区域定位更精确，提高手术的成功率，在虚拟和现实之间搭起一座桥梁。

计算机导航技术辅助脊柱椎弓根钉置入，能立体、多视角实时显示骨性解剖结构，保证了脊柱椎弓根钉置入的准确性及安全性，明显减少X线的暴露强度。

通过对脊柱及椎弓根螺钉的三维建模，可对三维重建模型进行任意视角的旋转、缩放、伪彩色等处理，并进行透明观察、任意切割，能够以形象、直观、动态、多角度的三维定量分析比较各节段椎弓根进钉通道大小的变化规律，还能应用模拟手术工具对脊柱三维模型进行模拟椎弓根螺钉置入术，能更直观、详细地了解手术区域的解剖关系，可以从多个视角了解置钉位置是否准确，有无邻近结构的损伤。相对于CT三维重建，通过EOS image软件重建的脊柱侧弯三维模型，具有更好的精度和准确性，能够提供更精确的侧弯脊柱的三维解剖学信息，并可给外科医师进行虚拟手术，从而使医师对手术方式的选择更趋合理，达到更好的脊柱侧弯畸形矫正效果。

正常中国人骨盆进行CT三维重建，测量出第2骶髂翼后路（S2AI）螺钉通道的方向、高度，计算出每例骨盆S2AI螺钉的理想置入通道，并为中国人S2AI螺钉的精确置入提供了相关影像学参数。针对骨盆区的特殊解剖以及骶骨的高变异性，获得相关的解剖学参数，可以提高置钉的准确率、缩短手术时间、减少手术并发症，并降低手术风险。

通过精确的三维重建，可以直观、准确地透视人体内部，从不同角度以及平面观察某一点的立体解剖结构，并能清晰、准确、方便地了解椎弓根螺钉的进针点、方向以及长度是否准确，椎弓根壁是否突破，并能反复操作，纠正错误的置钉方向；甚至可以突破传统手术的禁区，开展新的入路研究和高难度的手术，帮助实行以前不能做的高难度手术，针对不同个体进行建模模拟置钉，提供个体化治疗。对于年轻医师能快速积累置钉经验，术前能反复进行模拟手术操作。而且术后也能在软件上进一步复习手术过程，缩短年轻医师的学习周期，个体化导航模板在脊柱椎弓根内固定系统的应用。

通过快速成形术和逆向工程软件的结合，可以在很短的时间内，低成本、高效率地制作出实物模型，实现个体化模板，从而进行内固定材料的预塑形或设计椎弓根螺钉置入的个体化数字化导航模板，这样可以大大节省手术时间、减少手术创伤、提高手术精确度。通过在计算机上重建脊柱侧弯的胸椎，生成三维重建模型，在模型上确定最佳的螺钉尺寸以及方向，并设计出用于钻孔的模板，通过快速成形术制造出个体化的脊柱及钻孔模板，自定义胸椎椎弓根螺钉的位置和大小，在脊柱侧弯手术中更准确、安全地放置椎弓根螺钉内固定系统，矫正的角度与模拟设计的基本一致。

通过快速成形术制作出相应的导航模板，该模板具有高度精确的特点，以及可以在术前将进针点和进针轨道在导航模板上进行定位，对手术执行起着很大帮助，利于节省手术时间。

人体椎弓根置钉参数具有较大变异性，不同个体、不同节段均有显著差异，通过上述快速成形个体化导航模板的应用，能很好地解决这一问题。该手术方法操作简单、对术者无特别经验要求、导板使用方便、术中无需注册和透视、明显缩短手术时间、避免反复X线透视、减少了患者及医护人员的射线暴露，而且模板不会由于术中体位变动以及相邻椎体间的相对位移而导致定位失败，椎弓根螺钉置入准确率高，神经、血管损伤等并发症明显减低，并可进行较高难度的手术操作和开展新的手术入路或方法。

（谭明生　姜良梅　陆　声）

参考文献

1. 陆声, 张元智, 徐永清, 等. 脊柱椎弓根定位数字化导航模板的试验研究. 中华创伤骨科杂志, 2008, 10(5): 400.
2. 陆声, 张元智, 徐永清, 等. 计算机辅助导航模板在下颈椎椎弓根定位中的临床应用. 中华骨科杂志, 2008, 28(5): 450.
3. 陆声, 徐永清, 师继红, 等. 数字化导航模板在上颈椎椎弓根定位的初步临床应用.中华创伤骨科杂志, 2008, 10(4): 350.
4. 邱贵兴. 计算机辅助导航技术在骨科手术中的应用. 中华骨科杂志, 2006, 26(10): 651-652.
5. 李华, 张蒲, 俞超, 等. 计算机导航辅助椎弓根螺钉固定. 中华创伤骨科杂志, 2005, 7(7): 630-633.
6. 柯映林, 肖尧先, 李江雄. 反求工程CAD建模技术研究.计算机辅助设计与图形学学报, 2001, 13(6): 570-575.
7. Richter M, Amiot LP, Puhl W. Computer navigation in dorsal instrumentation of the cervical spine: an in vitro study. Orthopade, 2002, 31(4): 372-377.
8. Schwarzenbach O, Berlemann U, Jost B, et al. Accuracy of computer assisted pedicle screw placement: an in vivo computed tomography analysis. Spine, 1997, 22(4): 452-458.
9. Sykes LM, Parrott AM, Owen CP, et al. Applications of rapid prototyping technology in maxillofacial prosthetics. Int J Prosthodont, 2004, 17(4): 454-459.
10. George AB, Keikhosrow F, Thomas AD, et al. rapid prototyping: the future of trauma surgery . Journal of Bone and Joint Surgery, 2003, 85(supple4): 49-55.
11. D'Urso PS, Williamson OD, Thompson RG. Biomodeling as an Aid to Spinal Instrumentation. Spine, 2005, 30(24): 2841-2845.
12. 朱荔, 白玉树, 李明. 脊柱外科手术导航的应用现状及研究进展. 脊柱外科杂志, 2014,12(2): 123-125.
13. 宁金沛, 庞彤, 陀泳华, 等, 数字虚拟技术在脊柱椎弓根螺钉内固定系统的应用进展. 中华创伤骨科杂志, 2014, 16(3): 230-233.
14. Kim YJ, Bridwell KH, Lenke LG, et al. Pseudarthrosis in longadult spinal deformity instrumentation and fusion to the sacrum:prevalence and risk factor analysis of 144 cases . Spine, 2006, 31(20): 2329-2336.
15. Kim JH, Kim SS, Lim DJ, et al. A comparison of clinical stability of distal instrument fused down to S1 with and withoutsub-S1 alar screw in the long fusion using segmental pedicle screw for lumbar degenerative deformity. J Korean Soc Spine Surg, 2010, 17(3): 139-146.
16. McCord DH, Cunningham BW, Shono Y, et al. Biomechanical analysis of lumbosacral fixation .Spine, 1992, 17(8 Suppl): 235-243.
17. O'Brien JR, Yu WD, Bhatnagar R. An anatomic study of the S2 iliac technique for lumbopelvic screw placement. Spine, 2009, 34(12): E439-E442.
18. Sponseller PD, Zimmerman RM, Ko PS, et al. Low profile pelvic fixation with the sacral alar iliac technique in the pediatric population improves results at two-year minimum follow-up.Spine, 2010, 35(20): 1887-1892.

23

数字医学技术在脊柱外科的应用

20世纪70年代问世的CT和MRI，及90年代提出的可视人计划（Visible Human Project，VHP）是人类数字医学发展史上的里程碑，已经成为现代医学发展的创新源头。以计算机断层扫描术为基础的CT、MRI、PET、SPECT等均是数字图像，而人体解剖数据的计算机三维表达是数字图像的一种重建形式，均属数字医学技术范畴。当前，数字化虚拟人研究、数字化手术计划、图像引导手术导航、有限元分析技术等领域的新技术新方法，正逐渐形成新型的数字医学技术平台（digital medicine technique platform，DMTP）。近几年，数字医学有限元分析技术已成为数字医学技术平台的一项重要计算医学（computational medicine）模拟技术。

计算机辅助手术导航系统（computer assisted Surgery，CAS）

近年来脊柱外科手术得到了巨大的发展，但脊柱外科解剖结构复杂，毗邻重要血管神经，手术难度和风险性很高，同时脊柱手术趋向微创化、精准化，迫切需要新的方法提高手术安全性和降低并发症。CAS是指将患者数字化扫描影像信息（CT、MRI、C形臂影像等），传输到计算机工作处理站，进行三维重建、图像配准、图像融合等。在实际手术过程中使用立体空间定位技术动态追踪手术器械及患者解剖结构的当前位置，并实时显示在患者的二维、三维影像资料上，手术医师通过高分辨力的显示屏从各个方位（轴向、矢状位、冠状位、术野前方透视层面等）观察到当前手术入路及各种参数（角度、深度等）。

脊柱手术中常应用的计算机辅助手术导航系统（computer assisted surgery，CAS）基于影像学的导航计算机辅助方式可以分为以下4种。

1. 术前CT成像导航系统　即利用术前得到的CT信息对手术部位进行三维重建，并在术中将三维信息与真实解剖结构相互对应。该方法为术者选择最佳进入点和进入途径提供了参考，尤其是在解剖异位、创伤、畸形、肿瘤等情况下更是实用。但是术前导航系统不能反映术中正确的空间定位。

2. 术中X线透视成像导航系统　即采用术中C形臂X线机实时采集的X线透视图像进行导航定位。这种导航虽然用二维图像提供了术中空间定位，且术中射线暴露较少，但是图像质量较低，对胸骶椎等部位影像重叠较难看清。而且该技术在透视影像获取后，不能再监测到术中的位置改变，对于随呼吸运动而位置波动的胸椎有较大的局限性。

3. 术中CT成像导航系统　即利用手术中实时采集的2D图像进行3D重建，实现定位能够达到与患者真实解剖的良好对应，并获得清晰的图片。但是实时CT增加了X线辐射量，同时设备相对昂贵，需要专门的手术室环境，在一定程度上限制了该导航的发展。

4. 术中三维C形臂（Iso-C3D）成像导航　即基于C形臂的三维成像技术，术中三维C形臂自动连续旋转。采集100幅数字点片图像并自动重建三维图像，然后在术中即时三维重建图像，引导置钉。此导航技术与患者解剖实现了更精确的对应，并且避免了体位改变、解剖关系变化带来的干扰，但是仍存在相应的局限性。譬如旋转C形臂采集图像时需要移除不透X线的牵引装置，并需要麻醉师配合患者在采集图像的2 min内停止呼吸，而最大的限制莫过于有限的扫描容积（<12 cm×12 cm×12 cm），这便意味着多节段的脊柱手术需要多次采集图像才能完整地反映复杂的解剖关系。随着CAS反复改进，其技术体系日趋成熟，优点也是显而易见的，譬如使手术更加数字化、实时化、智能化。但是相关设备的价格昂贵，操作相对复杂，并且手术时间较长仍然是CAS面临的巨大难关。

5. 导航技术发展前景　导航系统的优点可以细分为以下几点：①导航技术较传统手术更为精准。复杂的颈段手术、脊柱侧凸等畸形类手术、椎弓结构变异类手术以及解剖标志点不明确等情况，运用导航引导可以提高精准度，使手术更加安全可靠。②导航技术使脊柱外科手术微创化。微创化是脊柱外科的发展方向，但微创化的同时，相对局限的术野也带来了更大的难度，引导技术可以帮助术者迅速找到手术部位完成操作，对保持脊柱正常解剖结构的完整性提供了保障。③导航系统可以使术者更好地计划和模拟手术步骤，增加手术熟练度，降低手术风险。④导航系统降低了术中医师和患者接受的X线剂量，尤其是手柄式导航技术的诞生，革新了骨科手术依赖计算的问题。

数字医学有限元分析的概念与方法

有限元方法（finite element method，FEM）是进行数值计算的一种数学物理方法，是根据泛函变分原理、连续体网格剖分、分片插值技术建立起来的，用于求解工程领域的力学、热学、电磁学等多物理场的问题。自20世纪50年代Turner等工程师提出有限元概念以来，有限元方法在航空工业、机械制造和建筑结构等众多领域得到广泛应用；60年代起，其初步应用于心血管系统相关的流体力学问题；70年代，有限元方法开始应用于骨科生物力学。有趣的是，CT、MRI应用于临床和有限元应用于医学几乎是在同时代各自领域独立进行的，直到20世纪末，数字图像处理技术才将二者有机结合起来，逐渐形成了数字医学有限元分析技术。

数字医学有限元分析技术是数字医学技术平台的一项重要的计算医学模拟技术，通过构建与人体的解剖、生理、物理等特性相似的数字化有限元模型来定量模拟机体生理病理及与外界交互作用的表现，从而提出伤害预防医学策略，指导临床诊断和治疗。其过程包括数字化前处理（如医学图像三维重建等）、数值计算与验证处理、数字化后处理（如术式方案可视化等）三个主要处理阶段（图23-1）。

在数字化前处理阶段，医学数据的获取主要有几种来源：①临床影像学资料，包括CT、MRI、正电子发射体层摄影（position emission tomography，PET）、单光子发射计算体层摄影（single photon emission computed tomography，SPECT）、Micro-CT等，如图23-2A为配准的患者腰椎CT图像。②断层创切组织学图像，包括冷

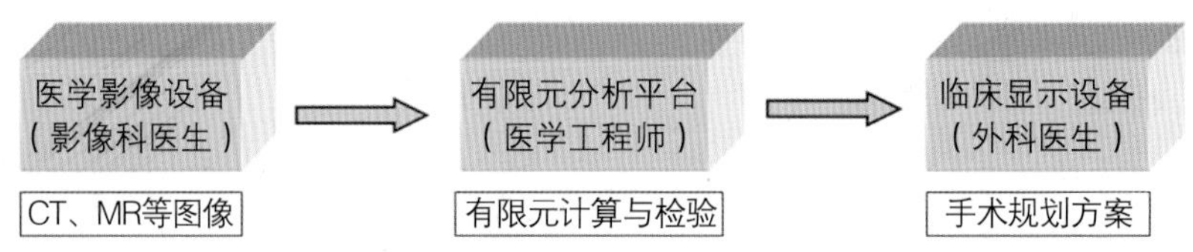

图23-1　数字医学有限元分析技术的三个处理阶段

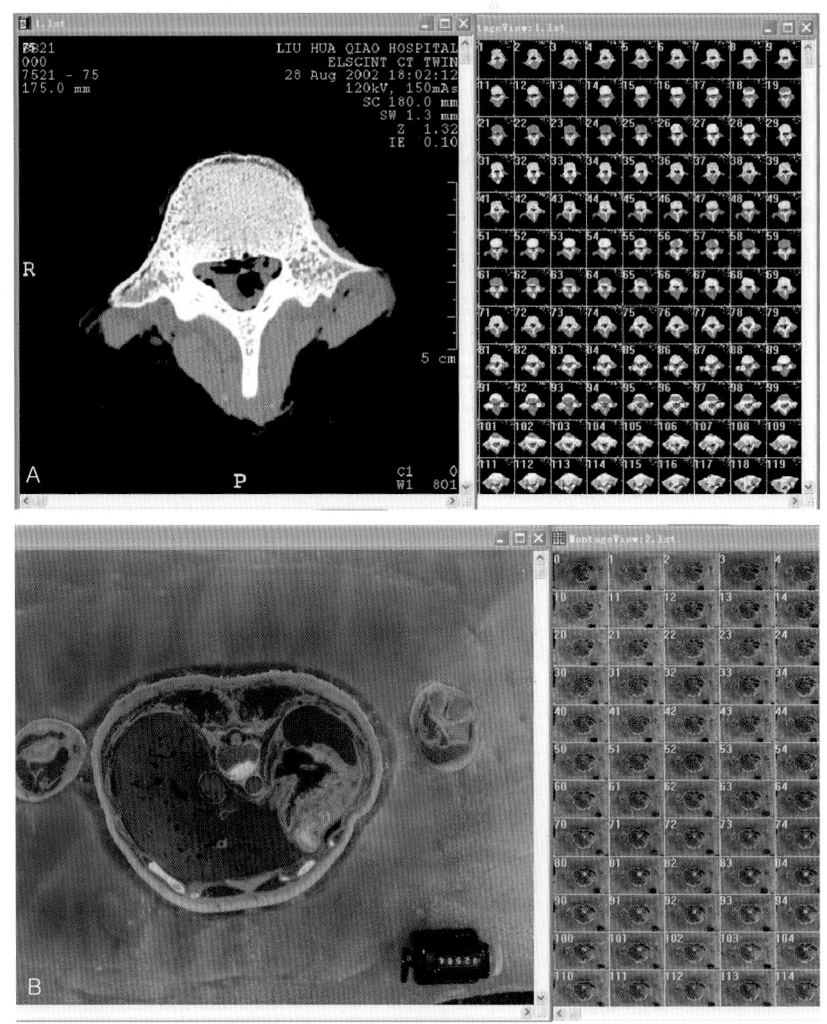

图23-2　医学数据获取的主要来源

A. 配准的患者腰椎CT图像；B. 配准的中国数字人“女性1号”图像

冻创切组织学彩色图像集（即数字人图像集）、生物塑化断层图像、火棉胶切片断层图像、石蜡包埋组织切片图像等，如图23-2B为配准的中国数字人“女性1号”图像。③非接触激光扫描点云数据集，主要指活体或标本的表面激光扫描数据。④接触式点坐标测量数据集，主要指利用点坐标数字测量仪逐点测取形状复杂骨骼（椎骨、骶骨等）表面数据点云资料。医学数据获取后，用专门软件作断层图像的三维重建，目前通用的三维建模软件有Mimics、Simpleware、3D-Doctor

等。也可在图形建模CAD、CAE、CAM软件中对空间数据进行优化，按点—线—面—体的自下而上的方法建模。

在数值计算与验证处理阶段，主要是确立分析模式（如关节接触分析，血液流动分析等），设定约束与荷载（符合人体的运动与生理活动），赋予材料参数（实测的、兼顾统计意义和个体特性的参数），应用稳定的求解器进行求解，并对求解结果的可靠性与准确度进行科学验证。当前通用的有限元计算软件（包括求解器）有ANSYS、ABAQUS、MSC.MARC、ADNIA、JIFEX等，这些软件本身的计算性能已经过严格的测试检验。而求解结果的验证一般采用实验手段，或者临床资料的对照，并最终符合循证医学要求。

在数字化后处理阶段，主要是对求解结果进行分析与运用。有限元分析获得的生物体信息指标包括以下几类：①结构力学指标，如骨应力、应变、位移等；②动态响应指标，如响应频率、振型等；③流体力学指标，如血流流速、血压等；④热学分析指标，如温度、熵等；⑤电磁分析指标，如电场强度、电通量、磁场强度、磁通量等；⑥多物理场耦合分析指标，如椎间盘纤维环与髓核的流-固耦合分析等。对验证后的信息进行可视化、定量化处理，形象直观地在手术模型上显示出来，帮助医生设计并优化医疗器械与器材，制定最佳的手术方案。

数字医学有限元分析的流程与实施

数字医学有限元分析的流程与实施见图23-3。

数字医学有限元分析在脊柱外科应用范例

■ 有限元分析在脊柱椎弓根内固定系统的应用

由于脊柱解剖结构复杂，血管、神经组织密集，而椎弓根螺钉技术要求在横径为5~10 mm的椎弓根内准确置入直径为4~7 mm的椎弓根螺钉，而不能损伤毗邻的神经根、硬膜囊等重要结构，而三维重建的脊柱关节三维图像清晰、逼真、立体感强，可为临床提供丰富的立体诊断信息：包括椎管、横突孔、椎间孔、小关节，甚至是椎间盘组织的立体结构。

三维重建图像可使临床医师直观地了解病变在三维立体空间的实际大小、形态、位置及周围组织的立体解剖关系，使手术模拟和手术方案的制定更加精确。在逆向工程软件及快速成形术基础上设计的个体化导航模板能够根据个体化椎体及各个节段的实际情况，精确定位设计钉道，并能够准确确定螺钉直径、长度和方向轴位置，在椎板表面准确确定螺钉在一定方向的进钉区，为临床制定方案提供准确的参考依据，体现出个体化和节段差异性原则，临床可以大大提高椎弓根置钉的准确度，减少手术时间。

利用有限元法等进行模拟实验和有限元软件的优化设计功能，可以分析脊柱各部分的受力情况和固定器械的应力状态，可以更好地对医疗器械进行设计、改进和开发，以获得满意的临床力学效能。随着数字化虚拟技术与脊柱螺钉内固定系统新技术、新理论的结合，脊柱手术的个性

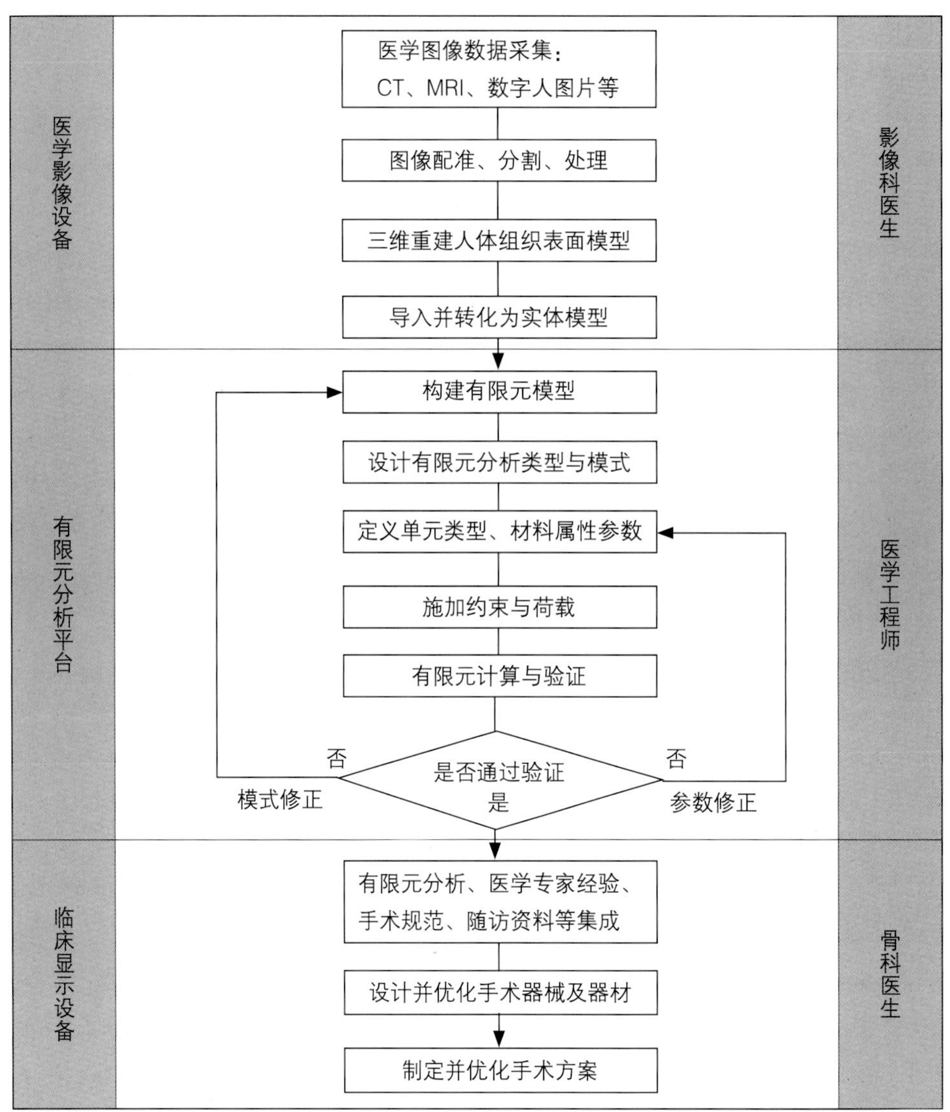

图23-3　数字医学有限元分析在脊柱外科应用的流程和实施

化、精确化以及智能化将得到最大的应用，可以使骨科医师更准确、安全地完成手术。

脊柱腰骶段三维有限元模型在脊柱稳定性研究中的作用

脊柱生物力学的MTS实验和三维运动测试，一般需要大量的人体标本，但是人体标本来源日趋紧张且价格较高。同时，由于技术及仪器的限制，在不破坏人体标本力学性能的情况下，现有方法只能检测到标本外部的力学信息，很难全面揭示其各部分内在的相互作用机制，如内在应力、应变信息。本项工作采用医学CT图像三维重建和有限元分析方法，以标本测试过程中所采集的数据和影像资料为依据，校正有限元中的材料参数，使原来无法观察和测量的指标通过有限元计算出来，并以彩色云度的形式，在与实验做同步运动的三维脊柱数字化模型上动态显示出来，实现标本实验与虚拟仿真的互动。这样能够比较客观、准确地研究脊柱的三维运动与稳定性信息，还对一些尚未开展的，或把握不准的脊柱内固定新手术进行术前设计和模拟评估（图23-4）。

■ 脊柱颈段三维有限元模型在头颈部冲击伤研究中的作用

战争环境冲击波对头颈部的冲击损伤，以及交通事故中暴力引发的头颈部冲击伤或“甩鞭伤”，是头颈外科创伤救治中常见的疾患。通过头颈部CT三维重建，构建第1~7颈椎有限元模型，施加虚拟冲击荷载，研究多节段颈椎的动力学响应特性，解释椎间盘和韧带系统在维持颈椎稳定性中的作用，并预测可能造成对颈段脊髓损伤的程度（图23-5，6）。

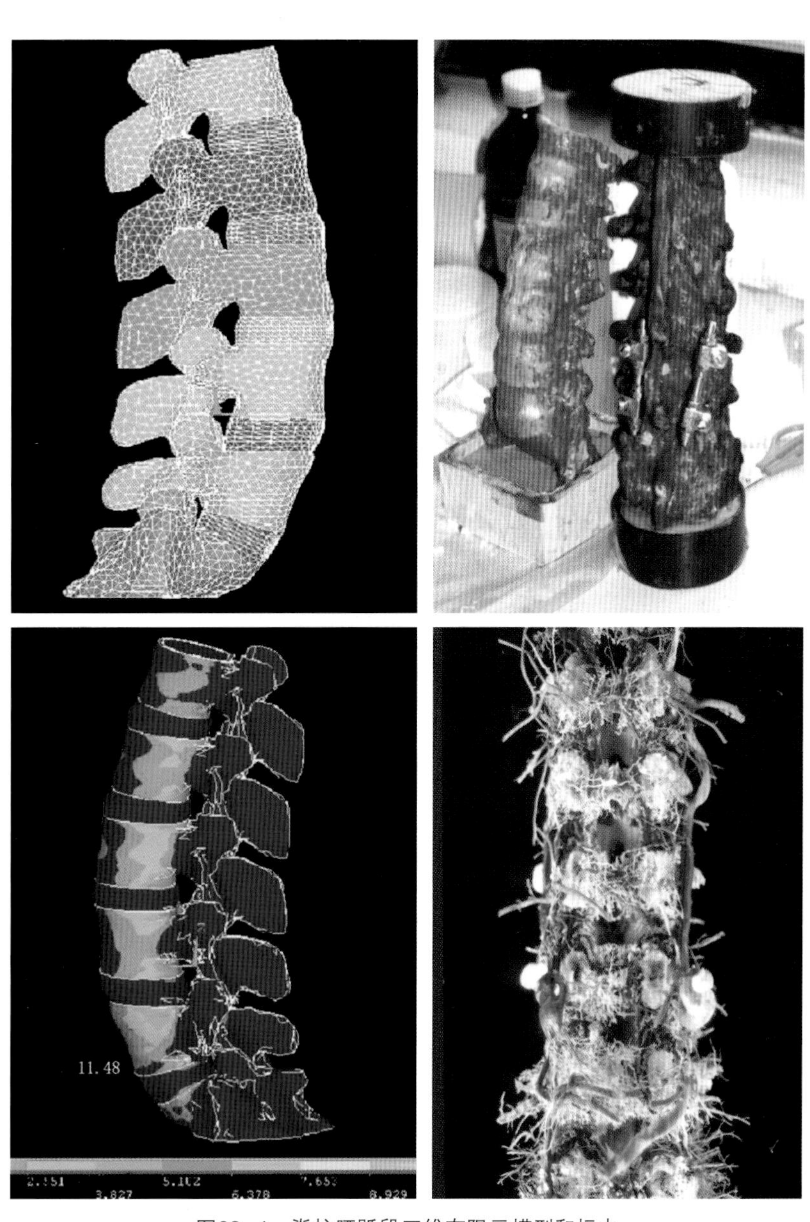

图23-4　脊柱腰骶段三维有限元模型和标本

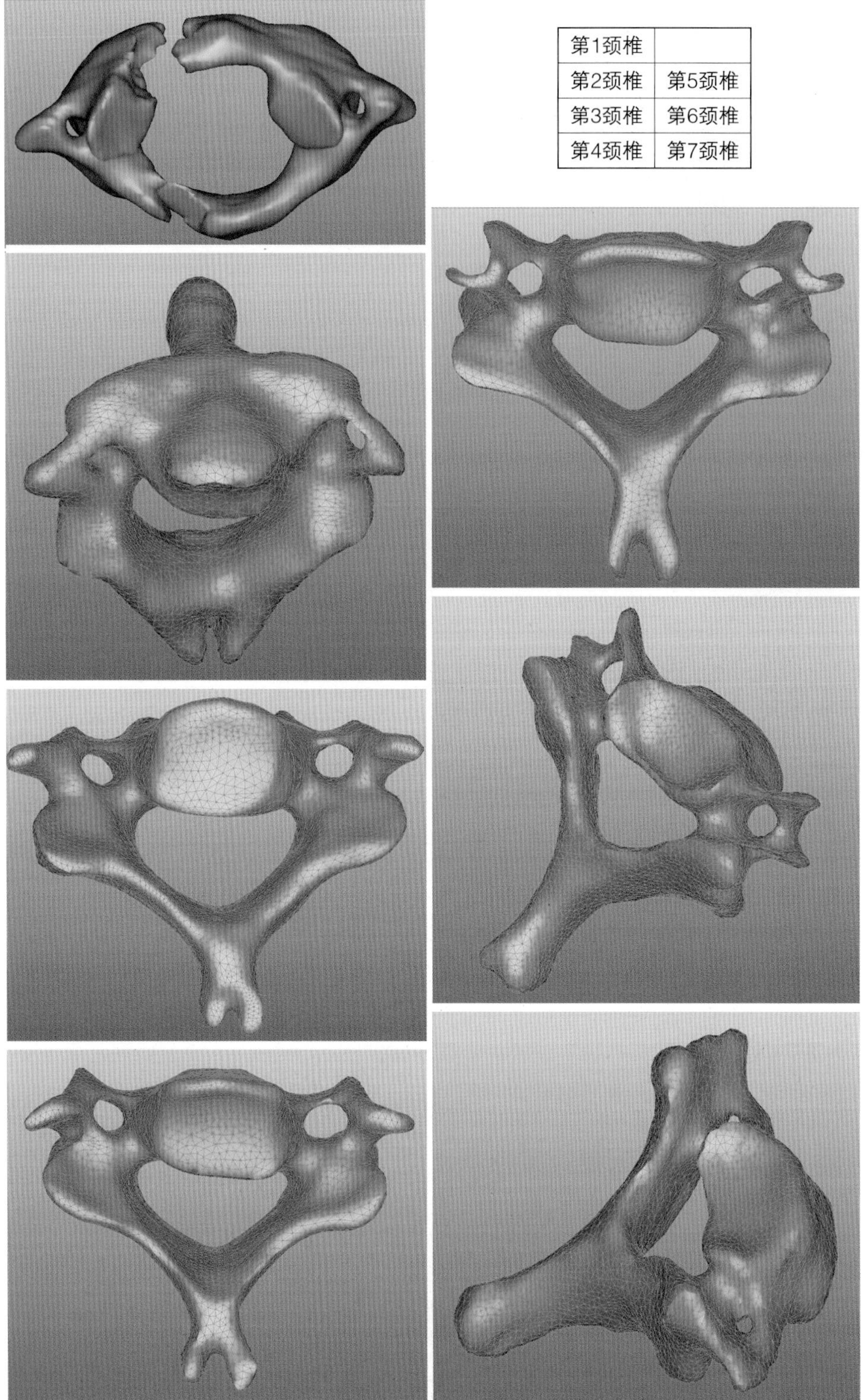

图23-5　第1~7颈椎的CT三维重建和有限元网格化

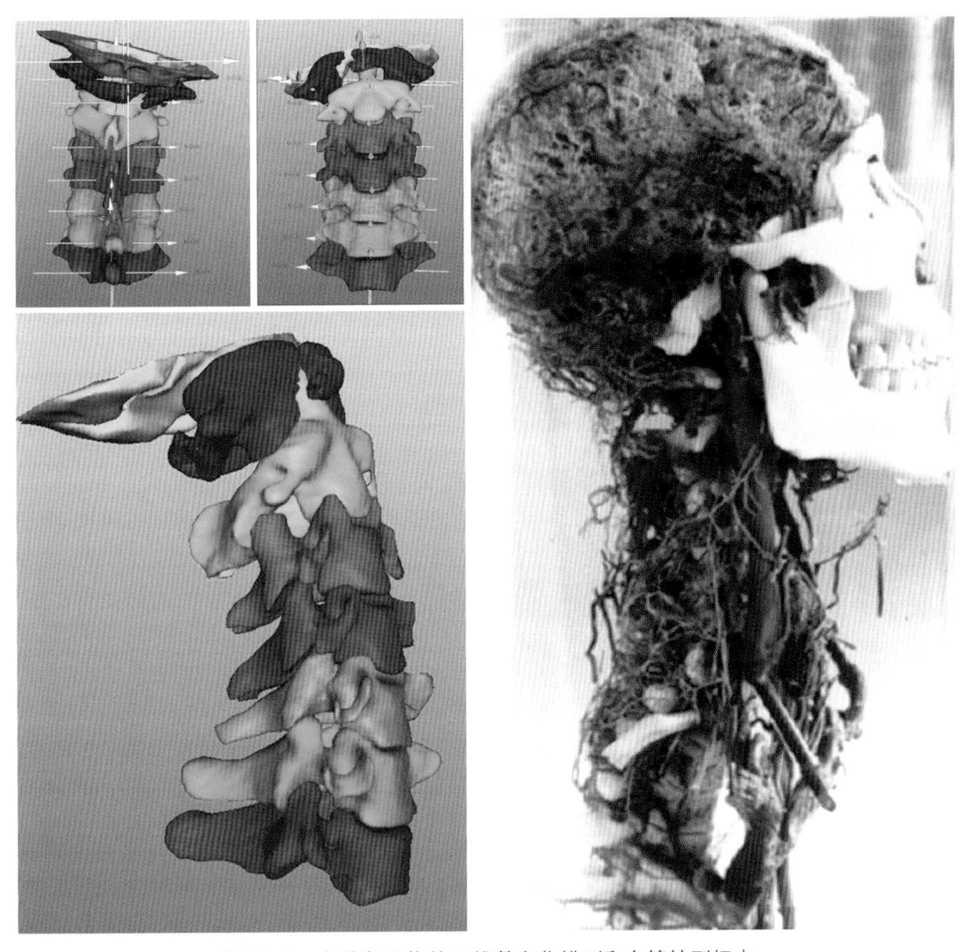

图23-6　多节段颈椎的三维数字化模型和血管铸型标本

数字医学有限元分析在虚拟手术中的应用

■ 基于脊柱后方解剖标记与CT重建的手术三维定位与影像学验证

建立患者在体CT图像采集与分析方法，构建经皮穿刺三维定位手术模型（图23-7），通过计算机立体测量与计算，确定穿刺针的拟进针点、进针角度、进针深度等，实现术前精确定位可视化和穿刺过程模拟。适用于脊柱穿刺活检、经皮椎体成形术和椎体后凸成形术、激光热疗椎间盘成形术、等离子射频与电热疗椎间盘髓核成形术等多种微创手术的定位模拟。它能与C形臂X线机、其他透视机或者CT机的引导介入等相互兼容，通过影像学证实穿刺针尖的正确位置，并能降低X线辐射。

■ 经皮椎体成形术与后凸成形术的生物力学有限元分析与评估

建立CT、MRI、中国数字人图像、其他显微图像等多种图像三维重建与融合方法，构建经皮椎体成形术或后凸成形术的三维有限元模型（包括骨密质、骨松质、软骨终板、纤维环、髓核组织、骨水泥、各类韧带等的腰椎组织病理特性），通过生物力学和温度场有限元分析数值试

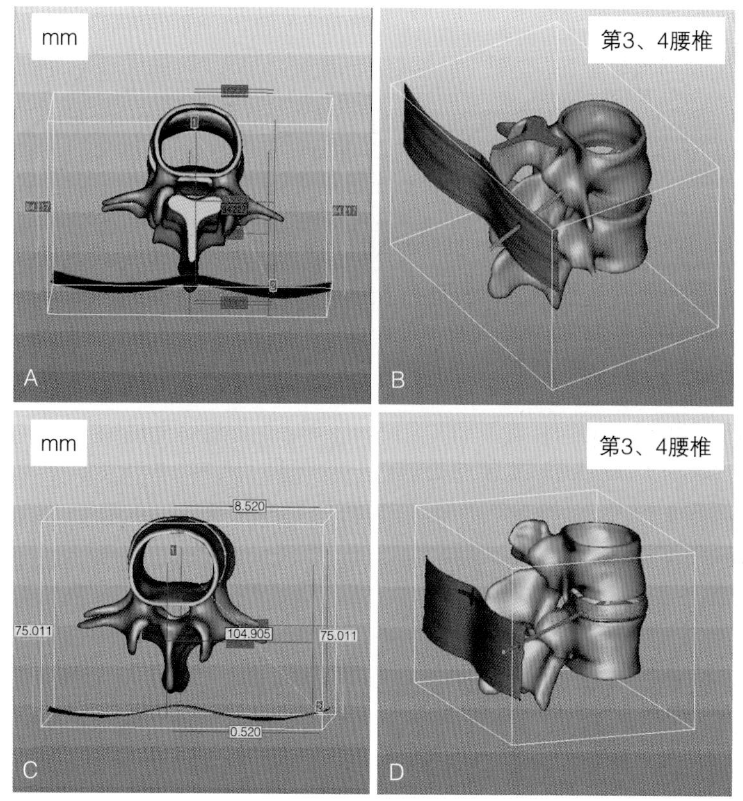

图23-7　经皮穿刺三维定位手术模型

A.椎体成形术穿刺针定位计算机立体测量与计算：①靶点，②拟进针点，图中数字表示三维坐标与进针深度；B.椎体成形术穿刺针精确定位三维模型（红色＋为棘突体表解剖标记，银色探针为虚拟穿刺针）；C.椎间盘髓核成形术穿刺针定位计算机立体测量与计算：①靶点，②拟进针点，图中数字表示三维坐标与进针深度，单位为mm；D.椎间盘髓核成形术穿刺针精确定位三维模型(红色＋为棘突体表解剖标记，银色探针为虚拟穿刺针)

验，指导不同种类骨水泥的注入途径、剂量、分布等，预测分析术后邻近节段椎体压缩性骨折的并发机制及骨水泥固化聚合反应的热效应等（图23-8），指导该类微创手术的设计、评估及术式创新等。

有限元分析研究方法相对于其他脊柱生物力学的研究方法来说，具有其不可比拟的优势。动物实验虽然可以观察生物体内生理与病理变化过程，但因动物大都不能直立，其脊柱的结构功能均与人不同，因此结果不可能解答人类特性的所有问题。物理实验模型由于缺乏生物体内几何与结构特性的改变，其应用方面非常有限。人体尸体模型实验结果与人体结果最为接近，也可用于正确评价外科手术技术，但其缺乏生物学变化，且实验费用较高，取材亦较为困难，可重复性低，使其应用受到限制。有限元分析一方面可以降低实验成本、节省时间、消除标本间个体差异；另一方面还可以随意控制实验条件，重复或通过调节物质的材料属性，既可以测得实验对象的外部受力情况，又可以分析实验对象内部其应力变化。理论上有限元法适用于任何复杂结构，但在脊柱生物力学研究中仍有许多问题有待解决。有限元方法目前在脊柱生物力学方面的应用主要局限在应力分布模式的分析，而且其结果容易受到多种因素的影响，比如模型构建的精确程度，模型材质的各向异性、不均匀性，单元的划

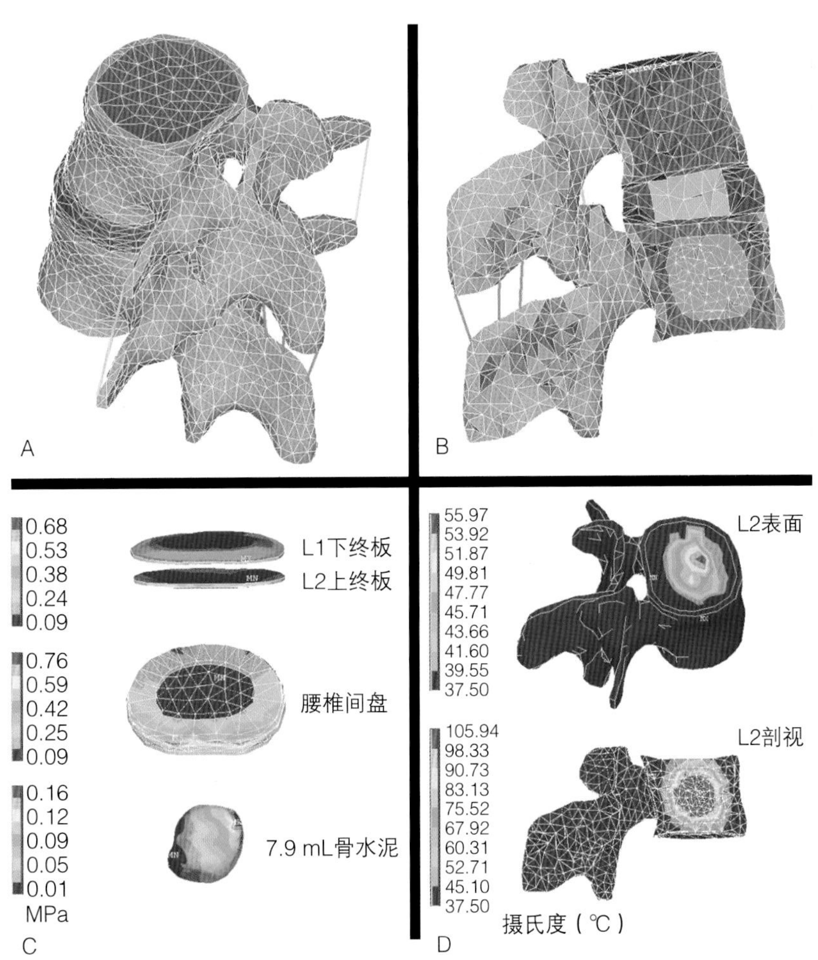

图23-8 多种图像三维重建与融合方法

A.骨质疏松症腰椎三维有限元模型（侧面观），第1腰椎正常骨松质弹性模量为100 Mpa，第2腰椎骨松质弹性模量为20 Mpa；B.注入骨水泥后腰椎三维有限元模型（矢状切面），骨水泥模型剂量为7.9 mL，弹性模量为972 Mpa；C.生物力学有限元分析结果；行椎体成形术后自重作用下腰椎间盘、软骨终板、骨水泥等部位应力分布云图预测；D.热传导有限元分析结果，骨水泥调配、注入、固化等历时11 min后椎体内外的温度峰值和温度分布云图预测

分、节点的选择，载荷及边界条件的加载存在一定程度的简化和假设等。随着人们对组织力学特性的认识，计算机技术的不断发展以及有限元分析软件的不断开发与应用，有限元方法作为一种新兴的研究手段对脊柱创伤、各种手术融合以及内固定方式对术后产生的长期生物力学改变，尤其是对模型内部应力的变化规律的研究。

数字化三维重建技术

数字化三维重建技术（digital three dimensional reconstruction）是指应用计算机相关软件，将CT或MRI扫描的断层数据通过投影转换及负影显示等处理，重建出三维图像，通过观察立体图像可清楚地掌握病灶的区域、结构及性质，这不仅能提高诊断率，还可增加手术设计及手术模拟的精确性。

目前临床普遍使用的三维重建技术大多是应用CT或MRI设备自带的工作站进行，且整个过程均可在医院的影像中心完成。随着医学三维重建软件的不断开发与应用，三维重建越来越便捷，临床医生只需通过简单的培训就可进行数据重建。

数字化三维重建首先需获取CT或MRI扫描的二维图像数据，为保证三维图像的精确度，目前一般选择的扫描层距小于等于1.0 mm，然后对其进行重建。

■ 快速成形技术

快速成形技术（rapid prototyping）被广泛应用于航空航天、汽车工业和模具制造等多个领域，目前已成为制造业中的一项重要策略。 应用快速成形技术制作的立体模型与实物大小、形状完全相同，可方便进行观察、测量及手术模拟等操作。 由于其立体直观性和精确性，近年来在医学领域被逐渐应用和推广。目前主要在脊柱畸形、头面部修复等整形外科和组织工程等领域，可为手术设计和生物制造提供有效的解决方法。

快速成形技术首先需利用计算机相关软件将Dicom格式的二维图片数据转化成*.STL格式导出，然后再应用逐层堆积原理制作出三维实体。

■ 数字化三维重建技术在脊柱畸形中的应用

脊柱解剖本身复杂，而脊柱畸形又常常同时伴有多种结构变异，因此其手术治疗对外科医师来说是一个棘手和富有挑战性的工作。目前临床上大多是通过在脊柱正侧位片上测量Cobb角度，在二维平面上预测矫形效果，不直观。临床手术确定截骨量时还应综合考虑脊柱稳定性、椎前血管顺应性、脊髓松弛程度等因素。截骨或减压范围过小，无法达到改善外观畸形、恢复脊柱平衡的目的；截骨或减压范围过大，术后容易出现脊髓水肿导致严重的神经功能损害并发症，因此充分的术前评估和合理的手术计划是治疗的关键。在脊柱矫形手术中，即使十分熟练的脊柱外科医师，仍可有高达10%以上椎弓根螺钉置入不良率。所以针对不同的脊柱畸形患者，怎样进行合理的个体化手术设计，以获取最佳疗效十分重要。

脊柱畸形常常伴有椎弓根阙如、椎体旋转，甚至椎体分节不全等畸形，解剖结构及解剖标志严重变异。将二维的扫描数据输入计算机重建成三维图像，再通过连贯性检测、三维平滑等处理，可显著提高图像的精确度和视觉效果。通过对图片数据应用旋转和缩放等功能，可便捷地从不同角度和方向去观测脊柱畸形的形态结构：包括畸形的程度和范围，各椎体及附件与其邻近结构的关系等；测量 Cobb角、截骨宽度及椎弓根的直径和角度等。应用三维重建技术还可进行模拟截骨及置钉，指导手术。

快速成形技术主要特点是可制造形态、 大小完全相同的三维实体模型，相比一般的影像资料，具有独特的直观性、可触摸性和体外操作性。应用立体模型经常可发现许多普通影像资料无法显示的隐匿信息，从而帮助临床医师更加清楚、全面地认识脊柱畸形的形态结构。临床医师还可对实体模型进行相关数据测量，并模拟手术，指导手术设计及手术操作。通过在手术模拟中发现问题并提前采取措施，还可降低手术风险和减少手术并发症。将脊柱模型用环氧乙烷消毒后带入手术室，可直接指导术者操作，不仅提高手术安全性，还可节约手术时间，减少术中透视次数，从而减小患者和医务人员受到的辐射剂量。可方便医患沟通：脊柱模型让患者直观地了解畸形情况，不仅极大地降低沟通困难，还能使患者充分理解手术的必要性和风险性。可方便教学：脊柱畸形解剖结构复杂，学生难以在二维平面上获得很好的理解， 将实体模型带到课堂，学生直接从多方位、多角度去观察。

（陆　声　丁自海）

参考文献

1. 姚海斌, 郭建鹏, 张丁. 脊柱三维有限元分析研究应用进展. 中国药物与临床, 2012, 12(3): 352–353.
2. 钟世镇. 数字化虚拟人体的科学意义及应用前景. 第一军医大学学报, 2003, 23: 193.
3. 刘国萍, 曹奇. 数字化三维重建与快速成型技术在脊柱畸形中的应用进展. 实用医学杂志, 2014, 30(2): 174–176.
4. 朱荔, 白玉树, 李明. 脊柱外科手术导航的应用现状及研究进展. 脊柱外科杂志, 2014, 12(2): 123–125.
5. 陈晓明, 肖增明, 宗少晖, 等. 计算机导航引导下脊柱后路椎弓根螺钉置入内固定:准确性及安全性.中国组织工程研究, 2015, 19(13): 2119–2124.
6. 《中国组织工程研究与临床康复》杂志社学术部. 计算机辅助导航系统与脊柱外科:数字化技术更安全. 中国组织工程研究与临床康复, 2010, 14(26): 4856–4857.
7. 陆声, 徐永清, 张元智, 等. 数字化技术在脊柱畸形手术中的应用. 中华创伤骨科杂志, 2011, 13(12): 1156–1160.
8. 陆声, 张元智, 徐永清, 等. 脊柱椎弓根定位数字化导航模板的设计. 中华创伤骨科杂志, 2008, 10: 128–131.
9. 师继红, 陆声, 张元智, 等. 数字化脊柱椎弓根导航模板在胸腰椎骨折中的应用. 中华创伤骨科杂志, 2008, 10：138–141.
10. 宁金沛, 庞彤, 陀泳华, 等. 数字虚拟技术在脊柱椎弓根螺钉内固定系统的应用进展. 中华创伤骨科杂志, 2014, 16(3): 230–232.
11. Yang B, Fang SB, Li CS, et al. Digital three–dimensional model of lumbar region 4~5 and its adjacent structures based on a virtual Chinese human. Orthop Surg, 2013, 5: 130–134.
12. Yang B, Kwak DS, Kim MK, et al. Morphometric trajectory analysisfor the C2 crossing laminar screw technique . Eur Spine J, 2010, 19: 828–832.
13. Burke LM, Yu WD, Ho A, et al. Anatomical feasibility of C2 pedicle screw fixation:the effect of variable angle interpolation of axial CT scans. J Neurosurg Spine, 2013, 18: 564–567.
14. Lee J, Kim S, Kim YS, et al. Optimal surgical planning guidance for lumbar spinal fusion considering operational safety and vertebra—screw interface strength. Int J Med Robot, 2012, 8: 261–272.
15. Klein S, Whyne CM, Rush R, et al. CT—based patient—specific simulation software for pedicle screw insertion.J Spinal Disord Tech, 2009, 22: 502–506.
16. Ferrari V, Parehi P, Condino S, et al. An optimal design for patient—specific templates for pedicle spine screws placement. Int J Med Robot. 2013. 9: 298–304.
17. Mere M, Drstvensek L, Vogrin M, et al. A multi–level rapid proto–typing drill guide template reduces the perforation risk of pedicle screw placement in the lumbar and sacral spine. Arch Orthop Trauma Surg, 2013, 133: 893–899.
18. 王洪伟, 张鹤, 李长青, 等. 虚拟手术系统在脊柱椎弓根螺钉置入解剖教学中的作用. 局解手术学杂志, 2013. 22(1): 120–121.
19. Giannini S, Ceccarelli F. Surgical treatment of flexible flat foot in chlidren. J Bone Joint Surg, 2001, 83: 73–79.
20. Bouysset M, Tebib J. Rheumatoid flatfoot and deformity of the first ray. J Rheumatol, 2002, 29: 903–905.
21. Gefen A. Biomechanical analysis of fatigue–related foot injury mechanisms in athletes and recruits during intensive marching. Med Biol Eng Comput, 2002, 40: 302–310.
22. Ravi B, Zahrai A, Rampersaud R. Clinical accuracy of computer–assisted two dimensional fluoroscopy for the

percutaneous placement of lumbosacral pedicle screws. Spine, 2011, 36(1): 84–91.

23. Raley DA, Mobbs RJ. Retrospective computed tomography SCaR analysis of percutaneously inserted pedicle screws for posterior transpedicular stabilization of the thoracic and lumbar spine：accuracy and complicationrates.Spine, 2012, 37(12): 1092–1100.

24. Houten JK, Nasser R, Baxi N. Clinical assessment of percutaneous lumbar pedicle screw placement using the Oarm multidimensional surgical imaging system. Neurosurgery, 2012, 70(4): 990–995.

25. 唐卓, 吴皓. 余南岚, 等. 可交互式肝脏虚拟手术研究进展. 局解手术学杂志, 2011, 20(5): 562–563.

26. 代耀军, 曹瑁, 何飞. 骨科虚拟手术系统的研究现状与应用. 中国组织工程研究与临床康复, 2008, 12(30): 5957–5960.

27. 何建荣, 李超, 杨会武, 等. 虚拟手术系统支持下置入寰椎侧块螺钉的实验研究. 中国脊柱脊髓杂志, 2012, 22(2): 156–159.

28. 陈小龙, 海涌, 关立, 等. 有限元分析在腰椎人工椎间盘生物力学研究中的应用. 中国骨与关节杂志, 2015, 4(4): 327–331.

29. Yang B, Fang SB, Li CS, et al. Digital three–dimensional model of lumbar region 4–5 and its adjacent structures based on a virtual Chinese human. Orthop Surg,2013,5(2): 130–134.

30. Smith EJ, Anstey JA, Venne G, et al. Using additive manufacturing in accuracy evaluation of reconstructions from computed tomography. Proc Inst Mech Eng H, 2013, 227(5): 551–559.

31. Hanasono MM, Skoracki RJ. Computer–assisted design and rapid prototype modeling in microvascular mandible reconstruction. Laryngoscope, 2013, 123(3): 597–604.

32. Kim KT, Jo DJ, Lee SH, et al. Does it need to perform anterior column support after Smith–Petersen osteotomy for ankylosing spondylitis?. Eur Spine J, 2012, 21(5): 985–991.

33. Humbert L, Steffen JS, Vialle R, et al. 3D analysis of congenital scoliosis due to hemivertebra using biplanar radiography. Eur Spine J, 2013, 22(2): 379–386.

34. 王征, 王岩, 毛克亚, 等. 脊柱数字化重建与快速成型对复杂脊柱畸形矫治的意义. 中国脊柱脊髓杂志, 2006, 16(3): 212–214.

35. Wu ZX, Huang LY, Sang HX, et al. Accuracy and safety assessment of pedicle screw placement using the rapid prototyping technique in severe congenital scoliosis. J Spinal Disord Tech, 2011, 24(7): 444–450.

36. Mao K, Wang Y, Xiao S, et al. Clinical application of computer–designed polystyrene models in complex severe spinal deformities: a pilot study. Eur Spine J, 2010, 19(5): 797–802.

37. 惠华, 罗卓荆, 陶惠人, 等. 快速成型技术在复杂脊柱畸形矫治手术中的应用. 脊柱外科杂志, 2008, 10(6): 274–276.

38. 陈玉兵, 陆声, 徐永清. 个体化导航模板在胸椎椎弓根螺钉置入中的初步临床应用. 中国脊柱脊髓杂志, 2011, 21(8): 669–674.

24

青少年脊柱临床解剖学

青少年脊柱发育畸形、外伤骨折、肿瘤疾病等是多发病，目前国内约有30万患者，但由于矫形固定技术基础理论不完善，各年龄段脊柱骨发育特征不明确，固定器械发展缓慢，致使手术固定危险性极高，国内外开展较少。国内更是由于对青少年脊柱群体的普查较为滞后及早期治疗尚不普及，重度脊柱侧突的发病率远远高于国外。青少年脊柱发育较为迅速，其形态特点既非儿童的等比例扩大，亦非成人的等比例缩小，脊柱各节段形态发育、生理特性和力学变化等均有自身的规律和特征，例如其骨骺、椎骨发育中的多个骨化中心，椎体与椎弓根间软骨等需要进一步研究，近年来随着数字化骨科研究日新月异的发展，利用数字化技术研究青少年脊柱发育规律成为重要的研究手段。

青少年年龄界定

青少年是包括青年和少年的两个年龄阶段，心理学界定青少年为青春期，通常是指11~18岁年龄段，其中11~15岁为少年期，16~18岁为青年初期，也有观点认为青少年为13~17岁，18岁以上为成年期；而国家统计局在统计普查青少年人口时将0~14岁定为统计范围，联合国世界卫生组织最新的对青少年的划分认为0~17岁为未成年期，18~44岁为青年期，但针对于脊柱发育，通常医学上认为的青少年期应该为儿童期以后至成年期间脊柱生长发育最为迅速的时期，当脊柱发育停止，即到成年。

青少年颈椎形态和结构特点

■ 钩椎关节发育特点

钩椎关节是由第3~7颈椎体上面侧缘的椎体钩与上位椎体的前后唇缘相接而形成的关节，又称Luschka关节。此关节增生肥大会压迫脊神经引起颈椎病。而钩突作为颈椎钩椎关节所特有结构之一，其周围有着特殊且重要的毗邻，与颈椎病的发病有着密切的关系。年龄增长或其他外在因素均可导致钩突的增生、变形和骨折等，从而引起相应的颈椎病症状和体征。青少年是脊柱发育的高峰期，脊柱及其周围的毗邻关系变化较快，解剖特点各不相同。钩椎关节病虽然在青少年群体中较少见，但通过对青少年钩椎关节的形态学及发育规律的研究，可在颈椎疾病的预防、早期诊断和治疗中发挥重要的指导作用。

利用计算机技术数字化三维测量青少年颈椎钩突关节，发现钩突基底长随年龄增长逐渐增大，随着椎序的增大，钩突基底长（图24-1）变化不明显，11~15岁组，钩突基底长由C3的（8.92 ± 1.31）mm增加到C5的（10.24 ± 1.48）mm，C6为（9.64 ± 1.09）mm，C7为（8.85 ± 1.43） mm。16~20岁组，C3为（9.80 ± 1.39）mm；C4到C7差别不大，C4为（10.83 ± 1.73）mm，C7为（10.08 ± 1.71）mm。

钩突的高和钩突基底的宽（图24-2，3）在青少年期随着年龄的增大逐渐增高，但在颈椎的不同节段间差异不大，其中钩突的高均值为4.55~ 5.95 mm，钩突基底宽的均值为7.14~7.88 mm。钩突间距（图24-4）在青少年期随着年龄的增大变化不明显，在不同节段间距随着椎序增加而增加，11~15岁间钩突间距在C3均值为20.86 mm，C7均值为24.88 mm；16~20岁钩突间距在C3均值为20.83 mm，C7均值为25.50 mm。钩突倾角与颈椎的稳定性有着一定的关系，钩突间倾角青少年期随着年龄的增大和不同节段间差异均不大，其中均值为125° ~128.7° 。钩突相关的测量数值其均值均小于成人。

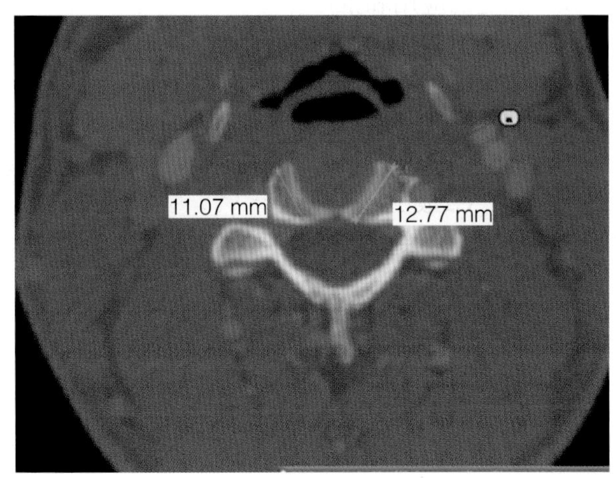

图24-1　钩突基底长

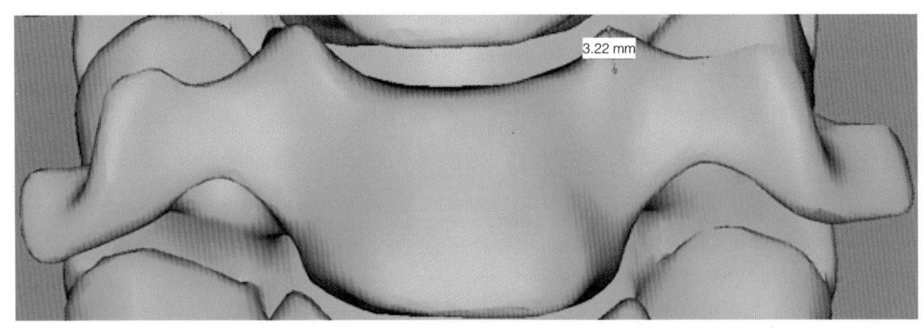

图24-2　钩突的高

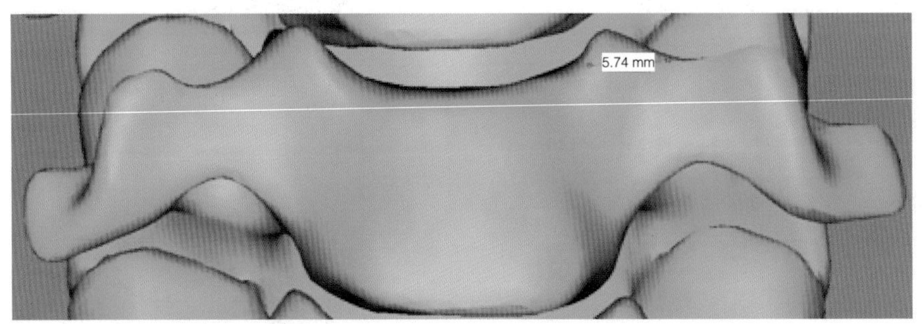

图24-3　钩突的基底宽

■ 椎弓根发育特点

椎弓根螺钉固定技术对部分脊柱疾病的治疗取得了较好的临床效果。由于颈椎的椎弓根较小，再加上青少年颈椎椎弓根结构比成人更小，周围毗邻结构复杂，其置钉的危险性和难度增加，从而影响了颈椎椎弓根螺钉内固定术在青少年颈椎固定的应用和推广。

青少年椎弓根长（图24–5）是指椎弓根进钉点外侧皮质沿椎弓根轴到达椎体前缘皮质的距离，C2~C7总体上呈递增趋势，C7最大，均值为33.31 mm；C2最小，均值为25.99 mm。

青少年椎弓根宽（图24–6）是指椎弓根内外皮质外缘之间最短距离，C2~C7整体上先减小再逐渐增大，C3最大，均值为5.22 mm；C4最小均值为4.69 mm，C2、C3、C6和C7之间无差异。

青少年椎弓根高（图24–7）是指椎弓根上下皮质外缘之间最短距离，C2~C7其数值从C2到C3下降幅度较大，C3到C7数值相近，为6.21~6.66 mm。

青少年颈椎椎弓根钉两入钉点间距（图24–8）从C2到C7的均值总体先增大再减小，最大值在C5，均值为36.66 mm；最小值在C1，均值为31.87 mm。

青少年颈椎椎弓根内骨松质宽（图24–9），为CT图像上椎弓根骨松质腔最窄处宽度，C2~C7其均数随着椎序的增大先减小再增大，C4最小，其均值为2.90 mm；C2最大，其均值为5.62 mm；其次是C7，其均值为3.91 mm。

椎弓根内骨松质高（图24–10）为CT图像上椎弓根皮质最窄处高度，从C2到C7其均数总体上先减小再增大，C4最小，其均值为3.01 mm；C2最大，其均值为6.01 mm；C4~C7变化不大，其均数为3.01 ~ 3.99 mm。

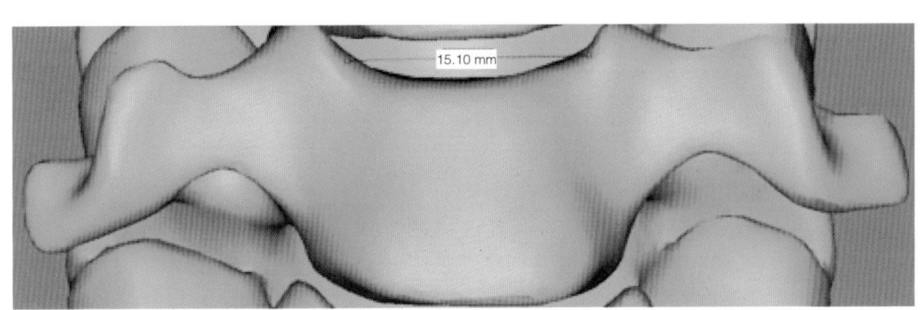

图24–4　钩突间距

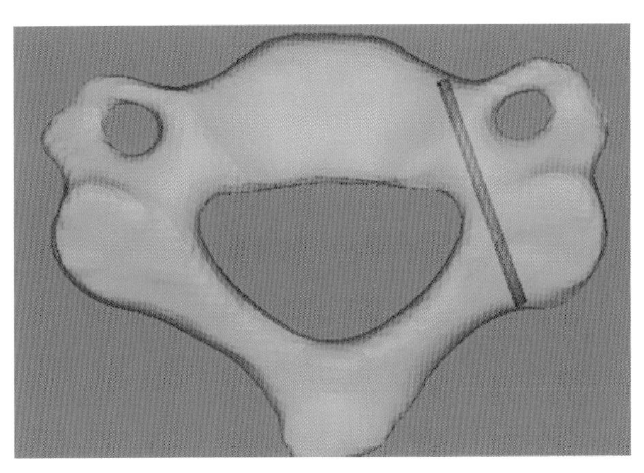

图24–5　椎弓根长

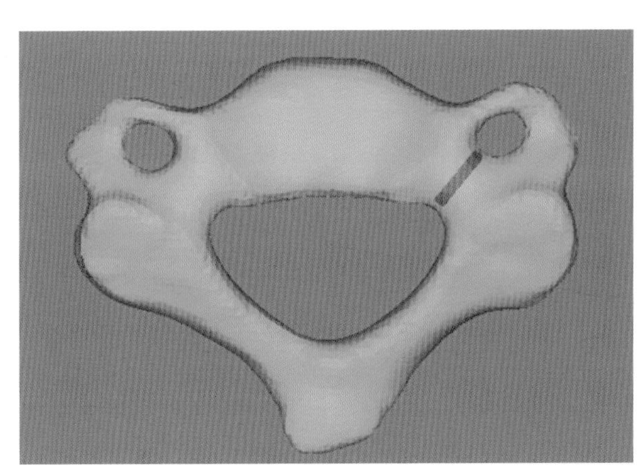

图24–6　椎弓根宽

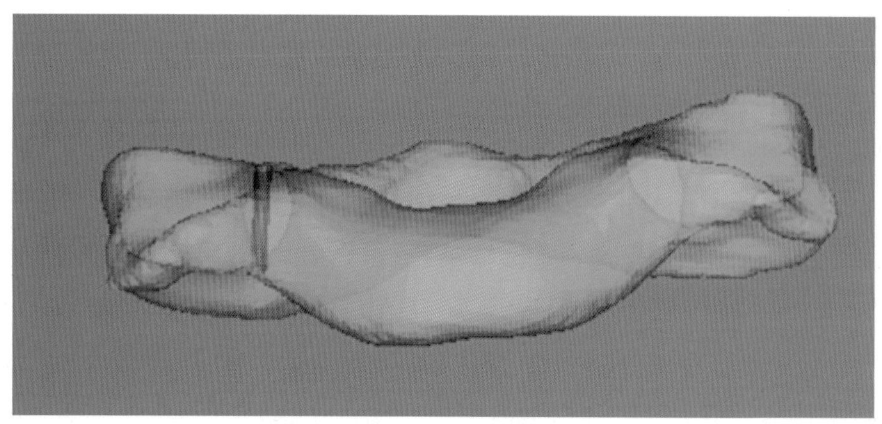

图24-7 椎弓根高

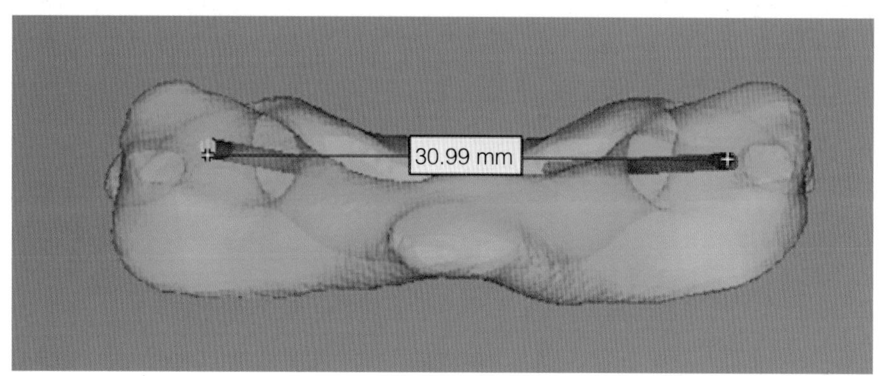

图24-8 椎弓根两入钉点间距

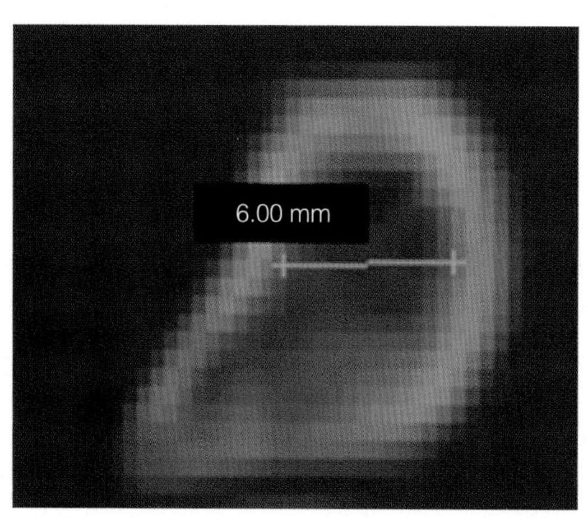

图24-9 椎弓根内骨松质宽

青少年椎弓根e角（图24-11）为椎弓根轴线与椎体矢状面形成的夹角，从C2到C7其数值呈递减趋势，C2最大，为14.54°；C7最小，为-11.13°；C5以下为负值。

青少年椎弓根f角（图24-12）为CT图像上在椎弓根矢状面上的夹角，也就是在侧位片上椎弓根与终板的夹角，从C2到C7总体上呈“峰形”变化趋势，C4最大，为51.28°；C2最小，为18.22°；C2和C3差值较大。

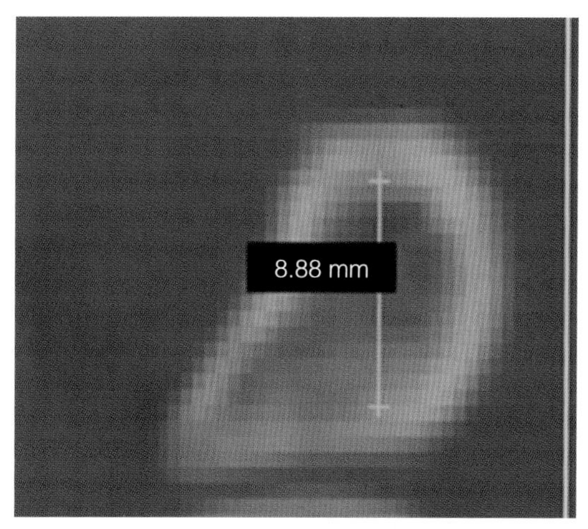

图24-10 椎弓根内骨松质高

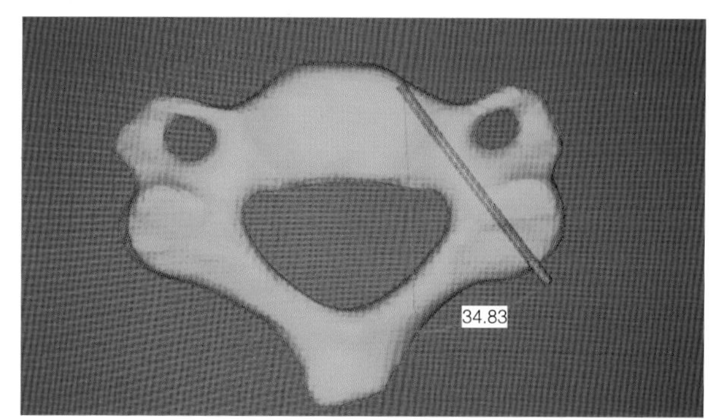

图24-11 椎弓根e角

椎间盘发育特点

青少年颈椎椎间盘主要通过MRI测量，椎间盘的高和椎间盘的前后径（图24-13）在不同颈椎节段及性别间无明显差异。C2~C3椎间盘前后径均值为13.5 mm，中心高均值为3.96 mm，C4~C5椎间盘前后径均值为14.01 mm，中心高均值为4.01 mm，C6~C7椎间盘前后径均值为14.39 mm，中心高均值为4.49 mm。

棘突发育的特点

颈椎棘突（图24-14）、棘上韧带和棘间韧带称作颈椎后方韧带复合体，它是限制颈椎过屈的重要结构，而棘突又是颈伸肌群的力学附着点。颈部外伤及其他原因极易导致棘突骨折和颈椎偏移，进而导致棘突偏歪。

青少年棘突分叉长度：其中C1无棘突，C2 ~ C7末端左右侧分叉长度多不对称、不等长，

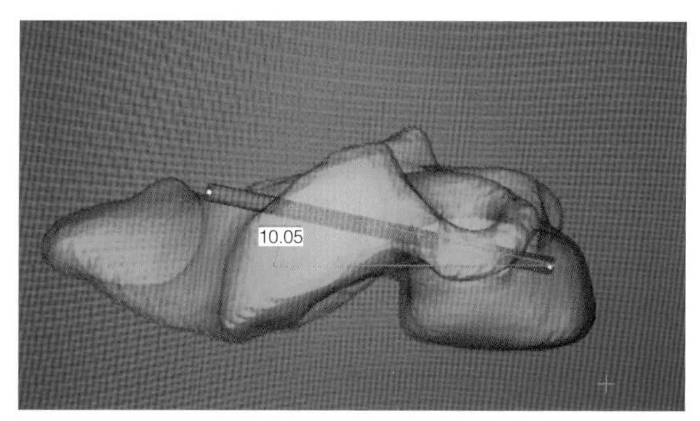

图24-12 椎弓根f角

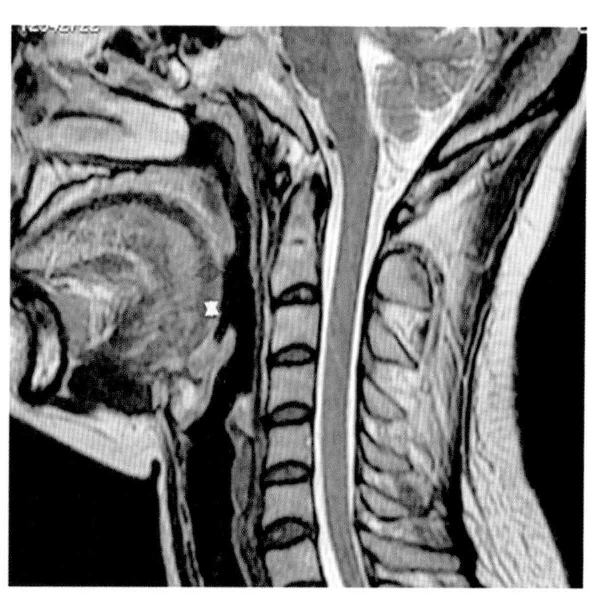

图24-13 青少年颈椎椎间盘宽和高

其中C2棘突分叉长度最长，而C7棘突末端基本无分叉。

青少年颈椎棘突分叉出现率：C2最高达97.5%，C7均无分叉，C2~C7分叉率有逐渐下降趋势，各节段间分叉率不同。各椎棘突分叉角度变异较大，C4为高峰最高，C2~C4逐渐增大，C4~C7又呈逐渐减小趋势，最大值位于C4。

青少年颈椎棘突末端分叉的形态特征：几乎所有棘突分叉的左右长度均不等，C2棘突分叉较特殊，大多呈倒“U”形，部分呈“M”形；C3～C6棘突分叉则多呈倒“V”或“U”形；C7无分叉，多呈乳头状。各颈椎棘突分叉形态各异，变异较大，临床应用时应予特别注意（图24-14）。

青少年颈椎棘突与成人颈椎棘突末端分叉角度及长度之间的比较总体走势与成人基本一致，但分叉长度C2差异显著，其余均无差异；分叉角度青少年与成人间均无明显差异。

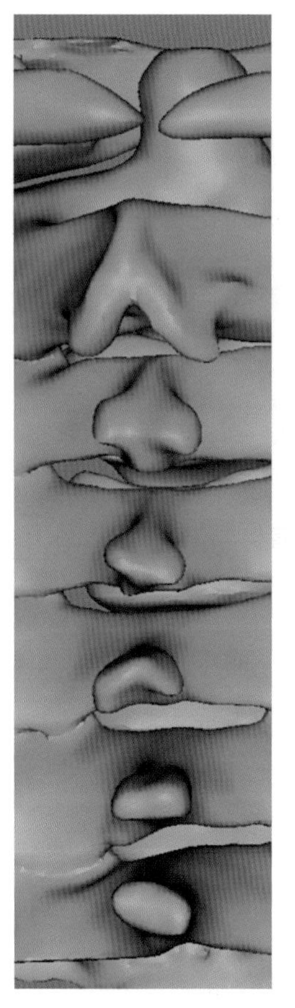

图24-14　青少年颈椎棘突分叉

青少年胸、腰椎的形态和结构特点

青少年脊柱发育畸形、外伤骨折、肿瘤、结核等疾病多发生于脊柱胸段，青少年脊柱胸段正处于发育高峰，因此青少年的胸椎椎弓根钉-棒内固定术手术固定的危险性极高，国内外开展较少。

青少年胸腰椎椎弓根宽（图24-15，24-17）：在胸段的变化趋势为两端（T1及T11~T12）大而T3~T6小，T11、T12大于L1、L2，从L1~L5又逐渐地增大。从T1~L5总体呈两个相互衔接的“马鞍形”趋势，出现三个高峰值和两个低谷值。青少年腰椎椎弓根宽变化趋势与中国人成年组及白人成年组近似，青少年组和成年组各椎骨间均无显著性差异。

青少年胸腰椎椎弓根高（图24-16，24-18）：在胸段的变化趋势为T1~T3逐渐升高，然后在T4稍有下降，T4~T12又逐渐升高达到顶峰；腰段呈逐渐下降的趋势；整个胸腰段呈中间高两边低的“山峰形”变化，其最大值出现在T12。

青少年胸腰椎钉道长（图24-16，24-19）：从T1~L5 逐渐增大，T1~T4均小于30.00 mm；T4~T12为31.00~38.00 mm，逐渐增大；L1~L5相差不大，均值为41.40 mm。其变化趋势与中国人成年组、白人成年组近似，青少年和成年组间有显著性差异，说明钉道长度随年龄的增长而增大。

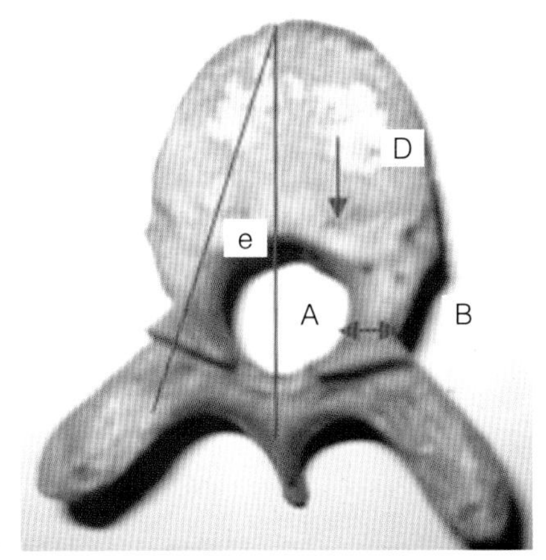

图24-15 青少年胸椎：AB为椎弓根宽，e为e角

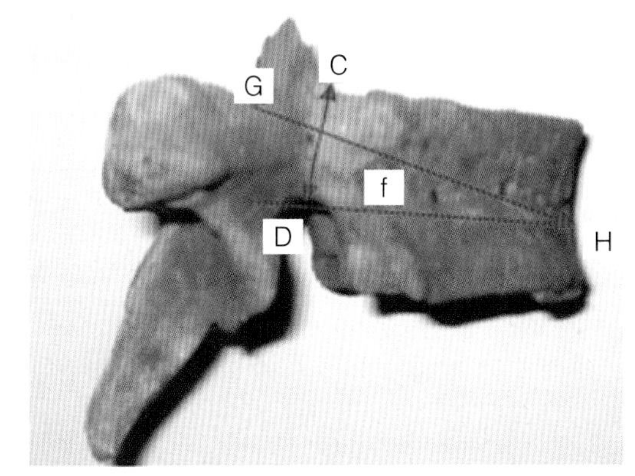

图24-16 青少年胸椎：CD为椎弓根高，GH为钉道长，f为f角

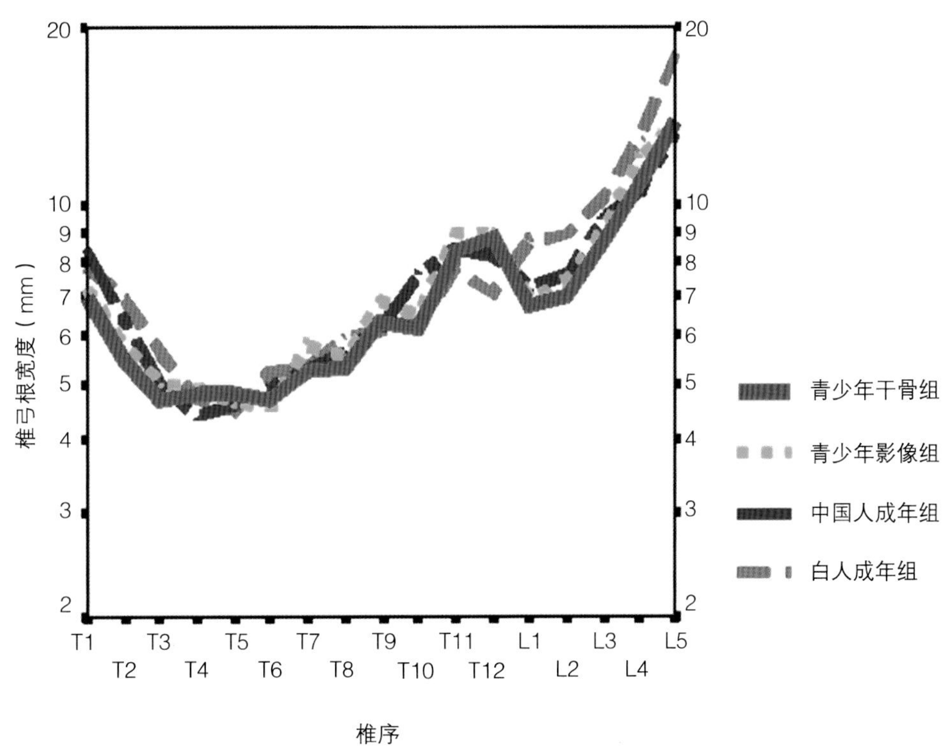

图24-17 青少年胸腰椎椎弓根宽与成人均数比较

青少年胸腰椎椎弓根轴线在椎体横断面上的投影与矢状面的夹角（e角）（图24-15，24-20）：在胸段呈逐渐下降的趋势，最大值出现在T1，最小值出现在T12；在腰段呈急剧上升的趋势，L5最大；总体呈两端高中间低的单“马鞍形”变化趋势，其中T10~T12全部为负角。e角总体变化趋势与中国人成年组、白人成年组相似，无显著性差异，临床应用时可参照成年组e角数据。

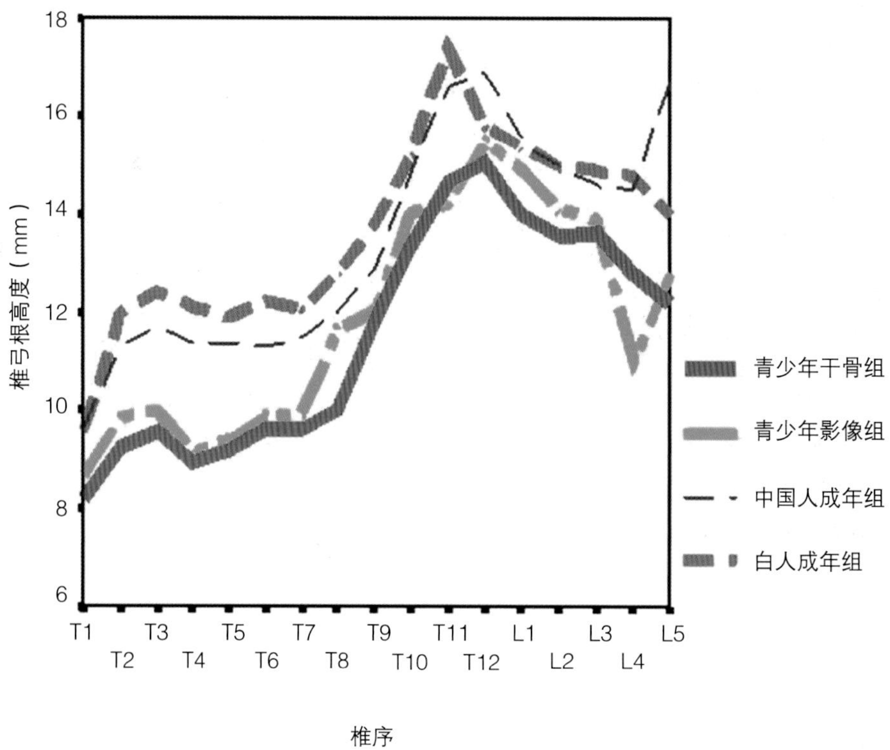

图24-18　青少年胸腰椎椎弓根高与成人均数比较

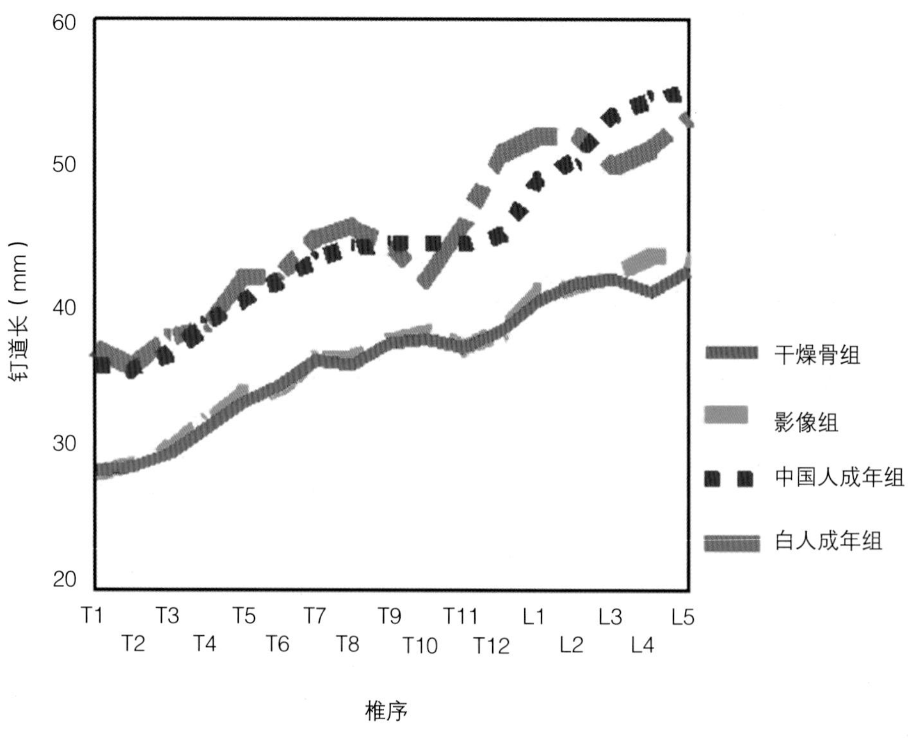

图24-19　青少年胸腰椎钉道长与成人均数比较

青少年胸腰椎椎弓根轴线矢状面上的投影与终板的夹角（f角）（图24-16，20-21）：总体呈“波浪形”的逐渐下降趋势，T1~T4均大于20.0°，T5 ~T11均大于10.00°，T12~L5为0°~10°。f角在胸腰段变化趋势也与中国人成年组、白人成年组相似，无显著性差异，也可参考成年组f角数据。

青少年胸腰椎上关节突内缘中点间距（图24-22）：椎骨两上关节突内缘中点处距离，胸腰段变化有明显的规律即从T1的（17.27± 2.02）mm 逐渐减小到T8仅为（8.25±1.76）mm，然后又从T9的（9.00±1.79）mm急剧上升到L5的（21.53±3.84）mm，呈两边高中间低的“马鞍形”，T4~T11为（10.32±2.28）mm~（8.25±1.76）mm。

青少年胸腰椎下关节突内缘间距（图24-22）：椎骨两下关节突内缘中点处距离，与上关节突值的变化规律相似，出现两个“高峰”值，一个“低谷”值，从T1的（14.19±1.38）mm 逐渐减小到T8的（9.71±1.02）mm，然后从T9 的（10.56±2.10）mm急剧上升到L5的（24.03±3.45）mm，T3~T10为（9.71±1.02）mm~（10.56±2.10）mm，腰段所有椎骨测量值均大于胸段椎骨测量值。

青少年胸腰椎下关节突根部外缘间宽度（图24-22）：T1~T12的变化趋势为中段小，两端大，最小值出现在T4仅为（27.47±2.80）mm，最大值出现在T1为（35.31±3.52）mm；腰段从L1的（22.88±1.30）mm逐渐上升到L5的（36.86±3.64）mm；T1~L5整体呈波浪形变化规律，L1最小仅为（22.88±1.30）mm。

青少年胸腰椎椎弓根内缘间距（图24-23）：总体变化趋势与上关节突内缘间距相似，呈“马鞍形”，从T1的（18.81±1.58）mm，逐渐下降到T6 仅为（14.77±1.47）mm，然后又逐

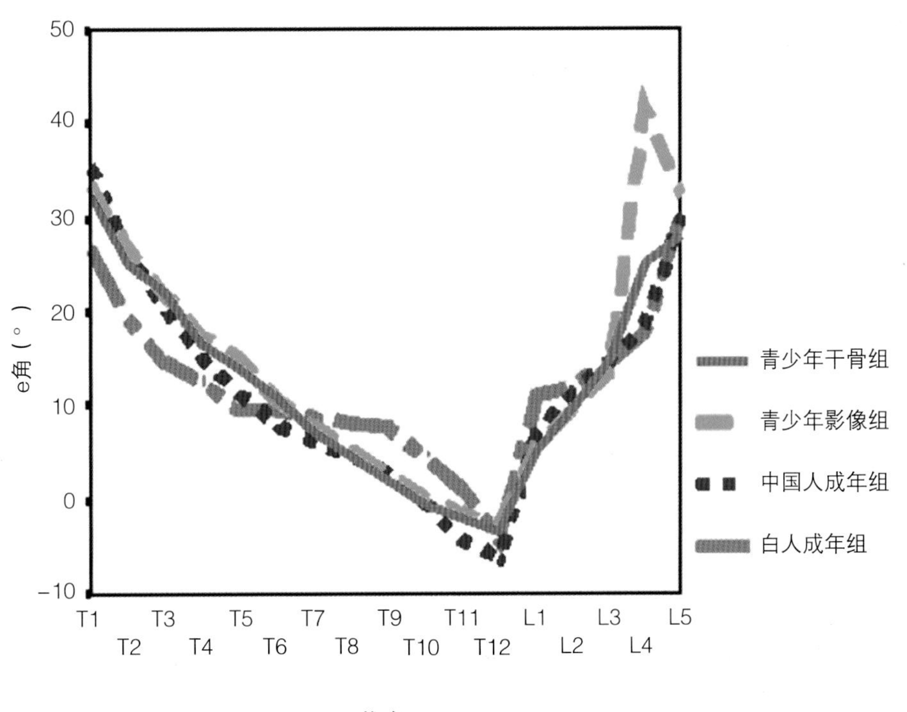

图24-20 青少年胸腰椎椎弓根e角与成人均数比较

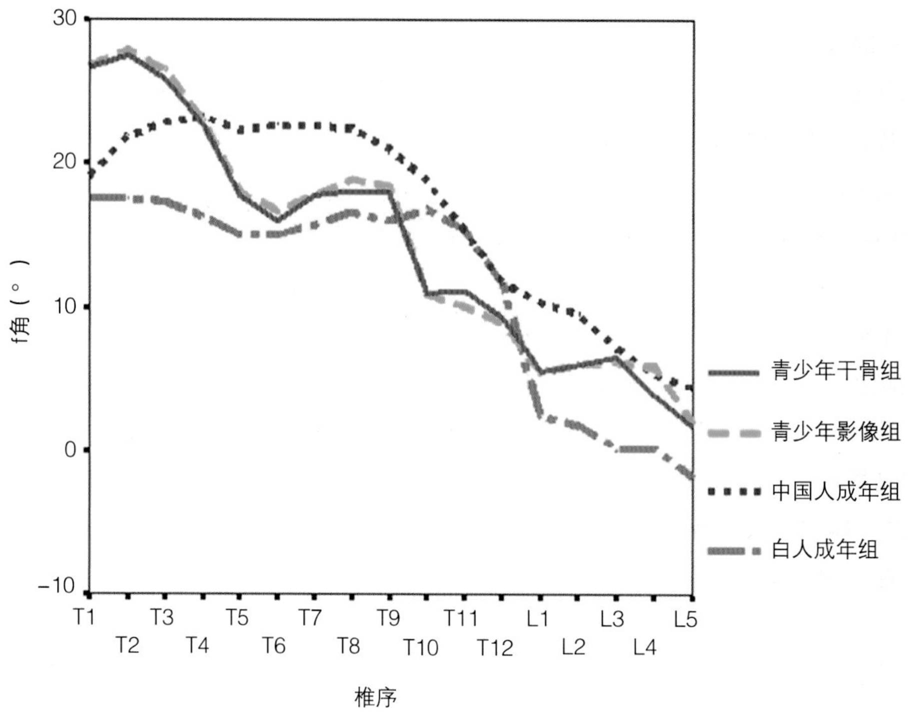

图24-21　青少年胸腰椎椎弓根f角与成人均数比较

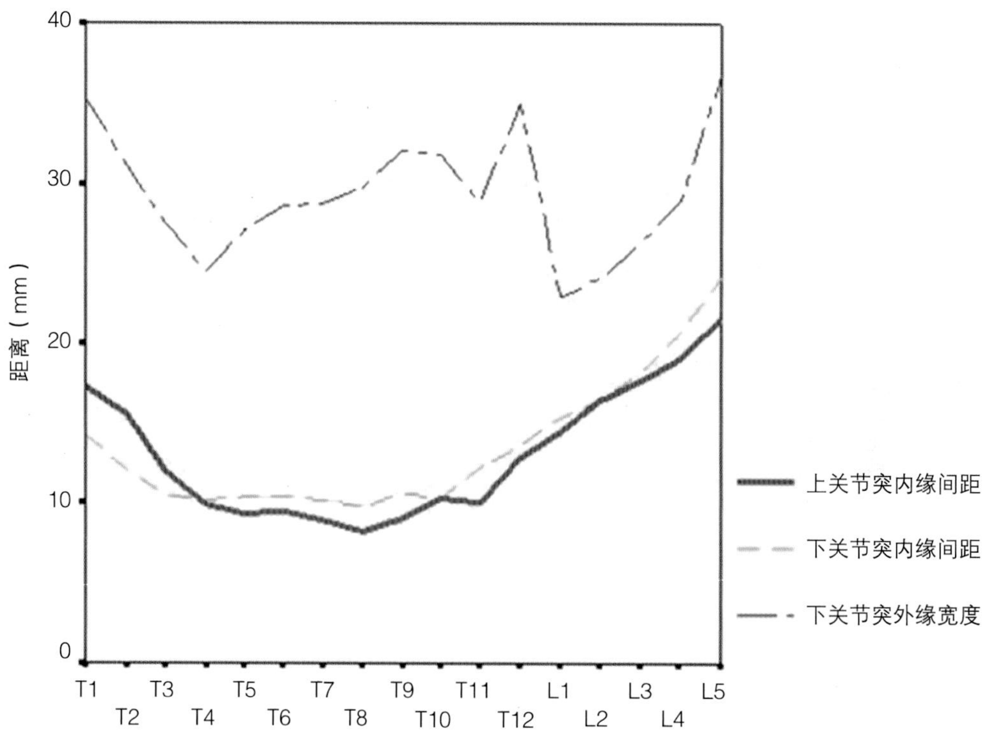

图24-22　青少年胸腰椎椎上下关节突均值

渐升高到L5为（24.01 ± 3.20）mm，T3 ~ T10变化不大，胸段所有椎骨的测量值均小于腰段。

青少年胸腰椎椎孔前后径（图24-23）：整体呈上升的趋势，胸段的测量值均小于腰段。与椎弓根内缘间距不同，从T1逐渐上升到T5，然后T6到T10保持在14.80mm的水平，接着急剧上升到L1 达到峰值为（18.04 ± 1.60）mm，然后下降到L5为（16.79 ± 1.69）mm 。

青少年胸腰椎上关节突内缘间距与椎弓根内缘间距比值（图24-24）：其变化趋势表现为两头高中间低的“马鞍形”，最小值为T8：0.55，最大值为T2：0.95。T4~T12较为接近，均值为0.59；L1~L5逐渐升高；总体变化范围为0.95~0.55。

青少年胸腰椎峡部上缘厚度（图24-25）：胸段变化不大，为（2.96 ± 0.69）mm~（3.74 ± 0.55）mm，均值为3.40 mm；腰段呈逐渐下降的趋势，变化也较小，为（4.29 ± 0.98）mm~（4.83 ± 0.80）mm，胸段各椎骨的测量数据均小于腰段。

青少年胸腰椎峡部下缘厚度（图24-26）：胸段变化不大，为（4.52 ± 1.06）mm~（5.11 ± 0.99）mm；腰段呈逐渐上升的趋势，变化较小，为（6.06 ± 1.03）mm~（7.30 ± 1.24）mm，均值为6.53 mm，胸段所有椎骨的测量值均小于腰段。

青少年胸腰椎峡部上、下缘比较：二者为近似“双轨”的曲线，变化幅度较小，上缘与下缘间二者的差值保持在2.00 mm左右。

青少年胸腰椎峡部上下径（图24-26）：胸段整体呈上升的趋势，最大值出现在T10，最小值出现在T1；腰段呈下降的趋势；腰段的值较胸段大，T12~L4 为峰值段，其值均大于14.63 mm。

青少年胸腰椎肋凹前缘与椎孔前缘间距离（图24-27）：整体呈逐渐下降的趋势，T7~L5为负值，即上肋凹前缘位于椎孔前缘的后方，而T10除外。

青少年胸腰椎椎孔前缘与椎间孔缘间距离（图24-27）：在L2以前整体较为平稳，在

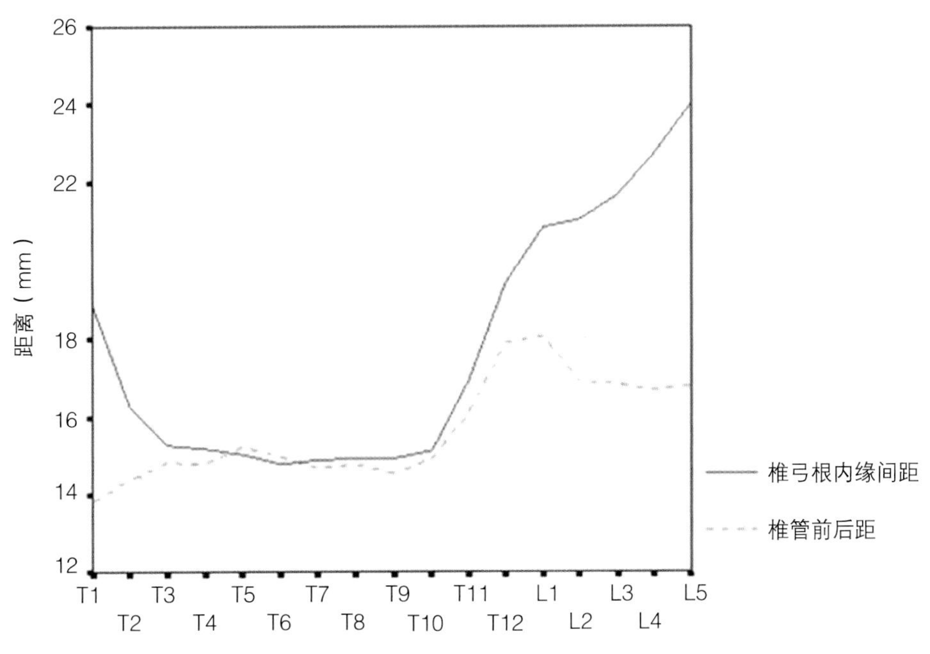

图24-23　青少年胸腰椎椎椎管均值

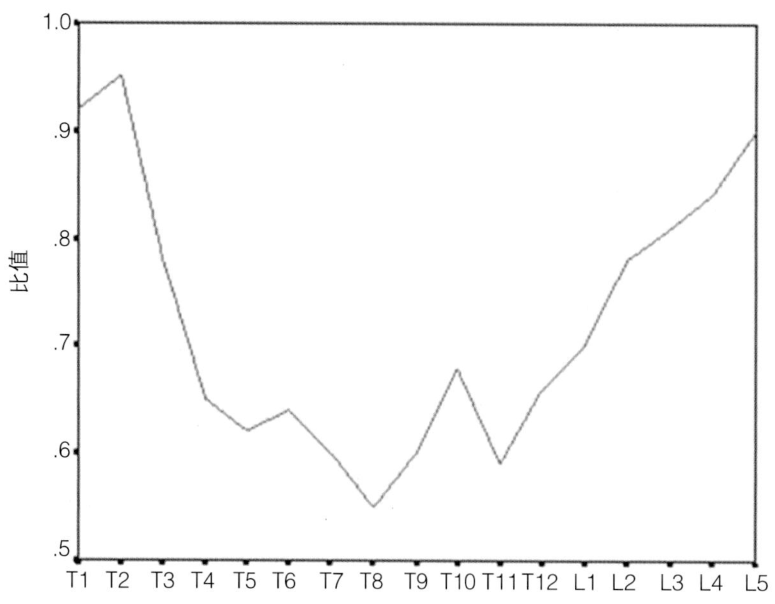

图24-24　青少年胸腰椎上关节突内缘与椎弓根内缘间距比

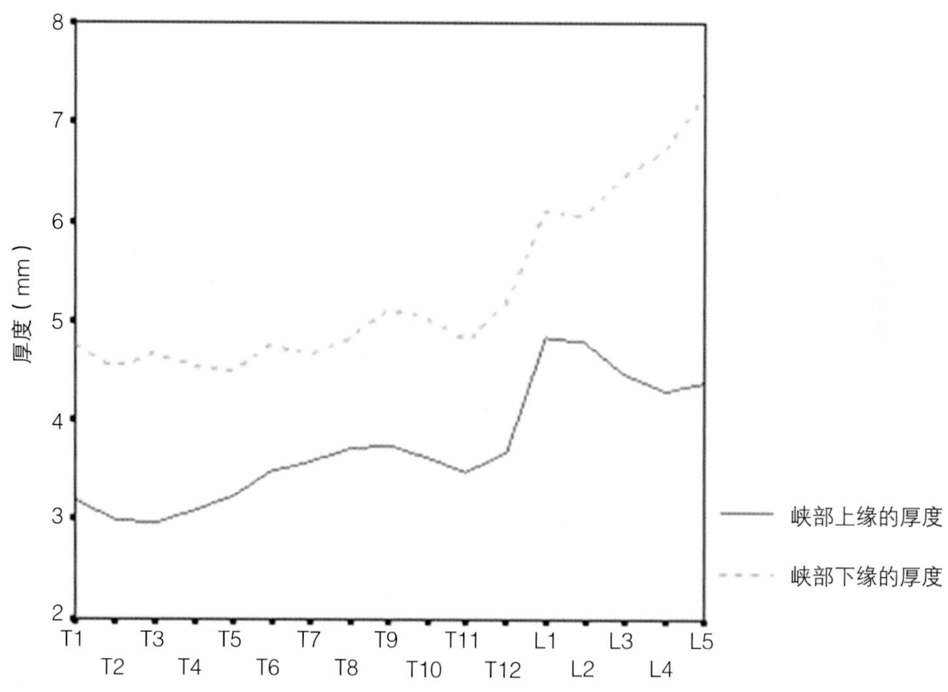

图24-25　青少年胸腰椎峡部上下缘的厚度

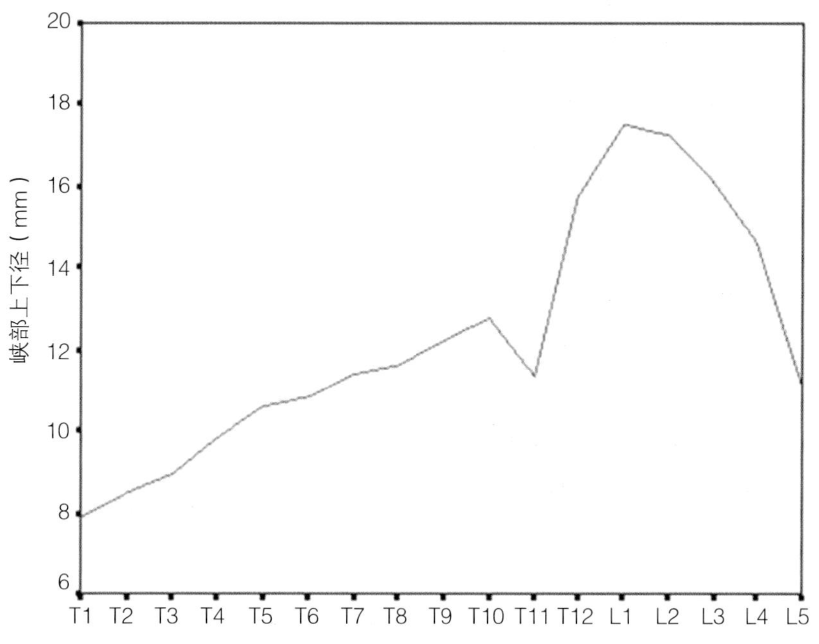

图24-26　青少年胸腰椎峡部上下径

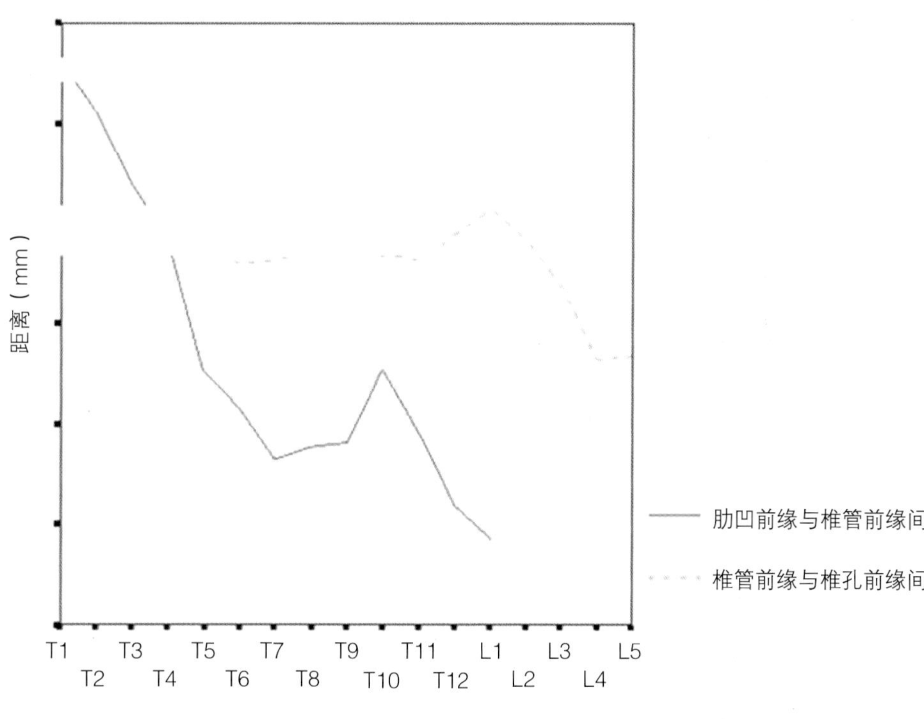

图24-27　青少年胸腰椎椎管位置的测量

3.59 mm上下波动［（3.18±1.16）mm~（4.30±1.10）mm］；L3以下逐渐下降，L1最大为（4.30±1.10）mm，L5最小仅为（1.36±1.62）mm。

青少年胸腰椎椎板厚度（图24-28）：胸段呈两端高中间低的“马鞍形”，最小值出现在T6，T7~T10变化较小；腰段呈逐渐下降的趋势；总体变化幅度不大，胸段所有椎骨的测量值小于腰段，L1达到峰值为（6.79±1.01）mm。

在成年椎骨椎管后壁和椎间孔结合部，有学者发现在上下关节突的前方存在向下或者向上的突起，有学者命名为椎板上、下棘，其可能与黄韧带骨化相关。有学者对椎板上、下棘在青少年胸腰椎的发生率和形态也做了相关研究，观察到13~18岁的青少年也存在椎板上、下棘，除外部分椎骨，其长、宽、厚和总出现率均小于成人。但无论在成人和青少年，均多见于胸腰椎，青少年板上棘形态与成人相似，总体特征也为上宽下窄，前后扁平，尖端指向椎间管，形态可分为单峰形和多峰形，前面光滑、后面粗糙，外缘圆钝，内缘锐利。其上缘附着于上一椎板的下缘、前下表面以及下关节突的前内侧，椎板上、下棘与黄韧带粗线相互延续，限制了小关节的活动。

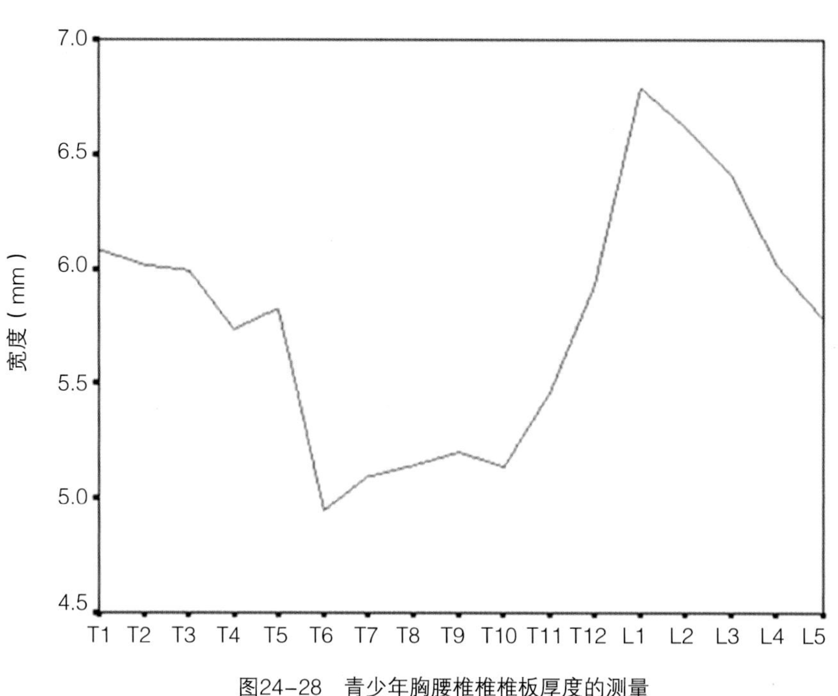

图24-28　青少年胸腰椎椎板厚度的测量

青少年腰骶椎椎间盘结构特点

青少年腰骶椎椎间盘矢状径、横径从T12~L1到L5~S1呈先增大后减小的变化趋势，L3~L4处为最大值，T12~L1处为最小值，其中腰骶椎椎间盘横径在L4~L5、T12~L1与L3~L4、L5~S1之间有差异，腰骶椎椎间盘矢状径节段间无差异（图24-29）。

青少年腰骶椎椎管上矢状径、椎管下矢状径在L1~S1呈先减小后增大再减小的波浪形变化。椎管上矢状径在L5处为最大，L3为最小。椎管下矢状径在L5处为最大，S1处为最小。S1与L1~L5有显著性差异。腰骶椎椎管上、下矢状径均值为16 mm，只有S1椎管下矢状径均值为11 mm（图24-30）。

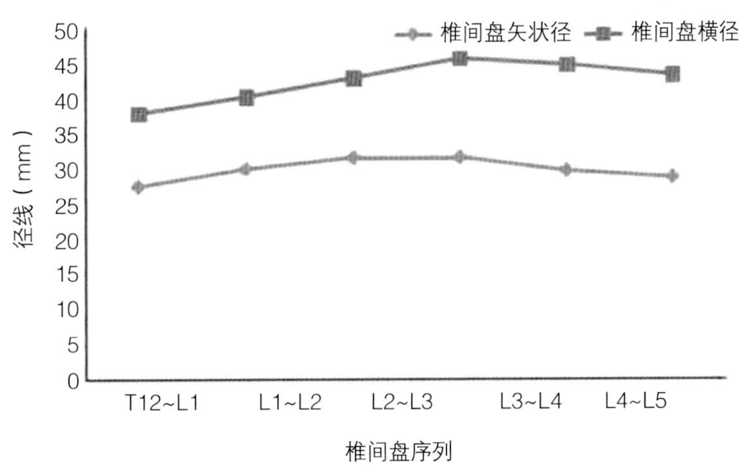

图24-29　青少年胸腰椎椎间盘测量

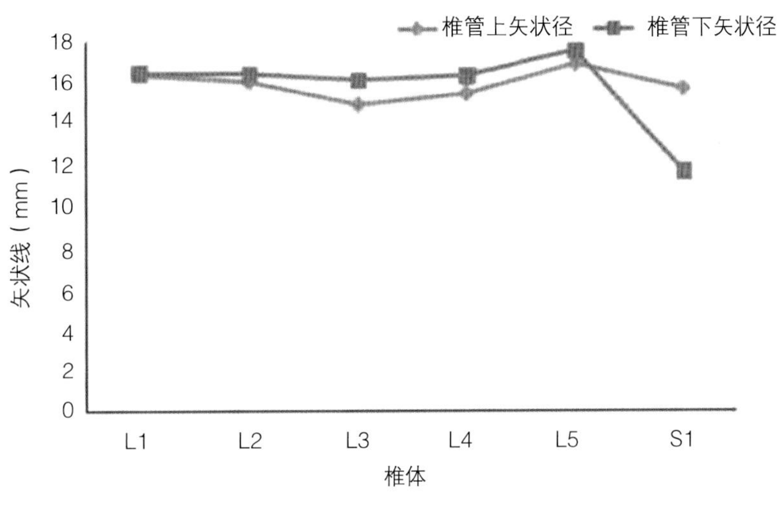

图24-30　青少年胸腰椎椎管上矢状径和下矢状径

青少年特发性脊柱侧凸矫形数字个性化手术设计

选取1例青少年特发性脊柱侧凸志愿者，18岁，女性，身高158cm，腰椎主侧凸Cobb角60°，胸椎代偿凸Cobb角33°，胸椎后凸角（T5~T12）36°，胸腰段（T10~L2）后凸角为8°，腰椎前凸角（L1~L5）38°。侧凸分型：LenkelBN型，King分型为KingⅢ型，PUMC分型为Ⅲa型。Risser征5级。既往无脊柱外伤、手术史。摄站立位全脊柱正侧位、仰卧位左右侧弯相（Bending相）片，全脊柱核磁共振扫描，排除脊柱及脊髓发育异常，结合病史，确诊为AIS。

CT扫描参数如下：层厚0.5 mm，球管电压200 mA，电压120 kV，扫描范围自T1~T12，共扫描280层，图像处理及保存在CT工作站中，所得图像以Dicom格式转入移动硬盘保存。利用Materialise's Interactive Medical Image Control System10.01（Mimics 10.01）软件（Materialise，Belgium）建立立体模型后进行模拟置钉（图24-31~34）。

对该例患者采用术前三维数字化重建辅助置入胸椎椎弓根螺钉14枚，螺钉置入的节段为T1~T12，每个胸椎节段置入的螺钉数为：T1 2枚，T2 1枚，T3 1枚，T4 1枚，T5 1枚，T6 1枚，T7 1枚，T8 1 枚，T9 1枚，T10 1枚，T11 1枚，T12 2枚。

辅助置入的14枚胸椎椎弓根螺钉中，Ⅰ级8枚，Ⅱ级6枚（外侧壁穿破），无Ⅲ、Ⅳ级螺钉。无椎弓根上、下方及椎体前方穿破的螺钉。6枚外侧壁穿破的螺钉均经胸肋关节内侧进入椎体（6枚均按照椎弓根—肋骨复合体固定方法设计的螺钉），全部穿破椎弓根壁的螺钉的穿出距离均小于2 mm。除去因采用椎弓根—肋骨复合体固定方法故意从椎弓根外侧壁穿破的螺钉，椎弓根壁非故意穿破率为0，置钉准确率为100%；螺钉位置可接受率为100%。无与螺钉置入有关的血管、神经、内脏损伤等并发症的发生。术后随访12~18个月，无螺钉松动（图24-35）。

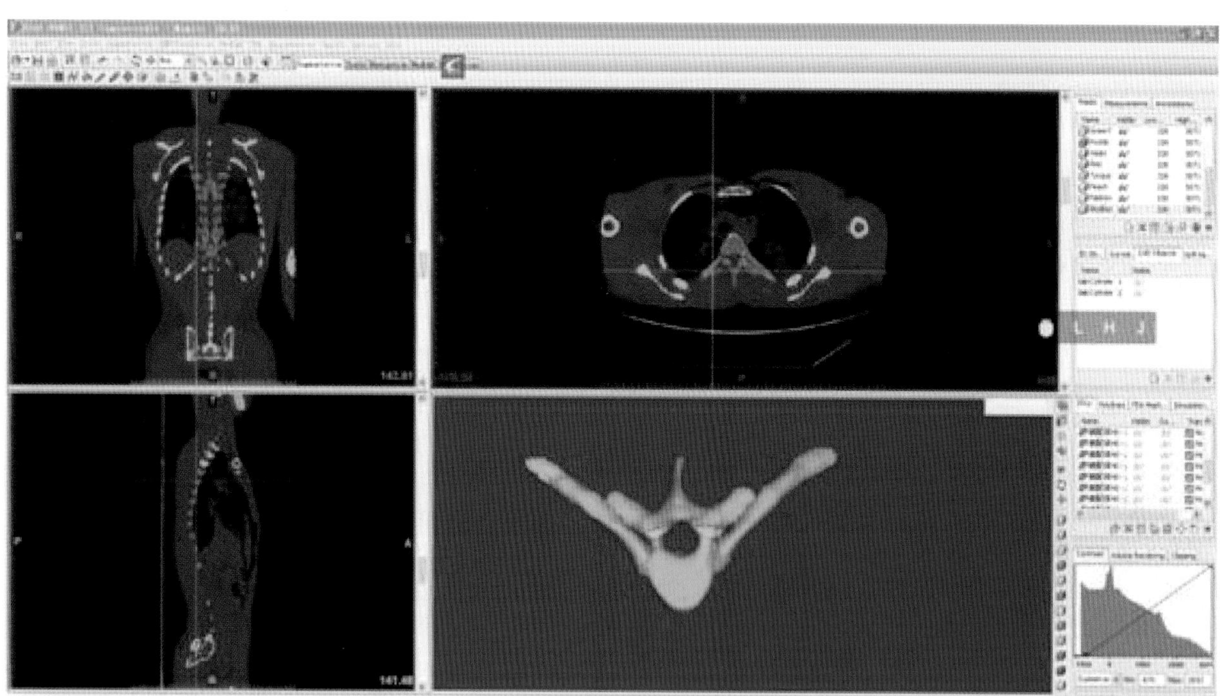

图24-31　青少年特发性脊柱侧凸三维模型重建

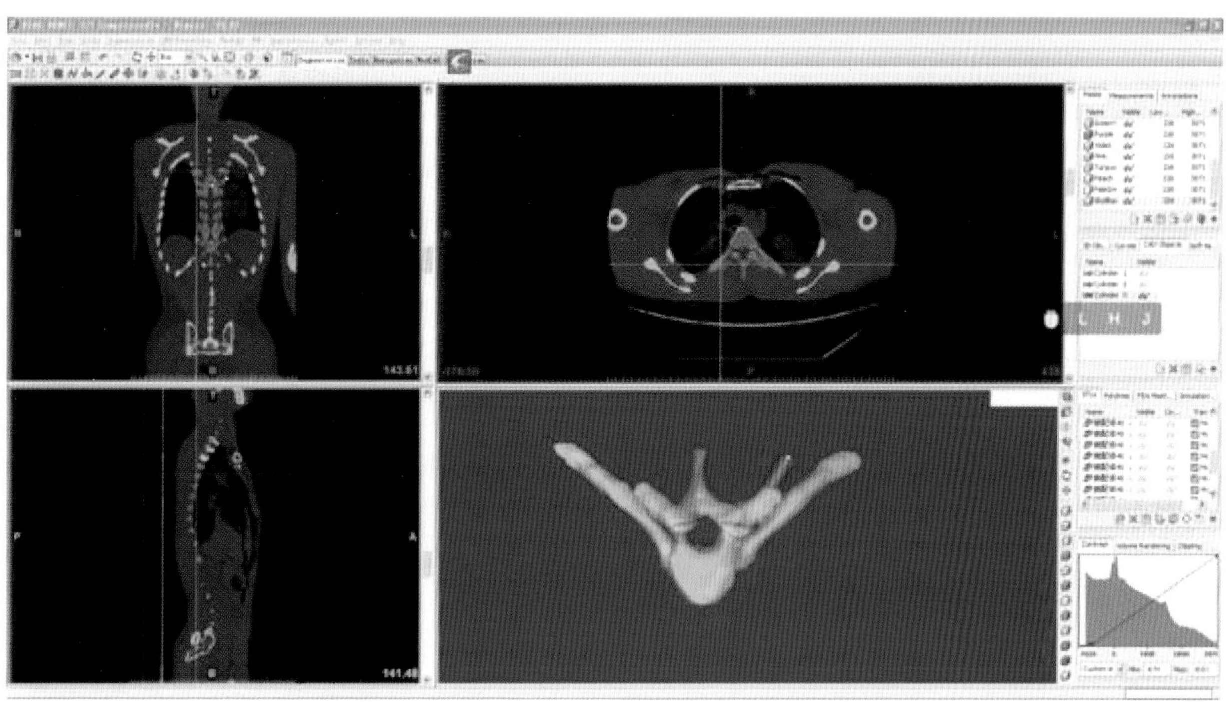

图24-32　青少年特发性脊柱侧凸经肋椎单元螺钉固定模拟

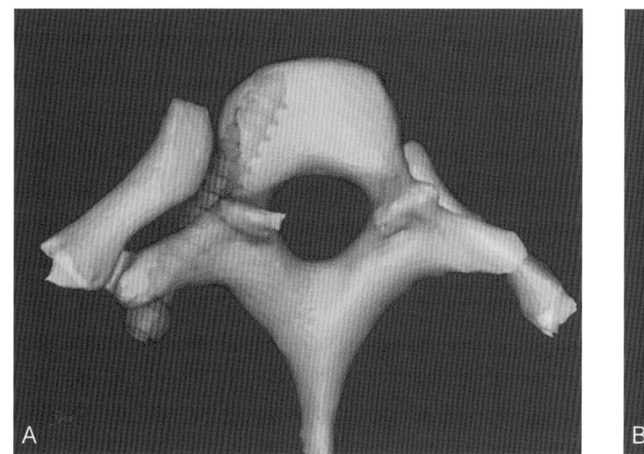

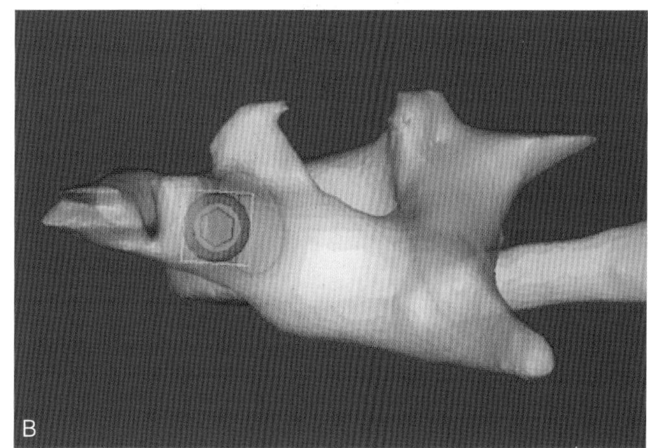

图24-33　青少年特发性脊柱侧凸经肋椎单元螺钉固定三维配准

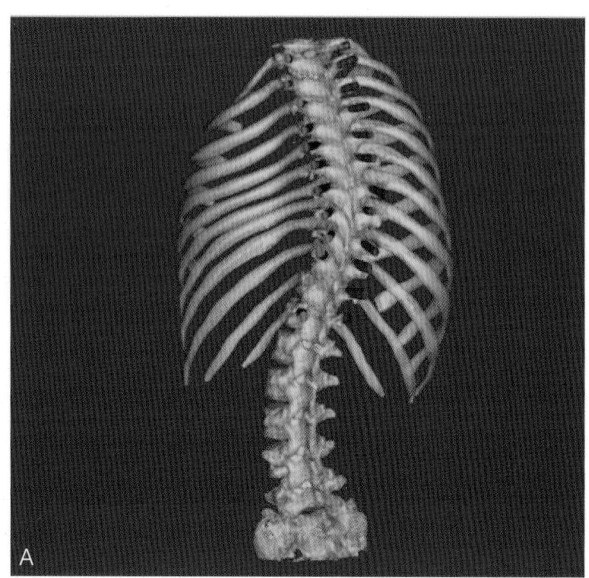

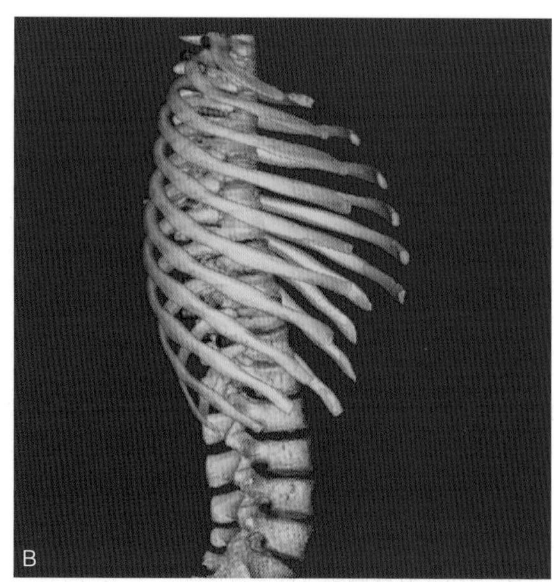

图24-34　青少年特发性脊柱侧凸经肋椎单元螺钉固定整体观

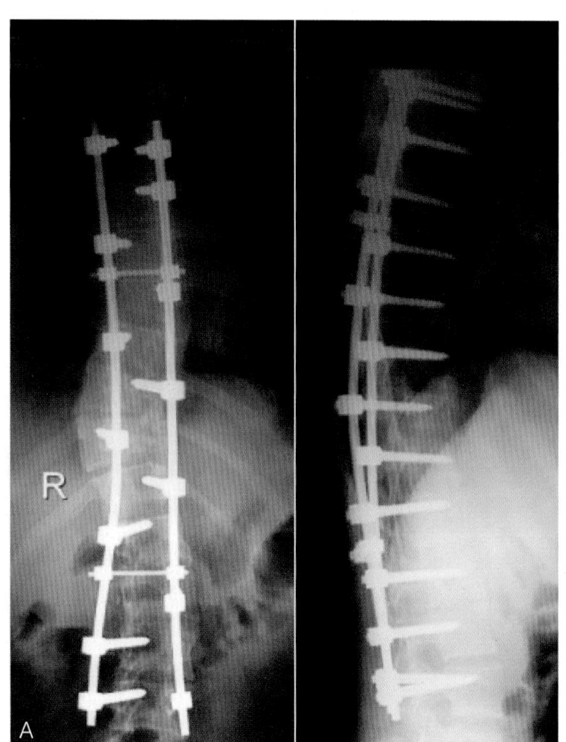

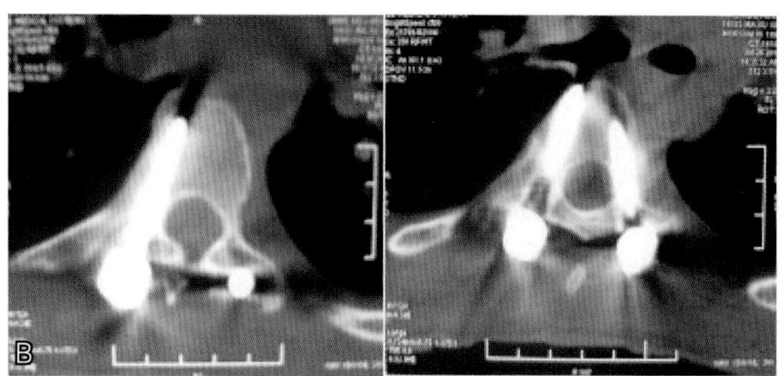

图24-35　青少年特发性脊柱侧凸患者术后X线和CT影像

（李志军　李筱贺）

参考文献

1. Rossi M, Pasanen K, Kokko S, et al. Low back and neck and shoulder pain in members and non-members of adolescents' sports clubs: the Finnish Health Promoting Sports Club (FHPSC) study. BMC Musculoskelet Disord, 2016, 17: 263.
2. 王振锋, 吴琼, 李志军. 青少年颈椎椎间盘MRI测量的应用解剖学研究. 中国临床解剖学杂志, 2016,34(4): 375-377.
3. 蔡永强. 青少年颈椎椎弓根及其毗邻结构的三维计量解剖学研究. 呼和浩特: 内蒙古医学院, 2007.
4. 李筱贺. 青少年脊柱胸腰段椎弓根和椎管骨性结构的应用解剖学研究. 呼和浩特: 内蒙古医学院, 2007.
5. 王星, 史君, 张少杰, 等. 青少年颈椎钩突与横突孔的相关性研究及临床意义. 局解手术学杂志, 2016, 25(10): 728-731.
6. 王星, 王威, 史君, 等.青少年颈椎钩突-横突孔间距的增龄变化及临床意义. 局解手术学杂志, 2014, 23(2): 144-145.
7. Zhang Y, Deng G, Zhang Z, et al. A cross sectional study between the prevalence of chronic pain and academic pressure in adolescents in China (Shanghai). BMC Musculoskelet Disord, 2015, 16: 219.
8. 王威, 王星, 陈连香, 等. 青少年腰骶椎椎间盘及椎管的特诊性变化与其临床意义. 局解手术学杂志, 2016, 25(9): 644-646.
9. 付裕, 李筱贺, 霍洪军, 等. 三维数字化手术设计在青少年特发性脊柱侧凸个性化手术中应用. 中国临床解剖学杂志, 2015, 33(6): 706-711.
10. Liu Z, Jin M, Qiu Y, et al. The Superiority of Intraoperative O-arm Navigation-assisted Surgery in Instrumenting Extremely Small Thoracic Pedicles of Adolescent Idiopathic Scoliosis: A Case-Control Study. Medicine (Baltimore), 2016, 95(18): e3581.
11. Choudhry M N, Ahmad Z, Verma R. Adolescent Idiopathic Scoliosis. Open Orthop J, 2016, 10: 143-154.